医海拾贝

王钢教授从医五十周年文集

主编　王　钢

中医古籍出版社
Publishing House of Ancient Chinese Medical Books

图书在版编目（CIP）数据

医海拾贝：王钢教授从医五十周年文集 / 王钢主编 .
—北京：中医古籍出版社，2022.1
ISBN 978-7-5152-2329-2

Ⅰ . ①医…　Ⅱ . ①王…　Ⅲ . ①肾病（中医）—中医临床
—经验—中国—现代—文集　Ⅳ . ① R256.5-53

中国版本图书馆 CIP 数据核字（2021）第 178283 号

医海拾贝：王钢教授从医五十周年文集
主编　王　钢

责任编辑　吴頔
文字编辑　张威　张楚　李美玲
封面设计　王磊
出版发行　中医古籍出版社
社　　址　北京市东城区东直门内南小街 16 号（100700）
电　　话　010-64089446（总编室）010-64002949（发行部）
网　　址　www.zhongyiguji.com.cn
印　　刷　北京建宏印刷有限公司
开　　本　787mm×1092mm　1/16
印　　张　74.5　　彩插 4.5
字　　数　1296 千字
版　　次　2022 年 1 月第 1 版　2022 年 1 月第 1 次印刷
书　　号　ISBN 978-7-5152-2329-2
定　　价　248.00 元

《医海拾贝—王钢教授从医五十周年文集》

编委会

主　编　王　钢

副主编　李　强　李正东　郭小娟　朱　俊
沈　兰　赵国臣　李卫婷　沈辛宜
卜　慧　张美花　张丽香　朱丽莉
王　玥

编　委　段　茜　魏　方　赵　亮　朱春燕
张春丽　傅李旭　储丽斌　明耀耀
周恩超　孔　薇　姚源璋　曾安平
李华伟　易　岚　仲　昱　朱成英
倪　斌　谢圣芳　王身菊　万晨旭
张建伟　张　敏　黄怀鹏　王晓光
刘定承

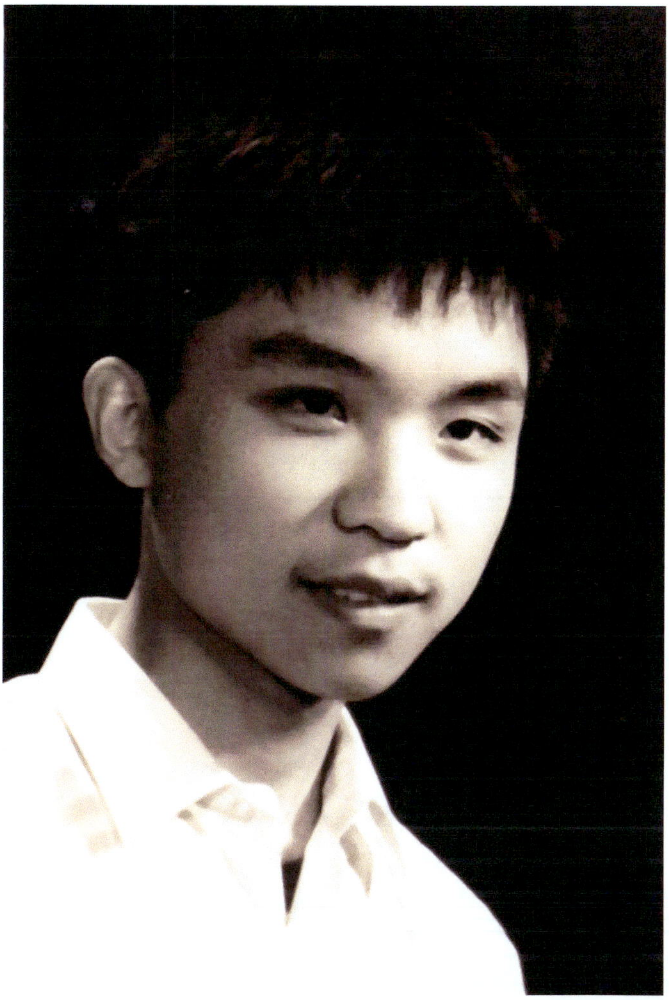

1971 年进入江苏省中医院

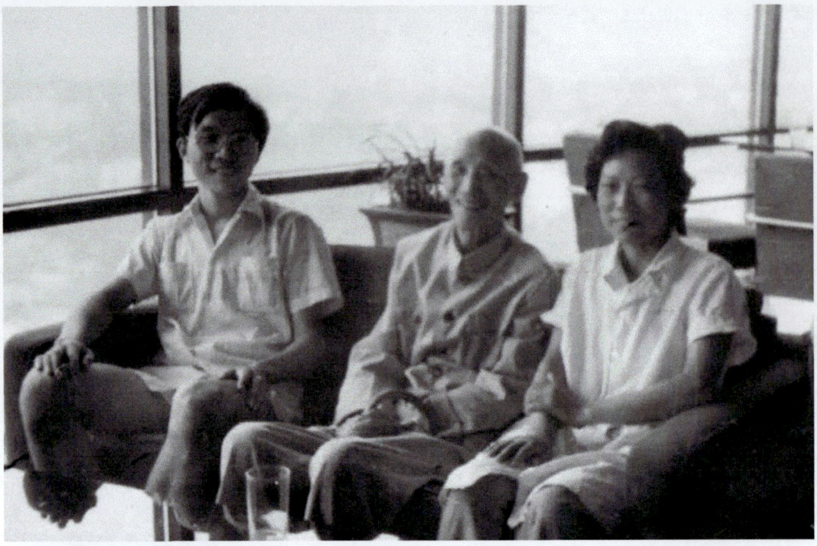

1984 年攻读博士期间陪邹云翔老师、邹燕勤老师在金陵饭店璇宫

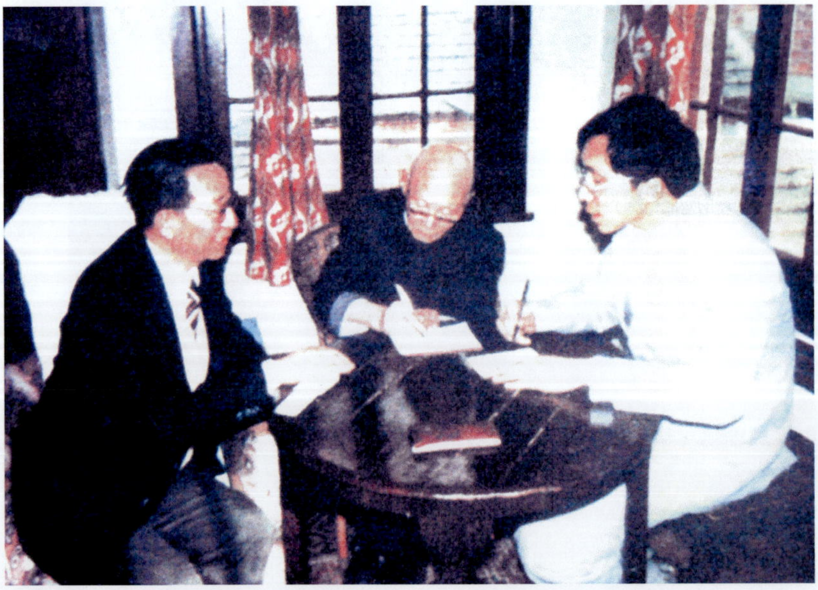

1985 年跟随邹云翔老师为著名俄语翻译家戈宝权看诊

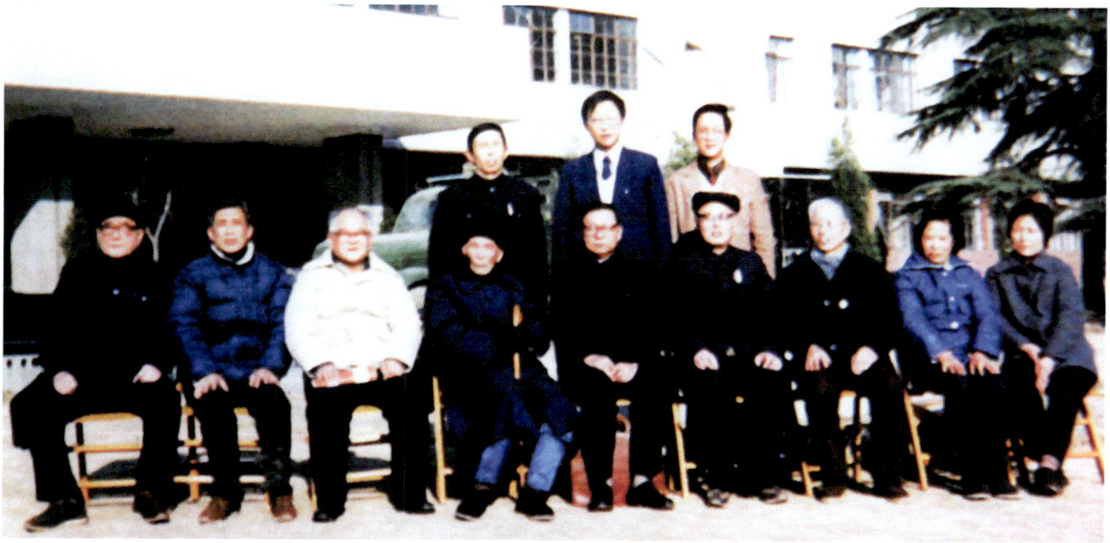

1987 年通过博士学位论文答辩后与邹老及专家们合影

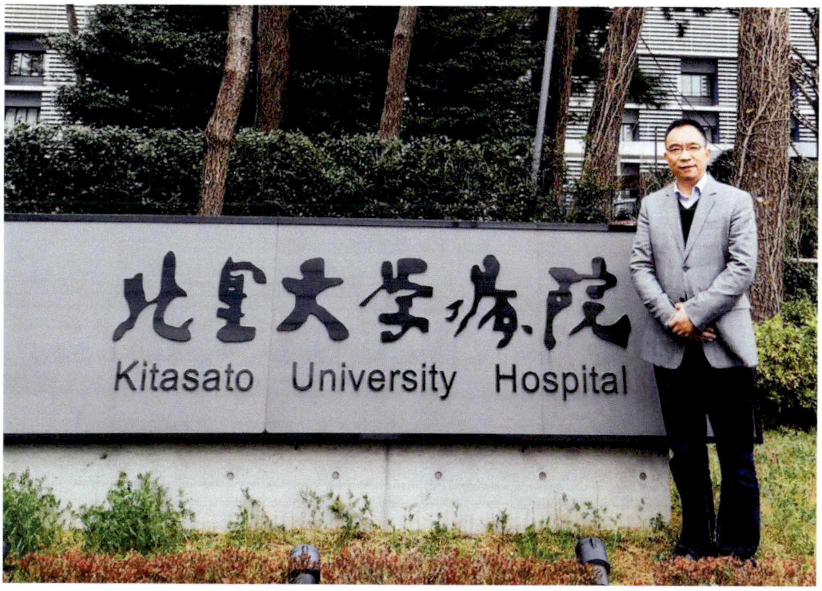

1989 年获卫生部笹川医学奖学金并赴日本北里大学医学部研修

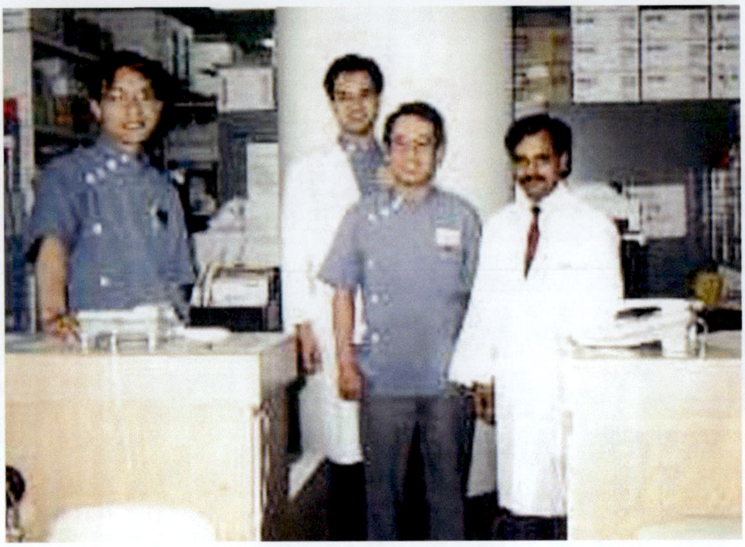

1989年在日本北里大学血液透析中心研修

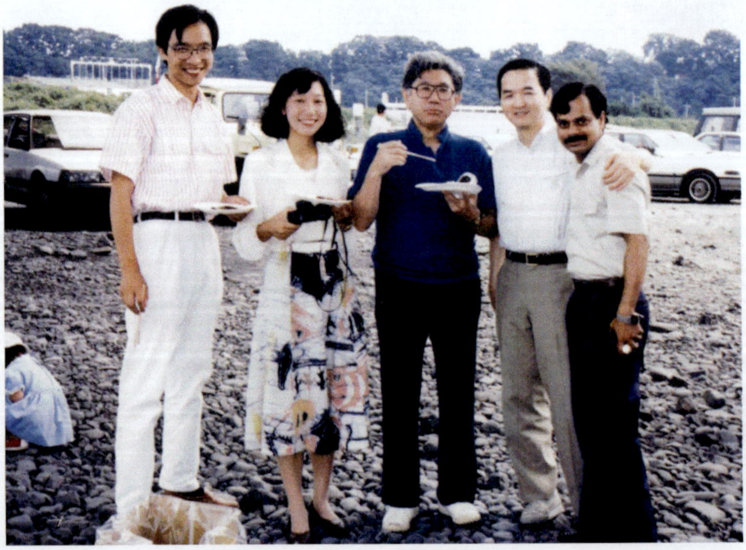

1990年日本老师及全科同事为王钢归国送行

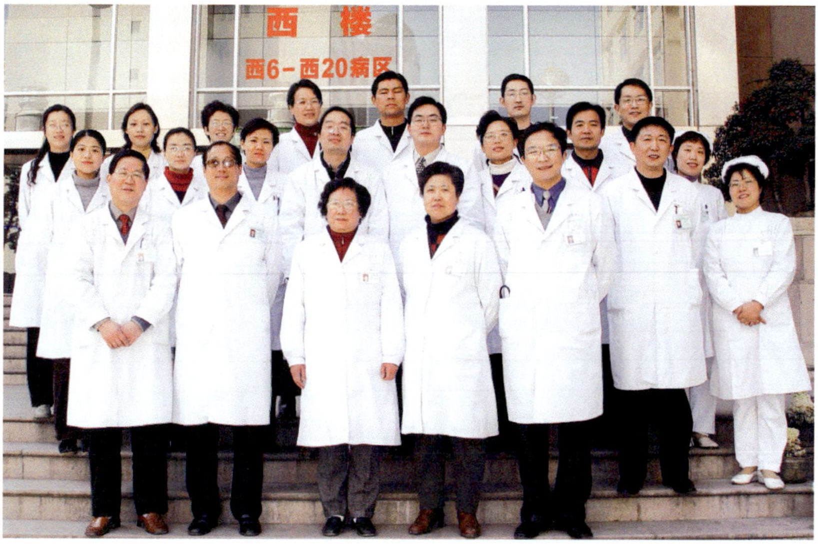

1992 年始任江苏省中医院肾内科主任、全国中医肾病医疗中心学科带头人

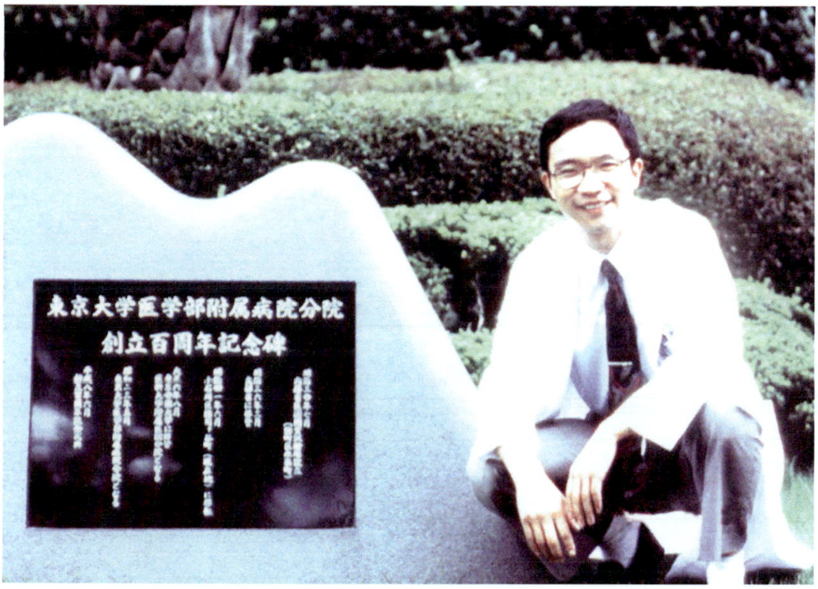

1998 年作为教育部高访学者赴日本东京大学医学部研修

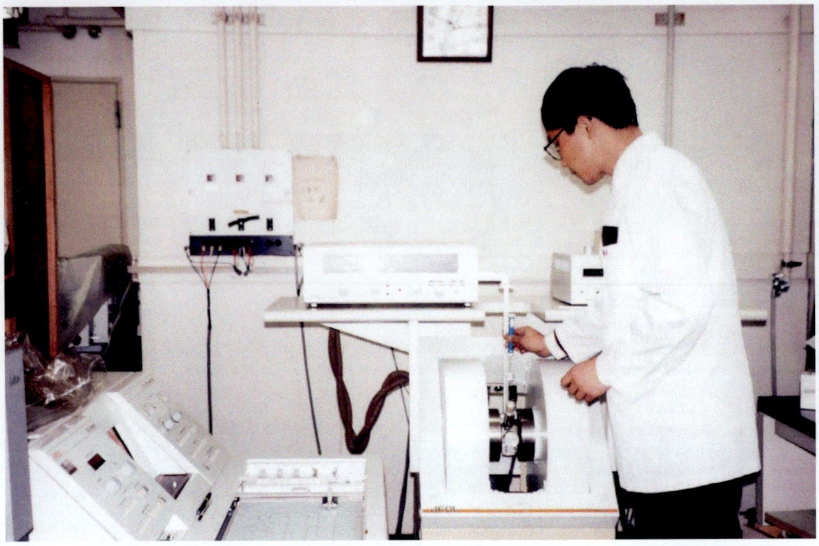

1998年在日本东京大学做实验研究

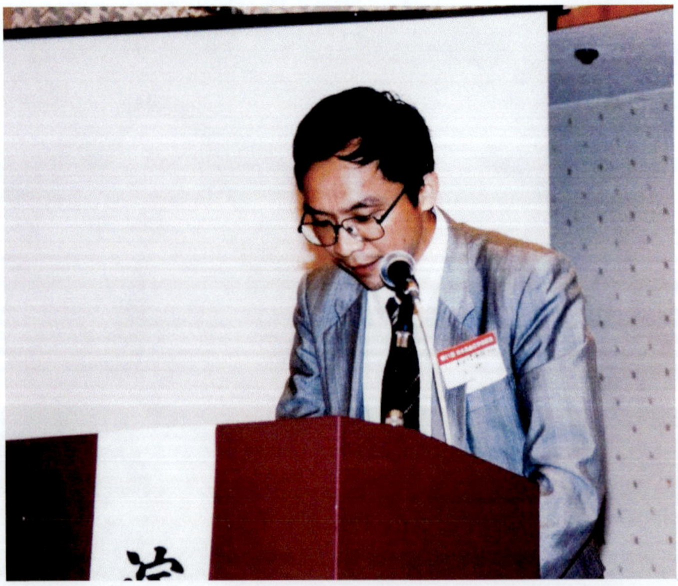

1998年参加国际高血压肾损害年会演讲

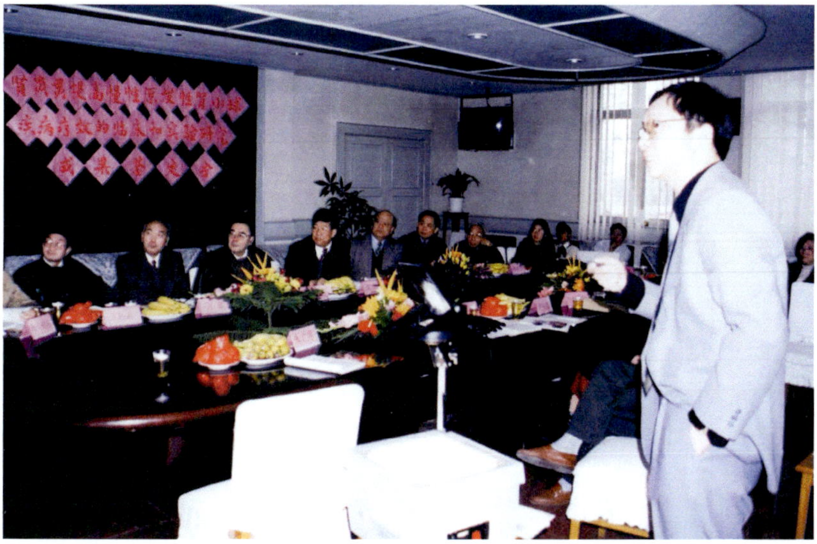

2002 年参加治肾系列中药成果鉴定会汇报

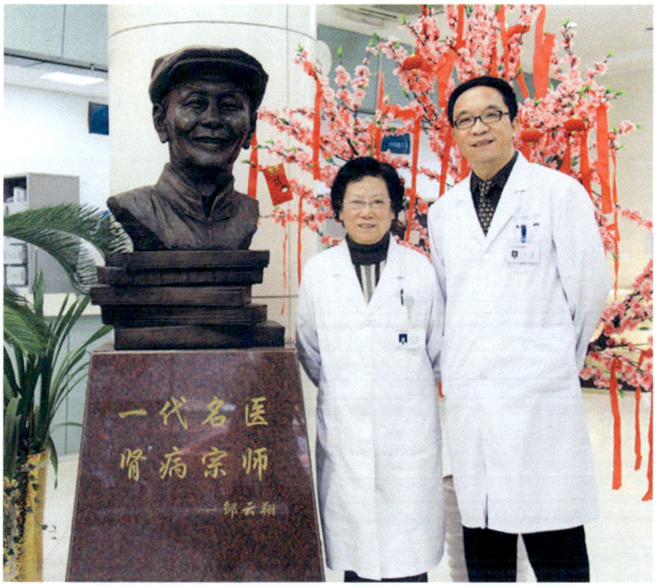

2006 年参与创建南京博大肾科医院

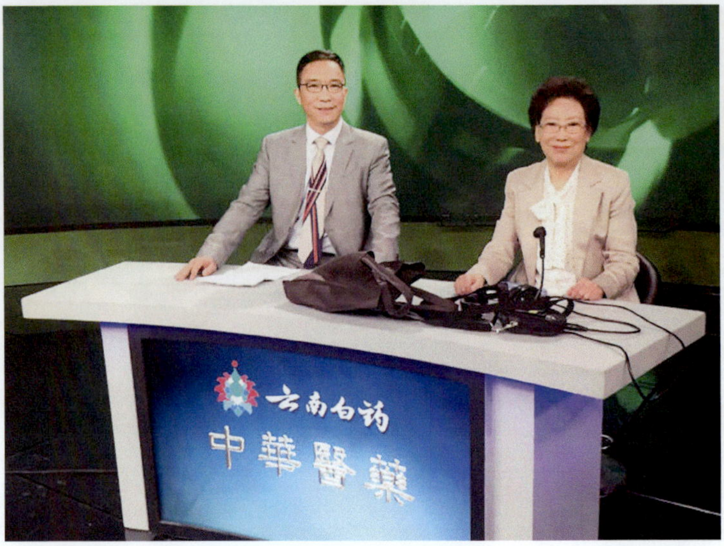

2015 年在中央电视台《中华医药》栏目宣讲肾病科普知识

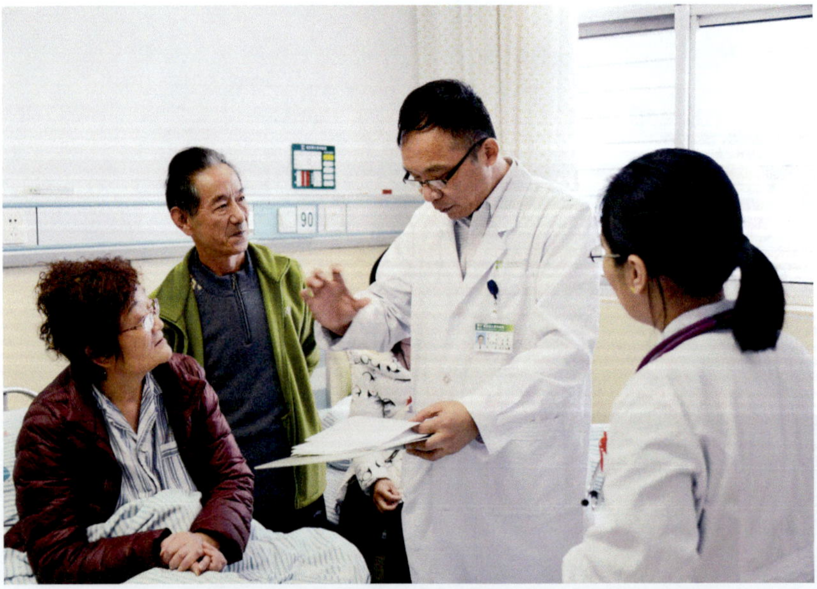

2020 年在南京中医药大学附属南京博大肾科医院查房

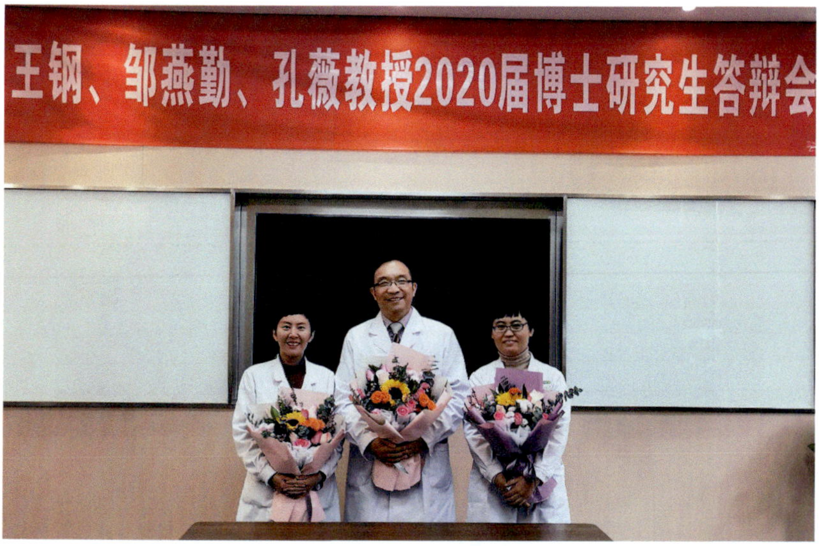

2020 年带教的二位博士研究生通过学位论文答辩

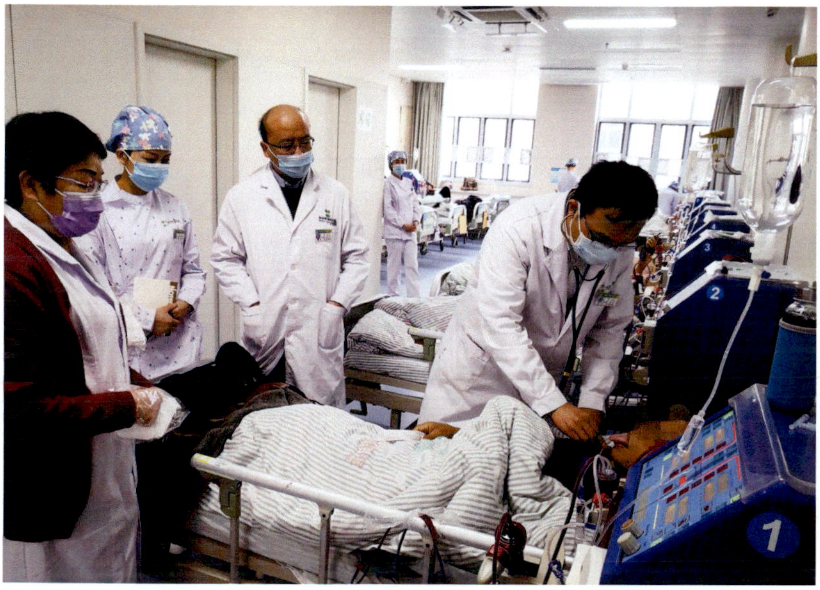

2020 年在抗击新冠肺炎疫情期间为血透病人会诊

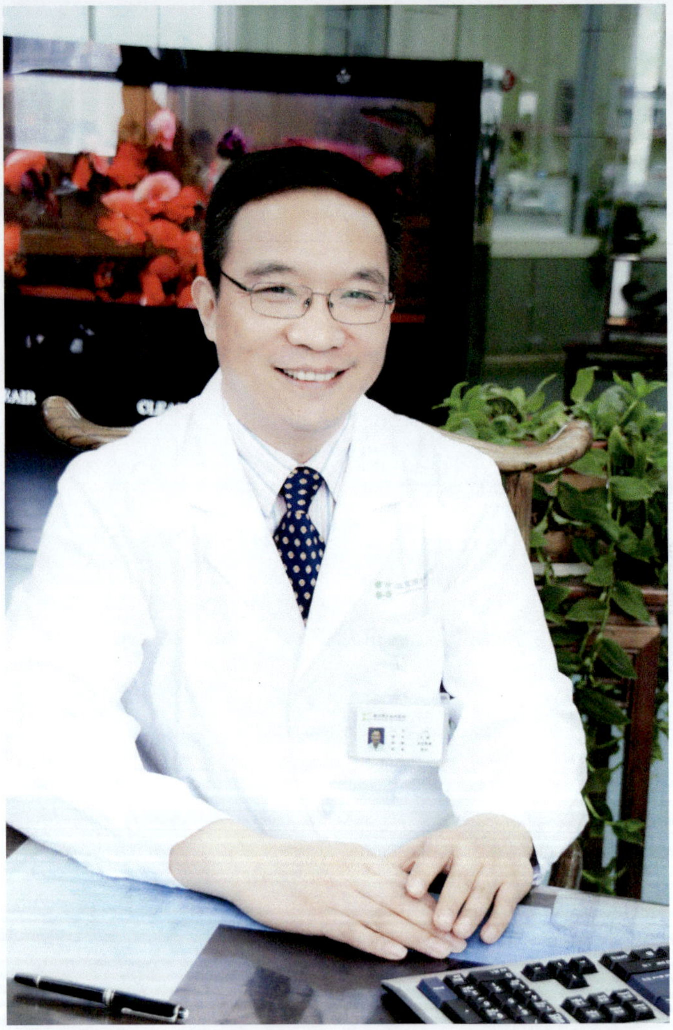

2021 年 5 月 31 日从事护理、药学、中西医肾脏病学临床与研究 50 年留念

好之，乐之，成之，我所知道的王钢

五十年，于历史的长河只是太短暂的一瞬，然而于个人，特别那些为着目标不懈奋斗的人，都会留下深深的印记。

1971 年 5 月，刚满 15 岁的王钢怀揣着江苏省卫生厅新职工录取书来到了即将入职的江苏省中医院。从秀山媚水的无锡来到底蕴深厚的六朝古都南京，年轻人的目光一下触到了大院中那棵苍翠如盖的千年古松。松柏之茂，不正象征着历经千年依然生机勃发的中医文化？王钢当时立下松柏之志，要做一个优秀的中医人。

立志容易成志难。王钢自 1971 年进入医学领域，1978 年从当时的南京中医学院毕业，在江苏省中医院肾内科任住院医师，从此开始中医药临床、科研、教学工作。50 年砥砺探索，王钢现任南京中医药大学附属南京博大肾科医院院长、世界中医药学会联合会肾病专业委员会主席，同时也是二级教授、博士生导师、博士后导师，享受国务院特殊津贴并获评江苏省名中医。

我作为王钢的老师、长辈，共事 50 年，如今仍在一起做研究、上临床、带博士生，共同撰写学术论文和专著。50 年弹指一挥间，当年的翩翩青年如今鬓已星星，不变的是他坚挺的脊背和乐观的心态。除了行政和社会工作，王钢坚持每周六天门诊，晚上还要读书、著述。正如他的微信签名——“做最好的肾科医院”，几十年来，他人生的关键词就是“肾科”和“最好”。

子曰：“知之者不如好之者，好之者不如乐之者。”王钢有幸和中医结缘，几十年来浸润愈久，喜好愈深，创见也愈多，又是何其幸甚至哉！值此《医海拾贝——王钢教授从医五十周年文集》付梓之际，请允许我略述其多年投身中医的执着和攀登，与同道共勉。

一步一阶　勤学苦读

1971 年 5 月王钢进入江苏省中医院，最初在药房做了半年药工，1971 年底被外科马禄君主任相中调到外科手术室，并到南京空军 454 医院进修麻醉、手术护士；1975 年由医院推荐到南京中医学院中医系本科就读；1978 年毕业后回到江苏省中医院任肾内科住院医生；后师从广州中医药大学名医李仲守、何汝湛教授，1984 年肾病硕士研究生毕业；继续攻读南京中医药大学中医肾病学奠基人和开拓者邹云翔教授的博士学位，1987 年毕业后在省中医院肾内科任主治医师。

一件往事一直激励着他履行当初的誓言："一定要做一名好医生！"1976 年大学见习期间，乡镇卫生院收治了一位老年急性阑尾炎患者，开腹后发现阑尾脓肿粘连，主刀大夫多次尝试均无法切除阑尾，患者生命垂危但因年纪大无法转院，在旁边见习的王钢凭着在手术室工作 5 年的经历，主动请缨与主刀大夫一起用逆行切除法将阑尾与脓肿切除，挽救了患者的生命。由此他更坚定了为救更多患者而去努力拼搏的信念。

1987 年王钢通过了博士学位论文答辩，获得中医内科学博士学位，1988 年他又考取了卫生部笹川医学奖学金资助，赴日本北里大学跟随国际肾脏病学知名专家酒井教授研修西医肾脏病学，并在日本、美国医学杂志上先后发表学术论文 16 篇，其中跟导师所做的 FK-506 肾毒性防治实验研究论文于 1991 年发表在美国肾脏移植进展杂志，为后来开展系列中药防治肾损害的实验研究打下良好的基础；他做的第二项实验研究，利用日本先进的核磁、化学发光等仪器首次测定出中草药以及茶叶中含有 SOD 样作用成分，具有很强的抗氧化功能；回国后他进一步进行中草药抗氧化的实验研究，发明了两个化学发光测定 SOD 等项目的试验盒，获得了专利，出版了《自由基与中医中药》《自由基生物学的理论与应用》两部专著。在日本北里大学临床研究期间，他还参与了十余例肾脏移植手术，并且积累大量相关技术资料，做了很多的基础准备工作，计划回国后在江苏省中医院开展肾脏移植手术。1990 年回国后他积极筹措，四方奔走，尽管他会做肾移植手术，但他是肾内科医生，若想开展肾移植手术，仍要与泌尿外科等多个学科联手合作，要得到院方的大力支持等，可惜努力两年也没成功，只好放弃，这是他至今仍然感到非常遗憾的事。在日本研修期间，指导老师酒井教授、熊野先生为了让他能够回中国更好发展，指导他参与血液净化、血透血管造瘘、腹透手术置管、肾移植等多项临床工作。

1992年，年仅36岁的王钢当上了江苏省中医院肾内科主任，在学术上继承邹云翔教授的思想与临床经验，承担了多项卫生部、国家科委、省科委的研究课题，在中医中药治疗肾脏病方面开创了十余项新成果、新理论、新方药，并且进一步规范强化了学科建设，他领导的肾内科于1996年被国家中医药管理局评为全国首家“国家中医药管理局中医肾病医疗中心”，随后又相继被评为“国家中医药管理局重点实验室”“国家中医药管理局重点学科”“江苏省135重点学科”。在此期间，他在学术方面也有了很大提高，2001年在中国中医肾病学术界首次成立博士后工作站招收中医肾脏病学博士后，同年正式被国家中医药管理局推荐为全国中医肾病医疗中心协作组组长，确立了江苏省中医院肾内科在全国中医肾病界的领先地位。

学贯中西　业贵专精

顶尖中西肾科学术背景，成就他中西合璧治肾的专长：王钢是我国中医肾病学宗师、一代名医邹云翔先生晚年的关门弟子，长期侍诊邹先生左右，深得邹先生真传与喜爱。1987年，王钢考取了卫生部笹川医学奖学金，后又作为教育部高级访问学者，先后三次赴日本东京大学、北里大学研修，将学到的新知识、新技术带回国内，促进了中西医结合肾脏病学的发展。

一人独得国内最好的中医肾科和国外领先的西医肾科的学术传承，使得王钢在探索以中医为主、中西医结合治肾的道路上拥有了得天独厚的条件。中医的辨证论治，中药保肾元固肾精，西医的精准诊断、对症治疗，在王钢的手上，中、西医融会贯通，各取所长，互补所短，打出了漂亮的“组合拳”。

2012年4月，22岁的常州大学生小殷突然陷入了尿毒症血透的深渊，辗转了几家三甲大医院，都被宣判“终身血透”。小殷父子抱着最后一线希望找到了王钢，王钢认为小殷虽然肌酐很高，已经血透，但一直还有尿量，肾单位还没完全损毁，有残存肾功能。经过两个月中西医结合保肾元、降尿毒的治疗，小殷身上出现了奇迹，可贵的尿量一天比一天增加；血肌酐一天比一天下降，最终持续稳定在300μmol/L以下；血透从一周三次逐渐减为两次、一次，这些都意味着小殷的肾功能在一天天恢复。终于，王钢教授宣布，小殷可以拔除血透留置导管，不用再血透了！小殷父子3个月间历经震惊、绝望、希望，最终迎来奇迹，父子俩激动不已，这样的危重、顽疾经中西医结合显效病例举不胜举。

1992年回国后，他将5年的手术护士经验和在日本练就了一手漂亮的动静脉血管造瘘绝活相结合，在国内首次开创血管通路中心。近40年来，他做过的血管造瘘手术超过2000例，以致当出现很多难度特别大的或是做了几次都失败的血管造瘘术时，当地医生就会对病人说："你这手术，恐怕只有去南京找王钢教授了。"动静脉瘘（血管通路）是尿毒症患者的生命线，苏州病人李某已经血透20年了，2014年因为内瘘闭塞在苏州几家医院重新造瘘，但因为血透时间太长，血管条件很差，几次手术都告失败，命在旦夕，家属只好再次找到15年前为他做过血管造瘘的王钢。王钢精心为病人选择了超高位肱动脉与上臂静脉吻合造瘘，手术非常成功，至今仍在正常血透中。

作为江苏省最早开展血透的专家之一，王钢一手创建了江苏省中医院血透中心和南京博大肾科医院血透中心，还帮助创建了无锡新吴区中医院血透室和连云港中医院血透室。现在，南京博大肾科医院已发展成拥有40台血透机，可三班透析200多名血透病人的规模，成为江苏省较大规模的血透中心之一。

1992年他将在日本所学的腹膜透析技术带回国内，在江苏省较早开展了腹膜透析，并帮助南京市第一人民医院、镇江江滨医院、连云港中医院、无锡南站医院等医院开展了腹膜透析，并带教出一批医生，直到现在仍亲自上手术台指导学生放置腹透导管。

1996年开始做肾穿刺病理诊断。他做肾穿刺基本都是两针搞定，三五分钟就漂亮完成。他穿刺的两千多个病例没有一例发生并发症，很多病人从各地专门来苏找这位"穿刺王"做肾穿术。

1998年，王钢作为高级访问学者在东京大学医学部学习了分子生物学各项技术，所做的实验结果发表在 *J Am Soc Nephrol*。回国后在中国中医界首先成立了中医肾病分子生物学实验室，申报上了两项国家自然科学基金项目，实验室被国家中医药管理局评为全国中医肾病重点实验室，探寻肾病治疗西为中用、中西并重、相互补充、提高疗效新途径。

仁医仁术　肾科传承

在王钢50年中医生涯中，他曾面临多次抉择和考验，而每次他都凭着自己的执着担当和奉献，步入医术医德的崭新境界。

第一个大事件——参加唐山大地震救援医疗队。1976年河北唐山突发7.5级大地震，当天江苏省卫生厅紧急组织了医疗队，正在放暑假的新医学院（南京中医学院与南京医学院合并阶段名称）中医系大学二年级学生王钢就立即回到送他上大学的江苏省中医院，坚决要求参加地震救援医疗队，经医院同意，下午就随医疗队赶赴唐山。在唐山被分配到玉田县参加手术组，持续抢救伤员两天两夜，还为伤员献血，同时他还冒着余震的危险，在恶劣的环境中抢救着病人，饿了就吃点压缩饼干，实在困得不行了就轮流到帐篷里躺一会儿。一个多月的抗震救灾工作结束后，不仅使王钢得到了很大的锻炼，更培养了他全心全意为病人无私奉献的品格，并加入了中国共产党。

第二个大事件——不惜个人安危，成功抢救疑似SARS感染的肾病综合征肺部感染患者。2003年SARS流行，病房收治了一位疑似SARS的肾病综合征肺部感染患者，大家害怕被传染SARS，尽量回避，而王钢不惧危险，每天亲自查房为患者定治疗方案。通过五天中西医结合的抢救，患者肺部感染得到完全控制，全身浮肿也消退。最后SARS之嫌也完全排除，出院时患者及其父母向省中医院及王钢主任送上了感谢信。

第三个大事件——抗击新冠肺炎。自2020年1月到现在常态化疫情防控管理以来，王钢带领医院全体党员、职工积极做好本职医疗和重病人抢救、无偿献血、义诊、防疫宣传等工作。创研出防治新冠肺炎的“养肺健脾解毒膏”，被北京中医慈善学会选中捐赠武汉雷神山等三家医院，收到了武汉卫健委及接受赠药医院的感谢信。坚持进行秦淮区民政局“慈善一日捐，济困送温暖”活动，持续15年为秦淮区红十字“汇聚人道力量，救助特困群众”活动捐款，起到了一名优秀共产党员、党支部书记标兵示范作用。在庆祝中国共产党建党100周年之际，被南京市秦淮区委员会评为优秀中国共产党党员。在2021年7月20日南京发生德尔塔病毒疫情时，积极组织了医院六批志愿者医疗队，支援社区防疫和核酸检测，作为市人大代表带头捐赠防护服和N95口罩，为防疫抗疫做贡献。

第一次选择——选择理想，做中医肾病好医生。1978 年他博士毕业回到江苏省中医院，上大学前是外科支部推荐保送的，当时大外科马禄君主任非常认可他在手术室认真工作的表现，喜欢他那双纤细秀长的手和 1.80 米的高个子，又是无锡老乡。但我父亲邹云翔因王钢上大学时到我们家向他请教几次中医问题，说他灵格、聪明，一定要我将他留在我们肾科，最后我亲自做了马禄君主任的工作，将王钢从外科调到肾科。还有 1991 年、1999 年从日本研修回国后，江苏省中医院党委两次推荐他当副院长，材料都报到了省委组织部，但他两次均以想要建设发展肾科、自己还年轻为由谢绝了担任院领导职务，专心致志地去做，去圆他做一个好医生的初衷。

第二次选择——选择志愿，回国发展肾病学科。在 1989 年前后，王钢先后在日本肾科实力最强、拥有全日本最大血透中心的北里大学医学部研修，因他聪颖的天赋和勤奋的态度，加之精湛的手术技术而深受导师酒井教授的青睐。即将学成归国时，酒井教授邀请他留下工作，为王钢争取了很高的生活、研究费，并为他夫人也办好了签证。20 世纪 80 年代末，当时国内无论是科研实力还是薪水待遇都远远无法和日本相比，可是王钢断言谢绝了。他的岳父方先生在远洋电话中高声呼唤着："你的岗位在中国，回来报效国家！"于是，王钢带着学到的最新国外技术和日本导师无偿赠送的 5 台当时非常昂贵的血透机回国了，导师还无偿安排了技师、护士到日本短期学习，从此江苏省中医院血透中心开始起步，肾科实力开始壮大。在王钢担任江苏省中医院肾科主任、学科带头人的 12 年间，他带领省中医院肾科取得了国家中医药管理局全国首家中医肾病医疗中心、重点学科、重点实验室、江苏省 135 重点学科的荣誉。2002 年作为南京中医药大学首席博导成功申请教育部"中医内科学博士点"，承担了多项科技部、国家自然科学基金以及国家中医药管理局肾病课题。他带教的二十多个硕、博、博士后，现在都已成为国内三甲医院的肾科主任和骨干力量，桃李满天下。

第三次选择——选择目标，做中国最好的肾科医院。2007 年 51 岁的王钢做出了他人生中的第三次选择。他在一个医生无论是临床经验、医学水平，还是精力状态都是最为黄金的时候，毅然选择借调到南京博大肾科医院当院长。他不为名不为利，而是为实现自己的一个理想，那就是要做一家不求最大，只求最精、最专、最好的肾科医院。在多次收到被治愈患者的感谢信，在看到手下培养的团队

5 位医生考了我和王钢博导的博士，其中三位已毕业拿到博士学位时，王钢说：“我的选择，值！”

守正创新　坚韧不拔

宋代苏轼《晁错论》有云：“古之立大事者，不惟有超世之才，亦必有坚忍不拔之志。”王钢在从医 50 年中最大的特点是勇于吃苦、坚韧不拔。江苏省中医院老院长、国医大师徐景藩教授曾多次在医院会议上说，“王钢医生结婚前住在我石鼓路小楼对面的简易棚中，我晚上起床上厕所常常看到他还在灯前读书，结婚后搬到上海路住在邹老小楼的北边房间，和我三楼窗户最近，又看到他是我们省中宿舍区最晚熄灯的。”1985 年读博士，夏天高温季节在病理教研组做大耳白兔动物实验时，病理教研室董小玉主任说：“这个博士太能吃苦了，睡在实验室没日没夜地做实验。”

在继承发扬导师邹云翔教授治肾学术思想和临床经验方面，江苏省中医院大科的主任们称赞王钢“做到了几乎极致”。他对邹云翔教授 1955 年写的《中医肾病疗法》专著从头至尾不知翻阅了多少遍，对邹老提出的“肾气发病学说”、“肾劳”病名、“药物伤肾”病因、“活血化瘀治疗肾病”、“保肾元治疗肾衰竭”、“疏滞泄浊法治疗激素综合征”、“大黄抢救尿毒症”、“冬虫夏草治疗肾衰竭”等治肾学术思想和宝贵经验进行了系统深入的研究，并和我一起带领全科硕士、博士花了二十余年的时间研究，成功开发了邹云翔教授治疗慢性肾脏病气阴两虚证经验方“黄蛭益肾胶囊”，治疗慢性肾衰竭经验方“参乌益肾片”，两个国家三类中药新药，目前在临床使用，效果甚好。

让王钢还不甘心的唯有三个遗憾。第一个：邹老认为鲍鱼能抗肾萎缩，王钢一直在探索、在验证，在保肾乙丸制作中放入了鲍鱼，又请北京海关总署的朋友采购了便宜的鲍鱼烘干打粉做临床观察。他常说“如果我再选择攻读一次博士学位，一定是中药药理学，开发更多的中药新药，提取更多有效成分，或组合有效成分制成新药，造福广大肾病患者”。第二个：邹老 1959 年在全国首先提出用大黄抢救尿毒症，王钢之后延续做了大黄复方保留灌肠、高位灌肠，大黄为主的外敷方、穴位贴，开发了以大黄为主的保留灌肠囊，1999 年起为了将大黄有效成分单提制成静脉注射液，他和多个厂家、多个药理实验室合作，均未取得成功。第三个：邹氏肾科团队开创了雷公藤复方治疗慢性肾脏病的方法，为了将雷公藤复方开发成国家新药，王钢花了43年的时间探索、研究、努力，医院制剂室由于醋酸乙酯易燃、易爆和雷公藤的毒性，1985年开始不让提取了，为了用醋酸乙酯提取出雷公藤有效成分，他通过病人联系很远的化工厂帮助提取，自己蹬三轮车将提取好的雷公藤液拖回江苏省中医院制剂室制作肾炎合剂。为了申报新药将雷公藤的复方配伍增效减毒，向我请教过无数次，为了完成毒理试验，一次又一次在药理教研室做狗的雷公藤毒理试验，尽管至今都未能通过新药申报毒理这一关，但他在临床仍在使用，并摸索出了一套非常完善有效的使用雷公藤复方中药煎煮治疗慢性肾脏病的经验。

王钢常说："我是中医人、中医肾病专科医生，要向导师邹云翔教授学习，像蜜蜂一样吸纳百家中医、西医精华，为中医肾病学发展服务。"他提出的"从咽论治IgA肾病"源于《灵枢·经脉》"肾足少阴之脉……"的理论，并受国医大师周仲瑛20世纪70年代"从肺论治肾病"文章的影响和启悟；他提出的"10种虫类治疗慢性肾小球肾炎"，受益于国医大师朱良春用虫类药治疗风湿性关节炎、类风湿关节炎的文章；他提出的将"补益肾元"与"通腑导滞泄浊法"相结合治疗慢性肾衰竭，是综合了他的博士生导师邹云翔教授补益肾元大法和我通腑泄浊用制大黄的使用经验，以及硕士生导师何汝湛教授常用导滞泄浊法治疗慢性肾衰竭的经验，使临床治疗慢性肾衰竭病疗效得到提高。

他西为中用，利用现代医学、分子生物学等最新技术、最新指标为研究中医治疗、阐明奥旨服务。从1981年开始研究气阴两虚证本质，随着每年报道的新指标，从体液免疫、细胞免疫、T细胞亚群、性激素、CAMP、CGMP、分子生物学TGF-β等角度探索气阴两虚证本质，在日本留学三年，将学到的自由基检测技术、FK506肾损害防治、LOX-1与高血压肾损害等知识全部带回国用于中医药治疗肾病的机理探索。取得了江苏省科技进步二等奖4项、三等奖2项，江苏省中医药管理局科技进步一等奖1项、二等奖2项。

杏苑勤耕　桃李满园

王钢1992在年至2004年担任江苏省中医院肾内科主任期间严格、认真、手把手带领全科的所有医生，充分发挥每个医生在临床、教学、科研、著书等方面的特长。特别是有计划、有目的安排高年资医生、博士、硕士主攻慢性肾脏病常见证型、常用治法、经验方药的系统研究，并定期选送人员到北京医学院附院肾科、南京军区总医院肾科进修西医肾脏病学，带教出30余名博士后、博士、硕士生。他着重抓学生临床诊治的技能、中医基础、治学态度、科研能力。目前已有2名博士、博士后担任三甲医院院长、副院长，5名博士、硕士已成为三甲医院肾科主任。

利用全国肾病医疗中心、学会等办会、办班的形式来传承、育人。王钢于2001年至2003年期间担任了国家中医药管理局全国中医肾病医疗中心协作组组长，并多年担任中华中医药学会肾病专业委员会副主任委员、华东地区肾病专业委员会主委、江苏省中医肾病专业委员会主委、世界中医药学会联合会肾病专业委员会主席。在全国肾病中心会议、国际国内学术大会期间办各种传承、交流推广中医肾病学的会议，充分传承弘扬交流中医中药诊治肾脏病经验，扩大提高中医药治疗肾病的影响。利用编著大型肾脏病专著的机会培养学术团队、提高学术水平。2003年我和王钢邀请了上海龙华医院陈以平教授共为主编，带领全国七家中医肾病医疗中心专家和西医专家编写了《现代中医肾脏病学》，由人民卫生出版社出版；2013年带领邹氏肾科弟子们编著了《邹云翔实用中医肾脏病学》，由中国中医药出版社出版；2018年带领邹氏肾科十余名弟子们历时三年多又编写了专著《邹云翔手录孤本张简斋医案赏析》，由中国中医药出版社出版。

建造了国内首家以中医中药为主，中西医结合的肾脏病专科医院，让肾脏病患者得到最好的中医中药治疗，让所有学生能够从中学到治肾知识，更重要的是能够坚信中华医药是块瑰宝，是治疗慢性顽固肾脏病的有效方法，值得进一步传承开发。自2007年王钢教授正式从江苏省中医院借调到南京博大肾科医院担任院长以来，南京博大肾科医院已成为江苏省最具规模的一家专业肾科医院，医院医教研建树颇丰，是南京中医药大学附属医院，是南京市中医肾脏病学重点学科、国家中医药管理局全国中医肾病医疗中心协作组成员单位、邹氏肾科医术非物质文化遗产传承保护单位，以更高疗效水平站在了我国中医与中西医结合肾科前沿。

认真工作　愉快生活

王钢常说：“既要做顶级临床专家，又要做科普及肾病知识的宣传员。”20世纪90年代始他就带领他的博士、硕士编写了系列肾脏病科普丛书，我和他一起在中央电视台《健康之路》《中华医药》和安徽卫视《健康大问诊》等栏目做了多期科普养生节目，收到了全国肾脏病患者和观众的积极反馈。

王钢今年65岁，是他医学生涯、身体状况、临床经验的黄金年代，他目前要管理一个100多号医护人员的二级医院，每周只休息一天，其余都在临床第一线工作，每天上午的门诊都要看到下午一两点结束，下午还要继续，晚上又常手术。他的生活哲学是“快乐工作，认真生活”，工作、学习、研究时一定要认真努力，拼命奋进。他常说他的一生凭的是认真、吃苦、坚韧不拔。在忙完一天工作，忙完一个课题、一个检查、一个考试后，彻底地放松，有张有弛。他现在每周坚持的运动是晨起跑步半小时，每周打2～3次乒乓球，每次2小时。他性格直率，苦完、累完、气完、喜完全忘了，完全不带到第二天的生活、工作之中，仍是充满活力地迎接新的一天。

中医已经完全融入了王钢的生活乃至生命。他常对他的老病号说：“起码再能跟我十余年，我做好你们的保健医生。”是的，王钢有缘中医是幸，病患遇到王钢又何尝不是一种福呢。当一个人一生选择了适合喜欢的职业而又有乐此不疲，可谓幸福！

寄语：王钢教授从医50年，学习、工作历经艰辛。以中医为主，中西医结合诊治肾病，水平之高，首屈一指。从唐山地震救治队火线入党至2021年，已是45年党龄的老党员，在中国共产党成立100周年之际受到秦淮区党委优秀党员的表彰，作为南京市、区人大代表也常履行职责，为人民服务，为人民发声。王钢教授在各方面是成熟的、有实际贡献的。希望他努力继续担当邹氏肾病学术团队的传承创新发展的任务，为中医、中西医结合肾病事业、为人民健康贡献毕生力量。

邹燕勤 八十八岁

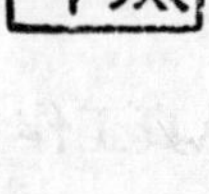

2021年7月1日

（本部分内容由国医大师邹燕勤讲述，王玥整理）

目　录

第五章　守正创新

第九章 继承弘扬

第十章 健康养生

附图

附录

第一章 获奖成果

1978 年，我在大学毕业后正式进入邹氏肾科学术团队，跟随邹燕勤、金惠伯、余承惠三位老师进行科学研究，在此期间接触了大量科研课题。

第一个研究课题是“雷公藤复方治疗慢性肾小球肾炎”，我在 20 世纪 90 年代初担任江苏省中医院肾内科主任后继续主持研究这个课题，最终成功研制出肾炎合剂、肾炎合剂Ⅱ号、肾炎灵颗粒、肾炎灵片系列药物，并获得一系列奖项。

第二个研究课题是“对慢性肾脏病气阴两虚证的研究”，从我 1981 年攻读肾病专业硕士研究生时开始，到 1984 年攻读肾病专业博士研究生时继续研究，最终成功研制新药并获奖，也取得了国家三类中药新药证书。

第三个研究课题是“慢性肾功能不全辨证论治的临床规律和原理研究”。这项课题是国内第一个由卫生部（现国家卫生健康委员会）科技司下达的中医肾病课题，也是我在 1984 年攻读邹云翔老师的博士时参与的课题。当时我们的肾病研究团队由邹云翔指导，邹燕勤主持，还有中医名家龚丽娟、金惠伯，中西医结合名家余承惠、宣文虎，以及其他三位“文革”后国内第一批中医肾病专业博士的参与，团队实力雄厚，处于国内领先水平。1992 年，邹燕勤和我全面推进了这项研究工作，从邹老经验方保肾甲、乙丸的重组开始，到保肾片的新药开发，再到获奖并取得国家三类中药新药证书，乃至新药上市后的继续研究，这项课题贯穿了我对肾脏病研究的整个过程。

第四个研究课题是“SOD 与气虚证本质及补气药 SOD 样作用研究”。我在日本北里大学医学部研修时偶然发现 ESR、CLA 组合可测出茶叶及部分中药具有很强的 SOD 样活性和清除氧自由基的作用，于是 1990 年回国后上报了省级课题，并成功开发了 CLA-O_2^-和 CLA-SOD 两个新试剂盒，取得了专利，最终出版专著并获奖。

第五个研究课题是将我们学术团队 20 世纪 80 年代至 90 年代对慢性肾病研究的学术成果加以总结，精选出用于辨证论治肾病的多个中药经验方，再加上新开发的肾炎灵颗粒制剂、黄芪注射剂等药物，组合成三联疗法以多剂型、多途径、多靶点综合治疗难治性肾病综合征，最终获得成效，并得到成果奖励。

2021 年，我们整合了 60 多年来邹氏肾科学术团队的研究成果，完成了补益肾元理论体系的创建和应用，并继续加以创新、深化、研究。

第一节　慢性原发性肾小球疾病气阴两虚证病机变化规律与临床疗效的研究

苏卫科合字（J87）第 016 号

一、内容简介

慢性原发性肾小球疾病包括慢性肾炎、肾病综合征和隐匿性肾小球疾病，是一种常见病、多发病。本课题继承诊治慢性肾炎的学术思想与经验，对慢性肾炎、慢性肾功能不全气阴两虚证的病机变化规律与临床疗效及原理进行了系统研究。

（一）慢性肾炎气阴两虚证的病机变化规律

1. 本课题调研了 20 世纪 60 年代至 80 年代我国慢性肾炎发病的证候分布，发现肾阳虚证明显减少（由 49.33%降低到 10.13%），而气阴两虚证逐渐增多（其中慢性肾炎由 0%增高至 29.97%，慢性肾功能不全由 0%增高至 46.4%），因此更正了全国中医院校统编教材和部分科普书刊记载的关于慢性肾炎证型以脾肾阳虚为主的观念。

2. 在分析 193 例慢性肾炎气阴两虚证的基础上，提出气阴两虚证增多的主要原因是近年来皮质激素、免疫抑制剂、利尿剂、雷公藤以及大剂量清热解毒、活血化瘀类药物广泛使用，导致患者脾肾气阴损伤。因此，针对慢性肾炎的中医病因，我们提出了药物损伤脾肾气阴的新观点。

3. 本课题在国内首创用计算机系统研究慢性肾炎病机动态变化规律的方法。针对 96 例慢性肾炎气阴两虚证患者，在辨证论治一年之后，经计算机诊疗系统分析，发现了五条病机变化规律：①病机特点：虚实夹杂，以虚为主；②病变部位：肾为中心，影响肺、脾、肝；③病情反复、迁延不愈的重要原因：与兼夹外感、水湿、湿热、瘀血等病邪有关；④一般变化规律：先伤于气，后损于阴；⑤病情发展的必然转归：气阴两虚或阴阳两虚。

这对指导临床辨证诊治、掌握疾病的转归及预后都起着重要作用，也为中医对其他疾病的病机动态变化规律研究提供了新的研究手段和方法。

4. 关于慢性肾炎、慢性肾功能不全气阴两虚证的辨证论治，在古代文献、现代研究中，均未查到对此证型详细论述的独立记载。因此，本课题首次在国内系统归纳、总结了慢性肾炎、慢性肾功能不全气阴两虚证的辨证要点，并介绍了独特的治疗经验。在1986年第二次全国中医肾病学术会议上，首次将气阴两虚证作为慢性肾炎的一个独立的新证候向大会提出，经会议代表通过后成为全国统一的慢性肾炎辨证分型试行方案。经过全国各地临床验证之后，又于1988年第四次全国中医肾病学术会议上被正式确认为全国统一的慢性肾炎辨证分型方案。

5. 关于慢性肾炎、慢性肾功能不全气阴两虚证的辨证论治经验，辨证要点如下：①辨主证，确立病位，分清病性主次；②识兼证，谨察病邪，权衡标本缓急；③观病势，辨析进退，掌握病机转归。治则要义如下：①补益气阴，着眼脾肾，兼顾肺肝；②辅以祛邪，重视湿瘀，兼防诱因；③谨守病机，随证论治，以平为期。

除此以外，文中还详细介绍了临床辨证和选方用药的部分宝贵经验。

（二）肾炎宁胶囊治疗慢性肾炎气阴两虚证的临床研究

在系统归纳、整理了慢性肾炎气阴两虚证的辨证论治经验，并对在临床使用经验方的基础上，通过反复筛选，改革剂型，制成了肾炎宁胶囊（原名益气养阴胶囊）。为了开发、推广肾炎宁胶囊，我们在1985年与苏州雷允上制药厂合作，严格按照卫生部1985年制定的《新药审批办法》及1987年卫生部药政司、全国中医肾病学会联合制定的《中药治疗慢性肾炎的临床指导原则》的各项要求，在南京中医学院附属医院、苏州市中医院、江阴市中医院、南京770厂职工医院进行了临床观察。

1. 初级临床　运用益气养阴法（肾炎宁胶囊）治疗193例慢性肾炎气阴两虚证（治疗组143例，设两批对照组共50例），治疗组总有效率88.11%，其中完全缓解和基本缓解者占44.35%，改善7个主要症状的总有效率在84%以上，明显高于两批对照组的总有效率65.52%、57.14%（$P < 0.05$）。8个月至3年的远期疗效随访，复发率为16.98%，证明益气养阴法治疗慢性肾炎有较好效果。

2. 扩大临床　苏州市中医院、江阴市中医院、南京770厂职工医院3家单位用肾炎宁胶囊共治疗60例慢性肾炎患者，总有效率为86.66%，完全缓解和基本缓解率为41.67%；用肾炎四味片治疗3例，总有效率为56.66%，完全缓解和基本缓解率为 10%；二组的总有效率经 χ^2 检验 $P < 0.05$。以上结果提示：肾炎宁胶囊对于慢性肾炎有较好的疗效，结合西医的临床和病理分型，对隐匿性肾小球疾病、慢性肾炎普通型及微小病变型肾病、系膜增生性肾炎疗效较好，对部分局灶性肾小球硬化、膜性肾病亦有一定疗效，并且远期疗效稳定，同时便于患者服用。本药研究进度已完成《新药审批办法》规定的Ⅱ期临床第一阶段工作，具备了进一步开发、推广应用的各项条件。

（三）肾炎宁胶囊的药理、药效学研究

1. 临床方面　我们于治疗前后设立了多个常规观察指标，并加入了 3 组新指标（CAMP/CGMP、TXB_2/6-keto-$PGF_{1\alpha}$、$E\alpha$/T），用放射免疫法测定，观察肾炎宁胶囊的药效学。

2. 动物实验　1985 年，国内首次用冷冻手术成功地制作了家兔慢性肾功能不全动物模型，同时又复制出 20 世纪 80 年代国际公认的膜性肾炎动物模型以及肾病综合征动物模型，系统观察肾炎宁胶囊对以上 3 种动物模型的治疗效果及作用机理。

3. 试管内药理试验　我们在国内首先采用电子磁气共鸣法（ESR）及化学发光法（CLA），直接分析肾炎宁胶囊在试管内消除活性氧的情况，证明该药有较强的清除自由基活性成分的能力，动物实验提示肾炎宁胶囊能使肾病综合征大鼠血中 SOD 含量增高，自由基含量减少。

4. 急性毒理试验　取体重 18 ～ 20g 非近交的雄性小白鼠，用 75%肾炎宁胶囊溶液，每只小鼠给药容量为 0.4mL/20g，由于在达到可能的最大剂量时未观察到急性毒性反应，故认为可安全用于临床。

临床实验数据和动物实验结果以及试管内消去活性氧能力测定的结果提示：肾炎宁胶囊治疗慢性肾炎、慢性肾功能不全的作用机理可能是通过稳定内环境、双向调节细胞内环核苷酸以及 TXA_2-PGI_2 系统的平衡、抑制血小板聚集和释放、纠正高凝状态、改善免疫功能、调节性激素代谢紊乱、清除自由基等环节，减轻了肾小球的病理改变，加速清除原位免疫复合物的沉积，并且保护了残存的肾单位，使得慢性肾功能不全的进程得到延缓。

本课题继承了多位中医肾病专家治疗肾病的学术思想和经验，突出了辨证论治的思想，同时又结合了现代科学的先进方法，对病机变化规律和证候本质以及方药的药理药效学进行了深入研究，在国内处于领先地位。

二、主要研究

（一）对慢性原发性肾小球疾病气阴两虚证的研究

［摘要］ 目的：运用益气养阴、和络渗湿法治疗 143 例慢性肾炎气阴两虚证，总有效率 88.11％，与两批对照组（50 例）治疗总有效率 66.52％、57.14％对比，$P < 0.05$。临床与动物实验数据提示：本法的作用机理可能是通过稳定内环境，改善免疫功能，双向调节细胞内环核苷酸以及 TXA_2-PGI_2 系统的平衡，抑制血小板聚集、释放，纠正高凝状态，从而减轻肾小球的病理改变，加速清除原位免疫复合物的沉积。通过计算机归纳出慢性肾炎病机变化的五条规律：①病机特点是虚实夹杂，以虚为主；②病变部位以肾为中心，影响肺、脾、肝；③病情反复、迁延不愈的原因与兼夹外感、水湿、湿热、瘀血等病邪有关；④一般变化规律是先伤于气，后损于阴；⑤必然转归是气阴两虚或阴阳两虚。

［关键词］ 肾疾病 / 中医药疗法　慢性病 补益药 / 治疗应用　祛湿利水药 / 治疗应用　气阴两虚 / 中医药疗法

慢性原发性肾小球疾病包括慢性肾炎、肾病综合征、隐匿性肾小球疾病。自 1984 年以来，我们对慢性肾炎证候中常见的气阴两虚证进行了系统研究，结果如下：

1. 病因病机分析

（1）慢性肾炎气阴两虚证增多的原因：根据近几年临床观察，我们发现慢性肾炎的一般证候情况有所转变，其中脾肾阳虚证明显减少，气阴两虚证逐渐增多。为了找出引起气阴两虚证增多的原因，我们分析了 193 例患者，其中住院 119 例，专科门诊 74 例，归纳有以下三点：

1）素体气虚或阴虚者有 33 例，占 17.1％。此多因禀赋不足，或后天失养，包括房劳伤精、七情郁结、劳累过度、饮食偏嗜等因素，导致机体处于气阴不足的状态。肾炎患者体质的易感性，影响着证候向气虚或阴虚方面转化，气虚及阴，阴虚及气，致使成为气阴两虚证，本组特征是气阴两虚证往往在慢性肾炎初期就已形成。

2）久病耗气伤阴者有 62 例，占 32.12％。患者经历了“阳水→阴水→虚损→关格”的过程，病程较长。在水肿后期以及虚损期，由于病情迁延，脏腑传变，体用俱损，精气内耗，常可表现气阴两虚。加之病邪久羁，如反复感受风热之邪，或由于水湿、湿热、湿浊蕴结、瘀血内阻等因素，均可使机体气阴耗伤。本组特征是气阴两虚往往在慢性肾炎中、后期形成，并常兼有各种病邪。

3）药物损伤脾肾气阴者有98例，占50.78%。患者长期服用糖皮质激素、免疫抑制剂等西药，可克伐气阴，并能致湿热内生；久用利尿剂等有水去阴伤之弊。中药方面由于辨证失误，投药不当，过用久用苦寒、温阳、清利、破瘀等药物，以及长期使用雷公藤等有毒之品，皆可损伤气阴，本组特征是气阴两虚证形成前有长期服用以上某种易伤阴耗气的中、西药病史。

（2）慢性肾炎气阴两虚证动态变化规律：在分析气阴两虚证增多原因的基础上，动态观察病机变化规律。为保证观察资料的可靠和标准，选择1983年至1987年在计算机门诊经邹云翔教授辨证论治一年以上，并被确诊为慢性肾炎气阴两虚证的患者共96例，症状信息均由指导小组两名副教授按辨证要求收集，然后输入微机（IBM-PC/XT），由计算机完成辨证论治。从患者初诊开始，按诊断的顺序排列，每隔2个月选取1次病机，每年共4次，作为统计分析资料。

1）主证候动态变化：本组96例，在计算机门诊初诊被确诊为气阴两虚证的有45例，占46.87%；治疗4～9个月时被确诊的有34例，占35.42%；治疗10～12个月时被确诊的有17例，占17.71%。气阴两虚证形成前原发证候为气虚证的最多，占64.71%，阳虚证占11.76%，阴虚证占23.53%；治疗1年后仍被诊断气阴两虚证者占57.78%，转为气虚证者占26.67%，转为阴虚证者占15.56%；其中有9例（9.37%）14次月末病机诊断以邪实为主，但每次邪实病机持续不超过2个月，96例气阴两虚表现以肺、肾为主者23例，脾、肾为主者48例，肝、肾为主者11例，肺、脾、肾为主者8例，肝、脾、肾为主者6例。

2）主、兼证关系：本组常见兼证为外感、水湿、湿热、瘀血（21.48%～39.22%），少数兼有肝郁、湿浊、疮毒。气阴两虚证形成前、后兼夹外感最多，分别占39.22%和32.59%；形成前兼夹水湿者，占41.18%；形成后兼夹湿热较多，占30.37%，形成前、后兼夹瘀血者基本相等，分别为23.52%与21.48%，但到肾功能不全阶段，兼夹瘀血者则明显增高，占31.11%。

3）主、兼证变化与预后关系：96例中有15例经一年治疗无效，追踪观察病机变化2～4年。其中8例经长期治疗后病情好转，气阴两虚的脏器减少，程度减轻，或转为单纯气虚、阴虚；7例病情加重，气阴两虚的脏器增多，程度加重；有3例转为阴阳两虚；有1例转为肝肾阴虚。一般兼夹病邪少者，病情易恢复；兼夹病邪多，则病情迁延不愈。

2. 临床资料

（1）病例选择：193 例患者按照 1985 年第二届全国肾脏病学术会议讨论修正的肾小球疾病临床分型，确诊为慢性肾炎普通型 96 例，高血压型 18 例；肾病综合征Ⅰ型 18 例，Ⅱ型 34 例；隐匿性肾小球疾病 27 例。23 例经肾穿刺明确病理诊断，其中微小病变型肾病 6 例，系膜增生性肾炎 9 例，局灶性肾小球硬化 2 例，膜性肾病 4 例，膜增生性肾炎 2 例，全部符合慢性原发性肾小球疾病气阴两虚证辨证标准。

（2）一般资料：193 例中，男 101 例，女 92 例。年龄最小者 15 岁，最大者 66 岁，平均 35.41 岁。病程最短者 6 个月，最长者 295 个月，平均 53.36 个月。住院治疗 119 例，门诊治疗 74 例。并将住院治疗的 119 例随机分为治疗组 69 例，对照组 50 例，进行对比观察。

（3）观察项目：治疗前后观察气阴两虚证主要的症状变化，测定尿蛋白定性、定量，尿红细胞位相，血浆白蛋白和球蛋白，BUN，Scr，血 IgG、IgA、IgM，Ea、Es 花环；并用放射免疫法测定部分患者治疗前后血浆环核苷酸（cAMP、cGMP）、6-酮 - 前列腺素 $F_{1\alpha}$（6-keto-$PGF_{1\alpha}$）、血栓素 B_2（TXB_2）、雌二醇（E_2）、睾酮（T）。

3. 治疗方法

（1）治疗组：用益气养阴、和络渗湿法治疗，基本方为太子参 15g，生黄芪 30g，山药 15g，墨旱莲 15g，紫河车 12g，枸杞子 15g，车前子 10g，薏苡仁 15g，益母草 30g 等。1986 年又将上方剂型改革，制成微粒胶囊（苏州雷允上制药厂加工），每次 5 粒，每日 3 次（相当于生药 7.5g）。

（2）对照组：1983 年用单纯养阴法汤剂对照，方选六味地黄汤（《小儿药证直诀》），每日 1 剂，分 2 次服；1986 年用肾炎四味片对照（湖北沙市制药厂生产），服用时将片研粉，装入与治疗组相同的胶囊中。两组患者的治疗选择采用单盲法，个别病情复杂患者，按照邹云翔教授治疗肾炎的经验进行辨证加减，辨证方由指导小组两名副教授拟定，治疗以 1 个月为 1 个疗程，一般 2 ～ 3 个疗程。

4. 治疗结果

（1）疗效标准：按 1986 年第二次全国中医肾病学术会议通过的慢性原发性肾小球疾病疗效判断标准，分为完全缓解、基本缓解、好转、无效。

（2）疗效分析：治疗组 143 例近期总有效率 88.11%。改善 7 个主要症状（面色少华、疲倦乏力、纳食减退、咽燥口干、头晕目涩、腰脊酸痛、下肢浮肿）的有效率在84%以上。其中益气养阴法汤剂组治疗住院患者34例，平均住院天数62天，总有效率88.24%；肾炎宁胶囊组治疗住院患者35例，总有效率85.71%。

对照组50例，其中单纯养阴法汤剂组治疗住院患者29例，平均住院天数92天，总效率65.52%；肾炎四味片组治疗住院患者21例，总有效率57.14%。治疗组与两批对照组总有效率经χ^2检验，$P < 0.05$（见表1-1）。

表1-1　治疗组与对照组疗效对比

组别	例数	疗效					
		完全缓解	基本缓解	好转	无效	合计（有效率）	P值
益气养阴法汤剂	34例	6例（17.65%）	9例（26.47%）	15例（44.12%）	4例（11.76%）	30例（88.24%）	< 0.05
单纯养阴法汤剂	29例	1例（3.45%）	8例（27.59%）	10例（34.48%）	10例（34.48%）	19例（65.52%）	
益气养阴法胶囊	35例	6例（17.14%）	10例（28.57%）	14例（40.00%）	5例（14.29%）	30例（85.71%）	< 0.05
肾炎四味片	21例	1例（4.76%）	1例（4.76%）	10例（47.62%）	9例（42.86%）	12例（57.14%）	

1）血浆TXB_2、6-keto-$PGF_{1\alpha}$：37例患者，治疗前TXB_2、6-keto-$PGF_{1\alpha}$含量均值明显高于正常值，经治疗后TXB_2含量下降，治疗前后对比，$P < 0.001$；6-keto-$PGF_{1\alpha}$含量，治疗前后对比，$P > 0.05$。TXB_2/6-keto-$PGF_{1\alpha}$治疗前明显升高，治疗后逐渐恢复正常，治疗前后对比，$P < 0.001$。

2）血浆E_2、T：19例男性患者，治疗前血浆E_2含量增高，T含量减少，E_2/T上升，经治疗后血浆E_2含量降低，T含量升高，E_2/T趋于正常，与治疗前对比，$P < 0.001 \sim 0.02$。

3）血IgG、IgA、IgM，Ea、Es花环，血浆环核苷酸、BUN、Scr：治疗前后的含量变化详见文献。

4）尿红细胞位相（万/mL，M±SE）：21例治疗前尿红细胞位相检查为36.92±13.66，治疗后降为8.03±3.88，治疗前后对比，$P < 0.05$。

5）24h尿蛋白定量（g，M±SE）：143例治疗前24h尿蛋白定量2.46±0.15，治疗后降为1.37±0.14，治疗前后对比，$P < 0.001$。

远期疗效随访：对治疗组获完全缓解及基本缓解的62例进行8个月至3年远期疗效随访，有9例复发，占16.98%。其中2例产后复发，7例均在取效后6个月内因劳累或上呼吸道感染后复发。

5. 动物实验

我们按照Border方法用阳离子化牛血清白蛋白（C-BSA）制成原位免疫复合物

型肾炎动物模型，并观察了益气养阴、和络渗湿法（肾炎宁胶囊）的疗效，探讨了作用机理。

（1）材料与方法

1）动物及分组：选用健康雄性大耳白兔 30 只，体重 2 ～ 2.5kg，喂食定型颗粒饲料。随机分为治疗组、病理对照组，每组 15 只。治疗组从实验第 1 日开始喂服益气养阴药物，由苏州雷允上制药厂制成粉剂，每只兔每千克体重药量为成人每日每千克体重药量（0.18g）的 10 倍，对照组喂相当量饲料。

2）C-BSA 的制备：同 Border 介绍的方法。

3）模型制作：第 1 周予免疫，每只兔均经耳缘静脉注入 C-BSA 1mg，内含大肠杆菌内毒素 1μg（美国进口）；第 2 ～ 4 周，每只兔每次耳缘静脉给 C-BSA 25mg，每周 6 次；从第 5 周开始加量为每只兔静脉注入 C-BSA 50mg；第 7 周末全部杀检。

4）观察指标：

① 生化指标：尿蛋白定性、定量测定，BUN、Scr 测定。

② 肾组织学检查：免疫两周时随机每组取 2 只兔作肾活检，第 7 周末全部杀检，取肾组织分别做免疫荧光、电镜和光镜检查。

（2）结果

1）尿蛋白定性、定量：从免疫第 2 周末期开始，两组动物尿中出现微量蛋白，第 3 周末期时普遍为（+ ～ ++），第 4 周时普遍为强阳性（++++），第 5 周后治疗组尿蛋白逐渐减少，至第 7 周末明显低于对照组，两组第 7 周末期 24h 尿蛋白定量对比，$P < 0.05$。

2）体重、BUN、Scr：治疗组喂服益气养阴药物后体重比治疗前明显增加，BUN 和 Scr 含量在免疫第 4 周时稍升高，第 7 周末期又有所下降。与对照组体重、BN、Scr 治疗前后的差值对比，$P < 0.05$。

3）病理组织学检查

① 光镜检查：免疫第 7 周，病理对照组病变呈弥漫性，几乎累及全部肾小球，PAS 染色见肾小球毛细血管壁明显增厚（5/12 为 ++，7/12 为 +），PASM-Massbn 染色在基膜上皮侧可清晰见到大量红染的、大头针帽大小的沉积物，并在上述红染的沉积物之间有染色的、与基膜垂直的钉状突起，毛细血管扩张，血管壁通透性增高，大量红细胞、浆液及纤维素渗出并积聚在球囊内（9/12，占 75%），球壁上皮细胞明显增生并形成新月体或环状体（8/12，占 67%），大部分新月体为细胞性。

益气养阴组病变明显较对照组轻。PAS 染色虽见肾小球毛细血管壁增厚，但程度轻于对照组（5/14 为 +，7/14 为 ++，2/14 为 +++），毛细血管通透性轻度增高，仅见少数病例的个别肾小球有渗出（4/14，占 28.6%），只有 3 例囊上皮细胞增生形成新月体（3/14，占 21.4%），与对照组对比，$P < 0.05$（见表 1-2）。

表 1–2　两组动物光镜下肾脏病理变化对比

组别	小球细胞数（M ± SE）	小球直径（M ± SE）	球囊渗出（%）	新月体形成（%）
益气养阴组　n=14	2.4 ± 1.48	124.8 ± 0.1	4（28.6）	3（21.4）
病理对照组　n=12	89.15 ± 4.48	146.9 ± 0.27	9（75）	10（83.3）
P 值	＜ 0.001	＜ 0.001	＜ 0.05	＜ 0.05

② 免疫荧光检查：免疫两周时两组动物肾活检标本检查，IgG 均为阳性，但荧光较弱，呈细颗粒状，沿血管分布。第 7 周末杀检动物检查，对照组显示强阳性（7/12 为 +++，5/12 为 ++），治疗组的荧光虽比第 2 周时强，但与第 7 周的对照组相比显得较弱（+++4/14，++6/14，+4/14）。

③ 电镜检查：对照组电镜下见肾小球毛细血管壁呈显著增厚，达 6250 ～ 9166A°，约为正常兔的 5 ～ 10 倍，上皮侧见大量粗颗粒状致密沉着物，有的沉着物联结成串珠状并扩展至基膜全层，足细胞变性，足突融合，有几处可见微绒转变，驼峰状沉积物之间可见基膜物质增生。治疗组肾小球毛细血管壁厚薄不一，虽上皮侧有致密沉着物，但有溶解透亮区，有些肾小球毛细血管壁已恢复至正常厚度，但仍可见少数细颗粒致密物沉着，足突融合仍存，与对照组对比病变已在恢复。

6. 讨论　本文继承邹云翔教授诊治肾病学术思想与经验，对慢性肾炎气阴两虚证的辨证论治规律、作用机理进行系统研究。

（1）病因病机：通过分析 193 例患者，认为近几年慢性肾炎气阴两虚证增多的原因主要是由于皮质激素、免疫抑制剂、利尿剂、雷公藤制剂以及大剂量清热解毒、活血化瘀药物的广泛应用，因而损伤脾肾气阴所致，利用计算机数据归纳出五条病机变化规律：

1）病机特点：虚实夹杂，以虚为主。

2）病变部位：以肾为中心，影响肺、脾、肝。

3）病情反复、迁延不愈的原因：与兼夹外感、水湿、湿热、瘀血等病邪有关。

4）一般变化规律：先伤于气，后损于阴。

5）必然转归：气阴两虚或阴阳两虚。

（2）辨证论治

1）辨证要点：辨主证，确立病位，分清病性主次；识兼证，谨察病邪，权衡标本缓急；观病势，辨析进退，掌握病机转归。

2）治则要义：补益气阴，着眼脾肾，兼顾肺肝；辅以祛邪，重点湿瘀，兼防诱因，谨守病机，随证论治，以平为期。本方总治则以益气养阴为主，佐以渗湿和络，由补气健中、养阴填精、渗湿清利、活血化瘀药物合理配伍组成。补气的途径主要是健脾，故重用生黄芪、山药等；养阴的途径主要是益肾填精，故用枸杞子、紫河车等。补气健脾、养阴益肾并用，可使气中生精，精中生气，从两方面增强和恢复五脏气化功能，以便从根本上祛除或改善因虚产生的病理产物；将补气药与活血化瘀的怀牛膝、益母草等配合，既可避免活血化瘀药的耗气之弊，又可增强活血化瘀药的作用。将养阴填精药与渗湿清利的薏苡仁、车前子等配合，使滋阴而不恋邪生湿，渗湿清利而不伤阴液，四法配合，益气养阴并举，和络渗湿兼使，远寒热之性，弃苦辛之味，俾精气相生，使正复邪退。

（3）治疗效果评价及作用机理探讨：益气养阴、和络渗湿法（肾炎宁胶囊）治疗慢性肾炎气阴两虚证 143 例，总有效率 88.11%，明显高于两批对照组的总有效率 65.52 %、57.14%（$P < 0.05$）。8 个月至 3 年的远期疗效随访，复发率为 16.08%。证明本法治疗慢性肾炎有较好的疗效，而且远期效果稳定。结合治疗前后临床与动物实验数据分析：本法的作用机理可能是通过稳定内环境改善免疫功能，双向调节细胞内环核苷酸以及 TXA_2- PGI_2 系统的平衡，抑制血小板聚集、释放，纠正高凝状态，调整性激素代谢紊乱，从而减轻肾小球的病理改变，加速清除原位免疫复合物的沉积。

[中国医药学报，1988，3（01）：19-23+7]

（二）益气养阴、和络渗湿法治疗慢性肾炎、肾功能不全气阴两虚证的临床与实验研究

[摘要] 目的：本文报道继承邹云翔教授治疗慢性肾功能不全的临床经验，运用益气养阴、和络渗湿法治疗慢性肾炎肾功能不全气阴两虚证 34 例，近期总有效率 76.47%，与对照组 17 例总有效率 47.06%对比，χ^2=4.4，$P < 0.05$。结合动物实

验证明：本法有延长慢性肾衰家兔存活期、增加体重、升高血浆蛋白、降低血尿素氮和肌酐、改善肾小球毛细血管通透性、抗渗出、抗新月体形成、抑制间质结缔组织增生等作用。

[关键词] 肾功能衰竭慢性　中医药疗法　气阴两虚　中医药疗法　肾超微结构疾病　模型 / 动物

针对近年来临床上慢性肾炎、慢性肾功能不全气阴两虚证发病率增高的情况，我们先从慢性肾炎气阴两虚证着手，分析了发病率增高的原因，探讨了益气养阴法的疗效和作用机理。在此基础上参考著名中医肾病专家邹云翔教授治疗慢性肾功能不全的临床经验，开展了益气养阴、和络渗湿法治疗慢性肾炎肾功能不全气阴两虚证的临床与实验研究，结果如下：

1. 临床资料

（1）病例选择：51 例慢性肾炎肾功能不全患者，住院 32 例，门诊 19 例；男 28 例，女 23 例；年龄 21 ～ 62 岁，平均 38.6 岁。肾炎病史均在 1 年以上，最长 32 年，肾功能不全病史 6 个月以上。其中肾功能不全代偿期 7 人，失代偿期 38 人，尿毒症期 6 人。全部病例均按 2：1 比例，随机分为治疗组 34 人，对照组 17 人，两组病情基本相等。

（2）诊断标准

1）慢性肾炎肾功能不全气阴两虚证辨证标准见表 1-3。

表 1-3　慢性肾炎肾功能不全气阴两虚证辨证标准

证别	主要症状	次要症状
气虚	疲倦乏力，食欲减退或食后腹胀，舌淡有齿痕，苔白润，脉缓弱或细弱	面色萎黄或灰滞，少气懒言、大便稀溏或干溏不调，带下量多，色白清稀，轻度浮肿
阴虚	咽燥口干，手足心热，舌偏红少苔，脉细或细数	头晕，少寐盗汗，升火烘热，便秘溺赤，遗精或月经失调，长期咽痛或咽红
肾虚	腰脊酸痛，胫软跟痛，脱发健忘，耳鸣听力减退，小便量少或夜尿增多，两尺脉弱	
辨证标准	肾虚证 1 项加气虚和阴虚证的主症各 2 项，或主症各 1 项、次症各 2 项以上	

2）西医诊断：按第二届全国肾脏病学术会议讨论修正的肾小球疾病临床分型，确诊原发病为慢性肾炎，肾病综合征Ⅰ、Ⅱ型，隐匿性肾小球疾病。

3）肾功能不全血肌酐（Scr）持续＞ 176.8μmol/L（2mg/dL），尿素氮（BUN）＞ 8.93mmol/L（25mg/dL），内生肌酐清除率（Ccr）＜ 70mL/min。

（3）观察项目：在治疗前后观察气阴两虚证主要症状变化，并在治疗前中后测定 BUN、Scr、Ccr、Hb、24h 尿蛋白定量，计算 Ccr。

2. 治疗方法

治疗组：采用益气养阴、和络渗湿法治疗，基本方为太子参 15g，黄芪 30g，山药 15g，墨旱莲 15g，紫河车 12g，枸杞子 15g，车前子 10g，薏苡仁 15g，益母草 30g 等。上药水煎，每日 1 剂，分 2 次服。临床验证获效后，又将基本方药物精简，制成微粒胶囊（苏州雷允上制药厂生产），每次 5 粒，每日 3 次。

对照组：采用肾炎四味片治疗，药物为细梗胡枝子 50g，黄芪 12g，黄芩 9g，石韦 12g，由湖北沙市制药厂生产。服用时将片研粉，装入与治疗组相同的胶囊中。

两组患者的治疗采用单盲法，病情复杂者配合辨证方治疗，辨证方及加减均由指导小组 2 名副教授拟定。治疗以 1 个月为疗程，一般治疗 2 ～ 3 个疗程。如兼有中度以上高血压、感染、酸中毒、电解质紊乱，则辅助西药对症处理，不加用其他治疗慢性肾炎肾功能不全的药物。

3. 治疗结果

疗效标准：显效：自觉症状显著好转或基本消失，BUN 下降＞ 3.57 mmol/L（10mg/dL）或 Scr 下降＞ 88.4μmol/L（1mg/dL），或达正常。有效：自觉症状减轻，BUN 下降 1.79 ～ 3.57mmo1/L（5 ～ 10mg/dL），或 Scr 下降 44.2μmol/L（0.5mg/dL）。无效：自觉症状不减或加重，BUN 上升＞ 3.57mmol/L（10mg/dL），或 Scr 上升＞ 44.2μmo1/（0.5mg/dL）。

疗效分析：治疗组：近期显效 14 例（占 41.18%），有效 12 例（占 35.29%），无效 8 例（占 23.53%），总有效率 76.47%。对照组显效 4 例（占 23.53%），有效 4 例（23.53%），无效 9 例（52.94%），总有效率 47.06%。两组总有效率对比，χ^2=4.4，$P < 0.05$。治疗组 22 例住院病人出院 5 个月随访（一般出院后继续用本法加减治疗），Scr 均值比出院时的均值降低 18.56μmol/L（0.21mg/dL），两组治疗前后实验室各项检查结果见表 1-4。

其中益气养阴治疗组对于改善肾功能、减少尿蛋白效果明显，治疗前后 BUN、Ccr、24h 尿蛋白定量对比差异均有显著性意义；对照组治疗前后实验室各项指标含量对比差异无显著性意义。两组治疗后的各项指标含量对比，除 BUN 含量差异有显著性意义外，其余指标的差异无显著性意义。

4. 动物实验　动物模型的制备根据日本北里大学肾脏病中心熊氏报告的方法改良。实验动物选用 36 只雌雄各半、体重（1.7±0.25）kg 的纯种大耳白兔，用戊巴比妥麻醉，常规消毒，背侧切口，暴露肾脏，先用浸入液氮瓶内的冷刀（椭圆头 1.4 cm × 1.6cm，圆头 1.2cm）依次在左侧肾脏的上下极与外侧前后四个部位冷冻，每处冷冻 60 秒，冷冻后复位肾脏，缝合各层组织，1 周后切除右侧肾脏。在 PB700 微机上，用离散近似方法计算出左侧肾脏总面积为 12.44cm^2，四个部位直接冷冻面积为 5.02cm^2，再加上由于冷冻而累及周围组织的损伤面积共 8.16cm^2，故冷冻损伤占该侧家兔肾总面积的 65.8%。

表 1–4　两组治疗前后实验指标的含量对比（$\bar{x} \pm s$）

项目	组别	*n*	治疗前	治疗后	*t* 值	*P* 值
BUN（mmol/L）	治疗组	34	13.75 ± 0.97	11.87 ± 0.94	4.96	＜ 0.001
	对照组	17	14.31 ± 0.99	14.98 ± 1.43	0.64	＞ 0.05
Scr（μmol/L）	治疗组	34	343 ± 37.13	287.31 ± 29.17	3.06	＜ 0.01
	对照组	17	356.26 ± 33.59	369.52 ± 35.36	0.84	＞ 0.05
Ccr（mL/min）	治疗组	34	30.55 ± 4.49	37.16 ± 5.35	2.52	＜ 0.02
	对照组	17	27.4 ± 4.85	26.74 ± 4.44	0.83	＞ 0.05
Hb（g/L）	治疗组	26	78.5 ± 4.4	85.3 ± 3.1	1.66	＞ 0.05
	对照组	13	78.3 ± 4.9	79.3 ± 5.4	0.4	＞ 0.05
尿蛋白定量（g/24h）	治疗组	34	1.76 ± 0.19	1.08 ± 0.19	3.86	＜ 0.001
	对照组	17	1.33 ± 0.17	1.61 ± 0.31	0.95	＞ 0.05

注：与对照组比较，*t* 值 2.25，*P* 值＜ 0.05。

实验分组与治疗：将 36 只家兔随机分成病理对照组、肾炎四味片组、益气养阴组。在右侧肾切除 3 天后，后两组开始喂药，每只兔每千克体重的用药量为成人每千克体重用药量的 10 倍，上午 9 时左右温开水拌和喂服，持续 8 周。

观察项目：

（1）生化检查：3 组家兔分别在治疗前以及治疗后第 2、4、6、8 周测定 BUN、Scr、A/G。BUN 测定选用尿素酶法；Scr 测定选用化学动力法，用贝克曼公司 BUN、Cr 单机测定；A/G 测定选用双缩脲法，用贝克曼公司 42 型生化分析仪测定。

（2）病理组织学观察：3 组家兔治疗 8 周后全部处死，所取肾组织用石蜡包埋，常规制片，光镜检查，部分作电镜、免疫荧光检查。中途死亡的动物随时解剖，取肾组织作常规制片光镜检查。

5. 实验结果

（1）存活率：模型制作 2 周时，3 组家兔全部存活。4 周时逐渐进入尿毒症阶段，存活率开始降低，病理对照组存活 9 只（75%），肾炎四味片组存活 8 只（66.67%），益气养阴组存活 10 只（83.33%）。6 周时，病理对照组存活 3 只（25%），肾炎四味片存活 4 只（33.33%），益气养阴组存活 8 只（66.67%）。经 χ^2 检验：益气养阴组与肾炎四味片组对比，$\chi^2=2.67$，$P > 0.05$；益气养阴组与病理对照组对比，$\chi^2=4.19$，$P < 0.05$。

（2）体重：造型后 3 组家兔体重均下降，喂药 2 周后，益气养阴组家兔的食量、精神、毛泽恢复状态优于其他两组家兔。4 周后体重已达造型前体重，并继续增长。6 周时，益气养阴组家兔体重明显大于肾炎四味片组，t 值为 3.28，$P < 0.01$；亦比病理对照组重，t 值为 2.96，$P < 0.05$。

（3）血浆总蛋白：造型后 3 组家兔血浆总蛋白含量与体重变化相一致，喂药 2 周后，益气养阴组下降的血浆蛋白开始回升，而肾炎四味片组、病理对照组血浆蛋白仍不断降低。6 周时对比，益气养阴组血浆蛋白含量明显高于肾炎四味片组（t 值 6.38）和病理对照组（t 值 5.8），P 均 < 0.01。

（4）BUN、Scr：造型 2 周后 3 组家兔 BUN、Scr 含量进行性升高，但益气养阴组 BUN、Scr 含量的升高幅度明显低于其他两组，并在喂药 4 周后开始下降。6 周时对比，益气养阴组 BUN 含量与肾炎四味片组对比，t 值 2.38，$P < 0.05$；与病理对照组对比，t 值 3.93，$P < 0.001$。益气养阴组 Scr 含量（$\bar{x} \pm s$）为（98.13 ± 51.27）μmo1/L，比肾炎四味片组含量（132.6 ± 47.74）μmo1/L 和病理对照组合量（141.44 ± 36.24）μmo1/L 都低，但 P 值均 > 0.05。

6. 病理组织学检查

（1）光镜检查

1）病理对照组

①造型后 2 周病理变化：直接冷冻坏死的肾组织呈典型的凝固状坏死，HE 染成淡红色，与坏死区邻近肾组织（以下称近区肾组织）的肾小球球囊中有大量浆液和红细胞渗出，在造型后 2 ～ 3 周最显著。在渗出量多的肾小球中，毛细血管丛受压，或被推至肾小球一侧，或呈分叶状使管腔部分闭塞，或与增生的球囊壁灶性粘连。间质血管扩张，少量炎性细胞浸润。

②造型后 4 周病理变化：冷冻坏死的肾组织已呈结缔组织并胶原化，增生的结缔组织呈宽大的束带，伸向邻近肾组织。近区肾组织间质结缔组织增生，并围绕肾小球球囊，使囊壁增厚，还与球内血管丛粘连，血管基膜增厚，系膜区增宽，部分肾小球球囊上皮增生形成环状体或新月体，部分肾小球毛细血管腔内有血栓形成。

远区肾组织中一些肾小球体积代偿性增大，肾小管上皮浊肿变性。

③造型后 6 ～ 8 周病理变化：近区肾组织纤维结缔组织增生明显，系膜区增宽，系膜细胞增生，血管基膜增厚，有的肾小球部分或全部被纤维结缔组织取代，远区肾组织变化同上。

2）益气养阴组

①造型后 2 周病理变化：坏死部分的肾组织与上述病理对照组相同，所不同的是近区肾组织病变较轻，肾小球球囊中只有少量的浆液和红细胞渗出，毛细血管丛与球囊粘连的范围小，数量少。

②造型后 4 周病理变化：冷冻坏死组织与近区肾组织分开，少数标本仍可见结缔组织伸向邻近肾组织，肾小球球囊渗出已消退，上皮细胞增生不明显，无新月体，毛细血管腔内无血栓形成，间质结缔组织轻度增生。

③造型 6 ～ 8 周病理变化：近区肾组织纤维结缔组织增生和毛细血管丛粘连明显比病理对照组和肾炎四味片组减轻，系膜区仍增宽，系膜细胞减少，血管基膜稍增厚，偶见肾小球纤维化。

3）肾炎四味片组

①造型后 2 ～ 8 周病理变化与病理对照组基本相同。但造型 2 周时的浆液和红细胞渗出相对较少，造型 4 周时肾小球囊渗出已吸收，球囊与血管丛的灶性粘连，没有病理对照组明显，无新月体形成；造型 8 周时近区肾组织结缔组织增生，系膜区增宽，系膜细胞增多，血管基膜增厚，程度类似病理对照组。

②免疫荧光镜检查：对造型动物的肾组织冰冻切片，用荧光标记羊抗兔抗体 IgG，限抗兔纤维蛋白原抗体，结果阴性。

③电镜检查：造型 8 周病理对照组肾组织，基膜厚 2000 ～ 3800A°，系膜细胞轻度增多，胞质内有空泡变，灶性区域上皮细胞足突有融合，未查见任何沉积物。益气养阴组 3 例肾组织的上皮细胞足突无变化，系膜细胞增生十分明显。

7. 讨论

我们按全国第二次中医肾病会议制定的慢性肾功能不全的分型标准，统计了 1985 年至 1987 年期间住院治疗的 106 例慢性肾炎肾功能不全患者的证型，气阴两虚证有 47 例，占证型的 44.34%。原发性肾小球疾病在发展成肾功能不全的病理演变过程中，最常见的证型是气阴两虚证。因此，采取积极措施治疗慢性肾炎气阴两虚证，对预防和阻止慢性肾炎发展为肾功能不全以及延缓慢性肾衰进程有着重要意义。

慢性肾炎肾功能不全气阴两虚证病机发展的基本规律：

（1）初期多见脾肾或肝肾气阴两虚，病情发展可见肺、脾、肾或肝、脾、肾气阴两虚，后期亦可见五脏气阴两虚。

（2）气阴两虚进一步发展可气损及阳、阴损及血，甚则气血阴阳俱虚。

（3）气阴两虚常兼风热、湿浊、湿热、瘀血等标邪，一般气虚易兼瘀血，阴虚易兼湿热，两者均可兼夹浊邪，瘀血、浊邪往往程度不等地贯穿于气阴两虚证的整个病理过程中。瘀阻肾络、湿浊内留既可加重气阴两虚，损伤肾脏气化功能，导致水毒潴留；又可致络脉破损，留瘀化火，湿浊壅阻，蕴郁化毒，内攻五脏。

因此，以益气养阴、和络渗湿法治疗是符合病机的。气能生精，精能化气，益气养阴并用乃从体用两方面增强和恢复五脏气化机能，以便从根本上祛除或改善因虚衍生的病理因素及损害，配合活血通络、淡渗利湿之品，既能使血脉流畅，又有助于湿浊排出，帮助恢复肾功能，四法合用常能相得益彰。

益气养阴、和络渗湿法治疗慢性肾衰的实验结果提示：本法有延长慢性肾衰家兔存活率，增加体重，升高血浆蛋白，降低 BUN、Scr 等作用；并能改善肾小球毛细血管通透性，抑制间质结缔组织增生，抗渗出，抗新月体形成。以上这些作用都可能是益气养阴、和络渗湿法治疗慢性肾炎、肾功能不全、保护残存肾单位、延缓慢性肾衰进程的组织学基础。

[中国医药学报，1987，2(04)：15-1]

三、鉴定意见

多年以来，虽然中医对慢性肾炎的研究较多，但在证候的本质研究及相应的有效方药筛选方面的进展不大。而本课题以慢性肾炎气阴两虚证为研究对象，在选题上抓住了病机演变和辨证施治这一关键，突出了中医特色，反映了临床实际要求，具有重要的现实意义，并取得了较显著的成果。

本课题通过调查研究，于 1986 年在全国中医肾病第二次学术会议上，率先提出了“慢性肾炎脾肾阳虚证逐渐减少，气阴两虚证逐渐增多”的新观点，并于 1988 年第四次全国中医肾病学术会议上，正式将该证候作为一个独立证候应用于临床，较好地指导了临床研究。有关药物损伤脾肾气阴等慢性肾炎病因学说的研究，以及对病机变化规律的动态研究，现已被同行专家接受。运用益气养阴法（肾炎宁胶囊）

临床验证 203 例，有效率达 87.4%，明显优于对照组 56.8%的有效率，且远期疗效稳定，进一步肯定了该研究的实际应用价值。本课题在利用现代研究方面具有较多创新，所研制的多种实验动物模型和运用的多项检测指标对慢性肾炎的研究有重要指导意义。特别是运用 ESR、CLA、H_2O_2 等先进方法进行关于肾炎宁胶囊清除自由基的研究，填补了国内空白，具有国际先进水平。

鉴定委员会认为：本课题研究选题实际，论点正确，思路新颖，设计科学，方法先进，临床与实验室资料充分可靠，分析论证符合逻辑，行之有效。既完整地体现了邹云翔教授的治肾学术经验，又熟练地运用了现代技术手段，使临床研究工作更加客观、科学。大部分工作达到国内领先水平，部分工作属国际先进水平。一致同意通过课题鉴定，建议向上申报科研成果。

[（90）苏中医刊鉴字 010]

四、获奖情况

本课题于 1990 年获江苏省人民政府科技进步三等奖（获奖证书见附录二，1）。

[苏卫科合字（J87）第 016]

第二节　健脾益肾补气治疗慢性原发性肾小球肾炎脾肾气虚证的临床和实验研究

江苏省教育委员会科技处（90054）

一、内容简介

本课题在继承中医学有关肾病证治的优秀成果和邹云翔教授诊治肾病学术思想和临床经验的基础上，对慢性肾炎脾肾气虚证的辨证施治规律、机理进行了系统研究。

1. 本研究回顾了中医对慢性肾炎辨证分型的不同历史阶段特点，分析了慢性肾炎分型证治的变迁过程，通过对近期慢性肾炎住院病历的分析，发现脾肾阳虚、肝肾阴虚证所占比重逐年下降，而脾肾气虚、气阴两虚证逐渐增多，但脾肾气虚证所占比重仍高于其他各型，提示脾肾气虚证已成为慢性肾炎最常见的证型，开展对慢性肾炎气虚证的研究对于提高中医药治疗慢性肾炎效果有着积极意义。

2. 归纳总结了慢性肾炎脾肾气虚证产生和增多的原因，认为素体虚弱、劳欲不节、药物损伤是导致气虚证的主要原因，而随着诊疗水平的提高，早期发现慢性肾炎病理变化以及对于脾肾阳虚证、肝肾阴虚证的有效和及时控制是慢性肾炎气虚证增多的主要原因。根据慢性肾炎气虚证的病机特点及临床表现，制订了慢性肾炎气虚证的诊断标准。

3. 通过对慢性肾炎气虚证患者临床生化、免疫分子生物学等各项指标检测的结果综合分析，揭示慢性肾炎气虚证的本质为：①血液呈高凝状态；②脂质代谢紊乱；③机体免疫功能低下；④抗氧化能力降低，自由基反应失衡。初步探讨了慢性肾炎气虚证病理生理基础，为进一步研究其微观辨证打下了基础。

4. 运用健脾益肾补气法治疗慢性肾炎气虚证，并将其方药定型提取制成中成药健肾片。临床可显著地改善和消除慢性肾炎气虚证的症状，有效地降低尿蛋白，取得了近期总有效率达86.48%的满意效果，在苏州市中医院、无锡肾病治疗中心的扩大临床验证也证实了健肾片对慢性肾炎气虚证具有较好疗效，与肾炎四味片相比有显著差异。

5. 本课题在分析慢性肾炎气虚证病机变化的基础上，总结了慢性肾炎脾肾气虚证的辨证论治规律。辨证要点：①抓主证，明辨病位所在；②重气虚，亦辨精血阴阳；③识兼证，细察病邪所在；④辨疑似，区分不同证型。治疗要点：①先天后天并调，补气是关键；②健脾甘平在运，益肾温润重固；③兼顾祛湿、化瘀和解表；④忌攻节劳，固护脾肾之气。

6. 本研究运用分子生物学、免疫学等现代医学技术，揭示了健肾片在治疗慢性肾炎气虚证的过程中可提高患者的血IgG水平，调整细胞免疫功能，增加血SOD活力，降低血LPO水平，提高机体的抗氧化能力，减轻氧自由基的损害，从而提示调节机体免疫平衡，调整机体自由基反应，这可能是健肾片治疗慢性肾炎气虚证的基本作用机理。

7. 在进一步的实验研究中，我们发现运用现代制剂工艺制成的中成药健肾片对嘌呤霉素实验性肾病大鼠模型具有显著的治疗作用，可明显降低实验模型的尿蛋白定量，升高血清白蛋白含量，降低胆固醇及甘油三酯的含量，减少血浆及红细胞中超氧阴离子浓度，调节 $TXB_2/PGF_{1\alpha}$ 的平衡。病理组织学检查表明，健肾片治疗组与病理模型组对比，肾组织已基本达到正常水平，并且肾组织内 C3 明显减少，同时发现肾小球及肾小管间隙 SOD 反应阳性，肾组织中 SOD 含量增高，其急性毒性试验亦表明健肾片无显著毒性，使用安全。

8. 全面根据中医有关“气”的理论，运用现代医学技术，初步论证了嘌呤霉素病大鼠模型具有温煦乏源、推动无力、防御不固、固摄无权、气化不足的气虚病理特点，检测了一系列相应的生化指标，提出气虚证除表现为免疫功能低下、物质及能量代谢降低、机体呈现衰老的病理变化外，还可见到 PGI_2/TXB_2 平衡的失调、氧自由基反应失衡、血液一氧化氮含量降低等生化异常，表明该模型符合微小病变型肾病气虚证模型要求。

二、主要研究

健脾益肾补气法治疗慢性肾炎气虚证的临床和实验研究

[摘要] 用邹云翔教授经验方制剂健肾片治疗慢性肾炎脾肾气虚证 96 例，近期总有效率 86.48%，明显高于肾炎四味片对照组（$P < 0.05$），扩大临床验证也得到证实。以嘌呤霉素制作大鼠氨基核苷肾病动物模型，用系列生化指标结合中医气虚证病理特点进行论证，结果表明该模型符合微小病变型肾病气虚证模型要求。健肾片对该模型具有显著改善尿蛋白和各项生化指标以及促使肾脏病理状况好转的作用。

[关键词] 健肾片　慢性肾炎　脾肾气虚证　微小病变型肾病气虚证模型

1991 年至 1996 年，我们对著名中医肾病专家邹云翔教授治疗慢性肾炎常用的健脾益肾补气法和经验方健肾片进行了临床重复验证，并制成了大鼠微小病变型肾病气虚证模型，观察了健肾片对实验性肾病气虚证的影响，现总结分析如下：

1. 临床观察

（1）一般资料：本组共96例住院患者，男47例，女49例，男女之比为1∶1.04，年龄 19 ～ 78 岁，平均 46 岁。病程最短为 8 个月，最长 20 年，平均 3 年。西医诊断按照 1985 年中华医学会第二次全国肾病会议讨论修正的“肾小球疾病临床分型的意见”，中医辨证分型按照 1986 年第二次全国中医肾病专题学术讨论会通过的“慢性原发性肾小球疾病中医辨证分型试行方案”，以上病例符合慢性肾炎气虚证诊断。

（2）扩大临床资料：1996年1月至1996年10月，我们在江苏省苏州市中医院、无锡市肾病治疗中心进行扩大临床验证，按2∶1随机分为治疗组60例和肾炎四味片对照组30例，全部病例均符合以上诊断。

（3）治疗方法：将健脾益肾补气基本方定型浓缩，提取制成中成药健肾片，每次5～8片，每日3次。健肾片组成：党参15g，生黄芪30g，白术12g，山药20g，薏苡仁20g，茯苓10g，芡实20g，菟丝子12g，桑寄生15g，牛膝15g，益母草30g。疗程最短1个月，最长6个月，平均3个月。

（4）观察指标：治疗前后检测患者的24h尿蛋白定量，尿红细胞相位差镜检，血清蛋白电泳，体液免疫IgA、IgG、IgM，细胞免疫Ea、Es花环等。

（5）治疗结果

1）疗效标准：按1986年第二次全国中医肾病学术会议通过的慢性原发性肾小球疾病疗效判定标准进行评定，分为完全缓解、基本缓解、好转、无效。

2）疗效观察：本院临床观察96例患者经健肾片治疗后，完全缓解34例（35.41%），基本缓解21例（21.88%），好转28例（29.16%），无效13例（13.55%），总有效率为86.45%。扩大临床观察治疗组60例患者经健肾片治疗后，总有效率86.7%，显著高于肾炎四味片对照组30例总有效率50%的疗效（$P < 0.05$）。

3）治疗前后常规指标变化：96例患者经健肾片治疗后，24h尿蛋白定量（g）由2.3±3.8降为1.2±1.9，治疗前后对比$P < 0.01$；尿红细胞相位差、血清蛋白电泳、血浆白蛋白及红细胞、血红蛋白含量经治疗后亦有明显好转，治疗前后对比$P < 0.05$或$P < 0.001$。

4）治疗前后免疫功能和自由基指标变化：在使用健肾片治疗慢性肾炎气虚证的患者中，比较IgG、IgA、IgM的变化，发现健肾片可较大幅度地提高血清IgG水平，治疗前（6.68±2.46）mg/L，治疗后（10.39±2.37）mg/L；观察治疗后细胞免疫情况，发现Ea花环明显升高，Es花环明显降低。同时治疗后血SOD活力显著提高，LPD含量明显下降，与治疗前含量对比$P < 0.05$或$P < 0.001$。

2. 动物实验

（1）大鼠微小病变型肾病气虚证模型的制作：实验动物Wistar大鼠购自中国科学院上海实验动物中心，共36只，全部为雄性，60日龄，体重为（210±10）g。动物购回后静养3日，随机分为正常对照组、病理对照组、健肾片治疗组，每组12只。造模方法：按我科报道的方法改良，给实验大鼠腹腔注射1%的嘌呤霉素，药品购自 Sigma 化学公司，按 10mg/（kg· d）给予实验大鼠腹腔注射，持续 1 周，正常组大鼠不予注射嘌呤霉素。

（2）治疗方法：治疗组大鼠除常规注射嘌呤霉素外，从第 1 次注射嘌呤霉素起，同时喂服健肾片，用量为成人每日每千克体重的 10 倍，每日分 2 次灌胃喂服，持续 4 周，病理对照组大鼠每日喂服相同量的自来水。

（3）观察指标

1）正常对照组及病理对照组：除观察实验动物一般情况外，在造模前及造模 1 ～ 2 周时，收集 24h 尿量及分别于眼眶采血，检测尿中 NAG 酶、尿素氮、肌酐及尿酸，血中 NO、LPO、SOD 以及血液流变学，并用放免法测定尿微量白蛋白、血甲状腺素（T_3）及血睾酮（T）和雌二醇（E_2）含量，最后实验结束时称取动物胸腺及脾脏湿重。

2）健肾片治疗组及病理对照组：检测 24h 尿蛋白定量、胆固醇、甘油三酯、血栓素 B_2（TXB_2）、6- 前列环素 $F_{1\alpha}$（6-keto-$PGF_{1\alpha}$）含量。实验第 28 天断头处死，取肾脏组织，做光镜、HE、PAS 及电镜检查。

（4）制作大鼠微小病变型肾病气虚证模型的结果：给 Wistar 大鼠腹腔注射嘌呤霉素后，实验动物除出现肾病病理变化外，体内也有一系列生化改变。以下结合中医学“气”的生理功能、病理表现和检测指标予以论证。见表 1-5、表 1-6。表明由嘌呤霉素制成的氨基核苷肾病模型符合微小病变型肾病气虚证模型。

表 1–5　实验大鼠各功能指标的变化（1）（$\bar{x} \pm s$）（n=12）

组别	T_3（nmol/L）	胸腺（mg/g）	脾脏（mg/g）	NAG 酶（U/L）	微量白蛋白（g/L）
正常组	1.61 ± 0.15	0.799 ± 0.15	178.50 ± 3.93	183.51 ± 106.19	1.83 ± 1.20
病理组	1.31 ± 0.16$^{\triangle}$	0.501 ± 0.06$^{\triangle}$	158.25 ± 4.74$^{\triangle}$	310.91 ± 108.86$^{\triangle}$	8.51 ± 5.09$^{\triangle}$
治疗组	1.85 ± 0.36$^{*\blacktriangle}$	0.703 ± 0.09$^{*\blacktriangle}$	192.37 ± 2.26$^{**\triangle}$	111.09 ± 75.21$^{**\triangle}$	4.58 ± 2.02*

表 1–6　实验大鼠各功能指标的变化（2）（$\bar{x} \pm s$）（n=12）

组别	睾酮（nmol/L）	雌二醇（nmol/L）	NO（μmol/L）	SOD（U/mL）	LPO（nmol/L）
正常组	6.59 ± 3.27	36.51 ± 10.68	0.44 ± 0.03	52.86 ± 1.27	0.266 ± 0.05
病理组	3.37 ± 2.89$^{\triangle\triangle}$	58.79 ± 18.57$^{\triangle}$	0.39 ± 0.01$^{\triangle\triangle\triangle}$	0.39 ± 0.01$^{\triangle\triangle\triangle}$	0.351 ± 0.07$^{\triangle}$
治疗组	7.36 ± 4.31$^{***\triangle}$	47.64 ± 25.07$^{\blacktriangle}$	0.47 ± 0.05$^{***\blacktriangle}$	54.31 ± 0.22$^{*\triangle}$	0.341 ± 0.08$^{*\triangle}$

注：与正常组相比，$^{\triangle}P < 0.05$，$^{\triangle\triangle}P < 0.01$，$^{\triangle\triangle\triangle}P < 0.001$，$^{\blacktriangle}P > 0.05$ 与病理组相比，$^{*}P < 0.05$，$^{**}P < 0.01$，$^{***}P < 0.001$

1）温煦功能：本模型大鼠血中体现甲状腺代谢功能的 T_3 含量，明显低于正常大鼠组（$P < 0.05$）。模型组大鼠尿中代谢终产物尿素氮为（270.61 ± 104.54）mmol，尿肌酐为（1527 ± 1370.8）μmol，尿酸为（3237.14 ± 1917.74）mmol，显著低于正常大鼠组（$P < 0.001$），提示嘌呤霉素肾病大鼠体内能量及物质代谢功能减低，符合气虚温煦乏源而基础代谢降低的病理特点。

2）推动作用：观察本模型大鼠除可见体重增加减慢，胸腺、脾脏等内脏器官比重减轻等生长发育迟缓的现象外，还可见血液黏滞度增加。观察发现，模型组血液流变学中低切（12.29 ± 0.21）、中切（7.69 ± 0.37）、高切（7.11 ± 0.46），均明显高于正常大鼠组（$P < 0.05$），以及 TXB_2 含量明显高于正常组（$P < 0.01$），6-Keto-$PGF_{1\alpha}$ 与 TXB_2 测定的比值明显低于正常组（$P < 0.001$）。提示嘌呤霉素肾病大鼠体内血液呈高凝状态，符合气虚血行无力而停滞的病理特点。

3）防御功能：观察本模型动物免疫器官胸腺、脾脏明显比正常组萎缩（$P < 0.05$）。因此嘌呤霉素肾病大鼠存在着免疫器官及免疫细胞皆受损伤的病理变化，机体免疫功能降低、防御机能减弱而呈气虚证表现。

4）固摄作用：本模型大鼠尿 NAG 酶含量明显高于正常组（$P < 0.05$），尿微量白蛋白含量明显高于正常组（$P < 0.05$）。提示气的固摄功能受到损害，显示嘌呤霉素肾病大鼠气虚固摄无权的病理特点。

5）气化作用：观察本模型大鼠血 NO 含量，显著低于正常组（$P < 0.001$）。性激素 T 含量明显低于正常组（$P < 0.05$），雄性大鼠的 E_2 含量病理组高于正常组（$P < 0.05$），血 SOD 含量明显低于正常组（$P < 0.05$），血 LPO 含量明显高于正常组（$P < 0.05$）。性激素睾酮水平降低、SOD 含量减低、LPO 含量增加，提示本模型生理生殖功能减退，易致衰老，反映嘌呤霉素肾病大鼠气化失常、气化无权的病理特征。

（5）健肾片对大鼠微小病变型肾病气虚证的疗效

1）实验大鼠气虚证指标的变化：实验发现，健肾片对大鼠微小病变型肾病气虚证中体现气本质的功能指标有明显的改善作用，说明健肾片在改善模型病理变化的同时，也改善了中医的证候特征。

2）实验大鼠 24h 尿蛋白定量的变化：所有大鼠实验第 1、2、3 周治疗组蛋白尿均显著低于病理组（$P < 0.001$），尤以第 2、3 周治疗组蛋白尿下降明显。

3）实验大鼠血脂含量的变化：在实验两周后，检测实验大鼠的甘油三酯及胆固醇含量，结果显示，治疗组均显著低于病理组（$P < 0.05$，$P < 0.01$）。

4）实验大鼠 TXB_2、6-Keto-$PGF_{1\alpha}$ 的变化：实验大鼠于造模前及造模后两周，采用放射免疫法测定大鼠 TXB_2、6-Keto-$PGF_{1\alpha}$ 的含量，结果 6-Keto-$PGF_{1\alpha}$ 含量在正常组、病理组及治疗组之间无显著差异；而病理组 TXB_2 含量高于正常组及治疗组，正常组与治疗组间无显著差异，病理组 6-Keto-$PGF_{1\alpha}$/TXB_2 显著低于正常组及治疗组，结果见表 1-7。

表 1–7　实验大鼠 TXB_2、6–Keto–$PGF_{1\alpha}$ 的变化（$\bar{x} \pm s$，pg/mL）

组别 n	6–Keto–$PGF_{1\alpha}$	TXB_2	6–Keto–$PGF_{1\alpha}$/TXB_2
正常组	9504.11 ± 30.57	450.44 ± 177.42	1.19 ± 0.47
病理组	10550.70 ± 158.73	977.80 ± 292.62$^{\triangle\triangle}$	0.58 ± 0.16$^{\triangle}$
治疗组	430.91 ± 103.36	390.45 ± 212.96**	1.13 ± 0.57*

注：病理组与正常组比较$^{\triangle}P < 0.01$，$^{\triangle\triangle}P < 0.001$；治疗组与病理组比较$^{*}P < 0.01$，$^{**}P < 0.01$。

5）实验大鼠肾脏组织检查

光镜：病理对照组 HE 染色示近曲小管严重破坏，小管内皮损伤，小管上皮细胞有泡沫样变性，局部小管有坏死，PAS 染色示肾小管刷状缘破坏明显。治疗组 HE 染色示肾组织已基本达到正常水平，PAS 染色示刷状缘修复比较明显。

电镜：正常大鼠的肾小球在基底膜外侧上皮细胞的足突以 20 ～ 30nm 间隙整齐排列。病理对照组见有上皮细胞的足突肿大，近曲小管的微绒毛受损伤，有微绒毛管型，小管上皮细胞内空泡变性，溶酶体增多，远曲小管刷状缘有病变，同时间质细胞增多，并有吞噬细胞和包涵体，免疫电镜示损伤绒毛区管腔内有绒毛碎片，内含大量 C3 补体。治疗组上皮细胞足突肿大不明显，近曲小管内膜绒毛恢复正常。小管上皮细胞内溶酶体仍多，但空泡变性减少，同时间质空隙增大，细胞减少。免疫电镜示仍有损伤的片段，但内含 C3 补体量明显减少，所有正常对照组大鼠未见肾组织的异常改变。这不但可以说明该模型的制作是成功的，而且也表明健肾片对肾病模型病理改变的疗效也是确切的。

3. 讨论

（1）病因病机：慢性肾炎表现为脾肾气虚证的患者最多，占总证型 50.56%。归纳总结慢性肾炎脾肾气虚证产生和增多的原因，作者认为素体虚弱、劳欲不节、药物损伤是导致气虚证的主要原因。随着诊疗水平的提高，早期发现慢性肾炎病理变化及对于脾肾阳虚证、肝肾阴虚证关键证候的有效治疗和及时控制是慢性肾炎气虚证增多的主要原因。

（2）辨证论治要点：运用健脾益肾补气法治疗慢性肾炎气虚证，并将其方药提取制成中成药健肾片，临床可显著地改善和消除慢性肾炎气虚证的临床症状，有效地降低尿蛋白，取得了近期总有效率达 86.48% 的满意效果。总结慢性肾炎脾肾气虚证的辨证论治规律，辨证要点：①抓主证，明辨病位所在；②重气虚，亦辨精血阴阳；③识兼证，细察病邪所在；④别疑似，区分不同证型。治疗要点：①并调先后天，补气是关键；②健脾甘平在运，益肾温润重固；③兼顾祛邪、化瘀和解表；④忌攻节劳，固护脾肾之气。

（3）作用机理

1）临床研究：本研究运用分子生物学、免疫学等现代医学技术，揭示了健肾片治疗慢性肾炎气虚证可提高患者的血 IgG 水平，调整细胞免疫功能，增加血 SOD 活力，降低血 LPO 水平，提高机体的抗氧化力，减轻氧自由基的损害，从而提示调节机体免疫平衡、调整机体自由基反应可能是健肾片治疗慢性肾炎气虚证的基本作用机理。

2）实验研究：根据中医有关“气”的理论，运用现代医学技术，初步论证了嘌呤霉素制作的氨基核苷肾病大鼠模型具有温煦乏源、推动无力、防御不固、固摄无权、气化不足的气虚病理特点，检测了一系列相应的生化指标，提出气虚证除表现为免疫功能低下、物质及能量代谢降低、机体呈现衰老的病理变化外，还可见到 PGI_2/TXB_2 平衡的失调、氧自由基反应失衡、血液一氧化氮含量降低等生化异常，表明该模型符合微小病变型肾病气虚证模型要求。在进一步的实验研究中，发现健肾片对嘌呤霉素实验性肾病大鼠模型具有显著的治疗作用，可以明显降低尿蛋白定量，降低胆固醇及甘油三酯的含量，调节 $TXB_2/PGF_{1\alpha}$ 的平衡。病理组织学检查表明，健肾片治疗组与病理模型组对比，肾组织已基本达到正常水平，并且肾组织内 C3 明显减少，同时发现肾小球及肾小管间隙 SOD 反应阳性，肾组织中 SOD 含量增高，其急性毒性试验亦表明健肾片无显著毒性，使用安全。

[南京中医药大学学报，1997，13（6）：333]

三、鉴定意见

1. 本课题对慢性肾炎中医辨证分型的不同阶段进行了回顾分析，探讨了慢性肾炎气虚证的病理生理基础，总结了慢性肾炎气虚证具有较高的疗效，完成原设计合同计划，在实验研究方面有所创新。

2. 本课题实验研究设计合理，所选嘌呤霉素肾病大鼠模型符合病症结合要求，并运用有关现代医学技术对慢性肾炎气虚证的发病机理和中医治疗作用机理进行了系统研究，所选指标科学性较强，统计准确，技术资料内容全面，临床验证病例和实验研究数据完整，符合课题鉴定要求。

3. 本课题通过对慢性肾炎脾肾气虚证辨证论治规律、发病机理、中药作用机理等进行系统研究，从临床和实验的角度对慢性肾炎脾肾气虚证的本质进行了深入研究，提高了中医学对慢性肾炎的认识水平。健肾片治疗慢性肾炎脾肾气虚证的临床及扩大临床验证均显示达到国内较高水平。所选嘌呤霉素微小病变型肾病气虚证大鼠模型制作简单，造型周期短，为进一步开展符合中医药理论的实验研究提供了理想的动物模型。

4. 本课题在临床上具有很大的应用推广价值和进一步开发的良好前景，希望通过鉴定后按申报三类新药的要求，进一步完善对健肾片的药效学及长期毒性试验的研究，争取早日形成三类新药投入市场。

苏教鉴字 [1996] 第 048 号

四、获奖情况

本课题 1996 年获江苏省人民政府科技进步四等奖（获奖证书见附录二，2），引申项目“健肾片治疗 IgA 肾病疗效观察及对细胞基质影响”的系列研究 2003 年获江苏省人民政府科技进步三等奖（获奖证书见附录二，3）。

第三节　慢性肾功能不全辨证论治的临床规律和原理研究

卫生部科技司（1985 年）

一、内容简介

本课题继承我国著名中医肾病专家邹云翔教授的治肾学术思想与临床经验，从多学科的角度，运用了一些现代科学的方法，对邹云翔教授以“保肾气”为治疗原则所研制的经验方保肾甲丸、保肾乙丸的临床疗效与作用原理进行了较系统的研究。

1. 临床研究

（1）保肾甲丸治疗慢性肾衰的临床研究：经江苏省中医院、上海市中医院、苏州市中医院运用保肾甲丸治疗慢性肾衰阳（气）虚及阴阳两虚证患者60例，治疗结果有效率达55%，稳定率28.92%，明显高于肾炎四味片对照组有效率35.29%，稳定率41.17%。两组有效率经卡方检验 $P < 0.05$，保肾甲丸对慢性肾功能不全代偿期的治疗效果尤为显著，有效率达80%，并具有减少尿蛋白、改善患者虚证症状等作用。

（2）保肾甲丸辨证治疗慢性肾衰的临床研究：观察35例慢性肾衰的治疗情况，有效率为71.45%，并具有降低血尿素氮、肌酐和升高血红蛋白的作用，治疗前后的对比有显著性差异，$P < 0.01$ 或 $P < 0.05$，以上皆提示了保肾甲丸治疗慢性肾衰是有效的成药。

（3）保肾乙丸治疗慢性肾衰的临床研究：经江苏省中医院及上海市中医院、广州南方医院运用保肾乙丸治疗慢性肾衰阴虚、气阴两虚证患者30例，有效率达76.7%，稳定率10%，而对照组（肾炎四味片）有效率达35%，稳定率40%，保肾乙丸治疗组与对照组两组疗效之比经卡方检验 $P < 0.01$，有显著性差异。

（4）保肾乙丸辨证治疗慢性肾衰的临床研究：经60例慢性肾衰患者的疗效观察，其结果有效率55%，稳定率36.7%，有降低血尿素氮、肌酐，升高血红蛋白与红细胞的作用，治疗前后的对比有显著性差异，两组有效率经卡方检验分别为 $P < 0.021$、$P < 0.001$、$P < 0.05$、$P < 0.01$。60例患者中将50例以血清肌酐的倒数（1/Scr）和病程时间（月）的坐标图作直线回归分析，以观察各组斜率即回归乘数（b）有无差异的方法，判断慢性肾衰的进展速度和疗效。观察结果：肾衰病程均明显延缓，如对高血压组的治疗，肾衰病程延缓了4倍以上，运用此法观察中医辨证论治延缓慢性肾衰病程进展的影响，在中医界是我课题组首先使用。1986年6月，在南京召开的第二届全国中医肾脏病学术会议上，与会者进行了大会交流之后，中医界的众多医师也陆续运用此法观察肾衰进展的速度。

辨证论治分别加保肾甲、乙丸治疗慢性肾衰的疗效比单用丸剂更优良，不仅在适应证上能治疗较危重的尿毒症患者，而且在疗效上又有了提高。

（5）运用保肾甲、乙丸为主治疗慢性肾炎50例，观察患者治疗前后血清过氧化脂质（LPO）与超氧化物歧化酶（SOD）水平的变化。观察结果，治疗前患者体内致使免疫功能障碍、促进动脉硬化、脏器损害、机体衰老的LPO明显升高，而可能增强生物体内防御自由基损害作用的SOD却明显下降；治疗后LPO明显下降，SOD明显升高，治疗前后的比较皆有显著性意义（$P < 0.05$）。肾炎患者体内LPO的升高与SOD下降有关，而保肾甲、乙丸及辨证方起到了抗脂质过氧化、增强人体防御自由基损害的作用。

（6）根据邹云翔教授的学术思想与临床经验，对慢性肾衰的临床辨证规律做了研究，提出慢性肾功能不全是由慢性肾脏疾病久治不愈导致肾的气化功能受损，发展至肾阴、肾阳俱衰并影响全身多脏器功能衰退，致当升不升，当降不降，当藏不藏，当泄不泄，引起一系列本虚标实的危重症候群，临床辨证以正虚为纲，邪实为目，根据计算机软件统计结果来看，正虚以脾肾气虚、脾肾阳虚、肝肾阴虚、气阴两虚、阴阳两虚证候为多见，邪实以外感、水气、湿浊、瘀血、肝阳证为多见，临床辨证错综复杂，以正虚证辨为主证，邪实证辨为兼证，常相兼出现。慢性肾功能不全辨证分类标准曾在1987年第三届全国中医肾脏病学术交流会上进行交流，经中医肾病专业委员会修正后印发“慢性肾衰中医辨证分型参考意见”于全国。

在临床辨证规律的研究中，我课题组首次在中医界利用灰色系统关联分析的方法，探讨慢性肾衰常见证候的病理特点，通过对81例慢性肾功能不全患者的分析研究，阐明了慢性肾功能不全不同证候与反映肾衰程度的主要检验客观指标之间的内在联系，研究结果进一步指导了临床实践，该文在1990年11月召开的第六届全国中医肾病学术交流会上进行交流。

2. 实验研究

（1）保肾甲丸治疗实验性肾衰的研究：利用纯种健康大耳白兔为研究对象，采用日本北里大学肾脏病中心熊氏报告冷冻的方法，略加改良，首次在我国制作而成。经保肾甲丸治疗后，对肾衰动物有降低尿素氮和肌酐、提高存活率延长生存期、增加体重、升高血浆蛋白等作用。病理检查也证实了本药有抑制肾小球血管通透性和抗渗出的作用。除此以外，本药还可抑制间质结缔组织增生，抑制球囊上皮增生和新月体形成，与对照组对比皆有明显的差异。以上证实了保肾甲丸对家兔实验性肾衰动物有较好的治疗作用，阐明了保肾甲丸益肾和络、维护肾元（气）的组织学基础。

（2）保肾甲丸治疗实验性原位免疫复合物肾炎的研究：利用家兔作为研究对象，按Border方法用阳离子牛血清白蛋白耳缘静脉注射，造成家兔原位免疫复合物肾炎并用保肾甲丸进行治疗，然后进行疗效观察和作用机理探讨。实验结果证明，本研究在国内较早地成功制造了世界先进的膜性肾炎模型，并用于中医药的研究，证实了保肾甲丸对膜性肾炎有较好的疗效。服药组尿素氮和血肌酐治疗前后的差值和对照组相比有明显差异（$P < 0.05$），服药组肾小球滤出率、新月体形成率都明显低于对照组。提示保肾甲丸既对肾炎病理有修复作用，又对肾功能有保护作用，其治疗机理可能与保肾甲丸维护肾气、调节机体免疫功能有关。

（3）保肾乙丸治疗大白鼠慢性肾衰的实验研究：利用大白鼠为研究对象，采用切除 70% 肾组织的方法制作大白鼠慢性肾衰实验模型。实验结果证明，保肾乙丸具有降低慢性肾衰大白鼠 BUN 和 Scr 的作用，亦有轻微降低血压的作用，与临床观察一致。

（4）保肾甲、乙丸抗氧化作用的研究：首次在我国采用电子自旋共鸣法，证实中药保肾甲、乙丸有很强的清除超氧阴离子、羟基自由基的活性，是一种良好的中药抗氧化剂。与临床观察保肾丸等中药对肾炎患者血清过氧化脂质（LPO）与超氧化物歧化酶（SOD）水平的影响是一致的，因此提示了该药治疗慢性肾功能不全的作用机理与清除自由基或减轻自由基引起的肾损害有关，并可能具有抗衰老、延年益寿的作用，值得进一步探讨研究。

（5）保肾甲、乙丸微量元素的测定：我们对保肾甲、乙丸 Zn、Mn、Cu、K 等无机元素进行了测定，并观察了慢性肾衰患者服用保肾丸前后体内 Zn、Mn、Cu、K 等无机元素水平的变化，发现保肾甲、乙丸均含有与中医“肾”本质相关的微量元素 Zn、Mn，而慢性肾衰患者存在着 Zn、Mn 含量低下，Zn、Cu 降低以及血 K 的升高。用保肾丸治疗后上述指标曾有不同程度的改善，提示了保肾丸可能通过维护肾元（气）、活血和络、渗利泄浊来调节无机元素 Zn、Mn 等的紊乱。

（6）保肾甲、乙丸氨基酸进行了测定：慢性肾衰时常有存在氨基酸代谢的紊乱，我们对保肾甲、乙丸氨基酸的含量进行了测定，发现保肾丸中含有多种必需氨基酸以及肾衰患者所必需的酪氨酸和组氨酸。这与临床所观察的患者服药后症状减轻、精神好转以及实验动物服药后血浆蛋白升高等情况是一致的。

（7）保肾甲、乙丸急性毒性试验：采用灌胃给药法及腹腔给药法试验，实验结果皆证实了保肾甲、乙丸毒性低，可供临床使用。

（8）通过对保肾甲、乙丸中致癌成分苯并（a）芘的含量测定，证实了不具有致癌危险，增加了患者服药的安全感。

本课题继承了著名中医肾病专家邹云翔教授的治肾学术思想与临床经验，突出了中医辨证论治的特色，又从多学科角度结合现代科学的先进方法，对慢性肾功能不全的临床与药理药效学进行了系统、严格的研究，在抢救名老中医宝贵经验方面做出了成绩。经研制的邹氏保肾甲、乙丸治疗慢性肾功能不全获得到了很好的疗效，在药理药效学研究方面也有许多创新。在目前国际、国内对慢性肾功能不全代偿期、氮质血症期、早期尿毒症期尚无中药应用经验的情况下，成功完成本课题的研究，开发邹氏保肾丸，将会有很大的社会效益与经济效益。本课题研究成果已在一类杂志发表论文7篇，二类杂志发表论文10篇，参加国际性学术会议交流时发表论文7篇，共获奖5项，研究成果已达国内领先水平。

二、主要研究

（一）邹云翔教授治肾学术思想简介与临床辨证经验概述

邹云翔教授，中华全国中医学药会第一届理事会副理事长、国家科委中医中药专业组成员、卫生部学部委员、国家级保健医师。从医执教七十余年，研究肾病有四十余年历史，学术上有独特的见解，临床上有丰富的经验，擅治各种疑难杂症，尤专内科肾病及老年病的研究，是著名的中医肾病与老年病专家，国务院首批公布的博士生导师，在国内外都有较大的影响。

【学术思想】

1. 先天之本，生命之根　邹老认为，肾在人体是一个极其重要而具有多种功能的脏器，是先天之本，生命之根，至阴之胜，属水，通于冬气；为水火之宅，内藏元阴元阳。其主要生理功能有：藏五脏六腑之精气与生殖功能的精液；主骨生髓，养脑益智；主水，司开合而蒸腾水液；为气之根而主纳气；肾气通于耳，主闻音辨声；是胃之关，与膀胱相合；其充在骨，其华在发；开窍于二阴。从其生理功能看，肾涉及的范围甚广，包括了相当于现代医学泌尿生殖系统的功能及内分泌系统、骨骼系统、血液系统、中枢神经系统的部分功能。邹老常说，肾在人体的作用至为重要。他认为肾是全身脏腑功能的源头，对人的生长发育、预防疾病、健康延年等方面都是非常重要的，肾脏之元阴、元阳是人体最宝贵的物质与最重要的功能，保护好肾的功能，能促进生长发育，减少疾病，延年益寿。因此邹老不仅在肾脏病的治疗中注意维护肾的功能，而在老年患者的保健以及抗衰老的过程中，都很注意保护肾的气化功能。从病理上常提及“冬不藏精，春必病温”“五脏之伤，穷必及肾”等论述。治疗上注重保肾摄身，“春夏养阳，秋冬养阴”等治则都是体现从肾论治的重要意义。

2. 肾气不足，发病之因　邹老对肾病，特别是肾炎的发病原因尤为重视，认为虽有先天不足、后天失养、六淫侵袭、药物损害、七情所伤、劳倦过度、房事不节以及年老得气自衰等因素，但归纳起来总不越乎内、外因两方面。内因主要是指人体的肾气不足，外因是外感六淫、病毒之邪以及肾毒药物的作用。邹老常以临床上患扁桃体炎、咽喉炎、猩红热、丹毒或皮肤化脓性疾病的病人为例，指出不是所有的病人都会发生肾炎。有的原发疾病很重而不发肾炎，有的原发疾病很轻而发生肾炎，这是与病灶感染或六淫致病等外因有关外，还有个体差异的内在因素起着作用。邹老认为这个内因就是肾气。肾气充足的人，即使在外感六淫或疮毒之邪入侵时，常规剂量使用肾毒药物也不会导致肾炎发生。这种认识也符合《素问·刺法论》中所述“正气存内，邪不可干”以及《灵枢·百病始生》中所说的“风雨寒热，不得虚，邪不能独伤人”等论述。而肾气不足之体，在外感六淫与疮毒等侵袭下，病邪可乘虚而入导致肾炎的发生，这也符合《素问·热病论》所说的“邪之所凑，其气必虚”之理。邹老所述之“肾气”，我们理解为人的体质，泛指人的气化功能，人体的正气，也包括调节免疫、抵抗肾炎发生、延缓肾衰进展等功能。

3. 维护肾气，治病求本　基于对以上肾病的发病原因主要是肾气不足的认识，因此邹老在治疗上，以维护肾气、加强肾的气化功能，为治疗肾病的根本原则。维护肾气的措施，主要是一方面在用药上常在辨证中伍以益肾之品，如川断、桑寄生、杜仲、枸杞子、地黄、玄参、山茱萸之类，且又根据病人某些体虚正亏的具体表现而注意扶正。如容易感冒的要注意补气固卫，如用玉屏风散治疗等；另一方面主张忌用伤害肾气的药物，防止克伐肾气的方剂，也即避免过用苦寒、辛凉之品，必要用时，时间宜短，剂量要小，用时要注意适当的配伍。如黄柏与苍术同用，知、柏常配肉桂，川连伍以吴茱萸等。西药抗生素及磺胺类药物等常致伤肾，临床要慎用、少用、尽量不用。

4. 活血和络，运行血气　邹老很早就运用此法治疗肾病，在辨证施治中注意活血化瘀法的运用，使用范围很广，急性肾炎、慢性肾炎、肾性高血压、多囊肾、肾功能不全等疾病都较注意运用此法，通过活血和络，以运行血气，达增强肾气的治疗目的。邹老认为：人体的经络，是上下内外运行血气的通路，脉之直者为经，支而横者属络，络之别者为孙络，经即大地之江河，络犹原野之百川，经络相贯，如环无端，经络血气运行通畅，则百病不生，一有怫郁，诸病皆生，而肾病皆有血气郁滞、运行不畅的病理。运用活血和络法常能提高疗效，对慢性肾病久病入络，从血分求治，疗效更为显著。常用药物有当归、桃仁、红花、怀牛膝、参三七、干鲍鱼、紫丹参、茺蔚子、益母草等。

5. 原发疾病，及早处理 急性肾炎大多有上呼吸道感染、丹毒或皮肤化脓性疾患病史。肾气不足者，患以上疾病后易于发生肾炎，如能在辨证治疗中注意病因，重视原发疾病的控制与预防，则对肾炎的治疗就较顺利；如不注意对原发疾病的控制，则对肾炎的治疗效果就差。邹老对急性肾炎的辨证与治疗，就体现了这一治疗思想。如由急性乳蛾红肿引起急性肾炎者，邹老常辨为风热蕴结咽喉，治以疏风清热、利咽解毒，以玄麦甘桔汤合银翘散加减治疗；若由皮肤疮病引起者，则诊断为疮毒内攻性肾炎，治以清宣解毒，祛风利湿。以麻黄连翘赤小豆汤加减治疗，皆能获较好疗效。

6. 调理脾胃，补养先天 邹老一向重视脾胃功能的保护，常说病者有胃气则生，无胃气则死，在临床上药物的作用需借胃气布散。所以非常强调调理脾胃的功能，以强后天而养先天。凡见脾胃虚弱者，都从健脾和胃入手，喜用甘缓和络之品，并说医生如厨师，用药配伍必须注意调味，以适合病人接受程度为好。慎用苦寒伤败胃气之方药。虚实夹杂者，也应扶正祛邪。

7. 辨证施治，整体调摄 邹老认为，肾与其他脏器有着极为密切的内在联系，所以肾病症状涉及各个脏腑，治疗中不能拘泥于肾而应注意整体疗法，从而辨证施治。如王姓病人，身患慢性肾炎、晚期尿毒症，酚红排泄试验三次皆为零。又兼严重贫血，血红蛋白低至3g/dL，极度衰弱。患者阴阳气血虚损，五脏功能衰败，治疗以补益气血，调摄阴阳，增强五脏功能而使病情长期稳定，后延寿八年，最终逝于急性感染。又如倪姓病人，诊断为慢性肾炎，尿蛋白（+++），症见脘痛纳少，辨证为脾虚湿蕴，以健脾化湿方调治半年余而趋稳定。其他如注意预防、治疗未病、重视护理等皆是邹云翔教授在治疗肾脏病中强调的问题，在此不再一一介绍。

【经验概述】

慢性肾功能不全是各种慢性肾脏疾病久治不愈，逐渐引起肾之排泄，调节功能失常，使病体出现代谢废物潴留和水电解质紊乱、酸碱失衡等问题的危重综合症候群。临床按病情之轻重，分为肾功能不全代偿期、失代偿期和尿毒症期，治疗比较棘手。

1. 病机认识 病机主要是肾元衰竭，湿毒潴留。肾元衰竭就是指肾之真阴真阳俱衰，湿毒潴留是由肾元衰竭而致的各种代谢废物的潴留。肾元衰竭是发病之本，湿毒潴留是病发之标，故本症属因虚致实的本虚标实证。

2. 辨证分类　辨证以正虚为本，邪实为标。临床常虚实夹杂，以本虚证即脏腑虚损证，辨为主证；邪实证即脏腑虚损基础上所产生的病理因素，辨为兼证。本虚主证常与邪实兼证相夹存在，而出现各种临床复杂证候。有时一个主证兼有数个兼证。我们用计算机软件统计出肾功能不全患者的本虚主证，以脾肾气虚、脾肾阳虚、气阴两虚、肝肾阴虚、阴阳两虚证多见，而邪实兼证中以外感、湿浊、水气、瘀血、肝阳为多见。现将辨证治疗常规简述如下：

（1）本虚主证

1）脾肾气虚证：症见倦怠乏力，气短懒言，纳少腹胀，脘腹下坠或脱肛，腰酸腿软，大便意频或不实，夜尿清长，尿有余沥或失禁，动则气短或气喘，脉细，舌质淡，边有齿印。

2）脾肾阳虚证：神疲乏力，口淡不渴，纳少腹胀，大便溏薄，或五更泄泻，面色苍白或萎黄晦滞、面色黧黑，脘冷喜热饮，或泛吐清水，形寒肢冷，腹部冷痛，夜尿多，性机能减退，阳痿，早泄，舌淡嫩，有齿印，脉细弱或沉迟。

3）肝肾阴虚证：头痛头晕，两目干涩或视物模糊，耳鸣耳聋，皮肤烘热，口干咽燥，五心烦热，大便质干，腰膝酸痛，寐差多梦，浑身乏力，盗汗，脉细弦或细数，苔少舌质淡红。

4）气阴两虚证：神疲乏力，面色少华，气短懒言，怕冷或手足心热，口干唇燥，饮水不多，大便稀溏或干结难解，夜尿频多或尿少色黄，脉沉细或细弦，舌淡有齿痕。

5）阴阳两虚证：极度乏力，畏寒肢冷，面色白或苍黄、晦暗，大便稀溏或干结难解，夜尿清长或尿少色黄，口干潮热或手足心热，失眠盗汗，脉沉细，苔黄或白，舌淡有齿痕。

（2）邪实兼证

1）外感：临床表现如风寒、风热证，症状略。

2）水气：有不同部位与不同程度的浮肿，甚则有胸水、腹水。

3）湿浊：主要症状有脘腹胀闷，纳呆运滞，恶心呕吐，舌苔白腻。

4）瘀血：面、唇、肤色晦滞黧黑，舌质暗红，有紫斑、瘀点，妇女经闭，腹壁、大腿内侧见血丝红缕。

5）肝阳：头昏头痛，甚则肉瞤筋惕。

3. 治疗原则　维护肾气、保摄阴阳是治疗慢性肾功能不全的重要原则，以求增一分元阳、长一分真阴为目的，并注意保护其他内脏的功能。切切不可随意使用克伐之品而损阴损阳，又因本症是本虚标实之病，因此在虚中夹实时，应处处注意扶正祛邪，治标中不忘顾本，祛邪时注意扶正。

4. 治疗大法

（1）补气健脾益肾法：适用于脾肾气虚证，常用党参、黄芪、炒白术、茯苓、薏苡仁、山药、枸杞子、生地黄、川续断、桑寄生、杜仲、陈皮；偏于脾气虚者，补中益气汤或参苓白术散、香砂六君子汤等均可加减运用；脾虚湿困者，治以胃苓汤加减，以运脾化湿；偏于肾气虚者，可用金匮肾气丸方，酌加党参、黄芪之品；若兼水肿，加车前子、牛膝、泽泻等品。

（2）温阳健脾益肾法：适用于脾肾阳虚证，药用附子、炙桂枝、干姜、炒白术、党参、黄芪、茯苓、薏苡仁、山药、巴戟天、胡芦巴、淫羊藿、补骨脂、肉苁蓉。若阳虚水肿明显，可加川椒目、车前子，并重用附子（需久煎）以温阳利水；若湿浊上泛，胃失和降，可用小半夏加猪苓汤、温脾汤、旋覆代赭汤、左金丸等方综合加减使用，药用党参、附子、干姜、旋覆花、代赭石、法半夏、炒陈皮、吴茱萸、姜汁炒黄连、肉桂、茯苓、佛手、砂仁，另以伏龙肝、焦锅巴煎汤代水；若舌苔白腻，湿浊偏重，加制苍术、薏苡仁、厚朴；若舌苔黄腻、口苦口臭，呕吐不已，证属湿浊化热，去附子、干姜、肉桂，取重用左金丸之意，增用姜汁炒竹茹、玉枢丹；便稀加炒山药、补骨脂、炒扁豆；若兼瘀血症状，加用当归、桃仁、红花、丹参、益母草、三七之类。

（3）补气养阴法：适用于脾肾气阴两虚证，方用大补元煎、参芪地黄汤加减，常用药为太子参、生黄芪、山药、枸杞子、南沙参、北沙参、石斛、女贞子、山茱萸、桑寄生、杜仲、当归、红花；便干加锁阳、苁蓉、黑芝麻、火麻仁、玉竹；肝阳头痛加牡蛎、白蒺藜。

（4）滋养肝肾法：适用于肝肾阴虚证，常用药物有制首乌、枸杞子、生地黄、熟地黄、菊花、白蒺藜、磁石、酒炒杜仲、酒炒牛膝、丹参、车前子。阴虚阳亢等证候进一步致肝风内动、风阳上扰，则见头痛眩晕，心烦，甚则神昏躁动，可选羚角钩藤汤加减；痰多可加菖蒲、郁金豁痰；热象明显加龙胆草、黑山栀泻肝清火；若血压高而足冷面红，可加用附子、肉桂，或将附子捣烂，用醋调敷足心涌泉穴，以引火归元。

（5）阴阳并补法：适用于阴阳两虚证，方用济生肾气丸合左归丸加减，常用药物如鹿角胶（片）、巴戟天、紫河车、淫羊藿、肉苁蓉、黄芪、熟地黄、冬虫夏草、山茱萸、枸杞子、茯苓、山药、牛膝、车前子、当归、陈皮；偏于阳虚可加附子、肉桂，偏于阴虚可加何首乌、龟甲；若肾衰血亏，肤燥失润，指甲苍白，面色少华，红细胞、血红蛋白都明显下降，可用补肾填髓、益气养血法，上方加用磁石、骨碎补、补骨脂，或用当归、白芍、枸杞子、何首乌、地黄、磁石、黄芪、党参、鹿角胶、紫河车、阿胶、谷芽、陈皮等；肾劳重症，阴阳气血皆已虚损，五脏六腑功能衰退明显，必须采用五脏并补、综合调理法，以补益气血、调摄阴阳，可选党参、黄芪、当归、磁石、阿胶、骨碎补、补骨脂、紫河车、冬虫夏草、附子、肉桂、巴戟天、淫羊藿、鹿角胶、丹参、熟地黄、山茱萸、何首乌、枸杞子等；健脾助运，鼓舞胃气，可选炒山药、茯苓、炒薏苡仁、炒秫米、谷芽、麦芽、法半夏、陈皮、焦六曲、冬瓜仁；养肝清肺，可选枸杞子、菊花、当归、南沙参、北沙参、百合；养心和络，选淫羊藿、丹参、炙远志、炒杜仲、炒桃仁、益母草、茺蔚子、党参、三七。

5. 邹氏保肾甲、乙丸组成与方解　邹老认为本病属肾阴、肾阳皆虚的病理情况，因此以维护肾阴、肾阳（即“保肾元”）为主要原则研制了经验方保肾甲丸和保肾乙丸。

（1）保肾甲丸组成与方解

组成：黄芪、党参、巴戟天、鹿茸、地黄、枸杞子、丹参、六月雪等。

方解：黄芪、党参补益脾肾之气，巴戟天、鹿茸温补肾阳，地黄、枸杞子补肝肾之阴，丹参活血养血，六月雪渗利泄浊。全方平补阴阳而偏于补气温阳，兼以活血和络，渗利泄浊。补气而不滞，温阳而不燥，泄浊不伤正。

（2）保肾乙丸组成与方解

组成：太子参、黄芪、地黄、山茱萸、何首乌、枸杞子、杜仲、怀牛膝、桃仁、红花、泽泻等。

方解：太子参、黄芪补气，地黄、山茱萸、何首乌、枸杞子养肝肾之阴，杜仲、牛膝补肾通络，桃仁、红花活血和络，泽泻渗利泄浊。全方平补阴阳偏于补阴，兼以和络泄浊，补益不留邪，祛邪不伤正，体现了邹老治疗慢性肾功能不全以维护肾元，平补平泻，缓缓图治，不伤正气为原则，而达到延缓肾衰进程的目的。

（二）保肾甲丸治疗慢性肾功能不全阳（气）虚证、阴阳两虚证的扩大临床验证

[摘要]　保肾甲丸治疗慢性肾衰已积累了大量的临床及实验经验，经江苏省中医院、上海市中医院、苏州市中医院扩大临床验证。治疗60例慢性肾衰气（阳）虚

及阴阳两虚者，有效率达55%，明显高于肾炎四味片对照组32.29%，在代偿期时疗效尤为显著，并且可降低血尿素氮及肌酐，减少尿蛋白，改善患者虚证症状。认为保肾甲丸可能通过抑制残存肾单位的病理反应，调节代偿肾小球的功能，达到维护肾元的目的。

[关键词] 慢性肾功能不全 保肾甲丸

以维护肾元、益气温阳、活血和络、渗利泄浊为原则组方的保肾甲丸，经多年临床应用并配合辨证治疗慢性肾衰效果较好，可改善患者的症状及体征，延缓肾衰进程，动物实验结果也表明有提高存活率及延长生存期、增加体重等功效，已完成了大量临床及实验工作。于此基础上，在江苏省中医院、上海市中医院及苏州市中医院三家进行扩大临床验证，治疗慢性肾衰阳（气）虚证及阴阳两虚证77例；现报告如下。

1. 材料与方法

（1）一般资料：77例慢性肾衰患者，男性37例，女性40例，年龄17～74岁，平均年龄44.4岁。原发病诊断：慢性肾炎59例，慢性肾盂肾炎5例，多囊肾4例，肾病综合征3例，尿酸肾病2例，糖尿病、肾动脉硬化、先天性肾畸形、单肾各1例，肾功能损害分期按1977年北戴河会议分期标准，代偿期25例，氮质血症期42例，尿毒症期10例。保肾甲丸组（治疗组）60例，大多为气（阳）虚或阴阳两虚患者，另设肾炎四味片对照组17例。

（2）治疗方法：保肾甲丸由江苏省中医院制剂室制成丸药，其主要成分为党参、黄芪、巴戟天、鹿茸、地黄、枸杞子、丹参、六月雪等。服法：每次5g，每日3次。肾炎四味片为市售品，由黄芪、石韦等组成。服法：每次8片，每日3次。疗程均为3个月，两组饮食控制相同，为低蛋白饮食，忌豆制品，必要时辅以降压、纠正电解质紊乱和酸中毒、抗感染等对症处理。

（3）观察指标：观察治疗前后症状、体征、血尿素氮（BUN）、血肌酐（Scr）、血红蛋白（Hb）、尿蛋白定性与定量等变化。

（4）近期疗效标准

1）有效：BUN、Scr治疗后均较治疗前下降，其中BUN下降超过10mg/dL或Scr下降超过1mg/dL，或上述指标恢复正常，并且临床症状有所改善。

2）稳定：治疗前后BUN变化范围为±5mg/dL。Scr变化范围为±0.5mg/dL。

3）无效。

2. 治疗结果

（1）近期疗效

保肾甲丸组60例患者，有效33例，稳定17例，无效10例，总有效率为55%。上海、苏州、南京三所医院临床疗效数值如表1-8所示。肾炎四味片对照组17例，有效6例，稳定7例，无效4例，有效率为35.29%，保肾甲丸治疗组其有效率明显高于对照组，特别在肾衰代偿期，其疗效显著，两组有效率经卡方检验，$P < 0.05$，有显著性差别，见表1-9。

表1-8　保肾甲丸组疗效数值

	例数	有效（%）	稳定（%）	无效（%）
上海	20	12（60）	4（20）	4（20）
苏州	14	7（50）	6（42.86）	1（7.14）
南京	26	14（53.85）	7（26.92）	5（19.23）
总数	60	33（55）	17（28.92）	10（16.67）

表1-9　各组肾衰分期有效例数

	保肾甲丸		肾炎四味片	
	总例数	有效（%）	总例数	有效（%）
代偿期	15	12（80）*	10	4（40）
氮质血症期	35	17（48.57）	7	2（28.57）
尿毒症期	10	4（40）		

注：* 为两组比较有显著性差异。

（2）对BUN、Scr指标的改变

经保肾甲丸治疗后患者血尿素氮、肌酐数值均有下降，经统计学检验有非常显著的差别，而经肾炎四味片治疗后上述数值也有所下降，但治疗前后比较无显著性差异，见表1-10。

表1-10　77例慢性肾衰患者BUN、Scr数值（$\bar{x} \pm s$）

	组别	例数	治疗前	治疗后
BUN（mg/dL）	治疗组	60	36.68 ± 20.12	31.26 ± 19.69**
	对照组	17	25.49 ± 7.31	23.18 ± 8.13
Scr（mg/dL）	治疗组	60	3.17 ± 2.03	2.56 ± 1.76**
	对照组	17	3.26 ± 3.93	2.11 ± 1.07

注：** 治疗前后比较有非常显著性差异。

（3）对贫血状况的改变：对保肾甲丸治疗前后均查过血红蛋白的23例患者的分析发现，保肾甲丸具有一定的升高血红蛋白的作用，但治疗前后比较无统计学意义，见表1-11。

表 1–11　各组治疗前后血红蛋白数值（$\bar{x} \pm s$）

组别	例数	治疗前（g%）	治疗后（g%）
治疗组	23	8.50 ± 2.44	8.51 ± 2.61
对照组	11	8.40 ± 0.74	8.53 ± 1.28

（4）治疗前后蛋白尿变化：保肾甲丸具有减少蛋白尿的作用，对11例患者治疗前后尿蛋白定量改变的统计学检验表明具有显著性差异，$P < 0.05$，而尿蛋白定性检查证实其有改善蛋白尿的作用，见表1-12、表1-13。

表 1–12　治疗组 11 例患者尿蛋白定量数值（$\bar{x} \pm s$）

	数值	t	P
治疗前	1.703 ± 1.123	2.67	< 0.05
治疗后	0.904 ± 0.601		

表 1–13　治疗组 18 例患者尿蛋白定性变化

	++++	+++	++	+	±	−
治疗前	3	4	3	4	2	2
治疗后			7	4	4	3

3. 讨论　保肾甲丸为著名肾病专家邹云翔教授经长期临床总结制成的丸药，意在注重保护肾元，即维护肾元和其他脏腑功能，调节阴阳平衡，使已亏损之元阴、元阳达以低水平的平衡，并消除病理产物湿浊、瘀血的药物，以求尿素氮、肌酐在平稳中缓缓而降，而未用现今治疗慢性肾衰常用的大黄等攻逐之品，防其克伐肾气，耗其真阴真阳，同样达到较好疗效。保肾甲丸治疗组有效率达55%，稳定者达28.92%，特别在肾衰代偿期疗效尤为显著，明显高于肾炎四味片对照组。

临床上，多数慢性肾衰患者的肾功能以一个稳定的速度不断恶化，造成其病理进展的重要原因是由于残存肾单位的过度滤过，最终导致肾小球的硬化。保肾甲丸治疗慢性肾衰兔的动物实验表明，肾组织损害约70%的兔，以保肾甲丸治疗，证明保肾甲丸具有抑制肾小球毛细血管通透性增高、抗渗出，以及抑制间质结缔组织增生的作用。保肾甲丸可能正是通过抑制上述病理反应、调节代偿肾单位的功能而达到治疗目的，使BUN、Scr数值明显下降，蛋白尿得以改善，此外方中的丹参等活血化瘀之品可能还有调整血循环、改善肾血氧供应、保存残余肾单位的功效。

在服用保肾甲丸的病例中，虽未见血红蛋白的明显上升，但普遍反映服用后精神转佳，倦怠乏力等虚证症状有所改善，这可能与益气温阳之品提高患者机体功能有关。苏州市中医院在临床验证中发现，保肾甲丸降低蛋白尿效果较好。曾有4例以强的松治疗的病例，尿蛋白持续不降，改用保肾甲丸后，其中1例完全缓解，1例基本缓解，2例好转。因此，对保肾甲丸治疗肾病综合征和慢性肾炎、消除蛋白尿方面有待做进一步深入研究。

对60例患者的观察，未发现任何不良反应，但在慢性肾衰兼夹外感、湿浊等标实之象明显时，短期配合治标之品疗效更佳。

（三）保肾乙丸治疗慢性肾功能不全阴虚证、气阴两虚证的扩大临床验证总结

[摘要] 江苏、上海、广州三所医院临床观察表明，保肾乙丸具有益气养阴、和络渗湿的功效，能改善肾功能，降低BUN、Scr，近期有效率76.7%，疗效优于肾炎四味片对照组。

[关键词] 慢性肾功能不全 保肾乙丸 肾炎四味片

在以“保肾气”为医疗原则治疗慢性肾衰的基础上，江苏省中医院、上海市市中医院、广州南方医院进一步观察了保肾乙丸治疗慢性肾功能不全阴虚证、气阴两虚证的临床疗效，并以肾炎四味片作为对照，现报告如下：

1. 材料和方法

（1）病例选择及分组：保肾乙丸组30例，其中男12例，女18例，平均年龄44.97岁。原发病诊断：慢性肾炎25例，尿酸性肾病1例，多囊肾1例，慢性肾盂肾炎3例，肾功能不全代偿期9例，氮质血症期19例，尿毒症2例。肾炎四味片对照组20例，其中男5例，女15例，平均年龄46.06岁。原发病诊断：慢性骨炎17例，多囊肾1例，慢性肾盂肾炎2例，肾功能不全代偿期5例，氮质血症期15例，所有病例中医辨证为气阴两虚证或阴虚证。

（2）治疗方法：保肾乙丸由我院制剂室生产，由生地黄、熟地黄、制首乌、枸杞子、黄芪、山药、山茱萸、紫河车、川续断、杜仲、桃仁、茯苓等二十余味中药组成，每次口服5g，每日3次，疗程为3个月。市售肾炎四味片作为对照，每次8片，每日3次，疗程为3个月。

（3）观察指标：治疗前后的血 BUN、Scr、Hb 的变化。

（4）近期疗效标准

1）有效：血 BUN、Scr 治疗后均较治疗前下降，其中 BUN 下降＞ 10mg/dL 或 / 和 Scr 下降＞ 1mg/dL。

2）稳定：治疗前后血 BUN 变化在 ±5mg/dL 或 / 和 Cr 变化在 ±0.5mg/dL 范围内。

3）无效。

2. 治疗结果

（1）近期疗效：保肾乙丸组有效 23 例（76.7%），稳定 3 例（10%），无效 4 例（13.3%）。肾炎四味片组有效 7 例（35%），稳定 8 例（40%），无效 5 例（25%），经卡方检验，$\chi^2=8.68$，$P < 0.01$，两组疗效有显著差异。

（2）保肾乙丸组治疗前后肾功能、贫血状况的变化：见表 1-14。

表 1–14 保肾乙丸组治疗前后 BUN、Scr、Hb 的变化（$\bar{x} \pm s$）

	治疗前	治疗后	t	P
BUN	32.85 ± 4.74	22.18 ± 3.23	2.73	＜ 0.02
Scr	2.39 ± 0.23	1.79 ± 0.27	5.12	＜ 0.001
Hb	10.21 ± 0.49	10.36 ± 0.48	0.23	＜ 0.05

（3）肾炎四味片组治疗前后肾功能、贫血状况变化：见表 1-15。

表 1–15 肾炎四味片组治疗前后 BUN、Scr、Hb 的变化（$\bar{x} \pm s$）

	治疗前	治疗后	t	P
BUN	27.12 ± 1.78	1.72 ± 2.374	2.61	＜ 0.02
Scr	2.53 ± 0.25	2.00 ± 0.23	2.11	＜ 0.05
Hb	8.4 ± 0.22	9.35 ± 0.39	2.34	＜ 0.05

（4）不良反应：服保肾乙丸患者中有 3 例胃脘不适，后加汤药服用。

3. 讨论　保肾乙丸是在总结邹云翔教授治疗慢性肾功能不全气阴两虚证、阴虚证用药经验的基础上组方而成，具有益气养阴、和络渗湿的功效，能针对慢性肾功能不全气阴两虚及阴虚证以及兼夹湿浊、血瘀等情况起到较好的治疗作用。三家医院的临床观察表明：该药能改善肾功能，降低血 BUN、Scr，其疗效优于肾炎四味片。

三、鉴定意见

鉴定委员会听取了课题组研究工作的报告，系统审查了技术资料，经认真讨论，一致认为该课题继承我国著名中医学家、肾脏病专家邹云翔教授的治肾学术思想与临床经验，对慢性肾功能不全进行了临床与实验研究，工作历时较长，比较系统、深入，取得了满意的效果，在继承与发扬名老中医的宝贵经验方面获得了很大成绩，在理论与实践方面皆有所进展。

1. 临床辨证以正虚为本、邪实为标。正虚以脾肾气虚、脾肾阳虚、肝肾阴虚、气阴两虚、阴阳两虚为多见。邪实以外感、水气、湿浊、瘀血、肝阳为多见。正虚各证常与邪实各证相兼出现，是符合临床辨证实际情况的。治疗以维护肾气，调摄阴阳为原则，扶正祛邪的基本思路是符合该症病理特点的。运用邹云翔教授经验方保肾甲、乙丸及辨证方治疗 185 例肾衰患者，皆比对照组为高，有显著性差异。经江苏省中医院、广州南方医院、上海市中医院、苏州市中医院等单位的验证，疗效确切、客观，在辨证论治口服方的治疗中临床疗效达国内高疗效水平。

2. 课题组在中医界首次引进国外 MITCH 法，即以血肌酐倒数（1/Scr）和病程时间（月）的坐标图做直线回归分析，观察肾功能变化，判断慢性肾衰的进展速度和疗效，观察结果。经治疗后肾衰病程均明显延缓，证实了邹云翔教授扶正祛邪、维护肾气、调摄阴阳、活血和络、渗利泄浊之法确实能延长病人的生命。

3. 在我国首次运用先进的电子自旋共鸣法（ESR）证实保肾甲、乙丸具有很强的清除超氧阴离子、羟基自由基活性的能力，说明了邹老经验方保肾甲、乙丸用于临床能延缓肾功能损害进展速度的机理与清除自由基、减轻自由基引起的肾损害、改善内环境紊乱有关。这与保肾丸具有提高血清 SOD 含量、降低 LPO 的作用是一致的。此类工作的开展在国内领先，并具有国际先进水平。

4. 通过治疗三种实验性慢性肾衰动物模型的研究，证实了保肾丸具有减轻肾脏损害、促进肾病恢复、延缓肾衰进程的组织学基础。三种模型中，冷冻手术法为首次在国内采用日本先进的熊氏方法，并在国内条件下略做修改而制作成功。

5. 该课题从多学科角度，运用现代科学技术和手段，通过比较系统的实验研究，阐明了药物作用的部分原理，增强了临床疗效的客观性与理论依据。课题设计合理，数据可靠，观察严密，资料完整，已超过原设计内容。

6. 该课题所用方药皆充分体现了中医辨证论治的特色，对肾衰有效。不仅有明显的社会效益，亦有较好的经济效益，有推广应用价值与开发意义。

鉴定委员会认为：该项目的工作突出了中医特色，具有较强的实践性，明显的先进性，确切的科学性。既充分体现了邹云翔教授的治肾学术思想与临床经验，又以多学科角度运用现代先进的技术手段使之更加客观与科学，是继承名老中医经验、治疗肾衰的发展性工作。大部分工作达国内领先水平，部分工作达国际先进水平。一致同意通过课题鉴定。

建议：①申报部级课题成果奖；②对保肾甲、乙丸可进一步开展新药开发研究，以达推广应用之目的。

[国中医药科成鉴字 9100]

四、获奖成果

本课题于 1991 年获江苏省人民政府科技进步二等奖（获奖证书见附录二，4）。

第四节　UIB 疗法紫外线照射剂量的研究并探索建立不同疾病的 UIB 疗法操作模式

江苏省中医药管理局课题（1990 年）

一、内容简介

紫外线照射充氧自（异）体血回输疗法（Ultraviolet Blood Irradiation and oxygenation，简称 UBIO 疗法）自 20 世纪 80 年代引进以来，其机理及临床研究取得丰硕成果，引起国内基础医学、临床医学工作者的密切关注。

UBIO 疗法是将自身的或异体静脉血液从体内抽出（按每千克体重 5mL），一般为每次 200mL 或 400mL，经 8 ～ 10 分钟定时，定量紫外线照射充氧后，再回输至病人体内的一种方法，可称是自然疗法。

该法在 20 世纪 20 年代起源于欧美国家，主要用于抢救严重的化脓性感染疾患。40 年代抗生素问世，UBIO 疗法被冷落，但由于抗生素的耐药性、抗药性的不断增加，有的药物还可引起机体变态反应性疾病，因此 UBIO 疗法再度受到临床医学界的重视。经过60多年的临床应用与发展，UBIO疗法已被国内外广泛应用于临床，目前治疗已涉及60多个病种。80年代，我国对UBIO疗法进行研究与应用，此疗法最先由第四军医大学粟秀初教授、乔长义教授引进国内，并由他们成功研制出第一台仪器，为推广应用UBIO疗法迈出第一步。在继承和借鉴前人经验的基础上，我院临床应用UBIO疗法10余年，累积了3万余例、20多万人次治疗经验。我们认为UBIO疗法与其他方法（如高压氧舱、激光血管内照射、氦氖激光、血磁、葡萄糖液体照射等）相比较，虽然机理基本相同，但UBIO疗法更有其独到之处。它兼有物理疗法和化学疗法的双重作用，是上述诸种疗法所不可比拟的，具有设备简便、操作简单、实用、科学、安全等优点，很适合基层单位广泛开展工作，为配合临床治疗增添了一种较为理想的方法。实践证明，UBIO疗法既能减轻病人的痛苦，又能减少病人的医疗费用，还可以减轻国家医疗开支，非常符合我国国情。

随着社会发展，经济地位、生活水平的提高，人们都在寻找防病、治病、延缓衰老的各种方法。我院开展的特色UBIO疗法治疗疾病就是其中较为理想的手段之一。血液是生命之河，随着血液不断循环，体内代谢所需的氧气、蛋白质、脂肪、葡萄糖及维生素等营养物质被运送到全身各部位的组织细胞，同时将二氧化碳、尿素、尿酸、肌酐等代谢产物运送到肺、肾、皮肤等排泄器官而排出体外，以维持正常的新陈代谢。UBIO治疗机制的基础是血液，血液是维持人体生命活动的重要物质基础，供应机体活动所需的营养。血通过气的推动，循环于经脉之中，运行于全身，内至五脏六腑，外达筋骨皮肉，其中以心主血、肝藏血、脾统血等生理功能尤为重要。《难经本义》云："气中有血、血中有气，气与血不可须臾相离，乃阴阳互根，自然之理也。"故有"气能生血，气能行血，气能摄血，血能载气""气为血帅，血为气母"的理论。所以说血和气是生命的重要基础。

（一）UBIO疗法临床应用的进展

我们对UBIO疗法的临床研究，是从紫外线剂量理论、自由基学说、中医脏腑辨证理论入手，研究UBIO疗法对改善心脑血管疾病、调节机体器官功能、改善微循环等有一定作用，并在此基础上逐步扩大病种，应用于急性心肌梗死、高脂血症、糖尿病等代谢性疾病，以及血管闭塞性疾病、化脓性感染、内分泌失调、盆腔炎、神经性皮炎、银屑病、眼病、突发性耳聋耳鸣、贫血等30余种疾病，有效率达到94%以上，与国内外报道均一致。我们还根据病人的病种、病程、体质、年龄及对光的敏感性不同，研究了UBIO疗法中紫外线照射剂量（有些病仅充氧而不照光，如红斑狼疮、光过敏者）、治疗的次数、间隔的时间、治疗频率、观察实验指标等，建立了一套针对不同疾病治疗的操作模式，并根据病人初始反应及实验指标检测结果调节治疗血量。UBIO 疗与中西医常规治疗相结合，具有增强疗效的协同作用，明显优于单纯中西医药物组，这是 UBIO 疗法在临床应用中的又一重要进展。

（二）对 UBIO 疗法中紫外线照射剂量的研究

1. 紫外线照射剂量是 UBIO 疗法中的一个重要参数　在 UBIO 疗法的临床应用与研究中掌握好这个参数是极为重要的。在国内文献中，直到 1995 年登载的文章仍见有应用“生物剂量”来描述临床紫外线照射剂量。“生物剂量”原来是皮肤科用来检查紫外线强弱而采用的一种剂量单位，生物剂量应该理解为最小红斑剂量（Minimal Erythemul Doses，简称 MED）。在 UBIO 疗法中借用“生物剂量”来表示剂量单位是不合理的。因为不同波长紫外线引起的 MED 相差极大，按“J/cm^2”计测相差达 1000 倍，皮肤和血液的生物效应的内涵不同，皮肤细胞是静止的，血液是流动的，就单个细胞而言，皮肤细胞受照概率大而 UBIO 疗法中的血液受照概率小。经我们研究认为，在没有找到血液本身可以量度的剂量单位之前，应该采用物理量剂量单位，即剂量（J）= 功率（W）× 时间（S），以 J/cm^2 计测。

2. 对 UBIO 疗法中紫外线合理安全剂量范围的研究　紫外线作为一种诱变剂，是否会有致畸、致突变以及诱发细胞恶性转化的作用？这是人们极为关注的问题。由于紫外线的直接光电效应对 DNA 的损伤可诱发皮肤癌，但作用于血液是否能诱发相关癌症？这是临床共同关注的问题。根据国外大量资料报道，随访 20 ～ 30 年未见有诱发相关癌症的报告。我们为研究 UBIO 疗法的合理剂量及其安全性做了深入的研究：针对不同疾病，观察不同 UV 照射后的诱变性，参考姐妹染色体互换（SCE）和染色体畸变率（CAS）两种实验指标，结果显示紫外线在 4080J 内是安全的，此时 SCE 虽有增高，但未出现成倍增加，这说明 UBIO 疗法中紫外线照射仅是一种弱诱变剂；7 种不同 UV 剂量照射后，对机体免疫功能的影响进行研究，以外周血 T 淋巴细胞亚群观察其变化，结果提示 1632J 以下各指标均低于正常，这可能与患者因疾病影响免疫功能有关。当照射总剂量达 1632 ～ 2448J/cm^2 时，T 细胞的 OKT_3、OKT_4、OKT_8 和 OKT_4/OKT_8 比值均上升到最佳状态，此时临床疗效亦令人满意；但 UV 照射量达 4080 ～ 4896J 时，细胞免疫各项指标又有下降趋势，提示紫外线照射剂量的合理，直接关系到疗效和安全。在 UBIO 疗法治疗中慎重考虑病种、体质、年龄，酌情找出最合理、安全的照射剂量范围，达到有效、安全、科学的目的，防止照射剂量过大，造成医源性损伤组织。从细胞水平研究评估，每一个血细胞真正受到照射剂量是很小的，与引起 DNA 损伤的剂量相差甚远。另有研究结果表明，UV 照射剂量在 2040 ～ 4080J 内是安全可靠的，每次血量 200 ～ 400 mL（即照射剂量在 2040 ～ 4080J）不会引起机体组织损伤，经 12 次左右治疗后要根据年龄、病情等进行调理性治疗。可每隔 1 ～ 3 个月治疗 1 次以巩固疗效。我们随访 3 ～ 11 年 UBIO 疗法治疗的患者，120 例肤色变浅，色斑减退，药物减少 3/4，有 19 例头发由白变黑、脱发处生发等，无任何临床异常反应。

（三）对 UBIO 疗法作用机理的研究进展

UBIO 疗法的治疗机理是十分复杂的，多年来国内外大批学者对 UBIO 疗法的机理、临床应用等方面进行研究，取得了重大的进展，逐步阐明了其治疗的作用机理。UBIO 疗法利用紫外线的生物效应、光化学效应、光电效应、氧合作用、磁化作用以及光致臭氧的作用，有效地提高了机体抗病、防病及抗衰老的能力。UV 是高能光量子，极易被血细胞及血浆中的蛋白质（包括酶酯类等）吸收引起电子向高能级跃进，使相应分子进入激发状态，回输体内后可继发一系列光化学反应。UBIO 的机理是紫外线对血液的直接作用和机体对紫外线的应答反应，吸收光量子导致分子激活而释放出一系列的活性物质。

由于紫外线作用于血细胞表面，使细胞膜发生结构改进，释放出生物活性物质，这一作用被认为是触发机制，这种触发机制可引发治疗后 1h 内红细胞膜密度减低，变形能力增强，聚集作用减弱，红细胞膜受体表达增强，表现为对特异性抗体结合能力增强，膜中脂质过氧化过程的产物丙二醛含量也有变化。疗效往往与细胞表面结构与功能异常纠正的程度密切相关，我们的临床实验研究证实了这一点。

关于 UBIO 疗法的作用机理虽未完全阐明，但其杀菌消炎、提高血氧饱和度、增加组织供氧、促进氧自由基产生、反馈激活和提高 SOD 活性、增强吞噬细胞的吞噬能力、改善微循环、调整凝血和止血机制、提高机体免疫功能等作用已得到充分证实。现就其应用范围分述如下。

1. 抗感染　治疗长期低热、脓毒血症、腹膜炎、软组织化脓感染、手术后伤口感染和下肢营养性溃疡，特别对感染性休克有肯定疗效，对急性坏疽性胆囊炎、急性胰腺炎、弥漫性腹膜炎、阻塞性黄疸、急性肠梗阻和脓毒血症患者也有较好疗效。使用该疗法能有效地预防手术后泌尿系统感染、肺部感染等并发症。针对疖、痈和蜂窝织炎患者，经治疗后，溶菌酶阳离子试验、血清杀菌力和C反应蛋白等各项指标趋于正常，局部炎症很快消退。该疗法还对老年性慢性支气管炎、体质虚弱、反复咳喘、低热、免疫功能低下等病症有较好的疗效；同时还能促进烧伤患者创面尽快愈合。关于抗感染作用的机理，过去认为紫外线（UV）能直接杀灭血液中的细菌、病毒，但是现在常用的剂量与方法不可能使细菌、病毒完全被杀灭，由于受辐照的血液不超过全身总量的三分之二，因此不可能是UV直接消毒灭菌的作用。我们的研究观察认为：受UV作用的血液之所以有消毒灭菌的能力，是因为受UV辐照的血液提高了非特异性免疫能力，增强了补体的活性和免疫球蛋白IgA、IgG、IgM的数量与活性，同时提高了T细胞的数量，该疗法可以增加氧自由基的形成，提高吞噬细胞的代谢，加强其消毒灭菌作用，我们同时还观察到经治疗后的中性粒细胞吞噬率提高至70%。此外，该疗法还能使红细胞的黏附力上升，使红细胞对抗原的免疫复合物的输送活跃。波长280～380nm的UV辐照血液消毒灭菌最强，252.7nm中强，全谱则稍强，也有认为波长263～289nm的效果最好，因UV易被核酸、蛋白质特别是DNA吸收，使细菌发生致命的突变，DNA分子丧失复制功能，即所谓UV的直接光电效应。国内第四军医大学西京医院赵建斌副教授等人最近完成一项研究证实：光化学疗法可灭活乙型肝炎病毒。UBIO疗法既有光化学作用，又可以清除或抑制血液中的DNA病毒，为预防血液制品在应用中的DNA病毒交叉感染提供一种新的手段。

2. 抗缺血、血栓、高凝　在临床上，UBIO常用于治疗四肢肿胀麻木、脑血管意外后遗症等缺血、凝血、血栓类疾患。在治疗164例慢性动脉供血不足患者中，其中Ⅲ期和Ⅳ期130人，结果优良57.8%，满足20.2%，Ⅲ～Ⅳ期病人肢体功能有明显改善。本法对早期病例较有效，对晚期病例可降低缺血程度或使坏死部位局限，帮助判断是否截肢以及截肢的平面和时间。如治疗急性脑梗死的有效率为94%～100%，显效率为45%～87.5%，我们对119例患者治疗1次后，即刻疗效为22.2%，治疗后24h及48h出现改善者分别为33.3%和22.2%，治疗后第48h总有效率为77.7%；治疗97例老年复发性脑梗死，其显效率为64.8%；153例病程半年至8年的脑梗死后遗症患者，经治疗12～16次后，显效率为30.3%；治疗缺血性心脏病，可使心绞痛消失或减轻，病变组织氧利用增加，代谢过程改善，有145例心绞痛者，每天频发2～8次，其中137人治疗后效果明显，经过8～12次后，硝酸甘油和受体阻滞剂用量大为减少，缓解期延长。

关于抗凝血的作用机理：临床观察到血液受UV辐照后，红细胞聚集力降低，耳垂、甲皱微循环显著改善，血液纤维蛋白溶解度提高，抗凝酶Ⅲ（AT-Ⅲ）活性上升，血浆纤溶酶、血浆纤溶酶原活性也上升，而血浆纤维蛋白原活性下降。实验室可见红细胞电泳速度加快，全血黏度降低，抗凝血作用减弱。微观上血细胞在UV作用下所黏附的糖蛋白脱落、断裂，使细胞膜充分裸露。细胞膜带负电荷，自身电场得以发挥，斥力增大，聚集减弱，所以电泳加快。用UV辐照皮下血肿，一般4h吸收。实验室研究又发现，UV可使纤溶系统的另一些物质如胞浆素原转化为胞浆素，共同使已凝的血液溶解吸收。由于这些变化可消除血液的高凝状态，对防止血栓性疾病有作用。特别是AT-Ⅲ，它约占各种抗凝血成分的70%～80%。此外，UV的作用阻止了Ca^{2+}的释放，形成了与使用钙拮抗剂相似的效应。经治疗后可使嗜碱性粒细胞数量增加。它能释放肝素，同时也可使血小板聚集力下降。另外，三维经颅多普勒的动态观察说明，UV辐照还有调节脑血管功能，使脑血流向正常水平转变的作用。脑电地形图的检测显示有增强脑波同步化活动的作用，CT显示明显改善等，同时通过神经体液调节机制对凝血系统和止血功能发挥作用。由于自血照射所致光化学反应，使生物活性物质（包括肝素、组织胺、儿茶酚胺、前列腺素等）含量增高，促使生成新的生物活性因子。UBIO疗法使血液达到平衡状态，对恢复疾病有较好帮助。

3. 改善免疫功能　目前临床上正在试用UBIO治疗多种难治性疾病，如乙型肝炎、进行性全身皮肤硬化病、相关性骨髓病、淋巴性白血病、类风湿性关节炎天疱症、脏器移植等，特别是许多报道认为各种肿瘤用化疗、放疗、中药治疗的同时，结合使用该疗法有较好的疗效。2600例异体全血输注和血浆输注者用UBIO疗法，无1例发生肝炎；应用UBIO治疗64例HBV复制指标阳性的慢性肝炎患者，疗程结束时HBsAg阴转率和抗-HBe阳转率分别为41.43%和32.86%，均显著高于对照组（$P < 0.01 \sim 0.001$），治疗后3～6个月对部分病例随访的结果表明，该疗法对抑制HBV复制有较好的稳定性。

调整免疫功能的作用机理：UBIO疗法是由于紫外线照射时血细胞表面释放的生物活性物质进入血流，刺激骨髓造血及其他组织，对红细胞、白细胞生成有促进作用，从而抑制异常蛋白引起的变态反应，提高机体非特异性抵抗能力，产生较强的免疫反应，因此有“体外辐照，体内免疫”之说，具体机理有待进一步深入研究。UV因波长不同，免疫效应也不相同，加用一定的光敏剂效果更好。内服某些光敏剂后，用长波 UV 辐照，能提高消毒灭菌效能，并对一些免疫功能障碍性疾病有很好疗效，如花椒毒内酯等已用于 T 淋巴细胞肿瘤的治疗。实验室发现：UV 对从淋巴结引流出来的淋巴细胞产生作用，使其不能转化成毒细胞，并对细胞的功能有影响。但对红细胞和血小板无影响。我们观察到 254 ～ 265nm 的波长易被 RNA 吸收，并能激活白细胞生成，特别是粒细胞和单核细胞。由于紫外线直接作用的目标是各种血液成分，包括免疫活性细胞（T 细胞）和免疫体液因子（免疫球蛋白、补体系统、血清溶菌酶等），UBIO 治疗后各种免疫学的变化是由于部分机体免疫系统实行了改建。研究证实：在 UBIO 作用下，粒细胞功能增强，血液的免疫和杀菌能力提高，机体非特异性抵抗力增强，中性粒细胞吞噬作用活跃，淋巴细胞母细胞转化和各项指标之间相关关系加强，说明免疫活性细胞对紫外线有特殊的敏感性。正常人血液经紫外线照射 8 ～ 12 分钟后，溶菌酶、血浆杀菌活性、吞噬活性和吞噬强度均显著增高，说明天然抗感染的能力增强，照射不含血细胞的血浆，杀菌力和溶菌酶活性均无变化，接受照射的血浆和白细胞、红细胞混合，代表非物异性抵抗力的细菌和体液因子虽呈增强倾向，但与初始值无显著差异，这充分说明受照射血的抗菌活性增强是基于紫外线对血液有形成分的作用。

4. 调整体内自由基与抗自由基平衡　UBIO 疗法在临床上一方面利用其刺激自由基产生，增强吞噬细胞的吞噬能力，提高机体的防御机能，促进对放射线及光化学反应敏感性的机理，治疗细菌、病毒感染性疾病，以及辅助抗癌，提高癌症患者生存质量；另一方面又利用其产生自由基，反馈并激活体内超氧化物歧化酶活性的机理，治疗各种免疫性疾病、神经系统疾病、衰老、脏器损害、心脑血管疾患等。

血液受紫外线照射时会产生大量有毒的氧单电子还原中间产物，诱发和维持不受控制的脂质过氧化反应，可形成超氧阴离子（O_2^-）等多种自由基和臭氧，与细胞膜的不饱和脂肪酸作用，形成脂质过氧化物。自由基和脂质过氧化物一方面可造成细胞的病理损伤，另一方面可催化内源性氧化酶（如乳酸脱氢酶、黄素蛋白脱氢酸、色氨酸双氧酶等）在体内迅速引发一系列氧化还原反应；同时还可以激活和诱导产生超氧化物歧化酶（SOD），SOD 是自由基的清除剂，清除过多的超氧阴离子，使氧自由基失活，从而抑制脂质过氧化酶系统，SOD 酶可实现使超氧阴离子歧化为 H_2O_2 和三价态氧的反应，保护组织免受损伤。血浆中的 SOD 活性主要是含铜氧化酶——血浆铜蓝蛋白（CP）的作用，此酶一般认为是参与细胞外环境中超氧阴离子的解毒，CP 在健康人血浆中含量很高（约 300mg/mL），且与血浆中几乎全部的铜结合。近年来研究认为此酶是一种多功能蛋白质，可氧化 Fe^{2+} 和许多生物活性物质（肾上腺素、去甲肾上腺素、多巴胺和 5- 羟色胺等神经递质等），并能保持体内铜含量稳定，还具有抑制诱发不饱和脂肪酸自身氧化的能力，所以把它看作是血浆的主要抗氧化剂。UBIO 疗法第 3 次治疗后血浆 SOD 活性比治疗前增加约 33%，SOD 的激活很可能是由于铜蓝蛋白释放出的铜参与了 SOD 的合成。红细胞中 SOD 不易受紫外线作用，这是因为 SOD 分子中色氨酸和酪氨酸含量较其他蛋白质为低，吸收紫外线较少之故。

紫外线照射会加强受照射血中的脂质过氧化过程，这是由于紫外线在分子水平上的效应，是由于血氧合程度增高，也与自由基形成有关，脂质过氧化的活跃导致血细胞膜结构的损伤，而抗氧化防护系统（包括维生素 C、维生素 E、SOD、过氧化氢酶和过氧化物酶等）能有效地防止膜结构损伤。但其中维生素 E 对紫外线极为敏感，可直接发生光致分解，经过 UBIO 治疗后过氧化氢酶和过氧化物酶活性增高，这是机体对 UBIO 疗法的一种有益应答。

关于调整体内自由基与抗自由基系统平衡的作用机理：我们对 208 例患者治疗前后的血浆及红细胞内的超氧化阴离子（O_2^-）和超氧化物歧化酶（SOD）进行了动态观察，并进一步在试管内测定了量子化处理前后血液（各种稀释浓度）产生O_2^-的含量变化。结果：208 例患者的血液在量子化处理前红细胞中O_2^-的 KCPM 峰值平均为 4.72，处理后血红细胞O_2^-的 KCPM 的发光总积分值均明显增高，与处理前对比 $P < 0.01$。自血回输患者体内 1h 后，红细胞O_2^-的 KCPM 和发光总积分值进一步提高，回输体内 48h 后再测定红细胞O_2^-无论 KCPM 或发光总积分值均已恢复到量子化处理前的含量水平，与处理前对比 $P < 0.001$；经量子化处理后血浆 SOD 有显著提高，$P < 0.01$；回输体内 1h 后血浆 SOD 含量进一步升高，48h 稍有下降，但与处理前相比仍明显升高 $P < 0.01$，经量子化处理后的血液在试管内产生O_2^-的量并不因稀释倍数增加而降低，提示量子化处理后的血液回输体内同时直接产生活性氧。活性氧既可攻击体内蛋白质、核酸、膜脂质等引起疾病，又有杀菌、抗癌、提高放射性增感和光化学增感的治疗作用。这可能是该疗法的作用机理之一。随着体内活性氧含量的增高，血浆 SOD 活性也显著提高，反馈激活体内抗氧化酶系统，这可能是该疗法的作用机理之二。从而使某些原来由于体内 SOD 活性及诱导能力低下的患者 SOD 活性诱导能力提高，使体内氧化与抗氧化系统达到新的平衡，起到治疗疾病的作用。

5. 提高与加快血氧饱和度　我院应用UBIO疗法治疗肺心病、肺心脑病、CO中毒均取得满意效果。应用治疗慢性肺心病急性加重期患者64例，取得满意疗效占88.23%，接受治疗的病人，1周内气急胸闷、发绀、意识障碍、呼吸困难均有明显改善，PaO_2、SO_2增加，$PaCO_2$下降，心肺功能均有好转。应用治疗44例肺心脑病，总有效率达91.6%，为肺心脑病开创新的措施，获得满意效果。应用治疗65例重度CO中毒合并多脏器衰竭患者，抢救成功52例，成功率80%。

关于提高与加快氧饱和度机理：UV作用能使红细胞的细胞膜密度减低，通透性加强，因而提高携氧能力。在紫外线照射的同时给予纯氧，在光化学作用下，氧合作用快而充分，仅3分钟就可提高氧合血红蛋白190%之多，这种给氧法1分钟就相当自然状态下给氧20～30分钟的效果，静脉血经过2000～3000mL达到的效果。此外，它还能提高血浆的氧含量，因为血液是在富氧条件下受UV辐照，光聚合作用产生大量臭氧化物，这些物质都能与血红蛋白结合，直接参与细胞代谢，臭氧还能激活呼吸酶，因而是各种组织不可缺少的氧能，所以临床上用于治疗缺氧性疾病和CO中毒均能取得满意效果。

6.UBIO治疗与微循环　微循环学说是生命科学的一个重要分支，微循环直接参与组织细胞的物质、信息、能量传递。血液、淋巴液、组织液的流动是维持人体器官正常功能所不可缺少的条件，微循环不仅保证组织的正常代谢，维持机体内环境的稳定，而且还直接参与和完成脏器的特殊功能。微循环既受神经的调节，更受全身和局部体液因素的调节，全身性的体液因素为血管收缩因子，如去甲肾上腺素、肾上腺素、5-HT、血管紧张素等；局部性体液因素为血管舒张因子，如组织胺、缓激肽、白细胞介素和蛋白酶、溶酶体酶及腺苷化合物、乳酸、二氧化碳等。微循环局部调节中有代谢控制机制，主要是代谢性血流调节，为组织代谢与血流供需的联系。

微循环障碍时，常常表现出微循环调节的障碍，微血管以神经、体液调节的反应失常，内皮细胞对血管活性物质的代谢和灭活障碍，内皮细胞功能失调，于是由内皮细胞产生的血管活性发生障碍。由于调节微循环的机能障碍，终将造成微血管的运动性、内皮细胞通透性、内皮细胞功能紊乱，使微循环的物质交换功能受到极大的影响。我们在临床上对324例脑梗死患者作了治疗、对照，发现无论急性期、恢复期或后遗症期的病人，UBIO疗法均能改善病人的微循环，治疗后病人微血管数目增加，畸形管袢数目明显减少，微血管出现囊状扩张，微血管瘤消失，微血流速度加快，聚集的红细胞解聚，血流流态达到正常。根据上述理论，我们近期又对诸多的微循环障碍疾病如硬皮病、红斑狼疮、类风湿性关节炎等患者进行了治疗和观察，更充分证明了 UBIO 疗法在改善微循环方面有着不可低估的积极作用。

（四）意义

我们系统地将中医脏腑、气血理论与紫外线照射充氧自血回输疗法有机结合，从各个角度研究其相互关系与作用机理。

课题研究以中医脏腑、气血理论为依据，以证为纲，结合临床 30 多种疾病，9000 余例气血阴阳紊乱的证型，进行气病辨证、血病辨证、气血同病辨证及脏腑阴阳辨证，应用中药加用 UBIO 疗法。由于经过 UBIO 疗法治疗后血液能激活红细胞、提高红细胞携氧能力、活化红细胞膜蛋白，促使细胞活化、代谢活跃，能增强变形能力，降低红细胞聚集作用，因而可以改善微循环和缺血缺氧状况，达到调节气血阴阳平衡的作用，二者有机结合能够显著提高疗效，缩短病程，明显改善观察的实验指标和临床症状。二者结合是一种运用自身血液的自然疗法，在临床治疗难以奏效的情况下，UBIO 疗法往往会起到较好的治疗作用。

在研究临床疗效机理的同时，为探索中医辨证的现代可行依据，运用现代实验手段，对各种客观辨证规律进行探讨研究，累积了大量实验科学数据。我们还着重分析了循环障碍与气血阴阳失调的关系，参考心肺功能知识、微循环理论、分子生物学、血气分析知识、血液流变学、免疫学、遗传学、自由基系统、神经介质、心肌酶谱等内容，验证探索建立了一整套中医辨证的微观检测模式，为中医辨证提供了客观科学依据。

中西医临床配合治疗能显著提高疗效，缩短疗程，为此我们将部分中药制成药剂，另设 8-MOP 补骨脂素和甲氧补骨素片做对照，对增强中药药效的机理进行研究。用紫外线光照激活中药，把黄芪、黄柏、黄精、黄连、杭菊花等 10 多种中药制成制剂，进行紫外线光谱测定，发现有光敏剂相似峰值出现。这为中药药效研究增强与中药开发提供了新的思路，其社会效益与经济效益将是不可估量的，为中医走向世界奠定了科学基础，在中医事业中具有开创性意义。

通过我们上述几项课题研究，揭示了 UBIO 疗法不仅对防病治病有显效，并能发挥其抗衰老等作用，UBIO 疗法的发展前景有待于同道们共同去研究开发。但需要一提的是任何方法都不是万能的，患者个体差异、内外因素都对疾病转归有影响。

二、主要研究

量子血液疗法对患者血浆及红细胞中O_2^-和 SOD 的影响

量子血液疗法（UBI）在国内已逐渐开展，对一些疑难病症的治疗取得了较好效果，但作用机理尚未明了。本文对 39 例患者用 UBI 治疗前后血浆及红细胞内的超氧阴离子（O_2^-）和超氧化物歧化酶（SOD）进行了动态观察，并进一步在试管内测定了量子化处理前后血液（各种稀释浓度）产生O_2^-的含量变化，从而对该疗法的作用机理进行了初步探讨。

1. 材料和方法

（1）观察对象：39 例患者，其中男 23 例，女 16 例，年龄 16 ～ 67 岁，平均 43 岁。其中脑血管意外后遗症 16 例，高血压病 6 例，银屑病 13 例，胃溃疡 4 例。

（2）UBI 的程序：自血回输治疗仪及石英杯由西安第四军医大学临床输血研究中心提供。将患者血液盛于石英玻璃容器中不断振荡，使其受紫外线照射（上海亚明灯泡厂,300W 紫外线灯，照射距离 25 ～ 30cm）和充氧（5L/min），每次 8 分钟。再将处理后的血液回输给患者。每次采血 200mL，每 4 天 1 次，5 次为 1 疗程。

（3）标本采集：在量子化处理前后及回输后 1h 和 48h 各采静脉血 1 次，每次 1mL。

（4）观察指标的测定方法

1）化学发光法测定血浆及红细胞O_2^-：采集的血标本经肝素抗凝，800g 离心 10 分钟。取 10μL 血浆于 10 倍生理盐水中，取 10μL 红细胞于 200 倍生理盐水中。再各取 10μL 注入含有 1μmol/L CLA（2-Methyl-6-phenyl-3，7-dihydroimidazo- Ⅰ，1、2-2，Pyradin-3-one，日本东京化学公司）的反应液中，置于高敏感光电子检测器中进行测定，记录 1 分钟的最大发光强度（KCPM）及发光总积分值。

2）测定血浆 SOD 用黄嘌呤氧化酶法。

2. 结果

（1）临床效果：39 例患者经两个疗程 UBI 治疗后，37 例有效，2 例无变化，总有效率 94.87%。

（2）UBI 前后体内自由基的变化

1）UBI 前后红细胞中O_2^-的变化：39 例患者的血液在量子化处理前红细胞中O_2^-的 KCPM 峰值平均为 4.72，处理后，红细胞O_2^-的 KCPM 和发光总积分值均明显增高。与处理前对比，$P < 0.01$。自血回输患者体内后 1h，红细胞O_2^-的 KCPM 和发光总积分值进一步有所提高。回输体内后 48h 再测定红细胞O_2^-，无论是 KCPM 或发光总积分值均已恢复到量子化处理前的含量水平，与处理前对比，$P > 0.05$（表 1-16）。

2）UBI 前后血浆中O_2^-的变化：39 例患者的血液在量子化处理前后血浆O_2^-的 KCPM 峰值和发光总积分值测定结果见表 1-17。

表 1–16　39 例患者 UBI 前后红细胞O_2^-的变化（$\bar{x} \pm s$）

	量子化处理		自血回输后	
	前	后	1h	48h
KCPM	4.72 ± 0.55	6.32 ± 0.54	7.28 ± 0.69	4.92 ± 0.65
P^*		＜ 0.05	＜ 0.001	＜ 0.001
发光总积分值	3.06 ± 0.45	4.57 ± 0.44	4.67 ± 0.62	2.56 ± 0.52
P^*		＜ 0.01	＜ 0.05	＜ 0.05

* 与量子化处理前比较。

表 1–17　39 例患者 UBI 前后红细胞O_2^-的变化（$\bar{x} \pm s$）

	量子化处理		自血回输后	
	前	后	1h	48h
KCPM	5.7 ± 0.5	7.85 ± 0.6	18.84 ± 0.8	11.26 ± 0.6
P^*		＜ 0.05	＜ 0.001	＜ 0.001
发光总积分值	2.5 ± 0.42	5.27 ± 0.43	11.5 ± 0.35	5.48 ± 0.42
P^*		＜ 0.01	＜ 0.001	＜ 0.001

* 与量子化处理前比较。

从表 1-17 可见，经量子化处理后血浆O_2^-的 KCPM 和发光总积分值均明显增高。回输入患者体内后 1h，血浆O_2^-的含量进一步增高，回输后 48h 比回输后 1h 的含量稍有下降，但仍明显高于量子化处理前的含量，$P < 0.001$。

（3）UBI 前后 SOD 的变化：39 例患者血液经量子化处理后血浆 SOD 有显著提高，$P < 0.001$。回输患者体内 1h 后，SOD 含量进一步升高；48h 后，SOD 含量稍有下降，但与处理前相比仍明显升高，$P < 0.001$（表 1-18）。

表 1–18　39 例患者 UBI 前后血浆 SOD 的活性变化（$\bar{x} \pm s$）

	紫外线照射		自血回输后	
	前	后	1h	48h
SOD（NU/mL）	55.15 ± 12.41	65.42 ± 13.46	68.6 ± 13.46	65.22 ± 13.31
P^*		＜ 0.001	＜ 0.001	＜ 0.001

* 与量子化处理前后相比。

（4）量子化处理前后的血液试管内自由基的变化：为了查明经量子化处理后的血液回输体内 1h 后O_2^-明显增高的原因，在试管内对量子化处理后的血液（各种稀释浓度）产生O_2^-量进行了分析。随机选择以上 39 例患者中的 5 例，用同样方法将血液量子化处理后抽取 2mL，再用未经处理的血液稀释，浓度为 2^{-1} ～ 2^{-10}。然后将各种浓度的试管置 37℃温箱中孵化 1h，离心后按上法测定血浆O_2^-，结果提示：经量子化处理后的血液在试管内产生O_2^-的量并不因稀释倍数增加而降低，提示量子化处理后的血液回输体内主要通过直接作用使O_2^-增加。

3. 讨论

本文结果显示，通过紫外线照射和充氧的血液在体内及试管内均可直接产生活性氧，这可能是 UBI 的作用机理之一。活性氧既有攻击体内的蛋白质、核酸、膜脂质的致病作用，又有杀菌、抗癌、提高放射性增感及光化学增感的治疗作用。

本文还发现，随着O_2^-含量的增高，血浆 SOD 活性也显著增高，反馈激活体内抗氧化酶系统，这可能是 UBI 的作用机理之二。从而使某些由于疾病导致机体内 SOD 活性及诱导能力低下的患者 SOD 活性及诱导能力提高，在体内达到新的平衡，起到治疗疾病的作用。

从 UBI 的作用机理推测，UBI 可用于需要利用活性氧、自由基治疗的疾病，如细菌、病毒感染性疾病，各种肿瘤的辅助治疗，以及提高低氧细胞对放疗、化疗的增感反应等。UBI 也适用于各种与自由基损害有关的病症，如衰老、缺血性脑血管疾病、免疫系统疾病、神经系统疾病等。

[中国输血杂志，1993，6（1）：19-21]

三、鉴定意见

该课题深入研究了紫外线照射充氧回输疗法（UIB）的作用原理，系统地观察了 UIB 对机体的影响，计算紫外线照射合理剂量及波长，以保障回输血液的质量和安全。根据各种疾病的特点，建立了 30 余种疾病的 UIB 疗法操作规程。

临床应用上，用 UIB 疗法治疗患者 8000 余例共 12 万人次，显效率达 68.4%，具有显著的社会效益和可观的经济效益。迄今，全国有 100 多个单位推广了该院 UIB 疗法的经验。

该课题将 UIB 疗法用于临床，计算紫外线剂量时以光学物理剂量替代传统的生物剂量，填补了国内空白。对于氧化和抗氧化的理论研究也属国内首创。

该课题从微循环学说、免疫学、血流变学说、生物化学等方面系统地探讨了UIB的作用机理。曾发表论文3篇，出版专著《光量子血液疗法临床新用》1册。

该课题立题新颖，设计合理，有实用价值。具有国内先进水平，其中部分研究属国内领先水平。希望未来能对UIB疗法的作用机理进行更深入的研究探讨。

[（95）苏中医科鉴字13]

四、获奖成果

本课题1996年获江苏省人民政府科技进步二等奖（获奖证书见附录二，7）。

第五节　SOD与气虚证本质及补气药SOD样作用研究

苏中医科合字（91-1）第25号

一、内容简介

（一）任务来源

江苏省中医管理局研究项目。

（二）应用领域和技术原理

本课题将自由基理论、NO理论与中医基础理论“气”的概念相结合，基于中医临床研究，明确了NO及氧自由基对肾脏疾病及中医气虚证的影响，并通过实验研究明确了补气类中药的SOD样抗氧化作用，这是其发挥临床治疗作用的机理之一，构建了中医气虚证的嘌呤霉素氧化应激状态大鼠动物模型，对中医证型的研究及中药药理药效学的研究具有重要意义。用CLA化学发光法测定血浆及红细胞超氧阴离子和SOD，并开发研制了相关试剂盒，填补了国内空白。

（三）主要性能指标

1. 气虚证的概念研究　根据中医基础理论，气虚证应同时包含温煦乏源、推动无力、防御不固、固摄无权、气化不足和五脏功能减退等表现，因此应该从整体研究气虚证的本质，并从 NO、氧化－抗氧化系统方面选择系列实验指标，如血清 NO、血浆及红细胞超氧阴离子含量及 LPO、SOD 等抗氧化酶的含量，探讨了与气虚证本质的相关性。

2. 实验动物模型的制造　运用嘌呤霉素制作氧化应激状态大鼠的病理模型，即模拟气虚证模型。

3. 临床及实验指标

（1）运用 ESR、化学发光法（CLA、NBT）及过氧化氢法对补气类中药的抗氧化能力进行系统的体内外研究，发现补气类中药的清除自由基活性较清热解毒药、活血化瘀药强，其程度呈明显剂量依赖关系。在菌科植物中，补气类中药可能含有 SOD 样酶活性。

（2）应用缺血性急性肾衰（IARF）大鼠模型，从生物化学、分子细胞学、自由基医学、病理形态学等方面对补气类中药复方提取物的抗氧化作用机理进行了系统研究，发现补气类中药可以明显提高 IARF 大鼠肾组织内 ATP 的含量，减轻氧自由基损害。

（3）临床上针对气虚证患者和氧化应激状态气虚大鼠，通过使用亚硝酸盐氧化还原比色法及放射免疫法等一系列生化检测，明确了 NO、氧自由基在气虚证中具有核心地位。在慢性肾炎的治疗中，补气类中药与抗氧化片、抗氧化合剂可能具有调整 NO 及氧自由基平衡的作用。

（4）采用海萤荧光素诱导剂（CLA）作为化学发光剂，应用化学发光法直接测定血浆及红细胞超氧化物的 CLA，并成功开发了试剂盒，此项研究填补了国内空白。

（5）利用 CLA 在国内首先应用化学发光抑制法测定 SOD 活性，并且开发了检测试剂盒。

（6）应用 CLA、SOD 试剂盒测定了 22 种呈现氧化应激状态疾病的O_2^-和 SOD 活力及血透患者透析前后 SOD 活力的变化，提示试剂盒可帮助分析各种疾病在呈现氧化应激状态时的病态程度。

（7）运用化学比色全自动分析法，检测了多种疾病的总抗氧化状态，探讨了机体总抗氧化状态与中医证型的关系，在血透治疗和重症病人的监护中具有重大意义。

（四）与国内外同类技术比较

1. 目前对气虚证的研究主要集中在人体脏腑之气，而对人体整体之气的研究较为薄弱，特别是对气虚证检测指标的选择常有片面性。本研究根据气的生理功能及致病特点并结合现代医学理论来研究气虚证本质，在国内外尚未见报道。

2. 目前关于中药抗氧化作用的研究较为热门，但使用 ESR 和 CLA、NBT 化学发光法及过氧化氢法同时筛选并比较中药的抗氧化作用，而且研究补气类中药 SOD 样作用，国内外尚未见报道。

3. 利用氧化应激状态大鼠病理模型及缺血再灌注急性肾衰动物模型，从分子细胞学、自由基医学等方面对补气类中药的抗氧化作用机理进行多角度研究，在国内尚属首次。

4. 目前，测定O_2^-及 SOD 的技术有化学发光法、电子自旋共振法及放射免疫法，后二者成本较高，在环保方面亦不够理想。以往的化学发光剂多采用鲁米诺，但该试剂稳定性差，无特异性，并且 pH 必须调至 10 附近才能测定，操作不便。本研究开发的化学发光法，经专家鉴定填补了国内 CLA 发光应用方面的空白。

以上结果皆经江苏省科学技术情报研究所进行光盘检索查新证实。

（五）成果的创造性和先进性

1. 本课题将 NO 及自由基医学理论引入对中医药的基础及临床研究，把 NO、氧自由基、SOD 的生物特性与中医气虚证的研究相结合，首次从整体到局部对气虚证的本质进行了系统化的研究，提出了 NO、氧自由基、SOD 在中医气虚证中具有核心地位。

2. 从 NO、氧化 – 抗氧化系统指标的检测结果发现，中医气虚证患者体内存在着 NO、氧化 – 抗氧化系统的异常变化，提示了中医气虚证的发生、发展与体内 NO、氧化 – 抗氧化系统的调节失衡有关。

3. 通过对补气类中药抗氧化作用的研究，发现补气药具有很强的清除自由基活性作用，并呈明显剂量依赖关系。菌科植物补气类中药可能含有 SOD 样酶活性，这对于深化自由基生物学和中医药学的内涵，开发新一代天然抗氧化剂和合成新的抗氧化物，进一步确立中医证型的客观标准具有积极推动作用。

4. 构建氧化应激状态大鼠病理模型及缺血性急性肾衰动物模型，对中药补气药物的作用机理进行了多层次探讨，进一步认识了补气类中药的抗氧化作用。

5. 本课题在国内首创以 CLA 化学发光法测定血浆及红细胞O_2^-和 SOD 活力的技术，成功开发了试剂盒。CLA 发光剂的应用填补了国内空白，与其他化学方法相比，本方法在敏感性、特异性、简便性方面具有优势，处于国内领先水平。

（六）作用和意义

本课题的研究成果取得了良好的经济及社会效益，填补了国内 CLA 发光剂的应用空白。1994 年，本课题组举办全国发光分析技术医学应用学习班，参加者来自全国 20 多个省市，将化学发光技术从基础推向临床。本课题首次从中医整体观念出发，结合现代医学理论及技术，对中医气虚证的本质进行了多层次的系统研究，对推进中医证候本质的客观化研究具有积极意义。补气类中药可治疗因缺血再灌注引起的氧自由基损伤，改善氧化应激状态。抗氧化作用机理的探讨对中药药理药效学的研究及开发新的抗氧化药物具有重要意义。1995 年 1 月转让的 CLA O_2^-和 CLA SOD 测试盒技术已实现年销售收入约 20 万元，用于科研及临床可年创利润 100 多万元。

（七）推广应用前景及效益预测

1. 本课题于 1993 年在全国首次出版了《自由基与中医中药》专著，约 30 万字，发行 3000 册，书中内容在以后出版的各种自由基医学专著中得到广泛的引用。

2. 本课题发表论文 14 篇，参加全国性学术会议大会交流 6 次，参加国际性学术会议大会交流 2 次。

3. 本课题首次从中医整体观念出发，结合自由基理论与技术，对中医气虚证的本质进行了多层次的系统研究，对中医证本质的客观化研究具有积极意义，为中西医结合的现代化研究提供了一个新思路。

4. 对补气类中药的抗氧化作用机理进行了探讨，对中药药理药效学进行研究，为开发新的天然抗氧化药物奠定了基础。

5.1994 年，课题组受中国生物物理学会分会委托，首次举办了全国发光分析医学应用学习班，向全国 20 多个省市推广发光技术在医学临床的应用。

6. 所开发研制的 CLA O_2^-的 CLA SOD 试剂盒已向全国 20 多家科研院所推广应用，并帮助北京、上海验证开发了测定化学发光的国产仪器，使试剂盒检测仪全部配套国产化，填补了国内空白。同时，协助完成本院及外单位的多项国家级和省级课题。1995 年，UIB 疗法的自由基机理研究课题获得江苏省科技进步二等奖。

7.CLA O_2^-和 CLA SOD 试剂盒已于 1995 年 1 月 16 日作为技术成果向外单位转让，至今已实现销售收入 60 余万元，并呈逐年递增趋势。此外，应用于科研与临床，收入约 300 余万元。

8. 需进一步深化及扩大对中医“气”的机理研究，以揭示气虚证的本质，所筛选的补气类中药 SOD 样作用应按新药要求做进一步的临床及实验验证，以便早日商品化，为合理开发自然资源及保障广大人民健康做出贡献。

二、主要研究

气虚证与氧化 — 抗氧化系统的研究

气是中医学理论体系的基础和核心，开展气的本质研究，对于深入探讨中医理论的基础有着重要作用。近年来，我们运用自由基学说，结合中医传统理论，并配合氧化应激状态的动物模型，从生理功能、病理反应的角度全面论述了中医气虚与氧化－抗氧化系统的关系。

中医学的“气”是一个宏观的概念，它既可以是不成形的、流动的精微物质，又可以理解为脏腑机体的各种生理功能，具有物质和功能的双重含义。首先，作为精微物质，气包括了呼吸之气、水谷精气及元气，三者相互作用，共同维持人体的生命活动。而作为各种脏腑功能的所谓脏腑之气，如心气、肝气、脾气、肺气、肾气，分别表现为各个脏腑组织的生理特点。两者之间相互联系，前者是后者的物质基础，后者是前者的功能表现。中医学认为气在人体内发挥着温煦、推动、防御、固摄、气化等生理作用，而对于各个具体的脏腑来说，气的功能又体现在心气主血脉、肝气主疏泄、脾气主运化、肺气主宣发、肾气主生殖等等。气虚证表现为气的各种生理功能失常，如温煦乏源、推动无力、防御不固、固摄无权、气化不足等情况，在各脏腑可以表现为脏腑、组织的生理功能低下；气有余则表现为各脏腑功能亢进的病理变化。因此，对于中医气虚证的研究必须从整体的角度，全面观察其物质基础在生理、病理状态下的变化，从而揭示气虚证的本质。

自由基医学认为，氧自由基有广义、狭义两种。广义的氧自由基是统指含氧反应性高的化合物，狭义的氧自由基主要是指 4 种反应性的氧分子种类。构成身体的脂质、蛋白质、核酸在受到氧自由基攻击后就会变性，导致各种疾病出现。另外，在吞噬细胞保护机体免受致病因子的侵袭时，氧自由基发挥着重要作用。需氧生物在不断进化中，已逐渐形成了一个完整的抗氧化防御系统，超氧化物歧化酶（SOD）即是其防御系统中的一种重要抗氧酶，其主要作用是催化清除O_2^-反应，通过催化消除O_2^-起到阻止活性更强的氧自由基产生，抑制脂质过氧化的作用。

NO是一种自由基性质的气体，已成为当前的一个医学研究热点。NO的前体物质是左旋精氨酸，NO是亲脂性物质，直接扩散至邻靶细胞与内部的可溶性鸟苷酸环化酶结合，促使三磷酸鸟苷转化为环磷酸鸟苷；NO还可能通过多种非CGMP依赖性途径影响基因转录，信使核糖核酸翻译和蛋白质翻译后加工，从而发挥生物学作用。而持续大剂量NO释放可致组织细胞明显损伤，成为一种细胞毒性分子。

综上所述，将中医有关“气”的理论与自由基医学中NO、氧自由基及SOD进行比较，可发现两者在来源及生理反应性上似有其一致性。

虽然氧自由基的生物学特性与中医所述的“气”有相似之处，但是氧化应激所导致过氧化损害的一系列生理、病理变化是否与中医气机失常病症有关尚待验证。我们采用嘌呤霉素氧化应激状态大鼠动物模型，进一步研究了氧化应激状态机体内的一些生理病理变化，并与中医有关气虚理论进行了对照。见表1-19。

表1-19　氧自由基与“气”的比较表

类别	气	氧自由基
来源	呼吸之气	大气中（O_2、O_3、NO）
	水谷精气	饮食中（氨基酸）
	先天元气	遗传进化
生理特性	有余及不足皆可致病的二重性	生成缺陷及过多皆损害机体的双向性

实验方法：将实验动物雄性Wistar的大鼠分为病理对照组及正常组，病理对照组嘌呤霉素每千克体重10mg剂量腹腔注射，每日1次，连续7天，正常组注射相同剂量的生理盐水。在造模结束后分别留取血、尿标本进行理化检测。

实验结果：嘌呤霉素大鼠模型是目前国际上公认的氧化应激状态大鼠模型，NO作为一种自由基，在体内与O_2^-维持动态平衡，SOD也参与了这个过程，NO、氧自由基及SOD之间有着本质的必然相关性。本氧化应激状态模型中，可见到O_2^-及LPO增高，SOD及NO下降（如表1-20），表明了此模型符合氧化应激损害动物模型。

表 1-20　氧化应激状态大鼠 NO、氧化、抗氧化系统变化表

项目	正常组	病理组
SOD（U/mL）	52.72 ± 1.15	50.38 ± 1.30
LPO（nmol/L）	0.27 ± 0.04	0.36 ± 0.06
NO（μmol/L）	0.44 ± 0.04	0.39 ± 0.01
血浆O_2^-（kcpm）	11.92 ± 1.32	19.56 ± 2.04
红细胞O_2^-（kcpm）	4.43 ± 0.56	5.89 ± 0.43

其血、尿的理化检测结果如表 1-21 所示，提示氧化应激状态病理损害动物模型存在着广泛的生化变化。

由于氧自由基损害，氧化应激状态大鼠病理模型出现了一系列病理表现，那么病理表现与气虚理论有无相关性？我们对气虚证的中医病理变化进行研究，试用自由基学说进行了以下论述。

表 1-21　氧化应激状态大鼠生化结果表

项目	正常值	病例组
体重（g）	252.5 ± 4.2	242.4 ± 4.3
胸腺（mg/g）	0.796 ± 0.102	0.563 ± 0.06
脾脏（mg/g）	177.75 ± 5.31	158.75 ± 7.11
尿 NAG（U/L）	177.33 ± 68.32	379.75 ± 119.53
尿尿酸（mmol/L × 10^{-3}）	8713.5 ± 3400.46	4345.82 ± 1740.93
尿肌酐（μmol/L × 10^{-3}）	14030.42 ± 2487.16	8640.5 ± 1952.27
尿尿素氮（mmol/L × 10^{-3}）	601.75 ± 108.12	469.67 ± 108.81
尿微量白蛋白（mg × 10^{-3}）	1.86 ± 0.52	8.02 ± 2.37
血 T_3（ng/mL）	1.08 ± 0.12	0.896 ± 0.13
血 TXB_2、$PGF_{1\alpha}$	0.86 ± 0.04	1.82 ± 0.23
血 T（ng/mL）	158.75 ± 61.24	96.67 ± 37.08
血 E_2（ng/mL）	10.51 ± 2.08	14.48 ± 2.47
血黏度：低切	11.47 ± 0.79	12.20 ± 0.26
中切	6.79 ± 0.35	7.69 ± 0.29
高切	6.46 ± 0.36	7.18 ± 0.33

（1）温煦乏源：超氧阴离子的脂质过氧化作用破坏机体线粒体膜脂质的形态结构，表现膜脂层排列松散，内膜嵴减少，合成 ATP 能力减低，基础代谢降低，此时则不能维持机体正常体温，机体内各种物质的代谢率下降。本模型中血甲状腺素的含量下降，从而表现出温煦乏源。

（2）推动无力：气虚则推动作用减退，生长发育迟缓，脏腑、经脉的功能就会减退或者发生血行停滞、水液停留等各种病变。目前已知氧自由基可通过影响血小板功能、TXA_2/PGI_2 系统平衡对血流发生作用，特别 NO 作为血管内皮的舒张因子，决定着各脏器的血流情况，并且氧自由基的过氧化损伤，也可以加快机体的衰老，影响其生长发育。本实验也表明氧化应激状态下的病理模型出现 TXB_2/PGI_2 失衡、血黏度增加、体重增加减慢的变化。

（3）防御不固：气虚则卫外不固，机体既容易受外邪入侵，又不能驱邪外出，这在现代学中常被看出是机体免疫功能减弱。NO、氧自由基在机体免疫功能中发挥着重要作用，一方面氧自由基、NO 可消灭异物、肿瘤，维持正常的免疫功能，但 NO 及氧自由基在体内含量不足或过多皆可损害机体的免疫功能，从而导致防御不固。本模型也表明了氧自由基可损害机体的免疫功能，使防御功能下降。

（4）固摄无权：气的固摄作用表现为控制血液，使血液不能溢出脉管外；控制汗液与尿液，使其排泄正常，除此以外还可固摄津液等等。目前根据自由基医学认为，NO、氧自由基可通过影响血小板的数量及质量，改变血小板功能；通过 PGI_2/TXA_2 系统和血管内皮细胞影响血管的通透性，使血液易溢出脉外，减弱机体摄血功能。另外，超氧阴离子及 NO 在机体内可通过影响肾小管的上皮细胞功能，使尿液的排出情况有所改变。本模型动物的尿中 NAG 酶及微量白蛋白皆升高，意味着氧化应激状态的动物会出现精微物质下泄等中医气失固摄的症状。

（5）气化不足：气化有两个意义，一是指气、津、血之间的相互化生，二是指脏腑的某种功能活动。如因气虚而气化不足，标志着物质转化功能减弱，也就是新陈代谢偏弱和机体脏器生理功能减退。氧自由基的脂质过氧化对机体的生物膜造成损害，使机体的基本功能结构单位细胞及细胞器受到破坏，从而影响各种组织器官的能量及物质代谢。而 NO 作为一种介质、信使和细胞功能的调节剂，也在各种组织的生理功能中发挥着重要作用。同时，模型的各种代谢终产物及性激素水平明显降低，显示了氧化应激状态可导致气化不足的中医气虚证。

（6）在各脏腑之气与 NO、氧化 – 抗氧化系统的关系研究中，目前自由基医学已证实 NO、氧化 – 抗氧化系统具有调节血管血流量、心血管供量和心室充盈度的作用。除此以外，还可以调节肝窦血流量、肝细胞功能及大脑情志、思维功能；调节消化道平滑肌，保护消化道黏膜；调节肺血管、支气管平滑肌，在肺支气管中起到“闸门”作用；调节性功能、性生理及胎儿生长；调节肾小管上皮细胞功能，维持肾脏水钠平衡。上述NO、氧化－抗氧化系统在体内的调节功能，分别在心气主血脉，肝气主藏血、疏泄，脾气主运化，肺气主宣发，肾气主生殖、主水的生理功能中体现，因此，中医的脏腑之气与NO、氧化－抗氧化系统在机体内的生理作用相关。

综上所述，中医整体之气的生理功能、病理变化及局部脏腑之气的功能表现与自由基学说中氧化－抗氧化系统的生理功能有着密切的相关性，中医气虚证的一系列临床病理表现与机体内氧化－抗氧化系统的平衡失调有关。从而初步证明，可将NO、氧化－抗氧化系统的调节作用视作中医“气”的微观物质基础之一，中医气虚证的客观实质很可能是NO、氧化－抗氧化系统的平衡失调。

三、鉴定意见

江苏省中医管理局“NO、氧化－抗氧化系统与中医气虚证、补气类药SOD样作用的体内外分析”课题，经过江苏省中医院课题组6年的研究现已完成，其阶段性成果于1994年曾获江苏省科技进步四等奖。鉴定委员会各位专家通过对本课题组的汇报及提供的资料进行了全面审核和讨论，一致认为该研究已完成原课题设计书要求，科研资料翔实、完整，符合鉴定要求。具体意见如下：

1. 本课题将现代医学NO及自由基理论与中医药研究相结合，首次对气虚证的本质从整体到局部进行了较为全面系统的研究，提出了NO、氧自由基、SOD对中医气虚证发生、发展及证候轻重、转化具有重要影响，拓展了中医证候本质客观化的研究领域。通过多种方法在试管内及临床和动物实验中分析了补气类中药的抗氧化活性，证明了补气类中药具有较强的清除自由基活性能力。用于治疗急性肾衰、肾病综合征大鼠，具有明显改善肾功能，调节NO、氧自由基系统的作用。

2. 本课题所选指标科学性强，统计准确，技术资料内容全面、完整，研制的CLA化学发光法测定血浆及红细胞O_2^-和SOD活力的技术为国内首创，开发成功的试剂盒灵敏度高，特异性强，方法简便，填补了国内CLA发光剂临床应用的空白，并已推向市场，取得了显著的经济及社会效益，为开发中药抗氧化剂打下了基础，对化学发光技术在中医药领域的推广应用做出了贡献。

3. 本课题研究成果总体水平处国内领先，并有较好的推广实用价值，建议申报科技进步奖。希望进一步深化气虚证与 NO、氧化－抗氧化系统相关性机理研究，争取早日发现更多具有抗氧化作用的补气类中药并将其开发成新产品。

[苏科鉴字（98）第641]

四、获奖成果

本课题 2000 年获江苏省中医药管理局科技进步二等奖（获奖证书见附录二,5）。

第六节　化学发光测定超氧阴离子（O_2^-）和超氧化物歧化酶（SOD）的新方法及机理研究

苏中医科合字（91–2）第 25 号

一、内容简介

（一）课题研究概况

本课题来源于江苏省中医药管理局项目 SOD 与气虚证本质及补气药 SOD 样作用的研究。按照课题设计要求及进度，首先我们用嘌呤霉素制作了氧化应激状态下肾病综合征气虚证的动物模型，并同时用电子自旋法（ESR）、化学发光法（CLA）对补气药的 SOD 样作用进行了筛选，在此基础上研制了以补气药为主的健肾片，以及由清除自由基作用最强的药物组成的抗疲劳口服液，观察了以上两种药物对氧化应激状态下肾病综合征气虚证动物模型的影响，研究总结已在国际和国内自由基学术会议、省级杂志发表论文 8 篇，出版《自由基与中医中药》专著一本。

（二）开发用化学发光法直接测定O_2^-的方法及机理研究

本研究在国内首先开发了用 CLA 诱导的化学发光法直接测定人体红细胞及血浆

超氧阴离子的方法及试剂盒，CLA 的 pH 值在中性附近，可诱导出强烈发光，通过 ESR 图谱证实它与来自黄嘌呤－黄嘌呤氧化酶体系反应的标准O_2^-相同。研究结果表明：通过 CLA 诱导，在生理盐水中用 0.0016% SDS 和 1.28%酚可使人体红细胞的O_2^-增幅 60 倍。在 Tris-NH_4Cl 缓冲液中的红细胞溶解液与完整红细胞测出同等程度的 CLA。来自血浆稀释物中 CLA 可抵抗 SOD，在氧化应激状态的病人中血浆 CLA 可明显增高。来自红细胞中O_2^-的产生机理：在各种脏器中产生的O_2^-通过红细胞膜被吸收，受到在红细胞内产生的O_2^-影响，成为不安定形态的氧合－变性 Hb 中间体，在含有 CLA 的测定液中变性化生成O_2^-，并发出荧光。

通过使用新开发的 CLA 化学发光法测定O_2^-，进一步证实此方法可用于各种与自由基相关的基础研究，如缺血—再灌注、氧化应激状态肾病综合征等动物实验，以及在临床帮助分析呈现氧化应激状态的各种疾患病态程度。通过测定 22 种疾病患的者红细胞、血浆O_2^-含量，显示出不同程度的高值，与 LPO 的增高、SOD 活力降低程度基本一致，而且反应更为敏感。还可用于筛选开发抗氧化剂，分析药理药效的作用。

（三）化学发光抑制法测定 SOD 活性研究

应用黄嘌呤－黄嘌呤氧化酶体系产生O_2^-，以 CLA 作为化学发光增感剂，建立了 SOD 活力测定 CLA 化学发光抑制法，从方法学角度进行了实验研究，观察了缓冲体系的 pH 值、测试反应系统温度、反应时间、CLA 浓度、黄嘌呤浓度、EDTA-Na_2 浓度、黄嘌呤氧化酶（XOD）活力对测定的影响，确定了最佳测试条件。并做了该方法的重复性测试及回收率测试，SOD 标准液批内 CV 2.6%，批间 CV 3.9%，混合人体血清批内 CV 3.5%，批间 CV 4.6%；平均回收率为 103.2%。人体血浆最终稀释倍数达 1000 倍，人体红细胞最终稀释倍数达 6000 倍。以上结果表明，本法具有时间响应快（测定仅需 1 分钟）、稳定性好、精确度高、样品用量少、高度灵敏、专一性强等特点，我们还做了南京地区正常参考值的调查，并观察了不同疾病患者血浆及红细胞 SOD 活力变化，以及血透患者透析前后 SOD 活力的变化。应用表明：本法是目前测定 SOD 活力较为理想的方法。

（四）南京和上海五家单位使用O_2^- CLA 化学发光测试盒的验证报告

结果表明：O_2^- CLA 化学发光测试盒测试范围、病种广泛，方法简单，样品用量少，敏感性高，结果稳定，重复性好，是一个很有前景的产品。

（五）推广应用前景及效益预测

江苏省中医院从 1991 年开发使用O_2^- CLA 化学发光测定法及 SOD 的 CLA 化学发光抑制测定法以来，受到了科研工作者及医务工作者的普遍欢迎与高度重视，已协助完成肾科、肝胆科、脾胃科、皮肤科、五官科等科室各项科研项目及研究生的科研论文，协助完成外院预防医学专业（南京医科大学）、内分泌专业（南京八一医院）及中药制剂专业（南京中医学院）的国家级和省级课题，从临床检测应用角度来看，具有很好的社会效益。经济效益方面，在课题组科研阶段，年产值 3 万余元，纯利润在 3 万元左右。本研究提供的试剂盒是一个很有前景的产品，填补了国际、国内空白。1993 年 12 月初，受中国生物物理学会光技术专业委员会委托，我们举办了化学发光技术临床应用全国性推广学习班，向全国 20 多家大学、科研院所、医院介绍推广该项技术。目前已有北京、上海、河北等地 10 余家单位使用该试剂盒。通过进一步推广之后，预计直接年产值可达 10 余万元，间接年产值可达 90 余万元，并随着发光计数仪的进一步普及呈逐年上升趋势。

二、主要研究

全血超氧化物歧化酶测定及其临床应用

[摘要] 目的：建立一种通过化学发光测定全血超氧化物歧化酶（SOD）的新方法，探讨临床 SOD 活力变化及 SOD 在血液透析疗法延缓肾衰过程中的作用。方法：根据 SOD 抑制超氧阴离子O_2^-（黄嘌呤 – 黄嘌呤 β 氧化酶体系生成）诱导的海萤荧光素 [CLA，2-Methyl-6-phenyl-3，7-dihydroimidazo-（1，2-α）pyrazine-3-one] 化学发光程度测定 SOD 活力。共检测正常组 50 例，病理组 205 例，血液透析组 28 例。结果：①血浆 SOD：糖尿病、慢性肾功能不全与正常组间 t 检验均有显著差异，高血压、SLE、尿毒症与正常组间 t 检验均有高度显著差异，胆囊炎、慢性肾炎与正常组间均无显著差异。②红细胞 SOD：除 SLE 与正常组间 t 检验有显著差异外，余均无显著差异。③血液透析前后血浆及红细胞 SOD：透析前与透析后有高度显著差异。结论：①血浆 SOD 可反映临床病人体内抗氧化自由基水平，而红细胞 SOD 测定临床意义不大。②血液透析疗法可激活体内抗氧化自由基活性，消除体内过多的氧自由基，减轻氧自由基对人体造成进一步损害，以达到延缓肾衰的治疗目的。

[关键词] 萤光素 化学发光 超氧化物歧化酶 血液透析

氧自由基、抗氧化自由基平衡系统的失衡及自由基损伤在疾病的发生、发展过程中起到重要作用，在医学领域普遍受到重视。贾宁人等人曾报道过有关超氧阴离子在慢性肾功能损害发生、发展过程中所起的作用。本文旨在通过测定不同疾病的患者及慢性肾功能不全尿毒症期患者血液透析前后血浆、红细胞中超氧化物歧化酶（SOD）的活力，为临床及科研提供一种新的观察指标，并以自由基理论为基础，探讨血液透析在慢性肾功能不全尿毒症期患者治疗中所起的作用。

1. 对象和方法

（1）研究对象

1）正常组：年龄 21 ～ 52 岁，本院体检正常之工作人员，男女兼有，共 50 例。

2）病理组：为临床已确诊的本院住院病人，共计 205 例。其中慢性肾炎组 46 例，年龄 32 ～ 56 岁；慢性肾功能不全氮质血症期组 24 例，年龄 40 ～ 52 岁；尿毒症组 35 例，年龄 28 ～ 54 岁；高血压组 25 例，年龄 35 ～ 68 岁；糖尿病组 25 例，年龄 40 ～ 59 岁；胆囊炎组 25 例，年龄 34 ～ 57 岁；SLE 组 25 例，年龄 18 ～ 44 岁。以上各组病例均男女兼有。

3）血液透析组：为慢性肾功能不全尿毒症期进行血液透析治疗的患者，计 28 例，年龄 32 ～ 61 岁，透析年限 2 ～ 6 年，男女兼有。

（2）测定方法

1）标本采取：临床护理部门在检测当天上午 7：30—8：30 抽取住院病人静脉或动脉血，置于肝素抗凝管中，加硅胶塞立即摇匀，待完全抗凝后送检。

2）血浆和红细胞 SOD 活性测定：用化学发光法。抽取患者动脉血或静脉血 2mL，肝素抗凝后以 2000r/min 离心 5min，取上清液血浆，用生理盐水稀释 10 倍后进行血浆 SOD 测定；另取沉淀红细胞 100μL，用 1mL 生理盐水洗涤 2 ～ 3 次，取经洗涤的沉淀红细胞 10μL，用氰化高铁法测血红蛋白含量；再取 10μL 以冷却的双蒸馏水 400μL 溶解后，加无水乙醇及三氯甲烷各 200μL，旋涡混匀 1min，以 4000r/min 离心 5min，取上清液测 SOD 作为红细胞 SOD。SOD 活性测定系统采用由黄嘌呤氧化酶 – 黄嘌呤 -CLA-PBS 缓冲系统（0.05mol/L，pH 5.6）组成（黄嘌呤氧化酶、黄嘌呤为 Sigma 产品，CLA 为东京化成株式会社产品），测定时设对照管和测定管，各管中先加 PBS 缓冲液 600μL，$EDTA\text{-}Na_2$ 溶液（1mmol/L）100μL，黄嘌呤溶液（1mmol/L）100μL，CLA 溶液（5μmol/L）100μL，测定管中再加 10μL 处理样本，对照管中加 10μL 生理盐水，放入发光仪（BLR-201，日本刀口力株式会社生产）测试室，最后加入 100μL 黄嘌呤氧化酶溶液（45 mU/mL）启动反应并开始测定，仪器自动记录并打印出样本测定管及对照管 1 min 末的发光强度值，以抑制对照管发光强度的 50%。所需 SOD 浓度为一个活力单位，结果再乘以样本稀释倍数，并作相应的单位换算，血浆 SOD 活性以 U/mL 表示，红细胞 SOD 活性以 U/(g· Hb) 表示。

2. 结果

（1）正常组与病理组血浆及红细胞 SOD 测定值的相互比较见表 1-22。所有结果均以 $\pm s$ 表示，运用的统计学方法则根据方差齐性检验结果决定，两组方差齐同则运用 t 检验，两组方差不齐同则运用校正检验（t' 检验），见表 1-22。

表 1–22 正常组与病理组血（SOD）检测结果

组别	血浆 SOD（U/ mL）	红细胞 SOD [U/g · Hb]
正常组（n=50）	263 ± 49	5784 ± 2001
高血压组（n=25）	335 ± 92***	6694 ± 1956*
胆囊炎组（n=25）	224 ± 94*	5932 ± 1503*
SLE 组（n=25）	219 ± 46***	4678 ± 1812**
糖尿病组（n=25）	240 ± 32**	5230 ± 2038*
慢性肾炎组（n=46）	248 ± 36*	5525 ± 2102*
慢性肾功能不全氮质血症期组（n=24）	238 ± 46**	5549 ± 2005*
尿毒症组（n=35）	216 ± 52***	5122 ± 2098*

与正常组比较，*$P > 0.05$，**$P < 0.05$，***$P < 0.01$，表 1-23 同此。

由表 1-22 测定结果可见，各病理组 SOD 的测定结果以血浆值较正常组有明显改变，而红细胞值较正常组除 SLE 组有明显降低外，余未见明显变化。高血压组血浆 SOD 非常显著高于正常组（$P < 0.01$），SLE 组血浆 SOD 非常显著低于正常组（$P < 0.01$），糖尿病组血浆 SOD 显著低于正常组（$P < 0.05$），慢性肾功能不全氮质血症期组血浆 SOD 显著低于正常组（$P < 0.05$），而终末期尿毒症组病人血浆 SOD 则非常显著低于正常组（$P < 0.01$），胆囊炎组、慢性肾炎组血浆 SOD 与正常组相比无显著改变（$P > 0.05$）。临床病人红细胞测定较血浆为复杂，且红细胞测定不如血浆测定有临床意义，故临床测定病人血浆 SOD 可反映病人体内抗氧自由基水平。

（2）慢性肾功能不全尿毒症期患者血流透析治疗前后血浆及红细胞 SOD 活性变化结果见表 1-23，结果以 $\bar{x} \pm s$ 表示，统计学方法运用 t 检验。

表 1-23　血液透析前后患者血 SOD 活性变化 [血浆 SOD（U/ mL），红细胞 SOD（U/g · Hb）]

	血液透析前	血液透析 2h 后		血液透析结束后
		动脉血	静脉血	
血浆 SOD（*n*=17）	193 ± 41	266 ± 55**	328 ± 67***	291 ± 58***
红细胞 SOD（*n*=17）	5096 ± 2045	9503 ± 2765***	6956 ± 2898**	7926 ± 2697***

由表 1-23 测定结果可见，慢性肾功能不全尿毒症期患者血液透析后较透析前无论是血浆还是红细胞 SOD 测定值均有增高，且非常显著（$P < 0.01$）。

3. 讨论　在正常生理情况下，人体细胞内存在着氧自由基与抗氧化自由基系统的动态平衡，这一动态平衡保证了人体细胞的正常生理活动，从而保证了人体的正常生理功能。在病理情况下，人体细胞内出现了氧自由基与抗氧化自由基系统的失衡，抗氧化自由基活性降低或衰竭，导致氧自由基活性升高，由于细胞膜系统含有丰富的脂类物质，且多含不饱和脂肪酸成分，当氧自由基活性升高以后，便与不饱和脂肪酸高度亲和，造成生物膜脂质过氧化的发生，导致细胞功能障碍，疾病随即发生。

SOD 为存在于细胞内外的高效抗氧化剂，深受医学界的关注。临床上对它的研究颇多，从体内 SOD 的测定方法，到 SOD 与临床疾病的关系，以及用人、动物的血液提取的 SOD 或人工合成的 SOD 模拟酶治疗各种疾病。纵观文献资料，有关 SOD 的研究工作在不断深入地开展。比较观察健康、衰老与疾病时组织、细胞与体液中 SOD 含量，并开发出经济实用的 SOD 治疗类药物，用于临床医学及保健。医学服务是一项系统工程，需要各方面的努力。我们通过建立 SOD 化学发光测定法并用于临床检测工作，积极参与这项系统工程。

根据研究成果并比较文献资料，我们认为由于人体内氧自由基、抗氧化自由基平衡系统的失衡，导致氧自由基对人体细胞结构产生破坏，引起细胞的正常生理功能障碍，在某些疾病的发生、发展过程中起着重要作用。但氧自由基、抗氧化自由基是一个整体系统，在临床及研究过程中应同时监测，如同时测定O_2^-、LPO、SOD 等，并在病例选择、测定方法、观察手段等方面进行统一，方能起到促进临床及科研工作的作用，否则临床研究资料可比性差。

从透析前后体内血浆及红细胞 SOD 的变化情况看，透析不但能除去血液中有毒物质（如 BUN、Cr 等），还能提高体内抗氧化自由基活性水平，推测血液透析疗法可能在除去有毒物质以后又激活体内抗氧化自由基活性，消除体内过多的氧自由基，以减轻氧自由基对人体造成进一步损害，达到延缓肾衰的治疗目的。

三、鉴定意见

江苏省中医药管理局下达的“SOD 与气虚证本质及补气药 SOD 样作用的研究”阶段性成果“超氧阴离子化学发光试剂盒，超氧化物歧化酶化学发光试剂盒”课题，经过江苏省中医院课题组三年研究已经完成。经过五家单位应用验证，各项指标符合临床检验要求，经省医学情报研究所光盘检索，国内未见报道。1994 年 12 月 5 日，省中医局主持鉴定，会上听取报告并经认真讨论，认为：

1. 本成果理论与实践相结合，设计合理，方法先进，数据可靠，成果资料齐全。

2. O_2^-、SOD-CLA 试剂盒灵敏度高，专一性强，重复性好，方法简便，安全可靠。

3. O_2^-、SOD-CLA 试剂盒属于国内首创。建议进一步完善配套测量体系，上报成果，及早推向市场。

[苏中医科鉴字（94）010]

四、获奖成果

本课题 1995 年获江苏省人民政府科技进步四等奖（获奖证书见附录二，6）。

第七节　保肾胶囊对食盐敏感性大鼠高血压肾损害过程中内皮氧化 LDL 受体及多种细胞增殖因子的影响

江苏省“333”工程、非教育系统回国人员资助项目 [1998]

一、内容简介

（一）立项赞助

1. 1997 年度非教育系统回国人员 A 类资助 [苏人通（1998）5 号]。

2. 1997 年江苏省“333”工程项目资助 [苏卫人便（1998）1 号]。

（二）研究目的

1. 围绕最新发现的内皮氧化低密度脂蛋白受体（LOX-1），探讨其与高血压和肾损害的关系。

2. 采用物理学机械性伸展刺激方法，给肾小球的血液动力学增加负荷，观察对系膜细胞产生增殖因子及细胞外基质的影响。

3. 观察中药保肾胶囊对 LOX-1、转化生长因子 TGF-β、Ⅰ型胶原等基因表达的影响，以及对肾脏系膜细胞、成纤维细胞的增殖抑制作用。

（三）研究假说

见图 1-1、图 1-2、图 1-3。

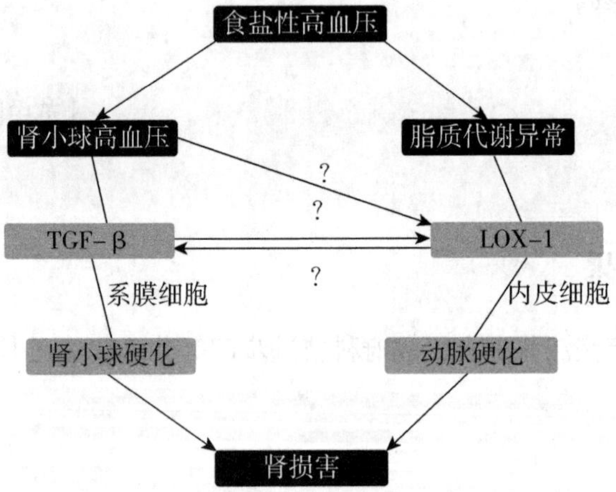

图 1-1　食盐性高血压肾损害进展机理假说

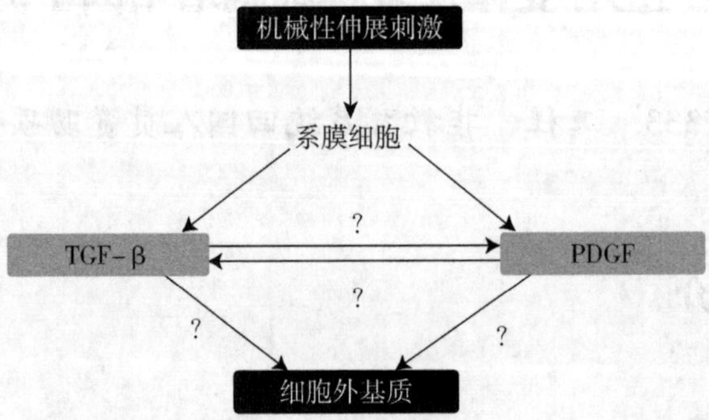

图 1-2　机械性伸展刺激系膜细胞产生增殖因子及细胞外基质亢进的机理假说

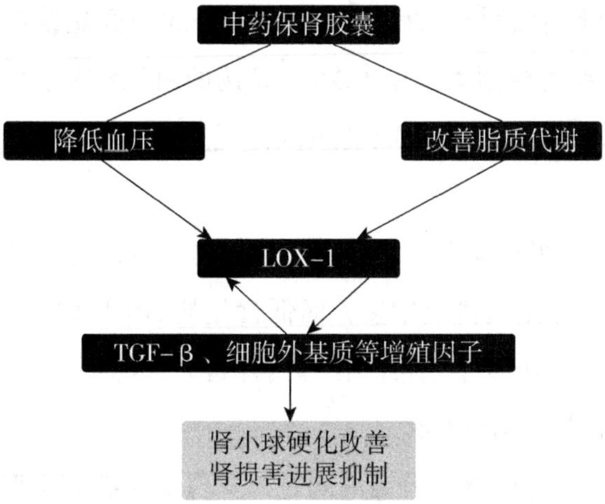

图 1-3　中药保肾胶囊 LOX-1、TGF-β、Ⅰ型胶原等基因表达的影响假说

（四）研究方法

1. LOX-1 在食盐敏感性大鼠高血压肾损害过程中的作用以及中药保肾胶囊对 LOX-1、TGF-β、Ⅰ型胶原、Ⅳ型胶原基因表达的影响：用低食盐（0.3%）和高食盐（8%）喂服 Dah 1 食盐敏感性（DS）大鼠和食盐抵抗性（DR）大鼠，以及 SHR-SP/Izm 大鼠和 WKY /Izm 大鼠 4 周，取出肾脏和分离肾小球，提取 mRNA，用 Northen blot 法分析 LOX- 1、TGF-β、Ⅰ型胶原、Ⅳ型胶原的基因表达。对于高食盐组 DS 大鼠，投用保肾胶囊高、低两种剂量，并与对照组对比血压、脂质、肾功能及基因表达。

2. 探讨机械性伸展刺激对肾小球系膜细胞的影响：将培养第 9 代的大鼠系膜细胞移入伸展刺激专用的 6 孔培养皿中，并将保肾胶囊喂服 1 周后的 wistar 大鼠血清加入，分组，用细胞伸展装置 FLEXER CELL 进行机械性伸展刺激，然后提取 mRNA，用 Northen blot 法检测 TGF-β、Ⅰ型胶原、Ⅳ型胶原，纤维结合素等的基因表达。

3. 保肾胶囊对大鼠肾小球系膜细胞和成纤维细胞增殖的抑制作用：保肾胶囊喂服 1 周后的 wistar 大鼠血清分 0.5%、2%、5%、10%、20%多个浓度组加入 96 孔系膜细胞和成纤维细胞培养板中，加入 ^{3}H-Thymidine 1μci/well，最后在 liquid - scintillation 上计数。

（五）研究创新之处及与国内外同类技术比较

1. 患高血压（SHR/Izm）（不管高盐或低盐饮食）及高盐的 DS 大鼠主动脉及

静脉上 LOX-1 的基因表达与正常血压的 WKY/Izm 和低盐饮食的 DS 比较。前者显著上调，从这些动物模型大鼠中 LOX-1 表达的对比结果，在国内外首先提出：LOX-1 在高血压大鼠的主动脉和静脉上的表达是亢进的，这可能与内皮依赖性血管舒张的损害有关。

2. DS 大鼠高食盐实验 4 周后，在血压升高的同时，见到血胆固醇、甘油三酯升高，血肌酐升高，尿蛋白排泄增多，而低食盐的 DS 及 SHR/Izm 和 WKY/Izm 组大鼠尿蛋白排泄和血肌酐水平正常。在国内外首先证明：高食盐 DS 大鼠与 SHR、WKY 大鼠不同，容易引起肾损害。

3. 在高食盐 DS 大鼠 LOX-1 升高的同时，发现 TCF-β 和Ⅰ型胶原增加，这可能与 LOX-1 升高后增加氧化 LDL 摄入和内皮活化，刺激 TGF-β 和Ⅰ型胶原产生增加有关，因此引起肾小球硬化和肾损害。在国内外首先证明：食盐敏感性高血压肾损害的进展机理与 LOX-1 升高、各种细胞增殖因子产生增加有关。

4. 中药保肾胶囊与对照组相比，具有降低高食盐 DS 大鼠血压、减少 LOX-1 的表达和 TGF-β 和Ⅰ型胶原的产生、改善脂质水平和肾损害的功能。在国内外首先从分子基因水平证明了中药保肾胶囊治疗高血压损害的确切疗效和作用机理。

5. 对培养的肾小球系膜细胞机械性伸展刺激后发现 TGF-β_1、TGF-β_3 产生，并随伸展强度和时间而增加，同时发现Ⅰ型胶原、Ⅳ型胶原，纤维结合素也在增加，增加的细胞外基质大部分是参与 TGF-β 的成分。提示机械性伸展刺激可导致肾小球内压亢进，引起以 TGF-β 为中心的增殖因子增加，使得细胞外基质沉积，造成肾小球硬化。在国内首先应用机械性伸展新技术，从伸展刺激后肾小球系膜细胞的分子状态说明了肾小球过度滤过造成肾小球硬化的机理。

6. 与对照组比较，中药保肾胶囊对机械性伸展刺激后系膜细胞外基质成分Ⅰ型胶原、Ⅳ型胶原、纤维结合素的产生具有明显的抑制作用。在国内外首先证明：保肾胶囊防治肾小球硬化的作用机理，可能与其具有抑制细胞外基质成分产生有关。

7. 在用 ^{3}H-Thymidinte 刺激增殖的大鼠肾小球系膜细胞和成纤维细胞实验中观察到保肾胶囊对培养的系膜细胞和成纤维细胞的增殖作用，与对照组比较具有显著的抑制作用。

（六）研究结论及推广情况

1. 食盐性高血压肾损害的进展机理除了机械性压力外，还与内皮氧化 LDL 受体以及各种细胞增殖因子有关。

2. 从分子生物学、分子细胞学角度的研究结果说明，中药保肾胶囊治疗肾功能损害，抑制慢性肾功能不全病理进展的作用机理可能与减少内皮氧化 LDL 受体，抑制细胞增殖因子 TGF-β、PDGF，以及细胞外基质成分Ⅰ型胶原、Ⅳ型胶原等产生有关。

3. 以上第五研究创新之处及与国内外同类技术比较的 1 ～ 6 点创新之处，已被江苏省医学情报所检索所证明（见附件 3）。研究成绩对高血压和高血压肾损害发生、发展的病理生理机制和防治工作有着重要的意义。同时本课题的主要研究内容，在 1998 年 9 月全日本第 21 届高血压学会总会大会上全文宣读了两篇论文，受到了到会学者的关注。

二、主要研究

保肾片对食盐敏感性高血压大鼠肾损害的保护

保肾片是著名中医肾病专家邹云翔教授治疗慢性肾功能不全的经验方，多年来在临床上取得显著效果。为探讨保肾片作用机制，我们就其与氧化低密度脂蛋白受体（LOX-1）、转化生长因子（TGF-β）及Ⅰ型胶原的关系进行研究。

1. 材料和方法

（1）材料

1）保肾片：主要组成为何首乌、菟丝子、牛膝、泽泻、制大黄等，由连云港康缘制药有限公司提供，批号 980403，每克浸膏含生药 7.2g。成人用量为每日 12 片，即每 60kg 体重，给予 58g 生药。

2）试剂：mRNA 纯化试剂盒购自 Pharmacia 公司，DNA 随机引物标记试剂盒购自 Promega 产品，[α-^{32}P]dCTP 购自 Amersham 公司。

3）动物：4 周龄雄性食盐敏感性（DS）大鼠和对照组食盐抵抗性（DR）大鼠，购自日本静冈县动物中心实验室，平均体重（200 ± 25）g。

（2）实验方法

1）实验分组：分别取 DS、DR 大鼠各 7 只，予含 8% NaCl 的高盐饮食，另取

DS、DR 大鼠各 7 只，予 0.3% NaCl 低盐饮食。再取高盐饮食 DS 大鼠 14 只，分 2 组，每组 7 只，分别灌服保肾片高、低剂量混悬液。保肾片高剂量每日每千克体重 43.3g，相当于人体用药量的 42 倍：低剂量每日每千克体重 10.8g，相当于人体用药量的 10.5 倍，均喂养 4 周。

2）血压、血脂及肾功能测定：夹尾法测定血压，眼眶取血测定血胆固醇（TC）、甘油三酯（TG）及 Scr 水平，代谢笼收集 12h 尿液并测定尿蛋白。

3）RNA 制备：切取主动脉和肾，提取总 RNA。用 mRNA 纯化试剂盒提取 mRNA。

4）探针制备：RT-PCR 合成大鼠 LOX-1 cDNA，将 [α-^{32}P]dCTP 标记到探针上。

5）Northern 印迹分析：将总 RNA 凝胶电泳分离，与 [α-^{32}P] 标记探针杂交，冲洗，曝光成像，扫描后进行半定量分析。

（3）统计学分析：结果以 $\bar{x} \pm s$ 表示，采用 SPSS10.0 统计软件 t 检验处理数据。

2. 结果

（1）各组 LOX-1 mRNA 表达：Northern 印迹结果显示，DS 高盐大鼠在 4 周时主动脉和肾脏 LOX-1 mRNA 表达明显升高（图 1-4）。经保肾片高、低剂量处理后，肾脏 LOX-1 mRNA 均明显下调（图 1-5）。

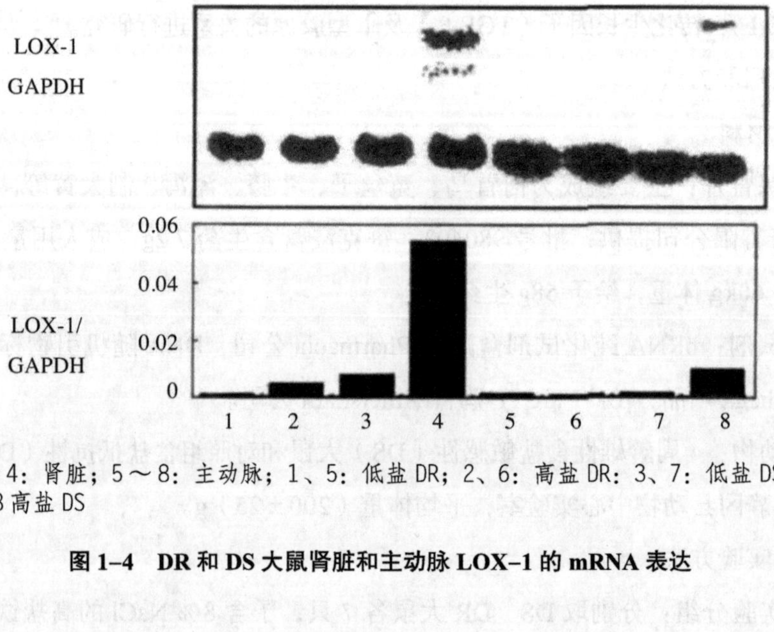

1 ～ 4：肾脏；5 ～ 8：主动脉；1、5：低盐 DR；2、6：高盐 DR：3、7：低盐 DS；4、8 高盐 DS

图 1–4　DR 和 DS 大鼠肾脏和主动脉 LOX–1 的 mRNA 表达

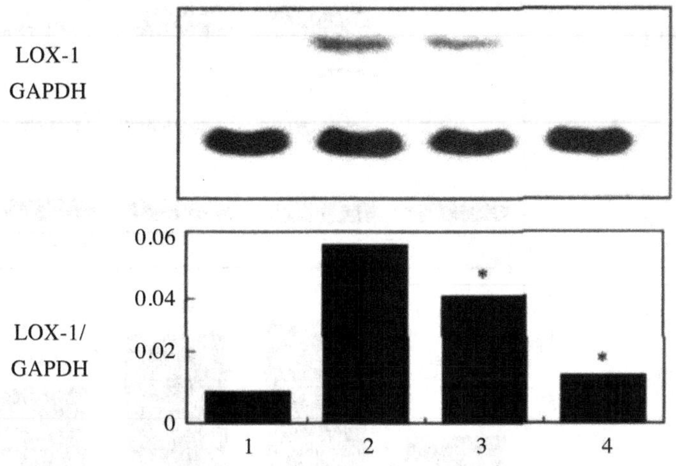

1：低盐 DS；2：高 DS；3：高盐 DS ＋高剂量；4：高盐 DS+ 低剂量；与 2 比，$^*P$ ＜0.05

图 1–5　保肾片对高盐 DS 大鼠肾脏 LOX–1 的 mRNA 表达的影响

（2）各组 TGF-β 和Ⅰ型胶原 mRNA 表达：Northern 分析显示，DS 高盐大鼠在 4 周时，TGF-β 和Ⅰ型胶原 mRNA 表达显著升高（图 1-6）。经加用保肾片高、低剂量处理后，TGF-β 和Ⅰ型胶原 mRNA 表达均明显下降（图 1-7）。

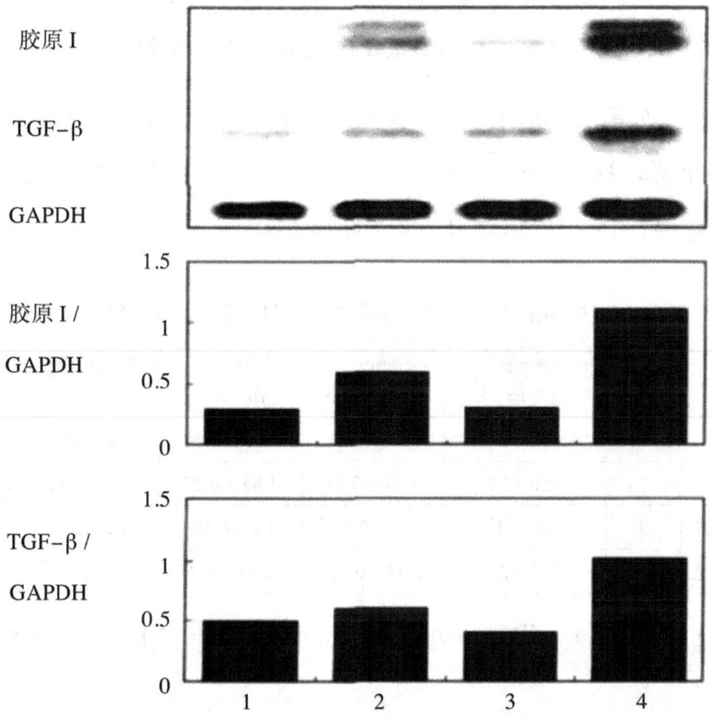

1. 低盐 DR；2. 高盐 DS；3. 低盐 DS；4. 高盐 DS

图 1–6　DR 和 DS 大鼠肾脏 TGF– β 和Ⅰ型胶原 mRNA 表达

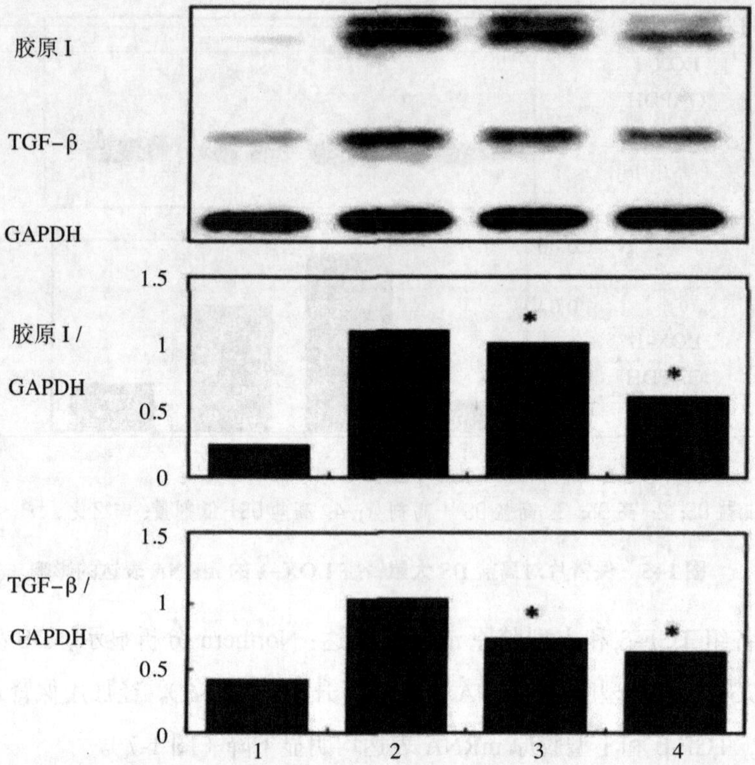

1：低盐 DS；2：高盐 DS；3：高盐 DS +低剂量；4：高盐 DS+ 高剂量；与 2 比，$^{*}P < 0.05$

图 1-7 保肾片对 8%高食盐 DS 大鼠肾脏 TGF-β 和Ⅰ型胶原 mRNA 表达影响

（3）血压、血脂、尿蛋白、肾功能变化：保肾片高、低剂量治疗 4 周后，高盐 DS 大鼠血压下降，TC 和 TG 降低，尿蛋白减少，肾功能损害恢复正常，P 值均小于 0.05。保肾片高剂量组尿蛋白明显低于低剂量组，$P < 0.05$，见表 1-24。

表 1-24 各组血压、血脂、尿蛋白及肌酐的变化和保肾片的影响

组别	鼠数	收缩压（mmHg）	TC（mmol/L）	TG（mmol/L）	尿蛋白（mg/dL）	Scr（μmol/L）
高盐 DR	7	155 ± 24	1.64 ± 0.24	0.58 ± 0.08	2.6 ± 0.6	30.94 ± 9.72
高盐 DS	7	250 ± 20	3.64 ± 0.42	1.85 ± 0.27	35 ± 14	51.27 ± 15.03
高盐 DS+ 高剂量	7	$150 \pm 11^{**}$	$2.08 \pm 0.29^{**}$	$1.4 \pm 0.16^{*}$	$7.5 \pm 2.3^{**\triangle}$	$27.40 \pm 7.07^{*}$
高盐 DS+ 低剂量	7	225 ± 25	$2.44 \pm 0.36^{*}$	1.81 ± 0.2	$1.4 \pm 3.2^{**}$	30.94 ± 10.61

与高盐 DS 相比，$^{*}P < 0.05$，$^{**}P < 0.01$；与高盐 DS 低剂量组相比，$^{\triangle}P < 0.05$

3. 讨论　LOX-1 是近年发现的氧化低密度脂蛋白受体，参与高血压血管重构、动脉粥样硬化等病理损害。本实验发现，在 DS 高盐组大鼠肾脏及主动脉 LOX-1

mRNA 表达明显上调，并且血压升高，脂代谢异常，尿蛋白排泄增多，血肌酐升高。因此，LOX-1 在肾脏表达上调与高血压肾损害有关。

目前，TGF-β 被认为是肾小球硬化的关键性因素。本研究中，高盐 DS 大鼠 LOX-1 表达升高的同时，TGF-β 和 I 型胶原表达也会增加，提示食盐敏感性高血压肾损害也与 TGF-β 和 I 型胶原增加有关。

保肾片中的有效成分大黄素、大黄酸、齐墩果酸、槲皮素、泽泻醇等具有免疫调整、抗炎、抗过敏、利尿、泻下等作用。以往临床研究显示，保肾片治疗慢性肾衰 152 例，近期有效率 84.5%，明显高于对照组；远期观察 88 例，1/Scr 直线回归方程分析，5 年进入尿毒症患者例数显著下降。基础研究表明保肾片含药血清能显著抑制人体系膜细胞增殖、诱导系膜细胞凋亡。本实验结果显示，保肾片可明显减少 DS 高盐大鼠肾脏 LOX-1 mRNA 表达，下调肾脏 TGF-β 和 I 型胶原产生，同时具有降低血压、血脂及肌酐，减少蛋白尿的作用。保肾片治疗高血压肾损害进展的作用机制可能与其降压、降脂、减少肾脏中 LOX-1 mRNA 表达、以及下调 TGF-β 和 I 型胶原的 mRNA 表达有关。

本实验得到日本东京大学医学部 Fujita 教授、Nagase 博士、Kaname 博士的指导，特此感谢。

[中华肾脏病杂志，2003，19(3)：185]

三、鉴定意见

鉴定委员会各位专家对“保肾胶囊对食盐性高血压肾损害过程中内皮氧化 LDL 受体及各种细胞增殖因子的影响”课题组的汇报及提供的资料进行了全面审核和讨论，一致认为该研究已完成原课题设计书要求，并在此基础上结合国际最新研究成果将课题研究进行了延伸。整个课题科研资料翔实、完整，符合鉴定要求。具体意见如下：

1. 本课题采用国外最新发现的氧化低密度脂蛋白受体（LOX-1），研究高盐的食盐敏感性大鼠高血压及肾损害的发病机理。认为肾损害原因与 LOX-1 升高、细胞因子增殖、胶原合成增多有关，从而导致肾小球硬化乃至肾衰发生。对新药保肾胶囊从分子生物学水平阐述了其作用机理，证明了保肾胶囊可减少大鼠 LOX-1 表达和 TGF-β 及 I 型胶原产生，改善脂质水平，从而减轻肾损害，同时体外研究也证实保肾胶囊对培养的肾小球系膜细胞及成纤维细胞增殖具有显著的抑制作用。

2. 该课题研究选题新颖，设计科学，统计准确，技术资料内容全面、完整。应用国际先进指标及技术，从分子生物学层次来研究中医药延缓肾损害的作用机理，拓展了中医肾病研究的思路及方法，有助于推动中医肾病研究与国际接轨。鉴定委员会专家一致认为该课题达到国内领先水平，推荐申报科技进步奖。建议在今后的研究中完善对照组观察的内容。

四、获奖情况

本课题于 1999 年获江苏省中医药管理局科技进步一等奖（获奖证书见附录二，8）。

第八节　肾炎灵颗粒剂提高慢性原发性肾小球疾病疗效的临床和实验研究

江苏省科委 BJ93155

一、内容简介

慢性原发性肾小球疾病是人类常见病、多发病，严重威胁人类健康。目前西医主要采用激素和免疫抑制剂治疗，虽然治疗方法经过了不断改进，但近期、远期疗效仍不确切，同时不良反应明显，甚至会加速肾小球硬化和肾功能恶化，昂贵的费用也加重了患者及社会负担。辨证论治、应用中药复方治疗本病是中医的特长，但存在起效慢、影响因素多、对顽固性病例疗效差等缺点。20 世纪 70 年代末，江苏省中医院率先在中医界开始应用雷公藤制剂结合辨证治疗慢性肾炎。经过近 20 年的反复探索、不断总结，我们综合中医辨证论治之长，又取雷公藤辨病用药取效迅速的特点，研制成具有辨证和辨病综合优势的雷公藤复方制剂——肾炎灵颗粒剂，用以治疗多种慢性原发性肾小球疾病，取得了明显疗效。

（一）任务来源

1993 年 9 月，在 10 余年的雷公藤临床应用经验和本方前身“肾炎灵合剂 I 号”研究的基础上，我们申报了“肾炎灵口服液治疗慢性原发性肾小球疾病的疗效研究”，由省科委立项资助，项目编号为 BJ93155。由于我们在实践过程中发现口服液沉淀较多，影响疗效，遂将剂型改为方便携带服用的颗粒剂，并且课题中增加了较多实验研究内容。课题名称相应更改为“肾炎灵颗粒剂提高慢性原发性肾小球疾病疗效的临床和实验研究”。

（二）应用领域和技术原理

慢性原发性肾小球疾病是一种严重危害人类健康的疾病，目前中西医治疗均存在不少困难。针对激素依赖或抵抗明显、病情迁延日久反复难愈的情况，需要一种疗效确切、不良反应小、应用方便的药物，对其进行长期治疗。本研究结合辨证和辨病的综合优势，着重以提高疗效为目的，力求选出适应面广、治疗有效的药物，尤其针对激素依赖型、激素抵抗型以及反复发作型病例。

雷公藤是公认的中药免疫抑制剂，在消除或减轻慢性肾炎蛋白尿方面有确切的疗效，但多年来雷公藤单味药应用较多，复方应用研究较少，使用方法比较单一，疗效提高有限，并且有多种较严重的不良反应。为了进一步发挥雷公藤的治疗作用，我们设想应发挥中医辨证论治优势，开辟复方应用雷公藤的新途径。从 20 世纪 80 年代以来慢性肾小球疾病的中医证候规律认识来看，慢性肾炎的中医证型以脾肾气虚证、气阴两虚证为多，两者合计约为 2/3。同时，湿热、瘀滞是慢性肾病的主要病理因素，所以脾肾两虚、气阴不足、湿瘀阻滞是慢性原发性肾小球疾病的基本病机。健脾益肾、益气养阴、清热解毒、和络渗湿是本病的治疗大法。由此立论，我们在前期工作的基础上完善处方，改进制剂工艺，研制了复方雷公藤制剂——肾炎灵颗粒剂。以雷公藤、生黄芪为主药，达到清补结合的效果。雷公藤清热解毒，活血化瘀；生黄芪补气健脾，利水消肿；再加山茱萸益肾养阴，加强扶正力度；加爵床活血清利，增强雷公藤祛邪之力；佐以甘草，在扶助正气的同时，调和诸药，制约雷公藤、爵床苦寒伤正之弊。诸药共为脾肾双补、清利兼施之剂。

（三）主要性能指标

本课题严格按照科研设计书计划，观察了肾炎灵颗粒剂的疗效并与市售治肾中成药和雷公藤制剂疗效对比观察，还结合了近年来国内外最新理论和技术进展，深入进行了实验研究。

1. 临床研究

（1）治疗慢性原发性肾小球疾病的临床疗效：临床观察治疗 195 例不同类型慢性原发性肾小球疾病的疗效，发现本药对降低尿蛋白、尿红细胞有显著作用，也能明显改善肾小管间质功能和肾功能。完全缓解率为 32.31%，基本缓解率为 38.46%，好转为 16.41%，总有效率为 87.13%，与肾炎四味片对照组总有效率 59.28% 对比差异有显著意义。肾炎灵颗粒剂对慢性肾炎、肾病综合征和隐匿性肾小球疾病的总有效率均在 70% 以上。在各种中医辨证分型中，除对肝肾阴虚证疗效较差外（58.33%），其余证型的总有效率在 80% 以上。对肾功能不全病例有改善肾功能的作用，适用于伴有肾功能不全的慢性原发性肾小球疾病。

（2）治疗难治性肾病综合征的临床疗效：临床观察治疗 65 例难治性肾病综合征，第一个疗程结束时，完全缓解率 27.69%，基本缓解率 32.32%，好转率 18.45%，总有效率为 78.46%。持续进行第二、三个疗程能明显提高疗效，对不同程度的蛋白尿均有良好疗效，随访 6 ～ 48 个月复发率仅为 18.2%，说明远期疗效肯定。

（3）与不同雷公藤制剂的对比：通过对肾炎灵颗粒剂与本方前期产品肾炎合剂Ⅱ号和雷公藤单一制剂雷公藤片以及雷公藤多苷片的比较发现：肾炎灵颗粒剂在完全缓解率、基本缓解率上优于肾炎合剂Ⅱ号，说明目前制剂组方和工艺的先进性；在完全缓解率上略低于雷公藤多苷片和雷公藤片，但总有效率相当。肾炎灵颗粒剂和肾炎合剂Ⅱ号还能明显改善蛋白尿和脂质代谢，而雷公藤单一制剂的改善效果则不明显。同时，服用肾炎灵颗粒剂的不良反应明显低于雷公藤单一制剂，复发率最低，仅为 15.4%。

（4）肾炎灵颗粒剂能明显提高血浆总蛋白、白蛋白，改善高脂血症，尤其是降低低密度脂蛋白，提高高密度脂蛋白，有助于消除疾病恶化因素。纠正氧自由基代谢紊乱，降低过氧化脂质（LPO）和超氧阴离子，提高 SOD 活性，有利于清除自由基。同时，本药改善大部分血液流变指标，说明肾炎灵颗粒剂在扶正、和络、化湿方面的良好作用。

2. 实验研究

（1）肾炎灵颗粒剂治疗实验性大鼠肾病综合征模型，发现服药 2 周后即可见到明显抑制蛋白尿的效果。经光镜和电镜的形态学观察，证实肾小球滤过膜、肾间质的病变比对照组显著减轻。

（2）本研究在体外利用肾小球和肾间质的代表细胞，观察了肾炎灵颗粒剂对培养的肾系膜细胞和成纤维细胞增殖的抑制作用。结果表明，喂服肾炎灵颗粒剂大鼠血清对培养的系膜细胞（MC）^{3}H-thymidine 的掺入率的抑制作用与对照组有非常显著的差异，而且在低浓度时即显示有明显的抑制作用。喂服同样血清，观察对成纤维细胞的 ^{3}H-thymidine 掺入率的抑制作用，在 10%、20%浓度时与同样浓度的对照组相比，有非常显著性的差异。提示肾炎灵颗粒剂治疗慢性原发性肾小球疾病的机理与其对肾系膜细胞和成纤维细胞增殖的明显抑制作用有关。

（3）肾炎灵颗粒剂在试管内经用电子自旋共振法及化学发光法分析，其清除自由基活性的作用极强，又经过氧化氢测定证实其清除自由基的活性以化学抗氧化作用为主。

（4）肾炎灵颗粒剂的急性毒性试验结果表明，小鼠经口给药未能测出 LD_{50}，而最大耐受剂量为临床每日服用剂量的 160 倍，等效剂量的 14.5 倍。同时与单纯雷公藤提取物（或制剂）比较显示出极高的安全性。同时证明肾炎灵颗粒剂雷公藤不良反应降低的主要原因在于中药复方的扶正优势。

3. 药剂学研究

（1）制剂工艺：本方先将汤剂、合剂在临床应用，疗效显著。为提高制剂稳定性，方便病人携带、服用，根据处方药材所含活性成分，进而考虑制成颗粒剂。已知雷公藤的乙醇—醋酸乙酯提取物为有效物质，故以此方法单独提取。山茱萸所含熊果酸等成分水溶性差，为使有效成分提取完全，先以乙醇回流提取，再以水提取。黄芪、甘草、爵床以水溶性成分为主，故用水提取。将雷公藤乙醇醋酸乙酯提取物、山茱萸乙醇提取物与黄芪等药材的水提取物混合，加适量辅料，制成无糖浸膏颗粒。

（2）质量标准：对本制剂成品中的黄芪、爵床、甘草进行了薄层鉴别，并对山茱萸进行熊果酸含量检测。检查和卫生学均按《中国药典》的有关方法进行。

（3）对肾炎灵颗粒剂稳定性研究表明，在现有包装条件下，室温自然条件下放置一年，其性状、粒度、溶化性、水分、鉴别、含量和卫生学检验均符合稳定性考察要求，说明本产品质量较为稳定可靠。

（四）与国内外同类技术的比较：

如提高复方治疗慢性原发性肾小球疾病的疗效现已成为临床工作中的焦点，同时广大肾病患者渴望高效便捷的中成药制剂，而市售中成药的疗效普遍较低，实际有效率仅在50%左右。虽然有市售雷公藤制剂，但均为单一提取物制剂，疗效也仅在60%上下，但不良反应明显。经检索证明，国内外至今未有雷公藤复方制剂问世，尚未解决辨证与辨病用药相结合的问题。国内外西医对肾小球疾病的治疗仍主要依靠激素和免疫抑制剂，虽然有新一代免疫抑制剂如环孢霉素等问世，但疗效仍未有明显的突破，且不良反应较大，不适宜临床普遍推广应用。雷公藤是近20年来被中西医学界普遍肯定的免疫抑制剂，在肾小球疾病的治疗上发挥了明显的作用。本课题成果在临床疗效和减轻不良反应方面均优于雷公藤提取物单一制剂和西药激素、免疫抑制剂，与激素有协同作用，有助于撤减激素，减少激素的不良反应，为临床提供了综合辨证和辨病用药的雷公藤复方制剂。本研究从临床和实验研究的多个侧面考察肾炎灵颗粒剂的疗效和作用机理，临床观察多种类型的慢性原发性肾小球疾病、难治性肾病综合征，尤其对激素依赖型和抵抗型病例的疗效，并对本制剂改善机体蛋白质代谢、脂质代谢、氧自由基代谢和血液流变学指标等方面做出了肯定的结论，通过与多种雷公藤制剂的比较说明本剂的优势。实验研究从体内到体外，从人体观察到动物实验，并应用氧自由基代谢理论和细胞培养等技术，均是国内外同类研究中较少采用的先进技术。所以研究涉及的范围广泛，技术先进，结论可靠。

（五）成果的创造性和先进性

1. 本课题立足于提高临床疗效，从分析慢性原发性肾小球疾病的基本病机入手，确立以健脾补肾、益气养阴、清热解毒、和络化湿为立法原则，制成的肾炎灵颗粒剂是国内外第一个雷公藤复方制剂。该制剂既体现了辨证论治的优势，又重视了单味药研究成果的应用。

2. 本制剂疗效可靠，总有效率不但高于市售成药及辨证论治复方，也高于或接近雷公藤单一制剂，对激素依赖型或抵抗型病例依旧有良好效果，与激素有协同作用，有助于尽早撤减激素，不良反应明显小于单纯应用激素、免疫抑制剂和雷公藤单一制剂。适用于多种慢性原发性肾小球疾病的治疗，尤其为难治性肾病综合征的治疗提供了高效便捷的治疗药物。

3. 本课题应用动物实验模型、氧自由基和细胞培养的理论和技术探讨其作用机理，技术方法是先进的，结论是可靠的。

（六）作用和意义

本课题的研究，为临床提供了辨证治疗和辨病用药相结合且疗效肯定的雷公藤复方合剂，在国内外同类研究中不多见。经临床 19 年重复验证使用、剂型改革，充分证明其疗效可靠，不良反应小。除了应用于慢性原发性肾小球疾病外，对继发性肾小球疾病等其他免疫相关性疾病的治疗也帮助，未来应用范围将更加广泛，故具有推广应用价值。同时研究方法较为先进，体现了当今国内外前沿水平。

（七）推广应用

围绕本课题先后有 5 篇论文正式发表，其中 2 篇参与了国际会议交流，培养研究生 1 名。制剂在本院肾科临床应用治疗 2000 余名患者，因为属院内科研制剂，所以尚未在社会上推广应用。但本制剂严格按中药二类新药要求研制，资料完整翔实，疗效可靠，潜藏着很大的市场开发前景。现已初步与有关厂家协商转让事宜，具有深入开发的机会，有望获得更大的社会和经济效益，造福肾病患者。

二、主要研究

肾炎灵颗粒剂治疗慢性原发性肾小球疾病研究

［摘要］ 运用肾炎灵颗粒剂治疗慢性原发性肾小球疾病 195 例，其中 56 例肾穿刺明确病理诊断，并设阳性中药对照组。治疗结果表明，肾炎灵颗粒剂能明显降低患者的尿蛋白、尿红细胞，并能改善肾小管间质和肾功能损害情况。治疗各类慢性原发性肾小球疾病的总有效率为 87.6%，与阳性中药对照组 59.38% 的总有效率对比差异有显著意义（$P < 0.05$），同时能明显缓解本病的主要症状，未发现有影响治疗的明显不良反应。实验结果提示，肾炎灵颗粒剂可明显降低嘌呤霉素肾病大鼠的尿蛋白定量，降低血胆固醇及甘油三酯含量，减轻肾脏组织病理损害。喂服肾炎灵颗粒剂大鼠的血清，对培养的系膜细胞 3H-thymidine 的掺入率的抑制作用，与小牛血清培养液对比（$P < 0.01$），而且在 0.5% 低浓度时，即显示有明显的抑制作用。对成纤维细胞的 3H-thymidine 掺入率的抑制作用，在 10%、20% 浓度时，与 10%、20% 未喂药大鼠血清培养液对照组对比（$P < 0.01$）。

［关键词］ 肾炎灵颗粒剂　慢性原发性肾小球疾病　嘌呤霉素　肾病　系膜细胞　成纤维细胞

1997年以来，笔者以雷公藤中药复方制剂肾炎灵颗粒剂治疗慢性原发性肾小球疾病，疗效满意。现报道如下：

1. 临床资料 本组195例中，男118例，女77例，男女比为1.53：1；年龄最小8岁，最大67岁，平均32.4岁；病程最短半年，最长22年，平均4.5年，住院病人102例，门诊病人93例，单纯以肾炎灵颗粒剂治疗165例，另外30例病情复杂者配合中药汤剂，还有同期病人32例以肾炎四味片治疗为对照组，两组病情基本相符。诊断标准：按1992年6月安徽太平会议讨论修改的原发性肾小球疾病分型及诊断标准，病理分型按WHO标准划分，慢性肾炎98例，肾病综合征54例，隐匿性肾小球疾病43例。接受过肾穿刺活检、明确病理诊断者56例，其中系膜增生性肾炎24例，膜增生性肾炎13例，膜性肾病8例，微小病变型11例。全部病例均排除继发性肾病。中医辨证为脾肾气虚证83例（42.56%），气阴两虚证56例（28.72%），肝肾阴虚证36例（18.46%），脾肾阳虚证20例（10.26%）。其中兼湿热122例（62.56%），水湿152例（77.95%），湿浊57例（29.23%），瘀血61例（31.28%），外感74例（37.95%）。

2. 治疗方法

（1）治疗组予肾炎灵颗粒剂20g，每日3次，冲服。主要成分为雷公藤、黄芪、山茱萸、生甘草。每60g颗粒剂约含生药80g，其中雷公藤15g。

（2）对照组予肾炎四味片，每次8片，每日3次，口服。内含细梗胡栀子50g，黄芪12g，黄芩9g，石韦12g。由湖北沙市制药厂生产，是治疗慢性肾炎的常用中成药。部分复杂病例，如易感冒、湿热重者，由本科主治医师结合辨证处方，短时期加服中药煎剂。上述治疗以2个月为1个疗程，一般治疗1～2个疗程。

（3）观察指标

1）临床主要症状和体征的变化。

2）尿蛋白定量、肾功能、血脂、血液流变学。

3）不良反应。

3. 治疗结果

（1）疗效标准：按1986年第2次全国中医肾病学术会议通过的慢性原发性肾小球疾病疗效诊断标准进行评定，分为完全缓解、基本缓解、好转、无效。

（2）疗效分析：治疗组195例，经肾炎灵颗粒剂1～2个疗程治疗后，完全缓解63例（32.31%），基本缓解75例（38.46%），好转32例（16.41%），无效25例（12.82%），总有效率为87.18%。对照组32例，经肾炎四味片2～3

个疗程治疗后，完全缓解 4 例（12.5%），基本缓解 6 例（18.75%），好转 9 例（28.13%），无效 1 例（40.62%），总有效率为 59.38%。治疗组与对照组总有效率经 χ^2 检验，$P < 0.05$，差别有显著意义。难治性肾病综合征 14 例，在激素治疗的同时，加用肾炎灵颗粒剂治疗，完全缓解 5 例，基本缓解 3 例，好转 4 例，无效 2 例，总有效率为 85.71%。

（3）疗效与西医分型的关系：治疗组按西医分型统计，各型总有效率分别为慢性肾炎 88.76%，肾病综合征为 74.05%，隐匿性肾小球疾病为 100%。说明对不同类型慢性原发性肾小球疾病均有良好的疗效，见表 1-25。

表 1-25　肾炎灵颗粒剂对各种慢性肾小球疾病的疗效分析

	n	完全缓解	基本缓解	好转	无效	总有效率（%）
慢性肾炎	98	36	38	13	11	88.67
肾病综合征	54	15	11	14	14	74.05
隐匿性肾小球疾病	43	12	26	5	0	100
合计	195	63	75	32	25	87.16

（4）疗效与中医证型的关系：按中医证型划分，以气阴两虚证疗效最好，达 98.2%，除对肝肾阴虚证疗效稍差外，脾肾气虚证、脾肾阳虚证的总有效率也均在 80%左右。提示肾炎灵颗粒剂对各中医证型的疗效均良好，见表 1-26。

表 1-26　证型与疗效关系分析

	n	完全缓解	基本缓解	好转	无效	总有效率（%）
脾肾气虚	83	25	32	9	17	79.52
脾肾阳虚	20	4	5	8	3	85.00
肝肾阴虚	36	9	12	10	5	58.33
气阴两虚	56	25	26	5	0	100
合计	195	63	75	32	25	87.18

（5）临床症状与体征的变化：195 例病人中，有完整症状资料记录的为 109 例，分析治疗前后症状和体征的情况，经肾炎灵颗粒剂治疗后慢性肾炎主要症状和体征的改善率均在 80%以上，见表 1-27。

表 1-27　109 例治疗前后症状的变化

	治疗前	治疗后			有效率（%）
		消失（正常）	好转	无效	
面目浮肿	81	42	28	11	86.42
面色少华	76	20	46	10	86.84
神疲乏力	97	40	45	12	87.62
腰脊酸痛	94	28	50	16	82.98
舌苔黄腻	59	20	28	11	81.36
舌质紫黯	42	11	23	8	80.95

（6）尿液生化及尿红细胞计数变化：肾炎灵颗粒剂治疗后，尿蛋白定量和尿红细胞计数均有明显下降，治疗前后对比差别有非常显著的意义（$P < 0.001$）。尿 NAG 酶和尿 β_2-MG 也显示有意义的下降（$P < 0.05$，$P < 0.01$），见表 1-28。

表 1-28　尿液生化及尿红细胞变化

	n	治疗前	治疗后	*P* 值
尿蛋白定量（g/24h）	159	2.77 ± 1.56	0.79 ± 0.98	＜ 0.001
尿 NAG 酶（U/L）	42	16.08 ± 11.79	12.16 ± 7.39	＜ 0.05
尿 B2-mG（mg/L）	45	2.64 ± 1.97	1.32 ± 0.62	＜ 0.01
尿红细胞（万 /mL）	45	21.97 ± 15.26	11.11 ± 15.26	＜ 0.001

（7）对肾功能的影响：根据治疗前 Scr 水平，将 Scr ＜ 133μmol /L 的病人定为肾功能正常组，Scr ≥ 133μmol/L 的病人定为肾功能不全组。前者肾功能变化治疗前后无明显变化（P ＞ 0.05），后者 BUN、Scr 有显著下降，提示肾功能有明显改善（$P < 0.05$），见表 1-29。

表 1-29　肾炎灵颗粒剂治疗对肾功能的影响

	n	治疗前		治疗后		*P* 值
		BUN（mmol/L）	Scr（μmol/L）	BUN（mmol/L）	Scr（μmol/L）	
肾功能正常组	56	6.24 ± 3.48	98.41 ± 58.14	6.28 ± 4.14	89.78 ± 49.11	＞ 0.05
肾功能不全组	24	17.89 ± 7.74	364.05 ± 230	12.3 ± 7.14	234.41 ± 179.27	＜ 0.05

（8）血液流变学指标变化：33 例患者治疗前除血球压积外，其他各项均明显高于正常组，治疗后各项指标均明显下降。治疗前后对比，差异具有显著性或非常显著性意义，见表 1-30。

表 1–30　33 例治疗前后血液流变学指标变化（$\bar{x} \pm s$）

	全血比黏度（mpa*s）		血浆黏度（mpa*）	血沉（mm/h）	血球压积（%）	全血还原黏度（mpa*s）K	K 值
	低切	高切					
治疗前	6.03 ± 1.75	4.09 ± 0.93	1.54 ± 0.13	39.26 ± 20.69	39.43 ± 8.69	13.24 ± 3.46	105.47 ± 51.16
治疗后	5.33 ± 0.67	3.56 ± 0.70	1.49 ± 0.05	27.77 ± 10.33	37.63 ± 3.39	10.76 ± 1.14	78.98 ± 48.98

（9）脂质代谢变化：慢性肾炎 109 例中，测定了 35 例治疗前后血脂、脂蛋白的变化，发现能明显降低 CH、TG 以及 LDL，升高 HDL 和 apoB，除 $apoA_1$ 外，在脂代谢的各项指标上治疗前后差别均有显著性意义，见表 1-31。

表 1–31　脂质代谢变化（$\bar{x} \pm s$，mmol/L）

	治疗前	治疗后	P 值
CH	7.121 ± 4.38	5.180 ± 1.97	＜ 0.05
TG	2.567 ± 3.00	1.361 ± 0.78	＜ 0.05
HDL-C	1.469 ± 0.48	1.678 ± 0.49	＜ 0.05
LDL-C	4.544 ± 3.00	2.881 ± 2.21	＜ 0.02
$apoA_1$	1.405 ± 0.36	1.135 ± 0.25	＜ 0.2
apoB	1.255 ± 0.75	0.905 ± 0.44	＜ 0.05

（10）不良反应：195 例均能接受肾炎灵颗粒剂治疗的全疗程，少数患者有轻度胃肠道反应，无 1 例 WBC 低于 3×10^9/L，仅 5 例降至 3.1×10^9/L，未影响治疗，治疗初期 ALT 短暂上升 25 例，其中 2 例超过 100U/L，9 例 AST 短暂升高，最高 60U/L，继续治疗均恢复正常，无血清胆红素升高。77 例女性患者中，仅 9 例出现月经紊乱，均未影响治疗。未发现 1 例皮肤色素沉着和心电图异常者。

4. 病理研究

（1）材料与方法

1）材料：健康成年 Wistar 雄性大白鼠 16 只，体重为（185 ± 13）g，由中国科学院上海实验动物中心提供。造模药物为 1% 的嘌呤霉素，购自 Sigma 化学公司。治疗药物肾炎灵颗粒剂由本院制剂室配制。

2）方法：大鼠购回后静养 3 日，随机分为病理组和治疗组各 8 只。肾病模型制作方法参考 Vernier RL 的报道，给实验大鼠腹腔注射嘌呤霉素 10mg/（kg·d），从第 1 次注射日算起，连续 1 周。治疗组大鼠从第 1 次注射嘌呤霉素起，按成人每日每千克体重的10倍量经胃灌服肾炎灵颗粒剂，每日2次，持续3周。病理组大鼠每日喂服相同量的自来水，其他同治疗组。实验大鼠分别每周用代谢笼收集24h尿量，检测尿蛋白定量，并在实验第3周眼眶采血，分别检测血浆总胆固醇、甘油三酯及血清白蛋白含量，并取肾脏组织进行光镜检查。

（2）结果

1）24h尿蛋白定量的变化：所有大鼠于注射后第2周、第3周留取24h尿液，检测尿蛋白定量。结果显示，病理组尿蛋白定量明显高于治疗组尿蛋白定量，见表1-32。

表1-32　实验大鼠24h尿蛋白定量的变化（$\bar{x} \pm s$）

	第2周	第3周
病理组	2.17 ± 0.48	2.01 ± 0.38
治疗组	0.84 ± 0.40	0.65 ± 0.25
P	＜ 0.001	＜ 0.001

2）血浆总胆固醇、甘油三酯及血清白蛋白含量的变化：所有大鼠于实验第3周的血液生化检测结果显示，病理组总胆固醇及甘油三酯高于治疗组，血清白蛋白含量低于治疗组，见表1-33。

表1-33　实验大鼠血液生化变化（$\bar{x} \pm s$）

	病理组	治疗组	*P*
血清白蛋白	2.17 ± 0.48	2.01 ± 0.38	＜ 0.05
TC	0.84 ± 0.40	0.65 ± 0.25	＜ 0.01
TG	＜ 0.001	＜ 0.001	＜ 0.001

3）肾脏组织检查：进行HE染色光镜肾脏病理检查。正常组肾小球体积在正常范围内，细胞数60～80个/球，为肾之固有细胞系膜基质正常，袢开放好，基膜不厚，包囊壁无明确病变，小管间质基本正常。病理组肾小球体积增大，细胞数＞100个/球，脏层上皮细胞肿胀、增生，袢腔内成对或3个内皮细胞，系膜基质轴性增生，袢开放尚好，壁层上皮增生，血管内皮细胞肿胀、增生，少数炎细胞浸润，小管周围毛细血管增宽，小管腔内大量蛋白管型，小管间质无明确病变。治疗组：肾小球体积略大，细胞数80个/球，偶见内皮细胞成对，节段系膜区见2～3个系膜细胞，脏层上皮轻度肿胀，袢开发好，小管间质无明确病变。

5. 细胞学

（1）材料与方法

1）材料：肾系膜细胞和成纤维细胞的培养：取 200 ～ 250g Wistar 雄性大鼠肾脏，用 Siveing 法分离纯化肾小球后，将肾小球用含 20%小牛血清的 Dulbecco' s modified Eagle' smedia（DMEM）（Commonwealth Serum Laboratory，Australia）初代培养，待细胞融汇后消化传代。实验用第 9 代的肾系膜细胞。Wistar 大鼠成纤维细胞，由日本国东京老年病研究中心提供，实验用第 6 代的肾成纤维细胞。肾炎灵颗粒剂实验用血清的制备：200g Wistar 大鼠 9 只，每日插胃管喂药 1 次，肾炎灵颗粒剂药量为成人每日药量的 10 倍（2.4g），持续 1 周，无菌采集血清后冷冻保存备用。

2）方法：将大鼠系膜细胞 / 成纤维细胞接种于 96 孔培养板上（1×10^4/well），于 37℃，5% CO_2 培养箱内培养。培养用 10% FCS/DMEM。在系膜细胞 / 成纤维细胞完全贴壁后，变换无血清培养液 0.2% FCS/DMEM 培养 24h，然后弃培养液。治疗组加入含有 0.5%、2%、5%、10%、20%喂服肾炎灵颗粒剂的大鼠血清。对照组用未喂药大鼠血清培养液，研究的每种药物浓度设 4 个复孔，继续孵育 24h，加入 ^{3}H-thymidine37KBg（1μci）/well（Amersham）刺激 4h，吸取每个孔中的液体，用置于冰上的 PBS 冲洗，加入 10% Trichloroacetic acid solution（TCA），放置冰上 30min，吸弃 TCA，加入新的 10% TCA 5min，再用冰上的 PBS 冲洗两次，加入 100μL/well 的 0.5M NaOH，置室温中 14h 以上，加入 10μL 5M HCl，然后吸取每孔中的液体分别注入装有 3mL 闪烁液的闪烁杯中，用液体闪烁计数仪测量放射性，每个标本 5min，并记录标本 CPM 值进行统计。

（2）结果

1）肾炎灵颗粒剂对肾系膜细胞增殖的影响：如图 1-8 所示，喂服肾炎灵颗粒剂大鼠的血清对系膜细胞的 3H-thymi-dine 掺入率有明显的抑制作用。而且在 0.5% 的低浓度时即显示有明显的抑制作用（11463.66 ± 10193.35）CPM，与 0.5%未喂药大鼠血清培养液对照组的掺入率（34268.35 ± 13131.18）CPM 对比，有显著性差异（$P < 0.05 \sim 0.01$），见表 1-34、图 1-8。

2）肾炎灵颗粒剂对肾成纤维细胞增殖的影响：如图 1-8 所示，喂服肾炎灵颗粒剂大鼠的血清对成纤维细胞的 ^{3}H-thymidine 掺入率在 0.5%、2.0%、5.0%浓度时，与对照组相比无明显抑制作用（$P > 0.05$），在 10%、20% 浓度时，治疗组 ^{3}H-thymidine 的掺入率出现了有意义的下降 [10%浓度（80936.08 ± 32721.93）

CPM，20％浓度（33725.09±13112.17）CPM]，与对照组的掺入率[10％浓度（131402.29±12137.89）CPM，20%浓度（127271.30±37967.61）CPM]对比，有非常显著性差异（$P<0.01$），见表1-35、图1-9。

表 1–34　肾炎灵颗粒剂对大鼠 MC^{3}H–thymidine 掺入率的影响（CPM，$\bar{x}\pm s$）

浓度（%）	治疗组（n=4）	对照组（n=4）	t	P
0.5	11463.66 ± 10193.35	51206.53 ± 5153.19	1.931	＞0.05
2.0	49684.89 ± 31756.73	41437.07 ± 25643.11	0.404	＞0.05
5.0	65547.40 ± 17377.03	92182.16 ± 13873.76	2.396	＞0.05
10.0	80936.08 ± 32721.93	131402.29 ± 12137.89	2.839	＜0.05
20.0	33725.09 ± 13112.17	127271.30 ± 37967.61	4.658	＜0.01

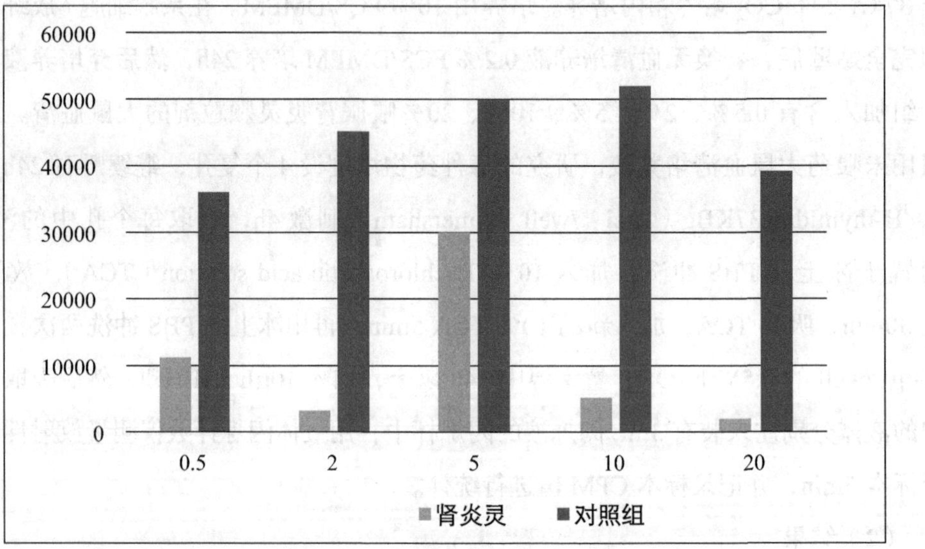

图 1–8　肾炎灵对系膜细胞增殖抑制作用对比

表 1–35　肾炎灵颗粒剂对大鼠成纤维细胞 ^{3}H–thymidine 掺入率的影响（CPM，$\bar{x}\pm s$）

浓度（%）	治疗组（n=4）	对照组（n=4）	t	P
0.5	164.56.42 ± 4255.93	51206.53 ± 5153.19	1.931	＞0.05
2.0	49684.89 ± 31756.73	41437.07 ± 25643.11	0.404	＞0.05
5.0	65547.40 ± 17377.03	92182.16 ± 13873.76	2.396	＞0.05
10.0	80963.08 ± 32721.93	131402.29 ± 12137.89	2.839	＜0.05
20.0	33725.09 ± 13112.17	127271.30 ± 37967.61	4.658	＜0.01

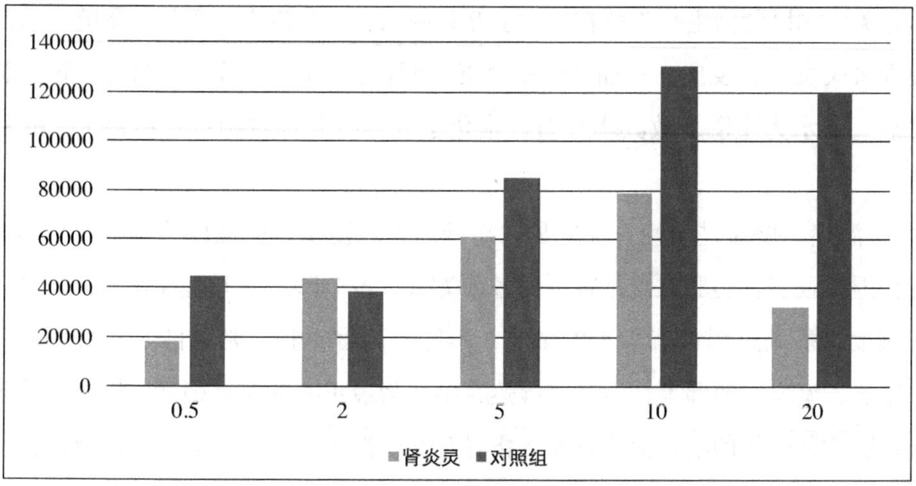

图 1–9　肾炎灵对成纤维细胞增殖抑制作用对比

（3）讨论

1）慢性肾炎发生的关键在于脏腑虚损，其中又以脾肾虚损为主。邹云翔教授认为，本病是内因与外因两方面的因素所共同决定的。内因主要是指人体的肾气，外因就是外感六淫之邪以及疮毒之类。肾气不足，病邪乘虚而入，导致肾炎发生。反之，肾气充足的人，纵遇六淫或疮毒之类侵袭，也不致受其所害而发肾炎。《诸病源候论·水病诸候》指出："水病无不由脾肾虚所为，脾肾虚则水妄行，盈溢皮肤而令身体肿满。"《丹溪心法》也说："夫人之所以得全其性命者，水与谷而已，水则肾主之，谷则脾主之，惟肾虚不能行水，惟脾虚不能制水，肾与脾合气，胃为水谷之海，又因虚而不能传化焉，故肾水泛滥，反得以浸渍脾土，于是三焦停滞，经络壅塞，水渗于肤，注于肌肉而发水肿矣。"盖肾为先天之本，主水之气化及精液之贮藏，其府为腰，为一身阴阳之根本，可温润脾土，涵养肝水。因此，肾虚则封藏失职，精微随尿外溢则为蛋白尿，肾气亏虚，腰失所养，可见腰痛。诚如《素问·脉要精微论》所说："腰者，肾之府，转摇不能，肾将惫矣。"肝肾阴虚，水不涵木，肝阳上亢则又可发生眩晕。脾为后天之本，气血生化之源，主运化水谷，化生气血精微，充养肌肉四肢，且养先天，故脾失健运，则水湿停聚而发水肿。水湿停聚日久郁而化热，湿热下注，损伤肾络，或素体肾阴不足，虚火灼伤肾络，则见尿血；病久肾之精微外泄，脾虚又不能化生精微以充养气血，则出现气血虚弱或致气阴不足诸证。肺主气以卫外，主宣发肃降以通调水道。若肺气虚弱，卫外不固，则易感外邪而使水道不通，又可加重面部及全身浮肿。因此，慢性肾炎急性发作之时与肺脏也有一定的关系。由此可见，慢性肾炎水肿之发生与肺、脾、肾密切相关，尤以肾为主。三脏在生理上互相联系，在病理上又可互相影响，从而导致慢性肾炎发生、发展。正如《景岳全书》所言："凡水肿等证，乃肺脾肾三脏相干之病。盖水为至阴，故其本在肾；水化于气，故其标在肺；水惟畏土，故其制在脾。"

2）湿热、瘀血是慢性肾炎常见的病理因素。慢性肾炎虽以脾肾亏虚为本，然而往往因虚致实。实邪在慢性肾炎的各种类型、各个阶段中都是存在的，并且对于正虚程度、疾病过程都有极大的影响，不能不高度重视。常见的实邪有表邪、热毒、湿热、瘀血、浊邪等，但又以湿热、瘀血为最重要的病理因素。中医湿热理论在现代医学肾脏病的治疗上有重要的指导意义，湿热伤肾是肾病的基本特点，且往往贯穿病程的始终。故有人认为，无论是肾脏病的水肿，还是蛋白尿、血尿、高胆固醇、氮质滞留、尿素积聚，都与湿热有直接或间接的关系。如上所述，慢性肾炎以脾肾虚损为其发病内因，水液代谢紊乱是其基本的病理变化，而水湿内停则有寒化、热化两途。临床上湿邪热化，进而酿成湿热，其出现率是相当高的，其原因可能与下列几点有关：①湿邪郁久化热；②热毒侵袭，与湿相搏；③利水伤阴，滋生内热；④过服温阳之药或激素类药。湿热既是脏腑功能失调的病理产物，又可成为新的致病因素，如损伤正气，可使阴阳气血消耗，与湿毒兼夹为患，使病情反复难愈；阻滞脉络，气血运行不畅，而为瘀血；还可导致外感，内外相合，加重病情。可以说它是疾病发生、发展颇为重要的因素之一。因此，在慢性肾炎的治疗过程中，祛除湿热之邪对于正气的恢复、病情的改善都是极有裨益的。

瘀血内阻也是慢性肾炎不能忽视的另一病理因素。现代医学研究表明，血液高黏滞状态和凝血机制紊乱对原发性肾小球疾病的发生、发展具有重要的影响，在临床上则表现为血液流变学的改变，与中医学的瘀血病机相吻合。慢性肾炎瘀血证的形成大致与以下几点因素有关：①因虚致瘀；②水停致瘀；③病邪致瘀；④激素致瘀；⑤久病入络致瘀。瘀血虽然也是脏腑功能失调的病理产物，但亦可成为新的致病因素。近几年来研究发现，肾小球毛细血管内凝血和纤溶障碍是肾小球肾炎不可逆病变形成的决定性因素之一，而且还可导致肾脏组织损伤和肾功能减退。因此，在临床上重视活血化瘀法的应用，改善患者血液的高黏、高凝状态，这对于减轻肾脏的病理损害、促使肾小球损伤修复、进一步改善肾功能、延缓病情的进展都将具有十分重要的意义。

3）肾炎灵颗粒剂的组方依据及功效：中医既往治疗本病总以水煎剂为主，但取效慢，疗程长，煎煮麻烦，不能适应临床需要。笔者过去有运用肾炎合剂、肾炎合剂Ⅱ号治疗慢性肾炎的成功经验，之后10年中，在临床进一步观察了雷公藤治疗慢性肾炎的不良反应，分析了雷公藤治疗无效病例的原因，经反复修改组合成最佳配伍的肾炎灵颗粒剂，主要功效为益气养阴、解毒和络、清利湿热。本方既体现了辨证论治，又突出了治疗的主要矛盾（热毒、瘀血、湿热）药物少，疗效高，不良反应少。其中雷公藤、生黄芪是主药。药理研究发现，雷公藤有抗炎、免疫抑制作用，不良反应主要是肝功能损害、白细胞减少、胃肠道反应等。加入大剂量甘温的黄芪后，既能起到调节免疫作用，又制约了雷公藤的苦寒之味和不良反应，保护肝功能，升高白细胞，并发现大剂量黄芪和雷公藤合用还可加强降低尿蛋白效果；再配伍甘草、山茱萸，可增强雷公藤类激素样作用，又经实验证明可防止肝损害。通过临床观察，肾炎灵颗粒剂主要起到以下作用：①既能有效地降低尿蛋白、尿红细胞，又有改善肾功能的作用，适合于各种类型肾炎患者，也可用于慢性肾衰氮质血症期有大量蛋白尿的患者；②显著提高了血浆白蛋白，增强了抗病能力，有利于消除水肿，恢复体力；③明显纠正高脂血症、高黏滞综合征的血液病理状态，改善了人体内环境，既有利于缓解病情，又能清除致病之因，巩固疗效；④帮助撤减激素。

4）肾炎灵颗粒剂临床疗效：研究单纯肾炎灵颗粒剂治疗的195例病例，并与肾炎四味片进行对照，近期肾炎灵颗粒剂总有效率为87.18%，而肾炎四味片总有效率为57.14%，治疗组明显高于对照组，两组总有效率经χ^2检验，$P < 0.05$。结合西医的临床分型来看，本药对隐匿型肾小球疾病及慢性肾炎的疗效较好，而对肾病综合征疗效相对较差，但总有效率也在74%以上，见表1-25。按中医辨证分型，以气阴两虚证、脾肾气虚证疗效较好，肝肾阴虚证最差，见表1-26。此外，合用激素治疗的14例难治性肾病综合征中，从近期疗效来看，总有效率为85.7%，其中对激素治疗无效9例，有效7例，对激素依赖6例全部有效，4例激素顺利撤减，随访半年仅1例于停药1个月后复发。

从肾炎灵颗粒剂的临床疗效来看，可明显降低治疗组尿蛋白定量和尿红细胞计数，对肾小管功能损伤有一定恢复作用，减低肾功能不全患者的血BUN、Scr含量，见表1-29。本药可升高血浆白蛋白，升高贫血患者RBC、Hb的含量，改善高脂血症、高黏滞综合征的血液情况，显著减轻慢性肾炎患者的临床症状和体征，从而对慢性肾炎起到良好的治疗效果。

所以，肾炎灵颗粒剂适用于临床各类慢性原发性肾小球疾病，对该病的多种中医证型尤其是气阴两虚证、脾肾气虚证的疗效较好。本药对于激素无效的顽固性病例，在合用激素时能明显提高疗效，并且可以帮助激素依赖病例撤减激素，且复发率低，应用面较广，疗效可靠，是治疗慢性原发性肾小球疾病的理想复方制剂。

（4）肾炎灵颗粒剂作用机理

1）本实验运用嘌呤霉素进行腹腔注射，成功制作了大鼠肾病综合征动物模型，出现高度蛋白尿、低蛋白血症、高脂血症等生化变化。多数学者认为，嘌呤霉素促进自由基产生，对肾小球造成损害。研究结果表明，肾炎灵颗粒剂对实验性肾病大鼠的脂质代谢具有调整作用，降低血浆胆固醇及甘油三酯的含量，从而减轻了高脂血症对肾脏的损害作用。电镜、光镜检查发现，实验病理组内皮细胞及上皮细胞的肿胀、增生性损害明显大于治疗组，显示肾炎灵颗粒剂可以减轻肾小球滤过膜的病理损害。同时见到，病理组大鼠出现系膜基质轴性增生，治疗组大鼠中未见系膜增生，证明了肾炎灵颗粒剂治疗组的肾脏病理损害明显轻于病理组。另外，在病理组的肾小管腔内见有大量蛋白管型，而治疗组未见有此现象，表明病理组大鼠具有大量蛋白尿的病理变化，与尿液蛋白定量检查结果相符合。这显示了肾炎灵颗粒剂可降低肾病大鼠的尿蛋白定量，从而也可减轻肾脏的继发性损害。

2）肾小球硬化和肾间质纤维化是引起终末期肾功能不全病理变化的主要原因。因此，积极寻找防止肾小球硬化和肾间质纤维化的有效中药具有重要的意义。本研究在体外利用肾小球和肾间质的代表细胞，观察了肾炎灵颗粒剂对培养的肾系膜细胞和成纤维细胞增殖的抑制作用。结果表明，喂服中药肾炎灵颗粒剂大鼠的血清，对培养的系膜细胞（MC）^{3}H-thymidine 的掺入率的抑制作用，与小牛血清培养液对照组对比，有非常显著性差异（$P < 0.01$）。而且本药在 0.5%低浓度时，即显示有明显的抑制作用。分析喂服肾炎灵颗粒剂大鼠的血清对成纤维细胞 ^{3}H-thymidine 掺入率的抑制作用，在 10%、20%浓度时，与未喂药大鼠血清培养液对照组相比，有非常显著性差异（$P < 0.01$）。这提示肾炎灵颗粒剂治疗肾小球疾病的有效作用机理与其对肾系膜细胞和成纤维细胞增殖有明显抑制作用有关。推测其对增殖的抑制作用，可能通过调控系膜细胞和成纤维细胞产生的共性增殖因子和细胞外基质成分有关。

[辽宁中医杂志，2001，28（10）：581-582]

[辽宁中医杂志，2001，28（11）：643-645]

三、鉴定意见

鉴定委员会各位专家对“肾炎灵颗粒剂提高慢性肾小球疾病疗效的临床和实验研究”课题组的汇报及提供的资料进行了全面审核和讨论，一致认为该研究已完成原课题设计书要求，科研资料翔实、完整，符合鉴定要求。具体意见如下：

1. 肾炎灵颗粒剂是结合中医辨证论治和辨病用药两方面优势研制的制剂，对治疗慢性肾小球疾病的疗效肯定，优于目前已有文献报道的处方和市售常用的中成药。适用于多种肾小球疾病的治疗，尤其为难治性肾病综合征提供了有效制剂。

2. 在与单一雷公藤不同制剂的比较中，充分证实本复方制剂的有效性，对激素依赖型或抵抗型病例依旧有良好效果，且与激素有协同作用，并能帮助减少激素的用量。同时经临床及毒理研究证实不良反应亦明显低于单一雷公藤制剂，又能改善自身状况，复发率低，体现了中药复方的优势。

3. 本课题应用大鼠肾病综合征模型以及利用肾脏固有细胞（系膜细胞、成纤维细胞）及氧自由基等指标进行了体内外的系列实验，进一步证实肾炎灵颗粒剂的治疗效果及具有抑制细胞增殖、清除自由基、改善脂质、血液流变学、减轻病理损害等作用机理。

4. 肾炎灵颗粒剂在制剂工艺、质量标准、稳定性研究方面取得了一定的成果，为下一步新药开发打下了基础。

5. 该课题研究选题新颖，设计科学，技术指标先进，组方有创新性，达到了国内领先水平，在肾病领域里有广泛的实用价值，有较大的经济效益和社会效益。建议进一步按新药开发要求完善制剂工艺、质量标准及药效学、毒理学研究资料，向新药开发方向发展，更好地造福于广大肾病患者。

[苏科鉴字 [98] 第 640]

四、获奖情况

本课题 1999 年获江苏省人民政府科技进步奖二等奖（获奖证书见附录二，9）。

第九节　难治性肾病综合征的中医综合治疗研究

江苏省科委 BS99071

一、内容简介

难治性肾病综合征是指原发性肾病综合征经过激素标准疗法治疗后，出现的复发、不敏感和耐药病例的总称，属于中医学“顽固性水肿”的范畴。其临床症状有顽固性浮肿、高度持续的蛋白尿，以及低蛋白血症、高脂血症的表现。难治性肾病由于长期服用激素和免疫抑制剂，不良反应频繁出现，且经常因为疗效不能巩固，而导致治疗半途中断。此外，由于严重的水肿和大量蛋白尿，肾功能逐渐恶化而较快步入慢性肾功能不全时期。我院自 20 世纪 90 年代开始逐步探索采用中医药辨证方，结合口服肾炎灵颗粒、静脉滴注黄芪注射液的多途径中医综合治疗方法，使中医药治疗难治性肾病的疗效明显提高。辨证施治是中医的临床特色和精华，对难治性肾病病机错综复杂、状态虚实夹杂的情况尤其应用，而中成药治疗则难以一方而概全病。尽管雷公藤在难治性肾病治疗中具有较好的临床疗效，但其不良反应较为明显，特别是白细胞减少和肝损害。复方雷公藤制剂肾炎灵颗粒中综合黄芪、山茱萸、雷公藤等药的优势，最大程度地发挥其有效作用，防止其不良反应。大剂量黄芪注射液静脉滴注则避免了有效成分在药物煎煮过程中的丢失，以及无法完全被人体吸收，可直接发挥免疫调节作用，提高临床疗效。所以，采用中医辨证论治法，将口服肾炎灵颗粒剂与静脉滴注黄芪注射液相结合，可以多途径、多功效、最大程度地发挥各药的效能和优势，增效减毒，提高中医药治疗难治性肾病的临床疗效。

（一）任务来源

1999 年 5 月，我们在总结近年来采用中医药辨证方，结合口服肾炎灵颗粒、静脉滴注黄芪注射液的多途径中医综合方法治疗难治性肾病的基础上，为进一步研究难治性肾病的中医辨证规律，确立有效的中医药治疗方案，申报的省科委“中医中药三联疗法治疗难治性肾病综合征的临床研究”课题，由江苏省科委立项资助，项目编号为 BS99071。

（二）应用领域和技术原理

难治性肾病是肾科的疑难病症，由于其对激素依赖、抵抗或反复发作，不良反应明显并长期存在，住院费用高额，而使其成为目前中西医积极探索治疗的病症。中医药治疗尽管已发挥一定的作用，但对该病缺少系统的中医辨证规律研究，以及中医病机及诱发因素的理论探讨和总结，缺少可重复、操作性强的中医治疗方案，难以进一步提高该病的临床疗效。

本研究通过对难治性肾病中医病机和难治因素的理论探索，明确难治性肾病病机虚实夹杂，以肾虚为主，并影响肺、脾，出现脾肾气虚或气阴两虚，终至肾中精气亏损，阴阳两虚，因痰湿郁滞，水瘀交阻，痹阻肾络，而致本病迁延难愈。通过对难治性肾病的中医辨证分型研究，确定了各证型的常见特点和兼夹证，将以往有效的中医药三联治疗方法进一步优化、固定，对其进行近期、远期疗效观察和分析，并将研究成果进行再验证，探索出临床可以重复的三联疗法用药规律，使各种中医药治疗方法的特长得以充分发挥，疗效相加，并互补不足，提高中医药治疗该病的效果。进一步通过实验研究，观察了我院研制的复方雷公藤制剂对膜性肾病和系膜增生性肾炎大鼠蛋白尿及肾脏病理改变的影响，提出其治疗作用的机理与其减少在免疫反应中起重要作用的细胞增殖因子 TGF-β_1、PDGFm RNA 表达和 IL-8 的浓度有关，可减少Ⅳ-Col 在肾脏基质的沉积，降低系膜细胞内 Ca^{2+} 的水平，从而达到抑制系膜细胞增殖的目的。

（三）主要性能指标

我们完成课题的设计要求，并结合近年国内外新进展，研究了肾炎灵颗粒对膜性肾病和系膜细胞增生性肾炎大鼠系膜细胞增殖因子和细胞外基质成分的影响，以及对体外培养的系膜细胞、成纤维细胞的影响和系膜细胞内 Ca^{2+} 水平的影响，从临床和实验中总结出中医药提高肾病综合征疗效的经验，并阐述其机理。

1. 理论研究部分　提出难治性肾病的中医病机为虚实夹杂，以肾虚为主，并影响肺脾，脾肾阳虚证少见，常见证型为气阴两虚，并且大多兼夹标实，常见外感、水湿、湿热、瘀血、痰湿、湿浊等标实之证。提出难治性肾病之难治因素为：①正气不足，感受外邪导致反复感染；②久病劳复，精微下泄反复发作蛋白尿；③痰湿血瘀，痹阻肾络形成高凝状态；④湿热水瘀，阻滞升降发生顽固性水肿。总结出难治性肾病中医病机演变规律：①脾肾气虚或气阴两虚，终至肾中精气亏损，阴阳两虚；②痰湿郁滞，水瘀交阻，痹阻肾络，而致本病迁延难愈。

2. 临床研究部分

（1）经文献调研和临床研究，在 1999 年中华中医药学会中医肾病专业委员会组织的难治性肾病中医诊治专题讨论会上，我们首次提出了难治性肾病的中医辨证分型方案，本证包括肺肾气虚证、脾肾气虚证、脾肾阳虚证、肝肾阴虚证、气阴两虚证、阴阳两虚证，标证包括外感证、水湿证、湿热证、湿浊证、血瘀证、痰湿证、热毒证。通过对 123 例难治性肾病患者中医辨证规律的探讨，认为该病以脾肾气虚证或气阴两虚证为主要正虚证型，并且脾肾气虚证、脾肾阳虚证多兼水湿、痰湿，气阴两虚、肝肾阴虚常兼湿热、瘀血、热毒，阴阳两虚常伴水湿、湿浊和血瘀。

（2）根据中医辨证证型，系统制定了多型中医辨证论治方药。提出了治疗难治性肾病需要中医辨证论治方药、口服肾炎灵颗粒、静脉滴注黄芪注射液相结合，即中医三联综合治疗方案。该方案充分发挥各药效能，利于各方法相互协调、配合，取长补短，以提高难治性病症的临床疗效，克服药物的不良反应，具有中医特色和优势，便于推广。

（3）采用中医辨证论治方药、口服肾炎灵颗粒、静脉滴注黄芪注射液的中医三联综合治疗方案，治疗难治性肾病综合征 90 例，并与西药对照组进行比较。对治疗组的患者进行 6 个月至 12 个月的随访。结果中医三联疗法综合治疗难治性肾病综合征的近期总有效率为 87.78%，能起到降低蛋白尿和保护肾功能作用，随访复发率仅为 11.66%。本方案在无锡肾病中心推广应用，具有较好的可操作性和可重复性。

3. 实验研究部分

（1）利用阳离子化牛血清白蛋白制作大鼠原位免疫复合物型肾炎模型，对三联综合疗法中的肾炎灵颗粒（黄芪、山茱萸、雷公藤等组成）进行了药物作用机理研究，证实肾炎灵颗粒能明显减轻膜性肾病大鼠的蛋白尿，提高血浆蛋白，降低血脂，改善肾功能，减轻肾脏病理损伤，与肾炎四味片对照组相比有显著性差异。同时，利用分子生物学技术，从分子细胞学角度阐述了肾炎灵颗粒的作用机制可能与降低血清及肾组织中自由基的含量、改变其调节酶的活性、降低血清及肾组织中 IL-8 和 PDGF-AB 的浓度、减少肾组织Ⅳ-Col 与 TCF-β_1 mRNA 表达有关。

（2）采取一侧肾切除，隔日注射牛血清白蛋白，复制大鼠系膜增生性肾炎模型，研究肾炎灵颗粒对肾虚湿热病证模型的作用机理，提示该药能减轻蛋白尿，提高血浆蛋白，减轻肾脏病理损伤，减少肾组织炎性细胞因子 TGF-β_1mRNA 表达。在国内首先研究了肾炎灵颗粒对系膜细胞钙离子的影响，认为肾炎灵颗粒可能通过降低系膜细胞内 Ca^{2+} 的水平达到抑制系膜细胞增殖的目的。

（3）通过肾小球系膜细胞和成纤维细胞的体外培养，观察了治疗肾小球疾病有效的中药肾炎灵颗粒剂对培养的肾系膜细胞和成纤维细胞增殖的抑制作用。结果表明：喂服中药肾炎灵颗粒剂大鼠的血清对培养的系膜细胞（MC）^{3}H-thymidine 的掺入率的抑制作用，与小牛血清培养液对照组对比有非常显著性差异，$P < 0.01$，而且在 0.5%低浓度时即显示有明显的抑制作用。喂服肾炎灵颗粒剂大鼠的血清对成纤维细胞的 ^{3}H-thymidine 掺入率的抑制作用，在 10%、20%浓度时，与 10%、20%未喂药大鼠血清培养液对照组相比，有非常显著性差异（$P < 0.01$）。提示肾炎灵颗粒剂治疗肾小球疾病的有效作用机理与其对肾系膜细胞和成纤维细胞增殖抑制、调控系膜细胞和成纤维细胞产生的炎性增殖因子和细胞外基质成分有关。

（四）与国内外同类技术的比较

目前国内对难治性肾病的治疗仍然较为困难，激素和免疫抑制剂仍然是主要的治疗手段，但不良反应较大，且难治性肾病患者复发情况和耐药性难以解决，而中医药具有一定的作用，但尚未形成系统的辨证论治体系，没有经过临床近期、远期观察，也缺少经过验证的综合治疗方案。所以本研究不仅最大程度地发挥了中医药各方面的优势，提高了中医药治疗难治性肾病的临床疗效，也减轻了药物的不良反应。本研究是对中医药治疗难治性肾病临床规律和治疗方案的系统总结，为临床提供了可操作和可重复的难治性肾病治疗方案。肾炎灵颗粒为复方雷公藤制剂，目前国内尚无同类药物，其充分发挥其降低尿蛋白、抑制免疫的作用，同时又减轻了不良反应。在免疫复合物膜性肾病大鼠和牛血清白蛋白系膜增生性大鼠模型中，肾炎灵颗粒均具有明显的减轻蛋白尿、改善肾脏病理的作用，并从分子生物学方面证实了其作用机理与其影响肾小球系膜细胞和基质，减轻间质纤维化有关，实验从体内研究到体外细胞培养，研究涉及范围广泛，技术先进，如其中对系膜细胞内钙水平的研究目前国内尚无报道。

（五）成果的创造性和先进性

1. 本课题立足于临床，从临床的大量病例中探索和发现中医对难治性肾病的辨证规律，并首先提出了针对难治性肾病的中医药辨证体系，提出了中医药治疗难治性肾病的方案，通过选择中医药三联综合疗法，充分发挥优势，取长补短，发挥中医特色，从而形成了完整的辨证论治过程。

2. 肾炎灵颗粒为我院的特色制剂，具有较好的降低尿蛋白、减轻肾脏免疫病理反应的作用，现正在进行中药新药的开发研究，动物实验已证实其作用机理与改善肾小球系膜细胞、细胞基质，以及抑制间质成纤维细胞的增殖相关，其研究采用的技术先进，结论可靠。

（六）作用和意义

本课题研究为临床提供了难治性肾病的辨证论治方案，中医三联综合治疗方法充分发挥各方法的优势，互补其不足，可提高其临床疗效，减轻不良反应，为中医药治疗难治性肾病提供的可供参考的中医药辨治方案，故具有良好的推广价值，对肾炎灵颗粒的实验研究为进一步将该药开发成治疗难治性肾病的有效中药新药奠定了基础。

（七）推广应用

围绕本课题已先后发表了 7 篇论文，另有 3 篇论文为全国中医肾病学术会议大会发言。难治性肾病的中医辨证方案和三联疗法治疗难治性肾病的中医综合治疗方案已在 2002 年全国中医肾病新技术学习班进行推广，从而对提高中医药治疗难治性肾病的疗效发挥重要作用。

二、主要研究

中药治疗难治性肾病的临床研究——附 65 例资料分析

难治性肾病是指激素治疗无效，或依赖激素，或病情反复发作，或因不能耐受激素的不良反应而难以继续用药的原发性肾病综合征，约占原发性肾病综合征的 30%～50%左右，预后较差，是目前临床慢性肾病中治疗相对棘手的病种。我院自

1992 年以来采用中药治疗难治性肾病 65 例（设西药对照组 58 例），取得较为满意的临床效果，现报告如下：

1. 临床资料

（1）一般资料 123 例住院病例，其中男性 70 例，女性 53 例，平均年龄（36.94±12.36）岁（范围 13 ～ 68 岁），平均病程（16.02±20.83）个月（6 ～ 72 个月）。临床全部符合难治性肾病诊断标准，其中 52 例在本院或外院进行肾穿刺明确病理诊断，包括局灶节段性肾小球硬化 5 例，IgA 肾病 19 例，系膜增生性肾小球肾炎 8 例，膜性肾小球肾炎 12 例，膜增生性肾炎 8 例。按随机化原则将 123 例分为中药组 65 例和西药组 58 例（西药组 58 例中，7 例因激素细胞毒药物的不良反应，未用满 1 个月即中止治疗）。两组在性别、年龄、病程等方面无明显差异（统计学处理 $P > 0.05$）。

（2）诊断标准按照 1985 年 9 月中华医学会肾脏病专业委员会南京第二届肾脏病会议修订的“肾小球疾病临床分型意见”中肾病综合征的诊断标准确诊为原发性肾病综合征，同时具备以下任何一项即诊断为难治性肾病：

1）按制定的强的松标准疗法，初治 8 周无效或仅部分有效者；

2）按制定的强的松标准疗法，初治 8 周内有反应，但复发后再治无效者；

3）经强的松治疗后经常复发或激素依赖者；

4）用细胞毒药物治疗无反应或反应迟缓者。

（3）中医辨证分型标准按照 1986 年第二次全国中医肾病学术会议讨论通过的“慢性原发性肾小球疾病中医辨证分型试行方案”。123 例中，脾肾气虚证 50 例，占 40.65%；脾肾阳虚证 19 例，占 15.45%；脾肾气阴两虚证 20 例，占 16.26%；肝肾阴虚证 29 例，占 23.58%；阴阳两虚证 5 例，占 4.07%。兼有水湿 73 例，占 59.35%；湿浊 38 例，占 30.89%；湿热 44 例，占 35.77%；血瘀 80 例，占 65.04%；外感 13 例，占 10.57%。

2. 治疗方法　中药组口服汤药、肾炎灵颗粒剂，静滴黄芪注射液；西药组用药包括激素、细胞毒药物。同时，所有病例如伴高血压、感染，均对症加用降压药、抗生素等。

（1）中药组治疗方案

1）正虚诸证：脾肾气虚证，治以补气健脾益肾，方用异功散加减（党参、黄芪、山药、白术、陈皮、茯苓皮、芡实、金樱子、泽泻、白茅根）。脾肾阳虚证，治以温补脾肾，方用济生肾气丸加减（附子、炙桂枝、巴戟天、淫羊藿、山茱萸、山药、党参、黄芪、丹皮、茯苓皮、车前子、泽泻、鹿衔草）。脾肾气阴两虚证，治以益气养阴，用参芪地黄汤加减（太子参、生黄芪、生地黄、炒山药、山茱萸、丹皮、泽泻、茯苓皮、南沙参、薏苡仁、车前子、白花蛇舌草）。肝肾阴虚证，治以滋阴平肝、益肾和络，方用杞菊地黄汤加减（枸杞、菊花、生地黄、熟地黄、牡丹皮、山茱萸、泽泻、茯苓皮、钩藤、桃仁、红花、桑寄生、杜仲、怀牛膝、生牡蛎、益母草）。阴阳两虚证，治以温扶元阳、补益真阴，方用全鹿丸加减（鹿角胶、巴戟天、紫河车、冬虫夏草、淫羊藿、黄芪、熟地黄、山药、山茱萸、怀牛膝、六月雪）。

2）邪实兼证：湿浊证，方用胃苓汤加六月雪，治以健脾化湿泄浊；湿热证，方用藿香左金汤或三仁汤合滋肾丸，治以清化利湿；水湿证，方用五皮饮合五苓散，治以化气利水；血瘀证，方用补阳还五汤，治以补气活血化瘀。以上口服汤药以3个月为1个疗程，一般治疗2～3个疗程。

3）中成药：所有病例在口服汤药的同时，间断加用本院治疗肾病验方中成药。脾肾气虚证：健肾片每次8片，日服3次；脾肾阳虚证：保肾甲丸每次5g，日服3次；气阴两虚证：肾炎宁胶囊每次5粒，日服3次；肝肾阴虚证：保肾乙丸每次5g，日服3次；阴阳两虚证：偏阴虚者保肾乙丸每次5g，日服3次，偏阳虚者保肾甲丸每次5g，日服3次；尿蛋白明显、体质较好者加用肾炎合剂Ⅱ号，每次15mL，日服3次，或雷公藤多苷片，每次2片，日服3次。

4）静滴中药：以黄芪注射液20mL加入5%的葡萄糖液中静滴，每日1次，10～14天为一疗程。可间隔10天后继续下一疗程，共使用1～2个疗程。

（2）西药组治疗方案：强的松：成人1～1.5mg/（kg·d），早晨顿服1.5～2个月减量，每周递减5mg，减至20mg/d后酌情延长疗程；至5mg/d后，巩固3～6个月后停药，总疗程1年左右。环磷酰胺：应用强的松1个月后加用，每2周1次，每次剂量0.6g，连用2天共1.2g，均用10%葡萄糖水500mL稀释后静脉滴注，总剂量为6～8g。

3. 疗效观察

（1）疗效标准：近期疗效按1986年第二次全国中医肾病学术会议通过的慢性原发性肾小球疾病疗效判定标准进行评定，分完全缓解、基本缓解、好转、有效。远期疗效根据患者出院后在门诊定期复查所得资料观察疗效，记录自觉症状和肾功能24h尿蛋白定量、尿蛋白定性。

（2）近期治疗结果［即住院期间治疗结果，住院时间为（74.16±28.62）天］：

中药组65例中完全缓解6例，基本缓解19例，部分缓解26例，无效14例，总有效率为78.46%；西药组58例中完全缓解2例，基本缓解11例，部分缓解23例，无效22例，总有效率为62.07%。两组总有效率比较，有显著性差异（$P < 0.05$）。

1）治疗前后尿蛋白定性、定量的变化：两组患者经治疗后尿蛋白定性均有不同程度的改善，中药组治疗前后相比有显著性差异（$P < 0.001$），西药组治疗前后对比无显著性差异（$P > 0.05$），24h尿蛋白定量（$\bar{x} \pm s$，g）：中药组治疗前为5.73±2.06，治疗后降为3.95±1.92（$P < 0.001$）；西药组治疗前为5.95±2.51，治疗后降为4.82±1.84（$P < 0.01$）。

2）治疗前后肾功能变化：治疗前后尿素氮（BUN）、血肌酐（Scr）、血尿酸（UA）的变化见表1-36。其中中药组BUN、Scr、UA治疗前后的变化有非常显著性差异（$P < 0.01$）；而西药组仅BUN、UA有显著性差异（$P < 0.05$）。

表1–36　两组难治性肾病患者近期肾功能的变化（$\bar{x} \pm s$）

	中药组（n=65）		西药组（n=58）	
	治疗前	治疗后	治疗前	治疗后
BUN（mmol/L）	9.36L±2.44	7.78±1.93**	10.52± 3.12	8.79±2.56*
Scr（μmol/L）	139.1±35.47	117.2±36.64**	146.37±40.12	132.19±40.83
UA（μmol/L）	370.40±32.75	334.09±46.94**	390.73±50.57	367.38±40.19*

注：与治疗前比较。*$P < 0.05$，**$P < 0.01$。

3）治疗前后血浆蛋白变化 123例患者治疗前血浆蛋白明显低于正常值，经治疗后有逐渐升高之势，其中中药组治疗前后具有显著性差异（$P < 0.05$），见表1-37。

表1–37　二组难治性肾病患者治疗前后血浆蛋白的变化（$\bar{x} \pm s$）

	中药组（n=65）		西药组（n=58）	
	治疗前	治疗后	治疗前	治疗后
A（g/L）	28.37±8.34	32.59±8.92	29.19±7.72	31.48±9.15
G（g/L）	24.46±5.43	24.73±5.60	22.30±4.99	23.73±5.15

注：与治疗前比较，*$P < 0.05$。

4）治疗前后血脂变化：难治性肾病患者治疗前的前β脂蛋白、CH、TG、LDL、apoB 均明显高于正常值，中药组治疗后 CH、TG、LDL、α脂蛋白、apoB、$apoA_1$/apoB 与治疗前有显著性差异（$P < 0.01$），西药组仅 apoB 及 $apoA_1$/apoB 有差异，其他指标无显著性差异（$P > 0.05$），见表 1-38。

表 1–38　二组难治性肾病患者治疗前后血脂的变化（$\bar{x} \pm s$，mmol/L）

	中药组		西药组	
	治疗前（*n*=45）	治疗后（*n*=37）	治疗前（*n*=40）	治疗后（*n*=35）
α	0.2174 ± 0.0962	0.2566 ± 0.0493**	0.2058 ± 0.0948	0.2109 ± 0.0865
前β	0.2573 ± 0.1108	0.2173 ± 0.1293	0.2415 ± 0.1210	0.2236 ± 0.1513
β	0.5271 ± 0.1257	0.4775 ± 0.1712	0.5029 ± 0.1923	0.4915 ± 0.2017
CH	8.1640 ± 1.6844	6.7923 ± 2.0954**	7.9453 ± 2.4180	7.146 ± 2.6413
TG	2.7608 ± 1.3917	1.7902 ± 1.2712**	2.6974 ± 1.1352	2.3820 ± 1.4561
HDL	1.5214 ± 0.4210	1.5330 ± 0.3648	1.5115 ± 0.3724	1.1502 ± 0.3914
LDL	5.2508 ± 2.1944	3.1436 ± 2.4205***	5.1572 ± 2.5862	4.8651 ± 2.5490
$apoA_1$	1.4798 ± 0.2325	1.5150 ± 0.2511	1.4510 ± 0.2506	1.4712 ± 0.3983
apoB	1.3082 ± 0.6070	1.0164 ± 0.5125	1.3166 ± 0.7193	1.1013 ± 0.5641*
$apoA_1$ /apoB	1.1304 ± 0.2419	1.3988 ± 0.3934***	1.1020 ± 0.3665	1.3358 ± 0.3571**

注：与治疗前比较，$^{*}P < 0.05$，$^{**}P < 0.01$，$^{***}P < 0.001$。

5）治疗前后血中氧化－抗氧化系统变化：难治性肾病患者治疗前血浆红细胞超氧阴离子 LPO 含量明显高于正常值，经治疗后均有所下降，但西药组血浆、红细胞超氧阴离子治疗前后对比无显著性差异（$P > 0.05$），而中药组血浆红细胞超氧阴离子含量治疗前后对比有显著性差异（$P < 0.05$）。难治性肾病患者治疗前 SOD 活性明显低于正常值，经治疗后均有所升高，其中中药组治疗前后对比有显著性差异（$P < 0.01$），见表 1-39。

表 1–39　二组难治性肾病患者治疗前后氧化 — 抗氧化系统变化（$\bar{x} \pm s$）

	中药组		西药组	
	治疗前（*n*=41）	治疗后（*n*=38）	治疗前（*n*=30）	治疗后（*n*=26）
SOD（U/L）	62.84 ± 11 99	72.06 ± 12.91**	63.10 ± 12.42	65.4 ± 13.19
LPO（mmol/L）	7.19 ± 1.96	6.20 ± 1.14*	6.95 ± 1.48	6.4 ± 1.11
红细胞超氧阴离子（kcpm）	9.14 ± 2.17	8.18 ± 1.78	9.94 ± 3.48	8.95 ± 2.57
血浆超氧阴离子（kcpm）	10.05 ± 2.89	8.58 ± 3.05	10.47 ± 2.61	9.79 ± 2.02

注：与治疗前比较，$^{*}P < 0.05$，$^{**}P < 0.01$。

6）治疗前后血液流变学变化：71 例患者治疗前全血比黏度、血浆比黏度、红细胞压积、纤维蛋白原等均高于正常值，经治疗后均有所下降，中药组治疗前后对比具有显著性或非常显著性差异，而西药组治疗前后对比除血浆比黏度有显著性差异（$P < 0.01$）外，其余皆无显著性差异（$P > 0.05$），见表 1-40。

表 1-40　二组难治性肾病患者治疗前后血液流变学的变化（$\bar{x} \pm s$）

	中药组		西药组	
	治疗前（n=36）	治疗后（n=32）	治疗前（n=35）	治疗后（n=30）
全血比黏度低切	5.2 ± 1.07	5.03 ± 1.12	5.63 ± 1.37	5.71 ± 1.69
全血比黏度高切	3.64 ± 0.95	3.12 ± 0.83	3.88 ± 0.93	3.61 ± 0.89
血浆比黏度	1.52 ± 0.14	1.23 ± 0.20**	1.58 ± 0.19	1.44 ± 0.22**
血沉	47.7 ± 16.63	45.23 ± 14.23	49.3 ± 18.23	48.61 ± 16.17
红细胞压积	38.91 ± 9.03	34.12 ± 7.36	39.03 ± 10.81	38.83 ± 11.13
全血还原黏度	13.15 ± 3.57	12.76 ± 2 46	13.37 ± 2.83	13.27 ± 2.56
K 值	143.94 ± 30.85	135.38 ± 37.42	141.51 ± 48.38	138.82 ± 45 16
纤维蛋白原	4.34 ± 1.29	3.14 ± 1.6**	4.39 ± 1.48	4.25 ± 1.39

注：与治疗前比较，*$P < 0.05$，**$P < 0.01$，***$P < 0.001$。

（3）远期治疗结果：治疗结束 1 年后随访两组患者，并检测有关指标。

1）肾功能：中药组 BUN（8.21 ± 2.34）mmol/L，Scr（134.15 ± 40.98）μmol/L；西药组 BUN（10.86 ± 2.79）mmol/L，Scr（184.74 ± 35.2）μmol/L 提示中药组肾功能明显好于西药组。

2）尿蛋白定量：中药组为 3.67g/24h，而西药组为 5.94g/24h（$P < 0.05$）。

3）主要症状变化：显示中药组具有明显的改善难治性肾病主要症状的作用。

4. 讨论

（1）难治性肾病的病因病机

1）脾肾两虚是本病的主要内在条件：难治性肾病的病程缠绵难愈，本质是虚。《诸病源候论·水通身肿候》曰："水病者，由肾脾俱虚故也。"统计 123 例难治性肾病最常见的八大症状是：神疲乏力、食欲不振、大便稀溏、口干喜饮、腰膝酸痛、腹胀尿少、恶心呕吐、颜面下肢浮肿，皆为脾肾本质虚弱所致。

2）风寒湿邪乘虚侵袭是主要的外在诱因：《内经》中对水肿早有记载，认为它的产生与风湿等外邪乘虚侵袭有关，《素问·水热穴论》说："勇而劳甚，则肾汗出，肾汗出逢于风，内不得入于脏腑，外不得越于皮肤，客于玄府，行于皮里，传为胕肿，本于之肾，名曰风水。"又如《灵枢·五癃津液别》说："邪气内逆，则气为之闭塞而不行，不行则为水胀。”因此，本病正虚明显，邪气反复内，逆导致虚实夹杂，病情反复。

3）水湿、湿热、瘀血之邪是主要的病理产物：水肿除了肺、脾、肾三脏气化功能失调所致的虚证外，还常可见到水湿、湿热瘀血等兼夹实证。统计123例，兼水湿者73例，兼湿热者44例，兼瘀血者80例。三者之中有部分是相兼为患的，导致缠绵反复，难治不愈。

4）阴阳两虚是病变后期表现：肾病患者大量长期应用激素和细胞毒药物可耗伤阴精，损害脾肾之气，出现不良反应。由于阴损及阳或阳损及阴，或气阴两虚的发展，病变后期往往转化为阴阳两虚。

（2）难治性肾病的治疗大法和临床用药体会：治疗难治性肾病最常用的有四法：益气养阴法、清热利湿法、活血化瘀法、调理脾胃法。临床辨证以一法为主，或二三法合用。

1）益气养阴法：源于《素问·阴阳应象大论》“形不足者，温之以气；精不足者，补之以味”。益气养阴的主要途径是补脾气、益肾阴。补脾气可以化生精血，温煦阳气；益肾阴可使肾精充盈而能生气，精盈气旺而能泄浊，帮助恢复衰弱的气化功能。具体运用体会如下：

①益肾阴与填肾精相结合。《难经》说“损其肾者益其精”，选用山茱萸、紫河车、冬虫夏草、龟甲胶等血肉有情之品。

②养阴填精与补气相结合。张景岳说：“善治精者，能使精中生气；善治气者，能使气中生精。”应在用养阴填精药的同时，选加补气健脾的党参、黄芪以及温肾化气的鹿角片、淫羊藿。

③益肾阴与养肝润肺相结合。根据“乙癸同源”“金水相生”的特性，在治疗中常肝肾同治、肺肾同治，养肝常用白芍、女贞子、枸杞子，润肺常用沙参、麦冬、百合。我院已将邹云翔益气养阴经验方制成肾炎宁胶囊，采用益气养阴法（肾炎宁胶囊）治疗难治性肾病气阴两虚证，即使短期未能见到明显效果，长期使用能够起到保护肾功能延缓慢性肾衰病程进展的作用。

2）清热利湿法：湿热证的形成使难治性肾病复发率上升，缠绵而不易缓解。难治性肾病难治的关键在于湿、热贯穿疾病的整个过程，湿热之邪不仅是病理产物，亦是导致本病久治不愈的致病因素。临床常见面背痤疮、胸闷胀满、不思饮食、口淡口黏、大便不爽、小溲时热或黄赤、舌苔黄腻、脉濡数，治以清利三焦湿热，方用三仁汤合滋肾丸。并在清利湿热的同时，结合不同病因及不同病症，配合解毒祛风活血、健脾补肾滋阴、泄浊等多种治法，临证常相得益彰。

3）活血化瘀法：难治性肾病最棘手的问题是高度浮肿和高度蛋白尿。对于难治性肾病水肿，一般都责之于脾肾阳虚，气不化水，治疗采用温阳行气利水法。但是从气分治疗无效时，我们的临床体会是当从血分求之。诚如《素问·调经论》言："病在脉，调之血"。大胆采用温肾活血利水法，治疗了不少难治性肾病患者，取得不错的效果，特别对病理诊断为节段硬化、系膜增生、膜增生类型的肾病，应结合辨证，将使用活血化瘀药贯穿治疗始终。实验研究表明：活血化瘀利水法有降低尿蛋白、降低血脂、清除自由基、改善高凝状态等作用。具体的用药体会是：病程短，体质较好者，采取活血破瘀法，常选用虫类药如水蛭、全蝎、蜈蚣、三棱、莪术等；病程长，体质较差者，采取活血通络法，常选用当归、丹参、赤芍、川芎、桃仁、红花、泽兰、益母草。在使用活血药的同时，可适当加入理气药及温阳药，此所谓"气行则血行""血得温则行，得寒则凝"，以增强活血化瘀的功效。

4）调理脾胃法：难治性肾病病程较长，病根沉痼，病情反复发作，加之长期大量使用激素、细胞毒药物和中药雷公藤以及部分清热解毒药等，都可影响脾胃功能，引起胃肠功能失调、胃炎和胃及十二指肠溃疡，出现胃痛胃胀、纳差泛酸、恶心呕吐、便溏等症状。脾失健运之后，一则水液泛滥而加重水肿，二则清气不升，精微下泄加重蛋白尿，甚至引起营养不良，消瘦乏力，免疫功能和血浆白蛋白进一步下降，或使部分中西药被迫停用，对于此类病人应重视运用调整脾胃法。如脾阳不足者用升阳益胃汤，中虚气滞者用香砂六君子汤，脾胃湿热者用王氏连朴饮，湿困脾胃者用平胃散。合理运用调理脾胃法，可起到调整免疫功能、提高血浆白蛋白、降低蛋白尿、改善全身状况等作用，能够保证激素、细胞毒药物、雷公藤的疗程完成。

综上所述，我院运用中医药综合疗法治疗难治性肾病，近期总有效率明显高于西药对照组，远期疗效也明显优于西药对照组，提示长期服用中药对难治性肾病患者稳定病情、减少蛋白尿、预防复发、保护肾功能起着重要作用。中药的作用机理可能是通过稳定内环境平衡、改善高凝状态、缓解高脂血症、清除氧自由基、调整免疫功能等综合效应而起到治疗作用。鉴于目前对难治性肾病的病因、病理类型并不完全明确，在治疗效果和预防复发等方面仍是肾脏病界的难题，还需进一步深入研究。

[江苏中医药，1998，19（9）：3-7]

三、鉴定意见

难治性肾病综合征为肾内科临床常见疾病，治疗较为棘手，预后较差。该课题探索该病的中医病机理论及难治因素，对其中医辨证分型进行规范化研究，并通过实验研究探索其疗效机理，具有重要的临床实用价值及意义。

中医病机理论及难治因素研究结果，明确了难治性肾病综合征的病机为虚实夹杂，以肾虚为主，兼及肺脾，脾肾气虚或气阴两虚，终至肾中精气亏损，阴阳两虚，痰湿郁滞，水瘀交阻，痹阻肾络而致病情迁延难愈。中医辨证分型研究结果，确定了各证型的常见特点及兼夹证，探索出了临床可以重复的用药规律，即中医药辨证方药、肾炎灵颗粒、黄芪注射液相结合的三联疗法。实验研究表明，肾炎灵颗粒对免疫复合物膜性肾病大鼠和牛血清白蛋白的系膜增生性大鼠模型具有明显的减轻尿蛋白、减轻肾脏免疫病理反应的作用；并通过实验从分子生物学角度证实了其疗效机理与其改善肾小球系膜细胞及基质，减轻纤维化有关。科学论证了难治性肾病综合征的中医辨证规律及中医药治疗方案的可行性，值得临床推广应用。

综合各位函审专家意见，认为该课题设计合理，采用的技术先进，观测指标先进，数据可靠，结论可行。与国内同类研究相比，具有较高的创新性，有良好的示范作用，对确立该病的优化治疗方案奠定了基础，该项研究已达到了国内领先水平。

四、获奖情况

2003 年，本课题获得江苏省人民政府科技进步奖二等奖（获奖证书见附录二，10）。

第十节　邹氏肾科“补益肾元”理论体系的创建与应用

2021 年江苏省人民政府科技进步奖一等奖项目

一、内容简介

2017 年，国务院办公厅印发了中国防治慢性病中长期规划（2017—2025），慢性肾病（chronic kidney disease，CKD）作为常见的慢性病越来越受到重视。2020年2月，*Lancet*杂志发表的*Global*，*regional*，*andnationalburdenof chronic kidney disease*，*1990–2017*：*a systematic analysis for the Global Burden of Disease Study 2017*一文中指出，2017年中国CKD患病人数达1.32亿，全球范围内CKD导致了730万YLDs（伤残损失健康生命年），2850万YLLs（寿命损失年），3580万DALYs（伤残调整生命年）。慢性肾病的发病率和危害已经严重危害人民健康。如何有效延缓CKD疾病进展、提高患者生活质量是临床急需解决的重大问题。

邹氏肾科是指由邹云翔教授（1893—1988）开创，并历经邹燕勤教授（1933年生，第三届国医大师）以及王钢教授、孙伟教授（均为江苏省名中医）等三、四代中医大家、名家传承创新、不断发展的肾病学科（专科）。“邹氏”特色明显，理论体系明确，推广应用广泛，临床疗效突出。1954年10月伴随着江苏省中医院的建立，作为创始院领导的邹云翔教授在全国中西医队伍中率先建立了“肾炎研究小组”，成为全国第一代的肾病专科的雏形；1955年邹云翔教授出版了国内第一本肾病学专著《中医肾病疗法》，距国内第一本西医肾病学专著《肾脏病学》（1986年出版）整整提前了30余年。该书是我国第一本以中医疗法诊治西医肾脏疾病的专著，涵盖了当时所认识的所有西医肾脏病病名，提出了有中医特色、有针对性的治则治法和调养方法。所提出的对肾脏病发生的中医病因病机认识、治则治法的思路和方药等一直是我国肾病界“原始创新”和“奠基之石”，成为邹氏肾病“补益肾元”理论体系的核心。经过项目组三、四代肾科人历时六十余年的传承发挥，在科技部卫生部、江苏省科技厅以及国家自然科学基金等众多科技项目资助下，围绕邹氏肾科“补益肾元”理论体系的创建和应用，开创了多个新理论、新治法、新方药，树立了我国肾病诊疗的独特优势，不断提高临床疗效，带来了巨大的社会效益和经济效益。

二、主要研究

（一）创建“补益肾元”理论体系，引领我国中医肾脏病学发展

1. 理论起源　“补益肾元”理论在中医肾病诊治中的应用起源于1955年邹云翔教授出版的中国第一部肾脏病专著《中医肾病疗法》，书中提到：肾炎的发生主因是肾元不足，慢性肾衰竭的病名为“肾劳”，病机是“肾元不足（衰竭）”。治法强调“补益肾元力求增一分元阳，复一分真阴，治当和缓甘平”的原则，首创用补肺

阴、纳肾阳的冬虫夏草治疗尿毒症，用补肾元、软坚活血的鲍鱼治疗肾劳、肾萎缩等等。

2.“补益肾元”理论体系的核心内涵

（1）病名：首次将慢性肾病的中医病名确定为“肾劳”。1955年，中医肾病名医邹云翔教授在《中医肾病疗法》一书中提到：“各种慢性肾脏疾患，在中医说来无此详尽的分类，各类证候都包括在肾脏内伤中，有严重的病症则要称之为肾劳，伤甚为虚，虚甚为劳。”这是按中医病症（证）诊断中医肾病病名的典范，首创以中医疗法诊治肾脏疾病，并跳出传统病名束缚，直接针对西医病名迎接新时代挑战，肾劳包括急性血管球性肾炎、慢性血管球性肾炎、肾萎缩、肾郁血、肾梗死、游走肾、肾脏积水。

（2）病因病机：1955年，项目组创造性地提出了“内因肾元亏虚学说”，强调“肾元虚损”的病因机制；1970年，在全国首先提出“药物损伤肾元的新病因”。临床中经常遇到一些肾炎完全是由药物损伤肾气而造成的。有些患者本身肾气不足，加上药物损伤，促进了肾炎的发生。以上提出的“药物伤肾”的新观点比国外领先了15年，并在2020年首先提出“环境毒邪损伤肾元”的病因观点。1981年，项目组即确立了疾病的病机变化：慢性肾病一般规律是先伤于气、后损于阴，必然转归为气阴两虚或肾元亏虚。病变部位以肾为中心，影响肺、脾、肝。病情反复、迁延不愈的重要原因与兼夹外感、水湿、湿热、瘀血等病邪有关。总结CKD的病机特点为虚实夹杂，以虚为主。

（3）辨证分型：1986年，在全国中医肾病会上首先提出慢性肾炎以肾元不足为主的虚实夹杂辨证分型标准，“以本虚证为主证型，以标实证为兼证型，标本结合”。本证为肺肾气虚、脾肾气阴两虚、肝肾阴虚、脾肾阳虚，兼证为湿热证、血瘀证、湿浊证；1987年又在慢性肾炎诊断标准基础上，进一步制定慢性肾衰竭的辨证分型标准，本证为脾肾气（阳）虚、肝肾阴虚、气阴两虚、阴阳两虚，兼证为湿浊证、湿热证、热毒证、瘀血证、风动证。慢性肾炎分型标准于2006年作为中华中医药学会肾病分会《肾脏病诊断、辨证分型及疗效评定（试行方案）》发表。慢性肾衰的分型标准于2002年正式列入《中药新药临床研究指导原则》，并于2018年改版延续至今。

（4）治则治法：1955年首提“保肾气”治则，开创了“补益肾元”的扶正祛邪经典思路；同年首创“温肾活血法”，开创了活血化瘀法治疗慢性肾病的先河。1955年邹云翔教授在编著的《中医肾病疗法》专著中介绍各种慢性肾炎的中医治法，以及补气养血、化瘀温肾的治疗经验。1956 年，邹云翔教授在《中医杂志》介绍了用活血化瘀法的经验病案，并提出用鲍鱼、桃仁、红花、怀牛膝、三七治疗有效；1959 年首创用补肾泄浊法抢救尿毒症，开创了大黄治疗尿毒症；1978 年首提补益肾元、祛风解毒法，开创了用雷公藤复方治疗肾脏病；20 世纪 80 年代，最早将虫类药运用于肾小球疾病，逐步创建了以“补益肾元”为本的四大治疗新法，分别是补益肾元、清热利湿法，补益肾元、祛风解毒法，补益肾元、活血渗湿法，补益肾元、泄浊通络法，成为全国中医肾病学界治法经典。

（5）护肾养生：基于“补益肾元”理论提出肾病中医养护方法，形成“治养一体”的中医肾病疗法。认为肾为先天之本，生命之根，通过补益肾元防治肾病，祛病延年。提出“三分治疗，七分养护”的理念，创制邹氏护肾贴、补肾泡足方，提倡“饮食有节，起居有常，怡养情志”的护肾原则，倡导饮食养生、二十四节气养生的强肾护肾法，内外兼治，治养一体，早防早治慢性肾病。

根据以上成果，我们牵头制定了国家中医药管理局慢肾风（慢性肾小球肾炎）的诊疗规范，参与制定了中华中医药学会《IgA 肾病的诊断、辨证分型和疗效评定》《慢性肾衰竭的诊断、辨证分型及疗效评价》，以及中国中西医结合学会《慢性肾衰竭中西医结合诊疗指南》，参与编写新世纪全国高等医药院校规划教材《中西医结合内科学》。

（二）揭示了“补益肾元”理论核心治法的创新机制

20 世纪 80 年代，在江苏省医药卫生重点科研项目（编号：苏卫科合字 J87 第 016 号）资助下，开展“益气养阴法”治疗慢性肾小球肾炎血浆环核苷酸及免疫指标变化的观察，结果提示：慢性肾小球肾炎脾肾气阴两虚证的物质基础可能与细胞内环核苷酸双向控制系统失调、免疫功能紊乱有关，从而得到结论：益气养阴法治疗慢性肾小球肾炎脾肾气阴两虚证可能有双向调节细胞内环核苷酸及免疫功能的作用。同时，在益气养阴法对慢性肾炎气阴两虚证患者血浆雌二醇、睾酮、TXB_2、6-Keto-$PGF_{1\alpha}$ 含量影响的研究中，结果显示，经治疗后随着症状的明显改善，E_2 含量降低、T 含量升高，血浆 TXB_2 含量、TXB_2/6-Keto-$PGF_{1\alpha}$ 比值均获显著下降，治疗前后对照比较均有非常显著性意义，提示益气养阴法可能有抗血小板聚集、释放和调节 TXA_2-PGI_2 平衡的作用，而慢性肾炎肾功能不全气阴两虚证的物质基础可能与体内性激素代谢紊乱有关。

20 世纪 80 年代到 90 年代，在 1 项卫生部重点课题、2 项国家自然科学基金项目（项目编号：39770918、39970915）的资助下，探索具有“补益肾元、渗湿泄浊”作用的中药复方治疗肾脏病作用机制。用机械性伸展装置刺激培养的肾系膜细胞，并在培养液中加入喂服具有“补益肾元、渗湿泄浊”作用的中药复方大鼠的血清，分析 TGF-β_1、TGF-β_3 及Ⅳ型、Ⅴ型胶原 mRNA 的表达，结果显示，机械性伸展以时间依赖性方式刺激 TGF-β_1、TGF-β_3 的 mRNA 表达，同时也发现机械性伸展能诱导系膜细胞外基质的主要成分Ⅳ型、Ⅴ型胶原及纤维结合素的 mRNA 表达亢进；中药复方对系膜细胞机械性伸展诱导的细胞增殖因子和细胞外基质 mRNA 表达具有明显的抑制作用。从而得到结论：机械性伸展刺激能够诱导产生 TGF-β_1、TGF-β_3 及Ⅳ型、Ⅴ型胶原的 mRNA 表达。中药复方延缓慢性肾衰竭的作用机理与抑制细胞增殖因子和细胞外基质成分 mRNA 的表达有关。

20 世纪 90 年代末，在国家中医药管理局留学归国人员科技资助项目课题资助下，我们进行了“健脾益肾补气法”治疗 IgA 肾病的临床和基础研究。采用口服牛血清白蛋白和葡萄球菌肠毒素 B 感染的复合方法，复制大鼠 IgA 肾病模型，分别给予“健脾益肾补气”中药复方和雷公藤多苷片治疗，结果显示，“健脾益肾补气”中药复方在改变实验性大鼠 IgA 肾病模型的肾脏病理损害的同时，可降低血浆和红细胞中超氧阴离子含量，显著降低 IgA 肾病大鼠模型的血清Ⅳ胶原含量，从而证实了“健脾益肾补气”中药复方对 IgA 肾病大鼠具有较强的抗氧化作用，治疗 IgA 肾病的作用机理与降低血清Ⅳ胶原含量有关。

2000 年以后，在教育部、江苏省科技厅和南京市科委的项目资助下，我们开展了雷公藤中药制剂的肾保护机制研究。以雷公藤制剂治疗尿蛋白的疗效为临床依据，以足细胞 SD 分子表达为研究靶点，以 miRNA 为调控因子，miRNA 芯片筛选显示，PAN 肾病肾皮质表达显著上调的 miRNA 106 个，表达下调的 miRNA 62 个，高表达的 miRNA 基因位点呈簇状分布（clustering），集中分布于 19 号染色体和 6 号染色体，提示这 2 个染色体基因位点可能与 PAN 肾病的发生密切相关。筛选出 PAN 肾病特征性 miRNA（mo-miR-23a、mo-miR-300-3p）在 PAN 肾病中高表达，提示这些 miRNA 可能参与 PAN 肾病足细胞损伤及导致蛋白尿。mo-miR-24、mo-miR-30c 在 PAN 肾病中低表达，提示这些 miRNA 可能通过抗凋亡的途径发挥保护作用。雷公藤制剂可下调 PAN 肾病大鼠 dicer 表达，通过 dicer-miRNA 途径改善 PAN 肾病大鼠 SD 分子 nephrin、podocin 及骨架蛋白 synaptopodin 的表达，并能通过 miRNA 抑制足细胞凋亡发挥保护足细胞作用。这提示 dicer、mo-miR-24、mo-miR-30c、mo-miR-23a 可能是雷公藤制剂治疗 PAN 肾病蛋白尿的分子治疗靶点。

以上成果获得国家发明专利 2 项，发表相关论文 44 篇，其中 SCI 论文 5 篇。

（三）“补益肾元”理论体系指导下开发肾病系列中药并推广应用

在“补益肾元、清热利湿法”“补益肾元、祛风解毒法”“补益肾元、活血渗湿法”“补益肾元、泄浊通络法”这四大治肾新法指导下，针对不同的病机特点，项目组先后研制了中药新药“黄蛭益肾胶囊”（国药准字 Z20020065）、“参乌益肾片”（国药准字 Z20100009）、南京中医药大学附属医院院内制剂“健肾片”（苏药制字 Z04000530）、“保肾片”（苏药制字 Z04000575）和“肾炎灵颗粒剂”。

1981 年，项目组开展对 209 例慢性肾病气阴两虚证患者的临床研究，结果显示，治疗后血肌酐下降 [治疗组（287.31 ± 29.17）μmol/L，对照组（369.62 ± 35.36）μmol/L]，尿蛋白定量下降 [治疗组（1.08 ± 0.19）g/24h，对照组（1.61 ± 0.31）g/24h]。临床试验中，未发现该药有明显不良反应。后将验方定名为“黄蛭益肾胶囊”，与雷允上药业有限公司合作开发，于 1992 年列入国家药监局三类中药新药研究，1998 年获得国家新药证书“黄蛭益肾胶囊”（国药准字 Z20020065）。

1980 年，项目组在邹云翔教授治疗慢性肾衰竭验方“保肾甲丸”“保肾乙丸”的研究中，对 459 例慢性肾衰竭患者的治疗情况进行了分析。临床研究显示，具有“补益肾元、渗湿泄浊”作用的中药复方能明显改善慢性肾衰竭患者的中医证候症状，降低尿素氮 [治疗组（6.87 ± 0.30）mmol/L，对照组（6.39 ± 0.10）mmol/L]、血肌酐 [治疗组（136.23 ± 10.97）μmol/L，对照组（161.80 ± 4.83）μmol/L] 水平，减少尿蛋白丢失，提高内生肌酐清除率，在一定程度上纠正患者的贫血状态，总有效率为 88.12%，对照组为 74.58%。联合江苏康缘药业股份有限公司，按照中药三类新药的技术要求对验方进行创新开发，经过 30 年的临床制剂，最初将保肾甲、乙丸及其浓缩剂改为南京中医药大学附属医院院内制剂保肾片（苏药制字 Z04000575），2010 年将新药命名为参乌益肾片（国药准字 Z20100009）。

20 世纪 90 年代末和 21 世纪初，项目组对 343 例慢性肾炎气虚证的患者进行疗效观察，以全国中医肾病学术会议通过的慢性原发性肾小球疾病疗效判断标准进行评定，采用“健脾益肾补气法”治疗后的患者，尿蛋白定量下降 [治疗前（3.5185 ± 3.448）g/24h，治疗后（1.364 ± 1.73）g/24h]，血浆白蛋白升高 [治疗前（31 ± 7.03）g/L，治疗后（35 ± 2.43）g/L]。在此基础上，针对慢性肾炎“脾肾气虚，水湿内停”的病机，研发了南京中医药大学附属医院院内制剂健肾片（苏药制字 Z04000530）。其对于缓解 CKD 患者血尿、蛋白尿，改善患者腰酸乏力、气短懒言等临床症状很有作用，总有效率为 86.5%，明显优于对照组。

此外，项目组开展了多种治疗慢性肾脏疾病的单味中药治疗研究。1955 年首创以冬虫夏草治疗慢性肾衰竭尿毒症、肾结核，适用于以肺肾虚衰为主的所有慢性肾病症，尤其适合于慢性肾病（CKD）2～4 期患者，常配伍西洋参、冬虫夏草、藏红花、参三七，隔水蒸服，或研粉装胶囊服用；1959 年首用大黄抢救尿毒症，并出版专著《严重尿中毒中医治疗一得》，后又在 1961 年发表论文于《中医杂志》，为我国用大黄抢救尿毒症奠定基础；1978 年最早采用雷公藤复方治疗慢性肾炎，并研发了肾炎合剂（雷公藤、鸡血藤、甘草），1984 年修改为肾炎合剂Ⅱ号，1990 年进一步制成肾炎灵颗粒剂，1996 年又将其浓缩制成肾炎灵片，并开展了从风论治肾病临床研究及肾炎灵片新药开发的系列研究，相关成果获成果转让。1987 年国内首先系统总结应用虫类搜风通络药物治疗肾病的经验，并在《中医杂志》发表，产生的直接经济效益已达 1 亿元以上。20 世纪 90 年代开发出肾衰保留灌肠囊，并开展了以大黄为主的复方中药高位结肠灌洗技术治疗尿毒症的研究。

在全国 40 家临床医院开展"补益肾元"理论体系推广，定期举办继续教育学习班，传授名医邹云翔教授及国医大师邹燕勤教授治肾病思想和方药，累计传授各级医师 2000 余人，培养全国各地进修医师及传承人近百名。

以上成果获国家新药证书 2 项、江苏省食药监局制剂证书 2 项，成果转让证书 1 项，成果推广至全国及省内 15 家单位应用，中药新药及院内制剂产生的直接经济效益已达 1 亿元以上，近 50 万慢性肾病患者因此而受益。

（四）总结本项目的意义

1、创建慢性肾脏病"补益肾元"中医辨治理论体系，开创了现代中医肾病先河。

2、开展临床疗效的循证研究，创新研发 2 种新药并应用于临床，提高了中医药治疗慢性肾脏病蛋白尿和延缓肾功能衰竭的疗效。

3、在中医、中西医结合肾病领域传承学术，为创新发展作出了贡献。

（五）获奖成果

本课题 2021 年获江苏省人民政府科技进步三等奖（相关资料见附图一）。

第二章　承担课题

2001 年我作为江苏省中医院肾内科、全国中医肾病医疗中心主任，带领全科医生，汇集了当时学科 30 多年来对中医中药治疗 IgA 肾病的临床经验及个人心得，申报了“十五”国家科技攻关项目“IgA 肾病中医证候规律研究”，采用循证医学、流行病学、GCP 等现代研究方法，联合全国 9 家省级以上肾病医疗中心对 IgA 肾病的诊治规律进行了研究，并首次发表该课题研究报告。在最近 20 年中，本人持续在临床上验证该研究总结推荐的 IgA 肾病中医中药治疗方案，并在 2006 年出版了《IgA 肾病现代中医治疗》专著，推荐方案中的两项中成药已正式获得国家药监局中药三类新药证书，其中一项已进入国家医保用药目录，可更好地造福广大 IgA 肾病患者。成功申报两项国家自然科学基金项目，第一项“保肾片对系膜细胞机械性伸展诱导的增殖因子和细胞外基质成分的影响（NO.39770918）”，第二项“LOX-1 对食盐敏感性高血压大鼠肾损害进展的影响及中药干预作用（NO.39970915）”，分别是我 1989 年在日本北里大学医学部和 1998 年在日本东京大学医学部研修时所做的实验，之后将方法学带回国，结合中药保肾片的新药作用机理研究上报并实施完成的国家自然科学基金课题。2002 年，我在全国中医肾病界第一个招收了中医肾病博士后，所做的课题是国家中医药管理局立项的中医药科学技术研究基金基础研究类课题“湿热伤肾的病理形态及细胞因子 mRNA 表达的研究”。2003 年，我招收了第二名中医肾病博士后，他所做的课题是江苏省科技厅攻关项目（BE3003622）“蛹虫草虫草素提取及防治肾损害的新药研究”。关于防治慢性肾衰竭的中西医结合规范化治疗方案研究及其应用示范课题，是我所追求并仍在临床努力探索的目标之一。

第一节　IgA 肾病中医证治规律研究

“十五”国家科技攻关计划验收报告（2001BA701A14c）

一、内容简介

本课题采用循证医学、流行病学、GCP 等现代研究方法，联合全国省级以上 9 家肾病医疗中心，对 IgA 肾病的诊治规律进行研究。

（一）证候学研究

首先，将我院经临床 15 年总结出的着眼于咽、脾、肾进行 IgA 肾病辨证的方案进一步修改，并开展了 IgA 肾病证候学研究专家咨询问卷工作，向全国 120 名肾科主任及主任医师以上的专家发放了咨询问卷，结果表明：78%的专家认为该方案较现有的慢性肾炎方案更为方便，更有利于临床实践。在此基础上，我们又将此方案在 9 家肾病中心进行了分析验证，结果表明该方案切实可行，具有病位明确、执简驭繁、实用性强、可组合配伍、符合循证医学要求等优点，可作为 IgA 肾病中医辨证分型的 A 级方案推荐。

（二）治疗学研究

按照多中心、随机单盲方法，共选择 IgA 肾病患者 280 例，按 2∶1 比例，从咽、脾、肾辨证论治作为治疗组共 189 例，用国际公认的治疗 IgA 肾病有效的洛汀新治疗作为对照组共 91 例。两组在性别、年龄、病情、中医证型、临床指标、病理方面对比无显著性差异。治疗结果显示：治疗组总有效率 86.24%，对照组总有效率 71.3%，经秩和检验，$U = 6.02$，$P < 0.01$，具有显著差异。特别是治疗组改善肾病症状方面的总体疗效达 86.77%，非常显著地高于对照组有效率 62.63%，$P < 0.01$。在改善常见的蛋白尿方面，治疗组优于对照组；特别对血尿指标，治疗组治疗前后经秩和检验 $P < 0.05$，对照组无显著性差异。对典型病例进行重复肾穿刺亦证实治疗不仅能改善常规指标、临床症状，还有减轻肾病病理损害的作用。本研究得到的治疗效果与目前国际国内治疗 IgA 肾病的平均疗效 60%～70%左右相比提高了 15 个百分点，进一步说明中医中药对 IgA 肾病病理 Lee 分级Ⅲ级以下的患者确实有较好的效果，本研究从以上循证医学研究结果提出了 IgA 肾病中医中药推荐治疗方案：IgA 肾病肾脏病理改变在 Lee 分级Ⅲ级以下（包括Ⅲ级），尿蛋白在 3.5g 以下，镜下血尿在（++）以下，表现为咽热证者，可用清热利咽、凉血止血法（或尿血宁片每次 4 片，每日 3 次）治疗 2～6 个月；表现为脾虚湿热证者，可用补气健脾、清利湿热法（或健肾片每次 4 片，每日 3 次）治疗 2～6 个月；表现为肾虚湿瘀者，可用补气养阴、清利活血法（或肾炎灵片每次 4 片，每日 3 次）治疗 2～6 个月。

（三）药物学研究

治疗 IgA 肾病的 3 个新药均具备进一步开发成为中药新药的条件。尿血宁片初步完成了新药临床前的所有工作；健肾片已完成国家食品药品监督管理局Ⅲ期临床，正在申报中药三类新药证书；肾炎灵片临床前研究工作已通过省级专家评定，正在向国家食品药品监督管理局申请2期临床试验。

（四）推广应用及效益

本课题建立的从咽、脾、肾进行IgA肾病辨证分型的新方案已在2003年11月全国中医肾病南昌会议上做了介绍，得到了与会专家的肯定。并在11月底的澳大利亚世界医学大会上做了专题报告，在本中心2001年3月主办的第三次全国继续教育学习班上做了推广介绍，共发表论文48篇，申报国家专利2项（受理号：0246-C00212，0252-C00259），获江苏省科技进步二等奖2项，三等奖1项，四等奖1项。治脾新药“健肾片”和治肾新药“肾炎灵片”作为成果已转让江苏康缘制药有限公司，获转让费140万元。本课题还在江苏省中医院建立了全国中医肾病多中心临床试验基地；以及在康缘制药有限公司建立了健肾片、肾炎灵片新药开发基地；在江苏省中医院与康缘药业联合筹建了肾病新药开发试验室。特别是该项课题对促进我院全国重点学科和医疗中心建设以及单病种研究有着重要的意义，进一步提高了参加本课题80位专家教授以及博士、硕士等年轻医师们的科研水平，使我院肾病专科门诊量从往年的3万余人次/年上升到5万余人次/年，病房住院床位使用率提高到100%～130%，肾穿刺病例大大增加，2年来共进行肾穿400余例，起到了科研带动临床、促进学科发展的作用。

二、攻关的任务、考核目标及主要技术经济指标

（一）攻关任务

应用临床流行病学的方法，分析和寻求IgA肾病的中医证候规律，确立IgA肾病的常见中医证候类型及辨证标准。采用循证医学的研究手段，通过多中心、随机、盲法的严格设计，深入评价从咽、脾、肾论治IgA肾病的临床疗效，确立中医药治疗IgA肾病的新方法，从而进一步提高中医药防治IgA肾病及延缓肾损害进展的疗效。

（二）考核目标及主要技术经济指标

1. 完成IgA肾病中医证候学研究　分析总结IgA肾病中医证候分布规律及常见

证型辨证标准、分级量化评定标准、变化规律及该病中医证候与病理形态学关系研究。通过全国中医肾病专业委员会会议及培训班向全国推广，并将研究论文在核心刊物上发表3～4篇，并写入中医肾病专著，成为指导中医药治疗及研究IgA肾病的参考标准。

2. 完成IgA肾病常见证型大规模临床分型治疗学研究　通过对咽热证、脾虚湿热证、肾虚湿瘀证3种常见证型分别论治，并与国际上公认的治疗IgA肾病ACEI进行比较对照，以及对IgA肾病特殊类型（无症状性IgA肾病）研究及治疗结果分析，争取疗效达国内领先水平，在目前平均有效率60%左右基础上提高10%以上；完成证候学研究，希望得到70%以上专家认可的IgA肾病辨证分型方案；完成治疗学研究，希望能归纳总结出IgA肾病中医中药循证医学治疗推荐方案。提交并公布研究结果报告，并将本课题治疗IgA肾病的新方法向全国推出，成为IgA肾病中医药分型论治指南，在核心期刊发表论文8～10篇，在国际会议发表2篇以上论文，并争取在国外专业刊物发表论文1～2篇。

3. 人才培养　本课题计划培养1名博士后，2名博士生、1名硕士生，并列入我院全国中医肾病重点学科、全国中医肾病医疗中心单病种攻关内容，促进学科建设和人才培养，提高其他省市中医肾病中心的临床研究水平。

4. 新药开发　从咽论治的尿血宁片（健肾片Ⅰ号）、从脾论治的健肾片Ⅱ号、从肾论治的肾炎灵片在多中心临床试验的基础上，初步完成中药新药开发的临床前质量标准、药理毒理、药效学等工作，为今后开发治疗IgA肾病的中药新药奠定基础。并争取1～2个新方药申报国家发明专利。

三、课题执行情况评价

（一）目标

本课题通过多中心验证，明确了IgA肾病中医证候规律及辨证标准化体系，从循证医学角度建立了从咽、脾、肾立法分型论治IgA肾病中医中药治疗新方案，并且完成了从咽、脾、肾治疗的三个中成药新药开发的临床前研究工作，从IgA肾病的模型、分子生物学、细胞学、免疫学探讨从咽、脾、肾治疗IgA肾病的三个中成药的作用机理。

（二）任务完成情况

1.IgA 肾病证候学研究专家咨询问卷工作　对“IgA 肾病中医证治规律研究”课题协作单位及其他全国多家大中型医院中医肾病专科副主任医师以上专家 120 人发放了咨询问卷，共回收调查问卷 91 份，回归率为 75.83%。研究结果：78%的专家认为咽、脾、肾辨证方案较现有类似的慢性肾炎方案更为方便，更有利于进行临床观察、疗效对照和药物研究，并且，85%的专家认为该辨证方案基本能涵盖 IgA 肾病的主要证型，78.1%的专家认为符合或基本符合临床辨证情况，从而对我们确立咽、脾、肾辨证方案及进一步研究奠定基础。

2.IgA 肾病从咽、脾、肾分型辨证规律的多中心研究　本研究以多中心、大样本的临床资料分析，明确了 IgA 肾病中医辨证规律特点，其主要结果如下：① IgA 肾病最常见的诱因是感冒，随着 IgA 肾病病情的加重，血压有增高趋势，合并发生的感染中以咽喉部感染的比重较多。② IgA 肾病本虚以气虚多见，其特点为气虚证＞气阴两虚证＞阳虚证，本虚证的脏腑以肾虚为主。③ IgA 肾病常见标实证以咽喉症状为特征者较多见，血瘀证的临床症状较少见，活血化瘀法在 IgA 肾病治疗中的使用体现了中医治未病思想，并重视 IgA 肾病的微观辨证。④ IgA 肾病的基本病机为本虚标实，并且以本虚为多数，标实证的出现常在本虚的基础上诱发产生，是第二病因。⑤脾虚证的短期疗效优于肾虚证，瘀血证的出现标志着病情较难取效，IgA 肾病中医治疗可 60 天为一疗程，一般治疗 1 ～ 3 个疗程。⑥肾虚证为 IgA 肾病的常见基本证，咽喉为常见标实证，单纯脾虚证出现较少。⑦ IgA 肾病咽、脾、肾三证在国内不同地区中的分布存在一定的差异，南方地区咽热证的病例数低于北部及中部地区。⑧咽热证的主要诱发因素为感冒，常兼见于脾虚和肾虚证中，常见兼证以风热为主。⑨脾虚证常见无明显诱发因素，绝大多数与肾虚证或肾虚兼咽热证同时出现，常见兼证以湿热为主。⑩肾虚证劳累诱发的因素较高，尿路感染的并发症也高于其他 2 组证型，肾脏气阴两虚证作为肾虚证的辨证重点，标实兼证以湿热和瘀血较多见。⑪ IgA 肾病咽、脾、肾的不同证型在其肾脏病理组织病变程度中存在差异。单纯咽热证以Ⅱ、Ⅲ级病变为多，而单纯肾虚证Ⅲ级以上所占比重较多。⑫ IgA 肾病中医辨证以病位为纲，虚实为目，分为咽热证、脾虚证、肾虚证，反映了 IgA 肾病的中医基本病机，常见的病理因素也可进行病位归类，并且咽、脾、肾的证型转归也充分体现了 IgA 肾病的常见并发症对 IgA 肾病影响的临床特点。⑬从咽、脾、肾辨证 IgA 肾病的分类方案可作为 IgA 肾病中医辨证分类的 A 级方案，进行推荐。

3. IgA 肾病从咽、脾、肾论治的多中心研究　本研究在全国九家省级中医院肾病中心，按照循证医学方法，随机单盲，共选择 IgA 肾病患者 280 例，按 2∶1 比例，从咽、脾、肾分型辨证论治作为治疗组共 189 例，用国际公认的治疗 IgA 肾病有效的洛汀新治疗作为对照组共 91 例。两组在性别、年龄、病情、中医证型、临床指标、病理方面对比无显著差异。治疗结果显示：治疗组总有效率 86.24%，对照组总有效率 71.3%，经秩和检验，U = 6.02，$P < 0.01$，具有显著差异。特别是治疗组改善肾病症状方面的总体疗效达 86.77%，显著地高于对照组有效率 62.63%，$P < 0.01$。在改善常见的蛋白尿指标方面，治疗组优于对照组；特别对尿血指标，治疗组治疗前后经秩和检验 $P < 0.05$，对照组无显著差异。对典型病例进行重复肾穿刺，亦证实治疗组不仅能改善常规指标和临床症状，还有减轻肾脏病理损害的作用，本次近期疗效将国内外治疗 IgA 肾病的平均疗效 60%～70%提高了 15 个百分点，值得进一步深入观察远期疗效。

从以上循证医学研究结果推荐 IgA 肾病中医中药治疗方案：

（1）咽热证证型诊断及治疗方案（A 级推荐）：IgA 肾病肾脏病理改变在Ⅲ级以下（包括Ⅲ级），尿蛋白在 3.5g/d 以下，镜下血尿在（++）以下，表现为咽热证者，可用清热利咽、凉血止血法（如尿血宁片每次 4 片，每日 3 次）治疗 2～6 个月（见图 2-1）。

（2）脾虚证证型诊断及治疗方案（A 级推荐）：IgA 肾病肾脏病理改变在 Lee 分级Ⅲ级以下（包括Ⅲ级），尿蛋白在 3.5g/d 以下，尿红细胞镜下（++）以下，表现为脾虚湿热证者，可用补气健脾、清热利湿法（如健肾片每次 4 片，每日 3 次）治疗 2～6 个月（见图 2-2）。

（3）肾虚证证型诊断及治疗方案

A 级推荐方案：IgA 肾病肾脏病理改变在 Lee 分级Ⅲ级以下（包括Ⅲ级），尿蛋白在 3.5g/d 以下，尿红细胞镜下（++）以下，表现为肾虚湿瘀证，可用补气养阴、清利活血法（如肾炎灵片每次 4 片，每日 3 次），治疗 2～6 个月。

C 级推荐方案：肾脏病理改变在 Lee 分级Ⅲ级以上，尿蛋白在 3.5g/d 以上，尿红细胞镜下（++）以上，表现肾虚湿瘀证者，可用补气养阴、清利活血通络法（如肾炎灵片每次 6 片，每日 3 次），3～6 个月（见图 2-3）。

从咽论治

中医依据

咽喉是外邪入侵犯肾的重要途径。《灵枢·经脉》指出"肾足少阴之脉……其直者从肾上贯肝膈，入肺中，循喉咙，夹舌本"。可见咽属肾所主，喉为肺之门户。风热邪毒搏结咽喉或湿邪气留恋不解，可循足少阴之支脉侵犯至肾，故肾病发生其标与咽喉密切相关。

西医依据

扁桃体是周围免疫器官，是许多致病因子的入侵口。最新研究发现IgA肾病患者扁桃体内有IgAⅡ免疫复合物沉积，因此慢性扁桃体炎等咽喉部炎症是IgAⅡ发病学中的重要原因和病情加重、影响预后的重要因素。

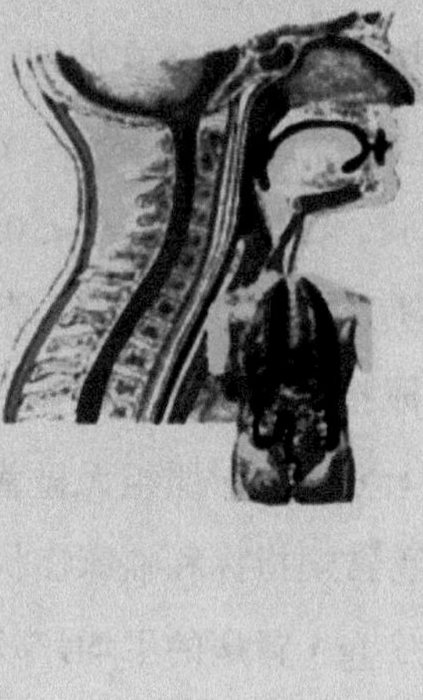

热结咽喉证中医诊断标准

主症：①咽喉干燥；②咽痛；③咽红；④淋巴滤泡增生；⑤扁桃体肿大；⑥悬壅垂充血肿大；⑦咽痒。

次症：①口干；②咽部异物感；③舌红或淡红，苔薄白或黄；④脉细或浮；⑤浮肿。

诊断标准：主症1项、次症1项；或主症2项以上；或次症3项以上。

热结咽喉证治疗方法

清热利咽，凉血止血法：或尿血宁片，每次4片，每日3次，口服。常用药物由金银花10g，蚤休10g，炒山栀10g，黄芩12g，仙鹤草15g，车前草15g，景天三七15g，白茅根15g，白花蛇舌草15g等组成。具有疏风利咽，清热利湿，凉血止血功效。主治IgA肾病表现咽热证有血尿、蛋白尿者。

图2–1 从咽论治

从脾论治

中医依据

早在《灵枢·口问》中就指出"中气不足，溲便为之变也"，《素问·至真要大论》也提出："诸湿肿满皆属于脾"。《类证治裁》说："诸血皆统于脾"。脾气虚弱，统摄无权。血溢脉外，经膀胱而出，故见尿血。脾气下陷，谷气下流，可出现蛋白尿。泛溢肌肤，则见水肿。脾虚湿阻，乏力、腹泻，病情反复迁延。故IgA肾病病情变化枢机在脾。

西医依据

IgA肾病的发病、病情反复常与胃肠感染密切相关；IgA肾病患者血清中常可检测到某些血清型大肠杆菌和食用抗原的高滴度抗体；某些肠道疾病可同时合并有IgA肾病；饮食中某些蛋白质抗原可能作为IgA肾病的致病原。由于胃肠道炎症或其它病症引起胃肠道黏膜屏障功能降低，大分子IgA-IC形成，在细胞因子和炎症介质的参与下，引起一系列免疫反应，导致肾脏损害。

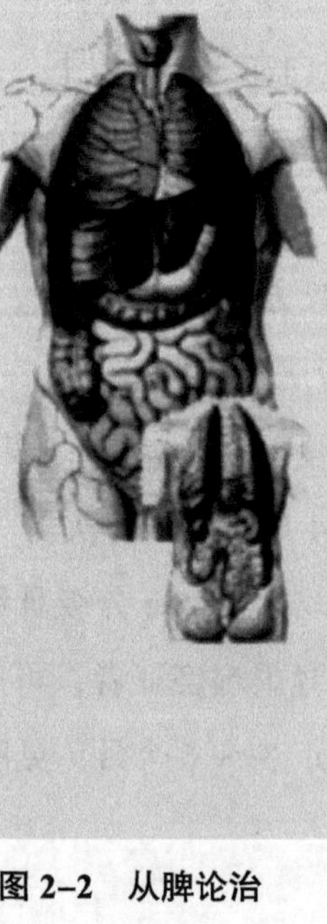

脾虚湿热证诊断标准

主症：①神疲乏力；②食少纳呆；③食后腹胀；④大便溏薄；⑤肢体困重；⑥面浮或肢体浮肿。

次症：①易感冒；②口苦；③口中黏腻；④舌质淡红，边有齿印，苔黄或薄黄或黄腻，脉细、濡细、濡数。

诊断标准：主症1项、次症1项；或主症2项以上；或次症3项以上。

脾虚湿热证治疗方法

益气健脾、清热利湿法：或健肾片，每次5片，每日3次，口服。常用药物由黄芪30g，石韦15g，青风藤15g等组成。主治IgA肾病表现脾虚湿热证有血尿、蛋白尿者。

图2–2 从脾论治

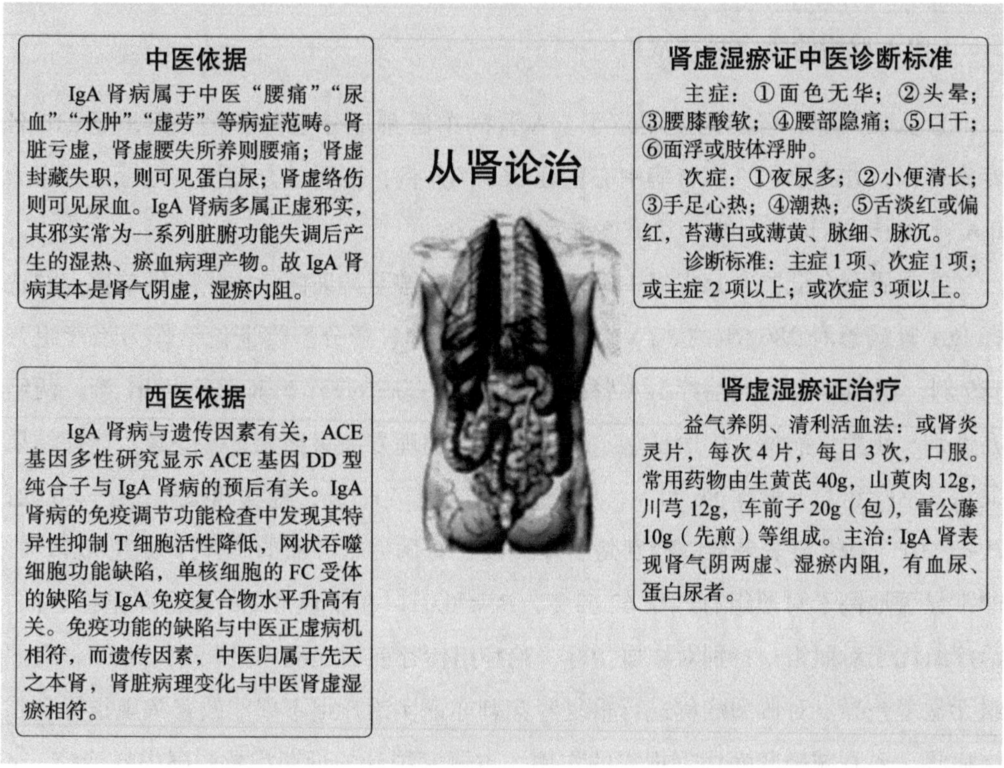

图 2–3　从肾论治

（三）解决的关键技术

1. IgA 肾病中医证候学专家问卷咨询调查表的设计与实施。

2. IgA 肾病从咽、脾、肾分型辨证标准的制订，多中心研究的实施，统计学处理分析。

3. IgA 肾病肾穿刺病理诊断分级的标准，检验指标的规范及质控标准。

4. 多中心、随机、单盲的临床试验方案的设计与实施。

5. 制定经循证医学推荐的中医中药诊治 IgA 方案。

6. 治咽中药“尿血宁”的组方、制剂学、药效学、毒理学。

7. 治脾中药“健肾片”的组方、制剂学、药效学、毒理学。

8. 治肾中药“肾炎灵片”的组方、制剂学、药效学、毒理学。

9. 动物实验 IgA 肾病模型的制作。

10. 细胞培养，细胞因子 TGF-β、mRNA 表达，IL-2、IL-6、Ⅳ型胶原等的测定方法。

（四）取得的重大科技成果

1. 从咽、脾、肾的角度制定了 IgA 肾病中医辨证分型标准化方案，经 210 名专家咨询，并在全国 9 家肾病中心验证 360 例病例，证明该方案切实可行，可作为 IgA 肾病中医辨证分型的 A 级方案推荐。

2. 本研究在全国九家省级中医院肾病中心，按照循证医学方法随机单盲，共选择 IgA 肾病患者 280 例，按 2∶1 比例，从咽、脾、肾分型辨证论治作为治疗组共 189 例，用国际公认的治疗 IgA 肾病有效的洛汀新治疗作为对照组共 91 例。两组在性别、年龄、病情、中医证型、临床指标、病理方面对比无显著差异。治疗结果显示：治疗组总有效率 86.24%，对照组总有效率 71.3%，经秩和检验，$U = 6.02$，$P < 0.01$，具有显著差异。特别是治疗组改善肾病症状方面的总体疗效达 86.77%，非常显著地高于对照组有效率 62.63%，$P < 0.01$。在改善常见的蛋白尿指标方面，治疗组优于对照组；特别对尿血指标，治疗组治疗前后经秩和检验 $P < 0.05$，对照组无显著差异。对典型病例进行重复肾穿刺亦证实治疗组不仅能改善常规指标和临床症状，还有减轻肾病病理损害的作用，本研究统计的近期疗效与国内外治疗 IgA 肾病的平均有效率 60%～70%相比提高了 15 个百分点，值得进一步深入观察远期疗效。

3. 治疗 IgA 肾病的三个新药，经开发研究均具备进一步成为中药新药的条件。尿血宁片初步完成了新药临床前工作，健肾片已通过国家食品药品监督管理局Ⅲ期临床试验，肾炎灵片已通过省级专家评定，正在向国家食品药品监督管理局申请Ⅱ期临床试验。

（五）培养人才情况

课题组实施本课题的具体成员达 80 名之多，并组织了全科室医护人员参与申报及结题的全科大讨论。由于涉及全国九家省级单位，总共约有近百人投入本次课题研究。在这种高水平的课题研究中，首次在医院科研处的直接领导下，按照循证医学、流行病学、统计学、GCP 方法，严格遵循设计要求既保质保量按时完成课题任务，又实际培养了医护人员的科研意识和科研水平，促进了院肾病重点学科和医疗中心的建设。在本院培养博士后 1 名、博士研究生 2 名、硕士研究生 2 名，1 名主任医师晋升博士生导师。结题时在读的 11 名博士、1 名博士后、4 名硕士全部参加了资料整理，提高了科研技能。

制定或采用技术标准情况：本课题成果的集中体现就是以咽、脾、肾立论的IgA肾病中医辨治方案，已在2003年11月底召开的全国第15届中医肾病学术交流会（专题会）及首届华东地区中医肾病学术会议上进行了介绍，并在本中心举办的全国继续教育学习班和2003年南昌全国中医肾病学习班上进行了推广。在本课题实施过程中，各环节尽量保证按国标国内行规和技术操作规范进行，保证质量。

（六）专利情况

1. 健肾片“一种治疗慢性肾炎的中药组合物及其制备方法和质量控制”方法（国家专利申请受理0246-C00212）。

2. 肾炎灵“一种治疗慢性原发性肾小球肾炎的中药组合物及其制备方法和质量控制方法”（国家专利申请受理0252-C00259）。

（七）获得的各种奖励情况

1. “肾炎灵颗粒剂提高原发性肾小球疾病疗效的临床和实验研究”获江苏省科技进步二等奖。

2. “中医药综合治疗难治性肾病综合征的临床研究”获江苏省科技进步二等奖。

3. “健肾片治疗IgA肾病的疗效观察及对细胞外基质影响的系列研究”获江苏省科技进步奖三等奖。

4. “健脾益肾补气法治疗慢性原发性肾小球肾炎脾肾气虚证临床和实验研究”获江苏省科技进步奖四等奖。

四、成果转化、成果推广及应用前景的评价

本项目在中国中医肾病学界首次开展了多中心协作临床研究，并且严格正规地开展了循证医学研究，制定了从咽、脾、肾辨证分型新方案，以及中医中药治疗IgA肾病循证医学推荐治疗方案，并多次在国际、国内中医药学会、学习班上进行报告、推广，对促进国内中医肾病的研究将产生重大作用。在直接经济效益方面健肾片Ⅱ号和肾炎灵片作为成果已转让给江苏省康缘制药有限公司，两药获得转让经费140万元，同时还签署了康缘制药有限公司与江苏省中医院肾内科合作建设江苏省中医肾病新药开发实验室的合作协议。近5年来，围绕该药的产业开发一直在持续进行中，健肾片Ⅱ号在完成省教委课题后正在作为补气健脾新药进行开发；肾炎灵片正在申报国家新药，进行毒理药效学实验。本院也一直在使

用康缘药业有限公司专门为本院病人生产的两种药，累计药品收入已达100余万元，治疗病人达10万余人次。预计在今后两年内可获得新药生产许可，届时商业化运作将会更加有力地促进药品的销售，不但能够造福更多的患者，也将获得更大的经济利益。

五、IgA肾病咽、脾、肾辨证治疗学研究总结（摘要）

（一）临床研究结果

本研究在全国九家省级中医院肾病中心按照循证医学方法随机单盲，共选择IgA肾病患者280例，按2∶1比例，从咽、脾、肾分型辨证论治作为治疗组共189例，用国际公认的治疗IgA肾病有效的洛汀新治疗作为对照组共91例。两组在性别、年龄、病情、中医证型、临床指标、病理方面对比无显著差异。治疗结果显示：治疗组总有效率86.24%，对照组总有效率71.3%，经秩和检验，$U=6.02$，$P<0.01$，具有显著差异。特别是治疗组改善肾病症状方面的总体疗效达86.77%，非常显著地高于对照组有效率62.63%，$P<0.01$。在改善常见的蛋白尿指标方面，治疗组优于对照组；特别对尿血指标，治疗组治疗前后经秩和检验$P<0.05$，对照组无显著差异。对典型病例进行重复肾穿刺亦证实治疗组不仅能改善常规指标和临床症状，还有减轻肾病病理损害的作用，本次近期疗效将国际、国内治疗IgA肾病的平均疗效60%～70%提高了15个百分点，值得进一步深入观察远期疗效。

（二）安全性评价

在本研究过程中，中医药治疗及对照组未发现明显不良反应，对肝功能、血糖变化、大便常规、心电图等安全性指标进行观察，治疗前后统计学分析，$P>0.05$。

（三）从以上循证医学研究结果推荐IgA肾病中医中药治疗方案

1. A级推荐　IgA肾病肾脏病理改变在Lee分级Ⅲ级以下（包括Ⅲ级），尿蛋白在3.5g以下，镜下血尿在（++）以下，表现为咽热证者，可用清热利咽、凉血止血法（或尿血宁片每次4片，每日3次）治疗2～6个月。

2. A级推荐　IgA肾病肾脏病理改变在Lee分级Ⅲ级以下（包括Ⅲ级），尿蛋白在3.5g/d以下，尿红细胞镜下（++）以下，表现为脾虚湿热证者，可用补气健脾、清热利湿法（或健肾片每次4片，每日3次）治疗2～6个月。

3. A级推荐　IgA肾病肾脏病理改变在Lee分级Ⅲ级以下（包括Ⅲ级），尿蛋白在3.5g/d以下，尿红细胞镜下（++）以下，表现为肾虚湿瘀证，可用补气养阴，清利活血法（或肾炎灵片4片，每日3次），治疗2～6个月。

4. C级推荐　肾脏病理改变在Lee分级Ⅲ级以上，尿蛋白在3.5g/d以上，尿红细胞镜下（++）以上，表现肾虚湿瘀证者，可用补气养阴、清利活血通络法（或肾炎灵片每次6片，每日3次），3～6个月。

（四）如何理解掌握运用新方案和开展深入研究

本课题第一次以多中心研究、联合攻关的形式，在国内（也是国际上）开展中医药治疗IgA肾病规律的研究，但是研究时间短暂（仅2年），总结资料的过程尚仓促，但本次多中心研究积累的IgA肾病完整临床资料在国际上都属难得的宝贵成果，有必要在此基础上开展深入研究。为此，提出以下设想：

1. 时间跨度　第1阶段持续5～10年，第2阶段持续2～4年，第3阶段持续4～10年，以探索各证型的演变规律（发生因素、转化因素、预后影响以及肾脏病理变化、肾功能衰竭的转归等），同时治疗的研究随时间跨度的延长可以验证循证医学的证据，充分了解治疗对预后的长期效应。短时间内的结论难以满足循证医学对证据的要求。

2. 要有多种治法方药的比较研究　临床研究的最大困难是病人的依从性，依从性问题带来多种因素的影响。譬如，本次研究从咽、脾、肾三方面治疗的三个中成药，如果将时间延长，证型变化，再治疗将咽肾、脾肾、咽、脾、肾药的物组合相加，是否更符合辨证论治要求？本次的治疗都是每次4片，每日3次，疗程两个月，对于效果不好的患者将疗程延长，将剂量进一步加大，或有进一步提高疗效的希望。另外，本次研究的对照模式选择了西药对照，尽管中药效果好于西药，但需要再进一步与有效中药或与西医西药推荐的循证医学治疗方案进行对比，加入统计学原理的设计和应用，进行多因素关联分析，这样可以得出可靠结论。

3. 需要足够的经费投入　无论是临床研究，还是证候学分析或治疗学研究，以及作用机理的探讨，它们的特点是大样本、长跨度、多中心，没有足够资金的维持，是难以开展高质量研究的。最好集中力量打攻坚战，经费集中投入，专门班子精心组织，有足够的时间和经费进行课题攻关。

本课题制订的IgA肾病治疗方案完全基于全国重点中医肾病临床单位多中

心、随机、盲法的临床研究。治疗依据3个主要的临床辨证分型，而分型的确立也是临床多中心研究的结果，基本概括了IgA肾病90%以上的临床实际情况，部分少见证型可以通过个性化辨证分型来解决，并未完全排斥其他的分型。

但在实际临床诊疗过程中，我们必须尊重以下原则：①原则性和灵活性的辩证统一。分型有独立性，但必须注意兼夹和转化。②医学伦理学和效应最大化原则。即临床医师应当对病人高度负责，不但关注近期疗效，更应关注疾病进展，严格防止肾功能衰竭的远期不良后果的发生，这就要求结合现代医学循证医学的证据，尽可能吸取现代医学治疗IgA肾病的有效经验。③以法选方，随方用药。本方法治疗推荐以治法为主，临床医师应当遵法选方，随方用药，尽量在合“法”、配“方”的前提下，选用有相关药理作用的中药饮片和合理的中成药。

（五）实施以上治疗方案的进一步推荐

1. 如何处理三证的兼夹转化及治疗　根据证候学研究表明，咽喉证主要表现为初次发病期或急性发作期以及反复发作，但常与脾虚证和肾虚证相兼出现。虽然其发生有正虚的基础，但应当看作是“标证”。根据“急则治标”的原则和临床体会，应当单纯治疗标证，即治疗咽喉证为主。一般说来这个过程不会太长，不会超过1～2个月。待标证解除后反复因咽症复发的患者仍可从病因论治，有脾肾虚者应立即判断脾虚证或肾虚证孰轻孰重，转而从脾或从肾论治。处方的重点应当放在补脾或益肾方面，但可以通过中成药来减轻部分病人长期伴随的咽喉症状。通过补脾益肾的治疗，患者咽喉证的发生将会大大减少。

2. 证治法的适时应用　除了上述咽喉证的情况外，脾虚证往往蛋白尿、血尿的程度比较轻，肾脏病理Lee分级大多在Ⅲ级或以下，临床表现轻微但舌象辨证或微观辨证（如炎性细胞浸润较多、尿中有较多红细胞或/和白细胞等）具有湿热的征象。而肾虚证一般病程较长，年龄偏大，蛋白尿较多，肾脏病理Lee分级在Ⅲ级或以上居多，肾功能代偿或失代偿，血清肌酐往往并未高于正常。临床上对介于两者之间的情况需要脾肾同治，如本课题试验用药健肾片Ⅱ号和肾炎灵片可以同时服用。

3. 用药程序和西药治疗的配合　病情比较稳定的患者，属于脾虚证的情况较多，可以先从脾治；病程较长，或从脾论治效果较差，或蛋白尿较多的患者，可以从肾论治，当然也有起始即从肾论治者。有上呼吸道感染为诱因引起发病，或缓解期、慢性期因上呼吸道感染诱发而急性加重，可以从咽论治一段时间。西药的应用有几个环节：①根据病理性质主要属于炎性过程明显（系膜细胞增生、炎性细胞浸润）、尿蛋白量多（≥ 3.5g/24h）、肾功能基本正常的患者，可以用泼尼松治疗 4 ～ 6 个月，开始剂量 1mg/（kg· d），8 ～ 12 周开始撤减，并维持相当长的时间，同时注意用中药减轻泼尼松不良反应。IgA 肾病病理Ⅲ级以上，经泼尼松加中药治疗无效患者使用其他免疫抑制剂。②对蛋白尿量多的患者（≥ 3.5g/24h），无论血压是否高于正常，只要有条件者，均可以使用 ACEI 或 / 和 ARB 制剂，但要保持血压高于正常血压的下限。③对于反复咽喉证发作并伴有扁桃体肿大的患者，尤其是青少年患者，可以采用切除扁桃体的方法进行治疗。

第二节　保肾片延缓慢性肾功能衰竭病程进展的药学、临床及分子生物学机理研究

江苏省科委 BE96053“九五”攻关

一、内容简介

（一）课题来源

江苏省科委“九五”攻关项目，课题编号为 BE96053，研究起止日期为 1996 年月至 1999 年 12 月。

（二）研究目的

保肾片是中医肾病专家邹云翔教授的经验方，自 1996 年被省科委列入“九五”攻关项目后，我们围绕保肾片治疗慢性肾功能衰竭的药学及分子生物学机理进行了系统的研究，目的是更好地继承邹老的治肾经验，尽快地将其经验方开发为新药，并从分子生物学、分子细胞学的角度探讨其作用机理，造福于广大肾病患者。

（三）研究方法

1. 药学研究　将邹老多年临床用于治疗慢性肾功能衰竭的保肾汤（丸）剂型改革为保肾片，按照三类新药的要求，进行了保肾片的制备工艺、质量标准、质量稳定性等方面研究。

2. 药理学研究　为了弄清保肾片治疗慢性肾功能衰竭的药理药效作用，开展了保肾片对腺嘌呤诱发的慢性肾功能衰竭大鼠肾功能及病理变化影响的研究，以及保肾片对5/6肾切除慢性肾功能衰竭大鼠肾功能及病理改变的研究，同时还进行了保肾片的急性毒性试验和长期毒性试验研究。

3. 临床研究　20世纪70年代主要验证体现邹老“保肾元”思路的经验方剂，80年代主要验证在汤剂基础上总结出的保肾甲、乙丸，90年代初进一步筛选保肾甲、乙丸的药物，验证保肾汤剂的作用，1996年将剂型改革定型为保肾片，按新药临床指导原则进行了Ⅱ期临床前的研究工作。

4. 基础实验研究　保肾丸、保肾汤、保肾片治疗慢性肾功能衰竭均有效果，这已在二十多年的临床实践中得到证明。为了搞清保肾片的作用机理，我们引用了国际上1997年发现的内皮氧化LDL受体（LOX-1）作为指标，以及引进了体外细胞机械性伸展装置，在体内、体外用Northern blot法分析了保肾片对LOX-1、TGF-β、Ⅰ型胶原、Ⅳ型胶原、纤维结合素的基因表达调控作用。

（四）研究创新之处及与国内外同类技术比较

1. 继承全国中医肾病专家邹云翔教授经验方，经过二十余年临床反复验证，并从煎剂剂型改革为丸剂，再浓缩筛选为固定的保肾汤剂，进一步制成保肾片剂。期间不断精简药物，改进剂型，提高疗效。保肾片治疗慢性肾衰近期有效率为84.5%，明显高于市场销售的肾康宁片和肾炎四味片50%的有效率（$P < 0.05$）。经检索国内没有相同的文献报道，因此本研究在国内处于较高水平。

2. 保肾片的药学、药理药效学研究已于今年10月通过江苏省药政局组织专家进行的Ⅱ期临床申报评定，其中药物的制剂工艺以及采用欧巴代薄膜包衣新工艺，使保肾片形状美观，服用方便，深受患者欢迎，目前正在申报国家三类新药Ⅱ期临床试验。

3. 从分子生物学、分子细胞学的角度说明：食盐敏感性高血压肾损害的进展机理与LOX-1升高、多种细胞增殖因子产生增加有关。中药保肾片与对照组相比可以降低高食盐DS大鼠血压，减少LOX-1的mRNA表达，以及降低TGF-β和Ⅰ型胶原的产生，改善脂质水平和肾损害。除此以外，本研究在国内外首先从分子基因水平证明了中药保肾片治疗高血压肾损害的确切疗效和作用机理。

4. 在国内首先应用机械性伸展新技术，从伸展刺激后肾小球系膜细胞的细胞分子学层面的变化说明了肾小球过度滤过造成肾小球硬化的机理。与对照组对比，保肾片对机械性伸展刺激后系膜细胞的增殖因子 TGF-β 以及细胞外基质成分Ⅰ型胶原、Ⅳ型胶原、纤维结合素的产生具有明显的抑制作用。在国内外首先证明：保肾片防治肾小球硬化的作用机理可能与其抑制系膜细胞增殖因子和细胞外基质成分 mRNA 表达有关。

（五）研究结论及推广情况

1. 在继承邹云翔教授治疗慢性肾功能衰竭经验方的基础上，进过二十余年的临床实践，充分肯定了保肾丸、保肾汤、保肾片疗效。作为院内制剂，这些药物产生了很大的经济效益和社会效益。

2. 保肾片目前的系统研究已通过江苏省药监局组织的专家评定，正在申报国家三类新药Ⅱ期临床试验成果。

3. 从分子生物学、分子细胞学研究结果说明：中药保肾片治疗高血压肾损害，抑制慢性肾功能衰竭病程进展的作用机理可能与减少内皮氧化 LDL 受体 mRNA 表达，抑制细胞增殖因子 TGF-β、PDGF，以及细胞外基质成分Ⅰ型胶原、Ⅳ型胶原等产生有关。

4. 本项研究培养了 4 名肾病专业硕士生，在国际会议上宣读论文 7 篇，国内会议宣读论文 12 篇，发表论文 23 篇，阶段性成果“保肾片对食盐性高血压肾损害中内皮氧化 LDL 受体及多种细胞增殖因子影响”获 1999 年江苏省中管局科技进步一等奖。保肾片于 1999 年 10 月已转让连云港康缘制药有限公司，获转让费 120 万元，有望在 2000 年至 2001 年开发成国家新药，造福于广大肾病患者，产生更大的社会经济效益。

二、主要研究

邹云翔教授治疗慢性肾衰竭名方参乌益肾片新药开发总结

国家科技部重大新药创制项目（编号：2009ZX09313-032）
国家科技部“973”计划（编号：2010CB735604）
国家自然科学基金两项（编号：39770918、39970915）

［摘要］ 目的：研究开发中医肾病大师邹云翔教授治疗慢性肾衰竭名方参乌益肾片。方法：采用多中心、随机、双盲双模拟、阳性药物平行对照方法，研究了参

乌益肾片对慢性肾衰竭气阴两虚兼湿浊证的疗效，并同时开展了参乌益肾片的药理药效学、分子细胞学等基础研究。结果：参乌益肾片能明显改善慢性肾衰竭气阴两虚兼湿浊证患者的中医证候，降低尿素氮、血肌酐，减少尿蛋白丢失，提高内生肌酐清除率，疗效优于对照组。作用机理可能通过多种途径调节体内激素水平，改善血液动力学，抑制细胞增强因子和细胞外基质成分的 mRNA 表达，促使其凋亡，减轻肾小球损害，改善肾小管和肾间质功能，从而达到保护肾功能、延缓慢性肾衰竭病程进展的作用。

一代名医邹云翔（1898—1988）从医从教从科研七十春秋，是江苏省中医院首任院长，中国中医肾病学奠基人。他在 50 年代初组建第一个中医肾病研究小组，编写了第一本《中医肾病疗法》专著，首创用冬虫夏草治疗慢性肾衰竭、温肾活血利水法治疗慢性肾脏病、大黄抢救尿毒症等治肾新理论、新方药，疗效确切，延用至今。1980 年邹教授将其临床 60 余年治疗慢性肾衰竭行之有效的经验方“保肾甲丸”“保肾乙丸”公开分享出来，后由江苏省中医院肾病研究中心王钢教授、邹燕勤教授等带领团队所有医生、博士研究生、硕士研究生，联合南京中医药大学病理、药理教研室以及连云港康缘药业有限公司进行研究，并得到了国家新药创制基金，国家 2 项自然科学基金，卫生部重点课题，江苏省科委、江苏省中医药管理局多项课题的经费资助。经过 30 余年的临床制剂（经历了由丸剂到浓缩剂、片剂的转化，于 2010 年将新药命名为参乌益肾片）、药理药效、作用机理研究，2010 年获得国家新药证书（国药准字 Z20100051）和国家重点新产品证书，现简要汇报参乌益肾片的主要研发过程及研究结果。

（一）临床研究

1. 保肾片治疗慢性肾功能衰竭气阴两虚兼湿浊证临床观察

（1）临床资料：我们在国家食品药品监督管理局规定的 8 家药品临床研究基地中采用多中心、随机、双盲双模拟、阳性药物平行对照方法进行研究，设治疗组和对照组，治疗组 360 例，对照组 120 例。至疗程结束时，治疗组脱落和剔除 15 例，故治疗组实际研究病例为 345 例；对照组脱落和剔除 2 例，故对照组实际研究病例为 118 例。治疗组 345 例中，男 165 例，女 180 例，年龄 19 ～ 70 岁，平均（48.71 ± 12.42）岁；基础疾病为慢性肾小球肾炎 254 例，慢性肾盂肾炎 38 例，高血压肾病 39 例，糖尿病肾病 14 例，CRF 代偿期 52 例、失代偿期 199 例、衰竭期 94 例。对照组 118 例中，男 49 例，女 69 例，年龄 18 ～ 66 岁，平均（47.61 ± 12.45）

岁；基础疾病为慢性肾小球肾炎 87 例，慢性肾盂肾炎 11 例，高血压肾病 16 例，糖尿病肾病 4 例,CRF 代偿期 22 例、失代偿期 64 例、衰竭期 32 例。两组患者在性别、年龄、病程、基础疾病、病情分期等方面经统计学处理，差异无统计学意义，具有可比性。

（2）诊断标准：西医诊断参照全国原发性肾小球疾病分型与治疗诊断标准专题座谈会拟定的 CRF 诊断及分期标准。中医辨证参照《中药新药治疗慢性肾衰竭的临床研究指导原则》。气阴两虚证主症为倦怠乏力、腰膝酸软、口干咽燥、手足心热；湿浊证主症为恶心、呕吐、肢体困重、食少纳呆，次症为夜尿清长、脘腹胀满、大便质干、口中黏腻、水肿、舌质偏红或红、舌苔厚腻。

（3）治疗方法：治疗组口服保肾片（由菟丝子、制首乌、太子参、苍术、枸杞子、怀牛膝、茯苓、泽兰、制大黄等药物组成，江苏康缘药业股份有限公司生产，批号 20030401），每次 4 片，每日 3 次。同时口服与对照药物外观、形状、气味相同的空白模拟片（江苏康缘药业股份有限公司生产），每次 5 片，每日 3 次。对照组口服肾康宁片（黄芪、丹参、茯苓、益母草、附子等组成，浙江正大青春宝药业有限公司生产，批号 0303002），每次 5 片，每日 3 次。同时口服与保肾片外观、形状、气味相同的空白模拟片（江苏康缘药业股份有限公司生产），每次 4 片，每日 3 次。两组疗程均为 2 个月。

（4）疗效观察：疗效标准参照《中药新药治疗慢性肾衰竭的临床研究指导原则》。两组疗效比较见表 2-1，Ridit 分析显示，治疗组疗效优于对照组（$P < 0.01$）。

表 2–1　两组疗效比较

组别	例数	临床控制 / 例	显效 / 例	有效 / 例	无效 / 例	总有效率 /%
试验	345	11	140	153	41	88.12
对照	118	2	43	43	30	74.58

两组患者中医证候疗效比较见表 2-2。Ridit 分析显示，两组治疗后，治疗组对慢性肾功能失代偿期和衰竭期患者中医证候疗效较对照组差异有统计学意义（$P < 0.01$，$P < 0.05$）。

两组治疗前后尿素氮（BUN）、血肌酐（Scr）、内生肌酐清除率（Ccr）变化见表 2-3，治疗 8 周后，实验组 BUN、Scr、Ccr 与治疗前比较有明显改善，差异有统计学意义（$P < 0.01$，$P < 0.05$），对照组对肾功能指标无明显改善，差异无统计学意义。

表 2–2　两组中医证候疗效（%）

病情分期	组别	例数	临床控制 / 例	显效 / 例	有效 / 例	无效 / 例	总有效率 /%
代偿	试验	52	3	19	23	7	86.54*
	对照	22	0	12	6	4	81.82
失代偿	试验	199	6	83	92	18	90.95**
	对照	64	1	23	25	15	76.56
衰竭	试验	94	2	38	38	16	82.98**
	对照	32	1	8	12	11	65.63

注：与同期治疗组比较，$^{*}P < 0.05$，$^{**}P < 0.01$。

表 2–3　两组患者治疗前后 BUN、Scr、Ccr 比较（$\bar{x} \pm s$）

组别	时间	例数	BUN（mmol/L）	Scr（μmol/L）	Ccr（mL/mim）
试验	治疗前	343	17.13 ± 11.72	367.02 ± 190.19	24.62 ± 17.68
	治疗后	334	15.77 ± 8.19*	341.66 ± 206.29**	26.80 ± 17.67*
对照	治疗前	118	16.46 ± 7.90	354.29 ± 177.91	24.62 ± 17.68
	治疗后	116	15.86 ± 9.24	362.40 ± 255.80	26.84 ± 18.77*

注：与治疗前比较，$^{*}P < 0.05$，$^{**}P < 0.01$。

由以上结果可以看出，保肾片可明显改善 CRF 气阴两虚兼湿浊证患者的临床表现，降低 BUN、Scr 水平，减少尿蛋白丢失，提高 Ccr，在一定程度上纠正患者的贫血状态。

2. 保肾片对慢性肾功能不全不同阶段疗效对比

（1）方法：将 60 例慢性肾功能不全气阴两虚兼湿浊证患者，根据临床分期分为代偿期、失代偿期、衰竭期 3 组，予西医常规低蛋白饮食，积极治疗原发病，在控制血压、血糖，纠正水、电解质和酸碱平衡等对症治疗基础上予保肾片口服，每次 4 片，每日 3 次，均以 30d 为 1 个疗程，观察 3 组治疗前后尿素氮的变化。

（2）结果：治疗后 60 例患者总有效率 65%，其中代偿期组为 85%，失代偿期组为 70%，衰竭组为 40%。

（3）结论：保肾片能明显改善 CRF 患者临床症状，改善肾功能，延缓 CRF 进展，尤其以代偿期及失代偿期最佳，衰竭期效果不如前两期。临床运用安全有效，无不良反应。

3. 保肾片对腹膜透析患者残肾功能的保护作用

（1）方法：34 例患者，对照组 15 例，在西医基础治疗下进行 PD 治疗；治疗组 19 例，治疗方法同对照组，并加服保肾片，疗程 6 个月，观察治疗后 RRF、尿量及血清白蛋白（Alb）、血红蛋白（Hb）、总胆固醇（TC）、甘油三酯（TG）含量和生活质量评价表（SF-36 量表）各维度的变化。

（2）结果：两组治疗后 RRF、尿量均逐月下降，治疗组下降幅度较小（$P < 0.01$）；治疗组 RRF、尿量的下降速率低于对照组（$P < 0.01$）；治疗组 Alb 上升幅度显著优于对照组（$P < 0.01$）；两组治疗后 SF-36 量表的总体评分均有升高，治疗组一般健康状况（GH）、精力（VT）的评分优于对照组（$P < 0.05$）。

由以上结果可以看出，随透析时间延长，PD 患者的 RRF、尿量呈下降趋势，保肾片能够减缓 PD 患者 RRF 的下降速率，改善患者 Alb 水平，提高其生活质量。

4. 保肾片治疗慢性移植肾肾病的临床观察　慢性移植肾肾病是晚期移植肾肾功能不全的主要原因。目前对慢性移植肾肾病尚无疗效确切的治疗方法。各移植中心尝试采取增加或撤换免疫抑制剂以及降脂、控制高血压等方法来延长残存肾单位功能，但总体治疗效果欠佳。本研究主要探讨保肾片治疗慢性移植肾肾病的临床价值。

（1）方法：收集自 2006 年 2 月到 2008 年 2 月至我院就诊，确诊为 CAN 并符合纳入标准的患者共 20 例，其中男 15 例，女 5 例，年龄 20 ～ 55 岁，平均移植肾存活时间为 4.2 年。12 例采用以 csa 为基础的免疫抑制治疗方案，8 例采用 FK506 治疗。按照随机对照分组原则，分为治疗组和对照组（各 10 例）。确诊后，所有患者均常规根据药物浓度调整免疫抑制剂用量，调整血脂及血压。在此基础上治疗组加服保肾片 4 片，每日 3 次。对照组不加用任何药物，治疗疗程为 6 个月，治疗前及治疗后 6 个月分别行移植肾穿刺活检。记录患者血常规、尿常规、肝肾功能、肾脏病理，免疫组检测移植肾活检组织中 TGF-β_1 表达及 TGF-β_1 mRNA 含量。

（2）结果：保肾片治疗组患者 Scr 由（160.53 ± 11.50）μmol/L 降为（136.23 ± 10.97）μmol/L（$P < 0.05$）；BUN 由（7.72 ± 0.59）mmol/L 降为（6.87 ± 0.30）mmol/L（$P < 0.05$）。对照组患者 Scr 由（169.14 ± 3.75）μmol/L 降为（161.80 ± 4.83）μmol/L；BUN 由（6.64 ± 0.19）mmol/L 降为（6.39 ± 0.10）mmol/L。两组比较显示保肾片治疗组疗效更明显。在肾功能改善的同时，治疗组血红蛋白升高，伴有血尿酸水平下降。移植肾重复活检显示保肾片治疗组患者病理分级未进一步进展，肾组织 TGF-β_1 表达强度及 TGF-β_1mRNA 量均较对照组明显降低。

由此可以得出结论：保肾片有可能通过降低肾组织 TGF-β_1 表达，从而延缓慢性移植肾肾病肾功能损害。

（二）药理药效学研究

1. 保肾片对腺嘌呤诱发慢性肾衰大鼠肾功能及病理变化的影响　本研究主要观察保肾片对腺嘌呤诱发的 CRF 动物的治疗作用，寻求其发挥作用的有效剂量，为临床进一步研究提供实验依据。

（1）方法：在国家食品药品监督管理局规定的新药药理研究基地采用腺嘌呤灌服方法制作大鼠慢性肾功能衰竭（CRF）实验模型获得成功。用保肾片浸膏高、中、低剂量（相当于人体用药的 42 倍、21 倍、10.5 倍）和阳性药物（肾康宁片）对照组，用药剂量为按体重 10.38g/kg，相当于人体用药量的 22.4 倍，对该 CRF 模型灌服 6 周。

（2）结果：保肾片浸膏高、中、低剂量对灌服腺嘌呤所致 CRF SD 雄性大鼠的血肌酐、血尿素氮均有显著的降低作用，疗效明显优于模型对照组及阳性药物对照组（$P < 0.01 \sim 0.05$），并有改善血红蛋白及血浆蛋白的作用。保肾片对腺嘌呤所致的肾间质损害具有明显的修复作用，对肾小管扩张及间质纤维化有明显抑制作用，光镜、电镜比较，保肾片组病理损害明显轻于模型对照组及阳性药物对照组。本实验采用的腺嘌呤慢性肾衰模型其病理改变主要在肾小管及肾间质，而保肾片对小管、肾间质的保护作用是保肾片延缓慢性肾功能衰竭病程进展机理之一。

2. 保肾片对 5/6 肾切除慢性肾衰大鼠肾功能及病理改变的作用　我们通过观察保肾片对 5/6 肾切除所致 CRF 动物模型的实验治疗作用，寻求其发挥作用的有效剂量，为临床进一步研究提供实验依据。

（1）方法：在国家食品药品监督管理局规定的新药药理研究基地采用 5/6 肾切除方法制作了大鼠慢性肾功能衰竭（CRF）实验动物模型，并用保肾片浸膏高、中、低剂量（相当于人体用药的 42 倍、21 倍、10.5 倍）和阳性药物（肾康宁片）对照组，雄性用药剂量为按体重 10.38g/kg，相当于人体用药量的 22.4 倍，灌服实验动物。

（2）结果：保肾片浸膏高、中、低剂量组对 5/6 肾切除所致的 CRF 大鼠的血肌酐、血尿素氮有明显降低作用，疗效明显优于模型对照组及阳性药物对照组（$P < 0.05$）。保肾片对 5/6 肾切除所致的肾损害可以明显减轻肾小球过度肥大，抑制系膜细胞及系膜基质的增生，改善肾间质损害，从而减轻肾脏硬化。光镜、电镜比较，保肾片组病理损害明显轻于模型对照组及阳性药物对照组。

（3）结论：保肾片具有明显的降低肾功能衰竭大鼠血肌酐、血尿素氮的作用，提高血红蛋白和血浆白蛋白水平，作用机理与减轻肾小球损害、抑制肾小球硬化、修复肾间质损害有关。

3. 分子细胞学研究

（1）保肾片对慢性肾功能衰竭大鼠血浆 ET-1、TXB_2 及 6-keto-$PGF_{1\alpha}$ 的影响

1）方法：大鼠随机分组，腺嘌呤诱发大鼠 CRF 模型，采用灌胃法给药，眼眶取血用放射免疫分析法检测大鼠血浆 ET-1、TXB_2 和 6-keto-$PGF_{1\alpha}$ 含量并进行组间比较。

2）结果：保肾片高剂量组 ET-1 水平显著低于模型对照组，保肾片高、中、低剂量组 TXB_2 水平及 TXB_2/6-keto-$PGF_{1\alpha}$ 的比值均显著低于模型对照组。

由以上结果可知，中药复方保肾片可通过多种途径调节体内激素水平，改善血液动力学，抑制细胞增殖，改善肾小管功能，从而达到保护肾脏的目的。

（2）保肾片对系膜细胞机械性伸展诱导的增殖因子和细胞外基质成分的影响：在肾小球硬化的进展中，肾小球内压升高是一种主要的启动因子，小球内压升高能增加系膜细胞的伸展强度。本研究探讨在培养的大鼠系膜细胞中，机械性伸展对 TGF-β 和细胞外基质成分 mRNA 表达的影响，以及中药保肾片的抑制作用。

①方法：用机械性伸展装置刺激培养的肾系膜细胞，并在培养液中加入喂服中药保肾片大鼠的血清，用 Northern blot 分析 TGF-β_1、TGF-β_3 和Ⅳ型胶原、Ⅴ型胶原 mRNA 的表达。

②结果：机械性伸展以时间依赖性方式刺激 TGF-β_1 和 TGF-β_3 中 mRNA 的表达，同时也发现机械性伸展能诱导系膜细胞外基质的主要成分Ⅳ型胶原、Ⅴ型胶原和纤维结合素的 mRNA 表达亢进；中药保肾片对系膜细胞机械性伸展诱导的细胞增殖因子 TGF-β 和细胞外基质的主要成分Ⅳ型胶原、Ⅴ型胶原 mRNA 表达具有明显的抑制作用。

以上结果证明机械性伸展刺激能够诱导产生 TGF-β_1、TGF-β_3 和Ⅳ型胶原、Ⅴ型胶原 mRNA 的表达。中药保肾片延缓 CRF 的作用机理与抑制细胞增殖因子和细胞外基质成分的 mRNA 表达有关。

（3）保肾片对食盐敏感性高血压肾损害大鼠 LOX-1 和细胞增殖因子基因表达的影响：我们围绕最新发现的内皮氧化低密度脂蛋白受体（LOX-1）与高血压和肾损害的机理，从分子生物学方面探讨中药保肾片对 LOX-1 以及细胞增殖因子 TGF-β、细胞外基质主要成分Ⅰ型胶原的影响。

1）方法：对 DS、DR 系大鼠半数予以高盐饮食，其余予对照饮食，另设高盐饮食 + 中药保肾片高、低剂量两组。4 周实验结束后断头处死，切取肾脏，测定有关生化指标，并提取总 RNA，RT-PCR 处理制备探针，Northern blot 测定 LOX-1、TGF-β、Ⅰ型胶原的 mRNA 表达。

2）结果：①服用 8% 高食盐的 DS 大鼠主动脉及肾脏 LOX-1 mRNA 表达显著上调。②高食盐 DS 大鼠 LOX-1 升高同时可见 TGF-β 和Ⅳ型胶原 mRNA 表达增加。③ DS 高食盐大鼠见到血压升高，血胆固醇、甘油三酯升高，血肌酐升高，尿蛋白排泄增多。④中药保肾片与对照组相比，8% 高食盐 DS 大鼠的 LOX-1、TGF-β、Ⅰ型胶原的 mRNA 表达显著降低，血压、血脂、血肌酐、尿蛋白亦见明显下降。

3）结论：① LOX-1 在高血压大鼠的主动脉上 mRNA 表达上调，可能与内皮依赖性血管舒张的损害有关。②食盐敏感性 DS 大鼠的高血压肾损害进展与 LOX-1 升高、多种细胞增殖因子及细胞外基质产生增加有关。③保肾片可显著降低 LOX-1 的 mRNA 表达及 TGF-β、Ⅰ型胶原的产生，降低血压和蛋白尿，改善脂质水平和肾损害。中药保肾片治疗 CRF、延缓高血压肾损害进展的作用机制，与降低肾脏中 LOX-1、TGF-β 及Ⅰ型胶原的 mRNA 表达有关。

（4）保肾片对人系膜细胞增殖、凋亡和细胞周期的影响

1）方法：以健康志愿者服用保肾片，取不同浓度含药人血清加入系膜细胞培养体系中。应用 MTT 法和流式细胞仪检测系膜细胞增殖、凋亡情况和细胞周期。

2）结果：含中药保肾片的血清组，与正常人血清对照组相比，显著抑制人系膜细胞增殖（$P < 0.05$），并且使大量系膜细胞阻滞在 G0/G1 期，能诱导人系膜细胞发生凋亡。

3）结论：保肾片延缓 CRF 进展的作用机理之一是抑制系膜细胞增殖和促使其凋亡。

（四）制剂新工艺薄膜包衣及其稳定性研究

1. 方法　选用不同包衣材料，在相同条件下将包衣常温放置 3 个月后，观察其外观和崩解时限，选择外观无变化、崩解时限相对较短的包衣剂作为本品的衣材；采用正交试验探寻适合薄膜包衣的最佳工艺，并对样品进行稳定性考察。

2. 结果　欧巴代是保肾片薄膜包衣的最佳包衣材料。适合保肾片薄膜包衣的工艺条件是包衣至片芯增重约 4%，片床温度 50℃，包衣材料浓度 8%。稳定性考察

结果表明保肾片经过包衣后防潮性能有较大提高。

3. 结论　该包衣工艺简便高效，科学合理，适合保肾片的薄膜包衣。

（五）讨论

1. 临床疗效　CRF 是各种病因引起肾损害和进行性恶化的结果，往往病程长，病情复杂。中医基本病机虽以脾肾亏虚为本，湿浊瘀血内停为标，但脾肾亏虚包含有气血阴阳之不同，标证中有湿浊、瘀血孰轻孰重之别。我们选择慢性肾衰竭气阴两虚兼湿浊证患者作为研究对象，采用保肾片（参乌益肾片）治疗，方中以何首乌、菟丝子补益肾元、平调阴阳精血为主药，辅以太子参、制苍术、枸杞子、怀牛膝补气健脾、化湿渗利、养阴益精为臣药，并以茯苓、泽兰、制大黄健脾渗湿、活血利水、排毒泄浊为佐使药，共奏补益肾元、健运脾胃、活血和络、渗湿泄浊之功。本研究严格按照国家食品药品监督管理局中药新药研发要求，在国家规定的八家药品研究基地采用多中心、随机、双盲双模拟、阳性药物平行对照方法进行，诊疗标准采用《中药新药临床研究指导原则》中所制定的评价体系，最大限度避免研究者及患者主观因素导致的偏差，提高了研究结果的可信性和可比性。最终试验结果表明，保肾片能明显改善 CRF 气阴两虚兼湿浊证患者的中医证候，降低尿素氮、血肌酐水平，减少尿蛋白丢失，提高内生肌酐清除率，在一定程度上纠正患者的贫血状态，疗效优于肾康宁片对照组，并且使用安全、有效，无明显不良反应，值得临床推广与应用。

2. 机理研究　综合以上参乌益肾片治疗慢性肾衰竭的药理药效和分子细胞学研究，结果提示，参乌益肾片治疗慢性肾衰竭、延缓肾衰竭病程进展的作用机理有以下 5 点：

（1）具有保护肾小管、肾间质作用。

（2）具有减轻肾小球损害，抑制肾小球硬化，修复肾间质损害作用。

（3）通过多种途径调节体内激素水平，改善血液动力学，抑制细胞增殖，改善肾小管功能，从而达到保护肾脏的作用。

（4）具有抑制细胞增殖因子和细胞外基质成分的 mRNA 表达作用。

（5）具有抑制系膜细胞增殖和促使其凋亡的作用等。

[世界中医药，2013，(9)：98]

三、鉴定意见

鉴定委员会对“保肾片延缓慢性肾功能衰竭病程进展的药学、临床及分子生物学机理研究”课题组的汇报及提供的实验资料进行了全面审核和讨论，一致认为该研究已完成原课题设计书要求，科研资料翔实、原始数据完整，符合鉴定要求。具体意见如下：

1. 该课题继承了著名中医肾病专家邹云翔教授经验方，立足于临床，经过二十余年反复验证，从煎剂到丸剂，不断筛选制成保肾片，治疗慢性肾衰气阴两虚型近期有效率达 84.5%，远期疗效通过 1/Scr 的直线回归方程统计，治疗前后有非常显著性差异（$P < 0.01$），并由此理论推测 5 年内进入尿毒症终末期的患者人数，治疗前为 64 人（72.73%），治疗后降为 29 人（32.95%），明显高于市场销售的肾康宁片的疗效（$P < 0.05$）。

2. 保肾片按照国家三类新药（中药）开发的要求，进行了制备工艺、质量标准、稳定性试验、药理药效、急性毒性试验和长期毒性试验以及预临床验证工作。专家委员会认为：保肾片的新药开发研究已基本完成申报国家三类新药（中药）Ⅱ期临床研究前的工作。

3. 本课题在分子生物、分子细胞学研究方面，采用国外最新发现的氧化低密度脂蛋白受体（LOX-1）和体外细胞机械性伸展新技术，在国内首先从分子基因水平证明：中药保肾片可治疗高血压肾损害，延缓慢性肾衰病程进展的作用机理，与其具有抑制肾小球系膜细胞增殖因子和细胞外基质成分 mRNA 表达的作用有关。

该课题研究选题新颖，设计科学，统计准确，技术资料内容全面、完整。保肾片组方符合邹老治肾学术思想，疗效确切，产生了较好的经济效益和社会效益。进一步应用国际先进指标从分子生物学水平来研究保肾片延缓肾损害的作用机理，有助于推动中医药治疗肾病研究与国际先进技术接轨。该课题研究已达到国内领先水平，专家委员会一致同意通过鉴定。

建议：尽快按中药三类新药要求进一步完善研究资料，向国家申报新药临床研究。

[苏科鉴字（2000）第 016]

第三节　保肾片对系膜细胞机械性伸展诱导的增殖因子和细胞外基质成分的影响

国家自然科学基金资助项目（No.39770918）

[摘要] 目的：在肾小球硬化的进展中，肾小球内压升高是一种主要的启动因子，小球内压升高能增加系膜细胞的伸展强度。本研究探讨培养的是大鼠系膜细胞中机械性伸展对TGF-β和细胞外基质成分mRNA表达的影响，以及中药保肾片的抑制作用。方法：用机械性伸展装置刺激培养的肾系膜细胞，并在培养液中加入喂服中药保肾片大鼠的血清，用Northern blot分析TGB-β_1、TGF-β_3及Ⅰ型胶原、Ⅳ型胶原mRNA的表达。结果：机械性伸展以时间依赖性方式刺激TGF-β_1和TGF-β_3的mRNA表达，同时也发现机械性伸展能诱导系膜细胞外基质的主要成分Ⅰ型胶原、Ⅳ型胶原及纤维结合素的mRNA表达亢进。中药保肾片对系膜细胞机械性伸展诱导的细胞增殖因子TGF-β_1和细胞外基质主要成分Ⅰ型胶原、Ⅳ型胶原的mRNA表达具有明显的抑制作用。结论：机械性伸展刺激能够诱导产生TGF-β_1、TGF-β_3及Ⅰ型胶原、Ⅳ型胶原的mRNA表达。中药保肾片延缓慢性肾衰竭的作用机理与抑制细胞增殖因子和细胞外基质成分mRNA的表达有关。

[关键词] 机械性伸展　TGF-β　细胞外基质　中药保肾片

慢性肾脏疾病肾单位进行性减少的调控机制已成为研究者们密切关注的课题。肾脏5/6次全切除后常可见到肾小球内压升高的现象，球内高压已证明是肾小球硬化进展的启动因子。肾小球内压通过Laplace's定律传递到毛细血管壁导致系膜细胞的机械性伸展，肾小球内压的升高增加了系膜细胞机械性伸展的程度。最近开发出了对培养细胞进行机械性伸展刺激的装置，使其有可能影响到细胞机能。有研究表明：培养的系膜细胞置于机械性伸展刺激下，其细胞形态、增殖、S6激酶活性以及原癌基因和（或）环氧合酶的表达均有改变。系膜细胞在机械性伸展刺激下也可使Ⅰ型胶原、Ⅳ型胶原、层粘连蛋白、纤维结合素、细胞外基质的合成增加。肾小球内压升高引致的毛细血管扩张和系膜细胞伸展能否刺激转化生长因子-β（TGF-β）、血小板源生长因子（PDGF）为主的增殖因子产生，并促进细胞外基质的增加，并且可因细胞增生和肾小球肥大、硬化而恶化。因此，我们的研究设计为：①阐明对于机械性刺激，系膜细胞是否产生 TGF-β mRNA 表达？②产生的 TGF-β 能否刺激系膜细胞生成细胞外基质？③中药保肾片对系膜细胞机械性伸展刺激后诱导的增殖因子和细胞外基质是否有抑制作用？

一、材料与方法

（一）材料

1. 药物　保肾片（宁卫制 1998 第 474 号，批号 980403）是著名中医肾病专家邹云翔教授经验方。保肾片由何首乌、菟丝子、怀牛膝、泽泻、大黄组成。连云港康缘制药有限公司提供保肾片浸膏，每克浸膏含生药 7.2g，成人日用量按体重 58g/60kg，临用前用蒸馏水配制成 10.8g/mL 浓度的混悬液。

2. 动物　SD 大鼠，雄性，购自南京中医药大学实验动物中心，合格证号为苏动（质）980003。动物饲料为标准大鼠全价颗粒。实验过程中，大鼠自由摄食，饮水，室内温度保持在 16 ～ 22℃，相对湿度 60%～ 90%。

3. 主要试剂　DMEM 培养基（GIBCO）、胎牛血清（Hyclone 产品）。大鼠 TGF-β_1、TGF-β_2、TGF-β_3、Ⅰ型胶原、Ⅳ型胶原、大鼠纤维结合素的 cDNA 由日本东京大学医学部 S· Kanam 博士提供。人血小板 TGF-β_1 购自美国 R & D Systems　DNA 随机引物标记试剂盒（Promege 产品）[α-^{32}P] dCTP（Amersham 产品）。

4. 主要仪器　Flexercell 伸展装置牵张单位 FX-2000（美国 Flexcell 公司），富士 BAS2000 生物成像分析仪，FormaCO_2 培养箱，Olympus 倒置显微镜，SW-CJ-1F 净化工作台，ICE MPR 40 离心机，HYBAID 分子杂交炉。

（二）方法

1. 系膜细胞培养及鉴定　采用常规滤网方法从 100 ～ 150g 重的雄性 SD 大鼠的肾脏分离出肾小球，收集肾小球置于含 20%牛胎血清的 DMEM 培养基中生长，经过换液、传代培养获得系膜细胞，形态学及间接免疫荧光染色鉴定。用于本研究的细胞是第 5 ～ 12 代之间的传代细胞。

2. 系膜细胞的机械性伸展　将细胞种植到弹性的硅酮或Ⅰ型胶原覆盖的弹性底板的六孔板（Flex Ⅰ、Ⅱ培养板，购自 Flexcell 公司）上。用电脑控制的微处理器对弹性底板施以负压，硅硐胶及附着细胞可以变形，最大能拉长 20%，实验在 37℃、5% CO_2 的湿性孵育箱中进行，每次 0.5s 负压、0.5s 放松相交替，伸展速度为 60 转 / 分钟，持续刺激时间 6 ～ 36h（图 2-4）。

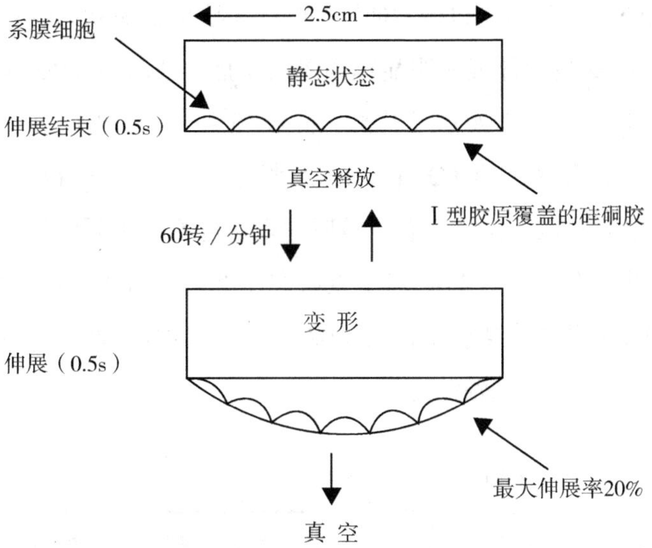

图 2-4　对培养细胞机械性伸展刺激模式图

3. 保肾片含药血清的制备　10 只 SD 雄性大鼠（200±20）g，保肾片每日用药剂量按体重 21.65g/kg，相当于人体用药量 21 倍，以 10.8g/mL 的保肾片混悬液每日 1 次灌服，连续 14d。于末次灌胃 2h 后颈动脉采血，离心取血清，56℃水浴 30min 灭活补体，0.22μm 无菌滤器过滤除菌，分装，-20℃保存备用。

4.Northern blot 分析　机械伸展后，系膜细胞用冰冻 Dulbecco's 磷酸盐缓冲液（PBS）冲洗，加入 D 溶液（4mol/L 的胍乙啶硫氰酸盐，25mmol/L 的枸橼酸钠，pH 7.0，0.5% 的肌源纤维，0.1mol/L 的 β- 巯基乙醇），用酸性的胍乙啶、异硫氰酸盐、酚三甲烷法提取总 RNA。总的 RNA（每条 10μg）用 1.0% 的甲醛琼脂凝胶电泳分离，然后转移到尼龙膜上。将 TGF-β_1、TGF-β_2、TGF-β_3、Ⅰ型胶原、Ⅳ型胶原，以及内对照 3 —磷酸甘油醛脱氢酶（GAPDH）cDNA 克隆的探针，以随机引物法用 [α-^{32}P] dCTP 进行标记，探针的放射性比活度约为（5 ～ 9）× 10^8cpm/μg cDNA。杂交是在 42℃内含 0.87mol/L 的 NaCl、50% 的 formamide、0.5% 的 SDS 及 167μg/mL 的鲑血清 DNA 中进行。用 0.1 × SSC 和 0.1% SDS 50℃下冲洗尼龙膜，并进行放射自显影，生物成像分析仪对相应带的放射性进行定量分析。

二、结果

（一）机械性伸展对系膜细胞的 TGF-β 亚型 mRNA 表达的作用

用 Northern blot 方法测定机械性伸展 24h 最大拉长 20%状态时对 $TGF\text{-}\beta_1$ mRNA 表达的影响，图 2-5 显示伸展能明显提高系膜细胞中 $TGF\text{-}\beta_1$ mRNA 水平。伸展后 6h 即可观察到 $TGF\text{-}\beta_1$ mRNA 水平升高，并在随后 30h 逐步增高（见图 2-5）。同时 $TGF\text{-}\beta_3$ mRNA 也升高，而 $TGF\text{-}\beta_2$ mRNA 明显低于 $TGF\text{-}\beta_1$ 和 $TGF\text{-}\beta_3$ 基本保持常数。提示伸展诱导 TGF-β 的三个不同型的表达可能由不同的机制调控，而肾小球中 $TGF\text{-}\beta_1$ 是主要的因子，故我们重点研究 $TGF\text{-}\beta_1$ 的 mRNA 表达。如图 2-5 所示 $TGF\text{-}\beta_1$ mRNA 水平变化与伸展程度（伸长 5%～20%之间）一致表明伸展诱导 $TGF\text{-}\beta_1$ mRNA 表达是程度依赖性的。

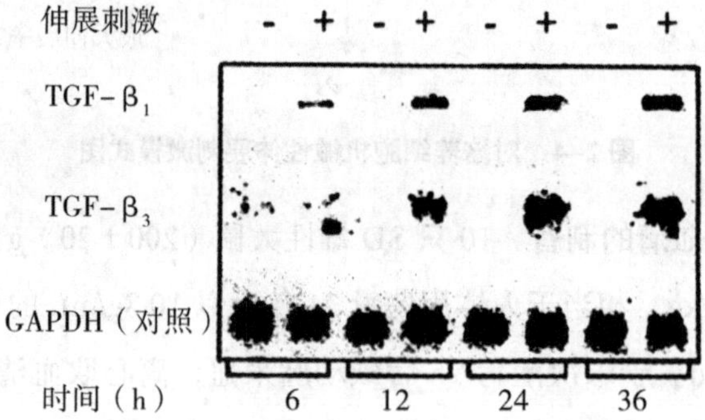

图 2-5　机械性伸展刺激对 MC、TGF-β mRNA 表达的影响

（二）机械性伸展对系膜细胞的细胞外基质的 mRNA 表达的作用

我们观察了机械性伸展刺激对系膜细胞的细胞外基质 mRNA 表达的影响分别在 6h、12h、24h、36h 测定了Ⅰ型胶原、Ⅳ型胶原和纤维结合素。结果表明：在机械性伸展刺激 6h 后，细胞外基质中Ⅰ型胶原、Ⅳ型胶原和纤维结合素的 mRNA 表达亢进，此后的 12～36h 中缓慢增加（见图 2-6）。这种增加的浓度与 TGF-β 基本一样。

（三）中药保肾片对系膜细胞机械性伸展诱导的增殖因子和细胞外基质成分的影响

图 2-4、图 2-5 的结果表明，机械性伸展刺激可诱导系膜细胞培养液中 $TGF\text{-}\beta_1$、

Ⅰ型胶原、Ⅳ型胶原的 mRNA 表达亢进。

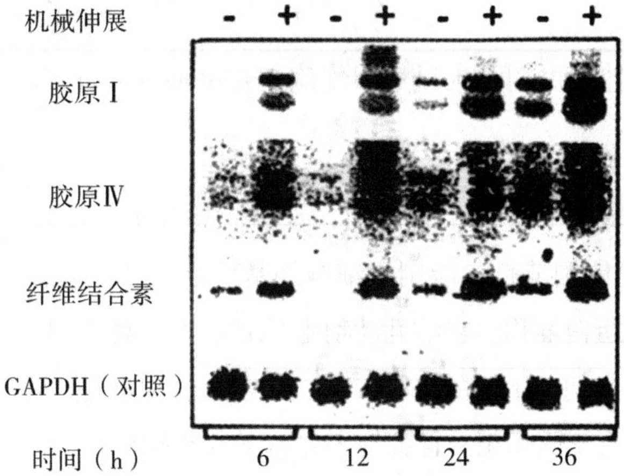

图 2-6　机械性伸展刺激对 MC 细胞外基质 mRNA 表达的影响

因此，在伸展刺激前培养的系膜细胞中加入 10% 的喂服保肾片的大鼠血清（100μL/mL），对照组用非免疫的兔 IgG（20μg/mL）。伸展刺激后 24h，用 Northernblot 法检测，结果见到：保肾片对 TGF-β_1 和Ⅰ型胶原、Ⅳ型胶原 mRNA 表达具有明显的抑制作用，而对照的非免疫 IgG 组不具此作用（见图 2-7）。进一步对图 2-7 中斑点进行密度定量分析对比，结果分别以（$\pm s$）表示。机械性伸展刺激加入中药保肾片血清组的 TGF-β_1、Ⅰ型胶原、Ⅳ型胶原三个实验的斑点定量与机械性刺激加入非免疫兔 IgG 对照组的定量相比较，均具有显著性差异（$P < 0.05$）。

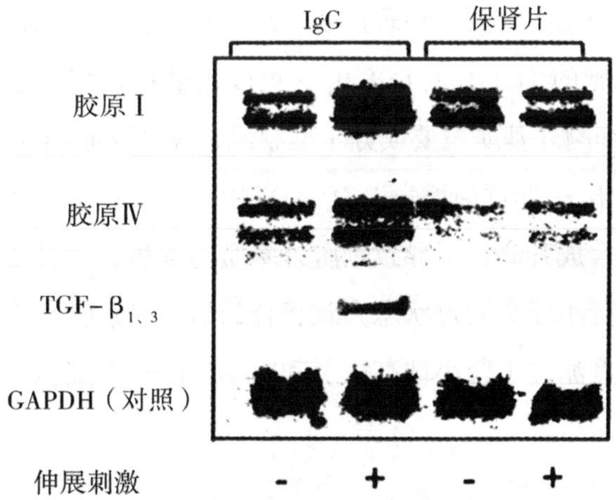

图 2-7　保肾片对 MC 机械性伸展诱导的细胞外基质 mRNA 表达的影响

三、讨论

（一）机械性伸展可刺激大鼠系膜细胞 TGF-β mRNA 的表达

TGF-β 是由二硫键连接的 25KDa 的多肽二聚体，以一种无活性的前体蛋白，盘结成 120 ～ 130KDa 的 TGF-β 结合蛋白，水解后具有生物活性。TGF-β 作为细胞增殖和分化的多功能调节剂，能刺激细胞外基质合成和 / 或减弱某些蛋白酶的活性，使细胞外基质蛋白堆积。在哺乳动物中 TGF-β 有三种不同型，分别是 TGF-β_1、TGF-β_2、TGF-β_3，它们有不同的基因编码，其表达也各自独立调节，生理特性几乎相同，但在进展中有不同作用。肾脏是 TGF-β 的一个靶器官，已证实在单个肾小球或肾小球的单个细胞上，即系膜细胞、上皮细胞和内皮细胞上存在 TGF-β 的特异性受体。TGF-β 能刺激胶原、纤维结合素、层粘连蛋白，以及其他蛋白多糖，例如硫酸乙酰肝素的合成。许多研究表明，TGF-β 是肾小球肾炎发病，肾小球硬化进展中起着重要作用的介质。本试验成功地在体外用机械性伸展刺激装置，诱导出了大鼠系膜细胞 TGF-β_1 的 mRNA 表达，证明伸展诱导的时间与 TGF-β_1 的 mRNA 表达呈程度依赖性。

（二）机械性伸展可刺激大鼠系膜细胞的细胞外基质 mRNA 的表达

已经证实肾小球高压在肾小球硬化进程中起主要作用，而细胞外基质成分在系膜区堆积是肾小球硬化中主要的病理产物。从本次实验的结果提示，机械性伸展可以诱导产生系膜细胞的 TGF-β_1，TGF-β_1 又可以刺激系膜细胞生成细胞外基质。从图 2-6 可以看到，细胞外基质主要成分 Ⅰ 型胶原、Ⅳ型胶原的 mRNA 表达随着伸展诱导的时间与 TGF-β_1 一样逐渐增强。ZIYADEHFN 等的研究亦表明，伸展强度提高后细胞外基质成分合成升高，可导致细胞外基质的堆积，尤其在系膜区。如果我们实验的结果与体内肾小球高滤过状态大致相合的话，对系膜细胞的机械性伸展刺激可能成为肾小球过度滤过（肾小球高压）和肾小球硬化（细胞外基质沉积）早期研究的重要模型。

（三）保肾片对系膜细胞机械性伸展诱导的增殖因子和细胞外基质成分的 mRNA 表达具有明显的抑制作用

保肾片临床治疗慢性肾衰竭 152 例的近期有效率为 84.5%，明显高于对照组疗效（$P < 0.05$）；远期观察 88 例，平均用药（37.28±18.23）d，1/Scr 的直线回归方程分析，治疗前：35.8312±2.1725，治疗后：4.4276±2.0834（$P < 0.01$），并由此推测 5 年进入尿毒症终末期的患者人数由治疗前的 64 人（72.73%），在治疗后降为 29 人（32.95%）（$P < 0.01$）。以往的基础研究表明，含中药保肾片血清组与正常人血清对照组相比，显著抑制人系膜细胞增殖（$P < 0.05$），并且使大量系膜细胞阻滞在 G0/G1 期，能诱导人系膜细胞发生凋亡。本次实验证明，保肾片对系膜细胞机械性伸展诱导的 TGF-β_1 和Ⅰ型胶原、Ⅳ型胶原 mRNA 表达具有明显的抑制作用（见图 2-7）。进一步说明中药保肾片治疗肾小球硬化、延缓慢性肾衰竭病程进展的作用机理与抑制细胞增殖因子和细胞外基质成分的 mRNA 表达有关。

[中国中西医结合肾病杂志，2003，(01)：]

第四节　LOX-1 对食盐敏感性高血压大鼠肾损害进展的影响及中药干预作用

国家自然科学基金资助项目（No.39970915）

[摘要]　目的：围绕内皮氧化低密度脂蛋白受体（LOX-1）与高血压和肾损害的机制，从分子生物学方面探讨中药保肾片对 LOX-1 以及细胞增殖因子 TGF-β、细胞外基质主要成分Ⅰ型胶原的影响。方法：对 DS、DR 系大鼠半数予以高食盐饮食，其余予对照饮食，另设高食盐饮食和中药保肾片高、低剂量 2 组。4 周实验结束后断头处死，切取肾脏，测定有关生化指标，并提取总 RNA，RT-PCR 处理制备探针，Northern blot 测定 LOX-1、TGF-β、Ⅰ型胶原的 mRNA 表达。结果：①服用 8%高食盐的 DS 大鼠主动脉及肾脏 LOX-1 mRNA 表达显著上调。②高食盐 DS 大鼠 LOX-1 升高同时可见 TGF-β 和Ⅰ型胶原 mRNA 表达增加。③ DS 高食盐大鼠见到血压升高，血胆固醇、甘油三酯升高，血肌酐升高，尿蛋白排泄增多。④中药保肾片与对照组相比，DS 8%高食盐大鼠的 LOX-1、TGF-β、Ⅰ型胶原的 mRNA 表达显著降低，血压、血脂、血肌酐、尿蛋白亦见明显下降。结论：① LOX-1 在高血压大鼠的主动脉上 mRNA 表达上调，可能与内皮依赖性血管舒张的损害有关。②食

盐敏感性 DS 大鼠的高血压肾损害进展与 LOX-1 升高、多种细胞增殖因子及细胞外基质产生增加有关。③保肾片可显著降低 LOX-1 的 mRNA 表达及 TGF-β、Ⅰ型胶原的产生，降低血压和蛋白尿，改善脂质水平和肾损害。中药保肾片治疗慢性肾衰竭、延缓高血压肾损害进展的作用机制与降低肾脏中 LOX-1、TGF-β 及Ⅰ型胶原的 mRNA 表达有关。

内皮氧化低密度脂蛋白受体 1（LOX-1）是 C 型植物凝集素家族的一种膜蛋白，参与了动脉粥样硬化和内皮依赖性血管舒张效应损伤的病理过程。近年来发现 LOX-1 在肾小球内皮细胞上和系膜细胞上也可表达。因此本实验拟研究，① LOX-1 是否是导致肾小球硬化症的一种调节因子；②若 LOX-1 与肾小球硬化的进展有关，那么 LOX-1 与已经明确的肾小球硬化的细胞增殖因子、细胞外基质成分关系如何；③保肾片是著名中医肾病专家邹云翔教授治疗慢性肾衰竭的经验方，多年来在临床运用取得明显效果，保肾片延缓慢性肾衰竭进展的作用机制是否与调节 LOX-1 和多种细胞增殖因子及细胞外基质成分有关。

一、材料与方法

（一）实验材料

1. 实验动物　参照文献选用食盐敏感性（DS）大鼠和食盐抵抗性（DR）大鼠，4 周龄，健康雄性，购于日本静冈县动物中心实验室，平均体重（200 ± 25）g。

2. 实验药物　保肾片由连云港康缘制药有限公司提供（批号：980403），每克浸膏含生药 7.2g，参照成人日用量按体量 58g/60kg，用蒸馏水配制成 10.8g/mL、5.4g/mL 两种浓度混悬液。

3. 主要试剂　DNA 随机引物标记试剂盒（Promega）；限制内切酶（Takara）mRNA 纯化试剂盒（Pharmacia）；Pfu 多聚酶（Stratagene）；（α-^{32}P）dCTP（Amersham）。

4. 实验饲料和条件　8%、0.3% NaCl 大鼠颗粒饲料，随意进食进水，室内湿度控制在 60%～90%，温度控制在 16～22℃。

（二）实验分组

每个系的半数大鼠予以含 8% NaCl 的高盐饮食，其余予 0.3% NaCl 的低盐对照饮食，另取 2 组高食盐 DS 大鼠，分别灌服高低剂量保肾片，共喂养 4 周。

1.DS 8%高食盐组　雄性 DS 大鼠 7 只，予 8% NaCl 高食盐饮食，喂养 4 周。

2.DR 8%高食盐组　雄性 DR 大鼠 7 只，予 8% NaCl 高食盐饮食，喂养 4 周。

3.DS 0.3%低食盐组　雄性 DS 大鼠 7 只，予 0.3% NaCl 低食盐饮食，喂养 4 周。

4.DR 0.3%低食盐组　雄性 DR 大鼠 7 只，予 0.3% NaCl 低食盐饮食、喂养 4 周。

5.DS 8%高食盐 + 保肾片高剂量组　雄性 DS 大鼠 7 只，予 8% NaCl 高食盐饮食。保肾片每日剂量按体重 43.3g/kg，相当于人体用药量 42 倍，以 10.8g/mL 保肾片混悬液每日 2 次灌胃给药，喂养 4 周。

6.DS8%高食盐 + 保肾片低剂量组　雄性 DS 大鼠 7 只，予 8% NaCl 高食盐饮食。保肾片每日剂量 10.8g/kg，相当于人体用药量 10.5 倍，以 5.4g/mL 的保肾片混悬液每日 2 次灌胃给药，喂养 4 周。

（三）检测方法

1. 探针制备　用 RT-PCR 合成大鼠 LOX-1 的 cDNA。PCR 引物为 5′-CTGGMTCTGGCAT-GRAGAAA-3′ 和 5′-YGCCTTCTTYTGA-CATATACTG-3′。重复 95℃变性 1min，43℃退火 1min，75℃延伸 3min，共进行 35 个循环，PCR 产物克隆到 pBlueScript Ⅱ上，并双向测序。核苷酸顺序分析揭示该产物长 361bp，与牛及人相应部位的 LOX-1 cDNA 分别有 75.8%及 77.7%的同源性，氨基酸顺序含有 121 个残基，相应的与牛及人的 LOX-1 蛋白质分别有 67.8%与 68.6%的同源性，采用随机引物标记法将（α-^{32}P）dCTP 标记到探针上。

2.RNA 制备　实验结束时，大鼠断头处死，解剖主动脉、静脉、肺和肾，立即置于液氮中冷冻，-80℃下贮存备用，用酸化胍基硫氰酸盐 / 氯仿方法提取总的 RNA，用 mRNA 纯化试剂盒提取 mRNA。

3.Northern blot 分析　将 DS、DR 大鼠主动脉、肾脏中提取的总 RNA 20μg 在 1.2%甲醛琼脂凝胶电泳上分离，设 GAPDH 为内对照，转移到尼龙膜上，含 50%甲酰胺溶液中，42℃下与（α-^{32}P）标记探针杂交 16h。室温下膜在 2 × SSC、0.1% SDS 冲洗 2 次，在 0.1 × SSC、0.1% SDS 中于 68℃冲洗 1h，然后在下用加强荧光将滤膜曝光于 Kodak Bio Max MS 底片上或曝光于成像板上，进行扫描并用 BAS 2000 型生物图像分析仪进行定量分析。

4. 血压、血脂及肾功能测定　实验 4 周结束时，采用夹尾方法测定大鼠血压，眼眶后静脉丛穿刺取血，测定血胆固醇、甘油三酯及血肌酐水平，代谢笼收集 12h 尿液测定尿蛋白排泄。

（四）统计学方法

所有数据用（$\bar{x} \pm s$）表示，采用 SPSS10.0 统计软件 t 检验处理。

二、结果

（一）动物模型

1. 一般表现　高食盐组 DS 大鼠表现出活动迟缓、倦怠乏力、体毛稀疏、进食减少、生长缓慢等表现。低食盐 DS 大鼠和高食盐组 DR 大鼠一般表现基本正常。

2.LOX-1 的 mRNA 表达　Northern blot 分析 DS 8% 高食盐大鼠在 4 周时主动脉和肾脏 LOX-1mRNA 表达明显升高（与 DR 8%、DS 0.3% 和 DR 0.3% 组比较，$P < 0.01$，$P < 0.05$）。见图 2-8、表 2-4。

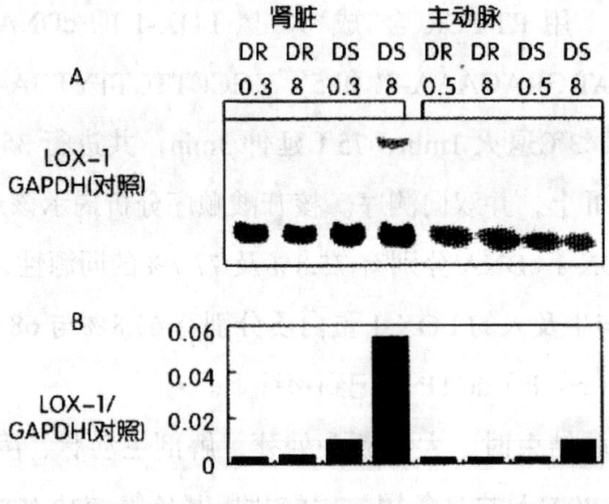

图 2-8　DR 和 DS 大鼠肾脏和主动脉上 LOX-1 的 mRNA 表达

表 2-4　各组主动脉和肾 LOX-1、TGF-β、Ⅰ型胶原的 mRNA 表达及保肾片的干预作用（$\bar{x} \pm s$）

组别	鼠数	主动脉 LOX-1	肾 LOX-1	肾 TGF-β	肾Ⅰ型胶原
DS 8%	7	0.012 ± 0.0017	0.052 ± 0.015	0.98 ± 0.21	1.05 ± 0.17
DR 8%	7	0.0010 ± 0.0004**	0.005 ± 0.009**	0.49 ± 0.12*	0.54 ± 0.08*
DS 0.3%	7	0.0011 ± 0.0009**	0.007 ± 0.013*	0.39 ± 0.14**	0.26 ± 0.09**
DR 0.3%	7	0.0012 ± 0.0006*	0.001 ± 0.0004**	0.46 ± 0.13*	0.27 ± 0.10**
DS 8% + 保肾片高剂量组	7	/	0.010 ± 0.007**	0.58 ± 0.17*	0.61 ± 0.11**
DS 8% + 保肾片低剂量组	7	/	0.040 ± 0.011*	0.69 ± 0.16*	0.85 ± 0.14*

注：与 DS 8% 组比较，$^{*}P < 0.05$，$^{**}P < 0.01$。

3. 肾脏 TGF-β 和 I 型胶原的 mRNA 表达　DS 8%高食盐组肾脏的 TGF-β 和 I 型胶原的 mRNA 表达与 DS 0.3%组比较均见到显著的增高（$P < 0.01$，$P < 0.05$）。见图 2-9，表 2-4。

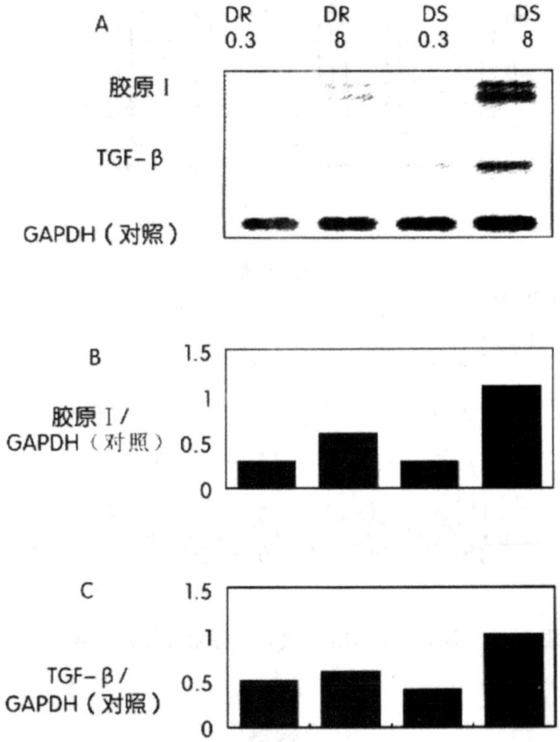

图 2-9　DR 和 DS 大鼠肾脏 TGF-β 和 I 型胶原的 mRNA 表达

4.DS 和 DR 大鼠血压、血脂、尿蛋白及肾功能的变化　DS 高食盐组大鼠实验 4 周时见到血压、血脂、蛋白尿以及血肌酐升高，与 DR 8%、DS 0.3%和 DR 0.3%组比较，有统计学差异（$P < 0.05, P < 0.01$）。见图 2-10、图 2-11、图 2-12，表 2-5。

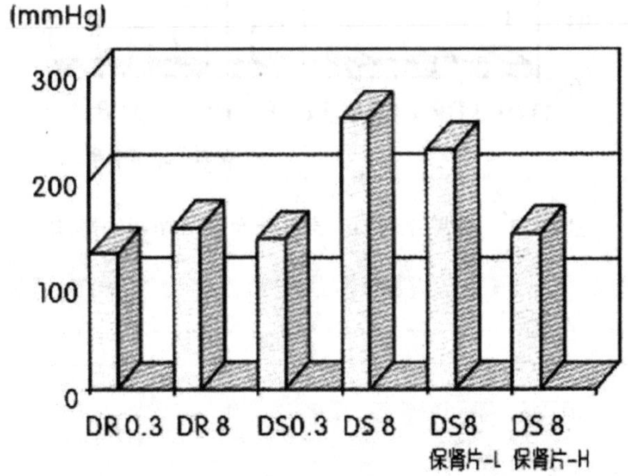

图 2-10　保肾片对 DS 高食盐大鼠血压的影响

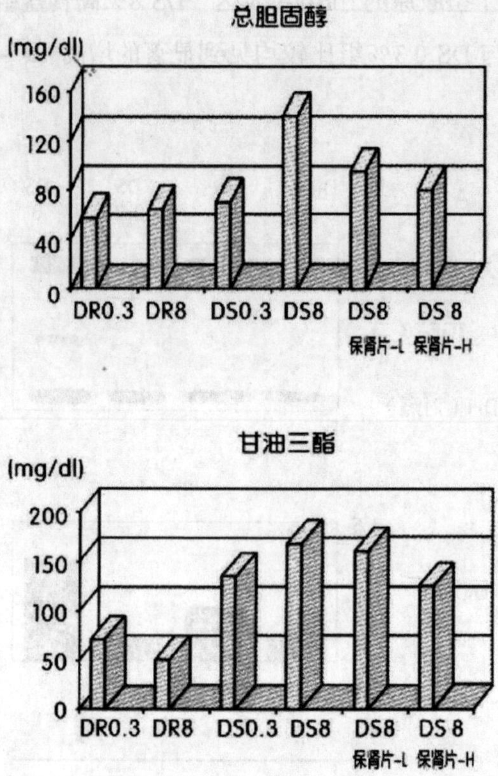

图 2-11　保肾片对 DS 高食盐大鼠血清脂质的影响

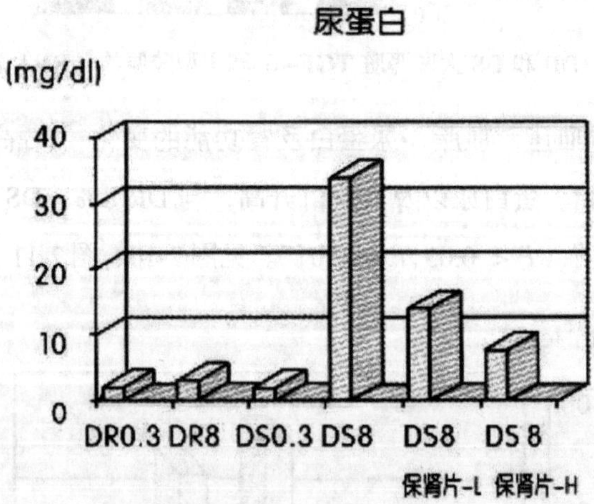

图 2-12　保肾片对 DS 高食盐大鼠肾功能的影响

表 2-5　各组血压、血脂、尿蛋白及血肌酐的变化和保肾片的干预作用（$\bar{x} \pm s$）

组别	鼠数	收缩压	胆固醇	甘油三酯	尿蛋白	血肌酐
DS 8%	7	250 ± 20	140 ± 16	164 ± 24	35 ± 14	0.58 ± 0.17
DR 8%	7	$155 \pm 24^{**}$	$63 \pm 9.1^{**}$	$51 \pm 7.5^{*}$	$2.6 \pm 0.6^{*}$	0.35 ± 0.11
DS 0.3%	7	$145 \pm 25^{**}$	$71 \pm 20^{**}$	$137 \pm 14^{**}$	$2.4 \pm 0.7^{**}$	0.45 ± 0.14
DR 0.3%	7	$130 \pm 15^{*}$	$58 \pm 12^{**}$	$72 \pm 10^{*}$	$2.5 \pm 0.9^{**}$	0.48 ± 0.19
DS 8% + 保肾片高剂量组	7	$150 \pm 11^{**}$	$80 \pm 11^{**}$	$124 \pm 14^{*}$	$7.5 \pm 2.3^{**\triangle}$	$0.31 \pm 0.08^{*}$
DS 8% + 保肾片低剂量组	7	225 ± 25	$94 \pm 14^{*}$	$160 \pm 18^{*}$	$14 \pm 3.2^{*}$	$0.35 \pm 0.12^{*}$

注：与 DS 8％组比较，$^{*}P < 0.05$，$^{**}P < 0.01$；与 DS 8％ + 保肾片低剂量组比较，$^{\triangle}P < 0.05$。

（二）治疗结果

1. 保肾片对 DS 8%高食盐大鼠肾脏 LOX-1 mRNA 表达的影响　Northern blot 分析 DS 8%高食盐大鼠加用保肾片高、低二组剂量治疗 4 周，与 DS 8%高食盐组大鼠相比，肾脏 LOX-1mRNA 均明显下调（$P < 0.01$，$P < 0.05$）。见表 2-4。

2. 保肾片对 DS 8%高食盐大鼠肾脏 TGF-β 和 Ⅰ 型胶原 mRNA 表达的影响　Northern blot 分析 DS 8%高食盐大鼠同时加用保肾片高、低两组剂量治疗 4 周后，TGF-β 和 Ⅰ 型胶原 mRNA 表达水平均明显下降（$P < 0.01$，$P < 0.05$）。见表 2-4。

3. 保肾片对 DR 和 DS 大鼠血压、血脂、尿蛋白及肾功能的影响　保肾片高、低两组剂量治疗 4 周后血压下降，胆固醇和甘油三酯降低，尿蛋白减少，肾功能损害恢复正常（$P < 0.05$，$P < 0.01$）。保肾片两组剂量相比，高剂量组尿蛋白明显低于低剂量组（$P < 0.05$）。见表 2-5。

三、讨论

高血压肾损害主要是指因高血压引起的肾脏硬化性改变。未经治疗的高血压患者约有 42%发展为肾脏硬化性损害，约有 10%死于肾衰竭。现代研究表明，血流动力学因素和脂代谢紊乱因素在本病进展和恶化过程中起着重要作用。LOX-1 是氧化低密度脂蛋白的受体，在肾小球内皮细胞和系膜细胞上亦可见到其表达，参与了动脉粥样硬化和内皮依赖性血管舒张效应损伤等病理损害。本次实验中发现 DS 高食盐组大鼠的主动脉上和肾脏中 LOX-1 mRNA 表达明显上调，血压、血脂升高的同时，见到血胆固醇、甘油三酯升高，尿蛋白排泄增多，肾功能减退，血肌酐异常，另外，4～8 周后肾脏的病理出现细胞增殖和硬化，以及一些纤维素样坏死，符合高血压肾损害的临床和病理特点。因此，本研究结果提示高食盐可诱发 DS 大鼠肾脏损害，同时发现 LOX-1 在肾脏的表达也明显增高，这回答了假设①所提出的问题，即高血压肾小动脉硬化与LOX-1的表达失衡有关。

对于LOX-1在DS 8%高食盐大鼠肾脏表达的上调，究其原因考虑：①与系统血压有关。LOX-1在高食盐DS组大鼠血压升高的同时表达上调，结合我们以往的研究，认为可能与内皮依赖性血管舒张效应减弱、加重高血压有关，这个过程能被降压药物所阻断。②与高脂血症有关。LOX-1是Ox-LDL的受体，可在肾小球系膜细胞及内皮细胞上表达，并因Ox-LDL的升高而上调。这种配体介导受体上调的负反馈抑制的丧失，可能是形成本病恶性循环、不断进展的重要原因。Ox-LDL/LOX-1系统不仅作用于动脉硬化，有可能参与了高血压性肾小球硬化的过程。LOX-1在肾脏的表达亢进，能进一步增加小球内压，并通过系膜细胞过度摄取Ox-LDL，产生与血管平滑肌相似反应，即系膜细胞增生和系膜基质产生过多，进入肾小球硬化的前期，除此以外，随之而产生的黏附分子、生长因子及细胞因子等异常增加，损伤肾小球及间质，促进了肾脏硬化。

一般认为，肾小球硬化症的进展除了血流动力学因素及脂代谢紊乱外，TGF-β、PDGF等等非血流动力学因子也与之有关。目前LOX-1活化的链级反应尚未完全阐明，Tatsuya等发现某些炎症因子可调节LOX-1的表达，Ox-LDL亦可诱导细胞因子和生长因子产生。目前TGF-β被认为是肾小球硬化的关键性因素，对细胞外基质的沉积和小球损害起主要作用。我们在实验中发现高食盐DS大鼠LOX-1升高同时，TGF-β和Ⅰ型胶原也增加。本研究结果说明了假设2提出的问题：LOX-1与TGF-β相互作用，增加内皮细胞和系膜细胞损害，细胞外基质的蓄积促进了高血压性肾小球硬化的进展。

保肾片是著名中医肾病专家邹云翔教授治疗慢性肾衰竭的经验方，根据高血压肾损害的主要病机肾虚湿瘀，治从补益肾元、和络利湿泄浊入手，由何首乌、菟丝子、怀牛膝、泽泻、制大黄组成，主要成分有蒽醌类衍生物、槲皮素、齐墩果酸、泽泻醇（alisol）等。可通过抑制肾小球系膜细胞DNA和蛋白合成，抑制系膜细胞生长，诱导其发生凋亡，减慢残余肾组织肾小球硬化的进展。此外还可选择性抑制肾小管细胞的高代谢状态，降低肾小管上皮细胞增殖，从而减轻健存肾单位的损害。以往的临床研究表明保肾片能显著延缓肾衰竭进展，减少进入尿毒症人数，改善患者的临床症状，近期有效率84.5%，5年进入尿毒症终末期的患者人数降为32.95%（$P < 0.05$，$P < 0.01$）。本次实验发现，中药保肾片可明显减少DS 8%高食盐大鼠肾脏LOX-1 mRNA的表达（见图2-13），下调DS 8%高食盐大鼠肾脏TGF-β和Ⅰ型胶原产生（见图2-14），同时具有降低血压和减少胆固醇、甘油三酯、

尿蛋白作用。本实验结果回答了假设3提出的问题，即保肾片能保护肾功能，对肾脏LOX-1 mRNA表达的降低，以及下调细胞因子TGF-β和细胞外基质成分Ⅰ型胶原的mRNA表达，降低血压，改善血脂，是其肾保护作用的机制之一。

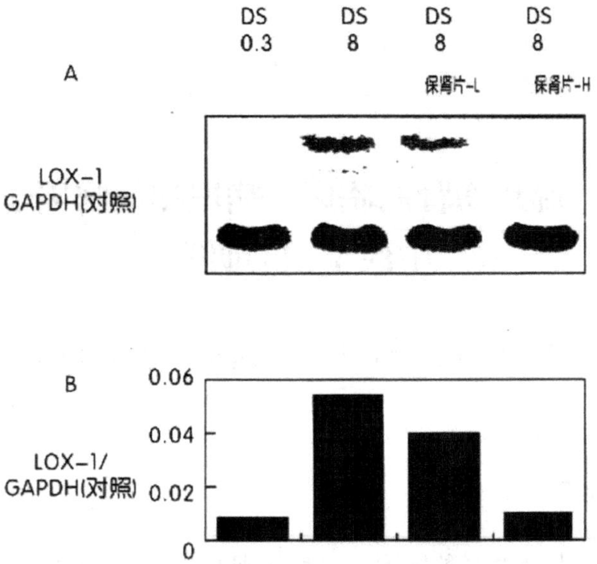

图2-13　保肾片对8%高食盐DS大鼠肾脏LOX-1的mRNA表达的影响

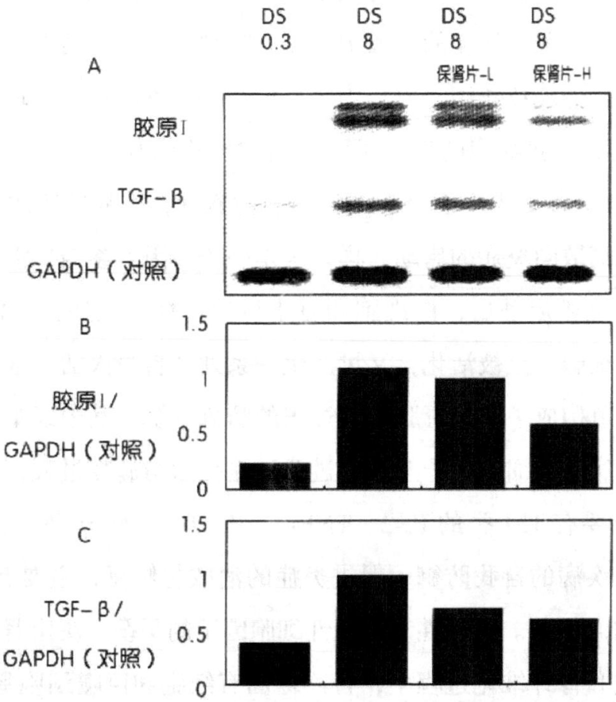

图2-14　保肾片对8%高食盐DS大鼠肾脏TGF-β和Ⅰ型胶原mRNA表达的影响

本实验得到日本东京大学医学部 Fujita 教授、Nagase、Kaname 博士的指导，特表感谢！

[中国中西医结合肾病杂志，2005，(10)：56]

第五节　湿热伤肾的临床、病理和细胞因子改变及中药干预的研究

国家中医药管理局　课题编号 2000 JB18

一、内容简介

慢性肾小球肾炎是由多种原因、多种病理类型组成的原发于肾小球的一组疾病，多数发病是一个免疫反应过程，是导致慢性肾衰最重要的原因。在慢性肾炎的早期，主要表现为活化的肾小球固有细胞和（或）浸润的免疫细胞释放的可溶性细胞因子介导的炎症过程，活化的单核细胞或巨噬细胞释放的活性氧和溶酶体对肾小球和肾功能有直接的破坏作用，表现为肾小球和肾小管的基底膜增厚。在慢性肾炎过程中，白细胞等炎症细胞的聚集可清除引发炎症的物质（如细菌、免疫复合物等），最终使组织修复。当引发炎症的物质被清除后，炎症细胞的灭活和祛除则至关重要。炎症的消散同炎症的启动一样，也是一个多因素参与、涉及多种抗炎介质的过程。肾脏炎症被启动后，白细胞和血小板通过释放致病介质活化肾脏固有细胞，而肾脏固有细胞一旦被活化，又可产生一系列“自身灭活”或“自身抑制”因子，这种自我调节构成了控制肾脏炎症过程的防御系统。其中细胞因子起到了重要作用。在肾脏疾病中，细胞因子至少通过两种途径参与病变过程：一类是作为攻击性炎症介质，主要有 Th1 类的 IL-2、TNF-α、IL-1β、IFN-γ 等；二是作为抗炎细胞因子参与肾脏疾病的自我防御，促进炎症的消散与修复，主要有 Th2 类的 IL-4、IL-10、IL-13、IL-1ra 等。致炎性和抗炎性细胞因子的平衡，决定肾脏病的转归。在系膜增生性肾炎和肾纤维化过程中，肾小球固有细胞和巨噬细胞释放的 $TGF-\beta_1$ 既能刺激基质蛋白的产生，又能刺激肾小球固有细胞合成细胞外基质，导致肾小球硬

化，PDGF 对系膜细胞增殖具有强烈的促进作用，是介导或调节系膜细胞增殖最重要的细胞因子之一。

近年来，大量的临床实践证明中医药治疗慢性肾病具有较好的临床疗效，许多学者对其发病机理、辨证分型、证候演变规律进行了深入广泛的研究，并在某些方面取得了共识。外感风、寒、湿、热等邪气是慢性肾病发生及反复发作的主要诱发因素，在其病理发展过程中形成的湿热（热毒）、水湿、湿浊和瘀血等病理产物，又成为其迁延不愈、逐渐加重的重要致病因素，其中湿热之邪贯穿于慢性肾病发生发展的全过程。湿热证已成为慢性肾病的一个独立证型，因此研究湿热伤肾的病理机制和作用特点有助于提高对湿热伤肾的辨证和临床用药。既往对湿热伤肾的研究多集中在生化、免疫、血液流变学和病理形态学方面，而缺乏对湿热伤肾的动态研究，同时对导致肾小球硬化的炎症因子和纤维化因子与机体防御机制的关系亦未见相关报道。本研究在湿热证传统文献的基础上，结合现代医学有关进展，从临床、病理、细胞因子等方面分析了湿热形成的相关因素，探讨湿热伤肾的客观及微观本质，并从体内和体外两方面研究了补气益肾、清热利湿中药复方肾炎灵片对湿热伤肾大鼠模型的干预作用，以进一步说明益肾清利作用的深层机理。

（一）任务来源

2000 年 9 月，我们通过总结既往关于慢性肾病湿热伤肾在生化、免疫等方面变化研究的基础上，申报了国家中医药管理局中医药科学技术研究基金基础研究类课题“湿热伤肾的病理形态及细胞因子 mRNA 表达的研究”，由国家中医药管理局立项资助，项目编号为 2000JB18。

（二）应用领域和技术原理

湿热可以导致慢性肾炎的发生，同时也作为一种病理产物贯穿于慢性肾炎的发展过程，湿热伤肾是慢性肾炎的一个重要病理特点。在临床确立湿热证的基础上，从肾活检进行病理诊断，并通过建立大鼠系膜增生性肾炎（MsPGN）湿热证的病证结合模型，研究其湿热产生途径、伤肾机理，并结合湿热指标、病理形态以及细胞因子的 mRNA 表达，探讨湿热伤肾的实质，为中医清热利湿方药用于 MsPGN 湿热证的治疗奠定科学的基础。

本研究利用现代医学成果，从临床、病理、细胞因子等方面分析了湿热形成的相关因素，通过对慢性肾炎肾穿刺患者湿热与病理表现的统计分析，寻找湿热伤肾的病理学特征。采用改良的反复注射小剂量牛血清白蛋白的 MsPGN 模型，因其发病过程与人类受到反复感染后导致的肾炎相似，也符合中医湿热毒邪伤肾致病特点。在此基础上探讨了湿热伤肾的病理形态学特点，研究了湿热伤肾大鼠机体防御抗炎因子 IL-10、IL-13 和 IL-1ra 与致炎因子 PDGF、TGF-β_1 的变化情况，从细胞因子角度探讨湿热伤肾的微观本质。并从体内和体外两方面研究了补气益肾、清热利湿中药复方肾炎灵片对湿热伤肾大鼠模型病理形态变化、炎症细胞因子、抗炎细胞因子及其 mRNA 表达的干预作用，此外研究了肾炎灵片对肾小球系膜细胞增殖和细胞因子网络调控的影响，以进一步说明湿热伤肾的客观本质及益肾清利作用的深层机理。

（三）主要性能指标

1. 理论研究部分　中医认为湿热主要属于温病学的范畴。近年来，大量临床研究资料表明，外感六淫疫毒、邪热壅滞、损伤肾络、膀胱湿热、气化失司是肾脏疾病常见的病因病理因素。在肾病的某一阶段或整个过程中，以湿热为主要表现的情况经常存在，脾肾（气阴）虚损是湿热伤肾发生的内在基础，水湿的存在是湿热伤肾发生的关键，外感风湿热毒之邪是湿热伤肾形成的主要途径。湿热伤肾主要的临床病理特征有水肿、蛋白尿、氮质潴留等表现。湿热滞留可产生多种病理变化，导致脏腑虚损、瘀血留滞。湿热内蕴一方面亏耗正气，另一方面变生他邪，如湿热与外邪相召，使外感丛起，以及湿热致瘀等。如任其蔓延，终必致脾肾衰败、湿浊瘀毒内停之危证。

2. 临床研究部分

（1）通过对湿热伤肾临床病理特点的分析，我们发现肾小球疾病全过程中均可见到湿热的病理表现，用清热利湿的中药治疗，可以取得良好的效果。同时湿热伤肾可以见到生化、免疫学等方面的微观改变。

（2）通过对 120 例慢性肾炎肾活检病例中医证候与病理形态关系的研究分析，发现在 79 例系膜增殖型肾炎（MsPGN）中，阴虚和气阴两虚患者有 62 例，占 77.2%，在 77 例湿热证患者中，MsPGN 中的分布明显高于其他病理类型，阴虚及气阴两虚基础上产生的湿热证与 MsPGN 的发病似有一定关系。同时利用 Logistic 回归分析的方法，发现湿热伤肾的主要病理因素是系膜细胞增生、细胞外基质增加、管型、纤维粘连以及间质炎细胞浸润。从临床角度为利用 MsPGN 研究湿热伤肾的作用机理提供了依据。

（3）为了观察益肾清利剂肾炎灵片的临床疗效，选择慢性原发性肾小球疾病肾虚湿热证患者 60 例，以雷公藤多苷片为对照。结果表明：肾炎灵片能明显改善慢性肾炎、肾病综合征肾虚湿热证患者的临床症状，显著降低尿蛋白、尿红细胞计数，升高血浆白蛋白，降低胆固醇、甘油三酯，总有效率 87.5%，与雷公藤多苷片组总有效率 83.33% 相比，差异无显著性。但肾炎灵片治疗组升高血浆白蛋白的作用及在改善临床症状方面明显优于雷公藤多苷片对照组，症状积分值比较 $P < 0.05$，主要症状的总有效率治疗组明显高于对照组，$P < 0.01$；且不良反应明显低于对照组，$P < 0.05$。综合临床疗效优于雷公藤多苷片。

3. 实验研究部分

（1）湿热伤肾动物模型首先应具备湿热证的特征：从现代医学和临床研究来看，湿热毒邪与多种病原微生物致病有关，大肠杆菌及其内毒素为常选致病病原微生物，其次造模动物应具有慢性肾炎发病机理中肾脏产生的免疫病理改变。反复注射小剂量外源性抗原牛血清白蛋白即可引起家兔或大鼠的慢性肾炎，其发病机理与人类受到反复感染后导致的慢性进行性肾炎完全相似，因此可以利用此模型进行湿热伤肾的实验研究。

（2）从临床和反复小剂量注射牛血清白蛋白复制的家兔或大鼠 MsPGN 模型，以及清利湿热中药的实验研究中，可以概括出湿热应包括两种概念：一是外感风湿热毒邪相当于现代医学所讲的细菌、病毒、寄生虫感染，临床可见感染灶。另一种是多种因素产生的内生湿热毒邪，可以认为是由于抗原抗体反应所引起的免疫变化对肾脏造成了非特异性炎症，即在抗炎因子和抑炎因子失衡基础上造成的肾脏系膜细胞增生和基质增加。

（3）利用反复小剂量注射牛血清白蛋白造成大鼠系膜增生性肾炎模型。通过动态检测其生化、病理学的变化，探讨湿热伤肾的病理形态学特征。结果发现，在湿热伤肾大鼠肾脏局部病理改变以系膜细胞增生、基质增加、炎细胞浸润和红细胞及蛋白管型为主，与临床湿热伤肾患者的肾穿刺结果基本一致。

（4）通过复制湿热伤肾大鼠模型，利用原位杂交、RT-PCR 技术和免疫组化探讨实验性湿热伤肾大鼠模型炎症细胞因子 PDGF、TGF-β_1 和抗炎细胞因子 IL-13、IL-10、IL-1ra 的变化情况。结果发现在湿热伤肾的发病初期，表现为抗炎因子如 IL-10、IL-13 和 IL-1ra 的增多，提示机体处于正邪交争、正气抗邪的状态。随着病情进展，炎症因子如 PDGF、TGF-β_1 逐渐增多的同时，抗炎因子也相对增多。

（5）观察了肾炎灵片对湿热伤肾大鼠细胞因子网络的影响，结果发现肾炎灵片能明显减少 PDGF 和 TGF-β_1 在肾小球尤其是在肾小管间质部位的分布，降低湿热伤肾大鼠肾组织中 PDGF 和 TGF-β_1 的 mRNA 水平，与黄葵胶囊和泼尼松相比有显著性差异（$P < 0.05$）。说明肾炎灵片可能通过抑制 PDGF 与 TGF-β_1 的蛋白和 mRNA 表达从而抑制系膜细胞增生和基质增加。在湿热伤肾动物模型中，发病的初期表现为抗炎因子如 IL-10、IL-13 和 IL-1ra 的增多，提示在湿热伤肾的初期表现为机体正气抗邪、正邪交争的状态。随着病情进展，炎症因子如 PDGF、TGF-β_1 增多的同时，抗炎因子也相对增多。在肾炎灵片组，在正式免疫 10 周末杀检时，炎症因子相对减少，而抗炎因子相对较多，提示肾炎灵片可能在抑制炎症因子表达的同时，对机体防御机制中的抗炎因子也有提高作用。

（6）利用肾小球系膜细胞培养，观察肾炎灵片对 MC 增殖和分泌细胞因子的影响，结果发现在 Ang Ⅱ的刺激下，TGF-β_1、PAI-1、MCP-1 的蛋白或 mRNA 表达均明显增强，而益肾清利剂肾炎灵片能明显抑制 Ang Ⅱ的刺激下的 TGF-β_1、PAI-1、MCP-1 的表达。

（7）在体外利用肾间质的代表细胞，观察了益肾清利剂对培养的肾脏成纤维细胞增殖的抑制作用。结果表明，喂服益肾清利剂肾炎灵浸膏的大鼠血清对成纤维细胞的 3H-thymidine 掺入率的抑制作用，在 10%、20%浓度时，与 10%、20%未喂药大鼠血清培养液对照组相比有非常显著性差异（$P < 0.01$），提示其对肾脏成纤维细胞增殖有明显抑制作用。

（8）取 SD 大鼠肾脏进行肾系膜细胞体外培养，以含药大鼠血清加入体外培养的大鼠系膜细胞中，应用流式细胞仪检测和电镜观察等方法研究肾炎灵浸膏对系膜细胞的诱导凋亡影响。结果显示，喂服中药肾炎灵浸膏大鼠的血清，可将系膜细胞增殖阻滞在 G0 或 G1 期，并能诱导细胞发生凋亡，表明其临床治疗的有效机制可能与诱导肾系膜细胞发生凋亡有关。

（四）与国内外同类技术比较

湿热伤肾是慢性原发性肾小球疾病的一个主要病理特征，清热利湿中药在临床也取得了良好的治疗效果。但对湿热伤肾的客观本质和临床病理学特征研究不多。本课题从理论、临床和实验研究三个层次对湿热伤肾的客观本质进行了探讨，对湿热证的限定提供科学的依据和清热利湿方药在慢性肾病中的应用奠定科学的基础，为从临床水平研究慢性肾炎湿热证的本质和诊断提供新的思路。

肾炎灵片为复方雷公藤制剂，目前国内尚无同类药物，其经过配伍，充分发挥其抑制免疫，降低了蛋白尿作用，又减轻了不良反应。通过对 60 例原发性肾小球肾虚湿热证的治疗，提示其效果优于雷公藤多苷片。在牛血清白蛋白系膜增生性大鼠模型中，肾炎灵片具有明显的减轻蛋白尿、改善肾脏病理的作用，并从分子生物学方面证实了其作用机理与其影响肾小球系膜细胞增生和基质增加、调节细胞因子网络、减轻间质纤维化有关，实验从体内研究到体外细胞培养，研究涉及范围广泛，技术先进。

（五）成果的创造性和先进性

1. 本课题针对湿热伤肾的客观本质进行研究，从理论、临床和实验角度对其客观本质进行了探讨，提出湿热在慢性肾小球疾病中应包括两种概念。一是外感风湿热毒邪相当于现代医学所讲的细菌、病毒、寄生虫感染，临床可见感染灶，而应用清热、解毒、利湿药可使其缓解。另一种是多种因素产生的内生湿热毒邪，可以认为是由于抗原抗体反应所引起的免疫变化对肾脏造成了非特异性炎症，即在抗炎因子和抑炎因子失衡基础上造成的肾脏系膜细胞增生和基质增加。

2. 系统探讨了导致肾小球硬化的炎症因子和纤维化因子与机体防御机制的关系，并从分子水平探讨了肾炎灵片的作用机理。

3. 肾炎灵片为我院的特色制剂，具有较好的降低蛋白尿、减轻肾脏免疫病理反应的作用，现正在进行新药二期临床试验，动物实验已证实其作用机理与改善肾小球系膜细胞、细胞基质、调节细胞因子网络以及间质成纤维细胞的增殖相关，其研究采用的技术先进，结论可靠。

（六）作用和意义

本课题从理论、临床和实验研究三个层次，对湿热伤肾的客观本质进行了探讨。对湿热证的定义提供科学的依据，为清热利湿方药在慢性肾病中的应用奠定科学的基础。为从临床角度研究慢性肾炎湿热证的本质和诊断提供新的思路。而对肾炎灵片的实验研究为进一步将该药开发成治疗慢性肾炎有效中药新药奠定了基础。

（七）推广应用

我们围绕本课题已经发表了 5 篇论文，部分研究内容已在 2003 年人民卫生出版社出版的《现代中医肾脏病学》和 2001 年江苏科技出版社出版的《肾炎肾病综合征的中医治疗》论著中发表，并有 2 篇论文作为大会发言。另有 3 篇论文待发表，肾炎灵片已作为三类新药已经完成了全部的新药临床前研究，正在申报中药新药二期临床试验。

二、主要研究

（一）湿热伤肾的临床及实验检验学特征

1. 湿热伤肾的临床特征

湿热伤肾是慢性肾病的一个基本环节，并且在病程中多见。其临床表现复杂，并涉及多个脏腑。《中药新药治疗慢性肾炎临床研究指导原则》对湿热证临床诊断标准：主症为皮肤疖肿、疮疡，咽喉肿痛，小便黄赤、灼热或涩痛不利，面目或肢体浮肿。次症为口苦或口干、口黏，脘闷纳呆，口干不欲饮，苔黄腻，脉濡数或滑数。

我院自 20 世纪 80 年代开始就开展了慢性肾脏疾病湿热证临床及机理研究，结合《中药新药治疗慢性肾炎临床研究指导原则》湿热证临床诊断标准，总结出慢性肾脏疾病湿热证具有其共同的临床特征。根据湿热表现的不同部位，辨证分上、中、下三焦而论。

（1）上焦湿热：经常咽痛、乳蛾肿大或因上感诱发病情加重；皮肤疖肿、疮疡等或因皮肤感染诱发病情加重。

（2）中焦湿热：口苦、口臭、口黏，恶心、呕吐，胸腹痞闷、腹胀纳呆，大便溏垢，黏滞不爽或大便干结或闭塞。

（3）下焦湿热：腰膝酸痛、热痛、叩击痛，尿黄赤、浑浊、泡沫多，血尿，小便灼痛不利，或因尿路感染诱发病情加重。

此外，三焦湿热均可见到面目及肢体浮肿，舌苔黄腻或舌根黄腻，脉濡。

2. 湿热伤肾的实验检验学特征　我院通过多年对慢性肾脏疾病湿热证与客观检验指标进行相关性研究，提出了一些慢性肾脏疾病湿热证的常见相关客观化指标，从而利用现代医学手段来辨别用传统辨证方法难以确立的湿热证，常见相关客观化指标包括：

（1）生化及免疫学检测：如免疫复合物、炎性细胞因子、唾液酸、NAG、尿素氮、肌酐、尿酸、血脂等。

（2）尿检异常：蛋白尿、细胞尿、管型尿等，能间接反映肾脏组织局部湿热蕴结情况。

（3）感染因素：咽炎、扁桃体炎、鼻炎、龋齿、胃炎、肠炎、肝炎、皮肤感染等。

（二）湿热伤肾的中医证候与病理形态关系的研究

［摘要］ 通过对120例慢性肾炎肾活检病例中医证候与病理形态关系的研究分析，发现在79例系膜增生型肾炎（MsPGN）中，阴虚和气阴两虚患者有62例，占77.2%，在77例湿热证患者中，MsPGN中的分布明显高于其他病理类型，可见，阴虚及气阴两虚基础上产生的湿热证与MsPGN的发病似有一定关系。

［关键词］ 湿热证　病理形态

湿热伤肾在临床表现上有其特征，并在实验检查上具有客观反映，为进一步观察与湿热伤肾在肾组织病理形态学上的表现，分析湿热与病理形态的相关性，我们利用肾穿刺病理活检技术，结合中医辨证，通过回归分析的方法，以寻找能体现湿热伤肾在病理形态学上的表现。

1. 材料与方法

（1）慢性肾炎诊断标准：参照中华内科杂志编委会肾脏病专业组于1992年6月安徽太平会议“原发性肾小球分型与治疗及诊断标准专题座谈会纪要”拟定的标准。

1）起病缓慢，病情迁延，临床表现可轻可重，或时轻时重。随着病情发展，可有肾功能减退、贫血、电解质紊乱等情况出现。

2）可有水肿、高血压、蛋白尿、血尿及管型尿等表现中的一种（如血尿或蛋白尿）或数种。临床表现多种多样，有时可伴有肾病综合征或重度高血压。

3）病程中可有肾炎急性发作，常因感染（如呼吸道感染）诱发，发作时有时类似急性肾炎之表现。有些病例可自动缓解，有些病例出现病情加重。

（2）中医证候诊断标准

本证：①脾肾气虚证：主症为腰脊酸痛，疲倦乏力，或浮肿，纳少或脘胀。次症为大便溏，尿频或夜尿多，舌质淡红边有齿痕，苔薄白，脉细。②肺肾气虚证：主症为颜面浮肿或肢体肿胀，疲倦乏力，少气懒言，易感冒，腰脊酸痛。次症为面色萎黄，舌淡，苔白润、有齿印，脉细弱。③脾肾阳虚证：主症为全身浮肿，面色㿠白，畏寒肢冷，腰脊冷痛（腰脊酸痛），纳少或便溏（泄泻、五更泄泻）。次症为精神萎靡，性功能失常（遗精、阳痿、早泄），或月经失调，苔白，舌嫩淡胖，有齿痕，脉沉细或沉迟无力。④肝肾阴虚证：主症为目睛干涩或视物模糊，头晕耳鸣，五心烦热或手足心热或口干咽燥，腰脊酸痛。次症为遗精，滑精，或月经失调，舌红少苔，脉弦细或细数。⑤气阴两虚证：主症为面色无华，少气乏力，或易感冒，午后低热，或手足心热，腰痛或浮肿。次症为口干咽燥或咽部暗红、咽痛，舌质红或偏红，少苔，脉细或弱。

标证：①水湿证：主症为颜面或肢体浮肿。次症为舌苔白或白腻，脉细或细沉。②湿热证：主症为皮肤疖肿、疮疡，咽喉肿痛，小便黄赤、灼热或涩痛不利，面目或肢体浮肿。次症为口苦或口干、口黏，脘闷纳呆，口干不欲饮，苔黄腻，脉濡数或滑数。③血瘀证：主症为面色黧黑或晦暗，腰痛固定或呈刺痛，舌色紫暗或有瘀点、瘀斑。次症为肌肤甲错或肢体麻木，脉象细涩，尿纤维蛋白降解产物（FDP）含量升高，血液流变学检测全血、血浆黏度升高。④湿浊证：主症为纳呆，恶心或呕吐，口中黏腻，舌苔腻，血尿素氮、肌酐偏高。次症为脘胀或腹胀，身重困倦，精神萎靡。

（3）病理诊断标准：参照 WHO 病理诊断标准。

（4）纳入标准：①符合本研究计划规定的诊断标准；②除湿热证表现外，可兼夹有其他症候，如气虚、气阴两虚、阴虚、瘀血等；③年龄＜65 岁，性别不限；④肾功能检查血肌酐≤ 442μmol/l。

（5）排除标准（包括不适应症和剔除标准）：①各种继发性肾脏病，如系统性红斑狼疮等。②合并有心血管、肝和造血系统等严重原发性疾病及精神病患者。③肾功能衰竭尿毒症期患者。④孕妇或服药期可能妊娠者，哺乳期妇女。⑤观察疗程未结束，由于其他原因退出实验，未按规定用药，无法判断疗效或资料不全等影响疗效、安全性判断者。

（6）肾穿刺方法：采用日本 ALOKA250 型 B 超定位，使用 Bard MC1616 型肾穿刺针穿刺。病人俯卧位，腹部置一方垫以压迫腹部固定肾脏，取左肾下极处为穿刺点，B 超直视下定位，进针深度 = 皮肾距离 + 取肾组织长度（1.5 ～ 2.0cm）+ 肾退让距离（1.0 ～ 1.5cm）。常规皮肤消毒，以 1.5% 利多卡因局部麻醉，穿刺针进入肾包膜表面，令病人屏住呼吸，迅速进针穿刺，全过程在 3 秒内完成。术中始终保持无菌操作，取出肾组织长 1.5 ～ 2.0cm。术后患者卧床 24h。

（7）病理检查方法：肾穿刺取出的组织立即分成三部分，按常规方法分别进行光镜、电镜、免疫荧光检查。光镜标本用 20% 福尔马林液固定，石蜡包埋，用 AO 切片机制成 2 ～ 3 石蜡切片，分别做 HE、PAS、PASN、MASSON 染色；电镜检查标本用 3%戊二醛磷酸盐缓冲液冲洗固定，再用 1%锇酸后固定，丙酮梯度脱水，Epon812 树脂包埋，用 LKB-Ⅴ超薄切片机制成 500-600A 的超薄切片，醋酸双氧铀和柠檬酸铅双重染色，HITACHI H-7500 电镜下观察；免疫荧光检查标本迅速做冰冻切片，分别用异硫氰光素（FITC）标记的羊抗人 IgG、IgA、IgM 和 C3 直接染色，在荧光显微镜下观察各种免疫球蛋白和补体在肾脏的沉积部位、分布特点和程度。

（8）回顾性调查：收集 2000 年至 2002 年江苏省中医院全国中医肾病医疗中心肾穿刺活检患者符合纳入标准的临床住院病例，由专人填写慢性肾炎病理观察表及其他一般资料。将观察病例分为湿热组和非湿热组。所有资料均输入计算机，应用 Logistic 回归分析的方法进行分析。寻找湿热伤肾特异性症状和病理学指标。

（9）观察项目

1）临床资料：临床资料包括发病年龄、肾穿刺时年龄、性别、病程。

2）肾穿刺病理活检与湿热伤肾的相关性分析。

3）肾穿刺病理表现回归分析选择代码：①肾小球病变：X1 细胞增生，X2 基质增加，X3 肾小球硬化，X4 细胞新月体，X5 纤维粘连；②肾小管病变：X6 肾小管扩张，X7 空泡形成，X8 肾小管萎缩，X9 红细胞，X10 蛋白管型；③间质病变 X11 间质细胞浸润，X12 间质水肿，X13 间质纤维化；④血管病变：X14 小叶间静脉硬化，X15 静脉玻璃样变，X16 小叶间静脉壁增厚，X17 小叶间静脉肥大，X18 小叶间动脉硬化，X19 小叶间动脉玻璃样变，X20 小叶间动脉壁增厚；⑤其他：X21 高血压，X22 药物治疗史。

（10）各变量量化记录方法：湿热证为 1，非湿热证为 0。其余各项有为 1，无为 0。

2. 结果

（1）一般情况：在本研究 120 例经肾穿刺的慢性肾炎患者中，男性 71 例，女性 49 例，年龄 7～65 岁，平均年龄（31.4±10.2）岁，肾功能不全失代偿期 21 例，病程（0.5～180）个月，平均病程（45.6±21.8）个月。

（2）本虚标实各证型与病理分型的关系　本虚证与病理分型的关系见表 2-6，从表 2-6 可见，系膜增生性肾炎、IgA 肾病及局灶节段硬化性肾炎，以气阴两虚、肝肾阴虚、脾肾气虚多见，膜性肾病则以脾肾阳虚居多。标实证与病理分型的关系见表 2-7，由表 2-7 可以看出，湿热在系膜增生性肾炎和 IgA 肾病中居多，膜性肾病中以水湿、湿浊多见，而瘀血则多见于局灶节段硬化性肾炎。

表 2-6 慢性肾炎本虚证与病理分型的关系

证型	微小病变	系膜增生性肾炎	局灶节段硬化肾炎	膜性肾病	膜增生性肾炎	IgA 肾病
脾肾气虚证	3	13	1	0	0	4
肺肾气虚证	1	3	0	0	1	2
脾肾阳虚证	1	2	0	3	1	1
肝肾阴虚证	2	20	2	0	1	5
气阴两虚证	0	41	4	0	2	7
总计	7	79	7	3	5	19

表 2-7 慢性肾炎标实证与病理分型的关系

证型	微小病变	系膜增生性肾炎	局灶节段硬化肾炎	膜性肾病	膜增生性肾炎	IgA 肾病
湿热证	2	61	2	0	1	11
水湿证	2	8	0	2	0	4
瘀血证	2	4	3	0	2	3
湿浊证	1	6	2	1	2	1
总计	7	79	7	3	5	19

（3）湿热与系膜增生性肾炎病理类型的关系：湿热在系膜增生性肾炎与其他病理类型肾炎中的病例如表 2-8 所示，经 χ^2 检验，F=20.12，$P < 0.01$，说明湿热在系膜增生性肾炎中的分布与其他病理类型相比，有极显著性差异。

表 2-8 湿热与系膜增生性肾炎病理类型的关系

证型	系膜增生性肾炎（包括 IgAN）	其他病理类型
湿热证	72	5
非湿热证	26	17

（4）湿热与病理的 Logistic 回归分析结果：以湿热为应变量，病理表现为协变量，应用 SPSS10.0 统计软件进行 Logistic 回归分析。结果表明，湿热证与系膜细胞增生、细胞外基质增加、纤维粘连、管型、间质炎细胞浸润的关系密切，其中尤以系膜细胞增生和细胞外基质增加关系最密切，见表 2-9。

表 2-9 湿热伤肾与病理表现的回归分析

变量	B	Exp（B）	P
系膜细胞增生	1.172	1.930	0.029
细胞外基质增生	1.119	1.849	0.032
纤维粘连	0.948	1.654	0.039
管型	0.747	1.583	0.042
间质炎细胞浸润	0.718	1.384	0.048

3. 讨论

（1）脾肾（气阴）虚损是湿热伤肾产生的内在基础，水湿、湿浊是湿热伤肾产生的重要原因：慢性肾炎是一个免疫炎症性疾病，其发生与自身的免疫调节功能紊乱有关，由于病毒或细菌感染使外源性抗原增加，免疫复合物在肾脏不断沉积直接损伤肾小球，并通过免疫系统使补体活化，白细胞聚集，炎症细胞激活或肾小球固有细胞活化，释放炎症因子、细胞因子，使肾小球损伤加重，而机体的免疫功能失调又与脏腑虚损有着内在的联系。因此湿热伤肾形成的基础是脏腑虚损，其中尤以脾肾虚损为主。即"脾元健运，则散精于肺而肌腠坚固，外湿无由而入；肾气充实，则阴阳调和而升降有度，内湿何由而生"（《杂证会心录》）。慢性肾炎是一种以水湿代谢障碍为基础的疾病，其中水湿的存在为湿热的产生形成了基础。其产生主要由于脾肾功能的失调，脾主运化输布水谷精微和水湿。肾者水脏主水，其中阳气是水湿蒸腾气化的原动力。脾肾虚损，水湿不能正常输布运行和排泄，蓄留体内，成为慢性肾炎发病的内在诱发因素。水湿属阴，最能伤人阳气，即叶天士所谓"湿胜则阳微"，脏腑阳气虚弱，不能温化水湿，水湿蕴蓄不化，日久化热，热与湿合，形成湿热。

（2）外感风湿热毒是湿热伤肾形成的主要途径：湿热既是一种病因，也作为一种病理产物蓄积体内，影响气血水的正常输布、运行和排泄。在慢性肾炎的发生发展过程中，外因风热、湿热、毒邪侵犯人体则是湿热伤肾形成的重要原因。薛生白说："太阴内伤，湿饮停聚，客邪再至，内外相引，故病湿热，此皆先有内伤，再感客邪。"说明在脾虚不运、水湿停留的基础上，再外感、风热、湿热、毒邪是可以形成湿热证的。此处内伤因素不应单纯指中焦脾胃虚弱，如果肾虚不能蒸腾气化，肝虚疏泄不能，气机郁滞，卫外功能不足，同样可感受外邪，形成内外合邪而发病。从临床来看，有的肾脏病患者（慢性肾炎）在发生咽喉肿痛或皮肤疮疡等症时之所以表现为湿热证，多是由于先有肾虚、水湿停留的基础，再因风热湿热毒邪侵犯人体所引起的。

（3）湿热伤肾与系膜增生性肾炎的关系：系膜增生性肾炎（MsPGN）是人类原发性肾小球疾病中最常见的病理类型，约占原发性肾小球疾病肾穿刺病人的 38.6%～59.5%，本病湿热证的主要病理变化是肾小球系膜细胞增殖，细胞外基质增多。许多研究者发现 MsPGN 辨证分型中以气阴两虚，阴虚伴见湿热瘀血者多见。符合以脾肾两亏为本，湿热瘀血为标的病机特点。马玉凤等对 256 例原发性肾小球疾病，进行了临床病理分型与中医辨证分型相关分析，结果显示 MsPGN 多见于阴虚型、气阴两虚型。胡仲仪总结 45 例 MsPGN，气阴两虚型最多见（44.4%），其次为阴虚型（37.8%）。本研究结果发现在 79 例系膜增生性肾炎中阴虚和气阴两虚患者 62 例，占 77.2%。可见 MsPGN 与阴虚和气阴两虚型似有一定关系。

近年来由于激素和免疫抑制剂的广泛应用，湿热在慢性肾炎中的表现越来越多。王付民对 45 例慢性肾炎进行了病理类型与中医分型的相关研究，结果显示 MsPGN 在本组病例中居于首位（64.4%），辨证分型 MsPGN 以湿热为主，29 例中有 24 例为湿热型，提示湿热与 MsPGN 有密切关系。刘宏伟等通过对 168 例肾穿刺病人的病理类型与中医证型的分析，结果显示 MsPGN 有 99 例，占 58.9%，其中夹湿热者 73 例（73.7%），在 78 例阴虚型中夹湿热者有 59 例，占 75.64%，在 63 例气阴两虚型中夹湿热者有 58 例，占 79.3%，本研究也发现在 120 例肾穿刺患者中有 77 例有湿热的表现，其中在 MsPGN 中的分布明显高于其他病理类型。说明湿热证在 MsPGN 及阴虚、气阴两虚型中发生率最高，有一定的病理基础。

在动物实验中反复小剂量注射牛血清白蛋白造成家兔 MsPGN 模型，其发病机理与人类受到反复感染后导致的慢性进行性肾炎完全相似，亦与中医湿热毒邪致病的病理过程相似。熊宁宁等通过该模型研究认为血循环免疫复合物（CIC）升高，肾小球系膜细胞增殖可认为是湿热滞留伤肾的表现，而红细胞免疫复合物花环率升高是机体湿热滞留的防御性反应。这些可作为肾炎湿热辨证的客观指标。本研究从临床病理学角度出发，利用 Logistic 回归分析的方法，发现湿热伤肾的主要病理因素是系膜细胞增生、细胞外基质增加、管型、纤维粘连以及间质炎细胞浸润。从临床角度为利用 MsPGN 研究湿热伤肾的作用机理提供了依据。

（三）益肾清利剂治疗慢性原发性肾小球疾病肾虚湿热证的临床研究

[摘要] 选择慢性原发性肾小球疾病肾虚湿热证患者 60 例，观察益肾清利剂肾炎灵片的临床疗效，以雷公藤多苷片为对照。结果发现肾炎灵片能明显改善肾虚湿热证患者的临床症状，显著降低尿蛋白、尿红细胞计数，升高血浆白蛋白，降低胆固醇、甘油三酯。肾炎灵片治疗组升高血浆白蛋白的作用及在改善临床症状方面明显优于雷公藤多苷片对照组，综合临床疗效优于雷公藤多苷片。

[关键词] 肾虚湿热证 肾炎灵片 雷公藤多苷片

为了观察益肾清利剂肾炎灵片对慢性原发性肾小球疾病肾虚湿热证患者的临床

疗效，以雷公藤多苷片为对照，按照卫生部《中药新药临床研究指导原则》以及《慢性肾炎临床研究参考方法》《肾病综合征临床研究参考方法》进行了以下研究。

1. 材料与方法

（1）病例来源：观察60例慢性原发性肾小球疾病患者，其中慢性肾炎33例，肾病综合征27例，均为1999年1月至2002年4月期间江苏省中医院肾科病房收住的住院病人，随机分为治疗组和对照组。治疗组30例，对照组30例。

（2）诊断标准：西医诊断标准参照1992年6月安徽太平中华医学会肾脏病学术会议拟定的标准。

1）慢性肾炎诊断标准：①起病缓慢，病情迁延，临床表现可轻可重，或时轻时重。随着病情发展，可有肾功能减退、贫血、电解质紊乱等情况出现。②可有水肿、高血压、蛋白尿、血尿及管型尿等表现中的一种（如血尿或蛋白尿）或数种。临床表现多种多样，有时可伴有肾病综合征或重度高血压。③病程中可有肾炎急性发作，常因感染（如呼吸道感染）诱发，发作时有时类似急性肾炎的表现。有些病例可自动缓解，有些病例出现病情加重。④如有血尿查红细胞形态，异形红细胞达70%以上者。

2）肾病综合征诊断标准：①大量蛋白尿（＞3.5g/24h）；②低蛋白血症，血清白蛋白＜30g/L；③明显水肿；④高脂血症。

其中①②两项为必备。

3）中医证候诊断：参照卫生部《慢性肾炎中药新药临床研究指导原则》（2002年版）。

①肾虚湿热证：下列症状中，凡具备气虚证1项，阴虚证1项，湿热证1项者即可辨证为该证。

②气虚证：A. 面色无华；B. 少气懒言，或神疲乏力；C. 腰膝酸软或腰痛；D. 浮肿或小便量少；E. 舌质淡，有齿印，脉细或弱。

③阴虚证：A. 口干；B. 手足心热，或午后潮热；C. 舌质偏红或红，少苔，脉细数。

④湿热证：A. 小溲黄赤；B. 口苦；C. 口中黏腻；D. 口干不欲饮；E. 苔黄腻，脉濡数或滑数。

中医症状积分标准，见表2-10。

（3）观察病例标准

1）纳入病例标准：凡血肌酐＜442μmol/L的慢性肾炎、肾病综合征患者，且符合上述中医辨证者，可纳入观察病例。

2）排除病例标准（包括不适应症或剔除标准）：①肾功能不全尿毒症期患者。②经检查证实由系统性红斑狼疮、药物损害等因素所致者。③年龄在 18 岁以下或 65 岁以上，妊娠或哺乳期妇女，对本药过敏者。④合并有心血管、肝和造血系统等严重原发性疾病，精神病患者。⑤凡不符合纳入标准，未按规定用药，无法判断疗效或资料不全等影响疗效或安全性判断者。

表 2–10　中医症状评分标准

症状	轻（2分）	中（4分）	重（6分）
面色无华	面色欠润泽	面色淡白、无血色	面色苍白无血色，兼虚肿
少气懒言	气力不足，多语觉疲乏	体虚气短，懒于言语	语声低微断续，或无力言语
神疲乏力	偶感疲乏，程度轻微，不耐劳力，可坚持轻体力劳动	一般活动即感乏力，间歇出现，勉强支持日常活动	休息亦感神疲乏力，持续出现，不能坚持日常活动。
腰膝酸软	自觉轻微腰膝酸软，偶有发作	腰膝酸软较重，但能坚持活动	腰膝酸软较重，难以坚持日常工作
腰痛	有时轻微腰痛	腰痛隐隐	腰痛，持续不已
浮肿	晨起眼睑浮肿，或午后足肿，肿势隐约可见	眼睑及双下肢浮肿，按之轻度凹陷	全身浮肿，按之凹陷明显
小便量少	成人日尿量 500～800mL	成人日尿量 200～500mL	成人日尿量 200mL 以下
手足心热	手足心发热，时有时无	经常手足心发热	经常手足心发热，手足需暴露于外或接触冷物则舒
口干	夜间口干	口干少津	口干欲饮
潮热	潮热持续数分钟，午后偶发	潮热持续 0.5h，经常发作	潮热持续 1h 以上，经常汗出，每日发作
小溲黄赤	小便色黄，日尿量略减少	小便深黄，日尿量减少	小便黄赤，日尿量明显减少
口苦	晨起口苦，或口微苦	口苦，食不知味	口苦明显
口中黏腻	口微黏腻，不影响食欲	口中黏腻，食欲下降	口中黏腻难受，饮食减少明显
口干不欲饮	口干不欲饮，但欲漱口	口渴不欲饮，但饮则无反应	口渴不欲饮，饮后恶心
苔脉部分（请填写，但不记分）			
舌质	淡□，淡红□，红□，暗□，青紫□，瘀点瘀斑□		
舌体形态	正常□，胖□，瘦□，齿痕□，裂纹□		
舌苔	白□，黄□，薄□，厚□，腻□，		
脉象	沉□，数□，细□，缓□，濡□，滑□，涩□，弦□，平□		

（4）一般资料

1）性别与年龄：两组病例中，年龄在 18～63 岁之间，男性 33 例，女性 27 例，男女比例 1.22∶1，病程最短 1 个月，最长 192 个月，治疗组与对照组在性别构成、平均年龄、平均病程上无明显差异，见表 2-11。两组病例中，慢性肾炎 33 例，肾病综合征 27 例，两组分型比较见表 2-12。

表 2-11　两组性别、年龄、病程比较

组别	例数	性别构成（例）		平均年龄（岁）	平均病程（月）
		男	女		
治疗组	30	17	13	34.68 ± 11.41	27.24 ± 31.03
对照组	30	16	14	32.53 ± 9.48	26.03 ± 41.47

表 2-12　两组西医分型比较

组别	例数	慢性肾炎	肾病综合征
治疗组	30	17（56.67%）	13（43.33%）
对照组	30	16（53.33%）	14（46.67%）
合 计	60	33（55.00%）	27（45.00%）

（5）治疗方法

1）分组治疗

治疗组：口服肾炎灵片，每次 4 片，每日 3 次，每日用药量相当于生药 80g，含雷公藤多苷 50mg。服用 3 个月为一疗程。肾炎灵片主要药物有生黄芪、山萸肉、雷公藤、爵床、甘草，功效为补脾益肾、益气养阴、解毒和络、清热利湿，主治慢性原发性肾小球疾病肾虚湿热证，由江苏省中医院制剂部提供，宁卫制（96）第 148 号。

对照组：口服雷公藤多苷片，每次 2 片，每日 3 次，每片含雷公藤多苷 10mg，每日用量为 60mg。服用 3 个月为一疗程。雷公藤多苷片，具有抗炎、免疫抑制作用，可用于治疗原发性肾小球肾病。由浙江得恩德制药有限公司生产，批准文号为浙卫药准字（1996）第 194601 号。

两组药物功效主治相近，故有可比性。

2）对症治疗：严重水肿患者短暂口服利尿剂，有高血压的患者服用钙离子拮抗剂。

（6）观察指标

1）安全性观察：①一般体格检查项目为体温、心率、呼吸、血压、体重、身高以及心、肝、脾、肺、肾体检。②血、尿、便常规化验。③心、肝功能检查。④心电图、全胸片。

2）疗效性观察

①证候观察：观察治疗前后肾虚湿热证主要症状、体征、舌脉等的变化，治疗前后根据中医症状积分标准记分。

②不良反应观察：观察服药后患者有无不良反应。

③疗效观测指标：治疗前后检测尿蛋白定量（UTP）、尿红细胞计数、血浆白蛋白（ALB）、胆固醇（CHO）、甘油三酯（TG）、血尿素氮（BUN）、肌酐（Cr）。

（7）疗效判定标准：参照中华人民共和国卫生部1993年制定发布的《中药新药临床研究指导原则》拟定的标准。

1）慢性肾炎疗效判定标准

①完全缓解：水肿等症状与体征完全消失，尿蛋白检查持续阴性或“±”2个月以上，或24 h尿蛋白定量持续小于0.2g，高倍镜下尿红细胞消失，尿沉渣计数正常，肾功能正常。

②基本缓解：水肿等症状与体征基本消失，尿蛋白检查减少50%以上，高倍镜下尿红细胞 不超过3个，尿沉渣计数接近正常，肾功能正常或基本正常（与正常值相差不超过15%）。

③有效：水肿等症状与体征明显好转，尿蛋白检查持续减少1个“+”；或24h尿蛋白定量持续减少25%～49%，高倍镜下尿红细胞不超过5个，肾功能正常或有改善。

④无效：临床表现与上述实验室检查均无明显改善或反加重者。

2）肾病综合征疗效判定标准

①完全缓解：水肿等临床表现完全消失；治疗后连续3次尿蛋白检查阴性，或24h尿蛋白定量持续小于0.1g，高倍镜下尿红细胞消失，尿沉渣计数正常，血清白蛋白恢复到35g/L以上，血总胆固醇、甘油三酯基本正常。

②基本缓解：水肿等临床表现基本消失；治疗后尿蛋白3次检查减少1～2个“+”以上，24h尿蛋白定量持续在0.1～0.5g之间，血清白蛋白在30～35g/L之间，血总胆固醇、甘油三酯接近正常，肾功能正常或基本正常（与正常值相差不超过15%）。

③有效：水肿等症状与体征明显好转；尿蛋白检查持续减少1个“+”；或24h尿蛋白定量在0.51～2g之间，血总胆固醇、甘油三酯及肾功能与治疗前相比有所改善。

④无效：水肿等症状与体征无明显好转，24h尿蛋白定量大于2g，肾功能无好转。

（8）中医肾虚湿热证候疗效评定标准：根据症状积分值的减少评定。

减分率计算公式：（治疗前积分 – 治疗后积分）÷（治疗前积分）×100%。

1）完全缓解：症状与体征消失，或中医症状积分值减少70%～100%。

2）基本缓解：症状与体征基本消失，或中医症状积分值减少 35%～69%。

3）有效：症状与体征好转，或中医症状积分值减少 20%～34%。

4）无效：症状与体征改善，或中医症状积分值减少小于 20%。

（9）症状疗效评定标准

1）完全缓解：治疗后症状消失。

2）基本缓解：治疗后症状轻重分级下降 2 级，即由重度到轻度。

3）有效：治疗后症状轻重分级下降 1 级，即由重度到中度，或由中度到轻度。

4）无效：治疗前后无变化。

（10）统计学方法

1）统计描述：定量资料数据处理用均数 ± 标准差表示；定性资料数据处理用率（%）表示。

2）统计推断：定量资料，成组设计两样本均数的比较，用 t 检验法分析；定性资料，两样本率的比较，用 χ^2 检验法分析。$P < 0.05$，差异有显著性；$P < 0.01$，差异有非常显著性。

2. 结果

（1）临床疗效：根据上述疗效判定标准，治疗组总有效率 86.67%，对照组总有效率 83.33%，两者比较无明显差异（$P > 0.05$）。两组完全缓解、基本缓解、有效、无效率亦无明显差异（$P > 0.05$）。见表 2-13。

表 2-13　两组疗效比较

组别	例数	完全缓解（%）	基本缓解（%）	有效（%）	无效（%）	总有效（%）
治疗组	30	7（23.33）	11（36.67）	8（26.67）	4（13.33）	26（86.67）
对照组	30	8（26.67）	10（33.33）	7（23.33）	5（16.67）	25（83.33）

（2）症状积分值变化：根据中医症状评分标准，用药前两组症状积分无差异。用药后两组症状积分均明显下降，治疗组用药后积分下降非常显著（$P < 0.01$），对照组积分变化差异有显著性（$P < 0.05$）。两组用药后症状积分比较，治疗组少于对照组，差异有显著性（$P < 0.05$），结果见表 2-14。

（3）主要症状疗效比较：两组中的主要症状神疲乏力、腰膝酸软、浮肿、腰痛、口干、小溲黄赤，在用药前发生率无明显差异。用药后这些症状的总有效率，治疗组明显高于对照组，差异非常显著（$P < 0.01$）。结果见表 2-15、表 2-16。

（4）主要疗效性检测指标

1）24h 尿蛋白定量（UTP）：用药前两组尿蛋白无明显差异。用药 4 周、8 周、12 周后，治疗组与对照组尿蛋白均有明显下降，差异非常显著（$P < 0.01$）。两组用药后尿蛋白比较无显著性差异（$P > 0.05$）。结果见表 2-17。

表 2–14　两组用药前后症状积分值比较（$\bar{x} \pm s$）

组别	例数	用药前	用药后
治疗组	30	14.81 ± 3.79	$4.70 \pm 2.98^{**}$
对照组	30	14.87 ± 3.95	$7.86 \pm 3.12^{*}$

与用药前比较：$^{*}P < 0.05$，$^{**}P < 0.01$。两组用药后比较：$P < 0.05$。

表 2–15　治疗组主要症状疗效

症状	发生例数(%)	完全缓解(%)	基本缓解(%)	有效（%）	无效（%）	总有效（%）
神疲乏力	28（93.33）	10（35.71）	8（28.57）	7（25.00）	3（10.71）	25（89.29）
腰膝酸软	29（96.67）	9（31.03）	9（31.03）	8（27.59）	3（10.34）	26（89.66）
浮肿	21（70.00）	10（47.62）	6（28.57）	4（19.05）	1（4.76）	20（95.24）
腰痛	15（50.00）	3（20.00）	3（20.00）	5（33.33）	4（26.67）	11（84.62）
口干	13（43.33）	4（30.77）	3（23.08）	4（30.77）	2（15.38）	11（84.62）
小溲黄赤	11（36.67）	4（36.36）	4（36.36）	1（9.09）	2（18.18）	9（81.82）

表 2–16　对照组主要症状疗效

症状	发生例数(%)	完全缓解(%)	基本缓解(%)	有效（%）	无效（%）	总有效（%）
神疲乏力	29（96.67）	2（6.90）	3（10.34）	5（17.24）	19（65.51）	10（34.48）
腰膝酸软	28（93.33）	2（7.14）	2（7.14）	3（10.71）	21（75.00）	7（25.00）
浮肿	22（73.33）	8（36.36）	5（22.73）	3（13.64）	6（27.27）	16（72.73）
腰痛	16（53.33）	0（0.00）	1（6.25）	2（12.50）	13（81.25）	3（18.75）
口干	13（43.33）	1（7.69）	1（7.69）	1（7.69）	10（76.92）	3（23.08）
小溲黄赤	11（36.67）	2（18.18）	1（9.09）	1（9.09）	4（36.36）	7（63.64）

表 2–17　两组用药前后 24h 尿蛋白定量（UTP）比较（g/24h，$\bar{x} \pm s$）

组别	例数	用药前	用药后		
			4 周	8 周	12 周
治疗组	30	3.38 ± 2.76	$1.68 \pm 1.72^{**}$	$0.95 \pm 0.94^{**}$	$0.69 \pm 0.65^{**}$
对照组	30	3.70 ± 2.35	$1.91 \pm 1.44^{**}$	$0.99 \pm 1.24^{**}$	$0.70 \pm 0.67^{**}$

注：与用药前比较：$^{**}P < 0.01$；用药后两组比较：$P > 0.05$。

2）尿红细胞计数：用药前两组尿红细胞计数无明显差异。用药后，治疗组与对照组尿红细胞计数均有明显下降，差异非常显著（$P < 0.01$）。两组用药后尿红细胞计数比较无显著性差异（$P > 0.05$）。结果见表 2-18。

表 2–18　两组用药前后尿红细胞计数（万 /mL，$\bar{x} \pm s$）

组别	例数	用药前	用药后
治疗组	30	27.56 ± 29.25	7.10 ± 6.65**
对照组	30	25.88 ± 31.04	6.20 ± 5.35**

与用药前比较：**$P < 0.01$；用药后两组比较：$P > 0.05$。

3）血浆白蛋白（ALB）：两组用药前血浆白蛋白无明显差异。治疗组用药后血浆白蛋白较用药前上升，差异有显著性（$P < 0.05$），对照组用药前后血浆白蛋白比较无显著性差异（$P > 0.05$），用药后两组 ALB 比较差异有显著性（$P < 0.05$），结果见表 2-19。

表 2–19　两组用药前后血浆白蛋白（ALB）比较（g/L，$\bar{x} \pm s$）

组别	例数	用药前	用药后
治疗组	30	30.45 ± 10.06	36.08 ± 6.48*
对照组	30	29.54 ± 9.51	32.85 ± 4.94

与用药前比较：*$P < 0.05$；用药后两组比较：$P < 0.05$。

4）胆固醇（CHO）与甘油三酯（TG）：两组用药前 CHO、TG 均无明显差异。治疗组与对照组用药后胆固醇、甘油三酯均下降，与用药前比较差异均有显著性（$P < 0.05$）。两组用药后比较，均无显著性差异（$P > 0.05$）。结果见表 2-20。

表 2–20　两组用药前后胆固醇（CHO）、甘油三酯（TG）比较（mmol/L，$\bar{x} \pm s$）

组别	例数	CHO		TG	
		用药前	用药后	用药前	用药后
治疗组	30	6.74 ± 2.53	5.12 ± 1.24*	2.34 ± 1.56*	1.61 ± 0.49*
对照组	30	6.85 ± 2.69	5.96 ± 1.03*	2.34 ± 1.58*	1.75 ± 0.71*

与用药前比较：*$P < 0.05$；用药后两组比较：$P > 0.05$。

5）血肌酐（Scr）与尿素氮（BUN）：两组血肌酐、尿素氮均在正常范围，用药前后无明显变化，两组比较亦无显著性差异（$P > 0.05$）。结果见表 2-21。

（5）安全性观察：安全性观测指标如大便常规、心电图、全胸片等检查，两组均未出现异常。两组均能坚持完成 12 周疗程。治疗组除有 1 例出现恶心呕吐、食欲下降外，其余均无明显不良反应。对照组不良反应发生率则明显高于治疗组。两组比较有显著性差异（$P < 0.05$），情况见表 2-22。

表 2–21 两组用药前后尿素氮（BUN）、血肌酐（Scr）比较（$\bar{x} \pm s$）

组别	例数	BUN（mmol/L）		Scr（μmol/L）	
		用药前	用药后	用药前	用药后
治疗组	30	5.17 ± 1.47	4.52 ± 1.31	73.19 ± 21.52	75.29 ± 27.35
对照组	30	5.80 ± 2.51	4.94 ± 1.17	76.25 ± 18.32	77.91 ± 22.07

表 2–22 两组不良反应发生情况比较

组别	例数	恶心呕吐	食欲下降	ALT 升高	AST 升高	月经紊乱	皮肤色素沉着
治疗组	30	1（3.33%）	1（3.33%）	0（0）	0（0）	0（0）	0（0）
对照组	30	2（6.67%）	2（6.67）	3（10.00%）	3（10.00%）	1（3.33%）	0（0）

两组比较：$P < 0.05$。

3. 结论　临床研究结果表明，肾炎灵片能明显改善慢性肾炎、肾病综合征肾虚湿热证患者的临床症状，显著降低尿蛋白、尿红细胞计数，升高血浆白蛋白，降低胆固醇、甘油三酯，总有效率 87.5%，与雷公藤多苷片组总有效率 83.33% 相比差异无显著性。但肾炎灵片治疗组升高血浆白蛋白的作用及在改善临床症状发面明显优于雷公藤多苷片对照组，症状积分值比较 $P < 0.05$，主要症状的总有效率治疗组明显高于对照组，$P < 0.01$；且不良反应明显低于对照组，$P < 0.05$。综合临床疗效优于雷公藤多苷片。

第六节　中药药浴疗法治疗慢性肾衰顽固性瘙痒、难治性高血压、水肿的临床观察

江苏省中医药管理局 2001z–029 课题

一、内容简介

（一）立项依据

1. 国内外现状、水平和发展趋势　尿毒症的皮肤瘙痒症状是国际国内治疗难题之一，多由慢性肾衰继发甲状旁腺功能亢进，钙磷代谢紊乱，尿毒症毒素蓄积在皮肤及神经末梢等引起。临床中常见，严重者影响睡眠、情绪，给患者造成极大

痛苦。慢性肾衰皮肤痒多伴见肾性骨病。近来研究表明：间质性肾病引起的肾衰比单纯肾小球或肾血管疾病引起的肾衰、皮肤瘙痒及肾性骨病的发生率更高，可能由于前者肾小管受损及1,25（OH）$_2D_3$合成抑制更为严重。采用透析治疗对于顽固性痒症状的改善有时并不明显。相反，血透患者体内钙、磷代谢紊乱随透析的延长而加重持续性非卧床性腹膜透析每日通过腹膜丢失；1,25（OH）$_2D_3$及相关蛋白质，持续刺激PTH分泌，加重体内代谢的紊乱，使得治疗更复杂。目前尿毒症性皮肤瘙痒在PTH未高时治疗多采用甲状旁腺切除及部分腺体自体异位移植术、1,25（OH）$_2D_3$冲击疗法、补钙降磷、应用帕立骨化醇或西那卡塞以及充分透析、排除毒素等，但均难以缓解症状，究其原因，通常与多种因素共同作用有关，单一的治疗不能抑制病理改变。

高血压是肾脏病的主要临床表现之一。肾脏异常通过诸多不同的机制引起高血压，其中RA系统活性的增强及钠潴留是引起高血压的较为肯定的机制，其他血管活性物质如利钠激素，加压素、内皮素、血管内源性舒张因子（EDRF）以及神经系统对高血压发生发展产生作用，高血压会引起阻力血管肥大、适应性压力感受器反射改变等，因此高血压作用机理和防治手段尚需要进一步深入的研究。随着近年来血管紧张素转换酶抑制剂、血管紧张素Ⅱ受体拮抗剂及钙通道阻滞剂研究的深入及临床广泛应用，大多数患者通过单用或联用这些新型制剂，使血压得到良好控制，但仍有一部分难治性高血压患者在联合用药后，钠潴留、体内激素紊乱等未能消除，血压仍然控制不满意，成为临床治疗的难点之一。

近年来，难治性肾病综合征水钠潴留机理争议较多。目前认为除血浆胶体渗透压降低、交感神经张力增高、肾素－血管紧张素－醛固酮活性增加、抗利尿激素释放增多等因素外，还与原发性肾性钠潴留有关。肾小球滤过率降低及肾小管内压增高，均能显著降低尿钠排泄，导致肾性钠潴留。如Eisenherg发现肾病综合征病人水肿时血容量正常，给予胶体溶液扩容后尿钠排泄率仍低；Iehickawa以氨基核苷灌注鼠一侧肾动脉，造成单侧蛋白尿，结果受试肾排钠明显减少；Kuroda在近曲小管灌注牛血清白蛋白，发现近曲小管压力显著升高，尿钠排泄明显减少。由此可见，临床上使用利尿剂、输注白蛋白提高血浆胶体渗透压等治疗较为片面单一，往往不能契合水肿发生机理。

综上所述，慢性肾衰顽固性瘙痒、难治性高血压、水肿的发生机制十分复杂，常常是多因素综合作用的结果，一般治疗难以缓解，难治性高血压作为危险因子，可导致肾病持续进展，还可诱发中风、心衰等肾外事件的发生。目前针对顽固性瘙痒缺乏有效治疗，难治性高血压、水肿可选用药物虽多，但难以奏效，且消化道不良反应大，费用昂贵，手术后复发率较高。因此，如何减轻瘙痒，控制高血压，消除水肿，是临床医生面对的切实问题。

中医药治疗肾脏病已得到医学界广泛认可，其多靶点、多环节调节人体的疾病状态，疗效显著，日益受到国内外学者的关注。传统中医药治疗方法多样，手段灵活，数千年来，外治配合内服用药成为中医治疗肾脏的重要途径。肾脏病患者水液毒素代谢障碍，脾胃虚弱，湿浊潴留，升降失常症状十分常见，加之患者口服药物众多，加重中焦失衡，影响药物发挥，难以在近期内达到缓解病情的目的，形成临床上治疗困境。我们拟采用中医外治疗法，通过中药药浴，进行皮肤熏洗、浸浴，改善水液、毒素代谢紊乱，促进代谢废物的排出，减轻胃肠道负担，提高治疗 CRF 顽固性皮肤瘙痒、难治性高血压以及水肿的疗效。

经检索，目前中药药浴疗法的研究可见少量、小样本报道。如孙建工等报道，中药药浴治疗尿毒症 20 例疗效观察，结果治疗组 BUN 及 Scr 较治疗前有显著下降（$P < 0.05$），自觉症状改善明显；付文录也对 6 例慢性肾衰患者采用药浴疗法进行观察，结果发现 BUN、尿蛋白显著下降，心脏水肿等症状改善，尿量明显增加；王雪采用外洗方配合内服药治疗糖尿病性皮肤瘙痒见到较好疗效；巴图宝力都等适用蒙医药浴法治疗高血压病 93 例，效果优于单纯内服药物治疗，总有效率达 90%以上等等。

综上所述，中药药浴疗法对慢性肾衰皮肤瘙痒难治性高血压、水肿有较好疗效。为什么同一疗法对不同疾病状态均能发挥作用？它究竟作用于哪一个病理环节而起效？中药药浴疗法对分子量不同毒素的消除有无差别？对肾脏、神经内分泌因素影响如何？这些都是本课题即将探讨的重点。临床试验中，我们拟采用开发腠理、温肾活血、解毒除湿等方法对住院病人进行中药药浴治疗，单独或配合其他疗法运用，观察其对水液毒素代谢的影响，评价肾脏功能，探讨其作用机理，填补国内外在此项研究中的空白，为发扬中医外治法提供临床依据。课题中所用的中药药浴方是我国著名肾病专家邹云翔教授拟定的经验方，经多年运用，临床疗效确切。预试验结果表明，中药药浴后患者自觉症状改善明显，瘙痒减轻，水肿消退，检测 BUN、Scr 均有不同程度的降低。推测其作用机制可能与增加汗液分泌、促进毒素排出、改善肾脏功能等有关。若能进一步进行药浴疗法的研究和加强各项指标的评定，深入探讨其作用机理，对于充分发挥中医药疗效及多途径给药之优势、提高肾病总体疗效有着十分重要的意义。

2. 选题理论依据和实践依据　中药药浴疗法历史悠久，早在二千多年前就因其独特确切的疗效而普遍运用。《素问·阴阳应象大论》提出："其有邪者，渍形以为汗；其在皮者，汗而发之。"《素问·水热穴论》还指出风水乃"内不得入脏腑，外不得越于皮肤，客于玄府，行于皮裹，转为跗肿"，为后世的药浴疗法提供并奠定了理论依据。张仲景秉承《内》《难》之旨，针对水湿邪实提出了开鬼门、洁净府、去菀陈莝的治疗方法。此后历代医家不断完善，继以发展，形成了发汗、利小便、攻逐、活血化瘀、健脾益肾的治疗大法。但随后因种种原因，在内科疾病中对《内经》"渍形以为汗，其在皮者，汗而发之"的药浴熏洗疗法的运用日益鲜少。根据中医传统理论，肺主呼吸及一身之气，宣发肃降，外合皮毛，中药药浴熏洗通过作用于皮肤肌腠，使药物性味内归脏腑，影响全身各系统。药浴方中辛温解表以开发腠理，温经通络，配合温阳活血促进发汗。俾肺气得宣，肃降有力，通调水道功能增强，津液下行，从膀胱而出，达到先贤"提壶揭盖"之效用。另以活血、解毒、祛湿、清热之品祛除肾病患者体内湿热瘀毒。纵观全方，药浴熏洗开鬼门、洁净府，因势利导，祛邪外出，同时疏通经络，引导气血下行，祛除病理产物，使邪祛止安。

正常情况下，汗液每日分泌 400 ～ 800mL，高温下分泌量可大大提高，可达数升之多。现代研究表明，药浴熏洗能提高组织温度，舒张毛细血管，改善微循环及血管顺应性，且通过皮肤组织吸收，调节局部免疫状态，抑制毛细血管通透性，减少生物活性物质（如组胺、激肽、慢反应物质等）的释放，促进汗腺分泌，排出水分及毒素。随着水液毒素的排出及全身循环的改善，可促进肾脏自身的修复及功能恢复。

3. 研究目的、意义　慢性肾衰顽固性瘙痒、难治性高血压以及水肿的治疗尚无特效药物，令肾科医生颇感棘手，属于疑难危重病症。药浴疗法在古代有许多文献记载，如用于治疗水肿等，本研究设想将古法新用，在药浴处方、温度、时间、药浴设备等方面进行摸索改进，并在临床上进一步详细验证药浴疗法对顽固性瘙痒、高血压、水肿的确切疗效，以求对此疗法有客观的评定，并加以推广，作为一种有效的辅助新疗法造福病患，进一步深入研究其作用机理，尽可能发挥中医药多途径给药的优势，发扬中医住院外治疗法，对缓解病症、解决治疗难点、提高肾病总体疗效有一定帮助，为传统理论提供临床依据有着十分重要的意义。

4. 本研究达到的科技水平

（1）明确药浴疗法在肾脏病治疗中对顽固性瘙痒、高血压、水肿的确切疗效，从处方的调整、药浴的时间和温度等方面去进一步提高药浴疗效。

（2）从血液流变学、肾脏功能，尿钠排泄等多角度分析探讨药浴疗法对 CRF 顽固性瘙痒、难治性高血压、水肿的作用机理。

（3）采用多因素分析方法，探讨药浴疗法与其他治疗间的关系。

（4）证明药浴疗法可以增加汗液排泄，减轻尿毒症毒素潴留，湿润皮肤，增加皮肤血供，以缓解顽固性瘙痒。

（5）证明药浴疗法可调节神经内分泌系统，扩张血管，降低外周阻力，改善血管顺应性，以达降压效果。

（6）证明药浴疗法可增加汗液分泌及尿量，促进尿钠排泄，减少肾性钠潴留，降低血管通透性，以消除难治性水肿。

（二）研究内容和技术路线

1. 研究立论假说和依据

（1）中医汗法之药浴疗法对水肿有一定疗效，那么针对肾病中最难治的顽固性瘙痒、难治性高血压以及水肿是否也有疗效？关于汗法缓解瘙痒、消除水肿及降低血压的作用，部分机理有待于临床进一步验证。

（2）慢性肾衰顽固性瘙痒、难治性高血压和水肿，这三者病理机制相对独立，药浴疗法对病情缓解有较好疗效，它是作用于哪一个病理环节而发挥疗效？是否通过改善血液动力学，促进毒素、水分的排出，进而恢复肾脏球、管功能及神经内分泌的调节而取效？

（3）在与其他疗法配合使用时，是各疗法独立发挥治疗作用，还是药浴疗法在改善人体体质状态时增强了其他药物的效应？二者之间是否存在协同作用的关系？

（4）药浴疗法通过皮肤排出一部分水分及毒素，它对肾脏实质性病理损害是否有所改善？治疗作用主要针对肾小球还是肾小管间质？

（5）药浴疗法排出的毒素主要为哪一类？对分子量不同的毒素消除有无差别？

2. 研究内容和临床试验

（1）主要研究内容

1）中药药浴疗法对慢性肾衰顽固性瘙痒的影响。

2）中药药浴疗法对难治性高血压的影响。

3）中药药浴疗法对难治性水肿的影响。

（2）中药药浴疗法对慢性肾衰顽固性瘙痒影响的临床试验

1）试验对象：30例慢性肾功能衰竭尿毒症期住院患者，符合《中药新药治疗尿毒症的临床研究指导原则》中慢性肾功能不全尿毒症西医诊断标准，顽固性皮肤痒经各种抗过敏、抗变态反应药物治疗无效。

2）肾衰水浴方（外用）：苏叶30g，浮萍30g，桂枝15g，生麻黄10g，生附片15g，细辛10g，黄连10g，黄芩15g，黄柏15g，苦参30g，土茯苓30g，川芎30g，白鲜皮30g，红花15g。以上为每日用量。处方时结合患者具体辨证加减。

3）试验方法：全部病例给予优质低蛋白饮食，详细了解病史、症状，体征及有关实验室检查，向患者介绍药浴的过程、注意事项，以缓解疑虑，消除紧张。药浴方法：①将室内温度维持在25～30℃；②将生药打成80目左右的粉末，装入纱布袋中，放用药浴专用木桶中，选用适量开水将中药粉末溶解化开，然后加入2/3桶温水（水温一般在40～45℃，皮肤瘙痒及高血压患者温度在40℃左右，水肿严重者可将温度上调2℃，以病人适宜为度）。③药浴前测定体温、心率、呼吸、血压、体重。药浴时患者坐于桶中，以盖密封，将头颈部露出，难治性高血压患者教其使用专用木槌交替自我按压刺激双侧曲池、足三里，药浴时间持续20～30分钟，体质较差者可减为1分钟左右，每日1次，7次为一个疗程，休息3天，开始下一疗程，共进行2个疗程治疗。④水浴注意事项：尿毒症顽固性瘙痒、难治性水肿、高血压患者病情均重，水浴全过程应由家属辅助并配护士监护，防止水温过高烫伤，汗出过多虚脱。如出汗过多应静脉补充液体。水浴疗法应在中央空调保持温度的房间中进行，避免因水浴引起感冒，水浴结束后应保暖并用干毛巾擦干。

表2-23　症状评分标准

症状	0分	2分	4分	6分
皮肤瘙痒	无此症状或已消失	皮肤干燥，偶有瘙痒，多见于四肢	皮肤干燥，经常瘙痒，见于四肢、躯干	皮肤干燥，持续瘙痒，难以忍受，可见抓痕、血痂，见于四肢躯干
恶心呕吐	无此症状，或已消失	恶心呕吐，但无呕吐物	恶心呕吐，每日3次以下	恶心呕吐，每日3次或以上
纳差	无此症状或已消失	饮食无味，食量未减	食欲差，食量减少1/3	无食欲，食量减少2/3以上
乏力	无此症状或已消失	精神不振，尚能坚持日常工作	精神疲乏，勉强坚持工作及日常活动	精神极度疲乏，不能坚持日常活动
水肿	无此症状或已消失	上午面肿、下午足肿均轻微	面肢浮肿，按之凹陷	周身浮肿，下肢按之凹陷难复

4）观察记录

①患者年龄、性别、病程及慢性肾衰原发病。

②主要症状：将皮肤瘙痒、恶心呕吐、纳差、乏力、水肿等症状根据有无及程度分为无、轻、中、重 4 级，分别记为 0 分、2 分、4 分、6 分（如表 2-23）用于计算治疗前后症状积分值，进行统计学处理。

③血压、体重及尿量测定，药浴前后分别记录血压、体重变化及 24h 尿量测定。

④实验室检查：主要观察尿素氮（BUN）、肌酐（Scr）、钙（Ca）、磷（P）、钾（K）、钠（Na）、甲状旁腺素（iPTH）、24h 尿蛋白定量在治疗前后的变化。

5）临床疗效制定标准：参考 1987 年全国肾功能衰竭保守疗法专题学术会议制定的标准。显效：症状显著减轻或消失，症状积分值减少＞ 2/3，Scr 降低≥ 30%者；有效：症状减轻，积分减少 1/3 以上，Sc 降低≥ 20%者；无效：不符合显效、有效判定条件者。

6）统计学处理：实验结果用均数 ± 标准差表示（ ±s），采用治疗前后自身对照 t 检验。

（3）中药药浴疗法对难治性高血压影响的临床试验

1）试验对象：原发或继发性高血压住院患者 10 例，血压水平分类如表 2-24，经血管紧张素转换酶抑制剂、血管紧张素受体拮抗剂及钙阻剂等降压治疗无效。之前试验中凡符合条件者可纳入本试验中。

2）肾衰水浴方：同中药药浴疗法对慢性肾衰顽固性瘙痒影响的临床试验。

表 2-24　血压水平的分类（1999 年，WHO/ISH）

类别	收缩压（mmHg）	舒张压（mmHg）
1 级高血压	140 ～ 159	90 ～ 99
2 级高血压	160 ～ 179	100 ～ 109
3 级高血压	≥ 120	≥ 110

3）试验方法：同中药药浴疗法对慢性肾衰顽固性瘙痒影响的临床试验。

4）观察记录

①患者年龄、性别、病程及原发病。

②血压水平测定。

③实验室检查：主要观察血脂、血液流变学、儿茶酚胺水平及肾功能的变化。

5）降压疗效评定标准：参考 1993 年中药新药治疗高血压病的临床研究指导原则。

显效：①舒张压下降 1.3kPa（10mmHg）以上，并达到正常范围；②舒张压虽未降至正常，但已下降 2.7kPa（20mmHg）以上。需具备其中一项。

有效：①舒张压下降不及 1.3kPa（10mmHg），但已达到正常花围；②舒张压较治疗前下降 1.3 ～ 2.5kPa（10 ～ 20mmHg），但未达到正常范围；③收缩压较治疗前下降 4kPa（30mmHg）以上。需具备其中一项。

无效：未达到以上标准者。

6）统计学处理：同中药药浴疗法对慢性肾衰顽固性瘙痒影响的临床试验。

（4）中药药浴疗法对难治性水肿影响的临床试验

1）试验对象：原发性肾病综合征、糖尿病肾病、慢性肾功能衰竭水肿的住院患者 30 例，经大剂量利尿剂、白蛋白等治疗无效。其他临床试验中凡符合条件者可纳入本试验中。

2）肾衰水浴方：同中药药浴疗法对慢性肾衰顽固性瘙痒影响的临床试验。

3）试验方法：同中药药浴疗法对慢性肾衰顽固性瘙痒影响的临床试验。

4）观察记录

①患者年龄、性别、病程及原发病。

②药浴前后水肿消退情况，症状评分见中药药浴疗法对慢性肾衰顽固性瘙痒影响的临床试验。

③血压、体重及尿量测定：药浴前后分别记录血压、体重变化及 24h 尿量测定。

④实验室检查，主要观察 24h 蛋白定量，尿钠排泄（排钠分数）及 BUN、Scr 等水平。

5）疗效评定标准

显效：水肿显著减退或消失，症状积分值减少 2/3 以上，尿量增多，排钠分数升高。

有效：水肿减轻，症状积分减少 1/3 以上，但不及 2/3，尿量增多，排钠分数升高。

无效：不符合以上标准者。

6）统计学处理。

二、主要研究

（一）中药药浴疗法治疗慢性肾衰竭30例临床观察

近年来，我科对30例慢性肾衰竭患者进行中药药浴治疗，取得较好效果，现将有关资料进行整理现予报告。

1. 对象与方法

（1）对象：CRF住院患者30例，男性17例，女性13例，年龄19～74岁，平均47.1岁；病程少于1年者5例，1～5年7例，超过5年者18例；原发疾病诊断为慢性肾炎21例，高血压肾小动脉硬化5例，糖尿病肾病4例，梗阻性肾病1例；参照《肾脏病学》肾功能分期标准，属肾功能不全失代偿期6例，肾功能衰竭期14例，尿毒症期10例（其中6例为维持性血透患者）。主要症状均有不同程度的倦怠乏力、厌食纳差、水肿、恶心呕吐、皮肤瘙痒等。纳入观察前均已排除心衰、感染、容量缺失等可逆因素。

（2）方法：全部病例均给予优质低蛋白饮食，对于接受药浴治疗者，应详细了解病史、症状、体征、有关实验室检查，并向患者介绍药浴的过程、注意事项，以消除其疑虑。药浴的具体操作方法为：药浴用水200L由苏叶、生麻黄、土茯苓、桂枝、细辛等煎煮过滤制成。水温4～42℃，药浴前测体温、心率、呼吸、血压、体重。药浴时，患者除头颈部外全部浸没于浴液中，每次沐浴0.5h，并不断揉搓或用浴球轻柔擦洗全身皮肤，使周身汗出，每日1次，7次为一个疗程。

（3）观察项目

1）症状：将倦怠乏力、厌食纳差、恶心呕吐、水肿、皮肤瘙痒等症状根据有无及程度分为无、轻、中、重4级，分别记为0、1、2、3分，治疗前后累计症状积分，以利自身及组间对照。

2）药浴期间密切观察心率、血压、体温、体重的改变及其他反应，药浴前后及疗程前后查血肌酐（Scr）、尿素氮（BUN）。

2. 结果

（1）症状改善情况：药浴组治前症状的平均总积分值为（8.96±2.74）分，治后为（4.23±1.85）分。

表 2-25 药浴组治疗前后症状积分比较

症状	例数	治疗前	治疗后	*P* 值
倦怠乏力	27	2.36 ± 0.67	1.31 ± 0.49	＜ 0.001
纳差	29	2.05 ± 0.49	1.17 ± 0.38	＜ 0.001
恶心呕吐	21	1.02 ± 0.45	0.79 ± 0.43	＜ 0.001
水肿	24	2.34 ± 0.87	0.52 ± 0.31	＜ 0.001
瘙痒	23	2.45 ± 0.67	0.25 ± 0.14	＜ 0.001
平均积分值	30	6.17 ± 2.93	4.01 ± 1.13	＜ 0.001

（2）实验室检测：详见表 2-26。

表 2-26 治疗前后 Scr、BUN 的变化

	例数	药浴前	药浴后	*P* 值
Scr（μmol/L）	12	497.5 ± 173.2	401.3 ± 101.4	＞ 0.05
BUN（mmol/L）	12	19.7 ± 5.7	15.3 ± 6.4	＜ 0.05

3. 典型病例

张某，52 岁，因慢性肾炎、肾功能衰竭终末期而行维持性血液透析 18 个月，每周碳酸氢盐透析 12h，并用络活喜、阿法 D_3、促红细胞生成素，纠正高血压、贫血及钙磷代谢，自透析 13 个月开始，皮肤瘙痒加重，经增加透析时间（每周 15h），每 2 周增加一次血液滤过，加用抗组胺药等治疗，3 个月后效果不佳，病情反而加重。查体：精神萎靡，血压 160/90mmHg，心肺无特殊，皮肤干燥，遍身有抓痕及血痂，Hb 11g/dL，PTH 332.4mg/d。乃用中药热水沐浴，每天 1 次，每次 0.5h，温度 40℃。患者经 3 次热水药浴后，症状完全解除。观察半年，未再复发。

4. 讨论

（1）药浴是以一定浓度和容量的中药煎液进行加热沐浴，用以疏通气血、宣泄腠理、发汗祛邪的治疗方法。众所周知，皮肤的腠理，亦即汗腺、汗孔，具有分泌和排泄的功能，一般情况下，全身的汗腺每天可排汗 500 ～ 1000mL，汗液中 98%～ 99%是水分，其余为尿素、尿酸、乳酸、氯化钠等。故汗液成分几乎与尿液相似，可见皮肤除发汗调节体温外，实是人体排泄系统的一个组成部分，中药热水沐浴就是利用药物水溶液清洗皮肤，促进汗液分泌，冲刷汗孔，进而促使汗腺充分发挥排泄功能，本文经 30 例 260 例次的观察，发现患者在药浴过程中大多遍体出汗，平均每小时能使体重下降（852 ± 120.40）g，出汗多少与水温的高低密切相关，水肿多能随汗泄而消散，水肿的症状积分从治前的（1.51 ± 0.50）减至治后的

（0.31±0.44）分。

（2）汗腺能排泄代谢终产物，CRF时汗腺能代偿一部分肾脏的排泄功能，因此，有些学者期望通过激发这一代偿机制，以减轻CRF患者体内的尿毒素堆积。国内卢守谦等报告中药汗浴疗法治疗3例CRF患者，使Scr下降265.2～627.6μmol/L；孙建功等以中药煎液20L，水温38℃，每天沐浴2次，每次30～45分钟，疗程4周，共治疗尿毒症20例，结果使Scr从治前的535μmol/L逐步下降，至第3周及第4周降至228μmol/L和209μmol/L，自身前后对比，其疗效有显著性差异（$P < 0.05$）。遗憾的是该文对观察对象未排除肾功能不全的可逆因素，无对照组，对出汗及体重变化等重要内容缺乏详尽观察，Scr、BUN等项统计数据未标明标准差，因此难以进行疗效的深层次评估。Kokot应用全身浸浴疗法治疗急慢性肾功能衰竭，亦发现其能降低BUN、Scr、血压和缓解临床症状。本文应用露头热水药浴，水温40～42℃，每日1次。每次0.5h。经30例观察，治前Scr及BUN分别为（497.5±173.2）μmol/L和（19.7±5.7）mmol/L，疗程结束时为（401.3±101.4）μmol/L和（15.3±6.4）mmol/L，自身前后对比，分别为无显著性差异、BUN可见显著降低、BUN无明显变化（$P > 0.05$），与卢氏、孙氏及Kokot的观察不同。至于何以发生上述疗效各异的现象，我们正在进一步研究之中。

（3）皮肤瘙痒是CRF患者的常见症状，在透析治疗过程中往往是患者最常见的临床主诉。据文献报告，若将因可忍受而未告知医护人员的病患一并统计，约有55%的血液透析患者深受其扰，在部分医疗机构的发生率可高达90%，瘙痒严重者遍体搔痕，彻夜不寐，困苦难言，甚至使患者丧失生活的乐趣和勇气。究其原因通常不是单一因素，其中最常见者有尿毒素刺激、甲状旁腺功能亢进、钙磷沉积、皮肤干燥等。部分患者虽经应用抗组胺药、罗钙全以及血液透析和滤过等治疗，仍难缓解其症状，这成为医务人员面对的难题。本文30例患者中有9例顽固性皮肤瘙痒，其中4例为维持性血液透析患者，每周碳酸氢盐透析12h，血流量300mL/min，透析经历1～3年，瘙痒加重后又配合血液滤过及口服罗钙全等，但均未能控制症状。经药浴3～4次后，7例瘙痒消失，2例显著减轻，且在停止药浴后继续观察1～6个月，症状未再复发。我们推测药浴治疗瘙痒的疗效原理可能与下列因素有关：①清洁和湿润了皮肤；②沐浴时促使汗腺活动增加，汗液分泌增多，部分汗腺、皮脂腺的功能得以恢复；③汗液冲刷带走了积储在皮肤的尿毒素和钙磷沉积物；④中药的泄浊、祛风、止痒作用借热水浴而发挥。至于其确切机理，尚有待深入研究。

第七节　蛹虫草虫草素提取及防治肾脏损害的新药研究

江苏省科技厅三药攻关项目 BE3003622

一、内容简介

（一）立项依据

蛹虫草又称北冬虫夏草，是珍贵的食药兼用真菌，与冬虫夏草同为虫草属，是寄生于昆虫幼虫或蛹虫上的虫草菌通过吸收昆虫体内的养分而生长的孢子植物。《新华本草纲要》记载它味甘，性平，有益肾固本、滋养强壮、补精髓、止咳化痰定喘的功能。近年来的研究结果表明，蛹虫草和冬虫夏草的化学成分十分相似，其蛹虫草虫草素的含量可达天然冬虫夏草的 2 ～ 5 倍，其他如虫草酸、虫草多糖、SOD 酶、核苷类以及多种人体必需的氨基酸和微量元素的含量也十分丰富。这些成分对人体的免疫系统、心脑血管系统、呼吸系统、泌尿系统及神经系统有较好的调节作用。因此，研究蛹虫草有效成分在保护肾脏、改善肾功能、降低蛋白尿等方面的作用，与冬虫夏草及菌丝制剂（百令胶囊）进行相比，对肾脏病治疗药物的开发具有重要意义。

冬虫夏草系麦角菌科真菌冬虫夏草菌寄生在蝙蝠蛾科昆虫幼虫的子座和幼虫尸体的干燥复合体，是我国传统的名贵强壮滋补药材，具有补肺益肾之功效。近年来研究发现其有调节人体免疫功能、抗癌、改善肾功能、降低蛋白尿、纠正蛋白质和氨基酸代谢紊乱等作用，特别在预防和减轻肾毒性药物对近曲小管上皮细胞的毒性作用、加快肾功能及肾组织学损伤的恢复、保护肾缺血—再灌注损伤等方面具有较为独特的效果。由于天然的冬虫夏草有严格的寄生性及特殊的地理生长环境，因而产量有限，近年来采挖过度，资源破坏，药材紧缺，价格昂贵。因此，努力寻找冬虫夏草的同属代用品是十分重要和有意义的课题。

本实验研究中，部分采用药物高通量筛选技术，在药物高通量筛选模型的实验方法中，根据其生物学特点，选用酶活性测定法、细胞分子测定法、细胞活性测定法、代谢物质测定法、基因产物测定法等分子水平和细胞水平实验方法，试图从蛹虫草中提取、分离、筛选其有效成分。

在药物引起的急性肾毒性损伤中，氨基糖苷类引起的急性肾功能损害在临床最为常见，它造成肾小管上皮细胞损伤和肾小管重吸收功能障碍、肾小球滤过功能改变、体内和肾脏组织氧自由基代谢紊乱以及使细胞代谢出现障碍。急性肾功能衰竭（ART）的发生、发展和恢复的过程，从病理生理角度上分析，实际上就是肾小管细胞的损伤、坏死和修复、再生的过程。因此，急性肾功能衰竭的预后很大程度取决于肾小管细胞的再生速度，这是防治氨基糖苷类急性肾毒性损害的重要机制。

慢性肾脏损害发展到慢性肾功能衰竭的过程，是肾脏功能从代偿到失代偿的过程，它与肾单位减少、残存肾单位功能代偿性增强、残存的肾小球代偿性肥大、形成肾小球高灌注、GMC 增生、系膜细胞增生密切相关。有研究表明，肾小球面积增大及肾重 / 体重比值与肾脏病理改变程度有较明显的相互关系，提示肾小球肥大是导致肾脏病变的因素之一。新近研究也证明，肾小球肥大与肾小球硬化密切相关，即肾小球肥大越明显，发生肾小球硬化的概率就越高。系膜基质的合成与降解的失衡也是导致肾小球硬化的主要因素之一。在慢性肾脏损害逐渐发展过程中，有许多重要细胞因子参与病变过程，并处于关键的地位。TGF-β_1 已被公认导致细胞外基质积集的重要生长因子，TGF-β_1 能促进系膜基质的合成，抑制蛋白水解酶活性，且和组织硬化密切相关。TGF-β_1 表达增强与 ECM 的沉积是相一致的。PAI-1 是调节纤维蛋白溶解和细胞外基质降解的重要物质，可以表达于肾小球系膜细胞，是纤溶酶原激活物（PA）高效的生理性抑制因子，在肾小球疾病进展过程中具有重要作用，PAI-1 转染人肾小球系膜细胞后可以导致 ECM 合成增加，说明 PAI 可能通过抑制细胞外基质降解酶活性而促进 ECM 沉积，进而导致肾组织硬化及纤维化。基质金属蛋白酶（MMP-9）及金属蛋白酶组织抑制因子 -1（TIMP -1）是肾组织 ECM 降解系统的重要组成部分，研究表明 MMP /TIMP 的表达紊乱、比例失调与 ECM 过多沉积密切相关。MMP 活性降低、TIMP 高表达及 MMP/TIMP 比值降低，导致 ECM 沉积增多，肾小球硬化就会更明显。因此，通过减少 TGF-β、TIMP-1、PAI-1 的表达，下调 TGF-β_1 mRNA 在残肾组织中的基因表达等途径，可以抑制细胞外基质的合成，减少细胞外基质，减轻肾脏病理改变，延缓肾小球硬化的发生。

系膜细胞是反应活跃的肾小球固有细胞之一，是肾小球疾病中致病因子作用的主要靶器官之一。正常情况下肾小球系膜细胞仅行使收缩、吞噬及维持基质的正常代谢等功能。然而病理情况下系膜细胞能出现明显的增殖，系膜细胞过度增殖，一方面突入肾小球毛细血管腔，导致管腔狭窄或闭塞。另一方面又可产生大量的细胞外基质，促进肾小球硬化。因此，若能有效地控制细胞增殖，则可减缓肾小球疾病的进一步恶化。实验研究显示，要有效抑制肾小球系膜细胞的增生，一方面要减缓系膜细胞发育周期，使其阻滞在G0/G1期，另一方面与系膜细胞的有效清除有关，即诱导系膜细胞发生凋亡。其结果可使增生的肾小球系膜细胞数量恢复正常，也有利于清除过度增生的肾小球系膜细胞，阻止肾小球硬化的进一步发展。

综上所述，蛹虫草培植方便、价格低廉，和冬虫夏草化学成分相似，那么其药用成分能否替代冬虫夏草？能否探索开发出其防治肾损害的作用和机理？本课题提出以下系列假说：

1. 如何将普通的食菌兼真菌的蛹虫草进行提取、初筛、复筛，逐步确定提取的成分，进行下一步研究？

2. 蛹虫草药用成分是否具有防治肾损害的作用？防治肾损害的作用点主要是在肾小管、间质还是肾小球？

3. 如何合理选用一种代表急性肾衰的肾小管、间质损害的模型复制方法，再配合选用一种表现慢性肾衰、肾小球硬化的动物模型复制方法？

4. 病变和机理研究除了常规的肾脏病理外，如何选用最新、最敏感的反映肾小管、间质、肾小球损害的生化、分子生物学指标？

5. 如果体内研究有效，那么蛹虫草在体外是否具有抑制和减弱系膜细胞增殖、调控系膜细胞发育周期、诱导系膜细胞发生凋亡的作用？

6. 本研究能否为蛹虫草下一步的新药开发提供可靠的、有价值的依据？

（二）主要研究内容

对东台蛹虫草新药开发研究的目标是利用现代科学技术，将其开发成为新的天然药物。本研究将首先对东台蛹虫草虫草素进行高纯度提取，并进行制剂工艺、质量标准、稳定性试验等制剂研究，进行急性毒理实验、长期毒理试验及特殊毒性试验了解其毒性作用，通过防治肾损害的药理药效学研究，了解其作用及作用强弱，并通过动物的药代动力学试验，了解其药物吸收或排泄，完成新药的临床前研究。本研究的主要内容为：

1. 从蛹虫草的子座提取液中获得虫草素结晶，并对虫草素采用高效液相法进行测定，通过提取方法的优化筛选，使其提取虫草素结晶纯度大于90%。

2. 在制剂研究方面，完成制剂工艺以及与质量相关的理化性质研究，还有质量标准研究。

3. 在毒理学研究方面，完成急性毒理学实验（半数动物致死量LD或最大耐受量）、大鼠及比格狗的长期毒性试验，以及致畸、致癌、致突变的相关试验。

4. 在药理药效学研究方面，完成一般药理学实验，并通过建立卡那霉素肾毒性急性肾功能衰竭模型，观察虫草素对该模型大鼠急性肾衰肾功能恢复时间及肾小管间质损伤相关酶学（如NAG酶、溶菌酶等）改变的影响。通过肾动脉夹闭阻断法，制作肾脏缺血及肾小管上皮细胞损伤急性肾功能衰竭模型，观察虫草素对该模型大鼠急性肾衰肾功能恢复时间及肾小管改变的影响。

5. 完成大鼠的药代动力学试验。

（三）关键技术问题

1. 提取方法的优化筛选，获取虫草素高纯度结晶。

2. 建立氨基糖苷类急性肾毒性损伤动物模型，并观察虫草素对上述模型肾脏损伤的保护作用。

3. 制作肾动脉夹闭阻断法模型，以研究及虫草素对该模型大鼠急性肾衰的保护作用。

（四）项目的特色和创新之处

1. 直接促进地区农业生态链合理循环利用　由于蚕丝业和食用菌是江苏省东台市的两大支柱产业，每年会修剪2.5万～4万吨的桑枝条，产生4000余吨蚕蛹。蚕蛹废弃资源的合理利用，既有利于环保，又可将食（药）用菌产业化，这将直接促进地区农业生态链合理循环。

2. 低耗高效，具有竞争力和市场价值　利用我省修剪桑枝条和蚕蛹废资源，可以大大降低蛹虫草生产成本，使其产品有较强的竞争力。而将蛹虫草开发成为天然药物，将具有广泛的市场前景。

3. 社会与经济价值　东台蛹虫草虫草素新药的开发研究，将大大促进地区及我省药用资源的开发，具有较大的社会及经济价值。通过对东台蛹虫草虫草素新药开发研究，为蛹虫草深加工及利用高科技开发研究蛹虫草赋予其高科技价值，促进中医药产业发展。

（五）要达到的主要技术、经济指标及社会、经济效益

1. 要达到的主要技术、经济指标

（1）从蛹虫草的子座提取液中获得虫草素结晶，使其虫草素纯度大于 90%。

（2）完成制剂工艺，与质量相关的理化性质研究和质量标准研究。

（3）完成毒理学研究，包括急性毒理学实验，LD 或最大耐受量测定，以及大鼠及比格狗的长期毒性试验和特殊毒性试验。

（4）完成一般药理学研究和药效学研究，通过卡那霉素制作肾毒性急性肾功能衰竭模型，以及肾动脉夹闭阻断法制作急性肾功能衰竭模型，观察虫草素的药效作用。

（5）完成新药的临床前全部研究工作，申报省及国家药监局新药临床试验。

2. 达到的社会、经济效益　由于蛹虫草的药用价值尚未开发完成，市场价格现最高只能达到每吨 4000 元，而现在市场冬虫夏草的价格为每千克 20000 元，所以，进行蛹虫草新药的开发研究具有深远的市场前景和社会效益、经济效益。本项目研究将会推动江苏省东台及苏北地区农业食（药）用菌及相关产业的快速发展，加快该地区的经济发展，也为农业生态链提供了二次合理循环利用的机会。

二、结果与结论

（一）结果

在初筛蛹虫草各种提取成分（水提结晶、醇提结晶、GH_2CI_2 结晶）及不同剂量（低、中、高）对大鼠庆大霉素急性肾毒性损伤实验中，发现蛹虫草水提结晶组对肾脏的保护作用明显优于醇提结晶组，GH_2CI_2 结晶组对庆大霉素急性肾毒性损伤无保护作用；蛹虫草水提、醇提两种提取方法的有效浓度分别以高剂量组疗效为佳；在卡那霉素急性肾毒性损伤大鼠、5/6 肾大部切除大鼠、慢性肾衰竭的大鼠及体外大鼠系膜细胞培养结果中也显示相同的效果。

1. 体内实验

（1）氨基糖苷类（庆大霉素、卡那霉素）急性肾毒性损伤大鼠典型的病理损害是以肾小管上皮细胞损伤和肾小管重吸收功能障碍为主，表现为 NAG 酶和溶菌酶、尿钠、肾重 / 体重比值显著升高，同时有肾小球滤过功能改变，尿蛋白定量、血浆 BUN 和 Scr 增加，血浆、肾脏组织中自由基代谢紊乱，肾皮质 Na^+-K^+-ATP 酶、溶

酶体明显减少。蛹虫草水提组、醇提组可以明显降低氨基糖苷类肾毒性急性肾功能衰竭模型大鼠NAG酶和溶菌酶、尿钠、肾重/体重比值，降低血、肾脏LPO水平，升高SOD含量，升高大鼠肾皮质Na^+-K^+-ATP酶、溶酶体及肾组织表皮生长因子（EGF）排泄量，促进氨基苷类急性肾毒性损伤大鼠肾小管、小管间质损害的再生与修复。说明蛹虫草水、醇提取液对氨基糖苷类（庆大霉素、卡那霉素）急性肾毒性损伤大鼠的肾脏有明显的保护作用，与模型组相比$P<0.05$，$P<0.01$，与冬虫夏草水提组、百令胶囊组相比均无显著差别。

（2）大鼠5/6肾切除后，肾脏组织病理变化的基本特征为GMC增生，肾小管扩张，肾间质炎症反应，肾小球基底膜破坏，固有细胞空泡变性，囊壁粘连，肾小动脉壁增厚，肾小管蛋白管型形成，肾小管灶性萎缩和高度扩张同时存在，大量透明管型伴透明样变。由于有效肾单位减少，残存肾单位功能代偿性增强，残存的肾小球代偿性肥大，形成肾小球高灌注、肾动脉高压，引起肾小动脉逐步增厚，GMC增生，系膜细胞增生，最终导致肾小球硬化，肾小管萎缩，肾间质纤维化，发生肾功能不全。蛹虫草水提（高）、醇提（高）组对慢性肾脏损伤有明显的保护作用，可降低慢性肾损害大鼠尿蛋白定量及Scr水平，升高血浆白蛋白，降低肾重/体重比值；下调TGF-β、PA-1、TIMP-1及TGF_1 mRNA在肾组织中的表达；减少5/6肾大部切除大鼠残肾病理改变。其作用与模型组相比$P<0.05$，$P<0.01$，与百令胶囊组相比无显著差别。

2. 体外实验　体外实验结果表明，喂服蛹虫草水提取物、醇提取物（20%、50%、70%乙醇）大鼠血清能明显抑制正常状态下体外培养的肾小球系膜细胞增殖，有一定的量效关系；可抑制系膜细胞的有丝分裂，使大量系膜细胞被阻滞在G0/G1期；诱导系膜细胞发生凋亡，与正常大鼠血清对照组相比$P<0.05$，$P<0.01$。

（二）结论

体外实验与体内实验结果表明，蛹虫草水提组、醇提组的药用成分对大鼠氨基糖苷类（庆大霉素、卡那霉素）急性肾毒性损伤及5/6肾大部切除大鼠残肾慢性肾损害有明显的保护作用，可抑制体外培养的肾小球系膜细胞有丝分裂，诱导系膜细胞凋亡，抑制系膜细胞增殖，减少细胞外基质过度沉积于肾小球内导致的肾小球硬化。分析其作用机制，可能与保护肾小管及小管间质，减轻氨基糖苷对近曲小管上皮、小管间质及肾组织的毒性损害，稳定溶酶体，保护Na^+-K^+-ATP活性，抗脂质过氧化损伤，调节氮质代谢，促进肾小管上皮细胞的再生和修复，减少及下调细胞因子 TGF-β、TIMP-1、PAI-1 及 TGF-β_1 mRNA 在残肾组织中的基因表达等诸多因素综合作用相关。抑制细胞外基质的合成，减少细胞外基质沉积，可以明显改善肾脏病理变化，减轻肾脏的损害。蛹虫草对防治急慢性肾损害有确切的作用，与天然冬虫夏草、人工虫草菌丝、百令胶囊作用相比无显著差异。结果提示蛹虫草是天然冬虫夏草较好的同属代用品，具有重要研究及开发价值。

三、主要研究

（一）蛹虫草水提、醇提、GH_2CI_2 提物对庆大霉素急性肾损害的保护作用

[摘要] 用庆大霉素复制大鼠急性肾损害（ARI）动物模型，观察不同提取方法（水提、醇提、GH_2CI_2 提物）、不同剂量（高、中、低）的蛹虫草提取物对模型肾小管损害及对肾功能损害的防治作用，动态观测治疗后大鼠的肾功能、尿溶菌酶、尿钠、肾病理及肾脏指数的变化，并设百令胶囊为阳性对照药。结果发现，蛹虫草水提组和醇提组肾功能受损程度明显轻于模型组（$P < 0.05$，$P < 0.01$），尿蛋白、血肌酐量明显下降，肾脏病理损害程度明显减轻，蛹虫草水提组与模型组比较尿溶菌酶、尿钠肾脏指数有明显差异（$P < 0.01$），结果说明，蛹虫草能够防治庆大霉素导致的急性肾小管损伤，并可促进实验大鼠的肾功能提早恢复。其作用机理可能与减轻肾损害、促进肾小管修复再生等作用相关。本实验中蛹虫草水提组与醇提组比较，前者减轻肾脏损害的作用明显优于后者（7 天时），尤其是降低 Scr 及尿蛋白的作用，两者比较有显著差异（$P < 0.05$）；GH_2CI_2 提组对损伤肾功能及小管损害均无明显保护作用；阳性对照药百令胶囊组对庆大霉素肾毒性损害有一定的疗效，与蛹虫草水、醇提（高剂量）组相比无显著差别（$P > 0.05$）。蛹虫草水提、醇提组的疗效均以高剂量组为优。

[关键词] 蛹虫草　庆大霉素　肾毒性　急性肾小管损害

氨基糖苷引起的急性肾损害发病较急，临床表现多样，已成为危害人类健康的主要肾脏疾病之一。庆大霉素引起的急性肾损害，主要表现为急性的肾小管间质的损伤，甚至引起急性肾小管坏死。由于蛹虫草与天然冬虫夏草有相同的化学成分，蛹虫草是否与天然虫草一样，对药物引起的肾小管间质损伤及肾功能损害具有保护作用？其保护作用的主要机制如何？不同提取方法（水提、醇提、GH_2CI_2）和不同剂量（高、中、低）的蛹虫草提取物对庆大霉素急性肾损害程度、恢复过程等方

面的影响如何？蛹虫草最佳的药物提取方法和有效剂量的筛选等是本实验要解决的问题。

1. 材料与方法

（1）实验动物：120只近交系健康雄性SD大鼠，6～8周年龄，体重（180±21）g。动物饲养室室温18～28℃，相对湿度60%～75%，每日12h光照维持。由江苏省中医院临床药理研究室供应。

（2）实验用药

1）蛹虫草提取物：有水提、醇提、GH_2CI_2提物三种。蛹虫草为江苏东台菌神研究所提供，试药的提取、检测、样品测定等由南京大学药物分析研究所协助完成。实验中各种提物采用高、中、低三种剂量用药。置4℃冰箱备用，每次用前水浴加温至37℃左右。低、中、高剂量分别予以50kg成人日用量的4倍、6倍、8倍药量，

2）百令胶囊：由杭州中美华东制药有限公司生产，每粒胶囊0.2g，国药准字Z10910036。

3）庆大霉素注射液：由江苏连云港药厂生产，江苏省中医院药剂科提供（8万单位/支，8mg，2mL）。

（3）实验分组：120只大鼠经适应性喂养一周，测尿蛋白定性结果为阴性后，随机分为12组：正常组、模型组、蛹虫草水提物（低、中、高剂量）组、蛹虫草醇提物（低、中、高）剂量组、蛹虫草GH_2CI_2提物（低、中、高剂量）组、阳性药对照组，每组10只。

（4）造模方法：模型组以庆大霉素注射液150mg/（kg·d）腹腔注射连续7d。蛹虫草水提、醇提及GH_2CI_2组造模同时每天分别按低[1.2g/（kg·d）]、中[2.4g/（kg·d）]、高[3.6g/（kg·d）]三种剂量给予相应的提取物灌胃（以成人等效剂量为基础参照，合算成蛹虫草各种提取结晶剂量）；阳性药对照组造模同时用百令胶囊2.4g/（kg·d）灌胃；正常组每天腹腔注射等量的生理盐水并饮用等体积蒸馏水2mL/（kg·d）。各用药组于用药后第7、14天分别留取24h尿液；第7、14天眼球后静脉取血，分离血清备检；后处死动物取肾脏并称重。

（5）观察指标及检测方法

1）观察大鼠精神、行为状态及动物外观等因素的变化。

2）尿常规检测：用长春迪瑞实业有限公司生产的尿液分析试纸条。

3）24h尿蛋白量检测：用代谢笼收集大鼠24h尿液，用磺基水杨酸比浊法测定。

尿蛋白定量试剂盒为南京建成生物工程公司生产。

4）尿溶菌酶测定（比浊法），尿钠测定（电子电极法）。

5）血肌酐（Scr）（苦味酸法）、血尿素氮（BUN）（尿酶法）血尿素氮、血肌酐测定试剂盒为南京建成生物工程公司生产。

6）肾重 / 体重：体重为第 14 天实验前称重，肾重为大鼠处死后双侧肾脏的重量（分析天平测定）。

7）肾组织病理形态学变化：肾组织标本用中性 10%福尔马林固定，脱水，石蜡包埋，切片厚度 3 ～ 4μm。HE 染色，光镜检查。

（6）统计学处理：本实验统计方法采用方差分析，多组比较采用 t 检验判断。采用 SPSS 统计软件计算，$P < 0.05$ 为有显著性差异。

2. 结果与分析

（1）一般情况：模型对照组大鼠造模第 4 天出现不同程度的神态萎靡、倦卧少动、进食减少、饮水量多等现象；第 6 天出现嗜睡，活动明显减少，大便稀溏，睾丸水肿。蛹虫草 GH_2CI_2 提物（高、中、低）三种剂量组、醇提低剂量组有相似的表现，但程度较轻，其他组别变化与正常组无明显差别。

（2）尿常规及尿量的变化：于实验第 7、14 天，收集大鼠尿液，试纸法测定尿潜血、尿比重、尿沉渣、尿白细胞。结果表明模型对照组大鼠第 7 天尿液混浊，可见条缕状血丝，尿潜血、尿蛋白、尿糖、尿比重及尿白细胞数明显增加，镜下可见脱落的上皮细胞和草酸钙结晶；正常组大鼠尿液未见改变。说明庆大霉素已造成大鼠急性肾脏损害，以肾小管病变为主。蛹虫草 GH_2CI_2 提物（低、中、高剂量）组与模型对照组大鼠尿液改变相近；蛹虫草水提物（低、中、高剂量）组、蛹虫草醇提物（中、高）剂量组及阳性药对照组尿液中蛋白、尿糖及尿中白细胞数明显减少，尿比重较模型对照组低，但尿潜血与模型对照组差别不明显。实验后第 7 天模型对照组大鼠 24h 尿量明显增加（26.50 ± 5.07）mL，第 14 天大鼠尿量进一步增加（46.98 ± 8.76）mL，与正常组（9.72 ± 2.41）mL 相比有显著差别（$P < 0.01$），各治疗组与正常组相比均有显著差别（$P < 0.05$），其中蛹虫草 GH_2CI_2 提物（低、中、高）组、蛹虫草醇提物低剂量组尿量增加明显。

（3）24h 尿蛋白定量测定及肾重 / 体重比值的变化：结果表明，第 7 天模型对照组及用药各组 24h 尿蛋白定量均明显升高。与正常组比具有显著性差异（$P < 0.01$），第 14 天各组 24h 尿蛋白定量明显回落，但与正常组比仍有显著性差异（$P < 0.05$，$P < 0.01$）。第 7 天蛹虫草水提（中、高）组及阳性药对照组与模型对

照组相比有显著性差异（$P < 0.01$）；蛹虫草水提（低）组和醇提（高）组与模型对照组相比 $P < 0.05$；醇提（低、中）组和 GH_2CI_2 提组与模型对照组相比差异不显著（$P > 0.05$）；与阳性药对照组相比 $P < 0.05$。第 14 天蛹虫草水提组 24h 尿蛋白定量回落明显，模型对照组回落后数值仍高于蛹虫草各用药组，与蛹虫草水提（中、高）组比较差异显著（$P < 0.05$）。

蛹虫草水提（中、高剂量）组与阳性药对照组大鼠体重大于模型对照组，而肾脏指数却较模型对照组轻，与模型对照组相比有显著差别（$P < 0.05$），与正常组相比也有显著差别（$P < 0.05$）。其他用药组与正常组相比均有显著差别（$P < 0.05$，$P < 0.01$），与模型对照组相比无显著差别（$P > 0.05$）。说明蛹虫草水提中、高剂量组可能通过阻抑肾小球的肥大而对肾小管起保护作用，或具有直接的保护肾组织，减少肾损害作用。结果见表 2-27。

表 2-27　庆大霉素肾毒性损害大鼠 24h 尿蛋白量变化情况（$\bar{x} \pm s$）

组别	n	24h 尿蛋白定量（mg /L）		肾脏指数（肾重 / 体重 $\times 10^{-3}$）
		第 7 天	第 14 天	
正常组	10	8.72 ± 2.41	7.54 ± 1.80	9.54 ± 1.80
模型对照组	6	87.50 ± 26.24	$33.95 \pm 16.37^{**}$	$16.52 \pm 4.37^{**}$
阳性药对照组	8	$59.18 \pm 31.56^{**\triangle\triangle}$	$25.75 \pm 8.93^{*\triangle}$	$12.61 \pm 2.49^{\triangle}$
蛹虫草水提组 低剂量组	8	$66.43 \pm 28.31^{**\triangle}$	$26.63 \pm 9.69^{*}$	$14.42 \pm 3.21^{*}$
蛹虫草水提组 中剂量组	8	$58.0 \pm 29.56^{**\triangle\triangle}$	$25.70 \pm 8.27^{*\triangle}$	$12.52 \pm 2.33^{\triangle}$
蛹虫草水提组 高剂量组	9	$52.76 \pm 29.63^{**\triangle\triangle}$	$23.15 \pm 9.45^{*\triangle}$	$11.94 \pm 2.84^{\triangle}$
蛹虫草醇提组 低剂量组	7	$72.12 \pm 31.26^{**\#\&}$	$27.53 \pm 12.94^{**}$	$16.18 \pm 2.64^{**}$
蛹虫草醇提组 中剂量组	8	$70.34 \pm 28.57^{**}$	$27.96 \pm 13.14^{**}$	$14.15 \pm 2.58^{*}$
蛹虫草醇提组 高剂量组	8	$65.88 \pm 30.83^{**\triangle}$	$26.12 \pm 8.43^{*}$	$13.85 \pm 4.23^{*\triangle}$
蛹虫草 GH_2CI_2 提组 低剂量组	7	$75.64 \pm 32.37^{**\#\&}$	$27.61 \pm 14.65^{**}$	$17.21 \pm 4.16^{**}$
蛹虫草 GH_2CI_2 提组 中剂量组	6	$77.53 \pm 28.75^{**\#\&\&}$	$27.65 \pm 16.57^{**}$	$15.36 \pm 2.88^{**}$
蛹虫草 GH_2CI_2 提组 高剂量组	7	$80.32 \pm 25.23^{**\#\#}$	$28.31 \pm 10.34^{**}$	$14.96 \pm 3.62^{**}$

注：与正常组相比：$^{*}P < 0.05$，$^{**}P < 0.01$；与模型对照组相比：$^{\triangle}P < 0.05$，$^{\triangle\triangle}P < 0.01$；与阳性药对照组：$^{\#}P < 0.05$，$^{\#\#}P < 0.01$；蛹虫草水提组相比：$^{\&}P < 0.05$；$^{\&\&}P < 0.01$。

（4）尿溶菌酶与尿钠的变化：庆大霉素造模第 7 天，模型对照组尿钠增加，蛹虫草水提组、蛹虫草醇提组及阳性药对照组尿钠排量明显低于模型对照组（$P < 0.05$，$P < 0.01$），说明蛹虫草水、醇提组能明显恢复肾小管尿钠重吸收功能；第 14 天蛹虫草水提（中、高）组、蛹虫草醇提（高）组恢复尿钠排量高于模型对照组及蛹虫草 GH_2CI_2 提组 $P < 0.05$，但与阳性药对照组 $P > 0.05$。

庆大霉素造模第 7 天，模型对照组尿溶菌酶排出量逐步上升，明显高于正常组（$P < 0.05$，$P < 0.01$），蛹虫草水提（中、高）组与蛹虫草醇提（高）组溶菌酶排出量明显低于模型对照组（$P < 0.01$）；造模第 14 天后，模型对照组尿溶菌酶减少，但仍明显高于正常组和蛹虫草水提（低、中、高）组及醇提（高）组（$P < 0.05$），与阳性药对照组相比（$P < 0.05$），与 GH_2CI_2 提组相比（$P > 0.05$）。结果表明，蛹虫草水提、醇提组能明显减少尿溶菌酶排出量，改善和促进肾小管的滤过和重吸收功能，加速急性肾小管损害的修复。见表 2-28。

表 2-28　庆大霉素肾毒性损害的大鼠尿溶菌酶与尿钠变化（$\bar{x} \pm s$）

组别	n	尿溶菌酶（μg/μL）		尿钠（μmol /min）	
		第 7 天	第 14 天	第 7 天	第 14 天
正常组	10	6.92 ± 2.87	6.57 ± 2.95	0.36 ± 0.13	0.39 ± 0.17
模型对照组	6	$72.16 \pm 10.33^{**}$	$66.32 \pm 11.53^{**}$	$1.39 \pm 0.14^{**}$	$0.97 \pm 0.23^{**}$
阳性药对照组	8	$28.97 \pm 11.37^{\triangle\triangle}$	$25.43 \pm 9.65^{\triangle}$	$0.57 \pm 0.26^{**\triangle}$	$0.63 \pm 0.19^{*\triangle}$
蛹虫草水提组 低剂量组	8	$39.30 \pm 8.19^{*}$	$29.43 \pm 10.32^{*\triangle}$	$0.73 \pm 0.28^{**\triangle}$	$0.64 \pm 0.64^{*\triangle}$
蛹虫草水提组 中剂量组	8	$33.34 \pm 9.64^{*\triangle\triangle}$	$25.97 \pm 10.33^{\triangle}$	$0.56 \pm 0.13^{**\triangle\triangle}$	$0.51 \pm 0.17^{\triangle}$
蛹虫草水提组 高剂量组	9	$27.06 \pm 8.62^{\triangle\triangle}$	$23.43 \pm 9.97^{\triangle}$	$0.52 \pm 0.12^{\triangle\triangle}$	$0.47 \pm 0.18^{\triangle}$
蛹虫草醇提组 低剂量组	7	$46.38 \pm 12.13^{**\#}$	$43.45 \pm 13.32^{**}$	$1.02 \pm 0.31^{**\#\&}$	$0.79 \pm 0.23^{**}$
蛹虫草醇提组 中剂量组	8	$44.23 \pm 15.87^{*}$	$34.53 \pm 12.34^{*\triangle}$	$0.94 \pm 0.24^{**\#\&}$	$0.71 \pm 0.29^{**}$
蛹虫草醇提组 高剂量组	8	$38.45 \pm 11.42^{*\triangle}$	$28.42 \pm 11.27^{*\triangle}$	$0.71 \pm 0.13^{**\triangle}$	$0.69 \pm 0.24^{**\triangle}$
蛹虫草 GH_2CI_2 提组 低剂量组	7	$64.13 \pm 13.21^{**\#}$	$59.64 \pm 14.32^{**}$	$1.12 \pm 0.26^{**\#\#\&\&}$	$0.86 \pm 0.18^{**}\#$
蛹虫草 GH_2CI_2 提组 中剂量组	6	$62.84 \pm 11.57^{**\#}$	$57.53 \pm 10.52^{**}$	$0.98 \pm 0.19^{**\#\#\&\&}$	$0.74 \pm 0.24^{**}$
蛹虫草 GH_2CI_2 提组 高剂量组	7	$63.02 \pm 14.11^{**\#}$	$59.92 \pm 13.52^{**}$	$1.21 \pm 0.22^{***\#\#\&\&}$	$0.81 \pm 0.27^{**}$

注：与正常组相比：$^{*}P < 0.05$，$^{**}P < 0.01$；与模型对照组相比：$^{\triangle}P < 0.05$，$^{\triangle\triangle}P < 0.01$；与阳性药对照组：$^{\#}P < 0.05$，$^{\#\#}P < 0.01$；蛹虫草水提组相比：$^{\&}P < 0.05$；$^{\&\&}P < 0.01$。

（5）对各组大鼠血 BUN、Scr 肾功能的影响：造模第 7 天各组大鼠 Scr 值比正常组明显升高，其中以模型对照组、蛹虫草 GH_2CI_2 提组升高明显，与正常组相比有极显著差别（$P < 0.01$），与蛹虫草水提（中、高剂量）组、阳性药对照组相比有极显著差别（$P < 0.01$）；与蛹虫草醇提（高剂量）组相比有显著差别（$P < 0.05$）。第 14 天各组大鼠 Scr 均有不同程度的回落，以阳性药对照组、蛹虫草水提（中、高剂量）组回落明显，与正常组相比有显著差别（$P < 0.05$），与模型对照组相比也有显著差别（$P < 0.05$）。BUN 的改变与 Scr 不同，蛹虫草各用药组与阳性药对照组 BUN 上升快，下降幅度慢，同组大鼠之间 BUN 数值相差较大，各用药组第 7 天与正常组相比有极显著差别（$P < 0.01$），第 14 天与正常组相比 $P < 0.05$，第 7、14 天与模型对照组之间相比无显著差别（$P > 0.05$），详见表 2-29。

表 2-29　庆大霉素肾损害大鼠的血肌酐、血尿素氮变化（$\bar{x} \pm s$）

组别	n	BUN（mmol/L）		Scr（μmol /L）	
		第 7 天	第 14 天	第 7 天	第 14 天
正常组	10	6.72 ± 2.41	7.17 ± 1.97	24.21 ± 4.41	27.76 ± 5.02
模型对照组	6	$25.65 \pm 11.35^{**}$	$18.23 \pm 14.38^{*}$	$162.17 \pm 61.55^{**}$	$76.13 \pm 39.18^{**}$
阳性药对照组	8	$22.22 \pm 9.64^{**}$	$15.84 \pm 10.23^{*}$	$77.87 \pm 41.05^{**\triangle\triangle}$	$51.21 \pm 14.63^{*\triangle}$
蛹虫草水提组 低剂量组	8	$24.56 \pm 9.71^{**}$	$16.72 \pm 10.07^{*}$	$113.41 \pm 42.63^{**}$	$64.24 \pm 17.62^{**}$
蛹虫草水提组 中剂量组	8	$23.87 \pm 11.14^{**}$	$14.68 \pm 9.73^{*}$	$82.53 \pm 26.35^{**\triangle\triangle}$	$49.72 \pm 12.68^{*\triangle}$
蛹虫草水提组 高剂量组	9	$25.69 \pm 12.52^{**}$	$16.36 \pm 8.03^{*}$	$69.74 \pm 31.98^{**\triangle\triangle}$	$46.83 \pm 15.34^{*\triangle}$
蛹虫草醇提组 低剂量组	7	$23.75 \pm 9.23^{**}$	$14.64 \pm 7.97^{*}$	$126.18 \pm 39.24^{**\#\&}$	$70.68 \pm 32.64^{**}$
蛹虫草醇提组 中剂量组	8	$24.25 \pm 11.50^{**}$	$15.94 \pm 9.05^{*}$	$102.81 \pm 42.53^{**}$	$60.24 \pm 27.86^{*}$
蛹虫草醇提组 高剂量组	8	$25.75 \pm 12.85^{**}$	$16.66 \pm 10.61^{*}$	$92.22 \pm 31.38^{**\triangle}$	$59.93 \pm 14.36^{*\triangle}$
蛹虫草 GH_2CI_2 提组 低剂量组	7	$24.95 \pm 7.91^{**}$	$15.79 \pm 8.51^{*}$	$143.64 \pm 34.35^{**\#\#\&\&}$	$63.42 \pm 29.18^{**}$
蛹虫草 GH_2CI_2 提组 中剂量组	6	$25.25 \pm 10.53^{**}$	$14.62 \pm 11.53^{*}$	$132.41 \pm 40.21^{**\#\&\&}$	$67.54 \pm 37.26^{**}$
蛹虫草 GH_2CI_2 提组 高剂量组	7	$24.96 \pm 12.21^{**}$	$17.326 \pm 9.54^{*}$	$141.94 \pm 38.15^{**\#\#\&\&}$	$70.03 \pm 34.52^{**}$

注：与正常组相比：$^{*}P < 0.05$，$^{**}P < 0.01$；与模型对照组相比：$^{\triangle}P < 0.05$，$^{\triangle\triangle}P < 0.01$；

与阳性药对照组：$^{\#}P < 0.05$，$^{\#\#}P < 0.01$；蛹虫草水提组相比：$^{\&}P < 0.05$；$^{\&\&}P < 0.01$。

（6）存活率和死亡率：在整个实验过程中，正常组大鼠无死亡，模型对照组大鼠死亡率最高，其次为蛹虫草 GH_2CI_2 提物各组，蛹虫草水提组低、中剂量组，蛹虫草醇提组低剂量组及阳性药对照组。模型对照组大鼠存活率与正常组相比 $P < 0.01$；醇提组低剂量组大鼠存活率与正常组相比 $P < 0.05$；GH_2CI_2 各组大鼠存活率与正常组相比分别为 $P < 0.05$，$P < 0.01$。详见表 2-30。

表 2-30　庆大霉素肾毒性损害的大鼠实验中存活率和死亡率变化（$\bar{x} \pm s$）

组别	n	死亡率（%）	存活率（%）
正常组	10		
模型对照组	6	$40\%^{**}$	$60\%^{**}$
阳性药对照组	8	$20\%^{*\triangle}$	80%
蛹虫草水提组 低剂量组	8	$20\%^{*\triangle}$	80%
蛹虫草水提组 中剂量组	8	$20\%^{*\triangle}$	80%
蛹虫草水提组 高剂量组	9	$10\%^{\triangle\triangle}$	90%
蛹虫草醇提组 低剂量组	7	$30\%^{**}$	$70\%^{*}$
蛹虫草醇提组 中剂量组	8	$20\%^{*\triangle}$	80%
蛹虫草醇提组 高剂量组	8	$20\%^{*\triangle}$	80%
蛹虫草 GH_2CI_2 提组 低剂量组	7	$30\%^{**}$	$70\%^{*}$
蛹虫草 GH_2CI_2 提组 中剂量组	6	$40\%^{**}$	$60\%^{**\&}$
蛹虫草 GH_2CI_2 提组 高剂量组	7	$30\%^{**}$	$70\%^{*}$

注：与正常组相比：$^{*}P < 0.05$，$^{**}P < 0.01$；与模型对照组相比：$^{\triangle}P < 0.05$，$^{\triangle\triangle}P < 0.01$；

与阳性药对照组：$^{\#}P < 0.05$，$^{\#\#}P < 0.01$；与蛹虫草水提组相比：$^{\&}P < 0.05$；$^{\&\&}P < 0.01$。

（7）肾组织检查结果报告：肉眼下，正常大鼠肾脏表面光滑红润，无出血、瘀点及肾盂积水。模型对照组大鼠肾脏肿大，色泽较暗，有出血点或紫暗，或形成肾区血肿，或见巨大白肾。

HE 染色光镜检查结果：正常组大鼠 HE 染色见肾小球体积正常，系膜区无明显增生，系膜基质未见增加，肾小管无扩张，毛细血管袢开放良好。

模型对照组第 10 天死亡大鼠肾皮质区部分肾小管上皮细胞浊肿、上皮细胞灶样坏死脱落，空泡样变性。肾小管间质病变严重，大多数近曲小管细胞坏死脱落，髓质区小管扩张，管腔内见管型，间质炎细胞浸润。模型对照组第 14 天才见部分肾小管上皮细胞再生现象。

蛹虫草水提（中、高剂量）组肾小球体积基本正常，而肾小管上皮细胞出现浊肿、空泡变性，第 14 天时肾皮质区多处小管上皮细胞增殖再生，肾小管损伤基本恢复。

蛹虫草醇提（高）组肾小管上皮细胞浊肿，空泡样变性。间质灶性炎细胞浸润，髓质区小管有扩张。管腔内可见蛋白管型，部分小管上皮细胞增殖。

蛹虫草 GH_2CI_2 提组肾脏病变损害与模型对照组相似，肾小管上皮细胞再生现象较模型对照组明显。

阳性药百令胶囊对照组肾小管腔扩张，肾小管上皮细胞浊肿、局部可见破裂、塌陷，偶见坏死小管，间质灶性炎细胞浸润，部分肾小管上皮细胞有再生现象。

3. 讨论

（1）庆大霉素急性肾损害大鼠模型的复制：庆大霉素的肾毒性作用可以引发大鼠急性肾损害（ART），是以急性肾小管上皮细胞损伤和肾小管重吸收功能障碍为主。此种肾脏病理主要表现为：近曲肾小管上皮细胞的广泛损伤，小管上皮细胞浊肿、变性、脱落、坏死，甚至可见“裸膜”。疾病的早期细胞的坏死部位可见细胞的再生，组织损伤与细胞再生两者的轻重直接影响疾病的转归。本组大鼠复制后第 4 天，就出现尿的改变，见血尿、蛋白尿，第 7 天时损害进一步加重，同时出现尿溶菌酶、尿钠排量增加，血 BUN 和 Scr 也明显增加。第 14 天时各项检查指标有回落现象，但仍明显高于正常值；模型对照组死亡大鼠数及肾重 / 体重比值也明显高于正常组；肾脏病理改变以典型的肾小管损伤为主，近、远曲小管可见明显的细胞坏死，偶可见细胞坏死和再生同时存在。从本组结果分析可见，其模型复制符合药物急性肾损害的特征。

（2）蛹虫草提取物对庆大霉素急性肾损害大鼠肾脏的保护作用：在庆大霉素

急性肾损害模型中，蛹虫草水提（中、高）组及蛹虫草醇提（高）组治疗组大鼠尿溶菌酶、尿钠、肾重/体重比值明显减少；尿蛋白定量、血Scr上升水平明显降低，与模型组相比有显著差别 $P<0.05$，$P<0.01$；停止给药后第7天，治疗组的上述指标恢复的速度也较模型组快（$P<0.05$），肾脏病理学改变也明显减轻，肾小管上皮细胞的损伤程度减轻，再生修复能力明显增强，说明蛹虫草对庆大霉素肾毒性损害模型大鼠肾脏有明显的保护作用。本组实验中，蛹虫草水提组与醇提组比较，前者减轻肾脏损害的作用好于后者（7天时），尤其是Scr，两者比较 $P<0.05$，GH_2CI_2 提组无明显疗效；阳性对照药百令胶囊组对庆大霉素肾毒性损害有一定的疗效，与蛹虫草水、醇提（高剂量）组相比无显著差别 $P>0.05$。

（3）蛹虫草提取物对庆大霉素急性肾损害大鼠肾脏保护作用的可能机制

1）改善庆大霉素急性肾损害大鼠肾小球滤过功能：本组实验选择观察BUN和Scr的目的是为了了解庆大霉素急性肾损害（ART）后肾小球滤过功能的改变。结果表明，蛹虫草水、醇提取物可以显著减少Scr上升的幅度，加快Scr恢复正常的速度，说明对庆大霉素肾毒性急性肾损害确有治疗作用。本实验结果显示蛹虫草各提取液组未能明显降低BUN的水平，相反用药后BUN有升高的趋势，有的大鼠BUN水平高于模型组。分析此种现象，推测可能与两种机制相关。一种可能与大鼠机体分解代谢程度相关，另一种可能与蛹虫草本身含有氮质成分并加速机体代谢相关，两种因素皆可使BUN水平增加。

2）减少肾小管细胞损伤和改善肾小管重吸收功能障碍：本组实验结果显示，蛹虫草水、醇提取组的大鼠尿溶菌酶及尿钠排泄量明显减少，说明其能明显减轻庆大霉素所致肾损害的程度，保护肾小管转运功能，改善肾小管重吸收功能障碍。正常尿溶菌酶（LYS）含量极微，其酶从肾小球自由滤过时，几乎全部被肾小管重吸收。当急性肾小管-间质性损伤时，由于肾小管重吸收功能障碍，尿LYS明显升高。因此，LYS测定可较准确地反映近端肾小管的损伤及重吸收功能的缺陷。尿钠浓度可作为估计肾小管坏死程度的指标。尿钠排泄量多少取决于细胞外液量及肾小管重吸收的变化，在急性肾功能衰竭时，肾小管功能受损，不能很好地重吸收钠，故尿钠浓增高。

3）刺激肾小管细胞增殖和再生速度：蛹虫草水、醇提取液均可促进细胞的修复、再生，减少或抑制细胞的损伤，说明对庆大霉素肾毒性所致的急性肾损害有良好的保护作用，其中水提组减轻肾损害的作用强于醇提组，高剂量组强于中、低剂量组。急性肾功能衰竭（ARF）发生、发展和恢复的过程，从病理生理角度上分析，实际上就是肾小管细胞的损伤、坏死和修复、再生的过程，因此，急性肾功能衰竭的预后，很大程度取决于肾小管细胞的再生速度，蛹虫草水、醇提取液可刺激肾小管细胞增殖，这可能是防治庆大霉素急性肾毒性损害的重要机制。

蛹虫草化学成分十分复杂，其含量与冬虫夏草的含量相当。近年来的研究结果表明，蛹虫草含有多种氨基酸、腺嘌呤、核苷，这些成分有利于调节机体的新陈代谢，增加细胞的活力，促进 ATP 的合成，营养肾小管表皮细胞，加速小管损伤细胞的修复。

（4）关于蛹虫草不同提取法对疗效的影响：本实验中蛹虫草制剂应用了三种不同的提取方法，其目的是筛选与观察蛹虫草不同成分对实验疗效的影响。有助于寻找蛹虫草拮抗药物肾毒性及促进肾小管上皮修复的有效单体成分。由于不同提取液所含有的药物成分不同，对实验的结果也有不同。本组实验中蛹虫草水提取液的成分较复杂，含有多糖、多种氨基酸、微量元素等物质，其中虫草多糖是蛹虫草的重要生物物质之一，多糖类化合物也是生命物质基础的重要组成部分，广泛参与细胞的各种生命活动及生理过程的调节，能调节免疫细胞间信息的传递与感受、细胞的转化、分裂和再生等活动。对网状内皮系统及巨噬细胞有明显激活作用，能促进淋巴系统的转化，是一种国际医学界公认的机体免疫增强剂及调解剂。蛹虫草醇提液的成分主要是虫草素和其他核苷类，虫草素是一种核苷类抗生素，属嘌呤类生物碱。可以调控异常基因（癌细胞）的分裂，清除、识别和消灭非自身的大分子物，防止病毒颗粒、癌细胞在细胞内复制，提高自身稳定功能和监视、清除肿瘤细胞，从而达到调节免疫和抗肿瘤的作用。核苷类成分是蛹虫草最主要的活性物质之一，其中腺苷可以减少心肌酶漏出，维持细胞膜的完整性并降低冠状动脉阻力，对冠心病心肌缺血有较好的保护作用，同时有抑制血小板聚集，防止血栓形成及防治心律失常的作用。蛹虫草 GH_2CI_2 提取液的主要成分是粗脂肪、粗蛋白质。蛹虫草粗脂肪含量为 7.72%，粗蛋白质的含量为 68.29%，两倍于冬虫夏草（28.45%），而高蛋白质又是构成人体组织细胞及生命活动的物质基础。从三种结果提取液实验结果分析可见，蛹虫草水提取液组对庆大霉素诱导的急性肾小管损伤具有明显的保护作用，能降低 Scr，减少肾小管上皮细胞损伤，促进损伤小管细胞的修复、再生的疗效明显好于醇提取液，而 GH_2CI_2 提取液组疗效不显。分析蛹虫草 GH_2CI_2 提取液疗效欠佳的原因，可能与其溶水性差或其成分作用相关。由于蛹虫草水提取液的成分比较复杂，可能还含有多种氨基酸、腺嘌呤、核苷类及多种微量元素，有利于 ATP 的合成，其间何种成分起作用，尚待进一步研究。

（5）阳性对照药的选择：百令胶囊是由天然同种真菌经人工培养而成，已获国家一类新药证书。其多糖成分、虫草酸、多种氨基酸、D- 甘露醇、多种生物碱及麦角甾醇等有效物质与天然冬虫夏草含量相近。冬虫夏草是当前肾脏病领域应用较广的单味中草药，具有益肾补肺的功效，多项研究已证实其对庆大霉素肾毒性急性肾损害有明显的保护作用。虫草菌丝的制剂百令胶囊在临床上已广泛应用，实验及临床结果都证明它有改善肾脏功能的作用。本实验选用百令胶囊作为阳性对照药，既可以了解蛹虫草提取液对急性肾脏损伤有无保护作用，还可以与天然虫草菌丝制剂疗效进行比较与区别，作为粗筛，比选用冬虫夏草较为经济、方便。

第八节　防治慢性肾功能衰竭的中西医结合规范化治疗方案研究及其应用示范

江苏省科技厅 2003 年社会发展计划重大示范项目

确定慢性肾功能衰竭的早期诊断指标，建立中西医结合治疗慢性肾功能衰竭的适应证标准，明确中西药治疗的作用环节或效应指标，选定中西医结合治疗慢性肾功能衰竭的有效药物配方，优化药物治疗开始时间、类型与配伍，并在符合随机、双盲、重复原则的基础上，开展对照试验评价，受试药物应具有稳定、可控、重现性好的质量标准（受试药物的指纹图谱），同时，进行药品经济学的价格效益评估，并在至少 3 家以上医院参加的多中心进行临床验证试验，试验示范案例应有明确、量化、经济的疗效评价指标，对照组应具有医学统计学意义研究，提出中西医结合治疗 2 型糖尿病的规范化临床技术方案和服务流程以及临床医学指南与规范，并加以应用示范。

一、研究内容

（一）对该项目内容的全面理解及任务分解

1. 临床研究　针对慢性肾功能衰竭不同阶段，即代偿期、氮质血症期、衰竭期，通过随机、盲法、阳性药物对照（优效性检验），分别观察充分发挥中西医特长的治疗方案的有效性（近期疗效和远期疗效），并进行多中心验证。

2. 规范化管理　临床研究符合 GCP 要求，试验药物制备符合 GMP 要求。

3. 试验药物质量　中药复方保肾片、排尿毒片、肾衰保留灌肠囊方的原料药材质量必须符合国家标准。

（二）投标人尚需进行的研究内容

1. 确定慢性肾功能衰竭的早期诊断指标，建立中西医结合治疗慢性肾功能衰竭的适应证，建立并验证慢性肾功能衰竭的三个最基本证型（即正虚为主证、邪实为主证和虚实并重证）的辨证标准以及量化分级标准。

2. 提出慢性肾功能衰竭的中西医结合治疗总体方案，针对慢性肾功能衰竭各期（代偿期、氮质血症期、衰竭期）不同阶段、不同病理环节和临床表现，建立各期的中西医结合治疗方案；建立慢性肾功能衰竭中西药物结合治疗的疗效评价体系，采用随机、对照、盲法进行中西医结合治疗方案与西医方案比较研究。

3. 本方案在省内 4 家三级甲等医院的肾科进行多中心临床验证。

4. 按 GMP 规范和研究方案的规定进行中药复方保肾片、排尿毒片、肾衰保留灌肠囊组方的制备，并进行质量检测。

二、研究思路与技术路线

（一）研究思路

国内外、中西医肾病学界均认为慢性肾功能衰竭是不可逆的病理过程，如不采取干预措施最终会进行性发展到尿毒症阶段，因此必须进行透析或肾移植。本院肾病中心从 1954 年成立肾脏病研究组以来，多项中医中药防治慢性肾功能衰竭的研究结果表明，中医药（包括传统的辨证论治方法和现代中药新药的研制）可以稳定和部分逆转肾功能恶化。临床大量治验病例提示中医药对代偿期、氮质血症期、衰竭期具有独特的疗效和优势，中医药辨证论治可以稳定和延缓慢性肾功能衰竭的病程进展，尤其对于早中期疗效更加明显。现代医学的进步，使慢性肾衰的部分临床难点有了较大的治疗效果。如对于肾性贫血，随着促红细胞生成素的应用已得到了较大改善；对于肾性高血压，随着各种降压药的研制，特别是 ACEI 和 ARB 的使用已取得了较好的降压及肾保护作用。低蛋白饮食为主要内容的现代营养治疗也具有延缓肾衰进程意义，但对于 CRF 中晚期临床症状改善不佳。肾衰程度的加重仍是现代医学难以解决的问题。

针对以上中医和西医防治慢性肾功能衰竭的各自长处，采取相互结合，优势互补，吸收现代肾脏病学的成熟经验和循证医学的最新成果，结合中医中药防治慢性肾功能衰竭的经验和特色，充分发挥中医中药的长处和优势，即良好的改善症状、确切延缓肾衰进程、有效提高生存质量的特点，建立并验证慢性肾功能衰竭的三个最基本证型（即正虚为主证、邪实为主证和虚实并重证）的辨证标准，量化分级标准、诊断标准、中西医结合治疗方案以及疗效评价体系。采用随机，对照、盲法设计，通过多中心验证并建立中西医结合治疗慢性肾功能衰竭的规范化临床技术方案和规范化操作流程。为全省乃至全国的慢性肾功能衰竭防治提供规范化、标准化、高疗效、可供重复的治疗方案和示范文本，使我省在中西医结合治疗慢性肾功能衰竭方面的技术水平和治疗能力达到国内领先。

（二）技术路线

1. 研究技术路线

技术路线图如图 2-15。

2. 关键技术及其解决途径

（1）选择复方保肾片、排尿毒片、肾衰保留灌肠囊组方：总结归纳长期临床医疗经验，临床疗效确切、效应指标明确，其中保肾片正在进行国家二类新药二期临床试验，排尿毒片为多年临床协定方，肾衰保留灌肠囊为部级课题，已通过鉴定。在本项目投标前，项目负责人与主要研究者、名老中医多次讨论，确定处方。

（2）严格控制影响临床研究结果的因素：全面分析影响疾病疗效预后的重要非试验因素，严格限定纳入标准、排除标准、基础治疗、合并用药、观察指标、疗效判定等方面内容，保持抽样的同质性，对慢性肾功能衰竭代偿期、氮质血症期，衰竭期不同期即分层设计，减少对结果正确判断的影响，或进一步在各期数据统计分析时作协变量（协方关分析）或作分层因素（CMH 卡方）处理。

（3）临床研究的关键技术：包括临床研究方案及其研究者工作手册等相关文件的设计，随机化和方法设计与实施操作技术，西医对照设计的选定，医院制剂的管理，电子表格设计，试验项目管理与数据监察技术，临床研究数据处理技术，伦理审查技术，研究者和协作单位人员培训技术等。这些关键技术，我院肾病中心已有多次按 GCP 规范研究的经验，同时院内 GCP 研究基地已形成系列的管理规范与技术规程。

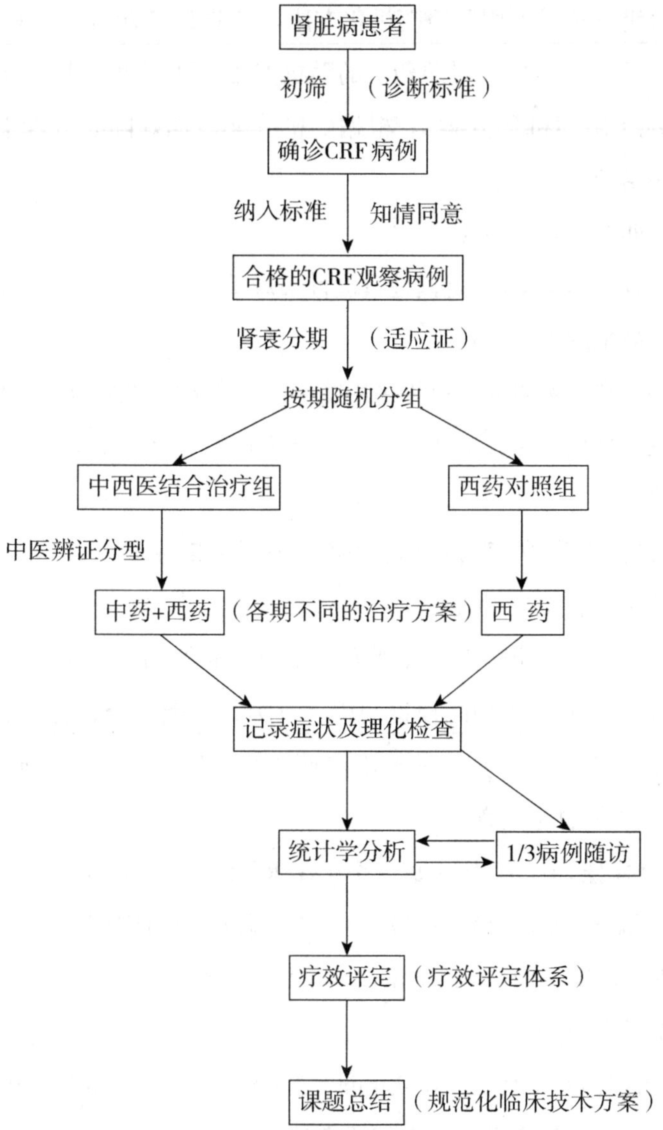

图 2-15　慢性肾功能衰竭中西医结合治疗研究路线图

（三）临床研究方案

1. 研究目的　以循证医学的结果作为西医对照组，评价中医药结合西医治疗慢性肾功能衰竭（CRF）代偿期、氮质血症期、衰竭期的有效性（近期疗效和远期疗效），建立中西医结合防治 CRF 的技术方案，并在 4 家单位进行多中心临床验证。

2. 研究方法　随机，单盲，对照，多中心，优效性检验设计。

（1）病例数：按 3∶1 对照原则，考虑不超过 15%的退出率，总例数确定为 480 例，治疗组 360 例，对照组 120 例。

（2）随机分组方法：采用区组随机化方法。借助 SAS 统计分析系统产生 480 例受试者所接受处理（试验药和对照药）的随机安排，即列出流水号为 001 ～ 480 所对应的治疗分配（附随机化方案）。根据随机分配表填好随机分配卡，然后密封，按合格患者顺序给予治疗。

（3）对照：西医药阳性对照。

（4）盲法设计：由于 CRF 是慢性进展性疑难重病，按照医学伦理不适宜采用安慰剂进行对照。故采用单盲设计。

（5）多中心：在 4 家研究单位均采用统一的研究方案和用药，研究前进行培训，建立标准化的操作规范，保证同质性。统计分析时要做同质性检验。

3. 病例选择

（1）慢性肾功能衰竭的病种选择、诊断标准及分期标准

慢性肾功能衰竭根据肾功能损害、有慢性肾脏疾病史，一般诊断并不困难。本研究病种为慢性原发性肾小球疾病发展为慢性肾功能衰竭的病例。

慢性肾功能衰竭根据肾功能损害的程度分为肾功能不全代偿期、氮质血症期、肾功能衰竭期、尿毒症期。其诊断标准参照中华肾脏病学会（详见《中华内科杂志》1993 年第 2 期）的讨论意见。

肾功能不全代偿期：肾小球滤过率（GFR）50 ～ 80mL/min，尿素氮（BUN）一般不升高，血肌酐（Scr）133 ～ 177μmol/L，患者无临床症状。

氮质血症期：GFR 20 ～ 50mL/min，Scr 178 ～ 442μmol/L，患者出现乏力、轻度贫血、食欲减退等全身症状。

肾功能衰竭期：GFR 10 ～ 20mL/min，Scr 443 ～ 707μmol/L，患者出现贫血、代谢性酸中毒、钙磷代谢紊乱、水电解质紊乱等。

尿毒症期：Scr 达 707μmol/L 以上，Ccr ＜ 10mL/min，酸中毒明显，全身各系统症状严重。

由于肾小球滤过率在临床上使用较少，常以内生肌酐清除率（Ccr）代替。Ccr 的计算方式如下：

Ccr =［尿肌酐（μmol/L）/ 血肌酐（μmol/L）］/ 每分钟尿量（mL/min），或者 Ccr =［（140- 年龄）× 体重（kg）］/[72 × 血肌酐（mg）]，如为女性则再乘以 0.85。

对于老年人和肌肉减少的病人，血肌酐水平偏低，应结合临床估计。估计方法参照 Hebert 意见。见表 2-31。

表 2-31 Hebert 意见

理想体重（kg）	血肌酐正常值（μmol/L）	血肌酐正常值（mg/dL）
＜55	53～88	0.6～1.0
55～80	77～106	0.8～1.2
＞80	88～124	1.0～1.4

（2）慢性肾功能衰竭中医三个基本证型诊断标准：根据慢性肾功能衰竭的病机，临床证型可以分为三个最基本证型，即正虚为主证、邪实为主证和虚实并重证。临床诊断标准如下。

正虚为主证：临床见到倦怠乏力、气短懒言、腰酸膝软、畏寒肢冷、腰部冷痛、口干咽燥、口淡不渴、五心烦热、头晕、大便不实、夜尿清长、舌质淡或干剥或瘦小、脉细小或细弱无力，无或见到少部分邪实症状。根据症状的轻重程度，分级评分。

邪实为主证：临床见到恶心、呕吐、肢体困重、食少纳呆、口干、口苦、脘腹胀满、口中黏腻、水肿、胸水、腹水、面色晦暗，腰痛、肌肤甲错、肢体麻木、舌苔厚腻、舌苔黄腻、舌质紫暗或有瘀点瘀斑、脉涩或细涩，无或见到少部分正虚症状。根据症状的轻重程度，分级评分。

虚实并重证：临床可以见到正虚症状，同时也见到邪实症状。根据症状的轻重程度，分级评分。

根据正虚邪实症状得分的多少，确定其所属证型。如果正虚症状积分超过邪实症状积分 1/2 或以上，则确定为正虚为主证。如果邪实症状积分超过正虚症状积分 1/2 或以上，则确定为邪实为主证。如果两者积分接近，差距不超过 1/2，则确定为正虚邪实并重证。

症状积分表见表 2-32、表 2-33。

表 2-32 慢性肾功能衰竭常见中医正虚症状项目表

症状	轻（2分）	中（4分）	重（6分）	得分
倦怠乏力	偶感疲乏，程度轻微，不耐劳力，可坚持轻体力劳动	一般活动即感乏力，间歇出现，勉强支持日常活动	休息亦感疲乏无力，持续出现，不能坚持日常活动	
气短懒言	气力不足，多语则觉疲乏	体虚气短，懒于言语	语声低微，断续，或无力言语	
腰酸膝软	晨起腰酸膝软，捶打可止	腰酸持续，膝软，下肢沉重	腰酸难忍，腰软不欲行走	
畏寒肢冷	手足有时怕冷，不影响衣着，遇风出现	经常四肢怕冷，比一般人明显，夜晚出现	全身明显怕冷，着衣较常人差一季节	

（续表）

症状	轻（2分）	中（4分）	重（6分）	得分
腰部冷痛	微感腰部冷痛	腰部冷痛明显，可以忍受	腰部冷痛难忍	
口干咽燥	咽喉微干，稍饮水即可缓解	咽喉干燥，饮水能解	咽喉干燥难忍，饮水也难缓解	
口淡不渴	轻微口淡，不口渴	口淡无味，不口渴	口淡不欲饮食，不口渴	
五心烦热	手足心发热，偶有心烦	手足心发热，欲露衣被外，时有心烦	手足心发烫，欲持冷物，终日心烦不宁	
头晕	头晕轻微，偶尔发生，不影响活动及工作	头晕较重，活动时出现，休息可安	头晕重，行走欲仆，终日心烦不宁	
大便不实	大便不成形，每日 1 次	大便不成形，每日 2 次	大便不成形，每日 3 次	
夜尿清长	夜尿量多色白，每夜 2 次	夜尿量多色白，每夜 3 ～ 4 次	夜尿量多色白，每夜 5 次以上	
苔脉部分				
舌苔	淡□　偏红□　红□		2分	
舌体形态	瘦□　裂纹□　胖□	齿痕□	2分	
舌苔	干□　少 / 无□　剥□		2分	
脉象	细□　弱□　沉细□	细数□	2分	
实验室检查（分别 3 分、6 分、9 分）				
血红蛋白（g/L）	110 ～ 90	90 ～ 60	＜ 60	
血清白蛋白（g/L）	35 ～ 30	30 ～ 25	＜ 25	

表 2–33　慢性肾功能衰竭常见中医邪实症状项目表

症状	轻（2分）	中（4分）	重（6分）	得分
恶心	每日泛恶 1 ～ 2 次	每日泛恶 3 ～ 4 次	频频泛恶，每日 4 次以上	
呕吐	每日呕吐 1 ～ 2 次	每日呕吐 3 ～ 4 次	频频泛恶，每日呕吐 4 次以上	
肢体困重	肢体有困重感，尚未影响活动	肢体沉重，活动费力	肢体沉重如裹，活动困难	
食少纳呆	食欲欠佳，口味不香，食量减少不超过 1/4	食欲不振，口味不香，食量减少 1/4 ～ 1/2	食欲甚差，无饥饿感，食量减少 1/2 以上	
水肿	晨起眼睑浮肿	眼睑及双下肢水肿	全身水肿	
胸水	B 超检查示少量胸水	B 超检查示中等量胸水	B 超检查示大量胸水	
腹水	B 超检查示少量腹水	B 超检查示中等量腹水	B 超检查示大量腹水	
面色晦暗	面色暗黄而少光泽	面色暗黄而无光泽	面色暗黑而无光泽	
肌肤甲错	肌肤局限性粗糙干燥失润	肌肤粗糙干燥，角化脱屑，基底潮红可融成片	肌肤广泛性粗糙干燥，角化，形如蛇皮	
肢体麻木	手足麻木	四肢麻木	全身麻木	
口干	夜间口干	口干少津	口干欲饮	
口苦	晨起口苦，或口中微苦	口苦，食不知味	口苦而涩	
脘腹胀满	脘腹稍胀，可以忍受，不影响饮食	脘腹胀满，空腹缓解，饮食减少	脘腹胀满，终日不解，难以忍受	
口中黏腻	口微黏腻，不影响食欲	口中，黏腻，食欲下降	口中黏腻难受，不欲饮食	
大便干结	大便干结，每日一行	大便秘结，每两日一行	大便秘结，数日一行	

（续表）

症状	轻（2分）	中（4分）	重（6分）	得分
苔脉部分				
舌苔	白腻□ 黄腻□	灰腻□ 焦黄□ 黄□	2分	
舌质或有	紫暗/青紫□ 瘀点□	瘀斑□	2分	
脉	涩□，细涩□，滑□		2分	
实验室检查（分别计3分、6分、9分）				
血尿素氮（mmol/L）	7.1～10.7	10.8～17.9	＞18	
血尿酸（μmol/L）	420～540	541～780	＞781	

（3）试验病例标准

1）纳入病例标准

①有慢性原发性肾小球疾病病史。

②基础病变已静止。如肾病综合征已经过正规的激素、免疫抑制剂等综合手段治疗。

③可逆转的并存病情已得到纠正或有效控制。如突然出现的严重高血压、刚进行过大手术、大出血、严重脱水和血容量不足、各种感染、尿路梗阻、应用激素、免疫抑制剂。

④ Ccr＞10mL/min，Scr：133～707μmol/L。

⑤年龄18～65岁。

凡符合上述各项标准者，即可纳入试验病例。

2）排除病例标准

①年龄在18岁以下或65岁以上。

②妊娠或哺乳期妇女。

③合并心血管、肺、肝、脑和造血系统等严重原发疾病，过敏体质者。

④无法合作者，如精神病患者。

⑤ Ccr＜10mL/min，Scr＞707μmol/L或＜133μmol/L的慢性肾功能衰竭患者。

⑥存在可逆转的并存病情尚得到纠正。如突然出现的严重高血压、刚进行过大手术、大出血、严重脱水和血容量不足、各种感染、酸中毒明显、电解质严重紊乱、尿路梗阻、应用激素、免疫抑制剂。明确诊断为继发性肾脏疾病者。

存在上述1项或1项以上排除内容的病例即不可纳入观察病例。

（4）总体操作流程：见治疗方案。

4. 治疗方案　治疗组采取中医药结合西药治疗方案进行治疗，对照组采取西医方案治疗，与治疗组的西医方案完全相同。

（1）中医药治疗

1）中药保肾片

①适应证：用于 CRF 各期中医辨证为正虚为主证及虚实并重证。正虚为主证指正虚症状积分超过邪实症状积分 1/2 或以上者。正虚邪实并重证指两者积分接近，差距不超过 1/2 者。

②组成及来源：保肾片主要由太子参、制首乌、菟丝子、怀牛膝、茯苓、泽泻等组成。由江苏省中医院制剂室提供，每片 0.3g。

③用法及功效：每次 4 ～ 6 片，每日 3 次。具有补益肾元、平补气血阴阳的功效，兼顾渗利泄浊、和络解毒。

2）排尿毒片

①适应证：用于 CRF 各期中医辨证为邪实为主证及虚实并重证。邪实为主证指邪实症状积分超过正虚症状积分 1/2 或以上者。正虚邪实并重证指两者积分接近，差距不超过 1/2 者。

②组成及来源：排尿毒片主要由枳实、槟榔、苍术、车前子、土茯苓、制大黄等组成。由江苏省中医院制剂室提供，每片 0.3g。

③用法及功效：每次 4 ～ 6 片，每日 3 次，具有化湿和络、导滞解毒、泄浊利水的功效。

3）中药肾衰保留灌肠囊

①适应证：用于 CRF 衰竭期正虚主证、邪实为主证，及虚实并重证。如果患者每日大便次数已达 2 ～ 3 次者，则禁用。

②组成及来源：由生大黄 20g，蒲公英 30g，生甘草 6g 等组成。由江苏省中医院制剂室制成颗粒剂，每包 20g。

③用法及功效：临用前用以 37℃温开水配成 200mL 溶液予以保留灌肠，保留 30 ～ 45min，每日 1 次，连用 5 天，休息 2 天后继灌 5 天为 1 个疗程，观察期内应用 2 个疗程。患者灌肠后大便次数以 2 ～ 3 次合适，如果超过 3 次，则生大黄用量减少为 10 ～ 15g。

4）中药针剂肾康静脉注射剂

适应证：用于 CRF 衰竭期。对本品过敏者禁用。

（2）西医治疗

1）维持水、电解质平衡

①水：患者无水肿、心力衰竭、高血压时，不必严格限水。如有出汗、发热、室温高等应适当增加进水量。如果尿量减少，水钠潴留，浮肿时，尤其是存在肺水肿、心力衰竭、稀释性低钠血症时，控制进水量。

②钠：轻度 CRF 或无水肿时，不需严格限钠。多数慢性肾衰病例，食盐应在 2 ～ 4g/d。维持血钠在正常范围内。

③钾：维持血钾在正常范围内。高血钾时，禁食含钾量高的食物和饮料，禁用含钾的药物。

2）纠正酸中毒：在低钠饮食的条件下，给予碳酸氢钠口服，严重者静脉补 5% 碳酸氢钠。

①营养治疗

A. 保证充足热量摄入：保证充足热量摄入是完成低蛋白饮食的基本前提和必要保证。热量一般为 30 ～ 40kcal/（kg· d）。热量除由蛋白质提供外，主要由碳水化合物（55%～ 60%）和脂肪提供。但脂肪宜少，尤其限制动物脂肪，烹调用植物油。

休息者 25 ～ 30kcal/（kg·d）；脑力劳动或轻体力活动者，则为 30 ～ 35kcal/（kg·d）；中等体力劳动者为 35 ～ 40kcal/（kg·d）；从事重体力活动者，则超过 40kcal/（kg·d）。

每日摄入热量根据患者的标准体重计算，标准体重（kg）＝身高（cm）-105。

B. 低蛋白饮食（LPD）或低蛋白饮食 + 酮酸疗法（LPD+a-KA）：慢性肾衰病人 LPD 疗法根据肾功能程度（Ccr、Scr、BUN），而以 Ccr 的程度为主要标准，选择蛋白质的摄入量（按标准体重计算）。见表 2-34。

表 2–34　慢性肾衰病人低蛋白饮食应用方法

Ccr（mL/min）	Scr μmol/L（mg/dL）	BUN mmol/L（mg/dL）	蛋白摄入量 g/（kg·d）
50 ～ 80	133 ～ 177（1.5 ～ 2.0）	＜ 10.7（30）	0.8 ～ 1.0
20 ～ 50	177 ～ 355（2.0 ～ 4.0）	10.7 ～ 17.9（30 ～ 50）	0.6 ～ 0.8
10 ～ 20	355 ～ 707（4.0 ～ 8.0）	17.9 ～ 35.7（50 ～ 100）	0.5 ～ 0.6

注意事项包括：

a. 要保证摄入的营养有 2/3 以上，即 65%～ 75% 是优质蛋白。优质蛋白即蛋白质所含必需氨基酸含量要高。推荐鸡蛋白（蛋清）、牛奶、淡水鱼、瘦肉（禽肉、牛肉、羊肉、猪肉），其中必需氨基酸含量在 40%～ 50%，属于优质蛋白。肉类可以水煮弃水食用，可减少磷和钾的摄入。

b. 限制植物蛋白的摄入比例。植物蛋白含量高的食物如谷类、硬果、杏仁类等。

c. 每天的优质蛋白食物要均匀分配到三餐中，不要集中在一顿吃，以利吸收利用。

d. 为了限制植物蛋白的摄入比例，可部分采用植物蛋白含量低而热量高的食品，如小麦淀粉、玉米淀粉、土豆淀粉。

e. 注意日常食物中，包括蔬菜、水果、面条、米饭、啤酒等均含有蛋白质，计算蛋白质摄入量时要考虑在内。

f. 由于其近年来临床和多数实验证实，大豆蛋白对慢性肾衰有降低血脂、延缓肾衰进程、降低肾小球负荷的作用。因此，大豆蛋白可以开禁，建议占全部蛋白质总量的10%～15%。

g. 如果血清白蛋白＜35g/L，转铁蛋白＜2g/L，则改用低蛋白饮食＋酮酸疗法（lp+a-KA），蛋白质0.5～0.6g/（kg·d）。a-KA即开同，每次4片，每日3次，用餐时服食。服开同时，可以不必强调患者高生物价蛋白质。有氨基酸代谢异常、高钙血症者禁用酮酸治疗。

C. 低磷、低钾：严格限制钾的摄入，如海带、紫菜、蘑菇、枣、土豆、香椿、马齿苋、扁豆、刀豆、莲子、瓜子、花生，以及西瓜、香蕉、菠萝、芒果、香瓜等水果，尤其注意果汁含钾量特别丰富。

须极低磷饮食，每天磷摄入量限制在600～800mg/d。禁食含磷丰富的食物，如鱿鱼、刀鱼、虾子、干贝、猪肉松、鸡蛋黄、蘑菇（干）、香菇、竹笋、紫菜、芝麻酱、茶叶及豆类、豆制品。另外食物用水煮，煮后弃去汤汁，可减少磷、钾的摄入。

D. 补钙：慢性肾衰病人血清钙低于正常，或有低钙症状者，须补充罗钙全0.25μg/d或者α-D_3 0.25μg/d。如果血钙＞2.63mmol/L时，停止补钙。

②控制血压：控制血压是延缓肾功能衰竭进展的一级推荐方案。推荐血压＜130/80mmHg。对于蛋白尿＞1g/24h者，应将血压维持在125/75mmHg，有助于控制蛋白尿；蛋白尿＜1g/24h者，应将血压维持在130/85mmg，有助于防止蛋白尿增多。通常要达到上述血压控制目标，往往需要2～4种降压药联合使用。强调个体化阶梯疗法。推荐方案如下：

A. 一级降压：根据血压情况，首先采用a或b，无效改为c，仍无效时采用二级降压措施。

a. 小剂量 ACEI（如贝那普利 5mg/d）加低盐饮食（钠< 2g/d，氯化钠< 5g/d）。

b. 中剂量 ACEI（为推荐剂量的 2 ～ 4 倍，如贝那普利 10 ～ 20mg/d）。

c. 中剂量 ACEI+ 低盐饮食 + 利尿剂（呋塞米）。

如对 ACEI 不耐受则改为 ARB（如缬沙坦 80 ～ 160mg/d）。

B. 二级降压

a. ACEI + 利尿剂 + 非二氢吡啶类钙拮抗剂（如地尔硫䓬、维拉帕米），血压难以控制时可使用二氢吡啶类钙拮抗剂（如硝苯地平、氨氯地平、非洛地平）。

b. ACEI + 利尿剂 +β 受体阻滞剂。

c. ACEI + 利尿剂 + 可乐定，适用于不能使用 β 受体阻滞剂者。

d. ACEI + 利尿剂 +α 受体阻滞剂，适用于前列腺肥大者。

如经上述处理血压仍达不到目标血压者，一要严密监测血压和服药情况，二要积极寻找引起血压升高的其他因素。如血压仍不能达标则采用三级降压措施。

C. 三级降压

a. ACEI + 利尿剂 + 二氢吡啶类钙抗剂 +β 受体阻滞剂。

b. ACEI + 利尿剂 +β 受体阻滞剂 +α 受体阻滞剂。

c. ACEI + 利尿剂 +β 受体阻滞剂 + 可乐定。

多项大型临床试验表明，ACEI 类药物是肾保护的首选药物，无论是对于糖尿病肾病，还是其他以蛋白尿为主要表现的肾病，都具有降低蛋白尿和延缓肾病进展的作用。使用 ACEI 开始时可能引起血肌酐可逆性增高、高血钾、咳嗽和过敏反应。对于孤立肾、脱水、肾动脉狭窄者禁用 ACEI 制剂。血肌酐> 300μmol/L 者，改以 ARB 制剂，如缬沙坦 80 ～ 160mg/d，或氯沙坦 50 ～ 100mg/d。

如果病例入选时已使用 2 ～ 4 种降压药物的，并且使用原则与上述方案相同，达到降压标准的，则不予调整药物；如果用药原则不符合，且达不到上述降压目标的则予调整。

③肾性贫血的治疗

A. 叶酸每次 5mg，每日 3 次。

B. 硫酸亚铁每次 0.15g，每日 2 次，饭后口服。

C. 重组人红细胞生成素（rhEPO），当红细胞压积（Hct）< 30%时，血红蛋白（Hb）< 90g/L，开始使用 EPO，开始剂量为 50 ～ 150U/kg，每周分 2 次皮下注射，一个月后调整剂量，如 Hb 上升> 25g/L，或 Hct 达 32%～ 35%时，则减少原剂量的 1/4 ～ 1/3，当 Hct > 35%时，则以每周 2000U 维持。

D. 如果 Hb＜60g/L，则应予以小剂量新鲜血间断输注，200mL，每周 1～2 次。

对照组：采取西医治疗方案治疗，完全与治疗组的西医方案相同。

5. 疗程　治疗组和对照组以 2 个月为 1 个疗程，对两组显效、有效和稳定的各 30 例病例进行远期 6 个月的随访，观察指标为症状、血肌酐、血肌酐倒数（1/Scr）、血常规、尿常规。

（1）慢性肾功能衰竭代偿期诊疗流程：见图 2-16。

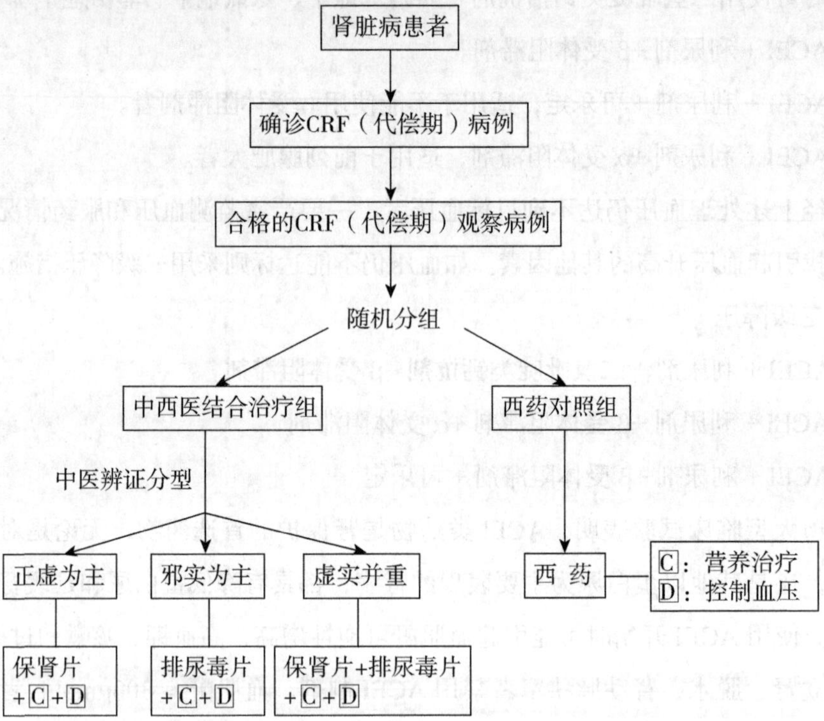

图 2-16　慢性肾功能衰竭代偿期诊疗流程图

中医辨证如以正虚为主证，予保肾片，每次 4 片，每日 3 次，如果正虚症状积分超过 20 分，可每次 5 片；超过 30 分，可每次 6 片。如以邪实为主证，予排尿毒片，每次 4 片，每日 3 次，如果邪实症状积分超过 20 分，可每次 5 片；超过 30 分，可每次 6 片。如虚实并重，予保肾片和排尿毒片，每次各 4 片，每日 3 次，如果邪实、正虚症状积分均超过 30 分，则均服 5 片。

营养治疗，补充蛋白质 0.8～1.0g/(kg·d)。控制血压，予洛汀新，先予 5mg/d，如果患者能耐受，3 天后可加量到 10mg/d。

（2）慢性肾功能衰竭氮质血症期诊疗流程：见图 2-17。

中医辨证如以正虚为主证，予保肾片，每次 5 片，每日 3 次，如果正虚症状积分分超过 30 分，每次 6 片。如以邪实为主证，予排尿毒片，每次 5 片，每日 3 次，如果邪实症状积分超过 30 分，每次 6 片。如虚实并重，予保肾片和排尿毒片，每次各 5 片，每日 3 次，如果邪实、正虚症状积分均超过 30 分，则均服 6 片。

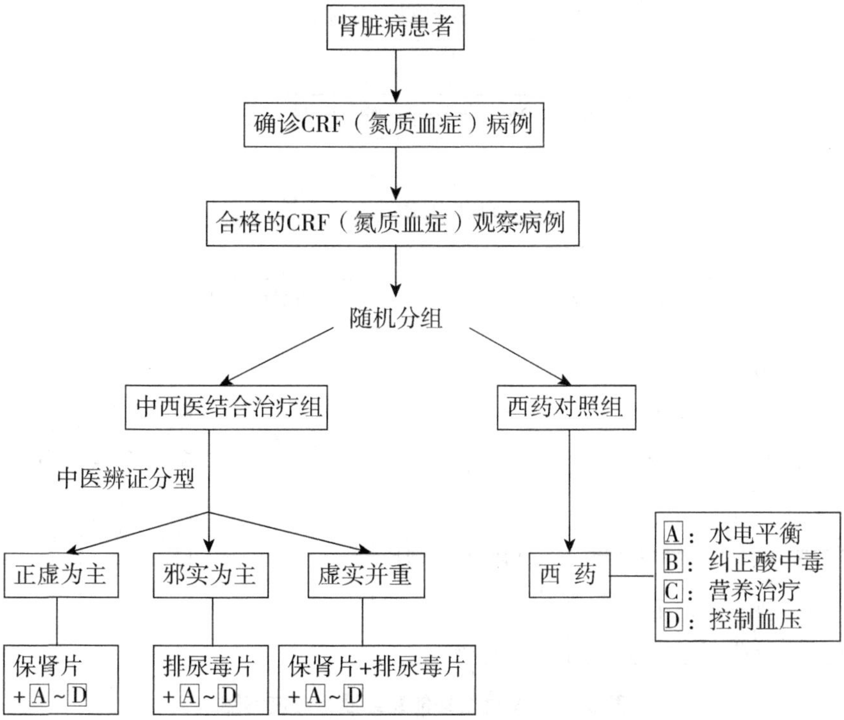

图 2–17　慢性肾功能衰竭氮质血症期诊疗流程图

维持水电平衡，方法如前文。纠正酸中毒，常规服用碳酸氢钠片，如酸中毒明显应静脉滴注碳酸氢钠。营养治疗，补充蛋白质 0.6 ～ 0.8g/（kg· d）控制血压。予洛汀新，先予 10mg/d。如果对洛汀新不耐受，咳嗽严重，则改为缬沙坦 80mg/d，无效则逐渐转为二级或三级降压措施。

（3）慢性肾功能衰竭期诊疗流程：见图 2-18。

中医辨证如以正虚为主证，予保肾片，每次 6 片，每日 3 次。如以邪实为主证，予排尿毒片，每次 6 片，每日 3 次。如虚实并重，予保肾片和排尿毒片，每次各 6 片，每日 3 次。中药灌肠及中药静滴，如前法。维持水电平衡，如前法。纠正酸中毒，常规服用碳酸氢钠片。如酸中毒明显应静脉滴注碳酸氢钠。营养治疗，补充蛋白质 0.5 ～ 0.6g/（kg· d）。或采取低蛋白加酮酸疗法，a-KA 每次 4 片，每日 3 次，用餐时服食，服用时可以不必强调患者高生物价蛋白质。控制血压、衰竭期不采用 ACEI，予以缬沙坦 80mg/d，如果单用缬沙坦无法控制血压则逐渐转为二级或三级降压措施。改善贫血，方案如前法。

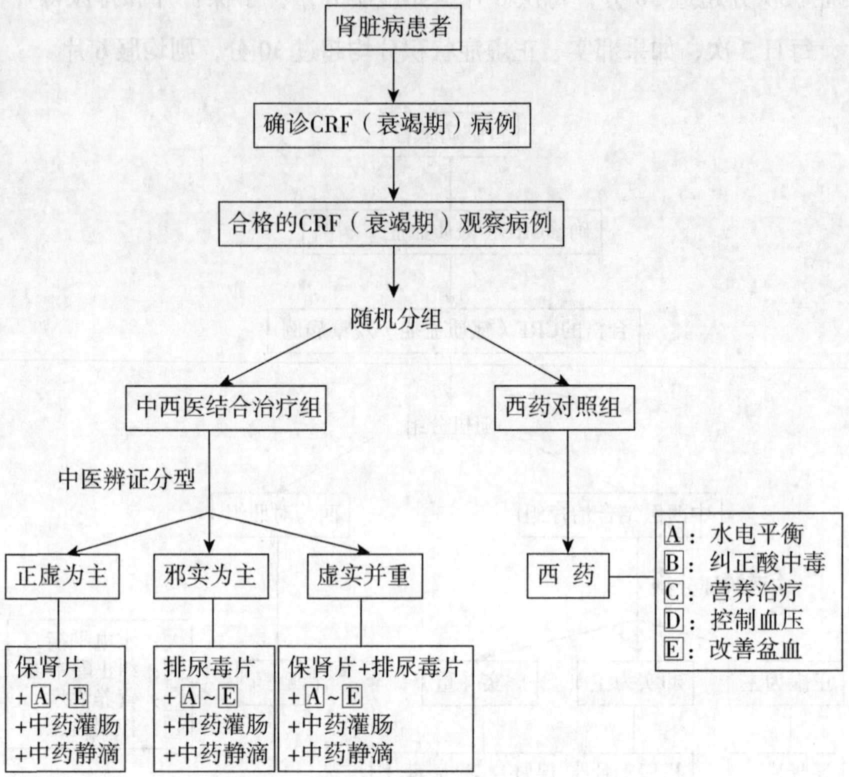

图 2-18　慢性肾功能衰竭期诊疗流程图

6. 观察指标

（1）安全性观察

1）一般体格检查项目：体温、心率、呼吸、血压、身高、体重以及心、肝、脾、肺、肾体检。

2）血、尿、便常规化验。

3）心、肝功能检查。

（2）疗效性观察

1）详细了解病史（发病时间、发病原因及治疗经过等），并观察主要临床症状、体征及脉、舌的变化。

2）血、尿常规，24h 尿蛋白定量及血压。

3）肾功能检查包括血肌酐、血尿素氮、内生肌酐清除率等。

4）血生化检查包括血浆白蛋白、电解质。

（3）其他研究性观察

1）慢性肾功能衰竭代偿期、氮质血症期、衰竭期各证型正虚证与红细胞、血红蛋白、血清白蛋白的关系；邪实证与血尿素氮、血清肌酐、血尿酸的关系。

2）慢性肾功能衰竭代偿期、氮质血症期、衰竭期疾病轻重程度、血肌酐与B超肾脏大小、结构关联。

3）慢性肾功能衰竭代偿期、氮质血症期、衰竭期各证型疗效结果的相关因素分析。

4）进一步研究慢性肾功能衰竭代偿期、氮质血症期、衰竭期各证型的病理基础。

（4）观测时点：主要症状体征在初诊日及第15、30、45、60天进行观测，随访6个月期间每个月的第1天及最后结束日进行观测。实验室指标方面，初诊日及60天结束时进行检测。随访6个月期间则每个月检测尿常规、血常规、肾功能（血肌酐、尿素氮、血尿酸）、二氧化碳结合力、血清白蛋白和总蛋白，6个月时检测双肾B超。疗效标准参照2002年版《中药新药临床研究指导原则》慢性肾功能衰竭的疗效标准。

1）疾病疗效标准

①显效

A. 临床症状积分减少≥ 60%。

B. 内生肌酐清除率增加≥ 20%。

C. 血肌酐降低≥ 20%。

以上A项必备，B、C具备1项，即可判定。

②有效

A. 临床症状积分减少≥ 30%。

B. 内生肌酐清除率增加≥ 10%。

C. 血肌酐降低≥ 10%。

D. 治疗前后以血肌酐的对数或倒数，用直线回归方程分析，其斜率有明显意义者。

以上A项必备，B、C、D具备1项，即可判定。

③稳定

A. 临床症状有所改善，积分减少＜ 30%。

B. 内生肌酐清除率无降低，或增加＜ 10%。

C. 血肌酐无增加，或降低＜ 10%。

以上A项必备，B、C具备1项，即可判定。

④无效

A. 临床症状无改善或加重。

B. 内生肌酐清除率降低。

C. 血肌酐增加。

以上A项必备，B、C具备1项，即可判定。

2）中医证候疗效标准

①临床痊愈：中医临床症状与体征消失或基本消失，证候积分减少≥95%

②显效：中医临床症状与体征消失明显改善，证候积分减少≥70%。

③有效：中医临床症状与体征均有好转，证候积分减少≥30%。

④无效：中医临床症状与体征无明显改善，其或加重，证候积分减少不足30%。

注：计算公式（尼莫地平法）如下。

$$症状积分减少率=\frac{（治疗前总积分一治疗后总积分）}{治疗前总积分}\times 100\%$$

3）主要症状和疗效评价：主要对倦怠乏力、腰膝酸软、食少纳呆、恶心呕吐的疗效分析。

①临床痊愈：治疗后症状消失。

②显效：治疗后症状轻重分级下降2级，即由重度到轻度。

③有效：治疗后症状轻重分级下降1级，即由重度到中度，或由中度到轻度。

④无效：治疗前后无变化。

4）主要检测指标的疗效评价：主要对血肌酐、血红蛋白、血清白蛋白的疗效分析。

①临床痊愈：治疗后指标恢复正常。

②显效：治疗后指标轻重分级下降2级，即由重度到轻度。

③有效：治疗后指标轻重分级下降1级，即由重度到中度，或由中度到轻度。

④无效：治疗前后指标无变化或恶化。

5）远期疗效评价

①有效：治疗前后以血肌酐的对数或倒数，用直线回归方程分析，其斜率有明显意义者。

②无效：治疗前后以血肌酐的对数或倒数，用直线回归方程分析，其斜率无明

显意义者。

6）安全性评价标准

1 级：安全，无任何不良反应。

2 级：比较安全，如有不良反应，不需做任何处理可继续给药。

3 级：有安全性问题，有中等程度的不良反应，做处理后可继续给药。

4 级：因不良反应中止试验。

7）不良反应的记录和处理方法：在观察疗效的同时，密切注意不良反应（包括症状、体征、实验室检查），分析原因，作出判断，并追踪观察和记录，统计不良反应发生率。

对于试验期间出现的不良反应，应将其症状、程度、持续时间、处理措施、经过等如实记录于病例报告表，并判断不良反应与药物因果关系，由研究者详细记录，签名并注明日期。

发现不良反应时，观察医师可根据病情决定是否中止观察，对因不良反应而停药的病例进行追踪调查，详细记录处理经过及结果，及时与课题负责人联系。

8）质量控制方法

①药品质量控制：采用集中统一批次采购，以保证药品质量的统一。

②临床试验质量控制

A. 参加观察收集临床资料的人员应有较高的专业知识和技能，并相对固定。

B. 通过临床试验前培训使研究人员对临床试验方案及其各指标具体内涵充分理解和认识。对于自觉症状的描述应客观，切勿诱导，对于所规定的客观指标，应当按方案规定的时点和方法进行检查（试验前后 7 天内）。应注意观察不良反应或未预料到的副作用，追踪观察病例。报告表不能空项不填，不能任意涂改。

C. 受试者依从性措施

a. 住院病人：每次用药由护士遵医嘱执行。

b. 门诊病人：要做好受试者的工作，使其理解试验的意义，确保按时按量服药。

③实验室质控：要建立实验观测指标的标准操作规程，确保试验检测数据真实可靠。

④临床试验记录要求

A. 全部病例均按以上方案观察，认真填写病例观察表。

B. 认真记录患者的用药情况，应对全部使用、有时漏用、有一半以上未用及全部未用必要的说明。

C. 病例观察表一律使用钢笔或签字笔填写。

⑤数据管理及统计质量控制

A. 随机盲法：采用 SAS 软件包，应用 ploc plan 程序，选择合适的种子数 seed 分层分段模拟产生随机数字，随机数的产生程序作为盲底保留。

B. 对显著偏离或在临床可接受范围以外的数据须加以核实，由研究者进行必要的说明。各检测项目必须注明所采用的计量单位。

C. 病例观察表验收：要严格按方案进行临床试验工作，验收病例观察表不得少项、漏项，并填报汇总软盘以便统计。

D. 对于未按规定用药，无法判断疗效，或资料不全等影响疗效或安全判断者，予以剔除，剔除病例观察表应详细说明理由。剔除病例不超过总病例数的 5%。

E. 资料的统计处理：等级资料用 Ridit 检验，计数资料用卡方检验，计量资料用 t 检验和方差分析。

第三章 专著撷选

我行医50年专攻的是中医中药诊治慢性肾脏病（CKD）这一组常见慢性病。据2020年*Lancet*杂志发表，到2017年中国CKD患病人数已达1.32亿，严重危害了人们的健康。如何有效延缓CKD疾病进展，提高患者生活质量是亟须解决的重大问题，将邹氏肾科医术治肾精华通过著作介绍给中医肾病工作者也是我努力所做的一部分工作。2001年我作为国家中医药管理局全国中医肾病医疗中心协作组组长和上海中医药大学附属龙华医院肾脏科主任陈以平教授、江苏省中医院全国中医肾病医疗中心学术带头人邹燕勤教授三人作为主编，联合其他7家全国中医肾病医疗中心的著名专家和部分国内对某个肾病领域研究及某个专病研究有很深造诣的中医、西医著名专家共同编写了《现代中医肾脏病学》专著，全书共1732千字，所收资料涵盖了中医、中西医结合医疗、教学、科研的最新成果，体现了中医肾病21世纪初的领先水平。2002年底该书统稿时适逢传染性非典型肺炎（SARS）流行爆发，一边抗疫，一边静下心来将该书从头到尾全部自己进行了审核修改，于2003年6月由人民卫生出版社出版，为从事中医、中西医结合肾病医疗、教学及科研的工作人员提供了一部非常有价值的参考书。相隔近十年后，中国中医药出版社华中健主任交给了我们撰写《邹云翔实用中医肾病学》的任务。尽管我们这些年撰写了多部有关邹云翔医案、学术思想的研究专著，但接受此任务既是机会又担负更重大的压力与责任。如何全面系统、真实、毫无保留地将邹老治疗肾病的经验进行总结，并为今后进一步发掘和提高中医药治疗肾病疗效铺好平台，让读者能学到邹老真正的经验，让学者在临床运用邹老的经验方或结合自己的心得体会辨证加减看好肾病，真正造福于广大肾脏病患者，这是作为主编的我最感压力、最关注的问题，也是最想实现的目标。书中重点介绍了邹老的临床经验，集中记录了诊查辨证心得体会、处方用药技巧，其中临证经验部分是该书的精华，皆为国医大师邹燕勤教授和我亲身临床实践所得，并毫无保留地介绍了邹氏三代专家（邹云翔、邹燕勤、王钢）诊治该疾病的基本治疗大法、经验方药、临证加减，这部分内容可供中医、中西医结合肾病医师参考使用，或结合读者自己的经验辨证加减组合使用。在医案部分，一方面使用邹老以前发表及出版的专著中的医案，包括邹老保存的诊治病人的答复书信，以及本人博士生阶段跟随邹老抄方的笔记；另一方面选用了邹燕勤教授和我的临证治验医案，邹云翔教授当年查房诊查辨证论治的心得体会、处方用药配伍技巧和加减要诀，并在医案结尾部分通过“按语”进行详细归纳分析，力争写出最好的《邹云翔实用中医肾病学》，该书2013年6月由中国中医药出版社出版，共1455千字，出版后已多次重印，读者反响很好。2018年国医大师邹燕勤教授将她珍藏的其父亲邹云翔教授50年手抄的金陵名医张简斋孤本医案十二册625个，正式出版献给大家，由于手抄本加上原始医案未加注释，给读者的阅读带来了影响，在邹燕勤教授的带领下，集中邹氏肾科团队部分优秀骨干，历时三年撰写了《邹云翔手录孤本金陵名医张简斋医案赏析》，由中国中医药出版社出版。我从医50年，主编出版专著20余部，借此文集，将我作为主编投入很大精力，且自我感觉比较优秀、值得赏析的专著精华撷选一二以做介绍。

第一节 《现代中医肾脏病学》选摘

一、雷公藤的药理作用及治疗肾脏疾病的研究进展

雷公藤 *Tripterygium wilfordii* Hook. f. 泛指卫矛科雷公藤属木质藤本植物，产于中国南部，活性成分主要在根部，作为杀虫剂使用已有近2000年的历史。我国共有三个品种，即雷公藤、昆明山海棠和东北雷公藤。至今，已从雷公藤属植物分离得近70种成分，主要有生物碱类、二萜类、三萜类、倍半萜类及糖类。从雷公藤总苷中分离出8个组分，又从中分离到5个单体，其中T_4效价最高。现有的提取物中，雷公藤多苷（T_{II}）含有较少的二萜类及生物碱，在保留疗效的同时，较少毒副作用。由于近年发现雷公藤具有抗炎和免疫抑制作用，已应用于多种自身免疫系统疾病的治疗，除了应用于原发性和多种继发性肾病综合征、肾炎，还用于类风湿关节炎、强直性脊柱炎、系统性红斑狼疮、血管炎，以及银屑病等多种皮肤病。

（一）雷公藤药理作用研究进展

1. 免疫调节　传统认为雷公藤是一种免疫抑制剂，大多数学者认为雷公藤能抑制细胞免疫和体液免疫的异常亢进，影响反馈机制，从而对免疫系统起调节作用。实验研究肯定雷公藤对刀豆蛋白A（Con A）诱导的T细胞增殖反应有明显抑制作用，强烈抑制T细胞产生IL-2及IL-2的活性，对T细胞表达的IL-2受体无影响，T_{II}对有丝分裂原诱发的RNA和DNA的合成均有抑制作用，其阻碍了有丝分裂原诱发静息T细胞进入细胞周期的过程，抑制了IL-2 mRNA的表达，即IL-2基因的转录，抑制部位可能在第一信使基因段的远侧点。关于雷公藤对体液免疫影响的认

识不甚一致。有实验证实雷公藤多苷抑制抗原诱发的人类外周血中 B 细胞增殖，以及 B 细胞的产物免疫球蛋白。也有实验表明雷公藤多苷能明显抑制胸腺依赖性抗原诱发的抗体反应，但不能抑制非胸腺依赖性抗原诱发的抗体反应，认为雷公藤对体液免疫的抑制可能是通过抑制辅助 T 细胞功能而间接体现的。骆丹等研究表明，许多皮肤病表现为自然杀伤细胞毒性低下，T_4 对该细胞活性有双向调节作用，即小剂量（体外为 0.01μg/mL，体内为 60μg/kg）增加细胞毒百分比；较大剂量（体外为 0.1 ～ 10μg/mL，体内大于 60μg/kg）抑制细胞毒百分比，且剂量越大，抑制效应越强，抑制作用不因增加效应细胞浓度而恢复。大剂量 T_4 与强的松作用相似，推测两者可能有类似的作用机理。

此外，有报道从雷公藤中分离出抗艾滋病毒活性成分——萨拉子酸（salaspermic acid），它能抑制在 H_9 淋巴细胞中的 HIV-1 复制和 HIV-1 重组逆转录酶协同逆转录酶活性。

2. 抗炎作用　雷公藤不仅阻断了免疫病理环节及其引起的炎症反应，而且对炎症本身也有直接对抗作用。对炎症血管通透性增加、炎症细胞的趋化、前列腺素（PGE_2）和其他炎症介质的产生和释放、血小板聚集及炎症后期的纤维增生等都有明显的抑制作用，即有盐皮质激素样作用。类风湿关节炎患者尿 17- 羟类固醇比正常人显著为低，但经雷公藤治疗一个月后，数值恢复正常，说明雷公藤有增强肾上腺皮质功能的作用。有实验表明，雷公藤醋酸乙酯提取物也有促进肾上腺合成皮质激素的作用，但雷公藤本身无糖皮质激素样作用。

3. 抗生育作用　雷公藤对男性生殖系统的影响既往被作为毒副作用来认识，但近年来，将雷公藤作为生育调节剂及雄性抗生育药进行系统研究，并列入我国计划生育科研重点项目之一。

雷公藤的抗生育活性与免疫抑制活性是不可分的，在构效关系上有密切的平行关系，且有迹象提示两类活性在作用原理上有内在联系。叶惟三、陈利群等的研究发现，相对高的抗生育活性在抗炎免疫治疗时表现为生殖毒性，但尚未发现致畸作用及其对子代生长、发育或运动反射有明显影响，提示雷公藤的抗生育作用主要以附睾腔内黏子为目标，在精子细胞阶段，干扰其圆形向镰刀形转变，而非作用于精原细胞遗传基因。丁菊红、卢清显、叶惟三等发现，T_4 与棉酚抗生育作用环节不尽相同，但由于其对睾丸曲精细管的影响远小于棉酚，无显著抑嗜银蛋白质合成的作用，对内脏影响小，不像棉酚有低血钾及给药后精子产生不可恢复现象，也不会引起动物体重增加减缓、皮毛变黄、精神萎靡等不良反应，可能成为理想的雄性抗生育药。

女性服用雷公藤出现的闭经与下丘脑—垂体—卵巢轴的功能状态有关。闭经发生率及持续时间与用药剂量成正比。致闭经作用的部位在卵巢，对卵巢的影响可以是细胞毒作用，也不排除对子宫内膜的直接作用。

4. 抗肿瘤作用　雷公藤甲素、乙素和内酯酮均有抗癌作用。魏一生等观察了雷公藤甲素对乳癌和胃癌的胞系集落形成的抑制作用，体外实验证实，雷公藤的抗肿瘤作用在于其烷化作用抑制了 DNA 的合成，同时也能调节抗体的免疫功能。此外，雷公藤可能也有较明显的抗白血病作用，但有动物实验报道雷公藤提取物的抗肿瘤剂量可致动物死亡。

5. 抗排异反应　动物实验发现，雷公藤多苷能延长小鼠移植皮肤、心脏和角膜的存活时间。张治国等以雷公藤醋酸乙酯的提取物与环孢素 A（CsA）及强的松联合用于肾移植，免疫抑制作用优于相应的硫唑嘌呤联合用药组，不良反应较硫唑嘌呤轻，出现感染的人次亦少。雷公藤与 CsA 作用相似，可抑制 T 细胞活性和 IL-2 基因转录，但任何一种雷公藤的提取物与 CsA 或 FK-506 都没有结构上的共同点。其次，雷公藤对 B 细胞和 T 细胞同样敏感，而 CsA 对 B 细胞无直接作用。动物实验发现，雷公藤与小剂量 CsA 合用效果比单用大剂量 CsA 好，有协同或相加抗排异作用，可减少 CsA 用量，雷公藤单独使用亦有抗慢性排异作用。对接受胰岛移植治疗 I 型糖尿病患者使用雷公藤多苷，发现可抑制免疫排斥，延长移植物存活时间，减少胰岛素用量。

（二）雷公藤治疗肾脏疾病研究进展

临床已显示，雷公藤及其制剂对多种原发和继发性肾炎、肾病综合征、IgA 肾病及难治性肾病具有良好效果，药理研究发现该药对柔红霉素肾炎、马杉肾炎、牛血清白蛋白肾炎、家兔实验性肾小球肾炎等均有明显治疗作用。雷公藤治疗肾脏病的机理与调节免疫、抗炎作用相关，对肾脏的直接作用主要有下列几方面。

1. 对电荷屏障的影响　多聚阴离子是肾小球上皮细胞及内皮细胞表面的一层带阴电荷的涎糖蛋白，是构成电荷屏障的主要成分之一，多聚阴离子丢失通常比蛋白尿发生早。赵景宁、王海燕等的实验提示，雷公藤通过保护和修复阿霉素肾病大鼠肾小球基底膜涎蛋白，抑制多聚阴离子的丢失，使肾小球基底膜的电荷屏障完整性得以维持，从而降低尿蛋白排泄。

2. 对机械屏障的影响　有文献报道雷公藤多苷对阿霉素肾病大鼠由基底膜和上皮细胞裂隙膜组成的“机械屏障”未见明显影响，但王海燕认为雷公藤多苷或能具有增加肾性蛋白尿患者尿蛋白的选择性，降低尿 IgG 排泄率，改善蛋白尿患者的机械屏障损伤。

3. 对单个核细胞凋亡的诱导作用　雷公藤对肾脏病的治疗作用与其调节细胞免疫或体液免疫作用有关。近年来，杨俊伟等的研究证实，雷公藤能诱导体外培养的活化的 T 细胞凋亡；董兴刚等的实验也表明，雷公藤多苷能诱导肾性蛋白尿患者外周单个核细胞凋亡，该作用是其免疫抑制作用机理之一。因为多数肾小球肾炎为免疫介导性炎症，单个核细胞既是免疫调节细胞，又是炎症效应细胞。

4. 其他　陈香梅在大鼠被动性 Heymann 肾炎模型中发现，雷公藤多苷能抑制自身时相抗体的产生，干扰和去除肾小球上皮细胞基底膜及连接处沉积物的沉积，从而减轻尿蛋白排泄。此外，李羚林等还发现雷公藤能增加红细胞和肾组织的 SOD，降低 LPO，清除氧自由基，进而修复肾小球滤过膜。

（三）雷公藤的不良反应

雷公藤常见的不良反应有胃肠道反应，白细胞及血小板减少，月经失调或闭经，精子活动降低和计数减少，面部色素沉着和肝损害等。实验研究发现，雷公藤中二萜成分是其主要毒性产物，且毒性最大，其次是三萜，生物碱毒性较小，二萜类主要损害心脏、肝脏、骨髓、胃肠道与生殖系统。王淑芬等对雷公藤肾毒性进行了临床研究，3 例患者 4 次在使用雷公藤治疗后的肾穿刺活检病理均显示存在较严重的间质、小管病变，光镜下可见小管、间质具有明显炎性细胞浸润，小管上皮明显变性、坏死及萎缩，可能雷公藤肾毒性主要在小管、间质。

临床报告雷公藤及雷公藤制剂用于肾脏病治疗的剂量各不相同，但由于雷公藤调节免疫作用与其毒性作用相关，故在使用时应注意其毒性作用。使用时应注意掌握剂量、剂型和用法，从小剂量开始，尽量使用雷公藤提取物，如雷公藤多苷片等有利于保证剂量稳定。对未经处理的生药应去净根皮，文火煎煮 3h 以上，以减轻毒性。用药期间要注意监测血、尿常规，肝、肾功能，发现不良反应应及时采取对症处理及减药，严重不良反应则须立即停药。

二、大黄的药理作用及治疗肾脏病的研究进展

大黄又名将军、锦纹大黄、川军，始载于《神农本草经》，其味苦、性寒，归胃、大肠、脾、肝经，走气分兼入血分，具有攻下导滞、泻火解毒、祛瘀止血等功效。其主要成分为蒽醌及其衍生物、蒽酮及其苷、萘苷、芪苷、鞣质、苯丁酮、色

原酮类等，目前已分离出化合物 150 种，经对其中 1/5 的化合物进行生物活性试验，证明它们具有泻下、抗菌、抗肿瘤、消炎镇痛、降压、排毒、减肥降脂及治疗肾功能不全、精神病、胰腺炎、肝胆疾病等生物效应。近 40 年来，对大黄的研究和临床应用已较传统意义上有了巨大的拓展。

（一）大黄的药理作用研究进展

1. 对消化系统的作用

（1）泻下作用：临床及实验研究证明，大黄具有明显的泻下作用，其泻下作用强弱与煎煮时间、加热温度及酸碱度有关，具有晚间泻下作用较白天强的特点。目前已证实具有泻下作用的大黄活性成分有 20 种，都是蒽醌类化合物，包括番泻苷、大黄酸苷、游离蒽醌等。其中以番泻苷作用最强。其作用机理：①动物实验表明，大黄泻下作用的主要部位在结肠，通过肠管中 M 受体发挥其泻下作用，而对空肠的电活动几乎无影响，有类似乙酰胆碱样作用，其作用可被阿托品所对抗。②通过抑制 ATP 酶活性，抑制 Na^+、K^+ 从肠腔转运至细胞，从而使水分滞留在肠腔而促进排便。③大黄的泻下作用与肠道细菌有关。在肠道细菌的作用下，产生具有明显泻下作用的成分。动物试验证明，大黄的细菌代谢还原产物大黄酸蒽酮 -8- 葡萄糖苷（8-CRA）及其分解产物大黄酸蒽酮，是在体内真正起泻下作用的物质。④大黄的泻下作用可能还与大黄原型成分及代谢产物刺激相关神经丛而使肠运动亢进有关。

（2）对胃肠活动的影响：实验研究表明，大黄可使胃电图波幅显著增加，胃电节律趋于规整，但频率无明显变化。小剂量可促进胃蠕动，大剂量对胃蠕动起抑制作用，对十二指肠起抑制作用，正常人的小肠受大黄作用后蠕动加强，结肠呈明显的兴奋状态，可使结肠平滑肌收缩明显增强，且使肠管内水分增加，其作用类似乙酰胆碱，可被阿托品所抑制。另外，鞣质对肠电活动可能有抑制作用。

（3）护胃黏膜和抗胃黏膜损伤的作用：①实验表明大黄治疗大鼠胃溃疡效果明显，表现为溃疡面缩小，与自然恢复组、雷尼替丁组有显著差异。②可抑制胃排空并显著增加胃壁黏液量，加强胃黏液屏障，有效地阻止胃中氢离子的反向扩散，防止胃液消化黏膜自身，因而可预防乙醇及吲哚美辛（消炎痛）对大鼠的胃黏膜损伤。③提高胃黏膜前列腺素 E_2（PGE_2）含量，明显减弱吲哚美辛对胃黏膜 PGE_2 合成的抑制作用，形成对胃黏膜的保护。④增加胃黏膜的血流量，改善局部微循环，有利于组织恢复。⑤通过调节大鼠中枢内 5-HT 系统和 NE 系统来调节胃液分泌，而起到对胃黏膜的保护作用。⑥酒炖大黄对大鼠应激性溃疡的调节，是通过对其自主神经功能紊乱的纠正来实现的，可使 cAMP 下降，cGMP 上升，使 cAMP/cGMP 显著降低乃至正常，从而达到对胃溃疡的预防和治疗。

大黄保护胃肠屏障的机制可能为：①降低血液黏度，通过对 TXA_2 和 $PGF_{1\alpha}$ 的影响，防止血小板聚集和血栓形成，防止小血管痉挛等作用，起到增加肠黏膜的局部血流量，防止细菌移位发生，达到保护胃肠屏障的作用。②促使神经降压肽升高，抑制胃酸和胰液分泌，增加胃肠运动及结肠的收缩性，增加肠道血流量及毛细血管的通透性，增加胃肠道营养，保护胃黏膜屏障。③提高生长抑素（SS）在失血性休克动物血浆、肠系膜、下丘脑中的含量，SS 是一种脑肠肽，具有抑制胃肠胰系统外分泌功能，减少内脏血液量，保护肠壁微循环，预防肠壁出血与水肿，抑制胃肠运动，防止肠道细菌移位发生，从而起到保护胃肠黏膜细胞的作用。

大黄对肠黏膜病理损害有逆转作用，其机制可能是：①改善肠黏膜的缺血状态；②提高血浆和小肠中神经降压肽含量，加强肠道营养；③具有氧自由基清除作用，可阻断缺血再灌注自由基损伤；④清除内毒素，打断内毒素引起的炎症反应。

（4）具有较强的抑制幽门螺杆菌（Hp）作用：研究表明，大黄对 Hp 的抑制作用超过庆大霉素和氨苄西林，81.8%的 Hp 对大黄的水提取物中度敏感，100%的 Hp 对大黄醇提取物高度敏感。

（5）对肝胆的作用：动物试验提示，大黄对急性黄疸性肝炎及酒精性肝炎具有较好的预防和治疗作用，其机理除了具有清热解毒、活血化瘀和通里攻下等综合作用外，可能还有如下作用：①大黄素对细胞外 Ca^{2+} 内流和内释放均有促进作用，从而能促进琥珀酸脱氢酶、单氨氧化酶等酶的反应，及线粒体等肝细胞微观结构的改善。②大黄是钙通道阻滞剂的有效成分，能抑制 Ca^{2+} 的细胞外流，有利于减轻高钙对肝细胞的损伤，降低了血清转氨酶水平，减少了脂质过氧化物产生，从而起到保肝作用。③大黄治疗 D- 乙基硫氨所致大鼠病变，可使胆小管与血窦扩张恢复，细胞内核糖核酸充盈，线粒体恢复正常等细胞水平超微结构改变，证明大黄具有保肝、促进受损肝细胞恢复等作用。④大黄蒽醌衍生物对细胞色素 P_{450} 具有还原作用，从而影响肝脏药物氧化代谢功能。

大黄有改善肝细胞蛋白合成功能，但对半乳糖胺所致大鼠肝昏迷未见有明显治疗作用，可以推迟肝昏迷发病时间，降低血氨升高幅度，减少肝昏迷动物的死亡率。其外，大黄可促进胆汁分泌，有利胆作用，大黄鞣质对 HBsAg 也有选择性的抑制作用。

（6）对急性胰腺炎的作用：从大黄中分离出 10 种有效单体（糖蛋白 1、糖蛋白

2、d-儿茶素、没食子酸、低聚糖、大黄素、芦荟大黄素、大黄酸、大黄酚、大黄素甲醚)，对急性胰腺炎发病直接有关的5种胰酶（胰蛋白酶、胰弹性蛋白酶、胰糜蛋白酶、胰激肽释放酶、胰脂肪酶），具有明显的抑制作用。另外，大黄及其提取物有显著的促进胰腺分泌作用，可能与大黄松弛奥迪括约肌功能有关。

2. 解热镇痛作用　实验证明大黄具有镇痛及解热作用。其机制为：①大黄可影响体温调节中枢内cAMP和cGMP水平，使cAMP升高和cGMP降低均受到抑制，使感染性发热动物体温下降，对正常体温动物cAMP水平无影响。②通过影响中枢环核苷酸水平而实现。③使脑室中PGE水平上升受到抑制，对不发热者PGE水平无影响。④抑制 Na^+、K^+-ATP 酶活性，使ATP分解减少，产能下降。

3. 抗炎作用　大黄具有抗炎，但不具有肾上腺素样作用，不降低肾上腺中抗坏血酸的含量。有人证明大黄素对白三烯 B_4 有明显抑制作用，升高 PGE_2，并与大黄素浓度呈正相关，证明了大黄的抗炎作用。

大黄的抗菌及抗病毒作用：大黄对金黄色葡萄球菌、绿脓杆菌、痢疾杆菌、伤寒杆菌及大肠杆菌等均有一定的抑制作用，其大黄鞣质因能凝固微生物体内的原生质及多种酶的作用，故对多种细菌、真菌及酵母菌有明显的抑制能力。

Andersen等对多种蒽醌及其衍生物进行抗病毒筛选，结果显示具有羟基和甲基取代的大黄素型蒽醌衍生物对膜病毒，如疱疹性口炎病毒、单纯疱疹病毒（HSV-1、2）、副流感病毒等均有抑制作用。另一研究表明，芦荟大黄素对带状疱疹病毒、假狂犬病毒、流感病毒均有灭活作用。电子显微镜复制检验发现，HSV膜受到破坏，因而提示了大黄蒽醌类对膜病毒有直接的杀灭作用。大黄素在光照影响下，对HSV-1显示较强的灭活作用，它的衍生物对人巨细胞病毒也具有抑制作用，另外，对流感病毒A、B具有明显的抑制作用。大黄对AIDS病毒HIV-RT具有明显的抑制作用，这种抑制作用比AZTTP要强。其机理可能为：①鞣质分子直接参与阻止 $HIV\text{-}gP^{120}$ 结合位点；②抑制HIV及转录酶；③阻止病毒在细胞上吸附；④药物的抗病毒活性与收敛性。大黄对霍乱毒素亦具有对抗作用。

4. 大黄对心血管系统的作用　动物实验证明，大黄及大黄提取物具有降压作用并呈剂量相关性，大黄还具有强心作用。其主要机理可能是作用于心肌 Na^+-K^+-ATP 酶而实现，有报道小剂量大黄素能使离体心脏收缩力加强，大剂量则对心脏收缩力有抑制作用。大黄对离体血管有加强其收缩力和增强部分血管自发节律的作用。

5. 大黄的免疫调控作用

（1）对内毒素诱生巨噬细胞分泌功能的影响：内毒素血症时，巨噬细胞（MP）

过度激活，产生并释放多种细胞因子，如肿瘤坏死因子（TNF）、白细胞介素-1（IL-1）、白细胞介素-6（IL-6）等，是造成机体过度炎症反应和全身性损伤的重要原因。因此抑制巨噬细胞的过度激活，减少细胞因子的过度分泌，可以保护脏器，降低死亡率。大量实验研究证明，大黄对内毒素诱生的巨噬细胞分泌细胞因子的功能具有明显抑制作用，这一作用为连续性的，随大黄作用时间的延长与浓度的增加而加强。

（2）对白细胞介素及淋巴细胞的影响：大黄素可以抑制不同有丝分裂原（ConA，IPS）刺激的小鼠脾细胞增殖反应，抑制 ConA 诱导的白细胞介素-2（IL-2）的产生，其抑制作用与大黄素浓度成正比，在 ConA 刺激脾细胞增殖的晚期加入大黄素仍有明显的抑制作用，因而提示大黄素是通过抑制细胞 DNA 的合成发挥作用的。还有实验证明，加入 10μM 大黄素 72h 后，IL-1 和 IL-6 的产生及其受体表达均降低。大黄素浓度为（3×10）$^{-6}$～（3×10）$^{-5}$M 时，能剂量依赖性抑制 0.25%植物血凝素刺激的人单核细胞的增殖；浓度为（3×10）$^{-7}$～（3×10）$^{-5}$M 时，对混合淋巴细胞增殖反应也有剂量依赖性抑制作用。大黄素与另外 10 种蒽醌衍生物的物效表明，蒽核中 μ- 位羟基取代与免疫抑制作用有重要联系，这种抑制作用可能有过氧化氢和花生四烯酸代谢物的部分参与。

（3）对免疫功能的双向调节作用：免疫细胞在不同环境下可能发挥不同的免疫调节作用，而细胞内 Ca^{2+} 对其生物活性具有极其重要的作用。当细胞内 Ca^{2+} 增高到一定程度可作为激动剂，使细胞产生效应，低 Ca^{2+} 则可导致机体免疫功能不足，实验证明大黄素对淋巴细胞外 Ca^{2+} 内流有明显促进作用，此作用与增强淋巴细胞的免疫功能有关。而大黄多糖则有抑制内钙释放和外钙内流的作用，且抑制程度与剂量有关，故对淋巴细胞功能有抑制作用。进一步实验证明，适当浓度大黄素还能够促进细胞内钙的释放，还可以促进细胞外钙的内流，此作用亦呈剂量依赖性，提示大黄具有双向调节免疫功能的作用。

6. 清除氧自由基作用　大黄是一类作用很强的自由基清除剂和脂质过氧化抑制剂，对多种自由基有广谱清除作用，能够利用其抗氧化和清除自由基的能力抑制疾病的发生和发展。大黄素对 Fesou 引起的大鼠心脏线粒体脂质过氧化的抑制能力强于 VitE。大黄素很可能对线粒体膜脂质过氧化自由基的产生有抑制作用，构效关系提示，蒽核邻位和中位的羟基取代是该类物质抗氧化作用所必需的。

7. 其他作用　大黄还具有降脂减肥、解痉、雌激素样作用、SOD 样作用、抗肿瘤、抗银屑病、抗寄生虫、抗精神病、抗坏血病及预防酸性饮料引起的珐琅质损害、皮肤增白等作用，以上作用的研究以动物试验为主。另外，人体试验证明大黄还具有促进烧伤创面修复的作用。

（二）大黄治疗肾脏疾病的研究进展

大黄对肾病的治疗作用是根据它本身具有的多种生理活性综合作用的结果。它具有抗菌消炎、调节免疫、利尿消肿、调节代谢、活血解毒等作用，可以保护和修复受损的肾组织，抑制系膜细胞 DNA 合成，促进蛋白质的代谢，抑制黄嘌呤氧化酶的活性，加快废物毒素的排泄。

1. 大黄的抗菌作用有利于治疗细菌感染所致的肾病　体外试验表明，对大黄最敏感的细菌为葡萄球菌、链球菌，其次为白喉杆菌、伤寒杆菌、副伤寒杆菌、肺炎链球菌、痢疾杆菌等，因此大黄可治疗与细菌感染有关的肾炎和肾盂肾炎。大黄对多种病毒有较好的抑制作用，对细菌及病毒引起的肾功能不全加剧因素可以起到抑制作用。

2. 对慢性肾功能衰竭的防治作用

（1）改善氮质血症：原南京军区总院的研究提示，给慢性肾衰动物服用大黄醇提取物 8 周后，血清 BUN 较对照组明显降低。目前学者证明，大黄中所含 3%的鞣质是降低血 BUN、Scr 的有效成分，其机理有以下 5 个方面：①大黄能使肠道中吸收合成尿素原料之一的氨基酸减少，血中 BUN、Cr 含量降低。②使谷氨酰胺合成亢进，从而导致尿素合成原料减少。西冈五夫等的实验先后观察到大黄不影响动物肝脏中影响尿素合成的酶系活性，但是由于实验组动物门静脉中氨基酸含量明显低于对照组，与谷氨酰胺合成代谢有关的谷氨酰胺合成酶活性在给大黄 2 ～ 4h 后显著升高。③升高血中必需氨基酸浓度，并利用其分解氨合成蛋白质，使肝、肾组织合成尿素减少。但大黄提高血清游离氨基酸的机制还不清楚。日本学者对饥饿 4 日的大白鼠尿中 3- 甲基组氨酸量（肌蛋白分解量的标志）进行测定，发现实验动物在用药 1 ～ 2 日即出现尿中 3- 甲基组氨酸排泄量骤减，证明大黄鞣质有抑制体内蛋白，特别是肌蛋白的分解作用。④抑制体内蛋白质分解，从而降低体内尿素、肌酐。大黄对尿素循环酶系可能有抑制作用，使循环的调节因子 N- 乙酰基谷氨酸和鸟氨酸减少，或通过性激素作用使得血浆和肝组织中游离氨基酸减少，尿素合成降低。⑤促进尿素、肌酐从肾脏排出。服大黄后，甲基鸟嘌呤消失，低钙高磷血症改善，尿素和肌酐从尿中排泄量增加，通过改善肾小球滤过率而收到改善高氮血症的效果。给大鼠每日喂以儿茶素没食子酸酯 5 ～ 10mg/kg，24 日后肾小球过滤速度、肾血浆及血液流速显著增加；当给以 5mg 原花色素 -β-2,3',3'- 二没食子酸酯后，也导致肾功能参数显著增加，以上两种化合物均为大黄鞣质的组成成分。

总之，大黄是通过抑制蛋白质分解，增加其合成，促进尿素、肌酐从尿中排出和减少产生尿素原料来源，增加其去路而影响慢性肾衰患者氨代谢异常的三个环节，达到较好的临床疗效。

（2）保护和修复受损的肾组织，延缓病变肾单位的病程进展。

①缓解残余肾组织的高代谢状态：慢性肾衰进行性发展的机制有许多环节，残余肾组织的高代谢状态是其中之一，这种高代谢状态促使健存肾单位过度耗竭，导致残余肾功能进行性恶化，进而发展至终末期肾衰。慢性肾衰离体灌注肾实验证明残余肾单位存在耗氧增加、糖代谢升高、菊糖清除率降低、钠重吸收率减少等高代谢状态。应用大黄治疗可明显减少残余肾单位的耗氧量、糖异生量，降低体重、血压，降低残余肾单位的高代谢异常。肾组织的能量消耗主要用于肾小管的重吸收，约占总消耗量的 3/4，残余肾单位耗氧量的降低实质上是肾小管能量高代谢的抑制。大黄选择性抑制了肾脏，特别是肾小管细胞的高代谢状态，从而缓解了慢性肾衰的进展，这一点在防治 CRF 的进行性发展中可能起重要作用。

②抑制肾小管细胞增殖：体外细胞培养证明大黄及其提取物能有效地降低肾小管上皮细胞的增殖，降低细胞代谢，其机理是大黄活性成分可对抗促肾生长因子对肾小管细胞增殖的刺激作用。

③抑制肾小球系膜细胞：肾小球系膜细胞增生将促进肾小球硬化，所以防止肾组织的过度代偿，抑制系膜细胞的增生，将有利于减缓慢性肾衰的发展。体外实验证实，不论直接将大黄加入培养液中，还是将大黄蒽醌经体内代谢后，含大量衍生物的血清加入培养液中，均能明显抑制系膜细胞蛋白质 DNA 的合成，以此来抑制系膜细胞的生长，抑制肾重量过度增加，有利于维持肾功能，延缓慢性肾衰的发展。大黄除直接抑制系膜细胞生长外，还具有拮抗促肾生长因子对系膜细胞增殖的促进作用。此外，大黄还抑制 IL-2 的产生，而后者又对系膜细胞有促进增殖的作用。因此对 IL-2 产生的抑制作用间接地加强了它对系膜增殖的抑制，使由系膜细胞增殖所带来的病理变化——肾小球硬化得以推迟发生，临床试验也证实大黄提取物对系膜细胞具有抑制作用。

④抑制残存肾单位的高滤过状态：慢性肾衰时残存肾单位负荷加大，单个肾小球滤过率增加，这本身是一种代偿，但却造成肾小球毛细血管通透性增加，系膜增殖，最终导致肾小球硬化。大黄可以延缓这一进展，使高滤过状态受到抑制，其机

理可能与干扰肾脏前列腺素合成，抑制系膜细胞 DNA 和蛋白合成，导致系膜细胞生长抑制有关。

（3）改善微循环：大黄可通过抑制环氧化酶代谢产物的合成，抗血栓形成，改善中毒后肾脏血液循环及钙拮抗等作用，从而达到防治早期肾损害的目的。实验证明大黄鞣质对血管紧张素转化酶有明显的特异性抑制作用，可以增强离体动物和人血管的收缩力，增强血管的紧张性活力，加强血管自律性活动的频率和幅度。大黄的这些作用对改变肾血流量、肾小球毛细血管通透性，改善慢性肾衰患者的症状，阻延病变进程具有一定作用。

（4）治疗慢性肾衰引起的出血：慢性肾衰时由于凝血因子破坏增多，出血现象十分显著。而大黄中含有能促使循环血小板聚集率增高，使血小板聚集性增加的成分可能此时会发挥作用，从而有力防治慢性肾衰的各种出血现象。

（5）纠正慢性肾衰患者的脂质代谢紊乱：慢性肾衰患者经常出现脂质代谢紊乱的症状，而脂质代谢紊乱又是促使肾小球硬化的一个重要因素，是导致慢性肾病进行性恶化的重要机制之一。临床研究已证实口服大黄可纠正慢性肾衰患者的脂质代谢紊乱，降低三酸甘油酯，升高血清高密度脂蛋白。

（6）利尿消肿作用：大黄具有利尿作用有利于肾性水肿的减轻，其作用机理有：①由于服药后血浆渗透压升高，组织中的水液进入血管，肾血流量升高，血黏度下降，而出现利尿；②大黄素及大黄酸有明显的利尿，促尿钠、尿钾排泄的效应，可抑制兔肾上腺的 Na^{+}-K^{+}-ATP 酶的活性；③大黄可提高血浆的蛋白，有利于纠正低蛋白血症引起的水肿。

（7）提高慢性肾衰患者的免疫功能：大黄具有双向调节免疫功能的作用，能增强细胞免疫，抑制体液免疫。可增强腹腔巨噬细胞吞噬功能，并具有抑制活性 T 细胞的作用。研究还发现大黄能增强补体活性，增强细胞免疫，减少免疫变态反应，发挥免疫调节作用，降低中枢神经介质、前列腺素 E 水平，提高血清总补体，抑制体液免疫，稳定机体内环境。动物实验还证明，大黄液能保护骨髓红细胞免受免疫抑制剂的破坏，从而达到增强机体免疫功能的效果。因此大黄能促使机体的免疫平衡，有利于慢性肾衰的改善。

（8）其他作用：日本学者认为大黄可改善慢性肾衰患者的肾功能，增加磷在尿中排出，使近曲小管物质转运功能得到修复，从而改善慢性肾衰患者钙磷代谢紊乱。此外，大黄能降低心钠素水平到正常范围，纠正性激素代谢紊乱，改善微量元素含量异常。大黄素能降低纤维酶原激活物抑制剂（PAI-1）活性，增加细胞外基质

（ECM）降解，从而防治肾间质纤维化。

临床试验表明，大黄注射液可改善腹膜对小分子溶质肌酐及葡萄糖的转运，用药 1h 内与被公认为具有较好改善腹膜透析效能的硝普钠没有明显差异，2h 后硝普钠组的作用下降，而大黄作用持续时间长于硝普钠，故大黄注射液能增加腹膜透析效能，改善腹透患者腹膜溶质转运功能。

3. 抑制糖尿病肾病所致的肾脏肥大　大黄可以抑制糖尿病肾病出现的早期病理性肥大，使糖尿病肾病高滤过现象得到一定程度的控制。其机制可能为：①抑制系膜细胞和小管上皮细胞的增殖，抑制系膜细胞 C-myc 癌基因的表达；②影响多肽生长因子，特别是胰岛素样生长因子。

（三）大黄治疗肾病的临床应用

1. 单味大黄制剂的临床应用　单味大黄的不同制剂有单味大黄水浸剂、单味大黄注射液、单味大黄片剂、单味大黄粉剂、大黄胶囊、保肾丸（大黄醇提取物）、单味大黄煎剂。有人将单味大黄及其制剂治疗慢性肾衰的疗效进行总结，结果见表 3-1。应用大黄治疗慢性肾衰的时机，应该选择氮质血症及尿毒症早期为宜，治疗对象以 Scr ≤ 884μmol/L，BUN ≤ 35.7mmol/L 者为佳。通常运用单味大黄治疗慢性肾衰剂量较小，一般每日不超过 5g（生药）。治疗时间不等，最长的可逾 64 个月，患者普遍耐受情况良好，未发现任何严重的毒副反应或实质脏器受损的现象。

表 3–1　各种单味大黄制剂临床疗效

作者	治疗例数	单味制剂	用法	疗效
凌汉新	22	大黄水浸剂	口服	总有效率 90.1%
郭永芝	30	大黄注射液	静脉滴注	血尿素氮和血肌酐均明显下降
商宪敏	40	大黄片剂	口服	获较好疗效
娄兆标	33	大黄粉剂	静脉滴注	总有效率 57.6%
许振河	32	生大黄粉	口服	总有效率 88%
于翔龙	39	大黄胶囊	口服	总有效率 89.74%
黎磊石	11	保肾丸	口服	CRF 进程减缓，随访 11 个月，症状减轻
张景红	148	保肾丸	口服	BUN 下降，有效延缓 CRF 进程
黄九香	43	大黄煎剂	灌肠	总有效率 83.72%

2. 大黄复方的临床应用　大黄复方临床使用较多，包括复方制剂、固定方或自拟方。目前报道的大黄复方制剂有肾安胶囊（冬虫夏草、玄参、大黄、川芎等）、大黄至灵胶囊、尿毒康（大黄、何首乌、黄芪、女贞子等）、肾衰口服液（黄芪、

附子、大黄、冬虫夏草、丹参、川芎等)、救肾胶囊、尿毒宁、肾康(白术、大黄、当归)、肾衰康(大黄、甘草)、尿毒净胶囊(主要为药用活性炭及大黄,每粒含生药0.55g)、肾衰胶囊(生大黄、冬虫夏草、生水蛭,按4∶4∶2研细末)、尿毒清冲剂(大黄、黄芪、附子、丹参、白芍等)、保元健肾片(每片含大黄生粉5g)、肾福宝冲剂(大黄、益母草、桃仁、大腹皮)等。固定方或自拟方有肾衰宁灌肠液(大黄、丹参等)、李氏肾衰通用方(黄芪、何首乌、丹参、白芍、大黄、泽泻等)、肾宝Ⅰ号(黄芪、当归、赤芍、红花、丹参、泽兰、茯苓、补骨脂、肉桂、琥珀、穿山甲、大黄)、肾宝Ⅱ号(生地黄、熟地黄、山萸肉、鳖甲、菊花、枸杞子、茯苓、大黄、黄芪、肉苁蓉等)、益肾泻浊方(大黄、黄精、黄芪、淫羊藿、莪术)、温肾泄浊汤(大黄、丹参、附子、干姜、土茯苓、猪苓)、慢肾汤(大黄、附子、芒硝等)、肾衰解毒汤(大黄、生黄芪、生地黄、丹参等)、温脾泄浊汤(大黄、白术、熟附子、党参、茯苓、车前子、干姜、生姜)、保肾降浊丸(大黄、冬虫夏草、益母草、水蛭、绞股蓝、半边莲)、降氮汤(黄芪、大黄、川芎、葛根、槐米、附子等)等。在实际应用中,各医家注重辨证用药,以固定方为主辨证加减,常配以一些西医常规治疗及优质低蛋白饮食治疗。给药途经不一,包括口服、灌肠、静脉滴注、外搽等方法,在治疗慢性肾衰时,都取得了较好的临床疗效。

南京金陵医院对150例慢性肾衰患者进行了前瞻性对照研究,研究发现,大黄能明显延缓慢性肾衰进程,改善患者的营养状况。并对患者进行了平均长达32个月(15～64个月)的随访观察,未发现大黄有明显的不良反应,多数患者耐受情况良好,仅部分患者有一过性腹泻、腹痛现象,而且是在大黄初次用量超过6g的情况下发生的。一旦减少剂量或从小剂量开始,能明显减少此现象的发生。无一患者因此停药。

综上所述,近年来的临床实践很好地说明了大黄是治疗慢性肾衰有效、安全、简便、经济、理想的长期治疗药物。临床疗效较好的大黄制剂见表3-2。

三、冬虫夏草的药理作用及治疗肾脏疾病的研究进展

冬虫夏草 *Cordycepes sinensis*(BerK.) Sacc. 系麦角菌科冬虫夏草真菌,寄生在蝙蝠蛾科昆虫幼虫上的子座及幼虫尸体的复合体。其性甘温,具滋肺、补肾作用,是传统的补肾壮阳药物。由于其具有调节免疫和对心血管、神经、造血系统功能的调节作用,而被广泛应用于多种疾病的治疗。

表 3-2　临床疗效较好的大黄制剂

作者	治疗例数	单味制剂	用法	疗效
周清发	56	肾衰口服液	口服	总有效率 80%
蒋瑞华	30	肾衰康	口服	血尿素氮和血肌酐明显优于西药
王永均	75	尿毒净胶囊	口服	总有效率为 74.7%
黄庆童	21	肾衰胶囊	口服	总有效率为 80%
罗静文	45	尿毒消冲剂	口服	总有效率为 76.6%
朱辟疆	30	保元健肾片	口服	总有效率为 86.67%
管鹏声	61	肾福宝冲剂	口服	总有效率为 91.8%
舒惠荃	54	肾衰宁灌肠液	灌肠	总有效率为 85.19%
王宁	78	李氏肾衰通用方	口服	总有效率为 83.3%
宋海波	36	肾宝Ⅰ、Ⅱ号	口服	总有效率为 77%
庞声航	70	慢肾汤	口服	总有效率为 72.86%
张绪生	24	肾衰解毒汤	口服	总有效率为 83.3%
张福生	41	保肾降浊丸	口服	总有效率为 78.1%
李振武	50	降氮汤	口服	总有效率为 85.3%

（一）冬虫夏草的药理作用研究进展

1. 对机体免疫功能的影响

（1）对免疫器官重量的影响：冬虫夏草水提剂可促进脾脏 DNA 生物合成，增加核酸与蛋白质含量，促进脾淋巴细胞的增殖，增加小鼠脾脏重量，拮抗强的松和环磷酰胺引起的脾重减轻。并认为冬虫夏草引起脾重增加重要成分在子座，虫草多糖促进脾脏增加营养性血流而拮抗皮质激素和环磷酰胺引起的脾重减轻。

（2）对单核－巨噬细胞系统的影响：单核－巨噬细胞属于机体的非特异性免疫系统，其参与免疫调节过程如抗原的递呈与加工，白细胞介素的分泌等。虫草对该系统有着广泛的激活作用，可使腹腔黏附细胞、脾脏巨噬细胞、肝脏枯否细胞体积增大、胞浆增多、核质疏松，细胞内酸性磷酸酶活性增强而呈激活状态，可明显提高血浆碳清除率和肝、脾吞噬指数；可显著提高小鼠腹腔巨噬细胞吞噬鸡红细胞的吞噬指数与吞噬百分率，并可对抗可的松抑制的腹腔巨噬细胞吞噬功能。近年来，有人利用脂质体包埋冬虫夏草制成冬虫夏草脂质体，它可特异性地导向激活单核－巨噬细胞系统。冬虫夏草对单核－巨噬细胞系统作用可能是对该系统的直接激活。如冬虫夏草可增加单核细胞、巨噬细胞表面 FC 受体数目，从而增强其对抗原信息的识别处理递呈能力；或是通过包括 TLC 和补体备解系统在内的各种级联活化机制得以实现的。此外，随着对单核－巨噬细胞系统研究的深入，发现巨噬细胞具有极强的分泌功能，其产物有细胞因子（IL-1、IL-6、IL-8、IL-12、TNF）、补体成分、凝血因子等，而这些成分都直接或间接参与免疫应答反应，发挥着重要作用。

（3）对体液免疫功能的影响：冬虫夏草可直接诱发脾脏 B 淋巴细胞的增殖，并且表达高水平的 IL-2R，并能使小鼠血清 IgG 含量明显增加，提高血清溶血素（IgM）的水平。冬虫夏草醇提物对小鼠脾脏 B 淋巴细胞的 EAG 玫瑰花结形成百分率以及抗 SRBC（一种致敏剂）抗体 IgM 的形成均无明显影响，冬虫夏草粗品、水提物、醇提物均能减少小鼠的特异性抗体分泌细胞数。

（4）对细胞免疫功能调节：部分实验结果表明，冬虫夏草对细胞免疫功能具有抑制作用。用 ^{3}H-TOLRC（氚标记的胸腺嘧啶核苷）掺入法进行体外及体内实验均证实，虫草能显著抑制小鼠脾细胞对刀豆蛋白 A（ConA）刺激产生的淋巴细胞转化，冬虫夏草还能抑制 DNCB（2,4- 二硝基氯苯）所致的小鼠迟发性超敏反应，并能显著减少人外周血 T 淋巴细胞的活性 E- 花结形成率，延长小鼠同种异体移植皮片、移植心脏和角膜移植的存活期，降低心脏血 T 淋巴细胞转化率。

也有部分实验提示，冬虫夏草对机体细胞免疫功能起增强作用。虫草水提液对小鼠胸腺细胞有与剂量相关的致有丝分裂作用，说明它能直接刺激 T 淋巴细胞增殖，但作用较弱。冬虫夏草可明显地对抗硫唑嘌呤导致 T 淋巴细胞数量的减少。水提剂能够促进脾脏 T、B 淋巴细胞及外周血淋巴细胞增殖，提高 $CD4^{+}/CD8^{+}$ 的比例以及脾淋巴细胞产生 IL-2 的能力，增加 IL-2 受体的表达。冬虫夏草醇提物还能提高小鼠脾淋巴细胞 E- 花结形成率，并拮抗强的松龙及环磷酰胺引起的 E- 花结形成率的减少。研究认为，冬虫夏草对 T 淋巴细胞亚群的影响主要是，促进脾脏及外周血中 T 辅助细胞的增殖与提高 T 辅助细胞 /T 抑制细胞的比例。冬虫夏草对细胞免疫功能调节作用的研究结果不一致，可能与药物处理方式、动物选择及实验方法等不统一有关。

冬虫夏草对细胞免疫的调节机理尚不十分清楚，可能具有双向调节作用，对不同淋巴细胞亚群有选择性增强或抑制作用，在正常动物或免疫低下的肿瘤动物模型上，冬虫夏草可增强抗体的免疫功能；而器官移植的受者，处于免疫增强状态，冬虫夏草能通过它特有的作用机制发挥免疫抑制作用，与环孢霉素 A 作用相似（能选择性抑制 T 辅助淋巴细胞或增强 T 抑制性淋巴细胞）。

（5）对 NK、LAK 细胞活性的影响：NK（自然杀伤细胞）和 LAK（淋巴因子活化的杀伤细胞），在免疫学中被归为非 T 非 B 淋巴细胞，它们在机体抗肿瘤、抗病毒感染中起重要作用。冬虫夏草醇提物在小鼠体内给药能明显增强 NK 细胞对

Yac-1 靶细胞的杀伤活性；在体外增强外周血单个细胞杀伤 K_{562}（靶细胞）细胞的活性。体外实验表明：冬虫夏草水提液在使用剂量范围内（1.56～25g/L），呈剂量效应依赖性地增强正常人及白血病患者的外周血 NK 细胞活性，促进外周血的单个核细胞表面 CD16 抗原的表达以及与 K_{562} 细胞的结合力；可显著提高活动期白血病患者 NK 细胞杀伤 K_{562} 细胞的能力，但抑制缓解期白血病患者的 NK 细胞活性，还发现对活动期或缓解期的白血病人的 LAK 细胞活性均有抑制作用。

2. 对心血管系统的影响　给麻醉大鼠皮下注射冬虫夏草提取物 5g/kg 体重以上时，能明显延长小鼠耐缺氧能力，使心肌对 Rb（金属元素铷）的摄取增加，表明可增加心肌营养性血液量；腹腔注射 2.5g/kg 体重以上则明显降低小鼠心肌耗氧量。冬虫夏草对大鼠、小鼠、豚鼠、兔 4 种动物分别由乌头碱、氯化碱、肾上腺素所致的心律失常有抑制作用。

俞宙等从细胞水平研究了冬虫夏草对心肌细胞缺氧再给氧时氧损作用及细胞脂质过氧化作用，结果显示冬虫夏草可降低正常心肌细胞内 Ca^{2+} 浓度。冬虫夏草对 A/R（缺氧再给氧）引起细胞内 Ca^{2+} 的浓度增加也有明显减轻作用，可减轻再给氧对细胞损伤程度。结果还显示，A/R 时 MDA（丙二醛）含量升高，SOD 活性降低，冬虫夏草剂量可降低心肌细胞 MDA 含量，有效地减轻细胞内脂质过氧化反应，冬虫夏草剂量依赖性提高 SOD 活性，从而增强细胞清除自由基的能力，冬虫夏草并能有效防止 A/R 时心肌细胞膜脂流动性的降低，维持细胞膜功能，保护心肌细胞。冬虫夏草保护心肌细胞机理：①减轻胞内液体损伤，稳定溶酶体膜，延缓或减少溶酶体破裂；②保护细胞膜上 Na^{+}-K^{+}-ATP 酶活性。

3. 对肝脏的作用　冬虫夏草脂质体对 CCL_4 损伤的肝组织有一定的保护作用，可能是由于其调节肝脏网状内皮系统免疫功能所致。冬虫夏草水溶液大鼠灌胃治疗由 CCL_4 诱发的肝纤维化，结果显示冬虫夏草抑制 FSC（肝储脂细胞）增殖，并能抑制 FSC 向肌纤维细胞及成纤维细胞转化，推测冬虫夏草抗纤维化的主要机理可能是，冬虫夏草抑制 FSC 增殖和向肌成纤维细胞、成纤维细胞转化，从而减弱 FSC 合成胶原的能力。采用小剂量虫草多糖脂质体治疗 CCL_4 所致大鼠肝纤维化 10 周，检测大鼠肝组织中的胶原酶 mRNA 含量比对照组显著增高，认为冬虫夏草多糖脂质体通过增加肝组织胶原酶 mRNA 的表达，促使Ⅰ、Ⅲ型胶原降解，可能是其抗纤维化的主要机制之一。

4. 对呼吸系统的作用　豚鼠肺支气管实验证明，冬虫夏草水提液有明显的扩张支气管作用，并可明显增强肾上腺素的作用。冬虫夏草对乙酰胆碱所致豚鼠哮喘，其作用较氨茶碱（125mg/kg）的作用强。在 1/20 LD_{50} 剂量与氨茶碱（62.5mg/kg）合用时，有协同平喘的作用，冬虫夏草对组胺引起的气管收缩无对抗作用。冬虫夏草对由氯化镉雾化吸入法所致的大鼠肺气肿实验模型有一定的预防作用，用药组肺组织基本保持原有结构，肺泡数无明显减少，肺组织结构清晰。

5. 抗肿瘤作用　实验证明，冬虫夏草与虫草提取物对离体培养多种瘤株均有显著的抑制作用。张淑兰等认为冬虫夏草水提物对小鼠皮下移植 Lewis 肺癌的原发灶生长和自发肺部转移均有明显的抑制作用，抑瘤率为 67%。吴德丰等对体外培养的人子宫颈癌细胞（Hela 细胞），用 5mg/mL 的冬虫夏草水煎液处理 6h 后，其对 Hela 细胞的生长有显著的抑制杀伤作用，其生长曲线、分裂指数、软琼脂生长能力、集落生成率均较对照组低，在免疫抑制小鼠体内不能长成恶性肿瘤。电镜显示 Hela 细胞被冬虫夏草药物作用后的最显著损伤部位是细胞核。杜德极等研究冬虫夏草水剂对小鼠肉瘤（S_{180}）的作用，结果显示虫草水剂对 S_{180} 生长有一定抑制作用，能增强环磷酰胺的抗癌作用，还可增强 6-MP（6- 巯基嘌呤）的抗癌作用。冬虫夏草醇提物对小鼠艾氏（Ascitic）腹水癌有明显的抑制作用，肿瘤未发率 70%，并能延长小鼠存活时间，冬虫夏草水提物对喉癌细胞的增殖性生长也有直接抑制作用。原志庆等用亚硝酸钠和肌氨酸乙酯盐诱发小鼠前胃鳞状上皮癌，用冬虫夏草水提液进行了阻断实验研究，结果表明，癌变抑制率（转化食管癌）34.5%，与对照组有明显差异，说明冬虫夏草对小鼠前胃鳞状上皮的癌变过程有阻断作用。冬虫夏草的抗癌机制还不十分清楚，吴德丰等认为冬虫夏草主要有效成分是 3'- 脱氧核苷，它含有的游离醇基可掺入癌细胞作用于 DNA，并抑制核苷或核苷酸的磷化，使其生成二磷酸盐和三磷酸盐衍生物，以抑制癌细胞的核酸合成。同时冬虫夏草还能阻断黄苷酸胺化成鸟苷酸；大量的 D- 甘露醇糖及多糖类物质是一种非特异性免疫增强及调节剂，可激活机体的免疫活性细胞，尤其是 T 淋巴细胞及淋巴因子，单核 – 巨噬细胞系统，从而攻击细胞，发挥其抗肿瘤作用；冬虫夏草水提液能增强活动期白血病病人 NK 活性，认为是冬虫夏草抗肿瘤机制之一。

6. 对造血系统的影响　冬虫夏草对 $^{60}Co\ \gamma$ 线照射后的小鼠血小板减少及血小板超微结构的损伤均有明显的保护作用，作用机理可能是促进造血干细胞分化增殖。徐仁和等认为冬虫夏草水煮醇提液能提高免疫及造血功能，使其外周血及脾脏淋巴细胞增殖，促进造血细胞增殖。

冬虫夏草还可促进小鼠血小板生成，使小鼠骨髓粒 – 单系祖细胞（CFU-GM）增殖，冬虫夏草结晶制剂在体内外均能显著提高骨髓红系祖细胞（CFU-E 和

BFU-E）产率、自杀率，并能对抗三尖杉酯碱对造血功能的损害。

（二）冬虫夏草治疗肾脏疾病的研究进展

全国著名的中医肾病专家邹云翔教授在1955年出版的《中医肾病疗法》中，最早介绍了运用冬虫夏草治疗肾结核及尿毒症的经验体会。认为冬虫夏草显其冬夏二令之气化，感阴阳二气而生，能补肺阴，纳肾阳。虫能补下焦之阳，草可益上焦之阴，常以此药治疗肾脏病，这是冬虫夏草治疗尿毒症的最早应用。1984年开始逐渐有冬虫夏草治疗慢性肾衰的病例总结报道，并开始了人工虫草菌的临床及药理研究。而20世纪90年代对冬虫夏草及其制剂在肾脏的作用，特别是对氨基苷药物肾损害防治作用的研究已甚为深入。冬虫夏草及虫草制剂治疗肾脏疾病的主要作用有下列几方面。

1. 改善肾功能　一般认为虫草主要能够改善肾小管－间质病变，其抑制肾小球肥大的作用也是通过保护肾小管，从而减轻肾小球内压力而实现的。用虫草治疗5/6肾切除的大鼠，能明显降低尿素氮和肌酐水平，抑制肾小球的代偿性肥大，明显减轻肾脏的病理改变，尤其对肾小管间质病变有显著的防治作用。冬虫夏草还可降低该模型大鼠的死亡率，改善贫血情况，延缓肾功能不全的进展。

而临床观察显示，在中药辨证论治基础上加用冬虫夏草可提高慢性肾衰治疗效果，单用虫草煎服或打粉冲服也有疗效。有些慢性肾衰患者经中西药治疗无效，或一度有效，但继续治疗，疗效无法提高，以冬虫夏草煎汤连草服用，部分患者可见肾功能改善，而虫草菌丝制剂也有类似作用。

冬虫夏草对缺血性急性肾功能衰竭具有保护作用，可降低大鼠血清和肾皮质过氧化物，对大鼠肾脏冷缺血24h后肾脏灌流量、菊糖清降率均有改善作用，灌注阻力和钾、钠再吸收能力均优于对照组，虫草对缺血性肾损害的保护作用与保护内皮细胞功能有关。

2. 减轻蛋白尿　Heymann肾炎是大鼠经典实验性自身免疫复合物型肾炎，其病变特征酷似人类特发性膜性肾小球肾炎。而以虫草制剂灌服的大鼠，其24h尿蛋白定量明显少于对照组，特别是从造型前一天就开始灌服虫草制剂的大鼠，其尿蛋白少，病理改变亦轻。冬虫夏草抑制Heymann肾炎大鼠肾小球上皮下免疫复合物的形成，维护肾小球基膜阴电荷屏障是其减轻蛋白尿的作用机制之一。用人工虫草菌丝为主治疗慢性肾炎患者，可减轻蛋白尿，并对肾病综合征有治疗及防止复发的效果。

3. 纠正蛋白质及氨基酸代谢紊乱　人体有 20 多种氨基酸，大多用于蛋白质合成，个别具有激素和递质作用，而肾脏是氨基酸代谢的重要器官之一。慢性肾衰时，可出现氨基酸代谢的紊乱，主要表现在必需氨基酸下降，大多数非必需氨基酸水平上升。冬虫夏草及其菌丝中含有多种必需氨基酸，慢性肾衰患者采用虫草治疗后，必需氨基酸中的赖氨酸、酪氨酸明显提高，非必需氨基酸中的瓜氨酸、甘氨酸、丙氨酸、谷氨酸、门冬氨酸有下降趋势，并且，必需氨基酸与非必需氨基酸比值升高。冬虫夏草及其制剂通过促进体内蛋白合成和氮的正平衡，增加尿毒症毒性物质排泄，减少蛋白代谢终产物在体内的积聚，而对慢性肾衰起治疗作用。

4. 补充人体必需的微量元素　人体内含有多种无机元素，锌、锰等是人体必需的微量元素。现已知有 80 多种酶的活性与锌有关。缺锌时，各种含锌酶的活性下降，多种氨基酸代谢紊乱，甚至影响 DNA 和 RNA 的合成。尿毒症病人存在着锌、铬、锰元素的明显低下，其存在锌、锰值低下的原因与长期低蛋白、低锌饮食有关，并且在体内存在着锌的重新分布和 / 或锰等的异常转移。而冬虫夏草中含有较多的这类微量元素，能补充尿毒症患者体内的不足。

5. 防护药物肾毒性损害　药物性肾损害，特别是氨基苷类药物的肾脏损害主要影响肾小管 – 间质。如氨基苷类药物先与肾脏近端小管管腔侧细胞膜磷酸肌醇受体结合转运入细胞，然后引发溶酶体、线粒体损伤，导致细胞内钙离子稳定机制失调，能量代谢改变和自由基过度产生，使细胞发生损伤坏死。而冬虫夏草保护肾小管—间质病变的作用恰可用于预防和治疗药物肾毒性损害，并成为近年来研究的热点。其作用为：①预防卡那霉素肾毒性损害；②减轻庆大霉素对近曲小管上皮细胞的毒性作用；③延迟庆大霉素肾损害尿蛋白出现时间，减轻肾损害；④加快卡那霉素肾损害肾功能及肾组织学损伤的恢复；⑤改善环孢素 A 引起的肾脏病理损害。

冬虫夏草对庆大霉素、卡那霉素导致急性肾衰的保护作用机理一般认为有下述几方面：①保护肾小管 Na^+-K^+-ATP 酶的活性；②减轻肾小管溶酶体损伤；③防止肾组织钙离子内流；④减轻细胞脂质过氧化损伤；⑤促进肾组织中表皮生长因子的产生；⑥增强转换生长因子 -β 的基因表达；⑦促进坏死肾小管细胞的再生与修复。

6. 肾移植抗排异反应　虫草菌丝（Q_{80}）在肾移植病人可替代硫唑嘌呤作为免疫抑制剂使用。17 例肾移植后病人用 Q_{80} 5.2g/d 及环孢素 A 和强的松，一年后，病人和移植肾存活率分别为 100% 和 85.7%，与对照组（硫唑嘌呤 + 环孢素 A+ 强的松）无差异，仅 3 例出现白细胞减少。两组患者吞噬细胞功能、NK 细胞活性和 T 淋巴细胞亚群，均显示同等程度的免疫抑制作用，该疗法不抑制骨髓的造血机能，对白细胞影响较小，保持了患者一定的抗感染能力，提高了肾移植患者的成活率，特别适用于术前白细胞总数较低的患者。对于肾移植术后常规应用硫唑嘌呤出现白细胞下降者，Q_{80} 是替代硫唑嘌呤的首选药物。但在目前所用 Q_{80} 剂量下，尚不能减量使用环孢素 A。Q_{80} 的作用机制可能类似环孢素 A，选择性地抑制 T 辅助性淋巴细胞和 / 或增加 T 抑制性淋巴细胞功能。

总之，冬虫夏草及其人工制剂现已成为治疗慢性肾炎、IgA 肾病，以及急、慢性肾功能衰竭，药物性肾损害的有效药物，具有改善肾功能，减轻蛋白尿，调节免疫，纠正蛋白质、氨基酸代谢紊乱等多种作用。特别对急性肾功能衰竭、药物肾毒性损害及肾小管 - 间质病变患者，具有较好的防治作用，可加快受损肾小管上皮细胞的修复与再生，减轻病变，缩短病程，一般认为虫草人工制剂也具有与冬虫夏草类似的作用。

[现代中医肾脏病学，人民卫生出版社，2003：1018-1031]

第二节 《邹云翔实用中医肾病学》选摘

一、原发性肾小球疾病的诊治临证经验

（一）临床分类

1. 急性肾小球肾炎

（1）注意维护肾气，掌握标本兼顾的治疗思想：肾病专家邹云翔教授对肾脏病，特别是急性肾炎发病的原因，认为虽有先天不足、后天失养、六淫侵袭、药物损害、七情所伤、劳倦过度、房事不节以及素体肾虚或年老肾气自衰等方面，但总不越乎内、外因两方面。内因主要是指人的肾气，外因是外感六淫、疮毒之邪。邹老常列举临床上患扁桃腺炎、咽喉炎、猩红热、丹毒或皮肤化脓性疾病的病人，不是所有的病人都会发生肾炎，有的原发疾病很重而不发肾炎，有的原发疾病很轻而发生肾炎。这除了与病灶感染即六淫致病因素等外因有关外，还有一个个体差异

的内在因素起着主要作用，邹老认为这个内因就是肾气。肾气充足的人，即使存在外感六淫或疮毒之邪入侵，肾毒药物常规剂量的使用，也不会发生肾炎。这种认识也符合《素问·刺法论》中所述“正气存内，邪不可干”，以及《灵枢·百病始生》中所说“风雨寒热，不得虚，邪不能独伤人”等论述。而肾气不足之体，在外感六淫与疮毒等侵袭下，病邪可乘虚而入导致肾炎的发生。这也符合《素问·评热病论》所说“邪之所凑，其气必虚”之理。邹老所述之“肾气”，我们理解为指人的体质，泛指肾的气化功能，人体的正气，也包括调节免疫、抵抗肾炎发生等功能。

肾所藏之精是人体功能活动的物质基础，宜固不宜泄。肾气充足，水液正常排泄，精微固摄，不致发生水肿、蛋白尿、血尿等症。而多种外因及内因损伤肺、脾、肾三脏正常的生理功能，特别是损伤肾之精气，故可导致肾不藏精，封藏失职，开阖失节，水湿内蕴而致水肿、蛋白尿、血尿等症状。“精气夺则虚”，所以肾虚的本质是精气不足，古人也认为“肾病多虚证”，所以，治疗急性肾炎时当注意维护肾气。此外，还应区分急性期和恢复期进行辨证论治，在辨证治疗中应注意扶正祛邪，标本兼顾，维护肾气的原则，切莫因急性肾炎而忽略个体差异，对体虚正亏的患者要注意扶正。急性期以祛邪为主，恢复期重在调治固本。

（2）急性期应及时控制感染，注重清利，避免病情反复：急性肾炎中，与上呼吸道感染有关者占60%～70%，另有部分患者因皮肤感染而发病，而西医学认为感染源是引起免疫复合物性肾炎最常见的外源性抗原，急性期阶段控制感染为病因治疗的主要方法。患者可因感受外邪，风邪热毒蕴结咽喉，并由此病及于肾，热伤血络，则见血尿；湿热扰肾，清浊相混，精微下泄，则见小溲黄赤或尿中蛋白。此时患者常伴见咽喉红肿疼痛，咽痒而干，扁桃体肿大，咽黏膜充血，或伴发热、咳嗽等症。尽管急性肾炎病本为虚，且正虚邪实常相互兼夹，但对急性期热毒蕴结咽喉阶段，应先从咽论治，宜清利咽喉为先，并应持续应用至咽喉部感染症状彻底消除为止。治疗可选择银翘散合玄麦甘桔汤加减，常用金银花、连翘、玄参、麦冬、桔梗、芦根、甘草等。如咽喉肿痛明显者，加黄芩、山栀、重楼、山豆根、制僵蚕清热利咽；如痰热蕴肺者，加桑白皮、黄芩、苦杏仁、浙贝母等清肺化痰。如表现血尿为主者配合清利凉血，可加白茅根、大蓟、小蓟、荠菜花、车前草、仙鹤草等；如以蛋白尿为主者加用石韦、车前草、白花蛇舌草等。如因皮肤感染而发病者，患者可因风邪热毒从皮毛内归于肺，从肌腠内归于脾，肺脾湿热内蕴，病及于肾，伤及血络，则见血尿；湿热扰肾，精微下泄，则见尿中蛋白。急性期阶段，宜清利解毒为先，常以麻黄连翘赤小豆汤合五味消毒饮加减，常用麻黄、连翘、赤小豆、桑白皮、金银花、野菊花、蒲公英、车前草、白花蛇舌草等。如皮肤湿疮不愈者，可加苦参、土茯苓、紫花地丁；若风盛而皮肤瘙痒者，加地肤子、白鲜皮清热祛风。重视病因，及时治疗诱发因素。

①注重恢复期健脾益肾，整体调节：恢复期的标准是发热，浮肿基本消退，咽喉及皮肤感染基本控制，而体质未复，尿常规检查可有轻度异常。中医病机为肺、脾、肾功能不足，并常夹有肺热或湿热余邪留恋（正虚邪恋）。如肺虚邪恋者，往往出现低热咽干，咳嗽痰少等症，常以玄麦甘桔汤合百合固金汤加减使用；易于外感者，可用玉屏风散加冬虫夏草；脾虚湿蕴者可见胃纳减少，腹胀便溏，苔白或腻，根据证情不同而选用健脾丸、参苓白术散、香砂六君丸或胃苓汤加减进治；肾虚有腰酸乏力诸症，根据辨证以六味地黄丸、金匮肾气丸、右归丸、左归丸等加减使用；肾虚湿热下注者，选用知柏地黄丸合滋肾丸、独活寄生丸、三妙丸等加减治疗。

②对血尿者当从清利凉血，不宜过早使用活血收涩止血之品：血尿是急性肾炎的常见表现，并有较多患者长期以镜下血尿作为该病的主要症状。对病程在急性阶段，因咽喉或皮肤感染发病，血尿色红或镜下血尿者，不可见血止血，应在辨证基础上结合清利凉血，祛邪外出，以防湿热久稽，闭门留寇。清利凉血常用白茅根、大蓟、小蓟、荠菜花、车前草、泽泻、紫珠草、仙鹤草、景天三七等。对恢复期阶段，湿热渐清，镜下血尿病久者，可以止血，但应止血不留瘀，止血和络为宜，常用参三七、牡丹皮、琥珀粉、茜草炭、蒲黄炭等。对久病血尿，舌有瘀点，长期凉血止血效果不好者，抓住瘀血特征，宜从活血化瘀，可选牡丹皮、丹参、当归、川芎、益母草、生蒲黄等，不宜过早使用活血收涩止血之品。

③对不典型病例，应及时行肾活检明确诊断：急性肾炎患者，根据急性起病，出现水肿、血尿、蛋白尿，以及大多具有明确的前驱感染史，链球菌溶血素“O”滴度升高，血清补体 C3 及总补体在发病之初下降，部分病例循环免疫复合物呈阳性等临床及实验室检查，多数病例无须行肾活检即可诊断。但对部分中老年患者，临床症状常常并不典型，甚至可伴有明显的高血压及肾功能损害，肾脏病理活检可明确诊断，有助于治疗及判断预后。

2. 急进性肾小球肾炎　急进性肾炎由于疾病来势凶险，预后欠佳，治疗十分棘手，目前治疗上主张中西医结合，取长补短，从而取得更好的疗效。西医治疗着重于对症处理及针对炎性病变的激素、细胞毒性等药物的应用，必要时甚至需进行肾脏替代治疗。但由于西医治疗可产生一些不良反应，如大量应用激素和细胞毒药物所出现的抵抗力下降、反复感染、消化道症状等，可在西医治疗的同时，结合中医治疗，使本病的治愈率有所提高。

（1）针对全身情况的对症处理：由于急进性肾炎常可出现少尿和急性肾衰竭，对症处理主要是维持水、电解质和酸碱平衡，抗感染，使用利尿药物消除肾肿胀，少尿期应严格控制液体的入量，必要时应及时进行透析。

①维持水、电解质和酸碱平衡：对少尿患者应严格记录24h出入量，液体入量应是非显性失水量（约400mL）加上每日显性丢失的水分，包括尿量、胃肠道丢失、出汗等；纠正高血钾；纠正酸中毒。

②积极抗感染：感染是急性肾衰竭的主要死因，因此控制感染甚为重要。应避免应用肾毒性的药物，根据肾功能调整给药剂量与间隔时间，并选用对肾脏无毒性作用的抗生素治疗。

③营养支持：a. 补充氨基酸（包括必需氨基酸和非必需氨基酸）。b. 补充非蛋白热量，主要由葡萄糖提供。总热卡需要量为25～30kcal/（kg·d），应适当限制蛋白质的摄入，每日可给优质蛋白质0.5g/kg。

④透析疗法：少尿2天以上，且属高分解代谢者，或严重的水钠潴留、高血钾、严重的代谢性酸中毒，均应予以紧急透析，包括腹膜透析和血液透析。

（2）针对炎症的治疗：针对炎症的特殊治疗主要为免疫抑制治疗和血浆置换，前者主要是减少抗体的形成及炎性介质损伤，后者用于去除循环中免疫炎症介质。两种方法均对急性炎症有效，由于急进性肾炎的急性炎症期仅持续数周或数月，随即发生退行性改变，大部分肾小球荒废，而这时即使使用抗感染治疗也不能使严重减退的肾功能逆转。相反，这些疗法的不良反应还可能给患者带来较大危害。因此，在制定治疗方案时不仅需要确定急进性肾炎的诊断，而且还需要对病变程度做出估计，早期及时进行肾组织活检有助于诊断与治疗。对那些病理表现为细胞增生明显，炎症活跃的急性期患者，必须给予积极、及时的治疗。常用方法：①甲基强的松龙冲击疗法：甲基强的松龙10～15mg/kg静脉滴注，每日1次，静脉滴注时监测血压。3～5次为1个疗程，可以重复2～3个疗程。续以每日或隔日服强的松1～1.5mg/kg，持续6周，酌情逐步缓慢减量，对Ⅰ、Ⅲ型急进性肾炎可获得良好效果。②肾上腺皮质激素与细胞毒药物联合免疫抑制疗法：即应用强的松每日1～1.5mg/kg；6～8周后逐步减量，辅以环磷酰胺或硫唑嘌呤。③血浆置换：应用物理方法分离病人的血细胞与血浆。特别是在疾病早期，未发展成为少尿性肾衰竭，血肌酐＜530.4μmol/L（6mg/dL）之前开始治疗，由于循环中抗体逐渐消失，则大部分病人可获好转，此法对Ⅱ、Ⅲ型疗效较好。

（3）中西医结合治疗的切入点：近年来，通过临床上的不断实践，中西医结合治疗本病取得了长足的发展。早期肾组织活检有助于本病的诊断与治疗，在中西医结合治疗时必须掌握中医治疗优势及切入点，以提高本病的疗效。

①辨病和辨证相结合是提高疗效的关键：对于急进性肾炎在治疗上要注意辨病与辨证相结合，中医药治疗的原则应考虑到三个方面：a. 针对急进性肾炎的免疫发病机理，应用祛风除湿，以及虫类药物，如青风藤、僵蚕、地龙等；b. 针对肾炎综合征的临床表现，应用清利湿热、凉血活血药物，如凤尾草、石韦、仙鹤草、川芎、景天三七等；c. 针对进行性尿毒症，应用渗湿泻浊之品，如大黄、六月雪、土茯苓等。由此而在临证时辨证施方，才可取得较好疗效。

②在激素、细胞毒药物的应用中发挥中医治疗作用：在大剂量激素治疗过程中，患者每易出现阴虚阳亢或湿热内蕴之象，此应配合滋阴益肾、清利湿热之品，如左归丸或知柏地黄丸等，以控制大剂量激素带来的不良反应，保证激素达到使用剂量。在激素撤减阶段，由于长期应用激素治疗，使患者出现不同程度的肾上腺皮质功能低下或肾上腺皮质萎缩，部分患者出现病情“反跳”。此时中医药治疗的目的是充分发挥中医药的代激素作用，增强肾上腺皮质功能，阻止撤减激素所引起的“反跳”现象，使激素撤减安全顺利，缩短维持量的用药周期，补气益肾中药有助于提高激素撤减时的肾上腺皮质功能。此外，在使用细胞毒类药物时易发生胃肠道反应，此时，应注重化湿降逆和胃，常用半夏、陈皮、藿香、佩兰、茯苓、姜竹茹等药，能有效遏制细胞毒类药物的不良反应。

③疾病缓解期或明显肾功能减退者从固护肾气着手：虽然本病病情进展迅速，邪实表现明显，但病本肾虚。对疾病缓解期或明显肾功能减退者治疗应从固护肾气着手，中医辨证以补益肾元为主，并可配合和络渗利，帮助恢复肾功能，改善全身情况。

3. 慢性肾小球肾炎

（1）肾虚为发病之本，治当固护肾气：邹云翔教授十分强调肾虚是慢性肾炎发病的重要原因。他认为，肾炎属中医学“水肿”“水气”“腰痛”等范畴，对肾炎发病的原因，认为虽有先天不足、后天失养、六淫侵袭、药物损害、七情所伤、劳倦过度、房事不节以及素体肾虚或年老肾气自衰等方面，但总不越乎内、外因两方面。内因主要是指人的肾气，外因是外感六淫、疮毒之邪，以及肾毒药物。肾气充足的人，即使存在外感六淫或疮毒之邪入侵，肾毒药物常规剂量的使用，也不会发生肾炎。这种认识符合《素问·刺法论》中所述“正气存内，邪不可干”的论述。而肾气不足之体，在外感六淫与疮毒等侵袭下，病邪可乘虚而入，导致肾炎的发生。邹老所述之“肾气”，指人的体质、肾的气化、人体的正气等功能。

邹云翔教授曾说：暴病多实，久病多虚，肾炎也是如此。多实不是皆实，实中常挟有虚象；多虚不是均虚，虚中亦挟有实候。因此，急性肾炎和慢性肾炎的治疗，是从虚治，是从实治，还是攻补兼施，不是从急慢性来区分，而是依据辨证来决定的。虽然纯虚纯实之证亦有，但大多是本虚标实证多，特别是慢性肾炎，因此务必重视扶正祛邪。根据不同病程，不同病情，虚实之间，孰轻孰重而灵活处理。

由于慢性肾炎发病原因主要是内因——肾气不足，因此在治疗上，应以维护肾气，加强肾脏气化功能为根本原则。伤害肾气之药物，克伐肾气之方剂，是治疗肾炎所应绝对禁忌的。维护肾气的措施，主要是一方面在用药上常在辨证中伍以益肾之品，如川断、桑寄生、杜仲、枸杞子、地黄、玄参、山萸肉之类，而又根据病人某些体虚正亏的具体表现而注意扶正。如容易感冒的要注意补气固卫，可选玉屏风散等等；另一方面主张忌用伤害肾气的药物，防止克伐肾气的方剂，也即避免过用苦寒、辛凉之品。必要用时，时间宜短，剂量要小，同时要注意适当的配伍。如黄柏与苍术同用，知母、黄柏常配肉桂，川黄连伍以吴茱萸等。西药中伤肾的抗生素等药临床要慎用、少用，尽量不用。

对慢性肾炎已存在肾损害者，更应注意维护肾的气化功能，切忌一味攻伐。肾功能受损时，其病变之本是肾气虚损，而水湿、湿浊、湿热、血瘀等即是因虚致实的病理产物，同时又是加重肾衰发展的病理因素。治疗原则当维护肾气，治病求本。临证中权衡标本缓急，辨证施治。一般病情稳定时，以扶正维护肾气为主，佐以和络泄浊祛邪；标急危重时，以祛邪为主略加扶正，通过治标祛邪，清除可逆因素，为治本创造有利条件。对存在肾损害者可使用制何首乌、菟丝子、冬虫夏草、太子参、连皮苓、茯苓、泽兰、泽泻、车前子、制大黄等，其补气不滞、滋肾不腻、温阳不燥，祛邪不伤正气，平补平泻，缓缓图治，而达延缓慢性肾衰进展速度的目的。过用补益，易滋腻助湿，妨碍脾胃运化；过用峻猛泻浊，则可致肾元受损，雪上加霜。故宜补肾中兼以健脾，淡渗利湿中配合缓泻泄浊。

（2）注重预防慢性肾炎的复发

①积极治疗外感等诱发因素：感受外邪，肺卫失和是导致慢性肾炎复发的主要因素之一。患者原本脾肾亏虚，素体卫外失固，而肺卫受邪，失于通调水道，则促使脾肾之气更为虚损，蒸腾气化及转输敷布失职，水邪湿浊更为肆虐，使邪愈实而

正益衰。感受外邪，肺卫失和，患者常可见到咽喉红肿疼痛，咽痒而干，扁桃体肿大或伴发热、咳嗽。此乃风邪热毒蕴结咽喉，不可忽视。重者先祛邪，后扶正，方药专以清肺利咽，缓图治肾；轻则扶正化湿兼以利咽祛邪，可选用玄麦甘桔汤及银翘散加减，药用金银花、连翘、玄参、麦冬、桔梗、山豆根、射干、牛蒡子、重楼、蝉蜕、制僵蚕、芦根、生甘草。如肺经热盛者，加用桑白皮、炒黄芩、炒栀子。如为慢性咽炎，咽喉久痛隐隐，则用金银花、南沙参、生甘草、胖大海泡茶频频饮用，咽喉局部可喷以西瓜霜或锡类散。此外，如皮肤感染等因素也可引起肾炎复发，故伴有感染者应配合清热解毒。

②注重清利湿热：因湿热内蕴是慢性肾炎的基本病机，故治疗时应着重清热利湿。湿热证可见于正虚诸证（气虚、气阴两虚、肝肾阴虚、脾肾阳虚及阴阳两虚），治疗时仍需兼顾虚实，抑实扶虚。在肾炎病情进展期，湿热证候明显，以清热解毒利湿治疗为主，扶正为辅；在病情缓解时，湿热证趋于好转，清热解毒利湿治疗应逐渐减少，扶正则应逐步加强，但还需注意余邪未尽，以防肾炎复发。中医认为“邪不去正不安”，“祛邪可以匡正”，这对肾小球肾炎的治疗效果具有深刻的临床意义。我们的临床资料表明，在应用传统辨证处方治疗无效时，加用清热解毒利湿中药后，往往病人的临床症状如浮肿、腰痛、食欲不振等都可明显好转，蛋白尿指标明显下降直至正常。这说明用清热解毒利湿法治疗肾小球肾炎不仅能改善肾炎湿热证的症状，还有稳定病情、保护肾功能的作用。合理应用清利药可消除及缓解湿热之邪，抑制肾脏免疫炎症反应，减少蛋白尿，促进肾脏病变的修复。

③调节免疫功能：慢性肾炎是一种免疫性疾病，而病情的反复发作与免疫紊乱有关，而中药在调节免疫上具有肯定疗效，并且具有双向免疫调节作用。如黄芪、三七均具有双向调节作用，即“高者抑之，低者补之”，在慢性肾炎的治疗上是很有现实意义的。慢性肾炎病情稳定期免疫功能常表现为低下，并且因此导致感染而加重病情，临床可选用具有免疫增强作用的中药或方剂。如补气类人参、黄芪、党参、甘草、四君子汤、补中益气汤、生脉散；补阳类有肉桂、冬虫夏草、杜仲、补骨脂、菟丝子、淫羊藿、仙茅、肉苁蓉、八味地黄丸等；临床可根据辨证情况选择。

（3）注重运行血气，活血化瘀：慢性肾炎水肿，历来多从肺、脾、肾着手，以宣肺利水、补气行水、健脾利水、温肾利水等为常法。20世纪50年代，邹云翔教授研究运用活血化瘀法治疗水肿兼有瘀血或妇女兼经闭，或久病用其他各法治疗而水肿不消者，颇有效果。对于难治性水肿，他认为：从气分治疗无效之水肿，乃由久病瘀血内阻所致。在辨证论治的基础上经常运用活血化瘀法。对于用激素后疗效不著或无效而不良反应已很明显的患者，认为乃久延血分，致气滞血瘀，水阻湿蕴，治疗以疏其气血，泄其湿浊痰瘀。邹老早在1955年出版的《中医肾病疗法》中述及慢性肾炎的病理“血凝则气滞，血行则气随，血与气亦分离不开的”，提出“温肾、行血、宣瘀，佐以通阳行气的药物，肾脏血流才不发生障碍”。并说：“各种慢性肾炎，中医治法都用补气养血，化瘀温肾，予以整体的根本治疗，以增强抵抗力。”邹老在全国最早始用活血化瘀法治疗肾炎，对临床医家启发很大。

慢性肾炎瘀血与水湿是其病理因素中不可分离的两个方面，古人已认识到“血与水本不相离”，“血不利则为水”。在慢性肾炎治疗中注重活血化瘀，特别是久病患者强调“久病必治络”，对提高疗效具有指导意义。现代医学研究也证实了活血化瘀方法微观辨证的基础及作用，有研究表明活血化瘀对机体局部具有调整作用，可抑制或减少变态反应性损害，使肾小球毛细血管通透性降低，调整肾血循环，促进纤维组织的吸收。此外，王钢教授曾报道应用虫类搜风通络药物治疗肾病的经验。蝉蜕能抗组胺、抗过敏、消除蛋白尿，与僵蚕配伍，适用于急性和慢性肾小球肾炎兼有急性或慢性扁桃体炎、咽炎的患者；地龙能降压、抗组胺，乌梢蛇能增强网状内皮系统的吞噬能力，地龙、乌梢蛇对久治少效的蛋白尿有效；全蝎、蜈蚣搜风定惊，活血通络，可用于慢性肾小球肾炎血瘀证。

（4）根据阳虚证逐渐减少，气阴两虚证增多的病机演变规律，确立辨证要点及方药：邹云翔教授于20世纪80年代初，在长期临床实践中发现慢性肾炎脾肾阳虚证明显减少，气阴两虚证增多，并系统论述了气阴两虚证的病机变化规律、辨证要点、治疗经验。

①气阴两虚证的病因病机：邹老认为近几年慢性肾炎气阴两虚证增多的原因，主要是由皮质激素、免疫抑制剂、利尿剂、雷公藤以及大剂量清热解毒、活血化瘀等药广泛应用，损伤脾肾气阴所致。气阴两虚证病机变化规律为：a. 病机特点是虚实夹杂，以虚为主；b. 病变部位以肾为中心，影响肺、脾、肝；c. 病情反复、迁延不愈的重要原因与兼夹外感、水湿、湿热、瘀血等病邪有关；d. 一般变化规律是先伤于气，后损于阴；e. 必然转归是气阴两虚或阴阳两虚。

②气阴两虚证的辨证要点：辨证论治是中医理论核心，辨证是前提，各种治法方药均以证为依据，据证以议法，随证而立方遣药，加减化裁，正如《临证指南医案》说：“医道在乎识证、立法、用方，此为三大关键。一有草率，不堪司命。然三者之中，识证尤为紧要。”本病气阴两虚证在临床见症繁多，涉及多个脏器，外

感、水湿、湿热、瘀血诸病邪互为交织，虚实夹杂。因此，掌握辨证要点，提高辨证的正确性，对指导临床治疗有着重要意义。

a. 辨主症确立病位，分清病性主次。本病气阴两虚是一个复合病证，常见肺肾、脾肾、肝肾同病。一般肺肾气阴两虚多见于青壮年，以易感外邪、咽部暗红、虚火乳蛾、喉痹为特征。脾肾气阴两虚多见于中年，以口干、纳食欠佳、大便干结或稀溏、体乏无力为特征。肝肾气阴两虚多见于老年，或长期血压升高的中青年，以头晕目眩而面色无华为特征。辨证尤须识别原发病因、病位，这往往是病机转归的枢纽。同时还需分清病性，根据气虚证或阴虚证的主次，权衡轻重，辨析以气虚为主，还是以阴虚为主，或气虚和阴虚并重。本病气虚证候常见面色萎黄，腰脊酸痛，疲倦乏力，食欲减退，轻度浮肿等。阴虚证候往往不如其他内科疾病典型，因为一方面与气虚相结合，气虚常可掩盖阴虚的湿热现象，另一方面阴虚与精亏、阴虚与血虚常相互影响，临证尤须细加辨析。一般表现为长期咽痛、咽部暗红、口干、大便干结、手足心热等。舌脉的诊察对确诊气阴两虚证，了解气阴虚损的主次程度，有很大作用。典型的气阴两虚舌象是舌偏红，体略胖，边有齿痕。气虚为主时，常见舌淡有齿印，苔白润，脉来虚弱；阴虚为主时，舌偏红或红，脉来细或细数。据临床观察舌偏红或红、苔少是诊断阴虚证最常见而有意义的指征，但在肾功能损害时，由于阴损及血，营血匮乏，舌失营养，此时舌可由红转淡，实际上阴虚仍然存在。辨别气阴两虚证时还须注意与阴阳两虚、气血不足、脾肾气虚、肝肾阴虚等证鉴别。

b. 识兼证，谨察病邪，权衡标本缓急。《素问·至真要大论》指出："伏其所主，必先其所因。"临床体会，对反复迁延的慢性肾炎、难治性肾病，或肾功能急剧衰竭的气阴两虚证患者，尤须审证求因，辨识出导致病情反复发作、迁延不愈的慢性病灶，以及可逆性的恢复因素，这是提高疗效的重要前提。

气阴两虚证常兼的病邪有外感、疮毒、水湿、湿热、湿浊、瘀血等，为了能够谨察病邪所在，临证除了掌握各种常见兼证的特异性症状外，同时也不应忽视存在的一般症状，或非特异性表现的补充或佐证作用。除此之外，邹老在临床还比较重视咽喉、尿、舌的辨证。第一，咽喉的辨证：《灵枢·经脉》说："足少阴之脉，其直者从肾上贯肝膈，入肺中，循喉咙，夹舌本。"可知咽喉病灶与肾经脉有关，若邪气留恋不解，可循足少阴经脉侵犯至肾，临证主要辨别咽喉部位红肿疼痛的性质，观察乳蛾大小，有无腐烂、脓液，喉底有无淋巴滤泡增多等。对于尿蛋白下降到少至微量后始终不转阴性，或经常出现镜下血尿，以及反复发作的患者，有时能从咽喉部位辨识出病理原因。第二，尿的辨证：尿的异常变化是本病常见症状，辨别尿的色泽、量、次数、通畅情况等，是帮助区分病性虚实的一个很好佐证。第三，舌的辨证：本证所兼的病邪常可以从舌诊上发现，正如《辨舌指南》说："视舌苔，可视六淫之深浅。"一般外感表现白苔或黄苔，疮毒表现舌红苔黄，水湿表现滑苔，湿热表现黄腻苔，湿浊表现白腻苔，瘀血表现舌暗或有紫气、紫斑。确实，舌象的变化能较客观地反映病邪性质，病位深浅，病情进退，帮助权衡标本缓急。

c. 观病势，辨析进退，掌握病机转归。气阴两虚证多见慢性肾炎中期、肾功能不全代偿期、氮质血症期，在此时期的病理变化往往是由轻转重，可由重转轻的重要阶段，可以从临床证候上反映出来。它一般有以下特征：一为气阴两虚的脏器减少，证候减轻，或转为轻度气虚、阴虚证，则病势渐退，病情好转；若气阴两虚的脏器增多，证候变重，或转为阴阳两虚，则病势发展，病情加重。二是气阴两虚以气虚为主，病情进展多缓慢；以阴虚为主，病情进展多较快。三是气阴两虚兼夹病邪少，病情易稳定，治疗单纯；兼夹病邪多，病情易反复发作，迁延不愈，治疗复杂。四是气阴两虚证面转红润，舌转淡红，苔变薄净，脉象和缓为病势退；面转灰滞，舌转红或转紫，苔见黄腻或垢腻或光剥，脉象弦滑或豁大无根为病势进。因此，辨析病势的进退，对掌握转归，防患于未然，均有裨益。

（5）气阴两虚证的治则要义：益气养阴法治疗气阴两虚证，源于《素问·阴阳应象大论》提出的"形不足者，温之以气，精不足者，补之以味"。清·喻嘉言认为益气养阴实赅治损诸法，"益气补阴，一则因阳气之下陷，而补其气以升提之，一则因阴火之上升，而滋其阴以降之，一升一降迥然不同，亦医学之两大法门，不可不究"。邹云翔教授对运用益气养阴法治疗慢性肾炎、肾功能不全气阴两虚证，有着丰富的临床经验和不少独特的见解，结合临床实践，将慢性肾炎、肾功能不全气阴两虚证治则要义分为三部分。

①补益气阴，着眼脾肾，兼顾肺肝。气是维持人体生命活动的动力，阴包括精、津、血、液，是人体生命活动的物质基础。《难经·八难》说："气者，人之根本也。"《灵枢·本神》也说："五脏主藏精者也，不可伤，伤则失守而阴虚，阴虚则无气，无气则死矣。"说明气和阴在人体内是不可须臾没有。根据五脏之所主，气阴与脾肾关系又至为密切，脾肾为先后天之本，肾主一身之阴，脾主化生之气，两脏有互生互长，充养五脏气阴之功。因此，本病的气阴两证就意味着主要是脾肾功能活动与物质构成均存在不足，而补脾气、益肾阴是益气养阴的主要治疗途径。

补脾气可以化生精血，温煦阳气。绮石云：“专补命火者，不如补脾以建其中……盖阳虚之证，虽有三夺之不同（按：指夺精、夺火、夺气），而以中气不守为最险。”说明补气健脾的重要。临床具体应用又常有脾肺同治、脾肾同治，重点补脾气以益肾气、生肺气，从而起到恢复衰弱的肺、脾、肾气化功能作用。邹老在治疗慢性肾炎、肾功能不全虚证中最常使用的是补气药，以《邹云翔医案选》为例，统计其中20例慢性肾炎、6例慢性肾功能衰竭患者的用药情况，用补气药党参、太子参、黄芪、白术的有25例，占96.2%。为了观察补气药的治疗作用，我们在治疗慢性肾炎气阴两虚时，随机设立了两组，一组用益气养阴药治疗，一组不用补气，单纯用养阴药治疗，结果益气养阴药组的治疗总有效率明显高于单纯使用养阴药组（$P < 0.05$）。这充分证明补脾气在治疗慢性肾炎、肾功能不全中的重要性。

益肾阴可使肾精充盈而能生气，精盈气旺而能泄浊，帮助恢复衰弱的气化功能。邹老对此法的运用颇具心得，大致归纳为以下三点：其一，益肾阴与填肾精结合。根据《难经》所说：“损其肾者益其精。”以及《景岳全书》提出的理论：“欲祛外邪，非从精血不能利而达，欲固中气，非从精血不能蓄而强。”邹老认为，益肾阴关键在于填肾精，欲填肾精莫过于血肉有情之品。所以在治疗中，一方面选用熟地黄、山萸肉、枸杞子、何首乌等养阴益精，同时常加入紫河车、阿胶珠，重症患者又多用冬虫夏草。其二，养阴填精又常与补气结合。张景岳说：“善治精者能使精中生气，治气者能使气中生精。”邹老的用药中亦常常体现这一治疗原则，在用养阴填精药的同时，加补气健脾的党参、黄芪，或温肾化气的鹿角片（或以全鹿丸代）。其三，滋肾阴与养肝、润肺相结合。邹老根据“乙癸同源”“金水相生”的生理规律，在治疗中常肝肾或肺肾同治，养肝常用白芍、当归、枸杞子，润肺常用沙参、麦冬、百合，重点则益肾阴以养肝阴、润肺阴。这三点经验也是邹老“维护肾气”学术思想的一个重要部分。我们在临床上对其治疗效果作了重复验证，并设立对照组，治疗组以邹老常用的养阴填精和益气药为主，对照组没有养阴填精药，以益气清热利湿药为主，结果治疗组的疗效明显高于对照组（$P < 0.05$）。充分证明邹老养阴填精与益气药合理配伍的临床宝贵经验，对改善肾功能有较好效果。

②辅以祛邪，重在湿瘀，兼防诱因。气阴两虚证的特点是兼杂多种病邪，经统计，兼夹外感、水湿、湿热、瘀血病邪的比例是21.48%～39.22%。因此，以益气养阴为主，辅以祛邪。

祛邪诸法中祛湿是其基本法则之一，它包括祛除水湿、湿热、湿浊。第一，水湿的治疗。张景岳指出：“凡治肿者，必先治水，治水者，必先治气。”邹老善于调气治水的临床经验是抓住肺、脾、肾、肝生理上气机功能特点，顺而调之。常用以下五法：疏风宣肺利水、补气健脾利水、补肾泄浊利水、活血化瘀利水、疏滞泄浊利水。第二，湿热的治疗。张景岳认为："湿热之病，宜清宜利，热去湿亦去。""热甚者以清火为主，佐以分利，热微者以分利为主，佐以清火。"邹老治疗湿热，湿偏重者，常用运脾化湿法；热偏重者又常用清热渗湿法。第三，湿浊的治疗。本病之湿浊乃因肾气衰竭，开阖失司，浊中之清不能复升，清中之浊不能下注，滞留体内所致。故对湿浊治疗，也宗扶正祛邪之原则，维护肾气，祛湿泄浊。常选用茯苓、苍术、生薏苡仁、车前子、六月雪、黑豆衣、土茯苓、制军等药。

活血化瘀则是祛邪的另一重要法则，邹老认为：人体的经络，是上下内外运行血气的通路，经络相贯，如环无端，经络血气运行通畅，则百病不生。一有怫郁，诸病皆生，而肾病一般都有血气郁滞，运行不畅的病理。因此，早在20世纪50年代他就提出："对于各种慢性肾脏疾患，中医治法都用补气养血、化瘀温肾的根本治疗。"对于气阴两虚证兼有瘀血的治疗，主张在益气养阴的基础上，加入活血化瘀药物，常用桃仁、红花、丹参、益母草、怀牛膝、参三七，顽重病证又常加用虫类搜剔之品。

邹老在临床十分注重诱因的预防。资料表明，引起慢性肾炎、肾功能不全复发或加重的最主要诱因是外感、过劳，引起气阴两虚证增多的主要原因是药物损伤脾肾气阴。因此，务必突出预防为主的思想。其一，预防外感：外感之因，一为起居不慎，寒温不调，外感六淫之邪；二为肾元不足，肺脾气虚，易感外邪。对前者要宣传摄生保健的重要，避免风、寒、暑、湿外袭，适应季节气候的变化。对后者注意平时防治，表虚易感者常服玉屏风散，肾元不足者服金匮肾气丸或全鹿丸。外感发作时急则治标。其二，预防过劳：过劳包括劳累过度、房事太过，最易耗伤脾肾气阴。《素问·举痛论》说："劳则气耗。"费晋卿在《医醇賸义》中也指出："肾劳者，真阴久亏，或房事太过，水竭于下，火炎于上，身热腰痛，咽干口燥，甚则咳嗽吐血。"因此，慢性肾炎、肾功能不全患者必须注意休息，防止过劳，远帷幕，节房事。其三，预防药物损伤脾肾气阴：邹老早在20世纪60年代就发现一些肾炎患者完全是由药物损伤肾气而造成，在临床上一再强调要防药物伤肾。20世纪80年代西医界对药物性肾病也引起重视，认为几乎所有药物均可引起中毒性肾病，主要有抗菌药物、镇痛剂、抗癫痫药等。对于激素、环磷酰胺、雷公藤等易于损伤脾肾气阴的中西药，我们认为，一方面应掌握肾的生理、病理和药物性能特点，合理使用，发挥其对治疗有利的一面；另一方面要突出中医药"治未病""辨证论治"

特点，预防和减少这些药物易损伤脾肾气阴等不良反应。

③谨守病机，随证论治，以平为期。在运用益气养阴法治疗慢性肾炎、肾功能不全气阴两虚证的临床过程中，始终应以辨证论治思想指导立法、选方、用药。临证体会主要归纳为“四要”“四忌”。第一，要把握病机，忌因循守证。《素问·至真要大论》说：“谨守病机，各司其属。”根据本组病机的动态变化，气阴两虚证在临床上不是一成不变的，它可以由气虚、阴虚证传变而成，亦可转变为单纯气虚、阴虚证或阴阳两虚证，因此，临证关键要把握病机变化规律。譬如在脾肾气虚、阳虚证水肿消退后，或肝肾阴虚久用滋阴药后，以及用激素、雷公藤等药物后，常易转为气阴两虚证，一旦出现，应及时气阴兼顾治疗，有时可事先加入一二味益气药或养阴药，以“防患于未然”，常能取得较好效果。倘囿于原来证治，往往愈伤气阴。第二，要分辨标本，忌固执一法。气阴两虚证兼夹外感、水湿、湿热、瘀血病邪的比例是21.48%～39.22%。故临证关键要权衡标本缓急，按“缓则治本”“急则治标”或“标本兼顾”的原则，将益气养阴法有机地与其他治疗灵活结合，或交替使用，庶能知常达变，运用自如。正如《素问·标本病传论》所说：“知标本者，万举万当；不知标本，是谓妄行。”第三，要掌握大法，忌拘泥方药。益气养阴法是针对气阴两虚证而设，在此大法的指导下，制定基本方和随症加减药物，或进行剂型改革制成微粒胶囊，主要是为了更好地观察、总结、提高疗效，有利于推广。但由于气阴虚证气虚、阴虚各有侧重，兼夹病邪又多少不等，加上病人体质差异诸因素，必须遵循“方以法立，以法统方”的治则，这是临证关键之三。只要确诊为气阴两虚证，用益气养阴基本法不可变，至于方药、配伍、剂量，除了为科研观察而制定方药外，一般临证可因病人、因兼证、因医者经验而变。第四，要权衡药性，忌用药猛峻。本病气阴两虚证多数乃久病渐损而成，先后天体用俱虚，气阴均不足，故临证当缓中补虚，选择甘平味薄之品。《灵枢·终始》指出：“阴阳俱不足，补阳则阴竭，泻阴则阳脱，如是者，可将以甘药，不可饮以至剂。”《医方大成》亦告诫：“凡滋补之药，当用平和，不可骤用峻补，缘肾水枯竭，不足以当之。”具体用药体会：益气不宜太温，宜甘平；补阴不宜滋腻，宜甘微寒；除湿热不宜用燥，宜甘淡、甘凉；清热解毒不宜苦寒，宜甘寒。

邹云翔教授治疗慢性肾炎、肾功能不全气阴两虚证经验方——肾炎宁胶囊，从组方意义到选择药物，完全贯穿以上治则精神，本方总的治则是以益气养阴为主，佐以渗湿和络，主要由补气健中、养阴填精、渗湿清利、活血化瘀药合理配伍组成。补气的途径主要是健脾，故重用生黄芪、怀山药等；养阴的途径主要是益肾填精，故用枸杞子、紫河车等。补气健脾、养阴益肾并用，可使气中生精，精中生气，从体用两方面增强和恢复五脏气化功能，以便从根本上祛除或改善因虚衍生的病理产物；将补气药与活血化瘀药（如怀牛膝、益母草等）配合使用，既可避免活血化瘀药的耗气损血之弊，又经实验证实可增强活血化瘀药的作用；将养阴填精药与渗湿清利药（如生薏苡仁、车前子等）配合使用，使滋阴而不恋邪生湿，渗湿清利而不伤阴液。四法巧妙配合，益气养阴并举，和络渗湿兼使，远寒热之性，弃苦辛之味，俾精气相生，使正复邪退。

（6）师古而不泥古，结合证型变化及病理诊断结果提高疗效

①创疏滞泄浊之法治疗难治性肾炎：20 世纪 70 年代后期与 80 年代，由于临床上大量运用激素、环磷酰胺、利尿制剂或长期用温燥或苦寒等药物治疗肾炎，致使临床多见的肾炎中医辨证证候起了变化。对激素治疗不敏感而副反应明显，出现药物性柯兴综合征等表现者，邹云翔教授认为，此乃由药物引起体内升降出入功能紊乱所致，当升者不升，当降者不降，当出不能出，当入不能入，气血精微变为湿浊痰瘀，阻于脏腑络脉肌腠而成，在临床上创用疏滞泄浊之法，疏其气血，泄其湿浊、痰瘀，使失常之升降出入生理功能得以恢复而病可痊愈。

②结合病理诊断结果提高疗效：王钢教授认为，随着近年来肾活检病理诊断的普及，在辨证基础上，结合病理检查结果，确定中医治疗方案，则更有利于改善症状及消除蛋白尿。a. 肾小球内细胞成分增多：宜消、宜利、宜凉血活血，常用车前草、黄柏、荔枝草、凤尾草、牡丹皮、赤芍、白花蛇舌草。b. 新月体：节段性新月体，新月体成分以细胞性为主时应及时积极治疗，宜清热解毒、凉血活血。常用雷公藤、火把花根、青风藤、猫爪草、小青草。若见环状体，成分为纤维性时，宜补益肾元活血化瘀，常用冬虫夏草、紫河车、菟丝子、山萸肉、赤芍、川芎、泽兰、益母草。c. 系膜增生：系膜细胞增生，以清利为主，常用山慈菇、龙葵、虎杖、蜀羊泉、凤尾草、白花蛇舌草，可静滴灯盏花针剂。系膜基质增生，以益肾活血为主，常用淫羊藿、鹿衔草、马鞭草、全蝎、川芎、赤芍、益母草，可静滴三七总苷、川芎嗪针剂。d. 肾小囊病变：常见肾小囊粘连、新月体填塞、囊壁断裂等，宜清利活血，常用半边莲、荔枝草、凤尾草、白花蛇舌草、小青草。e. 肾小球基膜病变：肾小球基膜均质性增厚，常用益肾活血，药选淫羊藿、仙茅、山萸肉、牡丹皮、丹参、桃仁、红花、益母草，可静滴黄芪针。若免疫复合物或特殊蛋白物质沿肾小球毛细血管袢沉积引起的基膜增厚，宜清热解毒、凉血活血，常选雷公藤、火把花根、昆明山海棠、地龙、水蛭、制僵蚕、全蝎等。f. 肾小球毛细血管袢

病变：肾小球毛细血管袢堵塞，宜活血通络，常用脉络宁针剂静滴，方药常选桃红四物汤。肾小球毛细血管内中性粒细胞浸润，宜清热利湿，常用猫爪草、石韦、半边莲、小青草、虎杖、蜀羊泉、米仁根、扦扦活，亦可选用雷公藤。g. 肾小球硬化或纤维化：宜益肾软坚、活血通络，常用冬虫夏草、菟丝子、紫河车、山萸肉、海藻、制大黄、生牡蛎、鲍鱼、五灵脂、生山楂、泽兰、路路通、益母草。成药如大黄䗪虫丸可用。h. 肾小管－间质病变：肾小管萎缩，肾间质纤维化治疗同肾小球硬化或纤维化，不同点可结合原发病加入清利药物，如车前草、六月雪、蒲公英。间质细胞浸润、管型，常用益肾清利药，如知母、黄柏、泽泻、车前草、土茯苓、虎杖、蜀羊泉、猫爪草等。

（7）善于整体调摄：邹云翔教授认为，肾与其他脏器的关系非常密切，常说："抵抗力薄弱，才会发生肾脏病的。"又说："五脏中肺与肾最为娇嫩与柔脆，凡是气候上的变化，物理上的刺激，情绪上的波动，外因与内因各方面，都能影响到肺脏与肾脏。"（《中医肾病疗法》1955 年 5 月）所以邹老治疗肾病不拘泥于肾，而强调辨证施治，整体调理，应根据病情而注意其他脏器的治疗。例如，重视研究肾病中肺的证候，而摸索了一套肾病从肺论治方法，如疏风宣肺、清肺解毒、降肺理气、养肺滋阴以及金水相生，肺肾同治等法则；研究了肾与脾的关系，强调先天、后天关系更为密切，所以在辨证中脾肾气虚、脾肾阳虚证的治疗均丝丝入扣。又注意肾与肝、肾与心等脏的关系而采用多脏器治疗的方法，如肺脾、肺肾、脾肾、肝肾、肺脾肾、肺脾肾肝、肺脾肾肝心等脏同治而提高了疗效。

（8）慎防传变及误治：关于肾炎的预防，邹云翔教授认为除应重视摄生保健、增强体质、提高防病功能、适应四时气候变化、避免六淫邪毒侵袭外，要注意以下三个方面：

①要防传变：就是防止由其他病失治而传变为肾炎。《素问·阴阳应象大论》说："邪风之至，疾如风雨，故善治者治皮毛，其次治肌肤，其次治经脉，其次治六腑，其次治五脏，治五脏者，半死半生也。"言外邪侵入人体以后，如果不及时治疗，病邪就会步步深入，治疗也就越来越困难。邹老认为，肾炎一病也是如此，多半是由其他疾病失治，病邪逐步深入传变而成。如喉蛾（相当于扁桃体炎）、烂喉痧（相当于猩红热）和皮肤疮毒等等，发病之后，应及时予以疏风宣透或清热解毒、凉营透达等方法治疗，使风邪外透，湿从下渗，热毒得以清解，则不致内陷入肾，若因循失治，就有酿成肾炎之可能。

②要防误治：就是防止由其他病误治而致肾炎。邹老认为，有不少肾炎病者，

是由其他疾病的治疗不当而造成的。如病在卫分，而治在气分；病在卫气，而治在营血，逼邪不得外达而深入内陷。如扁桃体炎、猩红热、皮肤疮毒等误治而转成肾炎者，临床上屡见不鲜。

③要防药物伤肾：有些药物是能损伤肾气的，临床中经常遇到一些肾炎完全是由于药物损伤肾气而造成的。有些患者本身肾气不足，加上药物的损伤，而促进了肾炎的发生。因此，我们要掌握肾的生理、病理和药物的性能特点，正确使用药物，对凡有损伤肾气者，应尽量少用和避免使用。

4. 肾病综合征

（1）明确原发性肾病综合征的临床诊断：需尽快明确原发性肾病综合征的临床诊断，了解肾病病理类型对其治疗及预后具有重要参考作用。肾病综合征不是一个独立的疾病，包括原发性肾病综合征与继发性肾病综合征，即使原发性肾病综合征，也因病理类型不同而出现治法、疗效及预后的不同。因此，肾病综合征的诊断临床应分 3 个部分：①判断肾病综合征是否成立；②排除继发性肾病综合征；③明确原发性肾病综合征的肾脏病理类型。在临床诊断标准中，大量蛋白尿的定义为每日尿蛋白定量＞ 3.5g，此标准也存在着由于病人个体差异而表现程度不同，须以体表面积进行校正。在排除继发性肾病综合征时需掌握常见可引起肾病综合征的原发病临床表现及相关理化检查结果，重视病史、既往史的调查，层层筛选，方可最后排除继发性肾病综合征。病理类型影响着肾病综合征的疗效及预后，因此应力争尽快做肾活检，指导临床治疗，但也应避免重病理轻临床的诊断方法，对于肾病综合征的最终诊断，必须全面考虑临床表现、理化检查、肾活检结果三个方面，缺乏任何一面都可能造成漏诊或误诊。

（2）中医对肾病综合征的辨证：中医以本虚标实，正虚邪实相结合的方法进行辨证分型，其证型常具有动态演变，须随证辨治。由于肾病综合征病程较长，可因并发症及因西药的参与，使临床症状不太典型或出现变化。正虚可出现肺、脾、肝、肾多脏腑虚损及气、血、阴、阳不足的多种症状，邪实也可表现出风、湿、热、毒、瘀、痰等多种病理损害胶着在一起。因此，中医辨证应根据病人不同的病理阶段，结合肾病综合征的基本病机及临床表现的标本缓急来进行辨证分型，本着先表后里、先急后缓的治疗原则指导临床辨证。在脏腑正虚中以脾肾为主，病理性质以气阴不足为主，病理因素以湿、瘀为主。同时，肾病综合征的辨证不是一劳永逸、一个证型贯穿整个病程的，而是随着治疗效果的出现即可改变临床证型。开始以水肿为中心的辨证分型可以转变为以蛋白尿为中心的辨证分型，也可出现以西药副反应临床表现为中心的辨证分型，肾病综合征的辨证着眼于当时的治疗中心病证，即以阶段性的治疗目的作为中医辨证分型的中心。

（3）对肾病综合征采用皮质激素和细胞毒药物治疗的患者，分阶段结合中医药治疗可达到减毒增效的作用：皮质激素的治疗一般分为治疗、减量及维持三个阶段。以治疗剂量要足、减量要慢、维持时间要长为原则。细胞毒药物主要是其对增生活跃的免疫细胞杀灭而发挥免疫抑制作用，而新近又有开始使用环孢素和霉酚酸酯治疗肾病综合征。对于难治性肾病综合征现常采用联合疗法，即激素 + 细胞毒药 + 抗血小板聚集药 + 抗凝血药四联疗法，具有一定的疗效。

在中西医结合治疗肾病综合征方面，应发挥中西药各自长处，综合治疗。在激素治疗初中期阶段多见阴虚，撤减激素阶段常有阳虚，激素使用的早期、中期、撤减期各个不同阶段应树立不同的治疗中心，突出中医辨证论治。如在激素治疗的早期，由于疾病的不同，选用的剂型与剂量各异，由于激素的治疗作用尚未显示，中医药配合治疗应以辨证论治，治疗原发病为主，以改善患者症状，清除激素使用的障碍，为激素更好发挥作用创造条件。在激素治疗维持期，因患者经一段时期的大剂量激素治疗后，原发病的证情得到了控制，但激素的不良反应在这时有所表现，中医药治疗的目的应从辨证治疗原发病转变为防治激素的不良反应，以使激素治疗顺利进行，完成总的疗程。撤减激素时由于长期应用激素治疗，使患者出现不同程度的肾上腺皮质功能低下或肾上腺皮质萎缩。因此，在撤减激素的过程中，部分病人可出现病情“反跳”。此期中医药治疗的目的是充分发挥中医药的代激素作用，并增强肾上腺皮质功能，使肾上腺皮质增生而恢复正常，从而阻止撤减激素所引起的“反跳”现象，使激素的撤减安全进行，缩短用药周期。激素撤除后的恢复阶段，由于激素治疗后，机体内部脏腑功能紊乱，气血阴阳偏盛或偏衰，一旦停用激素，则诸症纷起，出现较多的激素并发症，故此期中医药治疗，以巩固激素所取得的对肾脏病的疗效，恢复受激素损害的脏腑功能，重新调整机体的阴阳气血平衡为目的。

邹云翔教授早在 20 世纪 70 年代，就创立了针对肾病综合征应用激素而发生药物性柯兴综合征治疗的疏滞泄浊法，这对后世具有重要的指导意义。该法适用于慢性肾炎或肾病综合征运用激素后尿蛋白不消，或因无效且激素不良反应较明显而停药者。主要症状为浑身疲乏无力，胃纳减少，有药物性柯兴综合征，妇女经闭，脉细，苔白腻。邹老根据《内经》升降出入的理论指出：“出入废则神机化灭，升降息则气立孤危。”（《素问·五常政大论》）“升降出入，四者之有，而贵常守，反常则灾害至矣”（《素问·五常政大论》）。而《丹溪心法》云：“气血冲和，百病不生；一有怫郁，百病生焉。”郁则气滞，气滞则升降出入之机失度，当升者不升，当降者不降，当出者不出，当入者不入，清者化为浊，行者阻而不通，表失护卫而不和，里失营运而不顺。激素引起的柯兴综合征，即表现为人体的升降出入功能紊乱，初伤气分，久延血分，变气血精微为湿浊痰瘀，阻于脏腑络脉肌腠而成。《素问·六元正纪大论》说：“木郁达之，火郁发之，土郁夺之，金郁泄之，水郁折之。”邹老根据《内经》理论，对肾病综合征表现为药物性柯兴综合征的患者，创立了疏滞泄浊法，方以越鞠丸加减，用苍术、薏苡仁、香附、郁金、合欢皮、半夏、陈皮、当归、红花、川芎、桃仁、神曲、茯苓、芦根等疏之泄之，疏其气血，泄其湿浊痰瘀，使失常之升降出入功能得以恢复，取得了满意的疗效。

另外，在联合细胞毒药物使用中，最常影响疗程进行的是病人出现严重消化道反应、骨髓抑制和肝功能损害，中医药治疗应分别配以健脾和胃法、补养气血法和疏肝利湿法，方剂分别选用香砂六君子汤、十全大补汤和柴胡疏肝散合茵陈五苓散。

（4）在中医辨证基础上，结合辨病及肾脏病理类型以提高疗效：中医对肾病综合征的治疗，可分为单纯的中医药治疗和中西医结合治疗，前者主要用于肾病综合征病理类型属微小病变型，可取得明显的疗效，而对于一些病理类型较重的则常需中西医结合治疗。单纯中医药的治疗现常以益气温阳、利水活血为主要原则，待水肿消退后再配合补肾固涩以巩固疗效，但一旦使用西药利尿剂以消水肿后，中医治疗则应以益气养阴、活血利湿为主，因西药利尿剂的使用并不能减轻肾脏的炎症病变，而水肿则随尿量的增加而消退，中医利湿不以利尿消肿为目的，而是为了有助于控制肾脏的炎症进展。目前随着对中医肾病综合征病机认识的深入与发展，祛风湿及化痰浊的中医治疗也被用于肾病综合征的治疗，丰富了中医对肾病综合征的治疗手段，极大地提高了临床治疗效果。对于祛风湿方药的使用适应证为反复发作的，伴面目浮肿、腰酸痛明显的肾病综合征；化痰浊方药的使用适应证为浮肿持续不消，眼睑水肿，伴血脂增高、明显苔腻的肾病综合征。在肾活检的病理形态上，前者可见炎症细胞浸润；后者多伴基质增生及早期的纤维化。常用方剂为独活寄生汤、牡蛎泽泻散，药物如防风、紫苏叶、防己、羌活、豨莶草、扦扦活、石韦、金雀根、徐长卿、鹿衔草、宣木瓜、青风藤、马鞭草、土茯苓、半枝莲、地龙、全蝎、蝉蜕、僵蚕、昆布、海藻、海蛤壳、半夏、贝母、鱼腥草、射干、白花蛇舌草等。

在辨证基础上，结合病理检查结果，也有利于改善症状及消除蛋白尿，提高疗效。相关内容参见慢性肾小球肾炎临证经验。

（5）难治性肾病综合征常用的六种治疗大法：对于难治性肾病综合征，我们总结了常用的六种治疗大法：益气养阴、清热利湿、活血化瘀、调理脾胃、疏滞泄浊、补益肾元，结合辨证以一法为主，或二、三法合用。①益气养阴法：主要是补脾气、益肾阴，用药时注意益肾阴与填肾精相结合，选用山茱萸、紫河车、冬虫夏草、龟板胶等血肉有情之品；养阴填精与补气相结合，选加补气健脾的党参、黄芪，温肾化气的鹿角片、淫羊藿；益肾阴与养肝润肺相结合，养肝常用白芍、女贞子、枸杞子，润肺常用沙参、麦冬、百合。②清热利湿法：可用三仁汤合滋肾丸治疗，并在清利湿热的同时，结合不同病因及不同病症，配合解毒、祛风、活血、健脾、补肾、滋阴、泄浊等多种治法。③活血化瘀法：病程短、体质较好者，采取活血破瘀法，常选用虫类药如水蛭、全蝎、蜈蚣、三棱、莪术等；病程长、体质较差者，采取活血通络法，常选用当归、丹参、赤芍、川芎、桃仁、红花、泽兰、益母草。在使用活血药的同时，可适当地加入补气药及温阳药，以增强活血化瘀的功效。④调理脾胃法：合理运用调理脾胃法可起到调整免疫功能，提高血浆白蛋白，降低蛋白尿，改善全身状况，保证激素、细胞毒药物、雷公藤的疗程完成等作用。如脾阳不足者用升阳益胃汤，中虚气滞者用香砂六君子汤，脾胃湿热用王氏连朴饮，湿困脾胃者用平胃散。⑤疏滞泄浊法：主要针对激素所导致的气血痰湿郁滞证，常以越鞠丸为主方加减，药用香附、苍术、川芎、山栀、神曲、半夏、陈皮、生薏苡仁、茯苓皮、桃仁、红花、芦根、白花蛇舌草、合欢皮。⑥补益肾元法：此法用于疾病后期，肾功能日益衰退，治疗原则以求增一分元阳，复一分元阴。阳气虚衰明显，用保肾甲丸阴中求阳温肾活血；阴精亏损明显，用保肾乙丸阳中求阴，填督补精，活血利湿。

近年来根据肾病综合征的基本病机，开发研制了中成药健肾片、肾炎灵颗粒剂用于治疗不同类型的肾病综合征。前者用于以中医气虚证为主，病理变化为微小病变型或经治疗后的恢复期病人；后者用于以中医气阴两虚证为主者，病理变化可见各种类型，在发作期和恢复期皆可运用。动物实验显示皆具有明显的抗氧化、缓解炎症反应，减轻肾脏病理损害的作用，临床试验也证明具有良好的治疗效果。

5. 无症状性血尿和 / 或蛋白尿　无症状性血尿和蛋白尿的治疗目前部分西医认为无须特殊治疗。如钱桐荪《肾脏病学》第 3 版认为“病人以保养为主，勿感冒、劳累，勿用肾毒性药物。如有反复发作的慢性扁桃体炎，可待急性期过后行扁桃体摘除术。病人应定期门诊随诊，重点检查血压、尿常规及肾功能”。而王海燕《肾脏病学》也持同样观点，认为“在未明确诊断前无需特殊治疗。中药，如黄芪可促进肝脏合成白蛋白以补偿尿中丢失或辨证用药，如六味地黄丸或中药复方。因患者24h尿蛋白定量不多，所以不必应用肾上腺皮质激素及细胞毒类药物治疗，可试用雷公藤多苷。患者平时应注意勿用对肾脏有损害的药”。

中医药的辨证施治对无症状性血尿和蛋白尿从发作次数的控制，肾功能的保护，甚至临床痊愈都有促进作用。中医辨证因其症状少，临证应注意下列几方面：

（1）辨证应结合辨病，实验室检查结果可作为微观辨证依据：无症状性血尿和蛋白尿是无明显临床表现的，须进行尿液理化检查才能发现病症，按传统的宏观辨证除一过性肉眼血尿外往往无证可辨。因此，对于本病证应根据全身表现如面唇舌色、口味喜恶、二便相关性、病史和用药史、脉象等及尿常规、尿蛋白电泳、尿FDP、血浆白蛋白等检测指标，结合中医对肾性血尿、蛋白尿的病机认识来进行辨证。一般而言，中医认为蛋白尿是因外邪侵袭，脏腑功能失调所致，再由病理产物湿瘀的作用，使蛋白质的丧失加重。其中脾不摄精、清气下陷和肾不藏精、精气下泄是蛋白尿产生的直接机理，因此脾肾功能是产生蛋白尿的基本病机。但风邪、湿热（毒）邪、瘀血等因素在蛋白尿的发生及病情加重的过程中有重要影响，蛋白尿的形成机理常是气血阴阳的虚损、脏腑功能失调、病邪的干扰交织在一起，表现为正虚邪实、虚实夹杂的证候。而肾性血尿的形成多由热扰血分，伤及脉络或阴虚火旺，迫血妄行；或脾肾气虚，固摄失职，血溢脉外；或久病入络、血行不畅，血不循经所致，有虚实寒热之别。其中虚证有气虚、阴虚、脾虚、肾虚之分；实证有瘀、热之分。因此，综合蛋白尿及血尿的病机，本病病机以虚实错杂、本虚标实为多见。总之对于无证可辨的病人，可结合微观辨证，如尿色鲜红为火盛迫血；尿色淡红为气不摄血；尿中夹有血丝血块为瘀血内阻；尿浑浊为湿热之证。尿蛋白以中大分子为主，以病在肾；尿蛋白中以小分子为主，以病在脾；尿FDP增高者为瘀血阻络。病程长者多虚，病程短者多实。苔厚腻者为湿证，苔少舌红者为阴虚证等。即可以初步解决临床无证可辨的难题。

（2）区分血尿和蛋白尿的特征，结合病史及伴随症状辨证施治：中医对于无症状性血尿和蛋白尿的治疗根据对其病因病机的认识，邹氏三代医家常用大法为健脾、益肾、固摄、利湿、活血等。但在具体治疗过程中首先应特别注意控制感染，如伴急性咽炎可加用金银花、连翘、重楼、射干、山豆根、牛蒡子等；伴慢性咽炎者可加用玄参、麦冬、桔梗、生甘草、百合、南沙参、北沙参、制僵蚕、蝉蜕等；伴皮肤感染者可加用野菊花、蒲公英、紫花地丁、半边莲、半枝莲、连翘、赤小豆、土茯苓、苦参等；伴肠炎者可加用马齿苋、大血藤、败酱草、地锦草、黄连等；伴尿路感染者，可加用蒲公英、鸭跖草、车前草、知母、黄柏、凤尾草等。其次，在治疗血尿的过程中，虽有“水道之血宜利”的原则，但根据辨证的结果配合使用止血类中药，可明显提高临床疗效。一般在血尿初期酌加凉血止血药如仙鹤草、紫珠草、大蓟、小蓟、槐花、白茅根、荠菜花等；血尿中期酌加活血止血药如参三七、景天三七、生蒲黄、茜草根、琥珀等；血尿后期酌加养阴固涩止血药如赤石脂、金樱子、墨旱莲、阿胶等；出血量多者酌加收敛止血药，如血余炭、藕节炭、苎麻根等。其他止血类中成药如茜草双脂、参三七粉、云南白药等也可结合辨证酌加选用。第三，对于蛋白尿的治疗，如果临床辨证无外邪热毒，即可考虑使用补气药，如太子参、党参、黄芪、山药、白术、茯苓、薏苡仁等。对于长期蛋白尿者，即应考虑久病入络，内有瘀阻，酌选活血通络药如丹参、川芎、红花、桃仁、当归、赤芍、泽兰等，甚至可加用虫类通络药，如地龙、水蛭、全蝎、鳖甲等。对于尿蛋白而无湿热证者，即可选用固涩药，如芡实、金樱子、莲须、覆盆子、煅牡蛎、柿叶等。对于尿蛋白量较多者，如肝肾功能正常，可考虑加用雷公藤、山慈菇、昆明山海棠、蜀羊泉等。

无症状性血尿和蛋白尿的临床发病特点为反复发作，持续时间较长，治疗过程中常会产生急躁情绪，不能很好地坚持治疗。因此，在医疗过程中不能为了一时的速效而使用肾毒性药物，通过减低肾小球滤过率而降低尿蛋白，而应该以时刻保护肾功能为治疗目的，在辨证的基础上，攻补结合，长期巩固，才能获得满意的疗效。

（二）病理分类

1.IgA 肾病

（1）针对 IgA 肾病的咽脾肾辨证分型标准：王钢教授首次将该病分为热结咽喉证、脾虚湿热证、肾虚湿瘀证三证分别施治。

①热结咽喉证

治法：清热利咽，凉血止血。

方剂：银翘散加减。

药用：金银花 10g，连翘 6g，重楼 10g，炒栀子 10g，黄芩 10g，仙鹤草 15g，车前草 15g，白茅根 15g，白花蛇舌草 15g 等。

方解：金银花、连翘苦寒，清热解毒，凉散风热；黄芩苦寒，泻火解毒，清热止血；栀子清热利尿，凉血解毒，相互配合，以增清热解毒、凉血止血之功。重楼苦微寒，利水祛湿，退肿消痰；白茅根甘寒，清热利湿，凉血止血；仙鹤草苦涩平，收敛止血，补虚，以助上药清热凉血止血之功。车前草甘寒，清热利湿，凉血解毒；白花蛇舌草苦甘寒，清热解毒，利水除湿，以助清热解毒、利水消肿之效。诸药配伍，具有疏风清咽、清热利湿、凉血止血的作用。现代研究进展亦证实，金银花、黄芩、栀子三药均具有较广的抗菌谱，对流感病毒等病毒亦有抑制作用，并有抗炎及抗变态反应作用，黄芩还对肾毒性有防治作用。重楼有广泛抗菌作用；白茅根有利尿、抗菌和止血作用；仙鹤草有明确的止血和抗菌作用。车前草有抗菌、利尿、抗炎作用；白花蛇舌草能促进辐射损伤小鼠脾细胞分泌 IL-2，促进细胞免疫功能的恢复。

加减：如兼风热表证，应结合疏风解表，可加荆芥、防风、连翘、薄荷等辛凉解表之品。而咽喉红肿疼痛明显者，可加用山豆根、蒲公英、制僵蚕、桔梗、甘草等清利咽喉。热结咽喉证且血尿明显者，治疗中注意兼用凉血止血法。如肉眼血尿，色泽鲜红，并伴有尿频、尿急、尿痛，小便灼热者，可加用黄柏、萹蓄、瞿麦、鸭跖草、凤尾草等清利下焦湿热，并结合水牛角、大蓟、小蓟、生槐花清利凉血；如血尿不显，无明显下焦湿热症状者，可加用茜草、参三七、蒲黄炭等收涩止血。

②脾虚湿热证

治法：健脾益气，清利消肿。

方剂：参苓白术散加减。

药用：生黄芪 30g，党参 10g，白术 10g，茯苓皮 30g，生薏苡仁 15g，泽泻 15g，怀牛膝 15g，石韦 15g，车前草 15g，青风藤 15g 等。

方解：生黄芪甘温，健脾益气固表，利尿消肿。现代研究进展认为，黄芪具有增强机体免疫功能、抗衰老、促进蛋白合成、保肾利尿、抗炎和激素样作用；党参、白术、生薏苡仁健脾益气，化湿消肿。由于水肿为 IgA 肾病的常见临床症状，而水肿则“其制在脾”，补益脾气可绝其生湿之源。牛膝性平、味苦酸，补肝肾、强筋骨，活血祛瘀，利尿通淋，与黄芪相配补益脾肾、补气活血，并增利尿消肿之功；石韦苦、甘，微寒，清热利湿消肿，与黄芪相伍增其健脾利湿之效；青风藤性平，味苦辛，祛风湿，通经络，利小便，与石韦相配，增加利尿消肿祛湿之效，与牛膝相配，共成活血通络之功，与黄芪相配发挥益气活血通络及利尿消肿作用；现代研究进展则认为，青风藤具有抗炎、降压、免疫调节作用，能提高细胞免疫功能，纠正抑制性T淋巴细胞功能缺陷，增强其对抗体过量的监视作用，使体液免疫恢复正常。茯苓皮、泽泻、车前草健脾利水，清利渗湿，增加利水消肿之功。诸药合用，具有益气健脾、清利消肿的作用。

加减：由于慢性肾病病机多与肾气不足相关，脾虚湿蕴症状显著者，从脾治疗为主，而随着水湿或湿热症状的改善，常兼治肾，结合补益肾气，扶正固本，特别要注重补益气阴。常用杜仲、川续断、生地黄、枸杞子、山茱萸、菟丝子等；脾虚夹湿，须分水湿与湿热。水湿内蕴，泛溢肌肤，水肿明显者，应加强利水消肿，加用玉米须、车前子、葫芦瓢、牵牛子等；而湿热较甚者，宜加强清利。以胃肠湿热为主者，常见食少便溏、舌苔黄腻，可加清利中焦湿热之品，如黄连、苍术、蒲公英、马齿苋、凤尾草等；伴有下焦湿热者，可见尿液浑浊、小便灼热，可加用黄柏、萹蓄、瞿麦、鸭跖草等清利下焦湿热；如因肠道感染导致血尿明显者，应结合清利凉血，可选用白茅根、大蓟、小蓟、生槐花、仙鹤草等；以脾气亏虚，水湿或湿热不甚者，宜加大补气药用量，如生黄芪可用至30～60g，并可配合固涩药物，如金樱子、覆盆子、芡实等。

③肾虚湿瘀证

治法：益气养阴，解毒和络，清利湿热。

方剂：参芪地黄汤加减。

药用：生黄芪30g，太子参15g，生地黄10g，山茱萸10g，山药15g，杜仲15g，枸杞子15g，茯苓皮30g，泽泻15g，怀牛膝15g，石韦12g，车前草15g，白花蛇舌草15g，雷公藤10g，生甘草5g等。

方解：由于本证以肾气虚或肾气阴两虚者多见，故益肾者以益肾气或益气养阴为主。方中生黄芪甘温，益气升阳，固表止汗，利水消肿；太子参补气而不温燥；山茱萸补益肝肾；生地黄、枸杞子补肾滋阴，与生黄芪相配，以益气养阴，气阴双补；山药、茯苓皮、泽泻既可健脾利水，也防养阴之品滋腻碍胃。杜仲、怀牛膝补益肾气，牛膝并可活血通络；石韦、车前草、白花蛇舌草用以清利湿热。由于肾虚湿瘀证大多见于久病，血尿、蛋白尿难治不消者，且肾活检病理改变大多较重者，故在治疗中可配合雷公藤，或另用雷公藤制剂，可提高临床效果。雷公藤苦、辛、凉，祛风除湿，活血通络，消肿止痛；生黄芪甘温，益气升阳，固表止汗，利水消肿，托毒生肌。现代研究进展认为，雷公藤具有抗炎、免疫抑制作用，但其不良反应有肝功能损害、白细胞减少、胃肠道反应等。黄芪能增强机体免疫功能，延缓细胞衰老，具保肾利尿之功，并有类激素样作用，与雷公藤合用，既起到调节免疫作用，又制约了雷公藤的苦寒之味和不良反应，保护肝功能，升高白细胞，并且大剂量黄芪和雷公藤合用还可提高降尿蛋白效果。生甘草甘温，益气缓中解毒，配伍雷公藤既然缓解雷公藤之毒性又可增其利湿解毒之功。诸药相配，以获益气养阴，解毒和络，清利湿热之效。

加减：若肾气不足，气化不利，水湿内蕴，泛溢肌肤，水肿明显者，应加强利水消肿，加用车前子、玉米须、葫芦瓢、牵牛子等；而下焦湿热者，可见尿频、尿急、尿痛、小便灼热者，可加用黄柏、萹蓄、瞿麦、鸭跖草、凤尾草等清利下焦湿热，伴有血尿者，并结合水牛角、大蓟、小蓟、生槐花清利凉血。对于本病瘀血证患者，通常临床表现较少，宜结合血液流变学、肾脏病理变化。对病程长，肾脏病理损害重，多见肾小球硬化和肾间质纤维化的患者，结合活血化瘀，如可根据瘀血的程度选择活血和络，或破血通络及虫类搜风通络。常用丹参、牡丹皮、赤芍、川芎、桃仁、红花、水蛭、全蝎、蜈蚣等。

1990 年邹燕琴教授在《南京中医学院学报》系统介绍了中医中药辨证论治 IgA 肾病的十种治法经验，也一直被中医肾病界传奉至今。

在 IgA 肾病中医证治规律的研究中充分注意了发挥中、西医长处、互补的作用。

对 IgA 肾病的中西医结合循证医学研究结果，中医药 A 级推荐方案：IgA 肾病肾脏病理改变在Ⅲ级以下（包括Ⅲ级），尿蛋白在 3.0g 以下，镜下血尿在（++）以下，表现为咽热证者，可用清热利咽、凉血止血法（或尿血宁片 4 片，每日 3 次）治疗 2 ～ 6 个月；表现为脾虚湿热证者，可用补气健脾、清利湿热法（或健肾片 4 片，每日 3 次）治疗 2 ～ 6 个月；表现为肾虚湿瘀者，可用补气养阴、清利活血法（或肾炎灵片 4 片，每日 3 次）治疗 2 ～ 6 个月。中医药 C 级推荐方案：肾脏病理改变在Ⅲ级以上，尿蛋白在 3.0g/d 以上，尿红细胞镜下（++）以上，表现肾虚湿瘀证者，可用补气养阴益肾、清利活血通络法（或肾炎灵片 6 片，每日 3 次，或雷公多苷片 20 ～ 30mg，每日 3 次）治疗 3 ～ 6 个月。西医药推荐方案：建议尿蛋白在 3g/d 以上、肌酐清除率在 70mL/min 以上且肾脏病理改变较轻微的病例，可用强的松治疗 4 ～ 6 个月，开始剂量 1mg/（kg· d），8 周后改为隔日 1mg/kg，之后逐渐减量；不主张对 IgA 肾病患者使用环磷酰胺、潘生丁及华法令三联疗法（A 级推荐，建议为首选方案）；扁桃体切除对反复发作的 IgA 肾病伴有扁桃体炎者可以有效（D 级推荐，以历史文献及个案报道总结结果为依据）；对伴高血压的 IgA 肾病，主张降压治疗，如可能则选血管紧张素转化酶抑制剂（B 级推荐）。

（2）临证注意点

①辨病与辨证相结合的分期分型论治是治疗的关键：IgA 肾病是现代医学免疫病理诊断，因此，对本病的中医辨证施治也必须建立在西医辨病的基础之上。根据本病病因不明，病程较长，临床表现及病理变化呈多样性，且其组织学损害难以自动消退的特点，加强对 IgA 肾病辨证分型的研究十分重要。目前 IgA 肾病中医分型标准尚未确立，从临床体会中将本病按急性发作期和慢性迁延期两期进行分期分阶段的辨证分型较为合理。若 IgA 肾病发展到肾功能衰竭期，当按慢性肾衰辨证论治。在分期辨证中需注意知常达变，恰当立法，辨证遣方，注重疗效，方能达到临床疗效。对患者临床表现为肾病综合征，或病理检查为新月体增生、球囊壁粘连、基质大量增生等，须在西药糖皮质激素、免疫抑制剂、抗凝药、血小板解聚药及降脂药等基础上配合中药辨证论治。

② IgA 肾病临床治疗须注意的几点

a. 消除诱发因素。IgA 肾病的诱发因素很多，如上呼吸道感染、消化道感染、疲劳过度等，均可使患者免疫功能低下而发病。因此，西医学主张抗感染治疗，摘除反复发炎的扁桃体以及无麸质饮食，减少抗原经黏膜进入体内，以减轻或控制 IgA 肾病的发作。中医认为引起 IgA 肾病反复发作的因素有外感、湿热、饮食劳倦、情志等，这些因素影响了脏腑正常生理功能而发病。治疗以祛邪为主或扶正祛邪兼用，以消除诱因，稳定病情。

b. 防止病情恶化。IgA 肾病不是一个急性疾病，半数以上的患者日久进展到慢性肾功能衰竭。起病年龄大、持续大量蛋白尿、中度高血压及持续镜下血尿伴蛋白者，多预后不佳。中医辨证对年高体弱，肾气渐衰者；对脾肾亏虚，固摄无力，精微外泄者；对阴虚阳亢，正气渐伤，阴阳俱损者，要对症治疗，采用益气扶正、健脾益肾、平肝潜阳、调补气血阴阳的治法。治病求本，对症治疗，才能阻滞病情恶化，延缓肾衰过程或逆转病机，保护肾脏。

c. 辨证严谨，用药灵活。IgA 肾病以反复性发作性肉眼血尿为特征，止血之法为常用之法，但临床上不能一味见血止血，要根据临床辨证恰当选用止血之药，善用凉血、活血、化瘀、温阳等止血之法。如阴虚内热型血尿，单纯滋阴清热止血效果不佳时，必须寓滋阴清热、化瘀止血为大法，养中有清，止中有化，使肾阴复而络脉宁，瘀热去而尿血止。

d. 活血化瘀是治疗的重要途径。IgA 肾病病理变化常有系膜增生，或兼有局灶性节段性肾小球硬化，临床多见血瘀征象。中医认为肾病血尿日久脏腑功能失调，气机郁滞，血脉运行不畅，易于形成瘀滞，故临床治疗时应兼顾“久漏宜通”的原则，用活血化瘀之品，使瘀化血行，血气调和，其血自止；或寓攻于补，扶正化瘀。即治血尿毋忘化瘀利小便，补气、滋阴中当以祛瘀活血止血为大法。在辨证治疗 IgA 肾病时，要重视活血化瘀药的应用。

③注重治疗 IgA 肾病中药药理研究：临床药理学研究表明，中医药在抗炎，抑制免疫复合物的沉积，阻滞肾小球的硬化，止血尿、降尿蛋白等方面有强大的优势。现代研究发现，雷公藤多苷治疗 IgA 肾病，除 IgG 及 IgA 有显著降低外，尿蛋白和红细胞数也显著减少；茜草双酯可以明显减少 IgA 肾病的血尿，治疗后尿沉渣中红细胞计数减少 95%以上；冬虫夏草可以改善 IgA 肾病小鼠巨噬细胞吞噬功能，降低循环免疫复合物；肾炎血尿康（栀子、生地黄、牡丹皮、白茅根、益母草、牛膝、川芎、泽泻、车前草、小蓟等）可以使 IgA 肾病小鼠 IgA 水平下降，抑制免疫复合物沉积，减轻肾小球炎症作用。

近年来我们从调控基因表达水平和细胞凋亡角度研究了治肾中药的作用机理。①健肾片对 IgA 肾病大鼠模型肾组织 TGF-β_1 含量及其 mRNA 表达的影响：结果发现，健肾片治疗组可明显抑制 IgA 肾病模型肾组织中 TGF-β_1 的分泌及其 mRNA 表达，显示健肾片在治疗 IgA 肾病过程中可抑制肾组织中 TGF-β_1 的升高，从而控制 ECM 的增生，延缓肾小球硬化的进展，取得治疗 IgA 肾病的疗效。病理检查也证实，健肾片治疗组 IgA 肾病大鼠的系膜区细胞外基质明显减少。②肾炎灵片对 IgA 肾病大鼠模型炎症细胞因子及其 mRNA 表达影响的研究：结果发现肾炎灵片能明显减少 PDGF 和 TGF-β_1 在肾小球尤其是在肾小管间质部位的分布，降低 IgA 肾病大鼠肾组织中 PDGF 和 TGF-β_1 的 mRNA 水平。与黄葵胶囊和强的松相比，有显著性差异（$P < 0.05$）。说明肾炎灵片可能通过抑制 PDGF 与 TGF-β_1 的蛋白和 mRNA 表达从而抑制系膜细胞增生和基质增加。

2. 系膜增生性肾炎　王钢教授认为，系膜增生性肾小球肾炎根据疾病发展倡导的是用中西医结合治疗，西药以激素、抗凝剂和免疫抑制剂等为主，但这样对中医中药的应用在辨证论治上带来一定难度，有些患者激素不敏感而激素带来的医源性阴虚则不可避免，而患者如又处于感染阶段，此时辨证应抓住急则治其标，以清热解毒为主；如患者激素治疗起始临床表现的是阴虚火旺的证候，以滋阴清热为主，而减量过程中撤除激素会产生皮质激素分泌减少，会出现脾肾阳虚症状，治疗用药当以温补脾肾为主，治疗时要注意脾肾功能的维护。

临床表现为无症状性蛋白尿及血尿者，医者先要详细了解病史及体征，查看是否有外感迹象，如有咽炎、鼻炎或其他部位炎症均要重视予以治疗，只有彻底治愈其感染病灶，才能阻断抗原的侵袭，使炎症介质得以清除，尿蛋白及血尿方能消除，但若病程较长，可能出现一些气阴两虚或肾阴不足的证候，此时在祛邪的同时又要顾及正气，适当予以益气养血、滋阴补肾之品，有助于外邪之清除，病情逐渐得以康复。久病入络，必有瘀血内阻，因此在中医药治疗中加强活血化瘀也是重要的一环。

3. 微小病变肾病

（1）重视中医分期辨证思路：王钢教授认为，微小病变型肾病辨证时要分清标本虚实，本虚是肺、脾、肾的亏虚，气血阴阳的不足。表现为神疲乏力，少气懒言；咽干口渴者以肺虚为主；表现为纳差腹胀，大便溏薄，舌体淡胖边有齿痕，苔薄腻者，以脾虚为主；表现为腰酸腿软，失眠多梦，五心烦热者以肾虚为主。标实为风热、水湿、湿热、热毒、瘀阻。风热证见发热恶风，咽喉肿痛，口干渴，脉数；水湿证见肢体浮肿，延及全身，身体困重，胸闷泛恶，小便短少，苔白腻，脉沉缓；湿热证见咽喉肿痛，口干咽燥，小便短涩，大便秘结，舌红苔黄腻，脉滑数；热毒证见发热不退，口干欲饮，小便少，烦躁不安，舌质红绛，苔黄干，脉数；瘀阻证见面色黧黑，口唇、肌肤有瘀斑瘀点，常伴见腰痛如针刺、痛处固定不移，舌质暗红，或有瘀斑瘀点，脉涩。在应用激素治疗后更易出现湿热、瘀血。

（2）主张中西医结合综合治疗是基本大法，分期、分症辨证论治相结合：在激素治疗的早期以治疗原发病为主；激素治疗维持期中医药治疗的目的是防治激素的不良反应，以使激素治疗顺利进行，完成总的疗程；撤减激素时，中医药治疗的目的是充分发挥中医药的代激素作用，从而阻止撤减激素所引起的“反跳”现象，使激素的撤减安全进行，缩短用药周期；激素撤除后的恢复阶段，中医药以维持气血平衡为目的。在联合细胞毒药物使用中，中医药治疗应分别配以健脾和胃法，补养气血治疗，以巩固激素所取得的对肾脏病的疗效，恢复受激素损害的脏腑功能，重新调整机体的阴阳，改善严重消化道反应、骨髓抑制和肝功能损害，方剂分别选用香砂六君子汤、十全大补汤和柴胡疏肝散合茵陈五苓散。

（3）常用活血化瘀治疗：本病久病入络，必有瘀血内停，湿热毒瘀，可以成为本病恶化、复发、缠绵不愈的主要因素，活血化瘀治疗能改善微小病变型肾病患者的微循环，能减少尿蛋白，修复肾脏病理损伤，也能纠正血脂和脂蛋白异常，防止肾小球损伤进行性加重，减轻肾功能损害，从而达到治疗微小病变型肾病的目的。常用药有川芎、红花、益母草、水蛭、怀牛膝、黄芪、猪苓等。对病程短，体质较好者，采取活血破瘀法常选用虫类药如水蛭、全蝎、蜈蚣及三棱、莪术等；病程长，体质较差者，采取活血通络法常选用当归、丹参、赤芍、川芎、桃仁、红花、泽兰、益母草。在使用活血药的同时，可适当地加入理气药及温阳药，以增强活血化瘀的功效。

（4）调理脾胃、补益肾元法是治本的基本方法：本病脾胃虚弱，水液泛滥而为肿；清气不升，精微不能归藏而下泄成尿蛋白；不能受纳及运化水谷、输布精微物质，生化乏源致血浆蛋白低下。因此调脾胃，助“后天之本”“气血生化之源”可治肿，消尿蛋白；提高免疫力，提高血浆白蛋白，降低蛋白尿，改善全身状况，保证激素、细胞毒药物、雷公藤的疗程完成等作用。如脾阳不足者用升阳益胃汤；中虚气滞者用香砂六君子汤；脾胃湿热用王氏连朴饮；湿困脾胃者用平胃散。补益肾元法多用于疾病后期，肾功能日益衰退，治疗原则以求增一分元阳，复一分元阴。阳气虚衰明显，用济生肾气丸阴中求阳温肾活血；阴精亏损明显，用六味地黄丸阳中求阴，填肾补精，活血利湿。

（5）开展中医药治疗微小病变型肾病有效方药的药理研究：现代药理研究表明，中药有增强激素抗炎、减少激素“反跳”现象和防止激素引起肾上腺萎缩作用，对系膜细胞增生和蛋白尿也有明显抑制作用，常用药如柴胡、柴胡类（小柴胡汤、柴苓汤、柴朴汤等）。冬虫夏草、淫羊藿、黄芪有调节肾脏病患者免疫功能的作用，雷公藤有免疫抑制作用；补益药显著提高氧自由基清除剂 SOD 及过氧化氢酶（CAT）活性，有助于补充体内非酶抗氧化剂的不同；活血化瘀类中药抗脂质过氧化作用强；清热解毒药能降低血浆脂质过氧化物（CPO）含量，还具有保护细胞器，避免氧自由基攻击的作用。此外，当归、藏红花、毛冬青甲素、川芎嗪、雷公藤、灵芝等能抗炎、清除免疫复合物，抗凝、降脂、减少肾小球硬化和细胞外基质的沉积，达到保护肾脏，促进损伤肾脏修复的作用。

4. 膜性肾病

（1）膜性肾病的病因病机转化规律：病因病机多见水湿、湿热之邪蕴结，复加脾肾之气亏损，久则伤及肾气，造成脾不敛精，肾不固精，久病又伤及血络，血瘀水停，病势愈重，伤及脾肾阳气，耗伤阴精，又可变为气阴两虚或阴阳两虚。

（2）诊治原则：明确膜性肾病的分期，排除继发性膜性肾病。治疗分为：①中医中药治疗。笔者认为：年纪较轻，肾功能正常，尿蛋白定量＜ 3.5g/24h，血浆白蛋白水平正常或轻度下降的患者，先拟中医祛风化湿、活血利水治疗。结合辨证再拟温阳活血，健脾益肾，清利湿热，或益气养阴，祛风活血，清利湿热治疗大法化裁；辅以降压、降脂、抗凝、利尿疗法。另一部分，西医免疫抑制剂正规治疗无效者，以中医中药为主调整机体阴阳、内环境平衡，提示足细胞自噬，保护足细胞，维护肾功能；部分膜性肾病经过中医中药调理后，再上免疫抑制剂治疗又能取得疗效。②中西医结合治疗。免疫抑制剂治疗：2012 年 KDIGO 指南建议表现为肾病综合征的膜性肾病患者经过 6 个月降尿蛋白治疗，但尿蛋白仍持续＞ 4g/d 或维持在高基线水平 50% 以上，且无下降趋势；或存在肾病综合征相关的严重并发症；或 6～12 个月内血清肌酐升高≥ 30% 者应启动免疫抑制剂治疗，方案有糖皮质激素联合烷化剂（环磷酰胺、苯丁酸氮芥），或糖皮质激素联合钙调神经磷酸酶抑制剂（环孢素 A、他克莫司），或联合次黄嘌呤单核苷酸脱氢酶抑制剂（吗替考酚酯），或联合利妥昔单抗。中医中药在免疫抑制剂治疗阶段重点抗感染、护胃、保肾，提高免疫功能，减轻免疫抑制剂不良反应；如免疫抑制治疗效果不明显时，调整治疗思路，选择加大降蛋白、利水消肿、增强免疫抑制西药作用的中草药。

（3）推荐邹氏三代专家治疗膜性肾病经验方药。治疗大法：祛风化湿，活血清利，健脾益肾。基本方药：桑白皮、黄芩、制僵蚕、全蝎、泽兰、益母草、车前子、米仁根、生黄芪、山萸肉、淫羊藿、附片。邹云翔教授指出："各种慢性肾炎，中医治疗都用补气养血化瘀温肾整体的根本治疗，增强抵抗力。""温肾行血宣瘀，佐通阳行气的药物，肾脏血流才不发生障碍。"并认为"久病多在血，血不利则为水，从气分治病无效，可从血分治之"。邹老治疗重症水肿患者，活血化瘀药常用桃仁、红花、当归、赤芍、泽兰、川芎、益母草、参三七、干鲍鱼，以及虫类药全蝎、制僵蚕、蜈蚣、䗪虫、水蛭等。并重用生黄芪、附片补气温阳，利水消肿，降蛋白尿。

5. 局灶节段性肾小球硬化

（1）辨病分证论治：辨证结合辨病来制定中西医结合方案，大大减少了盲目性，显著提高了临床疗效。针对患者在病理上的改变特点，均佐以益肾软坚、活血通络之品，常用海藻、昆布、生牡蛎、积雪草、泽兰、益母草、紫河车、冬虫夏草。成药可用大黄䗪虫丸。蛋白尿患者及早行肾穿刺，针对其病理改变而给予相应的治疗，依据肾活检病理报告对血尿治疗的效果作出大致的判断，对有明显肾间质纤维化者预知治疗效果差，应避免过度用药，以延缓和减少肾衰竭的发生。

本病西医目前没有特殊有效的疗法，多采用中西医结合综合治疗，辨证结合辨病，充分发挥中西医两者的长处。临床上许多局灶节段性肾小球硬化（FSGS）的起病、复发及加重和感染有关，常见的为上呼吸道感染，其次是肠道感染、皮肤感染，女性多见泌尿系感染。此时应积极治疗感染灶，西医选择运用合适的抗生素。在中医辨证基础上加用金银花、连翘、蒲公英等清热解毒类中药，可以增加疗效、缩短疗程、减少毒副作用。一般上呼吸道感染时多为风热表证，加用银翘散；皮肤疮疡或溃烂，多为湿热内蕴化毒，选用五味消毒饮加减；肠炎导致腹痛泄泻，多为湿热侵肠，常用葛根芩连汤加金银花、茯苓等；尿路感染多见下焦湿热，常用八正散加大血藤、败酱草、蒲公英等。

在中医辨证治疗的基础上，再根据患者具体情况配合运用激素、细胞毒药物、免疫抑制剂及雷公藤多苷来治疗，同时还可运用ACEI及低分子肝素等药物。

中西医治疗互补：清热解毒、清热利湿、疏滞泄浊法可减少皮质激素所引起的医源性柯兴症；益气养阴、和络渗湿法可巩固皮质激素的疗效；和胃健脾法可减少激素、免疫抑制剂对胃肠道刺激；补气填精药可防止免疫抑制剂对骨髓造成的抑制作用及对机体正常免疫功能的过分抑制；祛风通络、清利解毒药的使用可减少或防止激素、免疫抑制剂的依赖和复发。

（2）辨证分型论治

①培护肾元，治肾之本：本病的病因不外内因和外因两端。内因指人的肾气，外因指外感六淫、疮毒之邪及肾毒药物。人的发病和个体差异主要是肾气在起作用，常将肾气理解为人的体质，泛指肾的气化功能及调节免疫、抵抗肾炎发生等功能。所以培护肾元，是治疗肾病的根本原则。

FSGS之本为肾元亏虚，本着“虚则补之”“损其肾者，益其精”的理论，通过滋补肾元，才能使肾中精气复旺，令肾得以重新主持水液代谢从而缓解病情乃至扭转病势。顾护肾元的措施有三：其一，根据“阴阳互根”原理，依肾之精气阴阳的亏损，补其不足，常于温肾之剂中佐用何首乌、怀牛膝、山萸肉之品，以达到“阴中求阳”；在滋肾方中配伍淡附片、肉桂、淫羊藿以“阳中求阴”，同时佐陈皮、佛手以防滞腻。其二，体现在辨证方中伍以益肾之品，如桑寄生、川续断、杜仲、地黄等，若易外感者予以玉屏风散以补气固卫。其三，忌用损伤、克伐肾气之方药，避免使用苦寒、辛凉之品，必要时也须小量短期运用，同时注意适当配伍，如黄柏和苍术同用，川黄连佐以吴茱萸等。

②注重后天，顾护脾胃：脾胃为后天之本，脾胃强弱决定疾病的发生、发展及预后，所谓“有胃气则生，无胃气则死”。饮食及药物均赖胃气的转输及敷布，故应重视保护后天脾胃功能，强后天以养先天。不可过用寒凉，以免损伤脾阳，不利于疾病的恢复。若出现脾胃失调，可先安脾土后祛邪，或健脾胃与祛邪兼顾，尽量避免药物碍胃。临证常用之法，其一，为健脾补气化湿法，见有水肿而脾胃虚弱

者，常以防已黄芪汤合健脾渗利之品。若水气不甚，湿浊逗留者，可用参苓白术散或胃苓汤加减。其二，和胃降逆法，用于胃气上逆者，以旋覆代赭汤加减，偏于胃寒者加干姜、吴茱萸、肉桂；偏于胃热者加川黄连、黄芩；便溏者加用炒山药、炒扁豆、补骨脂；偏于湿浊者加苍术、白术。其三，健脾补肾法，用于正虚（脾肾气虚）明显而邪浊不甚者，常用党参、黄芪、云茯苓、山药、枸杞子、生地黄、桑寄生、陈皮、冬虫夏草（另炖）等。阳虚明显加肉桂、附子、鹿角片、紫河车等。

③提壶挈盖，通利三焦：本病常可见水肿症状，而中医学认为水肿除了和脾、肾密切相关外，和肺也是分不开的。《素问·水热穴论》曰水肿“……其本在肾，其标在肺”。从肺论治肾炎有三法。一为“益肺”，肺肾两虚为主的采用滋肾养肺，方选参麦地黄汤加味，偏于气虚的合玉屏风散以补气固卫；肺脾气虚而水肿明显者采用补气行水法，常用黄芪（30～60g）、防已、防风、党参、薏苡仁、炒山药、炒白术、甘草、陈皮等组方。二是“宣肺”，适用于水肿有肺经症状或合并外感而兼有肺卫症状者，偏于风寒者常用荆芥、防风、防已、紫苏叶、前胡、麻黄、苦杏仁、薏苡仁、白茅根等；偏于风热者常用桑叶、薄荷、金银花、连翘、桔梗、生甘草等。三为“降肺”，用于水湿泛滥、上逆清窍、肺气不利者，以三子养亲汤加葶苈子、川黄连、香橼皮、大腹皮、葫芦瓢、苦杏仁、炙甘草等。此外，还常采用清肺、润肺之法。

④清热利湿：本病的基本病机是正虚邪实，正虚指肺、脾、肾不足，邪实则以湿浊、水湿（或水气）、湿热为主，尤其是湿热最为多见。湿热不但和患者的病情活动有关，而且也是导致和加重病情的重要病理因素之一，所以能否控制湿热的发展是治疗成败的关键所在。湿热证的主要特点是容易和热毒、水气、风邪等相兼为患，也可以滞留在三焦，更多见于蕴结于肾，难于骤除。临证时常根据湿热兼夹情况选择不同清利药物：兼有水肿者，选泽泻、车前子（草）、桑白皮等；兼夹热毒明显者用蒲公英、白花蛇舌草、土茯苓、凤尾草等；兼有血尿者配伍白茅根、石韦、荠菜花、荔枝草等；兼肝胆湿热的伍用垂盆草、马鞭草、田基黄、鸡骨草等；兼有风邪的佐用青风藤、地肤子等；伴尿淋不畅者则以石韦、瞿麦、黄柏等。此外，在运用清利之剂时，常结合运脾化湿（砂仁、蔻仁、陈皮）、通行血气（牡丹皮、丹参、赤芍、川芎）之品，使中焦得运，气行帅血，湿邪可化，则湿热亦除，病体得安。故祛除湿热是治疗本病取效关键所在。

⑤活血化瘀，须防伤正（从瘀论治）：在 FSGS 病变的早期，就已经出现肾小球的纤维化和硬化，辨证当属中医“瘀”之范畴。由于 FSGS 病程较长，即所谓

"久病入络为瘀血"，故均有不同程度的瘀血情况。脾肾气虚、久病入络、湿热或痰湿阻碍气机等多种原因均可以导致瘀血的产生。瘀血形成以后不仅失去正常血液的濡养作用，而且反过来还可加重脏腑功能的失调，使疾病迁延难愈，产生"瘀血不去，新血不生"等不良后果，同时也加重了水液代谢失常的程度。西医学研究表明，各型肾小球均有不同程度的微循环障碍和血液流变学改变，如高黏血症，微循环管襻模糊不清、数目减少或异形管襻增多，血液呈高凝状态。而瘀血的程度往往与肾病的严重性和活动性平行相关。

此时患者的水肿除了与肺、脾、肾相关外，尚不能忘肝络瘀阻也可致肿，所以常规气分用药罔效则转从血分求之，正如仲景谓"血不利则为水"，每每可获奇效。临床常以桃红四物汤加减，或合大黄䗪虫丸及虫类破血行瘀通络之品。特别强调在病变的中后期，尤其是肾功能已经受损时，运用活血化瘀虽然能防治纤维化，保护肾功能，但是也易伤害正气，故运用药物以轻平为要，时刻以固护肾功能为主，并不完全着眼于消除蛋白尿和血尿，并要辅以补肾健脾药物。

⑥化痰软坚，消癥散结（从痰论治）：痰在肾病中的提出也正日益受到关注。肾病之痰是广义之痰，是指津液代谢障碍的病理产物。痰由脏腑功能虚弱以及邪实所生成，主要由肺失通调、脾失转输、肾失开阖三方面因素引起，其中与肾的关系最为密切。"肾生痰，多虚痰""最可畏者为虚痰""其来也渐，其去也迟"，这种虚痰是造成肾病病损较重，病情缠绵难愈的重要因素之一。痰分有形与无形，古有"怪病多属痰""百病皆由痰作祟"之说。"痰之本水也，原于肾；痰之动湿也，主于脾，痰湿阻滞则变证百生"。

痰邪为患，阻碍气机的流行而停于脏腑、皮肤、经络等处，其既是疾病的病理产物，又是可单独加重疾病导致疾病进展的重要因素，与他邪相兼为病，如痰、热、湿等，从而形成多种多样的症状。如临床表现可见素体肥胖，面黄目黯，眩晕呕恶，病程较长，或其人素盛今瘦。随着病情的演变，患者兼夹痰邪呈现逐渐增加的趋势，实验室检查可出现高脂血症、氮质血症、尿毒症等实验室指标的异常，甚至拓展到微观肾脏病理见到玻璃样变、纤维样变、基质增生及硬化等都可考虑为痰湿作祟，治疗上具体应用时，可选择化痰软坚法、化痰通络法、化痰解毒法等加以应用。

化痰方药常用温胆汤和牡蛎泽泻散为主加味，药用半夏、陈皮、竹茹、茯苓、海藻、昆布、生牡蛎、积雪草、泽兰、益母草、紫河车、冬虫夏草。其中海藻和昆布，均味咸、寒，归肝、胃、肾经，功效为消痰软坚散结、利水，常用于瘿瘤、瘰疬等证的治疗。《名医别录》曰："海藻，疗皮间积聚、暴溃、留气、热结、利小便。"《本草从新》说："昆布，祛顽痰积聚。"其理正如周学海之说"……所以必用破瘀者，痰为血类，停痰与瘀血同治也"。临床上常是痰瘀交阻，故化痰和行瘀一般并用，同时应重视益肾、软坚通络治法的运用。

⑦搜风通络（从风论治）：《素问·风论》谓"风者善行数变"，视为百病之长，也易与他邪兼夹为患。一方面因其开泄作用损伤肌表，为其他病邪侵入打开大门，引起风寒、风热、风湿等病；另一方面由于其善行数变可导致许多疾病且见证多端。早在《内经》中就已经有了因风邪导致肾病的论述，就是表现为浮肿的风水病和肾风病。临证许多难治性肾病反复发作，水肿泛滥，大量蛋白尿，高血压见头晕目眩、手指搐搦等均可看作为风邪作祟，所以，治疗上针对此类病证常伍以防风、川芎、天麻、钩藤、青风藤、地肤子、全蝎、制僵蚕、地龙等，或使用具有祛风之功效的雷公藤多苷片、总苷片，多在常规治疗无效后屡见奇功。

6. 膜增生性肾小球肾炎

（1）膜增生性肾小球肾炎（MPGN）中医辨证属本虚标实，虚实夹杂之证，本虚主要表现为阴虚和气阴两虚，标实主要为湿热、瘀血、水湿等。气阴血两虚、湿瘀互阻型：治宜益气养阴、活血化瘀、清利湿浊（热）为法，用参芪地黄汤加川芎、赤芍、牛膝、丹参、防己、车前子、白茅根、白花蛇舌草。脾肾亏虚、瘀水互阻型：治宜温补脾肾、活血利水为法，方用实脾饮加山萸肉、淫羊藿、牡丹皮、桃仁、赤芍、泽泻、水蛭、炮甲片、丹参等。阴虚湿热夹瘀型：多见于膜增生性肾炎早期，治宜滋阴补肾、清利湿热、活血化瘀为法，方用知柏地黄汤加丹参、墨旱莲、石韦、萆薢、滑石、益母草、白茅根、当归、赤芍、川芎等。

（2）MPGN病变中出现大量蛋白尿，是肾气亏虚、精气下泄所致，肾功能减退表明肾阴、肾阳已经受损，因此邹氏三代专家认为肾阴、肾阳并补是治疗膜增生性肾炎的重要治则。蛋白尿常用土茯苓、白茅根、生龙骨、生牡蛎、金樱子、苍术、白术等；肾功能减退加积雪草、川续断、桑寄生、枸杞子、黄精；血尿多加大蓟、马鞭草。肾小球内补体成分的沉积，特别是C3的沉积是膜增殖性肾炎的临床病理特征，C3的沉积与中医的湿热密切相关，故清利湿热是治疗本病的重要原则之一。此外，毛细血管基底膜的增厚与中医的瘀血密切相关，因此活血化瘀也是本病的又一重要治则。故培补脾肾，化瘀清利是膜增生性肾炎的基本治则。

7. 新月体性肾炎

（1）新月体性肾炎是一种危重、快速发展的疾病，若临床医生怀疑本病，当B超显示肾脏结构形态大小较好时，应紧急行肾穿刺，如血肌酐高可先行肝素血液透析再肾穿。如病理提示新月体性肾炎，应使用甲基强的松龙联合环磷酰胺冲击，如存在环磷酰胺禁忌，可考虑联合霉酚酸酯或他克莫司。中医中药应根据病情发展的不同阶段分期进行辨证论治，在免疫抑制剂冲击阶段，中药主要目标随症而变，重点保胃、保肾，通利二便，减轻西药不良反应；在免疫抑制剂诱导缓解阶段，进一步发挥中药促使肾功能恢复的特长。

（2）推荐邹氏三代专家治疗新月体肾炎经验方药。治疗大法：和胃益肾，化瘀利水，通利二便。基本方药：紫苏叶、川黄连、姜半夏、陈皮、菟丝子、何首乌、茯苓皮、车前子、泽兰、桃仁、红花、赤芍、猫爪草、枳实、大腹皮、制大黄、六月雪、土茯苓。若外感风邪，去菟丝子、何首乌，加金银花、连翘、白花蛇舌草；若湿热蕴结，去菟丝子、何首乌，加苍术、黄柏、生薏苡仁、怀牛膝；若阳虚水肿明显，加附片、水蛭；若阴虚舌红者，加山萸肉、炙鳖甲、生牡蛎；若胃纳差者，加谷芽、麦芽、焦楂曲、砂仁。

8. 硬化性肾小球肾炎　邹氏三代专家认为硬化性肾炎湿热、瘀血是贯穿始终之病邪，脾肾两脏则是损害的主要病位。补益脾肾、清利湿热、活血化瘀是其最基本治疗原则。补益脾肾常用黄芪、党参、白术、山药、茯苓、仙茅、淫羊藿、覆盆子、芡实、金樱子；化湿清热常用知母、黄柏、泽兰、蝉蜕、白花蛇舌草、白茅根；凉血化瘀常用丹参、水蛭、赤芍、水红花子。“风能胜湿”，常用祛风胜湿中药如荆芥、防风、白芷、独活、紫苏叶。辨证用药除有降蛋白尿作用外，还能降低肌酐、尿素氮，改善尿毒症症状，能使肾脏血液循环增加，从而促进肾脏功能恢复，并有助于防止肾脏萎缩。

[邹云翔实用中医肾病学，中国中医药出版社，2013：313-457]

二、继发性肾脏疾病的诊治临证经验

（一）代谢性疾病肾损害

1. 糖尿病肾病　糖尿病肾病的病机以肾为本，肾元不足贯穿了糖尿病肾病整个病程的始终，是糖尿病肾病转化及发展的内在基础和主要矛盾。①糖尿病肾病以脾为枢，脾失健运是糖尿病肾病转化及发展的关键因素。②气阴两虚证贯穿糖尿病肾病始终，是最基本的证型，阴阳两虚证是糖尿病肾病的最终转归。③痰瘀、水湿互阻是导致糖尿病肾病发生发展的病理基础和基本矛盾之一。④治疗应分段，治专症，防治结合，治中有防。具体如下。

（1）糖尿病肾病以肾为本，肾元不足贯穿了糖尿病肾病整个病程的始终。糖尿病肾病是糖尿病微血管病变累及肾脏，以肾小球硬化为特征的一种肾脏疾病。近年研究资料表明，遗传因素在糖尿病肾病的发生中起重要作用。糖尿病肾病发生与多组基因密切相关，包括糖尿病病因、血压调节、编码肾小球组成成分，及非胰岛素依赖的糖代谢调节等方面的各种相关基因。提示本病与先天禀赋不足（肾元不足）密切相关。糖尿病肾病的病机重点在肾，病位始终不离肾脏。在肾元不足的基础上，从糖尿病患者尿中出现微量蛋白，直至终末期尿毒症的漫长病程中出现的尿中泡沫、腰痛、眩晕、水肿、胀满、关格等一系列表现，均是糖尿病肾病以肾脏为本的主要矛盾的外在表现及临床特点。肾元亏虚，内生诸邪，邪伤肾元的基本矛盾贯穿了糖尿病肾病发生、发展乃至整个病程的始终。肾元不足由虚到损，由损而衰是糖尿病肾病的基本病机演变。治疗上应该注意顾护肾元。临床多运用冬虫夏草制剂，冬虫夏草为血肉有情之品，能入肾，专补肾之精气。

（2）脾气虚弱，脾失健运是糖尿病肾病转化及发展的关键因素。糖尿病肾病作为糖尿病的主要并发症，临床特点是既具有糖尿病的特征，又有自身的特殊性。在临床研究中发现脾肾气虚证及气阴两虚证在糖尿病肾病早期占有主导的地位，两者在肾气不足的基础上，又多具有脾气虚的共同表现。有脾气虚弱表现的患者在糖尿病肾病各期中都占很大的比例，脾气虚弱在糖尿病肾病中具有普遍性，在糖尿病肾病的发生与演变过程中占重要的地位。脾气虚弱也是生成各种病理产物的基础，脾气虚损，运化失司，水谷精微输布失常，积而为湿，湿邪留恋，气机失调，水液代谢失常，水湿泛滥肌肤，而形成水肿；湿邪内蕴，日久生痰生瘀。脾为后天之本，脾虚则气血生化无权，后天失养，肾元不能得到充养，使病情难愈。在临床上重视运用补脾、运脾药物，如黄芪、太子参、白术等能有效地减轻疾病的症状，延缓病情的发展。

（3）瘀血证是糖尿病肾病的基本病理改变，贯穿了疾病的始终，为疾病恶化的增恶因素。脾肾气虚、痰湿之邪阻遏气机、外感湿热邪毒或湿热郁而化热造成血行不畅都可以形成瘀血证。糖尿病随着病情的发展，血瘀证呈升势，在病程 10 年以上控制欠佳时具有普遍性。这与中医学中“久病必瘀”“病久瘀甚”的传统理论中的病理改变一致。糖尿病肾病病程中，瘀血病理贯穿全程，早期患者虽然临床瘀血证象不明显，但血液流变学已发生改变。临床上常常根据瘀血证的轻、中、重加以区别用药：轻证者多用牡丹皮、赤芍活血和络；中度瘀血证者用红花、桃仁活血通络；重证者予三棱、莪术、水蛭破血逐瘀。大黄能够通腑泄热，又能活血化瘀，适用于糖尿病肾病各期，尤其适于伴有大便干结者和肾功能不全患者。活血化瘀药物多需要配合补气药物，气行血行，补气可使活血化瘀药物的作用更好地发挥，临床常常加用黄芪、太子参。活血化瘀药物配合补肾药，如山茱萸、桑寄生等，可达到活血而不伤肾的效果。

（4）重视痰湿的治疗。糖尿病肾病患者进入临床期后，往往病情较重，“三多”症状也不典型，甚至无“三多”症状，其临床症状多表现为脘腹满闷、不思饮食，甚则恶心欲吐、舌苔厚腻等湿浊中阻、脾胃虚弱表现。痰湿产生的机制主要多由外感六淫，或饮食及七情内伤等，使肺、脾、肾三焦等脏腑气化功能失常，水液代谢障碍，以致水津停滞而成。因肺、脾、肾及三焦对水液代谢关系密切，肺主宣降，通调水道，输布津液，脾主运化水液，肾阳主水液蒸化，三焦为水液通调之道路，故肺、脾、肾及三焦功能失常，均可聚湿生痰。与痰湿证相关的临床及实验室指标有：①胸闷脘痞；②纳呆呕恶；③形体肥胖；④半身不遂，口眼㖞斜；⑤全身困倦；⑥头胀肢沉；⑦胰岛素抵抗等。临床上根据痰湿证的轻重予以用药：轻证者用藿香、佩兰、陈皮、半夏以芳香化湿或理气燥湿化痰；中度者用枳实、砂仁燥湿理气化痰；重度者以昆布、牡蛎化痰软坚。化痰软坚药物常与活血化瘀和化湿利水药配合使用，能使功效相得益彰，配合补气药物也能增强药物的功效。

（5）分阶段论治。糖尿病肾病早期主要以脾肾气虚证和气阴两虚证为主，病位在脾、肾，湿热证、痰湿证和瘀血证较为常见。糖尿病肾病临床期以气阴两虚证、脾肾气虚证和脾肾阳虚证为主要证型，病位主要在脾、肾，病邪主要以水湿证（严重水肿）、痰瘀交阻证为多见。糖尿病肾病肾功能衰竭期气阴两虚证、阴阳两虚证和脾肾阳虚证为主要证型，病位在心、肝、脾、肾，湿热证、肝阳证、水湿证、痰浊证、痰湿证和瘀血证都较为常见。水湿证较严重者，肾功能进展较快。治疗原则：早期以辨证方为主，必要时加用消蛋白尿的雷公藤多苷片、火把花根片，防止蛋白尿、水肿的加重；临床期以辨证方为主，注意水湿，此阶段水湿往往与瘀血交阻很难祛除，同时更应保护肾功能，这是中医中药在此阶段的长处；肾功能衰竭期应发挥辨证方的特色，使患者尽可能将气、血、阴、阳调养至低水平的平衡，佐以利水泄浊。

（6）推荐邹氏三代专家治疗糖尿病肾病经验方药。治疗大法：益气养阴，和络利水。基本方：北沙参、生黄芪、山萸肉、泽兰、山药、茯苓皮、车前子、虎杖、鬼箭羽、白花蛇舌草。若阴虚燥热、血糖不易控制者，加黄芩、黄连、生石膏、知母、生地黄、山栀、地骨皮等养阴清热降糖；若气虚为主明显者，重用生黄芪加党参、炒白术；若阳虚水肿瘀血明显者，加附子、桂枝、淫羊藿、水蛭、桃仁、益母草、制大黄、玉米须、黄蜀葵、大腹皮等温阳利水；若肾功能损害者，加菟丝子、何首乌、制大黄、六月雪、土茯苓等。中成药：若蛋白尿多者，用雷公藤多苷片；若肾功能损害者，用参乌益肾片或保肾片。对高凝状态者，短期可用黄芪注射液30mL + 尿激酶 4×10^4 万 U 或肝素 50mg + 5% GS 250mL + RI 4U 静滴。

2. 尿酸性肾病

（1）重视饮食指导及生活调理，预防反复发作。尿酸性肾病是原发或继发性高尿酸血症所致的肾损害，其中肿瘤化疗、放疗是重要的继发原因，因此肿瘤化疗、放疗者应注意预防。本病易被误诊为风湿性关节炎、类风湿关节炎等病，故有关节痛者，应常规检查血、尿尿酸。关节痛呈“夜间发作、白天消失、昼夜分明”的特征性表现，夜尿是肾脏受损的最早表现。戒酒（尤其是啤酒）、多饮水、口服小苏打是治疗的基本方法。尽量避免应用噻嗪类利尿剂如双氢克尿噻。

（2）辨病与辨证结合。除了根据病因病机辨证论治外，可根据现代药理研究结果，结合辨病治疗加减用药。①降低血尿酸的药物，如土茯苓、萆薢、蚕沙、秦皮、百合。②溶解尿酸药，如威灵仙、虎杖、秦艽等。③排泄尿酸药，如生薏苡仁、泽泻、车前子、地龙、玉米须、丝瓜络等。④抑制尿酸合成药，如泽兰、桃仁、当归、地龙等。⑤碱化尿液药，如青皮、煅牡蛎、海螵蛸、滑石等。⑥促进尿酸从大便排泄药，如枳实、槟榔、大黄。⑦消除局部炎症药，如当归、苍术、川连、忍冬藤、威灵仙等。

我们的体会是：①发挥西药排泄和抑制尿酸的作用。②发挥中医整体辨证结合辨病特色，从根本上控制尿酸性肾病。③对于尿酸性肾病已进入慢性肾功能不全早期阶段患者，中药辨证治疗有独特疗效，能延缓甚至部分逆转病情进展。

（3）从“积”论治。①食积：对新近发病缘于过食厚味者，每佐以消食导积之品，如生山楂、神曲、莱菔子。有高脂血症者，加胆南星、虎杖、制大黄等。②酒积：有饮酒嗜好者，加强清热利湿、解酒化痰之品，加枳椇子、葛花等。③腑积：凡大便不通或不畅利者，辨证方中可加入大黄、莱菔子、槟榔、枳实。④痰湿瘀积：这是尿酸性肾病的基本病理因素，故每入化痰利湿行瘀之方药，如二陈汤、桃红四物汤。

（4）推荐邹氏三代专家治疗尿酸性肾病经验方药。治疗大法：益肾活血、通络排酸基本方：菟丝子、何首乌、桃仁、红花、苍术、生薏苡仁、黄柏、川牛膝、赤芍、鸡血藤、虎杖、威灵仙、玉米须、丝瓜络。气虚水肿明显者，加生黄芪、防己、茯苓皮、车前子；湿热明显者，加苍术、生薏苡仁、蚕沙、萆薢；疼痛明显者，加羌活、独活、知母、忍冬藤、秦皮、蜈蚣、全蝎；肾功能不全者，加六月雪、土茯苓、凤尾草、蒲公英，并用金黄散外敷于疼痛部位。

3. 肾淀粉样变性病

（1）临床进程分为临床前期（无症状期）、单纯蛋白尿期、肾病综合征期（最常见）和肾功能衰竭期。临床误诊率高，预后差，确诊依赖于组织学检查，确诊时多数患者已属晚期。早期诊断、早期治疗可显著改善预后。

（2）临床上 AA 型淀粉样变以控制原发病、抗感染治疗为主，疗效良好。AL 型淀粉样变以化疗和对症治疗为主，疗效和预后差，因此，对本病临床医师应该提高警惕，使早期诊断成为可能。对以下患者应提高警惕：①中老年起病；②肾病综合征；③多无镜下血尿；④多无高血压；⑤肾脏体积增大或正常；⑥治疗反应差，易发展为肾功能不全及多系统受累（如巨舌、肝脾肿大、心肌肥厚、甲状腺肿大等）。

（3）抓住病机关键，恰当施治。我们把本病的病机高度概括为虚、水、痰、瘀、风五大方面。其中虚是疾病的主因。首先，病因虚而发生，临床上淀粉样物质的形成是因虚而导致的脏腑功能失调所产生的病理产物，其一经形成，则可作为新的致病因素而反作用于脏腑，进一步导致脏腑形质和功能的失常。其次，病因虚而发展，由于脏腑亏虚，气化失常，水湿停聚，酿生痰浊，从而导致淀粉样物质在体内日益增多，使病情渐趋加重。虚中以气虚为病之开端，肺气虚则上焦不能宣发水气，脾气虚则中焦不能运化水湿，肾气虚则下焦不能气化水液，则水湿内停，水泛成痰，以致水泛肌肤，痰滞脏腑。病久则津液化为痰水，以致阴液亏少，则病由气虚变生阴虚。从临床上看。阴虚在本病的病程上持续时间最为久长，且阴虚常与水、痰、瘀、风相挟，出现阴虚与水、痰、瘀、风互结的病理状况，使肾淀粉样变性的治疗甚为棘手。而水、痰、瘀、风四者亦为病机中不可忽视的重要方面，四者同为脏腑亏虚，气化失常所产生的病理产物。同时四者又可相互化生，交相济恶。如水泛为痰，痰阻生瘀，瘀血化水，水生瘀血，风邪又最易兼夹水、痰、瘀等。痰、水、瘀、风互结，则随其所滞留病位的不同而产生诸多临床症状，在肺则喘促胸闷，在心则脉乱心悸，在肝则胁痛肝大，在脾则腹胀纳呆，在肾则尿浊尿闭，在舌则舌大语謇。并且，水、痰、瘀、风四者在疾病过程中是贯穿始终的病机。从临床上看，对于宏观上水、痰、瘀、风之象不明显的患者，常可从微观上加以辨识，如内脏间质水肿、淀粉样物质沉积、高黏滞血症等则可视为中医水、痰、瘀之证。通过宏观及微观辨证之间相互印证，相互补充，从而增加辨证论治的准确性、精确性。临床上从虚、水、痰、瘀、风五大方面来辨识本病。守机司属，则有助于准确把握疾病本质，抓住关键，恰当施治。

（4）善用补泻同施，标本兼治。本病具有本虚标实，虚实兼挟之特点。因此，临床上补虚则助其实，泻实而益其虚，治疗上相互掣肘。以至于用补还是用泻，常令人心生犹疑，难以定夺。对此，我们多采用补泻同施之法，根据虚实之标本主次，或以补虚治本为主，泻实为辅，或以泻实治标为重，补虚为次。意在补虚不忘其实，泻实不留其虚。如本病的病程中每多出现阴虚兼挟水湿、痰、瘀、风互结的情况，当此之时，滋肾养阴则有碍于水湿痰瘀的蠲除，蠲除水湿痰瘀则又有不利于肾阴的恢复。必当融滋阴补肾与利水化痰活血于一方，标本兼顾，补泻同施，方可收功。并根据阴虚与风水湿热痰瘀证候之偏重，或以滋肾养阴为主，伍以祛风利水化痰活血；或以祛风利水化痰活血为重，参以滋肾养阴，于是邪实祛而阴不伤，真阴复而邪不增。补泻同施，并行不悖。相反相成，互资其长。

（5）活血化瘀为关键，贯穿始终。本病的病机是以本虚标实为特点，而标实之中虽然广泛涉及水、痰、瘀、风诸多方面，但以血瘀是其标证的重要内容，并且贯穿疾病的始终。证之临床，大凡水、痰、瘀、风相兼为患者，当以治瘀为关键。因风、水、痰皆具流动之性，而瘀血最易偏著一处，从而阻滞气机。既是生水、酿痰之源，又是蓄水、聚痰之本。瘀血所著之处常是痰水所积之地，故临床上抓住治瘀之关键则可收擒贼擒王之功。故运用活血化瘀法，尤其是重用益母草、泽兰等化瘀与利水之功兼备的药物，同时静脉给予尿激酶、肝素钙等溶栓、抗凝剂等，患者遂见应手之效。在用药上除遣用川芎、丹参、赤芍、桃仁、红花、地龙、水蛭等活血化瘀药外，对于瘀象明显的患者，可予尿激酶、肝素钙、潘生丁、华法令等西医溶栓、解聚、抗凝的药物以协同奏功，足见活血化瘀法在本病的治疗上具有重要的临床价值。

（6）推荐邹氏三代专家治疗肾淀粉样病变性病经验方药。治疗大法：益气养阴、清利湿热、祛风通络。基本方：太子参、生黄芪、山萸肉、泽兰、泽泻、牡丹皮、茯苓皮、车前子、杜仲、山慈菇、制僵蚕、全蝎、川芎、青风藤、穿山龙。这是治疗肾淀粉样病变性病患者病情稳定阶段的基本治法方药，在整个疗程中辨证论治要重视以下常见三方面证候：①用西药化痰、抗炎引起的免疫功能下降、感冒、胃肠道反应、肾功能损害症候群：重点注意保胃气，常加木香、陈皮、谷芽、麦芽、焦楂曲、砂仁；固卫表，常加荆芥、大青叶、板蓝根、防风、白花蛇舌草；益肾元加菟丝子、何首乌、六月雪、土茯苓。②严重的肾病综合征，高度水肿、大量蛋白尿、低蛋白血症，重用生黄芪，巧选虫类药，如制僵蚕、全蝎、水蛭、蜈蚣、地龙、蝼蛄等；多用祛风通络药有雷公藤、紫荆皮、穿山龙等。病症相合，药无不适，注意守方，缓进图之。③以中老年病人为主，病变侵犯多脏器，肾为主要受累脏器，因此，在疗程中后期病机虚实夹杂，以虚为主，重视扶正祛邪，扶正以益肾为主，兼顾其他受累脏器，祛邪清利湿热、祛风通络为辅。

4. 自身免疫性甲状腺疾病伴肾损害

（1）尿白蛋白（albumin，ALB）、尿 Tamn-Horsfal 蛋白（Tamn-Horsfal protein，THP）、尿免疫球蛋白 G（immunoglobulin G，IgG）、尿 β_2 微球蛋白（β_2-microgiobulin，β_2MG）对儿童自身免疫性甲状腺疾病（autoimmune thyroid disease，AITD）早期肾损害诊断中的意义。

（2）AITD 引起肾脏损害以蛋白尿为主要表现，但轻重程度不一，有的轻度蛋白尿，少数呈肾病综合征之表现。

（3）在 AITD 并发肾脏病，要强调对 AITD 本身的充分治疗，因为控制抗原产生来源应是治疗 AITD 相关性肾病的根本。根据合并肾脏疾病的不同类型来决定用免疫抑制剂或细胞毒药物，也可考虑甲状腺切除术治疗，但要警惕抗甲状腺药物所致的相关性肾病。

（4）甲状腺功能亢进（简称甲亢）症状的缓解并不意味着免疫病理损害的缓解，可能肾脏的免疫损伤在控制甲亢症状后仍然存在，当继续用药，巩固疗效。

（5）甲状腺切除，去除抗原，终止了致肾炎性免疫复合物形成，但临床疗效尚不肯定，有待进一步研究，据报道约 30% 的 AITD 可发生机理不明的轻度蛋白尿。若无肾组织病理检查，难以判断这些病理是否属本病早期，假若这些病例从轻度蛋白尿发展为肾病综合征，应高度怀疑 AITD 相关性肾炎。

（6）先对 AITD 本身进行了充分的治疗，同时加用足量（NS 患者）或半量（肾炎综合征患者）泼尼松，联合雷公藤多苷（或火把花根片）、百令胶囊等药物，以抑制或调节免疫功能，尽快控制肾脏病变。对泼尼松疗效不佳的患者，给予 CTX、MMF 等免疫抑制剂治疗，收到了较好效果。但如同原发性肾小球病变一样，AITD 肾损害缓解后可再复发，尤其 AITD 病变活动可导致肾脏损害的进一步加重。

（7）我们认为：甲状腺疾病多因气滞肝郁化火，肝火内动，或情志内伤，肝气郁结而引发。体内阴阳乖戾，气滞痰凝，壅结颈前而成本病，若迁延日久，引起血脉瘀阻则由气、痰、瘀三者合而交结为患。初起多实，病久则由实转虚或虚实夹杂。初发病者多数是因气机郁滞、痰气凝结于颈前而致病，或者是由于肝火亢盛、瘀血阻滞而致病，多为实证。久病不愈也就转变成气虚、阴虚、气阴两虚等证，在治疗上在疏肝解郁、理气化痰、活血祛瘀的同时，注重滋阴养血和补益元气，调整机体的脏腑功能，恢复机体各个系统的正常功能，尤其是恢复机体的免疫功能，只有这样才能巩固疗效，标本兼治。

（二）风湿类疾病肾损害

1. 系统性红斑狼疮性肾炎（LN）

（1）辨证辨病结合，分阶段治疗。热毒炽盛证多见于 LN 的急性活动期，治以清热解毒、凉血，以攻伐热毒为主；阴虚内热证多见于大量激素诱导治疗阶段，故辅以滋阴降火以制其弊；肝肾阴虚证多见于急性活动期后的激素减量期，治宜滋养肝肾；脾肾阳虚证多见于恢复期，治宜温阳补肾、通阳利水。

（2）中西合璧，扬长避短。运用免疫抑制剂治疗 LN 时，其不良反应主要是外周血白细胞下降，对症使用养血补气药，如当归、何首乌、桑椹、鸡血藤、黄精、黄芪、党参等，对防止白细胞下降有一定的疗效。兼高血压者，多为肝肾阴虚、肝阳上亢证，加夏枯草、白蒺藜、决明子、生龙骨、生牡蛎、川牛膝等以滋阴平肝潜阳。在应用激素之后，更应早用滋阴降火药物，足量应用激素时，加黄柏、知母、甘草；激素减至半量后，加党参、黄芪以益气；激素减至维持量阶段可少佐桑寄生、菟丝子等平补肾气。热毒充炽血分，选用赤芍、牡丹皮、龟板、槐花或槐米等，并加重生地黄用量以凉血化瘀，使血热得清，而无瘀滞之患。

（3）症状偏重不同，治疗有别。以血尿为主的，重用生地黄，并加入白茅根、地榆、茜草、藕节等凉血止血药。以蛋白尿为主者，应首先辨明邪实与正虚的不同，湿热毒邪未全清解，可选用石韦、萹蓄、瞿麦等以清热利湿祛邪；邪实不盛且正气不虚的，可选用荠菜花、土茯苓等；脾肾亏虚，摄纳失司，可重用黄芪的基础上加芡实、金樱子等以收敛固涩，注意辨证用药，不可妄投温补固涩之品。以水肿为主要表现，兼见尿频尿少者，加茯苓、猪苓、泽泻、薏苡仁等淡渗利湿之品。如高热者，加生石膏、知母、金银花以清气凉营；如低热者，加沙参、天冬、麦冬、青蒿以养阴清热，并可大量应用秦艽。颊部蝶形红斑者，加用生地黄、赤芍、红花、益母草等以凉血化瘀消斑。关节疼痛者，加用独活、桑寄生、杜仲、牛膝、忍冬藤等；若关节痛甚，日久不愈者，可选用乌梢蛇、金钱白花蛇、蜈蚣等虫类药以搜剔通络。

（4）推荐邹氏三代专家治疗狼疮性肾炎经验方药。治疗大法：益气养阴、祛风通络、解毒清利。基本方：北沙参、生黄芪、防风、炒白术、黄芩、山萸肉、蝉蜕、乌梢蛇、青风藤、穿山龙、川芎、瞿麦、白花蛇舌草、蛇莓、车前子。若热毒炽盛者，去黄芪、防风，加水牛角片、忍冬藤、紫草、生石膏等；若湿热明显者，去黄芪、防风，加苍术、生薏苡仁、川牛膝、黄柏、虎杖、蜀羊泉等；若反复感冒者，加荆芥、大青叶、板蓝根等；若水肿明显者，加猪苓、泽兰、泽泻、水蛭、茯苓皮等；若关节疼痛者，加鸡血藤、海风藤、藤梨根、蜈蚣等；若蛋白尿反复不消者，加雷公藤、紫荆皮、鬼箭羽，或重用黄芪等；若肾功能损害者，加淫羊藿、六月雪、土茯苓。

2. 过敏性紫癜性肾炎

（1）紫癜性肾炎应长期治疗，有些患者甚至需要终身治疗，本病有很强的遗传背景，迄今为止药物治疗虽然可以很好地缓解病情，但无法更大程度上有效治疗，因此需长期用药。有些病人因为担心药物不良反应或听信游医而擅自停药，病情往往反复。

（2）根据病情活动程度分期治疗，当紫癜处于活动期，肾脏炎症反应很严重时，通常需要大剂量、几种药物联合治疗（如激素、骁悉等，称为诱导期治疗），目的是迅速控制炎症，阻止肾脏损伤继续加重。而当活动控制后则转为小剂量药物维持治疗以预防复发和保护肾脏功能（维持期治疗）。长期使用大剂量药物治疗必然带来并发症，但如果不进行维持治疗，又可引起紫癜反复活动，肾脏损害不断加重，最后可能发展为肾衰。因此，在治疗过程中，应根据紫癜活动性，及时调整治疗。要有一个长期的规划，切忌病情好转后随意停药，或是盲目地长期服药。

（3）治疗方案因人而异，紫癜性肾炎患者个体病情轻重不一，有多种类型，对不同的患者、不同类型应采取不同的治疗方案。目前临床普遍使用的大剂量激素联合环磷酰胺静脉注射的治疗方法并不适合所有紫癜性肾炎病人。应根据患者临床病情和肾活检，在医生指导下有选择、个体化使用抗紫癜的药物。而在长期维持治疗中，中西结合疗法不仅效果好，不良反应少，病人还可以正常生活工作。

（4）注意防治并发症，这一点往往被忽视。紫癜性肾炎病人在治疗过程中很容易出现各种并发症，如感染、心血管并发症、股骨头坏死等，重者可危及生命。减少并发症的关键在于合理使用抗紫癜的药物、定期随访及早发现和早治疗。在使用大剂量药物治疗时，应相对隔离，不去公共场所、注意气候变化。

（5）注意辨病辨证结合，由于传统中医对该病认识较少，鲜有系统观察本病的典型病案记载。其仅存肾炎时，常无明显临床症状表现，而以实验室检查异常为主要特点。应结合辨病治疗。另外，实证邪盛，当以祛邪为重；尤其是外邪初侵或再犯之时，病势方涨，不宜滥用补法而有闭门留寇之虞，犯"实实"之戒，故慎用补法；其次，要注重化瘀止血，近年来的研究表明，活血化瘀药能减少免疫复合物在肾基底膜的沉积，减轻肾脏损害。在活血化瘀药的选择上应以赤芍、牡丹皮、紫草等凉血活血药为宜，忌用芳香辛燥药物，以免动血耗血，伤及阴分。

（6）推荐邹氏三代专家治疗过敏性紫癜性肾炎经验方药。治疗大法：凉血祛风、清热利湿、健脾补肾。基本方：荆芥、防风、蝉蜕、乌梢蛇、紫草、牡丹皮、水牛角片、炒山栀、车前草、白花蛇舌草、茯苓、墨旱莲、白茅根。另：三七粉0.5g、琥珀粉0.5g，一日二次吞服。若风热明显者，加连翘、栀子、生石膏；若皮肤瘙痒者，加白鲜皮、地肤子、土茯苓、蛇床子；若皮肤紫斑反复发作，色泽紫暗，大便干燥者，从瘀论治，加桃仁、制大黄、赤芍；若脾虚气不摄血者，加生黄芪、炒白术、生槐花、生地榆；若肾虚明显者，加续断、金樱子、覆盆子、海螵蛸、牡蛎；若尿血明显者，加炒蒲黄、茜草、飞廉、小蓟。

3. 干燥综合征肾损害

（1）原发性干燥综合征肾脏损害临床表现的多样性和不典型性，常易被原发病掩盖而漏诊或误诊为其他肾脏疾病。因此，诊断为原发性干燥综合征的患者要仔细询问病史并做相关检查以明确有无肾脏损害方面的证据，同时如遇到女性患者肾活检组织学切片中存在大量浆细胞、淋巴细胞浸润时，就应积极搜寻干燥综合征的其他实验室检查证据，如是否存在肾小管性酸中毒、有无血电解质紊乱，是否存在高球蛋白血症及抗SSA、抗SSB抗体是否阳性等，必要时行外分泌腺的分泌试验或唇黏膜活检。以排除是否存在原发性干燥综合征。

（2）干燥综合征肾损害病理改变主要是间质性肾炎，伴或不伴小管功能损害，中医辨证属湿热燥毒，中药辨证往往加用清热利湿解毒之品。如运用免疫抑制剂，往往可能加重小管间质病变，中药可加重益气活血补肾类中药，如黄芪、丹参、菟丝子等扶正之品。中医药辨证治疗加用养阴生津中药辨证治疗，提高机体免疫力，调节免疫紊乱，有其独特的优势。故以中药治疗为主，辅助西医药手段，往往效果较佳。

（3）推荐邹氏三代专家治疗干燥综合征肾损害经验方药。治疗大法：养阴活血、健脾益肾、解毒清利。基本方：北沙参、麦冬、川黄连、桃仁、红花、赤芍、白芍、石斛、茯苓、山药、山萸肉、覆盆子、蛇莓、黄蜀葵。本经验方根据干燥综合征基本病机由六大法组合而成。临证需注意：①本病以阴虚燥热为主要病机，但需辨明是以阴虚为主还是燥热为主，燥热是外燥还是内燥。②燥必入血，瘀血亦可致燥，因此活血化瘀是除燥大法之一，但活血药尽量不用辛燥温热攻逐之品，避免瘀血未去反伤其阴。③尽管本病以阴虚为主，但病程长、病情反复，往往多见气阴两虚，临证需辨明是以阴虚为主还是气虚为主，或气阴两虚并重；邹燕勤教授补气常用健脾益气制燥法，用药平和，缓缓图治，健脾益气不伤阴液，养阴制燥不腻不润。④益肾常以养阴益肾为法，又喜从阳中求阴治之。⑤此病乃燥毒久羁，内舍于肾，脏腑虚损。燥毒为主者，常用雷公藤、火把花、蛇莓、白花蛇舌草等祛风通络解毒。⑥本病湿热常与阴虚、瘀血、燥毒相兼，易致病情迁延日久，深蕴于肾，缠绵不愈；王肯堂在《杂病证治准绳·伤湿》中写道：“是故阳盛则为木胜，合为风湿；至阳盛则火胜，合为湿热；阴盛则金胜，合为燥热；至阴盛则木胜，合为阴湿。为兼四气，故淫溢上下内外，无处不到。”《南病别鉴》载：“热得湿而热愈炽，湿得热而湿愈横。湿热两合，其病轻而缓，湿热交合，其病重而速。”临证还需细辨湿偏重还是热偏重，湿热与阴虚血瘀、燥毒、肾虚是一证兼夹还是多证兼夹，孰轻孰重。

4. 类风湿关节炎肾损害

（1）类风湿关节炎肾损害的常见临床表现为血尿、蛋白尿，其原因可能是由于类风湿关节炎导致肾脏淀粉样变，肾实质病变以及药物毒副作用所致。中医认为本病的发生是由于素体正虚，复感外邪，血气不行，关节痹涩；或风寒湿（热）之邪滞留筋骨关节，久之损伤肝肾阴血，筋骨失养所致。而类风湿关节炎肾损害的基本病机是久痹不已，内舍脏腑，导致肝、肾、脾三脏受损，脏腑气血阴阳随之亏虚。因此，临床治疗当重点把握正虚与邪实的孰轻孰重。一般而言，本病发生于类风湿关节炎的晚期，肝肾亏虚为常见证型，故治疗常采用补肝肾、健脾胃的治疗方法，有助于病情的长期稳定。

（2）推荐邹氏三代专家治疗类风湿关节炎肾损害经验方药。治疗大法：养肝益肾、化湿利水、祛风通络。基本方药：独活、桑寄生、杜仲、秦艽、怀牛膝、山萸肉、苍术、生薏苡仁、茯苓皮、车前子、地龙、川芎、青风藤、穿山龙、炙甘草、小红枣。若关节肿僵变形者，可加用制半夏、制南星、莪术、炮山甲、土鳖虫等化痰行瘀；若乏力水肿明显者，加生黄芪、防己、炒白术、泽兰、泽泻、益母草；若胃脘不适、舌苔厚腻者加姜半夏、陈皮、仙鹤草、佩兰、砂仁、川厚朴；若阳虚关节冷痛者，加附片、桂枝、淫羊藿、制川乌、细辛；若尿蛋白多者，加制僵蚕、全蝎、紫荆皮、雷公藤；若肾功能衰竭者，去秦艽、青风藤、穿山龙，加淫羊藿、玉米须、丝瓜络、六月雪、土茯苓。

5. 混合性结缔组织病肾损害

（1）早期明确诊断：本病特征为临床上有系统性红斑狼疮、系统性硬化症、多发性肌炎的混合表现，多有雷诺现象，腊肠指及关节炎，血清学上有滴度的抗U1RNP抗体阳性，并伴有尿蛋白、血尿、肾功能异常。

（2）本病实者多，虚者少；热者多，寒者少。治疗首当分清虚、实、寒、热，万勿为风、寒、湿三邪所感所局限。初病切忌温补，久病治风亦宜结合养血；治寒宜结合补火；治湿宜结合健脾益气；治热宜滋阴解毒。宜防灼阴耗液，热郁化毒。热痹宜大剂清热解毒，搜剔痰瘀。热痹初起治疗宜疏通、清热、解毒之法，切忌用大辛大温之剂。疼痛较重，舌苔厚而滑者加独活一味，此药不但有疏风散湿之功，若用至50～60g即有良好的镇痛功效。临证治疗以肾为本，多用大剂量生地黄于温散蠲痹、祛风通络方药中以凉血清营、养血补肾、滋阴润络，尤其是治疗反复发作之顽痹每获良效。

（3）临证应发挥中西药各自的优势，取西药以免疫抑制剂、抑制胶原形成类药物，有雷诺现象的应加强保暖及给予血管扩张剂、钙离子通道阻滞剂。同时，结合中药益气养阴、补益肝肾、化湿通络、清热解毒、祛风通络等治疗。笔者认为，重视从肺肾论治，兼顾脾胃，祛风通络，可提高疗效，降低病死率。

6. 抗肾小球基底膜病（肺出血－肾炎综合征）

大多数患者肾脏损害前（平均3个月）仅表现为咯血或痰中带血等呼吸系统疾病的临床表现，易误诊或漏诊，从而延误治疗时机。临床上即使是对少量肺出血，症状轻微的患者亦不可忽略，应及时给予肺部放射学检查、血清学抗基底膜抗体检查。高度怀疑时可行肾脏病理学检查，以早期明确诊断。本病一经确诊即应迅速采用免疫强化疗法。甲强龙冲击疗法可使严重的肺出血停止，但对肾功能的疗效不肯定。辨病西医治疗并依据病情给予替代疗法，急性肾功能衰竭或肾功能损害严重已不能逆转的患者，符合透析指征，可行CRRT治疗。慢性透析患者，在病情静止6～12个月后，可做肾移植，同时配合中医清热解毒、活血化瘀、通腑降浊等治法，以迅速稳定病情，逆转病势。

7. 韦格纳肉芽肿肾损害

（1）韦格纳肉芽肿肾损害属于中医“脉痹”“咳嗽”“水肿”等范畴，由邪毒犯于经脉，上及于肺，下传于肾，痹阻血脉而发病。初期以热、毒、湿、瘀、痰为主，如热伤血络，出现大量咯血或其他部位出血时，应先止血；热扰清窍或浊邪上蒙时，则开窍醒神；总体以清热解毒，化湿行瘀为原则。在疾病的缓解期，正虚应重视肺、脾、肾气虚及肾阴虚病证，防治肺部感染、外感；保胃健脾、助运消化，维护和恢复肾功能至关重要；邪实方面，应时时想到湿热、瘀血、浊毒贯穿于治病的整个过程。

（2）中西医结合治疗思路：对于本病的治疗应分初期（诱导）治疗和维持治疗，对于重症患者应积极抢救，肾上腺皮质激素如强的松和细胞毒药物如环磷酰胺、骁悉、硫唑嘌呤均可作为初期诱导治疗，可以选择甲基强的松龙冲击治疗；对于威胁生命的肺出血、韦格纳肉芽肿肾损害可考虑采用血浆置换、CRRT。在出现严重感染且无法使用激素及免疫抑制剂时，可以试用免疫球蛋白。维持治疗应考虑6～12个月，激素及免疫抑制剂逐渐减量。中医中药在初期治疗应以辨证为主，重点帮助激素和免疫抑制剂冲击治疗平安完成；维持阶段，帮助减轻激素和免疫抑制剂的不良反应，在治疗反复感染、胃肠道反应、免疫功能严重下降，肾功能恢复等方面中医中药有较好的治疗效果。

8. 结节性动脉炎肾损害

（1）本病病因为肾虚外邪乘虚而入，风寒湿热毒相互搏结，深入脏腑痹阻血脉发病。初病者常有发热，多表现为邪毒阻络证；以皮肤、关节肌肉症状为主者，多表现为营卫不和证；出现肾损伤或多系统损害的病人，则可表现为脾肾气阴两虚、肝肾阴虚，或肝风内动等证候。治疗原则：急性期抓住毒、痰、瘀、湿四个病理环节，以凉营解毒、化痰祛瘀、清利湿热为原则；病久正气受损，肾元不足者，当扶正祛邪。

（2）中西医结合综合治疗思路。由于本病多因器官受累时病变进展较快，预后不良，这时应当首选激素迅速控制病情，配合中药则能减轻西药的不良反应，有利于临床症状的缓解，促使病情稳定。应用激素时会出现激素不良反应所致的气血痰湿郁滞证，治疗应疏滞泄浊、清利通络，用越鞠丸加减；使用免疫抑制剂后出现的血细胞减少、肝功能损害，可采用养血生血、补肾填精、养肝保肝等中药；对合并HBV感染者，可加用具有抗HBV的中药。

（三）血液病肾损害

1. 多发性骨髓瘤肾损害　王钢结合导师邹老经验综合运用中西医结合治疗多发

性骨髓瘤肾损害有独特的经验。

中医学治疗多发性骨髓瘤肾损害的经验：①重视辨证论治，分清邪正虚实或以补虚为主，或以攻邪为主，或扶正祛邪。②在西药化疗过程中，可用中药减轻其不良反应，以确保化疗法案完整实施。③在治疗的各个阶段发挥中医中药保护肾功能的特长。

西医学治疗多发性骨髓瘤肾损害的经验：①应避免做静脉肾盂造影和使用肾毒性药物。②纠正高血钙症。③定期做尿培养细菌计数，及早发现和及时治疗并发的尿路感染，可减轻肾功能不全和延缓其发展过程。④在使用细胞毒性药物治疗骨髓瘤之前，先检测血尿酸浓度，升高者先用药物将血尿酸降至正常水平，以避免发生急性尿酸性肾病。⑤凡因严重肾功能不全致不能进行化疗的患者，可给予透析治疗，使尿毒症状态改善，然后接受化疗。腹透或血透均可按医疗单位情况而选用，但腹膜透析有助于帮助清除体内异常球蛋白，因此可以作为首选方法。

2. 白血病肾损害

（1）白血病肾损害病位在血分，深入骨髓，涉及五脏六腑，以肾为主，以肾虚、气血痰瘀水湿药毒搏结而成，基本病机是正虚邪实，正虚为气、血、阴的不足，邪实为痰湿、瘀血、水湿、药毒的搏结。

（2）目前在白血病难以治愈的情况下，加上患者又有肾损害，不宜采取激进的治疗方法。在初期以中医扶正祛邪兼施为主治疗，解毒活血、清利水湿以祛邪，益气养阴以扶正，在疾病缓解后亦应维持治疗，进一步扶正益肾以清其余毒，防止反复，有利于稳定病情。中期处于邪正相争，正气渐虚而邪气尚实，治以攻补兼施，施以益气养阴、化痰行瘀、解毒清利。化疗后期气阴两虚，脾肾虚衰，而全身衰竭或邪气仍盛，以保胃益肾为主，兼以解毒清利。

（3）推荐邹氏三代专家治疗白血病肾损害经验方药。治疗大法：益气养阴、化痰行瘀、解毒清利。基本方药：西洋参、生黄芪、山萸肉、生地黄、牡丹皮、泽泻、山药、姜半夏、陈皮、莪术、片姜黄、青黛、水牛角片、半枝莲、白花蛇舌草、生甘草、小红枣。若阳热盛，或气营两燔，或邪陷心营者，去西洋参、生黄芪，选加白虎汤、黄连汤、清营汤、犀角地黄汤中药物，结合安宫牛黄丸或牛黄至宝丹早晚各1粒；若热迫血行、衄血、尿血者，可加侧柏叶、小蓟、地榆、白茅根、三七粉；若纳呆食少明显者，可加炒谷芽、炒麦芽、焦楂曲、鸡内金；若痰瘀互结者，加生牡蛎、浙贝母、夏枯草、莪术；若大便干结、肾功能损害者，可加枳实、槟榔、大黄、六月雪、土茯苓。

3. 淋巴瘤肾损害

（1）恶性淋巴瘤的基本病机是本虚标实，治疗时须辨明虚实。本病早中期肿瘤肿块不大，无明显全身转移，属邪毒壅盛，正气未衰，立法处方重在清热解毒为主，常选五味消毒饮加减；毒塞气结、痰凝血瘀是恶性肿瘤的主要病理改变，治疗以化痰散结、理气活血为法，化痰散结常选消瘰丸加减；病久则阴血内耗，气阴亏损，治疗重在益气养阴，常选用西洋参、太子参、党参、黄芪、生地黄、麦冬、玄参等药物，以益气养阴，扶正祛邪。

（2）肿瘤相关性肾炎的病理类型以膜性肾病最为常见，占 60%～70%。霍奇金淋巴瘤以微小病变常见，慢性淋巴瘤白血病多以膜增生性肾炎常见。本病的诊断首先要明确肿瘤的存在，并通过临床和肾脏病理排除其他原因导致的肾脏病变，肾病综合征往往随肿瘤的有效治疗而好转，随着肿瘤的复发而加重。发生急性肾衰竭时，在考虑和继发性肾病综合征有关外，也可能是腹膜后淋巴结压迫输尿管致肾后性梗阻所致，此时应先解决肾后性梗阻，待肾功能改善后再考虑化疗或放疗。因此对于淋巴瘤的患者应定期监测肾功能，若合并肾功能不全应积极寻找致病原因，以提高患者生存率及生活质量。

（3）推荐邹氏三代专家治疗淋巴瘤肾损害经验方药。强调以辨证论治为主，化疗阶段伤及脾胃气血时，应以调理脾胃、补气养血治疗，突出帮助完成化疗方案；稳定阶段，应辅以辨证论治，增入抗瘤、化痰散结中药。

4. 乙型肝炎病毒相关性肾炎

（1）乙型肝炎者宜积极治疗，定期复查尿常规、尿蛋白定量和肾功能，如有尿蛋白者需尽早做肾组织活检，以早期发现乙型肝炎病毒相关性肾炎（HBV-GN）。

（2）HBV-GN 患者要坚持耐心治疗，调畅情志，适当锻炼，中西医药合用，控制乙型肝炎病毒复制和活动，发挥中医中药扶正固本、活血化瘀、调节免疫功能及不良反应小的特点，进行治疗。注意保护肾功能，禁用有肾毒性的药物，避免有肾损害的检查。定期检查肾功能。其他对症治疗也属必要，对伴有肝功能异常，特别是慢性活动性肝炎患者，应辅以护肝治疗。

（3）对 HBV-GN 已出现肾功能减退者，治疗目标以延缓肾功能恶化进程为主要目标，而不能一味抗病毒和降尿蛋白。

（4）推荐邹氏三代专家治疗乙肝、丙肝相关性肾炎经验方药。治疗大法：益肾护肝，补气养阴，活血清利。基本方：当归、白芍、女贞子、枸杞子、生黄芪、山萸肉、郁金、茯苓皮、车前子、虎杖、桃仁、白花蛇舌草。若疲劳无力者加西洋参、党参、太子参；若纳少便溏者，去虎杖，加炒白术、山药、米仁根、谷麦芽、焦楂曲、鸡内金；若乙肝、丙肝等肝功能异常者，加田基黄、鸡骨草、白头翁、垂盆草、五味子、猪苓；若蛋白尿多者，重用生黄芪，加制僵蚕、全蝎、地龙、金樱子；若水肿明显者，加附子、水蛭、泽兰、益母草。注意乙肝、丙肝相关性肾炎西药无特效，激素免疫抑制剂一般不能用，中药中有肝毒性的雷公藤类制剂亦不能用，所以主要治疗以中医中药辨证论治为主，个别乙肝、丙肝患者出现大量蛋白尿，但乙肝、丙肝病毒定量未超出正常，肝功能谷丙、谷草转氨酶正常者，可在护肝治疗且定期查肝功、病毒的基础上，用小剂量美卓乐、雷公藤配合中药辨证论治治疗，有效即减量，不宜长用。病症相合，注意守方，可在辨证方中加人生黄芪和虫类药的使用，控制蛋白尿，缓而图之。

5. 丙型肝炎病毒相关性肾炎

（1）从中医上讲，丙肝的传播多由湿毒之邪所致。该邪气具有湿滞、阴凝、毒聚、阻络、伤气的性质，病邪潜伏较深，邪毒瘀结，耗伤正气，因此易于瘀毒阻络，导致病势缠绵。其病机多为正虚邪恋、虚实夹杂。多系感染丙肝病毒以后，肝失疏泄，肝气郁结，气机不畅，气滞则血瘀；肝失疏泄，横逆犯脾，致脾胃升降功能失常；穷必及肾，终至脾肾亏虚。故脾肾亏虚，肝郁血瘀贯穿本病始终。

（2）由于本病的病程长，且患者多为气血素亏之人，长期用药再耗其气，这就形成了“湿热、瘀、毒邪内蕴，肝肾气阴亏耗”的虚实夹杂之候。因此，我们在传统的中医辨证基础上，结合西医辨病观点，采用辨证与辨病相结合的方法，依照不同证型，选用不同方药，抓住血热毒邪内阻之实，肝肾气阴内亏之虚，加入大剂清热解毒、活血化瘀及补益肝肾之品组方，使其毒邪内清外透，正气复元，祛邪外出。一方面使病人临床症状得以缓解，肝肾功能恢复正常；另一方面又能促使抗体阴转，达到愈病之目的。

（3）推荐邹氏三代专家治疗丙肝相关性肾炎经验方药（详见乙型肝炎病毒相关性肾炎临证经验）。

6. 流行性出血热肾损害

（1）流行性出血热属外感疫病范畴，传变较快，虽按卫气营血辨证，但在卫气阶段的时间甚为短暂，常发病即以气分证为主，并迅速传至营分、血分，临床常见气营和气血两燔证。在少尿期阶段，又常出现阴津耗伤与热毒、血毒、水毒错杂胶结为患。从而证情危重，治疗以泻下通瘀、滋阴利水并举，使热毒、血毒、水毒从下焦而解，并可防阴液的进一步耗伤，常用方剂有增液承气汤、桃仁承气汤、猪苓汤、犀角地黄汤等。在出现急性肾功能衰竭表现时，请参阅急性肾功能衰竭章节。

（2）本病的病程由表入里、由实致虚，传变迅速明显。故临床上表里俱热、虚实重叠极易出现。如发热期初起，虽有卫分见症，但很短，可不治即解而迅速传入气分，陷入营血，出现气营血俱燔的病理变化，故症见壮热，口渴引饮，烦躁不安，甚或神昏谵语，肌肤斑疹密布成串成片，鼻衄、呕血、咯血、便血，舌红苔黄，脉数。这一阶段因热毒炽盛而正气未虚，病证属实，故此期治疗以祛邪为主，重用清热解毒、清营凉血之品。此期亦是治疗本病的关键，若能治疗得当，可大大提高有效率。低血压休克期及以后各期证候由实转虚，以津气亏损为主，出现一派亡阳亡阴的虚脱证象，故治宜侧重补虚，宜回阳固脱、益气救阴，以生脉散加减治疗。随着病变发展，热毒耗劫津液，真阴日渐亏损，水源枯涸，是以尿少尿闭，水道不利则湿毒无由外泄而必内潴为患，上蒙心神则萎靡嗜睡，犯胃则呕吐。辨证使用左归饮大补肾阴，滋生津液开源流，合用猪苓汤以育阴通关，分利湿毒。进入多尿期后，湿热疫毒之邪已衰退，人体元气大伤，固摄失职，以致水液无以藏蓄，而致尿频量多，故宜补肾固摄。以右归丸合缩泉丸以温肾固摄。恢复期以正虚为主，当以益肾健脾、益气养阴，可予参苓白术散加味配以益气补肾之品。

（3）临床需注意以下几个问题

①少尿症须鉴别津伤和水积。出血热初期可因毒热之邪灼伤津液出现高热、呕吐、少尿，后期则因肾瘀水积而出现少尿，二者的病变机制和治疗方法迥异，须注意鉴别。邪热伤津液一般出现于发病第 2 ～ 4 天，肾瘀水积多出现于发病第 5 ～ 7 天；热邪伤津液临床多表现为先高热呕吐，再见少尿、无水肿、口渴喜饮、饮后尿量增加，治以清热解毒养阴；肾瘀水积临床表现为先因少尿，再出现顽固性呕吐，多有水肿，口不渴或渴不欲饮，饮后肿甚而尿量不增加，治以攻水逐瘀。

②时疫发斑非病衰。《温疫论》曰："伤寒发斑则病笃，时疫发斑则病衰。"出血热临床所见发斑，乃因邪毒内陷营血，致络损血瘀，瘀热内盛，迫血妄行而溢于肌肤。这是病情严重的表现，而不是病热衰退，邪从肌肤外透之象，切勿掉以轻心。

③用药中尚需注意初期忌发汗；清热解毒不可过于苦寒燥烈，须佐以甘寒之品，以防伤津耗液；对于出血症不可"见血止血"，只宜凉血散血，以防留瘀化热，瘀热愈甚。

7. 肝硬化性肾损害

（1）活血化瘀贯穿始终。活血化瘀类中药具有良好的抗肝、肾纤维化作用，近年来已被大量临床与实验研究所证实。研究表明，合并使用活血化瘀与扶正补虚类中药其疗效优于单独使用活血化瘀药。本病病程较长，本虚标实、虚实夹杂是其病机特点，故其治疗亦须渐消缓磨、缓图徐治为法，否则徒施大量活血化瘀之品于病情无益。若与补益药合并运用，可祛邪不伤正，扶正不助邪。补肾化瘀可保护肝细胞、调控机体免疫功能，同时还可在不同水平上影响结缔组织的代谢，二者相伍可取得相得益彰之效。

（2）清热利湿、顾护阴液。本病往往合并蛋白尿的反复出现，有医家从“湿邪化热，热毒之邪导致肾失封藏”角度辨证，颇符合肝硬化所致肾损害的病理机制。因此，我们针对本病“虚实夹杂，本虚标实”的基本病机，根据中医的清下消补法理论，以清热利湿、活血化瘀、益气固摄法为主，一方面清热利湿抗病毒，活血化瘀治疗肝硬化，另一方面采用益气固肾药物减少蛋白漏出，从而标本兼治。常选用大黄、茵陈、郁金、半枝莲、白花蛇舌草等清热解毒利湿；龟甲、炙鳖甲、丹参、赤芍软坚散结，活血化瘀。以上两组药的配伍原则既是治疗肝硬化的法则，也是蛋白尿的治疗立法之一，其中龟甲、炙鳖甲还是填补任督之血肉有情之品，合白术、菟丝子、女贞子、金樱子、覆盆子更是加强补脾固肾之功效，减少蛋白尿的排出，合而用之，可起到良好的澄源、塞流的作用。

（3）推荐邹氏三代专家治疗肝硬化性肾损害经验方药。治疗大法：补气健脾，养肝益肾，化瘀利水。基本方药：生黄芪、茯苓皮、车前子、柴胡、茵陈、当归、炙鳖甲、积雪草、桃仁、赤芍、大黄、白花蛇舌草。另大黄䗪虫丸3g，每日3次。本方针对正虚方面病位在肝、脾、肾，病性为气阴虚。补气重用黄芪，养肝用柴胡、当归，益肾用炙鳖甲。针对邪实方面的水湿、湿热、瘀血，若气滞湿阻明显者，加苍术、川厚朴、郁金、泽兰、泽泻、大腹皮；若瘀血明显者，加莪术、三棱、水蛭、益母草、三七；若气虚明显者，加炒白术、西洋参、山药；若阴虚明显者，墨旱莲、山萸肉、炙龟甲、天冬。该方在长期的治疗实践中被发现有较显著的抗肝、肾纤维化作用。

8. 肝肾综合征

（1）邹云翔教授认为肝肾综合征是一种以肝、脾、肾三脏不足，气、血、水互结为主的本虚标实、虚实夹杂的疾病。多因湿浊之邪稽留，脾失健运，致气滞血瘀、水停于内；邪毒日久不去，穷必及肾，终至肝、脾、肾三脏俱损。鉴于以上病机，邹云翔教授指出，治疗此类疾病当以补益后天脾土为先。根据“治肝当先实脾”的原则，治肝时，尤其当已出现脾胃虚弱时，应先健脾益气，即“肝病已传脾，实脾以促健”“肝病已虚损，实脾以养肝”。邹老临床上擅用黄芪、党参、白术、怀山药、大枣、鸡内金等药物以实脾。

（2）《血证论》指出：“治水即以治血，治血即以治水。”故活血化瘀为治水之关键。且肝为刚脏，肝体阴而用阳，非柔不克，肝以血为体，养血即养肝之体。《景岳全书·本草正》云：“当归，其味甘而重，故专能补血，其气轻而辛，故又能行血，补中有动，行中有补，诚血中之气药，亦血中之圣药也。”故邹老遣方用药常以当归配合丹参、炮山甲、莪术等以补血、活血以柔肝治水。研究表明，丹参、当归等药物有增加肾小球滤过率、增加肾灌注的作用。肾为先天之本，脾为后天之本。脾的运化需依赖肾阳的温煦，拟方可予淫羊藿、巴戟天、狗脊以温肾健脾。针对肝炎病毒的治疗，邹云翔教授常用茵陈、郁金、鸡骨草等清肝泄热利胆。另予以大腹皮、葫芦瓢行气利水消肿，以制大黄去菀陈莝、泄浊利湿。

（3）推荐邹氏三代专家治疗肝肾综合征的经验方药。治疗大法：实脾养肝，温肾活血，清利湿热。基本方药：生黄芪、炒白术、茯苓皮、当归、茵陈、郁金、淫羊藿、附片、水蛭、生蒲黄、五灵脂、车前子、鸡骨草、黑料豆。如水湿明显者，加柴胡、猪苓、泽兰、益母草、葫芦瓢；如湿热明显者，去生黄芪、淫羊藿、附片，加栀子、虎杖、制大黄、金钱草；如脾肾阳虚明显者，加干姜、桂枝、党参；如表现肝肾阴虚者，去生黄芪、附片，加女贞子、墨旱莲、山萸肉、炙鳖甲；如瘀血明显者，加莪术、赤芍、桃仁、红花；如肾功能衰竭者，加六月雪、土茯苓。

[邹云翔实用中医肾病学，中国中医药出版社，2013：575-719]

三、肾衰竭的诊治临证经验

（一）急性肾衰竭

1. 重在预防及早期发现　急性肾衰竭可由多种疾病所致，如诊断及时、治疗正确，特别是近年来透析疗法的应用，大多数患者可痊愈或病情停止进展，早期发现及诊断对治疗和预后具有重要影响。临床上典型的急性肾小管坏死、肾毒性药物的肾损害，以及血容量不足、尿路梗阻等因素导致的肾前及肾后性急性肾衰竭，发现及诊断并不困难，但许多肾小球疾病或血管炎、急性间质性肾炎等伴发的急性肾衰竭，常易误诊。对出现急性肾衰竭，临床症状不典型，诊断有困难者，在患者病情允许的条件下，及早进行肾活检可有助于诊断，并制定正确的治疗方案，了解病情及预后。有文献报道，急性肾衰竭临床表现不典型者，经肾活检证实为急性肾小管坏死者占17%～30%，血管炎综合征者占18%～32%，肾小球肾炎占24%～52%，间质性肾炎占13%。针对各种不同的病理变化其治疗法则也不相同，对血管炎综合征及某些病理类型的肾小球肾炎及时配合肾上腺皮质激素常可改变其预后。但肾穿刺应严格掌握适应证，做好穿刺前准备工作，避免感染、出血等肾穿刺并发症产生。

2. 避免使用具有肾毒性的药物　许多西药及中药已经实验证实具有肾脏毒性损害，其对肾脏损害的程度除与药物本身毒性作用有关外，与使用剂量、使用持续时间、是否合并使用增强毒性作用的药物，以及患者的个体敏感性有关。对老年患者，由于其肾脏功能已开始衰减，而原患有肾疾或潜在肾脏损害的病人，均属肾毒性药物损伤的敏感人群，应避免使用具有肾毒性的药物。即使对其他人群在使用该类药物时，也应注意监测肾功能及尿常规，发现可疑药物及时停用，以免引致严重后果。

3. 中西医综合治疗为主　本病通常起病急，病情重，预后差，死亡率较高。在少尿期常因水、电解质平衡紊乱，肾功能急剧恶化，以及并发感染、休克而危及生命，而多尿期出现脱水及低钾等现象也可导致严重后果。西药在利尿、抗感染，调节水、电解质、酸碱平衡紊乱等对症处理，救治休克、心衰等严重并发症方面具有较好的作用。中医中药通过辨证施治，整体调节，可改善患者临床症状，促进肾功能恢复，特别是中医口服中药配合保留灌肠、中药静脉制剂的综合应用，大大提高了抢救成功率，促进肾组织恢复，提高疗效，降低死亡率。对中西医保守治疗效果欠佳的患者则应结合透析疗法，充分发挥中西医各自的优势，提高救治成功率。

4. 注重中医分期治疗　少尿期的治疗原则为“辨治病因、和胃泄浊、分利二便”。正如《杂病源流犀烛》说：“此症危急，法难缓治。宜先投辛香通窍下降之药，以治其上，宜沉香、丁香、藿香、苏合香、蔻仁、苏子、冰片、生姜、陈皮。次用苦寒利气下泄之药以通二便，宜大黄、黄柏、知母、牛膝、滑石、车前子。盖症即危急，纵有里虚，亦须通后再补也。”适用于急性肾衰竭的早期，无明显水、电解质失衡的患者。以中药大黄及其制剂为主治疗急性肾衰已通过临床及实验证实可促进代谢产物的排泄，口服及灌肠等方法均可运用于少尿期。

多尿期的治疗原则是“补益肾元、甘润滋液、通涩并用”。正如《类证治裁》说：“关格者，不得尽期而死。因是症气逆于上，津涸于上，与噎膈反胃同，而势较骤，最忌燥热劫阴，法宜甘润滋液，生脉散加甜杏仁、玉竹等，或甘酸化阴，参、麦、阿胶、地黄、芍、乌梅、牛膝等……”多尿期阶段是中医中药发挥长处的好时机，自邹云翔教授最早使用冬虫夏草治疗肾衰竭之后，一系列动物及临床研究均证实冬虫夏草对急性肾衰竭具有确切疗效。实验研究表明，冬虫夏草有助于防治缺血性急性肾衰竭及氨基苷类药物肾毒性损害，减轻缺血性急性肾衰竭大鼠的血肌酐上升幅度，并促使其下降，促使肾功能损害提早恢复。以中医药辨证治疗结合冬虫夏草或冬虫夏草人工制剂补益肾元可使患者加快整体情况及肾功能的恢复。

恢复期的治疗原则是“辨治本病、补益肾元、和络渗利”。急性肾衰竭经过多尿期后尿量不断恢复正常，血尿素氮、肌酐接近正常，但只意味着有30%左右的肾功能得以恢复。急性肾小管坏死后肾功能完全恢复需要3～12个月。在这个阶段中医中药治疗仍有着独特的疗效，重点辨治原发疾病和原发病因，以扶正补益肾元为主，兼顾祛邪和络渗利。

5. 中医药促进肾功能恢复的作用途径

（1）促进代谢产物的排泄：自20世纪60年代江苏省中医院报道以邹云翔为主的肾病治疗小组以大黄治疗肾衰以来，通过临床及实验对大黄及其提取物促进代谢产物的排泄，从而达到治疗急性肾衰竭的研究报道颇多。口服以及灌肠使用大黄或其复方可保持大便通畅，从而减少毒素在肠道的吸收，促进毒性产物的排出。此外，大黄还有抗凝、抑制肾小管高代谢和肾小球系膜增殖等作用。

（2）有助于损伤组织的修复：冬虫夏草对缺血性急性肾衰竭及氨基苷类药物肾毒性损害的防治作用研究较为深入。冬虫夏草可明显减轻缺血性急性肾衰竭大鼠的血肌酐上升幅度，并促使其下降，大鼠尿中NAG酶及溶菌酶的含量亦明显减少。冬虫夏草可明显减轻氨基苷类药物导致的急性肾小管损害程度，促使肾功能损害提早恢复。

（3）清除自由基：实验研究已证实，缺血或中毒性急性肾衰竭时，自由基在细胞损伤过程中起重要作用。这时可发现脂质过氧化物增加，以及细胞膜的流动性及通透性发生变化，从而损伤DNA。应用氧自由基清除剂可增加氧自由基的清除，从而保护受损的肾细胞，具有清除氧自由基的中药有枸杞子、菟丝子、女贞子、黄芪、党参、白术、茯苓、黄芩、柴胡等。而部分活血化瘀的中药也具有较强的抗脂质过氧化作用，如丹参能显著减少缺血—再灌注肾皮质内的过氧化脂质，川芎可防止甘油致急性肾衰竭家兔血中的SOD活性下降，有抑制超氧化自由基的作用。

（4）具有钙通道阻滞剂作用：在肾缺血再灌注性肾损伤及急性肾小管坏死导致

急性肾衰竭中，细胞内钙离子代谢紊乱起着重要的作用。由于钙通道开放，促使钙离子向细胞内流，最终细胞内 Ca^{2+} 大量蓄积和细胞死亡。钙在细胞内的蓄积也可使血管及系膜细胞收缩，使肾缺血，更加促进了肾细胞的死亡。钙通道阻滞剂具有保护急性肾衰竭肾功能的作用，而中药川芎具有较强的钙通道阻滞剂作用，对甘油急性肾衰竭家兔模型能显著阻滞线粒体 Ca^{2+} 蓄积，作用与异博定相似，并且对肾近端小管上皮细胞缺血性损伤有保护作用。实验显示，用药后进入细胞内的 Ca^{2+} 减少，线粒体受损减轻。除川芎外，有钙通道阻滞剂作用的中药还有藁本、海金沙、当归、三棱、桃仁、红花、赤芍、牡丹皮、桑白皮、益智仁、淫羊藿、菟丝子，临床可辨证选择。

（二）慢性肾衰竭

1. 创立“肾劳”诊断，明确肾元衰竭是发病之本　邹云翔教授认为，由于传统中医没有与慢性肾衰竭完全吻合的病名，根据其临床表现可类似于中医学“癃闭”“关格”“溺毒”，但患者的临床表现又常常不能完全对应，所以提出慢性肾衰竭的病机是肾元衰竭，水毒潴留，五脏俱损，以肾为主，故称为“肾劳”似更为贴切。

肾元衰竭是慢性肾衰竭的发病之本，水毒潴留是发病之标，此为本虚标实之病。晚期可出现多脏器疾病，如水毒上犯中焦则为口臭、苔腻、恶心呕吐的胃逆证候；水毒内蕴肠腑可致腹泻便溏或便干难解；水毒内留，上蒙清窍则神志不清，甚则昏迷震颤；肾气衰竭，气化受阻，水道不行，水毒不能排泄，致水肿少尿或无尿，甚则出现风阳上扰，心气衰竭等危险证候。邹云翔教授在1955年出版的《中医肾病疗法》中叙述：“慢性肾脏病最危险的时候就是尿毒症，头痛，神志昏迷，鼻衄，恶心，呕吐，小溲特少，或竟全无，滴沥不下，口有尿味上喷。肾功能极度减退，氮质潴留，未能排泄之故，伴有高血压症。”

邹云翔教授认为，肾病日久，气血阴阳虚惫，肺、脾、心、肝等内脏功能亦为之虚损，故在治疗中强调维护肾气和其他内脏功能，切切不可用克伐之品而损阴伤阳，促使肾及其他内脏功能的进一步衰竭。在诸多病案的治验中皆可看出，治疗上处处强调维护肾气，以求增一分元阳、复一分真阴的重要性。

2. 重视脾胃调理，以固后天之本　慢性肾衰竭虽病本在肾，但由于脾胃与肾密切相关，以及其主要兼夹证湿浊多导致脾胃升降失调，常表现为纳差、恶心、呕吐、腹泻等中焦病变。曾有人统计，慢性肾衰竭出现脾胃功能紊乱者可达90%，而消化系统症状的轻重与肾功能损伤程度及尿素氮数值的高低变化基本上一致。邹老认为，湿浊是慢性肾衰竭的主要病机，又是加重其病变的病理因素，而脾胃功能盛衰则为病变进退之枢机。“诸湿肿满，皆属于脾”，人以胃气为本，脾胃的强弱，决定了疾病的发生、发展及预后。此外，益气补血、滋肾养阴之品大多滋腻助湿，脾胃之气不旺，则虚不受补。脾胃之气充足，则生化有源。临床除强调维护肾气外，还非常重视保护胃气，以后天脾胃充养先天之肾，反对使用败伤胃气之方药。

3. 用药途径多样，综合治疗　慢性肾衰竭是多种慢性肾脏疾病末期出现的肾元衰竭、湿毒潴留、虚实错杂的病症。治则虽不离扶正祛邪，但仍需根据正虚邪实的孰轻孰重，各有侧重。邹老在临证中总结出口服、静脉滴注、灌肠，以及配合药浴等多途径的治疗方法，综合治疗，临床疗效明显提高。口服方药以辨证论治立法，病之初以肾气亏虚为主，邪实较轻以扶正为重，兼以渗利泄浊；正虚邪实俱盛，则扶正祛邪并重；标实之证突出，则急则治标，邪不去则正不安，待邪实去再转以扶正祛邪。本虚以脾肾气虚、气阴两虚尤为多见，晚期则常表现为阴阳衰竭。邪实主要有湿浊、湿热、水湿、血瘀等证。早期一般单服中药，中晚期均配合静滴及灌肠，即三联疗法。静滴可用黄芪注射液、脉络宁注射液每 2 周为 1 个疗程，可持续 1 ～ 2 个疗程，每疗程结束后休息 3 ～ 5 天。再进行下一疗程。保留灌肠方为生大黄 15g，蒲公英 20g，生牡蛎 30g，六月雪 30g，生甘草 5g。其中大黄根据患者体质、精神状态及大便次数调整用量，以保持每日大便 2 ～ 3 次为度。保留灌肠时间以 30min 到 1h 为宜，每日 1 次，10 ～ 15 天为 1 个疗程。每疗程结束后休息 3 ～ 5 天，继续下一疗程，但不宜长久使用。三联疗法采用多途径给药，其疗效通常优于单纯口服方药。此外，药浴也不失为一种较好的辅助方法。药浴方主要成分为附子、桂枝、麻黄、赤芍、地肤子等，将其打成粗末，纱布包裹煎浓液，掺入温水中，患者在其中浸泡，使之微微汗出，每日 1 次，10 天为 1 个疗程，可促进湿毒之邪从毛窍排泄。

4. 长于轻药重投，以防伤正　“去菀陈莝”“开鬼门”“洁净府”之法虽为治疗水肿的治则，但由于慢性肾衰竭常伴水湿逗留、湿毒蕴盛，利水之法也为常法。邹老认为，慢性肾衰竭病程较久，脾肾俱虚，故利水应防伤正，忌峻猛攻逐利水之品，宜淡渗利水，轻药重投，缓缓图之。切不可攻逐过猛，克伐脾肾之气，甚则可致水、电解质紊乱，加重病情。临证辨治常配合茯苓皮 30 ～ 50g，车前子 30g，猪苓 20g，冬瓜皮 30g，泽泻 20g，生薏苡仁 15 ～ 20g，玉米须 30g 等淡渗泄浊。此外，对大便秘结者可配合大黄通腑泄浊，大黄以制者为宜，调整用量宜至每日大便 2 ～ 3 次。制大黄虽泻下力缓，但同样可达促进肠道毒素排泄，改善肾功能的作用。

5. 注重诱发因素，善治其标

（1）辨治原发疾患：慢性肾衰竭是由多种慢性肾脏疾患所致，其原发病证不同，病机特点亦各有侧重。邹老认为临证既要注重辨证，也要结合辨病。如肾小动脉硬化所致慢性肾衰竭。患者多以阴虚阳亢络阻为主要病机，故治疗常配用钩藤、天麻、制何首乌、枸杞子、沙苑子、杜仲、怀牛膝、夏枯草、制豨莶草、石决明、牡蛎、牡丹皮、丹参、川芎以滋肾平肝和络。而由糖尿病肾病所致者则既属“消渴”，又属“水肿”。《诸病源候论》指出：消渴“其久病变，或发痈疽，或成水疾”。故肾衰竭多见于“消渴”的气阴两虚，瘀血内阻，治疗用生黄芪、太子参、生地黄、枸杞子、牡丹皮、丹参、赤芍、泽泻、泽兰、茯苓皮、猪苓、生薏苡仁、车前子、鬼箭羽、桃仁、红花、天花粉、地锦草等。久治少效或尿蛋白明显者，可加用地龙、僵蚕、水蛭等虫类活血和络药物。狼疮性肾炎所致慢性肾衰竭常伴阴虚热盛，故应配合养阴清热、凉血解毒之品，如生地黄、枸杞子、牡丹皮、赤芍、白花蛇舌草、蛇莓、半枝莲、鸡血藤、地龙等常配合运用。此外，慢性肾盂肾炎所致者结合清利湿热，多囊肾所致者注重活血清利，伴肝功能异常者配合养肝清利。积极治疗原发病。慢性肾衰患者其原发病因不同，有些疾患其原发病发作是加速肾损害的主要因素。如狼疮性肾炎的发作加重，尿路结石阻塞输尿管加重尿路梗阻均可导致肾损害加重，这些均为原发病因加速肾衰进展，故积极治疗原发病，消除原发病影响，可延缓肾衰进展。

（2）祛除诱发因素：感受外邪、肺卫失和是导致慢性肾衰竭病情进展的主要因素之一。患者原本脾肾亏虚，素体卫外失固，而肺卫受邪，失于通调水道，则促使脾肾之气更为虚损，蒸腾气化及转输敷布失职，水邪湿浊更为肆虐，使邪愈实而正益衰。感受外邪，肺卫失和，患者常可见到咽喉红肿疼痛、咽痒而干；扁桃体肿大或伴发热、咳嗽。邹教授认为此乃风邪热毒蕴结咽喉，不可忽视。重者先祛邪，后扶正，方药专以清肺利咽。缓图治肾，轻则扶正化湿兼以利咽祛邪。常选用玄麦甘桔汤及银翘散加减，药用金银花、连翘、玄参、麦冬、桔梗、射干、牛蒡子、重楼、蝉蜕、制僵蚕、芦根、生甘草。如肺经热盛者，加用桑白皮、炒黄芩、炒栀子。如为慢性咽炎，咽喉久痛隐隐，则用金银花、南沙参、生甘草、胖大海泡茶频频饮用，咽喉局部可喷以西瓜霜或锡类散。呼吸道、泌尿道、肠道的感染，是慢性肾衰的常见加重因素，应用西药抗感染治疗可快速控制感染，但在临床应用中须防抗菌药物的肾毒性损害。高血压、心力衰竭也是慢性肾衰的主要加重因素，西药降压药物在快速、有效控制血压方面较中药明显，而强心、扩血管药物纠正心衰效果相当显著。对慢性肾衰存在诱发、可逆因素的患者，积极治疗加重因素，有利于延缓肾功能衰竭的进展。

6. 强调维护肾气，平补平泻　慢性肾衰既要补益，又要祛邪。因其病机是肾元衰竭，气、血、阴、阳不足，虚弱劳损，故在治疗中强调维护肾气，即“保肾元”，以求增一分元阳、复一分真阴。邹燕勤教授治疗慢性肾衰竭在继承其父邹云翔教授的学术思想与经验的基础上进一步发挥，其补益肾元之品不用峻补用平补。根据《灵枢·终始》所言：“阴阳俱不足，补阳则阴竭，泻阴则阳脱，如是者，可将以甘药，不可饮以至剂。”以及王肯堂《证治准绳·关格》中指出，“治主当缓”之述，辨证中不妄投辛热、苦寒、阴凝之品，防温燥伤阴，寒凉遏阳，滋腻湿滞。而以甘平之剂为主，补而不滞，滋肾不腻，温而不燥，缓缓图治而获良好疗效。认为平补肾元最优配伍的药物是何首乌与菟丝子，何首乌为甘、微温之品，是平补阴血、滋养肝肾、收敛精气的良药，有阴中化阳之效。李时珍《本草纲目》云何首乌“不寒不燥，功居地黄之上”，张山雷《本草正义》云其“具有阴阳平秘作用，非如地黄之偏于阴凝可比”。菟丝子亦属甘平之品，具补肾益精之效。倪朱谟《本草汇言》云菟丝子“补而不峻，温而不燥”，张山雷《本草正义》云其“善滋阴液而又敷布阳和，流通百脉”。故菟丝子阴阳并补而偏于温阳，药性平和，温而不燥。何首乌、菟丝子二药配伍，可使阴中生阳，阳中生阴，阴阳生化无穷而起平调阴阳、补益肾元之功，邹燕勤教授在临床中应用平补之法，得心应手，患者服用容易接受，症状很快改善而肾功能好转。

由本虚而产生的病理产物即浊毒潴留于体内为实邪，治疗中则要祛邪解毒。正如李时珍所谓“用补药必兼泻邪，邪去则补药得也，一辟一关，此乃玄妙”。祛邪常用攻法，而攻邪也有猛攻、缓泻之别。我们祛邪主张缓攻，治疗中不妄投辛热、苦寒、阴凝之品，防温燥伤阴，寒凉遏阳，损伤正气，以甘平之剂缓缓图治，从而达到延缓慢性肾衰进展速度的目的。从 20 世纪 50 年代以来就袭用的保肾甲丸、保肾乙丸，至 20 世纪 90 年代用保肾汤、保肾片的配伍原则，都是以“平”为上的原则组方。补气少用人参，滋肾少用龟、鳖，温肾少用附、桂。补气不滞、滋肾不腻、温阳不燥。补益肾元之品是选用滋阴而助阳，益阳而育阴之品，达平补肾元之目的。对于祛邪，亦不用峻猛攻逐之品。如利水不用甘遂、大戟等品而用补气利水、健脾利水、淡渗利水之品。解毒少用生大黄，以适量制大黄配伍，不做君药，以佐药置之，并用多种泄浊法则，祛邪而不伤正气。

7. 泄浊和络，贯穿始终

（1）通下泄浊：湿浊是慢性肾衰的主要邪实因素，通下泄浊、排除浊邪是中医药治疗慢性肾衰的常用方法。在通下泄浊药中，以大黄应用于慢性肾衰的治疗最早，并且研究成果最多。早在20世纪50年代，邹云翔教授就首先应用生大黄抢救尿毒症。大黄不仅能通过泻下，减轻氮质潴留，延缓肾衰进展，并能改善患者的氨基酸代谢及营养状况。实验显示，大黄可减轻大鼠肾脏基质堆积，调节肾小球纤维连接蛋白及肿瘤坏死因子，从而减轻肾纤维化。

（2）活血化瘀：慢性肾衰竭存在的肾小球硬化及间质纤维化，以及存在的高凝状态及微血栓形成，从微观辨证来说均与中医的瘀血有关。而对部分活血化瘀药物，如川芎、丹参、水蛭、三七等的临床及动物实验研究已证实，活血化瘀不仅可改善血液流变学及高凝状态，丹参还可抑制人肾成纤维细胞的增殖，减轻间质纤维化，而三七总苷可调节肾间质细胞凋亡，从分子生物学角度证实了中药活血化瘀延缓慢性肾衰作用的机理。

8.突出辨证论治，整体微调　慢性肾衰特别是发展至晚期临床所出现的涉及多脏器、多系统损伤的综合症候群，病情复杂变化多端，临床难以一种治法、一种药物治疗，而多种药物的叠加治疗又易加重肾脏负担，所以中医中药以辨证论治为主，进行整体微调治疗最适宜于该病。临床根据医师的经验，有突出正虚辨证，有突出邪实辨证，有以阴阳辨证为主，有以脏腑辨证为主，有根据肾功能、尿量辨证，有根据升降失衡辨证，有根据病邪盛衰、病情轻重分阶段辨证，有根据原发病辨证，有根据实验室指标辨证，最多见的是根据慢性肾衰的常见病机从正虚邪实辨证。如脾肾气虚、湿浊内蕴证候，脾肾气阴两虚、瘀浊蕴结证候是临床常见的本虚标实证候，以辨出的证候立法处方效果甚好。

尿毒症病情复杂多变，邹云翔常强调治疗中要重视辨证施治，整体治疗，但不要见肾只知治肾，应治肾而不泥于肾。若以阴阳气血虚损症状明显，根据阴阳互根、气血相关、脏腑之间相互制约和依存等关系，注意运用补益气血、调摄阴阳、肺脾肾心肝并治等法，获得效验。如有出血，可用健脾统血、补气摄血、滋阴清热、温经摄血、补肾固摄等法，如出血量多虚脱衰竭者，可用回阳救逆等法。

9.改善症状，提高生存质量　中医药不仅在慢性肾衰早中期有改善临床症状的作用，即使在慢性肾衰晚期及透析阶段，中医仍可发挥一定的作用。我们曾对60例患者进行一年以上的追踪观察，发现中医药治疗对慢性肾衰患者改善症状，回归社会，参加轻工作或半日工作人数明显增多，并且可增加血清白蛋白，改善贫血，提高生存质量。

10.注意摄生保健　对尿毒症患者，应重视摄生保健，除常规饮食等摄生保健外，邹云翔对以下几点尤为注意：①饮食上忌生冷寒凉之物、过酸过咸过腻之品，以及伤胃败肾之味；②避风寒暑湿外袭，适应季节变化，防止外感疾病；③保持心情愉快，正确对待疾病；④严禁房事，防伤败已亏之肾气；⑤对能活动者，要适当注意活动。

[邹云翔实用中医肾病学，中国中医药出版社，2013：882-957]

四、特殊人群肾脏疾病的诊治临证经验

（一）小儿肾病综合征

1. 认识脾肾亏虚是小儿水肿的发病根本，注重调理脾肾　隋代巢元方的《诸病源候论》已对小儿水肿有专篇论述，认为：“水病者，由脾肾俱虚故也，肾虚不能宣通水气，脾虚又不能制水，故水气盈溢，渗液肌肤，流通四肢，所以通身肿也，令人上气，体重，小便黄涩，肿处按之随手而起是也。”南宋的《小儿卫生总微论方》则为首先专论小儿水肿的儿科专著，其曰：“水肿之证，脾土受亏，不能治水，肾水泛滥，浸渍脾土，水渗皮肤，肌肉发肿……”中医学早已认识到脾肾亏虚是小儿水肿的发病根本。

由于小儿先天薄弱，禀赋不足，其“五脏六腑，成而未全，全而未壮”，钱乙在《小儿药证直诀》中论治小儿五脏证治特点时认为小儿“肾本虚”，小儿肾虚为发病之本。因肾主水，有调节、输布水液和排泄尿液的功能，肾气不足则气化不利，开阖失司，水液潴留，泛溢肌肤而成水肿。而小儿时期的另一体质特点是“脾常不足”，一则因脾胃嫩弱，发育未全，功能未健，“形”与“气”与成人相差甚远；二则因小儿处于生长发育阶段，不仅需要维持机体正常的生理活动，且需保证生长发育所必需的营养精微，故常见脾虚。而“诸湿肿满，皆属于脾”，肾病及脾，运化失司，不能制水，水湿停聚而成肿。

正常时脾肾相互联系，相互制约，肾气有赖于脾气输布精微之充养，脾气又赖肾气之温煦、推动。如脾肾虚弱，则水液输布、气化失职，水道不通，泛溢肌表而成水肿；统摄不固，精微随尿液外泄而见蛋白尿；气不摄血，血从下溢而见血尿。所以，在本病的治疗中特别应注重调理脾肾，因水肿“其本在肾”“其制在脾”。

2. 本病多因风邪袭肺而诱发，去除诱因甚为重要　由于小儿肺为娇脏，主气而

清肃宣降，通调水通，下输膀胱。小儿肺常不足，藩篱空疏，而风为百病之长，故小儿易感风邪，而致肺失宣肃，气化失常。加之小儿脾肾多虚，肺、脾、肾三脏功能失调，遂致水液输布、运化、排泄功能失职而发病。感受外邪，肺卫失和是导致肾病综合征复发及难治的主要因素之一。

感受外邪，肺卫失和，患者常可见到咽喉红肿疼痛，咽痒而干，扁桃体肿大或伴发热、咳嗽。治疗时重者先祛邪，后扶正，方药专以清肺利咽，缓图治肾；轻则扶正化湿兼以利咽祛邪，可选用玄麦甘桔汤及银翘散加减，药用金银花、连翘、玄参、麦冬、桔梗、山豆根、射干、牛蒡子、重楼、蝉蜕、制僵蚕、芦根、生甘草。如肺经热盛者，加用桑白皮、炒黄芩、炒栀子，咽喉局部可喷以西瓜霜或锡类散。

3. 中西医结合发挥各自长处，取长补短　本病单纯应用中医治疗尽管有效，但缓解率仍不能令人满意。激素+免疫抑制剂并配合中医药结合治疗，发挥各自长处，可取长补短，减毒增效。在激素治疗初中期阶段多见阴虚，撤减激素阶段常有阳虚，激素使用的早期、中期、撤减期各个不同阶段应树立不同的治疗中心，突出中医辨证论治。如在激素治疗的早期，由于疾病的不同，选用的剂型与剂量各异，由于激素的治疗作用尚未显示，中医药配合治疗应以辨证论治，治疗原发病为主，以改善患者症状，清除激素使用的障碍，为激素更好发挥作用创造条件。在激素治疗维持期，因患者经一段时期的大剂量激素治疗后，原发病的证情得到了控制，但激素的副作用在这时有所表现，中医药治疗的目的应从辨证治疗原发病转变为防治激素的副作用，以使激素治疗顺利进行，完成总的疗程。撤减激素时由于长期应用激素治疗，使患者出现不同程度的肾上腺皮质功能低下或肾上腺皮质萎缩。因此，在撤减激素的过程中，部分病人可出现病情“反跳”。此期中医药治疗的目的是充分发挥中医药的代激素作用，并增强肾上腺皮质功能，使肾上腺皮质增生而恢复正常，从而阻止撤减激素所引起的“反跳”现象，使激素的撤减安全进行，缩短用药周期。激素撤除后的恢复阶段，由于激素治疗后，机体内部脏腑功能紊乱，气血阴阳偏盛或偏衰，一旦停用激素，则诸症纷起，出现较多的激素并发症，故此期中医药治疗，以巩固激素所取得的对肾脏病的疗效，恢复受激素损害的脏腑功能，重新调整机体的阴阳气血平衡为目的。

邹云翔教授在70年代创立的针对难治性肾病综合征及应用激素而发生药物性库欣综合征治疗的疏滞泄浊法，对后世具有重要的指导意义。该法适用于肾病综合征运用激素后尿蛋白不消，或因无效且激素副作用较明显而停药者。主要症状为周身疲乏无力，胃纳减少，有药物性柯兴综合征，脉细，苔白腻。邹老以越鞠丸加减疏滞泄浊，药用苍术、薏苡仁、香附、郁金、合欢皮、半夏、陈皮、当归、红花、川芎、桃仁、神曲、茯苓、芦根等疏其气血，泄其湿浊痰瘀，使失常之升降出入功能得以恢复。

在联合细胞毒药物使用中，常影响疗程进行的是病人出现严重消化道反应、骨髓抑制和肝功能损害，中医药治疗应分别配以健脾和胃法、补养气血法和疏肝利湿法，方剂分别选用香砂六君子汤、十全大补汤和柴胡疏肝散合茵陈五苓散，可减轻细胞毒药物的副作用。

（二）小儿过敏性紫癜肾炎

可逆因素的治疗首先是消除致病因素，这是治愈本病的关键，其次为抗过敏药物治疗，针对致病因素可分别采取防治感染，清除局部病灶（如扁桃体炎等）；驱除肠道寄生虫；避免可能致敏的食物及药物；避免精神紧张等。抗过敏药物可选用抗组胺类、降低毛细血管通透性、肾上腺皮质激素等药物，可以快速改善临床症状。根据病理变化，部分病人可选用抗凝治疗。

抓住病因病机转化规律，重视祛风凉血化瘀法的运用。本病病因病机为：①风热邪毒是常见的病因；②血热妄行是出血最常见的病机；③血瘀是最主要的病理环节；④气虚、阴虚、气阴两虚乃久瘀之病机。治疗应重视祛风凉血化瘀法的运用，现代药理研究认为有抗敏、抑制体液免疫、降低毛细血管通透性和改变脆性、降低血小板聚集性、抗凝等作用。

推荐邹氏三代专家治疗过敏性紫癜性肾炎经验方药。治疗大法：凉血祛风，清热利湿，健脾补肾。基本方药：荆芥、防风、蝉蜕、乌梢蛇、紫草、牡丹皮、水牛角片、黄芩、车前草、白花蛇舌草、茯苓、墨旱莲、白茅根。另：三七粉 0.5g，琥珀粉 0.5g，每日 2 次吞服。若风热明显者，加连翘、栀子、生石膏；若皮肤瘙痒者，加白鲜皮、地肤子、土茯苓、蛇床子；若皮肤紫斑反复发作，色深紫暗，大便干燥者，从瘀论治，加桃仁、制大黄、赤芍；若脾虚气不摄血者，加生黄芪、炒白术、生槐花、生地榆；若肾虚明显者，加续断、金樱子、覆盆子、海螵蛸、牡蛎；若尿血明显者，加炒蒲黄、茜草、飞廉、小蓟。

（三）老年尿路感染

1. 可逆因素的治疗

（1）积极治疗原发病：老年性阴道炎合并尿道感染临床非常多见，而且反复发作不易治愈。此类病人以抗感染及增加局部抵抗力为治疗原则，在排除其他疾病的基础上，加用适当雌激素治疗效果良好；老年人多合并有慢性全身性疾病，如糖尿病、贫血、慢性肺病、慢性肝病、慢性肾脏病、营养不良、肿瘤以及长期应用免疫抑制剂治疗等，常因机体抵抗力下降而易发细菌感染，应积极治疗原发病，提高机体的免疫力。

（2）去除诱发因素：常见者如尿道内或尿道口附近有感染病变，如尿道肉阜、阴道炎、重度子宫脱垂、前列腺炎以及腹股沟、会阴部皮肤感染等，细菌均易经尿路上行而引起尿路感染；老年患者常需要导尿和尿路器械检查，也易促发尿路感染，如留置导尿管应严格执行无菌技术操作，并每天用呋喃西林冲洗膀胱。

2. 中西医结合取长补短　尽管近年来抗生素的发展日新月异，尿路感染的治疗取得了很大的进展，但尿路感染的发病率、复发率却无明显下降。随着抗生素的广泛应用，细菌耐药性已成为临床上的普遍问题，耐药水平越来越高，多重耐药菌株感染日益突出。中西结合的目的在于各取其所长而各去其所短。西药在急性肾盂肾炎和慢性肾盂肾炎急性发作期治疗效果较好，但其易引起不良反应和耐药性，并导致体内菌群处于失平衡状态，而中药治疗对控制症状，提高机体免疫力，疗效稳定而持久，不良反应小，并可缓解和纠正抗生素引起的不良反应，但中药尿培养细菌转阴率、尿中白细胞的消除不理想，急性发作期控制尿路刺激症状所需的时间较长，因此，中西医结合治疗尿路感染将是治疗的最佳疗法。

尿路感染是由于细菌直接引起的感染性疾病，故在急性发作时，当用西药抗生素杀菌，配合中药清热解毒，如在辨证基础上加用车前草、鸭跖草、白花蛇舌草、蒲公英、败酱草、大血藤等，这就形成了“菌毒并治”的理论，这是中西医在治疗学上的有机结合，这一理论不仅被临床实践所证实，而且也得到了基础实验的证实。对于慢性肾盂肾炎病人当以中药辨证治疗为主，西药抗生素对泌尿系细菌感染效果满意，对缓解尿频、尿急、尿涩痛、下腹胀痛等症状与中药效果相近。中药对改善腰膝酸软、乏力、纳差及消除尿蛋白、防止复发有较明显的优势，故老人尿路感染缓解期当用滋肾清利治疗，如用六味地黄汤加减，加仙茅、金毛狗脊、巴戟天、玉米须、荠菜花、凤尾草等。

久病伤肾，肾气不足，脾肾两虚，或一味苦寒药伐之，更伤脾胃，肾为先天之本，脾胃为后天之本，肾依赖于后天脾胃的滋养，且由于近年来有人认为细菌抗原激起的免疫反应可能参与慢性肾盂肾炎的发生和发展过程，故用中药在辨证基础上当加用扶正之品，如黄芪、党参、白术、猪苓、茯苓等以提高机体及尿道的免疫力，正如前人所云“正气存内，邪不可干”“邪之所凑，其气必虚”，减少了疾病复发的可能。由于炎症发展，纤维组织增多，日久形成瘢痕，肾盂血流减少，这与中医的血瘀证候颇相吻合，故在治疗过程中适当加入活血化瘀之品，如临床常辨病加入益母草、泽兰、鬼箭羽等以改善肾血流，促进炎症的吸收，减少组织的纤维化，从而保护肾功能。配合大剂量清热解毒、利尿通淋中药，如白花蛇舌草、紫花地丁、土茯苓、冬葵子等，并适当加入活血化瘀药以改善肾脏血流，促进炎症的吸收，保护肾功能。

由于老年尿路感染大多是复杂性尿路感染，因此，在治疗过程中应注意寻找本病的易感和诱发因素，并积极予以治疗，同时应尽早采用中药辨证治疗。如因结石、狭窄、肿瘤、前列腺增生等疾病导致尿路梗阻、畸形及膀胱、输尿管反流，应予以纠正；患有慢性感染病灶者，如盆腔炎、子宫颈炎、尿道旁腺炎、前列腺炎等，应尽快清除感染灶；对患有全身性慢性疾病，如糖尿病、重症肝炎、慢性结肠炎、慢性肾脏疾患、各种肿瘤等病者应积极治疗，以尽快控制或治愈。平时宜多饮水，有利于细菌和炎症渗出物及早排泄，减少细菌在尿路繁殖。采用中药治疗尿路感染，多数尿菌转阴需 1 ～ 3 个月。因此，在治疗本病时要注意守方，不要频繁更方，守方一般以 4 周为宜，故对已见效者，不要骤然停药，需继续治疗 3 ～ 6 个月，这样，尿菌转阴后不易复发。治疗老年患者尿路感染，疗程应适当延长，用药剂量亦应酌减，并避免使用对肝肾有毒性的药物。

（四）妊娠与肾脏病

1. 妊娠肿胀

（1）由于妇女妊娠期常常出现肾脏生理变化，妊娠前应注意排除有无肾脏疾病，掌握允许妊娠条件及中止妊娠条件。对原有肾脏病病史者，必须严格掌握肾脏病患者允许妊娠的条件，即经治疗病情稳定 2 年以上，肾活检病理类型属于微小病变型、早期膜性肾病或轻度系膜增生性肾炎，没有明显的小管间质病变和血管病变。尽管具备上述妊娠条件，但患者妊娠后仍可出现病情加重。故患者妊娠前应了解妊娠后可能出现的问题，妊娠后严密监测。32 周前每 2 周 1 次就诊，32 周后每周 1 次就诊，注意观察尿常规、血压、肾功能和胎儿情况。如有蛋白尿增加，血压升高，应卧床休息，如病情继续恶化，达到终止妊娠指征，则需终止妊娠。此外，产后母亲劳累及免疫反应释放，也可导致产后病情加重，故产后 1 ～ 2 年仍需监测及治疗。对肾脏病患者已出现慢性肾功能不全的情况下，应严格采取避孕措施，不宜妊娠。有人对 78 名慢性肾功能不全妇女 81 次妊娠进行分析，发现有 1/3 新生儿发育迟缓，半数需提前结束妊娠，半数高血压恶化，超过 1/3 的患者产后肾功能恶化。妊娠早期出现肾功能损害者，胎儿死亡率明显高于妊娠后期出现肾功能损害者。不同病理类型其出现肾功能降低的比例不同，局灶节段肾小球硬化的妊娠者其出现肾功能降低甚至可达到 49%，其中不可逆的肾功能减退达 13%，如发现肾功能下降首先应注意有无可逆性因素，如尿路感染、水及电解质紊乱等，排除该类影响因素，肾功能仍呈不可逆的下降将是终止妊娠的指征。

肾脏病患者即使严格按照允许妊娠条件，在妊娠中有时也可因并发症或病情恶化需终止妊娠，其终止妊娠条件如下：①妊娠早期出现高血压，用降压药不能恢复正常。②肾功能进行性恶化，而排除尿路感染、脱水等可逆性因素。③蛋白尿显著增多，并伴高血压及肾功能损害者。

（2）肾病患者妊娠期的处理

1）妊娠前的处理：慢性肾炎患者妊娠前的中医药治疗方法同该病的常规中医药治疗。对病情稳定，达到允许妊娠条件的患者，妊娠前需停用对胎儿有影响的中西药物，并保证停用这类药物后病情依然稳定。如某些血管紧张素转换酶抑制剂可引起人类羊水过少和新生儿肾衰竭，而有报道称雷公藤甲素可使精子头部明显畸变，具明显遗传毒性，并且可诱发小鼠骨髓细胞染色体出现畸变。所以在妊娠前，夫妇双方须停用这类药物。

2）产前保健：对肾脏病患者妊娠后的产前保健及监测应从妊娠时即开始，定期复查，以便及时发现异常，早做处理。通常开始时每 2 周复查 1 次，32 周后，每周复查 1 次。妊娠中应严密观察：①胎儿的大小、发育及胎盘灌注情况；②母体血压、蛋白尿及肾功能情况。

3）并发症的处理：①高血压及先兆子痫。如发现高血压或先兆子痫，应卧床休息，加强监护。尽管无须限盐，但也不可摄入过多。血压降低幅度应兼顾母子双方，既不可使血压过高导致母亲心脑血管病变，又要保证子宫胎盘的血流灌流压力。药物选择应慎重，应尽量避免使用利尿剂，因利尿剂有可能影响子宫胎盘灌注，或增加血栓形成的风险性。而许多降压药无妊娠期的使用经验，无法明确是否会对胎儿预后有影响。妊娠期高血压，可使用甲基多巴、拜新同，高血压危象时可使用柳胺苄心定，如疗效不好，可用硝普钠，该类药物相对副作用小。②肾功能下降。患者妊娠期出现蛋白尿明显增多者应卧床休息，对血容量明显不足导致肾功能下降或体位性低血压病人输白蛋白可能有益。不伴高血压或肾功能不全的蛋白尿对妊娠预后影响相对较轻。③肾功能衰竭。妊娠期出现肾功能恶化应寻找并排除可逆性因素，如无可逆因素的肾功能逐渐下降，且伴有高血压者，则病变较严重，应选择择期分娩或终止妊娠。

（3）妊娠肿胀的中医药运用当安胎与治疗并举：由于肾藏精，主生殖，系胞胎，肾主宰着生长、发育、生殖、育胎的根本。肾气充盛，天癸方能注于冲任，促进生殖之精成熟。女子胞胎赖肾精以滋养，方能正常发育、生长，胎孕正常。而肾疾之人肾元受损，生精化气生血功能不足，故常可见冲任失养失固，系胞无力，蒸腾开阖失司，而发生妊娠疾患。故妊娠期中医药治疗以益肾为主要原则，并根据其阴阳虚损的侧重而选择补气、滋阴、温阳、填精。因妊娠期孕妇冲任气旺，常因内热阴伤，耗伤肾气，故以气阴不足多见。治疗常以益气养阴、补肾安胎为主，可选参芪地黄汤加减。

对肾阳虚损者宜阴中求阳，尽量避免使用附子等有毒及大温大热之品，可于基本方中加淫羊藿、巴戟天、补骨脂等温肾助阳。

明末清初的《傅青主女科》提出，妊娠五个月之后，出现肢体倦怠，饮食乏味，两足水肿，甚则全身皆肿，这种水肿并非湿气所致，而是脾肺气虚使然。“盖脾统血，肺主气，胎非血不萌，非气不生……苟肺衰则气馁，气馁则不能运气于皮肤矣；脾虚则血少，血少则不能运血于肢体矣。气与血两虚，脾与肺失职，所以饮食难消，精微不化，势必气血下陷，不能升举，而湿邪即乘其所虚之处，积而成浮肿症……”因此，傅氏治疗妊娠水肿，不用利水之法，而是用加减补中益气汤“补脾之血与肺之气”，使气升水散，肿消胎安。方用人参、生黄芪、柴胡、酒当归、白术、茯苓、甘草、升麻、陈皮。“服四剂即愈，十剂不再犯”，此经验可资临床应用。

（4）推荐邹氏三代专家治疗妊娠肿胀经验方药。治疗大法：益气养阴，安胎渗利。基本方药：太子参、生黄芪、炒白术、山萸肉、川续断、杜仲、怀牛膝、升麻、陈皮、当归、茯苓皮、猪苓、车前子、白茅根。若恶心呕吐明显者，加半夏、竹茹、紫苏叶、川黄连、吴茱萸；若纳差者，加谷芽、麦芽、焦楂曲、鸡内金；若浮肿明显者，加防己、大腹皮、玉米须、泽泻、葫芦瓢、黄蜀葵花；若蛋白尿多者，加制僵蚕、芡实、金樱子、荠菜花、鬼箭羽；若尿血多者，加小蓟、阿胶珠、侧柏叶、苎麻根；若血压高者，加豨莶草、水牛角片、生牡蛎；若大便干者，加决明子、全瓜蒌、火麻仁。

2. 妊娠小便淋痛

在妊娠的早期阶段用药易损伤胎儿，所以首先应做好预防，避免发生肾脏疾患。妊娠期间注意阴部卫生，节制性生活，避免劳累，饮食宜清淡，慎温燥、辛辣及油腻之品。对原有反复尿路感染病史的孕妇更应注意阴部卫生，多饮开水，多排尿。而一旦患子淋，应注意休息，多饮开水，妊娠阶段肾脏疾病的治疗应结合致病因素和妊娠期母体内环境的特殊改变两者来认识，以胎元的正常与否为前提。

中医药治疗对湿热下注，见尿频、急、痛者，宜用甘寒清利的金钱草、车前草、蒲公英、鸭跖草等甘寒清利之品，尽量避免使用苦寒通下之品，注意结合益肾固胎，扶正祛邪，不伤胎元。

推荐邹氏三代专家治疗妊娠小便淋痛、小便不通经验方药。治疗大法：益气养阴，清热通淋。基本方药：太子参、生黄芪、生地黄、山萸肉、泽泻、茯苓、山药、牡丹皮、栀子、莲子心、车前草、蒲公英、鸭跖草、白花蛇舌草、通草。妊娠小便淋痛、小便不通邹老谓之“劳淋”。《灵枢·口问》曰：“中气不足，溲便为主变。”《医学入门》谓：“劳淋者，痛引气冲，遇劳即发，痛坠及尻。”这与妊娠妇女患淋证病机颇为相似。方中以参芪地黄汤益气养阴，加入甘寒清利的车前草、蒲公英、鸭跖草、白花蛇舌草等。若中气不足明显者，加党参、炒白术、升麻、柴胡；若肾气亏虚，小便频数者，加菟丝子、何首乌、覆盆子、益智仁；若大便干结者，加当归、火麻仁、肉苁蓉。

[邹云翔实用中医肾病学，中国中医药出版社，2013：313-457；575-719；882-957；973-997]

第三节 《邹云翔手录张简斋孤本医案赏析》选摘

一、金陵名医张简斋运用经方治疗内科杂病经验

张简斋为民国时期南京最有影响力的中医之一。他上承仲景，下继孟河，融会贯通，在治疗内科杂病中擅长灵活运用经方。《邹云翔手录孤本张简斋医案》一书中记录了简斋先生医案625则，其中使用经方约70首，经方单用、经方与经方合用、经方与时方合用等，遣方用药得心应手，方证相应，直中病所，尽获良效。

经方是指汉代以前经典医著中记载的方剂，现多特指《黄帝内经》《伤寒论》

《金匮要略》中使用的“医经之方”。经方组方严谨，配比合理，药简力专，思路缜密，并可演绎万千，历代医家从医著述多由此起手。张简斋为民国时期南京最有影响力的中医，金陵医派创始人。一代名医邹云翔教授曾手录张简斋医案 625 则，其女国医大师邹燕勤教授将这些医案整理出版为《邹云翔手录孤本张简斋医案》一书。通过研读此书，发现简斋先生在临证中大量运用经方治疗各种病证，因机证治皆有所言，且不拘泥于经方条文所囿，根据病证不同加减化裁，以直中病所，尽获良效，意即仲景所言“观其脉证，知犯何逆，随证治之”，深得经方之旨。今就简斋先生医案中相关病案分丝析缕，以探简斋先生运用经方治疗内科杂病之经验。

（一）经方单用

简斋先生医案中涉及经方 70 余首，其中直接指出经方之名的医案 20 余首，如“……拟麻黄射干汤主治”“……厥阴论治，用吴茱萸汤”“先以小青龙汤以开鬼门”等等，试分析部分单用之经方如下。

1. 小青龙汤　小青龙汤出自《伤寒论》，“伤寒表不解，心下有水气，干呕，发热而咳，或渴，或利，或噎，或小便不利，少腹满，或喘者，小青龙汤主之”，《金匮要略》中亦有“病溢饮者，当发其汗，大青龙汤主之，小青龙汤亦主之”“咳逆倚息不得卧，小青龙汤主之”等条文，历代医家解之为外寒内饮，凡属外寒内饮之证，均可以小青龙汤主治。简斋先生以此为宗，多用此方治疗咳喘、水肿等病。

（1）小青龙汤单用治疗风水合病咳喘案（夏右案，见图 3-1）：“风水合病，服疏化之剂，肿势渐消，咳喘未已，卧不能平，口甜，哕呕，涎多，脉沉小。拟用小青龙汤。”处方：麻黄、桂枝、淡干姜、细辛、五味子、甘草、白芍、姜半夏、茯苓、陈皮、白芥子。本案之“风水合病”即“伤寒表不解，心下有水气”，提示外有表证，内有饮停，“咳喘未已，卧不能平”即“咳逆倚息不得卧”，抓住以上小青龙汤证特征，简斋先生单用小青龙汤以温肺化饮治疗风水合病。

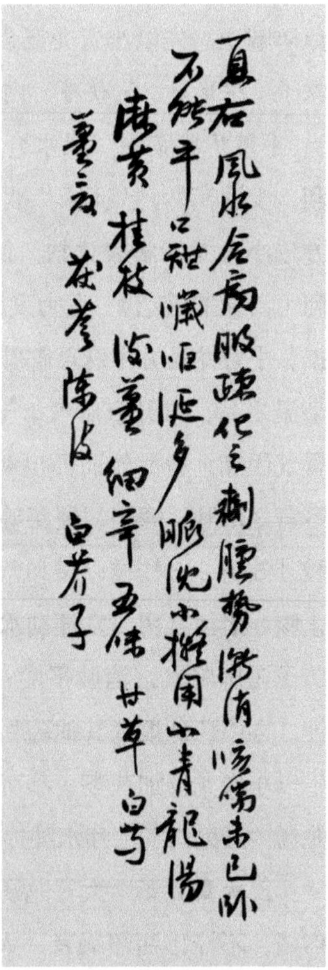

图 3–1

【赏析】本案患者浮肿、喘促，服疏化之剂，肿势渐消，但患者仍然咳喘，不能平卧。此为风寒引动内饮，寒饮射肺，肺失宣降，则咳喘痰多而稀；饮停胸中，凌心射肺，则出现不能平卧；肺气不能输布津液，痰饮内停，胃气上逆，则出现口甜、呕呕、涎多等。此时患者虽无发热、恶寒、身痛等表证，但风水合病，肺失宣降仍需温肺化饮，以小青龙汤治之。处方中用小青龙汤中八味药，另加入茯苓、陈皮、白芥子。其中陈皮理气健脾、燥湿化痰；茯苓健脾利水消饮；白芥子辛散温通，化寒痰，逐饮邪，“能搜剔内外痰结，及胸膈寒痰，冷涎壅塞者殊效”（《本草经疏》）。陈皮、茯苓与半夏、甘草相配伍，为二陈汤，增强了健脾化痰之意。诸药合用，既合小青龙汤温肺化饮之意，又增强了化痰祛积的作用，为我们运用经方治疗风水合病以咳喘为主证的病例提供了用药示范。

（2）小青龙汤治疗风水合病水肿案：风水合病，既可喘促，又可浮肿，简斋先生以小青龙汤治疗。“胡童，7岁，风水合病，既肿且胀，气促神迷，欲卧，脉小。慎防喘变。先以小青龙汤以开鬼门。”处方：麻黄、桂枝、甘草、细辛、干姜、五味子、法半夏、云茯苓、白芍、葶苈子，陈葫芦瓢煎水煨药。

【赏析】案中“风水合病”即内外合邪，表里同病，“既肿且胀”即“小便不利，少腹满”，“气促”“欲卧”“慎防喘变”即“咳逆倚息不得卧”，脉小主阴盛，方选小青龙汤解表化饮。简斋先生此处用“开鬼门”以示治法。开鬼门出自《素问·汤液醪醴论》，意为发汗以通肺窍，为后世医家以发汗治疗水肿提供了理论依据。小青龙汤方中麻黄宣肺平喘，桂枝化气行水，干姜、细辛温肺化饮，四药俱为辛温之品，可开宣肺气、通调上焦气机，正如《伤寒论》“上焦得通，津液得下，胃气因和，身濈然而汗出解也”。后世简以“提壶揭盖”言之，可用治病机为肺气不宣之水肿、癃闭、便秘等症。本案方中麻黄发汗平喘利水，桂枝温阳利水，芍药酸甘敛阴，合桂枝以调和营卫，干姜、细辛温化寒饮，半夏降逆化痰，五味子敛肺止咳。诸药合用，发汗利水，使水邪随汗而解。另加茯苓健脾渗湿，养心安神；葶苈子泻肺降气，消肿平喘；用陈葫芦瓢煎水煨药，因葫芦瓢质轻体大，先煎取药汁，再用药汁煨煮其他药物，以方便操作，同时发挥其利尿消肿作用。本案简斋先生以小青龙汤加茯苓、葶苈子，联合陈葫芦瓢煎水煨药治疗水肿，为我们运用小青龙汤“开鬼门”治疗水肿提供了临床示范。

2.大青龙汤　大青龙汤出自《伤寒论》，“太阳中风，脉浮紧，发热，恶寒，身疼痛，不汗出而烦躁者，大青龙汤主之”，另《金匮要略》中亦言“病溢饮者，当发其汗，大青龙汤主之，小青龙汤亦主之”，后世医家归纳其主证为发热、恶寒、不汗出、烦躁四症，多用于外寒内热之证。简斋先生以此为宗，用大青龙汤治疗咳喘、水肿等病。

大青龙汤单用治疗痰热咳喘案：“肿势见消，咳喘未平，右胁引痛，卧下喘甚，脘腹阻闷，口干欲饮，脉弦滑而大。拟大青龙为主。”处方：麻黄、葶苈子、桑白皮、苦杏仁、桂枝、石膏、甘草、法半夏、茯苓、陈皮、淡干姜。

【赏析】宗《金匮要略》中“病溢饮者，当发其汗，大青龙汤主之”之义，《金匮要略·痰饮咳嗽病脉证并治第十二》曰：“饮水流行，归于四肢，当汗出而不汗出，身体疼痛重，谓之溢饮。”饮停肌表则右胁引痛，饮聚于肺则咳喘未平、卧下喘甚，饮停胃脘则脘腹阻闷，痰热郁内则口干欲饮，脉弦滑主痰盛实证，故简斋先生以大青龙汤发汗利水、宣肺平喘。方中麻黄、桂枝、生姜辛温发汗以散风寒，能使内热随汗而泄；甘草、生姜甘温补脾胃、益阴血，以补热伤之津，无津不能作汗，又可以充汗源；石膏甘寒清解里热，与麻黄配伍能透达郁热；苦杏仁配麻黄，一收一散，宣降肺气利于达邪外出；法半夏、陈皮、茯苓为二陈汤之义，燥湿化痰以治脘腹阻闷；葶苈子泻肺行水，通下窍以开上窍，桑白皮清肺泄热，二者合用清泄肺热。简斋先生此处用药特点，一是寒热并用，表里同治，“于在表者，汗而发之”；二是发中寓补，汗出有源，祛邪而不伤正。

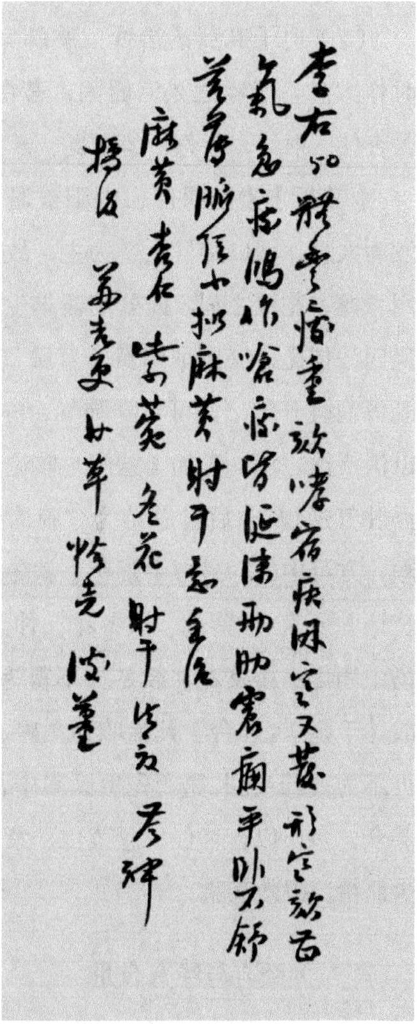

图 3–2

3. 射干麻黄汤　射干麻黄汤出自《金匮要略·肺痿肺痈咳嗽上气病脉证治第七》，“咳而上气，喉中水鸡声，射干麻黄汤主之”，用治寒饮郁肺证，与小青龙汤相似，二者均有麻黄、姜、细辛、五味子、半夏等药，可作为小青龙汤变方解析。因表证较轻，故去解表和营之桂枝、芍药；肺气上逆较重，故加射干、紫菀、款冬花以下气化痰。简斋先生医案中痰哮之证，有三则直接指出以“射干麻黄”治之。

（1）射干麻黄汤治寒痰伏肺案（李右 50 案，见图 3-2）：“李右，体寒痰重，咳哮宿痰，因寒又发，形寒咳甚，气急痰鸣作呛，痰皆涎沫，胁肋震痛，平卧不舒，苔薄脉弦小，拟麻黄射干汤主治。”处方：麻黄、苦杏仁、紫菀、款冬花、射干、法半夏、茯神、橘皮、紫苏梗、桔梗、甘草、粉蛤蚧、淡干姜。

【赏析】本案患者素体痰湿，宿有咳哮顽疾，外感风寒，寒痰伏肺，遇感触发，痰升气阻，气因痰阻，故气急痰鸣作呛；风寒束肺，肺失宣肃，故见形寒咳甚；外感引动内饮，痰随气升，故痰皆涎沫；肺气郁闭，不得宣畅，气机不利，故胁肋震痛；咳哮久病，肾气受损而不能纳气，则平卧不舒；苔薄脉弦小为正虚寒痰内蕴之象。故选射干麻黄汤以温肺化饮、下气祛痰，佐以二陈汤燥湿健脾、化痰助运，伍以紫苏梗、桔梗升降气机、祛痰止咳，蛤蚧补益肺肾、纳气平喘。全方治肺、运脾、纳肾三者皆备，立法用药，深得治痰饮哮喘之要旨。

（2）射干麻黄汤治饮留胸肺案：“女子平素嗜啖果品，水饮留着，肺气不宣。时作太息，半年之久，面困，苔白，脉弦小。拟麻黄射干意主治。”处方：麻黄、苦杏仁、射干、紫菀、姜半夏、云茯苓、橘皮、桔梗、甘草、细辛、淡干姜。

【赏析】素啖果品，中阳被遏，脾失健运而内生痰饮，痰气交结，肺气上逆，发为太息，因以肺气上逆为主，故选射干麻黄汤化饮降逆，治疗痰饮之证，临证多用青龙、苓桂之剂。此处简斋先生以射干麻黄汤主治，因其发表、下气、润燥、开痰四法俱全，一则取麻黄辛宣肺气，肺气不宣则痰气不降，二则取射干苦降祛痰，既可消痰开结，又可肃降肺气，亦防用药温宣太过而化燥。再佐二陈汤健脾助运，以消痰饮之源，正如《素问·咳论》所言“此皆聚于胃，关于肺，使人多涕唾而面浮肿气逆也”，后世总结为“脾为生痰之源，肺为贮痰之器”，肺脾同治，标本兼顾，方可中的。另方中紫菀、款冬花二药配伍以止咳化痰，正如明代缪希雍《本经疏证》所言：“紫菀、款冬花，仲景书他处不用，独于肺痿上气咳嗽篇，射干麻黄汤中用之……紫菀、款冬虽不得为是方主剂，然局法之转移，实以紫菀、款冬变。故《千金》《外台》凡治咳逆久嗽，并用紫菀、款冬者，十方而九，则于此方亦不可不为要药矣。”简斋先生医案中常用此二药相伍以治肺病之咳喘等症，所涉病案甚众，多伍以苦杏仁、薏苡仁、紫苏梗、桔梗之类药物，宣肃升降、降气止咳，药少而精，得效甚验。

（二）经方与经方合用

经方的特点，药简而力专，有是证，用是方，每获良效。但临床证候有虚、有实、有虚实夹杂之不同，有轻、有重、有轻重缓急转化之差异，因此简斋先生临证常随证合用多张经方治疗内科杂病。

1. 小建中汤为主合用其他经方　小建中汤出自《伤寒论》，“伤寒阳脉涩，阴脉弦，法当腹中急痛，先与小建中汤”“伤寒二三日，心中悸而烦者，小建中汤主之”；《金匮要略》血痹虚劳篇及妇人篇中亦有两条，“虚劳里急，悸，衄，腹中痛，梦失精，四肢酸疼，手足烦热，咽干口燥，小建中汤主之”“妇人腹中痛，小建中汤主之”。诸条经文互相印证，可知小建中汤具有温中补虚、和里缓急之效。建中即调理脾胃、建复中气之意，虚劳病证，脾胃多虚，故调和阴阳，在于先理中焦脾胃，脾胃得健，气血充盈，营卫相贯，则虚劳偏寒偏热之证可平。简斋先生医案中以小建中汤为主治疗中虚脏寒等证，如合麦门冬汤治疗阴虚湿热，合二陈汤治疗中虚胃痛，合四逆汤治疗阳虚水肿，合逍遥散治疗肝郁脾虚鼓胀等疾病。

（1）小建中汤合麦门冬汤治疗虚劳气阴两虚案（陈左案，见图 3-3）：“平素阴虚湿热，夜寐口干无津。被枫斗斛极适。本年酷暑伤气，始而咳呛，近已渐平，惟觉精神困倦，未暮欲寐，纳谷不甘，大便当属正常，脉弦苔灰，拟气阴益顾。归芪建中汤、麦门冬汤合方。”

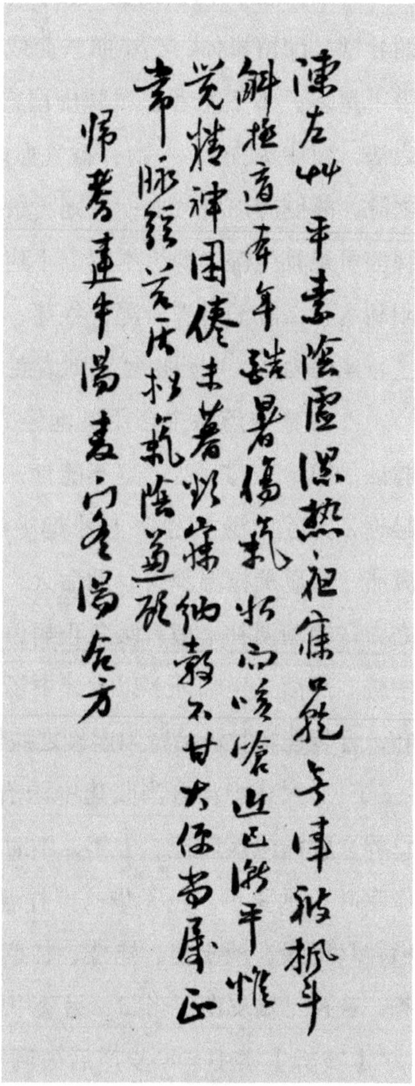

图 3–3

【赏析】平素阴虚湿热之体，夜属阴，阴津不足不能上承，故夜寐口干无津，服枫斗养阴生津极为合适，亦表明患者阴津亏损；本年外感暑热之邪后，暑热更耗气伤阴，肺阴不足可见呛咳，阴损及气，脾肾气虚可见精神困倦，未暮欲寐；脾失健运则运化失常，可见纳谷不香；脉弦、苔灰均为阴伤之象。时日已久而成虚劳，其病性以气阴两虚为主，病损部位主要在肺、脾、胃，治拟益气建中、养阴生津。仲景建中汤方主治中虚脏寒之证，后世多有医家扩大了建中汤方的使用范围，如叶天士在《临证指南医案》中使用建中汤治疗了虚劳、咳嗽、吐血、汗证、喘证、伤风、温热、泄泻、便血、产后诸多病证，简斋先生以小建中汤温中补虚，加当归养血、黄芪补气，合麦门冬汤滋阴，以顾护中焦脾胃为主，阴阳气血并治，使中州得复，气血生化有源，阴阳平衡则诸症得减。

（2）小建中汤合四逆汤、苓桂术甘汤、二陈汤治疗阳虚水肿案："气贫血弱，带多，神疲，纳呆，面肢浮肿，大便干溏不一，脉细，补益之法建中为先。"处方：桂枝、甘草、白芍、当归、法半夏、附片、白术、陈皮、云茯苓、牡蛎、神曲、谷芽、煨干姜、红枣。

【赏析】《素问·至真要大论》曰："诸湿肿满，皆属于脾。"脾主升清，脾阳虚衰，升清降浊失司，则见气贫血弱、纳呆神疲；脾主运化，运化失司，则水液代谢异常，潴留机体，泛滥肌肤而成水肿；水停肠道则便溏；水湿内停，下注带脉则带下量多。本案患者证属脾虚湿盛，且"气贫血弱"，故简斋先生立其治则"补益之法，建中为先"。一则补益气血之药大多滋腻，恐其阻碍脾运，而脾为气血生化之源，故健脾以资气血；一则《景岳全书·肿胀》篇云"水惟畏土，故其制在脾"，脾健可绝其生湿之源。本案以小建中汤温中补虚，四逆汤温中祛寒，苓桂术甘汤温阳利水，二陈汤健脾燥湿，谷芽、神曲开胃升清，当归补血，诸药并用，以温补为主、建中为先，中州得复，则诸症可减。

2. 大建中汤为主合用其他经方　大建中汤出自《金匮要略·腹满寒疝宿食病脉证治第十》，其载："呕不能食，腹中寒，上冲皮起，出见有头足，上下痛而不可触近，大建中汤主之。"与小建中汤相较，大建中汤所治之证中焦虚寒更甚，阴寒凝滞。故以蜀椒温脾胃、助命火、散寒止痛；以辛热之干姜温中散寒，助蜀椒散寒之力；饴糖温补中虚、缓急止痛，助蜀椒止痛之功；人参补脾益气，配合饴糖重建中脏。简斋先生临证多以大建中汤治疗中虚寒凝腹痛，合麦门冬汤治中焦亏虚之呕吐，合苓桂术甘汤治肾阳虚衰之痰饮，合左金丸治中虚肝旺之妊娠恶阻。

（1）大建中汤合当归建中汤治疗中虚寒凝腹痛案："早岁产后失调，中虚肝旺胃弱，脘痛夙疾已迁二十年，不时举发，天寒尤甚，发时痛处坚硬，瞿瞿不已，频作呕吐，脉弦小，色无华，拟甘温建中为主，咸味软坚佐之。"处方：党参炭、蜀椒拌乌梅炭、淡干姜、桂枝、甘草、白芍、法半夏、吴茱萸拌川黄连、酸枣仁、茯苓、茯神、橘皮白、当归，另鳖甲、牡蛎、海螵蛸先煎。

【赏析】案中"早岁产后失调"致肝肾亏虚，气血不足，则见肌肤失荣，色无华；"中虚肝旺胃弱"则肝逆犯胃，气机阻滞，而脘痛反复发作；病久气虚及阳，中阳亏虚，寒邪内生，寒邪凝滞，经脉气血凝滞不通而见腹痛；天寒则内外合邪，伤正以助邪，故腹痛加重；气滞寒凝，血瘀成癥，故发时痛处坚硬；中虚寒阻，清阳不升，清窍失养，故“矐矐不已”，为目眩眼花之意；中阳不振，气机阻滞，胃气上逆，故频作呕吐；脉弦小为气血不足之象。治拟温中散寒、行气止痛，以大建中汤合当归建中汤，辛温与甘温并用，以增强温中散寒之力，并佐左金丸疏肝和胃、二陈汤健脾燥湿。且方中党参、乌梅炭用以防止蜀椒、干姜、桂枝等辛温发散之品损伤气血，鳖甲、牡蛎、海螵蛸等咸味软坚，既活血化癥，又攻补兼施，祛瘀而不伤正。

（2）大建中汤合茯苓甘草汤治疗胃肾相关痰饮案：“胃肾相关，肾阳不足，胃失宣和，头眩，腰酸肢软，腹部鸣串，胃不能纳，即纳饮食也不能消化，脉弦濡。拟建中法主治。”处方：原皮西洋参、别直参、桂枝、蜀椒、淡干姜、甘草、杭白芍、姜制半夏、茯苓、茯神、巴戟天。共为细末，分作十包，每服一包，日二次，分早晚服之，用白开水送下。

【赏析】《素问·水热穴论》曰：“肾者，胃之关也，关门不利，故聚水而从其类也。”肾阳不足则釜下无火、胃阳失根而寒，无以腐熟蒸化水谷，胃失和降，故见胃不能纳，饮食不能消化；胃寒无以运化水谷而致精气不足，无以充养肾阳，又致肾阳更亏，胃肾互济失调，肾阳虚衰不能温养腰府，而见腰酸肢软。以大建中汤温中和胃。方中别直参大补元气、滋补强壮，取其甘温之味以培其土；蜀椒辛热以温中止痛，散阴邪、暖中焦、助命火，与别直参配伍共振中土之阳；原皮西洋参补气养阴、养胃生津，有“阴中求阳”之意，可助别直参共奏大建中气之功，使中气盛则邪不可干，并可监制辛热之品，以防耗损阴液之弊；茯苓、桂枝、淡干姜、甘草四药为茯苓甘草汤，温阳化饮、健脾助运；佐以巴戟天温补肾阳以少火生气、补火生土，意在补肾助脾胃腐熟运化水谷，增强水湿之制。本案服法又有特别之处，“以全方研末为散，温水送服”，具有起效快、吸收度高、剂量增减方便的优势，有利于快速缓解病情，可速奏大建中气、温补肾阳之效。

3. 乌梅丸合用经方　乌梅丸出自《伤寒论》厥阴病篇第326条，“厥阴之为病，消渴，气上撞心，心中疼热，饥而不欲食，食则吐蛔，下之利不止”，后世多认为乌梅丸方证为寒热错杂证。肝体阴而用阳，主藏血，肝血不足则疏泄失调，气郁化热，横逆脾胃。乌梅丸以乌梅酸敛，入厥阴养血；配人参酸甘化阴，配当归充养肝血，补肝体以助肝用；附子、干姜、细辛、蜀椒辛温通达，以透厥阴伏寒；桂枝升发条达，助肝阳疏泄；黄连、黄柏苦寒沉降，泄肝胆湿热郁火。方中药物众多，寒热攻补并行，酸苦辛甘齐备，正如《金匮要略·脏腑经络先后病脉证第一》云："夫肝之病，补用酸，助用焦苦，益用甘味之药调之。"简斋先生临证以乌梅丸治肝胃不和之妊娠恶阻、肝郁乘脾之关格，合小建中汤以治肝胃虚寒之胃脘痛，等等。

乌梅丸加芍药甘草汤、枳术丸治疗肝胃不和妊娠恶阻案："夏右，23，经停两阅月，口吐黄水个月未已，脉小寸关微滑。有似体弱怀孕，肝胃不和之象。"处方：沙参、蜀椒、乌梅、淡干姜、甘草、白芍、茯苓、茯神、陈皮、枳壳炭拌白术炭、桑寄生、淡吴萸，另黍米、谷芽先煎。

【赏析】患者体弱怀孕，冲脉之气上逆，胃失和降，发为呕吐。孕后阴血聚于下以养胎，阴血不足，则脉小；肝血不足，肝气偏旺，肝火循经侮胃，胃气失和，则呕吐黄水。治以清肝和胃、降逆止呕，方用乌梅丸合芍药甘草汤加减。简斋先生撷乌梅丸之意，取酸收之乌梅、辛温之蜀椒、甘温之淡姜、养阴之沙参四药合用，辛开苦降使肝气得散，胃气得复；芍药甘草汤以芍药酸寒，养血敛阴，柔肝缓急，甘草甘温，健脾益气，二药相伍，酸甘化阴，调和肝脾；枳壳理气宽中，一可疏肝气以制其亢盛，二可缓解胃满呕吐之感；茯苓、茯神健脾宁心，陈皮健脾行气和胃，脾气健运则胃气得生；白术健脾益气，燥湿利水，安胎，炒炭后入血分更增安胎之用；桑寄生补肝肾，养血安胎；吴茱萸散寒止痛，降逆止呕。黍米、淡谷芽先煎，健脾开胃，使脾胃健运得复，气血生化有源。诸药攻补兼施，共奏清肝和胃、降逆止呕之功。

（三）经方与时方合用

经方特点是方证对应，"有是证，用是方"，"但见一证便是，不必悉具"；而时方则是以阴阳五行、藏象、经络、运气等学说为主要内容，其学术思想根本在于脏腑辨证与药物的性味归经。二者区别在于，经方以方证辨治为主，时方则以脏腑辨证为主，一在于用方，一在于用药。金元以降，时方渐盛，清代叶天士将时方之学运用至极致，组方精细入微。简斋先生熟读经典，将经方与时方有机结合，熔时方与经方于一炉，或刚柔相济，或动静结合，或补泻兼施，或升降并投，或寒温相伍，总以辨证施治为要。

1. 四乌鲗骨一藘茹丸与时方合用　四乌鲗骨一藘茹丸出自《素问·腹中论》，"有病胸胁支满者，妨于食，病至则先闻腥臊臭，出清液，先唾血，四肢清，目眩，时时前后血，病名为何？……病名血枯，此得之年少时，有所大脱血，若醉入房中，气竭伤肝，故月事衰少不来也。……以四乌鲗骨、一藘茹，二物并合之，丸以雀卵……饮以鲍鱼汁。"乌鲗骨又名海螵蛸，咸温下行，主女子赤白漏下及血枯经闭；藘茹即茜草，气味甘寒，能止血治崩，又能和血通经；雀卵甘温能补益精血，鲍鱼辛温能通血脉益阴气，煮汁服之能同诸药通女子血闭。故本方具有补养精血、活血通经之效，能治血枯精亏之证。

四乌鲗骨一藘茹丸合三甲复脉汤、龟鹿二仙胶治疗气枯血竭月经不调案（李右 48 案，见图 3-4）：“李右，48，病久冲任无权，气枯血竭。见红虽少，未止。腹痛时作时辍，转侧不利，震触尤甚。近日胃纳稍差。脉弦小且劲。治再柔养舒化。用《内经》四乌鲗骨一藘茹法。”处方：茜草、海螵蛸、当归、白芍、地黄、阿胶珠、鳖甲、牡蛎、合欢皮、龟鹿二仙胶，另用甘草、小麦、黍米、谷芽合煎。

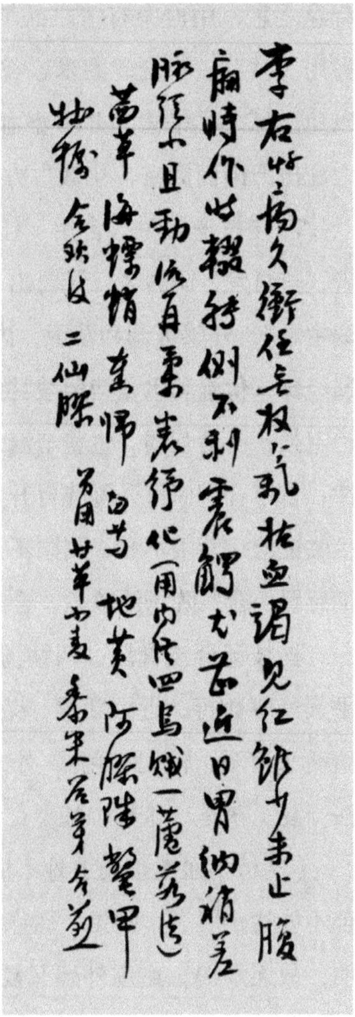
李右 48 病久冲任无权气枯血竭见红虽少未止腹
痛时作时辍转侧不利震触尤甚近日胃纳稍差
脉弦小且劲治再柔养舒化（用内经四乌鲗一藘茹法）
茜草 海螵蛸 当归 白芍 地黄 阿胶珠 鳖甲
牡蛎 合欢皮 二仙胶
另用甘草 小麦 黍米 谷芽 合煎

图 3-4

【赏析】患者年近七七，久病不复，折损正气，致肝肾亏虚，冲任无权，肝血肾精无以化生而气枯血竭。冲任失养，血海空虚则月经量少；冲任固摄无权则月经淋漓未止；气枯血竭，经脉失养，不荣则痛，故腹痛时作时辍；阴血不足则肝阳易动，故脉弦小且劲；木旺克土，气机不利，故腹痛转侧不利，震触尤甚；脾虚则运化无力，故胃纳稍差。治拟养血柔肝、调补冲任，方选四乌鲗骨一藘茹丸、三甲复脉汤合龟鹿二仙胶加减。方中茜草行血活血，消瘀通经，兼治崩漏；海螵蛸味咸微温，归肝肾经，收敛止血，固精止带；当归养血活血，调理冲任；白芍补血养阴，柔肝调经；地黄补血生精，滋肾养肝；阿胶珠补血滋阴，止血；鳖甲滋阴平肝，牡蛎益阴潜阳，又可软坚散结；合欢皮安神解郁、活血。龟鹿二仙胶中鹿角胶甘咸而温，善于温肾壮阳、益精补血；龟甲胶甘咸而寒，长于填精补髓、滋阴养血；人参益脾胃后天之气，以资气血生化之源；枸杞子益肝肾养精血，以助龟鹿之功。甘草健中调和诸药；小麦养心除烦，补虚养气；黍米益气和中，宜脾利胃；谷芽开胃快脾，下气和中。诸药同用，滋阴柔肝，补气生血，调补冲任。本方用药特点如下：龟鹿二仙胶及鳖甲、牡蛎以代鲍鱼、雀卵，一则同为调补阴阳精血，二则诸药均为咸腥之品，具有秽浊之味，寓浊者下降、同气相求之义；鳖甲、牡蛎用以补益肝肾之阴，非为息风，实为遵叶天士调补奇经之意，用血肉有情之品填髓充液，并配以介类重镇柔润清补之品而固实奇脉；另用“甘草、小麦、黍米、谷芽合煎”，一则消食和胃，二则调和诸药，健中助运，以免滋腻之品呆胃，并防止血肉有情、腥臊秽浊之味损伤胃气。综观全方柔养舒化之配伍严谨而周密，化裁古方既有定法又有活法。

2. 桂枝汤与时方合用　桂枝汤出自《伤寒论》，“太阳中风，阳浮而阴弱，阳浮者，热自发，阴弱者，汗自出，啬啬恶寒，淅淅恶风，翕翕发热，鼻鸣干呕者，桂枝汤主之”，外感可调和营卫，内伤可滋阴和阳。方中桂枝辛甘温阳，可助阳化气、温通经脉、化湿利水；芍药酸甘敛阴，可收敛止涩、补血平肝止痛。二药相须合用，一治卫强，一治营弱。生姜辛温，发散风寒、温中止呕；大枣甘温，益气补中、滋脾生津；姜枣合用尚可升腾脾胃升发之气而调和营卫。甘草益气和中，调和诸药。简斋先生临证治疗营卫不和、阴阳不调者，均以桂枝汤调和营卫、滋阴和阳，合四物汤治经期感冒，合二陈汤治咳嗽，合柴胡疏肝散治经行眩晕，合清骨散治内伤发热，等等。

桂枝汤合清骨散、四物汤治疗血虚外感案：“赵右，26，面色萎黄，下虚血弱，平素经事数行，近因新感，荣卫不和，微寒，晚间发热，不烦不渴，头眩心悸，今值癸水甫至，治先和化。”处方：银柴胡、鳖甲、桂枝、甘草、白芍、当归、川芎、法半夏、茯苓、茯神、酸枣仁、橘络、桑寄生、白蒺藜。

【赏析】血虚正弱卫外不固，则易外感；风邪客于肌表则“荣卫不和”；卫气被郁不能达于肌表，则见“微寒”；血虚则风邪入与阴争而见“晚间发热”；邪未入阳明，故无烦渴；血虚外感又复经期，则血虚更甚，清窍失养，血不养心，故“头眩心悸”。治拟调和营卫、养阴补血，方选桂枝汤合清骨散、四物汤加减。方中银柴胡甘寒，清热凉血以退阴分虚热；鳖甲咸凉，滋阴清热，平肝潜阳。二药相配，养阴清热而治阴虚火旺之午后潮热，既可助白蒺藜平肝止眩，又可助白芍内和营阴。桂枝与白芍相须为用，刚柔相济；甘草合桂枝则辛甘化阳以扶卫，合白芍则酸甘化阴以助营；川芎为血中气药，辛散温通，上行头目，下行血海，中开郁结，旁通络脉，与当归相伍则畅达血脉之力益彰，与白蒺藜相伍则疏肝解郁、平肝息风以治头眩之效更著；桑寄生平补肝肾，徐灵胎云“其性与桑相近，故亦能驱风养血，其生不着土，资天气而不资地气，故能滋养血脉于空虚之地，而取效更神也”。四物汤中本有熟地黄以养血，但《神农本草经百种录》云：“又仲景《伤寒》一百十三方，惟复脉用地黄。盖伤寒之病，邪从外入，最忌滋滞。即使用补，必兼疏拓之性者方可入剂。否则邪气向里，必有遗害。”用熟地治寒湿，恒为医家所訾，故方中去熟地而不用。

3. 温经汤与时方合用　温经汤出自《金匮要略》，“问曰：妇人年五十，所病下利数十日不止，暮即发热，少腹里急，腹满，手掌烦热，唇口干燥，何也？师曰：此病属带下。何以故？曾经半产，瘀血在少腹不去，何以知之？其证唇口干燥，故知之。当以温经汤主之……亦主妇人少腹寒，久不受胎，兼取崩中去血，或月水来过多，及至期不来。”本证虽属寒、瘀、虚、热错杂，然以冲任虚寒、瘀血阻滞为主，治当温经散寒、祛瘀养血、兼清虚热。简斋先生临证治疗妇人月经病、妊娠病及产后病等，属冲任虚寒、瘀血阻滞者，多以温经汤加减化裁以治，合二陈汤以治痛经，合柴胡疏肝散以治闭经及月经不调。

温经汤合二陈汤化裁治疗下虚寒湿痛经案：“朱右，31，下虚寒湿，经事值期而至，色淡或黯，腹痛，痛甚频呕，牵及两旁连腰，右腿酸楚，头眩，脉沉弦，治以温和疏化。”处方：柴胡、桂枝、法半夏、云茯苓、当归、川芎、白芍、巴戟天、陈皮、吴茱萸拌川楝子、淡干姜、桑枝、桑寄生。

【赏析】下焦肾气亏虚，感受寒湿之气，时值经期而冲任血脉空虚，寒湿之邪乘虚而入，寒凝血滞，故经色淡或黯；寒湿之邪内犯，寒凝气机，湿阻经络，气机不利，故腹痛，牵及两旁连腰；经气不利而右腿酸楚；寒湿困脾，脾胃升降失司，故见呕吐；寒湿中阻，清阳不升，故见头眩；脉沉弦主寒湿痛证。简斋先生以温经汤加减温经散寒，二陈汤加减理气化湿，配柴胡、川楝子疏肝理气止痛，巴戟天、桑寄生温补肝肾、充养冲任以益下焦。下焦亏虚从脉沉弦分析并无气血大损之象，当为下焦肾气不足，故在温经汤中减去大补气血之人参、阿胶，而易以巴戟天。患者寒证明显，故去牡丹皮、麦冬，加桑寄生补益肾气。方中吴茱萸味辛而苦，疏肝行气，温中散寒，性善下行而温肝肾、暖胞宫，有良好的止痛作用；川楝子味苦性寒，入肝经，疏肝郁，行气止痛。二药相配，寒热互制，相反相成，共奏疏肝理气、散寒止痛之功。当归辛甘而温，味重质润，既补血又行气，为血中气药，妇科养血调经之专药，能调理冲、任、带三脉，与吴茱萸相配伍则补血而不碍血行，温散而不伤阴血，相辅相成，刚柔相济，温经活血，调经止痛之功尤著。

（四）结语

综上，简斋先生上承仲景，下继孟河，集历代医家之长，裁经方为己用，在治疗内科杂病中灵活使用经方化裁，并融会贯通，用药精准。通过整理学习简斋先生医案，体会其用药思路，对于临证思维拓展和疗效的提升都有积极意义。

[江苏中医药，2020，52（10）：78-83]

二、金陵名医张简斋运用温病方治疗内科杂病经验

[摘要] 张简斋先生是民国时期最具影响力的金陵医家之一，他继承和发扬了吴鞠通、叶天士等温病大家的学术思想，善于运用温病方治疗内科杂病，常用三仁汤、沙参麦冬汤、宣痹汤和宣清导浊汤等化裁，体现了中医“治病求本”的原则并且有所创新。通过整理研究简斋先生运用温病方治疗内科杂病医案，以开拓内科杂病的临床辨治思路。

[关键词] 内科杂病　三仁汤　沙参麦冬汤　宣痹汤　宣清导浊汤　张简斋　南京　民国

张简斋是民国时期最具影响力的金陵医家之一，金陵医派的奠基人，与北方施今墨齐名，时有“南张北施”之说。但由于历史的原因，其流传于世的医案非常罕见，邹伟俊编纂的《张简斋医案》中仅有处方56个。国医大师邹燕勤教授将其父，一代名医邹云翔教授当年手抄珍藏的12册共568个简斋先生晚年在南京行医时的医案整理为《邹云翔手录孤本张简斋医案》(以下简称《医案》)出版发行，成为珍贵的研究资料。

外感与内伤杂病虽然病因和发病特点不同，但作为疾病其内在的固有构成因素，人体的脏腑、经络、气血津液是相同的，只要病性、病机吻合，外感病的辨治方法就可以用于内伤杂病。温病大家叶天士是这方面的杰出代表，面对清代江南温病流行的状况，叶天士在《伤寒杂病论》的理论基础上创立了卫气营血辨治体系，提出了“甘寒滋阴生津”“分消三焦”“滋阴息风”等治法。同时，他不仅在外感温病的治疗中变通应用经方，还在内科杂病的治疗中推广、创新应用温病理论。蒋式玉在《临证指南医案·泄泻》案中总结说：“今观叶氏诊记，配合气味，妙在清新，纵横治术，不离规矩，所谓读古而不泥于古，采方而不执于方，化裁之妙，人所难能者。”嗣后吴鞠通进一步继承和发展了叶氏理论，在《温病条辨》中系统总结，创制了三仁汤、沙参麦冬汤、宣痹汤、宣清导浊汤等方剂，并将温病的论治方法运用于内科杂病，如其在翘荷汤注中云：“清窍不利，如耳鸣目赤、龈胀咽痛之类。”由于内生火热、湿热、寒湿与外感温病有着基本相同的病机，用温病方治疗这类病证能够取得理想的疗效，极大地丰富了中医内科杂病的诊疗体系。

从对《医案》的解读、分析中我们发现，简斋先生不仅精通叶氏、吴氏的温病

辨治体系，而且在内科杂病的治疗中灵活运用温病方，兹撷取其中部分案例，总结其经验特色，与同道分享。

（一）三仁汤治疗内科杂病湿热证

1. 方剂源流 《素问·至真要大论》云："湿淫于内，治以苦热，佐以酸淡，以苦燥之，以淡泄之。"汉代张仲景创辛开苦降法，以疏散、淡渗、苦寒、温散等诸法施治于临床，如麻黄连轺赤小豆汤、柴胡剂、泻心剂等方均具舒展气机、宣畅三焦、分消湿邪之功效。刘完素在《黄帝素问宣明论方·水湿门》中对湿热互结，阳气怫郁之证，多采用宣通上下、分消二便的治法。至清代，叶天士在治疗湿温时倡导分消三焦湿热，《温热论》中谓："再论气病有不传血分，而邪留三焦，亦如伤寒中少阳病也。彼则和解表里之半，此则分消上下之势，随证变法，如近时杏、朴、苓等类，或如温胆汤之走泄。"

三仁汤出自吴鞠通《温病条辨·卷一》第四十三条："头痛恶寒，身重疼痛，舌白不渴，脉弦细而濡，面色淡黄，胸闷不饥，午后身热，状若阴虚，病难速已，名曰湿温。汗之则神昏耳聋，甚则目瞑不欲言，下之则洞泄，润之则病深不解，长夏深秋冬日同法，三仁汤主之。杏仁（五钱），飞滑石（六钱），白通草（二钱），白蔻仁（二钱），竹叶（二钱），浓朴（二钱），生薏仁（六钱），半夏（五钱）。"

2. 方证特点及其在内科杂病中的应用机制 三仁汤原为湿温初起，邪在气分，湿重于热之证而设。湿邪阻遏，卫阳不达，故头痛恶寒、身重疼痛；湿为阴邪，湿遏热伏，则午后身热；湿阻气机，脾胃受困，故胸闷不饥；舌白不渴、面色淡黄、脉弦细而濡皆因湿邪为患。本证病机为湿热合邪，邪阻气机，涉及上、中、下三焦，湿遏热伏，湿重热轻，其中三焦气机受阻为病机之关键。

吴鞠通指出：湿为阴邪，且其性氤氲黏腻，非若寒邪之一汗而解，温热之一凉则退，故难速已。以为伤寒而汗之，汗伤心阳，湿随辛温发表之药蒸腾上逆，内蒙心窍则神昏，上蒙清窍则耳聋、目瞑、不言；如误用下法则伤阴，而重抑脾阳之升，脾气转陷，湿邪乘势内渍；如用柔药润之，湿为胶滞阴邪，再加柔润阴药，二阴相合，同气相求，遂有锢结而不可解之势。惟以三仁汤轻开上焦肺气，盖肺主一身之气，气化则湿亦化也。方中杏仁宣通上焦肺气，《医原·湿气论》载："治法总以轻开肺气为主……肺主气，气化则湿自化，即有兼邪，亦与之俱化……湿热治肺，千古定论也。"白蔻仁开发中焦湿滞，化浊宣中；薏苡仁益脾渗湿，使湿热从下而去。上三药为主，故名“三仁”。辅以半夏、厚朴除湿消痞，行气散满；通草、滑石、竹叶清利湿热，《本草纲目》言“滑石上能发表，下利水道，为荡热燥湿之剂”。诸药合用，共成宣上、畅中、渗下之剂，而有清热利湿、宣畅气机之功。

简斋先生对此方治法的认识则从药物气味的理论以及气味与脏腑、疾病之间的关系出发，表述为“苦辛通化”，是指同时使用苦味药如黄芩、黄连、枳实等以泄热，用厚朴、生姜、半夏等辛味药以散气郁，用茯苓、泽泻等咸淡之药以渗湿，从而达到宣畅气机、开郁行滞、疏通三焦，使弥漫三焦之湿热和痰浊从表里分消的一种治疗方法。因此，通过加减可使该方不仅适用于外感湿热证，同时对临床各科，凡属湿热阻滞三焦运化，造成气机不畅之诸证，如水湿、痰饮、痞满等皆适用，且不必拘泥于“湿重于热”，可根据湿、热孰轻孰重变通用药。对于食欲不振的患者可加鸡内金、神曲、麦芽等消食导滞；如病发于夏季，兼暑邪者可加用荷叶、藿香、香薷等。

3. 临床应用及体会 《医案》载（洪先生案，见图 3-5）：洪先生，胃肾相关，肾虚胃实，湿热上蒸，早起口苦，脘闷不畅，小溲色黄，大便不解，脉弦。治以苦辛通化。苦杏仁、薏苡仁、法半夏、白蔻仁拌滑石、川厚朴、炒黄芩、赤茯苓、白茯苓、陈皮、建曲、桔梗、枳壳、藿梗、佩兰、紫苏梗，荷叶盖煎。

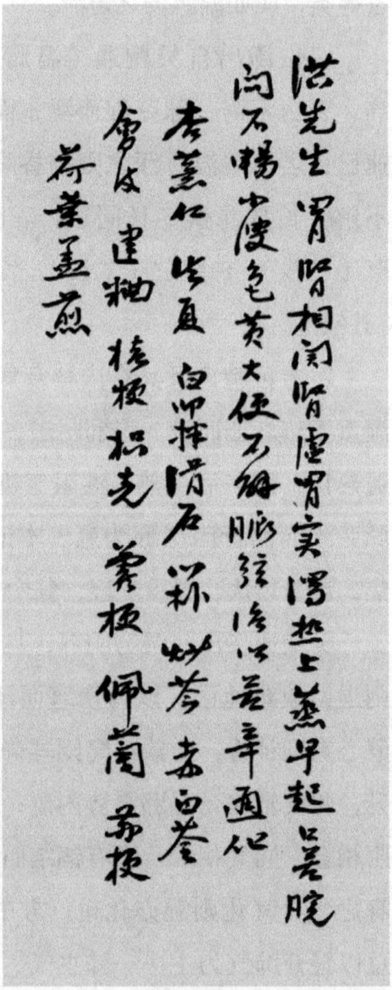

图 3-5

本案为痞满之湿热阻胃证。《素问·经脉别论》言：“饮入于胃，游溢精气，上输于脾……通调水道，下输膀胱，水精四布，五经并行。”《灵枢·口问》云：“中气不足，溲便为之变。”脾、胃与肾、膀胱通过三焦协调在水液代谢中共同发挥作用，故案中言胃肾相关，患者素体肾气不足，加之胃有邪阻，故云：肾虚胃实。证由肾气不足，湿热内蕴，脾胃升降失常所致。湿热中阻，气机不畅，脾失健运，故可见脘闷不畅、口苦；湿热下注，膀胱气化不利，则出现小便短赤、色黄；湿热壅滞肠道，则大便不解。治以“苦辛通化”，清热化湿，理气和中，方选三仁汤加减。

除三仁汤主方外，加用黄芩之苦寒以清热燥湿，配合辛温之半夏、苦温之厚朴苦辛通化，吴鞠通认为“非苦无能胜湿，非辛无能通利邪气”；陈皮、建曲理气化湿，健脾和中；伍以桔梗、枳壳，取其一升一降，升降相宜，调畅气机；紫苏梗理气宽中，取其气化则湿化之意；藿香味辛，性微温，归脾、胃、肺经，为芳香化湿浊要药，外开肌腠，透毛窍，散表邪，宣透肌表、上焦之湿，尚能内化湿浊，醒脾胃，不耗脾气，不劫胃阴，故可用于外邪表证及湿阻中焦证；与苦温之苦杏仁配伍，善开上焦，宣肺利气，使肺气宣降，则水道自调，助化湿浊；赤茯苓、白茯苓淡渗利湿于下，下焦湿邪可由水道而解也，《神农本草经疏》云赤茯苓、白茯苓“白者入气分，赤者入血分，补心益脾，白优于赤，通利小肠，专除湿热，赤亦胜白”；配入佩兰芳香化湿，醒脾和中，加强藿梗的作用；荷叶清热利湿。可以看出，简斋先生用药轻清灵动，体现了“轻可去实”的治疗方法。

（二）沙参麦冬汤治疗内科杂病气阴两虚证

1. 方剂源流　沙参麦冬汤原用于治疗燥证，《素问·至真要大论》病机十九条中并未言及燥证，刘完素于《素问玄机原病式·六气为病》中补出：“诸涩枯涸，干劲皴揭，皆属于燥。”并提出以“退风散热、活血养液、润燥通气之凉药调之”的治法。喻昌在《医门法律》中补燥气论，法用甘润微寒，并创立清燥救肺汤。叶天士《临证指南医案》中治疗咳嗽风温化燥时指出：“不必过投沉降清散，以辛甘凉理上燥、清络热。”吴鞠通以桑杏汤、桑菊饮治疗秋燥轻症，而症状较重者使用沙参麦冬汤以甘寒救其津液。

沙参麦冬汤出自吴鞠通《温病条辨·卷一》第五十六条：“燥伤肺胃阴分，或热或咳者，沙参麦冬汤主之……沙参（三钱），玉竹（二钱），生甘草（一钱），冬桑叶（一钱五分），麦冬（三钱），生扁豆（一钱五分），花粉（一钱五分）。”

2. 方证特点及其在内科杂病中的应用机制　沙参麦冬汤方中沙参、麦冬清养胃阴，为君药；玉竹、天花粉生津解渴，为臣药；生扁豆、生甘草益气培中，甘缓和胃，为佐药；配以冬桑叶，轻宣燥热为使药。七药合而成方，具有清养肺胃、生津润燥之功，用于燥伤肺胃阴分，或发热，或咳嗽，以口燥咽干、大便干结、舌红少津、脉细为辨证要点。

简斋先生认为，方中甘味药物能生血，寒性药物则能胜热，阴血得滋而虚火灭，津液得润而燥自除，从而达到精血上荣，阴液宣通的效果。因此，通过加减沙参麦冬汤可以用于治疗各种阴液不足、虚火内生的病证，将其称为“养阴托化”。内科杂病如喘咳、胃脘痛、消渴、噎膈、便秘等属津液亏虚，脏腑失濡者，均可使用。加用玄参可与麦冬合成增液汤，适用于胃阴虚便结者；胃有实热者，可加知母、石膏清胃降火；燥痰难化者，可加川贝清化燥痰；肺热者，可加黄芩清肺；咽喉疼痛者，可加生地黄、桔梗。

3. 临床应用及体会《医案》载（许右案，见图 3-6）：许右，27，蒸热已平，咳减寐安。但小溲频数，口干内灼。本质气阴两虚，治再托化。沙参、法半夏、麦冬、川石斛、甘草、白芍、茯苓、茯神、桔梗、橘络、枇杷叶、冬瓜仁、都气丸、缩泉丸。

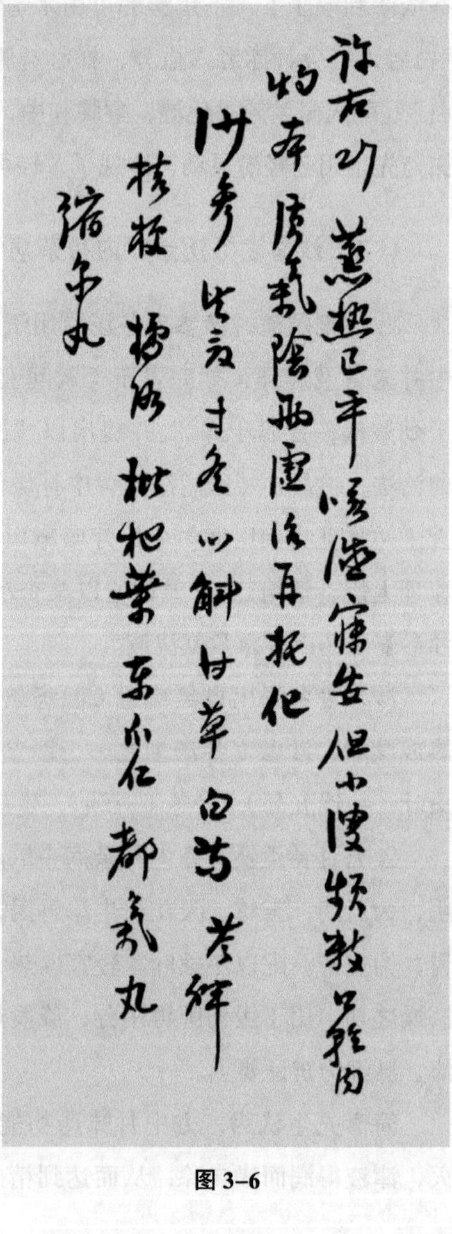

图 3–6

本案病名“咳嗽”，病因病机为：本质气阴两虚，虚火内生，经治后蒸热已平，邪退则寐安、咳减，但气阴受损未复。阴虚则肺失清肃而咳嗽减而未愈，如《景岳全书》曰：“盖肺属燥金，为水之母，阴损于下，则阳孤于上，水涸金枯，肺苦于燥，肺燥则痒，痒则咳不能已也。”气虚则肾失固摄，膀胱失约而小溲频数；津伤不能上荣，故口干内灼。

病理性质为本虚标实，《医宗必读》云：“内虚者，药不宜动，动则虚火不宁，燥痒愈甚，忌辛香燥热，当以甘寒润肺。”处方以沙参麦冬汤加减。方中半夏燥湿化痰；麦冬甘寒清润，入肺胃两经，养阴生津，滋液润燥，兼清虚热。二药合用润肺胃而降逆气，清虚热而化痰浊，半夏得麦冬则燥性被制而和胃之功犹存，麦冬得半夏则滋而不腻，二者相反相成。桔梗宣通肺气，化痰止咳，其性向上；枇杷叶泻肺降火，清热化痰，和胃降气，其性向下。二药相合，则化痰止咳之力增，并可宣肃肺气，调畅气机。都气丸为六味地黄丸加五味子而成，有养阴敛肺补肾之功，其性偏凉；缩泉丸由乌药、山药、益智仁组成，有温补脾肾、固缩小便之功，其性偏温。二丸相配则可益气养阴，金水相生，互纠偏性而平补。全方配伍严谨，用药轻灵平和，动静相宜。

（三）宣痹汤治疗内科杂病痰浊痹阻证

1. 方剂源流 《素问·痹论》曰："风寒湿三气杂至，合而为痹也。其风气胜者为行痹，寒气胜者为痛痹，湿气胜者为着痹也。"《金匮要略·湿病脉证并治第九》曰："太阳病，关节疼痛而烦，脉沉而细者，此名湿痹。"并提出："若治风湿者，发其汗，但微微似欲汗出者，风湿俱去也。"并有麻黄杏仁薏苡甘草汤、防已黄芪汤、桂枝附子汤等方药。

《临证指南医案·痹》中指出："五脏之气，各能受病。其实痹者，闭而不通之谓也……致湿痰浊血，流注凝涩而得之。"可见除外感外，各种内伤杂病导致气血运行不畅，痰湿阻于经络，也可从痹证论治。其治法根据病因不同分别有"宣通经脉，甘寒去热"和"温养通补，扶持生气"等。

吴鞠通认为痹证"寒湿固有，热湿尤多，误用辛温，其害立见"，设立宣痹汤治疗表现为发热和关节红肿热痛之"热痹"或"湿热痹"者。宣痹汤出自吴鞠通《温病条辨·卷二》第六十五条："湿聚热蒸，蕴于经络，寒战热炽，骨骱烦疼，舌色灰滞，面目萎黄，病名湿痹，宣痹汤主之。……防已（五钱），杏仁（五钱），滑石（五钱），连翘（三钱），山栀（三钱），薏苡（五钱），半夏（醋炒，三钱），晚蚕砂（三钱），赤小豆皮（三钱）。"

2. 方证特点及其在内科杂病中的应用机制 宣痹汤方中防已祛散经络之湿，苦杏仁开肺气之先，连翘清气分之湿热，赤小豆清血分之湿热，滑石利窍而清热中之湿，山栀肃肺而泻湿中之热，薏苡淡渗而主挛痹，半夏辛平而主寒热，蚕砂化浊道中清气。方证主要病机为"湿聚热蒸，蕴于经络"，以发热、恶寒、骨节疼痛、舌色灰滞、面目萎黄为辨证要点。

简斋先生认为，宣痹汤方中包含了清热、燥湿、淡渗、通络、发散、芳化等多种作用的药物于一方，全方具有宣通气血、畅经和络、疏风化湿的功效，称其为"宣和疏化"，可以治疗除湿痹证外，由于痰浊内生，阻于脏腑、经络，气血运行不畅的内科杂病。如以长期发热为主者，可加用四妙散以加强清热利湿之效；或以疼痛为主，热象不显者，可配合秦艽、羌活、防风等以祛风通络止痛，酌减连翘、山栀苦寒之品；或病久兼瘀血征象者，则加桃仁、当归、川芎等以活血化瘀。

3. 临床应用及体会　《医案》(张右案，见图 3-7)：张右，44，体丰痰浊素重，气失疏和，寐醒气窒不舒，肩臂作废，有时耳鸣，口燥腹胀，治以宣和疏化。羌活、防风、苦杏仁、薏苡仁、紫苏梗、桔梗、半夏、赤茯苓、白茯苓、赤芍、陈皮、枳壳、桑寄生、白蒺藜。

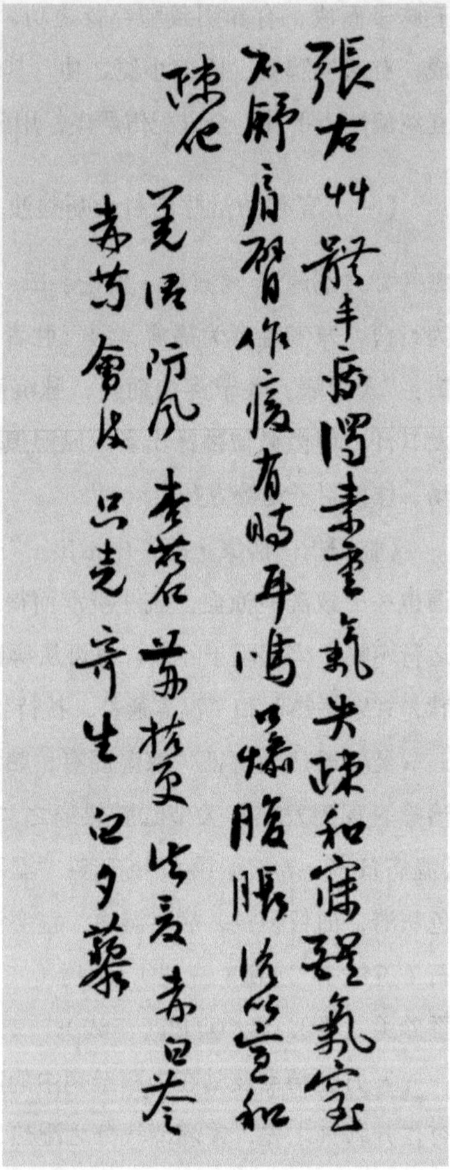
張右 44 體丰痰濁素重氣失疏和寐醒氣窒
不舒肩臂作痠有時耳鳴口燥腹脹治以宣和
疏化 羌活 防風 杏苡 蘇梗 半夏 赤白苓
赤芍 陳皮 枳殼 桑寄生 白蒺藜

图 3-7

本案病名为“胸痹”，病因病机为素体痰浊内盛，痰阻气滞，气机不畅，肺气郁闭，故觉“气窒不舒”；《灵枢·经脉》载：“肺手太阴之脉……从肺系横出腋下，下循臑内……下肘中，循臂内上骨下廉，入寸口。”手太阴肺经气机不利，则循行处肩臂疼痛，活动不利；痰浊中阻，清阳不升，浊气上犯，清窍不利，可现耳鸣；津不上承，则口燥；痰阻气滞，土壅木郁，肝气不疏，肝脾气机不利，则腹胀。治拟宣和疏化，方选宣痹汤加减。

《证治汇补·痰症》曰：“痰之在内者，为涎为饮，为癖为积，攻冲胀痛，皆属气滞。然有二种之分，痰随气升者，导痰先须顺气；积痰阻气者，顺气须先逐痰。”本案所列治法方药体现了这一指导原则。方中苦杏仁、半夏、枳壳理气、降逆、化痰而消胀；薏苡仁、赤茯苓、白茯苓利湿健脾以杜生痰之源并使痰浊之邪下走；白蒺藜祛风活血，疏肝解郁，也可宣散肺郁，与桑寄生滋补肝肾相配伍，则消补兼施，敛散同用，使补中有疏而不壅滞，疏中有补而不伤正气；更配以赤芍缓急柔肝而通络活血，既可除胀又可抑肝扶脾而助化痰浊之力。

值得学习的是，简斋先生在原方的基础上加用疏风解表之品如羌活、防风等，以风胜湿且可透邪外出。《本草经解》言羌活气平，味苦可以燥湿，《长沙药解》言防风入足厥阴肝经，最泻湿土而达木郁，可见二药各有特点，又均具平和之性，用于痰湿证既不至于过温而助热，也不至于过燥而伤阴。

其配合使用风药的原因有：①《素问·阴阳应象大论》云：“湿伤肉，风胜湿。”风者五行属木，湿者五行属土，土能克木。吴昆曾在《医方考·湿门》中云：“以风药而治湿，如卑湿之地，风行其上，不终日而湿去矣。”钱乐天在《医学传心录》中亦言：“风湿者风药胜之。”②羌活、防风之类，性味苦辛，气味芳香，香可醒脾，苦能燥湿。③《素问·阴阳应象大论》曰：“清阳出上窍，浊阴出下窍。”吴谦在《删补名医方论》中说：“羌活、独活、葛根皆辛温风药，以鼓动少阳生气，清阳既出上窍，则浊阴自归下窍。”故将其与利湿化湿药相配合，相得益彰。

（四）宣清导浊汤治疗内科杂病津亏肠燥证

1. 方剂源流 《圣济总录·大便秘涩》指出大便秘涩有多种病因和类型，如：“风气壅滞，肠胃干涩，是谓风秘；胃蕴客热，口糜体黄，是谓热秘；下焦虚冷，窘迫后重，是谓冷秘；或因病后重亡津液，或因老弱血气不足，是谓虚秘”“治法虽宜和顺阴阳……当审其证以治之。”

叶天士在《临证指南医案》中提倡“开降上焦肺气”，强调“上窍开泄则下窍自通矣”，并且认为配合使用外治之法为稳，可用蜜煎导法。吴鞠通认为湿邪稽留，郁结于下焦气分，则可致大便闭塞不通，治当宣泄湿浊，通利大便。

宣清导浊汤出自吴鞠通《温病条辨·卷三》第五十五条：“湿温久羁，三焦弥漫，神昏窍阻，少腹硬满，大便不下，宣清导浊汤主之。……猪苓（五钱），茯苓（六钱），寒水石（六钱），晚蚕砂（四钱），皂荚子（去皮，三钱）。”

2. 方证特点及其在杂病中的应用机制 宣清导浊汤方中猪苓苦泄淡渗，合味甘而淡之茯苓以渗湿利气；寒水石性寒质重，宣湿清热利窍；晚蚕砂化浊胜风祛湿，为风湿之专药；皂荚辛咸性燥，入肺与大肠，燥能除湿，辛能通上下关窍，咸更直达下焦，通大便之虚闭，合之前药，茯苓、猪苓、寒水石化无形之气；晚蚕砂、皂荚子逐有形之湿，使郁结之湿邪，由大便而一齐解散矣。其病机为湿热久羁，郁于三焦，每随气机升降而蒙上流下，蒙于上则神昏窍阻，结于下则少腹硬满而大便不下，或小便不通。宣清导浊汤是治疗湿浊久郁下焦，气机受阻，清气不升，浊阴不降，下行传导失职的常用方剂。简斋先生认为，在宣清导浊汤方的基础上，结合使用润燥活血、搜风散邪、行气破结和滑肠利窍之品，可以使湿邪祛除，气机宣畅，肠胃得润，下窍得以通畅，将此称为“通幽导浊”。可用于由湿浊痹阻三焦导致的胀满、便秘、痢疾、水肿、癃闭等内科杂症，后世的研究也证实了这一点。临床上值得注意的是，湿热久留，可以伤阴化燥，形成虚实夹杂的复杂证候，此时治法又与单纯湿热不同。若淡渗燥湿，必致真阴下竭，若柔腻滋阴，又助痰湿上壅，必须燥润得宜，刚柔并济方能两全。

3. 医案举例 《医案》载（唐左案，见图 3-8）：唐左，休息痢两年之久。前经诊治，汤丸先后并进，痢次已减，数日始一更衣，色黑而燥，兼夹白黏，甚则下血。腹不痛坠，寐醒口热，脉沉小。拟通幽导浊为治。防风、生地黄、熟地黄、桃仁泥、枳实、皂角子、蚕砂、油当归、红花、桔梗、甘草、赤芍，另东垣猪肚丸三钱吞服。

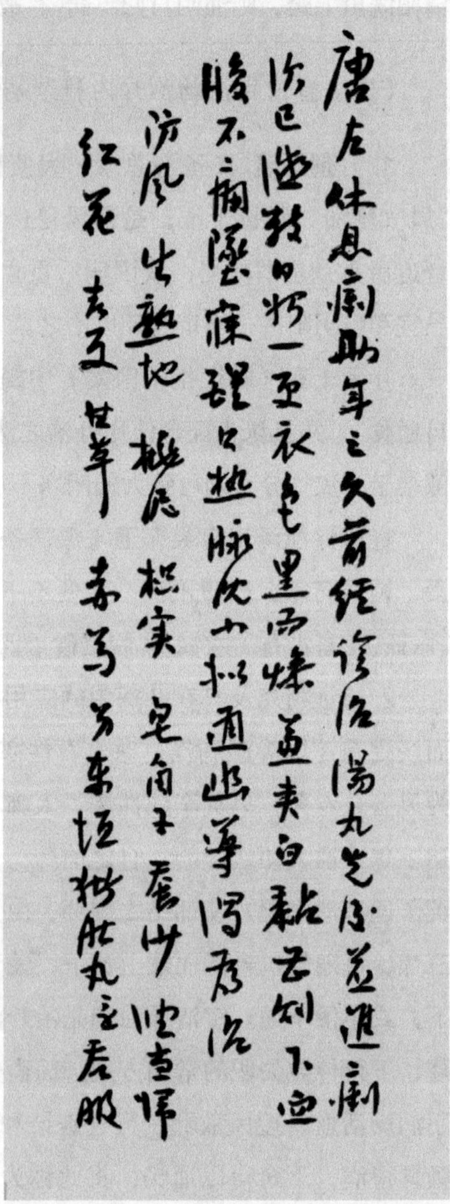

图 3–8

本案为痢疾中的休息痢。湿热蕴聚肠腑，气血壅滞，传导失司，致排赤白脓血便，甚则下血；日久由实转虚，伤阴动血，里虚为甚，故腹不痛坠；阴亏肠燥，致便燥色黑，数日一行；阴虚内热则夜热；脉沉小属里虚之证。治拟养阴活血、祛风除湿、润肠通便，方选宣清导浊汤合通幽汤、排脓散、猪肚丸加减。

通幽汤出自李东垣《脾胃论》，功用润肠通塞，主治“胃肠燥热，阴液损伤，通降失司，噎塞，便秘，胀满。脾胃初受热中，幽门不通，上冲，吸门不开，噎塞，气不得上下，大便难”。本案中用通幽汤治疗瘀血内停，血燥津枯，幽门不通之证，养血润燥、活血通幽，方中生地黄、熟地黄、当归滋阴补血润燥，桃仁、红花又可协助当归活血祛瘀、润肠通便。

排脓散由枳实、芍药、桔梗组成，出自《金匮要略》，文中有方无证，后世医家认为枳实苦寒，能宣肠胃气结，芍药养血和营、行血分之滞而不伤阴，桔梗开提肺气，利气分之结而不损阳，全方清热解毒、止痛、调理气血，多用于疮痈、肠痈。

猪肚丸出自《备急千金要方》，其组成制法为“猪肚（一具，治如食法），黄连、粱米（各五两），栝蒌根、茯神（各四两），知母（三两），麦门冬（二两）。上七味为末，纳猪肚中缝塞，安甑中蒸极烂，乘热入药，臼中捣可丸，如硬加蜜和丸如梧子大”，功用养阴生津、清热止渴、润肠通便。

本案休息痢两年之久，湿热内结，阴虚血瘀，肠燥津枯，拟通幽导浊为治。案中既有“痢次已减”之痢疾，又有“数日始一更衣”之便秘，异病同治，简斋先生以通幽导浊为大法，选宣清导浊汤为主方，配合东垣治血燥便秘之“通幽汤”。处方中所用桃仁泥、当归、红花、赤芍、生地黄，即我们所知的桃红四物汤，提示简斋先生重视活血化瘀法治疗休息痢。因案中“腹不痛坠”故去升麻，改用防风疏风以升脾之清阳。伍当归、桃仁升清而滋润肠道；伍枳实、皂角通腑以升降肠腑，清浊分而痢秘止。处方中简斋先生又一高明之处即用《金匮要略》之排脓汤以导滞排脓、清热解毒。《金匮要略释义》认为气行则水行，水行则脓尽，桔梗开利其气以行其水，并佐枳壳为之助，脓由血化，故兼利血，而用芍药，唯血既腐化而成脓，则去血必多，爰一面排脓以祛其气分之实，且用鸡子黄以补其血分之虚。案中更为精彩的是用东垣猪肚丸三钱吞服，使方中活血化瘀、导滞祛湿之品不伤正，又共奏养阴生津、润肠通便之效。

（五）结语

从对以上案例的分析中我们可以看出，简斋先生继承和发扬了叶天士、吴鞠通等温病大家的学术思想，善于运用温病方治疗内科杂病，临证时灵活加减，合理化裁并且有所创新，体现了中医“治病求本”的原则，对此进行进一步研究、学习，可以开拓内科杂病的临床辨证治疗思路，并将温病方的研究引向深入。

［江苏中医药，2020，52（11）：1-5］

三、金陵名医张简斋先生治疗大法的研究探讨

［摘要］ 张简斋为民国期间南京最有影响的中医，是金陵医派重要创始人。他在吸收众多医家经验的基础上，形成独特的理法方药辨治体系。通过分析《邹云翔手录孤本张简斋医案》，总结简斋先生临证治疗法则：外感疾患辨分寒热，疏、清、透、化达邪于外；内伤杂病治分五脏，疏、和、托、导建中为先；妇人病变多在气

血，温、调、固、养平和冲任。

[关键词] 中医治法 张简斋 《邹云翔手录孤本张简斋医案》 民国 南京

张简斋（1880—1950）出生于南京中医世家，为民国期间南京最有影响的中医。简斋先生在继承先人医学经验的基础上，吸收孟河医派的特色，形成了独特的理法方药辨治体系，是金陵医派重要创始人，擅治外感内伤杂病，以及妇儿等诸多疑难杂症。由于历史原因，简斋先生遗留下来的医案文献甚少。一代名医，原江苏省中医院院长邹云翔教授与张简斋先生是医道至交，亦师亦友，手抄张简斋医案12册568案，传给其女儿——国医大师邹燕勤教授。邹燕勤教授于2017年将《邹云翔手录孤本张简斋医案》分上下册出版，成为目前唯一系统反映张简斋中医临床学术思想和经验的著作。我们通过深入研究并整理《邹云翔手录孤本张简斋医案》及《张简斋医案》，发现简斋先生兼收并蓄，博采众长，灵活运用各种治法，化裁了一系列医学名家的名方。本文总结简斋先生医案中的主要中医治疗大法，分外感、内伤、妇科疾病类别分析如下。

（一）外感疾患辨分寒热，“疏”“清”“透”“化”达邪于外

《邹云翔手录孤本张简斋医案》中涉及的625个医案，有外感风寒及温热病证60例，占整个病案的10.56%，这还不包括外感引发的内伤杂病，以及内外兼病者。简斋先生辨治外感疾患，区分风寒湿热，灵活运用“疏”“清”“通”“化”达邪于外。特别是当年南京温病疫疾流行，简斋先生融会贯通伤寒温病诸家经验，采用清宣疏达、苦辛宣降、轻疏透化等方法救治患者众多，在医界享有盛名。“疏”用于外感疾患中，是指用祛风解表药以疏散风邪的治法。由于外感病证风为先导，故解表必须疏风，结合临床有风寒、风热、风湿诸种风邪表证，配合以散寒、清热、化湿。“清”为中医八法之一，意指清除邪热或虚热的各种治法。邪在卫表宜辛凉清热，热毒入里或夹湿宜苦寒清热，热盛津伤宜甘寒清热，热在营血则凉血清热。“透”意为通达、渗透之意，温病运用透法，首见于清代叶天士《温热论》，认为温邪在卫，“若无汗恶寒，卫偏胜也，辛凉泄卫，透汗为要”，透即因势利导，达邪外出。“化”意为变化、消除之意，运用“疏”“清”“透”等治法，消除化解，而使病邪达于外。

1. 外感风寒用“疏”“和” 风为百病之长，风寒为病多起于冬春季节，邪犯肌

表，卫阳被遏，腠理闭塞，可见恶寒、无汗，表虚者可见少汗。简斋先生认为表实之人可辛温发汗，而虚体感受风寒则应结合扶正，“和表托化”，“托”乃提升正气，托散外邪。而虚体外感，邪犯少阳则治以和解。

（1）辛宣疏化：即以辛温解表，疏散表邪之法，用于风寒外感表证。伴见肺气失宣，则兼以宣肺止咳；如与水湿相搏，则合用化湿利水。

1）风寒表实者以辛温发汗、散寒解表，方选麻黄汤；表虚者兼以疏和托化，即疏风解表、调和营卫，方用桂枝汤加减。例如，在李左案中，患者“风痰合病，为热为咳，热先形寒，咳时喉痒，无汗，头痛身楚，口干，胸闷，涕稠痰黏，脉小数，溲浑，治以辛宣疏化”。尽管患者发热咳嗽、涕稠痰黏、脉小数，但简斋先生紧紧抓住患者形寒、无汗、头痛身楚由风寒外袭，腠理闭塞的典型特点，以辛宣疏化之法，辛温解表，疏散表邪，方选麻黄汤加减。“肺肾固虚，荣卫亦病”的虚体感冒，选择“疏和托化”，“时病日久，阳衰阴盛”，表虚之人外感风寒则“助阳和协”，均选择桂枝汤疏风解表、调和营卫，以疏散外邪、托扶正气并举。

2）风寒束表，伴见肺气失宣，咳嗽气喘，则在“辛宣疏化”，疏散风寒的同时，兼以宣肺止咳，方选三拗汤、止嗽散、射干麻黄汤、金沸草散加减。如孙左案，“始因风咳，误服膏滋，风邪留恋，咳经三候，胸膺引痛。治当辛宣疏化，翼其咳畅痰活为应”。简斋先生认为对该患者，不单单要“辛宣疏化”，疏散表邪，仍需配合止咳化痰，方选三拗汤、止嗽散加减。又如黄右案（见图3-9），患者“体寒痰重，因风为咳”，风寒痰湿之邪痹阻于内，肺之宣发肃降失司，“治以辛宣开肺”，方选金沸草散加减。简斋先生尤爱选用金沸草散治疗风寒犯肺导致的咳嗽。金沸草散出自唐代孙思邈《千金翼方》，其主要组成药物为金沸草、前胡、甘草、麻黄、芍药、荆芥穗、半夏，具辛宣开肺之功。而张女案中，因“寒水久咳，前服金沸草散，咳减仍呛，无痰，治再疏化”，则方选射干

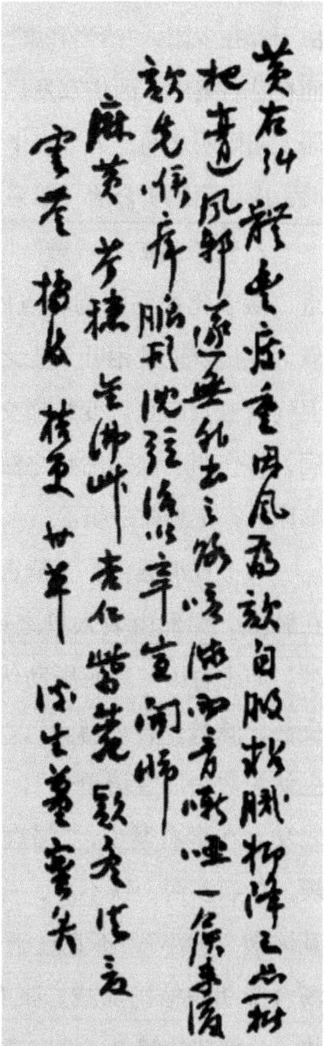

图 3–9

麻黄汤加减以疏风宣肺、化痰止咳，可见射干麻黄汤较金沸草散泻肺降逆、利咽止咳、祛痰平喘作用更胜一筹。

3）外感风寒与水湿相搏，风水合病者当从辛温解表、化湿利水，常用小青龙汤加减宣肺散寒、利水消肿。如徐左案，“秋令因感风水并病，由咳而肿，咳而气逆似短，肿而自下上移，脉弦小，治以疏化”，即采用解表散寒、蠲饮利水之法，以小青龙汤加减。又如胡童案，因“风水合病，既肿且胀，气促神迷”，提出“慎防喘变，先以小青龙汤以开鬼门”。简斋先生对水肿合并咳喘，无论因外感咳喘致肿，还是因水肿致喘，常用小青龙汤加减解表化饮、肃肺利水。

（2）和解少阳：简斋先生对虚体外感风邪，侵犯少阳，治当和解，方选小柴胡汤加减。如董右案，患者“本质太弱，因感为病，四日来寒热无汗，热度夜晚稍高”，由于邪在少阳，“治当和解”“辛散温燥俱非所宜”，只能采用小柴胡汤加减和解少阳。而在陈君案中，因伤寒发热，邪犯少阳阳明，“拟少阳阳明合治”。由于少阳为枢，位居太阳阳明之间，为半表半里，正盛则热，邪盛则寒，正邪交争则寒热往来，休作有时，应少阳阳明合治，即采用小柴胡汤加减和解少阳之枢，以达邪于外。

2. 外感温热宜“透”“清” 外感温病常指因感受温热之邪而引起的以热象偏重，易于化燥伤阴为特点的急性外感疾病。温热病有其自身发生、发展及转归特点，温病辨证常用叶天士之卫气营血辨证和吴鞠通的三焦辨证，但证之临床，常见卫气营血及三焦病变纵横交错，治疗当需综合权衡。简斋先生针对当时流行的温热病，将伤寒、温病治疗之法熔为一炉，卫气营血辨证及三焦辨证有机结合，在江南临床医家中独树一帜。

（1）宣清透化：宣清透化主要是宣散、清利温热之邪，使其透达于外，用于邪在肺卫，温邪由表入里之证，方选银翘散、栀子豉汤、葛根芩连汤、桑杏汤等加减。如患者因“新感触动伏邪，发热四五日，内烧，口渴，无汗，头痛身楚，烦懊夜甚，脉数，苔色薄黄”，乃伏邪温病，风热犯表，留扰胸膈，郁热内阻，简斋先生认为“治以宣清透化”，选用银翘散合栀子豉汤加减，共奏内清郁热、外散风热之功。在李右案中，“温病十余日，始而似疟，近则高热，绵延不退”“热高之时烦，少寐多渴，饮不多，苔花薄，不黄不燥，脉小”，证属“少阴阳明兼病”，因虑其体虚“脉小”，不宜过于苦寒清宣，当“慎防厥脱”“治以托化”，故选九味羌活汤合柴胡枳桔汤加减。张右案，因温燥犯肺，协热入里，表之热邪有内传中焦态势，治拟疏达解表、清宣透热，方选葛根芩连汤合桑杏汤加减。

（2）清营透热：热邪深入营分宜清营透热，如兼见痰热内蕴，心神受扰，当配合化痰开窍；邪陷心包结合清热泻火、芳香开窍。简斋先生方选蒿芩清胆汤、涤痰汤、安宫牛黄丸加减。如张右案，“秋邪八日，痰热交阻，蒙蔽灵窍，神志半明半昧，脉小数，舌强言謇，肤表无汗，肢或抽搐，风欲动矣”，方选蒿芩清胆汤合涤痰汤加减以清营透热、化痰开窍，“另安宫牛黄丸一粒”开窍醒神。而徐右案，患者因温热邪毒内陷心包，“温邪十余日，阴液大伤，神志昏昧，舌强言謇，摇头摸胸，齿垢苔黑，舌本干红，喉有痰鸣，大便两日未解，脉小数，势将痉厥”，简斋先生以“安宫牛黄丸两丸”开窍醒神，并以二甲复脉汤育阴潜阳。

（3）养阴生津：热盛津伤宜“养阴生津”，简斋先生方选《温病条辨》复脉汤化裁；暑温阴虚仍伴有内热者，选用清暑益气汤、清骨散加减；而温病津伤，邪伏阴分则“以青蒿鳖甲煎以领邪外出”。如李右案，“少阴温病，气液两伤，口干喉燥且痛，腰胁引痛，脉小数，舌前露底，腹胀，大便数解不出，治再养阴生津”，方选复脉汤加减。暑温病，阴虚内热“两投和养托化之剂，微热渐平，气阴未复，知饥思食，大便间解，脉小数，左微弦，治仍原法”，以清暑益气汤、清骨散加减“和养托化”，即益气养阴生津，托举化生正气。在陶童案中，“温病十余日，邪少虚多，夜间热亢，不烦，口干，昨中午曾觉形寒，脉小数，舌上光薄，邪伏阴分，欲从营而出气，当以青蒿鳖甲煎以领邪外出”。

3. 外感湿温当“宣”“清” 湿温是由湿热病邪引起的，初起以身热不扬、身重肢倦、胸闷脘痞等为主要表现的急性外感热病。由于湿热合邪为患，苦温祛湿则易助热，苦寒清热则易伤阳，故湿温为病，病势缠绵，治疗棘手。但其治法不外分清湿热轻重、病位上下，注重分解湿热，湿祛热孤则病易消解。简斋先生针对当年盛行的湿温病证，灵活采用芳香宣化、苦辛芳香、苦辛宣降、宣清导浊、清营泄热等法，从其医案中可管窥一斑。

（1）芳香宣化：简斋先生对邪遏卫气，表现为恶寒少汗、身热不扬、头重如裹、身重肢倦者，治以芳香清散、宣透湿热，主方用藿朴夏苓汤加减；如湿遏卫阳，日渐化热，无恶寒，但口渴，小便黄者，可用葱豉汤、三仁汤芳香疏化；身重体倦，并见关节肌肉酸痛，可配合羌活胜湿汤、柴葛解肌汤；邪遏卫表，兼见里热，则以葛根芩连汤解表清里，透热转气。如吴左案，湿温病湿热遏表，可见“寒热，头痛，身楚，汗时热退，汗止复热”，但“汗不及下，胸脘烦闷，渴饮不多，口秽味苦，舌苔灰黏，频作嗳噫，大便逐解，溲色不清，脉沉弦而数”。简斋先生认为其为“有形食滞、无形湿热纠结不化”，治拟芳香宣化、健脾和胃，方选葛根芩连汤合藿朴夏苓汤加减。

（2）苦辛芳香：苦辛芳香法是简斋先生治疗湿温病湿热在里、湿重热轻一类病证的治法，主方三仁汤加减。方中苦杏仁宣利上焦肺气，气行则湿化；白蔻仁芳香化湿，行气宽中，畅中焦之脾气；薏苡仁甘淡性寒，渗湿利水而健脾，使湿热从下焦而去。并且，简斋先生常配合藿香、佩兰芳香行气，荷叶、荷梗清暑醒脾。如严左案，由于“湿浊在里熏蒸，治以苦辛芳香法”，方选三仁汤加减。李右案，“湿温症，温去湿留，绵热虽解，胸闷未舒，口甜气秽，便结溺短，议芳淡主治”，即治拟芳香淡化、健脾和中，方选三仁汤加减，配合紫苏梗、法半夏、赤苓、桔梗、陈皮络、鲜佩兰宣畅气机、健脾化湿。特别是佩兰用鲜品则芳香之气较浓，有醒脾开胃、化湿祛浊之效，又无过于辛香燥烈之弊，江南诸医较为重视花叶鲜品药材的应用，时令之品用其清香芬芳，是轻法取其气治疗疾病的代表。

（3）苦辛宣降：苦辛宣降为辛味药与苦味药合用，常用于调和寒热、开通气机及消痞除满。这种用药配伍开创于张仲景，后世医家发展用于温病治疗。清代叶天士认为此法能解除“陈腐郁热”，简斋先生运用苦辛宣降之法，结合了叶天士加减栀子豉汤方与吴鞠通之三仁汤。如张右案，“温病似疟十六日，暮晚微寒，胸痞身楚，汗泄较前已透，入晚烧热烦渴，脉弦数，苔水黄，以苦辛宣降主治”，即以辛开苦降、调气化湿，方选栀子豉汤合三仁汤加减。而在湿温病，湿热中阻案中，患者外感湿温之邪，病程缠绵，邪正交争，正虚邪实，由于湿温结于中焦，交蒸日久，耗气伤津，“气阴固虚，湿热尤盛”，湿热互结，脾胃气机失常，简斋先生治以辛开苦降、燥湿清热，方选连朴饮加减。

（4）宣清导浊：对于湿热并重，湿热困于中焦，可用苦辛通降，宣清导浊，分消湿热，甘露消毒丹加减。而对湿热伴有积滞，如邹左案（见图 3-10），乃湿温病湿热并重，“治以宣清导浊为法”，简斋先生选用甘露消毒丹加减宣清导浊、分消湿热。简斋先生宣清导浊法的用药特点有：

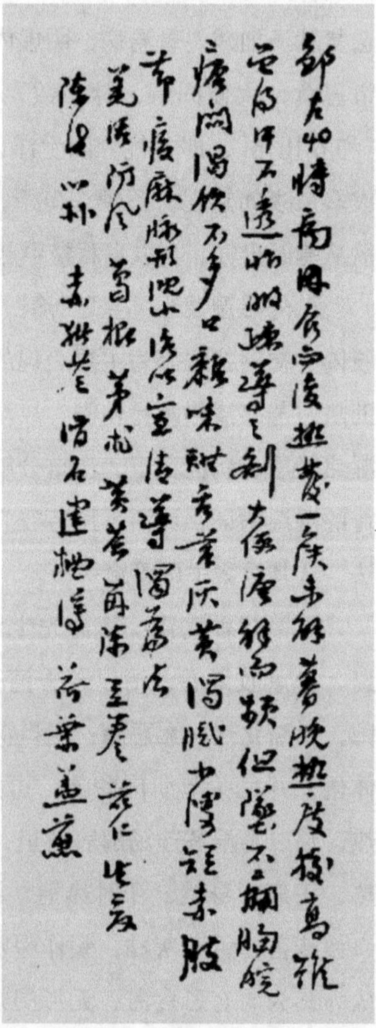

图 3–10

①宣散胜湿善用风药，理论源自《内经》，风者，五行属木，湿者，五行属土，木能克土，而风药在本案中选用羌活、防风、葛根类，味薄气轻，轻扬发散，其性苦温、味香，辛温可升阳，苦温能燥湿，辛香可醒脾，以达胜湿之功。②苦温燥湿与淡渗利湿以及清利湿热共用治疗湿温证中湿热并重，方中常以苍术、厚朴苦温燥湿，以豆卷、薏苡仁淡渗利湿，以茵陈、黄芩、赤苓、滑石清利湿热，三者合用，清热于湿中，渗湿于热下，使湿化热清，气机畅利，诸症自除。③治湿中巧妙加入猪苓、泽泻等利小便之品，正如唐代王焘所说"治湿不利小便，非其治也"，是祛除湿邪快捷、迅速有效的方法之一。④在清燥渗利湿热方中常加荷叶盖煎，取其升发清阳，进一步增强升清导浊之效。

（5）清营泄热：清营泄热用于气分湿热郁结，日久不解，化燥伤阴，深入营血，可出现动风、动血等证候，如湿温病热入营阴，"治以清营泄热"，方选青蒿鳖甲汤加减。青蒿鳖甲汤出自《温病条辨》，具有养阴透热之功，简斋先生常选青蒿、鳖甲、银柴胡以清退虚热，银柴胡兼以清热凉血，并配合桑叶、连翘清宣疏化、透热转气，赤芍配赤茯苓加强清热利湿通淋之功，使湿热从小便解。

（二）内伤杂病治分五脏，"疏""和""托""导"建中为先

简斋先生在治疗内伤杂病时，"疏""和""托""导"是其最为常用的治疗之法。由于脾胃为后天之本，气血生化之源，而多种病变产物如痰饮水湿无不与中焦脾胃相关，故在治疗五脏疾病中，特别注意"建中为先"。

1. 疏　外感之证用"疏"，意在疏散卫表之邪，透邪于外；而内伤杂病用"疏"，意在疏通、舒展，舒畅气机，疏泄肝郁气滞，肝阳上亢，肝风入络。

（1）疏和条畅：肝主疏泄，调畅气机，并能疏土助运，调节情志活动。如肝气郁结，气机升降失调，肝木乘土，则脾胃失和，可见胃脘痞满胀痛，以及呕吐、腹痛、黄疸、胁痛、积聚、鼓胀，简斋先生最善于使用疏肝理气的柴胡疏肝散加减，另有四逆散、逍遥散，以及自拟和畅疏化方（主要药物有旋覆花、法半夏、紫苏梗、桔梗、秦归尾、赤茯苓、茯神、生甘草、橘皮、橘络、白芍、须麦芽、桑寄生、白蒺藜）。而肝失疏泄，气滞夹痰，情志活动失于调节，可见郁证、癫证等，简斋先生配合行气化痰，如在前方基础上合用涤痰汤、肝着汤、半夏厚朴汤等疏和条畅、行气化痰。

（2）疏肝潜阳：肝气失于条达，郁久化火，肝火炎上，可见头痛、眩晕、中风（中经络）、颤证等病证，简斋先生常以天麻汤、天麻钩藤饮、半夏白术天麻汤等疏

肝潜阳。如陈右案，患者为肝肾不足、肝阳偏亢的头痛，方选天麻钩藤饮、四物汤加减，“拟疏肝之用，柔肝之体”，使肝阳平和，气机条畅。在头痛、眩晕病案中，多处可见简斋先生使用《审视瑶函》天麻汤加减，原方由天麻、菊花、川芎、当归身、羌活、白芍、甘草组成，主治郁邪蒸逼入目，具有清肝明目功效，简斋先生常在原方基础上加白蒺藜、蛤壳、桑叶、桑络、赤芍等清肝泻火之品。

（3）疏和通络：疏和通络主要用于外感风湿邪气或肝风内动，导致气血运行失畅，络脉失和，而见痹证、头痛、中风等病证。疏和乃疏泄外风，疏化内风，通络即调节气血津液运行。简斋先生常以蠲痹汤、羌活胜湿汤等加减疏和通络。常用羌活、秦艽、防风祛风；有寒者加附子、桂枝；湿气偏胜者加防已、萆薢、薏苡仁；痛在上者，用桑枝、羌活、荆芥；痛在下者，加独活、牛膝等；通络常配合桃仁、当归、白芍养血活血、通络止痛，且妙在善用黄芪补气行血，气通则血活，血活则风散，寓“治风先治血，血行风自灭”之意。如风寒湿痹案中，“风湿乘虚侵于血络，络痹不通，左臂酸疼，筋络如束，牵及胸项，间及前胸后背，脉沉小，拟疏和通络”，以蠲痹汤、双合汤合方加减以疏风散寒、除湿通络、化痰行瘀。中风（中经络）案中，“痰浊内蕴，血燥生风”“治以疏和通络”，方选羌活胜湿汤、半夏白术天麻汤加减。

2. 和　和是通过和解或调和作用以消除病邪的一种治疗方法。而简斋先生在内伤杂病用“和”，主要有和中健脾法、温和化气法。

（1）和中健脾：由于脾为后天之本，气血生化之源，简斋先生在外感内伤疾病治疗中注意顾护脾胃之气，二陈汤、参苓白术散、小建中汤、补中益气汤最为常用。在水肿病一案中，患者脾虚“气贫血弱”，简斋先生立其治则“补益之法建中为先”，这既是该案水肿病的治疗原则，亦是其治疗多种疾病的常用法则。如葛右案（见图3-11），以小建中汤温中补虚，二陈汤

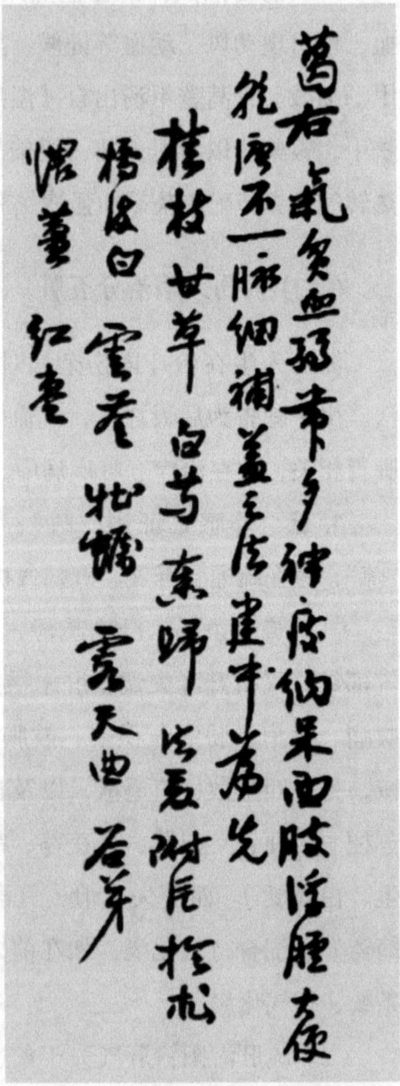

图 3–11

燥湿健脾，辨治因脾肾不足，中虚下陷，肾虚不固，见腹部坠胀、小便频数、淋沥不尽、纳差、脉小等症状的淋证。简斋先生制方用药常从东垣“升降浮沉”之道，宗《灵枢·口问》“中气不足，溲便为之变”原则，以补中益气汤为主方加减。

（2）温和化气：水液在人体内正常运行需要多个脏腑功能正常，并相互协调，特别是脾主运化水湿、肾主水功能在水液运行中起着重要的作用。如脾肾阳虚，则水液不得蒸腾气化，饮留胃肠，聚为痰饮，行于皮下则为水肿。简斋先生的温和化气法即采用苓桂术甘汤、附子粳米汤、吴茱萸汤加减温运脾阳、行气利水，或以真武汤温肾阳化水饮，以消除痰饮水湿。如痰饮病的脾肾阳虚案，“治以温和化气”，方选苓桂术甘汤合半夏干姜散加减。如患者“脾肾阳虚，湿浊不化，晨起面浮”“拟鼓荡阳气，驱逐阴邪”，选用小温中丸合苓桂术甘汤加减温阳化气、健脾利水。而患者因“妊娠中虚气弱，面身浮肿”，恐其逐水伤及胎儿，故“拟附子粳米汤加味建中平逆”、健脾化湿以消水肿。

3. 托　在《邹云翔手录孤本张简斋医案》中，简斋先生常用“托”法，“托”即为补益，托扶正气的方法，其常用方法归纳有和养托化、温和托化、托化气血、益肾托化。

（1）和养托化：和养托化即以和润之药养阴补虚，托扶正气。如简斋先生治疗“劳倦中虚，二维交病”的内伤阴虚发热，用清骨散滋阴清热，以“和养托化”；而对气阴两虚之证，则常用沙参麦冬汤、生脉散、保真汤、参芪地黄汤益气养阴、和养托化。如“脾肺肾气阴俱虚”之虚劳病证，以沙参麦冬汤“和养托化”。沈左案，因“下虚受风由咳而喘，经服和养托化之剂，喘平咳减。……拟守原意”，治拟生脉散养阴生津，配合杏苏散化痰止咳。

（2）温和托化：温和托化即以温补之剂益气温阳、托扶正气，方选桂枝附子汤、四神丸加减。如寒凝气滞的腹痛一案中，“寒袭少阴，偏右少腹拘急而痛，痛时撞动，脉沉弦小，拟温和托化”，简斋先生以桂枝附子汤加减温化阴寒凝滞，缓急止痛。吴左案，“脾肾两阳不足，气失蒸化”，简斋先生提出“治当温和托化”，即温肾助阳、健脾和中、化湿止泻，方选四神丸、苓桂术甘汤加减。

（3）托化气血：托化气血即益气养血、托扶正气，方选当归补血汤、四物汤、黄芪桂枝五物汤、黄芪四物汤加减。如对痹证（血虚受风）案，简斋先生“拟益气补血，托化外风”，即用益气补血、滋养肝肾、祛风和络之法，方选黄芪四物汤合独活寄生汤加减。在气血两虚的虚劳案中，因“产后无形之气有形之血两虚”故成虚劳，“治以托化”。简斋先生选当归补血汤和桂枝汤加减补血和血、调和营卫，

“延防入损”。

（4）益肾托化：益肾托化即补益肾气之法以扶正固本，但在不同疾病，补肾的方法各有特点。痹证、腰痛、中风（中经络）等病证，简斋先生常以独活寄生汤补益肝肾，祛风湿，强筋骨；消渴病肾阴不足者选六味地黄丸、参芪地黄汤、五子衍宗丸加减益肾养阴，肾阳亏虚者则用金匮肾气丸温肾助阳；虚劳病“命火肾阴俱感不足”，用真人还少丹温补脾肾；遗精之人肾虚不固，则用真人还少丹、六味地黄丸、三才封髓丹补肾固精。

4. 导 “导”，即通导，导下浊阴，包括了通便及利水，具体有导化湿热、宣导湿水、导浊通便之法。

（1）导化湿热：即运用清利化湿之品，使湿热之邪下行，从小便而走。简斋先生导化湿热、泄浊退黄治疗黄疸常用茵陈五苓散、升清导浊汤加减；导化湿热、利尿通淋治疗水肿、淋证常用滋肾丸、越婢汤、越婢加术汤、五淋散加减。如刘左案（见图 3-12），黄疸“脾虚湿热过重，胆汁不能排泄，面身俱黄”，简斋先生“急则治其标，拟升清导浊汤加味”，清热利湿，泄浊退黄。升清导浊汤是简斋先生自拟方，方中茵陈清热利湿退黄，豆卷清热利湿，防己利水消肿，滑石清热利湿泄浊，蚕砂利湿化浊、和血通经，加五苓散利水渗湿、温阳化气，使水湿之邪从小便去。而其将生、熟大黄同用，生大黄添泻火利湿退黄之功，熟大黄增活血化瘀之力。诸药合奏清热利湿、泄浊退黄之效。

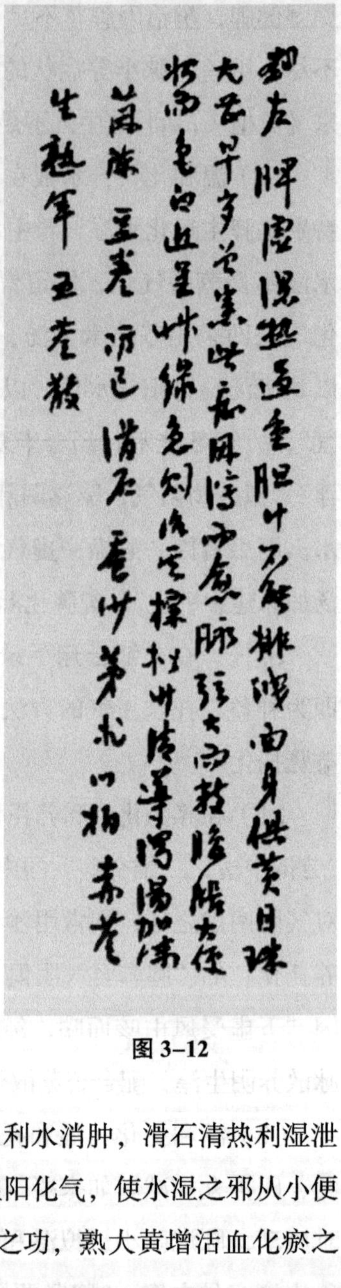

图 3-12

（2）宣导湿水：即运用温阳化气之品，使水饮、寒湿之邪下行，从小便而出。简斋先生常以温宣阳气，导化湿水治疗水湿痰饮，伴见呕吐常用小半夏汤、苓桂术甘汤加减。如张左案，湿水内停而见呕吐，因“湿水在中，治以宣导”，方选小半夏汤合五苓散加减温阳利水、和胃止呕。而对阳虚寒湿、小便少者，宜温阳宣通、导化水湿，常用金匮肾气丸、五苓散加减。如沈君案，患者“脾肾阳虚，寒湿留着，腹部胀坠，二便皆少”，治以金匮肾气丸、五苓散加减宣导湿水。

（3）导浊通便：即运用通腑泄浊、通导大便之法，使胃肠燥热、湿浊之邪从大便而出。简斋先生方选半夏厚朴汤、瓜蒌薤白半夏汤行气通腑，通幽汤润肠通便。察其医案中最妙之处在于先生不仅运用通幽汤润肠通便治疗便秘，且运用通因通用之法治疗痢疾。如唐左案，休息痢两年之久，阴虚血瘀，“拟通幽导浊为治”，即治以养阴活血、润肠通便，方选通幽汤、宣清导浊汤加减。通幽汤出自李东垣《脾胃论》，功用润肠通塞，主治胃肠燥热，阴液损伤，通降失司，幽门不通，噎塞，气不得上下，大便难。唐左案患者既有“痢次已减”之痢疾，又有“数日始一更衣”之便秘，异病同治，通幽大法既选择李东垣治血燥便秘之通幽汤，另又配合使用吴鞠通《温病条辨》的宣清导浊汤，兼以宣泄湿浊、通利二便，方中蚕砂、皂角化浊气以升清气，宣上窍以通下窍。

（三）妇人病变多在气血，“温”“调”“固”“养”平和冲任

简斋先生除擅长治疗内科病外，对妇科病也有较深的造诣。《邹云翔手录孤本张简斋医案》中涉及的625个医案中，有月经病56例，妊娠病15例，产后病17例，其他妇科杂病2例，涉及妇科疾病90例，占整个病案的15.85%。《灵枢·五音五味》说：“妇人之生，有余于气，不足于血，以其数脱血也。”妇人经、孕、产、乳均以血为用，使机体处于血常不足，气常相对有余的状态，气血失调是妇科疾病重要病机。由于冲为血海，十二经脉之海，能够调节十二经的气血；任主胞胎，为阴脉之海，故冲任失调可导致多种妇科病变。

1. 温　痛经、产后腹痛是妇科常见病，临床以行经前后或经期少腹及腰部疼痛，或产后腰腹疼痛为主证，主要机理为气血运行不畅。《景岳全书》曰：“经行腹痛，证有虚实。实者或因寒滞，或因血滞，或因气滞，或因热滞。虚者有因血虚，有因气虚……但实中有虚，虚中亦有实。”《傅青主女科》说：“妇人有冲任之脉，居于下焦。冲为血海，任主胞胎，为血室，均喜正气相通，最恶邪气相犯。经水由二经而外出，而寒湿满二经而内乱，两相争而作疼痛，邪愈盛而正气日衰。”简斋先生在治疗下焦冲任亏虚、寒湿阻滞的痛经、月经后期、产后腹痛病证中常常运用“温通”之法，即以温和助阳之品温经散寒、养血活血，最擅使用温经汤，其他常用方有胶艾四物汤、艾附暖宫丸加减。温经汤出自《金匮要略·妇人杂病脉证并治》，主治病证包括寒（冲任虚寒）、瘀（瘀血阻滞）、虚（气血不足）、热（瘀热虚热），且先生常常配以柴胡、川楝子疏肝理气、和络止痛，巴戟天、桑寄生温补肝肾、充养冲任。

2. 调　简斋先生治疗妇科疾病用“调”，主要包括疏和调经及调气和血。疏和调

经即疏肝理气、调理冲任，常用于痛经、闭经，常用方有柴胡疏肝散、逍遥散、四逆散、丹栀逍遥散加减。调气和血包含理气和络及补气养血。理气和络即疏肝理气、活血化瘀、调理冲任，常用于痛经、闭经、产后恶露不绝，以及异位妊娠，常用方有四物汤、桃仁四物汤、调经饮、保产无忧散加减。补气养血常用于气血不足之痛经、闭经、产后疾病，常用方有归脾汤、当归补血汤、黄芪建中汤、大建中汤等。

3. 固　固为巩固、牢固之意。包含固崩止漏及调中固胎。由于冲脉为“十二经之血海”，任脉主胞胎，气血亏虚，冲任不足，固摄无权，则月经漏下不尽，甚则崩漏，则治以补气摄血、固崩止漏，常用方有芎归胶艾汤、归脾汤、补中益气汤、圣愈汤、四乌鲗骨一藘茹丸加减。简斋先生运用叶氏温调奇经法，从奇经入手固崩止漏，以及运用《内经》四乌鲗骨一藘茹丸治疗崩漏冲任不固，值得我们认真学习揣摩。如彭右案（见图3-13），患者为崩漏（冲任不固），“奇经八脉不足，固摄无权，经事当净之年，去岁突然涌崩，继则缓漏不止”，简斋先生“拟以叶氏温调奇经法”，方选四物汤和四乌鲗骨一藘茹丸加减。四乌鲗骨一藘茹丸源自《内经》，是我国中医妇科最早的一张方剂，方用“乌鲗骨四，藘茹一，丸以雀卵，如小豆大，每服五丸，鲍鱼汤送下”。乌鲗即乌贼，补益肾脏之精血；藘茹即茜草，其性寒，既清热凉血，又生血通经。两药相配，既能行血通经，又能止血固经。叶天士说“奇经八脉是不拘于十二经”“督脉行于身后，带脉横束于腰，维跷一身之纲领”，根据对奇经生理功能的认识，提出辨治奇经的基本要求是“务在气血调和”，简斋先生“拟以叶氏温调奇经法”，即采用了奇经辨证的思路。

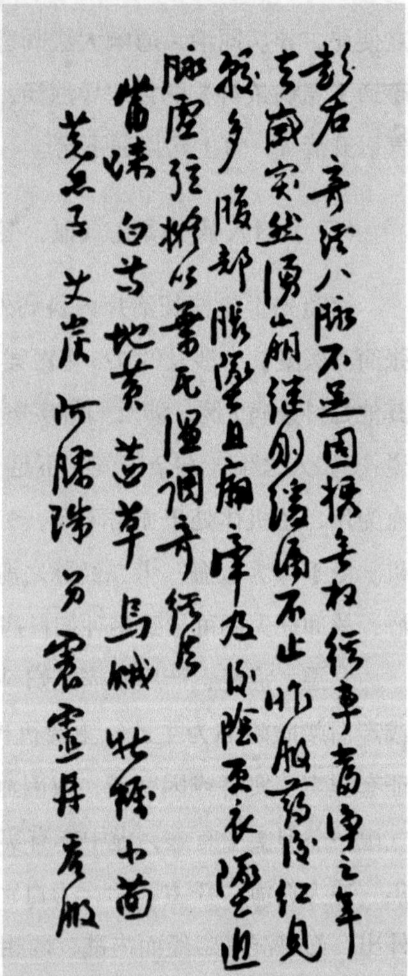
彭右　奇经八脉不足，固摄无权，经事当净之年，
去岁突然涌崩，继则缓漏不止，昨服药后红见
稍多，腰部胀坠且痛，牵及阴户，更衣坠迫，
脉虚弦，拟以叶氏温调奇经法
当归　白芍　地黄　茜草　乌贼　牡蛎　小茴
菟丝子　艾炭　阿胶珠　另震灵丹吞服

图 3-13

此外，调中固胎则是针对中气下陷，妊娠恶阻，胎漏之证。简斋先生提出“建中抑木、不伤下气”和“建中固下”治疗胎漏，是调中固胎法的体现。常用大建中汤、香砂六君子汤、二陈汤、补中益气汤、寿胎丸加减。

4. 养　养乃供给、保护之意，简斋先生治疗妇科疾病用“养”，即益气养血、调养冲任。常用于气血不足之痛经、闭经、产后疾病，方选归脾汤、当归补血汤、黄芪建中汤、大建中汤、小建中汤等加减。如江右案，患者六脉濡小，气贫血弱，气血不足，血海空虚，冲任不充，故月经量少，简斋先生治以建中益气以助生化之源，当归补血汤与小建中汤合方加减。张景岳云：“冲为五脏六腑之海，脏腑之血皆归冲脉。”由于气血之化，来源于水谷，水谷盛则血气亦盛，水谷衰则血气亦衰，而冲脉之血，由阳明水谷所化，气血充足，则冲脉血气旺盛。李右案，患者“病久冲任无权，气枯血竭”，肝血肾精无以化生，冲任失养，血海空虚则月经量少，冲任固摄无权则月经淋漓未止，简斋先生治拟养血柔肝、调补冲任，方选四乌鲗骨一藘茹丸、三甲复脉汤合龟鹿二仙胶加减。方中除了滋养阴血药物外，特别加入阿胶珠、鳖甲、二仙胶，用血肉有情之品填精补髓、调补冲任。

（四）结语

本文探讨了《邹云翔手录孤本张简斋医案》中简斋先生运用的主要中医治疗大法，分外感、内伤、妇科疾病类别进行阐述。此外，通过分析发现，简斋先生最常用的“疏”“和”之法，其贯穿外感、内伤全过程。“疏和”出现 66 次，约占治法的 15.17%；“疏化”出现 53 次，约占治法的 12.17%；“温和”出现 32 次，约占治法的 7.36%；“和养”出现 23 次，约占治法的 5.29%。“疏”“和”之法的根本就是使气血调和，邪祛正安，这也是简斋先生临证的基本思路。

[江苏中医药，2020，52（08）：1-6]

四、金陵名医张简斋特色用药撷菁

[摘要]　金陵名医张简斋先生博采众长，形成了自己独特的学术思想，是金陵医派的奠基人。《邹云翔手录孤本张简斋医案》记录简斋医案 625 篇，经过精心研读，发现简斋先生不仅治法选方思路清晰，在用药、煎服方法方面也独具特色。他擅长使用药对，配伍精当，药简力专；巧妙地将丸药、散剂包煎融入汤剂中，标本同治；用水先煎白茅根、芦根或者黍米、谷芽、麦芽等，再以药汁代水煎药，护胃增效；在服用中药煎剂的同时配合吞服丹膏，屡起沉疴。

[关键词]　张简斋　《邹云翔手录孤本张简斋医案》　治疗用药　民国　南京

张简斋先生是民国时期最具影响力的金陵医家，也是金陵医派的奠基人。他博采众长，灵活应用《内经》《伤寒论》《金匮要略》等经典理论，理、法、方、药丝丝入扣，对《温病条辨》等诸家学说研究透彻，形成了自己独特的学术思想。一代名医邹云翔教授曾手录张简斋医案 568 篇，经其女国医大师邹燕勤教授整理出版为《邹云翔手录孤本张简斋医案》一书。我们通过精读简斋先生病案，深感先生遣方之精妙，其医案字数不多，言简意赅，用药平和，君、臣、佐、使配伍灵活，注重气机升降。简斋先生擅长使用药对，配伍精当；煎药也别具一格，有丸散包入煎剂，有煎汤代水煎药，还有丹剂、膏剂另服等多剂型给药。通过药物配伍及其特色煎煮减轻药物的毒副作用，提高临床疗效，值得我们借鉴学习。现将简斋先生特色用药经验总结如下，以飨同道。

（一）擅用药对，配伍精当

在简斋先生的医案处方中可见许多配伍精当的药对，如：何左案（见图 3-14），肺肾阴虚之咳嗽，治拟柔养疏化，处方中包含了旋覆花配蛤壳、紫苏梗配桔梗、赤芍配白芍、苦杏仁配桃仁、桃仁配薏苡仁、半夏配麦冬、沙参配半夏、茯苓配茯神、川贝母配浙贝母等药对，共奏补肺益肾清肝、降气化痰止咳之效。药对配伍精当，药简力专，制短展长，相生相长。以下选取 8 组简斋先生临床最常用的药对略作分析。

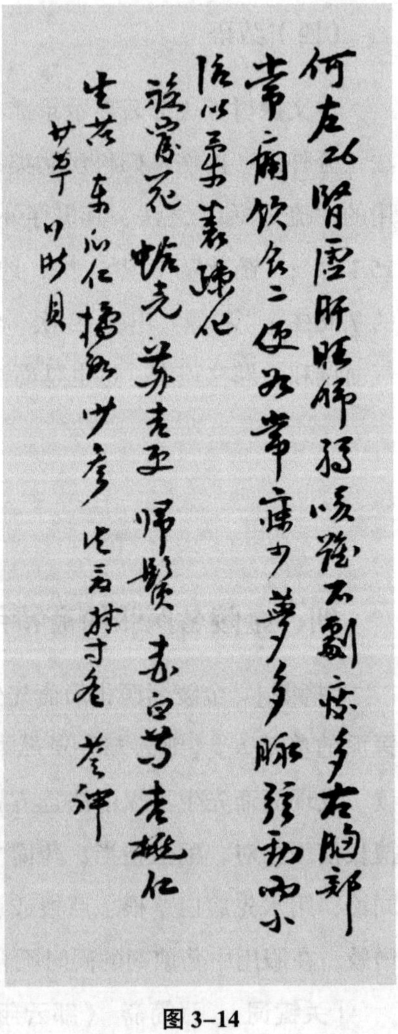

图 3–14

1. 羌活配防风　羌活辛、苦，温，能祛风除湿、宣痹通络，可祛外风，也善治伏风，以祛上半身筋骨间的风寒湿邪为佳。王好古云："羌活气雄，治足太阳风湿相搏，头痛，肢节痛……乃却乱反正之主君药也。"防风为"风药中润剂"，可平息内风，还具有升清燥湿之功。两药相伍，共祛一身内外之风邪，且防风能增强羌活解表和祛风通络的作用。羌活、防风是简斋先生临证常用药对，与不同方药配伍可治疗多种病症，充分发挥其疏风解表、通络胜湿之功。如：配柴胡、枳壳和解少阳，疏解气机，用于虚体伤风之发热、感冒；配桑枝、桑寄生疏化通络，用于风湿阻络之痹证；代替麻黄以开通玄府、淡渗利湿，用于风水相搏之水肿；佐升麻、柴胡以醒脾化湿、升阳助运，用于脾肾阳微之泄泻；合四物汤用于血虚肝旺之眩晕、头痛、癫证；合导痰汤用于风痰痹阻之痫证、胸痹。

2. 麦冬拌法半夏　半夏辛温燥烈，燥湿健脾，和胃化痰降逆；麦冬甘苦微寒，质地清润，入肺胃两经，滋养肺胃之阴，兼清虚火。半夏虽燥，但拌麦冬则燥性减而降逆之性存，独取其善降肺胃虚逆之气；麦冬虽润拌半夏则使麦冬滋而不腻，补而不滞。两者相配以甘缓辛，以燥制润，寒温并用，相互佐制，减轻副作用而提高疗效。如费伯雄《医方论》所言："半夏之性，用入温燥药中则燥，用入清润药中则下气化痰，胃气开通，逆火自降。"简斋先生医案中常以半夏、麦冬与多种药物相配，治疗不同证型的肺系疾病。如：配沙参、玉竹清润阴液，用于肺胃阴虚之音哑；配白芍、甘草以甘平濡润之品养肝柔肝，治疗肝旺肺弱之咯血；配茯苓、茯神健脾化痰，培土生金，治疗肺肾不足，经治疗咳止后体虚未复，肌瘦纳少。简斋先生临床常用二陈汤调理杂病，在民国时期有"老二陈"之称，并常以麦冬配入二陈汤可燥湿化痰、理气和中而不伤阴。

3. 淡干姜拌北五味子　五味子酸收，可敛肺气而滋肾水，生津收汗，涩精止遗；干姜辛散温通，逐寒邪而发表温经，燥脾湿而止呕消痰。以淡干姜拌五味子，一收一散，一开一阖，互制其短，而展其长，两者相配散寒蠲饮而无温燥之弊。简斋先生治咳嗽、咳喘等均会使用干姜配五味子，并配伍他药。如：肺肾气虚、寒饮内停证伍以桂枝汤、苓桂术甘汤温肺化饮，使肺气得以内守，寒邪得以散发，饮邪得以温化；肺肾阴虚证伍以沙参麦冬汤敛肺滋肾，有金水相生之妙。邹润安曰："《伤寒论》中，凡遇咳者，总加五味子、干姜，义甚深奥，经云'脾气散精，上归于肺'，是故咳虽肺病，而起源实主于脾，惟脾家所散上归之精不清，则肺家通调水道之令不肃……干姜温脾肺，是止咳之来路，来路清则咳之源绝矣；五味子使肺气下归于肾，是治咳之来路，来路清则咳肃降矣。"可见简斋先生临证用药宗仲景之法，据古而不泥古。

4. 蛤粉拌阿胶　蛤粉为蛤蜊等贝壳经煅制粉碎后的粉末，可清肺热、滋肾燥、降痰清火、止咳定喘，用于治疗咳嗽、胸痛、咯血等。与药物同制可祛除药物的腥味，增强疗效，称为"蛤粉炒"，主要用于烫制阿胶。《本经逢原》记有蛤粉"炒阿胶、鳔胶用之，以其味咸能发滞性也"。阿胶为马科动物驴的皮经煎煮、浓缩制成的固体胶，具有补血滋阴、润燥止血的作用，主治血虚萎黄、肺燥咳嗽、劳嗽咯血等。蛤粉拌阿胶可降低阿胶的黏滞性，制约其滋腻助湿之痹，发挥其有效作用。两药合用，补肺体而润肺阴，纳气补血止血而润燥，简斋先生配以赤芍、白芍治疗肝旺肺弱之咯血；配以白芍、沙参治疗阴液未复、络脉失养之咯血；配以六味地黄丸治疗肺肾不足之咯血。

此外，简斋先生还灵活运用蛤粉拌青黛以清肝泻肺、化痰止咳，治疗肝旺肺弱之咯血；蛤粉拌地黄（炭）以养阴清热、凉血止血，治疗气滞血瘀，屡愈屡发之咯血；桃仁拌阿胶以祛瘀生新、养血和血，治疗经闭、小腹胀疼拒按；蒲黄炭拌阿胶以活血化瘀、调经止血，治疗气阴大虚之崩漏。

5. 白檀香 / 木香拌丹参　檀香是一种具有浓郁香味的木料，白檀香是檀香的一种，以“皮洁而色白”者为最优，含挥发油，气味芳香，具有调畅情志、镇静安神、疏肝和胃、宽胸理气、散寒止痛等功效，《本草备要》云其“调脾胃，利胸膈，为理气要药”。木香为菊科植物木香的干燥根，《本经逢原》认为：“木香气香味厚，不独沉而下降，盖能理胃以下气滞，乃三焦气分之药，兼入肺、脾、肝三经，能升降诸气。”丹参专走血分，祛瘀生新，养血活血，明代李时珍云：“盖丹参能破宿血，补新血，安生胎，落死胎，止崩中带下，调经脉。”故前人有“一味丹参散，功同四物汤”之说。白檀香 / 木香拌丹参是简斋先生治疗气滞血瘀导致腹痛、胁痛、痛经等症常用的气血双润之代表药对，取“丹参饮”之意，活血祛瘀、行气止痛，效如桴鼓。两者相配，一气一血，气血双调，可引檀香 / 木香入血以行血中之滞，助丹参祛瘀生新，达气行则血行之目的。

6. 吴茱萸拌川楝子　吴茱萸味辛，性善下行而温肝肾、暖胞宫，有良好的止痛作用；川楝子味苦性寒，疏肝解郁，行气止痛。吴茱萸与川楝子二者均入肝胃经，但性味相反，拌制后可反佐用药，更好地引药入肝胃经。《叶天士晚年方案真本》言“医用吴萸、川楝，苦辛温佐苦寒降泄不安”，可用于少腹瘕聚，痛甚带下。简斋先生在肝胃寒凝气滞所致的腹痛、胃脘痛、痛经、闭经等痛证中使用吴茱萸拌川楝子，与白檀香 / 木香拌丹参用于气滞血瘀所致的疼痛病症不同，可见先生辨证用药之精妙。临证配伍：于下虚寒湿之痛经，配伍二陈汤以理气化湿；于冲任虚寒之产后腹痛，配伍小茴香、当归以温经活血；于肝郁阴虚之胃脘痛，配伍白芍、生地黄以养血柔肝。

7. 天麻配池菊　天麻入肝经，平肝息风力强，张元素认为其“治风虚眩晕头痛”，《本草汇言》谓其“主头风，头痛，头晕虚旋，癫痫强痉，四肢挛急，语言不顺，一切中风，风痰”。池菊又名滁菊，主要产自安徽省滁州市，为道地药材，名列“中国四大药菊”之首菊。《本草经疏》云：“菊花专制风木，故为去风之要药。”天麻、池菊为简斋先生临证常用药对，与《审视瑶函》天麻汤、桑丹杞菊丸方义相似，均有散风清热、平肝明目之意，用以治疗肝阳上亢导致的头痛、眩晕、中风等证。简斋先生在运用天麻、池菊的同时常根据兼夹证候加减，如：肝血亏虚者，加入当归、白芍、生地黄以养血柔肝；瘀血阻络者，加入桃仁、川芎、红花以活血化瘀；肝肾亏虚者，加入女贞子、穞豆衣以补益肝肾，等等。

8. 银柴胡配鳖甲　银柴胡甘苦微寒，直入阴分，清热凉血，善退虚热而无苦泄之痹，《本草正义》云其“退热而不苦泄，理阴而不升腾，固虚热之良药”。鳖甲咸寒，既能滋阴潜阳，又可引药直入阴分以清虚热。二药源于清虚热之代表方清骨散，简斋先生每遇外感发热、内伤发热、产后发热、虚体感冒等证属阴虚者，必以两药相须相长，增强清退虚热的效果。对于阴虚伤风者，配伍柴胡枳桔汤、桂枝汤养阴疏风，和解表里；对于阴虚余邪未清者，配伍清络饮、沙参麦冬汤清养托化，滋阴清热；对于伏邪伤营者，配伍归脾汤、加减复脉汤调和气血，养阴生津。

（二）丸散包煎，标本同治

简斋先生为民国大医，擅长诊治疑难杂病，病变涉及多个脏腑，本虚标实，为了标本兼顾，又不致组方过于庞杂，先生巧妙地将丸药、散剂包煎融入汤剂中。汤剂发挥药效迅速，用于治疗标实；丸、散发挥作用缓慢，用于治疗本虚，培元治本。丸散剂与汤剂同煎，既能发挥汤药之所长，也能发挥丸散药缓而图治之长，两者相辅相成，标本同治。李东垣指出：“大抵汤者，荡也，去大病用之；散者散也，去急病用之；丸者缓也，不能速去之，其用药之舒缓，而治之意也。”如：衡左案（见图 3-15），疝气，肝脾不和证，简斋先生针对患者宿疝复发的病机运用了柴胡疏肝散、疝气汤两张名方，又精准地加用了五苓散、橘核丸、戊己丸包煎，使全方共奏疏肝通络、理气清利、补益肝肾之功。

简斋先生常用的丸、散成药有：补益肺、肝、肾类的七味都气丸、二至丸、金匮肾气丸、六味地黄丸、全鹿丸；和胃健脾、疏肝理气类的戊己丸、小温中丸、橘核丸、逍遥丸、越鞠丸、五苓散；清热利湿类的碧玉散、二妙丸、滋肾丸、清暑益气散、黛蛤散、当归拈痛丸、指迷茯苓丸等。以下择其一二述之。

1. 七味都气丸　原方载于清代张璐所著《张氏医通》：“都丸，治肾气不固，咳嗽滑精。”即六味地黄丸加五味子，具有补肾敛肺之效，简斋先生多用于治疗肺肾两虚之咳喘及鼻渊等。如在治疗肺肾两虚之咳嗽时，常以金沸草散合止嗽散加减肃降肺气、清肺止咳化痰治标，另用七味都气丸包煎补肾纳气治本，使金水相生，肺肾同治。

2. 戊己丸　脾胃按五行划分属土，而天干地支当中，戊己即是属土，故戊己丸意指治疗中焦脾胃病证的丸药。戊己丸出自《太平惠民和剂局方》，由黄连、吴茱萸、白芍组成，具有泻肝火、和脾胃之功。简斋先生认为此方寒温并用，苦辛宣化，使少阳得和，肝火得泄，脾胃复健，三味药达泄肝和胃、降逆止呕之功，故以一方入煎药，而起多效。简斋先生每每在治疗疝气、胃脘痛、呕吐、泄泻、鼓胀、妊娠恶阻、产后中风等肝胃不和之证的中药汤剂中都加入了戊己丸包煎。

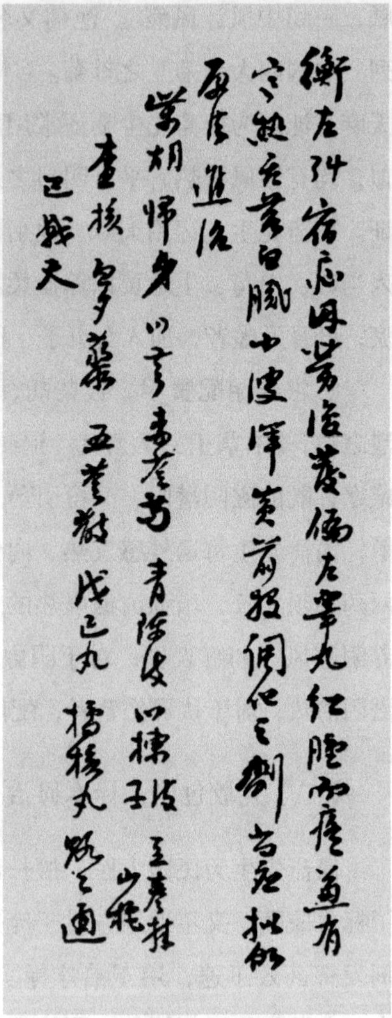

图 3–15

3. 全鹿丸　出自《古今医统》，功能补血气，益精髓，壮筋骨。简斋先生擅用此丸治诸虚百损，五劳七伤，疗肾阳衰败诸症。然此丸价格昂贵，非平常人家可得，陈修园《时方歌括》曰：“此方冠冕堂皇，富贵之家，无不喜好。……高年瘦弱，用此早晚两服以代点心，不无补益耳。”全鹿丸为补益肾元的代表丸剂，邹云翔教授受简斋先生影响，在治疗肾劳、肾虚、老年人多脏器气血阴阳不足时，常在汤剂中加入全鹿丸包煎。

4. 滋肾丸　出自《兰室秘藏》，主治“不渴而小便闭，热在下焦血分也”。清代李用粹《证治汇补》云：“治湿不宜热、不宜寒，风胜湿，燥胜湿，淡渗湿，三者尽之。”滋肾丸由黄柏、知母、肉桂组成，功用滋肾清热、化气通关。知母、黄柏清利湿热；肉桂潜阳以降肾火，且引诸药下行。故医案中简斋先生巧用滋肾丸入煎剂以清下焦湿热，引火归元，多用于喘证、消渴、淋证、遗精、尿浊、痹证等肾阳亏虚兼夹湿热下注之证。

5. 指迷茯苓丸　出自明代王肯堂《证治准绳》，以半夏、茯苓、枳壳研末，芒硝化水，加上姜汁糊丸，功能燥湿和中、化痰通络。简斋先生在治疗痰浊风湿合病之痹证医案中以宣痹汤清热利湿、宣通经络，指迷茯苓丸包入煎剂燥湿和中、化痰通络。煎剂、丸药辛苦通阳，分而论治，足见其构思精巧。

（三）煎汁煨药，护胃增效

“煎汁煨药”之法常出现在简斋先生医案处方之末尾，如“另黍米、小麦、谷芽、糯稻根须、小红枣煎汁煨药”“另芦根、白茅根煎汁煨药”“用牡蛎、鳖甲、石决明煎水煨药”“荷叶盖煎”等。“煎汁煨药”即用水先煎黍米、小麦、谷芽或者芦根、白茅根等，再以煎煮出来的药汁代替水煨煮其余药物。这一煎煮特色在简斋先生医案中运用较多，总结其“煎汁煨药”的运用有以下几个目的：①五谷之品先煎，可养护胃气，用于久病或脾胃虚弱者；②需轻药重投之品先煎，取药汁后方便煎煮其他药物；③质重坚硬、有效成分不易析出的介贝、矿石类药物先煎，有助于有效成分的析出；④具有药引作用的荷叶盖煎，可引导全方直达病所。

1. 五谷为养，顾护胃气　简斋先生医案中常用黍米、粳米、小麦、谷芽、穞豆等五谷先煎取汁再熬药。黍米指黄小米或玉米，有和中开胃之功；粳米健脾益气，养阴生津；小麦养心除烦，补虚养气；谷芽开胃快脾，下气和中；穞豆即黑豆之细者，可补肝肾，暖肠胃。《黄帝内经》云：“五谷为养，五果为助，五畜为益，五菜为充”“五脏者，皆禀气于胃，胃者五脏之本也。”可知谷物是人们赖以生存的根本，而胃气之强弱决定病情之预后转归。故简斋先生临证时刻不忘顾护脾胃，凡遇久病或素体虚弱、产后病者，常以五谷杂粮先煎，其用意为：一则和中固本，健壮脾胃，以助生化之源，鼓舞正气驱邪外出；二则调和诸药，以防养阴滋腻、腥臊秽浊之品碍胃；三则替换小建中汤之饴糖，避免饴糖甘味太过，又不失味甘建中之意。

2. 质轻量大，轻药重投　简斋先生医案中常用的轻药重投之品有白茅根、芦根、藕节、冬瓜皮、赤豆衣、扁豆衣等，因其质轻量大，故将其先煎取汁，后再煎煮他药。

白茅根味甘，性凉，具有清肺益胃、凉血止血作用。清代张锡纯《医学衷中参西录》云茅根“最善透发脏腑郁热，托痘疹之毒外出；又善利小便淋涩作疼、因热小便短少、腹胀身肿；又能入肺清热以宁嗽定喘”。芦根甘寒，归肺、胃经，功能清热泻火、生津止渴、除烦止呕、利尿，可用于热病烦渴、胃热呕哕、肺热咳嗽、热淋涩痛等症。白茅根、芦根鲜品清热养阴生津之效较干品更佳，简斋先生喜用鲜品治疗发热、湿温等病证，用量大至 60 ～ 200g，故先煎取汁以煨他药，既可提高临床疗效，又能避免药物体积过大无法煎煮其他药物。《本草汇言》云藕节“味苦涩，气平，无毒”，具有止血、化瘀之功，用于各种血证。简斋先生用藕节与白茅根先煎，以清金平木，治疗肝旺肺弱之咯血。冬瓜皮味甘淡、平，性微寒，入脾、肺二经，可止渴、消痰、利水消肿；赤豆衣、扁豆衣质轻而散，善走肌表，祛除腠理之风气水邪。如叶左案（见图 3-16），简斋先生将冬瓜皮、赤豆衣、扁豆衣三者合用治疗风水合病之面浮身肿。

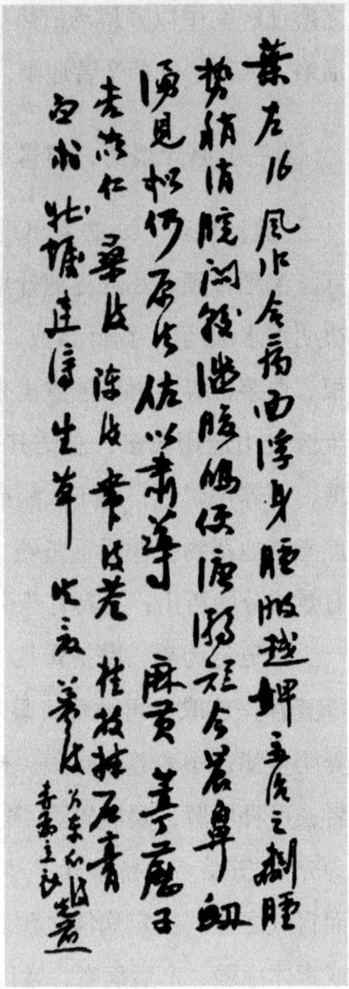

图 3-16

3. 质重坚硬，重镇收摄　简斋先生医案中在使用牡蛎、龙骨、鳖甲、龙齿、石决明、伏龙肝等质重坚硬之品时也常先煎。牡蛎咸寒，善于平肝潜阳，更长于收敛固涩；龙骨甘涩，镇惊安神，固精止血；龙齿、石决明涩凉，镇惊安神，除烦热，平肝潜阳，均可用于治疗失眠、眩晕等病证。如《金匮要略·血痹虚劳病脉证并治》云：“男子失精，女子梦交，桂枝龙骨牡蛎汤主之。”牡蛎、龙骨、龙齿、鳖甲及石决明等介类药物味咸且重，性多偏寒，有效成分难以析出，故简斋先生将其先煎 30 ～ 45min，待有效成分充分溶解后再纳入他药，可减轻其咸寒之性，加强重镇潜阳之功。伏龙肝又称灶心黄土，取之于土而用之于土（脾），又久经火炼，秉承温热之性，温而不燥。因伏龙肝之土性，与其余药物混煎则易使汤液混浊，导致无法服用，先煎静置后取其上部清汁煎煮他药，则可得其温中、健脾、收摄之功以止血，而不致药液混浊。简斋先生以伏龙肝煎水煨药治疗脾肾二阳不足之便血。

4. 荷叶盖煎，升阳化湿　简斋先生在外感发热、湿温、泄泻、便血等医案中用“荷叶盖煎”。“荷叶盖煎”是指将荷叶当成“锅盖”覆盖在其他药物上面煎煮，但其作用远胜于“锅盖”。荷叶入脾胃经，具有清热解暑、升发清阳、凉血止血的作用。简斋先生认为将荷叶盖煎可以升清阳而清里热，助脾健运而化水湿，取其轻清之气，解暑热、化湿浊、止泄泻；可作为引经药，引他药入脾胃经；作为“锅盖”覆盖，还可防止药汁煮沸后溢出。另荷叶的清香可醒脾开胃，解除其他药物的异味，如同日常生活中常用荷叶包鸡、糯米、排骨等以开胃解腻。

（四）珍贵丹膏，屡起沉疴

简斋先生医案中除精妙的组方外，还常另以丹剂、膏剂配合服用，治疗疑难杂症、危急重症及久病体虚者。常用丹膏有：具有温补下元、镇纳浮阳的黑锡丹；治疗久咳、音嗄、咯血的沉珀琼玉膏（见图 3-17）；用于痰热扰心之癫证的白金丸；具有清热镇惊、解毒作用的万应锭；专治瘟疫、疟痢、烂喉痧、斑疹伤寒、时毒痈疽等症的七液丹；治脏腑阳虚，寒湿内阻之泄泻、腹痛、呕吐的来复丹等。但因这些珍贵的丹剂、膏剂中有的需用到名贵稀有的药材，有的需以新鲜草药加工，有的需特殊炮制，部分现今已将失传，临床也较少使用，值得进一步研究并传承、发展。

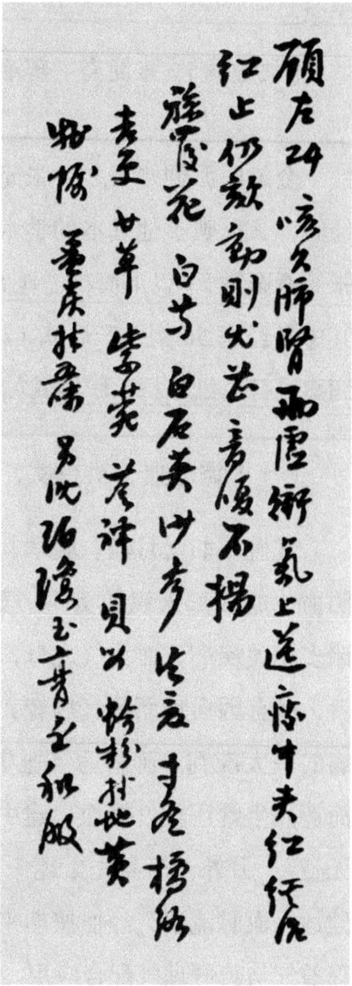

图 3-17

（五）结语

本文通过研读《邹云翔手录孤本张简斋医案》，探讨了张简斋先生的临证特色用药。简斋先生擅用药对，甚至在一方之中同时使用数种药对，时而协同增效，时而反佐相制，足见其技巧之娴熟；喜用丸散剂入汤剂包煎，汤剂起效迅速而祛标实，丸散缓而图治以固本；巧用“煎汁煨药”可以起到护胃增效的作用；使用珍贵丹、膏剂治疗久病体虚、疑难重症。这些特色用药的经验值得我们在临床实践中学习，反复揣摩。

［江苏中医药，2020，52（09）：69-73］

五、金陵名医张简斋辨治妇科疾病特点探析

［摘要］ 本文介绍了张简斋辨治妇科疾病特点：调气血，辨虚实，消补兼施；益肝肾，固冲任，调补奇经；安五脏，分寒热，兼顾表里。张简斋特别重视气血辨证，并兼顾寒热、表里、虚实、脏腑等方面；治疗擅长调补奇经，刚柔相济，以轻

去实。

[关键词] 张简斋 辨治特点 妇科疾病 《邹云翔手录孤本张简斋医案》

金陵医派创始人之一张简斋先生留下的临床医案，既蕴集了他丰富的临床用药经验，又反映了他基本的学术思想。国医大师邹燕勤教授编撰的《邹云翔手录孤本张简斋医案》（以下简称《医案》，中国书店，2017年版）中，共有妇科疾病90例，其中月经病56例，产后病17例，妊娠病15例，妇科杂病2例。现对此90例妇科病案进行总结分析，归纳其妇科疾病辨治特点。

（一）调气血，辨虚实，消补兼施

气血是妇女月经、胎孕、哺乳之物质基础，妇人一生经、孕、胎、产无不消耗阴血，故而妇人以血为本。妇人血虚，冲任不足，可导致经、孕、胎、产、乳等诸多相关疾病。血为气之母，气为血之帅，因此在妇科疾病中常有因气病而致血病者，或有因血病而致气病者，以致气血并病，故简斋先生以调气血作为治疗妇科疾病的一大准则。脾胃为气血生化之源，故调气血实为调脾胃。对于气虚血弱之证，简斋先生常用益气摄血、建中益气等治法，认为“温和助气，以资生化，徒云补血无益”。另外，简斋先生还十分重视肝之疏泄对气血生化的影响。肝气舒畅则助脾健运，血脉流通，经血按期来潮，反之则可引起多种妇科病变，因此在临证中常健脾益气与疏肝理气配合应用。

简斋先生在治疗心脾两虚闭经案中直言“女子经闭三阅月……书云：二阳之病发心脾，则女子不月，当再从中主治”“今遵此旨，用调和心脾之剂，不可妄加攻伐”，以益经汤合归脾汤加减，疏肝调气解郁与健脾养血相结合，刚柔相济。治妊娠恶阻之申右案，患者“中虚肝旺”，简斋先生治拟“建中抑木，不伤下气”，以大建中汤合左金丸加减，温补中焦脾胃之气，疏肝和胃以降逆止呕；宁右案，“妊娠恶阻……治以和化”，以谷神汤合左金丸加减，清肝和胃、降逆止呕；沈右案，“似系妊娠恶阻，兼因胃中湿浊过多使然”，以戊己丸合温胆汤加减，疏肝理脾、清热和胃、降逆止呕；产后乳痛之俞右案，简斋先生以四逆散加减；产后积聚之戴右案，简斋先生“治以和化”，以柴胡疏肝散合健固汤加减。因此，简斋先生调气血常以健脾助运而生血，疏和气机而助气。

简斋先生调气血除了健脾胃中焦，疏肝理气外，常以虚实为纲，遵从“虚则补之，实则泻之”之古训，消补兼施而兼顾虚实，在其组方中常可见到活血解郁之消法与补气养血益肾之补法相配伍，同时以疏和之法辅助，三法复方组合。

简斋先生治月经延期有虚实之分，谢女案因“寒邪束痹，蒸化力弱，经乃过时”，辨为虚证，治当“温经化气”，以胶艾四物汤加二陈汤温经补血，理气助运；而叶右案“系寒邪，拟痹在下”，辨为实证，治以“苦辛宣化”，而“不伤下气”，以柴胡疏肝散合二陈汤加减，疏肝理气配合养血柔肝，补肝体而助肝用，气血兼顾。

治月经量少，江右案（图 3-18）因“六脉濡小，气贫血弱”，辨为虚证，治以“建中益气”，以当归补血汤合小建中汤加减，益气生血而无活血通经之品；童右案则因“血虚寒凝”，辨为实证，“治以温通和营”，故以胶艾汤合柴胡疏肝散，温补冲任阴血，疏通肝经气滞，且治疗后“经行已三日”，又因“风湿在营”而见“色黑量少，腰酸腹胀，头眩”“治再疏化和营调经”，以逍遥散合越鞠丸加减，和营调经、养血运脾、调畅气机。

治闭经亦有虚实之分，如王右案是因“六脉沉弦而小，里气不宣可知”“服疏和之剂尚平”“唯病久根深，不易速效，拟丸剂缓图”，虚实夹杂而以实为主，故以柴胡疏肝散合桃红四物汤加减，理气解郁、养血活血，方中虽有活血祛瘀之品，但用药平和而不峻猛，并在理气活血药中配伍养阴补血之品，实为消补兼施，虚实兼顾；而胡女案“系气贫血弱，蒸化不及，与实证闭经迥异，当以益气生血为法”，以里虚为主，故以归芪建中汤益气生血，调中助运，配以二陈汤健脾和胃、理气助运，辅以巴戟天、桑寄生温补冲任，以使血海充盈。

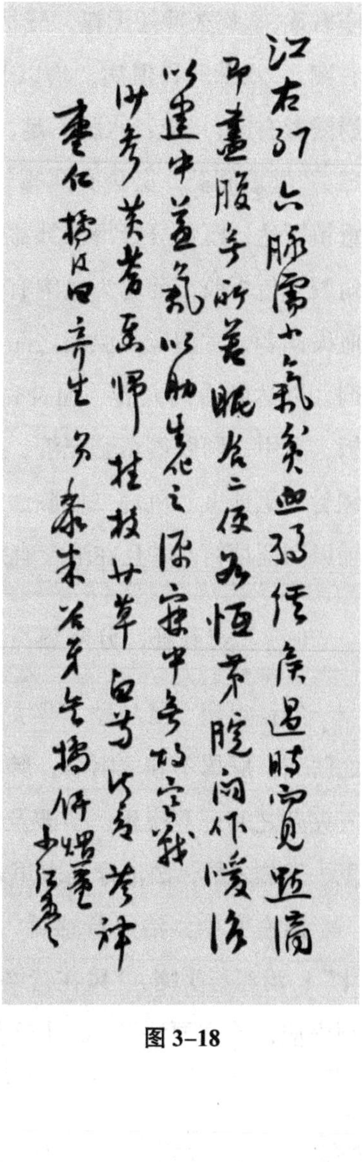

图 3-18

在治疗妊娠腹痛时，简斋先生仍以虚实为纲，如“气血不和”之吴右案，“当归芍药散主治”，以当归芍药散合逍遥散加减，疏肝养血、理气止痛，方中当归、川芎合用，取其活血调肝之效，正如《素问·六元正纪大论》所言：“有故无殒，亦无殒也”；而气血不足之许右案，“腹痛下坠，头昏脉沉小”，是为气血不足之证，治以胶艾四物汤加黄芪、桑寄生，补气养血、益肾安胎。

以气血为本、虚实为纲是简斋先生辨治妇科疾病一大特色。

（二）益肝肾，固冲任，调补奇经

奇经八脉中冲、任、督三脉同起于胞中，一源而三歧，冲为血海，任主胞胎，督主生殖，三者共受带脉约束，诸脉各司其职，则经调体健；若四者有损，则血海不能按时满盈，易产生经、带、胎、产等相关疾病。叶天士认为“奇经八脉隶属肝肾”，提出“论妇科，须究奇经”的理论，并根据《素问·阴阳应象大论》“形不足者，温之以气；精不足者，补之以味”的理论，多用血肉有情之品滋补肝肾、调补奇经。对于虚损性妇科疾病，简斋先生私淑叶天上，采用温润通补或清润固摄之法调补奇经，处方用药多用补益肝肾及血肉有情之品。

简斋医案中多处提及冲任奇经，以示病机，进而论及治法方药，如治月经不调李右案，“病久冲任无权，气枯血竭……用《内经》四乌鲗骨一藘茹法”；治闭经王右案，“八脉肝胃俱病，治以兼顾”；治崩漏吴右案，“气阴大虚，奇经不固”；治崩漏彭右案，“奇经八脉不足，固摄无权……拟以叶氏温调奇经法”。《叶天士医案》曰：“滋填阴药，必佐介属重镇。”故佐用血肉有情之品以填精，介类以固摄潜阳、重镇下达，既使肝肾得以补益，又助所补之精秘而不泄。鳖甲滋阴，牡蛎潜阳，鹿角胶、龟板胶二药均为血肉有情之品，补肾益髓以生阴阳精血。对于奇经阳虚，气血失调者，常用辛甘温润之品如桑寄生、巴戟天等，并配以调补肝肾之剂或辛温通剂，以达到血肉充养、通补奇经的目的；对于下焦阴亏、奇经不固之证，常用龟板、鳖甲、阿胶等填髓充液，并配以甘凉之品柔润清补，固实奇经。处方常用四乌鲗骨一藘茹丸、龟鹿二仙胶、鳖甲、牡蛎等药调补冲任奇经，或辅以疏肝理气，或辅以固涩填精，并且在治疗有效时仍循前法巩固疗效。

（三）安五脏，分寒热，兼顾表里

妇科疾病，虽与经、孕、胎、产等相关，但亦兼夹外感内伤之寒热，肝郁脾虚之胁痛，肝胃不和之呕痞，肺燥津伤之咳嗽，肺失宣肃之咳喘浮肿，风、寒、湿三气夹杂之痛证等疾患，多涉及肝、心、脾、肺、肾诸脏及胃、肠、胆诸腑。其有表里、寒热之异，故治疗当表里兼顾、温寒清热。

赵右案中，治经行感冒，“下虚血弱……近因新感，荣卫不和”，当“治先和化”；治经行头痛，“风在营络，经事数行，行先偏右头痛，连及胁腹……服疏和之剂尚应，治守原法”。而对于虚证夹有表证者，遵从标本缓急、先表后里或表里同治的原则，常用桂枝汤调和营卫，九味羌活汤疏风和络，四物汤养阴补血，表里兼治。如治陈右案之咳嗽，“产前肺气已弱，产后营血亦虚，稍感即咳”，虽然稍感即咳，似有表证，但气血俱虚，正气不足，无以抗邪，故应以扶正为主，兼以祛邪，方用黄芪建中汤合苏子降气汤加减以补肺健脾，降逆止咳。

殷女案治“寒湿凝痹”之闭经，“前受疏和之方四帖，天癸已见，诸病较减……腹仍膜胀，面黄，大便常难……治仍温化，因势利导”，因寒湿导致气血凝滞，搏于冲任，胞脉不畅，血行迟滞，脾虚失健则腹胀面黄，方用温经汤温经散寒，柴胡疏肝散疏肝健脾，枳术丸消补兼施；另唐女案治经漏，“脘次常闷，乳房见肿……治当温和化气”，因经漏兼肝气郁结，横逆犯胃则“脘次常闷”，气滞则痰凝，冲脉失调，乳房见肿，肝气郁结，则经事漏下，方用清肝解郁汤加减以清肝解郁，活血散结，是为调经与消肿并治。脾虚则寒，肝郁则热，故在治疗中针对不同脏腑病机而治则方药各不相同，临证当需辨别。

尹右案治肺失宣肃之子肿，“孕已八阅月，足肿个月未消，由下而上，复加郁勃，气从上逆，闷呛气喘，不能平卧，痰不易出，苔白黏，溺短少，既防见凑，且虑伤胎”，方选旋覆花散以宣降肺气，利水平喘，先治其标，后治其本。文中所说“既防见凑，且虑伤胎”，即《黄帝内经》所言“邪之所凑，其气必虚”之义，既要防止因妊娠而下焦气血不足导致水湿之邪内犯下传，又要注意用药必须谨慎，中病即止，以防伤胎。可见简斋先生遣方用药之深思熟虑，体现出辨病与辨证相结合、脏腑辨证与八纲辨证相结合的辨治特色。

（四）总结

综上所述，简斋先生辨治妇科疾病特点可概括为：调气血，辨虚实，消补兼施；益肝肾，固冲任，调补奇经；安五脏，分寒热，兼顾表里。简斋先生特别重视气血辨证，兼顾寒热、表里、虚实、脏腑等方面，治疗擅长调补奇经，刚柔相济，以轻去实，非常值得后学者师法。

[南京中医药大学学报，2021，37（5）：775-777]

六、金陵名医张简斋辨治肺系疾病特点探析

[摘要] 本文介绍民国名医张简斋先生治疗肺系疾病辨治特点，选取咳嗽、喘

哮、肺痨三种疾病作为代表分别论述。关于咳嗽，张简斋常用的治法有辛宣疏化、清肃平逆、健脾化痰、益气托化等；关于喘哮，首辨虚实新久，治疗以宣肃及摄纳为主；关于肺痨，重视辨病体与本虚之异同，治疗则以和养为主，重视脏腑之间的传变关系及气血阴阳的亏损。张简斋治疗肺系疾病，灵活运用托化、和养、清肃、疏化、辛宣、育阴潜阳等多种治法，用药轻灵，不伤正气。

[关键词] 张简斋　金陵医派　肺系疾病　《邹云翔手录孤本张简斋医案》

张简斋（1880—1950），生于安徽，长于南京，是金陵医派奠基人，民国期间曾有“南张北施”之说，“南张”即指张简斋。简斋先生擅治内科以及妇儿等诸多疑难病症，他吸收了孟河医派的特色，并形成自己独特的理法方药体系。国医大师邹燕勤教授将其父亲当年手抄珍藏的625例简斋先生晚年在南京行医时留下的医案整理为《邹云翔手录孤本张简斋医案》（以下简称《医案》，中国书店，2017年版）并出版发行，共记载了张简斋肺系疾病医案95例，内含咳嗽病69例，喘病13例，哮病5例，肺痨6例，肺痈及肺痿各1例。本文总结其肺系疾病辨治特点如下。

（一）咳嗽

《医案》中肺系疾病以咳嗽最多，关于病因，简斋先生在《医案》中多有说明，如外感咳嗽或因“浴后受风”，或“因风为咳”，或“值此秋燥清肃之令失司”等，内伤咳嗽或因“痰浊滞胃，风邪犯肺，气失宣降”，或“肺弱肝旺，冲逆为咳”，或“阳虚体质，夙咳新作”，或“肺肾不足，肝失承制，气逆为咳”等，据此可将张氏所治咳嗽分为外感、内伤两大类。经过整理，外感咳嗽中有风寒袭肺证13例，风燥袭肺证7例；内伤咳嗽中有痰湿（热）咳嗽证7例，肝气犯肺证10例，肺阴亏虚证4例，肺脾两虚证2例，肺肾两虚证12例，肺脾肾虚证2例，气阴两虚证9例，肺虚留饮证2例，湿热伤阴证1例。这些病证常常虚实夹杂，简斋先生以脏腑辨证为主，重视肺、脾、肝、肾之间的关系，注重疾病的传变规律，将各种治法融会贯通。

1. 辛宣疏化以宣肃肺气　《景岳全书·咳嗽》提到：“外感之嗽，必因风寒。”简斋先生在曾女案中提出“内因恙气，外因伏风，气失疏和”，也在盛左案中提到“因风为病，肺络不和”，故认为外感咳嗽多以风为先导，其中风邪挟寒者居多，外邪犯肺或肺气本虚，复感外邪后，最易导致肺的气机失常，常以宣发和肃降失调为表现，上不能宣通、输布津液，下则肝气不降、腑气不通、肾气不纳。简斋先生治疗中除了虚实、寒热辨证外，尤其重视肺的气机宣降，疏法贯穿始终，《医案》中常运用辛宣开肺及疏化外邪的治法。辛宣者，以辛散药宣通肺气，如黄右案，“体寒痰重，因风为咳，自服黏腻抑降之品（枇杷膏），风邪遂无外出之路”，治以辛宣开肺，方用金沸草散疏化外邪；素体痰重，加之枇杷膏之黏腻，故配以二陈汤燥湿化痰。疏化者，即宣通疏解外邪，如张女案，“寒水久咳，前服金沸草散咳减，仍呛无痰，治再疏化”，方以射干麻黄汤加减宣肺散寒，开达气机。

咳嗽病中，因病证复杂，常有宣肃法、疏化法和其他多个治法的配合使用，如程君案，“风燥袭肺为咳，半月未已，头昏流涕，喉燥无痰，脉弦数，治以清宣并用”，虽然只是简单的风燥咳嗽，简斋先生就使用了清、宣两法，以新加三拗汤宣肺解表，以桑杏汤辛凉润燥。若遇体虚外感咳嗽，则予以宣和托化之法，如何君案中患者“中虚湿盛，因风为咳，神疲肢软，食欲不香，鼻流浊涕，治以宣和托化”，以三拗汤宣肺散寒，二陈汤燥湿化痰，沙参、麦冬清养肺胃之阴，糯米、红枣健脾养胃，这也是简斋先生多方面了解患者病情，将多种治法灵活贯通的体现。

常用方有止嗽散、三拗汤、金沸草散、杏苏散、苏子降气汤、六安煎等；常用药有麻黄、杏仁、桂枝、金沸草、荆芥穗、羌活、防风、紫菀、款冬花、桔梗、桑络、橘络、苏梗、枇杷叶等。

2. 清肃平逆以疏畅肝气 《丁甘仁医案》谓：“肺体属金，譬若悬钟，鸣声在钟，撞钟在木。”若情志抑郁，肝气郁结，木失调达或肝气升发太过，则木反侮金而出现木火刑金之证。简斋先生在《医案》中常用清肃平逆，柔养疏化之法治之，常选黛蛤散、沙参麦冬汤加减化裁。如张左“肝旺肺弱”案，症见“咳吐红痰，左胁微痛，鼻干，头眩目花，脉弦”，简斋先生“治以柔养疏化”，方中以杏仁、桔梗升降同调，以复肺气宣发肃降之职，橘络、合欢花理气化痰通络，桃仁、赤芍、白芍疏肝养血柔肝，地黄、沙参、麦冬养阴润肺柔肝，简斋先生遇木火刑金之咳嗽咯血，无一用寒凉止血收敛药，常以此类疏理气血药物，应肝性之条达、肺气之肃降，调畅肝肺气机。

常用方有黛蛤散、金沸草散、沙参麦冬汤、一贯煎等；常用药有金沸草、蛤壳、白芍、沙参、麦冬、贝母、桔梗、橘络、生地、当归等。

3. 健脾化痰以培土生金 何梦瑶言：“饮食入胃，脾为运行其精英之气，虽曰周布诸脏，实先上输于肺，肺先受其益，是为脾土生肺金，肺受脾之益，则气愈旺，化水下降，泽及百脉。”故脾虚则易肺气不足，卫外不固，肺之宣肃失司，导致肺脾两虚之咳嗽。另外，若脾不能运化水谷而聚湿成痰，则上贮于肺而易成痰湿咳嗽，故有脾为生痰之源、肺为贮痰之器之说。在《医案》中，常见虚实夹杂之咳嗽病证。简斋先生在治疗中极为重视护养脾胃之气，谓人以胃气为本，胃以通和为贵。和，即和养法。和养者，调和阴阳，补养气血，在肺系疾病中常常与其他治法配合使用，如和养摄纳、和养肃化、和养托化、和养导化等。和法具体有两个方面：一则甘温煦养，益气建中；一则健脾化湿，理气和中。前者如肺脾两虚之咳嗽以黄芪建中汤温中健脾，肺脾气阴两虚之咳嗽伍以参苓白术散益气健脾养肺。如刘右案"春初咳嗽，继转肠胃病，他医诊治后俱已痊愈，秋后咳呛又起，黎明较甚，或牵腹疼，或引呕吐"，简斋先生点评"气贫血弱，脾肺两伤"，方中以黄芪建中汤补脾胃，生气血，温中缓急；又如朱左案"咳久，治经十愈其九，神疲便溏，肺脾肾气阴交虚"，以沙参、麦冬养阴润肺，山药、茯苓、白扁豆、薏苡仁健脾渗湿止泻，桔梗、杏仁宣肺止咳，肺脾同治。后者简斋先生常以二陈汤作为衬方加入方中，健脾化痰，理气和中，如在王右案中，患者"经前咳嗽，经净未已，晨起头眩，痰多"，以苏梗、杏仁、旋覆梗等苦温辛散、宣肺止咳，二陈汤健脾化痰、通和胃气，简斋先生言之"治以和化"，即温和散通，理中化痰之意。

常用方有二陈汤、小建中汤、参苓白术散、苓桂术甘汤、归脾汤、当归补血汤、参贝陈皮丸；常用药有黄芪、桂枝、白术、茯苓、茯神、半夏、陈皮、干姜、白芍、当归、甘草、红枣等。

4. 益气托化以补肾固本 《类证治裁》云："肺为气之主，肾为气之根，肺主出气，肾主纳气，阴阳相交，呼吸乃和。"肺肾同病之咳嗽常表现为肺阳虚衰、母病及子的肺肾阳虚证；燥邪伤阴或肾水不足导致的肺肾气阴两虚证；肺肾气虚，肺不主气，肾不纳气证。临床上常常虚实夹杂，兼有外邪，简斋先生提出托化的治法。托，即为托化正气。咳嗽病证中有疏和托化和和养托化之法。疏和托化针对肺肾不足兼有表邪者，如叶左案"浴后受风，初时嚏多，嗣即咳嗽，迄今未愈，晨昏较甚，腰背引痛，呼吸之际常觉喉痒，脉弦小滑"，简斋先生点评"外实而肺肾不足，治以疏和托化"。疏和，即疏泄表邪以和畅气机；托化，即以补益之法托邪外出。补肺，简斋先生喜用沙参；补肾，简斋先生喜用桑寄生，特别是肺肾同病者。以此两味配伍金沸草散加减，如画龙点睛之笔，内补体虚，外散表邪。和养托化法，所谓和养，即避免使用温热及大寒大凉之品，而是用药性平和之品以调补气血；托化，即扶正托邪外出。如周右案，"去岁失红之后，复因外风为咳，亦历数月之久，渐至寒热身楚，拟和养托化法"，简斋先生以黄芪、当归补气养血，沙参、石斛养阴润肺，地黄、天冬滋补肾水，所谓和养是也；鳖甲、银柴胡滋阴清虚热，托化外邪。

常用方有沙参麦冬汤、麦门冬汤、二甲复脉汤、七味都气丸、黑锡丹、金匮肾气丸、滋肾丸等；常用药有沙参、麦冬、玉竹、鳖甲、补骨脂、功劳叶、苏子、沉香、桑寄生、地黄、五味子、牡蛎、远志、胡桃肉等。

（二）喘哮

喘病的基本病机在于气机的升降出入失调，张景岳把喘病归纳为虚实两证。《临证指南医案》提出："在肺为实，在肾为虚。"哮病的病因病机，《证治汇·哮病》言："哮为痰喘之久而常发音，因内有壅塞之气，外有非时之感，膈有胶固之痰，三者相合，闭拒气道，搏击有声，发为哮病。"哮与喘相类，均为肺气升降不利。在简斋先生《医案》中，首辨虚实新久，实证或因"风咳失表，气管不宣，因之为喘"，或"病中患病，虚中夹实"，虚喘则为"肺肾不足，摄纳无权"。哮病或因"体寒痰重，咳哮宿痰，因寒又发"，或因"咳哮宿疾，历年已久，气阴交伤，稍感即发"。而治法据《丹溪心法》所言："当究其源，如感邪气则驱散之，气郁即调顺之，脾肾虚者温理之，又当于各类而求"，治病必明升降出入之道。简斋先生治疗喘哮以宣肃及摄纳为主，主张以恢复肺的气机升降和津液输布功能为主。风寒闭肺证"服宣达之剂当应"，方用华盖散合六安煎加减，宣肺化痰止咳平喘；虚喘则以和肃之法或和摄之法为主，肺虚为主者用和肃之法，补肺兼以肃降肺气，方用沙参麦冬汤合定喘汤或苓桂术甘汤，方中常配伍淡干姜、五味子温肺散寒化饮；肾虚为主者用和摄法，清降肺气，摄纳肾气，方用沙参麦冬汤或麦门冬汤，方中常配伍金匮肾气丸、黑锡丹、胡桃肉等补肾摄纳；寒痰伏肺之哮病以温肺散寒化痰为主，方用射干麻黄汤；上实下虚之哮病治以宣肃摄纳之法，以三拗汤合二陈汤宣肺降气，化痰止咳，沙参麦冬汤滋补肺肾之阴，七味都气丸、十大功劳叶、胡桃肉、牡蛎滋纳肾气；"咳哮宿疾，历年已久，气阴交伤，稍感即发"，以生脉散和养摄化，二陈汤健脾化痰再作加减，可作哮病缓解期之方。

常用方有华盖散、三拗汤、小青龙汤、苏子降气汤、苓桂术甘汤、射干麻黄汤、二陈汤、沙参麦冬汤、麦门冬汤、金匮肾气丸、黑锡丹。宣肃法常用麻黄、杏仁、苏子、桂枝、紫菀、桔梗、贝母、陈皮；摄纳法常用沙参、麦冬、牡蛎、建泽泻、淡干姜、五味子、远志、胡桃肉、十大功劳叶。

（三）肺痨

《丹溪心法》云：“痨瘵主乎阴虚。”宋元以前痨瘵的治疗遵从《黄帝内经》“劳者温之”之旨，一般采用温补法，至朱丹溪倡用甘寒养阴，至明《理虚元鉴》又提出“治虚有三本：肺、脾、肾是也”。简斋先生在肺痨的治疗中重视辨病体与本虚之异同，或“本质阴虚湿热为病”，或“产前咳嗽，产后未已”，或“气阴交伤”。治疗则以和养为主，即补虚培元，重视脏腑之间的传变关系及气血阴阳的亏损，既病防变，防止阴损及阳。气血亏虚者以黄芪鳖甲汤为主方；阴虚为主者以沙参麦冬汤、百合固金汤为主方；气阴两虚者以保真汤、参苓白术散加减。如吴女案中，“产前咳嗽，产后未已，过有月余，痰中带血，胁际引痛，时有蒸热”，方用黄芪鳖甲汤益气养阴退蒸热，伍以沙参、麦冬养阴润肺，二陈汤健脾化痰；又如顾左案，“本质不足，素患咳嗽，秋痰止后见红”，以沙参麦冬汤为主方滋阴养肺，配伍海蛤壳、紫菀、桔梗降气止咳化痰，简斋先生认为患病日久，子盗母气，见“脘膈按痛，便常燥结”，须防“入损可虞”，白芍、甘草、茯神健脾和中，缓急止痛，可见简斋先生极为重视脏腑之间的传变。

（四）总结

从上述所选的病案中可见，简斋先生在拟方中好用复方，灵活运用托化、和养、清肃、疏化、辛宣、育阴潜阳等治法，对于肺系疾病的治疗，简斋先生以辨证论治为核心，深得《黄帝内经》治本之原则，重视脏腑之间关系和升降出入之道，其处方用药配伍严谨，用药轻灵，不伤正气，颇得孟河医道和缓之妙。另外，简斋先生医案中还保存了“代水煎药”的煎药方法，常选用药食两用的平淡之品如黍米、谷芽、麦芽、粳米、小麦、红枣、荷叶等先煎取汁代水煎药，可顾护脾胃，增进脾胃对药物的吸收，体现了胃气为本的观念。

七、金陵名医张简斋辨治肾系疾病特点探析

［摘要］　本文以《邹云翔手录孤本张简斋医案》中水肿、淋证等病案为代表，分析张简斋辨治肾系疾病的特点。张简斋辨治水肿时，常用疏化发汗、导化利水、通阳化气等治法，在辨治淋证时，治肾常结合健脾、调肺，或补中益气，或疏化降逆，用药也常灵活配用丸散等成药包煎入汤。

［关键词］　张简斋　肾系病证　水肿　淋证　《邹云翔手录孤本张简斋医案》

张简斋（1880—1950 年）为民国时期南京著名中医，擅治外感内伤诸科杂病。他吸收了孟河医派的特色，在继承先人医学经验的基础上，形成独具特色的辨治经验。本文从《邹云翔手录孤本张简斋医案》（以下简称《医案》，中国书店，2017 年版）中，精选简斋先生诊治水肿、淋证等肾系疾病的医案，将其辨治肾系疾病的特点介绍如下。

（一）水肿

1. 疏化发汗，导化利水 《素问·汤液醪醴论》曰：“平治于权衡，去菀陈莝……开鬼门，洁净府。”《金匮要略·水气病》云：“诸有水者，腰以下肿，当利小便；腰以上肿，当发汗乃愈”。“开鬼门，洁净府”是水肿病的常见治法，简斋先生承袭经典，归纳为疏化、导化两大水肿治法。水肿风水证多与风邪外袭、肺失宣降、风遏水阻有关，当治以疏化，即疏风宣肺、发汗解表。在具体运用中，当区分偏寒偏热之不同，而分别施以辛温疏化或辛凉疏化。如胡童案中，患者因“风水合病”而“既肿且胀，气促神迷，欲卧，脉小”，简斋先生认为当“以小青龙汤以开鬼门”治之。患者“欲卧，脉小”，可知其为阴寒之证，故简斋先生治以辛温疏化。另外，简斋先生治疗水肿，在疏化同时，常结合导化之法，即洁净府，通利小便，善用五皮饮加减淡渗利湿。如叶左案中，同样是“风水合病”，该患者“面浮身肿，服越婢主治之剂，肿势稍消”，诊时其“溺短，今晨鼻衄涌见”，可知患者风水有化热之势，故治以辛凉疏化，导化利水，方选越婢汤合五皮饮加减。方中以麻黄、桂枝、杏仁宣降肺气、发汗解表、开泄腠理，配伍石膏清泻肺中之热，辛凉并制麻黄过汗；另以桑白皮、葶苈子清泻肺热；陈皮、茯苓、白术、泽泻、生姜皮、薏苡仁淡渗利湿、导化利水。

在药物的用法上，简斋先生也有其独特之处。其取冬瓜皮、赤豆衣、扁豆衣另煎，一来虑其药物皮轻量大，不方便煎煮；二来先煎取汁代水，再煎其他药物，可取增其利水消肿之功。在胡童案中，简斋先生选用了陈葫芦瓢煎水煨药。因葫芦瓢质轻体大，用其煎水煨药，既可加大用量，以增强其利尿消肿的作用，又可减少整个处方的体积。导化利水用药平和，并用质轻的皮类药物代水煨药，是简斋先生导化的特色方法。

疏化常用方：小青龙汤、华盖散、越婢汤；常用药：麻黄、桂枝、杏仁、细辛、干姜、五味子、杏仁、石膏、桑白皮、葶苈子、甘草等。导化常用方：五皮饮、牡蛎泽泻散；常用药：茯苓、白术、牡蛎、泽泻、猪苓、生姜皮、薏苡仁、车前子、冬瓜皮、赤豆衣、扁豆衣、葫芦瓢等。

2. 通阳化气，利水消肿 《温病条辨》曰："湿为阴邪，非温不解。"简斋先生在治疗水肿病时，常鼓荡阳气，通阳利水消肿。在丁左案中，患者"脾肾阳虚，湿浊不化，晨起面浮，脘闷，便溏色绿，苔白腻，脉濡小"，简斋先生治以"鼓荡阳气，驱逐阴邪"，方选苓桂术甘汤加减以温阳化气、利水消肿。若肾阳虚衰严重，苓桂术甘汤温阳之力可能不足，如俞先生案中，患者"脾肾阳虚，湿水弥漫，少腹胀痛，四肢软乏"，简斋先生仍治以"通阳化气"，但选用真武汤合五苓散加减。

常用方：苓桂术甘汤、五苓散、真武汤等；常用药：附子、桂枝、干姜、淡生姜、巴戟天等。

（二）淋证

1. 补中益气，调后天之本 《灵枢·口问》曰："中气不足，溲便为之变。"简斋先生对脏腑虚损、气贫血弱的患者提出"补益之法，建中为先"的观点，注重培补后天之本，强调治肾不忘健脾。脾不升清，则清浊不分；土不制水，肾蒸化失司，皆可发为淋。简斋先生对于脾气下陷者，则治以升托，以补中益气汤为主方进行加减。如胡右淋证案，患者因"小溲频数二十年之久"，简斋先生辨其当属劳淋，病机为"中虚气陷，肾不固摄"，故治"拟补中益气汤合五子衍宗复方主治"。张媪案中，患者"病经两月，遍治无效"，简斋先生认为病机乃"辛劳中虚，开阖失利"而成劳淋，故治拟补益脾肾，通阳化气，清热利湿。方选补中益气汤合金匮肾气丸、五苓散。

常用方：补中益气汤、五子衍宗丸、金匮肾气丸等；常用药：黄芪、党参、白术、茯苓、茯神、炙甘草等。

2. 疏化降逆，通利小便 肺主气，为水之上源，肺气升降失司，三焦气机不利，水道通行失畅，可出现喘促、咳逆、小便不利等症状。简斋先生对于肺气上逆、肾气不足的淋证，治以清肃降逆，常用金沸草散加减，主要有金沸草、荆芥穗、橘皮、法半夏、炒枳壳、桔梗、甘草、前胡、茯苓、白芍、细辛、淡干姜等药，具有疏风散寒，宣肃肺气的功效。如徐翁案中，患者"高年肺肾不足，肝木偏旺，湿热下迫，小溲滴沥，热而且频，间作咳逆"，简斋先生认为此为热淋，兼有咳逆，证属肺肾不足，湿热下注，治以疏化降逆，清利通淋，方以金沸草散合止嗽散疏化宣肺、降气祛痰，再合用六味地黄丸、滋肾丸入煎剂，滋阴补肾、清热通关，共达宣肺益肾、清热利湿、通利小便之效。

常用方：金沸草散、止嗽散等；常用药：金沸草、杏仁、橘络、紫菀、桔梗等。

（三）结语

本文精选《医案》中水肿、淋证等病案，以之为代表，分析简斋先生辨治肾系病证的特点。简斋先生辨治水肿时，常用疏化发汗、导化利水、通阳化气等治法，在辨治淋证时，治肾常结合健脾、调肺，或补中益气，或疏化降逆，用药也常灵活配用丸散等成药包煎入汤。

[南京中医药大学学报，2021，37（5）：769-770]

八、金陵名医张简斋辨治脾胃病医案精华介绍

[摘要] 张简斋先生是民国时期最具影响力的金陵医家流派的奠基人。本文通过分析《邹云翔手录孤本张简斋医案》中脾胃病的医案，归纳总结出其中医辨治的7个特点，另附典型病案2例。

[关键词] 张简斋 金陵医派 脾胃病 《邹云翔手录孤本张简斋医案》

张简斋为民国时南京“首席中医”。中医界当时有“南张北施”之说，即南方的张简斋，北方的施今墨，同时称为国手，二十世纪三四十年代医名盛极一时。脾胃病是临床常见疾病，在《邹云翔手录孤本张简斋医案》中记载的脾胃病证医案有66例，其中胃脘痛18例，痞满3例，呕吐4例，腹痛13例，泄泻9例，痢疾7例，便秘5例，吐酸2例，嗳气2例，噎膈1例，关格1例，腹胀1例。经过精心研读赏析，本文初步归纳总结金陵医派名家张简斋治疗脾胃病的辨证特点和治疗特色。

（一）肝郁中焦，治以疏化，宜辨兼证

肝脏在脾胃病的发生发展中具有重要作用，肝气不舒，肝胃两病，可以出现胃痛、呕吐、痞满。肝郁，腑气不通，可致腹痛、便秘。肝主疏泄，对津液具有输布调节作用。肝郁可致津液代谢阻滞，痰浊内生，又可见肝郁痰浊证的胃痛；中焦虚寒，中阳不振又可见肝郁中虚；肝郁脾阳不足，运化失常，又可见肝郁脾寒。以下分而论述。

1. 肝气不舒，治以条畅舒化法　肝主疏泄，肝气郁结，横犯中焦，出现胃痛、腹痛、呕吐、痞满、便秘等症。肝气不舒所致上述诸症，多在上述症状的同时，表现为胃脘、两胁作胀，嗳气为舒。简斋先生认为此病多由于“情怀悒郁，肝胃两病，气失通降所致”。如“禀性刚强，心境不适，肝胃两病，气失通降”可致“脘次胀闷作阻，多食尤甚”。“抑郁太过，肝胃两病”可致“腹部串痛，近则上移脘胁，胸次阻闷，嗳气方快，食欲不佳，经行缩时”。“抑郁太多，肝失条达，胃不和降”可以出现“腹胀呕恶，脘闷如结，嗳噫较快”之症。“贲郁日久”，又可出现“脐腹胀迫，六七日更衣不得主”。而在治疗上提出“条畅舒化、疏通、疏和、宣和疏化、涤畅疏化”之法。

常用方剂：四逆散、柴胡疏肝散、金铃子散、四七汤等方。并在疏肝的同时加入理气调胃、滋养肝阴、理气化痰之品。常用理气调胃药物有桔梗、紫苏梗、枳壳、青皮、陈皮、木香等；肝体阴而用阳，简斋先生在条畅舒化肝用的同时，注意滋养肝体，常用药物有当归、白芍、生地黄等品。兼痰浊者用陈皮、半夏、茯苓、茯神、甘草取二陈汤之意，理气化痰。兼有痰涎，胃痛大作者在用金铃子散止痛的同时加半夏、茯苓、紫苏叶、厚朴。肝火犯胃者加左金丸或戊己丸即黄连、吴茱萸、白芍之类。

2. 肝郁兼证，标本兼治　肝者，将军之官，主疏泄，调畅气机，调畅气血津液的代谢。肝脏与中焦脾胃关系密切，不仅仅表现于肝郁不舒，还见于多种肝郁合并症之中。如肝郁痰浊、肝郁中虚、肝郁脾寒等病机。如肝郁痰浊，蔡右案“肝胃两病，气失通降，食后脘次胀闷异常，胸膺或痛”的同时“兼咳，痰黏”，简斋先生提出“治以疏通”。药用“旋覆梗（包）、苏桔梗、法夏、苓神、枳壳、青陈皮、当归、白芍、大贝、刀豆壳、合欢皮、白蒺藜”。此方在用紫苏梗、桔梗、青皮、陈皮、白蒺藜理气疏郁同时，加入旋覆花散结，升而能降，降胃气以止呕、宣降肺气以化痰。而对于肝郁中虚，如夏右案“脘痛夙恙复发，连及偏右背胁，经用疏和之剂痛势虽缓，脘间未宽”，并有“嗳噫漫水，痛时形寒，腰酸腿冷，脉沉弦”，提出“病在肝胃，治当两调”，在使用四逆散合二陈汤疏肝理气的同时加入半夏桂枝汤振奋中焦阳气。而对于肝郁脾寒证，又提出“和阳化气法”。如连左案，患者“幼年即有胃病，后至西北服务自愈，近又举发，当脘作痛，痛不以时，感触较甚，饥时亦觉不舒，有时呕酸，左睾丸或坠，大便正常，解后有血，脉沉弦小。拟和阳化气法”，以柴胡桂枝干姜汤加减。药用“柴胡、桂枝、甘草、白芍、秦归、法夏、苓神、青陈皮、吴萸拌川楝、巴戟、牡蛎、六曲、姜炭”。

常用方剂：柴胡桂枝干姜汤、四逆散合半夏桂枝汤。常用药物：旋覆花、法半夏、紫苏梗、桔梗、赤茯苓、茯神、生甘草、橘皮、橘络、白芍、须麦芽、桑寄生、白蒺藜、柴胡、桂枝、秦当归、法半夏、青皮、陈皮、吴茱萸拌川楝子、巴戟天、牡蛎、六曲、姜炭。

（二）寒停中焦，治以温散

寒为阴邪，主收引凝滞，外寒客于中焦，可表现为胃痛、腹痛、泄泻。在简斋医案中，对于寒停中焦，分胃痛、腹痛、泄泻之不同，给予了不同散寒之法。如外寒侵袭之胃痛，表现为“乍凉发作，抚按较舒”，治以“通阳止痛”。而对于“冷食伤中，气失疏和”之腹痛，提出治以“宣和疏化”。对于“下虚受风，腹常雷鸣，鸣时不痛，痛时不鸣。止又增胀”，治以“温和疏化”。

常用方剂：枳实薤白桂枝汤、厚朴温中汤、吴茱萸汤、藿朴夏苓汤等。兼有气滞者加柴胡疏肝散；兼寒饮内停者加茯苓甘草汤、半夏干姜散温阳化饮；对于风寒外入，腹痛雷鸣作胀或泄泻者，在疏化的同时加入温散之品，如羌活、防风、桂枝，取其辛温发散，除外入风寒。

（三）中焦虚寒，治以建中化气

脾胃为后天之本，劳倦中虚或外感寒热虽平，中虚未复，中焦虚寒，中阳不振。影响到脾胃的运化功能，病人临床表现为胃痛、呕吐、腹痛、便秘等症。胃痛表现为胃痛隐隐，喜温喜按。呕恶者表现为呕吐涎水，食后腹胀。并同时由于脾胃为气血生化之源，中焦虚寒，化源匮乏，气血俱虚，并见心悸、面色无华、发热、口燥咽干等症状。如梁左案“六脉濡小，寒水留着，脘次胀痛漫酸”。贡右案“胃痛宿疾，近又举发，晨昏作痛，呕恶涎水，食后脘胀，苔薄，脉沉弦，大便间解，每呈不溶化状”。李媪案“劳倦中虚，病经半年，得食即吐，脘次有形跃动，更衣艰难”。简斋先生在医案中提出“建中化气”“温中化气”“和中”“调中”“温和托化”等法治疗。

常用方剂：小建中汤、大建中汤、半夏桂枝汤。常用药物：半夏、桂枝、吴茱萸、蜀椒、干姜。兼胃阴不足者加沙参、石斛以养阴液。兼湿邪者加茯苓、泽泻、猪苓。寒甚者加入附片、巴戟天、细辛。兼脾肾阳虚者用金匮肾气丸，兼有湿邪者加五苓散以温阳散寒除湿。

（四）病在络脉，治以血府逐瘀法

“气为血之帅，血为气之母。”气血以循环运行不息为常，若气血失调，气郁不舒，血行不畅，导致气滞血瘀，运行不畅，不通则痛，发为疼痛。叶天士所言：“积伤入络，气血皆瘀，则流行失司，所谓痛则不通也。”瘀血内停，在脾胃病可以出现胃脘痛、腹痛，疼痛性质多以刺痛为主，兼有气滞者，可合并胀满疼痛。如胃脘痛郭右案“自脘至膻刺痛未已，饮食无碍，病在络脉”，腹痛李右案“服血府逐瘀，腰腹痛甚，见红少许，而疼势稍松，有年血凝气滞”。治疗采用“治以血府逐瘀法”“再当因势利导”。对于瘀血兼有气血亏虚的，提出治以“刚柔兼施，通补并用”。对于胃脘疼痛，痛后大便发黑者，认为是胃有瘀污痰浊。提出清胃豁痰法。如时左案，“胃有瘀污痰浊，痛平后大便常黑……拟以清胃豁痰，佐以培养下元”。

常用方剂：血府逐瘀汤、丹参饮。常用药物：柴胡、白芍、当归、川芎、地黄、枳壳、丹参、檀香、桃仁。兼有中虚者加桂枝、半夏、干姜；兼痰浊者加法半夏、陈皮、旋覆花、蛤壳。兼血虚者加蛤粉炒阿胶。其中蛤壳为简斋先生常用之药，在医案处方中常与旋覆花、阿胶、地黄同用。蛤壳即海蛤壳，打粉后为蛤粉，具有清肺化痰、软坚散结、抑酸止痛、敛疮收湿的作用。与旋覆花合用清热化痰制酸，敛疮收湿。与阿胶、地黄同用，多采用蛤粉炒阿胶、蛤粉拌地黄。取其与滋阴养血之品同用，制约补益之品之滋腻，增强其滋润的作用。

（五）湿邪中阻，化湿健脾

湿为阴邪，其性重浊黏滞。湿邪为患，在脾胃病可表现为痞满、呕吐、腹痛、泄泻、痢疾等病。湿邪为患，又有寒湿和湿热之不同。治疗上选用“通阳化浊”“温和化气”“温和疏化”“苦辛通化”之法。湿邪中阻，阻塞气机，可以脘腹胀而不舒为主症。如王左案，“寒湿在中，脘腹胀而不舒，纳食不多，勉进尤甚，头眩，脉沉弦，大便间解不畅，苔腻。”再如洪先生案，“胃肾相关，肾虚胃实，湿热上蒸，早起口苦，脘闷不畅，小溲色黄，大便不解，脉弦。”湿水上中，胃气上逆，又可出现呕吐。如张左案，“吐止未尽，饮多辄呕，味酸且甜，腹痛轻减，溲仍不畅，脉沉小转滑，苔渐黄。”唐左案，“寒湿下受，呕泻交作，顷刻泻止仍呕，小腹痛甚，喜俯恶仰，苔白，溲黄。胃肾相关，治当兼顾。而寒湿损伤中阳则大便痛。”如张右案，“时病，病中姿食水果，外热虽平，大便痛泻”，腹内似作冷感，或作干呕，不渴，溲少，治以温和疏化。湿热壅滞胃肠，又可导致痢疾。如赵左案，“痢下红冻，兼旬未已，日解三五次不定，解时略感痛坠，苔薄白，食不香”，治疗上，痞满寒湿气滞者治先“通阳化浊”，方用瓜蒌薤白半夏汤及枳壳桔梗汤加减治疗。湿热阻胃之痞满，提出治以“苦辛通化”，方用三仁汤合藿朴夏苓汤加减治疗。外感寒湿之呕吐，认为“胃肾相关，治当兼顾”，治以半夏桂枝汤、大建中汤、戊己丸、来复丹化裁治疗。而对于湿水在中之呕吐，提出治以“宣导”，用方小半夏合五苓散。对于阳虚寒湿之腹痛提出治当“温和化气”，治以当归四逆加吴茱萸、二陈汤之类。泄泻寒湿内蕴者，治以“温和疏化”，方用藿朴夏苓汤加减。泄泻湿热内蕴者，则提出治以“和导”，方拟升麻葛根汤、黄芩汤、五苓散等加减治疗。而对于湿邪所致之泄泻，又提出选用风药，以“风能胜湿”，即“治用疏化”，可选用九味羌活汤、痛泻要方之类。对于湿热壅滞的痢疾，提出治用“疏化”，方选芍药汤、葛根芩连汤、香连丸加减。并且在痢疾的治疗中，同样注重风药的应用，称其为“治用风胜苦化”，方用败毒散、葛根芩连汤之类。

常用方剂：瓜蒌薤白半夏汤、枳壳桔梗汤、三仁汤、藿朴夏苓汤、半夏桂枝汤、大建中汤、戊己丸、来复丹、升麻葛根汤、黄芩汤、五苓散、九味羌活汤、痛泻要方、芍药汤、葛根芩连汤、香连丸。常用药物：通阳化湿者，薤白、半夏、陈皮、厚朴；苦辛通化者，苦杏仁、薏苡仁、白豆蔻、川厚朴、藿梗、佩兰；渗下利水者，茯苓、猪苓、泽泻、滑石；条畅疏化者，柴胡、枳壳、青皮、陈皮、桔梗、厚朴；中阳虚者，加桂枝、吴茱萸、生姜；湿热者，葛根、黄芩、黄连；风胜苦化者，羌活、防风、葛根。

（六）风客于肠，宜分内外

《黄帝内经》云：“风者，五行属木，湿者，五行属土，木能克土，风能胜湿。”而风药如葛根、羌活、防风一类，味薄气轻，轻扬发散，其性多辛苦温，味香，辛温可升阳，苦温能燥湿，辛香可醒脾，可达到祛风胜湿之功。风药的使用是简斋医案中治疗泄泻、痢疾的一大特色。简斋先生认为，风邪在泄泻、痢疾的发生中起到重要作用。强调治风之法在泄泻、痢疾治疗中的应用。

1. 肝木乘脾，内风由生，治以疏和 《医方考》云：“泻责之脾，痛责之肝，肝责之实，脾责之虚。脾虚肝实，故令痛泻。”肝强脾弱，肝木乘脾，内风由生，脾运失常，清浊不分，则发为泄泻。简斋先生认为“风木内乘，肝脾两病”发为泄泻。如魏右案，“肝脾不和，风木内乘，大便痛泻，间有寒热，头昏脘闷，夜不能寐，脉和”，提出“治以疏和”。

常用方剂：小柴胡汤合痛泻要方、戊己丸加减治疗。主要药物：柴胡、防风、陈皮、白芍、黄芩炭、法半夏、茯神、扁豆、六曲、麦芽、白蒺藜、淡姜。脾虚甚者加白术，里热甚者加炒黄芩或黄芩炭以清热同时兼有止泻之功。

2. 风药胜湿以治泻　湿邪在泄泻的发病中起重要作用。《黄帝内经》载“湿盛则濡泻”，并提出“湿伤肉，风胜湿”。明代李中梓《医宗必读》解之为“湿为土病，风为木气，木可胜土，风亦胜湿”。因此在简斋先生医案治泻方中，多加入风药以治泻。即简斋先生所言“风胜苦化”“温和托化”之法。如何左案中，患者“不慎多食水果，舌苔又转渐白，腹痛便泻”，药用“羌活、防风、葛根、茅术炭、芩炭、赤白苓、赤芍、苡仁、滑石、豆卷、法夏、橘皮、建曲泻、荷脐”，证属寒伤脾阳，以健脾化湿药为主，但同时加入羌活、防风以疏风化湿，简斋先生称之为“治用疏化”。而脾肾阳虚所致的泄泻治疗中，虽以温补脾肾阳气为主治之法，同样在方中加入羌活、防风之疏风剂。如吴左案，“脾肾两阳不足，气失蒸化，始由便泻，继见白积，三四阅月之久”，药用陈皮、云茯苓、桂木、於白术、巴戟天、补骨脂、扁豆衣、姜炭温补脾肾之余加入羌活、防风。简斋先生称之为“温和托化”法。

风胜湿气之法常用方剂有羌活胜湿汤、升阳除湿汤。常用药物有羌活、防风、葛根之类。脾虚者配伍苓桂术甘汤、参苓白术散，肾阳不足者加四神丸。

3. 风邪袭肠，风胜苦化以治痢　在痢疾的治疗中，分消湿热、行气活血、通幽导浊、建中益气是痢疾不同发病阶段的治疗方法。但是在不同的治法中仍有治风之品的应用，提出风胜苦化、温和疏化、温和托化等治风之法。如痢疾初发，多因湿热疫毒之邪蕴聚肠道，气血搏结，肠道传导失司，气血凝滞所致。简斋先生提出治用疏化、风胜苦化。药用羌活、防风、葛根、茅术炭、黄芩炭、当归、白芍、青皮、陈皮、香连丸以分消湿热，调气和血。休息痢，痢次已减，数日始一更衣，色黑而燥，兼夹白黏，甚则下血，证属休息痢之阴虚血瘀，肠燥津枯，治以通幽导浊为治，在使用通幽汤、排脓散、宣清导浊汤的同时，仍于方中加入防风以疏风祛邪。

常用方剂：九味羌活汤、痛泻药方、藿香正气散。常用药物：羌活、防风。

（七）中成药配以汤剂治脾胃之病

简斋先生临证喜以中成药入汤剂，在整本医案中都有体现，在脾胃病中常用中成药有戊己丸、纯阳正气丸、万应锭等。戊己丸具有泻肝和胃、降逆止呕作用。在胃痛、腹痛中，对于肝热犯胃的胃脘灼热疼痛、呕吐吞酸、腹痛泄泻均可使用。如胃脘痛夏右案、黄右案、雷右案、徐左案、陆右案均在方剂中加入了戊己丸。纯阳正气丸功能温中化湿、止痛止泻，适用于暑天感寒、湿浊中阻、怕冷发热、头痛胸闷、腹痛吐泻之症。万应锭具有清热散瘀、活血开窍、消肿止痛之功，主治虚火中风、湿疹伤寒、中暑痢疾、霍乱腹痛、无名肿痛、小儿惊风等。如胃脘痛郭太太案中脘痛宿疾，发生甚骤，痛亦甚剧，索性直接以纯阳正气丸、万应锭入药，服后痛立止。以中成药丸入饮片共煎是简斋老师的用药特色，可以减少药味、药量并提高疗效。

常用成药：戊己丸、纯阳正气丸、万应锭。

（八）典型病案

案 1（见图 3-19）：雷右，45 岁，脘痛夙疾因感而复，上及胸膺，旁牵胁肋，经事缩行，末肢常冷，脉小。治以条畅舒化。

处方：柴胡、枳壳、紫苏梗、桔梗、桂枝、赤苓、赤芍、法半夏、青皮、陈皮、川楝子、吴茱萸、木香拌丹参、戊己丸、淡生姜。

【按语】患者胃脘素有旧疾，因感而发，肝气郁结，横逆犯胃，胃失和降，不通则痛。治以条畅舒化法。方用柴胡疏肝散合戊己丸加减。本案在柴胡疏肝散的基础上加入紫苏梗、桔梗、青皮、陈皮增强了疏肝理气的作用，同时加入木香拌丹参更益活血调经之用。川楝子性寒味苦，既能疏肝行气止痛，又有泄热之效。桂枝、淡生姜温经散寒以除表邪。方中加入成药戊己丸，出自《太平惠民和剂局方》，由黄连、吴茱萸、白芍组成，具有和胃降逆止呕的功效。方中重用黄连，一者清泻肝火，肝火祛则胃气和；再者黄连清胃火，胃火降则其气自降，标本兼顾则胃痛呕吐自止。吴茱萸取其下气之用，助黄连降逆止呕。配伍赤芍柔肝缓急，清开并重，辛开苦降。诸药相伍，共奏疏肝理气、和胃止痛之功。

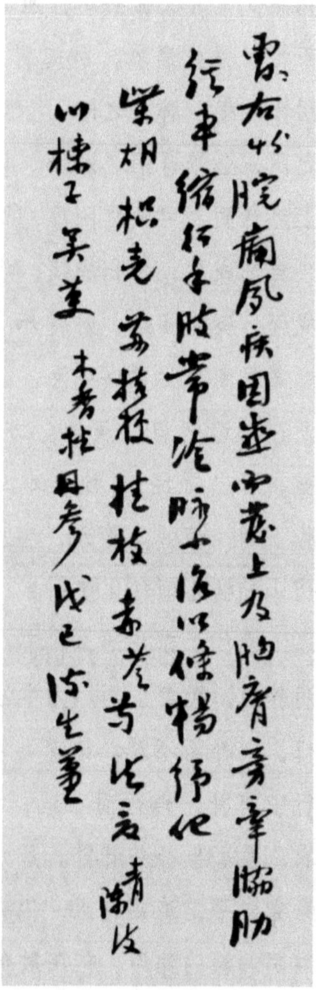

图 3–19

案2（见图3-20）：时左，38岁，肝肾二阴不足，胃有瘀污痰浊，初病脘痛，痛平后大便常黑，先见胁胀，近来神倦，易于倦怠，言语费力，午后尤甚，耳或轰鸣，早年冬令曾经失血，脉弦涩。拟以清胃豁痰，佐以培养下元。

处方：旋覆花、当归须、地黄、鳖甲、桃泥、赤芍、白芍、赤茯苓、茯神、海蛤壳粉炒阿胶、橘络、川贝母、枸杞子、女贞子、穞豆衣、桑寄生。

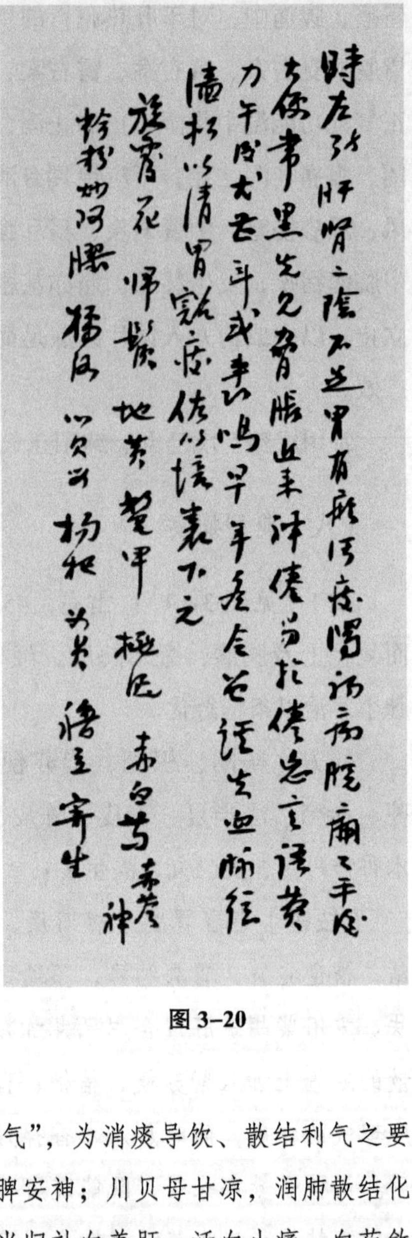
時左 卅八 肝腎二陰不足 胃有瘀污痰濁 初病脘痛 痛平
大便常黑 先見脅脹 近來神倦 易於倦怠 言語費
力 午後尤甚 耳或轟鳴 早年冬令曾經失血 脈弦
澀 擬以清胃豁痰 佐以培養下元
旋覆花 歸鬚 地黃 鱉甲 桃泥 赤白芍 赤苓 神
蛤粉炒阿膠 橘絡 川貝母 杞子 女貞 穭豆 寄生

图3-20

【按语】该患平素肝肾二阴不足，后大便见黑，又有失血病史，血为阴，阴液愈加亏损不足，胃失濡养，引起胃痛。肾为先天之本，阴阳之根，脾胃之阳，全赖肾阳之温煦；脾胃之阴，全赖肾阴之滋养。肾阴亏虚，肾水不能上济胃阴，可致胃阴虚，胃失濡养之胃痛。日久自郁成积，自积成痰，痰火煎熬，血亦妄行成瘀，痰瘀相杂，妨碍升降，不通则痛，故该患胃脘痛当为胃瘀痰浊，肝肾不足虚实夹杂之证。方选清胃豁痰方。方中旋覆花咸温，入肺、肝、胃经，《神农本草经》云“主结气，胁下满，惊悸。除水，去五脏间寒热，补中，下气”，为消痰导饮、散结利气之要药。配橘络理气化痰；赤茯苓清热利湿；茯神健脾安神；川贝母甘凉，润肺散结化痰；桃仁、赤芍活血化瘀；地黄补血养肝肾阴；当归补血养肝，活血止痛；白芍敛阴养肝，缓急止痛。方中活血养血，以活血为主，行中有补，则行而不泄；补中有行，则补而不滞。诸药共奏活血化瘀、消肿止痛之功。以活血养血。以活血为主，行中有补，则行而不泄；补中有行，则补而不滞。另外加入鳖甲、女贞子、穞豆衣、桑寄生补益肝肾。另外方中用海蛤粉炒阿胶，是简斋先生用药的一大特色。海蛤壳咸平，清热利水，化瘀软坚，将煅蛤壳碾至极细成粉末状。阿胶有补血止血及滋阴润燥的作用，但阿胶偏于滋腻，用蛤粉炒阿胶之后，降低了阿胶的滋腻，增强了阿胶的滋润作用。全方泻实补虚，直达病所，清胃豁痰，滋养肝肾。

（九）结语

《邹云翔手录孤本张简斋医案》中记载了简斋先生诊治脾胃病的部分病例，从这些病例中我们颇获启发。在简斋先生的医案中，有时单用某种方法，有时又将上述之法合而使用。如条畅疏化的同时加用半夏桂枝汤振奋中阳；顾护中阳的同时加入柴胡之类治疗表里同病之胃脘痛。如在治疗胃脘痛同时有其他兼证者适当加入方药共同治之，如兼肾阴虚者加入桑寄生、穞豆衣、枸杞子、女贞子；阳虚者加入巴戟天。提示我们在辨证处方中灵活给药。另外，在治疗脾胃病的医案中，常常看到简斋先生提到以黍米、谷芽、麦芽等药先煎代水，是简斋先生用药的又一大特色。黍米、谷芽、麦芽和中健胃消食，以此先煎代水，体现了简斋先生处处注意顾护胃气之意。

第四章 开发新药

开发新药是中医中药专科专病研究的一个目标，往往需经过一个非常漫长的周期，我从医 50 年，其中有 30 年以上的时间在做临床的同时一边研究一边开发新药。

黄蛭益肾胶囊原名益气养阴汤剂、肾炎宁胶囊，开发工作起始于 1981 年我在攻读硕士研究生课题期间，1984 年我在攻读博士研究生期间继续做该项课题研究，并于 1987 年申报江苏省中医药管理局课题成功。1988 年肾炎宁胶囊转让给苏州雷允上制药厂。1991 年气阴两虚证研究成果获江苏省科技进步三等奖，肾炎宁胶囊也按照国家中药Ⅲ类新药的要求进一步深入研究，2002 年获国家药监局中药新药证书（国药准字 Z20020086）。

参乌益肾片原名保肾甲丸、保肾乙丸、保肾片，开发始于 1983 年，于 1985 年被卫生部科技司正式立项。1992 年该课题成果获江苏省政府科技进步二等奖后，我全面接手了保肾片的新药开发工作，并将成果转让给了康缘药业公司，申报江苏省科委新药开发基金和两项国家自然科学基金项目。2010 年保肾片更名为参乌益肾片，获得国家新药证书和发明专利（国药准字 Z200100051）。

健肾片新药研究针对慢性肾脏病最多见的两个证型（气阴两虚和脾肾气虚），列入了我们学科主攻的证型和新药开发。1990 年成功申报江苏省教委科技处课题，多位肾病专业硕士全身心投入研究。1996 年该课题成果获得江苏省人民政府科技进步四等奖，1998 年转让给康缘药业有限公司，按国家中药三类新药完成了Ⅲ期临床验证，目前正在申报新药证书中。

肾炎灵片原名肾炎合剂、肾炎灵颗粒剂，我从 1978 年开始主要参与此项研究，1992 年担任肾内科主任后全面主持了此项新药研究。1993 年报上了江苏省科委课题，1998 年作为新药研究转让给康缘药业有限公司，1999 年获江苏省人民政府科技进步二等奖。该药确实是个高疗效药，虽然在生殖毒理和制剂工艺的研究方面做了很多努力，但一直未能通过国家药审，只能留点遗憾了，期待后人的突破！

第一节　保肾片（参乌益肾片）新药研究

一、保肾片的制备工艺和质量标准的研究

［摘要］　通过对本制剂成品中的何首乌、牛膝、苍术三味药进行薄层鉴别，并

对大黄素含量进行检测，检查和卫生学方法均按照《中国药典》有关方法进行。

［关键词］ 保肾片　质量标准　薄层鉴别　《中国药典》

【名称】保肾片 Baoshen tablet

【处方】制何首乌、菟丝子、太子参、制苍术、怀牛膝、泽泻、茯苓、制大黄。

【质量标准】以上八味药，取制何首乌、制大黄药材粉碎成粗粉，照流浸膏剂与浸膏剂项下的渗漉法（《中国药典》1995 年版一部），用 70% 乙醇作溶剂，浸渍 24h 后，缓缓渗漉，收集渗漉液约 14.4L，渗漉液回收乙醇，浓缩至适量，得流浸膏；另取制苍术药材粉碎成粗粉，加 5 倍量水浸泡 4h，用水蒸气蒸馏提取挥发油，药渣及药液另存；挥发油采用胶体磨法，以 β- 环糊精包合，40℃以下干燥，粉碎得包合物；将茯苓加 8 倍量水煎煮 3 次，每次 2h，合并煎液，浓缩至相对密度为 1.10（80℃），离心，得离心液；将制苍术蒸馏后的药渣及药液与其余太子参、菟丝子、怀牛膝、泽泻等四味药加 8 倍量水煎煮 2 次，每次 2h，合并煎液，滤过，滤液浓缩至相对密度为 1.15（80℃）的清膏，冷却后加入乙醇，使含醇量达 65%，静置 24h 后，取上清液回收乙醇，与制何首乌、制大黄流浸膏及茯苓的提取离心液合并，浓缩至相对密度为 1.30（80℃）的稠膏，减压干燥，粉碎成细粉，加辅料适量，制粒，与挥发油的 β- 环糊精包合物混合，压制成 1000 片（每片含生药 4.76g），薄膜包衣，即得。

【性状】本品为薄膜包衣片，除去包衣后，显棕褐色至棕黑色，气微香，味甘甜，微苦。

【鉴别】

1. 取本品 20 片，除去包衣，研细，取粉末 4g，加氯仿 100mL，回流提取 2h，滤过，取残渣水浴蒸干，加乙醇 100mL 回流提取 2h，滤过，水浴蒸干，残渣加乙醇溶解，并定容到 2mL 量瓶中，作为供试品溶液。另取何首乌对照药材 2g 同法制成对照药材溶液。照薄层色谱法（《中国药典》1995 年版一部）试验，分别吸取上述供试品与对照药材溶液 8μL、4μL，点于同一以羧甲基纤维素钠为黏合剂的硅胶 G 薄层板上，以醋酸乙酯 – 甲醇 – 水（100：17：13）为展开剂，展开，展距 10cm，取出，晾干，于 365nm 紫外灯下检视，供试品色谱中，在与对照药材色谱相应的位置上，显相同的蓝色荧光斑点。

2. 取本品 20 片，除去包衣，研细，取粉末 5g，加乙醇 60mL，加热回流 40min，滤过，取滤液，加盐酸 6mL，加热回流 1h 后水浴浓缩至约 6mL，用氯仿

50mL 提取，提取液水浴蒸干，残渣加氯仿溶解并定容至 5mL 量瓶中，作为供试品溶液。另取齐墩果酸对照品，加甲醇溶解，制成每 1mL 含 1mg 的溶液，作为对照品溶液。照薄层色谱法（《中国药典》1995 年版一部）试验，分别吸取供试品溶液及对照品溶液 6μL、4μL，分别点于同一以羧甲基纤维素钠为黏合剂的硅胶 G 薄层板上，以氯仿 – 丙酮（1∶1）为展开剂，展开，展距 15cm，取出，晾干，喷以 5% 对二甲氨基苯甲醛的 10% 硫酸乙醇溶液，热风吹至斑点显色清晰。供试品色谱中在与对照药材色谱相应的位置上，显相同的绿色斑点。

【检查】应符合片剂项下有关各项规定（《中国药典》1995 年版一部）。

【含量测定】取本品 10 片，除去包衣，精密称重，研细，精密称量 1.0g，置 250mL 圆底烧瓶中，加 2.5mmol/L 的硫酸 25mL，同时加入氯仿 80mL，水浴回流 4h，分取氯仿层，剩余溶液再加入氯仿 60mL，继续回流 3h，分取氯仿层，剩余溶液再加入氯仿分次振荡洗至无色，合并上述氯仿液，水洗至中性，回收氯仿，残渣加甲醇溶解并定容至 5mL，作为供试品溶液。另取大黄素对照品，加甲醇制成每 1mL 含 0.098mg 的溶液，作为对照品溶液。照薄层色谱法（《中国药典》1995 年版一部）试验，吸取供试品溶液 10μL，对照品溶液 2μL 和 8μL 分别点于同一以羧甲基纤维素钠为黏合剂的硅胶 G 薄层板上，以苯 – 醋酸乙酯 – 甲醇 – 甲酸 – 水（3∶1∶0.2∶0.05∶0.5）的上层液为展开剂，展开，展距 10cm，取出，晾干。照薄层扫描法（《中国药典》1995 年版一部）进行扫描，波长：π s=435nm，xg=600nm，测定供试品吸收度积分值与对照品吸收度积分值，计算，即得。本品每片含大黄素不得少于 0.04mg。

【制备工艺】保肾片的制备工艺如下：取制何首乌、制大黄药材粉碎成粗粉，照流浸膏剂与浸膏剂项下的渗漉法（《中国药典》1995 年版一部），用 70% 乙醇作溶剂，浸渍 24h 后，以 2mL/min 的速度渗漉，收集渗漉液约为 8 倍量药材，渗漉液回收乙醇，浓缩至适量，得流浸膏；另取制苍术药材粉碎成粗粉，加 5 倍量水浸泡 4h，用水蒸气蒸馏提取挥发油，蒸馏后的药渣及药液另存，挥发油加大量乙醇溶解，采用胶体磨法，以挥发油与 β- 环糊精之比为 1∶8，β- 环糊精与水之比为 1∶2，磨面距离为 5μm，研磨速度为 3000 转 / 分，研磨 15min 进行包合，得糊状物，40℃以下干燥，粉碎成细粉，即得包合物；将茯苓加 8 倍量水煎煮 3 次，每次 2h，合并煎液，浓缩至相对密度为 1.10（80℃），离心，得离心液；再将制苍术蒸馏后的药渣及药液与其余太子参、菟丝子、怀牛膝、泽泻等四味药加 8 倍量水煎煮 2 次，每次 2h，合并煎液，滤过，滤液浓缩至相对密度为 1.15（80℃）的清膏，待冷至室温，加入乙醇，使含醇量达65%，静置24h后，取上清液，回收乙醇，与制何首乌、制大黄流浸膏及茯苓的提取离心液合并，浓缩至相对密度为1.30（80℃）的稠膏，减压干燥（真空度为–0.09MPa，80℃），粉碎成细粉，加辅料适量，制成颗粒，与挥发油的β-环糊精包合物混匀，压片，薄膜包衣，即得。

【功能主治】补益肾元，健运脾胃，活血和络，渗湿泄浊。用于慢性肾功能衰竭代偿期、氮质血症期，以及尿毒症早、中期中医诊断为肾元衰竭，湿浊内蕴证候的患者。

【用法与用量】口服，每次4片，每日3次。

【贮藏】密闭，防潮。

二、保肾片与功能主治有关的主要药效学试验研究

（一）保肾片对腺嘌呤诱发慢性肾衰大鼠肾功能及病理变化的影响

[摘要] 本实验采用腺嘌呤灌服方法制作大鼠慢性肾功能衰竭（CRF）实验模型获得成功。用保肾片浸膏高、中、低剂量（分别相当于人体用药的42、21、10.5倍）对该CRF模型灌服6周。结果表明：保肾片浸膏高、中、低剂量组对灌服腺嘌呤所致CRF大鼠的血肌酐、血尿素氮均有显著的降低作用，疗效明显优于模型对照组及阳性药物对照组（$P < 0.01 \sim 0.05$）。并有改善血红蛋白及血浆蛋白的作用。保肾片对腺嘌呤所致的肾间质损害具有明显的修复作用，对肾小管扩张及间质纤维化有明显抑制作用，光镜、电镜比较，保肾片组病理损害明显轻于模型对照组及阳性药物对照组。

[关键词] 保肾片 腺嘌呤 慢性肾功能衰竭 实验研究

保肾片具有补益肾元、健运脾胃、活血和络、渗湿泄浊之功效，临床可用于治疗慢性肾功能衰竭。根据其主治与功效，本研究主要观察保肾片对腺嘌呤诱发的CRF动物的治疗作用，寻求其发挥作用的有效剂量，为临床进一步研究提供实验依据。

1. 材料与方法

（1）药物：保肾片：连云港康缘制药有限公司提供，批号980403。为未加调味剂、防腐剂等的中间产品浸膏，每克浸膏含生药7.2g，成人日用量58g/60kg。临用前用蒸馏水配制成10.8g/mL、5.4g/mL两种浓度的混悬液（按生药量计算）。肾康宁

片（药物对照）：杭州正大青春宝制药公司产品，卫生部药品标准 1992 年 WS-B-1153-92，批号 980814。该药主要成分为黄芪、丹参、茯苓、泽泻、山药、益母草等，成人日用量 27.8g/60kg。将该药粉碎过 120 目筛，加蒸馏水配制成 5.19g/mL 浓度的肾康宁混悬液（均按生药量计算）。

腺嘌呤（Adenine，造型药物）：上海伯奥生物科技有限公司进口分装，产地日本，产品批号 990104，100 克 / 瓶。

（2）试剂：尿素氮试剂盒为意大利 Sclavo 公司生产，生产批号 007；肌酐试剂盒、白蛋白试剂盒均为 Pointe Biotech（Shanghai）Co. ltd 生产，批号分别为 90071、73423，采用 OLYMPUS AV560（日本）仪器，BUN 测定采用尿素酶法、Cr 为碱性苦味酸法、白蛋白为溴甲酚绿法。Hb 检测采用江苏湖光光电仪器厂 XH 血红蛋白仪（HiCN），试剂使用无锡市临床医学实验研究所生产的氰化高铁血红蛋白测定试剂，批号为 990328。

（3）动物：SD 大鼠（清洁级），雄性，体重 175 ～ 200g，购自上海西普尔 – 必凯实验动物有限公司（合格证：沪动合证字 152 号）。

（4）饲料：饲料为河南医科大学实验动物中心生产的标准大鼠全价颗粒。

（5）实验条件：在整个实验过程中，大鼠自由摄食、饮水，室内温度保持在 16 ～ 22℃，相对湿度 60% ～ 90%。

2. 方法

（1）模型制作：参照 Takako 等用腺嘌呤制作慢性肾衰大鼠模型的方法，取雄性 SD 大鼠，在适应性喂养一周后，开始灌胃 2% 的腺嘌呤 250mg/（kg·d），另选取同批雄性大鼠 10 只作为正常对照，灌胃等体积蒸馏水，每日灌胃一次，连续灌胃 4 周。4 周后，腺嘌呤造模大鼠称体重后，眼眶取血测定血清尿素氮（BUN）、肌酐（Cr），选取 BUN 在 20.00 ～ 32.00mmol/L、Cr 在 86.00 ～ 136.00μmol/L 的造模大鼠 60 只，按 BUN、Cr 水平随机分为 5 组，并开始给药治疗。1 次灌服。

（2）分组及用药剂量

①正常对照组：雄性 SD 大鼠 10 只，灌服蒸馏水 10mL/kg，每日 1 次灌服。

②模型对照组：雄性 SD 大鼠 12 只，灌服蒸馏水 10mL/kg，每日 1 次灌服。

③保肾片高剂量组：雄性 SD 大鼠 12 只，每日用药剂量 43.3g/kg，相当于人体用药量的 42 倍，以 10.8g/mL 的保肾片混悬液每日 2 次灌服。

④保肾片中剂量组：雄性 SD 大鼠 12 只，每日用药剂量 21.65g/kg，相当于人体用药量的 21 倍，以 10.8g/mL 的保肾片混悬液每日 1 次灌服。

⑤保肾片低剂量组：雄性 SD 大鼠 12 只，每日用药剂量 10.83g/kg，相当于人体用药量的 10.5 倍，以 5.4g/mL 的保肾片混悬液每日 1 次灌服。

⑥阳性药物（肾康宁）对照组：雄性 SD 大鼠 12 只，每日用药剂量为 10.38g/kg，相当于人体用药量的22.4倍，以5.19g/mL的肾康宁混悬液每日1次灌服。

保肾片治疗组剂距比 1∶2∶4。

（3）给药时间：连续给药 6 周。

（4）检测指标：用药前及用药后每周称体重；治疗前、灌药 3 周、灌药 6 周分别眼眶取血测血清 BUN、Cr、TP、ALB、Hb 等；用药结束后处死大鼠，肉眼观察肾脏形态结构，称取肾重并计算肾系数 [单侧肾重（mg）/ 体重（g）]；每组按从小到大的顺序取 4 只大鼠肾组织进行 HE 染色、PAS 染色、Masson 染色做光镜检查；每组 2 份标本做超薄切片，进行电镜观察。

3. 结果

（1）体重变化与一般状况：保肾片对腺嘌呤所致 CRF 大鼠体重变化的影响见表 4-1。

表 4–1　保肾片对腺嘌呤所致 CRF 大鼠体重变化的影响（g，$\bar{x} \pm s$）

组别	剂量（g/kg）	治疗前体重	治疗后体重		
			2 周	4 周	6 周
正常对照组	-	164.50 ± 10.91	230.00 ± 22.36	295.50 ± 12.12*	373.50 ± 24.73**
模型对照组	-	170.83 ± 10.62	194.44 ± 15.29	248.13 ± 7.04△	305.00 ± 17.73△△
保肾片	43.30	169.58 ± 8.91	216.25 ± 13.51	274.17 ± 14.43	369.10 ± 41.50**
保肾片	21.65	166.67 ± 12.67	208.00 ± 12.95	26.50 ± 12.70	336.00 ± 24.36*
保肾片	10.83	170.00 ± 11.48	207.50 ± 7.8	263.75 ± 8.82	322.08 ± 17.254△
肾康宁	10.38	170.83 ± 10.62	207.50 ± 2.63	259.44 ± 7.68	314.00 ± 41.354△

注：* 与模型对照组比较 $P < 0.05$；** 与模型对照组比较 $P < 0.01$。△与正常对照组比较 $P < 0.05$；△△与正常对照组比较 $P < 0.01$。

大鼠灌服腺嘌呤后，体重增加缓慢，有些大鼠甚至体重下降，并且大鼠摄食量减少，体毛干枯不齐，精神委顿，耳郭及尾部苍白，治疗组症状与模型对照组相同，但程度较轻。治疗组体重增加高于模型对照组，高剂量组尤为显著，高、中剂量组体重明显高于模型对照组，$P < 0.01$ 和 $P < 0.05$，阳性药物对照组体重增加较治疗组缓慢。

在实验过程中，模型对照组与肾康宁对照组大鼠各死亡 4 只，保肾片中剂量组死亡2只。除保肾片中剂量组1只因灌胃不慎死亡外，其余大鼠死亡后解剖均见肾脏明显增大及大白肾，其他脏器未见异常。

（2）肾脏重量：灌服腺嘌呤大鼠肾重明显增加，与正常组比较 $P < 0.01$，保肾片治疗组的肾系数要小于模型组，以高剂量组尤为显著（$P < 0.05$），但仍然明显高于正常组。保肾片对腺嘌呤所致CRF肾系数的影响见表4-2。

表4-2　保肾片对腺嘌呤所致CRF肾系数（单侧肾重/体重）的影响

组别	剂量（g/kg）	动物数	体重（g，$\bar{x} \pm s$）	肾重单侧（g，$\bar{x} \pm s$）	肾系数（mg/g，$\bar{x} \pm s$）
正常对照组	-	10	373.50 ± 24.73**	1.08 ± 0.2	2.85 ± 0.41**
模型对照组	-	8	305.00 ± 17.73△△	4.60 ± 1.08△△	15.22 ± 4.22△△
保肾片	43.30	12	369.10 ± 41.50**	4.53 ± 0.77△△	12.26 ± 1.60*△△
保肾片	21.65	10	336.00 ± 24.36*	4.32 ± 0.28△△	12.94 ± 1.54△△
保肾片	10.83	12	322.08 ± 17.25△	4.48 ± 0.56△△	14.08 ± 2.17△△
肾康宁	10.38	8	314.00 ± 41.35△	4.11 ± 0.46△△	13.38 ± 2.46△△

注：*与模型对照组比较 $P < 0.05$；**与模型对照组比较 $P < 0.01$；△与正常组比较 $P < 0.05$；△△与正常组比较 $P < 0.01$。

（3）血尿素氮与肌酐：保肾片对腺嘌呤所致CRF大鼠尿素氮及肌酐的影响见表4-3、表4-4。

表4-3　保肾片对腺嘌呤所致CRF大鼠尿素氮影响

组别	剂量（g/kg）	BUN（mmol/L，$\bar{x} \pm s$）		
		治疗前	3周	6周
正常对照组	-	9.97 ± 0.77△△（10）	8.50 ± 1.14△△（10）	8.16 ± 1.44*△△（10）
模型对照组	-	28.24 ± 5.57（12）	24.46 ± 2.41（9）	19.41 ± 2.61（8）
保肾片	43.30	28.63 ± 5.93（12）	19.41 ± 2.88*（12）	9.02 ± 1.17**△△（12）
保肾片	21.65	28.95 ± 5.17（12）	19.95 ± 2.76*（10）	11.45 ± 2.13**△△（10）
保肾片	10.83	27.68 ± 7.11（12）	19.71 ± 1.92*（12）	15.52 ± 3.47*△（12）
肾康宁	10.38	26.61 ± 6.02（12）	24.48 ± 3.55（9）	20.15 ± 5.31（8）

注：*与模型对照组比较 $P < 0.05$；**与模型对照组比较 $P < 0.01$；△与阳性药物对照组比较 $P < 0.05$，△△与阳性药物对照组比较 $P < 0.01$。

表4-3、表4-4结果表明，大鼠灌服腺嘌呤4周后，血BUN、Cr升高，CRF已形成。治疗6周后，血尿素氮、肌酐数值治疗组明显低于模型对照组及阳性药物对照组，并有非常显著性差别（$P < 0.01$），表明保肾片具有改善CRF大鼠肾功能作用。

（4）血红蛋白与血浆蛋白：从表4-5可知，造模后血红蛋白及血浆蛋白明显低于正常，治疗 6 周后血红蛋白明显上升，与模型对照组及阳性药物对照组比较 $P < 0.01$，表明保肾片具有提高 CRF 大鼠血红蛋白作用。

表 4–4　保肾片对腺嘌呤所致 CRF 大鼠肌酐的影响

组别	剂量（g/kg）	Cr（μmol/L，$\bar{x} \pm s$）		
		治疗前	3 周	6 周
正常对照组	-	$72.57 \pm 6.73^{**\triangle\triangle}$（10）	$69.80 \pm 5.56^{**\triangle\triangle}$（10）	$70.79 \pm 3.40^{**\triangle\triangle}$（10）
模型对照组	-	91.45 ± 23.66（12）	98.88 ± 7.64（9）	103.95 ± 18.08（8）
保肾片	43.30	88.59 ± 30.26（12）	$83.63 \pm 10.24^{*}$（12）	$70.02 \pm 20.69^{**\triangle\triangle}$（12）
保肾片	21.65	87.88 ± 27.55（12）	$85.65 \pm 6.89^{*}$（10）	$64.65 \pm 8.08^{**\triangle\triangle}$（10）
保肾片	10.83	94.28 ± 38.28（12）	$78.34 \pm 9.65^{*}$（12）	$51.18 \pm 14.43^{**\triangle}$（12）
肾康宁	10.38	94.92 ± 29.71（12）	94.08 ± 6.13（9）	$92.93 \pm 22.08^{*}$（8）

注：* 与模型对照组比较，$P < 0.05$；** 与模型对照组比较，$P < 0.01$；△与阳性药物对照组比较 $P < 0.05$；△△与阳性药物对照组比较 $P < 0.01$。

表 4–5　保肾片对腺嘌呤所致 CRF 大鼠血红蛋白、总蛋白及白蛋白的影响

组别	剂量（g/kg）	Hb（g/L，$\bar{x} \pm s$）		TP（g/L，$\bar{x} \pm s$）		ALB（g/L，$\bar{x} \pm s$）	
		治疗前	治疗后	治疗前	治疗后	治疗前	治疗后
正常对照组	-	$164.60 \pm 5.40^{**\triangle\triangle}$（10）	$165.00 \pm 5.40^{**\triangle\triangle}$（10）	$79.09 \pm 3.61^{**\triangle\triangle}$（10）	$74.60 \pm 5.70^{**\triangle\triangle}$（10）	$57.12 \pm 2.99^{**\triangle\triangle}$（10）	$54.53 \pm 4.72^{**\triangle\triangle}$（10）
模型对照组	-	131.85 ± 8.35（12）	124.88 ± 7.32（8）	56.63 ± 12.58（12）	42.63 ± 3.54（8）	34.72 ± 5.87（12）	30.10 ± 4.85（8）
保肾片	43.30	142.91 ± 9.54（12）	$170.25 \pm 9.58^{**\triangle\triangle}$（12）	66.12 ± 14.65（12）	$57.25 \pm 3.55^{**\triangle\triangle}$（12）	7.73 ± 8.42（12）	$38.69 \pm 2.09^{*}$（12）
保肾片	21.65	136.62 ± 6.32（12）	$168.60 \pm 13.29^{**\triangle\triangle}$（10）	8.94 ± 10.94（12）	$55.65 \pm 4.23^{**\triangle\triangle}$（10）	4.21 ± 6.73（12）	$37.71 \pm 2.67^{*}$（10）
保肾片	10.83	138.78 ± 7.22（12）	$157.08 \pm 6.56^{**\triangle\triangle}$（12）	55.08 ± 11.40（12）	49.83 ± 5.56（12）	34.25 ± 7.34（12）	$35.73 \pm 4.37^{*}$（12）
肾康宁	10.38	137.24 ± 8.68（12）	135.13 ± 19.52（8）	56.94 ± 9.18（12）	45.54 ± 6.82（8）	34.62 ± 7.24（12）	33.93 ± 4.77（8）

注：* 与模型对照组比较，$P < 0.05$；** 与模型对照组比较 $P < 0.01$；△△与阳性药物对照组比较，$P < 0.01$。

（5）病理形态学改变

1）一般病理形态改变

①肾脏大体改变：造模组肾脏苍黄、浊肿，表面光滑呈颗粒状，切面亦苍黄，见许多大、小不等微孔，皮质略增厚，色淡，皮、髓分界模糊，各治疗组肾脏体积略小，色泽为黄褐色。

②光镜观察

正常对照组：肾小球毛细血管袢开放，系膜细胞及基质无增殖，肾小管及肾间质无坏死及纤维化，间质细胞均匀分布，肾小球、小管及间质组织形态大致正常。

模型对照组：肾小球毛细血管袢开放欠佳，囊壁增厚，囊外明显纤维化。重度肾小管间质病变，弥漫性上皮细胞扁平，少数小管再生，有的裸膜，呈囊样扩张，内见细胞管型，偶见钙化，间质区域明显增宽，重度纤维化，间质内弥漫性细胞浸润，动脉管壁增厚。

保肾片高剂量组：小管间质病变明显较模型对照组轻，皮髓交界区小管少数空泡变性，少量蛋白管型，间质纤维化及细胞浸润较轻，散在泡沫细胞，肾小球未见明显改变，病变较模型对照组和肾康宁对照组轻。

保肾片中剂量组：肾小球毛细血管袢开放良好，无系膜增殖，个别壁层上皮增生。小管、间质病变轻，伴间质纤维化及细胞润浸，病变较模型对照组及肾康宁对照组明显轻。

保肾片小剂量组：肾小球偶见节段系膜增殖，少数球囊壁增厚，囊外纤维化。肾小管上皮细胞扁平、部分裸膜，腔内少量细胞管型，间质区域明显增宽，间质纤维化，少量浸润细胞呈弥漫分布。病变较模型对照组及肾康宁对照组明显轻。

肾康宁对照组：肾小球节段系膜增殖，较多肾小球囊壁增厚，囊外纤维化明显。中至重度间质纤维化，较多浸润细胞弥漫分布，间质区域增宽，小管、间质病变重度，肾小管上皮细胞扁平，少数管腔内见细胞管型，动脉管壁增厚。

2）肾脏超微结构改变

正常对照组：肾小球毛细血管开放，血管腔中可见少数红细胞，血管壁由窗孔型内皮细胞衬复，无肿胀和增生改变。基膜均匀一致，无致密复合物沉积，基膜厚110～160nm（正常），上皮细胞无肿胀及空泡变性，足突清晰可见，系膜区无扩大，未见系膜细胞增生，基质增多及致密复合物沉积，肾小管上皮细胞无明显改变，属正常肾组织。

模型对照组：肾小管上皮细胞肿胀，胞质中含大量溶酶体，小管存在大量结晶物，上皮细胞及间质中见大量结晶体，间质淋巴细胞浸润，纤维细胞及胶原纤维明显增生，少数肾小管基膜变薄或断裂。部分肾小球毛细血管腔变窄或闭塞，上皮细胞增生及基膜皱缩，系膜细胞及基质未见明显增生。

保肾片高剂量组：肾小管上皮细胞胞质内见大量溶酶体及大小不一的空泡，少数上皮细胞有胞质结晶体，微绒毛肿胀，间质淋巴细胞浸润，间质结晶体及纤维细胞增生明显轻于模型对照组。肾小球毛细血管腔开放，内皮细胞、上皮细胞及基膜无明显增生，系膜细胞及基质未见增多。

保肾片中剂量组：少数肾小管上皮细胞肿胀，局部微绒毛肿胀掉失，核异染色质增多，趋向固缩。间质中淋巴细胞浸润，间质结晶体较少。肾小球毛细血管腔开放，内皮细胞增生不明显，基膜未见明显增厚及致密物沉积，部分区域内上皮细胞增生、肿胀，系膜区无明显扩大，亦无明显系膜细胞及基质增生。

保肾片低剂量组：肾小管上皮细胞中有中量溶酶体，少数肾小管上皮细胞核呈不规则形，异染色质明显增多，呈团块状，趋向固缩，胞质出现大小不一的空泡，间质中少量淋巴细胞浸润。肾小球毛细血管腔开放，部分内皮细胞肿胀，基膜无明显增厚及致密物沉积，局部区域内上皮细胞增生、肿胀，足突融合，系膜区无明显扩大，亦无明显系膜细胞及基质增生。

肾康宁对照组：肾小管上皮细胞胞质中溶酶体明显增多，部分上皮细胞可见结晶体沉积，少数小管上皮细胞退变、坏死、脱落及基膜皱缩，有大小不一的空泡，间质中有细胞浸润及结晶体沉积。肾小球毛细血管腔开放，少数毛细血管内皮细胞增生，基膜无明显增厚及致密物沉积，系膜基质无明显增生。

4. 讨论

（1）腺嘌呤所致慢性肾衰模型已广泛用于药理研究中，由于大量的腺嘌呤代谢产物 2,8- 二羟基腺嘌呤结晶沉积于肾小管中，引起肾小管上皮细胞变性、坏死或消失，肾间质大量结晶沉着引起广泛炎性肉芽肿及纤维化，从而导致慢性肾衰。此外，有报道称在嘌呤所致的 CRF 模型中，血中的中分子物质也显著增多。该模型导致的 BUN、Cr 及中分子物质等在体内大量堆积与慢性肾功能衰竭患者病变情况类似。本实验以腺嘌呤所致 CRF 大鼠模型与文献报道变化一致。

（2）采用保肾片浸膏高、中、低剂量组灌服腺嘌呤所致 CRF 大鼠，连续 6 周，对降低尿素氮、肌酐其疗效显著优于模型对照组及阳性药物对照组（$P < 0.01$ 及 $P < 0.05$），并有改善血红蛋白及血浆蛋白的作用。光镜及电镜结果显示，保肾片对腺嘌呤所致肾小管扩张及间质纤维化有明显的抑制作用，并可促进肾小管上皮细胞的修复和线粒体增生。

（3）近年来，小管 – 间质病变在肾损害及肾功能衰竭病程进展的作用已引起人们的重视，肾小管内高代谢及间质纤维化是加剧肾脏硬化的重要因素。有研究表明，益肾活血药具有抑制成纤维细胞增生和凋亡的作用，而我们的另一项研究“保肾片对大鼠成纤维细胞增殖的影响”也已证实，喂服保肾片大鼠血清对体外培养的肾脏成纤维细胞的 3H-thymdine 掺入率有抑制作用，从而证实抑制间质纤维化是保肾片抑制肾脏硬化的机制之一。本实验采用的腺嘌呤慢性肾衰模型其病理改变主要在肾小管及肾间质，而保肾片对小管－间质的保护性作用是保肾片延缓慢性肾衰病程进展作用的一个方面。

（二）保肾片对 5/6 肾切除慢性肾衰大鼠肾功能及病理改变的作用

[摘要] 本实验采用 5/6 肾切除方法制作了大鼠慢性肾功能衰竭（CRF）实验动物模型，并用保肾片浸膏高、中、低剂量（相当于人体用药的 42、21、10.5 倍）灌服实验动物。结果表明：保肾片浸膏高、中剂量组对 5/6 肾切除所致的 CRF 大鼠的血肌酐、血尿素氨有明显降低作用，疗效明显优于模型对照组及阳性药物对照组（$P < 0.05$）。保肾片对 5/6 肾切除所致的肾损害具有明显减轻肾小球过度肥大，抑制系膜细胞及系膜基质的增生，改善肾间质损害，从而减轻肾脏硬化。光镜、电镜比较，保肾片组病理损害明显轻于模型对照组及阳性药物对照组，说明保肾片具有明显的降低慢性肾功能衰竭大鼠血肌酐、血尿素氮，提高血红蛋白和血浆白蛋白水平，作用机理与减轻肾小球损害，抑制肾小球硬化，修复肾间质损害有关。

[关键词] 保肾片 5/6 肾切除 慢性肾功能衰竭 实验研究

保肾片具有补益肾元、健运脾胃、活血和络、渗湿泄浊之功效，临床已证实其对慢性肾功能衰竭具有改善肾功能、延缓肾衰进展的作用。根据其主治与功效，本试验主要观察保肾片对该种方法所致 CRF 动物模型的实验治疗作用，寻求其发挥作用的有效剂量，为临床进一步研究提供实验依据。

1. 材料与方法

（1）材料

①药物：保肾片：连云港康缘制药有限公司提供，批号 980403。为未加调味剂、防腐剂等的中间产品浸膏，每克浸膏含生药 7.2g，成人日用量 58g/60kg。临用前用蒸馏水配制成 10.8g/mL、5.4g/mL 两种浓度的混悬液（按生药量计算）。肾康宁片（药物对照）：杭州正大青春宝制药公司产品，卫生部药品标准 1992 年 WS-B-1153-92，批号 980814。该药主要成分为黄芪、丹参、茯苓、泽泻、山药、益母草等，成人日用量 27.8g/60kg。将该药粉碎过 120 目筛，加蒸馏水配制成 5.19g/mL 浓度的肾康宁混悬液（均按生药量计算）。

②试剂：尿素氮试剂盒为意大利 Sclavo 公司生产，生产批号 007；肌酐试剂

盒、白蛋白试剂盒均为 Pointe Biotech（Shanghai）Co. ltd 生产，批号分别为 90071、73423，采用 OLYMPUS AV560（日本）仪器，BUN 测定采用尿素酶法、Cr 为碱性苦味酸法，白蛋白为溴甲酚绿法。Hb 检测采用江苏湖光光电仪器厂 XH 血红蛋白仪（HiCN），试剂使用无锡市临床医学实验研究所生产的氰化高铁血红蛋白测定试剂，批号为 990328。

③动物：SD 大鼠（清洁级），雄性、体重 175 ～ 200g，购自上海西普尔 - 必凯实验动物有限公司（合格证：沪动合证字 152 号）。

④饲料：饲料为河南医科大学实验动物中心生产的标准大鼠全价颗粒。

⑤实验条件：在整个实验过程中，大鼠自由摄食、饮水，室内温度保持在 16 ～ 22℃，相对湿度 60% ～ 90%。

（2）方法

①模型制作：雄性 SD 大鼠 80 只，饲养观察 1 周后按文献方法 1 ～ 4 对其中 70 只大鼠施行 5/6 肾切除。手术分两次进行，大鼠以 2% 戊巴比妥钠麻醉后，常规消毒皮肤，侧腹切口，暴露左肾，剥离肾筋膜，迅速切除左肾上、下极肾实质，切除部分达左肾的 2/3，1 周后切除全部右肾，手术过程中注意剥离肾上腺，防止损伤，手术后用明胶海绵罩住残留肾脏，并压迫止血；整个手术由 1 人操作，注意手术过程无菌，手术后注射青霉素预防感染连续 4 天，另 10 只作为正常对照。第二次手术后 4 周，所有大鼠称重、后眼眶取血测定 BUN、Cr，按照 BUN、Cr 水平随机分为 5 组。

②分组及用药剂量

正常对照组：雄性 SD 大鼠 10 只，灌服蒸馏水 10mL/kg，每日 1 次灌服。

模型对照组：雄性 SD 大鼠 12 只，灌服蒸馏水 10mL/kg，每日 1 次灌服。

保肾片高剂量组：雄性 SD 大鼠 12 只，每日用药剂量 43.3g/kg，相当于人体用药量的 42 倍，以 10.8g/mL 的保肾片混悬液每日 2 次灌服。

保肾片中剂量组：雄性 SD 大鼠 12 只，每日用药剂量 21.65g/kg，相当于人体用药量的 21 倍，以 10.8g/mL 的保肾片混悬液每日 1 次灌服。

保肾片低剂量组：雄性 SD 大鼠 12 只，每日用药剂量 10.8g/kg，相当于人体用药量的 10.5 倍，以 5.4g/mL 的保肾片混悬液每日 1 次灌服。

阳性药物（肾康宁）对照组：雄性 SD 大鼠 12 只，每日用药剂量为 10.38g/kg，相当于人体用药量的 22.4 倍，以 5.19g/mL 的肾康宁混悬液每日 1 次灌服。

保肾片治疗组剂距比 1∶2∶4。

③用药时间：大鼠第 2 次手术后 4 周，造模成功后开始用药治疗。用药时间共

6 周。

④检测指标：用药前及用药后每周称体重；治疗前后分别眼眶取血测血清 BUN、Cr、TP、ALB、Hb 等；用药结束后处死大鼠，肉眼观察肾脏形态结构，称取肾重并计算肾系数 [单侧肾重（mg）/ 体重（g）]；每组按从小到大顺序取 4 只大鼠肾组织进行 HE 染色、PAS 染色、Masson 染色做光镜检查；每组 2 份标本做超薄切片，进行电镜观察。

病理组织学检验由南京医科大学病理形态研究室承担。

2. 结果

（1）一般状况与体重及肾系数：保肾片对 5/6 肾切除大鼠体重及肾系数的影响见表 4-6。

表 4–6　保肾片对 5/6 肾切除大鼠体重及肾系数的影响

组别	剂量（g/kg）	体重（g，$\bar{x} \pm s$）	肾重（g，$\bar{x} \pm s$）	肾系数（mg/g 体重，$\bar{x} \pm s$）
正常对照组	-	419.20 ± 54.09（10）	1.21 ± 0.12（10）	2.85 ± 0.27（10）
模型对照组	-	294.86 ± 17.41（8）	2.21 ± 0.48（8）	7.46 ± 1.40（8）
保肾片	43.30	335.63 ± 38.06*△（9）	2.01 ± 0.48（9）	6.21 ± 2.28（9）
保肾片	21.65	349.60 ± 41.80*△（8）	2.48 ± 0.42（8）	7.21 ± 1.82（8）
保肾片	10.83	302.82 ± 38.63（9）	2.33 ± 0.23（9）	7.78 ± 0.93
肾康宁	10.38	288.16 ± 18.41（8）	2.11 ± 0.16（8）	7.36 ± 0.76（8）

注：* 与模型对照组相比，$P < 0.05$；△与阳性药物对照组相比，$P < 0.05$。

大鼠切除 5/6 肾组织后，逐渐出现进食量减少，体毛干枯无光泽，耳郭及尾部苍白，随时间延长，症状加重，体重增长缓慢，明显低于正常组，经检验，第 2 次肾切除后 4 周时，肾功能不全模型已形成。保肾片灌服后，高剂量组体重增长多于模型对照组及阳性药物对照组（$P < 0.05$）。治疗 6 周后处死大鼠，见残肾较治疗前明显增大，高剂量及中剂量治疗组，肾系数略小于模型对照组及正常对照组，但无显著性差异。

在实验过程中，模型对照组、保肾片中剂量组及肾康宁对照组大鼠各死亡 2 只，保肾片高剂量组、低剂量组各死亡 1 只。解剖死亡大鼠见肾脏明显肿大，质硬，色褐，其余脏器未见异常。

（2）血尿素氮与肌酐：保肾片对 5/6 肾切除大鼠肾功能的影响见表 4-7。

治疗前，各造模组血清尿素氮、肌酐显著高于正常对照组（$P < 0.01$）；各造模组比较，无显著差异（$P > 0.05$）。治疗 6 周后，模型对照组血清尿素氮、肌酐仍呈进行性升高，而保肾片高、中剂量治疗组与其他模型组比较，尿素氮、肌酐进行性升高数值明显得到抑制（$P < 0.05$）。

表 4-7　保肾片对 5/6 肾切除大鼠肾功能的影响

组别	剂量（g/kg）	BUN（mmol/L，$\bar{x} \pm s$）		Cr（μmol/L，$\bar{x} \pm s$）	
		治疗前	治疗后	治疗前	治疗后
正常对照组	-	9.97 ± 0.77（10）	8.16 ± 1.44（10）	72.57 ± 6.73（10）	70.79 ± 3.04（10）
模型对照组	-	16.81 ± 2.46（10）	23.12 ± 6.97（8）	98.63 ± 6.61（10）	108.83 ± 12.60（8）
保肾片	43.30	17.42 ± 1.47（10）	19.59 ± 4.25（9）	98.28 ± 7.56（10）	85.90 ± 7.75*△（9）
保肾片	21.65	16.93 ± 1.41（10）	19.63 ± 3.27（8）	99.59 ± 8.32（10）	89.43 ± 4.99*（8）
保肾片	10.83	18.20 ± 4.01（10）	22.96 ± 3.81（9）	101.06 ± 13.45（10）	98.29 ± 10.79（9）
肾康宁	10.38	17.06 ± 2.20（10）	20.27 ± 5.45（8）	96.67 ± 8.86（10）	97.54 ± 8.78（8）

注：* 与模型对照组比较，$P < 0.05$；△与阳性药物对照组比较，$P < 0.05$。

（3）血红蛋白与血清蛋白：保肾片对 5/6 肾切除大鼠血红蛋白、总蛋白及白蛋白的影响见表 4-8。

表 4-8　保肾片对 5/6 肾切除大鼠血红蛋白、总蛋白及白蛋白的影响

组别	剂量（g/kg）	Hb（g/L，$\bar{x} \pm s$）		TP（g/L，$\bar{x} \pm s$）		ALB（g/L，$\bar{x} \pm s$）	
		治疗前	治疗后	治疗前	治疗后	治疗前	治疗后
正常对照组	–	164.70 ± 5.42（10）	165.00 ± 5.40（10）	79.09 ± 3.61（10）	74.60 ± 5.70（10）	57.12 ± 2.99（10）	50.50 ± 2.64（10）
模型对照组	-	133.02 ± 5.26（10）	143.75 ± 6.32（8）	64.24 ± 7.22（10）	58.63 ± 3.78（8）	38.64 ± 4.46（8）	34.63 ± 3.11（8）
保肾片	43.30	130.70 ± [illegible].59（10）	151.00 ± 10.64*△（9）	66.77 ± 2.08（10）	64.56 ± 5.15*△（9）	50.46 ± 3.89（10）	43.11 ± 4.31*△（9）
保肾片	21.65	134.12 ± 3.50（10）	1[illegible].88 ± 11.01*△（8）	71.09 ± 3.69（10）	563.75 ± 6.11*△（8）	47.75 ± 7.76（10）	44.13 ± 6.71*△（8）
保肾片	10.83	130.27 ± 4.36（10）	144.89 ± [illegible]9.70（9）	69.55 ± 6.86（10）	61.44 ± 5.77（9）	43.06 ± 6.67（10）	38.90 ± 5.06（9）
肾康宁	10.38	128.75 ± 7.35（10）	128.00 ± 11.55（8）	67.31 ± 3.93（10）	56.63 ± 6.93（8）	50.67 ± 4.40（10）	36.50 ± 3.07（8）

注：* 与模型对照组比较，$P < 0.05$；△与阳性药物对照组比较，$P < 0.05$。

在各造模组，血红蛋白及血浆蛋白明显低于正常，治疗后保肾片高、中剂量组均较模型对照组及阳性药物对照组为高，血红蛋白、总蛋白及白蛋白与模型对照组及阳性药物对照组比较，均有显著差别（$P < 0.05$）。

（4）血脂变化：保肾片对 5/6 肾切除大鼠血脂的影响见表 4-9。

各模型组血浆胆固醇高于正常组（$P < 0.05$），治疗后保肾片高剂量组血浆胆固醇明显低于模型对照组（$P < 0.05$），其他各模型组胆固醇及甘油三酯改变无显著差异（$P > 0.05$）。

表 4–9　保肾片对 5/6 肾切除大鼠血脂的影响

组别	剂量（g/kg）	胆固醇（mmol/L，$\bar{x} \pm s$）		甘油三酯（mmol/L，$\bar{x} \pm s$）	
		治疗前	治疗后	治疗前	治疗后
正常对照组	-	1.93 ± 0.13（10）	1.62 ± 0.12（10）	0.86 ± 0.07（10）	0.84 ± 30.16（10）
模型对照组	-	3.11 ± 0.24（10）	5.15 ± 0.35（8）	0.85 ± 0.09（10）	3.55 ± 0.47（8）
保肾片	43.30	3.10 ± 0.16（10）	3.95 ± 0.45*（9）	0.98 ± 0.14（10）	2.56 ± 0.41（9）
保肾片	21.65	3.34 ± 0.29（10）	4.09 ± 0.39（8）	1.22 ± 80.19（10）	2.48 ± 0.59（8）
保肾片	10.83	3.17 ± 0.24（10）	4.90 ± 0.58（9）	1.02 ± 0.009（10）	2.49 ± 0.37（9）
肾康宁	10.38	3.29 ± 0.19（10）	4.11 ± 0.73（8）	0.85 ± 0.14（10）	3.15 ± 0.24（8）

注：* 与模型对照组比较，$P < 0.05$。

（5）病理形态学观察

1）一般病理形态改变

①肾脏大体改变：造模组肾脏形态不规则、肿大、灰黄色、质地较硬，切面皮髓质界线不清。各治疗组肾肿大与病理对照组比较有不同程度减小，色泽加深为黄褐色。

②肾小球改变：光镜下肾小球病变不均，可见代偿性扩张肾小球，不同程度的系膜细胞、基质增生及毛细血管腔闭塞、包曼氏囊融合和玻璃样变的多形态肾小球。参照 Purkerson 等对病变肾小球的组织学分级方法，计算各组动物各等级肾小球所占百分比。结果见表 4-10。

各组肾小球病变比较，造模后各组肾小球扩张明显高于正常对照组（$P < 0.01$），但保肾片中、高剂量组扩张肾小球明显低于模型对照组及阳性药物对照组（$P < 0.05$ 或 $P < 0.01$），模型对照组Ⅰ级以上病变比例高于保肾片中、高剂量组，保肾片中、高剂量组肾小球病理形态以 0 级、Ⅰ级居多，与其他各组比差异显著（$P < 0.05$），Ⅳ级病变在各模型组中所占比例不高。各造模组肾小球系膜区基质及细胞均有不同程度的增多，部分肾小球呈节段性硬化、球囊粘连或全球硬化，部分硬化的肾小球毛细血管腔塌陷、狭窄或闭塞，保肾片中、高剂量组以上病变均较其他组为轻。由此可见，保肾片可减轻肾脏过度肥大及硬化。

③肾小管及间质改变：各造模组肾小管扩张，小管上皮细胞萎缩、变性、坏死

或脱落，肾间质不同程度的纤维化及炎细胞浸润。治疗组以上病变有不同程度减轻，结果见表 4-11 及表 4-12。

表 4–10　保肾片对 5/6 肾切除大鼠肾小球病理变化的影响（%）（$\bar{x} \pm s$）

组别	剂量（g/kg）	扩张肾小球	0 级	Ⅰ级	Ⅱ级	Ⅲ级	Ⅳ级
正常对照组	-	3.00 ± 0.70	90.36 ± 1.40	6.64 ± 1.70	0	0	0
模型对照组	-	32.80 ± 0.90	9.30 ± 2.40	11.20 ± 3.60	13.60 ± 0.78	20.90 ± 0.80	12.20 ± 3.10
保肾片	43.30	13.40 ± 0.50** △	22.30 ± 0.56	24.60 ± 1.70	19.80 ± 0.44	11.30 ± 2.80	8.60 ± 2.70
保肾片	21.65	17.90 ± 0.20* △	16.90 ± 2.40	20.30 ± 0.80	20.40 ± 0.98	14.70 ± 1.70	9.80 ± 1.32
保肾片	10.38	28.40 ± 0.40	13.80 ± 0.80	10.60 ± 2.80	14.80 ± 0.86	20.60 ± 1.80	11.80 ± 0.87
肾康宁对照组	29.60 ± 0.50	12.40 ± 0.76	11.80 ± 2.80	15.60 ± 0.749	18.60 ± 2.50	12.00 ± 0.17	

注：* 与模型对照组比较 $P < 0.05$，** 与模型对照组比较 $P < 0.01$；△ 与阳性药物对照组比较 $P < 0.05$。

表 4–11　保肾片对 5/6 肾切除大鼠肾小管病理变化的影响（%）（$\bar{x} \pm s$）

组别	剂量（g/kg）	0 级	Ⅰ级	Ⅱ级	Ⅲ级
正常对照组	-	92.30 ± 0.27	6.80 ± 1.10	0	0
模型对照组	-	5.00 ± 0.86	14.80 ± 0.79	36.10 ± 1.86	44.80 ± 2.40
保肾片	43.30	20.00 ± 0.71	53.20 ± 0.29	14.80 ± 0.88	13.10 ± 0.76
保肾片	21.65	15.00 ± 0.88	52.30 ± 0.90	21.50 ± 1.30	22.80 ± 1.68
保肾片	10.83	14.70 ± 0.77	21.20 ± 0.85	32.10 ± 0.90	41.20 ± 2.50
肾康宁	10.38	15.20 ± 0.34	31.80 ± 0.96	26.50 ± 1.75	20.60 ± 0.38

表 4–12　保肾片对 5/6 肾切除大鼠肾间质病理变化影响（%）（$\bar{x} \pm s$）

组别	剂量（g/kg）	0 级	Ⅰ级	Ⅱ级	Ⅲ级
正常对照组	-	86.80 ± 0.34	13.20 ± 3.20	0	0
模型对照组	-	4.86 ± 0.22	24.80 ± 0.17	56.70 ± 1.10	13.70 ± 1.80
保肾片	43.30	15.40 ± 2.67	48.80 ± 2.20	30.20 ± 1.10	5.60 ± 2.40
保肾片	21.65	11.30 ± 0.28	34.80 ± 0.88	43.70 ± 1.52	10.20 ± 0.97
保肾片	10.83	9.20 ± 0.34	31.40 ± 1.20	52.20 ± 0.90	8.20 ± 0.97
肾康宁	10.38	10.80 ± 0.2.56	24.70 ± 2.80	53.20 ± 1.80	11.30 ± 0.88

各模型组肾小管损伤明显，与正常对照组比较有显著差别（$P < 0.01$）。保肾片中、高剂量治疗组病变相对较轻，以Ⅰ级病变为主，与其他各模型组比有显著差别（$P < 0.05$）。

各造模组肾间质纤维化明显，与正常对照组比较差异显著（$P < 0.01$），各组病变主要集中在Ⅰ、Ⅱ级，保肾片高剂量治疗组以Ⅰ级病变为主，与其他模型组比较有显著差异（$P < 0.05$）。

2）肾脏超微结构改变

正常对照组：肾小球毛细血管开放，血管腔中可见少数红细胞，血管壁由窗孔型内皮细胞衬复，无肿胀和增生改变。基膜均匀一致，无致密复合物沉积，基膜厚110～160nm（正常），上皮细胞无肿胀及空泡变性，足突清晰可见，系膜区无扩大，未见系膜细胞增生、基质增多及致密复合物沉积，肾小管上皮细胞无明显改变，属正常肾组织。

模型对照组：肾小球部分毛细血管腔由于内皮细胞增生、肿胀，呈完全或不完全闭塞。部分毛细血管腔中内皮细胞肿胀，并呈微绒毛状，基膜未见明显增厚及致密复合物沉积，上皮细胞病变较明显，表现为肿胀空泡化，足突广泛融合，胞质中溶酶体增多。系膜区扩大，系膜基质及系膜细胞明显增生，局部区域可见吞噬脂质的泡沫细胞浸润。肾小管未见坏死，但肾小管上皮细胞有肿胀、空泡化，溶酶体明显增多。

保肾片高剂量组：肾小球毛细血管腔开效，少数内皮细胞增生、肿胀，管腔出现狭窄，基膜未见增厚及致密复合物沉积，少数上皮细胞有肿胀、空泡化及轻度微绒毛化。系膜区未见扩大，系膜细胞及基质未见增生，无致密复合物沉积，上皮细胞未见坏死。该组肾小球及小管、间质病变明显轻于模型对照组及阳性药物对照组。

保肾片中剂量组：部分肾小球毛细血管腔开放，少部分毛细血管腔由于内皮细胞增生肿胀，管腔变窄或不完全闭塞，少数内皮细胞空泡化，基膜无明显增厚及致密复合物沉积。上皮细胞肿胀、空泡化，足突广泛融合，胞质中溶酶体明显增多。系膜区扩大，系膜基质增多，少数系膜区有系膜细胞增生，肾小管病变较轻。中剂量组其病变轻于模型对照组及阳性药物对照组。

保肾片低剂量组：肾小球毛细血管开放，少数毛细血管内皮细胞肿胀、空泡化及微绒毛化。大部分毛细血管内皮细胞未见明显改变，基膜未见明显增厚及致密复合物沉积。上皮细胞多数改变不明显，少数上皮细胞有肿胀，轻度微绒毛化及局限性足突融合。系膜区大多无明显改变，少数系膜区系膜细胞增生，肾小管上皮细胞内有少量溶酶体，轻于模型对照组。

肾康宁对照组：肾小球毛细血管开放，少数毛细血管腔由于内皮细胞肿胀管腔变窄，毛细血管腔中常见中性粒细胞及淋巴细胞，毛细血管及基膜未见明显增厚及致密复合物沉积，上皮细胞肿胀、足突融合及局部微绒毛化，溶酶体增多。少数系膜区扩大，系膜基质明显增多。肾小管改变轻，未见坏死。

由上可知，治疗组，特别是保肾片高剂量组肾脏超微结构病变减轻尤为明显。

3. 讨论

（1）20 世纪 30 年代，国外学者开始采用手术减少肾组织的方法，制造慢性肾功能不全模型，现 5/6（70%）肾切除法制作慢性肾衰模型已被广泛运用，由于其病理变化与肾小球局灶节段硬化极相似，故可用以研究非免疫因素对慢性肾衰的影响。我们采用 5/6 肾切除法造模，术后第四周测定血肌酐、尿素氮，其显著高于正常对照组（$P < 0.05$），血浆蛋白、血红蛋白均有减低（$P < 0.05$）。病理形态表现为残肾重量增加；光镜下以肾小球代偿性扩张，轻中度系膜增生为主要变化，肾小管损伤、坏死甚至管腔闭塞，肾间质纤维化；电镜下，肾脏组织表现为肾小球毛细血管腔狭窄，内皮细胞肿胀、微绒毛化，内皮细胞增生，足突融合，以及系膜区扩大，系膜基质增生，肾小管损伤等病变，符合肾小球硬化的病理表现。以上证明，本实验的动物模型符合慢性肾功能不全的表现。

（2）实验观察到，造模后大鼠皮毛松散、蓬乱、毛色偏黄无光泽，活动少而迟钝，拱背、喜扎堆，体重增加缓慢，饮食减少，小便量多，饮水多，掩尾表现与中医肾元衰竭证候相似，符合保肾片补益肾元、和络泄浊的中医证候特点。

（3）灌服保肾片 6 周后，高、中剂量的保肾片可明显降低 CRF 大鼠的 BUN、Cr 水平，疗效明显优于模型对照组及阳性药物对照组（BUN 比较 $P < 0.05$；Cr 高剂量组与阳性药物对照组比较 $P < 0.05$）。并可升高血红蛋白（$P < 0.05$）。病理观察显示，保肾片能减轻肾小球的过度肥大，抑制系膜细胞及系膜基质的增生，减轻肾小球的硬化及肾间质纤维化。

（4）肾小球系膜细胞增生，基质增多及肾间质纤维化是肾脏硬化，肾功能衰竭病程进展的启动因素和增恶因素。本实验病理对照组肾小球系膜区扩大，并见吞噬脂质的泡沫细胞，间质内可见大量类细胞浸润及间质纤维化。保肾片高剂量组系膜区未见增宽，无明显系膜细胞增殖，间质中类细胞浸润及间质纤维化明显减轻，病理改变与功能检测结果一致。我们在保肾片的基础研究中也发现，保肾片对体外培养大鼠肾小球系膜细胞及间质成纤维细胞有明显的抑制作用。

从而证实益肾健脾、和络泄浊的保肾片其药理药效学作用机理与抑制系膜细胞的基质增多，减轻间质纤维化，从而延缓慢性肾功能衰竭病程进展相关。

三、保肾片（汤剂）的临床研究

（一）保肾汤为主治疗慢性肾功能衰竭的近期疗效观察（附 168 例病例分析）

［摘要］ 运用保肾汤为主治疗慢性肾功能衰竭氮质血症期患者 148 例，近期有效率为 83.1%，而对照组有效率为 50%，两组差异显著（$P < 0.05$）。提示保肾汤具有较好的降低蛋白尿，改善肾功能的作用。

［关键词］ 慢性肾功能衰竭　保肾汤　临床研究

慢性肾功能衰竭（CRF）是多种慢性肾脏疾病造成肾单位逐渐毁损，出现多方面紊乱的综合征，而氮质血症期则是 CRF 病程进展的重要时期，保护健存肾单位，延缓肾衰进入终末期的进程，则为 CRF 治疗的目的。我们运用邹云翔教授多年经验总结的保肾汤治疗慢性肾衰早期患者效果较佳，兹介绍如下：

1. 材料与方法

（1）病例资料：选取 1993 年至 1998 年江苏省中医院住院 168 例 CRF 患者，其中男性 101 例，女性 67 例；平均年龄 49.6 岁。原发病诊断：慢性肾小球肾炎 92 例，慢性肾盂肾炎 15 例，肾小动脉硬化 19 例，多囊肾 17 例，糖尿病肾病 16 例，狼疮性肾炎 5 例，尿酸性肾病 4 例。氮质血症期诊断标准根据 1992 年安徽《原发性肾小球疾病分型与治疗及诊断标准专题座谈会》制定的标准。

（2）分组及分型：将 CRF 患者分为治疗组 148 例，对照组 20 例，两组患者在年龄、性别、原发病、病情程度等方面均具有可比性。

治疗组 148 例辨证及分型标准参照全国中医肾衰研讨会提出的方案，结果见表 4-13。在正虚各型中，脾肾气阴两虚证最多（占 52%），脾肾气虚证其次。在本组氮质血症病例中，未见脾肾阳虚证及阴阳两虚证。而邪实兼症中，脾肾气虚证多兼水气（65.45%），气阴两虚证常兼湿热（48.05%），肝肾阴虚证常兼瘀血（25%）。

表 4-13　148 例氮质血症期患者中医辨证分型

	例数	湿浊	水气	湿热	瘀血	外感
脾肾气虚	55	32	36	24	9	7
脾肾气阴两虚	77	48	35	37	14	9
肝肾阴虚	16	8	5	6	4	2

（3）治疗方法

①治疗组：服用以保肾汤为主的辨证汤药。处方组成：制何首乌、菟丝子、太子参、制苍术、茯苓皮、泽泻、怀牛膝、制大黄。脾肾气虚证可加党参、生黄芪、白术、桑寄生；气阴两虚证加生黄芪、生地黄、石斛；肝肾阴虚加生地黄、熟地黄、沙苑子、白蒺藜、山萸肉。邪实诸证，湿浊、水气、湿热、血瘀则根据辨证分别配合泄浊、利水、清利、活血等法。上药每日1剂煎服。

②对照组：脾肾气（阳）虚证用四君子汤合济生肾气丸，气阴两虚证用参芪地黄汤，肝肾阴虚证用杞菊地黄汤。以上原方汤药每日1剂。同时加用肾炎四味片（湖北沙市制药厂生产），每次8片，每日3次。

治疗组与对照组口服药物均以1～2个月为1个疗程，平均治疗2～3个疗程。对伴有高血压、酸中毒及合并感染者均配合降压、纠酸、抗感染治疗。

（4）观察指标：近期疗效主要观察患者治疗前后症状、体征、血尿素氮（BUN）、血肌酐（Scr）、血尿酸（BUA）、血红蛋白（Hb）、血浆白蛋白（A）及24h尿蛋白定量等指标。

（5）疗效标准：参照《慢性肾衰中医辨证分型和疗效判定标准》，分显效、有效、稳定、无效4类。

显效：①症状显著减轻或消失；②内生肌酐清除率增加≥30%；③血清肌酐降低≥30%或降为正常范围。

以上①需必备，②③具备1项即可判定。

有效：①症状减轻或消失；②内生肌酐清除率增加≥20%；③血清肌酐降低≥20%；④治疗前后以血清肌酐的对数或倒数，用直线回归方程分析，其斜率有明显意义者。

稳定：①症状有所减轻；②内生肌酐清除率增加＜20%；③血清肌酐降低＜20%；④治疗前后以血肌酐的对数或倒数，用直线回归方程分析，其斜率有意义者。

以上①需必备，其他具备1项即可判定。

无效：不符合显效、有效和稳定判定条件者。

2. 结果

（1）临床疗效：治疗组及对照组近期疗效结果如表4-14所示，治疗组临床总有效率83.1%，对照组50%，治疗组明显高于对照组（$P<0.05$）。

表 4-14　治疗组和对照组临床疗效观察

	例数	显效（%）	有效	稳定	无效
治疗组	148	52（35.11）	44	27	25
对照组	20	2（10.0）	2	6	10

（2）客观指标观察比较：两组患者治疗前 BUN、Scr、BUA、Hb、A 及 24h 尿蛋白定量改变如表 4-15 所示。治疗组及对照组尿蛋白定量均有下降，但治疗组更为明显。治疗组 Scr 下降显著，对照组无明显改变。两组患者的 A、Hb、BUN、BUA 近期改变不明显（结果见表 4-15）。

表 4-15　治疗组和对照组各项指标变化情况（$\bar{x} \pm s$）

	治疗组		对照组	
	治疗前	治疗后	治疗前	治疗后
24h 尿蛋白（g/L）	2.65 ± 2.89	2.03 ± 2.11**	2.60 ± 2.52	2.24 ± 0.93*
A（g/L）	33.04 ± 7.40	32.70 ± 6.37	33.31 ± 8.42	32.25 ± 9.65
Hb（g/L）	80.46 ± 23.23	78.45 ± 19.88	84.12 ± 10.74	83.56 ± 1.28
BUN（mmol/L）	19.69 ± 31.22	19.73 ± 44.25	14.81 ± 12.37	15.64 ± 14.32
Scr（μmol/L）	301.55 ± 79.59	283.86 ± 150.097*	261.81 ± 83.09	260.42 ± 120.6
BUA（μmol/L）	420.18 ± 129 ± 66	423.13 ± 134.32	396.53 ± 135.60	403.62 ± 116.46

注：** 为治疗前后比较 $P < 0.01$；* 为 $P < 0.05$。

3. 讨论　慢性肾功能衰竭的基本病理是肾小球纤维化。中医认为肾元衰竭、浊瘀内蕴是慢性肾衰的基本病机，是宏观辨证的归纳，又是肾小球纤维化的微观机制。肾小球硬化的结果，以及病变过程中微血栓、血管瘤、胶原纤维的增生与中医浊、瘀的关系密切，而其产生的过程，又存在虚实夹杂、因虚致实的病机。现代分子生物学研究表明，基因多态性与某些常见疾病易患性有关，如具有血管紧张素 DD 受体的人易患糖尿病肾病；另一研究表明，感染及损伤引起宿主肾细胞与渗入的细胞（尤其是单核细胞）相互作用，释放体液因子，如细胞因子、生长因子及趋化因子，这些体液因子能导致宿主肾细胞（系膜细胞、上皮细胞、小管间质细胞、血管及血管周围细胞）的表型变化，使正常肾组织细胞获得平滑肌细胞及成纤维细胞的特征，使细胞外基质产生增加，纤维过度增生，最终导致肾纤维化及瘢痕形成。基因及细胞表型属先天形成，与中医肾元为先天之本，决定疾病易患性的特征相似，先天不足、后天受损均可导致肾小球硬化的产生，从而说明肾元衰竭、浊瘀内蕴的基本病机又适用于肾小球硬化的机制探讨。

药效学的研究结果，也反证了肾纤维化过程中虚实夹杂的病机。如有研究表明，由枸杞子、薏苡仁、山楂等组成的中药复方康寿饮能减轻老年小鼠肾小球系膜增生，抑制间质炎细胞浸润及调节 Bowman's 囊收放的作用。我们的另一项研究也表明，保肾片（成分同保肾汤）对系膜细胞机械性伸展诱导的细胞外基质主要成分Ⅰ型胶原、Ⅳ型胶原及纤维结合素表达具有明显抑制作用。单味药的研究表明，怀牛膝水煎及醇提液具有对抗肾上腺素引起的细动脉收缩，调整肾小球血液动力学变化的作用。菟丝子具有抗利尿及恢复肾功能，维持上皮组织完整性的作用；何首乌具有较好的调整血脂，对减少脂质在肾小球内和肾间质沉积有一定的作用。从以上药物分析可见，补益药也具有抑制肾小球硬化的作用，从而反证了肾小球硬化的因虚致实病机。

基于以上认识，我们认为以补益肾元、和络泄浊的大法治疗慢性肾衰，既可以改善肾虚浊瘀蕴结的临床表现，又可调整肾小球硬化的病变进程，抑制肾小球硬化。不失为防治慢性肾衰的有效方案。本研究中保肾汤的近期疗效明显高于肾炎四味片对照组，以及病人肾功能改善，肾衰进程延缓充分为以上论点提供了明证。

（二）保肾汤为主治疗慢性肾功能衰竭的远期疗效影响（附 88 例病例分析）

［摘要］ 运用保肾汤为主治疗慢性肾衰氮质血症期患者 88 例，经长期临床治疗后平均用药（37.28 ± 18.23）日，1/Scr 的直线回归方程分析，治疗前后有显著差别，并由此理论推测 5 年进入尿毒症终末期的患者人数，治疗前 64 人（72.73%），治疗后降为 29 人（32.95%）（$P < 0.01$），并有明显改善尿毒症主要症状及生活质量的作用。

［关键词］ 慢性肾功能衰竭　保肾汤　临床研究

1. 材料与方法

（1）病例资料：1993 ～ 1998 年在江苏省中医院住院治疗的 88 例 CRF 患者，其中男性 53 例，女性 35 例；平均年龄 48.5 岁。原发病诊断：慢性肾小球肾炎 59 例，慢性肾盂肾炎 6 例，肾小动脉硬化 7 例，多囊肾 3 例，糖尿病肾病 10 例，狼疮性肾炎 1 例，尿酸性肾病 2 例。氮质血症期诊断标准根据 1992 年安徽《原发性肾小球疾病分型与治疗及诊断标准专题座谈会》制定。中医分型标准按全国中医肾衰研讨会制订的全国标准。

（2）治疗方法：服用以保肾汤为主的辨证汤药。处方组成：制何首乌、菟丝子、太子参、制苍术、茯苓皮、泽泻、怀牛膝、制大黄。脾肾气虚证可加党参、生黄芪、白术、桑寄生；气阴两虚证可加生黄芪、生地黄、石斛；肝肾阴虚证加生地黄、熟地黄、沙苑子、白蒺藜、山萸肉。邪实诸证，湿浊、水气、湿热、瘀血则根据辨证分别配合泄浊、利水、清利、活血等法。上药每日 1 剂煎服。平均使用（37.28 ± 18.23）个月，对伴有高血压、酸中毒及合并感者配合降压、纠酸、抗感染治疗。

（3）观察指标：观察症状、体征、血尿素氮、血肌酐、血尿酸、血红蛋白、血浆蛋白等指标。通过对患者进行长期门诊随访，定期观察上述指标，并对生活质量（包括生活能力与工作能力）进行评定，以 Scr ＞ 707.2μmol/L 为观察终点。

（4）远期疗效的判定和统计：考察治疗前后数据差别的显著性用 t 检验，组间比较用方差分析，对治疗前 3 ～ 6 个月 1/Scr 数值及治疗后 1/Scr 数值随时间变化作直线回归方程（$y=a+bx$），并进行推算，从理论上预测治疗前及治疗后进入尿毒症终末期（Scr ＞ 707.2μmol/L）的病例数。

2. 结果

（1）长期中药治疗对肾衰进展速度的影响：对患者中药辨证治疗前 3 ～ 6 个月 1/Scr 和长期治疗后 1/Scr 的直线回归方程分析比较（见表 4-16），治疗后 1/Scr 随时间变化（月）关系的直线斜率（b 值）与治疗前有显著差别，并由此理论上推测 5 年进入尿毒症终末期的患者人数（ESRF），治疗前为 64 人，占 72.73%，治疗后降为 29 人，占 32.95%，两者有显著性差异（$P < 0.01$）。

表 4–16　CRF 患者治疗前后肾功能进展速度比较（$\bar{x} \pm s$）

	治疗前	治疗后
b 值（x^{10-4}）	-35.8312 ± 2.1725	-4.4276 ± 2.0834
预测 5 年进入 ESRF	64/88（72.73%）	29/88（32.95%）*

注：* 治疗前后比较 $P < 0.01$。

（2）长期治疗患者生活质量改善情况：长期中药辨证治疗，对患者常见临床症状有明显改善作用，常见 10 种症状好转情况如表 4-17 所示。并且有 25 人（占 28.41%）恢复或持续参加了轻工作及半日工作。

3. 讨论

（1）维护肾元，治病求本：邹氏认为，CRF 氮质血症期是由慢性肾脏病久治不愈导致肾的气化功能受损，发展至肾阴肾阳俱衰并波及全身多脏器功能损害，致当升不升，当降不降，当藏不藏，当泄不泄，引起一系列本虚标实的危重综合症候群。因此，慢性肾衰的基本病理是肾元虚损，而外感、水湿、湿热、血瘀等病理因素常是加重肾衰发展的可逆因素。治疗原则当维护肾元，治病求本。具体将邹氏保肾元经验方保肾汤应用于治疗始终，但临证的辨证方药从权衡标本缓急着手，动中求变，变中求证，动态认识标与本的关系。一般病情稳定时，以扶正维护肾元为主，佐以和络泄浊祛邪，标急危重时，以祛邪为主略加扶正，通过治标祛邪，清除可逆因素，为治本创造更为有利的条件。

表 4–17　治疗组经远期治疗主要症状改善情况

	治疗前	治疗后	好转率（%）
乏力	78	33	57.69
食欲不振	46	26	43.48
头昏	32	27	15.63
腰膝酸痛	41	25	39.02
尿少	24	8	66.67
下肢或眼睑浮肿	26	16	38.46
夜尿多	23	13	43.46
下肢抽筋	10	5	50.00
恶心呕吐	29	20	31.03
皮肤瘙痒	30	18	40.00

（2）调理脾胃，升清降浊：邹氏一向重视脾胃功能的保护，常说脾胃为升降之枢纽，病者有胃气则生，无胃气则死，调理脾胃则助其升降，脾气升而胃气降，小肠方可分别清浊，清气经脾上达，浊阴自肠下降，经二便排出体外。临证凡见脾胃虚弱者，喜用白术、苍术、姜半夏、陈皮健脾燥湿和胃；若见恶心呕吐明显者，则从调和脾胃着手，达升清降浊目的。常用药有姜半夏、陈皮、茯苓皮、泽泻、川黄连、紫苏叶、紫苏梗、制大黄。

（3）和络泄浊，贯穿始终：邹氏认为，经络血气运行通畅，则万病不生。一有怫郁，诸病皆生。而肾衰皆有血气郁滞、湿浊内阻、运行不畅的病理。因此，在辨证基础上加用活血和络泄浊药物，能提高疗效。常用药有桃仁、红花、赤芍、川芎、丹参、怀牛膝、干鲍鱼、参三七、益母草、土茯苓、六月雪等。

（4）验方重复，疗效确切：本组选择大样本 CRF 住院患者，严格按照全国中、西医肾病界公认的诊断、疗效标准，以及国际公认的 Mitchv/Scr 方法对远期疗效评定在临床重复验证了邹氏治肾学术思想和保肾汤经验方药，治疗 CRF 氮质血症期 88 例患者，远期疗效（表 4-16、表 4-17）充分证明能明显延缓 CRF 患者的病程进展，提高 CRF 患者的生存质量。

（三）保肾片治疗慢性肾功能衰竭气阴两虚证临床疗效观察

[摘要] 为了观察保肾片治疗慢性肾功能衰竭的临床疗效，参照卫生部《中药新药治疗尿毒症临床研究指导原则》的病例选择、诊断、疗效标准治疗慢性肾衰患者52例，并与16例肾康宁对照组进行比较。治疗结果表明，保肾片治疗慢性肾衰显效率26.9%，总有效率84.5%，对照组显效率6.25%，总有效率50%，治疗组明显高于对照组，两组差异有显著性意义（$P < 0.05$），保肾片有较好的改善患者症状，降低尿素氮、肌酐的作用，与对照组比较均有显著差异（$P < 0.05, P < 0.01$），未发现有明显不良反应。

[关键词] 保肾片 慢性肾功能衰竭 临床观察

保肾片系邹云翔教授经验方保肾丸精简组方而成，通过多年的保肾（丸）汤剂临床观察确定有效后，由江苏省连云港康缘制药有限公司加工成为保肾片。为观察保肾片的临床疗效，参照卫生部《中药新药治疗尿毒症临床研究指导原则》的要求，治疗慢性肾衰气阴两虚证患者52例，并与对照组进行比较，疗效显著优于对照组。现将临床观察结果报告如下：

1. 材料与方法

（1）病例选择：1999年1月至1999年6月在本院住院的68例慢性肾功能衰竭气阴两虚证伴湿浊证患者，其中治疗组52例，对照组16例。年龄在18～65岁，平均年龄（42.4±17.8）岁，男性32例，女性36例，男女之比为1∶1.12。治疗组与对照组在性别构成比、病程时间上差异无显著性（$P > 0.05$），见表4-18；两组在年龄构成比较经卡方检验有差异，治疗组老年人明显多于对照组（$P < 0.01$），见表4-19。慢性肾衰原发疾病中，慢性肾炎41例，糖尿病肾病7例，肾小动脉硬化5例，慢性肾盂肾炎、梗阻性肾病、多囊肾各3例，其他疾病6例。

（2）诊断标准

1）西医诊断标准：①患者有慢性肾脏病史；②有慢性肾衰的临床症状和代谢紊乱；③血肌酐超过133μmol/L。慢性肾功能衰竭病情分级标准参照《中药新药治疗尿毒症的临床研究指导原则》及1992年6月安徽太平会议拟定的慢性肾功能衰竭病情分级标准。

两组患者中代偿期17例，氮质血症期29例，尿毒症早、中期22例。治疗组与对照组病情分期如表4-20所示，两组病情分期比较（卡方检验）差异有非常显著意义（$P < 0.01$），治疗组氮质血症期、尿毒症期人数构成比明显高于对照组，对照组代偿期人数构成比明显高于治疗组，均具有非常显著意义（$P < 0.01$）。

表 4–18　两组性别、病程比较（$\bar{x} \pm s$）

组别	例数	性别构成（例）		病程（月）
		男	女	
治疗组	52	24	28	19.88 ± 27.26
对照组	16	8	8	18.69 ± 11.64

表 4–19　两组年龄构成比较

组别	例数	18～30 岁（%）	31～60 岁（%）	61～80 岁（%）
治疗组	52	8（15.3）	25（48.1）	21（41.2）
对照组	16	3（18.3）	11（68.8）	2（3.8）

表 4–20　两组病情分期比较

组别	例数	代偿期（%）	氮质血症期（%）	尿毒症期（%）
治疗组	52	7（13.46）	24（46.15）	21（40.38）
对照组	16	10（62.5）	5（31.25）	1（6.25）

2）中医辨证标准：参照中华全国中医学会第三次中医肾病学术会议通过的《慢性肾功能不全中医辨证分型标准》即《中药新药治疗尿毒症的临床研究指导原则》辨证分型标准中气阴两虚兼有湿浊证。

①脾肾气阴两虚证：面色少华，气短乏力，腰膝酸软，皮肤干燥，口干唇燥，饮水不多，或手足心热，大便稀或干，小便量少色黄，或夜尿清长，舌淡有齿痕，脉沉细。

②湿浊证：恶心呕吐，纳差腹胀，身重困倦，舌苔厚腻。

本组病例选择为慢性肾衰气阴两虚兼湿浊证患者。

3）中医症状积分标准表（见表 4-21）

（3）治疗方法：试验组 52 例，服用保肾片，主要药物有制何首乌、菟丝子、太子参、怀牛膝、茯苓、泽泻等（江苏省康缘制药有限公司提供，批号 9808127），每次 4 片，每日 3 次，口服，疗程 2 个月。对照组 16 例患者，服肾康宁片，主要药物有黄芪、淡附片、丹参、茯苓、泽泻、山药、益母草等，功效为益气温肾、活血渗湿，治疗慢性肾炎、慢性肾功能不全。（杭州正大青春宝制药有限公司生产，卫生部药品标准 1992 年 WS-B-1153-92）。每次 5 片，每日 3 次，口服，疗程 2 个月。

二药均为注重扶正而兼祛邪之品，功效、主治相近，故有可比性。

表 4–21　中医症状评分标准

症状	0分	2分	4分	6分
倦怠乏力	无此症状或已消失	精神不振，尚能坚持日常工作	精神疲乏，勉强坚持工作及日常活动	精神极度疲乏，不能坚持日常活动
气短懒言	无此症状或已消失	不喜多言，不问不答	懒于言语，多问少答	不欲言语
纳差	无此症状或已消失	饮食无味，食量未减	食欲差，食量减少 1/3	无食欲，食量减少 2/3 以上
腹胀	无此症状或已消失	食后腹胀，0.5h 内可能缓解	腹胀较甚，2h 内可缓解	腹胀甚，不易缓解或腹胀拒按
恶心呕吐	无此症状或已消失	恶心欲吐，但无呕出物	恶心呕吐，每日 3 次以下	恶心呕吐，每日 3 次及以上
腰膝酸软	无此症状或已消失	偶觉腰膝酸软，不影响日常工作	腰膝酸软较重，但能坚持活动	腰膝酸软较重，难以坚持日常工作
腰痛	无此症状或已消失	偶发腰部隐痛，不影响日常工作	腰痛较重，转侧不利，影响活动	腰部剧痛，不能转侧，不能坚持工作
皮肤干燥	无此症状或已消失	皮肤起皱	皮肤干燥起屑	皮肤干燥起裂
口干咽燥热	无此症状或已消失	偶有感觉，不欲饮水	口干咽燥，饮水可解	经常发作，难以忍受，饮水略缓
手足心热	无此症状或已消失	微微发热，偶尔发作	手足心热，经常发作但可忍受无不适感	手足心热，经常发作，夜寐时手足裸出衣被外才舒
手足欠温	无此症状或已消失	偶有发作	经常发作但可忍受	经常手足不温，冬季常欲取暖才舒
大便质干	无此症状或已消失	偶有便干尚能解下	大便干结难解	大便硬结，常要数日一行
大便质稀	无此症状或已消失	偶有便稀，偏溏或先干后稀	大便质稀如糊状	大便质稀如下
小便量少	无此症状或已消失	尿量减少，每日 800～1200mL	少尿，每日 400～799mL	无尿，每日尿量少于 400mL
夜尿多	无此症状或已消失	夜尿多偶作	夜尿次频量多	夜尿量多于白天尿量
面色少华	无此症状或已消失	面色萎黄轻微，少光泽	面色萎黄明显，无光泽	面无华，甚则晦暗黧黑
浮肿	无此症状或已消失	上午面肿，下午足肿，均轻微	面肢浮肿，按之凹陷	周身浮肿，下肢按之凹陷难复
咽部暗红	无此症状或已消失	咽部略红或暗红	咽红明显	咽红甚则咽后壁有滤疱

（4）主要观察指标

1）主症观察：主要观察气阴两虚、湿浊内蕴证候症状，每周记录 1 次，均按重、中、轻、无，分别记 6、4、2、0 分。

2）不良反应观察：主要观察服药后患者有无不良反应。

3）主要检测指标

①疗效观测指标：尿素氮（BUN），血肌酐（Scr），血尿酸（BUA），二氧化碳结合力（CO_2CP），血电解质检查；血常规，血压；24h 尿蛋白定量（UTP），尿常

规；尿肌酐（Ucr），血、尿渗透压检查；B 超双肾。

②安全性观测指标：一般体检项目；血、尿、大便常规，肝、肾功能，心电图，全胸片。

（5）临床疗效判定标准：参照 1987 年全国肾功能衰竭保守疗法专题学术会议拟定的标准。

显效：①症状显著减轻或消失；②内生肌酐清除率增加≥ 30%；③血清肌酐降低≥ 30% 或降为正常范围。

以上①需必备，②③具备 1 项即可判定。

有效：①症状减轻或消失；②内生肌酐清除率增加≥ 20%；③血清肌酐降低≥ 20%；④治疗前后以血清肌酐的对数或倒数，用直线回归方程分析，其斜率有明显意义者。

稳定：①症状有所减轻；②内生肌酐清除率增加＜ 20%；③血清肌酐降低＜ 20%；④治疗前后以血肌酐的对数或倒数，用直线回归方程分析，其斜率有意义者。

以上①需必备，其他具备 1 项即可判定。

无效：不符合显效、有效和稳定判定条件者。

（6）中医气阴两虚、湿浊内蕴证候症状疗效标准

显效：中医症状积分值减少 75% ～ 100%。

有效：中医症状积分值减少 35% ～ 74%。

无效：中医症状积分值下降达不到 35%。

2. 结果

（1）临床疗效分析：治疗组 52 例应用保肾片后显效 14 例，占 26.9%；有效 27 例，占 51.9%；稳定 3 例，占 5.7%；无效 8 例，占 15.4%。治疗组总有效率 84.6%。对照组应用肾康宁后，16 例中显效 1 例，有效 3 例，稳定 4 例，无效 8 例，总有效率 50%。治疗组与对照组疗效经 Ridit 检验 $P < 0.01$，有非常显著性，说明保肾片优于对照组，见表 4-22。

表 4–22　两组疗效对比有效（%）

组别	例数	显效（%）	有效（%）	稳定（%）	无效（%）	总有效率（%）
治疗组	52	14（26.9）	27（51.9）	3（5.7）	8（15.4）	41（84.6）
对照组	16	1（6.25）	3（18.75）	4（25）	8（50）	4（50）

注：组间疗效比较（Ridit 检验）$P < 0.01$。

（2）主要疗效性检测指标

① BUN 与 Scr：保肾片治疗组能显著降低患者血尿素氮，起效时间一般在 2 个月左右（$P < 0.05$），对照组治疗前后血尿素氮变化不明显（$P > 0.05$）。

治疗组用药 1 个月时，就可见到血肌酐降低，而治疗后 2 个月其数值降低有显著性意义（$P < 0.05$），推测该药治疗慢性肾功能不全的疗程应为 2 个月。对照组治疗前后血肌酐无明显变化（$P > 0.05$），见表 4-23、表 4-24。

表 4–23　两组 BUN 检测结果及其与疗程的关系（$\bar{x} \pm s$）mmol/L

组别	例数	用药前	用药后	
			1 个月	2 个月
治疗组	52	19.10 ± 10.44	18.30 ± 9.23	15.737 ± 8.85*
对照组	16	9.81 ± 2.49	9.27 ± 1.59	9.39 ± 2.06

注：治疗前后比较（t 检验），* 为 $P < 0.05$。

表 4–24　两组 Scr 检测结果及其与疗程的关系（$\bar{x} \pm s$）μmol/L

组别	例数	用药前	用药后	
			1 个月	2 个月
治疗组	52	535.96 ± 374.58	487.76 ± 329.85	408.02 ± 303.32*
对照组	16	180.73 ± 60.27	189.91 ± 61.48	198.78 ± 74.35

注：治疗前后比较（t 检验），* 为 $P < 0.05$。

②二氧化碳结合力（CO_2CP）、血尿酸、血钾（K^+）：治疗前及治疗后 2 个月分别测定患者的 CO_2CP、BUA、K^+，两组治疗前后 CO_2CP、Ua、K^+ 无明显变化（$P > 0.05$），结果见表 4-25。

表 4–25　两组治疗前后 CO_2CP、BUA、K^+ 检测结果比较（$\bar{x} \pm s$）mmol/L

组别	例数	CO_2CP		BUA		K^+	
		用药前	用药后	用药前	用药后	用药前	用药后
治疗组	52	20.67 ± 4.79	22.0 ± 4.72	480.39 ± 169.78	468.7 ± 154.85	4.41 ± 0.73	4.36 ± 0.51
对照组	16	1623.01 ± 2.85	24.52 ± 3.34	323.43 ± 82.97	326.76 ± 99.78	4.46 ± 0.56	4.46 ± 0.67

③血红细胞（RBC）、血红蛋白、血浆白蛋白（ALB）：保肾片及对照组治疗前后 RBC、Hb、ALB 比较无明显变化（$P > 0.05$），结果见表 4-26。

表 4-26　两组治疗前后 RBC、Hb、ALB 检测结果比较（$\bar{x} \pm s$）

组别	例数	RBC（×10/L）		Hb（g/L）		ALB	
		用药前	用药后	用药前	用药后	用药前	用药后
治疗组	52	3.28 ± 1.09	3.33 ± 1.11	94.23 ± 33.42	94.95 ± 38.77	34.58 ± 8.64	34.84 ± 6.16
对照组	16	3.8 ± 0.80	3.85 ± 0.75	121.88 ± 20.91	34.09 ± 5.75	4.46 ± 0.56	35.34 ± 5.51

④ Ucr、UTP 定量：保肾片治疗组用药能显著提高尿肌酐，有非常显著意义（$P < 0.01$），对照组治疗前后尿肌酐无明显变化（$P > 0.05$）。两组治疗前后 24h 尿蛋白定量无明显变化（$P > 0.05$），结果见表 4-27。

表 4-27　两组治疗前后 Ucr 及 UTA 定量检测结果（$\bar{x} \pm s$）

组别	例数	Ucr（μmol/L）		UTA（g/d）	
		用药前	用药后	用药前	用药后
治疗组	30	4349.09 ± 1734.85	5832.08 ± 1452.39**	1.38 ± 0.57	1.27 ± 0.25
对照组	16	4470.92 ± 1047.38	4504.71 ± 1258.69	1.33 ± 0.62	1.17 ± 0.63

注：同组治疗前后比较（t 检验），** 为 $P < 0.01$。

⑤血、尿渗透压：两组治疗前后血、尿渗透压比较结果见表 4-28。

表 4-28　两组治疗前后血、尿渗透压比较（$\bar{x} \pm s$）

组别	例数	血渗透压		尿渗透压	
		用药前	用药后	用药前	用药后
治疗组	30	286 ± 48.58	474 ± 137.52**	321.06 ± 90.77	423.50 ± 95.87**
对照组	16	293 ± 52.58	344.20 ± 92.34*	451.63 ± 187.96	462.25 ± 140.27

注：治疗前后比较（t 检验），* 为 $P < 0.05$；** 为 $P < 0.01$。

⑥证候积分值变化：两组治疗前症状积分值相似，无差异，治疗后随着主要症状的改善，症状积分值明显下降（$P < 0.05$ 或 $P < 0.01$），而治疗组改善症状疗效的积分值显著优于对照组（$P < 0.05$），结果见表 4-29。

表 4-29　两组症状积分值比较（$\bar{x} \pm s$）

组别	例数	用药前	用药后
治疗组	52	42.875 ± 4.52	23.02 ± 0.02**△
对照组	16	41.025 ± 4.31	30.04 ± 1.68*

注：治疗前后比较（t 检验），* 为 $P < 0.05$；** 为 $P < 0.01$；治疗后组间比较（t 检验），△为 $P < 0.05$。

（3）安全性观察：本临床研究两组患者用药后各症状、体征均未见明显不良反应，设立的安全性指标如心电图、肝功能、X线等有关数据检查结果亦未见异常。治疗组中有2例出现胃脘不适，对照组有1例出现口干，其程度均较轻，未作特殊治疗，症状自行缓解并完成疗程。

3. 讨论

（1）慢性肾功能不全见于中医学“虚劳”“关格”“癃闭”等门类中，中医学认为肾元衰竭，失于开固，导致体内浊毒内停，形成慢性肾功能不全，引起腰膝酸软、乏力尿少、纳差、恶心、呕吐等症状。保肾片是全国著名中医肾病学家邹云翔教授治疗慢性肾功能不全40余年的经验方，是在邹老学术思想指导下，以邹老长期运用的保肾丸为基础精简组方研制而成。主要由制何首乌、菟丝子、太子参、制苍术、茯苓、怀牛膝、泽泻等药组成，具有补益肾元、健运脾胃、和络渗利、泄浊解毒功能，主治慢性肾功能不全代偿期、失代偿期、尿毒症早期及中期中医辨证属肾元亏虚，湿浊内蕴证候。因目前临床证候本虚证以肾气阴两虚证多见，所以补益肾元中倾向于调摄肾气阴为主。本研究与肾康宁进行疗效对比观察，两组病例在性别、病程及症状积分值方面比较，均无显著性差异，两组年龄构成比及病情分期比较，治疗组的老龄组人数构成比大于对照组，氮质血症及尿毒症期人数构成比大于对照组。

（2）临床研究结果表明，保肾片治疗慢性肾功能不全，总有效率84.6%，显效率26.9%，对照组总有效率50%，显效率6.25%，治疗组显效率和总有效率均高于对照组。经统计学分析，两组具有显著性差异（$P < 0.05$）。并且治疗组有较好的改善患者症状，降低尿素氮、肌酐的作用。

（3）不良反应方面，治疗组有2例初服时出现轻度胃脘不适，不良反应率为3.85%，对照组有1例出现口干，不良反应率为6.25%。上述两组的不良反应均程度轻微，症状自行缓解，未作特别处理，坚持服完疗程。

（4）邹云翔教授认为，慢性肾功能衰竭的病机主要是肾元衰竭，失去泄浊排毒功能而致浊毒潴留体内，故确立扶正祛邪的治疗原则以保护肾气、调摄阴阳、泄浊解毒为立法选药依据。辨证重视气（阳）阴，病位重视脾肾，祛邪注意湿浊、瘀滞，认为脾虚湿浊内生，久病易络脉瘀阻，所以常用保护肾元、健运脾胃、和络渗利、泄浊解毒之品入药，并主张平补平泻，缓缓图治，不用峻补猛泻之品，以防碍脾伤肾损伤人体各种功能。本方体现了邹老学术思想与经验，故药性平和，补气不滞，滋肾不腻，温阳不燥，祛邪不伤正气，平补平泻，缓缓图治而达延缓慢性肾衰进展速度的目的。

四、保肾片的药物作用机理研究

（一）保肾片对大鼠肾间质成纤维细胞作用的实验研究

[摘要] 目的：从细胞水平上探讨对慢性肾功能衰竭疾病治疗有效的中药复方保肾片对体外培养的大鼠肾间质成纤维细胞的影响。方法：本实验取 SD 大鼠肾间质成纤维细胞进行体外培养，以保肾片喂服 SD 大鼠后的含药血清加入到培养细胞中，应用 MTT 法和流式细胞仪检测细胞的增殖和凋亡。结果：喂服中药保肾片的大鼠血清，与不喂药的大鼠血清对照组相比，显著抑制细胞增殖（$P < 0.05$），并且能诱导细胞发生凋亡。结论：保肾片延缓慢性肾衰进展的作用机理可能与抑制肾间质成纤维细胞增殖和诱导其发生凋亡有关。

[关键词] 保肾片　成纤维细胞　增殖　凋亡

国内近年来开展了中药防治肾小球硬化和肾间质纤维化发生、发展的研究，内容包括单味中药和中药复方，单味中药防治慢性肾功能衰竭的作用机理研究较为深入，但中药复方的作用机理研究较少。中药复方保肾片是继承全国著名中医肾病专家邹云翔教授临床反复验证有效的治肾经验方，对慢性肾功能衰竭的治疗有着较好疗效。本实验拟从细胞水平上探讨保肾片延缓慢性肾功能衰竭的作用机理。

1. 材料与方法

（1）材料

①动物：SD 大鼠，雄性，体重 100～200g，购自南京中医药大学实验动物中心，合格证号：苏动（质）970003。

②药物：保肾片由太子参、何首乌、菟丝子、泽泻、茯苓、苍术、怀牛膝、大黄组成。连云港康缘制药有限公司提供保肾片浸膏，未加调味剂、防腐剂等中间产品。每克浸膏相当于生药 7.2g，成人每日用量 58g/60kg。根据文献，通过剂量换算，200g 大鼠等效剂量 5.3g/kg，临用前用蒸馏水配制成 1.06g/mL、2.12g/mL 两种浓度的混悬液（按生药量计算）。

③主要试剂及仪器：RPMI1640 购自 GIBCO 公司，胎牛血清（FCS）购自 Hyclone 公司，胶原酶Ⅳ型、DMSO 与 MTT 购自 Sigma 公司，胰蛋白酶及 HEPES 为进口分装产品。Olympus 倒置显微镜，Reichert 荧光显微镜，SW-CJ-1F 净化工作台，

Forma3111CO_2 养箱，BIO-RAD3550 型酶标仪，FACS Calibur 流式细胞仪。

（2）方法

①细胞培养及鉴定：取 100 ～ 120g 雄性 SD 大鼠肾脏，PBS 液洗涤 3 次。去除肾脏表面附着的结缔组织及肾皮质，PBS 液反复冲洗髓质组织，剪成 1mm × 1mm 碎块，加入 0.1%（w/v）胶原酶Ⅳ 1mL，37℃水浴消化 30min，PBS 液洗涤 3 次，RPMI 1640 液洗涤 1 次，加入 20%FCS RPMI1640 培养基，将组织块接种于细胞培养瓶中。37℃、5% CO_2 条件下培养，组织块贴壁后换液。倒置显微镜观察，3 天后部分组织块周围有细胞长出，1 周后细胞大量生长。细胞融合生长为单层后，0.25% 胰蛋白酶消化、传代。倒置相差显微镜观察大鼠肾间质成纤维细胞（RFB）胞体呈梭形，胞质向外伸出数个长短不一的突起，核为卵圆形、位于靠近胞质的中央。间接免疫荧光染色检查细胞抗 A- 平滑肌肌动蛋白、波形蛋白阳性，抗细胞角蛋白阴性。

②含药血清制备：取 15 只雄性 SD 大鼠 200 ± 20g 随机分为 3 组：保肾片低剂量组 5 只，保肾片高剂量组 5 只，对照组 5 只。保肾片低剂量组大鼠给予 1.06g/mL 的保肾片混悬液 1mL，保肾片高剂量组大鼠给 2.12g/mL 的保肾片混悬液 1mL，对照组大鼠给予蒸馏水 1mL。每日灌服 1 次，连续 14 天。于末次灌胃 2h 后颈动脉采血，离心取血清，56℃水浴 30min 灭活，0.22μm 无菌滤器过滤除菌、分装，-20℃保存备用。

③细胞活力测定：0.25% 胰酶消化 RFB，制成单细胞悬液，接种于 24 孔平底培养板中，每孔 1mL，培养 48h。弃旧培养液，用 RPMI1640 液洗涤 2 次，加入不同浓度（2.5%、5%、10%、20%）的保肾片低、高剂量组大鼠血清，并设未含药大鼠血清组做对照。分别在药物作用 24h、48h、72h、96h 后消化、收集细胞，制成单细胞悬液，台盼蓝染色，计数活细胞数，计算细胞活力（细胞活力 = 活细胞数 / 总细胞数 × 100%）。

④细胞增殖检测：参照文献，0.25% 胰酶消化 RFB 细胞，调细胞密度为每毫升 1×10^5 个，接种于 96 孔平底培养板上，每孔 200μL，培养 48h。弃旧培养基，RPMI1640 液洗涤 2 次，分别加入不同浓度（2.5%、5%、10%、20%）对照组大鼠血清及保肾片低、高剂量组大鼠血清，每组设 4 个复孔。37℃、5%CO_2 条件下培养。分别于培养结束前 4h 每孔加入 MTT（5g/L）20μL，第 24h、48h、72h 结束培养。弃上清液，每孔加入 DMSO 150μL，振荡 10min，酶标仪上测定 OD_{490} 值，t 检验分析数据。

⑤流式细胞仪检测：将培养细胞分成3组：a.10%未含药大鼠血清；b.10%保肾片低剂量组大鼠血清；c.10%保肾片高剂量组大鼠血清。第6天消化瓶内培养细胞800rpm离心10min，弃上清液。PBS液洗涤细胞2次，并制成单细胞悬液，调细胞密度为每毫升1×10^5个。将细胞悬浮于PI低渗液中，置4℃染色20min，过滤，流式细胞仪检测细胞凋亡率及细胞周期，x^2检验分析数据。

2. 结果

（1）保肾片对RFB细胞活力的影响：台盼蓝染色结果显示，2.5%～20%浓度的未含药大鼠血清及保肾片低、高剂量组大鼠血清作用于成纤维细胞24h、48h、72h、96h后，细胞活力均在96%以上。

（2）含药血清对RFB增殖的影响（见表4-30）：与未含药大鼠血清组比较，5%～20%浓度的保肾片低剂量组血清显著抑制大鼠肾间质成纤维细胞增殖；2.5%～20%浓度的保肾片高剂量组血清显著抑制大鼠肾间质成纤维细胞增殖。

表4-30 不同浓度血清对RFB的影响（$\bar{x}\pm s$）

浓度（%）	未含药血清组（OD_{490}）	保肾片低剂量组（OD_{490}）	保肾片高剂量组（OD_{490}）
2.5	0.410 ± 0.024	0.358 ± 0.047	0.343 ± 0.023*
5	0.418 ± 0.011	0.278 ± 0.065*	0.360 ± 0.019*
10	0.428 ± 0.045	0.343 ± 0.015*	0.288 ± 0.013**
20	0.463 ± 0.020	0.405 ± 0.030*	0.358 ± 0.022**

注：与未含药大鼠血清组比较，*为$P<0.05$，**为$P<0.01$。

（3）含药血清对RFB作用的时间效应（见图4-1）：与未含药血清对照组比较，保肾片低剂量组血清作用成纤维细胞24h、48h，对成纤维细胞增殖无抑制作用；作用72h后对成纤维细胞有显著抑制增殖作用（$P<0.05$）。

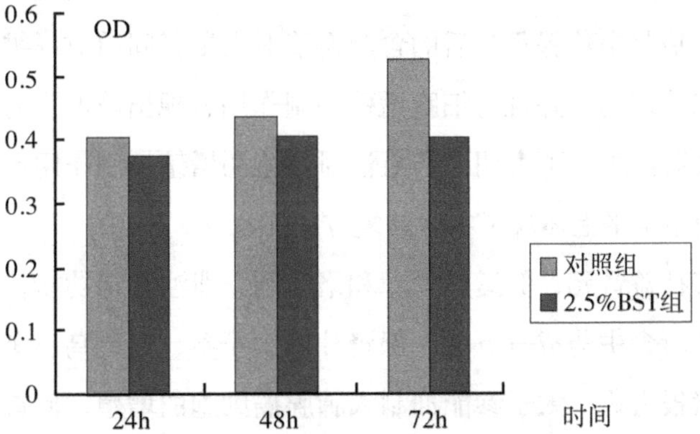

图4-1 含药血清对RFB的时间效应

（4）保肾片对 RFB 凋亡的影响（见表 4-31）：各组细胞凋亡率分别为：未含药大鼠血清组 0.40%，保肾片低剂量血清组 2.96%，保肾片高剂量血清组 6.86%。保肾片高、低剂量血清组与未含药大鼠血清组相比有显著性差异。保肾片高剂量血清组与低剂量血清组相比有显著性差异。

表 4–31 保肾片对 RFB 凋亡的影响

组别	细胞数（个）	凋亡率（%）
10% 未含药大鼠血清	8568	0.40
10% 保肾片低剂量组血清	8327	2.96**
10% 保肾片高剂量组血清	7915	6.86**△△

注：与 10% 未含药大鼠血清组比较：** 为 $P < 0.01$；与 10% 保肾片低剂量组血清组比较：△△ 为 $P < 0.01$。

（5）保肾片对 RFB 细胞周期的影响（见表 4-32）：含药血清作用后，S、G2-M 期细胞均较对照组明显增多，而以 S 期细胞明显增多，可认为含中药保肾片的血清使 RFB 细胞增殖阻滞于 S 期，抑制细胞分裂。

表 4–32 保肾片对 RFB 细胞周期的影响

组别	G0-G1（%）	S（%）	G2-M（%）
10% 未含药大鼠血清	80.06	13.03	6.92
10% 保肾片低剂量组血清	62.01	27.57	10.42
10% 保肾片高剂量组血清	61.58	27.75	10.67

3. 讨论　慢性肾功能衰竭阶段的病理特征之一是肾小管间质纤维化。成纤维细胞是肾间质中的固有细胞之一，其异常增殖及过量产生的细胞外基质将直接导致肾纤维化。抑制成纤维细胞增生，对预防或逆转肾间质纤维化病变起着有益作用。本实验结果表明，喂服中药保肾片后的含药血清对大鼠肾间质成纤维细胞具有显著抑制增殖及诱导凋亡作用，并且对细胞增殖抑制作用表现出浓度及时间效应。通过台盼蓝染色检测细胞活力，可说明含药血清对细胞的增殖抑制作用不是通过细胞毒方式进行的，从细胞水平上体现了本中药复方的无毒性。

保肾片具有补益肾元、健运脾胃、和络渗利、泄浊解毒功能，保肾片抑制细胞增殖的作用与其所含中药成分有关。保肾片由太子参、何首乌、车前子、泽兰、大黄组成。有文献报道称，太子参能抑制人肺腺癌细胞的增殖，何首乌能抑制体外培养的平滑肌细胞增殖，泽兰的水溶性提取物抑制体外培养的系统性硬皮病患者皮肤成纤维细胞增殖，大黄素抑制成纤维细胞的分裂生殖和促其凋亡。虽然本实验和上述文献报道是采用不同的实验材料和方法，但从中可以推论出存在于这些药物中的某些成分会抑制细胞的增殖，值得进一步研究。

目前细胞凋亡在中医药的研究中愈来愈受到人们的重视。凋亡与增殖是调控细胞数目稳态的作用相反的一对机制，细胞凋亡与肾脏疾病的发生、发展及转归密切相关。肾间质纤维化发病机理不仅与成纤维细胞过度生长有关，也可能与其凋亡减少有关。因此，诱导过度增殖的成纤维细胞凋亡是减轻肾间质纤维化的一条途径。实验研究表明，活血化瘀药丹参、三七总苷可通过诱导 C-myc 基因表达上调，促使人肾间质成纤维细胞发生凋亡。保肾片中含有活血化瘀药泽兰、大黄等，其有可能通过上调凋亡诱导基因表达或抑制凋亡抑制基因表达，从而促进成纤维细胞发生凋亡，减少成纤维细胞数量。凋亡基因方面的研究有待与基因芯片技术结合，从而全面、深入地探讨基因水平表达的变化。本实验结果表明，保肾片延缓慢性肾功能衰竭的作用机理与抑制肾间质成纤维细胞增生和诱导凋亡有关。

[中国中医基础医学杂志，2002，8（5）：50-52]

（二）保肾片诱导大鼠肾间质成纤维细胞凋亡的实验研究

[摘要] 采用血清药理学方法，通过保肾片对大鼠肾间质成纤维细胞的作用研究，探讨中药保肾片治疗、延缓慢性肾功能衰竭进展的作用机理。目的：研究中药保肾片对大鼠肾间质成纤维细胞是否具有诱导凋亡作用。方法：取 SD 大鼠肾间质成纤维细胞进行体外培养，采用血清药理学方法，取含药大鼠血清加入体外培养的细胞中，应用倒置显微镜、光镜、透射电镜及流式细胞仪等仪器观察研究保肾片对大鼠肾脏肾间质成纤维细胞的诱导凋亡作用。结果：与正常大鼠血清对照组相比，含药大鼠血清能诱导成纤维细胞发生凋亡。结论：保肾片延缓慢性肾衰进展的作用机理之一与诱导肾间质成纤维细胞发生凋亡有关。

[关键词] 保肾片 大鼠肾间质成纤维细胞凋亡 研究

中药复方保肾片是继承全国著名中医肾病专家邹云翔教授临床反复验证有效的治肾经验方，对慢性肾功能衰竭的治疗有较好疗效。肾间质纤维化是终末期肾功能衰竭的主要病理变化之一，防止肾间质纤维化对预防肾小球疾病进展、延缓慢性肾功能衰竭进入终末期有着重要意义。本研究拟采用血清药理学方法，通过保肾片对大鼠肾间质成纤维细胞的作用研究，探讨中药保肾片治疗、延缓慢性肾功能衰竭进展的作用机理。

1. 材料

动物：SD 大鼠，雄性，体重 100 ～ 200g，购自南京中医药大学实验动物中心，合格证号：苏动（质）970003。

药物及主要试剂：保肾片（由太子参、制何首乌、制大黄、菟丝子、泽泻、怀牛膝、茯苓、苍术组成）由连云港康缘制药有限公司提供保肾片浸膏，未加调味剂、防腐剂等的中间产品，每克浸膏相当于生药 7.2g，成人每日用量 58g/60kg。根据文献通过剂量换算，200g 大鼠等效剂量 5.3g/kg，临用前用蒸馏水配制成 1.06g/mL、2.12g/mL 两种浓度的混悬液（按生药量计算）。RPMI1640（GIBCO）、胎牛血清（FCS，Hyclone）、胶原酶Ⅳ型、DMSO、MTT（Sigma）、胰蛋白酶、HEPES（B. M.）等。

主要仪器：Olympus 倒置显微镜，LDZ5-2 离心机，DKB-8A 型电热恒温水槽，SW-CJ-1F 净化工作台，Forma3111CO_2 培养箱，BIO-RAD3550 型酶标仪，FACS Calibur 流式细胞仪，透射电子显微镜，ICE MPR40 低温高速冷冻离心机。

2. 方法

（1）细胞培养及鉴定：取 100 ～ 120g 雄性 SD 大鼠肾脏，PBS 液洗涤 3 次。去除肾脏表面附着的结缔组织及肾皮质，PBS 液反复冲洗髓质组织，剪成 1mm × 1mm 碎块，加入 0.1%（*w/v*）胶原酶Ⅳ 1mL，37℃水浴消化 30min，PBS 液洗涤 3 次，RPMI1640 液洗涤 1 次，加入 20%FCS RPM I1640 培养基，将组织块接种于细胞培养瓶中。37℃、5% CO_2 条件下培养。组织块贴壁后换液。倒置显微镜观察，3 天后部分组织块周围有细胞长出，1 周后细胞大量生长。细胞融合生长为单层后，0.25% 胰蛋白酶消化、传代。倒置相差显微镜观察大鼠肾间质成纤维细胞（RFB）胞体呈梭形，胞质向外伸出数个长短不一的突起，核为卵圆形位于靠近胞质的中央。间接免疫荧光染色检查细胞抗 α - 平滑肌肌动蛋白、波形蛋白阳性，抗细胞角蛋白阴性。

（2）含药血清制备：取 15 只雄性 SD 大鼠（200 ± 20）g，随机分为 3 组：保肾片低剂量组 5 只，保肾片高剂量组 5 只，对照组 5 只。保肾片低剂量组大鼠给予 1.06g/mL 的保肾片混悬液 1mL，保肾片高剂量组大鼠给予 2.12g/mL 的保肾片混悬液 1mL，对照组大鼠给予蒸馏水 1mL。每日灌服 1 次，连续 14 天。于末次灌胃 2h

后颈动脉采血，离心取血清，56℃水浴 30min 灭活，0.22μm 无菌滤器过滤除菌，分装，-20℃保存备用。

（3）倒置显微镜观察：将培养细胞分成 3 组：10% 未含药大鼠血清对照组；10% 保肾片低剂量组大鼠血清；10% 保肾片高剂量组大鼠血清。每日将含有细胞的培养瓶置于倒置显微镜下观察。

（4）光镜观察细胞：分组同上。0.25% 胰酶消化收集细胞，800rpm 离心 10min，PBS 液重悬细胞，调细胞浓度为每毫升 106 个，取 50 ～ 100μL 细胞悬液均匀涂布于载玻片上，95% 乙醇固定 5min，滴加苏木精染液，室温固定 1min，用水轻洗去染液，1% 盐酸酒精分化 10s，流水冲洗，晾干，光学显微镜下观察。

（5）透射电镜观察：细胞分组同上。第 6 天消化瓶内培养细胞，收集约 2×10^8 个细胞，4℃离心，PBS 选 2 遍，4℃戊二醛固定过夜，常规电镜样品制备程序脱水、渗透、包埋、超薄切片、铀铅染色，透射电子显微镜观察细胞形态。

（6）流式细胞仪检测：细胞分组同上。第 6 天消化瓶内培养细胞，800rpm 离心 10min，弃上清液。PBS 液洗涤细胞 2 次，并制成单细胞悬液，调细胞密度为每毫升 1×10^5 个。将细胞悬浮于 PI 低渗液中，置 4℃染色 20min，过滤，流式细胞仪检测细胞凋亡率及细胞周期，x^2 检验分析数据。

3. 结果

（1）倒置显微镜观察：作用 3 天后，含药血清处理组（保肾片低、高剂量组）的成纤维细胞开始聚集成团，细胞收缩明显，生长不良。对照组细胞生长状态良好，透明度高。

（2）普通光镜观察：作用 6 天后，经苏木精染色可见含药血清处理组的细胞发生皱缩，胞膜完整，染色质凝聚，嗜碱性增强，染色成深蓝色。对照组细胞形态正常。

（3）透射电镜观察：含药血清处理组的细胞观察到典型的凋亡结构，细胞缩小，细胞突起消失，染色质凝集、趋边化，在核膜周围有许多内空的小泡状结构，并可见到被周围细胞吞噬的凋亡小体。对照组细胞核保持比较规则、完整的状态，核内染色质均匀。

（4）流式细胞仪检测：含药血清处理组可见到明显的细胞凋亡峰。各组细胞凋亡率分别为：正常大鼠血清组 0.40%，保肾片低剂量血清组 2.96%，保肾片高剂量血清组 6.86%。保肾片高、低剂量血清组与正常大鼠血清组相比有显著性差异（$P < 0.05$）。保肾片高剂量血清组与低剂量血清组相比有显著性差异（$P < 0.05$）。

4. 讨论　细胞凋亡是与细胞坏死有着本质区别的一种生理性调控机制，形态学上可见到细胞核染色质固缩与碎裂、细胞质缩小；凋亡细胞又可以裂解成凋亡小体，凋亡细胞、凋亡小体最终的生理性结果是被周围的细胞吞噬、消化而清除。凋亡与增殖是调控细胞数稳态的、作用相反的一对机制，细胞凋亡与肾脏疾病的发生、发展及转归均密切相关。Baker AJ 的研究发现过度增生的系膜细胞可通过细胞凋亡得以清除，提示通过凋亡机制可以清除“不需要”的细胞。成纤维细胞是肾间质中固有的细胞之一，其异常增殖及过量产生的细胞外基质是导致肾纤维化的直接原因。诱导成纤维细胞凋亡，可能对预防或逆转肾间质纤维化病变起着有益作用。

在国内本研究采用不同的实验方法，首次观察到中药复方保肾片对大鼠肾间质成纤维细胞有明显的诱导凋亡作用。实验研究表明：活血化瘀药丹参、三七总苷可通过诱导 C-myc 基因表达上调，使 C-myc 蛋白表达增加，促使人肾间质成纤维细胞发生凋亡。保肾片中的泽兰、大黄等亦为活血化瘀药，其可能为诱导成纤维细胞发生凋亡的原因之一。另外，大黄素有抑制成纤维细胞分裂生殖和促其凋亡的作用。

[中医药学刊，2003，21（2）：252-253]

（病理图略）

（三）保肾片对人系膜细胞增殖、凋亡和细胞周期的影响

[摘要]　目的：探讨对慢性肾衰竭治疗有效的中药复方保肾片对人系膜细胞生物学行为的影响。方法：以健康志愿者服用保肾片，取不同浓度含药人血清加入系膜细胞培养体系中。应用 MTT 法和流式细胞仪检测系膜细胞增殖、凋亡和细胞周期。结果：含中药保肾片的血清组，与正常人血清对照组相比，显著抑制人系膜细胞增殖（$P < 0.05$），并且使大量系膜细胞阻滞在 G0/G1 期，能诱导人系膜细胞发生凋亡。结论：保肾片延缓慢性肾衰竭进展的作用机理之一是抑制系膜细胞增殖和促其凋亡。

[关键词]　保肾片　系膜细胞　细胞增殖　细胞凋亡　细胞周期

中药复方保肾片是全国著名中医肾病专家邹云翔教授临床反复验证有效的治肾经验方，对慢性肾衰竭的治疗有着较好疗效。我们以往的研究表明，保肾片对 5/6 肾切除大鼠所致的肾损害具有明显减轻肾小球过度肥大，改善肾间质损害，减轻肾脏硬化作用。但保肾片防治慢性肾衰竭（CRF）的确切细胞分子机理目前还不明了，

本实验从细胞水平上探讨保肾片对人系膜细胞增殖、凋亡的影响。

1. 材料与方法

（1）药物：保肾片由连云港康缘制药有限公司提供（批号 980403）。保肾片的主要成分由太子参、何首乌、菟丝子、苍术、怀牛膝、泽泻、茯苓、大黄组成。

（2）细胞株：人系膜细胞系（human mesangial cell line，HMCL）为 T-SV40 及 H-ras 原癌基因转染的永生系，保持正常人系膜细胞（human mesangial cells，HMCs）基本的形态学和生物学特征 。

（3）试剂：胰蛋白酶（上海生物工程公司进口分装）、MTT（Sigma 产品）、青霉素、链霉素、L- 谷氨酰胺（GIBCO 产品）、HEPES（B.M. 公司产品）、胎牛血清（FCS，Hyclone 产品）、RPMI1640 培养基（GIBCO 产品）、胶原酶#型（Sigma 产品）、EDTA（AMRESCO 产品）、DMSO（Sigma 产品）。其余试剂均为国产分析纯。

（4）方法

①含药人血清制备：健康志愿者 6 人给予保肾片 5 片，每日 3 次，连续 14 天。于第 14 天末次服药后 2h 静脉抽血 10mL，离心取血清，56℃水浴 30min 灭活补体，0.22μm 无菌滤器过滤除菌、分装，-20℃保存备用。正常人血清采自健康志愿者未服药前（前后对照）。

②系膜细胞培养：取冻存于液态氮中的 HMCs，迅速投入 37℃温水中解冻。800r/min 离心 5min，弃上层冻存液，加 10% FCS RPMI1640 培养液，吹打混匀后加入细胞培养瓶中，37℃、5% CO_2 条件下培养，两天换液一次，倒置显微镜每日观察。细胞融合 80% 以上时，0.25% 胰酶消化、传代，细胞传代至足够数量。

③系膜细胞活力测定：将铺满培养瓶底的人系膜细胞用 0.25% 胰酶消化后加 10% FCS RPMI1640 培养液，制成单细胞悬液，接种于 24 孔平底培养板中，每孔 1mL。培养 48h 后细胞 80% 以上融合生长，弃旧培养液，用无血清 RPMI1640 洗涤两次，加入含不同浓度（2.5%、5%、10%、20%）保肾片人血清的 RPMI1640 1mL。同时设正常人血清组对照。分别在药物作用 48h、72h、96h 收集细胞，台盼蓝染色，计数活细胞数，计算细胞活力（细胞活力 = 活细胞数 / 总细胞数 ×100%）。

④保肾片对人系膜细胞增殖的影响：将铺满培养瓶底的人系膜细胞用 0.25% 胰酶消化后制成单细胞悬液，加 10% FCS RPMI1640 培养液，调细胞密度为每毫升 1×10^4 个。接种于 96 孔平底培养板上，每孔 200μL。预培养 48h 后吸出旧培养基，用无血清 RPMI1640 洗涤两次。分别加入不同浓度（2.5%、5%、10%、20%）的正常人血清和保肾片血清，以无血清 RPMI1640 调整每孔到 200μL，每组设 4 个复孔。分别于培

养结束前 6h 每孔加入 MTT 20μL（5g/L）。于第 48h、72h 结束培养，每孔弃去上清液，然后每孔加入 DMSO 150μL，于 37℃空气浴振荡 10min，酶标仪测定 OD_{490}。

⑤保肾片对人系膜细胞凋亡的影响：将铺满培养瓶底的人系膜细胞用 0.25% 胰酶消化后制成单细胞悬液，加 10% FCS RPMI1640 培养液，预培养 48h。将细胞分成 2 组。a. 对照组：加含 10% 正常人血清的无血清 RPMI1640 培养液；b. 保肾片组：加含 10% 保肾片组血清的无血清 RPMI1640 培养液。继续培养，每天在倒置相差显微镜下观察细胞形态变化。于第 6 天后用 0.125% 胰酶、0.01% EDTA 消化收集细胞，调细胞密度为每毫升 1×10^5 个，将细胞直接悬浮 PI 低渗液中，置 4℃ 20min 染色，过滤上 FACSCalibur 流式细胞仪（美国 Becton Dickinson）检测细胞凋亡率及细胞周期。由于细胞发生凋亡时 DNA 节段性碎裂，其 DNA 含量小于正常二倍体 DNA 含量，故细胞含量分布的直方图中，亚二倍体峰代表凋亡细胞及细胞碎片。用 CELL quest 软件分析周期。根据 DNA 含量在 G0/G1 期的相对数为 2，S 期为 3，G2/M 期为 4 的细胞生物学规律，算出 DNA 的相对含量。增殖指数（PI）=（S+G2/M）/（G0/G1+S+G2/M）× 100%。

（5）统计学方法：药物对细胞增殖的影响用 t 检验。药物对细胞凋亡的影响用 x^2 检验。

2. 结果

（1）保肾片对人系膜细胞活力的影响：台酚蓝染色结果显示：2.5% ～ 20% 浓度的保肾片血清作用人系膜细胞 48h、72h、96h，细胞活力均在 96% 以上，表明 2.5% ～ 20% 浓度的保肾片血清对人系膜细胞无明显细胞毒作用。

（2）保肾片对人系膜细胞增殖的影响：见表 4-33。2.5% ～ 20% 浓度的保肾片组血清在作用 72h 后与正常人血清相比，能明显抑制人系膜细胞增殖。20% 浓度的保肾片组血清在作用 48h 后与正常人血清相比，能明显抑制人系膜细胞增殖。

表 4-33　保肾片对 HMC 增殖的影响（OD_{490} 值，$\bar{x} \pm s$）

组别	浓度（%）	48h	72h
对照组	2.5	2.013 ± 0.290	2.358 ± 0.264
	5	1.555 ± 0.098	2.180 ± 0.312
	10	1.103 ± 0.138	1.410 ± 0.174
	20	0.578 ± 0.068	0.723 ± 0.080
保肾片组	2.5	1.840 ± 0.387	1.890 ± 0.099*
	5	1.410 ± 0.170	1.313 ± 0.175**
	10	0.933 ± 0.045	0.975 ± 0.096**
	20	0.290 ± 0.022**	0.538 ± 0.044*

注：与对照组比较，* 为 $P < 0.05$，** 为 $P < 0.01$。

（3）保肾片对人系膜细胞凋亡的影响：保肾片血清组（见图 4-2）可见明显的亚 G1 峰（凋亡峰），细胞凋亡率达 75.80%，正常人血清组（见图 4-3）细胞凋亡率仅为 4.41%，两组相比有显著差异。

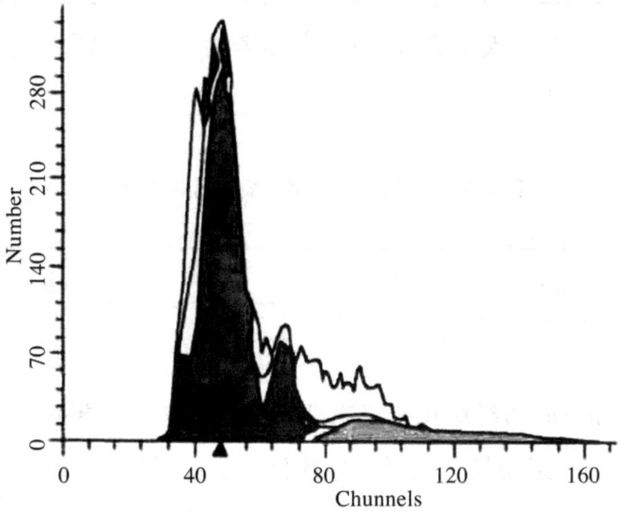

图 4–2　保肾片血清组

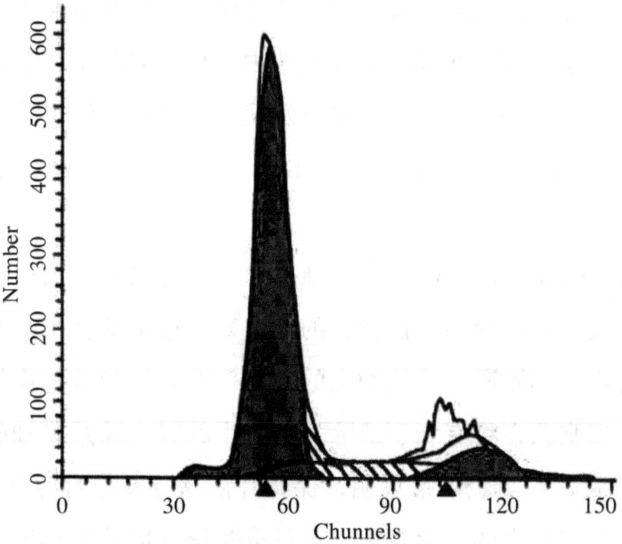

图 4–3　正常人血清组

保肾片对人系膜细胞周期的影响（表 4-34）。与对照组比较，保肾片组大量系膜细胞被阻滞在 G0/G1 期，完全抑制了细胞有丝分裂。

3. 讨论　从细胞分子水平验证并揭示中药及其复方的药效物质基础的研究已成为当今中药复方研究的一个重要动向，而血清药理学方法为研究中药复方从细胞、分子水平提供了一个新的手段。血清药理学是一种体内和体外相结合研究中药药理作用的实验方法和技术，能较客观较真实地阐明中药的药效和作用机理。以临床用药量（志愿者）或临床等效剂量（动物）给药是血清供体的较为合适剂量。采取血清时间，我们定为服药2周后，目的是使体内血清药物浓度达到稳定状态，也符合中药临床用药方式。含药人血清作用于体外培养的人系膜细胞，可以最大限度地模拟体内环境。

表 4–34　保肾片对 HMC 细胞周期的影响

组别	G0-G1（%）	S（%）	G2-M（%）	PI	抑制率（%）
对照组	51.00	40.87	8.13	49.0	-
保肾片组	96.19	3.81	0.00	3.81	92.22

肾小球硬化和肾间质纤维化是终末期肾功能衰竭的主要病理变化。系膜细胞增生和细胞外基质的聚集是导致肾小球硬化的主要因素。YoshidaY 等证实 ACEI 通过抑制肾小球系膜细胞和系膜基质增生，减少肾小球硬化和间质纤维化。本实验研究结果表明，肾小球系膜细胞是保肾片作用的靶细胞之一，能抑制人系膜细胞的增殖，而且保肾片抑制系膜细胞增殖的作用不是以细胞毒方式进行的。细胞增殖通过细胞周期来实现。在细胞生长周期中，存在着两个调节细胞周期正常进行的关键点，即 G1-S、G2-M 期。本研究发现，保肾片血清可使大量系膜细胞阻滞在 G1 期，阻止系膜细胞由 G1 期进入 S 期，甚至完全抑制了系膜细胞的有丝分裂。

细胞凋亡是清除非机体所需细胞、维持自身细胞数稳定的一种特殊的细胞死亡方式。研究发现，在系膜增生性肾炎的消退期，过多的肾小球系膜细胞通过细胞凋亡途径来清除，细胞凋亡是使增生的肾小球系膜细胞数量恢复正常的有效途径。因此，诱导细胞凋亡将有利于清除过度增生的肾小球系膜细胞，阻止肾小球硬化的进一步发展。本实验结果表明，保肾片能诱导肾小球系膜细胞发生凋亡，保肾片可能通过细胞凋亡的发生对抗因有丝分裂增强所致的细胞聚集，减少系膜细胞数量。

综上所述，保肾片治疗慢性肾衰竭，延缓其病程进展取得较好疗效的作用机理，与其抑制系膜细胞增殖、诱导其发生凋亡有密切的关系。

[中国中西医结合肾病杂志，2002，3（8）：442-444]

（四）保肾片对慢性肾衰大鼠血浆 ET-1、TXB_2 及 6-keto-$PGF_{1\alpha}$ 的影响

[摘要] 目的：观察保肾片对腺嘌呤诱发慢性肾功能衰竭（CRF）大鼠血浆内皮素（ET-1）、血栓素 B_2（TXB_2）和 6- 酮 - 前列腺素 $F_{1\alpha}$（6-keto-$PGF_{1\alpha}$）水平的影响并探讨其临床意义。方法：大鼠随机分组，腺嘌呤诱发大鼠 CRF 模型，采用灌胃法给药，眼眶取血，用放射免疫分析法检测大鼠血浆 ET-1、TXB_2 和 6-keto-$PGF_{1\alpha}$ 含量并进行组间比较。结果：保肾片高剂量组 ET-1 水平显著低于模型对照组，保肾片高、中、低剂量组 TXB_2 水平及 TXB_2/6-keto-$PGF_{1\alpha}$ 的比值均显著低于模型对照组。结论：中药复方保肾片可通过多种途径调节体内激素水平，改善血液动力学，抑制细胞增殖，改善肾小管功能，从而达到保护肾脏的目的。

[关键词] 保肾片　腺嘌呤模型　慢性肾功能衰竭　内皮素　血栓素 B_2　6- 酮 - 前列腺素 $F_{1\alpha}$

保肾片系邹云翔教授经验方保肾丸精简而成，通过多年保肾片（汤）临床观察确定为防治慢性肾功能衰竭（肾衰）的一种有效中成药。近年来，动物实验及临床研究表明，血浆 TXA_2 与 PGI_2 平衡失调及 ET-1 含量与慢性肾衰的发生发展密切相关，通过药物调节其合成，或干涉其对靶细胞的作用，成为慢性肾衰治疗的有效途径之一。

本文通过研究保肾片对 CRF 大鼠血浆内皮素（ET-1）、血栓素 B_2（TXB_2）及 6- 酮 - 前列腺素 $F_{1\alpha}$（6-keto-$PGF_{1\alpha}$）水平的影响，旨在进一步探讨保肾片治疗实验性 CRF 的作用机制。

1. 材料和方法

（1）材料

①药物：保肾片由连云港康缘制药有限公司提供，批号 980403，每克浸膏含生药 7.2g，成人日用量 0.967g，用蒸馏水配制成 10.8g/mL、5.4g/mL 2 种浓度混悬液。

肾康宁片：对照用药。杭州正大青春宝药业公司产品，卫生部药品标准 1992 WS–B–1153–92，批号 980814，成人日用量 0.463g/kg，将该药粉碎过 120 目筛、加蒸馏水配制成 5.19g/mL 浓度的混悬液。

腺嘌呤（Adenine）：造模用药。上海伯奥生物科技有限公司进口分装，产地日本，批号 990101，每瓶 100g。

② SD 大鼠（清洁级），雄性，体重 175 ～ 200g，购自上海西普尔 – 必凯实验

动物有限公司（合格证：沪动合证字 152 号）。

（2）方法

1）造模方法：参考日本学者 Yokozawa 方法，SD 大鼠适应性喂养 1 周后将腺嘌呤 250mg/（kg·d）给大鼠灌胃，另选同批大鼠 10 只作为正常对照，灌胃等体积蒸馏水，每日 1 次，连续灌胃 4 周。

2）实验分组：将大鼠随机分为 6 组，造模结束第 2 天起开始灌胃给药，连续给药 4 周。

①正常对照组：雄性 SD 大鼠 12 只，灌服蒸馏水 10mL/kg，每日 1 次灌服。

②模型对照组：雄性 SD 大鼠 12 只，灌服蒸馏水 10mL/kg，每日 1 次灌服。

③保肾片高剂量组：雄性 SD 大鼠 12 只，每日用药剂量 43.3g/kg，相当于人体用药量的 42 倍，以 10.8g/mL 的保肾片混悬液每日 2 次灌服。

④保肾片中剂量组：雄性 SD 大鼠 12 只，每日用药量 21.65g/kg，相当于人体用药量的 21 倍，以 10.8g/mL 的保肾片混悬液每日 1 次灌服。

⑤保肾片低剂量组：雄性 SD 大鼠 12 只，每日用药剂量 10.83g/kg，相当于人体用药量的 10.5 倍，以 5.4g/mL 的保肾片混悬液每日 1 次灌服。

⑥阳性药物（肾康宁）对照组：雄性 SD 大鼠 12 只，每日用药剂量为 10.38g/kg，相当于人体用药量的 22.4 倍，以 5.19g/mL 的肾康宁混悬液每日 1 次灌服。

保肾片治疗组剂距比为 1∶2∶4。

3）检测方法：治疗灌药 6 周结束时，大鼠眼眶取血，采用放射免疫分析法，测定血浆 ET-1、TXB_2 及 6-keto-$PGF_{1\alpha}$。免疫试剂盒均由北京东亚免疫技术研究所提供，由南京放射免疫检测中心测定。

① ET-1 测定：大鼠眼眶采血 2mL，注入含 10% EDTA·Na_2 30μL 和抑肽酶 40μL 的试管中混匀，4℃、3000r/min 离心 10min，分离血浆，置于 -20℃低温冰箱保存。

② TXB_2 及 6-keto-$PGF_{1\alpha}$ 测定：采血同上，注入含消炎痛 -EDTA·Na_2 液的试管中，混匀，4℃、3500r/min 离心 15min，分离血浆，放入 -20℃低温冰箱中保存待测。

4）统计学处理：结果均用均数 ± 标准差（$\bar{x} \pm s$）表示，样本比较采用非配对 t 检验。

2. 结果

（1）腺嘌呤诱发 CRF 大鼠灌药后各组血浆 ET-1 的变化：表 4-35 说明，保肾片高剂量组大鼠血浆 ET−1 水平显著低于病理对照组（$P < 0.05$），其余各组 ET-1 值均有所降低，但无显著性意义，并且其作用与剂量有关，高剂量组作用显著。

表 4-35　腺嘌呤 CRF 大鼠灌药后各组血浆 ET-1 比较（$\bar{x} \pm s$）

组别	剂量（g/kg）	例数	ET-1（g/mL）
模型对照组	-	8	145.50 ± 151.41
保肾片高剂量组	43.30	8	46.40 ± 36.76$^{\triangle}$
保肾片中剂量组	21.65	8	58.67 ± 27.55
保肾片低剂量组	10.83	8	71.32 ± 103.91
肾康宁对照组	10.38	8	74.42 ± 73.89

注：与模型对照组比，$^{\triangle}$为 $P < 0.05$。

（2）腺嘌呤诱发 CRF 大鼠灌药后各组血浆 TXB_2、6-keto-$PGF_{1\alpha}$ 及 TXB_2/6-keto-$PGF_{1\alpha}$ 比值的变化：表 4-36 说明，保肾片高、中、低剂量组均能显著降低 CRF 大鼠血浆 TXB_2 水平，与模型对照组比较有非常显著性差异（$P < 0.01$）。肾康宁对照组与模型组比较无差别（$P > 0.05$）。各组均可提高血浆 6-keto-$PGF_{1\alpha}$ 水平，但与模型组比较仍无统计学差异（$P > 0.05$）。保肾片高、中、低剂量组对下降 TXB_2/6-keto-$PGF_{1\alpha}$ 比值的作用与模型对照组比均有非常显著意义（$P < 0.01$），肾康宁对照组与模型组比较无差别（$P > 0.05$）。

表 4-36　腺嘌呤 CRF 大鼠灌药后各组血浆 TXB_2、6-keto-$PGF_{1\alpha}$ 及其比值的比较（$\bar{x} \pm s$）

组别	剂量（g/kg）	例数	TXB_2（pg/mL）	6-keto-$PGF_{1\alpha}$（ng/L）	TXB_2/6-keto-$PGF_{1\alpha}$
模型对照组	-	8	2724.14 ± 818.27	273.60 ± 79.12	10.39 ± 5.18
保肾片高剂量组	43.30	8	1331.00 ± 311.09$^{\triangle\triangle}$	546.89 ± 530.04	4.02 ± 2.41$^{\triangle\triangle}$
保肾片中剂量组	21.65	8	1275.35 ± 456.15$^{\triangle\triangle}$	808.23 ± 1014.06	3.71 ± 2.67$^{\triangle\triangle}$
保肾片低剂量组	10.83	8	1366.61 ± 301.34$^{\triangle\triangle}$	771.15 ± 413.57	2.14 ± 0.94$^{\triangle\triangle}$
肾康宁对照组	10.38	8	2813.09 ± 3529.85	495.13 ± 340.74	7.18 ± 6.73

注：与模型对照组比，$^{\triangle\triangle}$为 $P < 0.01$。

3. 讨论　ET 是一种强烈而持久的血管收缩剂，对动、静脉均有很大的致挛作用，能直接收缩肾血管，使肾动脉收缩、肾血流量减少，研究发现 ET 与肾功能恶化、肾性高血压有关。CRF 时 ET 升高是由于组织缺 O_2 和血管内皮受损，而 ET 从肾排泄减少使 ET 浓度进一步升高。ET 通过收缩肾动脉、刺激血管平滑肌细胞和系膜细胞增殖使肾小球滤过率下降，肾血流量减少，加重肾功能衰竭，故测定血浆 ET 水平可作为判断慢性肾功能不全病情变化的参考指标之一。

本文观察了腺嘌呤 CRF 大鼠血浆 ET 水平，试验结果表明：保肾片高剂量组 ET-1 水平显著低于模型对照组（$P < 0.05$），其余用药组与病理组比较无显著性差

异（$P > 0.05$）。TXA_2 与 PGI_2 是 2 种生物活性完全相反的物质，TXA_2 是很强的血小板诱聚剂和血管收缩剂，PGI_2 则是血小板聚集抑制剂和血管扩张剂，二者构成 TXA_2-PGI_2 平衡调节系统，参与肾小球血流动力学、硬化机制和滤过功能的调节，并且参与肾小管水电、酸碱平衡的控制。慢性肾功能不全存在严重的 TXA_2 与 PGI_2 比例失调，且主要为 TXA_2 增高所致，PGI_2 肾内合成减少，是慢性肾脏病的显著特点，目前尚无特异性提高 PGI_2 的方法。本文观察了保肾片对腺嘌呤 CRF 大鼠 TXA_2 与 PGI_2 的影响，实验结果表明，保肾片各治疗组 TXB_2 值显著低于模型对照组（$P < 0.05$），TXB_2/6-keto-$PGF_{1\alpha}$ 比值与模型组比较差异显著（$P < 0.01$）。综上所述，保肾片对 CRF 大鼠血浆 6-keto-$PGF_{1\alpha}$ 影响不大，但可显著降低 TXB_2 水平，降低 TXB_2/6-keto-$PGF_{1\alpha}$ 平衡，保护肾脏。TXB_2 与 ET 均为强烈的血管收缩物质，二者通过不同途径加重慢性肾功能不全的肾脏损害，而非通过 TXA_2 发挥作用。本次实验中保肾片能降低 CRF 大鼠血浆 TXB_2、ET-1 水平，与模型组比较有显著差别，表明其可从多种途径调节体内激素水平，改善肾脏血液动力学，抑制细胞增殖，提高肾小管功能，减轻肾脏损害，从而达到保护肾脏，延缓肾衰进展的目的。

[南京中医药大学学报，2001，17（2）：93-95]

第二节　肾炎宁胶囊（黄蛭益肾胶囊）的新药研究

一、黄蛭益肾胶囊的制剂处方、方解以及质量标准

【药名】肾炎宁胶囊（邹云翔经验方）

【组成】黄芪、山药、玄参、墨旱莲、杜仲、益母草、牛膝、枸杞子、薏苡仁、北沙参、紫河车、车前子。

以上生药总量为 3255g，将上药制成胶囊剂。共制成 1000 粒，每粒相当于原生药 3.3g。

【功能与主治】补气养阴、健脾益肾、化瘀利水，主治慢性肾炎气阴两虚证兼有水湿、瘀血标证的患者。

【用法与用量】口服，每次 5 粒，每日 3 次，或遵医嘱。

【方解】本方总的治则是以益气养阴为主，佐以祛瘀利湿，由补气养阴、健脾益肾、活血利水药物组成。方中以补气健脾、利水消肿的生黄芪，养阴润肺、滋补肝肾的枸杞子为君药。配以山药益气养阴、补益脾肾，杜仲补益肝肾，紫河车益肾填精，增强君药生黄芪的补气作用，同时并补肺、脾、肾三脏之气；另以北沙参补养肺阴；墨旱莲养肝益肾，增强主药枸杞子的滋阴作用，同时供养肺、肝、肾三脏之阴，均为臣药。更以牛膝益肾祛瘀，参三七活血化瘀，益母草行瘀消肿，三药合用既使活血化瘀作用倍增，又有利尿消肿之效；另以薏苡仁淡渗利湿，车前子清利水湿，进一步增强生黄芪的利水消肿功效；再加入清热、解毒、养阴的玄参养阴清热利咽，共为佐药。怀牛膝性善下行，引经入肾，引导诸药直达病所为使药。全方充分体现了邹老治肾学术思想和临床用药的宝贵经验，邹老补气善用健脾之品，通过补脾气以益肾气、生肺气；养阴重视肺肾，并与补气填精药并用，使肾精充盈而能生气，精盈气旺而能泄浊，从体用两方面增强和恢复五脏气化功能，以便从根本上祛除或改善因虚衍生的病理产物。邹老治疗肾病湿热，湿偏重者常用运脾化湿法，热偏重者常用清热利湿法，同时在选择补气或祛瘀药时，往往常选用兼有渗利水湿功效的药物，并与养阴药配合使用，使滋阴不恋邪生湿，清利水湿而不伤阴液。关于活血化瘀药物，邹老早在 20 世纪 50 年代就已提出“行瘀利水”，认为肾病一般都有血气瘀滞，运行不畅的病理。本方中将补气药与活血化瘀药配合使用，既可避免活血化瘀药的耗气之弊，又经实验证实可增强活血化瘀药的功能。四法巧妙配合，益气养阴并举，和络渗湿兼使，远寒热之性，弃苦辛之味，俾精气相生，使正复邪退。

【质量标准】按重量比例取三七、紫河车和水蛭粉碎成细粉，过 100 目筛，灭菌，备用；然后按重量比例取黄芪、枸杞子、山药、薏苡仁、玄参、北沙参、墨旱莲、杜仲、益母草、车前子、牛膝，加水煎煮 2 次，每次 1h，合并煎液，滤过，滤液于 60℃减压浓缩至相对密度为 1.16～1.20 的清膏，加乙醇使含醇量达 63%，搅匀，静置 24h，取上清液减压回收乙醇并于 60℃浓缩至相对密度为 1.36～1.39 的清膏。加入上述三七、紫河车细粉，混匀，制粒，干燥，粉碎成细粉，加入药学上可接受的载体制备成药物制剂。

【规格】每粒装 0.4g。

【用法用量】口服。每次 5 粒，每日 3 次。

【禁忌】①孕妇禁用，产妇慎用。②儿童患者慎用。③近期希望生育的男性应慎用。

【不良反应】检测数据显示，有以下不良反应报道：部分患者服药后可出现轻度胃脘嘈杂不适、胃脘胀满、食欲下降，可改为饭后服用，或去除外胶囊直接服里面的微胶囊。

【注意事项】①本品应在医生指导下使用。②全身水肿明显者可配合应用利尿剂，合并高血压或感染者可配合应用降压药和抗感染治疗。③本品不能代替激素、环磷酰胺等免疫抑制剂，在服用本品时，不能突然停用激素、环磷酰胺等免疫抑制剂。④重症感冒时不宜服用。

二、黄蛭益肾胶囊与功能主治有关的主要药效学试验及文献资料

（一）黄蛭益肾胶囊治疗家兔膜性肾小球肾炎的实验研究

临床上绝大多数的肾炎为免疫复合物肾小球肾炎，根据其发病机理及临床表现，我们从脾肾气阴两虚着眼，用益气养阴法为主进行治疗，收到较满意的临床效果，为了进一步阐明本法治疗肾炎的作用原理，为临床提供确切可靠的实验依据，我们在成功复制膜性肾小球肾炎的基础上，观察了益气养阴法的实验疗效，实验结果显示，中药组动物尿素氮（BUN）和血肌酐（Scr）治疗前后差值与对照组相比，差异显著。电镜观察显示，服药组上皮下免疫复合物出现溶解吸收的透亮区，有些小球血管壁已恢复到正常厚度，提示应用益气养阴法治疗膜性肾小球肾炎有较好的疗效。现报告如下。

1. 实验方法

（1）动物及分组：选用健康雄性大耳兔 30 只，体重 2 ～ 2.5kg，随机分为中药组和病理对照组，每组 15 只动物。饲定型颗粒饲料。

（2）试剂及抗原（C-BSA）的制备：制备 C-BSA 的必要试剂：无水乙二胺（EDA，天津化学试剂一厂），碳化二亚胺（EDC，化学纯，美国进口），小牛血清白蛋白（BSA，上海生物化学研究所）。制备所得的抗原经薄层聚丙酰胺（pH 3.5 ～ 9.5）胶，用 LKB 聚焦法电泳，测得 PI 为 9.5 ～ 10.0，贮于 −70℃冰箱备用，每次使用前均先将 C-BSA 溶在 pH 7.4 的磷酸盐缓冲液中离心（15000rpm，30min），留上清液作静脉注射。

（3）药物：益气养阴法基本方，由苏州雷允上制药厂制成粉剂，中药组从实验第一日开始服药至第七周杀检止，每日每只兔服药 3g（

Journal tSfcCu）

（4）膜性肾炎模型的制作：按 Border 方法制作模型。所有动物造型前均做尿蛋白定性检查，结果全部为阴性。造型的第一周为预免疫，每只兔均经兔耳缘静脉注入 C-BSA 1mg，其中含大肠杆菌内毒素 1μg。第二周至第四周，每只兔每次耳缘静脉注入 C-BSA 25mg，每周 6 次。从第五周开始加量，每只兔仍以同样途径给 C-BSA 50mg，每周 6 次。第七周全部杀检。

中药组动物，除按上法造模外，还需每日空腹服药 3g。

（5）观察指标

1）尿检查：用醋酸加热法做尿蛋白定性检查，免疫前一次，免疫后每周 1 ～ 2 次。

2）体重造型前和处死时各称体重一次。

3）尿素氮和血肌酐检查：前者用尿素酶法，后者用化学动力法，分别用贝克曼单机测定。

4）肾组织学检查：第二周对两组部分动物肾活检，第七周全部杀检。肾组织分别做免疫荧光、电镜和光镜检查。

①免疫荧光检查：用直接法，以羊抗兔 IgG 荧光抗体（北京生物制品研究所），检查肾小球内 IgG 沉积情况。肾组织用恒温冷冻切片机切片，厚度 4μm，Polyva 万能显微荧光镜检。

②电镜检查：取 $1mm^3$ 大小肾组织，及时用 2% 戊二醛固定，1% 锇酸作后固定，乙醇、丙酮逐级脱水，Epon 812 包埋，半薄切片机定位，LKB 超薄切片机切片，JEM-1200EX（Japan）观察摄像。

③光镜检查：每例肾标本除做常规 HE 染色，以观察肾脏一般病理形态变化外，并做了 PAS、Masson、PASM-Masson PTAH 等染色，以进一步观察肾小球基膜（GBM）变化和免疫复合物沉积情况，以及球囊渗出率和囊壁上皮增生等病理变化。参照北京大学第一医院章友康等方法测量小球直径大小和小球细胞计数。

2. 结果　30 只兔在造型中，因注入抗血清过敏和因在活检时麻醉过量，共死亡 4 只（对照组 3 只，服药组 1 只），其余 26 只全部于第七周末杀检。

（1）尿检查：两组动物于造型第二周末仅部分尿蛋白微量（+），第三周（18 天）时，两组动物尿蛋白均普遍为阳性（+ ～ ++），对照组有个别为（+++），至第四周时两组动物尿蛋白普遍为强阳性（+++）。两组动物就尿蛋白定性来看，差异不大。24h 尿蛋白定量由于实验期值高温季节，未能完成。

（2）尿素氮（BUN）和血肌酐（Scr）：尿素氮第一周检测结果服药组为8.14mg%，对照组为0.5mg%，至第七周杀检时，两组尿素氮均较前增高，但服药组普遍较对照组为低，分别为15.9mg%和30.33mg%。血肌酐第一周检测服药组为0.62mg%，对照组为1.82mg%，第七周时分别为1.26mg%和1.82mg%。两组动物尿素氮和血肌酐实验前后差值，经统计有显著差异。

（3）查体：实验前服药组动物平均体重为1.97kg，对照组为2.07kg，至第七周末杀检时两组动物平均体重为2.4kg和2.13kg，前者体重增加0.43kg，后者仅增加0.06kg，两组动物实验前后体重差值分别为（1.079 ± 0.49）kg和（0.007 ± 0.42）kg，经统计有显著差异（$P < 0.05$）。

（4）病理组织学检查

①光镜检查：免疫第二周末对两组中的个别动物作肾活检，光镜下除小球毛细血管壁轻度增厚外，其他改变不显著，且两组无明显差异。随着C-BSA免疫时间的延长，第七周末处死的动物肾组织病理变化显著。尤以对照组，病变呈弥漫性，几乎累及全部肾小球，PAS染色见小球毛细血管壁明显增厚（5/12++，7/12+++），PASM-Masson染色，于基膜上皮侧可清楚见到多量红染的、大头针帽大小的免疫沉着物，在沉着物之间见染成黑色的与基膜垂直的钉状突起，小球毛细血管扩张，血管壁通透性增高，大量红细胞、浆液及纤维素渗出管外并积聚在球囊内，经统计12只中有9只球囊内有大量渗出（占75%），球囊壁上皮细胞增生明显，并形成新月体或环状体；12只中8只有新月体形成，占67%，大部分新月体为细胞性。此外，小球毛细血管内细胞亦见增生（内皮细胞和系膜细胞、炎细胞浸润），小球因球囊渗出或细胞数增多，体积肿大，肾小管扩张，上皮细胞浊肿、脂变，间质内见小灶性慢性炎细胞浸润和轻度结缔组织增生，该区内则见小管萎缩集中，胞内见管型。

中药组病变较对照组为轻，PAS染色虽见小球毛细血管壁增厚，但程度较对照组轻（5/14+，7/14+ +，2/14+ + +），毛细血管壁通透性仅轻度增高（球囊有渗出占28.6%），囊壁上皮细胞增生形成新月体仅3只（占21.4%），毛细血管内细胞增生不显著。

实验结果见表4-37、表4-38。

②免疫荧光检查：免疫第二周时，两组动物肾活检标本检查，羊抗兔IgG均为阳性，但荧光较弱，呈细颗粒状，沿血管壁分布。第七周末杀检，肾检查，对照组显示强阳性（7/12+++，5/12++），服药组的荧光虽比第二周强，但与第七周的对照组相比为弱（4/14+++，6/14++，4/14+）。

③电镜检查：对照组动物（26 号、27 号）电镜下见肾小球毛细血管壁显著增厚达 6250 ～ 9166A，约为正常兔的 5 ～ 10 倍，基膜上皮侧可见大量粗颗粒状致密沉着物，有的沉着物联结成串珠状并扩展至基膜全层，足细胞变性，足突融合，有处可见微绒转变。驼峰状沉着物之间可见基膜物质增生。认为病变属膜性肾炎Ⅱ～Ⅲ期。服药组动物（43 号、50 号）电镜下见小球毛细血管壁厚薄不一，基膜上皮侧虽有致密沉着物，但有溶解透亮区，有些小球毛细血管壁已恢复到正常厚度，该处虽有细颗粒状致密沉着物，但数量小、体积小。与对照组相比，病变已大为减轻。

表 4–37　两组小球大小和细胞数比较

组别	例数（n）	细胞数（个）/ 小球	小球直径（μm）
服药组	14	62.4 ± 53.3*	124.8 ± 0.36*
对照组	12	89.15 ± 15.5	146.9 ± 0.92

注：与对照组比较，* 为 $P < 0.001$（方差分析）。

表 4–38　两组动物肾病理变化比较

组别	例数（n）	球囊渗出倒数（%）	新月体形成倒数（%）
服药组	14	4（28.6%）*	3（21.4%）*
对照组	12	9（75%）	10（83.3%）

注：与对照组比较，经直接概率法统计，* 为 $P < 0.001$（方差分析）。

3. 讨论

（1）益气养阴法对膜性肾炎的疗效实验结果：服药组尿素氮（BUN）和血肌酐（Scr）实验前后的差值与对照组相比，有显著的差异（$P < 0.05$），病理组织学检查，光镜下服药组小球基膜仅中度增厚，14 例中有球囊渗出的仅 4 例（占 28.6%），球囊上皮增生形成新月体仅 3 例（占 21.4%），表明血管壁通透性仅轻度增高，血管损伤轻。而对照组小球基膜明显增厚，毛细血管通透性明显增高，血管损伤重，表现在球囊渗出率高达 75%（9/12），囊内的渗出物为红细胞、纤维素，大量的纤维素渗出，刺激球囊上皮细胞增生形成新月体（10/12，占 83.3%）。电镜检查，服药组小球基膜上皮侧的免疫沉着物与对照组比，数量少、体积小，更重要的是免疫沉着物中有透亮区，提示免疫沉着物被溶解和吸收，另外还见到一些小球的基膜已恢复到正常厚度。以上的实验结果，均证实了益气养阴法对膜性肾炎病理损伤的肾脏在形态和功能方面有明显保护、修复作用。

（2）益气养阴法治疗慢性肾炎的理论基础：慢性肾炎的临床表现及病程演变较为复杂，至今尚未有统一的中医辨证分型标准，根据我们的临床体会，脾肾气阴两虚型占相当大的比例。肾为先天阴阳之根，脾为后天生化之本，脾气衰无以化生精微以充肾，肾阴虚不得阴津以助脾，脾失健运则消化吸收障碍，肾失封藏则固摄气化无权。日久不愈，两者互为因果，形成恶性循环。益气养阴法针对这一病机而立，健脾而无燥热伤阴之弊，滋阴补阴又无寒凉伐阳之害。

（3）益气养阴法的疗效机理：益气养阴法的基本药物有绵黄芪、枸杞子、怀山药、紫河车、益母草和车前子等，从传统的中药功效看，这些药物主要有维护肾元，即有固肾益精、壮元神、益元阴的作用。山药、墨旱莲等有健脾固肾，补脾，益血，益肾固涩的作用。车前子和益母草则有利水活血祛瘀作用。现代药物研究也证实了这类药物有促进和增强单核－巨噬系统功能，促进抗体生成作用。服药组小球上皮下免疫沉着物体小、数量少和出现溶解吸收的透亮区等，是由于抗体生成和免疫活性细胞功能增强，因而免疫沉着物被移走或部分被吞噬消化而清除所致，小球的基膜厚度已经和逐渐恢复至正常。益母草和车前子具有消炎利水、活血祛瘀的作用，可抑制血小板聚集，祛除瘀血，扩张血管，加速血运，从而改善了循环，降低或抑制了小球毛细血管壁的通透性，故服药组动物肾球囊渗出率和新月体形成率均较对照组为低。

[实用中医内科杂志，1987，1（2）：65-68]

（二）肾炎宁胶囊对家兔慢性肾功能衰竭病程和进展的影响

[摘要]　实验证明，本药有延长慢性肾衰家兔存活率，增加体重、升高血浆蛋白，降低血尿素氮、肌酐，改善肾小球毛细血管通透性，抗渗出，抗新月体形成，抑制间质结缔组织增生等作用。与肾炎宁四味片阳性对照组和空白对照组对比，在存活率、体重、血浆总蛋白、BUN 方面 $P < 0.01 \sim 0.05$。肾组织的病理改变亦明显轻于对照组。肾炎宁胶囊Ⅰ、Ⅱ组两种剂量对比，以肾炎宁胶囊Ⅰ组（临床量 10 倍）效果为好。

作为肾炎宁胶囊治疗慢性肾炎药理药效学系列研究之一，1985 年我们在国内首次用冷冻手术成功地制作了家兔慢性肾功能衰竭动物模型，其病理改变与人类自发的肾小球局灶节段硬化极相似，并进一步利用此模型观察了肾炎宁胶囊对家兔慢性肾功能衰竭病程进展的影响。

1. 材料与方法

（1）动物模型的制备：模型制作根据日本北里大学肾脏病中心熊氏报告的方法改良。实验动物选用 40 只雌雄各半，体重（1.7 ± 0.25）kg 的纯种日本大耳白兔，由江苏省农科研究所动物中心提供。

用戊巴比妥麻醉，常规消毒，背侧切开，暴露肾脏，用事先浸入液氮瓶内的冷刀（椭圆头 1.4cm × 1.6cm，圆头 $1.2cm^2$），依次在左侧肾脏的上、下极，外侧前后四个部位冷冻 60s，冷冻后复位肾脏缝合各层组织，一周后切除右侧肾脏。在 PB700 微机上，用离散近似方法计算出左侧肾脏总面积为 $12.44cm^2$，四个部位直接冷冻面积为 $5.02cm^2$，再上由于冷冻而累及周围组织的损伤面积共为 $8.16cm^2$，故冷冻损伤占该侧兔肾总面积的 65.8%。

（2）实验分组与治疗：将 40 只兔随机分成四组：①肾炎宁胶囊Ⅰ组（每只兔每公斤体重用药为成人每日每公斤体重用药量的 10 倍）；②肾炎宁胶囊Ⅱ组（成人用药量的 2 倍）；③肾炎四味片组（成人用药量的 10 倍）；④空白对照组（喂服等量自来水）。实验用药：肾炎宁胶囊提供单位：苏州雷允上制药厂，批号：86041。药物成分及用量与上篇主要药效学实验 1 相同在右侧肾切除 3 天后开始喂药，于上午 9 时左右温开水拌开专人喂服，持续 8 周。

（3）观察项目：①生化检查：四组家兔分别在治疗前及治疗第 2、4、6、8 周测定 BUN、Scr、血浆总蛋白。Scr 采用化学动力法，BUN 采用尿素酶法，用贝克曼公司 Cr、BUN 单机测定。血浆总蛋白采用双缩脲法，用贝克曼公司 42 型生化分析仪测定。②病理组织学观察：四组家兔治疗八周全部处死，所取肾组织石蜡包埋，常规制片，光镜检查，部分做电镜、免疫荧光检查。中途死亡的动物，随时解剖取肾组织做常规制片光镜检查。（注：生化指标因实验八周时，对照组多数已死亡，所以全部在六周时进行对比；病理组织检查动态观察了第 2、4、6、8 周的变化）

2. 实验结果

（1）存活率：造型后 2 周，四组兔全部存活。4 周时逐渐进入尿毒症阶段，存活率开始降低，空白病理对照组存活 8 只（80%），肾炎四味片组存活 7 只（70%），肾炎宁胶囊Ⅰ、Ⅱ组各存活 9 只（90%）。到 6 周时，空白对照组存活 5 只（50%），肾炎四味片组存活 4 只（40%），肾炎宁胶囊Ⅰ组存活 8 只（80%），肾炎宁胶囊Ⅱ组存活 6 只（60%）。经 x^2 检验，肾炎宁胶囊Ⅰ组存活率明显高于肾炎四味片组

$P < 0.05$；其余各组对比 $P > 0.05$。实验结果见表 4-39。

（2）体重：造型后四组家兔体重均下降，喂药 2 周后，肾炎宁胶囊Ⅰ、Ⅱ组兔的食量、精神、毛色光泽均比其他两组兔恢复得好，4 周后体重已恢复到造型前体重，并仍逐渐增长。6 周时肾炎宁胶囊Ⅰ、Ⅱ组体重明显重于肾炎四味片对照组和病理对照组（$P < 0.05$）。

（3）血浆总蛋白：造型后四组家兔血浆总蛋白含量与体重变化基本一致，喂药 2 周后，肾炎宁胶囊Ⅰ、Ⅱ组下降的血浆蛋白开始回升，而肾炎四味片对照组、空白对照组血浆蛋白回升不明显。6 周时对比肾炎宁胶囊Ⅰ组血浆蛋白含量明显高于肾炎四味片对照组和空白对照组（P 均 < 0.01）。肾炎宁胶囊Ⅱ组与对照组对比 $P > 0.05$。

（4）BUN、Scr：造型 2 周后四组家兔 BUN、Scr 含量进行性升高，但肾炎宁胶囊Ⅰ、Ⅱ组 BUN、Scr 含量的升高幅度明显低于其他两组对照组，并在喂药 4 周后开始下降。6 周时，肾炎宁胶囊Ⅰ、Ⅱ组 BUN 含量与肾炎四味片对照组和空白对照组对比，$P < 0.01 \sim 0.05$；Scr 含量（$\bar{x} \pm s$）：肾炎宁胶囊Ⅰ组为（98.13 ± 51.27）μmol/L，Ⅱ组为（106 ± 42.22）μmol/L，比肾炎四味片对照组含量（132.6 ± 47.74）μmol/L 和空白对照组含量（141.44 ± 36.24）μmol/L 都低，但 $P > 0.05$。实验结果见表 4-40。

表 4-39　四组慢性肾衰家兔成活率比较

组别	例数（n）	实验四周	实验六周
肾炎宁胶囊Ⅰ组	10	9（90%）	8（80%）*
肾炎宁胶囊Ⅱ组	10	9（90%）	6（60%）
肾炎四味片对照组	10	7（70%）	4（40%）
空白病理对照组	10	8（80%）	5（50%）

注：* 为经 x^2 检验肾炎宁胶囊Ⅰ组存活率明显高于肾炎四味片对照组 $P < 0.05$，其余各组对比 $P > 0.05$。

表 4-40　四组慢性肾衰家兔实验六周肾功能 BUN、Cr 比较（$\bar{x} \pm s$）

组别	例数（n）	实验四周	实验六周
肾炎宁胶囊Ⅰ组	8	32.4 ± 12.2*	98.13 ± 51.27*
肾炎宁胶囊Ⅱ组	6	38.2 ± 10.8**	106 ± 42.22**
肾炎四味片对照组	4	52.6 ± 14.4	132.6 ± 47.74
空白病理对照组	5	78.2 ± 15.2	141.44 ± 36.24

注：* 为肾炎宁胶囊Ⅰ组存活率明显高于肾炎四味片对照组 $P < 0.05$，与空白病理对照组对比 $P < 0.01$；** 为肾炎宁胶囊Ⅱ组存活率明显高于肾炎四味片对照组 $P > 0.05$，与空白病理对照组对比 $P < 0.05$。

（5）病理组织学检查

1）光镜检查

病理对照组：①造型后 2 周病理变化。直接冷冻坏死的肾组织呈曲型的凝固状坏死，与坏死区邻近肾组织（以下称近区肾组织）的小球球囊中有大量浆液和红细胞渗出，在造型后 2 ～ 3 周最显著。在渗出量多的小球，毛细血管丛受压，或被推至小球一侧，或呈分叶状使管腔部分闭塞，或与增生的球囊壁灶性粘连。间质血管扩张，少量炎性细胞浸润。②造型后 4 周病理变化。冷冻坏死的肾组织已呈结缔组织并胶原化，增生的结缔组织呈宽大的束带，伸向邻近肾组织。近区肾组织间质结缔组织增生，并围绕小球球囊，使囊壁增厚，还与球内血管丛粘连，血管基膜增厚，系膜区增宽，部分小球球囊上皮增生形成环状体或新月体，部分小球毛细血管腔内有血栓形成。远区肾组织中一些小球体积代偿性增大，小管上皮浊肿变性。③造型后 6 ～ 8 周病理变化。近区肾组织纤维结缔组织增生明显，系膜区增宽，系膜细胞增生，血管基膜增厚，有的小球部分或全部被纤维结缔组织取代。远区肾组织变化同上。

肾炎四味片对照组：造型后 2 ～ 8 周病理变化与空白对照组基本相同。但造型 2 周时的浆液和红细胞渗出相对较小；造型 4 周小球球囊渗出已吸收，球囊与血管丛的灶性粘连没有病理对照组明显，无新月体形成；造型 8 周时近区肾组织结缔组织增生，系膜区增宽，系膜细胞增多，血管基膜增厚，程度类似空白对照组。

肾炎宁胶囊Ⅰ、Ⅱ组：①造型后 2 周病理变化。坏死部分的肾组织与上述空白对照组相同，所不同的是近区肾组织病变较轻，小球球囊中只有少量的浆液和红细胞渗出，毛细血管丛与球囊粘连的范围小、数量少。②造型后 4 周病理变化。冷冻坏死组织与近区肾组织分开，少数标本仍可见结缔组织伸向邻近肾组织，小球球囊渗出已消退，上皮细胞增生不明显，无新月体，毛细血管腔内无血栓形成，间质结缔组织轻度增生。③造型 6 ～ 8 周病理变化。近区肾组织纤维结缔组织增生和毛细血管丛粘连明显，比病理对照组和肾炎四味片对照组减轻，系膜区仍增宽，系膜细胞减少，血管基膜稍增厚，偶见小球纤维化。肾炎宁胶囊Ⅰ、Ⅱ组两种剂量对肾组织病理的改变比较，在抑制渗出和抑制间质结缔组织增生方面，以肾炎宁胶囊Ⅰ组的作用为好。

2）免疫荧光镜检查：对造型动物的肾组织冰冻切片，用荧光标记羊抗兔抗体 IgG、鼠兔纤维蛋白原抗体，结果阴性。

3）电镜检查：造型 8 周空白对照组肾组织，基膜厚 2000 ～ 3800A°，系膜细胞轻度增多，胞质内有空泡变，灶性区域上皮细胞足突有融合，未查见任何沉积物。肾炎宁胶囊Ⅰ组2例、Ⅱ组1例肾组织侧上皮细胞足突无变化，系膜细胞增生也不明显。

3. 讨论　本实验制成的家兔慢性肾功能衰竭动物模型，6周后肾组织的病理改变与人类局灶节段肾小球硬化极相似，说明我们在国内首次用冷冻手术方法复制成功了慢性肾衰动物模型，为研究人类局灶节段肾小球硬化的发病机理，探讨中医药治疗慢性肾衰的药理药效学，提供了较好的条件。

慢性肾功能衰竭的家兔经用肾炎宁胶囊Ⅰ组治疗后，存活率、体重、血浆总蛋白、BUN指标均明显优于肾炎四味片阳性对照组和空白对照组（$P < 0.01 \sim 0.05$）。肾组织的病理变化检查结果提示：肾炎宁胶囊能够改善肾小球毛细血管通透性，抑制间质结缔组织增生，抗渗出，抗新月体形成。Ⅰ、Ⅱ组两种剂量对比，以肾炎宁胶囊Ⅰ组（临床量10倍）的效果为好。以上这些作用都可能是肾炎宁胶囊抑制或延缓慢性肾炎肾功能不全病程进展的生化学、组织学基础。

三、黄蛭益肾胶囊的临床观察

（一）邹云翔教授经验方黄蛭益肾胶囊治疗109例慢性肾炎的临床总结

1983年全国著名中医肾病专家邹云翔教授将他临床40余年积累的治疗慢性肾炎经验方传授给我们，之后在邹老亲自主持下，我们又开展了一系列严格的临床验证工作，首先在1983～1984年观察了邹老经验方汤剂的效果，用邹老经验方汤剂治疗34例慢性肾炎，有效率88.24%，用六味地黄汤对照治疗20例慢性肾炎，有效率65.52%，经x^2检验$P < 0.05$。在肯定疗效基础上，1985年与苏州雷允上制药厂合作，将经验方进行剂型改革，制成胶囊剂，根据功能加剂型命名为“黄蛭益肾胶囊”。接着以中医理论为指导原则，并严格按照卫生部1985年制定的《新药审批办法》，及1987年卫生部药政司、全国中医肾病学会联合制定的《中药治疗慢性肾炎的临床指导原则》的各项要求，开展了黄蛭益肾胶囊治疗慢性肾炎的临床验证工作，结果如下：

1. 对象与方法

（1）病例选择：109例慢性肾炎患者，男61例，女48例，年龄最小15岁，最大66岁，平均35.41岁。病程最短6个月，最长295个月，平均53.36个月。门诊治疗67例（全为治疗组），住院治疗63例（治疗组42例，对照组21例。按2∶1

比例分配。两组病情轻重、辨证分型等均相近。

（2）诊断标准：109 例慢性肾炎的诊断采用辨病与辨证相结合的方法。西医诊断按照 1985 年中华医学会第二次全国肾病学术会议讨论修正的“肾小球疾病临床分型的意见”，确诊慢性肾炎普通型 56 例，高血压型 8 例，急性发作型 6 例，肾病综合征Ⅰ型 12 例、Ⅱ型 15 例，隐匿性肾小球疾病 12 例。其中 23 例经肾穿刺明确病理诊断，微小病变型肾病 6 例，系膜增殖性肾炎 9 例，局灶性肾小球硬化 2 例，膜性肾病 4 例，膜增殖性肾炎 2 例。中医辨证分型标准按照 1986 年第二届全国中医肾病专题学术讨论会通过的《慢性原发性肾小球疾病中医辨证分型试行方案》，确诊肺肾气虚 30 例，气阴两虚 79 例。

（3）观察指标：①一般指标：治疗前后观察中医辨证的主要症状和体征。症状和体征的有无以 +、- 表示，程度以 -、±、+、++ 表示。②每周化验尿常规一次，每月测定 24h 尿蛋白定量一次。血尿明显者治疗前后检查尿红细胞位相。③肾功能有损害的患者，治疗前后测定血尿素氮（BUN）、肌酐（Scr）、内生肌酐清除率（Ccr）。

（4）治疗方法

1）治疗组：用黄蛭益肾胶囊治疗，苏州雷允上制药厂提供，批号：860411。黄蛭益肾胶囊主要成分由生黄芪、怀山药、墨旱莲、枸杞子、紫河车、车前子、薏苡仁、益母草等中药组成，具有补气健脾、养阴益肾、渗湿清利、活血化瘀等功能。

2）对照组：用肾炎四味片治疗，肾炎四味片主要成分有细梗胡枝子、黄芪、黄芩、石韦，湖北沙市制药厂生产，是《中药新药治疗慢性肾炎的临床研究指导原则》指定的对照药物。将此药片研粉，装入胶囊中外形色泽与肾炎宁胶囊相同，每次服 5 粒（内含肾炎四味片 8 片）。

3）服药方法及疗程：两组患者的治疗选择采用单盲法。治疗组用黄蛭益肾胶囊每次 5 粒，每日 3 次。对照组用肾炎四味片胶囊 5 粒，每日 3 次。温开水送服，3 个月为一疗程，统计近期疗效，服 6 个月以上统计长期疗效。在治疗过程中不用有关治疗肾炎的任何中西药物。

2. 治疗结果

（1）疗效评定标准：按照《中药新药治疗慢性肾炎的临床研究指导原则》的疗效评定标准，分完全缓解、基本缓解、有效、无效四级。

1）完全缓解：水肿等症状与体征完全消失。尿蛋白检查持续阴性，或 24h 尿蛋白定量持续小于0.2g，高倍镜下尿红细胞消失。尿沉渣计数正常，肾功能正常。

2）基本缓解：水肿等症状与体征基本消失，尿蛋白检查持续减少50%以上。高倍镜下尿红细胞不超过3个，尿沉渣计数接近正常，肾功能正常或基本正常（与正常值相差不超过15%）。

3）有效：水肿等症状与体征明显好转。尿蛋白检查持续减少一个"+"，或24h尿蛋白定量持续减少25%以上，高倍镜下尿红细胞不超过5个，肾功能正常或有改善。

4）无效：临床表现与上述实验室检查均无明显改善或加重者。

（2）疗效分析：治疗组109例，完全缓解17例（15.6%），基本缓解30例（27.52%），有效49例（44.95%），无效13例（11.93%），总有效率88.07%。完全缓解和基本缓解占43.12%，其中住院治疗的患者是42例（42/109，为38.53%），总有效率85.71%，完全缓解和基本缓解占47.62%。

对照组用肾炎四味片治疗住院患者21例，总有效率57.14%，完全缓解和基本缓解占9.52%。治疗组与对照组住院患者的总有效率以及基本缓解以上的疗效，经x^2检验，$P < 0.05$（见表4-41）。

表4-41　63例住院观察的治疗组对照组疗效对比

组别	例数	完全缓解	基本缓解	有效	无效	合计（有效率）	P值
黄蛭益肾胶囊治疗组	42	8（19.84）	12（28.57）	16（38.1）	6（14.29）	36（85.71）	< 0.05
肾炎四味片对照组	21	1（4.76）	1（4.76）	10（47.62）	9（42.86）	12（57.14）	

（3）疗效与西医分型的关系：治疗组109例按西医临床分型统计各型的有效率，慢性肾炎普通型96.42%，高血压型87.5%，急性发作型100%，肾病综合征Ⅰ型83.32%、Ⅱ型46.67%，隐匿性肾小球疾病100%（见表4-42）。其中23例经肾穿刺明确病理类型的患者，由于例数较少，未统计疗效的百分率，其中微小病变型肾病4例均有效，系膜增殖性肾炎9例有效6例，IgA肾病和局灶性肾小球硬化各2例均有效，膜性肾病4例有效2例，膜增殖性肾炎2例有效1例。

（4）疗效与中医辨证分型的关系：治疗组109例按中医辨证分型，肺肾气虚30例，气阴两虚79例，经黄蛭益肾胶囊治疗后，两证患者症状均得到不同程度好转，证与证之间疗效无明显差异（见表4-43）。

（5）临床症状和体征变化：黄蛭益肾胶囊对改善慢性肾炎气虚、阴虚症状效果较好，治疗七个主要症状的有效率在 85.42% 以上（见表 4-44）。

表 4-42　109 例慢性肾炎西医分型与疗效关系

疗效评定	慢性肾炎			肾病综合征		隐匿性肾小球肾炎	总计
	普通型	高血压型	急性发作型	Ⅰ型	Ⅱ型		
完全缓解	6	1	2	2	0	6	17（15.6）
基本缓解	17	3	2	2	2	4	30（27.52）
有效	31	3	2	6	5	2	49（44.95）
无效	2	1	0	2	8	0	13（11.93）
合计	56	8	6	12	15	12	109（100）

表 4-43　109 例慢性肾炎中医辨证分型与疗效关系

疗效评定	肺肾气虚 n（%）	气阴两虚 n（%）	总计 n（%）
完全缓解	5（16.67）	12（15.19）	17（15.6）
基本缓解	8（26.67）	22（27.85）	30（27.52）
有效	13（43.33）	36（45.57）	49（44.95）
无效	4（13.33）	9（11.39）	13（11.93）
合计	30（100）	79（100）	109（100）

表 4-44　109 例慢性肾炎治疗前后症状和体征变化

症状轻重程度	治疗前 n	治疗后 n			有效率 n（%）
	（+～++）	消失（-）	有效（±～+）	无效（++）	
面色无华	96	28	58	10	86（89.6）
疲倦乏力	98	41	46	11	87（88.78）
纳食减退	64	52	10	2	62（96.88）
口干咽燥	102	29	61	12	90（88.24）
头晕目涩	60	38	14	8	52（86.67）
腰脊酸痛	97	24	59	14	83（85.57）
浮肿	48	32	9	7	41（85.42）

（6）实验室指标变化

① 24h 尿蛋白定量（g）（$\bar{x} \pm s$）：109 例患者，治疗前 24h 尿蛋白定量 2.46 ± 0.15，治疗后降为 1.47 ± 0.14，治疗前后对比 $P < 0.001$。其中 42 例住院用黄蛭益肾胶囊治疗的蛋白定量与 21 例用肾炎四味片治疗的蛋白定量，在治疗后对比 $P < 0.05$（见表 4-45）。

②血清总蛋白（g/L）（$\bar{x} \pm s$）：51 例治疗组患者，治疗前血清总蛋白含量 58.2 ± 0.15，治疗后上升为 61 ± 0.11，治疗前后对比，$P < 0.05$。

③尿红细胞位相（万 /mL）（$\bar{x} \pm s$）：21 例治疗组患者，治疗前尿红细胞位相检

查红细胞有 36.92±13.66，治疗后降为 8.03±3.88，治疗前后对比 $P<0.05$。

表 4–45　两组住院患者治疗前后 24h 尿蛋白定量对比（g）（$\bar{x}\pm s$）

组别	例数	治疗前	治疗后	P 值
黄蛭益肾胶囊组	42	2.34±0.35	1.23±0.34	＜0.001
肾炎四味片组	21	2.51±0.55	2.45±0.55	＞0.05
P		＞0.05	＜0.05	

（7）远期疗效随访：对治疗组获完全缓解及基本缓解的 47 例，进行了 8 个月～3 年的远期疗效随访，有 7 例复发占 14.89%，其中 2 例产后复发、5 例均在取效后 6 个月内因劳累或患上呼吸道感染复发。

3. 典型病例

例 1：吴某某，女，30 岁，农民。南京江浦县人。

主诉：下肢浮肿，蛋白尿三年余，在某院诊断为慢性肾炎普通型，曾用消炎痛、肾炎四味片治疗，效果不明显。1986 年 12 月 27 日收住入院诊治。入院时症状：面色少华、容易感冒，咽部不适口干，腰膝酸软，下肢轻度浮肿，舌红苔薄黄腻，脉细。检查：咽后壁淋巴滤泡增生，扁桃体Ⅰ度肿大。尿常规：蛋白（+++），管型少许。24h 尿蛋白定量 2.32g。尿红细胞位相检查，多形红细胞 17 万 /mL。诊断：慢性肾炎普通型。辨证：肺肾气阴两虚。治疗：黄蛭益肾胶囊 5 粒，每日 3 次，服用 1 个月后，症状明显好转，24h 尿蛋白定量降为 1.02g，持续服 2 个月后，尿常规蛋白阴性～微量，于 1987 年 3 月 27 日痊愈出院，出院时 24h 尿蛋白定量 0.16g。尿红细胞位相，红细胞 0.4 万 /mL。尿常规持续 3 次正常。半年后随访未复发。

例 2：汪某某，男，24 岁，工人。江苏南京市人。

主诉：患肾病综合征半年余，停用激素后复发 1 周。患者半年前患肾病综合征，在某院住院用激素 50mg/d 治疗，蛋白转阴后，逐渐撤减，在全部撤尽后 2 周，尿蛋白又反跳至（+++），而来我院就诊，1985 年 9 月 20 日以肾病综合征收住入院。入院时症状：面色无华，轻度满月脸，易于感冒，腰酸腰痛，乏力，下肢浮肿明显，按之如泥，苔薄白腻，脉细弱。检查：尿常规：蛋白（+++），管型 0～2。24h 尿蛋白定量 6.84g。血 A/G：2.05/2.6，血总胆固醇 420mg%，甘油三酯 230mg%。诊断：肾病综合征。辨证：肺（脾）肾气虚证。治疗：黄蛭益肾胶囊 5 粒，每日 3 次。在入院第一周因浮肿明显，曾输 2 支白蛋白，未用任何其他药物，服用 2 个月后，尿蛋白降为（+），住院到 12 月 17 日（共 88 天），尿常规蛋白（–），24h 尿蛋白定量 0.18g，血 A/G：3.8/2.2，血总胆固醇 228mg%，甘油三酯 120mg%。痊愈出院，随访三年未复发。

（4）讨论

1）黄蛭益肾胶囊的处方依据及主要功效：黄蛭益肾胶囊是邹云翔教授治疗慢性肾炎 40 余年的临床总结，该经验方组方的中医理论根据充分体现了邹老治疗肾炎的主要学术思想，简要归纳为以下三点：①补益气阴，着眼脾肾，兼顾肺肝；②辅以祛邪，重点湿瘀，兼防诱因；③谨守病机，随证论治，以平为期。肾炎宁胶囊的主要功效是以益气养阴为主，佐以渗湿和络，主要由补气健中、养阴填精、渗湿清利、活血化瘀药合理配伍组成。补气的途径主要是健脾，故重用生黄芪、怀山药等；养阴的途径主要是益肾填精，故用紫河车等。补气健脾，养阴益肾并用，可使气中生精，精中生气，从体用两方面增强和恢复五脏气化功能，以便从根本上祛除或改善因虚衍生的病理产物；将补气药与活血化瘀药（如怀牛膝、益母草等）配合使用，既可避免活血化瘀的耗气损血之弊，又经实验证实可增强活血化瘀的作用。将养阴填精药与渗湿清利药（如薏苡仁，车前子等）配合使用，使滋阴而不恋邪生湿，渗湿清利而不伤阴液，四法巧妙配合，益气养阴并举，和络渗湿兼施，远寒热之性，弃苦辛之味，俾精气相生，使正复邪退。

2）黄蛭益肾胶囊的疗效及适应病证：经用黄蛭益肾胶囊治疗 109 例慢性肾炎，总有效率 88.07%，其中获完全缓解和基本缓解者占 43.12%，改善七个主要症状的有效率都在 85% 以上（见表 4-44）。经统计，住院观察的 63 例治疗组的总有效率及达到基本缓解以上的疗效均明显高于肾炎四味片对照组的疗效 $P < 0.05$（见表 4-41）。临床观察该药对慢性肾炎中医辨证分型为肺肾气虚证、气阴两虚证效果最好（见表 4-43），此两个证型的患者最多，占慢性肾炎患者的 86.11%[肺（脾）肾气虚证 50.56%，气阴两虚证 30.55%]。结合西医的临床和病理分型，对临床分型中慢性肾炎普通型、急性发作型，隐匿性肾小球肾炎，肾病综合征 I 型均有较好疗效。对病理分型中的微小病变型肾病、系膜增殖性肾炎、IgA 肾病、局灶性肾小球硬化亦有一定效果，特别适用于各种肾炎迁延阶段尿蛋白持续在（± ～ ++）患者。提示该药的治疗范围较广，既对传统水煎剂进行了剂型改革，方便了患者服用，又符合中医辨证论治观点，提高了疗效。8 个月至 3 年的远期疗效随访结果示，复发率为 14.89%。证明黄蛭益肾胶囊治疗慢性肾炎有较好疗效，而且远期效果稳定。

3）黄蛭益肾胶囊的安全性、给药方案、疗程、注意事项：经观察，109 例慢性肾炎患者用黄蛭益肾胶囊治疗后，未出现任何毒性反应，特别对 42 例住院治疗的患者，在治疗前后均检查了血常规、肝功能、肾功能，不仅对血常规、肝功能、肾功能无任何影响，还意外发现有明显改善肾功能（BUN、Scr），提高红细胞、血红蛋白、血浆白蛋白的作用。所以进一步用黄蛭益肾胶囊治疗了 34 例慢性肾炎肾功能不全患者，取得满意疗效。另外，还对 14 例持续用黄蛭益肾胶囊治疗一年以上的患者进行动态观察，无毒副反应。有 1 例患者服常规剂量黄蛭益肾胶囊尿蛋白不下降，将黄蛭益肾胶囊加大到每次 12 粒，每日 3 次（每日共 36 粒），持续 3 个月，尿蛋白逐渐下降，其他无任何毒副反应。说明黄蛭益肾胶囊是安全系数很大的中成药。常规服用剂量是 5 粒，每日 3 次，一般服用到 45 ～ 60 天时效果最佳，因此用药疗程以 60 天为宜，如服用 60 天后仍然无效，或者已经用过激素、环磷酰胺、雷公藤等药无效患者，最好逐渐加大黄蛭益肾胶囊剂量，每次 10 粒，每日 3 次。

注意事项：部分原有胃病的患者，开始服用黄蛭益肾胶囊时，可出现上腹饱胀症状，一般服用 2 周后能适应，究其原因：①素有胃病。②每次胶囊服用量大时对胃影响（少数患者将胶囊中的微胶囊倒出吞服，症状减轻）。③该药中黄芪用量较大所致。因此，原有胃病患者服用时剂量宜逐渐加大，必要时短时间可加用理气和胃药物。

（二）黄蛭益肾胶囊治疗慢性肾脏病专家共识

慢性肾脏病（chronic kidney disease，CKD）是指各种原因引起的慢性肾脏结构和功能障碍（肾脏损害病史大于 3 个月），包括肾小球滤过率（GFR）正常和不正常的病理损伤、血液或尿液成分异常，及影像学检查异常；或不明原因 GFR 下降 [$< 60mL/(min \cdot 1.73m^2)$] 超过 3 个月。是目前发病率较高的一种危害人体健康的慢性疾病，如不能进行早期诊断及干预，CKD 易进展至终末期肾病（ESRD），并引发多种严重并发症，严重危害人类健康。随着我国人口老龄化及高血压、糖尿病患病率增高，CKD 的发病率呈逐年上升的趋势。如何有效防治 CKD、减轻 CKD 危害，已成为广大医务工作者研究的重要课题，是全球关注的重要公共卫生问题。

CKD 可归属于中医学的“肾风”“水肿”“虚劳”“腰痛”“肾水”“关格”等病症范畴，本病病因病机错综复杂，具有病势缠绵、反复发作的特点。长期以来，中医通过辨证论治在改善临床症状、减轻蛋白尿、延缓肾功能损害进展等方面积累了丰富的经验，目前已成为 CKD 早期诊治、延缓进展、改善生存率和生活质量等综合治疗的重要组成部分。现已上市的中药制剂中多以清热利湿、益气养阴、清热解毒为主，而突出益气活血的中成药制剂较少，不能满足临床需要。黄蛭益肾胶囊是根据我国现代著名中医肾病学家邹云翔教授独创的治疗慢性肾脏病的经验方精制而成，2002年由国家药品监督管理局批准为国家中药三类新药。临床研究与动物实验表明，黄蛭益肾胶囊具有益气活血的作用，用于CKD患者安全有效，在减少蛋白尿、保护肾功能、延缓CKD进程等方面具有明显优势；同时根据病情联合西药使用可减少副反应、增加临床疗效。为指导临床医生合理、规范的应用黄蛭益肾胶囊，使更多的患者获益，特组织有关专家编写本共识。

1. 黄蛭益肾胶囊的组成分析　黄蛭益肾胶囊由黄芪、水蛭、枸杞子、山药、薏苡仁、玄参、北沙参、墨旱莲、牛膝、车前子、紫河车、杜仲、三七、益母草、蝉蜕等15味中药组成，其组方君药为黄芪、水蛭，臣药为玄参、北沙参、三七、益母草、牛膝，佐使药为枸杞子、山药、薏苡仁、墨旱莲、紫河车、杜仲、车前子、蝉蜕。黄芪补气升阳、利水消肿，生津养血，行滞通痹；水蛭破血通经、逐瘀消癥；玄参、北沙参养阴生津、清热凉血；山药、薏苡仁健脾益肾、利水渗湿；枸杞子、紫河车、杜仲、墨旱莲扶正固本、滋阴补肾、益精养血；三七具有止血、活血双向调节功能；益母草活血调经、利尿消肿；牛膝补益肝肾、逐瘀通经、引血下行。诸药合用共奏益气活血、补肾养阴、健脾利水之功效。

2. 黄蛭益肾胶囊功效及适应证　黄蛭益肾胶囊具有益气活血、补肾养阴、健脾利水的功效；适用于慢性肾脏病（慢性肾炎、肾病综合征、膜性肾病、IgA肾病、糖尿病肾病等）各期蛋白尿，属于气阴两虚、瘀血阻滞、脾肾不足、水湿内停的临床证候。也可根据病情、治疗情况联合西药使用减少副反应、提高临床疗效。

[主症] 神疲乏力，面色无华，腰膝酸软，泡沫尿，肢体疼痛或痛有定处或麻木，面色黧黑、肌肤瘀斑或甲错。

[次症] 面目、四肢浮肿，按之凹陷，脘腹胀满，纳呆便溏，小便短少，头晕耳鸣，口干。

[舌脉] 舌质淡红或舌色紫黯有瘀点，或舌下静脉曲张，舌苔白或微腻，脉沉细或细涩。

3. 黄蛭益肾胶囊临床应用特点　根据以往临床研究结果显示，应用名老中医邹云翔教授独创的黄蛭益肾胶囊治疗慢性肾脏病（尤其是慢性肾炎、肾病综合征、膜性肾病、IgA肾病、糖尿病肾病等）可以改善中医临床证候，降低蛋白尿，保护肾功能，延缓CKD进展。

（1）慢性肾炎：临床研究显示，黄蛭益肾胶囊可改善慢性肾炎患者面色无华、少气乏力、纳呆、便溏、午后低热或手足心热等气阴两虚症状，减少蛋白尿、降低尿素氮（BUN）、血肌酐（Scr），改善贫血，保护肾功能。研究还表明，黄蛭益肾胶囊特别适用于各种肾炎迁延阶段尿蛋白持续的患者，疗效显著，远期效果稳定。作用机制可能与改善微循环、抗高凝状态、调节血栓素－前列腺素（TXA_2-PGI_2）系统的平衡，双向调节细胞内环核苷酸，清除自由基及减轻自由基引起的肾损害，改善血液流变学指标、血浆血栓素 B_2（TXB_2）含量以及血栓素 B_2/6-酮-前列腺素 $F_{1\alpha}$（TXB_2/6-Keto-$PGF_{1\alpha}$）比值等有关。

（2）肾病综合征：临床研究表明，黄蛭益肾胶囊联合激素治疗肾病综合征疗效确切，可以改善患者神疲乏力、五心烦热、咽燥欲饮等症状，提高血清白蛋白水平，明显降低尿总蛋白 / 尿肌酐、血胆固醇、甘油三酯指标，并减少激素副反应。

（3）膜性肾病：临床研究显示，黄蛭益肾胶囊＋激素治疗膜性肾病具有较好疗效，可以改善患者临床症状，明显降低 24h 尿蛋白定量及血清总胆固醇，升高血清白蛋白水平；可促进蛋白合成、改善脂代谢紊乱，并且可以减少激素的不良反应。对于长期使用糖皮质激素和免疫抑制剂的患者，配合黄蛭益肾胶囊使用可减轻副反应，提高治疗效果。

（4）IgA 肾病：临床研究显示，黄蛭益肾胶囊可以改善患者神疲乏力、五心烦热、咽燥欲饮症状，降低蛋白尿，提高血清白蛋白及估算的肾小球滤过率（GFR），降低尿总蛋白 / 尿肌酐、血胆固醇、甘油三酯水平，联合激素使用可增加临床疗效并减少激素的副反应，作用机制可能与调节机体的免疫功能有关。

（5）糖尿病肾病：临床研究显示，黄蛭益肾胶囊可以改善患者的临床症状，减轻水肿，提高血浆白蛋白，降低 24h 尿蛋白定量，改善肾功能。其作用机制与改善糖尿病肾病患者微循环，调节机体代谢，增强机体免疫力有关。

4. 黄蛭益肾胶囊临床应用注意事项　黄蛭益肾胶囊是采用微丸工艺生产的胶囊剂型，常规推荐剂量为 5 粒 / 次，每日 3 次，饭后口服。临床研究表明，黄蛭益肾胶囊连续服用 3 ～ 6 个月可有效改善临床症状，安全、有效。具体疗程或用药周期可由临床医生根据患者具体病情进行调整。

对胶囊引起的胃肠道反应患者可直接吞服微丸，过敏体质、产妇、儿童慎用，孕妇禁用。

5. 结语　黄蛭益肾胶囊根据我国著名中医肾病专家邹云翔教授经验方研制而成，具有益气活血、补肾养阴、健脾利水的功效，是目前获批治疗慢性肾脏病气阴两虚或兼有血瘀、水湿证的中成药。药理及临床研究显示，黄蛭益肾胶囊可改善 CKD 临床症状、降低蛋白尿、提高 GFR、延缓病程进展。

附

（1）黄蛭益肾胶囊的药理研究：现代研究表明，黄芪的主要活性成分具有利尿消肿，免疫调节，抗纤维化，增加肾小球滤过膜通透性，改善肾功能，抑制肾脏炎症反应等作用；以及改善蛋白质、脂质、糖代谢，提高血浆白蛋白水平，扩张血管，改善微循环等作用。水蛭的主要活性成分具有抗凝和减轻肾小球损害，消除蛋白尿，抑制血小板聚集，激活血中纤溶系统，改善微循环，增加肾血流量和抑制肾小球系膜细胞增生等作用。枸杞子具有增强免疫和保护肾功能的作用。山药能改善消化，具有降血糖、降血脂以及促进肾脏再生修复等功能。薏苡仁可以提高机体免疫力，降血糖，调节血脂代谢。玄参主要具有抗血小板聚集和降尿酸等作用。北沙参具有辅助降糖的作用。牛膝具有降血压、抗炎、镇痛的作用。紫河车具有增强机体抵抗力、抗感染和激素样作用等功能。三七具有降血脂、抗血栓、抗肾间质纤维化和改善肾功能等作用。蝉蜕具有抗过敏、消除蛋白尿的作用。

（2）黄蛭益肾胶囊的基础研究：黄蛭益肾胶囊在多种动物模型及体外等研究中均展现出较好的药效学作用。①能降低膜性肾炎家兔的24h尿蛋白定量、血肌酐（Scr）、尿素氮（BUN）水平，减轻肾小球的病理改变。表明黄蛭益肾胶囊通过改善微循环，降低毛细血管壁的通透性，减少渗出，调整免疫，以及有促进网状内皮系统对循环免疫复合物的清除能力和提高肾小球系膜细胞对沉积于局部的免疫复合物的吞噬清除能力。②有延长慢性肾衰家兔存活率，增加体重，升高血浆蛋白，降低血BUN、Scr，改善肾小球毛细血管通透性，抗渗出，抗新月体形成，抑制间质结缔组织增生等作用。③降低肾病综合征大鼠尿蛋白、血胆固醇含量，还有提高肾病综合征大鼠血中超氧化物歧化酶（SOD）含量，降低氧自由基，以及改善肾小球和肾小管病理损伤的作用。④具有很强的清除自由基的抗氧化作用。⑤对膜性肾炎、慢性肾衰家兔、阻血性急性肾衰大鼠等三种模型动物均有明显的利尿作用，并能清除免疫复合物沉积，抑制间质结缔组织增生、抗渗出、抗新月体形成，减轻毛细血管通透性，改善三种模型动物的湿热病理变化，具有较好的清利湿热作用。

（3）黄蛭益肾胶囊的毒理学研究及临床应用的安全性：黄蛭益肾胶囊（国药准字Z20020086）遵循国家药品标准WS3-755（Z-41）-2005（Z）生产。小鼠急性毒性实验最大耐受量测定显示，口服给药最大耐受量大于20g/kg，为临床常用剂量的480倍，提示“黄蛭益肾胶囊”属无毒性药物。家犬长期毒性实验显示，家

犬连续口服给药 [0.2g/（kg· d），1.5g/（kg· d）]120 天，外观体征、摄食、行为活动、粪便性状，血、尿常规及肝、肾功能未见明显影响。主要实质性器官及组织，也未见与药物有关的病理改变。实验认为，家犬口服黄蛭益肾胶囊，大剂量组：1.5g/（kg· d），相当于临床常用剂量的 15 倍仍为无毒剂量。一般生殖毒性实验，对雄性大鼠交配前连续给药 80 天，雌性大鼠交配前连续给药 14 天。至妊娠第 14 天（大部分器官形成），分别观察雄鼠、雌鼠、孕鼠及仔鼠的各项指标。结果显示，各组大鼠一般情况良好，除高剂量组 [5000mg/(kg·bw），相当于临床常用剂量的 50倍] 雄性大鼠精子数量与对照组比较差异有统计学意义（$P < 0.001$），其他方面未见对雄鼠、雌鼠、孕鼠、仔鼠与生殖有关的各项指标产生显著性影响。表明黄蛭益肾胶囊对大鼠的一般生殖毒性无明显影响。

黄蛭益肾胶囊在临床应用中少数患者服药后出现轻度胃脘不适、胃脘胀满、食欲不振，可改在饭后服用得以缓解。

[中国中西医结合肾病杂志，2019，20（9）：842-844]

四、肾炎宁胶囊（黄蛭益肾胶囊）的药物作用机理研究

（一）肾炎宁胶囊清利湿热利尿作用的药效学试验

[摘要] 肾炎宁胶囊对 BSA 诱导的膜性肾炎家兔、冷冻手术所致的慢性肾衰家兔、阻血性急性肾衰大鼠均有明显的利尿作用，与空白病理对照组对比 $P < 0.001 \sim 0.05$，并有清除免疫复合物沉积，抑制间质结缔组织增生、抗渗出、抗新月体形成，减轻毛细血管通透性的作用，提示肾炎宁胶囊能够改善肾炎患者和肾炎、肾衰动物模型湿热病理变化，具有较好的清利湿热的药效学作用。

作为肾炎宁胶囊清利湿热功用的药效学研究，本文做了三种动物模型（c-BSA 肾炎、慢性肾衰、急性肾衰）分别观察了肾炎宁胶囊的利尿、抗渗出、抑制免疫复合物等作用。

1. 实验研究

（1）肾炎宁胶囊对膜性肾炎家兔的利尿作用

①按照 Border 介绍的方法制作家兔膜性肾炎动物模型。动物及分组、实验用药

等详见第四章肾炎宁胶囊治疗家兔膜性小球肾炎的实验研究。在治疗三、七周测定24h尿蛋白定量的同时观察利尿作用，用代谢笼留取尿液，留尿24h内，用瓶装吸管饮水，饮水量每只兔均等给予20mL。

②结果：经治疗三周后，肾炎宁胶囊Ⅰ组尿量为每24h82.14mL，明显多于肾炎宁胶囊Ⅱ组、肾炎四味片组、空白病理对照组，与空白病理对照组的尿量对比 $P < 0.05$。治疗七周时，肾炎宁胶囊Ⅰ、Ⅱ组尿量分别为每24h 87mL、85mL，均非常显著多于空白病理对照组 $P < 0.01$（结果见表4-46）。

表4-46　肾炎宁胶囊对膜性肾炎家兔利尿作用的对比观察（$\bar{x} \pm s$）

组别	治疗三周每24h尿量（mL）	治疗七周每24h尿量（mL）
空白病理对照组	56 ± 25.24△	59 ± 17.2△△
肾炎四味片组	61.11 ± 23.38	68.89 ± 23.5
肾炎宁胶囊Ⅰ组	82.14 ± 31.64	87.86 ± 26.19
肾炎宁胶囊Ⅱ组	75 ± 32.99	85 ± 24.72

注：△为肾炎宁胶囊Ⅰ组与空白病理对照组尿量对比 $P < 0.05$；△△为肾炎宁胶囊Ⅰ、Ⅱ组与空白病理对照组尿量对比 $P < 0.01$。

（2）肾炎宁胶囊对慢性肾功能衰竭家兔纯水清除率的影响

①用冷冻手术制作慢性肾功能衰竭动物模型。动物及分组、实验用药等详见第四章肾炎宁胶囊对家兔慢性肾功能衰竭病程进展的影响留尿、饮水条件与上篇实验研究1相同。

②纯水清除率（CH_2O）：冰点下降法，南京净化设备总厂产的冰点渗量计测定。计算方法，先得出以下数值：血浆渗透压（Posm）、尿渗透压（Uosm）、尿量（V）、渗透性溶质清除率（Cosm），然后按以下公式计算 CH_2O。

Cosm=Uosm/Posm·V

CH_2O=V−Cosm

40只雌雄各半纯种日本大耳白兔的正常值（$\bar{x} \pm s$）：Posm（276.54 ± 16.81）mOsm/kgH_2O、Uosm（1041.17 ± 326.2）mOsm/kgH_2O、CH_2O 为（130.16 ± 28.74）mL。

③结果：冷冻手术前，肾髓质高渗浓度被破坏，肾脏浓缩能力降低，表现为尿渗透压降低，CH_2O 负值变小，经肾炎宁胶囊治疗后，肾脏浓缩功能逐渐恢复，四组家兔六周 CH_2O 含量对比，肾炎宁胶囊Ⅰ、Ⅱ组 CH_2O 负值明显大于病理对照组

$P < 0.05$；与肾炎四味片对照组对比 $P > 0.05$（结果见表 4-47）。

表 4-47　肾炎宁胶囊治疗二、六周四组慢性肾衰家兔 CH_2O 变化（$\bar{x} \pm s$）

组别	治疗二周（n）	治疗七周（n）
空白病理对照组	122±8（10）$^{\triangle}$	65±10（3）$^{\triangle}$
肾炎四味片组	114±12（9）	85±11（4）$^{\triangle}$
肾炎宁胶囊Ⅰ组	121±6（10）	120±18（8）
肾炎宁胶囊Ⅱ组	118±7（9）	116±14（7）

注：$^{\triangle}$为肾炎宁胶囊Ⅰ、Ⅱ组与空白病理对照组对比 $P < 0.05$；$^{\triangle\triangle}$为肾炎宁胶囊Ⅰ、Ⅱ组与肾炎四味片组对比 $P > 0.05$。

（3）肾炎宁胶囊对阻血性急性肾功能衰竭大鼠的利尿作用

①材料与方法：（200±15）g 雄性 Wistar 系大鼠 30 只，由日本北里大学动物中心提供，用日本公司的颗粒饲料 CE-2 饲养，随机分三组：肾炎宁胶囊组（临床 10 倍药量）13 只，肾炎四味片组（临床 10 倍药量）13 只，病理对照组 15 只。治疗组术前一天开始灌胃药物，造模 12h 杀检。模型制作：常规开腹，用金属血管夹阻断左肾血流 60min，并同时切除右肾，用代谢笼留取术前及术后 24h 尿量，整个实验中各组动物自由饮水，其他指标略。

②结果：喂药 24h，造模前三组动物尿量无明显差异 $P > 0.05$。造模阻血再灌流 24h 的尿量，肾炎宁胶囊组明显多于病理对照组 $P < 0.05$，亦多于肾炎四味片组，但 $P > 0.05$；阻血再灌流 72h 的尿量，尽管肾炎宁胶囊组明显高于病理对照组，但 $P > 0.05$（结果见表 4-48）。

表 4-48　肾炎宁胶囊治疗肾衰大鼠尿量比较

组别	阻血再灌 24h 尿量（mL/24h）	阻血再灌 72h 尿量（mL/24h）
肾炎宁胶囊	33.46±17.72	32.77±13.95
肾炎四味片组	29.82±10.7	32.24±10.85
病理对照组	21.25±10.36$^{\triangle}$	25.63±12.85$^{\triangle\triangle}$

注：$^{\triangle}$为肾炎宁胶囊组和肾炎四味片组与空白病理对照组尿量对比 $P < 0.05$；$^{\triangle\triangle}$为肾炎宁胶囊组和肾炎四味片组与空白病理对照组尿量对比 $P > 0.05$。

2. 讨论　肾炎宁胶囊在实验中对膜性肾炎、慢性肾功能衰竭、急性肾功能衰竭动物模型均有明显的利尿作用。研究认为：反复注射小剂量牛清白蛋白（BSA），与抗 BSA 抗体形成免疫复合物，沉积于肾小球，造成家兔 MGN、MsPGN 的发病机理，后者与湿热证的病理改变十分类似。因此该模型不仅反映了肾炎最常见的病理类型，亦同时反映了湿热证的病理变化。

用冷冻手术造成的慢性肾衰动物模型和用阻血方法造成的急性肾衰动物模型，造模后均见到明显的尿量减少，非常有利于观察利尿药的作用。为了更正确地评价肾炎宁胶囊对肾小管尿浓缩、稀释功能的影响，在肾炎宁胶囊治疗慢性肾衰的动物实验前后，采用冰点下降法同时测定血浆和尿液的渗透压，结合 24h 尿量计算出 CH_2O，观察单位时间内血浆经过肾脏被清除出去的水量。此指标比单纯测定血渗透压、尿渗透压误差小，敏感高，更能反映药物对肾的浓缩和稀释功能的影响。

（二）肾炎宁胶囊对呈现氧化应激状态的实验性肾病综合征大鼠的影响

[摘要] 肾炎宁胶囊在临床治疗肾病综合征的效果已被证实。在本次的动物实验药理药效学研究中也确认：肾炎宁胶囊不仅具有降低肾病综合征大鼠蛋白以及血胆固醇含量的作用，还有提高肾病综合征大鼠血中 SOD 含量，降低氧自由基作用。提示：肾炎宁胶囊治疗肾病综合征的作用机理之一，与清除自由基或减轻自由基引起的肾损害有关。

作为肾炎宁胶囊治疗慢性肾炎药理药效学系列研究之三，我们与日本北里大学医学部合作，用氨基核苷（Aminonucleoside）制成了大鼠肾病综合征动物模型，进一步观察了肾炎宁胶囊对实验性肾病综合征大鼠尿蛋白排泄的抑制作用，以及对与活性氮相关联指标的影响。

1. 材料与方法

（1）实验动物和模型制作：选购 200～250g 的 Wistar 系雌性大鼠 20 只（10～11 周龄），由日本北里大学动物中心提供，用日本公司的颗粒饲料 CE-2 以及自来水饲养。造型前查尿蛋白定性均为阴性。

用嘌呤霉素氨基核苷（PAN）10mg/kg 连续 6 日腹腔内注射，造型成氧化应激状态的实验性肾病综合征动物模型，在 PAN 注射终了第 14 日，出现明显的高胆固醇、高蛋白尿、低蛋白血症。PAN 是从链霉菌属中提取的抗生物质嘌呤霉素的诱导体，购自 Sigma 化学公司。

（2）治疗方法及观察指标：实验分两组，每组 10 只大鼠进行观察。①肾炎宁胶囊组（临床 10 倍药量）（实验药物、提供单位同药理药效学资料，批号 890105）。

②病理对照组。治疗组在注射 PAN 的同时从胃管喂肾炎宁胶囊。对照组喂服同量自来水，在喂药的 8、14、20、26 日分别测定体重及 24h 尿蛋白定量，在 14、26 日还测定了血浆 SOD、血浆超氧阴离子及红细胞（CLA 法），另外还测了血白蛋白、胆固醇、血尿素氮，并且还将肾组织作了光镜、电镜的病理检查。

2. 结果

（1）24h 尿蛋白定量（$\bar{x} \pm s$）：肾炎宁胶囊组投药 14 日尿蛋白含量为（0.66±0.48）g，20 日尿蛋白为（0.59±0.2）g。病理对照组 14 日为（1.37±0.84）g，20 日为（1.11±0.92）g。两组 14、20 日尿蛋白定量对比 $P < 0.05$。

（2）血胆固醇、白蛋白、尿素氮（$\bar{x} \pm s$）：肾炎宁胶囊组投药 14 日血胆固醇为（57±10.61）mg/dL，26 日为（58.6±6.5）mg/dL。病理对照组 14 日为（80.7±14.37）mg/dL，26 日为（58.3±7.9）mg/dL。两组血胆固醇含量对比，14 日时 $P < 0.05$，26 日时 $P < 0.05$。关于白蛋白和血尿素氮含量，在 14 日肾炎宁胶囊组白蛋白含量高于病理对照组，血尿素氮低于病理对照组，但经统计 $P > 0.05$。

（3）血浆 SOD（$\bar{x} \pm s$）：肾炎宁胶囊组投药 14 日血浆 SOD 含量为（33.3±15.3）U，26 日为（34.02±13.5）U。病理对照组 14 日为（25.64±18.7）U，26 日为（23.96±12.7）U。两组血浆 SOD 含量在 14 日、26 日对比 $P < 0.05$。

（4）红血球中超氧阴离子（O_2^-）量（$\bar{x} \pm s$）：肾炎宁胶囊组投药 14 日红血球中超氧阴离子量（9.87+1.21）KCPM，26 日（9.98±1.05）KCPM。病理对照组 14 日为（11.85±1.13）KCPM，26 日（11.15±0.92）KCPM。两组红血球中超氧阴离子量 14、26 日对比 $P < 0.05$。

（5）肾组织病理检查

①光镜检查：实验 26 日病理对照组染色示近曲小管严重破坏，小管内皮损伤，上皮细胞有泡沫样变性。PAS 染色示肾小管刷状缘破坏明显。肾炎宁胶囊组 HE 染色示肾小管损害明显轻于病理对照组。PAS 染色示刷状缘修复比较明显。

②电镜检查：正常大鼠的肾小球在基底膜外侧上皮细胞的足突以 20～30nm 间隔整齐排列。病理对照组上皮细胞的足突肿大，细胞质内空泡变性，溶酶体增多，间质细胞增多，近曲小管微绒毛受损伤，远曲小管刷状缘有病变。免疫电镜示损伤绒毛区管腔内有绒毛碎片，内含大量 C3 补体。肾炎宁胶囊治疗组的病理改变明显轻于对照组，上皮细胞足突基本正常，溶酶体仍多，但空泡变性减少，间质空隙增大，细胞减少。免疫电镜示虽有损伤的绒毛碎片，但内含 C3 补体量明显减少。

3. 讨论　PAN 所致的肾病综合征机理详细尚未弄清，一般认为与免疫系统及肾以外脏器的损害没有关系，多数学者考虑认为是 PAN 对肾，特别对肾小球直接损害所致。还有报道称，在注射 PAN 的前后投用自由基清除剂 SOD 等可使 PAN 造成的肾小球形态学及尿蛋白排泄减轻，因此认为是 PAN 促进自由基产生而损害肾小球。结合本实验首先用 PAN 制作成功了一个氧化应激状态的大鼠肾病综合征动物模型，在 PAN 注射 14 日，表现出与临床类脂性肾病极相似的生化变化，出现高度蛋白尿、低蛋白血症、高胆固醇，并有血浆 SOD 活性下降，红血球和血浆中O_2^-含量上升。通过肾炎宁胶囊治疗后确认：肾炎宁胶囊不仅具有降低肾病综合征大鼠尿蛋白以及血胆固醇含量的作用，还有提高肾病综合征大鼠血中 SOD 含量，降低O_2^-含量，以及改善肾小球和小管的病理损伤作用。推测：肾炎宁胶囊治疗肾病综合征的作用机理之一，与清除自由基或减轻自由基引起的肾损害有关。

（三）肾炎宁胶囊试管内清除自由基活性测定

[摘要] 运用电子自旋共鸣法（ESR）及化学发光法（CLA），以及过氧化氢定量法（H_2O_2）组合分析了肾炎宁胶囊试管内抗氧化能力。结果表明: ESR 法在 1mg/mL 和 0.1mg/mL 浓度显示的 IC_{50} 值（50% 抑制氧自由基产生浓度）分别为 0.8mg 和 5.4mg。同时用 CLA 法也证实 ESR 法测出的肾炎宁胶囊清除自由基活性。并结合 H_2O_2 定量法分析，认为肾炎宁胶囊的这种活性是以非酶类清除自由基活性为主体。提示肾炎宁胶囊是一种较好的抗氧化剂。将本次试管内实验与以上体内实验的清除自由基作用结合分析可证明：肾炎宁胶囊治疗慢性肾炎的作用机理之一，与清除自由基或减轻自由基引起的肾损害有关。

作为肾炎宁胶囊治疗慢性肾炎药理药效学系列研究之三，在以上实验证明肾炎宁胶囊治疗氧化应激状态肾病综合征大鼠有提高血浆 SOD 活性，降低超氧化物自由基作用的基础上，本实验又进一步采用 ESR 法、CLA 法、过氧化物歧化酶（SOD）活性的最终反应产物 H_2O_2 定量法，组合分析了肾炎宁胶囊在试管内清除自由基作用。

1. 材料与方法

（1）测定试药：肾炎宁胶囊 15 粒（成人一日剂量，苏州雷允上制药厂提供，批号 890105）去除胶囊，将粉末溶解于 200mL 蒸馏水中，煮沸浓缩至 40mL，将上清液冷冻干燥，再称取干燥提取物 20mg 溶解于 2mL 蒸馏水中，作为测定试药。

（2）测定试管内清除自由基方法

① ESR 测定方法：试管内加入 2mM 次黄嘌呤 50μL，3mM EDTA 35μL，肾炎宁胶囊测定试药 50μL，DMPO（5,5-dimethyl-1-pyrroline-N-Oxide）15μL，黄嘌呤氧化酶 50μL，用高敏感扁平吸管吸取，放入日本产的 JES-REIX 型机中，到 60s 时，用连接电子计算机的 ESR 装置进行测定。ESR 测定条件如下，磁场 335 ± 5mT，功率 8.0MW，效应 0.3s，振幅 3.2 × 100，调整 0.1mT，时间范围 2min。

②化学发光测定方法：含有 CLA（2-Methyl-6-Phenyl-3,7-dihydroimidazo- [1,2-a] phrazine-3-one）LUM 的磷酸缓冲液 440μL，2mM 次黄嘌呤 20μL，3mM EDTA 20μL，肾炎宁胶囊测定试药 20μL，置于高敏感化学发光仪（型号 BRL-201，日本）中，再加入黄嘌呤氧化酶后开始测定，记录 1min 的发光总量及峰值。

③ H_2O_2 定量法：试管内加入 0.05M pH 7.4 缓冲液 2.5mL，2mM 次黄嘌呤 0.1mL，3mM EDTA 0.1mL，肾炎宁胶囊测定试药 0.1mL，黄嘌呤氧化酶 0.1mL，40min 孵化后，加入 6mM $CuCl_2$0.1mL，3mM 4– 氨基比林 0.1mL，0.1 苯酚 0.01mL，1mg/mL 辣根过氧化物酶 0.02mL，25℃ 10min 孵化后，用 500nm 吸光度测定。

2. 结果　通过运用 ESR 法测定，将 50% 抑制超氧化物自由基产生浓度（IC_{50}）值作为观察指数，结果发现：肾炎宁胶囊在试管内具有很强的清除自由基活性，在每 1mg/mL 浓度 IC_{50} 值是 0.8mg，每 0.1mg/mL 浓度 IC 值是 5.4mg。同时应用自由基特异反应物荧光诱导体 CLA，作为化学发光增感剂，测定了肾炎宁胶囊的清除自由基活性，结果与 ESR 测定法同样，CLA 法在 5mg/mL、10mg/mL 浓度时显示出很强的清除自由基活性，进一步又运用了 SOD 活性的最终反应产物 H_2O_2 定量法进行了测定，结果表明：肾炎宁胶囊使得过氧化氢的产生量减少。

3. 讨论　中药复方往往是由多种天然成分的生药组合而成，含有的成分非常多，有些成分通过相互作用涉及许多生物学活性和多种脏器，其中含有消去活性氧的成分也很多，如生物碱、皂苷、黄酮类、鞣酸等，这次我们测定的肾炎宁的一部分成分可能也与以上这些物质有关。通过运用 ESR 法、CLA 法、H_2O_2 定量法测定的结果表明：肾炎宁胶囊具有很强的参与清除自由基的抗氧化作用，这些作用又经 H_2O_2 定量法分析，提示是以清除自由基的化学活性为主体。将本次试管内的实验与以上体内实验的清除自由基作用结合分析可证明：肾炎宁胶囊治疗慢性肾炎的作用机理之一，与清除自由基或减轻自由基引起的肾损害有关。

（四）肾炎宁胶囊对血浆环核苷酸及免疫指标的影响

[摘要]　本文报告 41 例慢性肾小球肾炎脾肾气阴两虚证患者，治疗前测定，

血浆 cAMP、cGMP 含量升高，cAMP/cGMP 比值下降，免疫球蛋 IgG 含量降低；细胞免疫 Ea 花环含量明显低于正常值，Es 花环含量略高于正常值。经肾炎宁胶囊治疗后，血浆 cAMP、cGMP、IgG、Es 花环、Ea 花环含量均逐渐恢复正常，治疗前后对比，差异均有非常显著性意义（$P < 0.01$）。提示：慢性肾小球肾炎脾肾气阴两虚证的物质基础，可能与细胞内环核苷酸双向控制系统失调、免疫功能紊乱有关；肾炎宁胶囊治疗慢性肾小球肾炎脾肾气阴两虚证，通过补气养阴、健脾益肾可起到双向调节细胞内环核苷酸及免疫功能的作用。

作为肾炎宁胶囊益气养阴、健脾补肾功效的药效学研究，本文探讨了脾肾气阴两虚证的物质基础，以及肾炎宁胶囊对慢性肾炎患者血浆 cAMP、cGMP、血清 IgG、IgA、IgM，细胞免疫 Ea、Es 花环各项指标的影响，现将观察结果报告如下：

1. 对象和方法

（1）病例选择：本组 41 例慢性肾小球肾炎患者，住院患者 34 例，专科门诊患者 7 例。所有患者均经详细专科检查，并在治疗前后测定了血清 IgG、IgA、IgM，其中 39 例同时测定了细胞免疫 Ea、Es 花环，20 例还测定了血浆 cAMP、cGMP 正常值。血清 IgG、IgA、IgM 及免疫 Ea、Es 花环正常值，检测了 50 名健康大学生；血浆 cAMP、cGMP 正常值，检测了 14 名健康献血员。

（2）诊断标准：中医辨证：本组患者全部符合 1986 年第二次全国中医肾病会议拟定的辨证分型中气阴两虚证的辨证标准。西医诊断按照 1985 年中华医学会第二次全国肾病会议讨论修正的“肾脏疾病临床分型的意见”。

（3）治疗方法及病程：用肾炎宁胶囊治疗，由苏州雷允上制药厂提供（成分同上，批号 860411），每次 5 粒，每日 3 次。1 个月为一疗程，一般治疗 2 个疗程。治疗过程中不用其他治疗肾炎的中西药。

（4）实验方法

①血浆环核苷酸测定：血浆 cAMP、cGMP 及 cAMP/cGMP 比值，均采用放射免疫测定法（上海第二医学院同位素室药匣）。

②免疫测定：血清 IgG、IgA、IgM，采用琼脂单向免疫扩散法。细胞免疫 Ea-RFC（活性 E 花环），采用 Wyarn 法，该法不需 4℃放置一定时间，能立即形成花环；Es-RFC（稳定性 E 花环），采用 Galili 法，在 E 花环试验中，花环的结合是很疏松的，经振摇置于 37℃水浴 30min 后，绝大多数花环解离，其中不解离的称为 Es 花环。

2. 结果

（1）免疫球蛋白：41 例患者，经肾炎宁胶囊治疗后，血清 IgG 含量明显升高，与治疗前对比，差异有非常显著性意义（$P < 0.01$）；IgA、IgM 含量变化不大，治疗前后对比，差异无显著性意义（$P > 0.05$）。见表 4-49。

表 4–49 41 例慢性肾小球肾炎治疗前后免疫球蛋白变化（$\bar{x} \pm s$）

血清免疫球蛋白（mg%）	治疗前	治疗后	*P* 值
IgG	842.73 ± 55.99	1019.85 ± 56.25	< 0.01
IgA	198.61 ± 18.6	214.02 ± 13.54	> 0.05
IgM	129.88 ± 12.64	135.7 ± 11.34	> 0.05

注：血清免疫球蛋白正常值（mg%）：IgG 888 ～ 1770.5，IgA 150 ～ 300，IgM 81 ～ 124。

（2）细胞免疫：39 例患者，Ea 花环含量治疗前明显低于正常值，经肾炎宁胶囊治疗后逐渐升高，治疗前后对比，差异有非常显著性意义（$P < 0.01$）；Es 花环治疗前略高于正常值，治疗后下降至正常值，治疗前后对比，差异也有非常显著性意义（$P < 0.01$）。见表 4-50。

表 4–50 39 例慢性肾小球肾炎治疗前后细胞免疫变化（$\bar{x} \pm s$）

细胞免疫	治疗前	治疗后	*P* 值
Ea 花环	24.04 ± 0.64	28.27 ± 0.54	< 0.01
Es 花环	5.38 ± 0.26	3.97 ± 0.31	< 0.01

注：细胞免疫正常值（%）；Ea 花环 28 ± 3.64，Es 花环 3 ～ 5。

（3）血浆环核苷酸：20 例患者，治疗前血浆 cAMP、cGMP 含量均明显高于正常人组的含量，cAMP/cGMP 比值又明显低于正常人组的含量，两组含量比较，差异均有非常显著性意义（$P < 0.01$），经用肾炎宁胶囊治疗后，血浆 cAMP、cGMP 的含量，以及 cAMP/cGMP 含量比值逐渐恢复正常，治疗前后含量及比值比较，差异均有非常显著性意义（$P < 0.01$）。见表 4-51。

表 4–51 20 例慢性肾小球肾炎治疗前后血浆环核苷酸含量比较（$\bar{x} \pm s$）

血浆环核苷酸（pmol/mL）	cAMP	cGMP	cAMP/cGMP
治疗前	39.13 ± 1.33	22.21 ± 0.73	1.8 ± 0.08
治疗后	21.9 ± 0.75	6.83 ± 0.35	3.38 ± 0.21
P 值	< 0.01	< 0.01	< 0.01
正常人组 14 例	22.86 ± 0.73	5.25 ± 0.49	4.35 ± 0.91

注：*P* 值表示治疗前、后血浆环核苷酸含量与正常人组含量比较的差异。

3. 结论

（1）慢性肾小球肾炎脾肾气阴两虚证与血浆环核苷酸、免疫的关系：近几年，从分子生物学认识到，许多神经递质、激素及一些生物活性物质对靶细胞发挥生理效能是通过细胞内的介质－环核苷酸（cAMP、cGMP）介导的，这是一对拮抗物，对生物细胞有双向调节作用，对代谢影响极大，并能调节机体的自稳、防御和监视三大免疫功能，既保持了内环境的恒定，又能适应变化着的外环境。人体血浆中cAMP和cGMP任一含量改变或比例失调达到一定程度时，细胞功能随之改变，从而影响机体免疫功能，使得抗病能力减退。这与中医学阴阳学说颇有一定的内在联系，利用测定血浆环核苷酸含量、研究中医辨证的物质基础，已引起重视。一般认为：阴虚时主要矛盾是cAMP含量升高，阳虚时主要矛盾则是cAMP/cGMP含量比值降低。在慢性肾小球肾炎，临床同时出现气虚和阴虚两类不同证候时，体内血浆环核苷酸含量变化是否有一定规律？同时与免疫功能紊乱是否也有一定联系？根据本组治疗前同时测定的血浆环核苷酸、免疫结果：脾肾气阴两虚证血浆cAMP含量明显升高,cGMP含量也同样上升，而cAMP/cGMP比值则明显低于正常（表4-51）；说明脾肾气阴两虚证血浆环核苷酸含量变化，既见阴虚特点，又有阳虚特点。免疫方面：IgG含量降低（表4-49）；Ea花环含量明显低于正常值，Es花环含量略高于正常值（表4-50）。提示慢性肾小球肾炎脾肾气阴两虚证的物质基础，可能与细胞内环核苷酸双向控制系统失调、免疫功能紊乱有关。

（2）肾炎宁胶囊治疗慢性肾小球肾炎脾肾气阴两虚证的作用机理：肾炎宁胶囊是通过调整气（阳）、阴的失调，而达到治病效果，这与细胞内环核苷酸、免疫的双向调节含义相符，本组治疗前后对血浆环核苷酸、免疫含量变化的观察亦证实了这点。经用肾炎宁胶囊治疗后，随着体内气（阳）、阴虚得到调整，使血浆环核苷酸、免疫的双向调节渐趋平衡，血浆cAMP、cGMP含量基本降至正常，cAMP/cGMP含量比值升高；免疫球蛋白IgG含量明显提高。细胞免疫Ea花环含量上升，Es花环含量恢复正常。治疗前后对比，差异均有非常显著性意义（$P < 0.01$）。提示肾炎宁胶囊治疗慢性肾小球肾炎脾肾气阴两虚证，通过补气养阴、健脾益肾可起到双向调节细胞内环核苷酸及免疫功能的作用。

[中西医结合杂志，1986（3）：163]

（四）肾炎宁胶囊对慢性肾炎血液流变学及血栓素 B_2、6- 酮 - 前列腺素 $F_{1\alpha}$ 的影响

［摘要］ 37 例慢性肾炎患者经用肾炎宁胶囊治疗后，血液流变学各项指标治疗前后对比 $P < 0.001 \sim 0.05$。同时血浆 TXB_2 含量，以及 TXB_2/6-keto-$PGF_{1\alpha}$ 含量比值均显著下降，治疗前后对比 $P < 0.01$。说明肾炎宁胶囊的活血化瘀功效能够改善微循环，抗高凝状态，调整 TXA_2-PGI_2 平衡。提示肾炎宁胶囊治疗慢性肾炎的作用机理之一与其抗高凝状态，调整 TXA_2-PGI_2 平衡作用有关。

作为肾炎宁胶囊活血化瘀功效的药效学研究，本文总结了肾炎宁胶囊对慢性肾炎患者血液流变学，以及血浆血栓素 B_2（TXB_2）、6- 酮 - 前列腺素 $F_{1\alpha}$（6-keto-$PGF_{1\alpha}$）含量的影响。

1. 治疗对象与方法

（1）一般资料：37 例慢性肾炎患者，男 19 例，女 18 例；年龄最小 17 岁，最大 66 岁，平均 38.65 岁；病程最短 9 个月，最长 300 个月，平均 67.32 个月。住院治疗 35 例，门诊治疗 2 例。

（2）诊断标准

中医辨证：本组患者全部符合 1986 年第二次全国中医肾病会议拟定的辨证分型中气阴两虚证的辨证标准。西医诊断按照 1985 年中华医学会第二次全国肾病会议讨论修正的“肾小球疾病临床分型的意见”。

（3）观察指标与方法

①血液流变学：毛细管法。治疗前后各测定 1 只。

②血浆 TXB_2、6-keto-$PGF_{1\alpha}$：放射免疫法。放免药盒由解放军总医院提供。TXB_2 的正常值（$\bar{x} \pm s$）：127 ± 48pg/mL；6-keto-$PGF_{1\alpha}$ 的正常值（$\bar{x} \pm s$）：138.0 ± 77.9pg/mL。治疗前后各测定 1 只。

（4）治疗方法及疗程：全部用肾炎宁胶囊治疗，由苏州雷允上制药厂提供，成分同上，批号 860411，每次 5 粒，每日 3 次。1 个月为 1 个疗程，一般治疗 2 个疗程。治疗过程中不用其他治疗肾炎的中西药。

2. 结果

（1）肾炎宁胶囊对 34 例慢性肾炎患者血液流变学的影响：34 例慢性肾炎患者，治疗前除血细胞压积外，其余各项明显高于正常值，经肾炎宁胶囊治疗后，各项含

量均明显下降，治疗前后对比，差异具有显著或非常显著性意义（表 4-52）。

表 4–52　34 例慢性肾炎患者治疗前后血液流变学指标的变化（$\bar{x} \pm s$）

组别	n	低切	高切	血浆比黏度	血沉	血球压积	全血还原黏度	K 值
治疗前	34	6.05 ± 1.77	4.1 ± 0.95	1.76 ± 0.15	39.27 ± 20.7	39.44 ± 8.7	13.26 ± 3.47	105.49 ± 51.18
治疗后	34	5.35 ± 0.69	3.58 ± 0.72	1.50 ± 0.06	27.79 ± 10.35	37.65 ± 3.4	10.78 ± 1.16	79.01 ± 48.01
P 值		< 0.05	< 0.02	< 0.05	< 0.01	> 0.05	< 0.001	< 0.05

（2）肾炎宁胶囊对 37 例慢性肾炎患者血浆 TXB_2、6-keto-$PGF_{1\alpha}$ 的影响：37 例慢性肾炎患者，治疗前 TXB_2、6-keto-$PGF_{1\alpha}$ 含量均值明显高于正常值。治疗后 TXB_2 含量下降，治疗前后对比 $P < 0.001$；6-keto-$PGF_{1\alpha}$ 治疗前后含量对比 $P > 0.05$，TXB_2、6-keto-$PGF_{1\alpha}$ 含量的比值比治疗前明显升高，治疗后逐渐恢复正常，治疗前后对比 $P < 0.001$（表 4-53）。

表 4–53　37 例慢性肾炎患者治疗前后血浆 TXB_2、6–keto–$PGF_{1\alpha}$ 水平的变化（$\bar{x} \pm s$）

项目	治疗前	治疗后	P 值
TXB_2（pg/mL）	185.68 ± 18.51	112.57 ± 14.56	< 0.001
6-keto-$PGF_{1\alpha}$（pg/mL）	174.08 ± 16.26	159.76 ± 16.53	> 0.05
TXB_2/6-keto-$PGF_{1\alpha}$	1.25 ± 0.13	0.75 ± 0.08	< 0.01

3. 讨论

（1）测定慢性原发肾小球疾病血液流变学的意义：慢性原发性肾小球疾病的发病机理比较复杂，与机体的免疫、凝血、纤溶和激肽等系统都有密切的联系。目前国内外学者的研究均表明，各种不同类型的肾小球疾病，患者体内存在着不同程度的高血凝状态，其程度往往与肾脏病变的严重性和活动性相平行，因此，深入研究凝血障碍（包括中医的血瘀及活血化瘀药）与肾脏病的关系，无疑将是一个重要课题。鉴于血液高凝状态的前奏是血液黏度的增高，所以采用测定血液流变学可以了解人体血循环、微循环、血液流量、流速及流态。血液的流动性及凝固性，为肾小球疾病凝血的诊断、辨证分型、预后判断，以及中医中药治疗和疗效的评定提供了一种重要手段。

（2）测定慢性肾炎、肾功能不全患者血浆 TXB_2、6-keto-$PGF_{1\alpha}$ 含量的意义：肾脏是体内生成前列腺素的一个重要器官。近年来发现肾皮质合成前列环素 PGI_2，它经过肺不被灭活，除扩张血管作用外，还有强烈的抗血小板凝集作用。在正常生理状态下，循环血浆中的 TXA_2 和 PGI_2 浓度处于相对平衡状态，维持内环境的稳定。TXA_2 和 PGI_2 的平衡失调是血栓形成血管痉挛发生的重要因素，对包括慢性肾炎在内的很多疾病的发生或发展具有重要作用。从本组测定的数值分析：慢性肾炎肾功能正常患者，血浆 TXB_2、6-keto-$PGF_{1\alpha}$ 含量均明显升高，并以 TXB_2 含量升高为显著，这可能与慢性肾炎的病理变化，损伤了血管内皮，一方面导致血栓氧丙烷合成酶活性增加，血管收缩，血小板聚集性增高，另一方面又与刺激血管合成前列环素有关。到了肾功能衰竭阶段，由于体内胍类、酚类、中分子物质等代谢产物增加，抑制了血栓氧丙烷合成酶的活性，从而使得血浆 TXB_2、6-keto-$PGF_{1\alpha}$ 含量减少，但 TXB_2/6-keto-$PGF_{1\alpha}$ 含量比值却升高。因此，测定血浆中 TXA_2、PGI_2 的稳定性代谢产物 TXB_2、6-keto-$PGF_{1\alpha}$ 的含量及比值，对了解慢性肾炎、肾功能不全患者的肾脏、血小板功能和血管内皮受损情况，以及 TXA_2-PGI_2 的失衡状态有重要意义。

（3）肾炎宁胶囊对肾炎患者血液流变学、血浆 TXB_2、6-keto-$PGF_{1\alpha}$ 含量的影响：肾炎宁胶囊主要以益气养阴、活血化瘀、清利湿热药的物组成。将补气药与活血化瘀药配合使用，既可避免活血化瘀药的耗气之弊，又可增强活血化瘀药的作用。方中的参三七、益母草、怀牛膝，不仅功效上有活血化瘀作用，病理研究也证明其有抗凝、抗血栓、抗血小板聚集等作用，如给麻醉兔静注益母草碱后尿量可增加 2～3 倍。益母草抗血栓形成作用较强，可使血栓形成时间延长，血栓长度缩短，血栓重量下降，血小板计数减少，血小板聚集功能减弱，使凝血酶原时间及白陶土部分凝血活酶时间延长，血浆纤维蛋白原减少。本实验结果表明，慢性肾炎气阴两虚证患者服用肾炎宁胶囊后，在气虚、阴虚、湿热、瘀血等症状得到明显改善的同时，血液流变学指标、血浆 TXB_2 含量，以及 TXB_2/6-keto-$PGF_{1\alpha}$ 比值均显著好转，治疗前后对比差异均有非常显著性意义。说明肾炎宁胶囊的活血化瘀功效能够改善微循环、抗高凝状态，与调整 TXA_2-PGI_2 的失衡作用有关。

[中医杂志，1988，(7)：38]

第三节　健肾片新药研究

一、健肾片的制剂处方及质量标准

【处方】生黄芪、茯苓、淫羊藿、石韦、青风藤等。

【性状】本品为欧巴代包衣片，除去欧巴代衣后，显棕黄色，味微苦。

【鉴别】

（1）取本品5片，除去欧巴代衣后，研细，混匀，称取1.5g，加乙醇15mL，超声提取30min，滤过，滤液蒸干，残渣加乙醇1mL溶解，作为供试品溶液。另取青藤碱对照品，加乙醇制成每1mL含1mg青藤碱的溶液，作为对照品溶液。照薄层色谱法（附录Ⅵ B）试验，吸取上述供试品溶液2μL，对照品溶液5μL，分别点于同一硅胶G薄层板上，以苯、乙酸乙酯、二乙胺（以7∶2∶1配比）为展开剂，展开，取出，晾干，喷以稀碘化铋钾试液，供试品色谱中，在与对照品色谱相应的位置上，显现相同的橙红色斑点。

（2）取本品10片，除去欧巴代衣后，研细，混匀，称取3.0g，置于100mL圆底烧瓶中，加70%乙醇50mL，加热回流1.0h，放冷，过滤，将滤液水浴蒸干，以10mL水溶解残渣，用水饱和的正丁醇萃取4次（30mL、20mL、20mL、20mL），合并正丁醇液，以氨试液洗涤2次，每次50mL，弃去氨试液，将正丁醇液置水浴上蒸干，残渣加1mL甲醇使之溶解，作为供试品溶液。另取淫羊藿苷对照品，加甲醇制成每毫升含1mg的溶液。照薄层色谱法试验，吸取上述两种溶液各5μL，点于同一硅胶H板上，以乙酸乙酯、甲酸、丁酮、水（以10∶1∶1∶1配比）为展开剂，展开，取出，晾干，在紫外光灯365nm下检视，供试品色谱在与对照品色谱相应的位置上显现相同颜色的斑点。

（3）取本品20片，除去欧巴代衣后，研细，混匀，称取10.0g，加乙醚50mL，加热回流1h，滤过，低温挥干，残渣加正己烷2mL使溶解，作为供试品溶液。另取茯苓药材16g，加乙醚80mL，加热回流2h，滤过，低温挥干，残渣加正己烷1mL使之溶解，作为对照药材溶液。照薄层色谱法试验，吸取上述供试品溶液25μL、对照药材溶液30μL，分别点于同一硅胶G薄层板上，以石油醚（30～60℃）、丙酮、醋酸乙酯（以

84∶15∶1配比）为展开剂，预饱和15min，展开，取出，晾干，置紫外光灯下（365nm）下检视。供试品色谱在与对照药材色谱相应的位置上显现相同颜色的荧光斑点。

【检查】应符合片剂项下有关的各项规定（《中华人民共和国药典》2000年版一部）。

【含量测定】取本品10片，除去欧巴代衣后，研细，混匀，取细粉3.0g，精密称定，置索氏提取器中，加甲醇40mL，冷浸过夜，再加甲醇适量，回流至无色，提取液回收甲醇并浓缩至干，残渣加水15mL，微热使溶解，用水饱和的正丁醇萃取3次，每次20mL，合并正丁醇液，用氨试液洗涤2次，每次30mL，弃去氨液，正丁醇液置水浴上蒸干，残渣加水5～7mL，微热使溶解，放冷，通过D101型大孔吸附树脂柱（内径1.5cm，长12cm），以水50mL洗脱，弃去水液，再用40%乙醇100mL洗脱，弃去40%乙醇洗脱液，继用70%乙醇120mL洗脱，收集洗脱液，置水浴上蒸干，用甲醇溶解并转移到2mL容量瓶内，加甲醇到刻度，摇匀，作为供试品溶液。另精密称取黄芪甲苷对照品，加甲醇制成每毫升含1mg的溶液，作为对照品溶液。照薄层色谱法试验，精密吸取供试品溶液8μL与10μL、对照品溶液4μL与6μL，分别交叉点于同一硅胶G薄层板上，以氯仿、甲醇、水（以13∶6∶2配比）在10℃以下放置过夜的下层溶液为展开剂，展开，取出，晾干，喷以10%硫酸乙醇溶液，在100℃加热到斑点显色清晰，取出，在薄层板上覆盖同样大小的玻璃板，周围用胶布固定，照薄层色谱法进行扫描，波长：λS=530nm，λR=700nm，测定供试品与对照品吸收度积分值，计算即得。

本品每片含黄芪以黄芪甲苷（$C_{44}H_{68}O_{14}$）计不少于20μg。

【功能与主治】补气健脾、益肾清利，用于慢性肾炎脾肾气虚兼有湿热证。

【用法与用量】温开水送服，每日3次，每次4～5片。

【有效期】暂定为2年。

【规格】每片0.35g。

【贮藏】密封，防潮。

二、健肾片与功能主治有关的主要药效学试验及文献资料

健肾片对阳离子化牛血清白蛋白（C-BSA）所致大鼠膜性肾病的影响

[摘要] 用阳离子化牛血清白蛋白（C-BSA）制作大鼠膜性肾病（MN）模型、

用嘌呤霉素制作大鼠微小病变型肾病模型、用口服牛血清白蛋白（BSA）加葡萄球菌肠毒素 B（SEB）感染的复合方法塑造的大鼠 IgA 肾病模型均获得成功。用健肾片干粉低（Ⅰ）、中（Ⅱ）、高（Ⅲ）剂量给三种 CGN 模型连续灌服，并对用健肾片干粉低（Ⅰ）、中（Ⅱ）、高（Ⅲ）剂量灌服的大鼠进行利尿试验，及建立瘀血模型观察对血液流变学的影响。结果表明：①健肾片对 C-BSA 所致膜性肾病大鼠的尿蛋白有明显的降低作用，低、中、高剂量组疗效明显优于模型对照组（$P < 0.01$），并能降低血肌酐、尿素氮，提高内生肌酐清除率，升高血浆白蛋白，降低胆固醇、甘油三酯；健肾片能减轻膜性肾病大鼠肾小球毛细血管基底膜的增厚和 IgG 沉积的荧光反应，减少上皮下电子致密物的沉积，免疫荧光、光镜、电镜比较，健肾片组病理损害明显轻于模型对照组。②健肾片对嘌呤霉素所致微小病变型肾病大鼠的尿蛋白有显著的降低作用，低、中、高剂量组疗效明显优于模型对照组（$P < 0.01$），并能降低血肌酐、尿素氮，升高血浆白蛋白，降低胆固醇、甘油三酯；健肾片能减轻微小病变型肾病大鼠肾小球上皮细胞足突肿大，减少细胞质内空泡变性，健肾片组病理损害明显轻于对照组。③健肾片对于实验性大鼠 IgA 肾病模型具有良好的治疗作用，健肾片治疗组与病理对照组相比能明显降低模型动物的尿蛋白定量及尿潜血试验，同时可显著降低血清肌酐及尿素的含量，具有对肾功能的保护作用。肾脏病理组织学检查显示，健肾片能有效地抑制大鼠 IgA 肾病模型系膜细胞与基质的增生，并能减少 IgA、IgG、C3 在肾小球内的沉积，与雷公藤对照组具有相同的效果。④利尿试验表明：健肾片可以增加水负荷大鼠的排尿量，促进钠、钾、氯离子的排泄。⑤健肾片能显著降低血瘀模型大鼠低切、中切全血比黏度，显著降低血浆比黏度与血沉。综合健肾片的主要药效学试验表明健肾片具有以下作用：降低肾病大鼠尿蛋白的作用（三个模型均证实）；降低肾病大鼠血肌酐、尿素氮，保护肾功能的作用（三个模型均证实）；明显的利尿作用；降低大鼠血黏度及血沉的作用；改善模型大鼠肾脏病理损害（三个模型均证实）；减轻模型大鼠肾小球内免疫复合物的沉积（两个模型证实）。

目的：根据健肾片的功效与主治，通过药效学试验，主要观察健肾片对三种 CGN 动物模型的作用，以及利尿作用和对血液流变学的影响，寻求其发挥作用的有效剂量，为临床进一步研究提供实验依据。

1. 材料

（1）药物：①健肾片干粉，由连云港康缘制药有限公司提供，每克干粉含生药 9.94g，成人日用量为按体重 42g/60kg。临用前用蒸馏水配制成 0.14g/mL、0.28g/

mL、0.56g/mL 三种浓度的混悬液（均按生药量计算）。②肾炎四味片，荆州市制药厂（原湖北沙市制药厂）出品，ZZ-4326- 鄂卫药准字（1981）第 001544 号，批号 991002，每片 0.36g，成人日用量为按体重 8.64g/60kg。该药主要成分为胡枝子、黄芪、黄芩、石韦。将该药粉碎过 120 目筛，加蒸馏水配制成 0.05g/mL 浓度的肾炎四味片混悬液（均按生药量计算）。③嘌呤霉素（Puromycin，造模药物），Sigma 化学公司出品，批号 10278。

（2）主要试剂：无水乙二胺，上海试剂一厂，批号 000210；碳化二亚胺，美国 Sigma 公司，批号 1531H；牛血清白蛋白，美国 Amresco 公司，批号 0517H；弗式不完全佐剂，Gibco 公司，批号 1079128；葡萄球菌肠毒素 B（SEB），军事医学科学院微生物流行病研究所提供，批号 9608；生理盐水，南京小营制药厂，批号 000823；肌酐液体试剂（碱性苦味酸法），北京中生生物工程高技术公司，批号 000406；尿素试剂盒（尿素酶法），北京中生生物工程高技术公司，批号 000401；白蛋白液体试剂盒（溴甲酚绿法），北京中生生物工程高技术公司，批号 990908；胆固醇试剂盒（CHOD-PAP 法），北京中生生物工程高技术公司，批号 000502；甘油三酯试剂盒（GPO-PAP），北京中生生物工程高技术公司，批号 000510；尿蛋白试剂盒（化学比色法），英国 RANDOX 公司，批号 3971H；羊抗鼠免疫荧光抗体（FITC）IgG，北京中山生物技术有限公司，批号 45501；兔抗人免疫荧光抗体（FITC）C3 补体，北京中山生物技术有限公司，批号 038（101）。

（3）主要仪器：REVCO-80℃超低温冰箱，MILLIPORE 纯水化系统，TGL-16G 台式高速离心机，DKB-8A 型电热恒温水槽（上海精密实验设备有限公司），HG75-3A 型电热恒温两用箱（南京实验仪器厂），LDZ5-2 型离心机（北京医用离心机厂），筒形大白鼠固定器（江苏省张家港市医用生理器械厂），SHANDON 冷冻切片机，AO 荧光显微镜，JEM-1200EX 透射电镜。

（4）动物：雄性健康 Wistar 大鼠，清洁级，体重（180±20）g，购自中国科学院上海实验动物中心，中科院动管会 003 号。

（5）饲料：饲料为南京江浦实验动物饲料厂生产的标准大鼠全价颗粒饲料。

（6）实验条件：实验过程中大鼠自由摄食、饮水，室内温度控制在 18～24℃，相对湿度保持在 40%～70%，工作照度为 150～300Lux，昼夜明暗交替时间 10h/14h。

（7）统计方法：采用最小显著差法（LSD 法）和方差分析法（F 检验）进行统计分析。

2. 方法

（1）健肾片对阳离子化牛血清白蛋白（C-BSA）所致大鼠膜性肾病的影响

1）模型制作：参照 Border 等方法用 C-BSA 制作大鼠膜性肾病模型。根据 Border 方法，将牛血清白蛋白经碳化二亚氨处理后制成阳离子化牛血清白蛋白（C-BSA），冷冻干燥后测等电点（PI=10），贮存在 −80℃冰箱中备用。取雄性健康 Wistar 大鼠 60 只，适应性饲养一周，随机取 10 只作为正常对照组，其余 50 只造模。首先预免疫，将 1mg C-BSA 溶于 0.5mL 生理盐水中，与等量不完全弗氏佐剂充分乳化，每只造模大鼠分多点皮下注射。预免疫后对造模的 50 只大鼠进行称重，按体重随机分成 5 组。一周后正式免疫，每只造模大鼠隔日尾静脉注射 C-BSA 4mg，正常对照组大鼠隔日尾静脉注射等体积生理盐水，同时开始给药。

2）分组及用药剂量

正常对照组：雄性 Wistar 大鼠 10 只，灌服蒸馏水 3mL，每日 1 次。灌胃 1h 后尾静脉注射生理盐水 1mL，隔日 1 次。

模型对照组：雄性 Wistar 大鼠 10 只，灌服蒸馏水 3mL，每日 1 次。灌胃 1h 后尾静脉注射 C-BSA 4mg，将 C-BSA 用生理盐水配制成 4mg/mL 浓度的溶液尾静脉注射，隔日 1 次。

肾炎四味片对照组：雄性 Wistar 大鼠 10 只，每日用药剂量按体重 0.79g/kg，相当于人体用药量的 5.5 倍，以 0.05g/mL 的肾炎四味片混悬液灌胃，每日 1 次。灌胃 1h 后尾静脉注射 C-BSA 4mg，将 C-BSA 用生理盐水配制成 4mg/mL 浓度的溶液尾静脉注射，隔日 1 次。

健肾片低剂量组：雄性 Wistar 大鼠 10 只，每日用药剂量按体重 2.1g/kg，相当于人体用药量的 3 倍，制成 0.14g/mL 健肾片混悬液灌胃，每日 1 次。灌胃 1h 后尾静脉注射C-BSA 4mg，将C-BSA用生理盐水配制成4mg/mL浓度的溶液尾静脉注射，隔日 1 次。

健肾片中剂量组：雄性 Wistar 大鼠 10 只，每日用药剂量按体重 4.2g/kg，相当于人体用药量的 6 倍，以 0.28g/mL 健肾片混悬液灌胃，每日 1 次。灌胃 1h 后尾静脉注射 C-BSA 4mg，将 C-BSA 用生理盐水配制成 4mg/mL 浓度的溶液尾静脉注射，隔日 1 次。

健肾片高剂量组：雄性 Wistar 大鼠 10 只，每日用药剂量按体重 8.4g/kg，相当于人体用药量的 12 倍，以 0.56g/mL 健肾片混悬液灌胃，每日 1 次。灌胃后 1h 尾静脉注射 C-BSA 4mg，将 C-BSA 用生理盐水配制成 4mg/mL 浓度的溶液尾静脉注射，隔日1次。

大鼠用药量均按文献方法换算。健肾片治疗组剂距比1∶2∶4。

③给药时间：连续给药4周。

④检测指标：用药前及用药2周、4周分别收集24h尿标本，测定尿量，检测24h尿蛋白定量（UTP）、24h尿肌酐（Ucr）。

用药2周、4周分别眼眶静脉丛采血检测血清肌酐（Scr）、尿素氮（BUN）、白蛋白（ALB）、胆固醇（CHO）、甘油三酯（TG）。

用药结束后每组随机取5只大鼠新鲜肾组织做免疫荧光检查。

每组按从小到大编号顺序取2份肾组织标本分别进行HE染色、PAS染色、PAM染色、Masson染色做光镜检查，并做超薄切片进行电镜检查。

病理组织学检查由江苏省中医院病理科、南京军区总院病理科电镜室、南京医科大学儿科肾脏病研究所承担。

（2）对嘌呤霉素所致大鼠微小病变型肾病的影响

1）模型制作：雄性Wistar大鼠60只，购回后适应性饲养1周，按体重随机分为6组，每组10只，取其中1组作为正常对照组，其余50只造模。参照文献方法造模。每日给造模大鼠腹腔注射1%嘌呤霉素，每千克体重10mg，从第1次注射日算起连续给药1周。

2）分组及用药剂量：同实验“健肾片对阳离子化牛血清白蛋白（C-BSA）所致大鼠膜性肾病的影响”。

3）给药时间：从第1次注射嘌呤霉素起，连续给药4周。

4）检测指标：同实验“健肾片对阳离子化牛血清白蛋白（C-BSA）所致大鼠膜性肾病的影响”。病理组织学检查由江苏省中医院病理科、南京军区总院病理科电镜室承担。

（3）对BSA加SEB复合所致大鼠IgA肾病的影响

1）模型制作：按参考文献方法，隔日口服含0.1% BSA的酸化水，6周后按体重10mg/kg每日一次定期尾静脉注射BSA，连续3天。8周时按体重0.4mg/kg，每周1次，连续3周，复加尾静脉注射SEB，然后观察至第12周末。正常对照组注射同等量蒸馏水。

2）分组及用药剂量

正常对照组：雄性Wistar大鼠10只，灌服蒸馏水3mL，每日1次。模型对照组：雄性Wistar大鼠10只，灌服蒸馏水3mL，每日1次。健肾片低剂量组：雄性Wistar

大鼠 10 只，每日用药剂量按体重 2.1g/kg，相当于人体用药量的 3 倍，以 0.14g/mL 健肾片混悬液 3mL 灌胃，每日 1 次。健肾片中剂量组：雄性 Wistar 大鼠 10 只，每日用药剂量 4.2g/kg，相当于人体用药量的 6 倍，以 0.28g/mL 的健肾片混悬液 3mL 灌胃，每日 1 次。健肾片高剂量组：雄性 Wistar 大鼠 10 只，每日用药剂量按体重 8.4g/kg，相当于人体用药量的 12 倍，以 0.56g/mL 健肾片混悬液 3mL 灌胃，每日 1 次。雷公藤多苷片对照组：造模大鼠 10 只，每日用药剂量按体重 5mg/kg，相当于人体用药等效剂量的 5 倍，以 0.33mg/mL 的雷公藤多苷片混悬液 3mL 灌胃，每日 1 次。

3）给药时间：于实验第 8 周开始灌胃，每日 1 次，连续 5 周。

4）检测指标：实验第 12 周末分别检测各组 24h 尿蛋白定量、尿潜血试验、血清总蛋白、血清白蛋白、血清尿素、血清肌酐值，并取肾组织进行光镜、电镜及免疫组化观测。

（4）健肾片对大鼠尿量的影响

1）分组及用药剂量：生理盐水组，雄性 Wistar 大鼠 10 只，每只灌服生理盐水 3mL，每日 1 次。肾炎四味片组及健肾片三个剂量组的用药剂量同实验“健肾片对阳离子化牛血清白蛋白（C-BSA）所致大鼠膜性肾病的影响”。

2）步骤

①取雄性 Wistar 大鼠称重后置代谢笼中适应 24h，按体重 2.5mL/100g 灌服 5% 葡萄糖盐水，作为水负荷，收集 2h 尿液，凡排尿量为水负荷 40% 以上者为合格动物。

②取合格动物，随机分为 5 组，每组 10 只，禁食 15h 后，给予水负荷 5% 葡萄糖盐水按体重 2.5mL/100g，30 分钟后，按上述剂量给药组灌胃给药，对照组灌胃给生理盐水，给药后压迫大鼠下腹，使膀胱中余尿排尽，然后置代谢笼中收集 5h 尿液，最后同法压迫下腹，使尿液排入代谢漏斗内，比较各组尿量。

③用 $AgNO_3$ 将尿中 Cl^- 沉淀为 AgCl，过量的 $AgNO_3$ 与 K_2CrO_4 指示剂发生作用，形成橘红色 Ag_2CrO_4，标志反应到达终点。用吸管准确量取 1.0mL，置蒸发皿中，加蒸馏水 10mL 和 20% K_2CrO_4 2 滴，慢慢滴入 $AgNO_3$，边滴边摇，至呈不褪色的橘红色为止，记录消耗 $AgNO_3$ 标准液数。

Cl^- 浓度 =$AgNO_3$ 的 mL 数 ×0.606×100=Cl^-mg/100mL（1mL $AgNO_3$ 标准液相当于 0.606mg Cl^-）

④ Na^+、K^+ 用火焰光度法测定，测定尿钠时，准确吸取尿样 0.2mL，加去离子水 9.8mL；测尿钾时，准确吸取尿样 0.5mL，加去离子水 9.5mL，稀释后的尿样进

行检测尿样中浓度 Na^+（K^+）$=C_0 \times A_x/A_0 \times$ 稀释倍数

C_0：标准液中 Na^+（K^+）浓度，A_x：标准液读数，A_0：尿样读数。

（5）健肾片对大鼠血液流变学的影响

1）分组及用药剂量

①空白对照组：Wistar 大鼠 10 只，雌雄各半，每只灌服蒸馏水 5mL。

②血瘀模型组：Wistar 大鼠 10 只，雌雄各半，每只灌服蒸馏水 5mL。

③复方丹参颗粒组：Wistar 大鼠 10 只，雌雄各半，以 0.02g/mL 的复方丹参颗粒混悬液灌胃，每只灌服 5mL。

④健肾片低、中、高剂量组：每组大鼠 10 只，雌雄各半，分别用蒸馏水配成 0.084g/mL、0.168g/mL、0.336g/mL 的健肾片混悬液，每只灌服 5mL。

2）步骤：取 Wistar 雄性大鼠 60 只，体重（180±20）g，随机分为 6 组，即对照组，血瘀模型组，复方丹参颗粒组，健肾片低、中、高 3 个剂量组。空白对照组与血瘀模型组每天用冷开水灌胃（每只 5mL），连续 7d；阳性药组与给药组依次按上述剂量给药，给药体积均为每只 5mL，连续 7d。于第 7 天除空白组外，其余各组均造模，即皮下注射肾上腺素（Adr）按体重 0.08mL/100g，共 2 次，2 次间隔 4h，在 2 次注射 Adr 之间（前后各间隔 2h）将大鼠浸入冰水中 5min，处置后停食不停水；第 8 天所有动物颈动脉插管放血，肝素抗凝，分别取适量血，测定全血比黏度（全血流速 /NS 流速，分别计算低切、中切、高切）、血沉。全血测试完毕后，剩余血样以 2000r/min 离心 10min，取上清液（即血浆）测血浆比黏度和血浆流速。

（6）结果：健肾片对 C-BSA 所致大鼠膜性肾病的影响主要体现在一般状况及尿量变化方面。造模各组大鼠造模后均出现精神不振、反应迟钝、喜拱背扎堆、毛发欠光泽、饮食减少、活动量少、体重增长缓慢、大便稀溏等。模型对照组大鼠部分出现腹胀大和阴部水肿，部分处死时剖腹可见大量腹水。治疗组与模型对照组相比程度要轻，一般状况要好于模型对照组。治疗组体重增加高于模型对照组，健肾片Ⅲ组体重明显高于模型对照组，$P < 0.05$。造模后，模型对照组大鼠尿量先增加后减少，给药 4 周后，健肾片Ⅰ、Ⅱ、Ⅲ组尿量明显大于模型对照组，$P < 0.01$。

实验过程中，模型对照组大鼠死亡 2 只。其中 1 只因采血不慎致失血过多而死亡，另 1 只死亡大鼠肤色苍白，形体瘦弱，死亡后解剖见腹腔有大量腹水，肾脏及其他脏器未见明显异常。

三、健肾片对大鼠膜性肾病病理变化的影响

[摘要] 目的：采用阳离子化牛血清白蛋白（C-BSA）制作大鼠膜性肾病模型，以肾炎四味片为对照，观察健肾片高、中、低剂量组对该模型的作用。方法：大鼠随机分组，用C-BSA免疫造模，灌胃给药，眼眶取血，代谢笼留尿，测定血尿各项指标，切取肾脏组织做免疫荧光、光镜、电镜检查，进行组间比较。结果：该模型符合膜性肾病早期的特点。健肾片能显著降低尿蛋白，并有降低胆固醇、甘油三酯，升高血浆白蛋白，降低血肌酐、尿素氮，增加内生肌酐清除率的作用，疗效优于肾炎四味片组。从免疫荧光、电镜观察，健肾片能减轻肾小球毛细血管基底膜增厚，减少免疫复合物沉积，病理损害轻于模型对照组。结论：健肾片对于大鼠膜性肾病早期具有较好的干预作用。

[关键词] 健肾片　膜性肾病　实验研究

健肾片是在继承我国著名中医肾病专家邹云翔教授治疗慢性肾炎（CGN）的常用法和经验方基础上，经过其几代学术继承人的多年研究，研制而成的一种中药复方制剂，临床治疗慢性肾炎具有较好的疗效。本实验通过制作大鼠膜性肾病模型，观察健肾片对该模型大鼠病理变化的影响，从而为进一步研究提供实验依据。

1. 材料

（1）实验动物：雄性健康Wistar大鼠，清洁级，体重（180±20）g，购自中国科学院上海实验动物中心，合格证：中科院动管会003号。

（2）实验药物：健肾片干粉，由连云港康缘制药有限公司提供，批号010310。每克干粉含生药9.94g，成人日用量为按体重42g/60kg。肾炎四味片，荆州市制药厂（原湖北沙市制药厂）出品，ZZ-4326-鄂卫药准字（1981）第001544号，批号991002，规格每片0.36g，成人日用量按体重8.64g/60kg，由江苏省中医院药厂制成粉剂。该药主要成分为胡枝子、黄芪、黄芩、石韦。

（3）主要试剂：无水乙二胺，上海试剂一厂出品，批号000210；碳化二亚胺，美国Sigma公司出品，批号1531H；牛血清白蛋白，Amresco公司出品，批号0517H；弗式不完全佐剂，Gibco公司出品，批号1079128；羊抗鼠免疫荧光抗体（FITC）IgG，北京中山生物技术有限公司出品，批号45501；尿蛋白试剂盒（化学比色法），英国RANDOX公司出品，批号3971H。

2. 方法

（1）模型制作：参照 Border 等方法，用 C-BSA 制作大鼠膜性肾病模型。根据 Border 方法，将牛血清白蛋白经碳化二亚氨处理后制成阳离子化血清白蛋白（C-BSA），冷冻干燥后测等电点（PI=10），贮存在 −80℃冰箱中备用。取雄性健康 Wistar 大鼠 60 只，适应性饲养 1 周，随机取 10 只作为正常对照组，其余 50 只造模。首先预免疫，将 1mg C-BSA 溶于 0.5mL 生理盐水中，与等量不完全弗氏佐剂充分乳化，每只造模大鼠分多点皮下注射。预免疫后对造模的 50 只大鼠进行称重，按体重随机分成 5 组，每组 10 只。1 周后正式免疫，每只造模大鼠隔日尾静脉注射 C-BSA 4mg，正常对照组大鼠隔日尾静脉注射等体积生理盐水，连续 4 周。

（2）分组及用药剂量：正常对照组（n=10）和模型对照组（n=10）：灌服双蒸水 3mL，每日 1 次。肾炎四味片对照组（n=10）：每日给药 0.79g/kg，相当于人体用药的 5.5 倍，制成 0.05g/mL 肾炎四味片水溶液灌胃，每日 1 次。健肾片Ⅰ组（n=10）：每日给药 2.1g/kg，制成 0.14g/mL 健肾片混悬液灌胃，每日 1 次。健肾片Ⅱ组（n=10）：每日给药 4.2g/kg，以 0.28g/mL 的健肾片混悬液灌胃，每日 1 次。健肾片Ⅲ组（n=10）：每日给药量按体重 8.4g/kg，以 0.56g/mL 健肾片混悬液灌胃，每日 1 次。健肾片Ⅰ、Ⅱ、Ⅲ组的每日给药量分别相当于人体用药量的 3 倍、6 倍、12 倍。大鼠用药量均按文献方法换算。自正式免疫开始给药，连续给药 4 周。

（3）检测指标：用药前及用药 2 周、4 周分别用大鼠代谢笼收集 24h 尿标本，测定尿量，检测 24h 尿蛋白定量（UTP）、24h 尿肌酐（Ucr）。用药 2 周、4 周分别眼眶静脉丛采血检测血清肌酐（Scr）、尿素氮（BUN）、白蛋白（ALB）、胆固醇（CHO）、甘油三酯（TG）。用药 4 周后剖腹取肾脏，切取肾组织分别做免疫荧光、电镜和光镜检查。全部大鼠处死。病理组织学检查由江苏省中医院病理科、南京军区总医院病理科电镜室、南京医科大学儿科肾脏病研究所承担。

（4）统计方法：采用方差分析法（F 检验）和最小显著差法（LSD 法）进行统计分析。

3. 实验结果

（1）一般状况：各组大鼠造模后均出现精神不振，反应迟钝，喜拱背扎堆，毛发欠光泽，饮食减少，活动量少，体重增长缓慢，大便稀溏等。模型对照组大鼠出现腹胀大，会阴部水肿，部分处死时剖腹可见大量腹水。治疗组与模型对照组相比一般状况要好于模型对照组。治疗组体重增加高于模型对照组，健肾片Ⅲ组体重明显高于模型对照组（$P < 0.05$）。造模后，模型对照组大鼠尿量先增加后减少，给药4周后，健肾片Ⅰ、Ⅱ、Ⅲ组尿量明显大于模型对照组（$P < 0.01$）。实验过程中，模型对照组大鼠死亡2只，其中1只因采血不慎致失血过多而死亡，另1只死亡大鼠肤色苍白，形体瘦弱，死亡后解剖见腹腔有大量腹水，肾脏及其他脏器未见明显异常。

（2）24h尿蛋白定量的变化：造模后，2周时大鼠尿蛋白即开始升高，4周时更加明显，模型组与正常组比较$P < 0.01$。各药物组尿蛋白明显低于模型对照组（$P < 0.01$），给药2周时即起效，4周非常明显。给药4周时健肾片3个剂量组与肾炎四味片组比较，尿蛋白减少更明显（$P < 0.05$，$P < 0.01$）。

（3）血肌酐和尿素氮的变化：大鼠造模后血肌酐、尿素氮升高。给药4周后，健肾片Ⅰ、Ⅱ、Ⅲ组血肌酐明显低于模型组（$P < 0.01$），健肾片Ⅰ、Ⅱ、Ⅲ组血尿素氮含量低于模型组（$P < 0.01$），肾炎四味片组尿素氮亦较模型组显著降低，与健肾片3个剂量组比较无明显差别。

（4）血浆白蛋白的变化：大鼠造模后血浆白蛋白下降，模型组与正常组比较差异显著（$P < 0.01$）。给药2周、4周时，各药物组血浆白蛋白均明显高于模型组（$P < 0.05$、$P < 0.01$）。健肾片3个组与肾炎四味片组比较无差异。

（5）胆固醇与甘油三酯的变化：造模后模型组大鼠胆固醇、甘油三酯均升高，与正常组比较$P < 0.01$。给药4周后，各药物组CHO、TG均明显低于模型组（$P < 0.01$），但组间比较无差异。

（6）尿肌酐、内生肌酐清除率的变化：造模后大鼠Ucr、Ccr下降，与正常组比较$P < 0.05$。给药4周后，健肾片Ⅱ、Ⅲ组Ucr、Ccr较模型对照组升高（$P < 0.05$、$P < 0.01$），肾炎四味片组Ucr较模型对照组升高（$P < 0.01$），Ccr无明显差异。

（7）病理形态学改变

1）免疫荧光检查：在荧光显微镜下放大400倍观察，记录荧光强度，并用柯达400（27定）胶卷摄片，曝光指数设定为800，测定自动曝光时间（s）。每个标本分别测定5个肾小球，求出平均值。正常对照组在荧光显微镜下，肾小球毛细血管壁无IgG、C3沉积。模型对照组：IgG、C3沿肾小球毛细血管壁呈耀眼的弥漫性细颗粒状沉积，放大400倍摄片时自动曝光时间最短[（0.76 ± 0.06）s，（1.43 ± 0.83）s]。肾炎四味片组与健肾片Ⅰ、Ⅱ组：IgG、C3沿肾小球毛细血管壁呈细颗粒状沉积，摄片时自动曝光时间较模型组延长（$P < 0.05$）。健肾片Ⅲ组：IgG、C3沿肾小

球毛细血管壁似乎可见细颗粒状沉积、自动曝光时间明显延长 [（15.84±1.97）s，（21.35±2.19）s]，与模型对照组比较 $P<0.01$。

2）光镜检查：正常对照组 HE 染色肾小球结构正常分布均匀，肾小球毛细血管袢开放，基底膜无增厚，上皮细胞足突形态正常，系膜细胞及基质无增殖，肾小管、间质无异常，PAS、PAM、Masson 染色无异常。模型对照组在 HE、PAS、PAM、Masson 染色下，肾小球体积增大，细胞数增加基质增多，基底膜无明显增厚现象。肾炎四味片组与健肾片Ⅰ、Ⅱ、Ⅲ组肾小球体积增大，细胞略增多，基底膜无明显增厚。

3）电镜检查：正常对照组肾小球毛细血管袢开放，内皮细胞分布均匀，基底膜厚度为 100～150nm，无电子致密物沉积；三层结构清晰，上皮细胞无肿胀，足突清晰无融合，系膜区无扩大，未见系膜细胞增生基质增多。模型对照组：肾小球毛细血管基底膜较正常组增厚，厚度为 200～300nm，上皮细胞下见电子致密物沉积，上皮细胞肿胀，广泛足突融合、有明显的假绒毛样改变。肾炎四味片组：肾小球毛细血管基底膜无明显增厚、上皮细胞下无电子致密物沉积、上皮细胞足突融合，有假绒毛样改变。健肾片Ⅰ、Ⅱ组：肾小球毛细血管基底膜无明显增厚，上皮细胞足突融合，假绒毛样改变仍存在，未见电子致密物沉积。健肾片Ⅲ组肾小球超微结构接近正常，肾小球毛细血管壁基底膜无增厚，无电子致密物沉积，上皮细胞足突融合及假绒毛样改变明显减轻。

4. 讨论　膜性肾病（MN）是原发性肾小球疾病中较常见的一种病理类型，其临床表现为肾病综合征或大量蛋白尿，病理特点为肾小球上皮下毛细血管基底膜外侧免疫复合物沉积，足细胞病变亦非常显著。本病病程迁延，易于复发，预后不一，治疗棘手。从发病机制上来说，膜性肾病是免疫复合物介导的疾病。实验研究发现，原位免疫复合物型肾炎模型与人类膜性肾病相似。本次实验我们参照文献方法，并加以改进，采用 C-BSA 制作大鼠原位免疫复合物模型。结果表明，模型组大鼠免疫 2 周即开始出现大量蛋白尿，并伴有血浆白蛋白下降、胆固醇、甘油三酯升高；4 周时肾组织病理显示，肾小球上皮细胞下电子致密物沉积、上皮细胞足突融合，免疫荧光见 IgG、C3 沿肾小球毛细血管壁呈耀眼的弥漫性的细颗粒状沉积。这些特征性改变符合膜性肾病早期的病理特点，说明此次实验用 C-BSA 制作的大鼠膜性肾病模型是成功的。

本次实验研究结果证明健肾片能缓解膜性肾病大鼠的症状，明显降低尿蛋白，改善低蛋白血症、降低胆固醇、甘油三酯，增加内生肌酐清除率，并能减轻肾小球毛细血管基底膜的增厚，减少上皮下电子致病物的沉积，从而减轻大鼠膜性肾病的病理损害，对大鼠膜性肾病早期具有较好的干预作用。其中，健肾片降低尿蛋白和增加内生肌酐清除率的作用优于肾炎四味片组，且健肾片Ⅲ组的病理损害最轻。

健肾片处方由生黄芪、茯苓、淫羊藿、泽泻、石韦、青风藤等中药组成。本方功效以健脾益肾补气为主，兼以除湿祛风清利。适用于慢性肾炎脾肾气虚证，尤其适用于兼夹风湿、湿热者。全方具有调节机体免疫功能、清除自由基、抗氧化、降低血脂、保护肾功能的作用。在我们运用健肾片对大鼠膜性肾病模型的实验研究中发现，健肾片能下调膜性肾病大鼠血清 IL-6、TGF-β 的水平，其作用机理与细胞因子的调节相关。健肾片可能正是通过以上机理发挥作用的，其进一步的作用机制还有待于今后深入研究。

[国医论坛，2006(6)：40]

四、健肾片毒性试验及文献资料

1. 健肾片急性毒性试验及文献资料　健肾片小鼠灌胃给药的最大给药量试验结果表明：20 只小鼠按体重 283.5g（生药）/kg 剂量灌胃给药后均无明显毒性反应，一周内亦无死亡，该剂量为临床成人每日口服剂量的 405 倍（临床成人口服剂量为按体重 42g（生药）/60kg）。

2. 健肾片长期毒性试验及文献资料　用健肾片按体重 4.02g（生药）/kg、20.10g（生药）/kg、40.20g（生药）/kg 三个剂量组连续给大鼠灌胃 6 个月，结果一般状况良好，体重增长、摄食量及尿常规基本正常。血常规实验表明：健肾片连续给药 3 个月、6 个月后各组各项指标与对照组相比均无明显变化；恢复期大剂量组血红蛋白含量、红细胞总数虽低于对照组，但在正常生理变化范围内，其余各组各项指标基本正常。血液生化指标检查结果显示，各组指标均在正常生理变化范围内，脏器重量检测显示给药期和恢复期各组各脏器指数与对照组比较均无显著性差异。组织学检查结果表明，健肾片三个剂量组对大鼠心脏、肝脏、脾脏、肺脏、肾脏、胸腺、肾上腺、卵巢、睾丸、脑、脑垂体、胃等脏器组织基本无组织学影响。

五、健肾片的临床与实验研究

（一）健脾益肾补气法治疗慢性肾炎气虚证的临床和实验研究

[摘要] 用邹云翔教授经验方制剂健肾片治疗慢性肾炎脾肾气虚证96例，近期总有效率86.48%，明显高于肾炎四味片对照组（$P<0.05$），扩大临床验证也得到证实。以嘌呤霉素制作大鼠氨基核苷肾病动物模型，用系列生化指标结合中医气虚证病理特点进行论证，结果表明该模型符合微小病变型肾病气虚证模型要求，健肾片对该模型具有显著改善尿蛋白和各项生化指标，以及促使肾脏病理好转的作用。

[关键词] 健肾片 慢性肾炎 脾肾气虚证 微小病变型肾病 气虚证模型

从1991年至1996年，我们对著名中医肾病专家邹云翔教授治疗慢性肾炎常用的健脾益肾补气法和经验方健肾片进行了临床重复验证，疗效显著，并制成了大鼠微小病变型肾病气虚证模型，观察了健肾片对实验性肾病气虚证的影响，现总结分析如下。

1. 临床观察

（1）一般资料：本组共96例住院患者，男47例，女49例，男女之比为1∶1.04，年龄19～78岁，平均46岁，病程最短为8个月，最长20年，平均3年。西医诊断按照1985年中华医学会第二次全国肾病会议讨论修正的“肾小球疾病临床分型的意见”。中医辨证分型按照1986年第二届全国中医肾病专题学术讨论会通过的《慢性原发性肾小球疾病中医辨证分型试行方案》。以上病例符合慢性肾炎气虚证诊断。

（2）扩大临床资料：从1996年1月至1996年10月，我们在江苏省苏州市中医院、无锡市肾病治疗中心进行扩大临床验证，按2∶1随机分为治疗组60例和肾炎四味片对照组30例，全部病例均符合以上诊断。

（3）治疗方法：将健脾益肾补气基本方定型浓缩，提取制成中成药健肾片，每次5～8片，每日3次。健肾片组成：潞党参15g，生黄芪30g，白术12g，山药20g，生薏苡仁20g，茯苓10g，芡实20g，菟丝子12g，桑寄生15g，怀牛膝15g，益母草30g。疗程最短1个月，最长6个月，平均3个月。

（4）观察指标：治疗前后检测患者的24h尿蛋白定量，尿红细胞相位差镜检，血清蛋白电泳，体液免疫 IgA、IgG、IgM，细胞免疫 Ea、Es 花环等。

（5）治疗结果

1）疗效标准：按 1986 年第二次全国中医肾病学术会议通过的《慢性原发性肾小球疾病疗效判定标准》进行评定，分为完全缓解、基本缓解、好转、无效。

2）疗效观察：本院临床观察 96 例患者经健肾片治疗后，完全缓解 34 例（35.41%），基本缓解 21 例（21.8%），好转 28 例（29.16%），无效 13 例（13.5%），总有效率为 86.45%。

扩大临床观察治疗组 60 例患者经健肾片治疗后，总有效率 86.7%，显著高于肾炎四味片对照组 30 例总有效率 50%的疗效（$P < 0.05$）。

3）治疗前后常规指标变化：96 例患者经健肾片治疗后，24h 尿蛋白定量由（2.3 ± 3.8）g 降为（1.2 ± 1.9）g，治疗前后对比 $P < 0.01$；尿红细胞相位差、血清蛋白电泳、血浆白蛋白及红细胞、血红蛋白含量等指标，经治疗后亦有明显好转，治疗前后对比 $P < 0.01 \sim 0.05$。

4）治疗前后免疫功能和自由基指标变化：在使用健肾片治疗慢性肾炎气虚证的患者中，比较体液免疫 IgG、IgA、IgM 的变化，发现健肾片可较大幅度地提高血清 IgG 水平，治疗前（6.68 ± 2.46）mg/L，治疗后（10.39 ± 2.37）mg/L；观察治疗后细胞免疫，发现 Ea 花环明显升高，Es 花环明显降低。同时治疗后血 SOD 活力显著提高，LPD 含量明显下降，与治疗前含量对比 $P < 0.01 \sim 0.05$。

2. 动物实验

（1）大鼠微小病变型肾病气虚证模型的制作：实验动物 Wistar 大鼠购自中科院上海实验动物中心，共 36 只，全部为雄性，60 日龄，体重为（210 ± 10）g。动物购回后静养 3 日，随机分为正常对照组、病理对照组、健肾片治疗组，每组 12 只。造模方法按我科报道的方法改良，给实验大鼠腹腔注射 1%的嘌呤霉素，药品购自 Sigma 化学公司，按 10mg/（kg·d），每日给实验大鼠腹腔注射，持续 1 周。正常组大鼠不予注射嘌呤霉素。

（2）治疗方法：治疗组大鼠除常规注射嘌呤霉素外，从第 1 次注射嘌呤霉素起，同时喂服健肾片，用量为成人每日每千克体重的 10 倍，每日分 2 次灌胃喂服，持续 4 周。病理对照组大鼠每日喂服相同量的自来水。

（3）观察指标

1）正常对照组及病理对照组：除观察实验动物一般情况外，在造模前及造模第 1、2 周，分别收集 24h 尿量及眼眶采血，检测尿中 NAG 酶、尿素氮、肌酐、尿酸以及血中 NO、LPO、SOD，检测血液流变学指标，并用放免法测定尿微量白蛋白、血甲状腺素（T_3）及血睾酮（T）和雌二醇（E_2）含量，最后实验结束时称取动物胸腺及脾脏湿重。

2）健肾片治疗组及病理对照组：检测第 1、2、3 周 24h 尿蛋白定量，2 周后胆固醇、甘油三酯、血栓素 B_2（TXB_2）、6- 前列环素 $F_{1\alpha}$（6-keto-$PGF_{1\alpha}$）含量。实验第 28 天断头处死，取肾脏组织，做光镜、HE、PAS 及电镜检查。

（4）制作大鼠微小病变型肾病气虚证模型的结果：给 Wistar 大鼠腹腔注射嘌呤霉素后，实验动物除出现肾病病理变化外，体内也有一系列生化改变。以下结合中医学气的生理功能、病理表现和检测指标予以论证。见表 4-54、表 4-55 及表 4-56。表明由嘌呤霉素制成的氨基核苷肾病模型符合微小病变型肾病气虚证模型。

表 4-54　实验大鼠各功能指标的变化（$\bar{x} \pm s$，$n = 12$）

组别	T_3（nmol/L）	胸腺（mg/g）	脾脏（mg/g）	NAG 酶（U/L）	微量白蛋白（μg/L）
正常组	1.61 ± 1.15	0.799 ± 0.15	178.50 ± 3.93	183.51 ± 106.19	1.83 ± 1.20
病理组	1.31 ± 0.16$^{\triangle}$	0.501 ± 0.06$^{\triangle}$	158.25 ± 4.74$^{\triangle}$	310.91 ± 108.86$^{\triangle}$	8.51 ± 5.09$^{\triangle}$
治疗组	1.85 ± 0.36*	0.703 ± 0.09*	192.37 ± 2.26$^{**\triangle}$	111.09 ± 75.21$^{**\triangle}$	4.58 ± 2.02*

表 4-55　实验大鼠各功能指标的变化（$\bar{x} \pm s$）

组别	睾酮 T（nmol/L）	雌二醇 E_2（nmol/L）	NO（μmol/L）	SOD（U/mL）	LPO（nmol/L）
正常组	6.59 ± 3.27	36.51 ± 10.68	0.44 ± 0.03	52.86 ± 1.27	0.266 ± 0.05
病理组	3.37 ± 2.89$^{\triangle\triangle}$	58.79 ± 18.57$^{\triangle}$	0.39 ± 0.01$^{\triangle\triangle\triangle}$	50.14 ± 1.08$^{\triangle}$	0.351 ± 0.07$^{\triangle}$
治疗组	7.36 ± 4.31$^{***\triangle}$	47.64 ± 25.07	0.47 ± 0.05***	54.31 ± 0.22$^{*\triangle}$	0.341 ± 0.08$^{*\triangle}$

注：与正常组相比，$^{\triangle}$为 $P < 0.05$，$^{\triangle\triangle}$为 $P < 0.01$，$^{\triangle\triangle\triangle}$为 $P < 0.001$；与病理组相比，*为 $P < 0.05$，**为 $P < 0.01$，***为 $P < 0.001$。

表 4-56　实验大鼠 TXB_2、6-Keto-$PGF_{1\alpha}$（$\bar{x} \pm s$，pg/mL）

组别	n	6-Keto-$PGF_{1\alpha}$	TXB_2	6-Keto-$PGF_{1\alpha}$/TXB_2
正常组	9	504.1 ± 130.57	450.44 ± 177.42	1.19 ± 0.47
病理组	10	55070 ± 158.73	977.80 ± 292.62$^{\triangle\triangle}$	0.58 ± 0.16$^{\triangle}$
治疗组	11	430.91 ± 103.36	390.45 ± 212.96**	1.13 ± 0.57*

注：与正常组相比，$^{\triangle}$为 $P < 0.05$，$^{\triangle\triangle}$为 $P < 0.01$；与病理组相比，*为 $P < 0.05$，**为 $P < 0.01$。

1）温煦功能：本模型大鼠血中体现甲状腺代谢功能的 T_3 含量明显低于正常大鼠组（$P < 0.05$）。模型组大鼠尿中代谢终产物尿素氮为（270.61 ± 104.54）mmol、尿肌酐为（1527 ± 1370.8）μmol、尿酸为（3237.14 ± 1917.74）mmol，非常显著地低于正常大鼠组（$P < 0.01$）。提示嘌呤霉素肾病大鼠体内能量及物质代谢功能减低，符合气虚温煦乏源而基础代谢降低的病理特点。

2）推动作用：观察本模型大鼠除可见体重增加减慢，胸腺、脾脏等内脏器官比重减轻等生长发育迟缓的现象外，还可见血液黏滞度增加，观察发现模型组血液流变学中低切（12.29 ± 0.21）mPa·s、中切（7.69 ± 0.37）mPa·s、高切（7.1 ± 0.46）mPa·s，均明显高于正常大鼠组（$P < 0.05$）。以及 TXB_2 含量明显高于正常组（$P < 0.01$）；6-Keto-$PGF_{1\alpha}$ 与 TXB_2 测定的比值明显低于正常组（$P < 0.01$）。提示嘌呤霉素肾病大鼠体内血液呈高凝状态，符合气虚血行无力而停滞的病理特点。

3）防御功能：观察本模型动物免疫器官胸腺、脾脏明显比正常组萎缩（$P < 0.05$）。因此嘌呤霉素肾病大鼠存在着免疫器官及免疫细胞皆受损伤的病理变化，机体免疫功能降低、防御功能减弱而呈气虚证表现。

4）固摄作用：本模型大鼠尿 NAG 酶含量明显高于正常组（$P < 0.05$），尿微量白蛋白含量明显高于正常组（$P < 0.05$）。提示气的固摄功能受到损害，显示嘌呤霉素肾病大鼠气虚固摄无权的病理特点。

5）气化作用：观察本模型大鼠血 NO 含量，非常显著低于正常组（$P < 0.01$）。性激素 T 含量明显低于正常组（$P < 0.05$），病理组雄性大鼠的 E_2 含量高于正常组（$P < 0.05$），血 SOD 含量明显低于正常组（$P < 0.05$），血 LPO 含量明显高于正常组（$P < 0.05$）。性激素睾酮水平降低，SOD 含量减低、LPO 含量增加，提示本模型生理生殖功能减退，易致衰老。反应嘌呤霉素肾病大鼠气化失常、气化无权的病理特征。

（5）健肾片对大鼠微小病变型肾病气虚证的疗效

1）实验大鼠气虚证指标的变化：实验发现，健肾片对大鼠微小病变型肾病气虚证中能体现气本质的功能指标有明显的改善作用，说明健肾片在改善模型病理变化的同时，也改善了中医的证候特征。

2）实验大鼠 24h 尿蛋白定量的变化：所有大鼠实验第 1、2、3 周治疗组蛋白尿均显著低于病理组（$P < 0.01$），尤以第 2、3 周治疗组蛋白尿下降明显。

3）实验大鼠血脂含量的变化：在实验 2 周后，检测实验大鼠的甘油三酯及胆固醇含量，结果显示，治疗组均显著低于病理组（$P < 0.05$，$P < 0.01$）。

4）实验大鼠 TXB_2、6-Keto-$PGF_{1\alpha}$ 的变化：实验大鼠于造模前及造模后2周，采用放射免疫法测定大鼠 TXB_2、6-Keto-$PGF_{1\alpha}$ 的含量。结果6-Keto-$PGF_{1\alpha}$ 含量在正常组与病理组及治疗组之间无显著差异，而 TXB_2 含量病理组高于正常组及治疗组，正常组与治疗组间无显著差异，6-Keto-$PGF_{1\alpha}$/TXB_2 病理组显著低于正常组及治疗组。

5）实验大鼠肾脏组织检查

①光镜：病理对照组 HE 染色示近曲小管严重破坏，小管内皮损伤，小管上皮细胞有泡沫样变性，局部小管有坏死，PAS 染色示肾小管刷状缘破坏明显。治疗组 HE 染色示肾组织已基本达到正常水平，PAS 染色示刷状缘修复比较明显。

②电镜：正常大鼠的肾小球在基底膜外侧上皮细胞的足突以20～30nm间隙整齐排列。病理对照组见上皮细胞的足突肿大，近曲小管的微绒毛受损伤，有微绒毛管型，小管上皮细胞内空泡变性，溶酶体增多，远曲小管刷状缘有病变，同时间质细胞增多，并有吞噬细胞和包涵体，免疫电镜示损伤绒毛区管腔内有绒毛碎片，内含大量C3补体。治疗组上皮细胞足突肿大不明显，近曲小管内膜绒毛恢复正常，小管上皮细胞内虽溶酶体仍多，但空泡变性减少，同时间质空隙增大，细胞减少，免疫电镜示仍有损伤的片断，但内含C3补体量明显减少。所有正常对照组大鼠未见肾组织的异常改变。不但可以说明该模型的制作是成功的，而且也表明健肾片对肾病模型病理改变的疗效也是确实的。

3. 讨论

（1）病因病机：慢性肾炎表现为脾肾气虚证的患者最多，占总证型50.56%。归纳总结慢性肾炎脾肾气虚证产生和增多的原因，作者认为素体虚弱、劳欲不节、药物损伤是导致气虚证的主要原因。随着诊疗水平的提高，早期发现慢性肾炎病理变化及对于脾肾阳虚证、肝肾阴虚证的有效治疗和及时控制也是慢性肾炎气虚证增多的原因。

（2）辨证论治要点：运用健脾益肾补气法治疗慢性肾炎气虚证，并将其方药提取制成中成药健肾片，临床可显著改善和消除慢性肾炎气虚证的临床症状，有效降低尿蛋白，取得了近期总有效率达86.48%的满意效果。总结慢性肾炎脾肾气虚证的辨证论治规律，辨证要点是：①抓主证，明辨病位所在；②重气虚，亦辨精血阴阳；③识兼证，观病邪所在；④别疑似，区分不同证型。治疗要点是：①并调先后天，补气是关键；②健脾甘平在运，益肾温润重固；③兼顾祛邪，湿瘀和外感；④必须时时注意固护脾肾之气。

（3）作用机理

1）临床研究：本研究运用分子生物学、免疫学等西医学技术，揭示了健肾片治疗慢性肾炎气虚证可提高患者的血 IgG 水平，调整细胞免疫功能，增加血 SOD 活力，降低血 LPO 水平，提高机体的抗氧化力，减轻氧自由基的损害，从而提示调节机体免疫平衡、调整机体自由基反应可能是健肾片治疗慢性肾炎气虚证的基本作用机理。

2）实验研究：根据中医有关“气”的理论，运用西医学技术，初步论证了嘌呤霉素制作的氨基核苷肾病大鼠模型，具有温煦乏源、推动无力、防御不固、固摄无权、气化不足的气虚病理特点，检测了一系列相应的生化指标，提出气虚证除表现为免疫功能低下、物质及能量代谢降低、机体呈现衰老的病理变化外，还可见到 PGI_2/TXB_2 平衡的失调，氧自由基反应失衡，血一氧化氮含量降低等生化异常，表明该模型符合微小病变型肾病气虚证模型要求。

在进一步的实验研究中，发现健肾片对嘌呤霉素实验性肾病大鼠模型具有显著的治疗作用。可以明显降低尿蛋白定量，降低胆固醇及甘油三酯的含量，调节 $TXB_2/PGF_{1\alpha}$ 的平衡。病理组织学检查表明，健肾片治疗组与病理模型组对比，肾组织已基本达到正常水平，并且肾组织内 C3 明显减少，同时发现肾小球及肾小管间隙 SOD 反应阳性，肾组织中 SOD 含量增高，其急性毒性试验亦表明健肾片无显著毒性，使用安全。

[南京中医药大学学报，1997，13（6）：333]

（二）健肾片治疗 IgA 肾病脾虚湿热证的临床观察

[摘要] 目的：观察健肾片治疗 IgA 肾病（IgAN）脾虚湿热证的临床疗效。方法：用健肾片治疗 IgA 肾病 40 例，与 32 例肾炎四味片对照治疗组进行比较。结果：健肾片能有效降低患者尿红细胞计数，降低患者蛋白尿，改善临床症状，临床总有效率 85%。结论：健肾片具有较好的治疗 IgA 肾病脾虚湿热证的临床疗效，综合疗效优于对照组。

[关键词] IgA 肾病　脾虚湿热证　健肾片　临床观察

IgA 肾病（IgAN）是一组不伴有系统性疾病，肾活检免疫病理检查在肾小球系膜区有以 IgA 为主的颗粒样沉积，临床以血尿为主要表现的肾小球肾炎。我国 IgA 肾病的发病率占原发性肾小球疾病的 26% ～ 34%，为临床最常见的原发性肾小球肾炎。西医学对 IgA 肾病尚无特殊的治疗方法。近年来笔者在辨证施治的基础上用健肾片治疗 IgA 肾病脾虚湿热证，取得了一定的疗效，现总结如下。

1. 临床资料

（1）病例来源：观察 72 例 IgA 肾病患者，均为 1999 年 1 月至 2001 年 6 月江苏省中医院肾科收治的病人，随机分为治疗组 40 例，对照组 32 例。

（2）西医诊断标准：经肾穿刺病理诊断为 IgA 肾病者，并且排除过敏性紫癜、肝硬化等系统性疾病。病理组织分型参照 WHO 1982 年及 1995 年修订的标准分类，分为Ⅰ～Ⅴ级。

（3）中医诊断标准：参照 1986 年第二届全国中医肾病专题学术讨论会通过的《慢性原发性肾小球疾病中医辨证分型试行方案》及 1993 年卫生部发布的《中药新药治疗慢性肾炎的临床研究指导原则》制订。主症：神疲乏力，胃纳减少，食后腹胀，大便溏薄。次症：面黄欠华，口苦，浮肿，舌质淡红边有齿印，苔黄或薄黄或黄腻，脉细、濡细或濡数。凡具备以上主症 2 项、次症 2 项者，即可诊断为脾虚湿热证。

（4）中医症状量化评分标准：主症神疲乏力、胃纳减少、食后腹胀、大便溏薄按轻、中、重程度分别记 2 分、4 分、6 分；尿检有血尿、蛋白尿按轻、中、重程度分别记 2 分、4 分、6 分；次症面黄欠华、口苦、浮肿按轻、中、重程度分别记 1 分、2 分、3 分；有符合诊断标准中的舌象、脉象者记 1 分，无则记 0 分。

（5）一般资料：两组 IgA 肾病病例中，男 43 例，女 29 例，男女比例为 1.49∶1；年龄 11 ～ 45 岁；病程最短 1 个月，最长 13 年。其中治疗组中，男 24 例，女 16 例，平均年龄（28.73±12.19）岁；对照组中，男 19 例，女 13 例，平均年龄（27.65±10.34）岁。病理分级：治疗组Ⅰ级 6 例（15%），Ⅱ级 17 例（42.15%），Ⅲ级 11 例（27.15%），Ⅳ级 4 例（10%），Ⅴ级 2 例（5%）；对照组Ⅰ级 6 例（18.75%），Ⅱ级 14 例（43.75%），Ⅲ级 8 例（25%），Ⅳ级 2 例（6.25%），Ⅴ级 2 例（6.25%）。

2. 方法

（1）治疗方法：治疗组口服健肾片，每次 4 ～ 6 片，每日 3 次。健肾片主要药物有黄芪、石韦等，具有益气健脾、清热利湿之功效，由江苏省中医院制剂部提供，宁卫制（96）第 146 号。对照组口服肾炎四味片，每次 5 ～ 8 片，每日 3

次。肾炎四味片主要药物有细梗胡枝子、黄芪、黄芩等，具有益气清热、解毒活血之功效，由荆州市制药厂生产，批准文号为 ZZ-4326- 鄂卫药准字（1981）第 001544 号。两组均服用 8 周为 1 个疗程。在血压显著升高或水肿明显时可对症使用降压、利尿药物，若治疗过程中出现呼吸道或胃肠道严重感染可酌情选用抗感染药。

（2）观察指标：观察治疗前后脾虚湿热证的症状，尿检血尿、蛋白尿等的变化，根据中医症状量化评分标准记分。实验室检查治疗前后检测尿红细胞计数及形态，24h 尿蛋白定量。

（3）统计学方法：定量资料的数据处理用均数 ± 标准差表示；定性资料的数据处理用率（%）表示。两样本均数的比较用 t 检验法分析；两样本率的比较用 χ^2 检验法分析。$P < 0.05$，差异有显著性；$P < 0.01$，差异有非常显著性。

3. 结果

（1）临床疗效：参照国家中医药管理局 1987 年制定的《慢性肾炎疗效评定标准》及 1992 年安徽太平会议拟定的《慢性原发性肾小球疾病的疗效判断标准》。临床痊愈：尿常规检查蛋白转阴性，或 24h 尿蛋白定量正常；尿常规检查 RBC 数正常，或尿沉渣 RBC 计数正常；肾功能正常。显效：尿常规检查蛋白减少 2 个“+”，或 24h 尿蛋白定量减少≥ 40%；RBC 减少≥ 3 个 / 高倍视野或 2 个“+”，或尿沉渣 RBC 计数检查减少≥ 40%；肾功能正常或基本正常（与正常值相差不超过 15%）。有效：尿常规检查蛋白减少 1 个“+”，或 24h 尿蛋白定量减少 40%；RBC 减少＜ 3 个 / 高倍视野或 1 个“+”，或尿沉渣 RBC 计数检查减少＜ 40%；肾功能正常或有改善。无效：临床表现与上述实验室检查均无改善或加重者。结果：治疗组总有效率 85%，与对照组相比，差异有显著性，见表 4-57。

表 4–57　两组疗效比较（n，%）

组别	n	临床痊愈	显效	有效	无效	总有效率
治疗组	40	7（17.5）	16（40.0）	11（27.5）	6（15）	34（85）$^{\triangle}$
对照组	32	4（12.5）	10（31.25）	8（25）	10（31.25）	22（68.75）

注：与对照组比较，$^{\triangle}$为 $P < 0.05$。

（2）尿红细胞计数及尿蛋白定量：治疗后两组尿红细胞及尿蛋白均较治疗前明显下降，且治疗后治疗组与对照组相比有显著性差异。结果见表 4-58、表 4-59。

表 4-58 两组治疗前后尿红细胞计数比较（万 /mL，$\bar{x} \pm s$）

组别	n	治疗前	治疗后
治疗组	40	38.17 ± 23.25	$12.58 \pm 9.82^{\triangle *}$
对照组	32	35.42 ± 21.76	$19.83 \pm 11.26^{\triangle}$

注：治疗前后比较，$^{\triangle}$为 $P < 0.01$；治疗后两组比较，*为 $P < 0.05$。

表 4-59 两组治疗前后 24h 尿蛋白定量比较（g/24h，$\bar{x} \pm s$）

组别	n	治疗前	治疗后
治疗组	40	1.98 ± 0.87	$0.85 \pm 0.54^{\triangle \&}$
对照组	32	2.03 ± 0.92	$1.36 \pm 0.73^{*}$

注：治疗前后比较，$^{\triangle}P < 0.01$，$^{*}P < 0.05$；治疗后两组比较，$^{\&}$为 $P < 0.05$。

（3）症状积分值：治疗后两组症状积分值均明显下降，结果见表 4-60。

表 4-60 两组治疗前后症状积分值比较

组别	n	治疗前	治疗后
治疗组	40	14.21 ± 5.68	$4.57 \pm 2.10^{\triangle}$
对照组	32	12.68 ± 4.14	$6.19 \pm 2.73^{*}$

注：治疗前后比较，$^{\triangle}$为 $P < 0.01$，*为 $P < 0.05$。

4. 讨论 IgA 肾病属于中医学“尿血”“水肿”“腰痛”等病范畴。中医学早在《灵枢 · 口问》中就指出：“中气不足，溲便为之变也。”《素问 · 至真要大论》也提出“诸湿肿满，皆属于脾”。《类证治裁》载：“诸血皆统于脾。”脾气虚弱，统摄无权，血溢脉外，经膀胱而出，故见尿血。脾气下陷，谷气下流，可出现蛋白尿。脾虚失运，水湿内聚，泛溢肌肤，则见水肿。湿蕴日久而化热；“土不生金”，肺气不足，卫外不固，易感外邪。湿热或从外而受，或由内而生，困于中焦，上结咽喉，流注下焦，所致腹泻、口苦、咽喉肿痛，使病情反复，缠绵难愈。因此，IgA 肾病脾虚湿热证以脾气虚弱为本，湿热蕴结为标，虚实夹杂，相兼为患。

现代医学研究表明，IgA 肾病的发病、病情反复无常与胃肠道或呼吸道感染密切相关；IgA 肾病患者血清中常可检测到某些血清型大肠杆菌和食用抗原的高滴度抗体；某些肠道疾病如粥样泻、Crohn 病等，可同时合并有 IgA 肾病；饮食中某些蛋白质抗原可能作为 IgA 肾病的致病源。由于胃肠道炎症或其他疾病引起胃肠道黏膜屏障功能降低，或清除外源性抗原的功能降低，大分子 IgA-IC 形成，在白介素、氧自由基、NO 等细胞因子和炎症介质的参与下，引起一系列免疫反应，导致肾脏损害。以上 IgA 肾病发病机理中胃肠免疫功能的低下，免疫清除的缺陷和免疫调节功能的异常，责之于脾气虚弱，气失所养；而细胞因子和炎症介质参与的免疫反应使 IgA 肾病反复、变化、发展，正符合了中医湿热为患、缠绵难解的病理特性。

脾虚湿热证是临床 IgA 肾病常见的证型，在笔者对 113 例 IgA 肾病中医辨证分型与病理相关性的调查分析中显示，脾虚湿热证占 34.51%。针对 IgA 肾病脾虚湿热证，笔者提出益气健脾、清热利湿的治疗大法。益气健脾，一则健运脾胃，一则补气固摄，使脾运得健，气血得固。“湿热之邪宜清宜利，热去湿亦去”，清热利湿，祛除邪实，以达扶正祛邪、标本兼顾之旨。

健肾片是在继承名老中医、全国著名肾脏病专家邹云翔教授治疗肾炎常用法及经验方的基础上，经过多年的临床验证，进行改进而制成的中成药，处方主要由黄芪、石韦等药物组成。全方扶正祛邪兼顾，具有健脾益气、清热利湿之功效，且具有调节机体免疫功能、清除氧自由基、抗氧化的作用。笔者用健肾片治疗 IgA 肾病脾虚湿热证，观察到健肾片能降低患者尿红细胞计数，降低患者蛋白尿，改善临床症状，临床总有效率 85%，综合疗效优于对照组。

笔者以往的动物实验表明，健肾片能减轻肾炎大鼠病理损害，通过调节细胞因子及其参与的免疫反应减轻肾损害，阻断疾病进展。健肾片对 IgA 肾病作用机理有待今后进一步研究探讨。

[辽宁中医杂志，2002，29（6）：364]

六、健肾片的药物作用机理研究

（一）健肾片对实验性大鼠 IgA 肾病模型的治疗作用

[摘要] 目的：观察健肾片对 IgA 肾病大鼠的治疗作用。方法：使用口服牛血清白蛋白和葡萄球菌肠毒素 B 感染的复合方法，复制大鼠 IgA 肾病模型，并分别给予健肾片和雷公藤多苷片治疗，进而观察各组大鼠的尿蛋白定量、尿潜血、血清总

蛋白、血清白蛋白、血清尿素、血清肌酐和肾小球的病理变化。结果：健肾片能够明显降低模型大鼠的蛋白尿、血尿、血清尿素、肌酐的含量，减轻肾小球的病理改变。结论：健肾片对 IgA 肾病大鼠具有显著的治疗作用，其疗效优于雷公藤多苷片。

[关键词] 健肾片 IgA 肾病模型

IgA 肾病是世界范围内常见的肾小球疾病之一，在东亚地区及我国发病率尤其高，占肾小球疾病的 8.5% ～ 26.1%，而其中 1/3 的病人 10 ～ 20 年内逐渐进展为慢性肾功能衰竭。中医认为 IgA 肾病的病因病机可概括为虚、瘀、热。健肾片以健脾益肾补气为主，辅以活血清利，近年来我们用于治疗 IgA 肾病取得了良好的临床疗效。为了进一步研究健肾片治疗 IgA 肾病的作用机理，我们观察了健肾片对实验性大鼠 IgA 肾病模型的治疗作用。

1. 材料

（1）药品及试剂：健肾片由黄芪、茯苓、泽泻、淫羊藿、青风藤、石韦等组成，江苏省中医院制剂部生产，批号 9703027。雷公藤多苷片由江苏省泰州制药厂生产，批号 990806。牛血清白蛋白（BSA）由宝灵曼公司提供。葡萄球菌肠毒素 B（SEB）由军事医学科学院微生物流行病研究所提供，批号 9608。酸化水的配制采用新鲜煮沸的蒸馏水中加盐酸的方法（每 500mL 酸化水加 10% 盐酸 1.6mL）配制，密闭冷却后使用。0.1%BSA 酸化水由 1g BSA 加 1000mL 酸化水配制而成。

（2）动物：SD 纯种大鼠，雌性，体重（140±10）g，由南京医科大学实验动物中心提供，实验在江苏省中医院临床药理研究中心进行，动物饲养室符合二级标准。所有大鼠于实验前 3 天均做尿蛋白、尿潜血（试纸法）检查，排除非健康实验动物对实验结果的影响。

2. 方法

（1）IgAN 造模方法：按参考文献方法，隔日口服含 0.1% BSA 的酸化水，6 周后按 10mg/kg 每日 1 次定期尾静脉注射 BSA，连续 3 天。8 周时按 0.4mg/kg，每周 1 次，连续 3 周，复加尾静脉注射 SEB，然后观察至第 12 周末。空白对照组注射同等量蒸馏水。

（2）实验分组：将实验动物随机分为 5 组，空白对照组（n=10）、模型组（n=12）、健肾片高剂量组（n=12）、健肾片低剂量组（n=12）、雷公藤多苷片组（n=12）。

（3）给药方法：于实验第 8 周开始灌胃，每日 1 次，连续 5 周，健肾片高剂量组按每日 0.6g/kg，健肾片低剂量组按每日 0.3g/kg，雷公藤多苷片组按每日 5mg/kg 剂量分别灌胃，空白组及模型病理组分别灌服等量的蒸馏水。

（4）检测指标：实验第 12 周末分别检测各组 24h 尿蛋白定量、尿潜血试验、血清总蛋白、血清白蛋白、血清尿素、血清肌酐值，并取肾组织进行光镜、电镜及免疫组化观测。

（5）统计：采用方差分析（ANOVA），多组比较采用 Q 检验，等级资料采用 Ridit 检验。

3. 实验结果

（1）健肾片对大鼠 IgAN 模型尿液的影响：于实验第 12 周末，用代谢笼收集大鼠 24h 尿液，记录尿量，用速率法测定尿蛋白浓度，计算 24h 尿蛋白排泄量；试纸法测定尿潜血试验，按反应程度分为 –、±、+、++，结果见表 4-61。

表 4–61　各组大鼠尿液变化比较

组别	例数	24h 尿蛋白定量（mg）（$\bar{x} \pm s$）	尿潜血			
			–	±	+	++
空白组	10	315.10 ± 115.68	9	1	0	0
模型组	12	449.00 ± 263.24*	0	0	5	7
雷公藤多苷片组	12	427.45 ± 208.90	0	6	4	2
健肾片低剂量组	12	310.88 ± 135.51$^{\triangle}$	0	6	5	1
健肾片高剂量组	12	320.25 ± 134.77$^{\triangle}$	0	7	2	0

注：与空白组比较，*为 $P < 0.05$；与模型组比较，$^{\triangle}$为 $P < 0.05$。

由表 4-61 可以看出，空白组与模型组 24h 尿蛋白定量的比较，$P < 0.05$，表明模型组的 24h 尿蛋白定量明显升高、实验模型制备成功。健肾片低剂量组、健肾片高剂量组 24h 尿蛋白定量与模型组比较，$P < 0.05$，表明 2 个治疗组对 IgAN 大鼠 24h 尿蛋白定量均有明显的降低作用。但雷公藤多苷片组与模型组比较，蛋白尿虽有降低，但不具有统计学意义。空白组与模型组尿潜血比较经 Ridit 检验 $P < 0.01$，表明模型组大鼠尿潜血明显升高，实验模型复制成功。健肾片低剂量组、雷公藤多苷片组及健肾片高剂量组与模型组尿潜血比较，$P < 0.05$ 和 $P < 0.01$，提示 3 个治疗组均可明显降低大鼠 IgA 肾病模型的尿潜血反应。

（2）健肾片对大鼠 IgAN 模型血清总蛋白、白蛋白、尿素、肌酐的影响：于实验第 12 周末，采用颈动脉采血法采集大鼠血液 8mL，室温自然凝固，然后 2000rpm

离心 20min，分离血清，用全自动生化分析仪（OLYMPUSAU506）测定其血清总蛋白、白蛋白及尿素、肌酐含量，结果见表 4-62。

表 4–62　各组大鼠血清总蛋白、白蛋白、尿素、肌酐比较（$\bar{x} \pm s$）

组别	n	总蛋白（g/L）	白蛋白（g/L）	尿素（mmol/L）	肌酐（μmol/L）
空白组	10	73.21 ± 1.97	32.93 ± 2.31	5.95 ± 1.23	61.39 ± 20.46
模型组	12	55.043 ± 4.32	23.741 ± 4.93	7.97 ± 1.22*	76.24 ± 35.40
雷公藤多苷片组	12	60.012 ± 4.44	27.391 ± 1.16	6.74 ± 3.13$^{\triangle}$	57.41 ± 30.75$^{\triangle}$
健肾片低剂量组	12	64.192 ± 4.26	28.671 ± 1.16	6.40 ± 3.90$^{\triangle}$	44.14 ± 32.63$^{\triangle}$
健肾片高剂量组	12	73.16 ± 2.72	32.02 ± 1.65	6.76 ± 1.40$^{\triangle\triangle}$	44.24 ± 6.07$^{\triangle\triangle}$

注：与空白组比较，*为 $P < 0.05$；与模型组比较，$^{\triangle}$为 $P < 0.05$，$^{\triangle\triangle}$为 $P < 0.01$。

由表 4-62 可见，空白组与模型组血清总蛋白、白蛋白含量比较 $P > 0.05$，表明模型组大鼠血清总蛋白、白蛋白与空白组相比无明显变化，本动物模型不成为肾病综合征模型。雷公藤多苷片组、健肾片低剂量组、健肾片高剂量组与模型组、空白组血清总蛋白、白蛋白含量比较，均为 $P > 0.05$，表明 3 个治疗组对大鼠 IgAN 模型的血清总蛋白、白蛋白含量虽有提高但无显著作用。空白组与模型组血清尿素含量比较 $P < 0.05$，表明模型组大鼠血清尿素含量明显升高，模型大鼠存在肾脏滤过功能下降。雷公藤多苷片组、健肾片低剂量组和健肾片高剂量组与模型组血清尿素、肌酐含量的比较分别为 $P < 0.05$ 和 $P > 0.01$，表明 3 个治疗组均可显著降低大鼠 IgAN 模型的血清尿素、肌酐含量，改善其肾脏滤过功能。

（3）健肾片对大鼠 IgAN 模型的肾脏病理影响

①光镜检查结果

空白组：大鼠肾小球体积正常，系膜区不宽，系膜基质未见增加，袢开放尚好。

模型组：大鼠肾小球体积增大，系膜区明显增宽，系膜细胞中度增生，系膜基质中度增生，肾间质淋巴细胞浸润，纤维化。

雷公藤多苷片组、健肾片低剂量组、健肾片高剂量组 3 个治疗组肾小球轻度增大，系膜细胞和系膜基质增生的程度较模型组均轻，系膜细胞数较病理组明显减少，毛细血管管腔受压不明显，可见少量淋巴细胞、单核细胞浸润。

②电镜检查结果

空白组：电镜显示肾小球系膜细胞增生不明显，毛细血管基底膜无明显病变，足突均匀分布，内皮细胞窗孔清晰。

模型组：系膜细胞略增生，系膜基质增多，肾小球系膜区有少量电子致密物沉积，上皮细胞足突融合，肾小球毛细血管基底膜无明显病变。

雷公藤多苷片组、健肾片低剂量组、健肾片高剂量组3个治疗组肾小球毛细血管基底膜大致正常，系膜细胞和系膜基质增多不明显，未见电子致密物沉积。

③免疫组化检查结果

空白组：大鼠肾小球内IgA、IgG、IgM、补体C3沉积阴性。

模型组：大鼠肾小球内IgA(+)、IgG(++)、补体C3(++)沉积，IgM沉积不明显。

雷公藤多苷片组肾小球内IgA（+）、健肾片低剂量组肾小球内IgA（±）、健肾片高剂量组肾小球内IgA（-），但各治疗组IgG（+）、补体C3（+）沉积程度较病理组均轻，各治疗组IgM沉积阴性。

3. 讨论　IgA肾病为免疫病理诊断名称，是一组不伴有系统性疾病，肾活检在肾小球系膜区有以IgA为主的颗粒沉积，临床以血尿为主要表现的肾小球肾炎。本实验采用口服牛血清白蛋白（BSA）加葡萄球菌肠毒素B（SEB）感染的复合方法塑造了大鼠IgA肾病模型，病理组大鼠出现血尿、蛋白尿、肾功能减退等临床表现，肾脏病理有系膜细胞和基质增生，免疫组化显示IgA在肾小球系膜区呈颗粒状沉积，表明本实验模型符合IgA肾病的病理变化。

IgA肾病的确切发病机制尚未完全阐明，但目前较为一致认为本病的发生是由于循环免疫复合物在肾小球内沉积而引起，而对于IgA免疫复合物的形成有不同的观点，如黏膜免疫缺陷、全身网状内皮系统吞噬功能受损或肝脏功能不全、IgA产生的调节缺陷、肾脏系膜功能缺陷等。IgA肾病目前尚无特殊的治疗方法，但调节免疫功能紊乱仍是临床治疗IgA肾病的主要手段。本实验结果表明，健肾片对于实验性大鼠IgA肾病模型具有良好的治疗作用，健肾片治疗组与病理对照组相比能明显降低模型动物的尿蛋白含量及尿潜血试验，同时可显著降低血清肌酐及尿素的含量，具备对肾功能的保护作用。肾脏病理组织学检查显示，健肾片能有效地抑制大鼠IgA肾病模型系膜细胞与基质的增生，并能减少IgA、IgG、C3在肾小球内的沉积，与雷公藤多苷片对照组具有相同的效果。

健肾片是邹燕勤、王钢教授在继承全国著名中医肾病专家邹云翔治疗慢性肾炎常用的健脾益肾补气基本方的基础上进行改进，经过多年临床验证的经验方。1989年经定型、浓缩、提取，制成中成药健肾片。处方由生黄芪、茯苓、淫羊藿、泽泻、青风藤等中药组成。近年来我们使用健肾片治疗IgA肾病取得了一定的临床疗效。现代药理研究表明，黄芪能增强机体免疫功能，有明显的利尿作用，能减轻药物所致的肾毒性损害，明显改善肾衰竭动物的肾功能，使血肌酐下降，肾实质细胞代谢明显改善；淫羊藿能扩张血管、降低血压，从而减轻高灌注、高压力对肾小球的危害，具有增强机体免疫力的作用，可延缓肾功能不全的进展，减少细胞外基质在肾脏的分布；茯苓、泽泻具有显著的利尿作用，能增加尿钾、钠、氯等电解质的排出；青风藤具有抗炎作用，能增强巨噬细胞的吞噬功能，从青风藤中提取的青藤碱具有明显的抗炎及免疫抑制作用。因此，本药具有调节机体免疫功能和保护肾功能的作用，从而发挥对 IgA 肾病的治疗作用。

[中国中医基础医学杂志，2004，10（3）：44]

（二）健肾片对 IgA 肾病模型大鼠的抗氧化作用研究

[摘要] 目的：探讨健肾片对 IgA 肾病模型大鼠的抗氧化作用。方法：采用分组对照的方法设立模型组、健肾片组、雷公藤多苷片组、空白对照组 4 组观察健肾片的药效并初步探讨其作用机制。结果：实验发现超氧阴离子的氧化损害在 IgA 肾病的发病机制中发挥一定的作用，而中药健肾片在改善实验性大鼠 IgA 肾病模型的肾脏病理损害的同时可降低实验大鼠的血浆及红细胞中超氧阴离子含量从而减轻 IgA 肾病的病理变化。结论：健肾片的抗氧化功能可能是其治疗 IgA 肾病的作用机理之一。

[关键词] 健肾片 IgA 肾病模型 大鼠抗氧化作用 药理实验

健肾片是在继承我国著名中医肾病专家邹云翔教授治疗慢性肾炎的常用法和经验方的基础上，经过他的学术继承人邹燕勤、王钢教授多年的研究而研制成的一种中成药制剂。健肾片主要由黄芪、茯苓、泽泻等组成，由江苏省中医医院制剂部生产[宁卫制（2001）第 977 号]。主要用于治疗慢性肾炎之脾肾气虚、湿瘀内阻型。本文主要通过健肾片对 IgA 肾病模型大鼠的抗氧化作用的实验研究观察健肾片的药效并初步探讨其作用机理。

1. 实验材料

（1）实验动物：健康成年 SD 纯种大鼠 46 只，雌性，体重为（145±15）g，全部购自南京医科大学动物实验中心。静养 3d，随机分成 4 组，空白对照组 10 只，模型组、健肾片组、雷公藤多苷片组各 12 只。

（2）造模用药：牛血清白蛋白（BSA）由宝灵曼公司提供。葡萄球菌肠毒素 B（SEB）由军事医学科学院微生物流行病研究所提供，批号 9608。

（3）实验用药：健肾片由江苏省中医院制剂部制备，批号为 9203037。雷公藤多苷片由江苏省泰州制药厂生产，批号为 990806。

2. 实验方法

（1）模型组：隔日口服含 0.1% BSA 的酸化水，6 周后按 10mg/kg 每日 1 次，连续 3d 尾静脉注射 BSA，8 周时按 0.4mg/kg 每周 1 次，连续 3 周尾静脉注射 SEB，观察至 12 周末。

（2）健肾片组：造模方法同模型组，第 8 周口服健肾片，剂量为成人每日每千克体重 10 倍量，直至 12 周末。

（3）雷公藤多苷片组：造模方法同模型组，第 8 周口服雷公藤多苷片，剂量为每日 1mg/kg，直至 12 周末。

（4）空白对照组：只隔日口服酸化水，静脉注射生理盐水，直至第 12 周末。

3. 观察方法　第 12 周末，经眼眶采血，采用化学发光法分别检测血浆O_2^-和红细胞O_2^-含量，并取肾组织进行免疫组化及光镜检查。

4. 实验结果

（1）实验大鼠血浆超氧阴离子的变化：实验大鼠血浆超氧阴离子浓度见表 4-63，表明模型组大鼠血浆超氧阴离子明显较空白对照组增高，$P < 0.01$，而健肾片组和雷公藤多苷片组可明显降低 IgA 肾病模型的血浆超氧阴离子含量，$P < 0.01$。

表 4-63　大鼠血浆超氧阴离子的变化（$\bar{x} \pm s$）

组别	n	血浆超氧阴离子
模型组	12	19.87 ± 0.44
雷公藤多苷片组	12	4.78 ± 1.69
健肾片低剂量组	12	13.98 ± 3.25
健肾片高剂量组	10	12.69 ± 2.97

（2）实验大鼠红细胞超氧阴离子的变化：实验大鼠红细胞超氧阴离子浓度见表 4-64，表明模型组大鼠红细胞超氧阴离子明显较空白对照组增高 $P < 0.01$。而健肾片和雷公藤多苷片组可明显降低 IgA 肾病模型的红细胞超氧阴离子含量 $P < 0.01$。

表 4-64 大鼠红细胞超氧阴离子的变化（$\bar{x} \pm s$）

组别	n	血浆超氧阴离子
模型组	12	5.74 ± 0.44
雷公藤多苷片组	12	4.78 ± 0.51
健肾片低剂量组	12	4.81 ± 0.36
健肾片高剂量组	10	4.69 ± 0.47

（3）肾组织病理检查结果：空白对照组大鼠肾小球体积正常，系膜区不宽，系膜基质未见增加，袢开放尚好，肾小球内 IgA、IgG、IgM、C3 沉积阴性。模型组大鼠肾小球体积增大，系膜区明显增宽，系膜细胞中度增生，系膜内 IgA（+）、IgG（++）、C3（++）、沉积 IgM（-）。健肾片组、雷公藤多苷片组大鼠肾小球轻度增大，系膜细胞和系膜基质增生的程度较模型组均轻，系膜细胞数较模型组明显减少，毛细血管管腔受压不明显，可见少量淋巴细胞、单核细胞浸润。

5. 讨论

本研究结果显示，健肾片在改善实验性大鼠 IgA 肾病模型的肾脏病理损害同时，可降低实验大鼠的血浆及红细胞中超氧阴离子含量，而模型组的血浆、红细胞超氧阴离子含量较空白对照组明显升高，提示超氧阴离子的氧化损害在 IgA 肾病的发病机制中有一定作用，而健肾片可通过降低超氧阴离子含量，从而减轻 IgA 肾病的病理变化。健肾片的抗氧化功能可能是其治疗 IgA 肾病的作用机理之一。

[安徽中医临床杂志，2003，15（6）：514]

（三）健肾片对 IgA 肾病大鼠模型肾组织 NO、NOS 含量的影响

[摘要] 目的：观察健肾片对 IgA 肾病大鼠肾组织一氧化氮（NO）、一氧化氮合酶（NOS）含量的影响，探讨健肾片对 IgA 肾病的作用机理。方法：采用口服牛血清白蛋白和葡萄球菌肠毒素 B 感染的复合方法，复制大鼠 IgA 肾病模型，并分别给予健肾片和雷公藤多苷片治疗，经硝酸还原法检测肾组织的 NO、NOS 含量。结果：健肾片可明显降低 IgA 肾病大鼠肾组织的 NO、NOS 含量。结论：健肾片治疗 IgA 肾病的作用机理之一是降低 IgA 肾病肾组织的 NO、NOS 含量。

[关键词] 健肾片 IgA 肾病 一氧化氮 一氧化氮合酶

近年来许多研究证实，一氧化氮（NO）、一氧化氮合酶（NOS）在肾脏病的病理生理中起着重要的作用。健肾片对IgA肾病的治疗作用已被临床及实验研究所证实。为了进一步探讨健肾片治疗IgA肾病的作用机理，我们采用口服牛血清白蛋白加葡萄球菌肠毒素B感染的方法复制IgA肾病大鼠模型，观察了健肾片对IgA肾病大鼠模型肾组织NO、NOS含量的影响。

1. 实验材料

（1）药品及试剂：健肾片由黄芪、茯苓、泽泻、淫羊藿、青风藤等组成，江苏省中医院制剂部生产，批号9703027；雷公藤多苷片，江苏省泰州制药厂生产，批号990806；牛血清白蛋白（BSA），宝灵曼公司提供；葡萄球菌肠毒素B（SEB），军事医学科学院微生物流行病研究所提供，批号9608；酸化水，采用新鲜煮沸的蒸馏水中加盐酸的方法（每500mL加10%盐酸1.6mL）配制，密闭冷却后使用，0.1% BSA酸化水由1g BSA加1000mL酸化水配制而成。NO、NOS试剂盒，南京建成生物工程研究所提供，并按其规定的方法进行检测。

（2）动物：SD纯种大鼠，雌性，体重（140±10）g，南京医科大学实验动物中心提供，实验在江苏省中医院临床药理研究中心进行，动物饲养室符合二级标准。所有大鼠实验前3天，均做尿蛋白、尿潜血（试纸法）检查，排除非健康实验动物对实验结果的影响。

2. 实验方法

（1）造模：按参考文献方法，隔日口服含0.1% BSA的酸化水，6周后按10mg/kg每日1次尾静脉注射BSA，连续3天。8周时按0.4mg/kg，每周1次，连续3周，复加尾静脉注射SEB，观察至第12周末。空白对照组注射等量蒸馏水。

（2）分组及给药：将实验动物随机分为5组，空白组（n=10）、模型组（n=12）、健肾片高剂量组（n=12）、健肾片低剂量组（n=12）、雷公藤多苷片组（n=12）。于实验第8周开始灌胃，每日1次，连续5周，健肾片高剂量组按每日0.6g/kg，健肾片低剂量组按每日0.3g/kg，雷公藤多苷片组按每日5mg/kg剂量分别灌胃，空白组及模型病理组分别灌服等量蒸馏水。

（3）统计方法：采用方差分析，多组比较采用Q检验。

3. 结果　于实验第12周末结束，取肾组织做成10%的组织匀浆，用硝酸还原酶法检测各实验大鼠肾组织NO、NOS含量。结果见表4-65。

表 4-65　各组大鼠肾组织 NO、NOS 含量比较（$\bar{x} \pm s$）

组别	n	NO（μmol/L）	NOS（μ/mL）
空白组	10	0.18 ± 0.05	1136.68 ± 325.46
模型组	12	0.34 ± 0.06**	1654.56 ± 234.73**
雷公藤多苷片组	12	0.27 ± 0.06#	1286.49 ± 257.57##
健肾片组（低）	12	0.26 ± 0.07#	1146.44 ± 312.72##
健肾片组（高）	12	0.27 ± 0.04#	1162.71 ± 289.47##

注：与空白组比较，** 为 $P < 0.01$；与模型组比较，# 为 $P < 0.05$，## 为 $P < 0.01$。

4. 讨论　NO 又称内皮源性舒张因子，是一种重要的生物调节剂，由 NOS 氧化左旋精氨酸产生的一种有生物活性的无机分子，NO 的合成受多种因素的影响，NO 反应需要 NOS 的催化。NOS 有三种亚型，神经原型 NOS（nNOS）、内皮型 NOS（eNOS）和诱导型 NOS（iNOS）。其中 nNOS 和 eNOS 合称为结构型 NOS（cNOS），结构型 NOS 特点是其活性依赖于钙离子和钙调蛋白诱导型 NOS 特点为不依赖钙离子和钙调蛋白。内源性 NO 作为一种新型的信使分子有两大重要功能：①细胞与细胞间信息传递的重要调节因子，作为第二信使和神经递质而起着各种不同的作用；②介导细胞免疫和炎症毒性。在免疫调节和炎症反应中，组织中 iNOS 在炎症反应中被诱导产生，生成大量 NO，促进炎症反应，诸如血管扩张充血、水肿、细胞毒性以及细胞因子依赖过程的间介作用等。而由内皮细胞中 cNOS 所产生的 NO，则通过激活微血管中的中性粒细胞，阻止细胞黏附以及氧化物的释放而发挥其保护作用及抑制炎症反应的作用。

在肾组织中，cNOS 存在于肾小球及其血管、致密斑、集合管和髓袢细胞；iNOS 则分布在肾小球系膜细胞、内皮细胞和肾小管上皮细胞等细胞中。NO 对肾脏具有明显的保护和损伤双重作用，其原因是 NO 就是一种双重作用的细胞因子。cNOS 呈低水平的持续合成 NO 可抗御炎症、抑制血小板和白细胞黏附、抑制肾小球系膜细胞增生；但 iNOS 短期大量合成 NO 则导致急性组织损伤，引发急性炎症反应。因此，调整机体适当合成 NO 是控制 NO 介导肾病的关键。有研究表明，在大鼠急性免疫复合物肾炎模型中，有肾炎改变的肾小球中 iNOS 表达增高，与此同时巨噬细胞亦大量存在，支持 NO 在免疫复合物肾小球肾炎中起重要作用。另外，Narita 利用实验性系膜增殖性肾炎模型研究表明，NO 是一种免疫介导系膜细胞溶解的介质，通过使用 N- 单甲基 - 左旋精氨酸和限制精氨酸的摄入控制 NO 的合成能达到减轻肾小球损害及随之发生的肾小球硬化。

本实验研究结果表明，模型组大鼠肾组织 NO、NOS 含量显著升高，而健肾片治疗组可明显降低 IgA 肾病大鼠肾组织的 NO、NOS 含量，提示 NO、NOS 在 IgA 肾病的肾脏病理损害中具有重要影响，中药健肾片具有降低 IgA 肾病肾组织 NO、NOS 含量的作用，从而减轻 IgA 肾病肾脏病理损害，发挥治疗 IgA 肾病的作用。同时，与雷公藤多苷的治疗作用相比较，两药效果相似。

综上所述，NO、NOS 在 IgA 肾病大鼠模型的病理损害中具有重要意义，健肾片对 IgA 肾病的治疗作用机理之一，与其具有降低 IgA 肾病肾组织中 NO、NOS 含量的功能有关。

[中国中医药信息杂志，2004，11（3）：212]

（三）健肾片对大鼠实验性 IgA 肾病模型血清 IL-2、IL-6 含量的影响

[摘要] 目的：探讨健肾片治疗 IgA 肾病的作用机理。方法：采用口服牛血清白蛋白和葡萄球菌肠毒素 B 感染的复合方法，复制 IgA 大鼠肾病模型，并分别给予健肾片和雷公藤多苷片治疗，检测各组大鼠血清的 IL-2、IL-6 含量。结果：健肾片可升高 IgA 肾病大鼠血清 IL-2 含量，降低其 IL-6 含量。结论：健肾片对 IgA 肾病的作用机理之一是调整 IgA 肾病的血清 IL-2、IL-6 含量。

[关键词] 健肾片 IgA 肾病 血清 IL-2、IL-6

健肾片系我院在多年临床经验基础上创制的治肾中成药，治疗 IgA 肾病具有良好的临床治疗效果，动物实验表明健肾片可减轻 IgA 肾病模型的肾脏病理损害。为了进一步探讨健肾片治疗 IgA 肾病的作用机理，我们观察了健肾片对大鼠实验性 IgA 肾病模型血清 IL-2、IL-6 含量的影响。

1. 材料

（1）药品及试剂：健肾片由黄芪、茯苓、泽泻、淫羊藿、青风藤等组成，南京中医药大学附属医院制剂部生产，批号为 9703027。雷公藤多苷片由江苏省泰州制药厂生产，批号为 990806。牛血清白蛋白（BSA）由宝灵曼公司提供。葡萄球菌肠毒素 B（SEB）由军事医学科学院微生物流行病研究所提供，批号为 9608。酸化水的配制采用新鲜煮沸的蒸馏水中加盐酸的方法（每 500mL 加 10% 盐酸 1.6mL）配制，密闭冷却后使用。0.1% BSA 酸化水由 1g BSA 加 1000mL 酸化水配制而成。

IL-2、IL-6 放免试剂盒由解放军总医院科技开发中心放免所提供。

（2）动物：SD 纯种大鼠，雌性，体重（140±10）g，由南京医科大学实验动物中心提供，实验在江苏省中医院临床药理研究中心进行，动物饲养室符合二级标准。所有大鼠实验前 3 天，均做尿蛋白、尿潜血（试纸法）检查，排除非健康实验动物对实验结果的影响。

2. 实验方法

（1）IgAN 造模方法：按参考文献方法，隔日口服含 0.1% BSA 的酸化水，6 周后按 10mg/kg 每日 1 次定期尾静脉注射 BSA，连续 3d。8 周时按 0.4mg/kg，每周 1 次，连续 3 周，复加尾静脉注射 SEB，然后观察至第 12 周末。空白对照组注射同等量蒸馏水。

（2）实验分组：将实验动物随机分为 5 组，空白对照组（*n*=10）、模型病理组（*n*=12）、健肾片高剂量组（*n*=12）、健肾片低剂量组（*n*=12）、雷公藤多苷片组（*n*=12）。

3. 给药方法　于实验第 8 周开始灌胃，每日 1 次，连续 5 周，健肾片高剂量组按每日 0.6g/kg，健肾片低剂量组按每日 0.3g/kg，雷公藤多苷片组按每日 5mg/kg 剂量分别灌胃，空白组及模型病理组分别灌服同等量的蒸馏水。

4. 统计方法　本实验统计方法采用方差分析，多组比较采用 Q 检验。

5. 实验结果　于实验第 12 周末，采用颈动脉采血法采集实验大鼠血液，分离血清，用 WIZARD1470 型全自动 γ 计数器测定血清 IL-2、IL-6 含量，结果见表 4-66。

表 4-66　各组大鼠血清 IL-2、IL-6 含量比较（$\bar{x} \pm s$）

组别	n	IL-2（ng/mL）	IL-6（ng/mL）
空白组	10	$4.94 \pm 0.88^{**}$	$294.4 \pm 225.69^{**}$
模型组	12	2.48 ± 1.44	458.64 ± 204.42
雷公藤多苷片组	12	$3.47 \pm 0.66^{*}$	$333.29 \pm 275.46^{*}$
健肾片低剂量组	12	$3.44 \pm 1.09^{*}$	$414.36 \pm 350.12^{*}$
健肾片高剂量组	12	$4.47 \pm 3.36^{*}$	$280.31 \pm 142.98^{*}$

注：与模型组血清比，* 为 $P < 0.05$，** 为 $P < 0.01$。

由表 4-66 可见，空白组与模型组血清 IL-2 含量比较 $P < 0.01$，表明模型组大鼠血清 IL-2 含量显著降低；空白组与模型组血清 IL-6 比较 $P < 0.01$，表明模型组血清 IL-6 含量显著升高。雷公藤多苷片组、健肾片低剂量组、健肾片

高剂量组与模型组血清IL-2、IL-6含量比较均$P < 0.05$，表明3个治疗组均可升高IgA肾病大鼠模型的血清IL-2含量，降低IgA肾病大鼠模型的血清IL-6含量。

6. 讨论　IgA肾病的病因及发病机制至今尚未完全阐明，近年来的研究表明，免疫功能紊乱与本病关系密切，肾脏的病理改变以肾小球系膜病变为主。本实验采用口服牛血清白蛋白加葡萄球菌肠毒素B感染的方法复制IgA肾病大鼠模型，并观察了健肾片对大鼠实验性IgA肾病模型血清IL-2、IL-6含量的影响。结果显示，空白组与模型组血清IL-2、IL-6含量比较，模型组大鼠IL-2含量显著降低、IL-6含量显著升高；健肾片治疗组及雷公藤多苷片治疗组与模型组血清IL-2、IL-6含量比较，两治疗组均可升高模型动物IL-2含量、降低其IL-6含量，表明IL-2和IL-6在IgA肾病大鼠模型中起重要作用，健肾片可升高IgA肾病模型血清IL-2及降低IL-6含量，其效果与雷公藤多苷相似。

IL-2主要由活化的T淋巴细胞产生，天然的IL-2含有糖基，基因重组IL-2不含糖基，由133个氨基酸组成，分子量15kD。其主要生物活性是促进T淋巴细胞和NK细胞的增殖，促进B细胞分化和增殖，促进抗体生成等。因此，IL-2在机体免疫应答、免疫调节中具有重要作用。近年研究表明，IL-2在免疫调节网络中处于中心地位，若其活性不足，免疫应答则下降或停止。IL-6主要是由巨噬细胞、T细胞、B细胞等多种细胞产生的一种糖蛋白，分子量为21～26kD。IL-6与其受体系统结合有促使分化成熟的B细胞分泌抗体，促进TC、TD细胞增殖分化等生物学效应，与自身免疫疾病发生和转归密切相关。在肾脏不仅肾小球系膜细胞产生IL-6，其他一些固有细胞如内皮细胞、间质细胞等也可产生IL-6。体外研究发现，多种细胞因子可以通过旁分泌或自分泌形式刺激肾小球系膜细胞增殖和细胞外基质的产生，其中IL-6的作用引人注目。在系膜增殖性的肾脏病变中，免疫复合物的沉积刺激IL-6产生，IL-6又可进一步刺激细胞外基质的分泌，形成恶性循环，加重肾脏病变。有报道显示，IgA肾病患者的尿和血清IL-6活性水平均增高。药理研究表明，健肾片中含有多种具有调节免疫功能作用的中草药，对IgA肾病有良好的治疗作用。本实验结果提示，健肾片可通过调节IgA肾病模型中血清IL-2、IL-6含量，从而减少免疫复合物在肾小球中的沉积，达到治疗IgA肾病的目的。

综上所述，血清IL-2、IL-6含量变化在IgA肾病的发病中具有重要意义，健肾片对IgA肾病的作用机理之一与其具有升高IgA肾病模型血清IL-2含量，降低血清

IL-6 含量的功能有关。

[南京中医药大学学报，2005，25(1)：27]

(三)健肾片对实验性大鼠 IgA 肾病模型血清Ⅳ型胶原的影响

[摘要] 目的：探讨健肾片治疗 IgA 肾病的作用机理。方法：采用口服牛血清白蛋白和葡萄球菌肠毒素 B 感染的复合方法，复制大鼠 IgA 肾病模型，并分别给予健肾片和雷公藤多苷片治疗，检测各组大鼠血清Ⅳ胶原含量。结果：健肾片可显著降低 IgA 肾病大鼠模型的血清Ⅳ型胶原含量。结论：健肾片治疗 IgA 肾病的作用机理与降低血清Ⅳ型胶原含量有关。

[关键词] IgA 肾病　健肾片　血清Ⅳ型胶原　SD 大鼠　雌性

IgA 肾病是以肾小球系膜区 IgA 沉积为主的一类肾小球疾病，其中 20% ～ 25% 的 IgA 肾病患者于 15 ～ 20 年后逐渐进展至慢性肾功能衰竭。近期的研究表明，Ⅳ型胶原在肾小球的硬化进展中发挥了重要作用，减少Ⅳ型胶原增生可作为防治 IgA 肾病肾单位硬化进展的重要措施。为了进一步研究健肾片对 IgA 肾病的治疗作用机理，我们观察了健肾片对实验性大鼠 IgA 肾病模型血清Ⅳ型胶原的影响，现报告如下。

1. 材料

(1)药物与试剂：①健肾片由黄芪、茯苓、泽泻、淫羊藿、青风藤、石韦等组成，江苏省中医院制剂部生产，每片 0.4g，批号为 9703027。②雷公藤多苷片：江苏省泰州制药厂生产，批号为 990806。③牛血清白蛋白(BSA)：由德国宝灵曼公司提供。④葡萄球菌肠毒素 B(SEB)：由军事医学科学院微生物流行病研究所提供，批号为 9608。⑤酸化水的配制：采用新鲜煮沸的蒸馏水中加盐酸的方法配制，密闭冷却后备用。0.1% BSA 酸化水由 1g BSA 加 1000mL 酸化水配制而成。⑥Ⅳ型胶原测定盒：由上海海军医学研究所生物技术中心提供，批号为 2000601。

(2)动物：SD 纯种大鼠，雌性，体重(140±10)g，由南京医科大学实验动物中心提供。

2. 实验及统计学方法

(1)模型制备：隔日口服含 0.1% BSA 的酸化水，6 周后按 10mg/kg 每日 1 次定期尾静脉注射 BSA，连续 3d。8 周时按 0.4mg/kg，每周 1 次，连续 3 周，复加尾静脉注射 SEB，然后观察至第 12 周末。空白对照组注射同等量蒸馏水。

（2）分组实验：于实验第 8 周开始灌胃给药，连续 5 周，健肾片高剂量组按每日 0.6g/kg，健肾片低剂量组按每日 0.3g/kg，雷公藤多苷片组按每日 5mg/kg 剂量分型灌胃，空白组及模型病理组分别灌服同等量的蒸馏水。

（3）统计学方法：本实验统计结果采用方差分析，多组比较采用 Q 检验。

3. 结果　于实验第 12 周末，采用颈动脉采血法采集各组实验大鼠血液，分离血清，用竞争性放射免疫分析法测定血清的Ⅳ型胶原含量，详见表 4-67。由表 4-67 可知，IgA 肾病病理组大鼠血清Ⅳ型胶原明显高于空白组的血清Ⅳ型胶原含量，且有显著性差异（$P < 0.01$）；而雷公藤多苷片、健肾片低剂量组与健肾片高剂量组的血清Ⅳ型胶原含量均明显低于病理组，有显著性差异（$P < 0.05$ 及 0.01），其中健肾片高剂量组明显低于其他治疗组。

表 4-67　各组大鼠血清Ⅳ型胶原含量比较（$\bar{x} \pm s$）

组别	n	Ⅳ胶原 C（μg/L）
空白组	10	26.26 ± 12.12
模型组	12	47.48 ± 21.63
雷公藤多苷片组	12	39.0 ± 68.33
健肾片低剂量组	12	37.67 ± 14.49
健肾片高剂量组	12	31.84 ± 14.34

4. 讨论　Ⅳ型胶原是肾小球基底膜网状结构的主要组成成分，分子由主三螺旋区、TS 端和 NCI 端组成，在细胞内合成后直接以前胶原形式参与细胞外基质的构成。细胞外基质的增生对于 IgA 肾病的病理进展、硬化发生有重要影响。曾有报道发现 IgA 肾病伴有Ⅳ型胶原在系膜基质沉积增多，细胞外基质在肾小球内的蓄积，是肾小球硬化过程中的一个中心环节，而细胞外基质的堆积必然造成Ⅳ型胶原代谢的活跃，血清中Ⅳ型胶原则相应增高。

本研究发现，IgA 肾病大鼠模型组的血清Ⅳ型胶原明显增高，表明 IgA 肾病可出现细胞外基质代谢活跃，血清中Ⅳ型胶原的含量增高，这与 IgA 肾病的病理变化中的系膜增生有关。据报道，血清Ⅳ型胶原的增高，与糖、脂肪代谢紊乱，血液动力学改变及免疫学、纤溶酶原、纤溶酶系统的异常有关，而Ⅳ型胶原的增高特别是肾小球Ⅳ型胶原的过度积聚，可导致 GBM 增厚和系膜扩张，成为肾功能损害的病理基础。

中药健肾片系我院在多年临床经验的基础上创制的治肾中成药，具有益气扶正、利湿活血的功效。临床及实验表明，健肾片可以降低IgA肾病大鼠模型的血清Ⅳ型胶原的含量，此一方面与健肾片具有抑制IgA肾病大鼠模型系膜细胞增生有关，另一方面也与健肾片可通过调节糖、脂肪代谢紊乱，改变血流动力学及免疫学、纤溶酶原、纤溶酶系统，从而降低Ⅳ型胶原的产生有关。由此我们可进一步证实，健肾片具有减轻细胞外基质积聚，防治IgA肾病肾小球硬化进展的作用。

[江苏中医药，2004，25（2）：5]

（四）健肾片对IgA肾病大鼠模型肾组织TGF-β_1含量及其mRNA表达的影响

[摘要] 目的：探讨健肾片治疗IgA肾病的作用机理。方法：采用口服牛血清白蛋白和葡萄球菌肠毒素B感染的复合方法，复制大鼠IgA肾病模型，并分别给予健肾片和雷公藤多苷片治疗，检测各组大鼠肾组织转化生长因子β_1（TGF-β_1）含量及其mRNA表达。结果：健肾片可明显抑制IgA肾病模型肾组织中TGF-β_1的分泌及其mRNA表达。结论：健肾片抑制IgA肾病模型肾组织的TGF-β_1分泌作用可能是其治疗IgA肾病的作用机理之一。

[关键词] 健肾片 IgA肾病 TGF-β_1

IgA肾病是常见的肾小球疾病之一，在东亚地区及我国发病率占肾小球疾病的8.5%～21.6%。IgA肾病的发病机制尚未十分明确，近年研究发现细胞因子在IgA肾病发病过程中起重要作用。中药健肾片治疗IgA肾病的临床及实验研究已表明其对IgA肾病具有较好疗效，为了进一步探讨健肾片治疗IgA肾病的作用机制，我们观察了TGF-β_1在实验性IgA肾病大鼠肾组织中的含量及其mRNA表达，以及健肾片对此的影响。

1. 材料与方法

（1）主要试剂与药物：脂多糖（LPS）、dNTP、TaqDNA聚合酶、TGF-β_1检测试剂盒由美国Promega公司提供，总RNA提取试剂盒由博大科技生物公司提供，MMLV逆转录酶由美国Gibco公司提供，Oligo（dT）12～18锚定引物由上海生物工程公司提供。

健肾片：由黄芪、茯苓、泽泻、淫羊藿、青风藤、石韦等组成，江苏省中医院制剂部生产（批号：9703027）。雷公藤多苷片由江苏省泰州制药厂生产（批号：990806）。

牛血清白蛋白（BSA）由德国宝灵曼公司提供。葡萄球菌肠毒素 B（SEB）由军事医学科学院微生物流行病研究所提供（批号：9608）。酸化水的配制采用新鲜煮沸的蒸馏水中加盐酸的方法配制，密闭冷却后使用。0.1% BSA 酸化水由 1g BSA 加 1000mL 酸化水配制而成。

（2）主要仪器：核酸蛋白分析仪（DU530 美国 Beckman 公司），高速离心机（TGLL-18G 太仓市医疗器械厂），PCR 扩增仪（PE480 美国 Perkin Elmer 公司），自动洗板机（Columbusplus 奥地利 Tecman 公司）。

（3）实验动物：SD 纯种大鼠，雌性，体重（140 ± 10）g，由南京医科大学实验动物中心提供。

（4）模型制备：参考文献方法，隔日口服含 0.1% BSA 的酸化水，6 周后按 10mg/kg 每日 1 次定期尾静脉注射 BSA，连续 3d。8 周时按 0.4mg/kg，每周 1 次，连续 3 周，复加尾静脉注射 SEB，然后观察至第 12 周末。空白对照组注射同等量蒸馏水。于实验第 8 周开始分组灌胃给药，连续 5 周，健肾片高剂量组按 0.6g/（kg · d），健肾片低剂量组按 0.3g/（kg · d），雷公藤多苷片组按 5g/（kg · d）剂量分别灌胃，空白组及模型病理组分别灌服同等量的蒸馏水。于实验第 12 周末，取各组肾组织制成 10% 匀浆。

（5）肾组织 TGF-β_1 含量检测：按照 Promega 公司提供的 TGF-β_1 双抗体夹心（ELISA）检测方法检测。

（6）肾组织 TGF-β_1 mRNA 检测

①肾组织总 RNA 提取方法：将取出液氮冻存的大鼠肾组织，按照博大科技公司总 RNA 提取试剂盒所提供的异硫氰酸胍一步法（AGPC）提取肾组织总 RNA。经 200℃干燥 5h 的玻璃匀浆器中放置 1g 肾组织，加入 10mL Trizol 试剂后，充分匀浆混匀，取出 1mL 放入 1.5mL 离心管中，冰浴 10min。加入 0.5mL 氯仿，上下来回颠倒数次，稍静止出现分层，随即于 4℃、12000r/min 离心 15min。将上清液转移于另一支 1.5mL 离心管中，加入等体积的异丙醇混匀，−20℃放置 1h 后，于 4℃、离心 20min，沉淀即为所需要的总 RNA。加入 0.5mL 预冷的 75% 乙醇，洗涤沉淀，小心弃尽乙醇，在空气中自然干燥，然后加入 20μL PEPC 处理过的水溶解沉淀，即可使用或 −70℃保存备用。

② RNA 质量、纯度鉴定和浓度测定：取 2μL 总 RNA 样品溶于 2mL 超纯水中，

用核酸分析仪（紫外分光光度法）测 *OD* 值，以 OD_{260} 值计算浓度。质量浓度（g/L）=40×OD_{260}× 稀释倍数 /1000，以 OD_{260}/OD_{280} 的比值表示其纯度，比值在 1.8～2.0 之间为纯 RNA。

（7）逆转录－聚合酶链反应（RT-PCR）

①引物的设计与合成：TGF-β_1 PCR 引物按照文献报道的引物序列，由上海生物工程公司合成，上下游引物序列分别为：5'-GCCTCCGCATCCCACCTTTG-3',5'-GCGGGTGACTTCTTTGGCGT-3'，扩增基因片断长度为333bp。以 β-actin 作为内标，并按文献报道的引物序列由上海生物工程公司合成，其上下游引物序列分别为：5'-CTATCGGCAATGAGLGGTTC-3',5'-CT-TAGGAGTTGGGGGTGGCT-3'，扩增的基因片断长度为 762bp。

②逆转录（RT）各组样品按下列顺序加样：总 RNA（1μg/μL）,2μL；Oligo（dT）12～18（0.5μg/μL），1μL；5×Butter，4μL；DTT（0.1M），2μL；ddH$_2$O，9μL。各加 20μL 石蜡覆盖各组反应液，将各组 PCR 管置 70℃ 10min，立即放冰上 2min，按下列顺序加样：dNTP（10Mm），1μL；MMLV（200u/μL），1μL。将各组 PCR 管，37℃温育 60min，然后以 95℃，5min，灭活逆转录酶，置 −20℃保存备用。

③ 聚合酶链反应（PCR）：取上述各组逆转录产物，按下列顺序加样：cDNA，1μL；上游引物（0.5μM），1μL；下游引物（0.5μM），1μL；dNTP（10Mm），0.5μL；10×Buffer，2.5μL；ddH$_2$O，18.8μL；Taw（5u/μL），0.2μL；加适量石蜡油覆盖 PCR 反应液，然后用下列程序进行 PCR 扩增：94℃，2min；94℃，1min；64℃，1min；72℃，1min；72℃，7min；各组 PCR 产物及阳性对照 Maker 取 10μL 进行琼脂糖凝胶电泳，EB 染色，紫外灯下观察，拍照（β-actin 扩增条件与以上完全相同）。

（8）统计学方法：采用方差分析，多组比较采用 *Q* 检验。

2. 结果

（1）IgAN 模型：模型组动物尾静脉注射 SEB 后均有不同程度的神态萎靡、倦卧少动、皮毛蓬乱现象，空白组无明显变化。空白组与模型组 24h 尿蛋白定量的比较（315.11±15.68）g vs（449.00±263.24）g，具有统计学差异（$P < 0.05$），表明模型组大鼠 24h 尿蛋白定量明显升高。两组动物尿潜血检测结果经 Ridit 检验，具有统计学差异（$P < 0.01$），表明模型组大鼠尿潜血明显升高。空白组与模型组的血清尿素、肌酐含量比较（5.95±1.23）mmol/L vs（7.97±1.22）mmol/L，（61.39±20.46）μmol/L vs（76.24±35.40）μmol/L，血清尿素、肌酐 *P* 值均小于 0.05，具有统计学差异，显示模型组大鼠血清尿素、肌酐含量明显升高，表明模型大鼠有

肾功能损害。光镜检查结果：空白组大鼠肾小球体积正常，系膜区无明显增生，系膜基质未见增加，毛细血管袢开放良好。模型组大鼠肾小球体积增大，系膜区明显增宽，系膜细胞和系膜基质中、重度增生，未见新月体形成和明显硬化性损害。部分小管上皮细胞浊肿、灶性上皮细胞脱落，肾间质淋巴细胞浸润、纤维化。电镜检查结果显示，空白组大鼠肾小球系膜细胞增生不明显，毛细血管基底膜无明显病变，足突均匀分布，内皮细胞窗孔清晰；模型组大鼠肾小球系膜细胞略增生，系膜基质增多，肾小球系膜区及部分内皮下、上皮下有少量电子致密物沉积，上皮细胞足突融合或排列紊乱，部分肾小球毛细血管基底膜增宽、模糊。免疫组化检查结果显示，空白组大鼠肾小球 IgA、IgG、IgM、补体 C3 沉积呈阴性反应；模型组大鼠肾小球 IgA（+）、IgG（++）、补体 C3（++），系膜区和内皮下呈颗粒状沉积，IgM 沉积呈阴性反应。

（2）健肾片对 IgAN 大鼠模型肾组织 TGF-β_1 含量的影响结果：实验第 12 周末各组实验大鼠肾组织 TGF-β_1 含量的检测结果见表 4-68。

表 4-68　各组大鼠肾组织 TGF-β_1 含量比较（$\bar{x} \pm s$）

组别	n	TGF-β_1（OD 值）
空白组	10	0.69 ± 0.16
模型组	12	$1.03 \pm 0.08^{**}$
雷公藤多苷片组	12	$0.81 \pm 0.15^{\triangle\triangle}$
健肾片低剂量组	12	$0.46 \pm 0.18^{\triangle\triangle}$
健肾片高剂量组	12	$0.50 \pm 0.19^{\triangle\triangle}$

注：与空白组比较，**为 $P < 0.01$；与模型组比较，$^{\triangle\triangle}$为 $P < 0.01$。

由表可见，空白组与模型组大鼠肾组织 TGF-β_1 含量比较 $P < 0.01$，表明 IgA 肾病模型大鼠肾组织的 TGF-β_1 含量明显升高。雷公藤多苷片组、健肾片低剂量组和健肾片高剂量组与模型组大鼠肾组织 TGF-β_1 含量的比较，均为 $P < 0.01$，表明 3 个治疗组均可降低 IgAN 模型大鼠肾组织中的 TGF-β_1 含量。

（3）TGF-β_1 RT-PCR 结果：各组的总 RNA 各等量用 Oligo（dT）12 ～ 18 锚定引物进行转录，然后取逆转录产物各 1μL，用 TGF-β_1 引物进行扩增，均出现 333bp 的特异性扩增带。结果显示模型组的 TGF-β_1 cDNA 带最亮，其次为雷公藤多苷片组、健肾片低剂量组、健肾片高剂量组，空白组电泳带最暗。表明 3 个治疗组对大鼠 IgAN 模型肾组织 TGF-β_1 mRNA 表达均有抑制作用。

3. 讨论　IgA 肾病病理上以系膜细胞和基质增生、系膜区大量颗粒状 IgA 沉积为主要特点，IgA 肾病系膜细胞和基质增生，其发病机制是多种因素综合作用的结果，近年研究发现多种细胞因子作用与 IgA 肾病进展及肾衰竭有关。1978 年首次发现，经 Maloney 肉瘤病毒转化的细胞能分泌一种具有促进细胞转化作用的因子，名之为转化生长因子（transforming growth factor，TGF）。目前已知有 TGF-α、TGF-β 两种转化生长因子。TGF-β 是一种分子量为 25kD 的多肽二聚体，在哺乳动物中有 TGF-β_1、β_2、β_3 等 3 种异构体，这 3 种异构体的生物功能相似。TGF-β 作为一种多功能的细胞因子，以自分泌、旁分泌和内分泌的方式，通过细胞表面的复杂的受体信号传导途径调控细胞的增殖、分化和凋亡，特别在调控细胞外基质聚积中起中心调节作用，其主要机制有：①增加细胞外基质（ECM）的合成；②增加蛋白酶抑制因子的合成，减少细胞外基质的降解；③增强细胞表面与细胞外基质结合的受体－整合素的表达。在肾脏内 TGF-β 主要来源于肾小球系膜细胞、上皮细胞、内皮细胞、肾小管上皮细胞及浸润的单核细胞。有研究证实，在免疫介导和非免疫介导的肾小球损伤模型，TGF-β_1 的表达增加与 ECM 沉积相一致，体内运用 TGF-β 抗体中和，可阻断 ECM 的沉积。体外 TGF-β_1 刺激培养的各种肾小球、小管细胞，ECM 诸成分合成增加。将 TGF-β_1 cDNA 导入正常鼠体内，可产生肾小球硬化病变。因此，TGF-β 是肾小球疾病进展的重要介导因子。

本实验使用口服牛血清白蛋白加葡萄球菌肠毒素 B 感染的方法复制大鼠 IgA 肾病模型，同时观察实验动物肾组织 TGF-β_1 含量及其 mRNA 表达。结果发现，IgA 肾病模型大鼠肾组织 TGF-β_1 的分泌及其 mRNA 表达明显升高，表明 TGF-β_1 参与了 IgA 肾病的发病过程，对 IgA 肾病模型所见的 ECM 增加有重要意义。健肾片治疗组可明显抑制 IgA 肾病模型肾组织中 TGF-β_1 的分泌及其 mRNA 表达，显示健肾片在治疗 IgA 肾病过程中可抑制肾组织中 TGF-β_1 的升高，从而控制 ECM 的增生，延缓肾小球硬化的进展，取得治疗 IgA 肾病的疗效。病理检查也证实，健肾片治疗组 IgA 肾病大鼠的系膜区细胞外基质明显减少。

综上所述，TGF-β_1 在 IgA 肾病的发病过程中发挥重要作用，而中药健肾片对 IgA 肾病模型的 TGF-β_1 增加有明显抑制作用。因此，健肾片抑制 IgA 肾病模型肾组织的 TGF-β_1 分泌作用可能是其治疗 IgA 肾病的作用机理之一。

[中国中西医结合肾病杂志，2004，5（5）：25]

（五）健肾片对 IgA 肾病大鼠模型肾组织 LN、FN 局部沉积的影响

［摘要］ 目的：探讨健肾片治疗 IgA 肾病的机理。方法：采用口服牛血清白蛋白和葡萄球菌肠毒素 B 感染的复合方法，复制大鼠 IgA 肾病模型，并分别给予健肾片和雷公藤多苷片治疗，根据染色程度半定量分析各组肾组织内 LN、FN 的含量。结果：健肾片对 IgA 肾病模型肾组织中 LN、FN 的沉积具有明显的抑制作用。结论：健肾片可明显抑制 IgA 模型肾组织中 LN、FN 的沉积可能是其治疗 IgA 肾病的机理之一。

［关键词］ 健肾片　IgA 肾病　LN　FN

目前研究表明，IgA 肾病患者肾组织中的细胞外基质的积聚变化与 IgA 肾病的进展程度有关，而肾组织纤维连接蛋白（fibronectin，FN）、层粘连蛋白（laminin，LN）的变化可影响细胞外基质的积聚，通过研究调整 FN、LN 含量的方法来减轻肾脏细胞外基质的积聚，进而延缓肾功能衰竭的探讨已成为肾脏病研究的一个热门课题。本实验通过对中药健肾片影响 IgA 肾病大鼠模型肾组织 LN、FN 局部沉积的变化，进一步探讨了健肾片治疗 IgA 肾病的作用机理。

1. 材料

（1）药品及试剂：健肾片由黄芪、茯苓、泽泻、淫羊藿、青风藤、石韦等组成，江苏省中医院制剂部生产，批号为 9703027。雷公藤多苷片由江苏省泰州制药厂生产，批号为 990806。小牛血清白蛋白（BSA）由 BOEHRINGERMANNHEIM（宝灵曼）公司提供。葡萄球菌肠毒素 B（SEB）由军事医学科学院微生物流行病研究所提供，批号为 9608。

酸化水的配制：采用新鲜煮沸的蒸馏水中加盐酸的方法（每 500mL 加 10% 盐酸 116mL）配制，密闭冷却后使用。0.1% BSA 酸化水由 1g BSA 加 1000mL 酸化水配制而成。

（2）动物：SD 纯种大鼠，雌性，体重（140±10）g，由南京医科大学实验动物中心提供，实验在江苏省中医院临床药理研究中心进行，动物饲养室符合二级标准。所有大鼠实验前 3 天均做尿蛋白、尿潜血（试纸法）检查，排除非健康实验动物对实验结果的影响。

2. 实验方法

（1）IgA 肾病造模方法：按参考文献方法，隔日口服含 0.1% BSA 的酸化水，6

周后按 10mg/kg 每日 1 次定期尾静脉注射 BSA，连续 2 天。8 周时按 0.4mg/kg，每周 1 次，连续 3 周，复加尾静脉注射 SEB，然后观察至第 12 周末。空白对照组注射同等量蒸馏水。

（2）实验分组：将实验动物随机分为 5 组，空白对照组（n=10），模型病理组（n=12），健肾片高剂量组（n=12），健肾片低剂量组（n=12），雷公藤多苷片组（n=12）。

（3）给药方法：于实验第 8 周开始灌胃，每日 1 次，连续 5 周，健肾片高剂量组按每日 0.6g/kg，健肾片低剂量组按每日 0.3g/kg，雷公藤多苷片组按每日 5mg/kg 剂量分别灌胃，空白组及模型病理组分别灌服同等量的蒸馏水。

（4）检测指标：实验第 12 周末分别处死大鼠，迅速取出肾脏，经肾门冠状面取组织厚 2mm，用抗鼠 LN、FN 小鼠单克隆抗体进行免疫组织化学酶复合法（ABC 法）染色。将染色的切片用光镜进行观察，根据肾组织内 LN、FN 沉积，沉积量及染色程度分为以下 5 个等级。0：所观察的肾组织内未见到阳性染色。（±）：所观察的肾组织内不足 10% 的面积染色阳性。（+）：所观察的肾组织内 11% ～ 25% 的面积染色阳性。（++）：所观察的肾组织内 26% ～ 50% 的面积染色阳性。（+++）：所观察的肾组织内大于 51% 的面积染色阳性。

3. 统计方法　以上数据，多组间的比较采用秩和检验及 *Ridit* 分析。

4. 实验结果

（1）LN：所有肾组织中都有 LN 沉积反应，但空白组以 ± 为主，病理组以（+ ～ ++）为主，而 3 个治疗组皆以（± ～ +）为主（见表 4-69）。经秩和检验，各组间有非常显著性差异（χ^2=14.514，P=0.0058）。经 *Ridit* 分析，病理组和空白组之间、健肾片高剂量组与病理组之间，有显著性差异（$P < 0.05$），说明病理模型组的造模成功，并说明健肾片高剂量组对 LN 沉积改善确实有效。

表 4-69　各组肾组织 LN 沉积比较表

组别	n	0	±	+	++	+++
空白组	10	0	8	2	0	0
模型组	12	0	1	6	5	0
雷公藤多苷片组	12	0	6	4	2	0
健肾片低剂量组	12	0	5	6	1	0
健肾片高剂量组	12	0	7	4	1	0

（2）FN：几乎所有肾组织中都出现 FN 沉积反应。其中空白对照组以（±）为

主；病理组以（+～++）为主；而治疗组皆以（±～+）为主，并且在肾间质中较少见 FN 沉积（见表 4-70）。经秩和检验，各组间有非常显著性差异（χ^2=14.82，P=0.005）。经 Ridit 分析，病理组和空白组之间、健肾片高剂量组与病理组之间，有显著性差异（$P<0.05$），说明病理模型组的造模成功，并说明健肾片高剂量组对 FN 沉积改善确实有效。

表 4-70　各组肾组织 FN 沉积比较表

组别	*n*	0	±	+	++	+++
空白组	10	0	7	3	0	0
模型组	12	0	1	4	7	0
雷公藤多苷片组	12	0	3	6	3	0
健肾片低剂量组	12	0	3	5	4	0
健肾片高剂量组	12	0	5	6	1	0

5. 讨论　LN 是构成基底膜的成分之一，其分子量为 850kD，由三条不同的多肽链组成。在正常肾组织的肾小球基底膜、系膜区、包曼囊、肾小管基底膜存在。LN 具有细胞黏附和细胞运动促进作用以及细胞增殖促进作用，其在各种肾炎组织中增加被认为对肾炎的发生、发展起重要作用。LN 对细胞外基质的影响，主要是与 Ô 型胶原、硫酸乙酰肝素蛋白多糖（HSPG），其他非胶原糖蛋白（如巢原蛋白）结合，介导细胞外基质的黏附及调控细胞的行为。有报道发现 IgAN 患者尿中 LN 的含量均较正常人明显增高。因此，通过调整 LN 的含量以减轻细胞外基质增生的病理损害已被认为是治疗 IgAN，延缓肾小球硬化发生的措施之一。本研究发现，中药健肾片可以明显减轻 LN 在 IgAN 模型肾组织中的沉积，抑制肾组织细胞外基质的增生，表明健肾片治疗 IgAN 的作用机理之一与调整 IgAN 肾组织中 LN 的沉积有关。

FN 的分子量为 550kD，多由 A 和 B 两条多肽链经二硫键结合而成，可结合一个或多个纤维素、胶原或细胞受体。它在肾小球内分布于 GBM 和系膜区，是细胞外基质成分之一，既可与细胞外基质其他大分子结合，又可与细胞结合。其生理作用主要是具有较强细胞黏附活性，通过细胞表面受体整合素介导传达控制细胞增殖、分化和细胞凋亡的信号。作为基质的黏附因子具有细胞移动因子的作用，特别在创伤愈合的过程中炎症活动强的时期出现，形成间质性胶原沉积的基础，在纤维形成的过程中起重要作用。有研究认为，IgAN 患者肾组织中 FN 分布与系膜增宽程度平行，并在新月体、严重系膜增生及肾小球硬化区明显增多；IgAN 肾小球系膜区 FN 与系膜细胞增生、肾小球损伤程度及肾小管间质损伤程度均呈正相关。因此，抑制 FN 的过度增生，对于减轻细胞外基质增生损害，延缓肾组织的纤维化具有积极意义。本研究证实，健肾片对于 IgAN 模型肾组织中 FN 的沉积具有较明显的抑制作用，从而提示健肾片治疗 IgAN 的作用机制与抑制 IgAN 肾组织 FN 的增生，减轻细胞外基质的增生损害的作用有关。

IgA 肾病的临床表现和不良预后的发生与其由细胞外基质增生所导致的纤维化发生有关。而 LN、FN 是细胞外基质的重要成分之一，影响着细胞外基质的生理作用及病理损害，调整 IgAN 肾组织中 LN、FN 的含量，减轻肾脏细胞外基质增生的损害，对于延缓 IgAN 的病理进展具有重要意义。本研究表明，中药健肾片可明显抑制 IgAN 模型肾组织中 LN、FN 的沉积，减轻细胞外基质的增生损害，可能是其发挥对于 IgAN 治疗作用的机理之一。

[辽宁中医杂志，2004，31（3）：19]

第四节　肾炎灵片（颗粒）新药研究

一、肾炎灵片的制剂处方及质量标准

【处方】黄芪、山茱萸、雷公藤，等。

【性状】本品为薄膜衣片，除去薄膜衣后，显棕褐色，味微苦。

【鉴别】

（1）取本品 10 片，除去薄膜衣后，研细，加甲醇适量，置水浴上加热回流提取 1h，提取液回收甲醇并浓缩至干，残渣加水 10mL，微热使溶解，用水饱和的正丁醇振摇提取 3 次，每次 30mL，合并正丁醇提取液，用氨试液洗涤 2 次，每次 50mL，弃去氨液，正丁醇液蒸干，残渣用甲醇溶解并转移至 2mL 量瓶内，加甲醇至刻度，摇匀，作为供试品溶液。另取黄芪甲苷对照品，加甲醇制成每 1mL 含 1mg 的溶液，作为对照品溶液。照薄层色谱法（《中国药典》2000 年版）试验，吸取供试品溶液、对照品溶液各 5μL，分别点于同一硅胶 G 薄层板上，以氯仿 – 甲

醇－水（13∶6∶2）10℃以下放置过夜的下层溶液为展开剂，展开，取出，晾干，喷以10%硫酸乙醇溶液，在100℃加热至斑点显色清晰，在与对照品色谱相应的位置上，显相同颜色的斑点。

（2）取本品5片，除去薄膜衣后，研细，置索氏提取器中，加乙酰50mL，加热回流提取至无色，提取液回收乙醚至干，残渣用石油醚（30～60℃）振摇提取3次（每次乙醚用量为30mL），倾去石油醚，残渣加甲醇5mL使溶解，作为供试品溶液。另取熊果酸对照品，加甲醇制成每1mL含0.5mg的溶液，作为对照品溶液。照薄层色谱法（《中国药典》2000年版）试验，吸取供试品溶液、对照品溶液各5μL，分别点于同一硅胶G板上，以环己烷－氯仿－乙酸乙酯（20∶5∶8）为展开剂，展开，取出，晾干，喷以10%硫酸乙醇溶液，110℃加热5～7min。供试品色谱中，在与对照品色谱相应的位置上，显相同颜色的斑点。

（3）取本品5片，除去薄膜衣后，研细，加石油醚（30～60℃）30mL，超声处理30min，弃去石油醚挥干，残渣加氯仿35mL和浓盐酸3mL，加热回流提取1h，滤过，滤液蒸干，残渣加甲醇5mL使溶解，作为供试品溶液。另取甘草次酸对照品，加甲醇制成每1mL含0.5mg的溶液，作为对照品溶液。照薄层色谱法（《中国药典》2000年版）试验，吸取供试品溶液、对照品溶液各5μL，分别点于同一硅胶GF_{254}板上，以甲苯－乙酸乙酯－甲酸（30∶15∶1）为展开剂，展开，取出，晾干，置紫外光灯下检视。供试品色谱中，在与对照品色谱相应的位置上，显相同颜色的斑点。

【检查】应符合《中国药典》2000年版一部片剂项下有关的各项规定。

【功能与主治】补脾益肾、益气养阴、解毒和络、清热利湿。用于慢性原发性肾小球疾病肾虚湿热证。

【用法与用量】口服，每日3次，每次4片。

【规格】每片0.40g。

【包装】每瓶装50片，药用塑料瓶。

【贮藏】密封，置阴凉干燥处。

二、肾炎灵片与功能主治有关的主要药效学试验及文献资料

肾炎灵对阳离子化牛血清白蛋白（C-BSA）所致大鼠膜性肾病及用嘌呤霉素所致大鼠微小病变型肾病的影响

［摘要］ 用阳离子化牛血清白蛋白（C-BSA）制作大鼠膜性肾病（MN）模型

及用嘌呤霉素制作大鼠微小病变型肾病模型获得成功。用肾炎灵干粉低（Ⅰ）、中（Ⅱ）、高（Ⅲ）剂量给两种 CGN 模型连续灌服 4 周。结果表明：①肾炎灵对 C-BSA 所致膜性肾病大鼠的尿蛋白有明显的降低作用，低、中、高剂量组疗效明显优于模型对照组（$P<0.01$）；并能降低血肌酐、尿素氮，提高内生肌酐清除率，升高血浆白蛋白，降低胆固醇、甘油三酯，且中、高剂量组均具有明显的利尿作用；肾炎灵能减轻膜性肾病大鼠肾小球毛细血管基底膜的增厚和 C3、IgG 沉积的荧光反应，减少上皮下电子致密物的沉积，免疫荧光、光镜、电镜比较，肾炎灵组病理损害明显轻于模型对照组。②肾炎灵对嘌呤霉素所致微小病变型肾病大鼠的尿蛋白有显著的降低作用，低、中、高剂量组疗效明显优于模型对照组（$P<0.01$）；并能降低血肌酐、尿素氮，升高血浆白蛋白，降低胆固醇、甘油三酯，且中、高剂量组具有明显的利尿作用；肾炎灵能减轻微小病变型肾病大鼠肾小球上皮细胞足突肿大，减少细胞质内空泡变性，光镜、电镜比较，肾炎灵组病理损害明显轻于模型对照组。③利尿试验表明：肾炎灵可以增加水负荷大鼠的排尿量，促进钠、钾、氯离子的排泄。④肾炎灵能显著降低模型大鼠低切、高切全血比黏度；显著降低血浆比黏度与血沉。表明肾炎灵具有一定的改善膜性肾病和微小病变型肾病的效果；具有一定的利尿和活血化瘀作用。

目的：根据肾炎灵的功效与主治，通过药效学试验，主要观察肾炎灵对两种 CGN 动物模型的作用；观察肾炎灵的利尿作用和对血液流变学的影响，寻求其发挥作用的有效剂量，为临床进一步研究提供实验依据。

1. 材料

（1）药物：肾炎灵干粉，肾炎灵片原料药，由江苏康缘药业股份有限公司提供，批号 010215。每克干粉含生药 9.4g，成人日用量生药 45g/60kg，相当于肾炎灵片为 4.8g/60kg。临用前用蒸馏水将干粉配制成 0.01g/mL（相当于生药 0.09g/mL）、0.03g/mL（相当于生药 0.28g/mL）、0.09g/mL（相当于生药 0.85g/mL）三种浓度的混悬液。雷公藤多苷片，浙江得恩德制药有限公司出品，批号 000727，将该药粉碎过 120 目筛，每克干粉含雷公藤多苷 0.14g，成人日用量 0.06g/60kg，临用前用蒸馏水配制成 0.37mg/mL 浓度的雷公藤多苷片混悬液。嘌呤霉素（Puromycin，造模药物），Sigma 化学公司，批号 10278。复方丹参颗粒，江苏康缘药业股份有限公司出品，批号 010524，规格为每袋 1g，成人日用量 3g。将该药粉碎过 120 目筛，加蒸馏水配制成 0.0108g/mL 浓度的复方丹参颗粒混悬液（按药品量计算）。

（2）主要试剂：无水乙二胺，上海试剂一厂，批号：000210；碳化二亚胺，美国 Sigma 公司，批号：1531H；牛血清白蛋白，美国 Amresco 公司，批号：0517H；弗氏不完全佐剂，Gibco 公司，批号：1079128；生理盐水，南京小营制药厂，批号：001223；肌酐液体试剂（碱性苦味酸法），北京中生生物工程高技术公司，批号：001006；尿素试剂盒（尿素酶法），北京中生生物工程高技术公司，批号：001001；白蛋白液体试剂盒（溴甲酚绿法），北京中生生物工程高技术公司，批号：000908；胆固醇试剂盒（CHOO-PAP 法），北京中生生物工程高技术公司，批号：000902；甘油三酯试剂盒（GPO-PAP 法），北京中生生物工程高技术公司，批号：000910；尿蛋白试剂盒（化学比色法），英国 RANDOX 公司，批号：3971H；羊抗鼠免疫荧光抗体（FITC）IgG，北京中山生物技术有限公司，批号：45501；兔抗人免疫荧光抗体（FITC）C3 补体，北京中山生物技术有限公司，批号：038（101）。

（3）主要仪器：REVCO-80℃超低温冰箱，MILLIPORE 纯水净化系统，TGL-16G 台式高速离心机，DKB-8A 型电热恒温水槽（上海精密实验设备有限公司），HG75-3A 型电热恒温两用箱（南京实验仪器厂），LDZ5-2 型离心机（北京医用离心机厂），筒形大白鼠固定器（江苏省张家港市医用生理器械厂），SHANDON 冷冻切片机，AO 荧光显微镜，JEM-1200EX 透射电镜。

（4）动物：健康 Wistar 大鼠，清洁级，日龄 42 天，体重（180±20）g，购自中国科学院上海实验动物中心（合格证：中科院动管会 003 号）。

（5）饲料：大鼠全价颗粒饲料，由江苏省卫生厅药事中心江浦振新实验动物饲料厂提供。

（6）实验条件：实验过程中大鼠自由摄食、饮水，室内温度控制在 18 ～ 24℃，相对湿度保持在 40% ～ 70%。工作照度为 150 ～ 300Lux，昼夜明暗交替时间（h）：10/14。

2. 方法

（1）肾炎灵对阳离子化牛血清白蛋白（C-BSA）所致大鼠膜性肾病的影响

①模型制作：参照 Border 等方法用 C-BSA 制作大鼠膜性肾病模型。根据 Border 方法，将牛血清白蛋白经碳化二亚胺处理后制成阳离子化牛血清白蛋白（C-BSA），冷冻干燥后测等电点（PI）=10，贮存在 -80℃冰箱中备用。取雄性健康 Wistar 大鼠 60 只，适应性饲养一周，随机取 10 只作为正常对照组，其余 50 只造模。首先预免疫，将 1.1mg C-BSA 溶于 0.55mL 生理盐水中，与等量不完全弗氏佐剂充分乳化，每只造模大鼠分多点皮下注射。预免疫后对造模的 50 只大鼠进行称重，按

体重随机分成5组。一周后正式免疫，将C-BSA用生理盐水配制成4mg/mL浓度的溶液，每只造模大鼠隔日一次尾静脉注射C-BSA 4mg，正常对照组大鼠隔日尾静脉注射等体积生理盐水，连续4周。

②分组及用药剂量

正常对照组：正常大鼠10只，灌服蒸馏水3mL，每日1次；模型对照组：造模大鼠10只，灌服蒸馏水3mL，每日1次；雷公藤多苷片对照组：造模大鼠10只，每只灌服浓度为0.37mg/mL的雷公藤多苷片混悬液3mL，每日1次，每日用药剂量0.0055g/kg，相当于人体用药等效剂量的1.0倍；肾炎灵低剂量组：造模大鼠10只，每只灌服浓度为0.01g/mL（相当于生药0.09g/mL）肾炎灵混悬液3mL，每日1次，每日用药剂量0.15g/kg（合生药1.41g/kg），相当于人体用药等效剂量的0.3倍；肾炎灵中剂量组：造模大鼠10只，每只灌服浓度为0.03g/mL（相当于生药0.28g/mL）肾炎灵混悬液3mL，每日1次，每日用药剂量0.45g/kg（合生药4.23g/kg），相当于人体用药等效剂量的0.92倍；肾炎灵高剂量组：造模大鼠10只，每只灌服浓度为0.09g/mL（相当于生药0.85g/mL）肾炎灵混悬液3mL，每日1次，每日用药剂量1.35g/kg（合生药12.69g/kg），相当于人体用药等效剂量的2.74倍。

大鼠用药量均按文献方法换算，肾炎灵治疗组剂距比1∶3∶9。

③给药时间：从正式免疫后开始连续给药4周。

④检测指标：用药前及用药2周、4周分别收集24h尿标本，测定尿量，检测24h尿蛋白定量（UTP）、24h尿肌酐（Ucr）。

用药2周、4周分别眼眶静脉丛采血检测血清肌酐（Scr）、尿素氮（BUN）、白蛋白（ALB）、胆固醇（CHO）、甘油三酯（TG）。

用药结束后每组大鼠取新鲜肾组织做免疫荧光检查。制作冰冻切片后滴加荧光抗体，在荧光显微镜下放大400倍观察，记录荧光强度，每个标本分别选取5个肾小球，用柯达400（27定）胶卷摄片，曝光指数设定为800，测定自动曝光时间（s），求出平均值。

每组大鼠取肾组织标本分别进行HE染色、PAS染色、PAM染色、Masson染色做光镜检查，并做超薄切片进行电镜检查。参照章友康等方法测量肾小球直径和肾小球内细胞数。光镜下放大400倍，肾小球直径为每张切片中5个最大肾小球直、横径的平均值，肾小球细胞数为每张切片中5个最大肾小球细胞数的平均值。

病理组织学检查由江苏省中医院病理科、南京军区总院病理科电镜室、南京医科大学儿科肾脏病研究所承担。

⑤统计方法：采用最小显著差法（LSD 法）和方差分析法（*F* 检验）进行统计分析。

（2）肾炎灵对嘌呤霉素所致大鼠微小病变型肾病的影响

①模型制作：雄性 Wistar 大鼠 60 只，购回后适应性饲养一周，按体重随机分为 6 组，每组 10 只，取其中 1 组作为正常对照组，其余 50 只造模。参照文献方法造模。每日给造模大鼠腹腔注射 1% 嘌呤霉素 10mg/kg，从第 1 次注射日算起连续 1 周。

②分组及用药剂量：同前。

③给药时间：从第一次注射嘌呤霉素起，连续给药 4 周。

④检测指标：同前。病理组织学检查由江苏省中医院病理科、南京军区总院病理科电镜室承担。

⑤统计方法：同前。

（3）肾炎灵片对大鼠尿量的影响

①分组及用药剂量：生理盐水组：雄性 Wistar 大鼠 10 只，每只灌服生理盐水 3mL，每日 1 次；雷公藤多苷片对照组：雄性 Wistar 大鼠 10 只，每只灌服浓度为 0.37mg/mL 的雷公藤多苷片混悬液 3mL，每日 1 次，每日用药剂量 0.0055g/kg；试验药物分组及剂量同前。

②步骤：取雄性 Wistar 大鼠称重后置代谢笼中适应 24h，按 2.5mL/100g 灌服 5% 葡萄糖盐水，作为水负荷，收集 2h 尿液，凡排尿量为水负荷 40% 以上者为合格动物。取合格动物，随机分为 5 组，每组 10 只，禁食 15h 后，给予水负荷 5% 葡萄糖盐水 2.5mL/100g，30min 后，按上述剂量给药组灌胃给药，对照组灌胃给生理盐水，给药后压迫大鼠下腹，使膀胱中余尿排尽，然后置代谢笼中收集 5h 尿液，最后同法压迫下腹，使尿液排入代谢漏斗内，比较各组尿量。

③用 $AgNO_3$ 将尿中 Cl^- 沉淀为 AgCl；过量的 $AgNO_3$ 与 K_2CrO_4 指示剂作用，形成橘红色 Ag_2CrO_4，标志终点。用吸管准确吸取 1.0mL。置蒸发皿中，加蒸馏水 10mL 和 20% K_2CrO_4 滴，慢慢滴入 $AgNO_3$，边滴边摇，至呈不褪色的橘红色为止，记录消耗 $AgNO_3$ 标准液数。

Cl^- 浓度＝ $AgNO_3$ 的毫升数 ×0.606×100=Cl^-mg/100mL（$AgNO_3$ 标准液相当于 0.606mg Cl^-）

④ Na^+、K^+ 用火焰光度法测定，测定尿钠时，准确吸取尿样 0.2mL，加去离子水 9.8mL；测尿钾时，准确吸取尿样 0.5mL，加去离子水 9.5mL，稀释后的尿样进行检测。

尿样中浓度 Na^+（K^+）$=C_0\times A_x/A_0\times$ 稀释倍数

C_0：标准液中 Na^+（K^+）浓度，A_x：标准液读数，A_0：尿样读数。

（4）肾炎灵片对大鼠血液流变学的影响

①分组及用药剂量　空白对照组：Wistar 大鼠 10 只，雌雄各半，每只灌服蒸馏水 5mL。血瘀模型组：Wistar 大鼠 10 只，雌雄各半，每只灌服蒸馏水 5mL。复方丹参颗粒组：Wistar 大鼠 10 只，雌雄各半，以 0.0108g/mL 的复方丹参颗粒混悬液灌胃，每只灌服 5mL。肾炎灵低、中、高剂量组：每组大鼠 10 只，雌雄各半，分别用蒸馏水配成浓度为 0.006g/mL、0.018g/mL、0.054g/mL 的肾炎灵混悬液，每只灌服 5mL。

②步骤　取 Wistar 雄性大鼠 60 只，体重（180±20）g，随机分为 6 组，即对照组、血瘀模型组、复方丹参颗粒组，肾炎灵片低、中、高 3 个剂量组，空白对照组与血瘀模型组每天用冷开水灌胃（每只 5mL），连续 7d；阳性药组与给药组依次按上述剂量给药，给药体积均为每只 5mL，连续 7d。于第 7 天除空白组外，其余各组均造模，即皮下注射 Adr 0.08mL/100g，共 2 次，2 次间隔 4h，在 2 次注射 Adr 之间（前后各间隔 2h）将大鼠浸入冰水中 5min，处置后停食不停水；第 8 天所有动物颈动脉插管放血，肝素抗凝，分别取适量血，测定全血比黏度（全血流速 /NS 流速，分别计算低切、中切、高切），血沉，全血测试完毕后，剩余血样以 2000r/min 离心 10min，取上清液即血浆，测血浆比黏度（血浆流速 /NS）。记录数据并采用组间 t 检验法检验。

3. 结果

（1）肾炎灵对 C-BSA 所致大鼠膜性肾病的影响

①一般状况及尿量变化见表 4-71、表 4-72。

表 4-71　肾炎灵对 C-BSA 所致膜性肾病大鼠体重的影响（g，$\bar{x}\pm s$）

组别	剂量（g/kg）	给药前体重	给药后体重			
			1 周	2 周	3 周	4 周
正常对照组	-	198.50±12.92	213.00±16.02	229.50±15.36	244.00±13.08	262.00±14.57
模型对照组	-	200.00±10.27	203.5±11.80	208.50±11.80	213.89±13.18*	223.75±15.35*
雷公藤多苷片组	0.0055	199.0±9.07	207.00±10.06	218.00±10.06	230.00±14.36	247.50±17.93△
肾炎灵Ⅰ组	0.15	200.00±11.79	203.50±13.75	210.50±14.23	221.00±15.95	234.00±16.47
肾炎灵Ⅱ组	0.45	201.50±9.44	209.00±11.74	220.00±13.33	234.00±14.87	249.50±16.24△
肾炎灵Ⅲ组	1.35	199.00±12.20	205.00±13.54	217.00±14.94	233.50±17.33	251.50±19.01△

注：与正常对照组比较，* 为 $P<0.05$。与模型对照组比较，△为 $P<0.05$。

表 4-72　肾炎灵对 C-BSA 所致膜性肾病大鼠尿量的影响（mL/24h，$\bar{x} \pm s$）

组别	剂量（g/kg）	给药前	给药后 2 周	4 周
正常对照组	-	12.5 ± 13.43（10）	13.16 ± 5.76（10）	12.43 ± 2.75（10）
模型对照组	-	13.29 ± 5.02（10）	8.65 ± 3.24*（10）	7.30 ± 3.90*（8）
雷公藤多苷片组	0.0055	13.01 ± 4.96（10）	12.50 ± 2.95△（10）	12.95 ± 2.97△（8）
肾炎灵Ⅰ组	0.15	12.85 ± 3.87（10）	10.23 ± 4.98（10）	9.38 ± 3.48（10）
肾炎灵Ⅱ组	0.45	13.85 ± 4.26（10）	14.45 ± 9.04△△（10）	13.21 ± 4.66△△（10）
肾炎灵Ⅲ组	1.35	12.74 ± 3.62（10）	14.96 ± 13.32△△（10）	16.49 ± 8.69△△（10）

注：①与正常对照组比较，*为 $P < 0.05$，**为 $P < 0.01$。与模型对照组比较，△为 $P < 0.05$，△△为 $P < 0.01$。②“（）”内为动物数。

造模各组大鼠，造模后均出现精神不振，反应迟钝，喜拱背扎堆，毛发欠光泽，饮食减少，活动量少，体重增长缓慢，大便稀溏等。模型对照组大鼠有的出现腹胀大，会阴部水肿，有的处死时剖腹可见大量腹水。治疗组与模型对照组相比程度要轻，一般状况要好于模型对照组。治疗组体重增加高于模型对照组，肾炎灵Ⅱ、Ⅲ组体重明显高于模型对照组，$P < 0.05$。造模后，模型对照组大鼠尿量明显减少，肾炎灵Ⅱ、Ⅲ组尿量明显大于模型对照组，$P < 0.01$。实验过程中，模型对照组、雷公藤多苷片组大鼠各死亡 2 只，其中 1 只因采血不慎致失血过多而死亡，其余 3 只死亡大鼠肤色苍白，形体瘦弱，死亡后解剖见腹腔有大量腹水，肾脏及其他脏器未见明显异常。

② 24h 尿蛋白定量的变化见表 4-73。

表 4-73　肾炎灵对 C-BSA 所致膜性肾病大鼠 24h 尿蛋白的影响（mg/24h，$\bar{x} \pm s$）

组别	剂量（g/kg）	给药前	给药后 2 周	4 周
正常对照组	-	3.75 ± 2.04（10）	6.44 ± 1.49（10）	7.28 ± 0.83（10）
模型对照组	-	3.43 ± 1.87（10）	178.76 ± 26.18**（10）	240.93 ± 31.38**（8）
雷公藤多苷片组	0.0055	3.65 ± 1.48（10）	48.9 ± 79.08△△（10）	32.75 ± 5.92△△（8）
肾炎灵Ⅰ组	0.15	3.82 ± 1.98（10）	99.75 ± 45.80△△（10）	64.31 ± 18.56△△（10）
肾炎灵Ⅱ组	0.45	3.36 ± 1.08（10）	44.30 ± 9.01△△（10）	28.58 ± 9.07△△（10）
肾炎灵Ⅲ组	1.35	3.79 ± 1.36（10）	40.36 ± 13.00△△（10）	25.94 ± 4.78△△（10）

注：①与正常对照组比较，*为 $P < 0.05$，**为 $P < 0.01$。与模型对照组比较，△为 $P < 0.05$，△△为 $P < 0.01$。②“（）”内为动物数。

造模后，大鼠尿蛋白明显升高，模型组与正常组比较 $P < 0.01$。肾炎灵组Ⅰ、Ⅱ、Ⅲ组尿蛋白明显低于模型对照组（$P < 0.01$）。给药 2 周时即起效，4 周时非常明显。

③血肌酐和尿素氮的变化见表 4-74。

大鼠造模后血肌酐、尿素氮升高，模型组最高，肾炎灵组均有降低，Ⅰ、Ⅱ、Ⅲ组明显低于模型组（$P < 0.01$）。

表 4-74　肾炎灵对 C-BSA 所致膜性肾病大鼠血肌酐和尿素氮的影响（$\bar{x} \pm s$）

组别	剂量（g/kg）	Scr（μmmol/L）		BUN（mmol/L）	
		2 周	4 周	2 周	4 周
正常对照组	-	93.63 ± 6.72（10）	95.50 ± 4.00（10）	4.08 ± 0.53（10）	4.14 ± 1.32（10）
模型对照组	-	144.50 ± 25.70** （10）	162.25 ± 15.21** （10）	25.11 ± 3.53** （10）	37.92 ± 9.77** （8）
雷公藤苷片组	0.0055	109.75 ± 8.61 △△（10）	122.75 ± 8.7 △△（10）	12.57 ± 5.17 △△（10）	17.15 ± 6.20 △△（8）
肾炎灵Ⅰ组	0.15	116.13 ± 10.30 △（10）	133.63 ± 14.32 △△（10）	18.58 ± 4.51 △△（10）	29.14 ± 4.29 △△（10）
肾炎灵Ⅱ组	0.45	107.50 ± 7.45 △△（10）	117.38 ± 5.18 △△（10）	11.70 ± 5.41 △△（10）	15.43 ± 7.03 △△（10）
肾炎灵Ⅲ组	1.35	103.63 ± 5.45 △△（10）	114.88 ± 11.89 △△（10）	6.38 ± 1.14 △△（10）	13.42 ± 5.49 △△（10）

注：①与正常对照组比较，* 为 $P < 0.05$，** 为 $P < 0.01$。与模型对照组比较，△为 $P < 0.05$，△△为 $P < 0.01$。②“（）”内为动物数。

表 4-75　肾炎灵对 C-BSA 所致膜性肾病大鼠血浆白蛋白的影响（g/L，$\bar{x} \pm s$）

组别	剂量（g/kg）	2 周	4 周
正常对照组	-	36.50 ± 0.53（10）	38.13 ± 0.83（10）
模型对照组	-	21.25+2.92** （10）	25.13 ± 2.42** （8）
雷公藤多苷片组	0.0055	30.00 ± 2.67 △△（10）	34.13 ± 2.47 △△（8）
肾炎灵Ⅰ组	0.15	26.63 ± 0.74 △△（10）	30.00 ± 1.60 △△（10）
肾炎灵Ⅱ组	0.45	30.75 ± 1.39 △△（10）	34.25 ± 2.82 △△（10）
肾炎灵Ⅲ组	1.35	31.13 ± 3.09 △△（10）	34.63 ± 2.97 △△（10）

注：①与正常对照组比较，* 为 $P < 0.05$，** 为 $P < 0.01$；与模型对照组比较，△为 $P < 0.05$，△△为 $P < 0.01$。②“（）”内为动物数。

④血浆白蛋白的变化见表 4-75。

大鼠造模后血浆白蛋白下降，模型组与正常组比较差异显著（$P < 0.01$）。给药 2 周、4 周时，肾炎灵Ⅰ、Ⅱ、Ⅲ组血浆白蛋白均明显高于模型组（$P < 0.01$）。

⑤胆固醇与甘油三酯的变化见表 4-76。

表 4–76　肾炎灵对 C–BSA 所致膜性肾病大鼠胆固醇、甘油三酯的影响（mmol/L，$\bar{x} \pm s$）

组别	剂量（g/kg）	CHO		TG	
		2 周	4 周	2 周	4 周
正常对照组	-	1.77 ± 0.35（10）	1.48 ± 0.09（10）	1.19 ± 0.13（10）	1.31 ± 0.29（10）
模型对照组	-	5.09 ± 1.03**（10）	5.06 ± 0.55**（8）	6.96 ± 4.52**（10）	7.47 ± 3.63**（8）
雷公藤苷片组	0.0055	2.23 ± 0.42$^{\triangle\triangle}$（10）	2.03 ± 0.34$^{\triangle\triangle}$（8）	2.14 ± 0.74$^{\triangle\triangle}$（10）	1.78 ± 0.23$^{\triangle\triangle}$（8）
肾炎灵Ⅰ组	0.15	3.14 ± 0.66$^{\triangle\triangle}$（10）	2.65 ± 0.65$^{\triangle\triangle}$（10）	2.89 ± 1.03$^{\triangle\triangle}$（10）	2.87 ± 0.58$^{\triangle\triangle}$（10）
肾炎灵Ⅱ组	0.45	2.12 ± 0.45$^{\triangle\triangle}$（10）	1.99 ± 0.36$^{\triangle\triangle}$（10）	1.73 ± 0.37$^{\triangle\triangle}$（10）	1.58 ± 0.47$^{\triangle\triangle}$（10）
肾炎灵Ⅲ组	1.35	2.07 ± 0.54$^{\triangle\triangle}$（10）	1.83 ± 0.32$^{\triangle\triangle}$（10）	1.53 ± 0.47$^{\triangle\triangle}$（10）	1.52 ± 0.37$^{\triangle\triangle}$（10）

注：①与正常对照组比较，*为 $P < 0.05$，**为 $P < 0.01$；与模型对照组比较，$^{\triangle}$为 $P < 0.05$，$^{\triangle\triangle}$为 $P < 0.01$。②“（）”内为动物数。

造模后模型组大鼠胆固醇、甘油三酯均升高，与正常组比较 $P < 0.01$。给药 4 周后，肾炎灵Ⅰ、Ⅱ、Ⅲ组 CHO、TG 均明显低于模型组（$P < 0.01$）。

⑥尿肌酐、内生肌酐清除率的变化见表 4-77。

表 4–77　肾炎灵对 C–BSA 所致膜性肾病大鼠 Ucr、Ccr 的影响（$\bar{x} \pm s$）

组别	剂量（g/kg）	Ucr（μmol/L）			Ccr（mL/24h）	
		给药前	给药后 2 周	4 周	给药后 2 周	4 周
正常对照组	-	5126 ± 2018（10）	4981.25 ± 1269.23（10）	5018.38 ± 1167.03（10）	416.05 ± 50.41（10）	433.42 ± 130.31（10）
模型对照组	-	5443 ± 1960（10）	2282.38 ± 1222.47**（10）	2289.13 ± 702.58**（8）	127.93 ± 22.27**（10）	94.84 ± 20.20**（8）
雷公藤多苷片组	0.0055	5157 ± 2014（10）	3751.13 ± 1280.61（10）	3889.53 ± 1883.09$^{\triangle}$（8）	221.25 ± 85.78（10）	268.97 ± 38.93$^{\triangle\triangle}$（8）
肾炎灵Ⅰ组	0.15	4969 ± 1936（10）	3337.00 ± 541.16（10）	3483.88 ± 753.40$^{\triangle}$（10）	143.25 ± 65.78（10）	215.93 ± 67.50$^{\triangle\triangle}$（10）
肾炎灵Ⅱ组	0.45	5264 ± 1736（10）	3782.13 ± 1084.26（10）	3945.08 ± 740.97（10）	226.69 ± 91.36$^{\triangle\triangle}$（10）	277.71 ± 42.91$^{\triangle\triangle}$（10）
肾炎灵Ⅲ组	1.35	5023 ± 1572（10）	3832.88 ± 896.02$^{\triangle}$（10）	4000.38 ± 1810.46$^{\triangle}$（10）	238.70 ± 68.134$^{\triangle\triangle}$（10）	287.11 ± 76.36$^{\triangle\triangle}$（10）

注：①与正常对照组比较，*为 $P < 0.05$，**为 $P < 0.01$；与模型对照组比较，$^{\triangle}$为 $P < 0.05$，$^{\triangle\triangle}$为 $P < 0.01$。②“（）”内为动物数。

造模后模型组大鼠 Ucr、Ccr 下降，与正常组比较 $P < 0.01$。给药 4 周后，肾炎灵Ⅰ、Ⅱ、Ⅲ组 Ucr、Ccr 较模型对照组升高，$P < 0.05$、0.01。

⑦病理形态学变化

A. 免疫荧光检查结果见 4-78。

表 4-78　4 周时大鼠肾组织免疫荧光曝光时间的比较（s，$\bar{x} \pm s$）

组别	剂量（g/kg）	IgG	C3
模型对照组	-	1.64 ± 0.22	3.52 ± 0.78
雷公藤多苷片组	0.0055	7.43 ± 1.26$^{\triangle\triangle}$	16.03 ± 3.97$^{\triangle\triangle}$
肾炎灵Ⅰ组	0.15	3.22 ± 0.98$^{\triangle}$	7.92 ± 1.38$^{\triangle}$
肾炎灵Ⅱ组	0.45	8.01 ± 1.24$^{\triangle\triangle}$	18.53 ± 8.01$^{\triangle\triangle}$
肾炎灵Ⅲ组	1.35	10.09 ± 2.18$^{\triangle\triangle}$	24.67 ± 11.15$^{\triangle\triangle}$

注：与模型对照组比较，$^{\triangle}$为 $P < 0.05$，$^{\triangle\triangle}$为 $P < 0.01$。

模型对照组：在荧光显微镜下，肾小球毛细血管壁无 IgG、C3 沉积。模型对照组：IgG、C3 沿肾小球毛细血管壁呈耀眼的弥漫性的细颗粒状沉积，荧光强度为（+++）～（++++）。放大 400 倍摄片时自动曝光时间最短（附图二图 1～图 2）。

雷公藤多苷片组：IgG、C3 沿肾小球毛细血管壁呈细颗粒状沉积，荧光强度为（+）～（++）。摄片时自动曝光时间较模型组延长，$P < 0.01$（附图二图 3～图 4）。

肾炎灵Ⅰ组：IgG、C3 沿肾小球毛细血管壁呈清晰的细颗粒状沉积，荧光强度（++）～（+++），自动曝光时间较模型组延长，$P < 0.05$（附图二图 5～图 6）。

肾炎灵Ⅱ组：IgG、C3 沿肾小球毛细血管壁呈细颗粒状沉积，荧光强度（+）～（++），亮度较模型组明显减弱，自动曝光时间较模型对照组延长，$P < 0.01$（附图二图 7～图 8）。

肾炎灵Ⅲ组：IgG、C3 沿肾小球毛细血管壁隐约可见细颗粒状沉积，荧光强度（±）～（+），自动曝光时间明显延长，与模型对照组比较 $P < 0.01$（附图二图 9～图 10）。

B. 光镜检查结果见 4-79。

表 4-79　4 周时大鼠肾小球直径和肾小球细胞数的比较（$\bar{x} \pm s$）

组别	剂量（g/kg）	肾小球直径（μm）	肾小球细胞数(个/肾小球)
正常对照组	-	87.20 ± 5.41	45.22 ± 4.72
模型对照组	-	109.34 ± 6.14*	80.08 ± 6.35*
雷公藤多苷片组	0.0055	97.40 ± 6.06	59.33 ± 5.37$^{\triangle}$
肾炎灵Ⅰ组	0.15	102.42 ± 7.04	68.32 ± 7.14
肾炎灵Ⅱ组	0.45	95.12 ± 5.82	57.88 ± 6.07$^{\triangle}$
肾炎灵Ⅲ组	1.35	92.24 ± 5.48	52.36 ± 4.57$^{\triangle}$

注：与正常对照组比较，*为 $P < 0.05$；与模型对照组比较，$^{\triangle}$为 $P < 0.05$。

正常对照组：HE染色肾小球结构正常分布均匀，肾小球毛细血管袢开放，基底膜无增厚，上皮细胞足突形态正常，系膜细胞及基质无增殖，肾小球直径为（87.20±5.41）μm，肾小球细胞数为（45.20±4.72）个/肾小球，肾小管、间质无异常。PAS、PAM、Masson染色无异常（附图二图11）。

模型对照组：在HE、PAS、PAM、MASSON染色下，肾小球体积增大，细胞数增加，肾小球直径为（109.34±6.14）μm，肾小球细胞数为（80.13±6.45）个/肾小球，与正常组比较 $P < 0.05$。基质增多，基底膜无明显增厚现象（附图二图12）。

雷公藤多苷片组，肾炎灵Ⅰ、Ⅱ、Ⅲ组：肾小球体积增大，细胞数略增多，肾炎灵Ⅱ、Ⅲ组肾小球细胞数分别为（57.87±6.08）个/肾小球、（52.34±4.56）个/肾小球，与模型对照组比较 $P < 0.05$。基底膜无明显增厚（附图二图13～图16）。

C. 电镜检查

正常对照组：肾小球毛细血管袢开放，内皮细胞分布均匀，基底膜厚度100～150nm，无增厚，无电子致密物沉积，三层结构清晰，上皮细胞无肿胀，足突清晰无融合，系膜区无扩大，未见系膜细胞增生基质增多（附图二图17～图18）。

模型对照组：肾小球毛细血管基底膜较正常组增厚，厚度为200～300nm，上皮细胞下有电子致密物沉积，上皮细胞广泛足突融合，有明显的假绒毛样改变（附图二图19～图20）。

雷公藤多苷片组：肾小球毛细血管基底膜增厚较模型组明显减轻，上皮细胞下电子致密物沉积明显减少，上皮细胞足突融合、假绒毛样改变明显减轻（附图二图21～图22）。

肾炎灵Ⅰ组：肾小球毛细血管基底膜增厚稍有减轻，上皮下电子致密物沉积减少，上皮细胞足突融合，假绒毛样改变仍存在（附图二图23～图24）。

肾炎灵Ⅱ组：肾小球毛细血管基底膜增厚明显减轻，上皮下有少量电子致密物沉积，上皮细胞足突融合及假绒毛样改变明显减轻（附图二图25～图26）。

肾炎灵Ⅲ组：肾小球超微结构接近正常，肾小球毛细血管壁基底膜无明显增厚，无电子致密物沉积，上皮细胞足突融合及假绒毛样改变明显减轻（附图二图27～图28）。

（2）肾炎灵对嘌呤霉素所致大鼠微小病变型肾病的影响

①一般状况及尿量变化结果表4-80、表4-81。

造模大鼠腹腔注射嘌呤霉素后，出现饮食减少、大便稀溏，懒动，喜拱背扎堆，体重增长减慢等变化。各治疗组与模型对照组相比，程度要轻，体重增长高于模型对照组，其中肾炎灵Ⅱ、Ⅲ组体重明显高于模型对照组 $P < 0.05$。造模后模型对照组大鼠尿量在 2 周、4 周时均减少，与正常组比较 $P < 0.01$。肾炎灵Ⅱ、Ⅲ组尿量在 2 周、4 周时比模型对照组明显增加 $P < 0.01$，$P < 0.05$。

表 4-80　肾炎灵对嘌呤霉素所致微小病变型肾病大鼠体重的影响（g，$\bar{x} \pm s$）

组别	剂量（g/kg）	给药前体重	给药后体重			
			1 周	2 周	3 周	4 周
正常对照组	-	199.0 ± 14.87	210.0 ± 16.16	222.0 ± 16.87	234.5 ± 17.87	248.5 ± 18.27
模型对照组	-	200.5 ± 14.62	203.5 ± 16.68	209.0 ± 15.95	214.5 ± 16.41*	224.5 ± 7.87*
雷公藤多苷片组	0.0055	200.0 ± 13.74	204.5 ± 15.54	211.0 ± 17.13	222.8 ± 18.73	231.0 ± 19.26
肾炎灵Ⅰ组	0.15	200.5 ± 13.43	203.5 ± 15.64	209 ± 15.95	217.0 ± 18.14	227.5 ± 18.75*
肾炎灵Ⅱ组	0.45	200.0 ± 10.80	205.5 ± 11.65	214.0 ± 13.08	227.0 ± 15.49	242.5 ± 17.68△
肾炎灵Ⅲ组	1.35	199.5 ± 13.22	204.5 ± 14.62	214.5 ± 14.99	226.0 ± 13.29	241.5 ± 16.67△

注：与正常对照组比较，*为 $P < 0.05$；与模型对照组比较，△为 $P < 0.05$。

表 4-81　肾炎灵对嘌呤霉素所致微小病变型肾病大鼠尿量的影响（mL/24h，$\bar{x} \pm s$）

组别	剂量（g/kg）	给药前	给药后 2 周	给药后 4 周
正常对照组	-	12.29 ± 2.11（10）	13.19 ± 3.12（10）	12.39 ± 1.73（10）
模型对照组	-	12.90 ± 2.44（10）	8.89 ± 1.94*（10）	7.72 ± 2.62**（10）
雷公藤多苷片组	0.0055	13.16 ± 2.36（10）	12.29 ± 1.92△（10）	12.82 ± 2.15△（10）
肾炎灵Ⅰ组	0.15	12.61 ± 2.54（10）	8.88 ± 2.58（10）	9.53 ± 2.51（10）
肾炎灵Ⅱ组	0.45	13.64 ± 2.61（10）	15.15 ± 4.13△△（10）	13.11 ± 3.23△△（10）
肾炎灵Ⅲ组	1.35	12.60 ± 2.57（10）	12.64 ± 2.87△（10）	12.45 ± 2.89△（10）

注：①与正常对照组比较，*为 $P < 0.05$，**为 $P < 0.01$；与模型对照组比较，△为 $P < 0.05$，△△为 $P < 0.01$。②“（）”内为动物数。

② 24h 尿蛋白定量的变化见表 4-82。

造模后大鼠尿蛋白明显增加，2 周、4 周时模型组尿蛋白与正常组比较均有非常显著差异，$P < 0.01$。肾炎灵Ⅰ、Ⅱ、Ⅲ组和雷公藤多苷片组 2 周、4 周时尿蛋白均明显低于模型对照组，$P < 0.01$。

③血肌酐和尿素氮的变化见表 4-83。

表 4-82　肾炎灵对嘌呤霉素所致微小病变型肾病大鼠 UTP 的影响（mg/24h，$\bar{x} \pm s$）

组别	剂量（g/kg）	给药前	给药后 2 周	给药后 4 周
正常对照组	-	6.00 ± 2.05（10）	6.48 ± 2.40（10）	6.68 ± 2.75（10）
模型对照组	-	5.29 ± 1.90（10）	$2170 \pm 482^{**}$（10）	$2013 \pm 381^{**}$（10）
雷公藤多苷片组	0.0055	5.37 ± 1.48（10）	$901 \pm 394^{\triangle\triangle}$（10）	$685 \pm 217^{\triangle\triangle}$（10）
肾炎灵Ⅰ组	0.15	5.15 ± 1.77（10）	$1186 \pm 345^{\triangle\triangle}$（10）	$963 \pm 2728^{\triangle\triangle}$（10）
肾炎灵Ⅱ组	0.45	5.83 ± 2.19（10）	$842 \pm 4048^{\triangle\triangle}$（10）	$651 \pm 253^{\triangle\triangle}$（10）
肾炎灵Ⅲ组	1.35	6.20 ± 1.93（10）	$829 \pm 2748^{\triangle\triangle}$（10）	$622 \pm 243^{\triangle\triangle}$（10）

注：①与正常对照组比较，**为 $P < 0.01$；与模型对照组比较，$^{\triangle\triangle}$为 $P < 0.01$。②“（）”内为动物数。

表 4-83　肾炎灵对嘌呤霉素所致微小病变型肾病大鼠 Scr 和 BUN 的影响（$\bar{x} \pm s$）

组别	剂量（g/kg）	Scr（μmmol/L）		BUN（mmol/L）	
		给药后 2 周	给药后 4 周	给药后 2 周	给药后 4 周
正常对照组	-	100.6 ± 7.14（10）	101.2 ± 7.54（10）	3.73 ± 0.82（10）	4.18 ± 1.14（10）
模型对照组	-	$125.8 \pm 13.94^{**}$（10）	$124.7 \pm 9.14^{**}$（8）	$9.72 \pm 4.04^{**}$ do）	$9.64 \pm 3.22^{**}$（10）
雷公藤苷片组	0.0055	$116.2 \pm 9.85^{\triangle}$（10）	$117.4 \pm 9.26^{\triangle}$（10）	7.62 ± 4.70（10）	$6.51 \pm 1.38^{\triangle}$（10）
肾炎灵Ⅰ组	0.15	119.6 ± 9.36（10）	119.8 ± 14.76（10）	8.15 ± 2.05（10）	$6.70 \pm 1.13^{\triangle}$（10）
肾炎灵Ⅱ组	0.45	$114.1 \pm 9.49^{\triangle}$（10）	$114.4 \pm 8.40^{\triangle}$（10）	$6.66 \pm 2.45^{\triangle}$（10）	$6.33 \pm 0.83^{\triangle}$（10）
肾炎灵Ⅲ组	1.35	$113.2 \pm 9.54^{\triangle}$（10）	$114.9 \pm 8.28^{\triangle}$（10）	$6.47 \pm 2.03^{\triangle}$（10）	$6.20 \pm 1.82^{\triangle}$（10）

注：①与正常对照组比较，*为 $P < 0.05$，**为 $P < 0.01$；与模型对照组比较，$^{\triangle}$为 $P < 0.05$，$^{\triangle\triangle}$为 $P < 0.01$。②“（）”内为动物数。

造模后模型组大鼠血肌酐、尿素氮升高，与正常组比较有非常显著差异，$P < 0.01$。各治疗组大鼠血肌酐、尿素氮较模型组降低。其中 2 周、4 周时肾炎灵Ⅱ、Ⅲ组血肌酐、尿素氮均明显低于模型对照组，$P < 0.05$。

④血浆白蛋白的变化见表 4-84。

表 4-84 肾炎灵对嘌呤霉素所致微小病变型肾病大鼠 ALB 的影响（g/L，$\bar{x} \pm s$）

组别	剂量（g/kg）	给药后 2 周	给药后 4 周
正常对照组	-	36.0 ± 0.94（10）	$38.8 \pm 1.69^{\triangle\triangle}$（10）
模型对照组	-	$30.2 \pm 1.69^{**}$（10）	$29.3 \pm 1.70^{**}$（10）
雷公藤多苷片组	0.0055	$33.4 \pm 2.91^{\triangle}$（10）	$33.9 \pm 1.52^{\triangle}$（10）
肾炎灵Ⅰ组	0.15	32.1 ± 1.52（10）	31.8 ± 0.92（10）
肾炎灵Ⅱ组	0.45	$35.0 \pm 1.498^{\triangle\triangle}$（10）	$35.2 \pm 1.32^{\triangle\triangle}$（10）
肾炎灵Ⅲ组	1.35	$35.3 \pm 1.64^{\triangle\triangle}$（10）	$35.7 \pm 1.25^{\triangle\triangle}$（10）

注：①与正常对照组比较，**为 $P < 0.01$；与模型对照组比较：$^{\triangle}$为 $P < 0.05$，$^{\triangle\triangle}$为 $P < 0.01$。②“（ ）”内为动物数。

造模后模型组大鼠 ALB 明显下降，与正常组比较有非常显著差异，$P < 0.01$。肾炎灵Ⅱ、Ⅲ组较模型组升高，比较有非常显著差异，$P < 0.01$。

⑤胆固醇与甘油三酯的变化见表 4-85。

表 4-85 肾炎灵对嘌呤霉素所致微小病变型肾病大鼠 CHO、TG 的影响（mmol/L，$\bar{x} \pm s$）

组别	剂量（g/kg）	CHO		TG	
		给药后 2 周	给药后 4 周	给药后 2 周	给药后 4 周
正常对照组	-	1.31 ± 0.48（10）	1.43 ± 0.08（10）	1.02 ± 0.44（10）	1.09 ± 0.54（10）
模型对照组	-	2.77 ± 0.75（10）	$3.29 \pm 1.24^{**}$（10）	$2.14 \pm 0.57^{**}$（10）	$2.15 \pm 0.72^{**}$（10）
雷公藤苷片组		2.43 ± 0.63（10）	$2.22 \pm 0.38^{\triangle}$（10）	1.76 ± 0.76（10）	$1.72 \pm 1.12^{\triangle}$（10）
肾炎灵Ⅰ组	0.15	2.52 ± 0.39（10）	2.54 ± 0.59（10）	1.95 ± 0.85（10）	1.89 ± 0.68（10）
肾炎灵Ⅱ组	0.45	$1.97 \pm 0.12^{\triangle}$（10）	$1.83 \pm 0.48^{\triangle}$（10）	$1.41 \pm 0.46^{\triangle}$（10）	$1.41 \pm 0.40^{\triangle}$（10）
肾炎灵Ⅲ组	1.35	$1.80 \pm 0.78^{\triangle}$（10）	$1.45 \pm 0.51^{\triangle\triangle}$（10）	$1.20 \pm 0.16^{\triangle}$（10）	$1.14 \pm 0.50^{\triangle\triangle}$（10）

注：①与正常对照组比较，*为 $P < 0.05$，**为 $P < 0.01$；与模型对照组比较，$^{\triangle}$为 $P < 0.05$，$^{\triangle\triangle}$为 $P < 0.01$。②“（ ）”内为动物数。

造模后模型组大鼠 CHO、TG 均升高，与正常组比较 $P < 0.01$。各治疗组 CHO、TG 较模型组降低，2 周、4 周时肾炎灵Ⅱ、Ⅲ组 CHO、TG 与模型组比较有显著性差异，$P < 0.05$、0.01。

⑥病理形态学改变

A. 光镜检查结果如下。

正常组：肾小球体积在正常范围内，细胞数 60 ～ 80 个 / 球，肾之固有细胞、系膜基质正常，袢开放良好，基膜不厚，包囊壁无明确病变，小管间质基本正常（附图二图 29）。

模型组：肾小球体积增大，细胞数＞ 100 个 / 球，脏层上皮细胞肿胀、增生，袢腔内成对或 3 个内皮细胞，系膜基质轴性增生，血管内皮细胞肿胀、增生，少数炎细胞浸润，小管周围毛细血管增宽，小管腔内大量蛋白管型，小管间质无明确病变（附图二图 30）。

雷公藤多苷片组，肾炎灵Ⅰ、Ⅱ、Ⅲ剂量组：肾小球体积略大，细胞数 80 个 / 球，偶见内胞成对，节段系膜区内见 2 ～ 3 个系膜细胞，脏层上皮轻度肿胀，袢开放良好，小管间质无明确病变（附图二图 31 ～图 34）。

B. 电镜检查结果如下。

模型组：肾小球基底膜外侧上皮细胞肿胀，足突融合，细胞质内空泡变性，溶酶体增多，间质细胞增多，近曲小管微绒毛受损伤，远曲小管刷状缘有病变（附图二图 35 ～图 36）。

雷公藤多苷片组，肾炎灵Ⅰ、Ⅱ、Ⅲ剂量组：病理改变轻于模型组，上皮细胞足突肿胀、融合减轻，空泡变性减少，间质空隙增大，细胞减少，近曲小管内膜恢复正常，远曲小管微绒毛正常（附图二图 37 ～图 40）。

（3）肾炎灵片对大鼠尿量的影响：肾炎灵片各给药组尿量明显增加；高剂量组氯、钾、钠离子明显增加，与对照组比较有显著差异，本试验结果表明肾炎灵片有一定的利尿作用。见表 4-86。

表 4–86 肾炎灵片对大鼠尿量的影响（$\bar{x} \pm s$，n=10）

组别	剂量（g/kg）	5h 尿量（mL）	Cl^-（mg）	Na^+（mg）	K^+（mg）
生理盐水		2.45 ± 0.43	32.95 ± 10.44	6.69 ± 2.61	9.39 ± 2.09
雷公藤多苷片	0.0055	4.91 ± 1.48**	53.75 ± 11.07	10.21 ± 3.06	12.44 ± 3.21
肾炎灵片Ⅰ组	0.15	5.22 ± 1.95**	42.53 ± 10.28	7.95 ± 2.40	12.03 ± 3.45
肾炎灵片Ⅱ组	0.45	4.99 ± 1.56**	48.08 ± 12.88*	7.85 ± 2.64	12.40 ± 2.55*
肾炎灵片Ⅲ组	1.35	5.32 ± 0.98**	50.12 ± 12.47**	9.20 ± 2.72*	12.81 ± 3.57*

注：与生理盐水组比较，* 为 $P < 0.05$，** 为 $P < 0.01$。

（4）肾炎灵对大鼠血液流变学的影响：肾炎灵片中、高剂量组能降低低切、高切全血比黏度，经统计学处理，呈显著性差异；肾炎灵片各剂量组对中切全血比黏度无显著性影响。肾炎灵片中、高剂量组能降低血浆比黏度，经统计学处理，呈显著性差异。肾炎灵片中、高剂量组能显著降低血沉，经统计学处理，呈显著性差异。结果见表 4-87。

表 4-87　对大鼠血液流变学的影响（$\bar{x} \pm s$，n=10）

组别	剂量（g/kg）	全血比黏度（mPa·s）			血浆比黏度	血沉 mm/h
		低切	中切	高切		
对照组		19.14 ± 2.15	13.69 ± 2.63	4.85 ± 0.51	1.84 ± 0.32	9.74 ± 0.76
血瘀模型组		22.88 ± 2.67$^{\triangle}$	17.15 ± 1.90$^{\triangle}$	5.74 ± 0.55$^{\triangle}$	2.26 ± 0.24$^{\triangle}$	14.49 ± 1.71$^{\triangle}$
复方丹参颗粒组	0.27	19.40 ± 2.00**	14.56 ± 2.02**	4.64 ± 0.96**	1.94 ± 0.18**	10.96 ± 1.56**
肾炎灵片Ⅰ组	0.15	20.34 ± 2.94	15.61 ± 1.93	5.41 ± 0.50	2.23 ± 0.23	12.87 ± 2.03
肾炎灵片Ⅱ组	0.45	19.85 ± 2.74*	15.07 ± 2.48	5.16 ± 0.50*	1.99 ± 0.19*	12.46+1.57**
肾炎灵片Ⅲ组	1.35	19.09 ± 2.47**	15.49 ± 2.44	5.19 ± 0.50*	1.88 ± 0.19**	11.23 ± 1.59**

注：与生理盐水组比较，$^{\triangle}$为 $P < 0.01$；与模型组比较，*为 $P < 0.05$，**为 $P < 0.01$。

4. 结论　用 C-BSA 制作大鼠 MN 模型已被广泛用于药理药效学研究。由于抗原的理化或免疫学特性，可预先种植或结合于肾小球，后来在肾脏原位形成 IC，最后导致肾炎的产生。本实验用 C-BSA 复制大鼠膜性肾病模型，与文献报道变化一致。采用肾炎灵干粉高、中、低剂量组灌服 MN 大鼠连续 4 周，结果表明：肾炎灵Ⅰ、Ⅱ、Ⅲ组对大鼠 MN 的尿蛋白有明显的降低作用，并能降低血肌酐、尿素氮，提高内生肌酐清除率，升高血浆白蛋白，降低胆固醇、甘油三酯，且肾炎灵Ⅱ、Ⅲ组具有明显的利尿作用，与模型对照组对比 $P < 0.01$。肾脏组织学观察提示，肾炎灵Ⅰ、Ⅱ、Ⅲ剂量组能减轻 MN 大鼠肾小球毛细血管基底膜的增厚和 C3、IgG 的沉积的荧光反应，及上皮电子致密物的沉积，肾炎灵组病理损害明显轻于模型对照组。

现已发现在众多的动物肾病模型中，嘌呤霉素连续注射于大鼠可获得类似于人类的微小病变肾病模型。嘌呤霉素所致肾病的机理，多数学者认为是嘌呤霉素对肾脏，特别是对肾小球直接损害所致。在本次实验中用嘌呤霉素制作大鼠微小病变型肾病模型，与文献报道变化一致。采用肾炎灵干粉高、中、低剂量组灌服微小病变型肾病大鼠连续 4 周。结果表明：肾炎灵Ⅰ、Ⅱ、Ⅲ组对大鼠微小病变型肾病的尿蛋白有显著的降低作用，并能降低血肌酐、尿素氮，升高血浆白蛋白，降低胆固醇、甘油三酯，且肾炎灵Ⅱ、Ⅲ组具有明显的利尿作用。肾脏组织学检查提示：肾炎灵Ⅰ、Ⅱ、Ⅲ剂量组能减轻肾小球基底膜外侧上皮细胞足突肿大，减少细胞质内的空泡变性，病理损害明显轻于模型对照组。

利尿试验表明：肾炎灵可以增加水负荷大鼠的排尿量，促进钠、钾、氯离子的排泄。肾炎灵能显著降低模型大鼠低切、高切全血比黏度；显著降低血浆比黏度与血沉。表明肾炎灵具有一定的利尿和活血化瘀作用。

综上所述，通过C-BSA制作大鼠MN模型及嘌呤霉素制作大鼠微小病变型肾病以及肾炎灵的药效学研究，提示肾炎灵具有明显的降低膜性肾病和微小病变型肾病大鼠尿蛋白，降低血肌酐、血尿素氮，升高血浆白蛋白，降低胆固醇和甘油三酯，及明显的利尿作用。表明肾炎灵具有一定的改善膜性肾病和微小病变型肾病的效果；具有一定的利尿和活血化瘀作用。根据高、中、低三个剂量组的量效观察，综合评定以中、高剂量组疗效较好，低剂量组次之。

[病理见附图二图1～图40]

三、肾炎灵片毒性试验及文献资料

1. 肾炎灵片急性毒性试验及文献资料

［摘要］ 根据《新药临床前研究指导原则》的急性毒性试验要求，给小鼠1日灌服肾炎灵干粉，从20.5g/kg到50.0g/kg剂量，1周内未观察到动物死亡及毒性反应，故未能测出LD_{50}，应改做最大给药量试验。

2. 肾炎灵片长期毒性试验及文献资料

［摘要］ 根据临床治疗剂量和急性毒性试验结果，设定了低剂量组（0.25g/kg体重）、中剂量组（1.00g/kg体重）、高剂量组（4.00g/kg体重）和正常对照组（0.00g/kg体重）进行新药肾炎灵片的长期毒性试验。给40只Beagle犬（雌雄各半）连续灌服肾炎灵片原料药——肾炎灵干粉9个月，于给药后3、6、9个月检查并剖杀部分动物，第3个月及第6个月每组剖杀2只，第9个月每组剖杀4只（雌雄各半），剩余犬（每组2只，雌雄各半）停药后1.5个月剖杀观察恢复情况。结果显示，除1号犬（高剂量组）于给药后第64天因呼吸道感染死亡，其余动物在整个试验期间一般情况良好，尿常规、血常规、心电图、附睾精子计数和血液生化检查的各

项指标均在正常范围内波动，试验组与对照组之间无明显差异。各主要脏器组织学检查无病理性改变。表明本实验条件下肾炎灵片不对 Beagle 犬产生明显的积蓄性毒性作用。

3. 肾炎灵片生殖毒性试验及文献资料

[摘要] ①雄性大鼠生殖毒性试验：成年雄性大鼠连续灌服肾炎灵片剂 2 个月后与正常雌性大鼠 1 : 1 合笼，交配第二天早晨，做阴道涂片，见到精子日为妊娠第 1 天（D1），于妊娠第 19 天剖杀，观察并记录：孕鼠数、胎子数、活胎数、死胎数、吸收胎子数及胎鼠的外观检查（性别、体重、尾长、胎盘重等）。将全部胎鼠的 1/2 用茜苏红骨骼染色检查骨骼有否畸形。其余 1/2 胎鼠用 Bouin 氏液固定一周后做内脏检查（徒手切片），观察内脏发育情况。②雌性大鼠生殖毒性试验：给成年雌鼠连续灌服肾炎灵片剂 14 天，14 天后与正常雄鼠 1 : 1 合笼交配，交配第二天早晨做阴道涂片，见到精子日为妊娠第 1 天（D1）。妊娠后继续灌药，其中 1/2 孕鼠（1 ～ 10 号）再灌药 13 天停药，然后于妊娠第 19 天剖杀，观察指标同上。另外 1/2 孕鼠（11 ～ 20 号）连续给药至整个妊娠期（21 天）和哺乳期（21 天），观察其受孕、分娩、哺乳和仔鼠存活情况。结果显示，上述两项大鼠（雌、雄）生殖毒性试验的各项观察指标与阴性对照组比较均无明显差异，表明在本实验条件下肾炎灵片剂的生殖毒性试验为阴性。

四、肾炎灵片的临床观察

（一）肾炎灵片治疗慢性原发性肾小球疾病肾虚湿热证的临床研究

[研究目的] 为了观察肾炎灵片对慢性原发性肾小球疾病肾虚湿热证患者的临床疗效，以雷公藤多苷片为对照，按照《中药新药临床研究指导原则》以及《慢性肾炎临床研究参考方法》《肾病综合征临床研究参考方法》进行了以下研究。

1. 临床资料

（1）病例来源

观察 60 例慢性原发性肾小球疾病患者，其中慢性肾炎 33 例，肾病综合征 27 例；均为 1999 年 1 月至 2002 年 4 月江苏省中医院肾科病房收住的住院病人，随机分为治疗组和对照组。治疗组 30 例，对照组 30 例。

（2）诊断标准

西医诊断标准：参照 1992 年 6 月中华医学会肾脏病学术会议拟定的标准。

慢性肾炎诊断标准：起病缓慢，病情迁延，临床表现可轻可重，或时轻时重。随着病情发展，可有肾功能减退、贫血、电解质紊乱等情况出现。可有水肿、高血压、蛋白尿、血尿及管型尿等表现中的一种（如血尿或蛋白尿）或数种。临床表现多种多样，有时可伴有肾病综合征或重度高血压。病程中可有肾炎急性发作，常因感染（如呼吸道感染）诱发，发作时有时类似急性肾炎的表现。有些病例可自动缓解，有些病例出现病情加重。如有血尿查红细胞形态，异形红细胞达70%以上者。

肾病综合征诊断标准：①大量蛋白尿（＞3.5g/24h）；②低蛋白血症，血清白蛋白＜30g/L；③明显水肿；④高脂血症。其中①②两项为必备。

中医证候诊断：参照1986年第二届全国中医肾病专题学术讨论会（南京会议）通过的《慢性原发性肾小球疾病中医辨证分型试行方案》、1996年第十二届全国中医肾病学术讨论会（无锡会议）专题讨论稿及《中药新药临床研究指导原则》修订。

肾虚湿热证：下列症状中，凡具备气虚证1项，阴虚证1项，湿热证1项者即可辨证为该证。

气虚证：凡具备以下任何1项者，即可确立。①面色无华；②少气懒言，或神疲乏力；③腰膝酸软或腰痛；④浮肿或小便量少；⑤舌质淡，有齿印，脉细或弱。

阴虚证：凡具备以下任何1项者，即可确立。①口干；②手足心热，或午后潮热；③舌质偏红或红，少苔，脉细或细数。

湿热证：凡具备下列任何1项者，即可确定。①小便黄赤；②口苦；③口中黏腻；④口干不欲饮；⑤苔黄腻，脉濡数或滑数。

中医症状积分标准见表4-88。

（3）观察病例标准

纳入病例标准：凡血肌酐＜442μmol/L的慢性肾炎、肾病综合征，且符合上述中医辨证者，可纳入观察病例。

排除病例标准（包括不适应证或剔除标准）：①肾功能不全尿毒症期患者。②经检查证实由系统性红斑狼疮、药物损害等因素所致者。③年龄在18岁以下或65岁以上，妊娠或哺乳期妇女，对本药过敏者。④合并有心血管、肝和造血系统等严重原发性疾病，精神病患者。⑤凡不符合纳入标准，未按规定用药，无法判断疗效或资料不全等影响疗效或安全性判断者。

表 4-88 中医症状积分标准

症状	轻（2分）	中（4分）	重（6分）
面色少华	面色欠润泽	面色淡白、无血色	面色苍白无血色，兼虚肿
少气懒言	气力不足，多语则觉疲乏	体虚气短，懒于言语	语声低微断续，或无力言语
疲倦乏力	偶感疲乏，不耐劳力，可坚持轻体力劳动	一般活动即感乏力，间歇出现，勉强支持日常活动	休息亦感神疲乏力，持续出现，不能坚持日常活动
腰膝酸软	自觉轻微腰膝酸软，偶有发作	腰膝酸软较重，但能坚持活动	腰膝酸软较重，难以坚持日常工作
腰痛	有时轻微腰痛	腰痛隐隐	腰痛，持续不已
浮肿	晨起眼睑浮肿，或午后足肿，肿势隐约可见	眼睑及双下肢浮肿，按之轻度凹陷	全身浮肿，按之凹陷明显
小便量少	成人日尿量 500 ～ 800mL	成人日尿量 200 ～ 500mL	成人日尿量 200mL 以下
手足心热	手足心发热，时有时无	经常手足心发热	经常手足心发热，手足需暴露于外或接触冷物则舒
口干	夜间口干	口干少津	口干欲饮
潮热	潮热持续数分钟，午后偶发	潮热持续 0.5h，经常发作	潮热持续 1h 以上，经常汗出，每日发作
小溲黄赤	小便色黄，日尿量略减少	小便深黄，日尿量减少	小便黄赤，日尿量明显减少
口苦	晨起口苦，或口微苦	口苦，食不知味	口苦明显
口中黏腻	口微黏腻，不影响食欲	口中黏腻，食欲下降	口中黏腻难受，饮食减少明显
口干不欲饮	口干不欲饮，但欲漱口	口渴不欲饮，但饮则无反应	口渴不欲饮，饮后恶心
苔脉部分（请填写，但不记分）			
舌质		淡□ 淡红□ 红暗□ 青紫□ 瘀点瘀斑□	
舌体形态	正常□ 胖□ 瘦□ 齿痕□ 裂纹 □		
舌苔	白□ 黄□ 薄□ 厚□ 腻 □		
脉象	沉□ 数□ 细□ 缓□ 濡□ 滑□ 涩□ 弦□ 平□		

（4）一般资料

性别、年龄与病程：两组病例中，年龄为 18 ～ 63 岁，男性 33 例，女性 27 例，男女比例 1.22 : 1，病程最短 1 个月，最长 192 个月，治疗组与对照组在性别构成、平均年龄、平均病程上无明显差异，见表 4-89。

表 4-89 两组性别、年龄、病程比较

组别	例数	性别构成（例）		平均年龄（$\bar{x}\pm s$，岁）	平均病程（$\bar{x}\pm s$，月）
		男	女		
治疗组	30	17	13	34.68 ± 11.41	27.24 ± 31.03
对照组	30	16	14	32.53 ± 9.48	26.03 ± 41.47

②两组病例中，慢性肾炎 33 例，肾病综合征 27 例，两组分型比较见表 4-90。

表 4–90　两组西医分型比较

组别	例数	慢性肾炎	肾病综合征
治疗组	30	17（56.67%）	13（43.33%）
对照组	30	16（53.33%）	14（46.67%）
合计	60	33（55.00%）	27（45.00%）

2. 研究方法

（1）治疗方法

①分组治疗

治疗组：口服肾炎灵片，每次 4 片，每日 3 次，每日用药量相当于生药 80g，含雷公藤多苷 50mg。服用 3 个月为一个疗程。肾炎灵片主要药物有生黄芪、山茱萸、雷公藤等，功效为补脾益肾、益气养阴、解毒和络、清热利湿，主治慢性原发性肾小球疾病肾虚湿热证。由江苏省中医院制剂部提供，宁卫制（96）第 148 号。

对照组：口服雷公藤多苷片，每次 2 片，每日 3 次，每片含雷公藤多苷 10mg，每日用量为 60mg。服用 3 个月为一个疗程。雷公藤多苷片，具有抗炎、免疫抑制作用，可用于治疗原发性肾小球肾病。由浙江得恩德制药有限公司生产，批准文号：浙卫药准字（1996）第 194601 号。

两药功效主治相近，故有可比性。

②对症治疗：严重水肿患者短暂口服利尿剂，有高血压的患者服用钙离子拮抗剂。

（2）观察指标

①安全性观察

一般体格检查项目（T、P、R、BP、体重、身高以及心、肝、脾、肺、肾体检）；血、尿、便常规化验；心、肝功能检查；心电图、全胸片。

②疗效性观察

证候观察：观察治疗前后肾虚湿热证主要症状、体征、舌脉等的变化，治疗前后根据中医症状积分标准记分。

不良反应观察：观察服药后患者有无不良反应。

疗效观测指标：治疗前后检测尿蛋白定量（UTP）、尿红细胞计数、血浆白蛋白（ALB）、胆固醇（CHO）、甘油三酯（TG）、血尿素氮（BUN）、肌酐（Cr）。

（3）疗效判定标准

参照1993年发布的《中药新药临床研究指导原则》拟定的标准。

①慢性肾炎疗效判定标准

完全缓解：水肿等症状与体征完全消失，尿蛋白检查持续阴性2个月以上，或24h尿蛋白定量持续小于0.2g，高倍镜下尿红细胞消失，尿沉渣计数正常，肾功能正常。

基本缓解：水肿等症状与体征基本消失，尿蛋白检查减少50%以上，高倍镜下尿红细胞不超过3个，尿沉渣计数接近正常，肾功能正常或基本正常（与正常值相差不超过15%）。

有效：水肿等症状与体征明显好转，尿蛋白检查持续减少1个“+”；或24h尿蛋白定量持续减少25%～49%，高倍镜下尿红细胞不超过5个，肾功能正常或有改善。

无效：临床表现与上述实验室检查均无明显改善或反加重者。

②肾病综合征疗效判定标准

完全缓解：水肿等症状与体征完全消失；治疗后连续3次尿蛋白检查阴性，或24h尿蛋白定量持续小于0.1g，高倍镜下尿红细胞消失，尿沉渣计数正常，血清白蛋白恢复到35g/L以上，血总胆固醇、甘油三酯基本正常。

基本缓解：水肿等症状与体征基本消失；治疗后尿蛋白3次检查减少1～2个“+”以上，24h尿蛋白定量持续在0.1～0.5g，血清白蛋白在30～35g/L，血总胆固醇、甘油三酯接近正常，肾功能正常或基本正常（与正常值相差不超过15%）。

有效：水肿等症状与体征明显好转；尿蛋白检查持续减少1个“+”；或24h尿蛋白定量在0.5～2g，血总胆固醇、甘油三酯及肾功能与治疗前相比有所改善。

无效：水肿等症状与体征无明显好转，24h尿蛋白定量＞2g，肾功能无好转。

（4）中医肾虚湿热证候疗效评定标准：

根据症状积分值的减少评定。

减分率计算公式：（治疗前积分－治疗后积分）/（治疗前积分）×100%

完全缓解：症状与体征消失，或中医症状积分值减少70%～100%。

基本缓解：症状与体征基本消失，或中医症状积分值减少35%～69%。

有效：症状与体征好转，或中医症状积分值减少20%～34%。

无效：症状与体征改善，或中医症状积分值减少＜20%。

（5）症状疗效评定标准

完全缓解：治疗后症状消失。

基本缓解：治疗后症状轻重分级下降 2 级，即由重度到轻度。

有效：治疗后症状轻重分级下降 1 级，即由重度到中度，或由中度到轻度。

无效：治疗前后无变化。

（6）统计学方法

统计描述：定量资料，数据处理用（$\bar{x} \pm s$）表示；定性资料，数据处理用率（%）表示。

统计推断：定量资料，成组设计两样本均数的比较，用 t 检验法分析；定性资料，两样本率的比较，用 χ^2 检验法分析。$P < 0.05$，差异有显著性；$P < 0.01$，差异有非常显著性。

3. 结果

（1）临床疗效：根据上述疗效判定标准，治疗组总有效率 86.67%，对照组总有效率 83.33%，两者比较无明显差异（$P > 0.05$）。两组完全缓解、基本缓解、有效、无效率亦无明显差异（$P > 0.05$）。见表 4-91。

表 4-91　两组疗效比较

组别	例数	完全缓解（%）	基本缓解（%）	有效（%）	无效（%）	总有效（%）
治疗组	30	7（23.33）	11（36.67）	8（26.67）	4（13.33）	26（86.67）
对照组	30	8（26.67）	10（33.33）	7（23.33）	5（16.67）	25（83.33）

（2）症状积分值变化：根据中医症状评分标准，用药前两组症状积分无差异（$P > 0.05$）。用药后两组症状积分均明显下降，治疗组用药后积分下降非常显著（$P < 0.01$），对照组积分变化差异有显著性（$P < 0.05$），两组用药后症状积分比较，治疗组少于对照组，差异有显著性（$P < 0.05$）。结果见表 4-92。

表 4-92　两组用药前后症状积分值比较（$\bar{x} \pm s$，分）

组别	例数	用药前	用药后
治疗组	30	14.81 ± 3.79	4.70 ± 2.98**
对照组	30	14.87 ± 3.95	7.86 ± 3.12*

注：与用药前比较，$P > 0.05$；用药后两组比较，* 为 $P < 0.05$，** 为 $P < 0.01$。

（3）主要症状疗效比较：两组中的主要症状为神疲乏力、腰膝酸软、浮肿、腰痛、口干、小溲黄赤，在用药前发生率无明显差异。用药后这些症状的总有效率，治疗组明显高于对照组，差异非常显著（$P < 0.01$）。结果见表 4-93、表 4-94。

表 4–93　治疗组主要症状疗效

症状	发生例数(%)	完全缓解(%)	基本缓解(%)	有效（%）	无效（%）	总有效（%）
神疲乏力	28（93.33）	10（35.71）	8（28.57）	7（25.00）	3（10.71）	25（89.29）
腰膝酸软	29（96.67）	9（31.03）	9（31.03）	8（27.59）	3（10.34）	26（89.66）
浮肿	21（70.00）	10（47.62）	6（28.57）	4（19.05）	1（4.76）	20（95.24）
腰痛	15（50.00）	3（20.00）	3（20.00）	5（33.33）	4（26.67）	11（84.62）
口干	13（43.33）	4（30.77）	3（23.08）	4（30.77）	2（15.38）	11（84.62）
小溲黄赤	11（36.67）	4（36.36）	4（36.36）	1（9.09）	2（18.18）	9（81.82）

表 4–94　对照组主要症状疗效

症状	发生例数(%)	完全缓解(%)	基本缓解(%)	有效（%）	无效（%）	总有效（%）
神疲乏力	29（96.67）	2（6.90）	3（10.34）	5（17.24）	19（65.51）	10（34.48）
腰膝酸软	28（93.33）	2（7.14）	2（7.14）	3（10.71）	21（75.00）	7（25.00）
浮 肿	22（73.33）	8（36.36）	5（22.73）	3（13.64）	6（27.27）	16（72.73）
腰 痛	16（53.33）	0（0.00）	1（6.25）	2（12.50）	13（81.25）	3（18.75）
口 干	13（43.33）	1（7.69）	1（7.69）	1（7.69）	10（76.92）	3（23.08）
小溲黄赤	11（36.67）	2（18.18）	1（9.09）	1（9.09）	4（36.36）	7（63.64）

（4）主要疗效性检测指标

① 24h 尿蛋白定量（UTP）：用药前两组尿蛋白无明显差异。用药 4 周、8 周、12 周后，治疗组与对照组尿蛋白均有明显下降，差异非常显著（$P < 0.01$）。两组用药后尿蛋白比较无显著性差异（$P > 0.05$）。结果见表 4-95。

表 4–95　两组用药前后 24h 尿蛋白定量（UTP）比较（g/24h，$\bar{x} \pm s$）

组别	例数	用药前	用药后		
			4 周	8 周	12 周
治疗组	30	3.38 ± 2.76	1.68 ± 1.72**	0.95 ± 0.94**	0.69 ± 0.65**
对照组	30	3.70 ± 2.35	1.91 ± 1.44**	0.99 ± 1.24**	0.70 ± 0.67**

注：与用药前比较，** 为 $P < 0.01$；用药后两组比较，$P > 0.05$。

②尿红细胞计数：用药前两组尿红细胞计数无明显差异。用药后，治疗组与对照组尿红细胞数均有明显下降，差异非常显著（$P < 0.01$）。两组用药后尿红细胞计

数比较无显著性差异（$P > 0.05$）。结果见表 4-96。

表 4-96　两组用药前后尿红细胞计数（$\times 10^4$/mL，$\bar{x} \pm s$）

组别	例数	用药前	用药后
治疗组	30	27.56 ± 29.25	7.10 ± 6.65**
对照组	30	25.88 ± 31.04	6.20 ± 5.35**

注：与用药前比较，** 为 $P < 0.01$；用药后两组比较，$P > 0.05$。

③血浆白蛋白（ALB）：两组用药前血浆白蛋白无明显差异。治疗组用药后血浆白蛋白较用药前上升，差异有显著性（$P < 0.05$），对照组用药前后血浆白蛋白比较无显著性差异（$P > 0.05$），用药后两组 ALB 比较差异有显著性（$P < 0.05$）。结果见表 4-97。

表 4-97　两组用药前后血浆白蛋白（ALB）比较（g/L，$\bar{x} \pm s$）

组别	例数	用药前	用药后
治疗组	30	30.45 ± 10.06	36.08 ± 6.48*△
对照组	30	29.54 ± 9.51	32.85 ± 4.94

注：与用药前比较，* 为 $P < 0.05$；用药后两组比较，△ $P < 0.05$。

④胆固醇（CHO）与甘油三酯（TG）：两组用药前 CHO、TG 均无明显差异。治疗组与对照组用药后胆固醇、甘油三酯均下降，与用药前比较差异均有显著性（$P < 0.05$）。两组用药后比较，均无显著性差异（$P > 0.05$）。结果见表 4-98。

表 4-98　两组用药前后胆固醇（CHO）、甘油三酯（TG）比较（mmol/L，$\bar{x} \pm s$）

组别	例数	CHO		TG	
		用药前	用药后	用药前	用药后
治疗组	30	6.74 ± 2.53	5.12 ± 1.24*	2.34 ± 1.56*	1.61 ± 0.49*
对照组	30	6.85 ± 2.69	5.96 ± 1.03*	2.34 ± 1.58*	1.75 ± 0.71*

注：与用药前比较，* 为 $P < 0.05$；用药后两组比较，$P > 0.05$。

⑤血肌酐（Scr）与尿素氮（BUN）：两组血肌酐、尿素氮均在正常范围，用药前后，无明显变化，两组比较亦无显著性差异（$P > 0.05$）。结果见表 4-99。

表 4-99　两组用药前后尿素氮（BUN）、血肌酐（Scr）比较（$\bar{x} \pm s$）

组别	例数	BUN（mmol/L）		Scr（μmol/L）	
		用药前	用药后	用药前	用药后
治疗组	30	5.17 ± 1.47	4.52 ± 1.31	73.19 ± 21.52	75.29 ± 27.35
对照组	30	5.80 ± 2.51	4.94 ± 1.17	76.25 ± 18.32	77.91 ± 22.07

（5）安全性观察：安全性观测指标如大便常规、心电图、胸片等检查，两组均未出现异常。两组均能坚持完成 12 周疗程。治疗组除有 1 例出现恶心呕吐、食欲下降外，其余均无明显不良反应。对照组不良反应发生率则明显高于治疗组。两组比较有显著性差异（$P < 0.05$）。（见表 4-100）

表 4-100　两组副反应发生情况比较 [n（%）]

组别	例数	恶心呕吐	食欲下降	ALT 升高	AST 升高	月经紊乱	皮肤色素沉着
治疗组	30	1（3.33%）	1（3.33%）	0（0）	0（0）	0（0）	0（0）
对照组	30	2（6.67%）	2（6.67%）	3（10.00%）	3（10.00%）	1（3.33%）	0（0）

注：两组比较，$P < 0.05$。

4. 结论　临床研究结果表明：肾炎灵片能明显改善慢性肾炎、肾病综合征肾虚湿热证患者的临床症状，显著降低尿蛋白、尿红细胞计数，升高血浆白蛋白，降低胆固醇、甘油三酯，总有效率 87.5%，与雷公藤多苷片组总有效率 83.33% 相比，差异无显著性。但肾炎灵片治疗组升高血浆白蛋白的作用及在改善临床症状方面，明显优于雷公藤多苷片对照组，症状积分值比较 $P < 0.05$；主要症状的总有效率治疗组明显高于对照组，$P < 0.01$；且不良反应明显低于对照组，$P < 0.05$。肾炎灵片综合临床疗效优于雷公藤多苷片。

（二）肾炎灵颗粒剂治疗难治性肾病综合征的临床研究

[摘要]　目的：评价肾炎灵颗粒剂治疗难治性肾病综合征的临床疗效及不良反应。方法：口服肾炎灵颗粒剂治疗 65 例难治性肾病综合征患者 4～6 个月，观察患者症状、体征变化和血生化、尿蛋白等检查结果以及与雷公藤多苷片不良反应的对比。并对患者进行 6～48 个月的随访。结果：肾炎灵颗粒剂对难治性肾病综合征近期总有效率为 78.46%，对肾功能有保护作用，随访复发率仅为 15.4%，其常见不良反应明显减少。结论：肾炎灵颗粒剂对难治性肾病综合征有较好的治疗作用，临

床不良反应明显低于雷公藤多苷片。

难治性肾病综合征（refractory nephrotic syndrome，RNS）的治疗是临床医师经常遇到的棘手问题。西医目前较多采用的方法还是激素或环磷酰胺的冲击疗法，或是应用新一代免疫抑制剂如环孢素 A、骁悉等。但其根本的缺点还是疗效不确切、复发率高，远期疗效也未得到充分证实。同时，由于药物本身的不良反应，甚至是肾毒性等，加之要长期反复服药，病人往往不能耐受或拒绝接受，此外昂贵的费用也加重了社会负担。

我科自 20 世纪 70 年代中后期率先报道在肾病领域使用雷公藤，迄今已有 30 余年。多年来，我们在探索辨证论治和辨病用药相结合、减轻雷公藤的不良反应方面取得一定成绩，先后经过使用肾炎合剂Ⅰ号、肾炎合剂Ⅱ号及肾炎灵颗粒剂治疗肾病综合征 3 个阶段。近年来特别注重对 RNS 的研究，现将肾炎灵颗粒剂治疗 RNS 的疗效及其随访情况报告如下。

1. 资料与方法

（1）诊断标准：按照 WHO 1995 年制定的原发性肾小球疾病的临床分类中肾病综合征的诊断标准，同时具备以下任何一项即诊断为难治性肾病综合征：①按制定的强的松标准疗法 [1mg/（kg·d）]，初治 8 周无效或仅部分有效者；②按制定的强的松标准疗法，初治 8 周内有反应，但复发后再治无效者；③经强的松治疗后呈经常复发或依赖者；④用细胞毒药物治疗无反应或反应迟缓者。

（2）临床资料：65 例均系我科住院病人，年龄 15 ～ 46 岁；男 42 例，女 23 例；病程 2 ～ 12 年。全部病例均符合以上临床难治性肾病综合征诊断。其中 55 例经肾活检病理诊断确诊为：局灶节段性肾小球硬化（FSGS）3 例，系膜增殖性肾炎（MsPGN）11 例，IgA 肾病 19 例，膜增殖性肾炎（MPGN）17 例，膜性肾病（MN）5 例。所有病例长期随访，随访时间为 6 ～ 48 个月，平均随访时间为 28.6 个月。

（3）治疗方法：肾炎灵颗粒剂（由雷公藤、生黄芪、山茱萸组成），每次 20g，每日 3 次，冲服。每 60g 颗粒剂约含生药 80g，其中雷公藤 15g。批号 960008。每 2 个月为 1 个疗程，服用至尿蛋白降到 0.5g/24h 以下 1 个月，改为每次 10g，所有病例均服用以益气养阴为主的煎剂，但处方中不含有清热解毒、清热化湿的中药。正在使用激素的病例不再加量，并逐渐撤减激素至停服，不服用 ACEI 或抗血小板凝聚药。

（4）观察项目：①临床观察：浮肿、尿量变化，消化道反应，有无皮疹等。

②实验室检查：尿量，24h尿蛋白定量，每周检查1次；血常规，肝肾功能，血浆蛋白，血清C3、C4，血脂，血液流变学，内生肌酐清除率，尿FDP，尿蛋白SPS-PAGE平板电泳，每2个月1次。

（5）不良反应对照：观察按2∶1比例随机选择32例慢性肾小球肾炎病例，用雷公藤多苷片治疗。江苏泰州制药厂生产（苏卫药准字84·3199-1号），每片含雷公藤总苷10mg，每日总量60mg，分3次口服，疗程4个月。观察恶心、呕吐、食欲、白细胞、ALT、AST、女性月经情况。

（6）统计学方法：所有数据用均数 ± 标准差表示（$\bar{x}\pm s$），显著性检验采用SPSS 8.0软件，两组间差异用t检验。

2. 结果

（1）疗效标准：按照《中药新药临床指导原则·中药新药治疗慢性肾炎的临床研究指导原则》分完全缓解、基本缓解、有效、无效。远期随访根据患者出院后在门诊定期治疗所得到资料每3个月检测肝肾功能，记录自觉症状；每月检测24h尿蛋白定量、尿蛋白定性。

（2）近期疗效：本组65例RNS经2个疗程治疗后，复查有关生化指标均有显著好转，按上述疗效标准，达到完全缓解18例（27.69%），基本缓解21例（32.32%），有效12例（18.45%），无效14例，近期缓解率为78.46%。其中第2疗程无效的14例患者，做第3疗程治疗，结果7例患者达到基本缓解和有效的标准。全部病例最终有5例进入肾衰竭。服用肾炎灵颗粒剂后，浮肿患者一般在1个月以后见到明显的利尿反应，浮肿逐渐消退。

（3）病理类型与疗效的关系：对有肾活检病理诊断资料的55例RNS进行疗效分析，有效率为78.18%。（见表4-101）

表4–101　病理类型与疗效的关系

病理类型	n	完全缓解	基本缓解	好转	无效	有效率（%）
FSGS	3	0	1	1	1	66.67
MN	5	1	2	1	1	80.0
MsPGN	11	3	2	4	2	81.82
IgAN	19	6	5	4	4	78.95
MPGN	17	2	7	4	4	76.47
总计	55	12	17	14	12	78.18

（4）尿蛋白、血脂、肾功能的变化：经2个疗程后，尿蛋白从（6.05±5.63）g/24h降至（1.21±1.41）g/24h；血清白蛋白从（22.8±27.75）g/L上升到（36.29±6.86）g/L；甘油三酯从（2.77±1.36）mmol/L下降至（1.48±0.85）mmol/L；内生肌酐清除率从（66.86±28.07）mL/min提高至（96.07±21.27）mL/min。结果见表4-102。

表4-102 肾炎灵颗粒剂治疗前后部分生化指标的变化（$\bar{x}\pm s$）

项目	n	治疗前	治疗后	P值
尿蛋白（g/24h）	65	6.05 ± 5.63	1.21 ± 1.41	＜0.01
血清C3（g/L）	65	0.78 ± 0.29	1.10 ± 0.34	＜0.01
血清C4（g/L）	65	0.54 ± 0.20	0.55 ± 0.17	＞0.05
血沉（mm/h）	65	28.65 ± 1.26	15.75 ± 7.31	＜0.01
尿FDP（mg L）*	45	2.78 ± 1.84	0.86 ± 1.33	＜0.01
尿C3（mg/L）**	32	1.28 ± 0.85	0.34 ± 0.48	＜0.01
血 β-脂蛋白（g/L）	65	7.29 ± 3.44	3.93 ± 1.57	＜0.01
血甘油三酯（mmol/L）	65	2.77 ± 1.36	1.48 ± 0.85	＜0.01
血胆固醇（mmol/L）	65	6.65 ± 1.77	448 ± 1.41	＜0.01
血白蛋白（g/L）	65	22.82 ± 7.75	36.29 ± 6.86	＜0.01
血尿素氮（mmol/L）	65	9.07 ± 5.22	5.39 ± 1.66	＜0.01
血肌酐（μmol/L）	65	148.60 ± 96.92	85.32 ± 29.16	＜0.01
血尿酸（μmol/L）	65	394.03 ± 102.83	308.96 ± 78.66	＜0.01
内生肌酐清除率（mL/min）	65	66.86 ± 28.07	96.07 ± 21.27	＜0.01

注：*尿FDP共测53例，其中8例阴性未列入统计；**尿C3共测52例，其中20例阴性未列入统计。

（5）多个疗程治疗后尿蛋白的变化：35例患者连续观察治疗3个疗程的尿蛋白变化，发现在服用肾炎灵颗粒剂1个月后尿蛋白即有显著下降。统计第2、3个疗程治疗后尿蛋白定量明显低于第1个疗程治疗后的尿蛋白定量，差异显著（$P < 0.05$）；第3、4个疗程的治疗后尿蛋白普遍较低，两个疗程之间无显著差异（$P > 0.05$）。结果见表4-103。

表4-103 治疗后不同时期尿蛋白量的比较（$\bar{x}\pm s$）

n=35	治疗前	第1个月	第1个疗程	第2个疗程	第3个疗程
尿蛋白定量	4.05 ± 3.02	2.05 ± 1.02*	1.21 ± 0.84*	0.82 ± 0.56**	0.68 ± 0.32**

注：与治疗前对比，*$P < 0.01$；与第1个疗程对比，**$P < 0.05$。

（6）影响疗效因素观察：观察第 2 个疗程末疗效，将完全缓解、基本缓解者归为敏感病例，共 39 例；有效和无效者归为不敏感病例，共 26 例。分析两组临床特点见表 4-104。

表 4–104　影响疗效因素观察

项目		敏感组	非敏感组
		n（%）	n（%）
年龄（岁）	<18	12（30.8）	4（15.4）
	18～55	25（64.1）	20（76.9）
	＞55	2（5.1）	2（7.7）
病程（年）	<1	24（61.5）	15（57.7）
	1～5	11（28.2）	7（26.9）
	＞5	4（10.3）	4（15.4）
高血压		2（5.1）	2（7.7）
水肿		26（66.7）	12（46.1）
贫血（Hb＜10g/L）		3（7.7）	2（7.7）
低蛋白血症（ALB＜30g/L）		23（58.9）	6（23.1）
高胆固醇血症（CH＞6mmol/L）		21（53.8）	7（26.9）
高甘油三酯血症（TG＞1.8mmol/L）		21（53.8）	12（46.2）
尿蛋白电泳高分子（分子量＞7 万）		9（23.1）	6（23.1）
尿蛋白电泳低分子（分子量 6 千～4 万）		8（20.5）*	11（42.3）*
尿蛋白电泳尿 NAG 酶升高（＞16.5μ/L）		13（33.3）*	16（61.5）*
尿蛋白电泳尿溶菌酶升高（＞20ng/L）		1（30.7）*	15（57.7）*
尿渗透压降低（＜7000mOsm/kg·H_2O）		12（30.8）	7（26.9）

注：两组比较，$^*P < 0.05$。

（7）随访结果：有随访病例 55 例，均为肾穿刺病理诊断明确的病例。随访时间 6 个月～48 个月。病情稳定者 38 例，占 69.1%；肾功能恶化及进入透析者 5 例，占全体随访病例的 9.1%；复发者 10 例，占随访病例的 18.2%。肾功能恶化者，多为病理损害较重及（或）临床上有高血压、NS 持续存在，或有持续性高脂血症、NS 反复发作，或合并感染等多种原因所致。结果见表 4-105。

（8）不良反应观察：肾炎灵颗粒剂治疗开始时有少数病例出现恶心、呕吐，或有食欲下降等胃肠道不适症状。但逐渐适应后均能很好地耐受和完成治疗，且持续 2～3 个疗程以上不良反应无增加趋势，特别在对肝功能、白细胞、女性月经的影响方面明显轻于雷公藤多苷片的不良反应。结果见表 4-106。

表 4–105　随访结果

病理类型	例数	复发	肾功能恶化	尿毒症		其他死亡	病情稳定
				透析	死亡		
FSGS	3	2	0	0	0	1	0
MGN	5	1	0	0	0	1	3
MsPGN	11	2	1	1	0	0	11
IgAN	19	2	1	0	0	0	12
MPGN	17	3	1	1	0	0	12
总计	55	10	3	2	0	2	38

表 4–106　治疗 2 个疗程（4 个月）后不良反应

项目	肾炎灵颗粒剂 *n*=65（%）女性 23 例	雷公藤多苷片 *n*=32（%）女性 15 例
恶心、呕吐	6（9.23）	7（21.9）
食欲下降	8（12.3）	12（37.5）
WBC $< 2.5 \times 10^9$/L	0（0）	3（9.4）
ALT 升高	12（18.5）	14（43.75）
AST 升高	4（6.1）	8（25）
女性闭经	6（26.1）	7（46.7）

3. 讨论　中医辨证治疗慢性肾小球疾病的优势已得到公认，在难治性肾病综合征的治疗中也有成功的报道，但往往属于辅助治疗的地位。探索中医中药为主治疗难治性肾病综合征，避免激素、免疫抑制药物使用带来的长、短期不良反应，提高疗效是我们多年来努力的目标。我科自 20 世纪 70 年代中后期开始应用雷公藤以来，经过不断摸索，逐步改进剂型，制成辨证和辨病用药相结合的雷公藤复方制剂——肾炎灵颗粒剂。在治疗慢性肾炎、原发性肾病综合征的基础上，在难治性肾病综合征的治疗方面也取得较理想的疗效。

经过本课题对 65 例难治性肾病综合征的治疗观察，通过肾炎灵颗粒剂 2 个疗程的治疗，近期总有效率达 78.46%，达到了激素加环磷酰胺冲击后的效果。并且随疗程的延长，总有效率还不断提高。对难治性肾病综合征的多种常见病理类型均显示了良好的疗效（见表 4-101），对不同程度的大量蛋白尿均有作用，一般在用药后 1 个月左右即起到明显降低蛋白尿的作用，2 ～ 3 个疗程后尿蛋白降至正常或微量。减量并持续服药仍能保持病情稳定。肾炎灵颗粒剂对不伴肾小管间质损害的病例较敏感（见表 4-104），这与激素的作用特点相类似。长期随访观察，复发率仅为 10/55（18.2%），进展为肾衰竭的病例 5/55（9.1%）（见表 4-105）。同时肾炎灵颗粒剂改善了机体蛋白质和脂质代谢，促进营养状态的恢复，增加了机体抵抗力（见表 4-102）。与雷公藤多苷片在不良反应方面对比，对消化道、白细胞、肝功能、月经的影响明显地减轻（见表 4-106），达到了雷公藤复方配伍提高疗效、减轻副反应的目的。

难治性肾病综合征，由于本身病情较重，加之反复发作，长期使用激素或免疫抑制剂或大量清热解毒剂，因而在中医病机方面，多见脾肾不足、气阴两虚、湿瘀交阻。雷公藤属中医清热解毒、利湿通络药，针对湿热、瘀血等病理产物起作用，配伍黄芪、山茱萸补益气阴，滋养脾肝，既能提高雷公藤的降尿蛋白作用，又可抑制雷公藤苦寒败胃伤肝之弊，达到健脾补肾、益气养阴、利湿通络的目的。雷公藤与黄芪的配合应用减少了尿蛋白的排泄，又因蛋白合成的增加，改善了营养状态，有利于消除水肿，减少感染发生，促进机体恢复。本剂虽非如激素、免疫抑制剂取效迅捷，但中长期使用有稳效、长效之优势。

据现代药理学和实验肾病学研究，雷公藤有抗炎、免疫抑制等作用是治疗肾小球肾炎的药理基础。实验证明，雷公藤对微小病变型、系膜增殖型和膜性肾病等多种病理类型有效。有人发现，雷公藤与激素在作用机理上有互补性，与环孢素 A 在体外对小鼠脾细胞的抑制作用虽是一致的，但又不是通过直接对细胞的毒性和对 DNA 的抑制作用来实现的。在微小病变和系膜增殖性肾炎中，雷公藤通过：①保护或修复肾小球基底膜涎蛋白，从而维持其阴电荷屏障的完整性；②抑制抗体产生，并通过促进单核巨噬细胞的清除能力和（或）提高肾小球系膜对大分子物质的吞噬和清除，减轻了肾组织内免疫沉积物及炎症损伤；③抑制系膜增生来实现的；④增加尿蛋白选择性，有助于改善蛋白尿病人的机械屏障；⑤能诱导体外 T 细胞凋亡，以及诱导肾性蛋白尿病人外周血单核细胞凋亡。有人发现肿瘤坏死因子（TNF）是发生肾血管炎的因素之一，实验发现雷公藤和黄芪均能减少 TNF 的含量，这个发现突破了黄芪仅为免疫调节剂的传统认识。因为 TNF 对肾小球系膜细胞有促增殖作用及促自分泌作用。在肾小球病变中，系膜细胞的增生反应不但有来自体内单核巨噬细胞的 TNF 的作用，也有来自系膜细胞本身的自分泌作用。同时，黄芪作用于核酸代谢的多个环节，增强蛋白的合成。

以上及我们以往的研究表明：肾炎灵颗粒剂是一个合理的雷公藤复方配伍剂，既对肾小球疾病、难治性肾病综合征有确切的临床疗效，又减轻了雷公藤的不良反应，值得临床进一步深入研究。

（三）肾炎灵颗粒剂与其他雷公藤制剂的临床对比观察

［摘要］ 目的：不同雷公藤制剂治疗慢性肾小球肾炎的临床比较研究。方法：将作者自主开发研究的肾炎灵颗粒剂、肾炎合剂Ⅱ号与临床常用的雷公藤制剂雷公藤片和雷公藤多苷片在治疗慢性肾小球肾炎方面的临床疗效和不良反应进行比较分析。结果：肾炎灵颗粒剂与上述3类制剂临床总有效率相近，虽然作用的起效时间略迟于单一雷公藤制剂，但能全面纠正机体蛋白质代谢、脂质代谢，对主要症状的改善作用明显，复发率最低仅为15.4%。结论：肾炎灵颗粒剂是作用最佳的雷公藤制剂。

［关键词］ 雷公藤制剂　中药复方　临床疗效

我院从20世纪70年代末起使用雷公藤结合辨证治疗慢性肾小球疾病均取得良好疗效。1994年以来，我们结合慢性肾小球疾病基本病理特点，研制了具有健脾益肾、补气养阴、解毒和络作用的肾炎灵颗粒剂，并不断深化处方组成和剂型更新，疗效逐步提高，不良反应更小。现将20世纪70年代中后期以来我院应用多种雷公藤制剂的情况作一比较。

1. 对象和方法

（1）病例选择：均为20世纪70年代中后期以来我科住院病人。全部病例122人。分为4个治疗组。其中肾炎灵颗粒剂组43人，肾炎合剂Ⅱ号组34人，雷公藤片组24例，雷公藤多苷片组21例。男性90例，女性32例。平均年龄（44.2 ± 13.61）岁，年龄范围16～68岁。各组之间差别无显著意义。所有病例肾功能正常，血肌酐＜133μmol/L，无感染、血栓等并发症，无活动性肝炎，无白细胞减少（外周血WBC＞3.5×10^9/L），排除继发性肾小球疾病。

（2）治疗方法

1）肾炎灵颗粒剂组（A组）：主要成分为雷公藤、生黄芪，另加山茱萸、爵床、甘草。雷公藤以醋酸乙酯方法提取，并经乙醇渗漉，加入余药，干燥制成颗粒。每日总量60g，分3次冲服，所含雷公藤、生黄芪总量分别为15g、40g。

2）肾炎合剂Ⅱ号组（B组）：主要成分为雷公藤、生黄芪、生甘草等。雷公藤去皮切片打粉，以95%乙醇浸泡提取后加入余药制成肾炎合剂Ⅱ号，每日总量45mL，分2～3次口服，其中含雷公藤生药15g、生黄芪40g、生甘草6g。

3）雷公藤片组（C组）：湖北黄石制药厂生产［鄂卫药准字：（89）240号］，

每片含雷公藤甲素 3μg，每日 6 片，分 3 次口服。

4）雷公藤多苷片组（D 组）：江苏泰州制药厂生产（苏卫药准字：84.319—1 号）。每片含雷公藤总苷 10mg，每日总量 60mg，分 3 次口服。

住院用药期间均服用益气养阴为主的煎剂，每日 2 次，及本院益气健脾成药健肾片，每次 4 片，每日 3 次。严重水肿病人短暂口服利尿剂。有高血压病人服用钙离子拮抗剂。对其中肾病综合征病人原口服激素的病例，激素逐渐减量至停服，复发病例亦不再服激素。

（3）观察指标：主要观察用药前后临床主要症状消退情况及尿蛋白、红细胞、血浆蛋白、肾功能的变化。观察不良反应的发生以及复发情况。

（4）疗效判断：按完全缓解、基本缓解、好转、无效 4 个等级。

（5）统计分析方法：全部结果均用均数 ± 标准差（$\bar{x}\pm s$）表示，两样本的比较用配对 t 检验，各组有效率的比较用 NDST 新药统计软件提供的等值序列法，以 $P < 0.05$ 作为显著性的判别标准。

2. 结果

（1）总有效率比较：肾炎灵颗粒剂在完全缓解率、基本缓解率上优于肾炎合剂Ⅱ号，在完全缓解率上略低于雷公藤多苷片和雷公藤片，但总有效率方面不低于雷公藤多苷片，与雷公藤片接近。各治疗组在完全缓解率、基本缓解率、部分缓解率方面的差异均无显著性意义（$P > 0.05$）。结果见表 4-107。

表 4–107　不同雷公藤制剂效率的比较

分组	n	完全缓解（%）	基本环节（%）	部分缓解（%）	无效（%）	总有效率
A 组	43	12（27.9）	14（32.6）	11（25.6）	6（13.9）	37（86.1）
B 组	34	7（20.6）	11（32.4）	12（35.3）	4（11.8）	30（88.2）
C 组	24	7（29.2）	8（33.3）	6（25，0）	3（12.5）	21（87.5）
D 组	21	7（33.3）	6（28.6）	5（23.8）	3（14.3）	18（85.7）

（2）不同时相尿蛋白下降的比较：观察服药后 2 周、4 周、8 周尿蛋白量的对比发现，C 组和 D 组在 2 周时即见明显下降，与治疗前相比有显著意义（$P < 0.05$），A 组和 B 组至治疗 4 周末时尿蛋白下降与治疗前相比有显著差异（$P < 0.05$）。所有病例至 8 周末时尿蛋白比治疗前下降有非常显著意义（$P < 0.01$）。各组病例之间治疗后下降幅度比较无显著差异。A 组与 B 组之间除在 4 周末时尿蛋白下降率上有显著差异外（$P < 0.05$），两组之间其他差异均无显著意义。结果见表 4-108。

表 4-108　不同时相尿蛋白下降的比较

分组	n	治疗前	治疗后		
			2 周	4 周	8 周
A 组	43	3.01 ± 0.73	2.64 ± 0.43	1.98 ± 0.84 2)	0.89 ± 0.72 3)
B 组	34	3.11 ± 0.92	3.11 ± 0.92	2.01 ± 0.78 2)	0.94 ± 0.68 3)
C 组	24	3.49 ± 0.49	3.49 ± 0.49 1)	2.12 ± 0.54 2)	0.83 ± 0.48 3)
D 组	21	3.46 ± 0.35	3.46 ± 0.35 1)	2.09 ± 0.61 2)	0.78 ± 0.38 3)

注：与治疗前相比 1）为 $P < 0.05$；2）为 $P < 0.01$；3）为 $P < 0.01$。

（3）血浆蛋白质、脂质、脂蛋白代谢的变化：治疗 8 周后 A 组与 B 组在营养状态方面有明显改善。血浆总蛋白、白蛋白水平明显升高（$P < 0.05$），前白蛋白水平亦增高。而C组、D组血浆总蛋白、白蛋白水平与治疗前相比差异无显著意义。C组、D 组营养状态改善变化则不明显（$P > 0.05$）。所有各组均可明显降低血清 CHO、TG、VLDL-C。但 A 组、B 组还有明显升高 HDL-C、apoB 的作用。结果见表 4-109。

表 4-109　治疗前后血浆蛋白和脂代谢的变化（mmol/L）

项目		A 组	B 组	C 组	D 组
病例数		43	34	24	21
血浆蛋白（g/L）	治疗前	62.7 ± 6.9	61.8 ± 7.3	62.3 ± 5.2	63.3 ± 8.3
	治疗后	69.1 ± 4.3 1)	71.3 ± 5.8 1)	63.4 ± 9.5	64.9 ± 6.3
白蛋白（g/L）	治疗前	37.2 ± 4.9	36.5 ± 3.0	37.4 ± 2.7	37.7 ± 6.3
	治疗后	42.0 ± 3.4 1)	43.6 ± 3.5 1)	39.2 ± 5.6	38.4 ± 3.4
前白蛋白（g/L）	治疗前	0.42 ± 0.28	0.43 ± 0.22	0.44 ± 0.18	0.46 ± 0.29
	治疗后	0.51 ± 0.35 1)	0.50 ± 0.28 1)	0.51 ± 0.1	0.52 ± 0.22
CHO	治疗前	5.23 ± 1.45	5.47 ± 1.58	5.24 ± 1.2	5.44 ± 1.12
	治疗后	4.91 ± 1.26 1)	4.86 ± 1.12 1)	4.82 ± 1.16 1)	4.92 ± 1.36 1)
TG	治疗前	1.77 ± 0.81	1.64 ± 0.83	1.66 ± 0.4	1.70 ± 0.57
	治疗后	1.49 ± 0.71 1)	1.28 ± 0.57 1)	1.47 ± 0.36 1)	1.43 ± 0.46 1)
VLDL-C	治疗前	0.59 ± 0.13	0.57 ± 0.28	0.68 ± 0.3	0.66 ± 0.31
	治疗后	0.47 ± 0.21 1)	0.46 ± 0.19 1)	0.51 ± 0.26 1)	0.56 ± 0.29 1)
HDL-C	治疗前	1.33 ± 0.25	1.35 ± 0.26	1.31 ± 0.46	1.32 ± 0.29
	治疗后	1.56 ± 0.31 1)	1.52 ± 0.21 1)	1.34 ± 0.38	1.31 ± 0.46

注：1）为本组治疗前后对比 $P < 0.05$。

（4）主要症状的改善：4 组患者主要症状的发生率治疗前均比较接近，差异无显著意义（$P > 0.05$）。经治疗后，A 组、B 组在主要症状的改善方面差异显著。治疗后主要症状的发生率均降至 20% 以下；而 C 组、D 组除对面肢浮肿的改善较明显外，对其他主要症状的改善均不显著。（见表 4-110）

表 4–110　症状改善情况

症状	A 组（n=43）		B 组（n=34）		C 组（n=24）		D 组（n=21）	
	前（%）	后（%）	前（%）	后（%）	前（%）	后（%）	前（%）	后（%）
面色少华	32（74.4）	5（11.6）	26（76.4）	5（14.7）	18（75.0）	15（62.5）	16（76.2）	13（61.9）
面肢浮肿	30（69.3）	3（6.9）	23（67.6）	3（8.8）	17（70.8）	7（29.2）	15（71.4）	6（28.6）
神疲乏力	39（90.7）	6（13.9）	30（88.3）	6（17.6）	22（91.6）	20（83.3）	19（90.5）	17（80.9）
腰脊酸痛	37（86.1）	8（18.6）	29（85.3）	6（17.6）	21（87.5）	18（75.0）	18（85.7）	15（71.4）
舌苔黄腻	23（53.5）	3（6.9）	18（52.9）	3（8.8）	13（54.2）	9（37.5）	11（52.4）	8（38.1）
舌质紫暗	17（39.5）	5（11.6）	14（41.2）	4（11.7）	10（41.7）	7（29.2）	8（38.1）	6（28.6）

（5）对激素无效病例的反应和复发情况：各组中均有对激素正规治疗反应不佳，而判为激素无效的病例。经不同雷公藤制剂治疗后，约有半数病例达到基本缓解以上疗效。随访 1 年各组复发率比较：肾炎灵颗粒剂组和肾炎合剂Ⅱ号组要低于单纯雷公藤制剂的 C 组、D 组，肾炎灵颗粒剂组的复发率仅为 15.4%。结果见表 4-111、表 4-112。

表 4–111　对激素不敏感病例的疗效

疗效	A 组（n = 16）	B 组（n = 12）	C 组（n = 9）	D 组（n = 8）
完全缓解	4	2	2	2
基本缓解	6	4	3	2
部分缓解	2	3	3	3
无效	4	3	1	1

表 4–112　基本缓解以上病例的复发情况

	A 组（n = 26）	B 组（n = 18）	C 组（n = 15）	D 组（n = 13）
复发（%）	4（15.4）	2（16.7）	4（26.7）	3（23.1）

（6）不良反应比较：各组病例均能坚持服用 4 周以上。但 C 组、D 组在服用 6 周时各有 2 例因恶心、食欲下降而退出治疗。A 组、B 组未发生这种情况。各组不良反应的发生情况如表 4-113，提示 A 组、B 组明显低于 C 组、D 组，且 A 组不良反应发生率最低。

表 4-113　不良反应观察

不良反应	A 组（n = 43）（女：19）（%）	B 组（n = 34）（女：14）（%）	C 组（n = 24）（女：10）（%）	D 组（n = 21）（女：8）（%）
恶心、呕吐、纳呆	3（6.9）	3（8.8）	5（20.8）	5（23.5）
WBC < 3.5×10^9/L	2（4.7）	2（5.9）	3（12.5）	3（14.3）
SGPT 升高	3（6.9）	3（8.8）	4（16.7）	4（19.1）
皮肤色素沉着	0（0）	0（0）	1（4.2）	1（4.8）
月经紊乱	2（10.5）	2（14.3）	2（20.0）	2（25.0）

注：月经紊乱的发生率指占每组女性的百分率。

3. 讨论　结合辨证论治应用雷公藤治疗慢性肾炎等由我院率先报道已有 20 余年。我们认为脾肾两虚、气阴不足、湿瘀互结是慢性肾炎的基本病机。其证型之别是由气虚和阴虚、湿瘀之邪比例轻重之不同而形成。雷公藤具有清热解毒和络的作用，对慢性肾炎的湿瘀病理也有明显的改善作用，通过其免疫抑制作用，主要发挥其辨病用药的作用。肾炎灵颗粒剂在肾炎合剂Ⅰ号、肾炎合剂Ⅱ号的基础上加大益气养阴药的比重，主要针对脾肾两虚，扶助正气、增加机体的抗病能力和营养状态，同时可对抗雷公藤等药克伐正气的弊端。在雷公藤清热解毒和络的基础上加爵床，更有利于清热利湿、抑制炎症反应。本方应用雷公藤但不良反应轻微，主要由于结合辨证加入了生黄芪、甘草等扶正之品。黄芪对肝细胞有明显保护作用；还具有降低自由基生成或促进对自由基清除的作用，同时它还能调节细胞能量代谢。有报道称，黄芪可使冠心病患者红细胞乳酸脱氢酶（LDH）及琥珀酸脱氧酶（SDH）含量有不同程度的增高，此两种酶均与细胞能量代谢有关。此外，近年药理研究表明，黄芪可保护肝脏粗面内质网，并使粗面内质网增加。即增加细胞内 rRNA 和 mRNA 含量，抑制核糖核酸酶（RNase）活性，从而促进蛋白合成。有利于改善机体整体环境，提高营养状态。

本课题通过肾炎灵颗粒剂与不同雷公藤制剂的比较，我们可以看到肾炎灵颗粒剂有如下作用特点：①总疗效达到 86.1%，接近单纯雷公藤制剂（见表 4-107）；②肾炎灵颗粒剂起效时间略晚于单纯雷公藤制剂，一般在用药 4 周时尿蛋白开始明显下降，但随时间延长疗效增强，且最终与单一雷公藤制剂总有效率比较无显著差异（见表 4-108、表 4-109）。肾炎灵颗粒剂适用各种慢性肾小球疾病，尤其对激素不敏感病例仍然有效（见表 4-111）。肾炎灵颗粒剂能有效改善慢性肾炎的主要症状，相比单纯雷公藤制剂只以降低蛋白尿为主，能给患者带来整体状况的改善（见

表4-110）。肾炎灵颗粒剂全面提高血浆白蛋白水平，降低胆固醇、甘油三酯和低密度脂蛋白，提高高密度脂蛋白胆固醇，起到扶正祛邪的作用（见表4-109）。应用本制剂的复发率也是最低的（15.4%）。因为肾炎灵颗粒剂的不良反应轻微，适用于较长时间治疗的需要。故既优于常规辨证治疗和市售习用治肾中成药，总体上也优于单纯雷公藤制剂，具有极高的开发推广价值。

[中成药，2001（11）：23-26]

五、肾炎灵片（颗粒）的药物作用机理研究

（一）肾炎灵诱导大鼠肾系膜细胞凋亡的研究

[摘要] 目的：研究肾炎灵对大鼠系膜细胞凋亡的影响。方法：取SD大鼠肾脏进行肾系膜细胞体外培养，用肾炎灵喂服系膜增生性肾炎大鼠，以含药大鼠血清加入到体外培养的大鼠系膜细胞中，应用倒置显微镜、光镜、流式细胞仪等观察、检测肾炎灵对系膜细胞凋亡的影响。结果：喂服肾炎灵大鼠的血清可诱导部分系膜细胞发生凋亡。结论：肾炎灵的作用机制可能与其诱导肾系膜细胞发生凋亡有关。

[关键词] 肾炎灵 系膜细胞 凋亡

中药复方肾炎灵是本院经20多年反复探索，综合中医辨证辨病特点而研制的复方雷公藤制剂，其对慢性原发性肾小球疾病、难治性肾病综合征有确切的临床疗效，且能明显减轻患者的蛋白尿和血尿，改善肾小管间质及肾功能损害。本实验拟研究肾炎灵对体外培养大鼠肾脏系膜细胞凋亡的影响，从细胞水平深入探讨其作用机制。

1. 材料与方法

（1）实验材料

1）动物：远交系健康雄性SD大鼠35只，体重（150±21）g，由南京中医药大学实验动物中心提供[实验动物使用许可证号SYXK（苏）2001—2010]。

2）药物及主要试剂：肾炎灵浸膏（主要成分有雷公藤、蜀羊泉、生黄芪等）由连云港康缘制药有限公司生产，批号010215。每克浸膏干粉合生药9.4g，成人日用量生药0.75g/kg，相当于肾炎灵片0.08g/kg。RPMI1640（GIBCO）、胎牛血清

（FCS，Hyclone）、胶原酶Ⅳ型（Sigma）、MTT（Sigma）、胰蛋白酶（进口分装）、HEPES（B.M.）等。

3）主要仪器：重庆 XDS-1B 倒置生物显微镜，LDZ5-2 离心机，DKB-8A 型电热恒温水槽，W-CJ-1F 净化工作台，Forma 3111 CO_2 培养箱，ACSCalibur 流式细胞仪等。

（2）方法

1）含药血清的制备：实验大鼠经适应性喂养 1 周后，随机分为正常组、模型组和肾炎灵剂量组，每组 10 只。参照文献制作系膜增生性肾炎大鼠模型。肾炎灵治疗组自正式免疫第 1 天开始给药，根据文献换算剂量，肾炎灵剂量组每只大鼠每日用药剂量 0.44g/kg（合生药 4.14g/kg）。正常组灌服等量蒸馏水。全部大鼠于正式免疫 8 周后分别经眼眶静脉丛取血，所取大鼠血液经 3000r/min 离心 10min 取血清，56℃水浴 30min 灭活，22mm 无菌滤器过滤除菌，分装，−80℃保存备用。

2）细胞培养及鉴定：断头处死 5 只 SD 大鼠，快速取出肾脏，无菌 Hanks 缓冲液洗涤肾脏，剥去肾包膜，剪刀剪取肾皮质成小碎块，分别经 80 目、150 目、200 目不锈钢网筛过滤分离肾小球，Ⅳ型胶原酶 37℃水浴消化，间隔振摇约 15min。用不完全培养基离心洗涤后，完全培养基悬浮肾小球，接种于细胞培养瓶中，镜下观察肾小球消化和密度情况，37℃、5% CO_2 静止培养。进行结蛋白、肌动蛋白、角蛋白免疫荧光鉴定系膜细胞，传代培养获得大量细胞后进行实验。

3）光镜观察：调细胞浓度为每毫升约 166 个，取 50 ～ 100μL 细胞悬液均匀涂布于载玻片上，95%乙醇固定 5min，滴加苏木精染液，室温固定 1min，用水轻洗去染液，1%盐酸乙醇分化 10s，流水冲洗，晾干，光学显微镜下观察。

4）流式细胞仪检测：0.25%胰酶消化系膜细胞，调细胞密度为每毫升约 1×10^5 个，细胞培养瓶中预培养 48h。待系膜细胞完全贴壁后，弃旧培养基，将细胞分成 3 组：10%正常大鼠血清；10%模型组血清；10%肾炎灵剂量组血清。每组分别用 FCS 补足血清浓度至 20%，37℃、5% CO_2 条件下分别培养 24h、48h。每组设 3 个平行实验。培养结束后，消化培养瓶内细胞 1000r/min，离心 5min，弃上清液。PBS 工作液洗涤细胞 2 次，调细胞密度为每毫升 1×10^6 个，将细胞悬浮于 PI 低渗液中，置 4℃染色约 20min，过滤，流式细胞仪检测细胞凋亡率。统计方法采用 t 检验。

（3）结果

1）倒置显微镜观察：含肾炎灵浸膏药物的血清系膜细胞收缩明显，间距增大，胞质中颗粒物增多，透明度降低，有部分细胞悬浮，随时间延长漂浮细胞逐渐增多。对照组细胞生长状态良好，透明度高，细胞形态始终为梭形或星形等。

2）光镜观察：含药血清组的细胞膜完整，染色质凝聚，嗜碱性增强，染成深蓝色。对照组细胞形态正常。

3）流式细胞仪检测：由表 4-114 可知 24h、48h 正常组与模型组的细胞凋亡率无显著性差异。处理 24h，肾炎灵治疗组与正常组、模型组凋亡差异不显著；处理 48h，肾炎灵治疗组与正常组、模型组凋亡差异显著，凋亡峰见图 4-4。

表 4-114　10%含药血清对大鼠系膜细胞凋亡率的影响（$\bar{x} \pm s$，%）

组别	24h 凋亡率	48h 凋亡率
正常组	0.250 ± 0.236	2.893 ± 0.519
模型组	0.110 ± 0.072	3.470 ± 0.588
肾炎灵组	1.640 ± 1.457	5.663 ± 0.640 ①②

注：与正常组比较，①为 $P < 0.01$；与模型组比较，②为 $P < 0.05$。

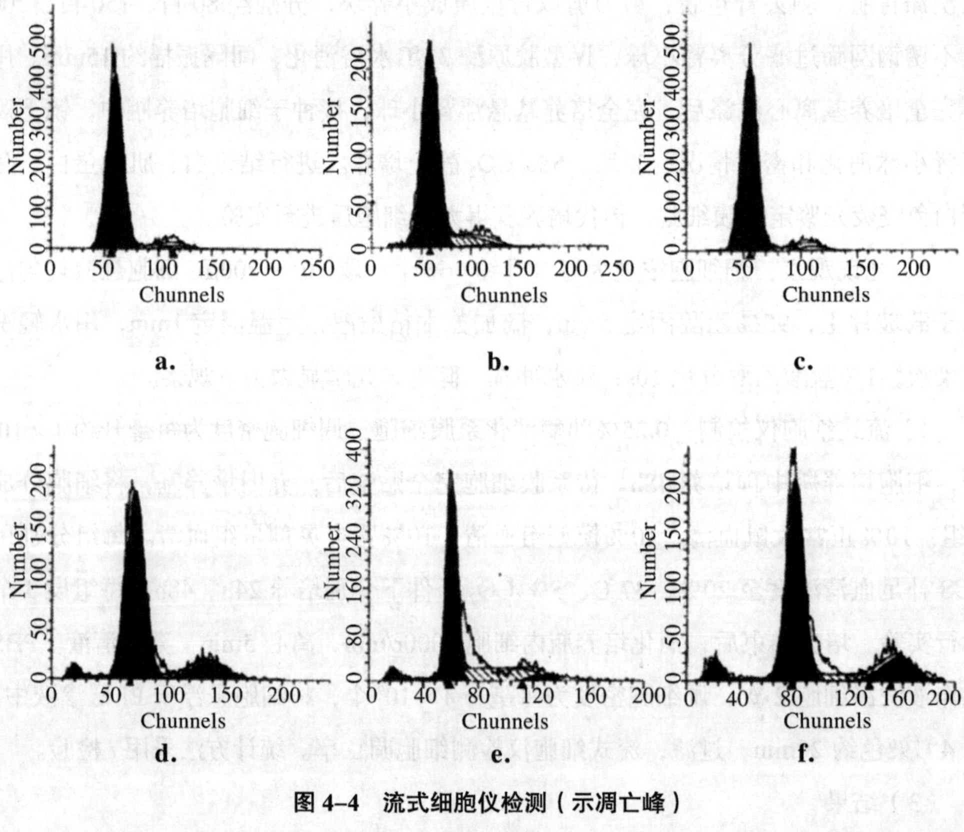

图 4-4　流式细胞仪检测（示凋亡峰）

注：a. 24h 正常组；b. 24h 模型组；c. 24h 肾炎灵组；d. 48h 正常组；e. 48h 模型组；f. 48h 肾炎灵组。

2. 讨论　系膜细胞是肾小球的固有细胞之一，正常情况下肾小球系膜细胞仅行使收缩、吞噬及维持基质的正常代谢等功能。然而病理情况下系膜细胞能出现明显的增殖，以炎症为主的肾小球疾病早期均伴有明显的系膜细胞增殖。系膜细胞过度增殖，一方面突入肾小球毛细血管腔，导致管腔狭窄或闭塞；另一方面又可产生大量的细胞外基质，促进肾小球硬化。因此，若能有效地控制系膜细胞增殖，则可减缓肾小球疾病的进一步恶化。

本实验肾炎灵剂量组血清由造模动物喂服中药后获得，这与一般的从喂服中药的正常大鼠中获取血清不同，它是病理状态下治疗疾病后的血清，其内既含中药有效成分又可能含疾病状态下机体代谢的相关成分，因此用造模后喂服中药的血清做实验更能反映药物的治疗机制。

中药复方肾炎灵具有健脾益肾、益气养阴、清热利湿解毒、活血化瘀的功效。本实验结果表明，肾炎灵治疗肾小球疾病的有效作用机制，与其诱导肾系膜细胞发生凋亡有关。细胞凋亡是与细胞坏死有着本质区别的一种生理性调控机制，形态学上可见到细胞核染色质凝集、趋边化，细胞缩小等。凋亡与增殖是调控细胞数目稳态、作用相反的一对机制，细胞凋亡与肾脏疾病的发生、发展及转归均密切相关。研究表明，系膜细胞的增生和细胞外基质的积聚是导致肾小球硬化的主要因素，而细胞凋亡可使增生的肾小球系膜细胞数量恢复正常。因此，诱导细胞凋亡将有利于清除过度增生的肾小球系膜细胞，阻止肾小球硬化的进一步发展。

[现代中西医结合杂志，2005（18）：2379-2380]

（二）肾炎灵对大鼠肾系膜细胞增殖影响的研究

[摘要] 目的：研究治疗慢性肾炎有效的中药复方肾炎灵对大鼠肾系膜细胞增殖的影响。方法：取 SD 大鼠肾脏进行肾系膜细胞体外培养，用肾炎灵浸膏喂服系膜增生性肾炎大鼠，将含药大鼠血清、模型组大鼠血清、正常大鼠血清加入到体外培养的大鼠系膜细胞中，应用 MTT 法、流式细胞仪检测方法研究肾炎灵对系膜细胞的增殖和细胞周期的影响。结果：喂服中药肾炎灵浸膏大鼠的血清与正常组、模型组大鼠血清相比，显著抑制体外培养系膜细胞的增殖，且将系膜细胞增殖阻源在 G0 ～ G1 期。结论：肾炎灵临床治疗慢性肾炎有效的机制可能与抑制肾系膜细胞增殖有关。

中药复方肾炎灵对慢性原发性肾小球疾病、难治性肾病综合征有确切的临床疗效，且能明显降低患者的蛋白尿、血尿，改善肾小管间质和肾功能损害，明显降低患者的过氧化脂质、血浆和红细胞的超氧阴离子和SOD活性。本实验拟研究益肾清利中药复方肾炎灵对体外培养大鼠系膜细胞增殖和细胞周期的影响，从细胞水平深入探讨其作用机制。

1. 材料与方法

（1）材料

1）动物：远交系健康雄性SD大鼠55只，体重（150±21）g，由南京中医药大学实验动物中心提供[实验动物使用许可证号SYXK（苏）2001-2010]。

2）药物及主要试剂：肾炎灵浸膏，主要成分有雷公藤、蜀羊泉、生黄芪等，由连云港康缘制药有限公司生产，批号010215。每克浸膏干粉含生药9.4g，成人日用量生药45g/60kg，相当于肾炎灵片为4.8g/60kg。RP-MI1640（GIBCO）、胎牛血清（FCS，Hyclone）、胶原酶Ⅳ型（Sigma）、MTT（Sigma）、胰蛋白酶（进口分装）、HEP-ES（B.M.）。

3）主要仪器：重庆XDS-1B倒置生物显微镜，LDZ5-2离心机，DKB-8A型电热恒温水槽，SW-CJ-1F净化工作台，Forma 3111 CO_2培养箱，BIO-RAD3550型酶标仪，FACSCalibur流式细胞仪。

（2）方法

1）含药血清的制备：SD大鼠经适应性喂养1周后，随机分为正常组，模型组，肾炎灵浸膏低剂量组、中剂量组、高剂量组，每组10只。参照文献制作系膜增生性肾炎大鼠模型，肾炎灵浸膏治疗组自造模预免疫后开始给药，根据文献换算剂量，肾炎灵低剂量组每只大鼠每日用药剂量0.15g/kg（合生药1.41g/kg）；肾炎灵中剂量组每只大鼠每日用药剂量0.44g/kg（合生药4.14g/kg）；肾炎灵高剂量组每只大鼠每日用药剂量1.31g/kg（合生药12.31g/kg）。正常对照组灌服等量蒸馏水。全部大鼠于正式免疫8周后分别眼眶静脉丛取血，所取大鼠血液经3000r/min离心10min取血清，56℃水浴30min灭活，0.2μm无菌滤器过滤除菌，分装，−80℃保存备用。

2）细胞培养及鉴定：断头处死5只SD大鼠，快速取出肾脏，无菌Hanks缓冲液洗涤肾脏，剥去肾包膜，剪刀剪取肾皮质成小碎块状，经80目、150目、200目不锈钢网筛过滤分离肾小球，Ⅳ型胶原酶37℃水浴消化，间隔振摇约15min，用不完全培养基离心洗涤后，完全培养基悬浮肾小球，接种于塑料细胞培养瓶中，镜下观察肾小球消化和密度情况，37℃、5% CO_2静止培养。细胞进行结蛋白、角蛋白免疫荧光鉴定。传代培养出大量细胞后进行下面实验。

3）含药大鼠血清对系膜细胞增殖抑制的影响：0.25% 胰酶消化大鼠系膜细胞，调细胞密度为每毫升约 1×10^5 个，接种于 96 孔培养板上，每孔 200μL，37℃、5% CO_2 培养 48h 后系膜细胞完全贴壁，弃培养液，分别加入不同浓度（2.5%、5%、10%）正常大鼠血清、模型组血清及肾炎灵高、中、低剂量组血清，并用 FCS 分别补足血清浓度至 20%，培养 24h、48h。每组培养结束前 4h 加入 MTT（5g/L），每孔 20μL，结束培养时弃上清液，加入 MTT（5g/L），每孔 20μL，振荡 10min，酶标仪上测定 OD_{490} 值。统计学方法采用 SPSS 10.0 软件，One-Way ANOVA 方法分析。结果见表 4-115、表 4-116.

表 4-115 大鼠肾系膜细胞培养 24h OD_{490}（$\bar{x}\pm s$）

浓度	正常组	模型组	高剂量组	中剂量组	低剂量组
2.5%	0.224 ± 0.008	0.218 ± 0.006	$0.193 \pm 0.010^{**\triangle\triangle}$	0.207 ± 0.009	0.217 ± 0.004
5.0%	0.165 ± 0.007	0.153 ± 0.004	$0.144 \pm 0.004^{*}$	$0.147 \pm 0.001^{*}$	0.165 ± 0.010
10%	0.217 ± 0.010	$0.248 \pm 0.005^{*}$	$0.161 \pm 0.045^{*\triangle\triangle}$	$0.221 \pm 0.026^{**\triangle\triangle}$	$0.217 \pm 0.019^{\triangle}$

注：与正常组比较，$^{*}P<0.05$，$^{**}P<0.01$；与模型组比较，$^{\triangle}P<0.05$，$^{\triangle\triangle}P<0.01$。

表 4-116 大鼠肾系膜细胞培养 48h OD_{490}（$\bar{x}\pm s$）

浓度	正常组	模型组	高剂量组	中剂量组	低剂量组
2.5%	0.231 ± 0.035	0.251 ± 0.014	$0.220 \pm 0.012^{\triangle}$	0.238 ± 0.034	0.230 ± 0.021
5.0%	0.244 ± 0.011	0.249 ± 0.015	$0.192 \pm 0.006^{**\triangle\triangle}$	$0.201 \pm 0.024^{**\triangle\triangle}$	0.230 ± 0.013
10.0%	0.223 ± 0.025	0.242 ± 0.004	$0.193 \pm 0.009^{**\triangle\triangle}$	$0.202 \pm 0.022^{\triangle\triangle}$	$0.207 \pm 0.009^{\triangle\triangle}$

注：与正常组比较，$^{*}P<0.05$，$^{**}P<0.01$；与模型组比较，$^{\triangle}P<0.05$，$^{\triangle\triangle}P<0.01$。

4）含药大鼠血清对系膜细胞周期的影响：0.25% 胰酶消化系膜细胞，调细胞密度为每毫升约 1×10^5 个，接种于细胞培养瓶中，预培养 48h 待系膜细胞完全贴壁后，弃旧培养基，将细胞分成 3 组，即正常大鼠血清、10% 模型组血清、10% 肾炎灵中剂量组血清。每组分别用 FCS 补足血清浓度至 20%，37℃、5% CO_2，分别培养 24h、48h。每组设 3 个平行实验。培养结束后，消化培养瓶内细胞，1000r/min 离心 5min，弃上清液。PBS 工作液洗涤细胞 2 次，调细胞密度为每毫升约 1×10^6 个，将细胞悬浮于 PI 低渗液中，置 4℃染色 20min，过滤，流式细胞仪检测细胞周期。统计采用 t 检验。增殖指数（PI）=（S+G2/M）/（G0/G1+S+G2/M）×100%。

2. 实验结果

（1）细胞增殖检测：①处理 24h。2.5% 含药血清处理时，肾炎灵高剂量组与正常组、模型组有极显著差异（$P < 0.01$）。5.0% 含药血清处理时，肾炎灵高、中剂量组与正常组有极显著差异（$P < 0.01$）。10.0% 含药血清处理时，肾炎灵高、中剂量组与正常组有显著差异（$P < 0.05$、$P < 0.01$），肾炎灵高、中剂量组与模型组有极显著差异（$P < 0.01$），肾炎灵低剂量组与模型组有显著差异（$P < 0.05$），模型组与正常组有显著差异（$P < 0.05$），见表 4-115。②处理 48h。2.5% 含药血清处理时，肾炎灵高剂量组与模型组有显著差异（$P < 0.05$）。5.0% 含药血清处理时，肾炎灵高、中剂量组与正常组、模型组皆有极显著差异（$P < 0.01$）。10.0% 含药血清处理时，肾炎灵高剂量组与正常组有极显著差异（$P < 0.01$）；肾炎灵高、中、低剂量组与模型组皆有极显著性差异（$P < 0.01$），见表 4-116。

表 4-117　10% 含药血清对大鼠系膜细胞周期的影响（作用 24h）（$\bar{x} \pm s$）

	G0～G1（%）	S（%）	G2～M（%）	PI
正常组	91.22 ± 0.28	7.63 ± 0.36	1.15 ± 0.64	8.78 ± 0.28
模型组	83.07 ± 1.78	14.43 ± 1.79	2.50 ± 0.33	16.93 ± 1.78*
肾炎灵组	92.81 ± 0.97	5.98 ± 0.587	1.21 ± 0.45	7.19 ± 0.97△△

注：与正常组比较，*$P < 0.05$，**$P < 0.01$；与模型组比较，△$P < 0.05$，△△$P < 0.01$。

表 4-118　10% 含药血清对大鼠系膜细胞周期的影响（作用 48h）（$\bar{x} \pm s$）

	G0～G1（%）	S（%）	G2～M（%）	PI
正常组	80.37 ± 1.95	9.94 ± 2.65	9.70 ± 3.55	19.64 ± 1.95
模型组	64.86+1.23	19.35 ± 7.60	15.79 ± 8.19	35.14 ± 1.23**
肾炎灵组	70.65 ± 0.66	14.70 ± 3.34	14.66 ± 3.74	29.35 ± 0.66△△

注：与正常组比较，*$P < 0.05$，**$P < 0.01$；与模型组比较，△$P < 0.05$，△△$P < 0.01$。

（2）倒置显微镜观察：含肾炎灵药物血清作用细胞后，系膜细胞收缩明显，间距增大，胞质中颗粒物增多，透明度降低，有部分细胞悬浮，随时间延长漂浮细胞逐渐增多。对照组细胞生长状态良好，透明度高，细胞形态始终为梭形或星形等。

（3）肾炎灵浸膏对大鼠系膜细胞周期的影响：从表 4-117、表 4-118 可知，处理细胞 24h、48h，肾炎灵组 PI 与模型组比较皆有极显著差异（$P < 0.01$），处理细胞

24h 模型组 PI 与正常组比较有显著差异（$P < 0.05$）；处理细胞 48h，肾炎灵组与正常组比较有显著差异（$P < 0.05$），模型组与正常组比较有极显著差异（$P < 0.01$）。由此可看出，经肾炎灵药物处理后，大量系膜细胞被阻滞在 G0 ～ G1 期，抑制了细胞有丝分裂，抑制了细胞增殖。

3. 讨论　大量研究表明，系膜细胞是肾小球疾病中扮演重要角色的肾小球的固有细胞之一，以炎症为主的肾小球疾病早期均伴有明显的系膜细胞增殖。系膜细胞的增殖和细胞外基质的积聚是导致肾小球疾病恶化的主要因素。抑制系膜细胞的增殖则可减缓肾小球硬化和肾间质纤维化。中药复方肾炎灵清补结合，为脾肾双补、清利兼施之剂。

本实验结果表明，10% 大鼠血清作用 24h 后模型组与正常组相比有显著差异，说明模型组血清能促进系膜细胞增殖。模型组血清中含有一些促细胞增殖的成分，体现了一定的“病理”效应。而同时，肾炎灵高、中、低剂量组与模型组均表现为显著性差异，表明肾炎灵能抑制病理状态下的系膜细胞增殖。但是模型组血清对系膜细胞的促增殖作用并不表现为时间效应，因为当 10% 含药血清处理 48h 后，模型组虽然均值比正常组高，但差异并不显著。说明模型组血清内促增殖因子“有效作用时间”具有一定的局限性。无论模型组血清与正常组血清对细胞促增殖的作用差异是否显著，肾炎灵高、中、低剂量组血清都表现了对细胞增殖的抑制作用，且随着剂量组由高到低、浓度由大到小依次表现为抑制细胞增殖，体现了一定的浓度效应。细胞周期是指细胞从上一次细胞分裂结束到下一次分裂终了的过程。细胞周期由 G1 期、S 期、G2 期和 M 期组成。G1 期、S 期和 G2 期为合成间期，M 期即分裂期。G0 期细胞是指细胞分裂后相对稳定的细胞，在适宜的刺激下，细胞能被触发，从静止状态进入增殖状态。细胞周期中有 2 个决定性阶段：一个决定性阶段是从 G1 过渡到 S 期，此时 DNA 开始复制；另一个决定性阶段是从 G0 过渡到 M 期，此时染色体浓缩，有丝分裂开始。本实验结果体现为在含药血清作用后，系膜细胞被阻滞于 G0 ～ G1 期，从而在一定程度上抑制了细胞有丝分裂的发生，表明中药复方肾炎灵抑制细胞增殖的细胞周期决定性阶段是 G0 ～ G1 期。

肾炎灵高、中、低剂量组血清均由造模动物喂服中药后而获得，这与一般的从喂服中药的正常大鼠中获取血清不同，它是病理状态下治疗疾病后的血清，其内既含中药有效成分，又可能含疾病状态下机体代谢的有效成分，因此用造模后喂服中药的血清做实验更能反映药物的治疗机理。以上实验结果表明，肾炎灵治疗肾小球疾病的有效作用机理与其对肾系膜细胞的增殖有显著抑制作用有关，且将细胞增殖阻滞于 G0 ～ G1 期。

[辽宁中医杂志，2005（9）：969-971]

（三）肾炎灵颗粒剂对慢性原发性肾小球疾病脂质代谢的影响

[摘要] 目的：探讨肾炎灵颗粒剂对慢性原发性肾小球疾病脂质代谢的影响。方法：174 例患者全部服用肾炎灵颗粒剂进行治疗，观察治疗前后其血清胆固醇、甘油三酯、高密度脂蛋白、低密度脂蛋白及载脂蛋白 A、B 的水平。结果：肾炎灵颗粒剂能明显降低胆固醇、甘油三酯、低密度脂蛋白、载脂蛋白 B 的含量，提高高密度脂蛋白的含量。结论：肾炎灵颗粒剂对慢性原发性肾小球疾病的脂质代谢紊乱有调整作用。

[关键词] 肾炎灵颗粒剂 慢性原发性肾小球疾病 脂质代谢

我院从 20 世纪 70 年代末起使用雷公藤结合辨证治疗慢性肾小球疾病，并不断深化处方组成和剂型更新，均取得良好疗效。1994 年以来，笔者结合慢性肾小球疾病基本病理特点，研制了具有健脾益肾、补气养阴、解毒和络作用的肾炎灵颗粒剂，疗效逐步提高，不良反应更小。本文主要分析其对血液脂质代谢的影响。

1. 对象及方法

（1）病例选择：我院肾科住院患者 174 例，其中慢性肾炎 109 例，男 66 例，女 43 例；难治性肾病综合征 65 例，男性 42 例，女性 23 例。患者年龄 18 ～ 68 岁，平均（38.8±11.3）岁。全部病例肾功能均在正常范围内，无肝功能损害，排除继发性肾病。

（2）治疗方法：全部病例均使用肾炎灵颗粒剂（主要成分为雷公藤、生黄芪，另加山茱萸、爵床、甘草；雷公藤以醋酸乙酯方法提取，并经乙醇渗漉，加入余药，干燥，制成颗粒；每日总量 60g，所含雷公藤、生黄芪总量分别为 15g、40g），每次 20g，每日 3 次，冲服。疗程 3 ～ 6 个月。服药期间饮食无特殊控制，不服用利尿药、降脂药及 ACEI。

（3）实验方法：取空腹静脉血 2mL。总胆固醇（TC）测定用酶法，甘油三酯（TG）测定用乙酰丙酮法，聚乙醇分离高密度脂蛋白胆固醇（HDL-C），低密度脂蛋白胆固醇（LDL-C）用公式计算，载脂蛋白 A（apoA）、载脂蛋白 B（apoB）测定用火箭电泳法。

（4）统计分析方法：全部结果均用（$\bar{x} \pm s$）表示，两样本的比较用配对 t 检验进行，以 $P < 0.05$ 作为显著性的判别标准。

2. 结果

（1）慢性肾炎的脂代谢变化（见表 4-119）：109 例慢性肾炎患者中，35 例病人测定了治疗前后血脂、脂蛋白的变化，发现能明显降低 TC、TG 以及 LDL-C，升高 HDL-C 和 apoB，除 apoA 外，在脂代谢的各项指标上治疗前后差别均有显著性意义。

（2）难治性肾病综合征的脂代谢变化（见表 4-120）

表 4–119　慢性肾炎脂代谢变化（$\bar{x} \pm s$，mmol/L）

	TC	TG	HDL-C	LDL-C	apoA	apoB
治疗前	7.121 ± 4.38	2.567 ± 3.00	1.496 ± 0.48	4.544 ± 3.00	1.405 ± 0.36	1.255 ± 0.75
治疗后	5.180 ± 1.97*	1.361 ± 0.78	1.678 ± 0.49*	2.881 ± 2.21	1.315 ± 0.25	0.905 ± 0.44*

注：与治疗前比较，*$P < 0.05$。

表 4–120　难治性肾病综合征的血脂变化（$\bar{x} \pm s$，mmol/L）

组别		α	前 β	β	TC	TG
肾炎灵颗粒组	治疗前 45	0.2174 ± 0.096	0.2537 ± 0.111	0.5271 ± 0.126	8.1641 ± 1.684	27608 ± 1.392
	治疗后 37	0.2566 ± 0.049***	0.2173 ± 0.129	0.4775 ± 0.171	6.7923+2095*	1.7902 ± 1.271**
西药组	治疗前 40	0.2058 ± 0.096	0.2415 ± 0.121	0.5029 ± 0.193	7.9463 ± 2.418	26074 ± 1.135
	治疗后 35	0.2109 ± 0.086	0.2236 ± 0.151	0.4915 ± 0.202	7.1461 ± 2.641	2.3820 ± 1.456
组别		**HDL-C**	**LDL-C**	**apoA**	**apoB**	**apoA/apoB**
肾炎灵颗粒组	治疗前 45	1.4214 ± 0.421	5.2508 ± 2.194	1.4798 ± 0.232	1.3082 ± 0.607	1.1304 ± 0.242
	治疗后 37	1.6814 ± 0.364*	3.1436 ± 2.421***	1.5150 ± 0.251	1.0164 ± 0.513*	1.3988 ± 0.393***
西药组	治疗前 40	1.5115 ± 0.372	5.1572 ± 2.586	1.4510 ± 0.251	1.3166 ± 0.719	1.1020 ± 0.367
	治疗后 35	1.5102 ± 0.391	4.8651 ± 2.519	1.4712 ± 0.398	1.1013 ± 0.564*	1.3358 ± 0.357**

注：与治疗前比较，*$P < 0.05$，**$P < 0.01$，***$P < 0.001$。

难治性肾病综合征患者分肾炎灵颗粒剂治疗组和西药为主治疗组进行治疗前后对比。难治性肾病综合征患者治疗前 β 脂蛋白、TC、TG、LDL-C、apoB 均明显高于正常值，经肾炎灵颗粒剂治疗后 TC、TG、HDL-C、apoB、apoA/apoB 与治疗前比较显著下降（$P < 0.01$），HDL-C 则有明显上升（$P < 0.05$）。西药组仅 apoB 及 apoA/apoB 有差异，其他指标无显著性差异（$P > 0.05$）。

3. 讨论　脂质代谢异常与各类肾脏疾病，特别是肾小球疾病之间有着密切联系。血清脂质及脂蛋白水平的变化是肾脏疾病患者普遍的临床生化特征，同肾脏疾病的病理发展过程有着密切的联系，对肾脏病患者的预后有着重要的影响。一组包括慢性肾炎、肾病综合征、尿毒症 68 例病人的观察提示：三类患者血清 TG、VLDL、LDL-C 及 LDL-C/HDL-C 比值显著高于健康人（$P < 0.01$），而 HDL-C 显著低于健康人（$P < 0.01$）；高胆固醇血症的发生率肾病综合征为 81.8%，慢性肾炎为 58.0%，尿毒症为 35.0%。高脂血症对肾脏具有一定毒性，有人称之为“脂质肾毒性”，它可能在肾脏病变的进行性发展、肾小球动脉硬化的发生、CRF 进展中具有重要作用。高脂血症本身还直接导致动脉硬化（AS）和冠心病（CHD），是慢性肾病长期存活过程中导致死亡的主要原因之一。它还可以通过生成氧自由基、诱导血小板聚集和释放、诱导单核巨噬细胞浸润并释放多种水解酶和细胞因子、干扰前列腺素合成等多种机制损伤肾小球的结构和功能。动物实验发现，高脂饮食加重肾组织及肾功能损伤；相反，限制饮食或用药物治疗高脂血症均可减轻肾脏损伤。所以，肾脏病患者的高脂血症越来越受到重视。就中医理论来说，高脂血症由脾肾两虚，水谷不化精微，聚湿酿热，湿热交结为患所致，是形成慢性肾脏疾病湿瘀病理的主要因素。无论是慢性肾小球肾炎，还是难治性肾病综合征，湿瘀均是影响疾病过程的病理因素。

肾脏病高脂血症形成的机理尚未完全清楚，可能与低蛋白血症、胶体渗透压尤其是肝细胞周围胶体渗透压下降和脂代谢调节物质从尿中丢失等因素有关。但还有人指出，载脂蛋白的异常并未与低蛋白血症相关，肾病综合征高脂血症与病理类型无关。表明慢性肾脏疾病高脂血症的普遍性。脂质异常对肾脏的损害机制还不清楚，目前认为可能与以下因素有关：①肾小球通透性增加。持续性的蛋白尿导致高脂血症，此时脂蛋白经基底膜滤过并通过电荷亲和作用而被基底膜上的氨基多糖所“捕获”，从而使基质膜上的电荷屏障功能降低，通透性更为增加。②肾小球系膜细胞中脂质的沉积。当高浓度的 LDL 和 VLDL 的血液经系膜区滤过时，一部分脂蛋白可因与氨基多糖结合而沉积下来，造成局部脂质沉积，系膜细胞可以摄取氧化型的 LDL，这种氧化型的更具有毒性作用的 LDL 与动脉硬化的发生密切相关。该氧化型的 LDL 可刺激巨噬细胞产生生长因子、细胞因子及其他能刺激胶原合成和系膜细胞增生的介质。过多的这类细胞外基质和系膜细胞增长是形成肾小球硬化和间质纤维化的根本原因。③内皮细胞损伤。损伤的内皮细胞产生前列环素的功能降低，并促进血小板聚集。前列环素具有扩血管作用，还能抑制血小板聚集。聚集的血小板能释放血小板生长因子，后者能促进系膜细胞增殖而产生损伤作用。④血液凝固性增加，导致肾小球内微血栓形成，加剧肾脏损害。⑤肾小球单核细胞浸润增加，进而分泌多种炎症因子、生长因子和细胞因子，造成连锁反应，加剧细胞外基质增生。

有报道称，难治性肾病综合征的原因之一为高脂蛋白血症，并认为持续性高 LDL 状态下，流入肾小球的 LDL 绝对量增加。肾小球的损伤机理是单核细胞和巨噬细胞活化，出现凝固－纤溶异常，肾小球内细胞因子产生增加，在内皮细胞、系膜区出现黏附分子，基底膜组成成分变化和负电荷减少。王氏等的研究指出，大分子量 LDL 对肾小球系膜细胞（GMC）损伤的作用，早期通过促进活性氧（ROS）、血小板活化因子（PAF）等炎症介质的释放，促进 GMC 增殖、基质扩展、收缩血管、促进血小板聚集，后期是对细胞的毒性，释放溶酶体酶包括乳酸脱氢酶（LDH）使 GMC 产生一系列损伤。肾炎灵颗粒剂明显降低血浆 LDL，升高 HDL，既阻断致病加速因素，又提高拮抗因素，可能是肾炎灵颗粒剂有效降脂，进而达到治疗目的的作用机理之一。

肾炎灵颗粒剂以雷公藤、黄芪为主药，具有健脾益肾、补气养阴、清热解毒、和络化湿的作用，能针对性地对慢性肾病的高脂血症的多个代谢环节起作用。雷公藤作为清热解毒药，是公认的免疫抑制剂，能有效抑制细胞免疫，抑制炎症反应。其活血作用能改善由于高脂血症等原因形成的瘀血病理。本方能有效地降低 TC、TG 和 LDL、apoB，升高 HDL。LDL 可通过对肾小球系膜细胞（GMC）增殖的双向作用（低浓度促进、高浓度抑制），对 GMC 的毒性以及促进 GMC 释放活性氧、血小板活化因子、肿瘤坏死因子等，直接或间接引起肾小球损伤。实验中如加入 HDL，可以减少高浓度 LDL 对细胞的毒性作用。因此，HDL 对肾脏的保护作用主要是通过竞争性抑制系膜细胞上的 LDL 受体而起作用。所以，有效地纠正高脂血症，调整血浆脂蛋白比例，不仅有助于预防心血管并发症的发生，而且对保护肾小球功能具有重要意义。载脂蛋白是脂蛋白在血浆中发挥生理功能的核心部分，apoA 为 HDL 的主要结构，apoB 为 LDL 的主要结构蛋白。有人对 43 例肾脏病患者的肾活检标本进行了免疫组化分析，同时进行了系列的临床观察，发现 apoB、apoE 在肾小球系膜和毛细血管内沉积阳性组均有明显的弥漫性系膜细胞及基质增生，同时有明显的肾小球硬化。所以，肾炎灵颗粒剂降低 apoB 的水平，对减轻肾小球损伤、防止肾小球硬化是有积极作用的。有人在以黄芪与养阴药结合的方剂中证实，虽然实验过程中未发现尿蛋白、血压有明显变化，但能改善低蛋白血症和总体蛋白贮备，明显降低 LDL 和 apoB。同时观察到肾小球系膜区及间质内细胞外基质的沉积明显减少。进一步的研究还证明，黄芪降脂的机理与西药他汀类调脂药不同，可能部分是通过上调 LDL 受体的表达，从而增加对循环中胆固醇的摄取和降解来实现的。以此分析表明，以雷公藤、黄芪为主药的肾炎灵颗粒剂对慢性肾病血浆脂质总体、对脂质组分和肾毒性最显著的载脂蛋白 apoB 均有明显的改善作用，是其作用机理之一。雷公藤、黄芪降脂保肾是有充分药理基础的。

[中国中医药信息杂志，2003（4）：19-21]

（四）肾炎灵颗粒剂对慢性原发性肾小球疾病氧自由基代谢的影响

[摘要] 目的：探讨肾炎灵颗粒剂治疗慢性肾炎、难治性肾病综合征的作用机理。方法：以肾炎灵颗粒剂治疗慢性肾炎和难治性肾病综合征，检测治疗前后患者的过氧化脂质（LPO）、血浆和红细胞的超氧阴离子和 SOD 活性。结果：肾炎灵颗粒剂能明显降低患者的过氧化脂质（LPO）、血浆和红细胞的超氧阴离子，提高 SOD 活性。结论：肾炎灵颗粒剂调整慢性肾炎、难治性肾病综合征患者的氧自由基代谢，可能是其临床疗效作用机理的一个组成部分。

[关键词] 肾炎灵颗粒剂　氧自由基　代谢　作用机理

我院从 20 世纪 70 年代末起使用雷公藤结合辨证治疗慢性肾小球疾病取得了良好疗效。1994 年研制了具有健脾益肾、补气养阴、解毒和络作用的肾炎灵颗粒剂，疗效逐步提高。本文分析其对氧自由基代谢的影响，将有助于探讨其作用机理。

1. 对象与方法

（1）病例选择：均为我院肾科住院患者，慢性肾炎 24 例，难治性肾病综合征 65 例。年龄 18 ～ 68 岁，平均年龄（36.7 ± 4.8）岁，全部病例肾功能均在正常范围内，无肝损害，排除继发性肾病。

（2）治疗方法：全部病例均使用肾炎灵颗粒剂（雷公藤、生黄芪、山茱萸、爵床、甘草等，每日总量 60g，所含雷公藤、生黄芪总量分别为 15g、40g），每次 20g，每日 3 次，冲服。疗程 3 ～ 6 个月。难治性肾病综合征并有 30 例西药治疗组相对照，主要采用强的松、环磷酰胺正规治疗。

（3）实验方法：抽取空腹静脉血，SOD 采用黄嘌呤氧化酶法，LPO 采用硫代巴比妥酸法，血浆和红细胞超氧阴离子（O_2^-）的测定采用化学发光法。

（4）统计分析方法：全部结果均用均数 ± 标准差（$\bar{x} \pm s$）表示，两样本的比较用配对 t 检验进行，以 $P < 0.05$ 作为显著性的判别标准。

2. 结果

（1）慢性肾炎的氧自由基代谢变化：24 例患者 SOD 活性治疗前明显低于正常值，治疗后逐渐升高，治疗前后对比差异有非常显著性意义（$P < 0.02$）；LPO 含量治疗前明显高于正常值，治疗后逐渐下降，治疗前后对比差异有非常显著性意义（$P < 0.001$）。（见表 4-121）

表 4–121　慢性肾炎患者 SOD、LPO 治疗前后变化

组别	n	SOD（μ/L）	LPO（mL/L）
治疗前	24	64.43 ± 13.337	6.42 ± 0.787
治疗后	24	73.62 ± 11.459	4.89 ± 0.518
P 值		<0.02	<0.001

16 例患者测定了治疗前后血浆、红细胞超氧阴离子的变化，治疗前含量明显高于正常值，经治疗后明显下降，治疗前后对比差异有非常显著性意义。（见表 4-122）

表 4–122　治疗前后血浆及红细胞超氧阴离子的变化（单位：kcpm）

组别	n	红细胞	血浆
治疗前	16	10.04 ± 3.335	10.41 ± 2.531
治疗后	16	7.31 ± 1.581	8.31 ± 3.052
P 值		<0.002	<0.02

（2）难治性肾病综合征氧自由基代谢的变化：难治性肾病综合征患者治疗前血浆、红细胞超氧阴离子、LPO 含量明显高于正常值，经治疗后均有显著下降，但西药组血浆、红细胞超氧阴离子治疗前后对比下降无显著性差异（$P > 0.05$），而肾炎灵颗粒剂治疗组血浆、红细胞超氧阴离子含量治疗前后对比有显著性差异（$P < 0.05$），难治性肾病综合征患者治疗前 SOD 活性明显低于正常值，经治疗后均有所升高，其中肾炎灵颗粒剂治疗组前后对比下降有显著性差异（$P < 0.01$）。（见表 4-123）

3. 讨论　通常认为，慢性肾炎的发病机理是免疫介导的炎症反应，抗原抗体复合物沉积到肾小球后可迅速地使补体系统被激活，并引起炎症和创伤反应。近年来，自由基在其中的作用已为人们所注目，但是活性氧及自由基在肾炎、肾病综合征、肾功能不全等肾疾患中的重要性是近年来才被明确的。SOD 是一种金属蛋白酶，可以歧化O_2^-生成 H_2O_2，其作用的重要意义在于清除 H_2O_2 及-OH的前身O_2^-，阻断脂质过氧化反应，保护细胞膜免受氧化与过氧化损伤。目前认为所有氧自由基及其产物均具有毒性，而其中以-OH产生的过氧化脂质（LPO）在膜损害中毒性最强。肾组织细胞膜系统含有丰富的脂类物质，自由基与生物膜的多价不饱和脂肪酸具有高度亲和性，一旦结合便生成多种 LPO，生物膜的脂质过氧化反应导致膜功能障碍，增加毛细血管的通透性，使渗出增多，细胞及间质水肿，从而造成细胞膜、基质的损伤。

表 4-123　难治性肾病综合征治疗前后氧自由基代谢的变化

项目	肾炎灵颗粒剂组		西药组	
	治疗前（n=41）	治疗后（n=38）	治疗前（n=30）	治疗后（n=26）
SOD（μ/L）	62.84 ± 11.99	72.06 ± 12.91**	63.10 ± 12.42	65.41 ± 13.19
LPO（mmol/L）	7.19 ± 1.96	6.20 ± 1.14**	6.95 ± 1.48	641 ± 1.11
红细胞超氧阴离子（kcpm）	9.14 ± 2.17	8.18 ± 1.78*	9.94 ± 3.48	8.95 ± 257
血浆超氧阴离子（kcpm）	10.05 ± 2.89	8.58 ± 3.05*	10.47 ± 2.61	9.79 ± 2.02

注：与治疗前比较，*$P < 0.05$，**$P < 0.01$。

本研究无论慢性肾炎、难治性肾病综合征患者，均见血 SOD 含量下降，LPO 含量增高，血浆、红细胞的超氧阴离子含量增高。提示慢性肾炎、肾病综合征患者自由基反应失衡在该病发生、病程进展过程中起着关键性作用。体内和体外试验均证实，细胞活性氧的释放，是组织和细胞在病理因子的刺激下造成损伤的重要途径。在实验性肾脏疾病和临床肾小球疾病中，肾小球局部活性氧的产生增多，使得肾内细胞在消除刺激物的同时也可能损伤正常组织。另外本研究发现，慢性肾病有严重的高脂血症（前文报告），其中包括明显的 LDL 升高。有实验证明，LDL 能刺激肾小球系膜细胞（GMC）产生活性氧，如 H_2O_2 与O_2^-。由于在伴有高脂血症的肾脏疾病中，从肾小球毛细血管网经过的血液中，含有较高浓度的 LDL。因此，LDL 对 GMC 的这种作用，可能是该类肾脏疾病的体内，特别是肾小球局部活性氧增多的原因之一。活性氧增多的结果，除直接损伤细胞外，还可通过对脂质的过氧化作用，加重其损伤的形成。经肾炎灵颗粒剂治疗后，患者 SOD 含量明显提高，LPO 及O_2^-含量明显下降，治疗前后对比，患者 SOD 含量明显提高，LPO 及O_2^-含量明显下降，差异均有显著或非常显著性意义，表明肾炎灵颗粒剂有纠正机体自由基反应失衡的作用。我们既往的实验已证明，与肾炎灵颗粒剂同样处方的肾炎合剂Ⅱ号在试管内使用电子自旋共振法及化学发光法分析，其清除自由基活性在常用的6种治疗肾脏病中成药中最强（IC_{50} 0.059mg/mL）。又经过氧化氢定量法证实，其清除自由基活性以化学抗氧化性为主体。同时动物实验也证明，肾炎合剂Ⅱ号能使嘌呤霉素肾病大鼠的血浆、红细胞O_2^-含量下降，SOD含量上升，蛋白尿明显减少。有人对单味药雷公藤、黄芪的抗氧自由基的作用也做出肯定的报道。因此，肾炎灵颗粒剂治疗慢性肾小球疾病的作用机理可能与其提高捕捉O_2^-的SOD含量，清除或减轻自由基引起的肾损害有关。

[中国中医基础医学杂志，2002（11）：28-29]

（五）肾炎灵颗粒剂对慢性肾病血液流变学的影响

[摘要]　肾炎灵颗粒剂能改善慢性原发性肾小球疾病患者的血液流变学指标，说明有改善全身和肾组织微循环的作用，分析这可能是其临床疗效作用机理的一个组成部分。

[关键词]　肾炎灵颗粒剂　血液流变学　作用机理

慢性肾病的湿瘀病理是其发生发展的重要因素，纠正湿瘀病理将有助于肾病的治疗，延缓其向肾功能不全进展的速率。肾炎灵颗粒剂以扶正祛邪并重，在益气养阴助正气的前提下，加强了解毒和络、清化湿热的力度，在临床取得明显疗效。现就其对血液流变学的影响，从一个侧面阐述其作用机理。

1. 对象和方法

（1）病例选择：所有病例皆为本科住院患者，其中慢性肾炎33例，男21例，女12例；难治性肾病综合征71例，男42例，女29例。平均年龄（38.8±11.3）岁，范围18～68岁。全部病例肾功能均在正常范围，无肝损害，排除继发性肾病。

（2）治疗方法：观察病例使用肾炎灵颗粒剂每次20g，每日3次，冲服。服药时间3～6个月，服药期间配合益气健脾煎剂每日1剂，处方中无活血化瘀药和清热解毒药。服药期内饮食无特殊控制，不服用利尿药、降脂药、抗血小板制剂等。难治性肾病综合征中有西药对照组35例，主要采用正规强的松治疗再加间断环磷酰胺冲击治疗。

（3）实验方法：治疗前后各抽空腹静脉血2mL查血液流变学指标。仪器采用北京普利生 LBY-N6A 自清洗旋转式黏度计。纤维蛋白原单独测定，采用免疫比浊法。

（4）统计方法：全部结果均用均数 ± 标准差（$\bar{x} \pm s$）表示，两样本的比较用配对 t 检验进行。以 $P < 0.05$ 为显著性的判别标准。

2. 结果

（1）慢性肾炎的血液流变学指标变化：33 例患者治疗前除血球压积外，其他各项指标均明显高于正常组，治疗后各项指标均明显下降。治疗前后对比，差异具有显著性或非常显著性意义。（见表 4-124）

表 4–124　慢性肾炎 33 例治疗前后血液流变学指标变化（$\bar{x} \pm s$）

	全血比黏度（mPa·s）		血浆黏度（mPa·s）	血沉（mm/h）	血球压积（%）	全血还原黏度（mPa·s）	*K* 值
	低切	高切					
治疗前（*n*=33）	6.03 ± 1.75	4.09 ± 0.93	1.54 ± 0.13	39.43 ± 20.69	39.4 ± 8.69	13.2 ± 346	105.47 ± 51.16
治疗后（*n*=33）	5.33 ± 0.67	3.56 ± 0.70	1.49 ± 0.05	27.77 ± 10.33	37.63 ± 3.39	10.6 ± 1.14	78.98 ± 48.98
P	＜ 0.05	＜ 0.02	＜ 0.05	＜ 0.01	＞ 0.05	＜ 0.001	＜ 0.05

（2）难治性肾病综合征的血液流变学指标变化：71 例治疗前全血比黏度、血浆比黏度、红细胞压积、纤维蛋白原等均高于正常值，经治疗后均有下降。肾炎灵组治疗前后对比具有显著性或非常显著性差异；而西药组治疗前后对比除血浆比黏度有显著差异外（$P < 0.01$），其余皆无显著性差异（$P > 0.05$）。（见表 4-125）

表 4–125　两组难治性肾病综合征治疗前后血液流变学指标的变化（$\bar{x} \pm s$）

	肾炎灵颗粒剂组		西药组	
	治疗前（*n*=36）	治疗后（*n*=32）	治疗前（*n*=35）	治疗后（*n*=30）
全血比黏度低切（mPa·s）	5.21 ± 1.07	5.03 ± 1.12	5.62 ± 1.37	5.71 ± 1.69
全血比黏度高切（mPa·s）	3.64 ± 0.95	3.12 ± 0.83*	3.88 ± 0.93	3.61 ± 0.89
血浆比黏度（mPa·s）	1.52 ± 0.14	1.23 ± 0.20***	1.58 ± 0.19	1.44 ± 0.22**
血沉（mm/h）	47.71 ± 16.63	45.23 ± 14.23	49.31 ± 18.23	48.61 ± 16.17
红细胞压积（%）	38.91 ± 9.03	34.12 ± 7.36*	39.03 ± 10.81	38.83 ± 11.13
全血还原黏度（mPa·s）	13.15 ± 3.57	12.76 ± 2.46	13.27 ± 2.83	13.27 ± 2.56
K 值	143.94 ± 30.85	135.38 ± 37.42	141.51 ± 48.38	138.82 ± 45.16
纤维蛋白原（g/L）	4.43 ± 1.29	3.14 ± 1.60**	4.39 ± 1.48	4.25 ± 1.39

注：与治疗前比较，$^{*}P < 0.05$，$^{**}P < 0.01$，$^{***}P < 0.001$。

3. 讨论　在肾病的发病过程中机体内存在着不同程度的高凝状态，其程度往往与肾脏病变的严重性和活动性相并行。笔者从血液流变学角度测定了肾病患者的血液黏滞性，结果显示，肾病患者的血液黏滞性以全血和血浆黏度升高为特点。本组患者红细胞压积与健康人对比无明显变化，而血沉较健康人明显增快，说明肾病患者血液黏度的增高与红细胞压积无关，而与红细胞的聚集性有关。全血黏度还受血浆黏度的影响。肾病患者以全血黏度、血浆黏度与血清胆固醇等脂质含量呈正相关。在前文笔者报道，肾病患者在脂质、脂蛋白方面存在严重紊乱。高脂血症是形成中医湿瘀病理的重要原因，它可增加血小板的聚集及血液黏滞度。又如高脂血症时，脂蛋白 a（Lp-a）不仅作为一种脂质成分参与脂代谢异常引起肾脏的损伤过程，同时也因 Lp-a 同血浆纤维蛋白溶酶的同源性，可竞争性地同纤维蛋白溶酶原结合，抑制了纤溶过程，促进了血栓形成，特别是在内皮细胞发生损伤的情况下，血栓形成的可能性更大。高脂血症持续日久还可引起动脉硬化及冠心病，而且脂质在肾小球内沉积能加速肾小球损害，血浆胆固醇等脂质水平和肾小球硬化的数量密切相关。

根据研究，肾病气虚型患者主要表现为全血黏度增高。导致这一病理状态的原因是此型患者的红细胞表面负电荷密度降低，红细胞相互间的静电斥力减少而聚集性相应增加，使红细胞互成缗钱状，致使全血黏度增高，这同中医气虚血滞，“气弱而血不行”理论相吻合。阴虚型患者则表现为血液高黏滞综合征，血浆黏度主要取决于脂质等高分子化合物的含量，符合中医阴虚火旺煎熬阴液成痰、痰瘀互结、阻塞脉道的理论。本研究揭示，无论是慢性肾炎还是肾病综合征，全部病例均同时表现为全血黏度和血浆黏度增高，同时伴脂质代谢的紊乱，说明同时存在气阴不足、湿瘀交阻为患的现象。有文献报道，雷公藤有活血化瘀的作用，能改善血液聚集性、黏滞性、浓厚性增高的状况。而补气药黄芪能改善高凝状态，降低全血及血浆黏度，使红细胞电泳增快，体现了较好的益气活血作用。因此，本研究中肾炎灵颗粒剂全面改善血液流变学指标，可能是通过黄芪的益气活血和雷公藤的活血化瘀作用共同实现的。

[辽宁中医杂志，2001（12）：739-740]

第五章　守正创新

努力继承弘扬中医中药，潜心临床，不断守正创新，笃行致远，才能成为名副其实为广大患者解决病痛的好医生。以下介绍的22节创新成果凝聚了我从医50年来的心血和汗水，这些成果的取得，离不开老师们的教诲、指导，同道们的帮助支持，以及江苏省中医院和南京博大肾科医院优秀团队的鼎力合作。当然，这些成果也来自于我自身的努力和坚持不懈，如我从1978年探索使用雷公藤复方治疗慢性肾炎至今，其临床疗效显著提高；从1981年开始对气阴两虚证慢性肾脏病进行研究，开发了治疗慢性肾脏病1期的黄蛭益肾胶囊和2～5期的参乌益肾片2个国家新药，现在仍在做新药上市后的疗效、安全性评价研究。其次，来自于我对中医，尤其是对中医肾病专业的热爱，我在继承与发扬邹云翔导师的治肾学术思想上下苦功，得到了邹氏肾科医术传承人、国医大师邹燕勤的帮助指导，还不断努力学习经典、名家医案，发展创新中医肾病学。最后，我刻苦学习，在掌握西医肾脏病学、分子生物学等学科知识及其最新进展的同时，用这些新知识、新方法、新思路为研究中医肾病服务，如开创中药穴位外敷＋桂氮酮助渗疗法，开发治肾中药SOD样作用和抗氧自由基能力，运用分子生物学最新指标LOX-1研究高血压肾损害等。希望本章的研究思路的介绍，能使读者有所获益。

第一节　1978年开创雷公藤治疗肾炎、从风论治肾病新法

1978年我大学毕业后到江苏省中医院工作，加入邹燕勤教授领导的肾内科团队，跟随金惠伯、余承惠老师肾病门诊。肾内科在1975年将皮肤科的双藤合剂（雷公藤、鸡血藤）加入甘草并改名为肾炎合剂，每次我都会拿着托盘带上10瓶肾炎合剂去分发给门诊的观察病人，印象最深的是有位20岁左右男性肾病综合征患者，服肾炎合剂2周后全身水肿消退，尿蛋白转阴。在跟金惠伯老师每月1次去南京军区总医院中医查房时，亲耳听到黎磊石主任询问金老很多有关雷公藤使用的问题。1980年底，我撰写了《中医药治疗慢性肾炎50例疗效分析》，1983年撰写了《中医辨证施治加肾炎合剂治疗慢性肾炎90例临床分析》，余承惠老师帮我做了很多修改，两篇论文分别于1981年、1984年发表于《中医杂志》和《南京中医学院学报》，这是国内临床使用雷公藤复方治疗肾病发表的第一篇学术论文。关于剂型改革：1984年修改肾炎合剂为肾炎合剂Ⅱ号；1990年进一步制成肾炎灵颗粒剂；

1996 年又浓缩制成肾炎灵片；并以雷公藤为主药开创了从风论治肾病的新治法。为将肾炎灵片开发成新药我持续了 20 余年的研究；为了解决雷公藤的肝损害、降低血中白细胞、胃肠道反应等不良反应，我在复方中尝试调整了多味中药；为申报新药，在生殖毒性方面我们用犬做了多次毒理研究；为解决提取雷公藤的醋酸乙酯易爆、易燃、有毒的问题，我和多个化工企业、制药厂家、制剂专家讨教探索，目前仍未很好的解决，雷公藤是个好药，期待药学专家和后人们能够努力研究出更好的解决方案。

一、中医药治疗慢性肾炎 50 例疗效观察

1980 年以来，我们以中医辨证加肾炎合剂治疗慢性肾炎 50 例，其中住院治疗 27 例，专科门诊治疗 23 例，现将治疗观察情况报告于下。

（一）临床资料

本组 50 例中，男 32 例，女 18 例。年龄 16 ～ 30 岁 26 例，31 ～ 40 岁 15 例，41 ～ 50 岁 6 例，50 岁以上 3 例。病程 1 年以内者 30 例，1 ～ 4 年者 8 例，4 ～ 10 年者 8 例，10 年以上者 4 例。按西医分型，本组 50 例中属普通型 31 例，肾病型 12 例，混合型 7 例。

（二）治疗方法

1. 辨证施治　按中医辨证分四型施治。

（1）脾气虚弱型（38 例）：治以六君子汤加味。党参、黄芪、白术、山药、薏苡仁、陈皮、桑寄生、续断、茯苓、车前草等。

（2）脾肾阳虚型（3 例）：治以真武汤、五苓汤加减。熟附片、川桂枝、炒党参、炒白术、淫羊藿、巴戟天、泽泻、车前子、陈皮等。

（3）肝肾阴虚型（8 例）：治以杞菊地黄汤加减。杭菊花、枸杞子、制首乌、生地、丹皮、赤芍、茺蔚子、珍珠母、怀牛膝、豨莶草等。

（4）肺肾两虚型（1 例）：治以沙参麦冬汤加味。南沙参、麦冬、百合、生地、怀山药、山茱萸、丹皮、茯苓、泽泻、白茅根等。

2. 肾炎合剂　在上述辨证治疗的基础上，每例患者均予以肾炎合剂治疗。肾炎合剂由雷公藤、鸡血藤、甘草组成。将雷公藤去皮，切片打粉，以 95% 乙醇浸泡提取后，加入鸡血藤、甘草煎液（每 10mL 煎液中含鸡血藤生药 6.25g、甘草 1.25g）

中，边加边振摇，分装备用。每毫升含雷公藤生药 0.5g。肾炎合剂开始服用时每次 10～15mL，每日 3 次，口服，连服 1 周，如无不良反应，则加大剂量，每次 20～25mL。2 个月为 1 个疗程。一般每日剂量含雷公藤生药不超过 30g（60mL）。一直服药至尿蛋白定性测定为微量至阴性，24h 尿蛋白定量测定为 0.2～0.5g，再连续服用 2 周，将剂量逐渐递减。

（三）疗效分析

1. 治疗效果　治疗后获基本缓解（症状、体征完全消失，尿常规检查阴性）28 例，占 56%；显效（症状、体征基本消失，尿常规检查接近正常，尿蛋白微量）10 例，占 20%；好转（症状、体征均有好转，尿常规检查有明显改善）9 例，占 18%；无效（治疗 3 个月以上，临床症状和尿常规检查均无改善）3 例，占 6%。总有效率为 94%。

一般来说，有效病例在服用肾炎合剂 2～3 周，尿蛋白就开始降低；治疗 1～2 个疗程后尿蛋白可降至微量或阴性。

2. 疗效分析

（1）中西医分型疗效：按中医辨证分型，以脾气虚弱型疗效较好，脾肾阳虚型较差；按西医分型，普通型和混合型疗效较好，肾病型较差。（见表 5-1）

表 5–1　中西医分型疗效表

疗效	总例数	中医分型				西医分型		
		脾气虚弱	脾肾阳虚	肝肾阴虚	肺肾两虚	普通型	肾病型	混合型
基本缓解	28	21	0	6	1	19	4	5
显效	10	8	0	2	0	7	1	2
好转	9	8	1	0	0	5	4	0
无效	3	1	2	0	0	0	3	0
合计	50	38	3	8	1	31	12	7

（2）治疗前后尿蛋白检查的比较：治疗后，患者随临床症状、体征的好转，尿蛋白检查有不同程度的好转，治疗后尿蛋白 24h 定量测定低于 0.5g 者有 30 例，尿蛋白定性测定阴性和微量者有 34 例。（见表 5-2、5-3）

表 5–2　治疗前后 24h 尿蛋白定量（g）比较

24h 尿蛋白定量（g）	＜0.2	0.2～0.5	0.51～1.0	1.1～2.0	2.1～3.0	3.1～5.0	＞5.0
治疗前	0	0	6	16	5	14	9
治疗后	13	17	10	4	2	1	3

表 5-3　治疗前后尿蛋白定性测定的比较

尿蛋白	−	±	+	++	+++	++++
治疗前	0	0	3	16	18	13
治疗后	15	19	10	3	2	1

（3）治疗前后各项免疫指标的变化：我们对部分慢性肾炎患者观察了治疗前后五项体液免疫指标的变化。从表 5-4 看出，50%补体溶血单位（CH_{50}）、补体 3（C3）、免疫球蛋白 G（IgG）治疗前后均无明显改变，但免疫球蛋白 A（IgA）和免疫球蛋白 M（IgM）有明显降低（$P < 0.001$ 和 $P < 0.01$）。

表 5-4　治疗前后各项免疫指标的变化比较

项目	例数	治疗前均值	治疗后均值	治疗前后均差 ± 标准误差	P 值
CH_{50}	24	210.2	210.8	0.6 ± 10.86	＞ 0.05
C3	27	109.3	111.8	2.5 ± 6.64	＞ 0.05
IgG	31	824.9	909.9	85.0 ± 97.97	＞ 0.05
IgA	31	249.2	161.1	-88.1 ± 16.53	＜ 0.001
IgM	31	131.1	106.7	-24.4 ± 7.42	＜ 0.01

（三）讨论

我们学习兄弟单位应用雷公藤治疗结缔组织病的经验，试以雷公藤为主药的肾炎合剂加中医辨证治疗慢性肾炎。在临床运用过程中，严密观察病情，先从小剂量开始，治疗 1 周，如无不良反应则增大剂量。本组病例治疗前后都分别做了肝功能、肾功能、心电图和血象等检查，有明显药物毒性反应者仅发现 4 例，表现为恶心、食欲不振等消化道症状，此时查谷丙转氨酶增高，一般在 80U/L 左右，停药 2 周后，复查谷丙转氨酶皆降至正常。也有少数病例服药后出现轻度头晕、恶心、食欲减退等表现，一般 2 ～ 3 天以后可自行消失，无须停药。肾炎合剂的毒性反应与文献记载的雷公藤的严重毒性反应有所出入。这可能是雷公藤与鸡血藤、甘草配伍后，改变了它的性能，降低了毒性，起到相辅相成的作用；也可能是雷公藤去皮取茎，以乙醇提取的成分毒性较低。

一般认为，肾小球肾炎是由于免疫功能亢进所致，主张用免疫抑制剂治疗；也有人认为该病是由于免疫功能低下所致，故提出采用提高免疫功能的办法治疗。我们采用中医辨证（多选用有提高机体免疫功能的中药）加肾炎合剂治疗慢性肾炎 50 例，在治疗前后，均做了体液免疫指标的测定。结果表明，本疗法对 CH_{50}、C3

及 IgG 无明显影响，但 IgA、IgM 在治疗后有明显降低现象。

目前认为，T 细胞功能不足时，IgM 不能被转化为 IgG，因而在肾炎病人中出现 IgG 降低，IgM 升高，但本组患者在治疗后，IgM 仍呈下降趋势，IgG 并没有明显升高表现。由此观之，此方法似能抑制 B 细胞的功能，也能使 T 细胞的传递免疫作用受到抑制。但由于我们对细胞免疫指标缺乏全面系统的观察数据，且体液免疫观察的病例数也不够多，故这方面的情况，仍需进一步探讨。

武汉医学院曾报道雷公藤具有激素、消炎、镇痛、解热药样作用，服用雷公藤可逐渐取代强的松及消炎痛。据南京部队总医院临床实验科临床免疫室报道，他们曾用江苏省皮肤病防治研究所提取的雷公藤 T_{II} 做体外试验，发现雷公藤 T_{II} 具有显著的抑制 T 细胞转化和形成 E- 花环的能力。我们从本组治疗慢性肾炎的疗效中体会到，雷公藤似有强的松及环磷酰胺的综合作用，它的免疫抑制作用是明显的。在本组还观察到，临床上较难取效的病人，其免疫功能检查都呈低下状态，虽然我们运用了中医辨证的方法，选用了一些具有提高免疫功能的扶正固本药物，如黄芪、人参（或党参）、白术、茯苓、淫羊藿、巴戟天等，但是仍然不能改善雷公藤的免疫抑制作用，可能这就是此类病人疗效欠佳的原因，这是我们今后临床研究中需进一步解决的问题。我们体会到雷公藤可能还有活血化瘀、增加肾脏血流量的作用，有待今后在动物实验中来进一步证实。

我们体会，中医辨证加肾炎合剂治疗慢性肾炎，临床见效较快，疗程较短，蛋白尿反跳现象少，毒性反应小。若临床缓解时间不长就骤然停药，蛋白尿也会有反跳现象。因此，缓解后继续治疗以巩固疗效是很有必要的。当然，我们观察的仅是近期疗效，取得长期缓解的效果，尚需进一步临床观察研究。

[中医杂志，1981，(4)：34]

二、中医辨证施治加肾炎合剂治疗慢性肾炎 90 例临床分析

我们在应用中医辨证施治加肾炎合剂治疗慢性肾炎取得疗效的基础上，进一步探索了中医辨证加肾炎合剂治疗慢性肾炎安全而有效的方法，并观察了见效时间以及与免疫的关系，现将 1980 年至 1983 年初 90 例慢性肾炎住院患者进行临床分析如下。

（一）临床资料

1. 病例选择　本文 90 例均系我院（江苏省中医院）肾病组专科收入住院的患者，西医诊断标准按 1977 年北戴河肾炎座谈会的分类方案，中医按本院自拟的分类标准分为脾虚气弱证、脾肾阳虚证、肝肾阴虚证、肺肾两虚证。

2. 性别、年龄　90 例中，男性 53 例，女性 37 例。年龄最大 62 岁，最小 15 岁；其中 5 ～ 20 岁 14 例，21 ～ 40 岁 42 例，41 ～ 50 岁 21 例，50 岁以上 13 例。

3. 病程与疗程　病程最长 18 年，最短 3 个月，其中 1 年内 55 例，1 ～ 4 年 21 例，4 ～ 10 年 9 例，10 年以上 5 例。疗程最长 10 个月，最短 20 天，其中 2 个月以内 34 例，2 ～ 4 个月 36 例，4 ～ 6 个月 15 例，6 个月以上 5 例。

（二）治疗方法

中医辨证加肾炎合剂以治疗慢性肾炎，2 个月为 1 个疗程。肾炎合剂的用量 30mL/d，分 2 次服。

（三）疗效标准

按 1964 年中华医学会制定的《肾小球肾炎的疗效标准》，分完全缓解、基本缓解、部分缓解、无效或恶化。

（四）疗效分析

90 例经治疗后，完全缓解 15 例（16.7%），基本缓解 35 例（38.9%），部分缓解 17 例（18.8%），无效 23 例（25.6%），总有效率 74.4%。

按照中医辨证分析，以脾虚气弱证效果最好，有效率达 82.2%；肺肾两虚证次之，有效率为 75%；脾肾阳虚及肝肾阴虚证疗效较差，有效率分别为 61.1% 及 50%。按西医分型，慢性肾炎隐匿型疗效最好，慢性肾炎普通型及原发性肾小球肾病疗效较好（原发性肾病中无效两例，因担心不良反应而未坚持服药），慢性肾炎肾病型及高血压型疗效差。（见表 5-5）

67 例有效患者疗程、开始见效时间与疗效的关系见表 5-6。见效时间是指水肿、蛋白尿、高血压以及自觉症状开始好转的时间。

表 5–5　90 例慢性肾炎中西医分型与疗效分析

疗效	中医分型				西医分型					总计
	脾虚气弱	脾肾阳虚	肝肾阴虚	肺肾两虚	原发性肾病	慢性肾炎（型）				
						隐匿	普通	高血压	肾病	
完全缓解	12	2	0	1	3	1	4	0	7	15
基本缓解	26	3	4	2	2	3	17	3	10	35
部分缓解	8	6	0	3	0	0	33	0	14	17
无效	10	7	4	2	2	0	1	3	17	23

表 5–6　67 例有效患者见效时间与疗效的关系

疗效	疗程（月）				开始见效时间（天）				合计
	1～2	3～4	5～6	6～7	1～10	11～20	21～30	30～57	
完全缓解	8	7	0	0	8	5	2	0	15
基本缓解	19	11	4	1	9	21	3	2	35
部分缓解	5	7	3	2	5	8	1	3	17
合计	32	25	7	3	22	34	6	5	67

从表 5-6 见，达完全缓解、基本缓解及部分缓解的有 57 例疗程在 4 个月以内，且开始见效时间也多在 20 天之内。如果服药 2 个月以上不见效者，则临床也难于达到完全缓解程度。

90 例中 85 例做了血 IgG、IgA、IgM、C3 测定，其中治疗有效者 64 例，无效者 21 例，经统计学分析，治疗有效者与无效者之间 IgG 的含量有显著差别 [有效者（979.11 ± 42.9），无效者（482.76 ± 32.82），$P < 0.05$]。而 IgA、IgM、C3 含量有效者与无效者对比无显著性差别。

有效的 64 例中，尿 C3 阳性率为 25%。无效的 21 例尿 C3 阳性率为 66.67%。经 U 检验，提示有效与无效者的尿 C3 阳性率有非常显著性差别（U 值 3.53，$P < 0.01$），有效者与无效者的尿溶菌酶阳性率无显著差别。

90 例治疗前后尿蛋白定性对比见表 5-7。24h 尿蛋白定量，治疗前均值为 4.73g，治疗后均值降为 1.74g，治疗前后 $P < 0.001$。

表 5–7　90 例治疗前后尿蛋白定性比较

	例数	尿蛋白定性					
		−	±	+	++	+++	++++
治疗前	90	0	0	5	9	49	27
治疗后	90	19	37	13	5	13	3

（五）讨论与体会

肾炎合剂的药物组成以雷公藤为主。雷公藤，味苦性寒，有抗炎、免疫抑制等作用，可治疗各种自身免疫性疾病。慢性肾炎的发病机制，近代医学研究认为是由机体异常免疫反应引起的一种免疫性疾病，存在着“免疫缺陷”和免疫失调。针对这种情况，我们用肾炎合剂来调整免疫抑制异常的免疫反应。

在慢性肾炎的病程中，虽然表现以虚证为主，但也不可忽视兼夹邪实的一面，如从病机来看，有的表现为湿热、血瘀，还有的表现以邪实为主的证候，如舌苔黄腻、口苦、食欲不振的湿热证，感受外邪出现咽痛、乳蛾红肿的热毒壅肺证等，都是常见的标实证。故临床辨证应掌握正虚与邪实的标本缓急，分清主次轻重，权衡扶正与祛邪的治疗原则。

扶正多以补肾为主。由于脏腑功能在生理上相互联系和在病理上相互影响的特点，故应从肺、脾、肝、心等脏进行整体治疗，使气血阴阳的生化、输布、贮藏揆于常度。祛邪，虽是治标法，实际上是减少各种病邪对机体的影响，从而保护肾脏免受损害，如给予疏风清肺、清热化湿、健运调中等治疗措施，及时控制感染，可以维持肺脾的正常功能而有益于肾。故祛邪的目的也是为了扶正。根据临床观察，慢性肾炎经过益气补肾药物调治后，达到扶正培本的效果，患者的免疫功能得到不同程度的提高，减少了免疫反应对肾脏的影响。同时，还观察到一些治标的祛风药、清热解毒药、活血化瘀药等亦有免疫调节作用，能起到相辅相成的作用，对调整紊乱的免疫功能、改善临床症状、减轻蛋白尿、提高肾功能有较好的疗效，尤其是对蛋白尿的缓解有较明显的作用。

本文 90 例的疗效分析中，总有效率为 74.4%，疗程在 2 ～ 4 个月内者占有效病例的 85.1%，且见效时间大多在 20 天之内。若疗程在 4 个月以上效果不明显时，则难达到完全缓解的程度。见效时间越短，效果越好。如服药 2 个月无效，则要考虑改用其他方法治疗。

从体液免疫检查来看，治疗前 IgG 水平正常或接近正常者比显著下降者疗效要好。脾肾阳虚证、肝肾阴虚证的患者，体液免疫功能低下，其疗效亦最差。

关于肾炎合剂的用量，1977 年开始我们每天用 30 ～ 60mL，但用量过大的病人多有轻重不一的不良反应。通过临床不断实践、摸索，我们觉得安全的有效剂量，以每日 30mL，分 2 次服为妥。随着病情的稳定好转，递减剂量，直至完全撤除，并以中医辨证方善后巩固。

此外，我们发现有些病人服用肾炎合剂后，出现舌质红、口干、脉数等类似激素样的伤阴现象，这与雷公藤的苦寒伤阴有关。此时，在辨证方中可增加养阴药以救其阴。

总的来说，中医辨证加肾炎合剂是目前治疗慢性肾炎较为有效的方法，可以进一步加以研究。

[南京中医学院学报，1984（4）：13]

三、肾炎合剂Ⅱ号治疗原发性肾病综合征77例临床疗效总结

[摘要] 用中药复方肾炎合剂Ⅱ号治疗77例原发性肾病综合征，总有效率为85.71%，完全缓解和基本缓解率为50.65%。本合剂主要功效是益气养阴、解毒和络、清利湿热。作用：①既能有效降低蛋白尿，又有改善肾功能作用。②提高血浆白蛋白，消除水肿，增加抗病能力。③明显改善高脂血症、高黏高凝血症。④帮助撤减激素，副作用明显小于雷公藤片或雷公藤多苷片。

针对单纯用中医中药治疗肾病综合征疗效欠佳的难题，我们经10年的临床反复摸索、修改，制成肾炎合剂Ⅱ号。现报告应用该合剂治疗原发性肾病综合征77例的临床疗效总结。

（一）临床资料

1. 一般资料　全部病例均系我院（江苏省中医院）肾科病房1988年至1990年收治的住院病人。西医诊断符合1985年第二届全国肾脏病学术会议修订的关于原发性肾病综合征的诊断标准。其中肾病综合征Ⅰ型19例，Ⅱ型48例。男女之比为3∶1，平均年龄（33±13）岁，平均病程16.8个月。本次治疗前52例用过激素和/或雷公藤制剂，26例服用过中药辨证方。接受本治疗后除院外带入激素并逐步减量外，未再使用激素治疗。

2. 治疗方法　肾炎合剂Ⅱ号15mL，每日3次。组成成分为雷公藤、生黄芪、生甘草及清热解毒利湿之品。雷公藤去皮切片打粉，以95%乙醇浸泡提取后加入余药制成合剂，每日总量45mL，内含雷公藤生药15g，生黄芪40g，生甘草6g。疗程为2～3个月。

3. 观察指标　常规方法治疗前后检查 24h 尿蛋白定量（UPRO）、血尿素氮（BUN）、肌酐（Scr）、血浆白蛋白、肝功能、血常规及血脂 [胆固醇（TC）、甘油三酯（TG）、高密度脂蛋白（HDL-C）及其亚组分 HDL_2-C、HDL_3-C] 和血液流变学等。

4. 结果

（1）疗效评定：按中华全国中医药学会内科分会肾病学组制定的慢性肾炎疗效判断标准进行评定。分为完全缓解、基本缓解、好转、无效 4 类。77 例中完全缓解 14 例（占 18.18%），基本缓解 25 例（占 32.47%），好转 27 例（占 35.06%），无效 11 例（占 14.29%），总有效率为 85.71%。

（2）不良反应：77 例患者在用肾炎合剂Ⅱ号治疗过程中，未发现有肝功能损害，也未见白细胞减少。有 6 例患者开始服用时出现胃肠道反应，加服辨证方后，症状缓解，完成疗程。

（3）有关指标治疗前后的对比（$\bar{x} \pm s$）：①由表 5-8 可知：经肾炎合剂Ⅱ号治疗后，尿蛋白定量、血尿素氮、肌酐有明显下降，血浆白蛋白上升，差异有非常显著性意义。②由表 5-9 可知：肾炎合剂Ⅱ号治疗后，胆固醇和甘油三酯显著下降，高密度脂蛋白和亚组分 HDL_2-C 有明显提高，差异均有非常显著性意义，HDL_3-C 变化不明显。③由表 5-10 可知：肾炎合剂Ⅱ号治疗后，高凝、血液流变学各项指标得到明显改善，差异均有显著或非常显著性意义（$P < 0.05$ 或 $P < 0.001$）。除全血比黏度、全血还原黏度、血沉治疗后变化不明显（$P < 0.05$）。

表 5–8　尿蛋白定量、肾功能及血浆白蛋白治疗前后对比

	UPRO（g/24h）	Bun（mg%）	Scr（mg%）	白蛋白（mg%）
	n=77	n=51	n=50	n=28
治疗前	4.17 ± 2.28	18.52 ± 14.28	1.53 ± 1.15	2.53 ± 0.49
治疗后	1.76 ± 1.52	12.41 ± 7.46	1.04 ± 1.34	3.05 ± 0.41
t 值	8.91	4.81	3.75	6.55
P	＜ 0.001	＜ 0.001	＜ 0.001	＜ 0.001

表 5–9　血脂治疗前后的变化（$\bar{x} \pm s$，mg%）

	TC	TG	HDL–C	HDL_2–C	HDL_3–C
	n=38	n=38	n=38	n=38	n=38
治疗前	342.2 ± 158.6	335.3 ± 258.9	40.1 ± 29.8	19.3 ± 11.2	32.8 ± 11.1
治疗后	243.58 ± 71.8	174.1 ± 56.9	48.4 ± 30.5	26.1 ± 11.1	34.3 ± 14.8
t 值	4.29	4.11	3.63	3.61	0.732
P	＜ 0.001	＜ 0.001	＜ 0.001	＜ 0.001	＞ 0.2

表 5–10 血液流变学指标治疗前后的变化（n=38）

项目	治疗前	治疗后	t 值	P
全血比黏度（mPa·s）	1.57 ± 0.43	1.48 ± 0.46	0.828	＞0.05
低切比黏度（mPa·s）	7.43 ± 1.80	5.82 ± 1.57	6.266	＜0.001
高切比黏度（mPa·s）	5.04 ± 0.99	4.37 ± 0.81	4.21	＜0.001
血浆比黏度（mPa·s）	1.61 ± 0.09	1.49 ± 0.15	3.94	＜0.001
血沉（mm/h）	31.08 ± 18.61	30.24 ± 14.72	0.268	＞0.05
血球压积（%）	42.74 ± 7.21	36.96 ± 8.76	3.21	＜0.01
全血还原黏度（mPa·s）	23.79 ± 11.42	21.94 ± 9.93	0.954	＞0.05
K 值	112.72 ± 62.31	96.60 ± 45.29	2.307	＜0.05
纤维蛋白（g/L）	364.61 ± 133.42	265.63 ± 80.81	3.964	＜0.001

（二）讨论

原发性肾病综合征，中医理论认为以脾肾亏虚为本，但因虚致邪，非湿即瘀，湿邪、瘀血是最重要的病理因素，还有外感、热毒等，均可导致湿聚络阻，瘀滞内生。结合现代医学理论，肾病综合征往往伴发两大改变，一是高脂血症为代表的脂代谢紊乱；二是高黏滞、高凝血症。传统上认为这是继发性病理改变，但现今对其是致病因素的认识正逐步明确，脂代谢紊乱与高黏、高凝血症互相影响，加重肾病进展，促进肾功能损害。

本组病例均有明显的脂代谢紊乱和血液流变学改变，显示存在着高脂血症和高黏、高凝血症，按中医辨证，均属于湿热（浊）和血瘀的范围。中医治疗应立足培补脾肾并重视解毒和络、清利湿热之法的运用。

我们过去有运用肾炎合剂治疗慢性肾炎的成功经验，临床进一步观察了雷公藤多苷片的不良反应，分析了雷公藤无效病例的原因，经反复修改组合成最佳配伍的肾炎合剂Ⅱ号。主要功效为益气养阴，解毒和络，清利湿热。既体现了辨证论治，又突出治疗主要矛盾（热毒、瘀血、湿热），药味少，疗效高，副作用小。其中雷公藤、生黄芪是主药。药理研究发现，雷公藤有抗炎、免疫抑制作用，不良反应主要是肝功能损害、白细胞减少、胃肠道反应等。加入大剂量甘温的黄芪后，既起到免疫调节作用，又制约了雷公藤的苦寒性味和不良反应，保护肝功能，升高白细胞，77 例未见 1 例有肝功能损害及白细胞减少。并发现大剂量黄芪和雷公藤合用还可提高降尿蛋白的效果。再配伍甘草，可增强雷公藤类激素样作用，又经实验证明可抑制肝损害。通过临床观察，肾炎合剂Ⅱ号主要起到下列作用：①既能有效地降低蛋白尿，又有改善肾功能作用，适合于各种类型肾炎患者，也可用于慢性肾衰氮质血症期有大量蛋白尿的患者；②显著提高血浆白蛋白，增加抗病能力，有利于消除水肿，恢复体力；③明显改善高脂血症、高黏高凝血症，廓清人体内环境，有利于改善病情，更能清除致病之因，巩固疗效；④帮助撤减激素，副作用明显小于单味雷公藤片或雷公藤多苷片。我们体会肾炎合剂Ⅱ号，既提高了通常辨证方的疗效，缩短了疗程，又减轻了毒副反应。既体现了中医辨证施治，又突出了治疗的主要矛盾（主要病理因素），突破了传统治疗上的单一模式，拓宽了肾病治疗的途径。

[江苏中医，1993，(4)：10]

四、从风论治慢性肾小球肾炎73例临床分析

[摘要] 目的：探讨慢性肾小球肾炎病机中风邪伤肾的特点、主症、辨证标准，以及从风论治的治法、方药和临床疗效。方法：选择73例住院已做过肾活检明确病理诊断的慢性肾炎风邪证患者，制定祛风益肾治法及基本方，摸索风邪伤肾特点，风邪证与肾脏各病理类型的相关性，以及从风论治的疗效。结果：风邪证在系膜增生性及微小病变性慢性肾小球肾炎中所占比例较大，从风论治慢性肾炎总有效率为90.41%。结论：从风论治作为新法可以提高中医中药治疗慢性肾炎的疗效。

[关键词] 慢性肾小球肾炎　风邪证　祛风益肾法

早在《黄帝内经》中就提出“风水”“肾风”病名，说明风邪伤肾致病的重要性。风为百病之长，寒、热、湿、毒等邪常依附于风邪侵入人体，损伤肾脏，导致肾病发生、发展。本研究在古人论述的基础上，设想进一步找出慢性肾炎病机中风邪伤肾的特点、主症及主要治疗大法，并结合现代病理及临床治疗经验，总结出从风论治肾病的有效理法方药。

（一）临床资料

1. 病例选择　1999年3月至2000年12月住院的73例已做过肾活检的慢性肾炎病人，符合中医风邪证辨证分型标准。其中男38例，女35例，男女之比为1.05∶1。年龄7～64岁，其中20～50岁48例，表明其发病以中青年为主，对社会的劳动力损害较大。

2. 中医辨证分型标准　本研究在参考1986年第二届全国中医肾病学术会议讨

论修订的辨证分型方案的基础上，临床采用本虚证及标实证的辨证方法，在标证中补充风邪证型。其辨证标准为：反复遇外感而发作，尿中泡沫明显，面肢浮肿同时出现，腰膝酸痛，骨节游走性疼痛。

（二）治疗方法

根据上述辨证分型标准及方法，治以祛风益肾，方选独活寄生汤加减：独活10g，桑寄生15g，防风10g，防已10g，怀牛膝15g，川芎12g，赤芍12g，生地10g，黄芪20g，蝉衣6g，地龙15g，全蝎5g，青风藤20g，僵蚕10g。

对于尿蛋白＞2.5g/24h者，加用雷公藤多苷片2片，每日3次，或火把花根片4片，每日3次。

（三）治疗结果

1. 风邪标证与病理类型相关性　风邪标证在系膜增生性非IgA肾病及微小病变中比例较大，其次IgA肾病、膜性肾病及FSGS。（见表5-11）

表5–11　风邪与病理类型的相关性

微小病变	系膜增生性	膜性	FSGS	IgA肾病	其他	总例数
9（12.33%）	42（57.53%）	7（9.59%）	6（8.22%）	3（4.11%）	6（8.22%）	73

2. 从风论治慢性肾炎的疗效标准　完全缓解：水肿等症状与体征完全消失，尿蛋白检查持续阴性，或24h尿蛋白定量持续小于0.2g，高倍镜下尿红细胞消失，尿沉渣计数正常；基本缓解：水肿等症状与体征基本消失，尿蛋白检查持续减少50%以上，高倍镜下尿红细胞不超过3个，尿沉渣计数接近正常或基本正常（与正常值相差不超过15%）；好转：水肿等症状与体征明显好转，尿蛋白检查持续减少1个（+），或24h尿蛋白定量持续减少25%以上，高倍镜下尿红细胞不超过5个，肾功能正常或有改善；无效：临床表现与上述实验室检查均无明显改善或加重者。结果：73例慢性肾炎风邪证总有效率为90.41%。（见表5-12）

表5–12　73例慢性肾炎兼风邪标证疗效

总例数	完全缓解	基本缓解	好转	无效	总有效率
73	18（24.6%）	27（36.98%）	21（28.96%）	7（9.58%）	66（90.41%）

3. 实验室检查结果 24h尿蛋白定量治疗前（3.18±2.50）g，治疗后（1.09±1.10）g，经治疗，减少尿蛋白效果明显（$P < 0.001$）。慢性肾炎肾病型患者血白蛋白治疗前（27.63±10.85）g/L，治疗后（30.96±8.71）g/L；A/G比率治疗前（1.15±0.44），治疗后（1.35±0.43）；血胆固醇治疗前（8.31±3.39）mmol/L，治疗后（6.90±2.27）mmol/L，治疗前后相比有显著差异（$P < 0.01$）。15例有肾功能损害的患者治疗前肾功能血肌酐为（181.7±47.21）μmol/L，治疗后为（142.8±60.62）μmol/L，治疗前后相比具有显著改善作用（$P < 0.05$）。详见表5-13。

表5–13 各项主要实验室检查治疗前后变化（$\bar{x} \pm s$）

	例数	治疗前	治疗后	t值	P值
24h尿蛋白定量（g）	73	3.18 ± 2.50	1.09 ± 1.1	6.75	＜0.001
血白蛋白（g/L）	56	27.62 ± 10.87	30.96 ± 8.71	2.75	＜0.01
A/G	56	1.15 ± 0.44	1.35 ± 0.43	2.91	＜0.01
胆固醇（mmol/L）	56	8.31 ± 3.39	6.90 ± 2.27	2.71	＜0.01
血Cr（μmol/L）	15	181.77 ± 47.21	142.89 ± 60.62	2.64	＜0.05

（四）讨论

迄今为止，对于慢性肾炎的辨证论治，中医根据传统理论及临床实践和现代医学研究结果，已摸索出了一定的规律，即在治疗中以虚、湿、瘀为重点，从而达到治疗目的，但是慢性肾炎的治疗效果仍不能尽如人意，特别是难治性肾病一般是经过了常规治疗效果不太理想的一类肾病，这就需要重新审视，仅虚、湿、瘀是否已全面概括了肾病的病机，有无新的治疗措施可挖掘。笔者认为，从中医传统理论与现代医学对肾病的认识中，提示临床研究尚应注意风邪的病理因素。

1. 风邪与肾的生理病理关系 《素问·风论》谓“风者，善行而数变”，指出风之出入隐现，浮幻无常，其致病症状错综复杂，故以风冠“六淫”之首，视为百病之长。风为阳邪，春天多风，其性开泄，善动，数变，往往兼邪为患。正是它具有这些特点，所以百病由风而生，顺风而变。一方面因其开泄作用损伤肌表，为其他病邪侵入打开大门，引起风寒、风热、风湿等病；另一方面由于其善行数变可导致许多疾病且见证多端。慢性肾炎中风邪的病机作用可观察到以下特征：①面肿即风，“伤于风者，上先受之”，《内经》中谓肾风“诊在肌上，其色黑”。临床所见，外感风邪引发水肿时总是面部浮肿在先。即使外感症状不明显，若有面肿，即应在治疗时不忘祛风，可以提高疗效。②尿泡沫多，在临床上，肾炎蛋白尿的病人往往会见到泡沫尿，一部分病人的病情随蛋白尿轻重而变化。因为风性开泄，精微外泄时兼风邪的患者，尿中泡沫就多。故泡沫尿应视为有风邪开泄鼓动尿液的一个指征。③伴风湿症状，慢性肾炎患者伴有腰膝酸痛等症状时，中医辨证常结合痹证认识，其病机由“风寒湿三气合而为痹”，所以治疗时祛风是一个不应忽视的原则。④肝风之状，慢性肾炎，若发生高血压时，症状可见眩晕、目赤、头痛等，中医认为系肝风所致，但不应忽视内风扰肾。⑤发于冬春，《素问·金匮真言论》提到，“北风生于冬，病在肾”，又说“东风生于春，病在肝”。虽然冬春之说有些绝对，但事实上临床往往冬春之际肾炎发病率高，症状加重多。冬季寒风凛冽，肾阳被遏，春季肝木偏旺，风邪易袭，故病发于冬春是受风感病的一个特征。

2. 慢性肾炎使用祛风方药的作用机理　对于慢性肾炎风邪证的治疗，本研究选用独活寄生汤为主方进行加减。现代药理研究已证明该方具有抗炎及免疫调节作用。莫氏等及殷氏等实验发现，本方对二甲苯所致小鼠耳肿胀有明显的抗炎消肿作用，给药动物耳壳肿胀程度较对照组明显为轻，对角叉菜胶所致大鼠关节炎及甲醛所致大鼠关节炎有明显的抑制作用，与对照组比，足趾肿胀程度明显减轻。可见本方具有明显的抗炎作用。另外，本方还能降低小鼠腹腔毛细血管通透性，其作用强度与剂量成正比，并能显著提高小鼠热板法痛阈，减少小鼠醋酸刺激所致的扭体反应次数。对免疫功能的影响：药理实验发现按 8g/kg，连续给小鼠灌胃 7d，与对照组相比，胸腺重量增加 32.79%，脾重增加 33.65%；16g/kg 组脾重增加 42.34%，肾上腺重量增加不明显；另外，本方能提高小鼠单核巨噬细胞的吞噬功能，比对照组增加 115.38%，对 DNCB（二硝基氯苯）所致鼠迟发型超敏反应有明显的抑制作用。在对慢性肾炎的发病及病变机理的研究中，现在已初步达成共识的是，慢性肾炎是由于免疫功能异常所导致的炎症损害反应，对于慢性肾炎治疗有效的方药必须具有免疫调节功能或炎症控制的作用，而本方剂的药理研究表明其兼具抗炎及免疫调节作用，临床使用也具有明显疗效，故可作为慢性肾炎风邪证的常用方药。

另外，虫类药在慢性肾炎治疗中的应用已较为广泛。但对其作用机理的解释，往往是根据西医所认为的慢性肾炎存在高黏血症，抗凝治疗可减轻肾脏硬化的进展等，将其理解为虫类药的活血化瘀作用对慢性肾炎有治疗作用。然而传统中医药理论认为虫类药善行走攻窜，疏逐搜剔，通达经络，窜透之性胜于草木，具有祛风通络的功能。现代药理研究表明，虫类药具有抗变态反应作用，从而降低肾小球毛细血管的通透性，改善肾脏灌流，发挥对慢性肾炎的治疗作用。可以预见，随着对风邪致病在肾病中的认识的提高，中医对慢性肾炎的疗效亦将有所提高。

3. 祛风法在治疗慢性肾炎中的应用体会　长期的临床实践使中医对祛风药的使用积累了丰富的经验，现代药理作用的实验研究，又使我们对祛风药的认识有了进一步的提高。由于风邪常兼夹为患，故在治疗中除了祛风作用外，常要兼顾祛风药其他的相关治疗作用。祛风药在慢性肾炎的治疗中常见的使用方法为：①祛风解表，本法常用于兼有表证的患者，分为辛温解表和辛凉解表，常用药物有麻黄、桂枝、防风、蝉蜕、牛蒡子等。现代药理研究证实，该类药物除具有抗菌、抗病毒作用外，还有抗炎、抗过敏的作用，如麻黄同时可发挥降低尿毒症毒素的作用。②祛风利湿，本法常用于风邪与湿邪相兼的患者，是慢性肾炎治疗中最常用的方法之一。在祛风药中具有祛风利湿作用的药物占有较重的比例，常用药物有薏苡仁、秦艽、半枝莲、独活、防己、木瓜、青风藤、雷公藤、水蓼等。现代药理研究表明该类药物具有抗炎及调节免疫的功能，如木瓜能明显抑制实验动物的脾指数，降低腹腔巨噬细胞吞噬率和吞噬指数。③祛风活血，本法常用于风邪夹瘀的患者，是在慢性肾炎的治疗中最早为中医所认识的方法之一，常用药物除虫类药外，还有牛膝、威灵仙、凌霄花等。现代药理研究证实本类药物具有抗凝及调节免疫的作用，如牛膝能提高单核巨噬细胞的吞噬功能，增加血清溶血素水平和抗体细胞形成数量。④祛风清热，本法常用于风邪与热毒并见的患者，最初应用在慢性肾炎并见感染者，但近期已经作为治疗慢性肾炎的常法之一，常用药物有金银花、连翘、蜀羊泉等；现代药理研究显示，该类药常有抗菌、抗肿瘤的作用，如蜀羊泉除抗肿瘤外，还具有增强机体非特异性免疫的功能。⑤祛风强肾，本法常用于风邪为患病程较长的患者，常用药物有巴戟天、仙茅、淫羊藿、桑寄生、槲寄生、杜仲、川断等，传统上该类药物属于补益类中药。现代药理研究证明，本类药物常对内分泌及免疫功能具有调节作用，如杜仲除有降血脂、利尿作用外，还可抑制 2，4- 二硝基氯苯所致的迟发型超敏反应。⑥祛风平肝，本法常用于肝风内动的患者，临床上以选用虫类药为主，该类药在慢性肾炎的治疗中，其作用表现在活血通络方面，常用药物有牡蛎、全蝎、蜈蚣、僵蚕、地龙等。现代药理研究表明，该类药物具有抗凝、抗肿瘤及促进免疫的功能，如地龙除可显著增强实验动物体内的纤溶活性外，还可明显地促进巨噬细胞的活化，及抑制玫瑰花结形成，发挥对免疫的双向调节作用。

目前临床常用于治疗慢性肾炎的雷公藤、昆明山海棠、火把花根等，即是中医传统上专治痹证及皮肤病的药物。事实上，分析传统中医治疗变态反应性疾病，如风湿性疾病的方药组成，可发现常用的有两大类药物，即具有止痛作用的细辛、乌头、附子等，具有祛风胜湿消肿作用的木瓜、薏苡仁、秦艽、半枝莲、防风、防己等。对于前类药物，由于具有一定的毒性，及作用重点的不同，在慢性肾炎的治疗中使用不多，而后类药物现已广泛使用于慢性肾炎的临床治疗，取得较好的效果，表明中医药对慢性肾炎的治疗具有广阔的研究新领域。

［江苏中医药，2003，24（5）：12］

第二节　1981 年首先提出慢性肾炎气阴两虚证增多并进行证型、治法、新药开发系列研究

1979 年，我在江苏省中医院肾内科统计中医中药辨证论治慢性肾炎的病例时，发现有大量的慢性肾炎、肾病综合征病人因长期使用激素、利尿剂，或因病情反复迁延，出现咽燥口干、面黄乏力、手足心热、舌偏红少苔，脉细或细数，这些症候群原来都归在传统的肝肾阴虚证候中，但因合并有面黄乏力、便溏浮肿等气虚症状，特向邹云翔教授请教，邹教授明确告知这是气阴两虚证。2 年后我到广州中医药大学攻读肾病硕士，跟随导师李仲守、何汝湛教授门诊，发现广州地区肾病中气阴两虚证及气阴两虚兼夹湿热证的病人很多，我利用暑假对广东中医药大学第一附属肾内科、江苏省中医院、北京市中医院的住院肾病病人进了证型统计，发现慢性肾炎脾肾阳虚证明显减少，气阴两虚证增多，并且南北方地区无差异，因此选择了对慢性肾炎气阴两虚证研究作为硕士研究题目，并回南京讨得邹云翔教授治疗慢性肾炎气阴两虚证的经验方，进行临床观察，通过了硕士论文答辩。1984 年我又考上邹云翔教授的博士，继续进行慢性肾脏病气阴两虚证的临床、实验及新药系列研究。

一、对慢性肾炎气阴两虚证的体会

根据近几年临床观察，慢性肾炎证型有所转变，脾肾阳虚证明显减少，而脾肾气阴两虚证逐渐增多。本文就此加以探讨。

（一）慢性肾炎证候演变情况

1965 年前后的文献报道，脾肾阳虚证占慢性肾炎证型的 50%左右。1964 年江

苏陆氏报道，20余例慢性肾炎中脾肾阳虚证占60%以上。1965年辽宁中医学院附院肾病组报道，100例慢性肾炎中阳虚证占48%。

近年来慢性肾炎证型有所转变，脾肾阳虚证明显减少，占5%～10%；脾肾气阴两虚证逐渐增多，占30%左右。1981年中医研究院西苑医院时氏等报道：70例慢性肾炎中，阳虚证占5.71%，气阴两虚证占32.86%。我院（江苏省中医院）肾病组制定慢性肾炎证候分类标准，统计了1977年至1982年住院治疗的180份慢性肾炎病例，脾肾阳虚证占11.67%，脾肾气阴两虚证占30.55%。这样阳虚证减少，气阴两虚证增多的比例与北京、贵阳报道基本一致。说明近几年慢性肾炎气阴两虚证确实增多，而且不仅在南方地区，北方地区也同样如此。

（二）慢性肾炎脾肾气阴两虚证原因分析

为了找出引起慢性肾炎脾肾气阴两虚证增多的原因，我们分析了125例慢性肾炎脾肾气阴两虚证患者的原因（其中住院病人76例，专科门诊病人49例），归纳有以下3点：①素体气虚或阴虚，患肾炎后出现气阴两虚证者有21例占16.8%；②久病耗气伤阴，由急性肾炎迁延为慢性肾炎或慢性肾炎反复发作，因病邪久羁，病情缠绵，损伤气阴者有32例占25.6%；③药物损伤肾阴，长期服用激素、消炎痛、雷公藤等药物，又未注意护阴，导致肾阴损伤，使一部分脾肾气虚、脾肾阳虚证转变为气阴两虚证者有72例占57.6%，其中曾服用过激素的44例，消炎痛9例，雷公藤18例。

我们认为药物损伤肾阴可能是导致慢性肾炎脾肾气阴两虚证增多的主要原因。因为近年来激素、消炎痛、雷公藤、利尿剂等药物在临床肾小球疾病的治疗中较为广泛应用，与慢性肾炎脾肾气阴两虚证的逐渐增多基本一致。皮质激素及免疫抑制剂应用于免疫性肾小球疾病的治疗，是在1949年Chasis首先使用氮芥治疗慢性肾炎、1950年又证实肾上腺皮质激素对肾病综合征有明显疗效后，开始推广，近年来广泛使用的，剂量也明显增加。消炎痛是1976年北医报道治疗慢性肾炎非肾病型疗效较好后，在临床使用逐渐增多的。雷公藤是1977年南京部队总医院等单位应用治疗各种类型肾小球肾炎取得较好效果后，逐渐推广使用的。从以上72例脾肾气阴两虚证患者服药后反应可作出以下推断：用激素治疗，早期多见阴虚阳亢证，中后期多见气阴两虚证或阴阳两虚证；消炎痛药后易出现口干、头昏等症；雷公藤有大毒，部分病人服后可见口干、舌质红，脉细数等类激素样的伤阴现象。临床若长期使用这些药物都易损伤阴精，故在施治中应加入顾护阴精之药，则可避免或减少伤阴之弊。

慢性肾炎病变主要在脾肾两脏，但以肾为主，病理变化初期是脾肾气化功能衰弱，多见脾肾气虚证，出现腰脊酸痛、疲倦乏力、水肿、食欲减退、头晕、脉缓弱、舌淡苔白润等症状。经临床统计 180 例慢性肾炎患者初期出现的症状例数，排列出的八大主症，皆脾肾气化功能衰弱所致，其中腰脊酸痛症最多，167 例占 92.78%，疲倦乏力症次之，155 例占 86.11%，其余 6 症均超过和接近总例数的 50%。

随着病情的发展，阴精亏耗，出现咽燥口干、头晕耳鸣、心悸失眠、手足心热、舌红、脉细数等症。这是慢性肾炎病变的一般发展规律。因为脾肾气化功能衰弱，人体精微物质的化生、转化、代谢及排泄的生理功能障碍，气血生化不足，加之患病日久，蛋白精微长期流失，或药物伤肾等因素，必然导致阴精损耗，出现气阴两虚证。也有因素质差异，起病即伤于阴者。若进一步发展可成虚损，阴损及阳，而致阴阳两虚，甚则造成水毒潴留。

（三）益气养阴法是治疗慢性肾炎的重要法则

气阴两虚不仅是慢性肾炎的基本病机，而且在病理变化中往往是由轻转重，或由重转轻的重要阶段。因此，抓紧本阶段的辨证施治，可以缓解或阻止病情发展。益气养阴法便是为气阴两虚证而设。慢性肾炎的气阴两虚证，其病位在脾、肾，可涉及肺、肝；临床以脾肾气阴两虚证为主，有少数患者可见到肺肾、肺脾肾，或肝肾气阴两虚证。辨证时应根据气虚证或阴虚证的主次，权衡轻重，分清以气虚为主，还是以阴虚为主，或气阴两虚并重。还要注意与脾肾气虚、肝肾阴虚、气血不足、阴阳两虚等证鉴别。（见表 5-14）

表 5-14　慢性肾炎脾肾气阴两虚证辨证标准

证候	主要症状	次要症状
脾气虚	疲倦乏力，食欲减退或食后腹胀，舌淡有齿痕苔白润，脉缓弱或细	面色萎黄或虚浮，少气懒言，大便稀溏或干溏不调，带下量多色白清稀，轻度浮肿
肾阴虚	咽燥口干，手足心热，舌红少苔，脉细或细数	头晕，少寐盗汗，升火烘热，便秘溺赤，遗精或月经失调，长期咽痛或咽红
肾虚	腰脊酸痛，胫软跟痛，脱发健忘，耳鸣、听力减退，小便余沥或夜尿增多，两尺脉弱	
辨证标准	肾虚症 1 项加脾气虚和肾阴虚症的主症各 2 项；或主症各 1 项，次症各 2 项以上	

1. 常用方药　生脉散、大补元煎、四君子汤合六味地黄汤等，药物组成有太子参、绵黄芪、怀山药、墨旱莲、枸杞子、山茱萸、桑寄生、杜仲、怀牛膝、车前

子、生牡蛎、益母草；另可加用紫河车粉 1.5g，每日 2 次；消蛋白粥（芡实 30g，白果 10 枚，粳米 30g 煮粥）每日 1 次，10 天为 1 个疗程，间歇服 2 ～ 4 个疗程。

2. 注意事项

（1）应严格掌握适应证，注意脾胃功能衰弱与否，以防峻补滞气。

（2）应当重视辨证，谨守病机，分清标本虚实，掌握治疗方法，灵活使用药物；避免因循守证，固执一法，拘泥固定方材，过用辛燥、滋腻、苦寒、温阳之品。

为验证益气养阴法治疗慢性肾炎的疗效，我于 1983 年 7 月至 1984 年 7 月收治慢性肾炎脾肾气阴两虚证患者 73 例（住院病人 34 例，专科门诊病人 39 例），经用益气养阴法治疗，近期有效率为 89.05%，与单纯养阴法治疗组有效率 65.52% 比较，二组差异有显著性意义（U 值 $2.16 > 1.96$、$P < 0.05$）。

[辽宁中医杂志，1985，(5)：14]

二、运用邹云翔教授黄蛭益肾胶囊治疗慢性肾小球疾病气阴两虚证疗效分析

[摘要] 目的：分析运用邹云翔教授黄蛭益肾胶囊治疗慢性肾小球疾病气阴两虚证临床疗效。方法：选择慢性肾小球疾病经中医辨证为气阴两虚证的患者 119 例为研究对象，随机分为两组：治疗组为黄蛭益肾胶囊组、对照组为肾炎四味片组，比较两组的临床疗效。结果：治疗组和对照组的总有效率分别是 86.96%、62.00%，治疗组的治疗效果显著优于对照组（$P < 0.05$）。结论：慢性肾小球疾病气阴两虚证应用黄蛭益肾胶囊治疗效果明显，值得应用。

[关键词] 邹云翔教授　黄蛭益肾胶囊　慢性肾小球疾病　临床效果

邹云翔教授是我国著名中医学家，一级教授，中国第一批中医博士研究生导师，著有我国第一部中医肾病学专著《中医肾病疗法》。邹老学识渊博，医术高超，活人无数，誉满神州，堪称“仲景功臣”“肾病宗师”；其遣方用药灵活化裁，注意以补配消、以温配清、以降配升、以涩配通等。今留存经过系统验证的治疗慢性肾小球疾病气阴两虚证的经验方“黄蛭益肾胶囊”更是为其主要治肾经验及学术思想的独特体现。

慢性原发性肾小球疾病（以下简称慢性肾炎）包括慢性肾小球肾炎、肾病综合征、隐匿性肾小球疾病等。我院（南京博大肾科医院）运用雷允上药业集团有限公司根据邹云翔教授治疗慢性肾小球肾炎经验方“黄蛭益肾方”开发的黄蛭益肾胶囊（国药准字 Z20020086）治疗慢性肾小球疾病 119 例，现总结如下。

（一）资料与方法

1. 病例选择　119 例患者符合 2002 年 K/DOQI 指南临床分期为慢性肾脏病（CKD）2～4 期的诊断标准。23 例经肾穿刺明确病理诊断，其中微小病变型肾病 6 例，系膜增殖性肾炎 9 例，局灶性肾小球硬化 2 例，膜性肾病 4 例，膜增殖性肾炎 2 例。并全部符合慢性原发性肾小球疾病气阴两虚证辨证标准。

2. 一般资料　119 例中，男 70 例，女 49 例。年龄最小者 15 岁，最大者 66 岁，平均 35. 41 岁。病程最短者 6 个月，最长者 295 个月，平均 53. 36 个月。均为住院患者，随机分为治疗组 69 例，对照组 50 例，进行对比观察。

3. 观察指标　治疗前后观察气阴两虚证主要症状变化，测定尿蛋白定性、定量，尿红细胞位相，血浆白、球蛋白，血 IgG、IgA、IgM。

4. 疗效评价标准　治疗 12 周后，治疗组与对照组中医证候变化评价标准参照《中药新药临床研究指导原则》。

（1）显效：中医临床症状、体征明显改善，证候积分减少≥ 75%。

（2）有效：中医临床症状、体征有好转，证候积分减少≥ 30%。

（3）无效：中医临床症状、体征均无明显改善，甚或加重，证候积分减少＜ 30%。

（4）总有效率 =（有效例数 + 显效例数）/ 总例数 ×100%。

5. 统计学方法　应用 SPSS 17.0 统计软件分析，计量资料中呈正态分布者采用（$\bar{x} \pm s$）表示，用 t 检验；计数资料采用（%）表示，用 χ^2 检验。以 $P < 0.05$ 为差异具有统计学意义。

（二）治疗方法

1. 治疗组　黄蛭益肾胶囊（国药准字 Z20020086，雷允上药业集团有限公司生产）治疗，每次 5 粒，每日 3 次。主要成分为黄芪、水蛭、枸杞子、山药、薏苡仁、玄参、北沙参、墨旱莲、牛膝、车前子、紫河车、杜仲、三七、益母草、蝉蜕。

2. 对照组　肾炎四味片（国药准字 Z42021945，湖北沙市制药厂生产）治疗，每次 8 片，每日 3 次。主要成分为细梗胡枝子、黄芪、黄芩、石韦等。

个别病情复杂患者，按照邹云翔教授治疗肾炎的经验进行辨证加减，辨证方由指导小组的两名教授拟定。治疗以 1 个月为 1 个疗程，一般 2 ～ 3 个疗程。

（三）结果

1. 中医证候疗效分析　治疗组 69 例，改善 7 个主要症状（面色少华、疲倦乏力、纳食减退、咽燥口干、头晕目涩、腰脊酸痛、下肢浮肿），总有效率 86. 96%。对照组 50 例，总有效率 62%。治疗组与对照组总有效率经 χ^2 检验，差异显著（$P < 0.05$）。（见表 5-15）

表 5–15　慢性肾炎治疗组与对照组疗效对比 [n（%）]

组别	例数	显效	有效	无效	总有效
治疗组	69	12（17. 39）	48（69. 56）	9（13.04）	60（86. 96）
对照组	50	2（4.00）	29（58. 00）	19（38. 00）	31（62. 00）
P	—	—	—	—	< 0.05

2. 治疗组 69 例患者血 IgG、IgA、IgM 治疗前后的含量变化　治疗后三项指标均显著升高（$P < 0.05$）。（见表 5-16）

表 5–16　69 例慢性肾炎治疗前后免疫球蛋白变化（$\bar{x} \pm s$）

血清免疫球蛋白（mg%）	治疗前	治疗后	P
IgG	842. 73 ± 55.99	1019. 85 ± 56. 25	< 0.01
IgA	198. 61 ± 18. 6	214. 02 ± 13. 54	< 0.05
IgM	129. 88 ± 12. 64	135.71 ± 1.34	< 0.05

注：血清免疫球蛋白正常值（mg%）：IgM 888 ～ 1770.5，IgA 150 ～ 300，IgM 81 ～ 124。

3. 治疗组尿红细胞位相（$\times 10^4$/mL，$\bar{x} \pm s$）69 例治疗组治疗前尿红细胞位相检查为（36. 92 ± 13. 66），治疗后降为（8. 03 ± 3. 88），治疗前后对比，$P < 0.05$。

4. 治疗组 24h 尿蛋白定量（g，$\bar{x} \pm s$）69 例治疗组治疗前 24h 尿蛋白定量（2. 46 ± 0.15），治疗后降为（1.37 ± 0.14），治疗前后对比，$P < 0.01$。

5. 治疗组远期疗效随访　对治疗组获完全缓解及基本缓解的 60 例，进行 8 个月至 2 年的远期疗效随访，有 9 例复发，占 16. 98%，其中 2 例产后复发，7 例均在取效后 6 个月内因劳累或上感后复发。

（四）讨论

邹云翔教授通过多年的临床研究发现慢性肾小球肾炎由于皮质激素、免疫抑制剂、利尿剂、雷公藤以及大剂量清热解毒、活血化瘀药物的广泛应用，损伤脾肾气阴导致气阴两虚证增多，故研发了益气养阴、健脾益肾、化瘀利水的黄蛭益肾胶囊。黄蛭益肾胶囊由黄芪、水蛭、枸杞子、山药、薏苡仁、玄参、北沙参、墨旱莲、牛膝、车前子、紫河车、杜仲、三七、益母草、蝉蜕组成，以益气养阴为主，佐以渗湿和络。补气的途径主要是健脾，故重用生黄芪、山药等；养阴的途径主要是益肾填精，故用枸杞子、紫河车等。补气健脾、养阴益肾并用，可使气中生精，精中生气，从体用两方面增强和恢复五脏气化功能，以便从根本上祛除或改善因虚衍生的病理产物。将补气药与活血化瘀的三七、怀牛膝、益母草等配合，既可避免活血化瘀药的耗气之弊，又经实验证实可增强活血化瘀药的作用。将养阴填精药与渗湿清利的生薏仁、车前子等配合，使滋阴而不恋邪生湿，渗湿清利而不伤阴液。四法巧妙配合，益气养阴并举，和络渗湿兼使，远寒热之性，弃苦辛之味，俾精气相生，使正复邪退。本临床研究应用黄蛭益肾胶囊治疗慢性肾炎气阴两虚证 119 例，能有效改善患者临床症状，降低尿红细胞计数，降低尿蛋白，临床总有效率 86. 96%，显著高于对照组的总有效率 62.00%（$P < 0.05$）。8 个月至 3 年的远期疗效随访，复发率为 16.98%。证明本药治疗慢性肾炎有较好的疗效，而且远期效果稳定，值得临床应用。

[医药前沿，2019，9 (30)：204]

第三节　1985 年开创大黄复方保留灌肠并开发肾衰保留灌肠囊治疗慢性肾衰竭

将大黄用于治疗慢性肾脏病最早明确记载是 1959 年邹云翔教授带领肾脏病研究组运用大黄抢救尿毒症患者，并出版专著《严重尿中毒中医治疗一得》，后又在 1961 年发表论文于《中医杂志》，为我国大黄抢救尿毒症奠定基础。我院（江苏省中医院）肾内科在 20 世纪 50 年代至 20 世纪 80 年代持续开展了大黄复方为主煎汤内服、保留灌肠等系列临床与实验研究。20 世纪 90 年代初期，我带领博士生试图将大黄中的有效成分粗提制成大黄片、精提制成大黄注射液，但在大黄有效成分单提、制剂工艺等方面遇到许多困难，只开发出了以大黄为主的肾衰保留灌肠囊、肾衰穴位外敷三伏贴，并开展了以大黄为主的复方中药高位结肠灌洗技术治疗尿毒症研究。将军之药大黄是味好药，20 世纪 90 年代的这些想法应该坚持多学科合作研究下去。

一、以大黄为主灌肠治疗慢性肾衰的临床与实验研究概况

[关键词] 慢性肾功能衰竭 中药保留灌肠 大黄 综述

由于透析和肾移植技术的进步，慢性肾功能衰竭（CRF）疗效已有显著提高，但因为费用昂贵、移植条件受限，如何寻找有效的非透析手段和药物仍是一重大课题。中医药在这方面进行了不少的探索，其中以大黄为突出代表。自 20 世纪 60 年代初南京中医学院附院首先应用大黄治疗 CRF 以来，各地进行了广泛应用和深入研究。或内服，或灌肠，或提取物静脉滴注。作者查阅了近 20 年来 400 篇以中医药为主治疗 CRF 的文献，发现几乎每篇都涉及大黄，其中约 1/2 结合大黄为主保留灌肠，可见大黄（复方）灌肠治疗 CRF 具有重要意义。现将其中较有代表性，并设立对照组的 100 篇报道作一综述，探讨大黄对 CRF 的作用机制，以期对临床工作有所裨益。

（一）大黄的临床运用

1. 常用药与配伍 100 篇报道中，除低蛋白饮食等一般处理外，仅用中药保留灌肠治疗的占 32 篇，灌肠合汤药内服和 / 或其他治疗措施的占 68 篇。共涉及灌肠方 108 张，其中 5 家辨证分型使用灌肠方。朱氏针对不同证型，使用不同的口服汤剂和灌肠方：如脾肾阳虚寒湿证，灌肠方为大黄、制附子、薏苡仁、丹参；气阴两虚浊瘀证则用黄柏、大黄、丹参、牡丹皮、红花、生地黄；湿热内盛蕴毒证则用黄柏、枳实、土茯苓、苦参、薏苡仁灌肠。有 12 篇报道在自拟灌肠方基础上进行随症加减。顾氏报道用生大黄、煅牡蛎、蒲公英、炙甘草为基础方，阳虚加附子，热毒重加六月雪，瘀血明显的加牡丹皮、赤芍。108 方中，应用药物达 92 种，药物出现率最高的（随症加减药未计算在内）为大黄 105 次，常用的依次为牡蛎 61 次、附子 35 次、蒲公英 25 次、槐花 23 次、丹参 14 次、益母草、六月雪、红花、芒硝均为 9 次。其中单味大黄灌肠

的仅2例。大黄为主（指配伍一两味非常用药）的有12方，大黄、牡蛎为主的最多，达60方，大黄、附子相合的29方。具体与大黄配伍特点如下。

（1）配伍清热解毒药：如蒲公英、金银花、六月雪、青黛、土茯苓、白花蛇舌草、野菊花等，这些药物有利于降低体内毒性产物。

（2）配伍清热燥湿药：如黄柏、黄芩、栀子、黄连、白头翁等，对防治各种继发性感染有一定作用。

（3）配伍清热凉血药：如槐花（或槐角）、地榆、白茅根、牡丹皮、赤芍等，有利于清解血分热毒。

（4）配伍活血化瘀药：如丹参、益母草、红花、桃仁、泽兰等，有利于疏通微循环、改善肾血流。

（5）配伍温阳之品：如附子、肉桂等，可牵制大黄苦寒之性，尤适于脾肾阳虚者。

（6）配伍固涩之品：如牡蛎、龙骨、赤石脂等，这些矿物药能吸附肠道内的有毒物质。

（7）配伍益气健脾药：如黄芪、党参、甘草、白术等，以扶正固本。

（8）配伍攻下之品：如芒硝、玄明粉、皂荚，适于大便积滞难解者，牵牛子用于体尚壮实、水湿较盛者。

2. 应用指征　CRF氮质潴留明显时，可出现恶心、呕吐、厌食等症状，患者往往拒服药物，此时灌肠无疑是最合适的非透析手段。用大黄为主的煎剂保留灌肠，能使氮质较快排出体外。此方法对于血肌酐（Scr）＜10mg/dL时，疗效满意，而Scr＞15mg/dL则疗效差，因此，对于Scr＞10mg/dL的，可短期内使用。

3. 疗效　100家报道观察组4608例，总的显效率（症状减轻或消失，BUN下降≥50%和/或Scr下降30%～50%）为31.24%，总有效率79.82%；对照组（中药内服和/或降压，纠正酸中毒）1632例，显效率19.83%，总有效率55.45%。根据肾功能衰竭程度不同，灌肠疗效有差异。汤氏报道灌肠合中药内服治疗CRF 72例，肾功能不全期、衰竭期、尿毒症期的总有效率分别为96.2%、76.2%、68%，相互间有显著差异（$P < 0.05$），但不同的中医证型间无显著差异。

4. 使用方法　大黄用量一般15～30g，其中20家大黄采用后下，用量10～15g。灌肠液量多数浓煎成150～200mL，药液温度37～38℃居多，肛管插入一般10～20cm，滴速每分钟60～80滴，保留时间以30～60min占多数，少的10～30min，长的达2～4h。通常每日1次或者2次，少数3～4次。疗程一般 7 ～ 14 天居多，疗程间隔 3 ～ 4 天。药后以大便 2 ～ 3 次较适宜。

（二）大黄的作用机理

CRF 属中医关格、肾劳、癃闭、肾风、溺毒等范畴，病机为脾肾衰败、浊毒湿瘀蕴结，故宜用大黄下瘀血、推陈致新、安和五脏。范氏认为大黄灌肠主要通过直肠吸收 50%～ 75%，不仅在局部起作用，而且通过肠黏膜吸收后在全身起作用。现就大黄对 CRF 的机理分述如下。

1. 对氮质代谢的影响　氮质代谢紊乱是 CRF 的重要特征。研究表明大黄具有改善氮质代谢作用，其有效成分为大黄鞣质。大黄对动物肝脏中影响尿素合成的酶系统活动无明显改变，但门静脉中氨基酸合成明显低于对照组，与谷氨酰胺合成代谢有关的谷氨酰胺合成酶活性在给大黄 2 ～ 4h 后升高 52%～ 57%，减少了尿素合成原料，从而降低血尿素水平。同时大黄能增加尿中肌酐和尿素排泄量，使 CRF 患者血清游离氨基酸，主要是必需氨基酸水平升高。另报道大黄实验组动物用药 1 ～ 2 天后即出现尿中 3- 甲基组氨酸排泄量骤减，表明体内蛋白特别是肌蛋白的分解受到抑制而减少尿素的生成。因此大黄主要通过氮质代谢的 3 个环节即减少合成原料、抑制生成、增加排泄量来达到治疗效果。

2. 对肾代谢的影响　目前认为，残余肾的代偿性肥大和高代谢状态是 CRF 进行性恶化的重要机制，实验表明大黄能明显抑制肾代偿性肥大，缓解高代谢状态。予大黄治疗，肾组织 RNA 合成减少程度远大于 DNA，说明大黄对肾脏肥大的影响大于对增殖的影响。大黄可显著抑制 5/6 肾切除后残余肾脏的代偿性肥大，治疗组肾重 / 体重比例、肾组织 RNA 和蛋白质合成明显降低，RNA/DNA 比值也下降。细胞培养中，大黄及其提取物能有效降低肾小管上皮细胞的增殖，降低细胞代谢。并能缓解糖尿病肾病的高滤过状态。再者，大黄鞣质对血管紧张素转换酶有明显的特异性抑制作用，有降低血压、减少毛细血管通透性、扩张末梢血管作用，从而改变肾血流量、改善肾小球滤过率，延缓肾功能恶化。

3. 对肾小球系膜细胞（MsC）的影响　MsC 及其基质的增殖是肾小球硬化的重要因子之一。在体外细胞培养中，大黄素纯品及大鼠灌服大黄后的血清均可抑制 MsC 的增殖，呈剂量依赖性，一定范围内具有可逆性，并能拮抗促肾生长因子对 MsC 的兴奋作用，可抑制白细胞介素 -2（IL-2）的产生，而 IL-2 对 MsC 有促进增殖作用。另外大黄可减少大鼠基质堆积，降低纤维连接蛋白浓度和 IL-1 活性。因此，大黄对 MsC 及基质增殖有抑制作用，能延缓 MsC 导致的病理变化和小球硬化，缓解 CRF 恶化进程。

4. 对脂质和自由基的影响　脂代谢紊乱是 CRF 进行性恶化的重要机制之一。临床表明大黄口服可明显纠正脂代谢紊乱，使甘油三酯下降、高密度脂蛋白升高，同时抑制血清胆固醇在体内蓄积。CRF 状态下可产生过多自由基，超氧化物歧化酶（SOD）下降，进一步使脂质过氧化，加剧肾功能恶化。研究认为 CRF 大鼠灌服大黄或大黄复方后，尿、血中的甲基胍明显降低，SOD 水平升高，表明大黄有良好的清除自由基作用。

5. 对免疫功能的影响　CRF 时，常伴有淋巴细胞减少及功能障碍和免疫功能受损。研究发现大黄素对兔肠黏膜单个核细胞既可促进 Ca^{2+} 释放，又可促进细胞外 Ca^{2+} 内流，而经番泻苷 A 或大黄煎剂处理的细胞在加入 $CaCl_2$ 后，细胞内 Ca^{2+} 较对照组明显降低，表明大黄对肠黏膜细胞有多种免疫调节作用。另外发现大黄能增强补体活性，增强细胞免疫，减少免疫变态反应，提高血清总补体水平，抑制体液免疫。

6. 其他　大黄除上述作用外，尚有泻下、消炎、抗菌、抗病毒、镇痛、改善微循环、抗凝、止血、利尿等多种作用。另外大黄灌肠能降低血浆中中分子物质含量，降低心钠素水平到正常范围，纠正性激素代谢紊乱，改善微量元素含量异常。

[南京中医药大学学报，2000，16（2）：127]

二、中药口服与灌肠合治慢性肾衰 216 例临床研究

笔者自拟加味温胆汤口服配合灌肠治疗慢性肾功能衰竭（以下简称“慢性肾衰”），并与单用加味温胆汤口服治疗者进行对比观察，疗效满意。

（一）一般资料

共计 324 例慢性肾衰患者，其中男性 220 例，女性 104 例；年龄最大者 76 岁，最小者 16 岁，平均 42.7 岁；病程最长者 28 年，最短者 8 个月。其中原发病为慢性肾炎者 256 例，肾盂肾炎 14 例，糖尿病 44 例，遗传性肾炎 6 例，中毒性肾病 4 例；多数病人存在不同程度的恶心呕吐、食欲不振、舌苔浊腻、腰酸乏力等症状。将全部患者按 2 ∶ 1 比例随机分为治疗组 216 例和对照组 108 例。经统计学处理，两组患者的年龄、基础肾功能均无显著差异。（见表 5-17）

表 5–17　治疗组与对照组一般资料对比

	治疗组	对照组
病例数	216	108
男 / 女	156/60	80/28
年龄（岁）	42.3	44.6

（二）治疗方法

1. 口服化湿泄浊、健脾和胃之加味温胆汤：半夏，陈皮，竹茹，枳实，苍、白术各 10g，茯苓 12g，生姜 5 片，焦山楂、焦神曲各 5g，制大黄 6 ～ 15g，甘草 3g，煎汤口服，每日 1 剂，分早、晚 2 次服。

2. 控制血压。

3. 纠正酸中毒。

4. 调整水、电解质使之处于正常水平。

5. 治疗并发症。

治疗组与对照组均采用以上治法。治疗组在此基础上加用中药灌肠，方用生大黄 10 ～ 30g，煅牡蛎 50g，蒲公英 40g，炙甘草 10g。一般阳虚者加附子，热毒重者加六月雪、山栀，瘀血明显者加丹皮、赤芍。每日 1 次。口服与灌肠治疗均以 10 天为 1 个疗程，2 个疗程之间休息 3 ～ 4 天。一般观察 2 ～ 3 个疗程判定疗效。

（三）疗效观察

1. 观察指标　临床指标为慢性肾衰的常见主症：恶心呕吐，食欲不振，舌苔浊腻，腰酸乏力。实验室指标为血尿素氮、肌酐、血浆白蛋白、24h 尿蛋白定量、血红蛋白。

2. 治疗结果　治疗组 216 例，对 4 个主症的改善情况进行统计，效果显著。恶心呕吐、食欲不振、舌苔浊腻好转率为 90%以上，经卡方检验，疗效明显优于对照组；腰酸乏力好转率在 60%以上，疗效与对照组比较无统计学差异。详见表 5-18。

表 5–18　治疗组与对照组临床疗效比较

	治疗组				对照组				P 值
	例数	好转	无效	有效率（%）	例数	好转	无效	有效率（%）	
恶心呕吐	196	184	12	93.9	100	72	28	72.0	＜ 0.01
食欲不振	200	180	20	90.0	90	54	36	60.0	＜ 0.01
舌苔浊腻	208	192	16	92.3	104	72	32	69.2	＜ 0.01
腰酸乏力	168	112	56	66.7	76	52	24	68.4	＞ 0.05

同时对实验室检验数据进行了统计。表 5-19 提示治疗组 216 例，肾功能得到不同程度的改善，血尿素氮、肌酐值及尿蛋白排泄量均有所下降，治疗前后有非常显著性差异，疗效明显优于对照组。两组血浆白蛋白水平均明显增高。由于观察疗程较短，血红蛋白的变化虽无统计学意义，但也见好转趋势。

表 5–19　治疗组与对照组治疗前后实验室指标对比

		例数	BUN（mmol/L）	Scr（μmol/L）	白蛋白（g/L）	尿蛋白（g/d）
治疗组	治疗前	216	19.6 ± 10.4	386.6 ± 126.8	36.2 ± 3.1	2.16 ± 0.56
	治疗后	216	13.8 ± 6.6	320.2 ± 64.2	43.6 ± 3.3	1.22 ± 0.82
	P 值		＜ 0.01	＜ 0.01	＜ 0.01	＜ 0.01
对照组	治疗前	108	16.8 ± 6.6	378.4 ± 134.2	36.6 ± 3.2	2.01 ± 0.46
	治疗后	108	15.9 ± 7.3	366.6 ± 89.6	41.6 ± 3.6	1.94 ± 0.82
	P 值		＞ 0.05	＞ 0.05	＜ 0.01	＞ 0.05

（四）讨论

1. 治疗机制　慢性肾衰是各种慢性肾脏病发展到晚期出现的病变，属于本虚标实之重证，既有正虚的一面，又有水湿、热毒、浊瘀等邪实内蕴的一面。而邪实内蕴既是慢性肾衰的产物，又是进一步加剧慢性肾衰的重要因素。经统计，慢性肾衰病例中有恶心呕吐、食欲不振、舌苔浊腻等湿浊中阻症状者占大多数，进入尿毒症期的湿浊中阻证患者更多。我们运用加味温胆汤治疗的目的，在于化湿泄浊，祛除标邪；健脾和胃，顾护胃气。使湿无所生，浊从下泄，阻止病情变化，取得了一定的疗效。除湿浊中阻外，热毒、瘀血内蕴，湿浊弥漫三焦，也是重要的致病因素。因此，在口服加味温胆汤的同时，加用中药灌肠，以泄浊渗湿，清热解毒，化瘀通络，明显增加了疗效。

2. 组方与功效　口服方加味温胆汤。温胆汤载于《备急千金要方》，由半夏、竹茹、橘皮、枳实、生姜、甘草组成。《三因极一病证方论》卷 9 方中加入茯苓、大枣，后世医家多沿用此方。我们在温胆汤基础上加入苍术、白术、焦山楂、焦神曲、大黄以加强健脾化湿泄浊力量。方中半夏、苍术宣化湿浊；枳实、大黄行滞泄浊；陈皮、茯苓行气健脾；竹茹清胃热而止呕恶；白术、焦山楂、焦神曲、甘草开胃健脾，和中助运；生姜温中止呕。诸药协同，共奏化湿泄浊、健脾和胃之功。由于主治证候明确，组方专一，药味精简，故药效突出。灌肠方以大黄为君，泻下力强，主祛邪荡涤毒物，活血化瘀；牡蛎滋阴潜阳，纠酸解毒，延缓峻下；蒲公英清热解毒；甘草调和药性。灌肠治疗使邪实从下而去，明显增强了疗效。口服方与灌肠方配合治疗慢性肾衰，相互协调，相得益彰，殊途同归。

3. 特点与注意点　①加味温胆汤药味清爽，易于接受，药后口中尿臭味、恶心呕吐等症状明显减轻。②灌肠方可使中药通过结肠迅速吸收而起到整体的治疗作用，有时可解决呕恶较剧、难以口服之困难。③两方合用需注意大便次数以每日2～3次为妥，次数过少效果不佳，过多则损伤正气。

总之，口服加味温胆汤配合灌肠治疗慢性肾衰，能改善临床症状，提高生存质量，延缓病程进展，是非透析治疗的理想方法之一。

[江苏中医，2001，22（7），17]

第四节　开创新药参乌益肾片的前期研究（1985年保肾甲、乙丸）及临床、安全性再研究（2021年）

1984年我在攻读邹云翔老师的博士学位时，参与了卫生部科技司的课题“慢性肾功能不全辨证论治的临床规律和原理研究”。我负责课题中有关保肾甲丸治疗慢性肾功能不全的临床与实验研究。1992年担任肾内科主任后，我在邹燕勤老师指导下，全面推进了这项研究的临床与新药开发，从邹老经验方保肾甲、乙丸重组到改成保肾片新药开发，又获得江苏省科技进步二等奖，2010年改名为参乌益肾片并获得国家新药证书（国药准字Z200100051）。参乌益肾片新药上市后10年，我又带领博士生对参乌益肾片的临床、安全性进行了再研究。

一、保肾甲丸为主治疗慢性肾功能不全的临床与实验研究（摘要）

保肾甲丸是邹云翔教授治疗慢性肾功能不全的经验方。1980年以来，我们运用保肾甲丸为主治疗慢性肾功能不全22例，同时用该方对家兔慢性肾功能不全动物模型进行了实验治疗研究。现摘要报告如下。

（一）方药治法

保肾甲丸5g，每日3次（保肾甲丸主要成分为党参、黄芪、巴戟天、鹿角片、杜仲、地黄、枸杞子、当归、桃仁、红花、丹参、六月雪等），证候复杂的患者，配合辨证治疗。以1个月为1个疗程，服用3个疗程后统计疗效，治疗时间最长为72个月。整个治疗期间未严格限制饮食。

（二）治疗对象

22例患者中，男性12人，女性10人。按1977年北戴河肾炎座谈会“肾功能不全分期”，慢性肾功能不全代偿期7人、失代偿期11人、尿毒症期4人。具体指标：① BUN > 20mg%，Scr > 2mg%，持续不退；②酸中毒，贫血；③尿常规中出现蛋白，红、白细胞，管型。

（三）疗效观察

1. 治疗效果　按常规疗效标准，22例经治疗后，显效8例，有效7例，总有效率68.18%。结合中医证型、肾衰程度分析疗效，慢性肾功能不全脾肾气虚证治疗效果最好，本组病例均获效；而肝肾阴虚证治疗效果差，本组4例，只有1例有效；慢性肾功能不全代偿期、失代偿期的疗效较好，有效率分别为22.72%、36.36%；尿毒症期的疗效差，有效率9.09%。

2. 化验对比　22例治疗前BUN 20～35mg%者7例，30～60mg%者11例，> 60mg%者4例；治疗后< 20mg%者5例，20～35mg%者7例，36～60mg%者10例；治疗前后对比，$P < 0.01$。21例治疗前血Scr 2.2mg%者1人，2.5～5mg%者17人，> 5mg%者3人；治疗后< 2mg%者8人，2～5mg%者11人，> 5mg%者2人；治疗前后对比，$P < 0.05$。19例Hb治疗前（$\bar{x}$）7.5克，治疗后（$\bar{x}$）升高到8.13克，治疗前后对比，$P < 0.05$。

（四）家兔实验

三组家兔全部进行冷冻肾衰造模手术。在冷冻术后4周，由于进入尿毒症阶段，存活率逐渐降低，保肾甲丸组4周存活率91.67%，6周存活率66.67%；肾炎四味片组4周存活率66.67%，6周存活率33.33%；病理对照组4周存活率75%，6周存活率25%。三组家兔6周的存活率χ^2检验保肾甲丸组与肾炎四味片组的存活率对比，$P > 0.05$；保肾甲丸组与病理对照组的存活率对比，$P < 0.05$（动物实验制备、具体实验检测方法等略）。综合保肾甲丸治疗家兔慢性肾功能不全的实验结果：①有提高存活率作用；②有增加体重作用；③有升高血浆蛋白作用；④有控制BUN

升高和降低 BUN 作用；⑤有提高肾脏的浓缩功能作用；⑥有抑制肾结缔组织增生和渗出等作用。这些作用相互之间密切联系，与临床取得的疗效也颇为一致，明显优于病理对照组，亦高于肾炎四味片组。

[江苏中医杂志，1986（09）：9]

二、保肾乙丸对延缓腹膜透析患者残余肾功能的临床观察

[摘要] 本研究对行腹膜透析患者予口服中药保肾乙丸治疗，以观察其对残余肾功能的影响。将 54 例尿毒症行腹膜透析的患者随机分为两组，透析 3 个月后，对照组患者尿量（UV）、残余肾功能（RRF）、尿素 KT/V、肌酐清除率（Ccr）均较治疗组有明显降低（$P < 0.01$），而治疗组血尿素氮（BUN）、血肌酐（Scr）明显比对照组降低（$P < 0.01$）。

[关键词] 肾功能试验　腹膜透析　保肾乙丸

慢性肾衰患者，肾功能呈进行性退化。而且越来越多的研究表明，一些终末期肾衰患者，虽然已经接受透析治疗，但肾脏病变仍继续发展，如果对这些患者放弃治疗，残余肾功能则很快丧失，我们对行腹膜透析治疗的患者以中药保肾乙丸口服治疗，以延缓残余肾功能的进一步恶化，取得了较好的疗效，现总结如下。

（一）临床资料

1. 病例选择　54 例患者，均为本院（江苏省中医院）肾科 1993 年 1 月至 1996 年 6 月行腹膜透析（PD）的尿毒症患者，将患者随机分为单纯腹透组（对照组）和腹透加保肾乙丸治疗组（治疗组）。对照组 26 例，男 14 例，女 12 例；年龄 14 ～ 72 岁，平均年龄 42.56 岁。原发病：慢性肾小球肾炎 17 例，小管间质性肾炎 4 例，肾动脉硬化 2 例，糖尿病肾病 1 例，狼疮性肾炎 1 例，多囊肾 1 例。中医辨证分型：脾肾气虚型 10 例，气阴两虚型 9 例，肝肾阴虚型 5 例，脾肾阳虚型 2 例。治疗组 28 例，男 16 例，女 12 例；年龄 21 ～ 70 岁，平均年龄 43.27 岁。原发病：慢性肾小球肾炎 18 例，小管间质性肾炎 6 例，肾动脉硬化 1 例，糖尿病肾病 2 例，狼疮性肾炎 1 例。中医辨证分型：脾肾气虚型 12 例，气阴两虚型 10 例，肝肾阴虚型 4 例，脾肾阳虚型 2 例。两组患者治疗前性别、年龄、尿量、血肌酐（Cr）、尿

素氮（BUN）、RRF 统计学无显著性差异（$P > 0.05$）。

2. 诊断标准　西医诊断标准参照 1985 年第二届全国肾脏病学术会议讨论修订的肾小球疾病临床分型标准；中医辨证分型参考 1986 年第二次全国中医肾病学术会议通过的慢性原发性肾小球疾病中医辨证分型方案。

（二）治疗及观察方法

1. 透析方式　所有患者以手术行腹腔置管，使用“Oset”装置和袋装乳酸盐透析液（美国 Baxter 医疗有限公司生产）。对照组患者采用连续性非卧床腹膜透析（CAPD）方式，每日腹透 4 次，每次交换液体 2000mL，每次腹腔内停留 4h，晚间停留 8h。治疗组方法同对照组，同时服用保肾乙丸，主要组成为太子参、黄芪、地黄、山茱萸、何首乌、枸杞子、杜仲、牛膝、桃仁、红花、泽泻等。每日 3 次，每次 5g，3 个月为 1 个疗程。

2. 观察项目　两组患者于开始透析和透析后 3 个月测定 24h 尿量以及血液、透析液、尿液中 BUN、Cr 值及白蛋白（ALB）的变化，并根据其结果计算出残余肾功能（RRF）、肌酐清除率（Ccr）、尿素动力学模式（KT/V），其中 24h 尿量为测定日连续 3 天 24h 尿量的平均值；RRF 由残余肾肌酐和尿素清除率之和平均值来衡量；KT/V 根据 Teehan 公式计算，KT/V = 透析剂量 × 透析液尿素 / 血液尿素，V= 机体液体容量（L）；Ccr= 残余肾肌酐清除率 + 透析液肌酐清除率，并与标准体表面积校正后获得。

（三）结果

表 5-20 示，透析 3 个月时两组患者尿量和 RRF 均较治疗前有所降低，但对照组上述 2 项值与治疗组相比明显降低，统计学有显著性差异（$P < 0.01$）。

表 5-20 示，反映透析效能的 2 项值 KT/V、Ccr 在透析 3 个月时，两组患者上述 2 项值均较透析前有所降低，但治疗组差异无显著性，对照组差异有显著性（$P < 0.01$）。且透析 3 个月时，对照组上述 2 项值与治疗组相比有明显降低，统计学差异有显著性（$P < 0.01$）。

表 5-20 示，反映肾功能的血 BUN、Cr 值，透析 3 个月时两组均较透析前有所降低，但治疗组较对照组降低更为明显（$P < 0.01$ 或 $P < 0.05$）。反映患者营养状况的 ALB 透析 3 个月后，两组均较透析前有所增加，但统计学差异无显著性。

表 5-20 治疗前后两组各项指标变化比较（$\bar{x}\pm s$）

分组		例数	UV（mL）	RRF（mL/min）	KT/V	Ccr（L/W）	BUN（mmol/min）	Cr（μmol/L）	ALB（g/L）
治疗组	治前	28	1169 ± 469	4.71 ± 2.99	2.06 ± 0.37	58.58 ± 4.19	25.33 ± 7.50	1137 ± 4.36	26.44 ± 7.18
	治后	28	884 ± 358$^{*\triangle}$	3.68 ± 2.83**	1.90 ± 0.35$^{\triangle}$	57.11 ± 4.32$^{\triangle}$	15.39 ± 4.67$^{*\triangle}$	686 ± 232	29.94 ± 7.98
对照组	治前	28	1119 ± 375	4.92 ± 3.59	2.09 ± 0.35	58.46 ± 4.79	25.88 ± 8.52	1126 ± 285	25.07 ± 10.65
	治后	28	646 ± 283*	2.38 ± 2.71*	1.78 ± 0.26*	51.89 ± 4.50*	19.06 ± 4.71*	774 ± 172*	29.75 ± 7.51

注：治疗前后自身比较，$^{*}P < 0.01$，$^{**}P < 0.05$；与对照组比较，$^{\triangle}P < 0.01$，$^{\triangle\triangle}P < 0.05$。

（四）讨论

很多研究表明，不论是腹膜透析还是血液透析患者，残余肾功能均有所下降。残余肾功能下降并非是由透析引起机体病理生理功能紊乱所致，可能与原发病有密切关系。如果对这些透析患者放弃药物治疗，残余肾功能就会很快丧失。残余肾功能对透析效能有非常突出的作用，即残余肾功能的存在，对保持透析的充分性以及患者的营养状况起着极为关键的作用，而后两者又决定患者的疗效和预后。因此，对尿毒症患者，尽管已行透析治疗，仍需对原发病进行治疗，以维持残余肾功能，从而提高透析效能，提高生存率，改善生存质量。

尿毒症的病机主要为肾元衰竭，湿毒潴留，属因虚致实的本虚标实证。维护肾气、保摄阴阳是治疗慢性肾衰的重要原则。保肾乙丸是根据已故全国著名老中医邹云翔教授治肾学术思想研制的中药丸剂，其中太子参、黄芪补气，地黄、山茱萸、何首乌、枸杞子养肝肾之阴，杜仲、牛膝补肾通络，桃仁、红花活血和络，泽泻渗利泄浊。全方平补阴阳、偏于补阴，兼以和络泄浊，体现了邹老治疗本病时维护肾元、平补平泄、缓缓图治、不伤正气而达延缓肾衰进程的目的。

据动物实验结果表明，保肾乙丸具有降低慢性肾衰大白鼠 BUN、Cr 的作用，同时具有抑制肾间质结缔组织增生，抑制新月体形成的作用。我们认为临床所观察到的结果可能与其上述作用有关。近年来 KT/V 和 Ccr 已作为衡量透析充分与否的重要指标。在观察中，对照组上述 2 项值均比治疗组明显降低，说明透析患者加用保肾乙丸后，透析效能比单纯透析要高，这种结果可能与保肾乙丸延缓残余肾功能，从而使尿肌酐清除率增加，继而增加总的肌酐清除能力有关。两组患者血 BUN、Cr 经透析后均有明显降低，且治疗组较对照组降低更明显，这一方面说明

PD 对降低尿毒症有明显疗效，同时也说明，维持残余肾功能将使尿毒症症状有所改观。

总之，对透析患者积极地采取药物治疗，延缓其残余肾功能进一步恶化，对改善尿毒症症状、提高透析效能以及改善患者生存率和生存质量有着积极的作用。

[中医杂志，1997，38（11）：667]

三、参乌益肾片获国家新药证书后的临床疗效、安全性再研究

[摘要] 目的：基于大样本研究获批上市新药参乌益肾片治疗不同病因、不同分期慢性肾脏病患者（CKD 2～5 期）的疗效，观察参乌益肾片在改善临床证候、保护肾功能方面的作用以及药物安全性，提出参乌益肾片临床使用最佳条件。方法：本研究回顾性收集 744 例 2013 年 3 月至 2018 年 12 月于我院（南京博大肾科医院）诊断及治疗的慢性肾脏病患者（CKD 2～5 期）作为研究对象。按参乌益肾片使用情况将患者分为研究组（常规治疗＋参乌益肾片）和对照组（仅常规治疗）。研究组在常规治疗基础上加用参乌益肾片，口服，每日 3 次，每次 4 片。对照组为单纯使用常规治疗的患者。比较：①两组患者治疗前后中医证候改善情况。②两组患者治疗前后实验室检查指标：血肌酐（Scr）、尿素氮（BUN）、肾小球滤过率（GFR）、内生肌酐清除率（Ccr）、血红蛋白（Hb）、血清白蛋白（ALB）。③记录两组患者用药前后肝功能、腹泻情况及其他不良事件，观察参乌益肾片的药物安全性。结果：①总疗效：两组患者治疗后总疗效分析结果显示，对照组总有效率 68.7%，研究组总有效率 81.6%，治疗后两组间有明显统计学差异（$P < 0.05$），表明参乌益肾片治疗慢性肾衰竭 CKD 2～5 期的总疗效优于常规治疗。②在中医证候疗效方面，研究组总有效率为 85.4%，对照组为 74.7%，研究组总有效率明显高于对照组（$P < 0.05$），表明参乌益肾片可明显改善慢性肾衰竭 CKD 2～5 期患者中医证候。③临床研究结果显示，参乌益肾片能够降低 CKD 2～5 期患者 BUN、Scr，升高 GFR 及 Ccr。并且在 CKD 2～5 期的各个亚组中，参乌益肾片组与对照组比较，均可升高 GFR、Ccr，降低 BUN、Scr，结果有统计学意义（$P < 0.01$）。④提高血清白蛋白（ALB）效果：在 CKD 3 期子样本中使用参乌益肾片组患者 ALB 水平升高，提示参乌益肾片能够提高 ALB 水平，改善 CKD 患者营养状况。⑤安全性观察：对于参乌益肾片的安全性观察，主要从参乌益肾片对肝功能影响及

患者腹泻情况进行分析。分析结果显示，研究组与对照组比较，对肝功能的影响无统计学意义（$P > 0.05$）。⑥提出参乌益肾片最佳使用建议：a. 参乌益肾片可用于慢性原发性肾小球疾病所致的慢性肾脏病（CKD 2～5期）非透析患者气阴两虚兼湿浊证，具有明显保护患者肾功能、延缓CKD进展作用；对继发性疾病所致的慢性肾脏病（CKD 2～5期）非透析患者也有同样改善中医证候及保护肾功能作用，临床也可服用。b. 参乌益肾片可改善CKD 2～5期患者出现的恶心、呕吐、食少纳呆、口咽干燥、大便干结等症候。c. 参乌益肾片对CKD 2期患者在降低BUN、Scr，升高GFR及Ccr方面效果最好，并且随着CKD病程进展,CKD 2～5期疗效依次减弱。建议在慢性肾脏病早期即可服用参乌益肾片，以使患者及早获益。d. 参乌益肾片服用时未出现明显肝功能损害的情况，但对于既往有肝脏病史的CKD患者，服用时应注意监测肝功能。e. 参乌益肾片服用后患者大便次数增多，如出现腹泻症状可减量或暂停服用，平素便溏者可减少剂量使用。

[关键词] 慢性肾脏病（CKD 2～5期） 参乌益肾片 上市后临床疗效安全性 最佳使用建议

（一）研究背景

慢性肾脏病（CKD）在中国的发病率已超过10%，具有患病率高、预后差和医疗费用高的特点，现已成为危害人类健康的重要疾病之一。慢性肾衰竭（CRF）是在各种CKD的基础上缓慢出现肾功能进行性减退直至衰竭的一种临床综合征，且并发症多，严重影响患者的生活质量和寿命。因此，如何延缓慢性肾衰竭的病程进展、防治各种并发症、减少尿毒症的发生和提高患者的生活质量，具有重要的学术价值和社会意义。

慢性肾脏病进展至慢性肾衰竭阶段后现代医学治疗方法有限。目前慢性肾衰竭现代医学的治疗方法主要包括优质低蛋白饮食、营养治疗、控制血压、维持酸碱及电解质平衡等对症处理。而中医药治疗慢性肾衰竭独具特色，且具有悠久的历史和较好的疗效。慢性肾衰竭在中医学上属“溺毒”“癃闭”“关格”“肾劳”“虚劳”等疾病范畴。按辨证分型属脾肾气虚、脾肾阳虚、气阴两虚、阴阳两虚及肝肾阴虚兼夹湿、水、浊、瘀等，病机在于肾脏功能失调，病程较长，既有正气的耗损，又有实邪蕴阻，属本虚标实，虚实夹杂之证。其病位在脾肾，但往往波及肝、心、肺等脏腑。保护肾气和其他内脏功能，调节阴阳平衡，始终是治疗慢性肾衰竭的基本原则。

参乌益肾片自新药获批上市及应用于临床以来还没有做过大样本的临床疗效及安全性观察。因此，本研究以本院（南京博大肾科医院）参乌益肾片治疗的慢性肾脏病患者作为研究对象，探讨参乌益肾片治疗不同病因、不同分期的慢性肾脏病患者的疗效、中医证候改善、肾功能保护作用以及药物安全性观察和最佳使用条件。

（二）研究方法

1. 研究对象来源　本研究回顾性收集744例2013年3月至2018年12月于我院（南京博大肾科医院）诊断及治疗的慢性肾脏病患者（CKD 2～5期）作为研究对象。按参乌益肾片使用情况将患者分为研究组（常规治疗+参乌益肾片）和对照组（仅常规治疗）。

2. 诊断标准

（1）西医诊断标准：参照2012年K/DIGO指南（Kidney Disease Improving Outcomes，K/DIGO，改善全球肾脏病预后组织）修订CKD的定义以及分期。CKD被定义为白蛋白尿（尿白蛋白排泄率≥30mg/24h，尿白蛋白/尿肌酐比值≥30mg/g）、尿沉渣异常、组织学及影像学检查异常；GFR≤60mL/min，一项或多项的持续时间超过3个月。（见表5-21）

表5-21　K/DIGO 2012指南GFR分期

分期	GFR（mL/min）	定义
G1	≥90	正常或增高
G2	60～89	轻度下降
G3a	45～59	轻到中度下降
G3b	30～44	中到高度下降
G4	15～29	重度下降
G5	＜15	肾衰竭

（2）中医证候标准：根据2002年卫生部颁布的《中药新药临床研究指导原则》中"慢性肾衰竭中医证候诊断标准"制定气阴两虚兼湿浊证辨证标准：①气阴两虚证主症：倦怠乏力、腰膝酸软、口干咽燥、手足心热。②湿浊证主症：恶心、呕吐、肢体困重、食少纳呆。③次症：夜尿清长、脘腹胀满、大便质干、口中黏腻、水肿、舌质偏红或红、舌苔厚腻。

3. 分组方法　本临床研究采用回顾性研究方法，以随机统选的方式，按参乌益肾片使用情况将患者分为研究组（常规治疗 + 参乌益肾片）和对照组（仅常规治疗）。

4. 治疗方法

（1）常规治疗：①参照中华医学会编著的《临床诊疗指南 – 肾脏病学分册》（人民卫生出版社，2011 年 6 月）制定西医基础治疗方案：所有患者均给予优质低蛋白、低磷、低盐、低脂饮食；积极治疗原发病；对于出现水、电解质紊乱、钙磷代谢紊乱、肾性贫血、血压血糖以及血脂控制不佳等情况均采用西药对症治疗。②所有患者均辨证服用中药煎剂，每日 1 剂，分 2 次服用。

（2）分组治疗：①对照组为单纯使用常规治疗的患者。②研究组为在常规治疗基础上加用参乌益肾片（太子参、制何首乌、怀牛膝、菟丝子、茯苓、枸杞子、苍术、赤芍、熟大黄、车前子、泽兰、泽泻）（康缘药业，国药准字 Z20100051）口服，每日 3 次，每次 4 片。

5. 观察指标

（1）治疗前后主要症状：倦怠乏力、腰膝酸软、口干咽燥、手足心热、恶心、呕吐、肢体困重、食少纳呆等临床症状与体征，根据症状的轻、中、重分别记 3、6、9 分。

（2）治疗前后实验室检查指标：血肌酐、尿素氮、肾小球滤过率（GFR）、内生肌酐清除率（Ccr）、胱抑素 C、血红蛋白、血清白蛋白、血脂、24h 尿蛋白定量。

（3）安全性观察指标：血常规、肝功能、腹泻情况、不良事件。

6. 疗效标准

（1）症状分级评分：慢性肾衰竭症状分级积分表。

（2）临床疗效判定标准：参照 2002 年《中药新药治疗慢性肾衰竭临床研究指导原则》制定的标准。①显效：症状减轻或消失，症状积分减少 ≥ 60%；Ccr（内生肌酐清除率）增加 ≥ 20%，或 Scr（血肌酐）降低 ≥ 20%，后两者具备其一即可。②有效：症状减轻，症状积分减少 30% ～ 59%；Ccr 增加 10% ～ 19%，或 Scr 降低 10% ～ 19%，或治疗前后以 Scr 的对数或倒数用直线回归方程分析，其斜率有明显意义者，后三者具备其一即可。③稳定：临床症状有所改善，症状积分减少 < 30%；Ccr 无降低或增加 < 10%，Scr 无降低或增加 < 10%，后两者具备其一即可。④无效：临床症状无改善或加重；Ccr 降低，或 Scr 增加，后两者具备其一即可。

（3）中医证候疗效判定标准：参照 2002 年《中药新药治疗慢性肾衰竭临床研究指导原则》。①临床控制：中医临床症状、体征消失或基本消失，证候积分减少≥ 95%。②显效：中医临床症状、体征均有明显改善，证候积分减少≥ 70%，< 95%。③有效：中医临床症状、体征均有好转，证候积分减少≥ 30%，< 70%。④无效：中医临床症状、体征均无明显改善，甚或加重，证候积分减少< 30%。

注：证候积分=（治疗前总积分 – 治疗后总积分）/ 治疗前总积分 ×100%

7. 统计分析方法　所有统计分析采用 SPSS 24.0 统计分析软件完成，所有统计学检验均采用双侧检验，计量资料采用 shapiro test 进行正态性检验，正态分布的计量资料以均数 ± 标准差（$\bar{x} \pm s$）描述，组间比较采用独立样本 t 检验（t test），非正态资料以中位数和四分位间距 [M（Q_1, Q_3）] 描述，组间比较采用秩和检验（Mann-Whitney u test），计数资料以例数和构成比 [n（%）] 描述，组间比较采用 χ^2 检验或 Fisher's 精确概率法，将单因素分析有差异的基线变量：年龄、性别，纳入线性回归和 logistic 回归，探索参乌益肾片治疗慢性肾功能衰竭的疗效、中医证候的改善、对肾功能的保护作用和药物的安全性，以 $P < 0.05$ 认为所检验的项目差别有统计学意义。

（三）一般资料

本研究共纳入 744 例慢性肾衰竭患者，其中研究组 594 例，对照组 150 例，平均年龄（50.97±14.53）岁，男性 431 例，占比 57.93 %，女性 313 例，占比 42.07%，平均体重为（64.22±12.92）kg，平均 CKD 病程为 53.17±47.14 个月，平均住院天数 15.2 天。CKD 分期如下：53 例为 2 期（7.12%）、200 例为 3 期（26.88%）、293 例为 4 期（39.38%）、198 例为 5 期（26.61%）。原发疾病：287 例是慢性肾小球肾炎（38.58%），14 例是高血压肾病（1.88%），60 例是糖尿病肾病（8.06%），1 例是慢性肾盂肾炎（0.13%），5 例是多囊肾（3.49%）。中医分型：744 人均为气阴两虚证（98.25%），239 人兼有湿浊证（32.12%），432 人有次证（58.06%）。

（四）临床疗效

1. 两组患者治疗后总疗效比较　两组患者治疗后总疗效分析结果显示，对照组显效 29 例（19.3%），有效 40 例（26.7%），稳定 34 例（22.7%），无效 47 例（31.3%），总有效率 68.7%；研究组显效 184 例（31%），有效 174 例（29.3%），稳定 127 例（21.4%），无效 109 例（18.4%），总有效率 81.6%；治疗后两组间总疗效经 Wilcoxon 秩和检验，有明显统计学差异（$P < 0.05$），表明参乌益肾片治疗慢性肾脏病 CKD 2 ～ 5 期的总疗效优于常规治疗。（见表 5-22）

表 5-22　两组治疗后总疗效比较

组别	例数（n）	显效	有效	稳定	无效	总有效率
对照组	150	29	40	34	47	68.70%
研究组	594	184	174	127	109	81.6%

2. 两组患者治疗后中医证候改善比较　中医证候改善分析结果显示，对照组临床控制 32 例（21.3%），显效 47 例（31.3%），有效 33 例（22%），无效 38 例（25.3%），总有效率 74.7%；治疗组临床控制 175 例（29.5%），显效 214 例（36%），有效 118 例（19.9%），无效 87 例（14.6%），总有效率 85.4%；治疗后两组中医证候经 Wilcoxon 秩和检验，有明显统计学差异（$P < 0.05$），表明参乌益肾片在改善中医证候疗效方面优于常规治疗。（见表 5-23）

表 5-23　两组治疗后中医证候改善比较

组别	例数（n）	临床控制	显效	有效	无效	总有效率
对照组	150	32	47	33	38	74.70%
研究组	594	175	214	118	87	85.4% *

注：与对照组比较 $^*P < 0.05$。

3. 两组患者治疗后肾功能水平比较　治疗后两组组间比较，研究组 BUN、Scr 下降较对照组明显，差异有统计学意义（$P < 0.01$）；研究组 GFR、Ccr 升高较对照组明显，差异有统计学意义（$P < 0.01$）。表明参乌益肾片改善 CKD 患者肾功能效果比常规治疗好。（见表 5-24）

表 5-24　两组患者治疗后肾功能比较

特征 [M（Q_1，Q_3）]	合计（n=744）	总样本		统计量	P
		对照组（n=150）	参乌益肾片组（n=594）		
GFR 升高情况	3.80（2.22，7.15）	1.27（0.70，1.69）	4.71（3.09，8.47）	Z=−18.942	＜0.001
BUN 降低情况	5.44（3.00，9.04）	3.00（1.30，4.86）	6.17（3.70，10.04）	Z=−8.701	＜0.001
Ccr 升高情况	3.28（1.92，6.17）	1.10（0.61，1.46）	4.07（2.67，7.30）	Z=−18.942	＜0.001
Scr 降低情况	3.18（1.88，5.81）	1.09（0.61，1.44）	3.91（2.60，6.80）	Z=−18.942	＜0.001

4. 两组中 CKD 3 期患者治疗后血清白蛋白（ALB）、血红蛋白（Hb）水平比较　两组 CKD 3 期患者治疗后，研究组 ALB、Hb 水平均较对照组升高，差异有统计学意义（$P < 0.05$）。表明参乌益肾片能够改善 CKD 3 期患者营养状态和全身体质。（见表 5-25）

表 5-25　两组 CKD 3 期患者治疗后 ALB、Hb 水平比较

特征	对照组（n=14）	研究组（n=186）
ALB 升高情况	−5.98（−17.65，0）	0（−2.44，4.88）*
Hb 升高情况	−6.89（−10.34，−3.39）	0（−5.04，3.03）*

注：* 表示 $P < 0.05$。

5. 两组中 CKD 3 期患者治疗后肾功能水平比较　治疗后两组 CKD 3 期患者比较，研究组 Scr 较对照组降低，GFR、Ccr 较对照组升高，差异具有统计学意义（$P < 0.001$）。（见表 5-26）表明参乌益肾片能够改善 CKD 3 期患者肾功能。

表 5-26　两组 CKD 3 期患者治疗后肾功能水平比较

特征 [M（Q_1，Q_3）]	BUN 降低情况	Scr 降低情况	GFR 升高情况	Ccr 升高情况
对照组	4.35（3.37，10.37）	1.01（0.77，1.58）	1.18（0.89，1.86）	1.02（0.77，1.61）
研究组	6.68（4.00，11.84）*	5（3.55，9.14）**	6.1（4.26，11.70）***	5.27（3.68，10.06）***

注：* 表示 $P < 0.05$，** 表示 $P < 0.01$，*** 表示 $P < 0.001$。

6. 两组中 CKD 4 期患者治疗后肾功能水平比较　治疗后两组 CKD 4 期患者比较，研究组 BUN 较对照组降低，差异具有统计学意义（$P < 0.01$），Scr 较对照组降低，GFR、Ccr 较对照组升高，差异具有统计学意义（$P < 0.001$）。（见表 5-27）表明参乌益肾片能够改善 CKD 4 期患者肾功能。

表 5-27　两组 CKD 4 期患者治疗后肾功能水平比较

特征 [M（Q_1，Q_3）]	BUN 降低情况	Scr 降低情况	GFR 升高情况	Ccr 升高情况
对照组	3.89（1.56，7.19）	1.23（0.55，1.49）	1.44（0.64，1.74）	1.25（0.55，1.51）
研究组	6.35（3.80，10.41）**	3.52（2.45，6.84）***	4.22（2.91，8.52）***	3.65（2.51，7.34）***

注：* 表示 $P < 0.05$，** 表示 $P < 0.01$，*** 表示 $P < 0.001$。

7. 两组中 CKD 5 期患者治疗后肾功能水平比较　治疗后两组 CKD 5 期肾功能患者比较，研究组 BUN、Scr 较对照组降低，差异具有统计学意义（$P < 0.001$），GFR、Ccr 较对照组升高，差异具有统计学意义（$P < 0.001$）。（见表 5-28）表明参乌益肾片能够改善 CKD 5 期患者肾功能。

参乌益肾片对 CKD 3 ～ 5 期患者肾功能均有改善作用，其中对 CKD 3 期患者在降低 BUN、Scr，升高 GFR、Ccr 方面疗效优于 CKD 4 期及 CKD 5 期患者；对 CKD 4 期患者在降低 BUN、Scr，升高 GFR、Ccr 方面疗效优于 CKD 5 期患者。

表 5–28　两组 CKD 5 期患者治疗后肾功能水平比较

特征 [M（Q_1，Q_3）]	BUN 降低情况	Scr 降低情况	GFR 升高情况	Ccr 升高情况
对照组	2.54（1.22，3.93）	1.00（0.61，1.35）	1.16（0.70，1.58）	1.01（0.61，1.37）
研究组	5.61（3.61，7.75）***	2.63（2.09，3.89）***	3.12（2.47，4.69）***	2.70（2.14，4.05）***

注：*** 表示 $P < 0.001$。

8. 研究组 CKD 2 ～ 5 期各期患者治疗后肾功能水平比较　本临床研究显示，研究组 CKD 2 ～ 5 期各期患者治疗后肾功能水平改善情况比较，参乌益肾片对 CKD 2 期患者在降低 BUN、Scr，升高 GFR 及 Ccr 方面效果最好，并且随着 CKD 病程进展，CKD 2 ～ 5 期疗效随之减弱。（见表 5-29）提示我们在慢性肾脏病患者肾功能有下降趋势的情况下早期应用参乌益肾片，可以达到保护肾功能，延缓 CKD 病程进展的作用。

表 5–29　研究组 CKD 2 ～ 5 期各期患者治疗后肾功能水平比较

特征 [M（Q_1，Q_3）]	CKD 2 期（n=50）	CKD 3 期（n=186）	CKD 4 期（n=253）	CKD 5 期（n=105）	统计量	P 值
BUN 降低情况	10.81（7.92，22.68）	8.57（3.60，14.79）	9.94（6.51，13.58）	7.28（5.61，13.13）	χ^2=9.095	0.028
Scr 降低情况	14.17（6.32，25.42）	8.1（5.30，11.19）	7.07（4.69，11.88）	2.9（2.22，4.94）	χ^2=81.780	< 0.001
GFR 升高情况	19.92（7.90，41.30）	10.23（6.49，14.68）	8.82（5.70，15.71）	3.45（2.63，6.02）	χ^2=81.780	< 0.001
Ccr 升高情况	17.01（6.80，34.87）	8.81（5.60，12.61）	7.6（4.92，13.48）	2.98（2.27，5.19）	χ^2=81.780	< 0.001

（五）参乌益肾片安全性指标评价

1. 参乌益肾片对肝功能影响　治疗后两组 ALT、AST 水平比较，差异无统计学意义。提示参乌益肾片对肝功能的影响与常规治疗无差异。（见表 5-30）

表 5-30　两组患者治疗后 ALT、AST 水平比较

特征 [M（Q_1，Q_3）]	对照组	研究组	统计量	P
ALT 升高情况	0.00（−18.18，5.63）	0.00（−16.67，5.00）	Z=−0.186	0.852
AST 升高情况	0.00（−8.70，5.13）	0.00（−13.79，7.69）	Z=−0.830	0.407

经统计，研究组 594 例患者中有 3 例患者治疗前 ALT 正常，治疗后 ALT 升高，2 例患者治疗前 AST 正常，治疗后 AST 升高，占总人数的 0.84%。5 例患者中 2 例有肝脏病史，停用参乌益肾片及保肝降酶治疗，ALT、AST 恢复正常。提示既往有肝脏病史的患者使用参乌益肾片应注意监测肝功能。

2. 两组患者治疗后排便情况　两组患者治疗后每日排便次数比较显示，研究组每日排便 2～3 次及 3 次以上患者人数比例高于对照组，但患者未出现水样便情况。提示参乌益肾片可促进慢性肾脏病患者大便排泄，体现了参乌益肾片通腑泄浊解毒的配伍原理。（见表 5-31）

表 5-31　两组患者治疗后排便情况

每日排便次数	1 次	1～2 次	2～3 次	3 次以上
对照组	21	100	22	7
研究组	63	296	197	38

（六）分析与讨论

1. 参乌益肾片组方分析　参乌益肾片组方严谨，攻补兼施，标本兼顾。补益肾元、健运脾胃为补，活血利水、排毒泄浊为攻，扶正与祛邪兼顾，充分体现了邹氏治肾思想的精髓。邹氏治肾理论源于中医肾病宗师邹云翔教授。邹云翔深受孟河医派学术思想影响，继承了孟河医派“醇正和缓”“清轻简约”的流派特色，精通内、妇、儿科，尤以肾病的治疗盛名于世。从参乌益肾片的组方我们也可总结出邹氏治肾学术理论的一些思想概要及用药特色。

（1）维护肾元，治病求本：慢性肾衰竭的基本病机为肾元衰竭，浊毒潴留。肾的气化功能受损，肾之阴阳俱衰，形成本虚标实的危重症候群，故其病变之本为肾元衰竭。维护肾气，加强肾的气化功能，是邹燕勤教授治疗肾系疾病的根本原则。临证中多见虚实夹杂、本虚标实证候，所以在治疗中要处处注意维护肾元，以达到增一分元阳、长一分真阴的目的。补益肾元药物的最佳配伍是制何首乌与菟丝子。何首乌，味甘、苦、涩，性微温，归肝、心、肾经，若以黑豆煮汁伴蒸，晒后变为黑色，称制何首乌，具有养血滋阴、补益肝肾、收敛精气之功，为平补阴血之良药，又具微温之性，有阴中化阳之功。明代李时珍《本草纲目》云其“不寒不燥，功居地黄之上”，清代张山雷《本草正义》云此药“具有阴阳平秘作用，非如地黄之偏于阴凝可比”。现代药理研究，何首乌有降血脂、抗动脉硬化，增强免疫功能，延缓衰老，增加冠脉流量，改善心肌缺血等作用。菟丝子，味辛、甘，性平，亦称微温之品，归肾、肝、脾经。《本草汇言》云菟丝子“补而不竣，温而不燥”“虚可以补，实可以利，寒可以温，热可以凉，湿可以燥，燥可以润……非若肉桂、益智，辛热而不凉，有动肾经之燥；非若苁蓉、锁阳甘咸而滞气，有生肾经之湿者比也”。《本草正义》云菟丝子“善滋阴液而又敷布阳和，流通百脉”。说明了该药是阴阳并补而偏于温阳，又药性平和，无副作用。现代药理研究菟丝子有增强免疫功能、造血功能，改善心肌缺血及抗癌作用。何首乌、菟丝子二者配伍，可使阴中生阳，阳中生阴，阴阳生化无穷而起补益肾元、平调阴阳之功。用药平和，平补平泻也是邹氏治肾理论体系的用药特点。参乌益肾片充分体现了邹氏治肾以“平”为上的组方原则，补气少用人参，滋肾少用龟板、鳖甲，温阳少用附子、肉桂，以达补气不滞、滋肾不腻、温阳不燥之效；补益肾元多选用滋阴之品以助阳，温阳之剂以育阴，达阴阳互生、平补肾元之效。方中怀牛膝为苋科植物怀牛膝的根，药性苦、甘、酸、平，归肝肾经，具有活血通经、利水通淋、补肝肾、强筋骨、引火下行的功效。《医学衷中参西录》谓：“牛膝原为补益之品，而善引气血下注，是以用药欲其下行者，恒以之为引经。故善治肾虚腰疼，或膝疼不能屈伸，或腿痿不能任地。兼治女子月闭血枯，催生下胎。又善治淋疼，通利小便，此皆其力善下行之效也。”怀牛膝中的牛膝多糖有调节免疫、活血通络等作用。

（2）顾护脾胃，调养后天：邹氏治肾理论继承了孟河医派“补益培本莫重于脾肾”的思想，认为脾胃功能的强弱为病变进退之枢机，人体的营养与药物的输布、人体清浊的升降都有赖于脾胃的运化功能。故临床除强调补益肾元、维护肾气外，还非常重视顾护胃气，以后天脾胃充养先天之肾，提出“补肾必健脾”，反对使用败伤胃气之方药。

（3）泄浊和络，贯穿始终：脾肾亏虚，湿浊内蕴，是慢性肾衰竭常见的病理变化。湿邪久蕴而成浊毒，相当于血肌酐、血尿素氮、胍类等尿毒症毒素，这些毒素在体内蓄积的程度决定了病情的轻重，浊毒久蕴则脾肾功能日渐衰退。我认为在慢性肾衰竭治疗过程中，要时刻注意化瘀通络、泄浊解毒法的运用，临证时可取得满意疗效。邹氏治肾理论中多用平泄、缓泄之法，以淡渗利水之法缓缓图治，忌用峻猛攻逐之药。慢性肾衰，多属久病，随病情进展出现气虚、气滞、阴虚、阳虚等病机变化，气机不利致血液凝滞而成瘀血。因此，在辨证的基础上常加用活血化瘀之品，也是邹氏治肾理论的重要内容。

（4）善用大黄：大黄是邹氏治肾理论体系中常用的一味药，大黄苦、寒，归脾、胃、大肠、肝、心包经，具有泻下攻积、清热泻火、凉血解毒、逐瘀通经、利湿退黄等功效。《药性论》谓其“去寒热……消食，炼五脏，通女子经候，利水肿，能破痰实，冷热，积聚，宿食，利大小肠，贴热毒肿，主小儿寒热时疾，烦热，蚀脓，破留血”。大黄生用泻下作用较强，熟用则泻下作用较缓而偏于泻火解毒，清利湿热。张景岳总结了生、熟大黄使用方法：“大黄，欲速者生用，泡汤便吞；欲缓者熟用，和药煎服。”慢性肾衰竭病机多为正虚邪实，肾元衰竭，湿浊（毒）潴留，临床用大黄取其荡涤胃肠、通利祛瘀之效，但不能单纯理解为以通大便为目的的“导泻疗法”，而且也不是西医导泻治法所能类比或替代的。王钢教授20世纪90年代带领博士生开发出源于大黄附子汤的肾衰保留灌肠囊，并开展了以大黄为主的复方中药高位结肠灌洗技术治疗尿毒症研究。临床常用的大黄配伍为：黄芪、党参配大黄，补中益气导浊；当归、桃仁配大黄，养血活血导浊；茵陈、土茯苓配大黄，清热解毒导浊；枳实、槟榔配大黄，疏滞通腑导浊；菟丝子、制首乌配大黄，补益肾元导浊。临床研究发现大黄对慢性肾衰竭的治疗并非单纯通便，还有影响机体氮质代谢，缓解肾脏“高代谢”状态，调节脂质代谢紊乱等功能，从而延缓慢性肾衰竭进程。大黄可降低患者体内血清内毒素（LPS）、一氧化氮（NO）水平，其延缓慢性肾衰竭进行性减退的机制可能与降低了血清NO水平，改善了残余肾单位内“三高”状态有关。

2. 参乌益肾片临床有效性分析

（1）参乌益肾片能有效改善CKD患者临床症状：CKD的不同阶段，其临床表现各异。CKD早期患者可无任何症状，或仅有乏力、腰酸、夜尿增多、食欲减退等脾肾亏虚的症状。随着CKD病程进展，到CKD中后期患者常常出现全身多系统症状，特别是食少纳呆、恶心呕吐、倦怠乏力、肢体困重、脘腹胀满、水肿、口中有异味等湿浊困阻的症状尤为多见，甚至成为患者就诊的主要原因。在临床治疗中，我们常常发现患者肾功能出现好转，而这些症状却难以得到改善，严重影响患者的生活质量，同时也对患者心理及精神状态造成困扰。

本临床研究结果显示，在中医证候疗效方面，研究组总有效率为85.4%，对照组为74.7%，研究组总有效率明显高于对照组（$P < 0.05$），表明参乌益肾片可明显改善CKD 2～5期患者恶心呕吐、倦怠乏力、腰膝酸软、肢体困重等中医症候，提高患者生活质量。

（2）参乌益肾片改善肾功能，延缓CKD进展：肾脏的功能包括滤过功能、重吸收功能以及内分泌功能。随着CKD的进展，肾功能受损不断加重，其中以滤过功能受损最为显著。目前临床上常采用肾小球滤过率（Glomerular Filtration Rate，GFR）来评价肾功能，同时GFR也是诊断CKD和衡量CKD进展的指标。但GFR在临床难以直接检测。血清肌酐在临床检测较为方便，且能较好地反映体内氮质蓄积情况，饮食及肌肉容积等因素对其影响较血清尿素氮小。因此，临床上通常基于血清肌酐水平来评估肾小球滤过率，以反映肾脏滤过及排泄功能。

本临床研究结果显示，参乌益肾片能够降低CKD 2～5期患者BUN、Scr，升高GFR及Ccr，差异有统计学意义（$P < 0.01$）。并且在CKD 2～5期的各个亚组中，参乌益肾片组与对照组比较，均可升高GFR、Ccr，降低BUN、Scr，结果有统计学意义（$P < 0.01$）。研究组CKD 2～5期各期患者治疗后对肾功能水平改善及分期疗效比较，参乌益肾片对CKD 2期患者在降低BUN、Scr，升高GFR及Ccr方面效果最好，其次是CKD 3期，再次为CKD 4期，最后为CKD 5期。证实了参乌益肾片对慢性肾衰竭CKD 2～5期气阴两虚证患者均有改善肾功能、延缓慢性肾衰竭进展的作用。早发现、早使用参乌益肾片治疗效果更好。

（3）参乌益肾片对血清白蛋白（ALB）的影响：本临床研究结果显示，在CKD 3期子样本中，相较于对照组，使用参乌益肾片组患者ALB水平升高，提示参乌益肾片能够提高ALB水平，改善CKD患者营养状况。参乌益肾片中太子参富含多种氨基酸和微量元素，有助于纠正蛋白质和氨基酸代谢紊乱，改善透析患者营养状况。大黄富含大黄鞣质，能改善氮质代谢，促进氨合成蛋白质，降低尿素氮及肌酐。临床研究表明，口服大黄醇提取物为主的药物能纠正患者脂代谢紊乱，提高血清白蛋白水平。

3. 参乌益肾片安全性观察　对于参乌益肾片的安全性观察，主要从参乌益肾片对肝功能影响及患者腹泻情况进行分析。分析结果显示，研究组与对照组比较，对肝功能的影响无统计学意义（$P > 0.05$）。并对 5 例服用参乌益肾片后发生肝损害的病例进行病史调查分析：5 例患者中 2 例有肝脏病史，停用参乌益肾片及保肝降酶治疗，ALT、AST 恢复正常。提示既往有肝脏病史的患者使用参乌益肾片应注意监测肝功能。

使用参乌益肾片患者排便次数增加，因参乌益肾片中含有大黄，大黄是邹氏治肾理论体系中常用的一味药，也是我临床治疗慢性肾衰竭常用药物。慢性肾衰竭病机多为正虚邪实，肾元衰竭，湿浊（毒）潴留，应用大黄取其通利逐瘀，荡涤胃肠，清除邪浊之意，但使用参乌益肾片可按每日大便次数调整用量，使患者每日排大便 1 ～ 3 次为宜。

因本研究主要针对住院患者，观察时间较短，对长期应用参乌益肾片患者的安全性追踪观察可作为我们今后的研究内容。

4. 参乌益肾片最佳使用条件　自参乌益肾片 2010 年获得国家新药证书正式上市以来，我院（南京博大肾科医院）病房、门诊已使用参乌益肾片共计 2 万多例，平均疗程 30 天左右，结合本课题研究 574 例 CKD 2 ～ 5 期患者，提出参乌益肾片使用建议：①参乌益肾片可用于慢性肾小球肾炎所致的慢性肾脏病（CKD 2 ～ 5 期）非透析患者气阴两虚兼湿浊证，保护患者肾功能，延缓 CKD 进展；对继发性疾病所致的慢性肾脏病（CKD 2 ～ 5 期）非透析患者也有同样改善中医症候及肾功能保护作用，临床也可服用。②参乌益肾片可改善 CKD 2 ～ 5 期患者出现的恶心、呕吐、食少纳呆、口咽干燥、大便干结等证候。③参乌益肾片对 CKD 2 期患者在降低 BUN、Scr，升高 GFR 及 Ccr 方面效果最好，并且随着 CKD 病程进展，疗效逐渐减弱。建议在慢性肾脏病早期即可服用参乌益肾片，以使患者及早获益。④参乌益肾片服用时未出现明显肝功能损害的情况，但对于既往有肝脏病史的 CKD 患者，服用时应注意监测肝功能。⑤参乌益肾片服用后患者大便次数增多，如出现腹泻症状可减量或暂停服用，平素便溏患者可减少使用剂量。

[南京中医药大学博士论文，2021，6]

第五节　1985 年在国内最早应用冷冻手术制作慢性肾衰竭动物模型新方法

1985 年我在参与卫生部科技司“慢性肾功能不全辨证论治规律与原理研究”课题，负责保肾甲丸治疗慢性肾功能动物实验研究时，查阅国外文献看到 1984 年熊野和雄在《日本肾脏病杂志》第 5 期第 48 页发表的关于“用冷冻手术制作慢性肾衰竭动物模型新方法”，随即按照文献介绍到皮肤科借用了旧的冷冻刀和液氮，用大白兔试验成功，并用 0.02mm 的游标卡尺精确测量了冷冻前后冷冻的范围、深度，检测了冷冻前后的生化指标、病理组织的光镜、电镜、免疫荧光检查，并在 1988 年正式发表论文于《中华肾脏病杂志》第 4 卷第 6 期第 345 页。论文发表后的引用率很高，邮件、电话、信件的咨询非常多。在我后期做参乌益肾片、黄蛭益肾胶囊等新药研究时，指导博士生做慢性肾衰竭动物实验常使用该动物模型。

用冷冻手术制作慢性肾功能衰竭动物模型

对于慢性肾衰的实验研究，已有多种动物模型报道，本文介绍一种运用冷冻手术制作家兔慢性肾衰模型的方法。

（一）材料和方法

1. 动物　32 只纯种健康大耳白兔，雌雄各半，体重（1.7 ± 0.5）kg。

2. 分组　随机分成 4 组，每组 8 只。

3. 观察指标

（1）体重和存活率：每周测定记录 1 次。

（2）血尿素氮：50 只兔正常值（$\bar{x} \pm s$）（10.81 ± 2.69）mg/dL。

（3）血肌酐：50 只兔正常值（$\bar{x} \pm s$）（0.53 ± 0.1）mg/dL。

（4）血、尿渗量及肾小管重吸收率（TCH_2O）：50 只兔正常值（$\bar{x} \pm s$）血渗量（276.54 ± 16.81）mOSm/kg· H_2O，尿渗量（1041.17 ± 362.2）mOSm/kg· H_2O，TCH_2O（130.16 ± 28.74）mL。

（5）血浆总蛋白：50 只兔正常值（$\bar{x} \pm s$）（6.69 ± 0.51）g/dL。

（6）兔肾面积冷冻深度：用 0.02mm 游标卡尺测量冷冻前和处死右侧肾宽、厚，以及冷冻深度。

4. 病理组织学检查　在冷冻术后 2、4、6 周每组随机抽杀 1 只兔，其余 8 周处死，肾组织常规光镜检查，部分作免疫荧光镜检和电镜检查。

5. 型制作方法　本模型根据熊氏报告的方法改良。用戊巴比妥麻醉，常规消毒，背侧切口，暴露左侧肾脏，分离肾周脂肪囊，用盐水纱布保护好肾周围组织，将预先浸入液氮瓶内的冷刀（椭圆头 1.4cm×1.6cm，圆头 $1.2cm^2$），依次在肾脏的上下极、外侧前后 4 个部位冷冻。冷冻时间：第 1 组 30s，第 2 组 45s，第 3 组 60s，第 4 组 75s。冷冻完毕后，复位肾脏，缝合各层组织。1 周后切除右侧肾脏。

（二）结果

1. 兔肾面积与冷冻面积和深度　32 只兔左肾面积（$\bar{x}\pm s$）长（2.8±0.16）cm，宽（1.84±0.15）cm，厚（1.56±0.13）cm，并按曲面积分的要求，计算出兔肾总面积为 $12.44cm^2$。冷刀总面积：椭圆头、圆头冷刀（各 2）的面积为 $5.02cm^2$，占兔肾总面积的 40.35%，再加上由于冷冻而累及周围组织的损伤面积共为 $8.16cm^2$，故冷冻损伤占该侧兔肾总面积的 65.8%。冷冻深度，第 1 组为 0.05～0.15cm，第 2、3 组为 0.1～0.35cm，第 4 组为 0.35cm 以上。冷冻后的肾脏体积增大，经测定 16 只冷冻 8 周后肾脏体积（$\bar{x}\pm s$）长（3.51±0.3）cm，宽（2.34±19）cm，厚（1.8±0.23）cm。

2. 存活率、体重、血浆总蛋白、BUN、Scr、TCH_2O 在第 4、8 周检查结果　从表 5-32 中可见冷冻时间长，损伤程度重，则存活率低。体重的变化与家兔肾衰的严重程度密切相关。冷冻术后四组家兔血浆总蛋白含量逐渐减低。血尿素氮、肌酐：一般在冷冻手术 2 周后开始逐渐升高，呈进行性，4～6 周到达高峰，并维持在高峰数值的上下波动直至死亡前夕再进一步升高。血、尿渗量、TCH_2O：冷冻术后 4～8 周，肾衰兔的血渗量变化并不明显，尿渗量可见明显下降。提示：测定 TCH_2O 能反映出肾脏的浓缩和稀释功能。

表 5-32　存活率、体重、血浆总蛋白、BUN、Scr、TCH_2O 在第 4、8 周检查结果

分组	第 1 组		第 2 组		第 3 组		第 4 组	
术后周期	4	8	4	8	4	8	4	8
存活率（%）	100	100	100	87.5	87.5	75	62.5	12.5
体重（kg）	1.76±0.26	2.08±0.34	1.52±0.24	1.89±0.22	1.48±0.23	1.82±0.32	1.28±0.41	1.35

（续表）

分组	第 1 组		第 2 组		第 3 组		第 4 组	
血浆总蛋白（g/dL）	6.02 ± 0.16	6.42 ± 0.23	5.96 ± 0.21	5.58 ± 0.24	5.92 ± 0.39	5.52 ± 0.22	5.72 ± 0.12	5.44
BUN（mg/dL）	24.24 ± 8.62	18.12 ± 6.23	40.16 ± 12.14	48.18 ± 17	49.24 ± 22.12	58.47 ± 20.06	87.78 ± 42.36	62
Scr（mg/dL）	0.88 ± 0.2	0.78 ± 0.14	1.08 ± 0.21	1.32 ± 0.12	1.34 ± 0.2	1.49 ± 0.34	1.64 ± 0.49	1.32
TCH_2O（mL）	122.34 ± 28.86	116.68 ± 34.32	108.66 ± 32.04	88.94 ± 22.76	96.48 ± 22.32	84.14 ± 19.34	78.78 ± 23.42	68.24

3. 病理组织学检查

（1）光镜检查：①冷冻术后 2 周病理变化，直接冷冻部位的肾组织呈典型的凝固性坏死。邻近的肾组织炎症反应明显，肾小球体积增大，球囊内有大量浆液为主的渗出。②冷冻术后 4 周病理变化，坏死部分瘢痕胶原化，近区肾组织间质内结缔组织呈轻中度增生，从外围绕小球，使球囊壁增厚，并与血管相粘连。③冷冻术后 6 ～ 8 周病理变化，近区肾组织间质内纤维结缔组织增生明显，有的小球部分或全部被纤维结缔组织取代，个别小球肥大代偿，基膜增厚，系膜区增宽，系膜细胞增生（1 个系膜区可有 9 个系膜细胞），小管上皮萎缩或有细胞肿胀变性；远区肾组织中，个别小球毛细血管丛与球囊亦有灶性粘连。四组家兔肾组织病理变化相同，但随着冷冻时间长短，有轻重之分，冷冻时间长，病理改变相应就重。

（2）免疫荧光镜检查：对冷冻术后 2、4、8 周的肾组织冰冻切片，用荧光标记的羊抗兔抗体 IgG，鼠抗兔纤维蛋白原抗体，结果均为阴性。

（3）电镜观察：冷冻术后 2 周的肾组织，电镜下未查见任何电子致密物沉积，个别基膜厚 3000Å ～ 5600Å，灶性区域上皮细胞足突有融合。冷冻术后 8 周 GEM 厚 1400Å ～ 3800Å，系膜基质增多，胞质内有空泡变，亦未查见任何沉积物。

（三）讨论

本实验制成的家兔慢性肾衰模型，6 周后肾组织的病理改变与人类局灶节段性肾小球硬化极相似。说明此模型为研究人类局灶节段性肾小球硬化的发病机制，筛选治疗慢性肾衰的中、西药，提供了较好的条件。

本实验制作方法简便，手术中无出血危险，手术死亡率为零；所造成的慢性肾衰模型重复性好，稳定性强，肾衰发展呈进行性，还可通过控制冷冻时间，产生出所需程度（等级）的尿毒症。从施行冷冻手术至出现慢性肾衰的过程，需时 6 ～ 8 周，比手术切除 5/6 肾组织制作的慢性肾衰模型所需的 14 至 16 周要缩短 1 倍时间，而且在肾组织的病理改变方面，两种模型从光镜、电镜检查结果上比较基本一致。

为了探索合适的冷冻时间，我们从一般指标、肾功能损害程度、病理组织学的变化分析，第1组所造成的肾衰程度过轻，第4组所造成的慢性肾衰，肾衰程度过重，均不适宜作长时间的实验观察研究；而第2、3组（冷冻45s、60s）动物的存活时间长，各项肾衰指标的组间差异小，稳定性强，肾衰发展又呈进行性，是比较适宜的冷冻时间。目前我们已用冷冻时间45s、60s做了3批（80只兔）实验，模型成功率达100%，实验结果亦较满意。

本实验可能有免疫机制参与这一过程之中，Kanetake的研究表明：肾冷冻手术后，兔血清中存在针对肾组织提取物的循环抗体，并且发现沿肾小球基膜有IgG的沉着。一些研究者还观察到冷冻手术后有自身抗体的形成。我们对冷冻术后2、4、8周肾组织进行冷冻切片，用荧光标记的两种抗体（羊抗兔IgG和豚鼠抗兔FG）染色，结果均阴性；电镜检查也未见任何电子致密物。这部分工作还有待进一步研究。

[中华肾脏病杂志，1988，4（6）：344]

第六节　1986年、1987年首先提出慢性肾炎和慢性肾功能衰竭辨证分型全国新标准

对慢性肾炎辨证分型的研究，起自于1981年攻读中医肾脏病学硕士研究生选题时，我想做慢性肾炎气阴两虚证研究，但当时中医教科书“水肿”“腰痛”“虚劳”病中都没有气阴两虚证，全国中医肾病专业委员会第一届全国肾病会议论文集中也没有气阴两虚证的研究，于是我将江苏省中医院肾内科1981年前15年的所有住院肾脏病病历都借了出来，并对广州中医药大学附院、北京市中医医院的住院肾病病历也作了调研分析，1986年在全国中医肾病专业委员会第二届年会上作了大会专题发言，提出了对慢性肾小球肾炎辨证分型的指导思路：“本虚为纲，标实为目”“以本虚证为主证型，以标实为兼证型，标本结合”。根据辨证主证型可兼1～3个兼证，随着病机变化可动态随机组合。特别是将气阴两虚证作为独立的一个主证型列入标准中，得到与会代表的高度重视和热烈讨论，并一致认为可以进一步修改后作为全国慢性肾小球肾炎统一辨证分型方案试行。同年，该辨证分型标准在南京中医药大学学报正式发表。1987年又在此方案基础上制定了慢性肾衰竭的全国分型标准，

2002 年正式列入国家药监局《中药新药临床研究指导原则》，2012 年改版持续至今。这个慢性肾脏病辨证分型方案还有很多的不足，但在中医肾病界能够被大家接受持续运用 30 余年这是非常不容易的。

一、慢性原发性肾小球疾病辨证分类标准探讨

慢性原发性肾小球疾病包括慢性肾炎、肾病综合征和隐匿性肾炎，是临床表现和病理变化过程复杂的常见病。为使辨证分类标准化，我院（江苏省中医院）于 1983 年初制定了慢性原发性肾小球疾病辨证分类标准，经 3 年多临床运用，比较满意。简要介绍如下。

（一）辨证分类标准

以肾为主，联系肺、脾、肝，以本虚为纲分肺肾气阴两虚、脾肾气虚、脾肾气阴两虚、脾肾阳虚、肝肾阴虚 5 个主证候；以标实为目辨有外感、疮毒、水气、湿热、湿浊、瘀血 6 个兼证候。

1. 主证候（虚证） 脾肾气虚、脾肾阳虚、肝肾阴虚证的辨证标准：主症 2 项，次症 1 项，或主症 1 项、次症 3 项以上。肺肾、脾肾气阴两虚证的辨证标准：主症中任意 4 项，或主症前 3 项中任意 2 项加次症前 3 项中任意 2 项，或主症后 3 项中任意 2 项加次症后 3 项中任意 2 项。

（1）肺肾气阴两虚证：①主症：气短、气喘或易于感冒，舌淡苔薄白，脉细弱；长期咽痛或咽部暗红，舌偏红少苔，脉细数。②次症：咽燥口干或干咳声嘶，升火烘热或午后低热，便干溺黄；面白畏风，面目虚浮，自汗或多汗。

（2）脾肾气虚证：①主症：疲倦乏力，大便稀溏或干溏不调，舌淡有齿印苔白润，脉缓弱或细弱。②次症：面色萎黄，消瘦或虚胖，食欲减退或食后饱胀，脘腹胀满或肠鸣，带下量多色白或清稀，腰背酸痛。

（3）脾肾气阴两虚证：①主症：食欲减退或食后饱胀，舌淡有齿印苔白润，脉缓弱或细弱，咽燥口干，舌偏红少苔，脉弦细或细数。②次症：手足心热或升火烘热，少寐盗汗，便干溺黄，面色少华，疲倦乏力，大便稀溏或干溏不调。

（4）脾肾阳虚证：①主症：怯寒肢冷，面色㿠白或灰滞，舌质淡胖，脉沉细或沉迟无力。②次症：神疲乏力，食欲减退或食后饱胀，脘冷喜温或口吐清涎，夜尿频多，小便清长或短少，大便稀溏或五更泄，阳痿早泄，腰背酸痛或腰背怕冷，足软跟痛。

（5）肾阴虚证：①主症：目睛干涩或视物模糊，头晕耳鸣，舌红少苔，脉弦或弦细。②次症：咽燥口干，手足心热或升火烘热，心烦易怒，两胁或少腹隐痛，便干溺黄，梦遗或月经失调。

2. 兼证候（实证） 一般不独立成立，常与主证候相合组成虚实夹杂证候。辨证标准：某一主证候诊断加兼证候中主症1项，或次症2项以上。如脾肾气虚证候加颜面或下肢浮肿等于脾肾气虚、水湿逗留证，肝肾阴虚证候加舌紫暗或舌体瘀斑等于肝肾阴虚、络脉不和证。

（1）外感证主症：风寒或风热症候。

（2）疮毒证主症：皮肤有疮疡（疮痈、湿疹、风疹块等），或近期有疮疡史。

（3）水气证：①风水相搏证主症：目窠颜面浮肿兼有外感症候。②水湿逗留证主症：颜面或下肢浮肿，时肿时消。③水湿泛滥证主症：全身浮肿（必具胸水或腹水）。

（4）湿浊证：①主症：脘闷纳呆或恶心呕吐，舌苔白腻或白滑，脉细濡。②次症：身重困倦，口黏口甜，带下量多色白。

（5）湿热证：①主症：口苦干黏不思饮，小溲黄赤灼热或涩痛不利，舌苔黄腻，脉濡数或滑数。②次症：面色潮红，五心烦热，大便溏或滞涩不爽，带下色黄味重。

（6）瘀血证：①主症：面色黧黑或晦暗，腰痛固定或呈刺痛，舌质紫暗或有瘀斑瘀点，脉弦涩或细结。②次症：肌肤甲错或肢体麻木，皮肤瘀点或色素沉着，经行色暗块多或经少经闭。

（二）临床验证结果

根据1956年以来的有关资料，现代对慢性原发性肾小球疾病的辨证分型有十种：①按《金匮要略》水气病分型；②按八纲分型，又分为按阴阳分型和按表里分型；③按病程划期分型；④按病因病理分型；⑤按正虚邪实病机分型；⑥按脏腑分型；⑦按脏腑病机分型；⑧按主要症状分型；⑨按中西医结合分型，西医病理分型与中医辨证分型结合；⑩按病程、症状，分阶段分证型。以上10种分型各有特点，目前①、⑤、⑧、⑨四种分型报道较多。我们制定辨证分类标准时吸取了以上⑤、⑦两种分型的某些特点，同时，作了如下临床验证。

1. 180例慢性原发性肾小球疾病证候分析 脾肾气虚证最多，有91例占50.56%；气阴两虚（肺肾、脾肾）证次之，有55例占30.55%。兼有水肿的有124

例（68.89%），其中水湿逗留证有62例，多与脾肾气虚证相合（43.96%），水湿泛滥证有37例，多与脾肾阳虚证相合（71.43%），风水相搏证有25例，多与肺肾气阴两虚证相合（35.29%），外感兼证最多见，共有92例（51.11%），这可能是引起慢性原发性肾小球疾病复发、加重病情、影响疗效的主要因素之一。（见表5-33）

表5-33　180例慢性原发性肾小球疾病主兼证候分析

主证候	例数	兼证候							
		水气			外感	疮毒	湿浊	湿热	瘀血
		风水相搏	水湿逗留	水湿泛滥					
肺肾气阴两虚	17	6	2	4	10	2	3	3	2
脾肾气虚	91	10	40	13	41	2	25	18	22
脾肾气阴两虚	38	2	12	4	24	1	6	10	4
脾肾阳虚	21	6	4	15	10	0	8	1	4
肝肾阴虚	13	1	4	1	7	1	3	5	3
总计	180	25	62	37	92	6	45	37	35

2. 180例慢性原发性肾小球疾病中西医病证分析　肝肾阴虚证多见慢性肾炎高血压型（69.23%）；脾肾阳虚和脾肾气阴两虚证多见肾病综合征Ⅱ型（71.43%、60.53%）；脾肾气虚和肺肾气阴两虚证多见慢性肾炎普通型（43.93%、41.18%），提示中西医病证有一定的联系。（见表5-34）

表5-34　180例慢性原发性肾小球疾病中西医病症分析

证候	肾病综合征		慢性肾炎		隐匿性肾小球疾病	总计
	Ⅰ型	Ⅱ型	普通型	高血压型		
肺肾气阴两虚	2	5	7	1	2	17
脾肾气虚	10	35	40	2	4	91
脾肾气阴两虚	3	23	7	2	3	38
脾肾阳虚	3	15	3	0	0	21
肝肾阴虚	0	1	3	9	0	13
合计	18	79	60	14	9	180

注：西医分型按1985年南京会议的分类方案。

3. 180例慢性原发性肾小球疾病证候与疗效的关系　单纯中药治疗127例占70.56%，中西药结合治疗53例占29.44%，临床近期总有效率为95%。结合证候分析，脾肾气虚证单纯中药治疗效果好，有效率73.63%；脾肾阳虚兼有水湿泛滥证患者中药治疗疗程较长，中西药结合治疗可缩短疗程，提高疗效。（见表5-35）

表 5-35　180 例慢性原发性肾小球疾病证候与疗效关系

证候	例数	中药治疗（辨证治疗加肾炎合剂）	中西药治疗（辨证治疗加激素）	完全缓解	基本缓解	部分缓解	无效
肺肾气阴两虚	17	11	6	5	6	6	0
脾肾气虚	91	67	24	10	53	26	2
脾肾气阴两虚	38	27	11	5	16	14	3
脾肾阳虚	21	10	11	2	12	4	3
肝肾阳虚	13	12	1	0	4	8	1
总计	180	127	53	22	91	58	9

注：疗效标准按 1964 年中华医学会制定的肾小球肾炎疗效标准。

（三）讨论

1. 辨证分类标准的特点

（1）基本揭示病因病机：慢性原发性肾小球疾病病机为肺、脾、肾气化功能失调；病位在肾，与肺、脾、肝相关；病性多属本虚标实证。本虚方面以肾、脾为主，联系肺、肝，分出 5 项主证候，它贯穿慢性原发性肾小球疾病的始终。标实方面，从感受外邪和在脏腑功能失调基础上所产生的各种病理因素着眼，分出 6 项兼证候，它可单独或夹杂出现于慢性原发性肾小球疾病各主证候中。辨证分类时以主证候为纲，兼证候为目。

（2）帮助认识病变规律：通过 180 例患者的证候分析，认识到慢性原发性肾小球肾炎病变脏器主要在肾、脾；一般先伤于气，续损于阳，后及于阴；病变初期多见肺肾气阴两虚证、脾肾气虚与脾肾阳虚证，中期多见脾肾气阴两虚证、脾肾阳虚证及肝肾阴虚证，恢复期多见肺肾气阴两虚证、脾肾气虚证及脾肾气阴两虚证，气虚证、气阴两虚证易兼外感，阳虚证易兼水气、湿浊，阴虚证易兼湿热、瘀血。提示，辨证论治应以肾、脾为中心，抓紧脾肾气虚、阳虚阶段的治疗，防止演变为阴虚、气阴两虚或阴阳两虚。

（3）有利于指导辨证论治：通过总结 180 例患者发现以下 3 点是影响辨证论治的不利因素：①辨证误差，多见将脾肾气虚证辨为脾肾阳虚证；将气阴两虚证辨为肝肾阴虚证、脾肾气虚证、阴阳两虚证，气虚证用温阳药，气阴两虚证单纯用滋阴或补气药，必然影响疗效。②单纯辨病用药，片面强调祛邪，忽视辨证，一味使用清热解毒、清化湿热、活血祛瘀、攻逐水湿之品，而犯“盛盛虚虚”“致邪失正”错误。③使用方药变化太大，不注意抓住主证守方治疗。这与没有制定辨证分类标准有很大关系。运用慢性原发性肾小球疾病辨证分类标准指导临床辨证论治，可以使辨证一致，围绕主证，灵活辨析兼证，结合辨病，便于守方守药，提高疗效。

2. 主兼证候分合的意义　据 1956 年以来国内 60 余篇慢性原发性肾小球疾病辨证分型报道对于脾肾气虚、脾肾阳虚、肝肾阴虚三证观点比较一致。而我们认为，慢性原发性肾小球疾病病变主要在肾、脾，故肾脾分证应再细化一些；同时本病病变也涉及肺，临床主要表现为易感冒，长期咽痛，导致慢性肾炎反复发作，迁延不愈，所以又理出肺肾气阴两虚证、脾肾气阴两虚证。由于气阴两虚证近年来在临床上逐渐增多，本组 180 例患者中就有 55 例，占 30.55%，仅次于脾肾气虚证，这可能与激素、细胞毒药物等广泛应用有关。关于水气、湿热，以及感受外邪等病理因素，我们将其作为兼证候，不单独成立证候，也不和某一证候完全固定，而是在病程中与主证候灵活结合。主证候与兼证候相合，符合慢性原发性肾小球疾病本虚标实的病机特点；以主证候为纲，兼证候为目，执简驭繁，既适合概括各种不同症候的患者，又便于掌握运用。

3. 主症次症选取的依据　主症一般是具有代表性、典型性的症状，出现率较高，能反映出证候的本质，对各证候的诊断有较大的参考价值。主症基本决定了次症的存在和发生、发展，次症往往从属于主症，补充说明病变的表现，共同组成证候。我们列出的慢性原发性肾小球疾病 41 个主症，50 个次症，经临床验证证明相符。各证候之间主症明确区分，37 个主症（气阴两虚证苔脉未包括）在各证候症状中出现概率超过 50% 以上，而且随着病情的好转，各主次症相应减轻或消失。

选择的主症，虽然出现概率较高，但还有部分患者没有全部出现主症，甚至无症可辨，唯有蛋白尿，有些症状或体征（舌、脉等）经治疗后不一定完全恢复，这些不尽相符情况可能与病情轻重、证候兼夹、素体状况、个体反应等因素有关，所以症状出现的概率并不是选择主症的唯一依据。如水肿症状出现率占总例数的 68.89%，虽然肺肾气阴两虚证多见颜面水肿，脾肾气虚证多见水肿时起时消，脾肾阳虚证多见全身水肿，但其他证候也都能见到水肿，所以未将水肿症状列为某一主证候的主症，而单独成立水气兼证，根据辨证可与任一主证候相合。有些症状出现概率虽不高，但有很大的诊断意义，如五更泄，单凭此症即可诊断脾肾阳虚证，但由于不能反映肾病的特征，故作为次症参考，对于少数症状反映不明显的患者，应结合以往经常出现的症状和治疗反应综合进行辨证。关于舌脉的诊断价值，目前各家褒贬不一。我们认为，脉象和舌象是反映机体病机变化的重要指征，在制定中医诊断标准的时候，不能忽视。通过 180 名患者的验证，除气阴两虚证外，各主证、兼证候中的舌脉均可完全区别，很有参考意义。

[南京中医学院学报，1986，(4)：1]

二、慢性肾功能衰竭中医证型标准化研究探讨

[摘要] 本文对第2次全国制定的慢性肾衰中医辨证分型标准进行了分析和总结，并按现行慢性肾衰辨证分型方案对444例患者进行证候学研究，列出了慢性肾衰中出现率高且具有鉴别诊断价值的症状及体征，并发现慢性肾衰尿毒症患者其气血阴阳虚损的积分值明显高于其他各期，提出现行方案的不足之处及有待改进的探讨意见。

[关键词] 慢性肾功能衰竭 辨证 标准化

中医中药在长期临床治疗慢性肾衰过程中积累了丰富的经验，特别是反映中医特色的辨证施治方法，其疗效大大超过了单味药物或某些有效成分。然而，由于辨证的模糊性、灵活性，以及许多概念、范围界定不清，常使人不易掌握与运用。本文拟介绍慢性肾衰证型规范化研究的历史现状、存在问题，并通过我们在慢性肾衰证型研究方面所做的工作，对现行辨证分型标准进行探讨。

我们按照1992年6月安徽《原发性肾小球疾病分型与治疗及诊断标准专题座谈会纪要》，将符合慢性肾衰诊断标准的近5年在本院（江苏省中医院）住院的444例患者进行证候及症状学研究，观察结果如下。

（一）一般资料

444例患者中，男性260例，女性184例，平均年龄48.9岁。原发病中，慢性肾炎309例，肾小动脉硬化56例，感染性间质性肾炎20例，多囊肾27例，糖尿病肾病10例，尿酸性肾病10例，紫癜性肾炎5例，狼疮性肾炎4例，梗阻性肾病3例。其中代偿期20例，失代偿期（氮质血症期）151例，肾功能衰竭期（尿毒症早期）128例，肾衰终末期非透析患者84例，透析患者61例。

（二）结果

1. 常见症状观察结果　我们对444例患者常见症状进行观察统计，并将各症

状按出现频率排列，选择出现频率较高及具有鉴别诊断价值的 20 种症状和苔脉，随慢性肾衰病情程度列表结果见表 5-36。观察结果显示：①正虚症状中，神疲乏力出现率为 88.3%，腰膝酸痛为 74.1%，纳食欠佳为 69.4%，面色少华为 53.6%，头晕目眩为 45.7%，上述症状出现频率均明显高于其他症状出现率，其差异具有显著性（$P < 0.05$）。该 5 项症状主要反映了脾肾气虚的本质现象，而脾肾气虚通常是其他证的基本证或合并证。②从表中可知，出现畏寒肢冷者 6 例，其中仅 1 例同时出现畏寒肢冷和头晕目眩。③邪实症状中，表现湿浊的恶心呕吐占 42.1%，反映水气证的肢体浮肿占 41.4%，而舌苔黄腻者占 24.8%，苔白腻者占 40.5%，舌苔黄腻及白腻在湿浊证和水气证中也常见，上述症状为邪实症状中的最常见症状，明显高于瘀血证表现的舌暗瘀点（占 10%）症状出现率，其差别比较具有显著性（$P < 0.05$）。

表 5-36　慢性肾衰各期常见症状分布情况

症状及合脉	n	代偿期	氮质血症期	尿毒症早期	终末期（非透析）	终末期（透析）
		n=20	n=151	n=128	n=84	n=61
神疲乏力	392	18	114	119	81	60
腰膝酸痛	329	14	121	92	63	39
纳食欠佳	308	16	91	90	64	47
面色少华	238	6	52	73	51	56
头晕目眩	203	3	67	58	43	32
口干欲饮	128	6	53	34	23	12
夜尿频数	86	3	31	35	15	2
大便稀溏	72	3	14	24	16	15
大便干结	27	0	9	12	2	4
五心烦热	18	1	8	3	6	0
畏寒肢冷	6	0	2	1	1	2
恶心呕吐	187	3	44	61	48	31
皮肤瘙痒	41	0	13	14	9	5
肢体水肿	184	12	56	54	31	31
小便灼热	11	0	6	4	0	1
舌暗瘀点	44	2	20	10	5	7
舌苔白腻	185	5	63	55	34	28
舌苔黄腻	110	3	31	41	18	17
脉细	343	17	115	102	57	52
脉弦	171	8	57	45	40	21

2. 肾衰终末期症状学观察比较　将反映全身功能衰竭、气血阴阳虚损的神疲乏力、纳食欠佳、腰膝酸痛、面色少华、头晕目眩 5 项指标作为肾衰终末期的主要参考症状项目，进行积分，每出现 1 项积 1 分，并与肾衰其他各期进行比较，结果见

表 5-37。从而发现尿毒症期正虚 5 项症状积分比值明显高于代偿期和氮质血症期（$P < 0.05$），尿毒症早期、终末期（非透析）、终末期（透析）其比值分别为 3.38、3.59、3.83。透析的患者其正虚 5 项症状积分值仍然最高，说明透析并不能改善患者气血阴阳虚损情况。

表 5-37　慢性肾衰各期虚损积分情况

	代偿期	氮质血症期	尿毒症早期	终末期（非透析）	终末期（透析）
n	20	151	128	84	61
总积分	57	445	432	302	234
症状比值	2.85	2.95	$3.38^{*\triangle}$	$3.59^{*\triangle}$	$3.83^{*\triangle}$
症状比值 / 总例数	0.64	0.64	0.76	0.81	0.84

注：与代偿期比较，$^{*}P < 0.05$；与氮质血症期比较，$^{\triangle}P < 0.05$。

进一步对尿毒症终末期非透析 84 例患者 3 项以上症状出现率核查结果显示，3 项以上症状者占 98.3%，其中 3 项、4 项、5 项症状出现率分别为 36.75%、49.57%、11.97%。而从表 5-35 可见，在肾衰终末期，反映湿浊的恶心呕吐症状出现率明显增高，达 57.1%，明显高于代偿期的 15%及氮质血症期的 29.1%。

（三）讨论

1. 证型标准化研究的历史性回顾　全国中医学会曾在两次全国性学术会议上制定了慢性肾衰辨证分型标准。第 1 次在 1983 年全国中医学会内科分会昆明会议上制定了慢性肾炎辨证分型标准，将慢性肾炎分为 3 个阶段：水肿阶段、肾劳阶段、肾衰阶段。其中肾劳和肾衰阶段即为慢性肾衰。肾劳阶段中医辨证分为脾肾气虚型、肝肾阴虚型、肾元亏虚型、肾虚湿热型、肾虚瘀滞型；肾衰阶段分为正虚邪实湿浊聚集型、肾元衰竭浊邪壅闭型。其分型优点：①根据病情轻重，分阶段论治；②强调病程后期正虚邪实更为明显，特别是湿浊较为常见。不足之处：①正虚邪实证型混杂，缺少动态性；②仅包含原发病为慢性肾炎的部分患者证型分类。第 2 次为 1987 年 9 月天津会议上通过的《慢性肾衰中医辨证分型和疗效判定标准》，将慢性肾衰分为正虚 5 型及邪实 8 型，以正虚为主，兼夹邪实。正虚 5 型：脾肾气虚、脾肾阳虚、肝肾阴虚、气阴两虚、阴阳两虚；邪实 8 型：外感、痰热、水气、湿浊、湿热、瘀血、风动、风燥。其优点为强调了辨证标本结合，正虚为主，兼夹邪实，且每种正虚可兼夹数种邪实，比较灵活地解决了正虚与邪实变动着的矛盾。不足的是将外感、痰热等非慢性肾衰本病的兼夹证也包含在邪实证中。尽管对慢性肾衰有上述两次全国性标准的辨证分型，但此后的许多文章均没有参照执行。有人统计了 35 篇文章，共有 35 个证型，其中除 7 项重复外，其余各型皆单独出现。因此，既可说明慢性肾衰病机复杂多变，同时也反映了辨证分型标准在适用性上仍存在问题，如对脾肾阳虚证及脾肾气虚证如何界定？何为阴阳两虚证？这造成各类文章该 2 证型所占比例差别甚远。

2. 气虚与阳虚的区别 《黄帝内经》在讨论肾的生理病理时，并无“肾阴”“肾阳”之分，概称为肾气，至汉代张仲景《金匮要略》的肾气丸乃平补肾阴肾阳以壮肾气之品。肾阴肾阳的理论始于宋代，并随命门学说发展渐趋成熟，“肾阳”一词最早见于《医学入门》，并随着将肾气中起温煦、推动作用者归属肾阳，时常有人将气属阳类，导致温补应用渐广。然而，气虚的辨证要点为全身功能活动低下，而阳虚证则以全身功能低下伴见寒象为审证要点。可见阳虚必伴有气虚，并具有“阳虚则寒”的特征。气虚则是阴阳低水平的平衡状态，无明显的阴虚阳亢或阳虚阴寒。

多年来，在慢性肾衰脾肾阳虚证的诊断及治疗上分歧较大，阳虚证比例为 2%～64.3%，而陶氏对 116 例慢性肾衰死亡病例研究发现，阳虚证达 96.1%。造成此种差别的原因主要是对脾肾气虚及脾肾阳虚的界定欠清，即便按照 1987 年肾衰研讨会通过的标准，也难以区分两证。此外，也可能与普遍选用大剂量腺嘌呤诱发大鼠慢性肾衰模型来研究中医药的治疗作用有关。由此方式诱发的动物耗竭现象与中医的“肾阳虚”临床特征相类似，是比较稳定的中医“肾阳虚”慢性肾衰模型，但与人类的慢性肾衰发病机制存在差异。而随着近年来对导致慢性肾衰的主要疾病——慢性肾炎的早期发现及治疗，由于激素、利尿剂等药物的应用，慢性肾炎阳虚证已显著减少。近年来有学者认为，温补药不宜大剂量长时间使用，否则会加速肾功能损害及血压升高，故区别气虚证与阳虚证，对合理使用温法甚为重要。

3. 阴阳衰竭的辨别 慢性肾衰终末期，或因阳损及阴，或因阴损及阳，终致脾肾阴阳严重虚损，故反映全身功能低下、气血阴阳虚损的 5 项指标积分比值明显增高，3 项以上症状出现率达 98.3%，故无论反应在症状上，还是在血肌酐等客观指标数值及肾脏病理改变程度上，病情均较严重，而伴有恶心呕吐、皮肤瘙痒、苔腻湿浊现象更为多见，充分体现肾衰终末期正愈虚、邪愈盛的病机变化。对此类患者，以脾肾气虚证、脾肾阳虚证等单个证型实难以概括其正虚的病机变化，故可用阴阳衰竭证统括之。而原标准的阴阳两虚证以既有肝肾阴虚又有脾肾阳虚征象作为差别实属少见。

4. 外感、痰热证与慢性肾衰邪实证关系　外感证或痰热证是慢性肾衰患者感受外邪后的合并症，并非慢性肾衰本病病理变化过程中的邪实兼夹证，故外感及痰热证应排除在本病邪实兼夹证以外。

慢性肾衰辨证分型方案已制定10多年，而近年来，由于激素、利尿剂等药物的应用，使慢性肾衰中医辨证证型较前有所改变，加之原有标准的固有不足，故有必要通过证候学研究筛选出能反映证型特征的特异性症状，尽快制定具有广泛适用性，且简便易行的慢性肾衰辨证标准。

[南京中医药大学学报，1999，15（1）：17]

三、中药新药治疗慢性肾功能衰竭的临床研究指导原则（主导修订）

慢性肾功能衰竭是各种慢性肾脏疾病发展到晚期所致的一种严重综合征，临床主要表现为毒性代谢产物潴留，水、电解质、酸碱平衡紊乱，以及全身多系统的损害。本病属于中医学溺毒、虚劳、关格等病症范畴。

（一）病例选择

1. 诊断标准

（1）西医诊断标准：参照中华内科杂志编委会肾脏病专业组1993年拟定的标准制定。

1）慢性肾功能衰竭诊断标准：①内生肌酐清除率（Ccr）＜80mL/min。②血肌酐（Scr）＞133μmol/L。③有慢性肾脏疾病或累及肾脏的系统性疾病病史。

2）慢性肾功能衰竭临床分期标准，参照中华内科杂志编委会肾脏病专业组1993年拟定标准制定。①肾功能不全代偿期Ccr 80～50mL/min，Scr 133～177μmol/L。②肾功能不全失代偿期Ccr 50～20mL/min，Scr 178～442μmol/L。③肾功能衰竭期Ccr 20～10mL/min，Scr 443～707μmol/L。④尿毒症期Ccr＜10mL/min，Scr＞707μmol/L。

（2）中医证候诊断标准

1）脾肾气虚证

主症：倦怠乏力，气短懒言，食少纳呆，腰酸膝软。

次症：脘腹胀满，大便不实，口淡不渴，舌淡有齿痕，脉沉细。

2）脾肾阳虚证

主症：畏寒肢冷，倦怠乏力，气短懒言，食少纳呆，腰酸膝软。

次症：腰部冷痛，脘腹胀满，大便不实，夜尿清长，舌淡有齿痕，脉沉弱。

3）脾肾气阴两虚证

主症：倦怠乏力，腰酸膝软，口干咽燥，五心烦热。

次症：夜尿清长，舌淡有齿痕，脉沉细。

4）肝肾阴虚证

主症：头晕，头痛，腰酸膝软，口干咽燥，五心烦热。

次症：大便干结，尿少色黄，舌淡红少苔，脉沉细或弦细。

5）阴阳两虚证

主症：畏寒肢冷，五心烦热，口干咽燥，腰酸膝软。

次症：夜尿清长，大便干结，舌淡有齿痕，脉沉细。

6）湿浊证

主症：恶心呕吐，肢体困重，食少纳呆。

次症：脘腹胀满，口中黏腻，舌苔厚腻。

7）湿热证

主症：恶心呕吐，身重困倦，食少纳呆，口干，口苦。

次症：脘腹胀满，口中黏腻，舌苔黄腻。

8）水气证

主症：水肿，胸水，腹水。

9）血瘀证

主症：面色晦暗，腰痛。

次症：肌肤甲错，肢体麻木，舌质紫暗或有瘀点瘀斑、脉涩或细涩。

10）风动证

主症：手足搐搦，抽搐痉厥。

（3）症状分级量化：详见表 5-38。

表 5–38　慢性肾功能衰竭症状分级量化表

症状	轻	中	重
倦怠乏力	偶感疲乏，程度轻微，不耐劳力，可坚持轻体力劳动	一般活动即感乏力，间歇出现，勉强坚持日常活动	休息亦感疲乏无力，持续出现，不能坚持日常活动
气短懒言	气力不足，多语则觉疲乏	体虚气短，懒于言语	语声低微、断续，或无力言语

（续表）

症状	轻	中	重
食少纳呆	食欲欠佳，口味不香，食量减少不超过 1/4	食欲不振，口味不香，食量减少 1/4 ～ 1/2	食欲甚差，无饥饿感，食量减少 1/2 以上
腰酸膝软	晨起腰酸膝软，捶打可止	腰酸持续，膝软，下肢重	腰酸难忍，膝软不欲行走
畏寒肢冷	手足有时怕冷，不影响衣着，遇风出现	经常四肢怕冷，比一般人明显，夜晚出现	全身明显怕冷，着衣较常人差一季节
口干咽燥	咽喉微干，稍饮水即可缓解	咽喉干燥，饮水能解	咽喉干燥难忍，饮水也难缓解
五心烦热	手足心发热，偶有心烦	手足心发热，欲露衣被外，时有心烦	手足心发烫，欲持冷物，终日心烦不宁
头晕	头晕轻微，偶尔发生，不影响活动及工作	头晕较重，活动时出现，休息可安	头晕重，行走欲仆，终月不缓解，影响活动及工作
头痛	轻微头痛，时作时止	头痛持续	头痛难忍
恶心	每日泛恶 1 ～ 2 次	每日泛恶 3 ～ 4 次	频频泛恶，每日 4 次以上
呕吐	每日呕吐 1 ～ 2 次	每日呕吐 3 ～ 4 次	频频呕吐，每日 4 次以上
肢体困重	肢体有困重感，尚未碍及活动	肢体沉重，活动费力	肢体沉重如裹，活动困难
口干	夜间口干	口干少津	口干欲饮
口苦	晨起口苦	口苦食不知味	口苦而涩
水肿	晨起眼睑水肿	眼睑及双下肢水肿	全身水肿
胸水	B 超检查示少量胸水	B 超检查示中等量胸水	B 超检查示大量胸水
腹水	B 超检查示少量腹水	B 超检查示中等量腹水	B 超检查示大量腹水
面色晦暗	面色暗黄而少光泽	面色暗黄而无光泽	面色暗黑而无光泽
腰痛	腰痛隐隐，偶有发作	腰痛较重，转侧不利	腰部刺痛难忍
手足抽搦	偶有手足抽搦	时有手足抽搦	频繁手足抽搦
抽搐痉厥	偶有抽搐痉厥	时有抽搐痉厥	频繁抽搐痉厥
脘腹胀满	脘腹稍胀，可以忍受，不影响饮食	脘腹胀满，空腹缓解，饮食减少	脘腹胀满，终日不解，难以忍受
大便不实	大便不成形，每日 1 次	大便不成形，每日 2 次	大便不成形，每日 3 次
大便干结	大便干结，每日一行	大便秘结，两日一行	大便秘结，数日一行
口淡不渴	轻微口淡，不口渴	口淡无味，不口渴	口淡不欲饮食，不口渴
口中黏腻	微感口中黏腻，不影响食欲	口中黏腻，食欲下降	口中黏腻难受，不欲饮食
腰部冷痛	微感腰部冷痛	腰部冷痛明显，可以忍受	腰部冷痛难忍
夜尿清长	夜尿量多色白，每夜 2 次	夜尿量多色白，每夜 3 ～ 4 次	夜尿量多色白，每夜 5 次以上
尿少色黄	尿少色稍黄	尿深黄而少	尿黄赤不利
肌肤甲错	肌肤局限性粗糙干燥浸润	肌肤粗糙干燥、角化脱屑，基底潮红可融成片	肌肤广泛性粗糙干燥、角化，形如蛇皮
肢体麻木	手足麻木	四肢麻木	全身麻木

注：舌脉具体描述，不记分。

2. 纳入标准

（1）符合慢性肾功能衰竭的诊断标准及其适应证候的辨证标准，辨病与辨证相结合，已签知情同意书。

（2）感染、酸中毒、电解质紊乱、高血压等得到有效控制。

（3）根据各期临床试验目的以及本病特点，确定受试年龄范围。

（4）根据试验目的，可考虑原发病因、临床分期、治疗史（如腹膜透析、血液透析、肾移植）等因素具体制定。

3. 排除标准

（1）妊娠或哺乳期妇女。

（2）合并有心、脑、肝和造血系统等严重原发性疾病，过敏体质或对多种药物过敏者。

（3）无法合作者，如精神病患者。

（4）根据试验目的，可考虑原发病因、临床分期、治疗史（如腹膜透析、血液透析、肾移植）等因素具体制定。

（二）观测指标

1. 安全性观测

（1）一般体检项目检查。

（2）血、尿、便常规检查。

（3）心、肝、肾功能检查。

（4）可能出现的不良反应：包括不良反应的临床表现和检测指标异常、严重程度、消除方法，以客观评价其安全性。

2. 疗效性观测

（1）主要相关症状：包括相关的症状、体征、舌象、脉象，其程度用记分法表示，于治疗前及治疗后每 2 周观察记录 1 次。

（2）肾功能（血肌酐、血尿素氮、内生肌酐清除率、二氧化碳结合率）：于治疗前及治疗后每 1 个月各检查记录 1 次。

（3）血浆总蛋白及白蛋白：于治疗前及治疗结束后各检查记录 1 次。

（4）血常规：于治疗前及治疗后每 1 个月各检查记录 1 次。

（5）尿常规：于治疗前及治疗后每 1 个月各检查记录 1 次。

（6）电解质：于治疗前及治疗结束后各检查记录 1 次。

（7）肾脏B超：于治疗前及治疗结束后各检查记录1次。

（8）其他指标：如免疫功能、血液流变学、生存质量等，有条件的单位可选做，于治疗前及治疗结束后各检查记录1次。

（三）试验方法要点

1. 关于临床试验方法中的随机盲法、试验分期设计、给药方案、合并用药、可比性项目的研究、试验质量控制、不良反应观察、随访方案等应按照国家药品监督管理局颁布的《新药审批办法》《中药新药研究的技术要求》及本书总论中的有关要求进行设计和执行。

2. 静脉制剂的疗程为1个月，其他制剂的疗程不少于2个月。

3. 随访一般为3个月。

4. 试验前要加强对感染、酸中毒、高血压、电解质紊乱等可逆或加重因素的控制，以免影响试验结果的真实性。由于本病属疑难重症，目前尚缺乏特效的治疗方法，临床上需要进行综合治疗。所以，除试验用药外，常需要合并使用其他治疗方法，但合并治疗措施要有合理的治疗方案，并保证组间具有均衡性。

（四）疗效判定

1. 疾病疗效判定标准

（1）显效：①临床症状积分减少≥60%。②内生肌酐清除率增加≥20%。③血肌酐降低≥20%。以上①项必备，②、③具备1项，即可判定。

（2）有效：①临床症状积分减少≥30%。②内生肌酐清除率增加≥10%。③血肌酐降低≥10%。④治疗前后以血肌酐的对数或倒数，用直线回归方程分析，其斜率有明显意义者。以上①项必备，其他具备1项，即可判定。

（3）稳定：①临床症状有所改善，积分减少＜30%。②内生肌酐清除率无降低，或增加＜10%。③血肌酐无增加，或降低＜10%。以上①项必备，②③具备1项，即可判定。

（4）无效：①临床症状无改善或加重。②内生肌酐清除率降低。③血肌酐增加。以上①项必备，②③具备1项，即可判定。

2. 证候疗效判定标准

（1）临床痊愈：中医临床症状、体征消失或基本消失，证候积分减少≥95%。

（2）显效：中医临床症状、体征明显改善，证候积分减少≥70%。

（3）有效：中医临床症状、体征均有好转，证候积分减少≥30%。

（4）无效：中医临床症状、体征均无明显改善，甚或加重，证候积分减少不足30%。

注：计算公式（尼莫地平法）为：[（治疗前积分－治疗后积分）÷治疗前积分]×100%。

3. 主要症状的疗效评价　主要进行对倦怠乏力、腰膝酸软、食少纳呆、恶心呕吐的疗效分析。

4. 主要检测指标的疗效评价　主要进行对内生肌酐清除率、血肌酐、血红蛋白、血浆白蛋白、尿蛋白的疗效分析。

[中国中医药信息杂志，2000，7（5）：11]

四、慢性肾炎中医辨证客观化指标研究概述

近年来许多研究资料表明，慢性肾炎中医辨证与现代医学观察指标之间存在着一定的相关性，全国各地学者进行了大量探索，现就近10年来的有关报道，从以下几个方面加以综述。

（一）常规生化指标

毛氏等观察到本病阴虚型的尿肌酐、尿素氮明显高于正常，而阳虚型又明显低于正常；同时观察到阳虚者肾功能Ccr、血清白蛋白明显低于阴虚者，尿蛋白定量又明显高于阴虚者。并进一步研究表明，在相同的Ccr和尿素排泄量时，肌酐系数及肌酐、尿素、钾、磷、镁的排泄量阳虚型明显低于阴虚型，提示该病患者机体营养状况和能量代谢在阴虚者与阳虚者间存在差异。

卿氏等采用放免法对53例慢性肾炎患者的血、尿β_2-MG进行了测定，结果脾肾阳虚和肺脾气虚患者的血、尿β_2-MG都发生了改变，脾肾阳虚组血β_2-MG高于正常组和肺脾气虚组，肺脾气虚组血β_2-MG也高于正常组，而尿β_2-MG升高则无统计学意义。

郭氏分析了132例原发性肾小球疾病载脂蛋白水平与中医辨证分型的关系，发现脾肾气虚、气阴两虚、肝肾阴虚证中载脂蛋白B（apoB）、载脂蛋白A-1（apoA-1）均高于正常，而以脾肾气虚组升高最为明显，且明显高于气阴两虚、肝肾阴虚组，

兼有湿证者 apoB、apoB/apoA-1 显著高于不兼湿证者，故认为 apoB 和 apoB/apoA-1 可作为脾肾气虚及湿证辨证分型的客观指标。

聂氏等对 80 例肾脏病患者的胰高血糖素进行了测定，结果表明：肾脏病患者的胰高血糖素均值明显高于正常，而肝肾阴虚型又明显高于气阴两虚型、脾肾气虚型和脾肾阳虚型，从而提示胰高血糖素测定对肝肾阴虚型的辨证及与其他三型的鉴别有一定意义。

杨氏等观察到脾肾阳虚患者维生素 E、D_3 含量明显高于正常人，而肝肾阴虚、气阴两虚、湿热组与正常人相比无明显差异，说明本证存在维生素代谢障碍，且各型间有差异。

还有人发现本病患者的血清酸溶性糖蛋白含量均高于正常组，其中以气阴两虚型最高，其次为肝肾阴虚型、脾肾阳虚型、肺肾气虚型。

（二）尿液方面的检查

有研究发现肾阳虚者尿 17- 羟皮质类固醇含量低于正常人，可作为肾阳虚的客观指标。王氏等发现慢性肾炎脾肾气虚型患者尿中以小分子蛋白流出为主，而气阴两虚、肝肾阴虚、脾肾阳虚型患者尿中大、中分子蛋白流出增多。朱氏等研究与此类似，尿蛋白选择性指数（SPI）亦存在显著差异，脾肾气虚组以高度选择性为多，肝肾阴虚组以低度及中度选择性为多（$P < 0.05$）；尿 C3 阳性率及尿 FDP 阳性率以肝肾阴虚组为高，与脾肾气虚组相比差异显著。施氏研究发现：血尿的发生率阴虚型＞阳虚型，而 24h 尿蛋白定量则是脾肾阳虚型（6.25g）＞肝肾阴虚型（2.41g）＞脾气虚弱型（1.49g）。张氏等发现尿渗透压、尿血渗比的改变与肾疾病时的虚实辨证有关，凡不累及肾的气化功能，尿渗透压及渗比多属正常；反之，其尿渗及渗比均较健康对照组低，而以肾阳虚更为明显。周氏通过对患者尿液中乳酸脱氢酶（LDH）、N- 乙酰 β-D 氨基葡萄糖苷酶（NAG）和碱性核糖核酸酶（RNase）活性含量的测定，发现三种尿酶均明显高于正常，各型之间存在差异，LDH 以肺肾气虚、肝肾阴虚型升高明显，且两者之间差异显著；尿 NAG 含量各型均高于正常，呈规律性变化，即脾肾阳虚高于肺肾气虚，肝肾阴虚高于气阴两虚（$P < 0.05$），肝肾阴虚明显高于肺肾气虚（$P < 0.01$）；尿 RNase 各型均值亦高于正常人，脾肾阳虚、气阴两虚、肝肾阴虚差异有非常显著意义（$P < 0.01$）。黄氏等研究结果表明，尿酶活性变化与慢性肾炎辨证分型有一定规律，尿酶为邪气的一种标志，随着病情变化，邪气越盛，气血亏虚越剧，尿酶活性升高越显著。余氏通过 87 例慢性肾炎的临

床对比观察发现：肾炎湿热组尿唾液酸（SA）、尿 NAG 含量明显高于非湿热证组。16 例慢性肾炎急性发作型均表现有湿热，其血、尿 SA、尿 NAG 水平显著高于非湿热证组，且两者呈显著正相关，并与尿蛋白平行，认为尿 SA 及尿 NAG 可作为肾炎湿热证的客观辨证指标，其升高的程度可以反映湿热病理的严重性。此外还有研究发现湿热型中尿抗体包裹细菌试验（ACBT）阳性率最高。

（三）肾活检病理分型

通过研究发现，慢性肾炎中医辨证分型与西医病理分型之间有显著的相关性。施氏等通过对 43 例慢性肾炎的对比观察到脾肾阳虚型以膜性肾病、膜增生性肾病、系膜硬化型肾炎为多，肝肾阴虚型常见于系膜增生性肾炎，IgA 肾病亦常属此类。刘氏研究结果提示，阴虚型和气阴两虚型患者病理改变多为系膜增生性肾炎、IgA 肾病，而气虚型患者多为轻微病变型肾炎。同时刘氏还探讨了 45 例肾小球疾病患者肾间质损伤与中医分型的相关性，结果表明：肾间质损伤的程度与中医分型有一定的相关性，随着肾间质损伤程度的加重，中医分型有从阴虚→气阴两虚→阳气虚转化的趋势，特别是由阴虚向气阴两虚的转化更为突出。此外，胡氏研究结果亦显示：系膜增生性肾炎中阴虚湿热和气阴两虚夹湿热型占多数。另外刘氏等通过检测发现肾小球内纤维蛋白 FRA 沉积与中医的阴虚和气阴两虚密切相关，与阳虚组比较有显著差异；同时又与中医的瘀血密切相关，从而提示肾小球内 FRA 沉积可作为瘀血证的一项客观指标。

（四）免疫学指标

大量研究资料表明：肾小球肾炎的产生与免疫反应密切相关，因此中医分型与免疫学指标的相关性研究也受到人们的广泛关注。既往研究普遍认为慢性肾炎体液免疫中虚证患者 IgG 含量明显降低且以阳虚型最为显著。毛氏发现该病患者 IgG 含量阳虚者明显低于阴虚者（$P < 0.01$）；非肾病型患者血清 IgG 与 IgA 阳虚者也明显低于阴虚者（$P < 0.01$），血清 IgM 与补体 C3 含量在阴虚与阳虚两组间无差异。刘氏观察到 IgG 与 IgA 含量肺脾气虚和脾肾阳虚间无明显差异（$P > 0.05$），但此二型与肝肾阴虚型相比均有明显差异（$P < 0.01$）；IgM 值在三型间均有明显差异，但以脾肾阳虚和肝肾阴虚间差异更为显著（$P < 0.01$）；血清补体 C3 和尿 C3 阳性者，均以脾肾阳虚型最多，肝肾阴虚型次之，肺脾气虚型最少，且三型间差异显著。另有人发现湿热型血 C3 低下的比率和尿 C3 阳性率较气虚、阴虚、血瘀型高。可见

血免疫球蛋白、血、尿 C3 在型间有显著差异，可作为辨证分型的参考，而 IgG 低下可作为脾肾阳虚型的客观指标之一。王氏等在探索脾肾气阴两虚的物质基础时发现，在免疫球蛋白方面，治疗前 IgG 低于正常，治疗后明显升高，IgA 与 IgM 变化不大。细胞免疫方面，治疗前 En 花环含量明显低于正常值，Es 花环含量略高于正常，治疗后皆至正常。在血浆环核苷酸方面，cAMP、cGMP 含量均明显高于正常人组，cAMP/cGMP 比值又明显低于正常人组，治疗后均转为正常。吴氏等通过对 24 例慢性肾炎患者和 30 例正常人进行外周血淋巴细胞及单核细胞的 α- 醋酸萘酯酶（ANAE）定性定量检测，发现慢性肾炎患者淋巴细胞 ANAE 阳性率、点状型和弥散型的百分率及单核细胞 ANAE 含量均明显低于正常，而肾阳虚组淋巴细胞 ANAE 含量的阳性率、点状型百分率（主要代表辅助 T 细胞）显著低于肾阴虚组，弥散型百分率（主要代表抑制 T 细胞）则高于肾阴虚组，从而提示细胞免疫功能低下是肾虚的共性，但肾阳虚与肾阴虚又各有特点，表现在免疫调节 T 细胞亚群的变化：肾阳虚的主要原因为辅助 T 细胞减少，而肾阴虚为抑制 T 细胞低下，因此在整体上肾阳虚的细胞免疫状态较肾阴虚更为低下。邓氏等通过对阴虚和阳虚证与外周血 T 细胞亚群的关系研究，发现阴虚者细胞免疫平衡紊乱程度较严重，而阳虚者细胞免疫功能更为低下，这与吴氏的结论相一致。朱氏选择了表现为气虚及气阴两虚证的慢性肾炎患者各 30 例，观察了其血清白介素 -2（IL-2）、可溶性白介素 -2 受体（SIL-2）及肿瘤坏死因子 -α（TNF-α）水平，结果表明：两型 IL-2 均显著低于对照组（$P < 0.05$），气虚证 SIL-2 增高（$P < 0.05$），气阴两虚证 TNF-α 显著低于对照组（$P < 0.01$），故可作为中医虚证微观辨证指标之一。刘氏探讨了 81 例原发性肾小球疾病肾小球内补体 C3 沉积阳性者与中医阴虚和气阴两虚密切相关，同时肾小球内沉积的 C3 和 $C1_q$ 与中医的湿热密切相关，与非湿热组有显著差异，从而提示 C3 和 $C1_q$ 在肾小球内的沉积可以作为湿热的一项客观指标。此外刘氏等通过对慢性肾炎患者补体旁路途径的活性（Ap-H50）观察，认为 Ap-H50 值似可作为判断湿热的指标。

（五）血液流变学与血凝障碍指标

刘氏等通过对 89 例慢性肾炎患者血液流变学 5 项指标测定与中医辨证分析，发现本病辨证分型之间存在着不同程度和不同特点的高血黏状态。其结果显示肺脾气虚型、肝肾阴虚型全血、血浆黏度均较健康人明显增高（$P < 0.01$），前者以全血黏度增高为主，后者以血浆黏度增高为主。脾肾阳虚型则表现为全血黏度降低，血浆

黏度增高，与健康人相比均有明显差异（$P < 0.01$）。同时认为肺脾气虚型全血黏度增高主要是由于红细胞表面电荷减少引起，肝肾阴虚型血浆黏度增高主要是血脂增高所致，而脾肾阳虚型全血黏度降低，血浆黏度增高主要是代谢产物在体内蓄积而致。随氏等认为全血呈低黏状态、红细胞压积降低是精微不足、正气虚损的指标；红细胞电泳减慢、纤维蛋白原增加、血沉加速为水湿内停、湿热交蒸、血脉瘀阻的依据。

血凝障碍是慢性肾炎发病的又一重要因素，国内外研究证实各种不同类型的肾小球疾病患者体内存在着不同程度的高凝状态，为此许多学者开展了中医分型与血凝障碍指标的相关性研究。占氏等通过对 220 例慢性肾炎患者血纤维蛋白原、血尿纤维降解产物 FDP 含量测定，结果提示临床各型中血纤维蛋白原均高于正常值，在本虚证中的肺肾气虚、脾肾阳虚、气阴两虚型血尿纤维蛋白原的含量均高于正常，在标实证中以外感、湿热、血瘀三型明显高于正常。朱氏等对慢性肾炎患者进行了血、尿血栓素 B_2（TXB_2）、6- 酮 - 前列腺素 F1α（6-Keto-PGF1α）测定，结果提示阴虚型血浆 TXB_2 含量最高，然后依次为阳虚型、气虚型、对照组；阴虚型血浆 TXB_2/6-Keto-PGF1α 比值增加，尿 TXB_2、6-Keto-PGF1α 与对照组无显著性差异，故认为通过此项检查可以反映慢性肾炎患者体内是否有高凝和血瘀存在。邹氏等亦发现气阴两虚患者血浆 TXB_2、6-Keto-PGF1α 含量均明显高于正常人，其比值亦明显升高，而通过益气养阴治疗后，前者明显下降（$P < 0.01$），后者治疗前后对比 $P > 0.05$，其比值亦恢复正常（$P < 0.01$）。邓氏在研究中发现，慢性肾炎患者肺肾气虚、气阴两虚、脾肾阳虚、肝肾阴虚各证型间血浆纤维结合蛋白（Fn）值无明显差异，而伴有湿热瘀滞者血浆 Fn 值非常显著低于无湿热瘀滞者，表明其血浆 Fn 含量的下降与湿热瘀滞密切相关，似可作为判断有无湿热瘀滞的参考。李氏测定了 53 例血瘀证和非血瘀证原发性肾小球疾病患者血浆 α- 颗粒膜蛋白 140（GMP-140）浓度，结果显示患者 GMP-140 浓度明显高于对照组，血小板处于高度活化状态，其中血瘀证组显著高于非血瘀证组，血瘀证患者中气虚组高于非气虚组，说明 GMP-140 可作为反映血瘀证的客观指标。

此外，有作者分别从内分泌、氧自由基、微量元素等方面对慢性肾炎中医分型的客观化指标进行了探讨。

（六）讨论

综上所述，慢性肾炎微观辨证指标的探索是可行的，慢性肾炎患者体内存在着病理、生化、免疫等多方面的变化，而且随着慢性肾炎不同的证候而表现出不同程度和不同特点的变化。因此通过对这些指标的检测，可以拓展中医四诊的内容，弥补传统辨证手段的不足，从而提高辨证的客观性、准确性，对提高诊治水平有着积极作用。但是我们也应看到，慢性肾炎客观化指标的研究存在诸多困难，主要有以下问题。

1. 证型的规范化　虽然有全国的统一分型，但根据个人经验自设的证型也不少。而且在进行客观化指标研究时，样本数少，难以说明问题，不同研究单位的结果没有可比性。同时由于证候的动态变化，证型的兼夹等原因，更增加了研究的复杂性。

2. 指标的选择与综合　单个指标难以概括证型内涵，在研究过程中不应单纯地把单个或几个检测指标与“证”等同起来，必须多层次、多因子协同分析，才能更好地把握慢性肾炎中医“证”的实质。指标的选择应立足于实用、可靠、易推广，应当在常规指标的综合应用上多加探索。高精尖指标可能在揭示证型的本质方面有重要意义，但这些指标的测量的可靠性、稳定性尚待改进，同时所谓的“高精尖”也是因时而异，很可能会有新的指标替代。

3. 对照组设立和统计分析的科学性　已报道的研究有一些基本的对照和统计分析，但尚嫌粗浅。科学的、多组的、分层的、甚至是盲法的对照可以凸显指标的特异性；深入的、科学的统计分析更可以充分利用资料，揭示指标和证型间的内在联系。正确的科研方法决定研究成果的可靠性，是研究成功的前提，从事本项研究要充分学习和应用现代医学临床流行病学的方法。

4. 研究对象　已报道资料中研究对象的纳入病例标准不甚统一，以慢性肾炎之名，可能包括较广范围的慢性肾小球损害。这也是造成各单位研究结果不一致的原因之一。应明确疾病诊断，建议按 1992 年 6 月中华医学会安徽太平会议通过的原发性肾小球疾病分型中“慢性肾小球肾炎”界定的范围进行研究，并尽可能有肾活检病理诊断的结果。

[中国中医药信息杂志，2000，7(6)：11]

五、循证医学对中医肾病诊疗标准化研究的启示

中医药在防治肾脏疾病方面已显露出较大的优势，特别是应用具有中医特色的

辨证论治方法上取得更为有效的临床疗效。辨证论治是中医的精髓及基础，在临床及科研中运用切合实际、恰当的辨证诊断及疗效评价体系是中医药研究成功的关键。诊断及治疗标准的制定必须具有严格的科学性，它既能够反映科学研究及技术进步的新成果，又能够与中医长期临床实践经验相结合，成为具有普遍性与规律性的医疗实践经验总结。近年来，尽管我国已重视中医病种质量管理，制定了一系列中医药临床及新药研究的技术标准，如《中药新药临床研究指导原则》《中医病证诊断疗效标准》等，在一定程度上使中医药研究有可以衡量的尺度，但随着循证医学的发展，对中医肾病诊断标准的制定及完善提出了新的要求，以循证医学的模式及手段制定中医肾病诊疗标准将进一步保证医疗技术标准的先进性和科学性。

（一）循证医学及临床诊疗标准的制定

循证医学（evidence-based medicine，EBM）是近年来国际临床医学界倡导的学科方向之一，认为任何医疗决策都应基于客观的临床科学依据，依照可靠的证据作出正确的诊断和治疗决策，有目的的、正确的运用现有的最佳、最新证据来指导对病人的诊断治疗，通过正确利用和合理分析临床资料，规范医疗服务行为，为病人提供安全的、耐受的、有效的、经济的医疗服务。根据循证医学的要求，疾病的诊断、治疗标准、疗效、转归判定标准等都要以临床试验研究为证据。通过这些证据，证明某种诊疗手段的有效性及在成本—效益比上的合理性。目前，发达国家已经将随机对照临床试验（RCT）研究及其系统评价作为制定医疗技术标准的主要依据。多种疾病治疗的标准、规范化研究，完全遵循了循证医学的观点及方法。美国卫生保健政策研究所根据其 12 个循证医学中心提出的方案，建立了一个权威性的包含了各种疾病诊断和治疗指南的国立指南库，为卫生决策和医疗实践提供了技术标准。

循证医学研究也修正了人们对一些肾脏疾病的认识，并提出了更为有效的治疗方案。如对 IgA 肾病是否是良性，是否需要使用激素，是否需要切除扁桃体等认识及治疗方案多年来争论众多。而近年来，通过循证医学的研究，提出了 IgA 肾病的推荐治疗方案，根据试验结果，建议尿蛋白在 3g/d 以上、肌酐清除率在 70mL/min 以上，且肾脏病理改变较轻微的病例，可用强的松治疗 4 ～ 6 个月，开始剂量 1mg/（kg· d），8 周后改为隔日 1mg/（kg· d），之后逐渐减量；不主张对 IgA 肾病患者使用环磷酰胺、潘生丁及华法林三联疗法（A 级推荐，建议为首选方案），也不主张使用环孢素 A（B 级推荐，次选方案）；对肌酐清除率（Ccr）缓慢下降者

（Ccr ＜ 70mL/min）可以服用鱼油（B 级推荐）；扁桃体切除对反复发作的 IgA 肾病伴有扁桃体炎者有效（D 级推荐，以历史文献及个案报道总结结果为依据）；对伴高血压的 IgA 肾病，主张降压治疗，如可能则选血管紧张素转化酶抑制剂（B 级推荐），这些推荐方案纠正了人们对该病的认识偏差。

（二）中医诊疗标准制定存在的缺陷

中医学是在长期临床实践中形成的经验医学，其理论体系中包含了许多中国古代文化及朴素的哲学思想。在数千年的防病治病中发挥了重要作用，近年来中医药肾病研究也取得不少成果，但在当今由经验医学向循证医学转变的进程中，以经验医学为主的中医辨证治疗方法也暴露出许多中医循证思维的缺陷，反映在中医诊疗标准化方面存在下列问题：

1. 诊疗标准以个体经验为主，缺乏科学研究的系统　评价循证医学强调以国际公认的大样本随机对照试验及其结果作为系统评价某项诊断、治疗手段的依据，并搜集、整理证据，进行系统评价以确立诊疗方案。美国卫生保健政策研究所建立的疾病诊断和治疗指南库，就是采用汇总分析的研究方法，对以往多个 RCT 研究结果进行综合分析，系统评价，形成提供参考的信息资料。汇总分析是确立临床诊疗方案的基础，汇总分析研究者应具有较高的学术水平及专业知识，根据研究目的，选择研究方案，收集文献，确定适合研究的入选对象和除外对象，评价文献质量和筛选文献，从各项研究中摘录有关资料，用适当的模型对文献中的资料进行统计学分析处理，得出一定的结论，并加以解释，提出新的建议。

而中医肾病诊疗规范的制定及中医教材的编写大多以专家个人经验或某单位临床经验为基础，往往缺少系统评价的依据，所以制定的标准在其适用性上大打折扣。我们曾对慢性肾衰竭证型标准化进行研究，其结果提示，尽管中医曾于 1983 年、1987 年两次在全国会议上制定了《慢性肾衰中医辨证分型和疗效判定标准》，但此后许多文章并没有参照执行。有人统计了 35 篇文章，共有 35 个证型，除 7 项重复外，其余各型皆单独出现，即使作为诊断分型的标准，对某些证型，如脾肾气虚证及脾肾阳虚证的界定上也并不清晰，甚至将慢性肾衰竭外感、痰热及合并兼夹证也包括其中，难免与其主要证型混淆。

2. 缺少中医诊疗标准化循证医学证据　循证医学提倡的是将以往以个人经验作出医疗决策和选择治疗方法的经验医学提升为依据科学研究结果进行医疗决策的循证医学。大样本、多中心、随机对照的临床试验是评价一种治疗措施的最佳方法，也是该疗法有效性和安全性评价的可靠依据。据华西医科大学中国 Cochrane 中心对 13 种中医、中西医核心杂志近 20 年所载 90421 篇论文进行的方法学质量评价结果提示，采用 RCT 方法进行研究的论文只占临床试验论文的 10.06%，双盲试验极少，只占 2.14%，多数缺乏正确的统计方法，试验结果的前瞻性、随机性、可比性和可信性方面存在严重缺陷。中医诊疗标准的制定应该参考个人经验，但主要来源于大量的循证医学的证据，如没有大量的 RCT 质量的临床研究文献，以及将已确立的诊疗标准回归于临床实践，经过 RCT 的临床试验论证，则难以论定该类诊疗标准具有多大的适用性及参考价值。从中医文献质量分析结果可知，由于可用于作为诊疗评价体系的文献资料缺乏，且有一些资料缺少可信性及可比性，所以缺少制定中医药诊疗标准评价体系的依据；而对诊疗标准本身进行论证的文献更为罕见，所以多数论文套用西医诊疗标准，缺少中医特色。

3. 缺乏中医诊疗标准化研究的资金投入　由于应用大样本、多中心、随机对照的临床试验需有高额经费的支持，所以，在我国除新药临床研究，由国家药监局严格规定的多中心、随机对照研究和药厂出资的临床试验外，鲜有中医诊疗标准的循证医学研究报告。在 2002 年国家"十五"攻关研究项目中，科学技术部投资 210 万元用于 IgA 肾病中医证治规律及优化治疗方案的论证，这是由国家投资进行的中医肾病诊疗标准化大型临床研究投资项目。而对其他多种常见肾脏的中医诊疗标准化研究尚缺少深入研究的资金投入。

（三）运用循证医学方法，制定中医肾病诊疗标准

医疗技术标准是医疗质量管理的基础，是进行临床、科研活动评价参照的标准，其制定必须以医疗实践经验的成果作为依据。但由于中医药有其自身的特点，所以在制定中医诊疗标准及进行中医标准化研究过程中，既要以循证医学的依据作为基础，又要注重中医特色，制定符合中医药理论及实践的诊疗标准。根据中医肾病标准化研究的现状，我提出以下初步建议及设想。

1. 抓住中医特色，建立中医肾病诊疗评价体系

（1）"证"是中医特有的诊断，在中医临床实践中除了要对病进行诊断外，还须对"证"进行定性及定量。在对中医"证"定性的基础上，还应作出"证"的定量评价，即判定证的轻重程度，有助于对疗效进行判断。

（2）选择具有中医特色的切入点，如在中医药治疗慢性肾衰竭的研究中，我们发现中医药对该病的最大优势在于改善患者临床症状、提高生活质量、延缓肾衰竭

患者病情进展以及延长进入终末期透析阶段的时间。所以，选择具有中医特色的切入点，建立中医特色的诊疗评价体系是指导中医药临床及科研的关键。

2. 加强中医标准化研究　在中医药防治重大疾病的临床研究中，自国家"八五"攻关研究课题开始，中医已开始注重了标准化的研究，如"中风证候学与临床诊断的研究"是在建立中风证候量化诊断标准的基础上，组织国内多中心协作攻关，使中风证候动态演变规律的研究取得了突破性进展。而从科学技术部"十五"攻关招标指南中也可看出，运用循证医学的研究方法将成为中医药临床研究的重要手段。中医肾病中标的 3 项课题，均是采用多中心、随机化研究进行 IgA 肾病治疗方案的论证，以望通过 IgA 肾病的攻关研究，确定具有中医特色的 IgA 肾病标准化诊断、治疗方案，并进行推广。其他肾病的中医诊断标准也应以循证医学的研究方法为指导，按临床流行病学的研究思路确立具体疾病的证型分布规律、演变规律及各证型的常见症状及轻重等级，并且通过前瞻性、多中心、随机化研究建立各种肾脏病公认的中医药治疗方案，并在实践中总结出反映中医药优势的疗效评价体系。

3. 建立中医诊疗标准资料库，指导中医临床及科研　1979 年英国著名流行病学家 Archie Cochrane 首先提出各专业应将所有的随机对照试验结果收集起来进行系统评价，并随着新的试验出现随时更新，为临床治疗提供可靠依据。1993 年正式成立的 Cochrane 协作网是一个国际性的非营利组织，它通过制作、保存、传播和更新医学各领域的系统评价为临床治疗实践和医疗卫生决策提供可靠的科学依据。Cochrane 图书馆建立的系统评价资料库、疗效评价资料库、临床对照试验资料库、系统评价方法学数据库已成为许多发达国家卫生决策的参考依据，影响着这些国家的医疗实践、科学研究、医学教育和医疗保险。1999 年在我国华西医科大学建立了中国的 Cochrane 中心数据库，可见循证医学及循证医学资料库已成为医学研究的重要依据。

在中医药肾病临床及科研中运用循证医学是中医发展的必然。建立中医特色的中医诊断、疗效、治疗方案评价体系的资料库，以及不断对资料库进行补充和再评价，使中医肾病的临床及科研具有最新的参照标准，将会使中医临床研究具有更高的起点。

[中国中西医结合肾病杂志，2003，4（2）：113]

第七节　1986年首先报道了经皮穴位中药透入治疗尿毒症新疗法

1986年我从硝酸甘油贴膜治疗心绞痛想到能否用中药打粉外敷双肾区经皮透入治疗肾萎缩、尿毒症，同时，南京军区总医院药剂科在研究增加经皮透入吸收的桂氮酮（Azone），双方一拍即合，合作用中药肾衰外敷方＋桂氮酮经肾俞穴、神阙穴外敷治疗尿毒症，经临床使用证明确实有一定疗效。1989年11月我们在《中医杂志》上发表了这篇论文引起了很大的反响，咨询信件达上百封还有无数电话，这也为后期的各类中药外敷治疗肾衰竭开了先河。此后我加入了全国中医外敷学会，并就一些疑问请教多位药学专家，如中药制剂需要具备什么条件？粉末极细到多少能经皮透入？皮肤助渗剂除桂氮酮外还有没有更好的助渗剂，或用助渗仪器帮助中药经皮透入？利用何种药代动力学方法能测出中药经皮能否透入？透入在血液中还是在肾脏局部？中药经肾俞等穴位刺激经络作用于肾，机理如何进一步解释？尽管我临床仍在做中药外敷，全国中医肾病领域也都在做，但我更关注外敷药物、方法，特别是作用机理，更希望能有突破，这样才能进一步提高疗效！

肾衰药方外敷穴位治疗8例尿毒症报告

肾衰药方外敷穴位治疗尿毒症是全国著名肾病专家邹云翔教授传授的宝贵验方及方法，经临床初步验证，效果较好。现介绍如下。

（一）临床资料

本组8例尿毒症患者，均为慢性肾炎尿毒症期。其中男性3例，女性5例；年龄27～54岁，平均38.63岁；慢性肾炎病史最短1年半，最长22年，平均10.35年。所有患者在使用肾衰药方外敷治疗前，均曾住院用过中西药正规治疗2个月以上。

（二）治疗方法

将肾衰外敷方药物（主要成分为生附片、川芎、沉香，冰片等），研成120目规格的粉末，用95%乙醇将桂氮酮（Azone）稀释成1.9%的溶液，然后用1.9% Azone

溶液调和肾衰外敷方药末，纱布包裹药末外敷于双侧肾俞及关元穴位，以后每日用1.9% Azone溶液湿润药末，隔3日换1次药,4次为1个疗程，一般使用2～4个疗程。

（三）治疗结果

按全国中医治疗慢性肾功能衰竭统一疗效评定标准统计，本组病例治疗后获近期显效4例、有效3例、无效1例。肾功能各项指标明显好转，治疗前血尿素氮（63.38±11.19）mg%（$\bar{x}\pm s$，下同），治疗后下降为（42.75±7.5）mg%；血肌酐治疗前（7.3±1.5）mg%，治疗后下降为（5.91±1.97）mg%；内生肌酐清除率治疗前（10.99±1.32）mL/min，治疗后提高到（19.66±4.5）mL/min；24h尿量治疗前（968.24±364.12）mL，治疗后增加到（1244.36±291.13）mL。所有患者在敷药期间腰痛症状明显减轻或消失。

（四）讨论

慢性肾炎进入尿毒症期患者，由于体内代谢产物潴留，水电解质及酸碱平衡失调，出现脾肾衰败、湿浊内阻、上逆犯胃的证候，辨证论治往往主要针对患者恶心、呕吐症状，用保胃气汤剂内服；因为患者正气亏虚、脾肾衰败，中药灌肠也只好短暂使用，所以对肾衰本质的治疗，缺少方法。如果在辨证论治的基础上，加用肾衰药方外敷穴位，这对治疗肾衰本质无疑是多了一条内病外治的途径。正如清代吴师机谓："外治之理，即内治之理……所异者法耳。"实践证明，本方法是临床治疗慢性肾功能衰竭的一种安全有效、价廉简便的辅助方法。

外治药物加用皮肤渗透促进剂在穴位上敷药可以增加药效。Azone为无色、无嗅、无味、几乎无毒的油状液体，对皮肤和黏膜没有刺激性，一般在1%～5%浓度时就能极大地增强皮肤渗透药物的作用。基于Azone的以上特性，有可能发展成为一种较为理想的加强中药皮肤渗透的促进剂。本组8例尿毒症患者经用肾衰药方外敷穴位后，腰痛症状明显减轻或消失，血尿素氮和血肌酐含量有所下降，内生肌酐清除率提高，尿量增多，证明外敷药方确实有一定的治疗效果。推测其作用机理：一方面可能是药物通过刺激足太阳膀胱经和任脉的肾俞、关元穴位，从经络间接作用于肾；另一方面可能是药物通过肾区皮肤透入，直接作用于肾。即具有经穴位及经皮肤吸收的双重作用，从而达到温肾和络、利尿泄浊的治疗作用。

外敷肾衰药方应注意下列事项：①为了保证药物的透入，中药研粉规格要求在100目上；②若外敷部位出现水泡或严重过敏时，应对症处理，间歇几日后再用；

③尽可能保持药末湿润，这对有效成分的透入有一定帮助。

[中医杂志，1989，(11)：42]

第八节　1987年最先系统介绍运用虫类药治疗慢性肾脏病的经验

我在1978年进入邹氏肾病团队进行中医中药治疗肾脏病研究后，受南通中医院朱良春国医大师用虫类药治疗顽痹的影响，想到类风湿性关节炎、风湿性关节炎、强直性脊柱炎都可以引起继发性肾脏病而出现尿蛋白，于是系统整理了虫类药治疗水肿、腰痛、关节痛、月经痛等古代及近代文献，在临床上治疗肾脏病有目的选用：①蟋蟀和蝼蛄，“性通利，治小便闭”，有较好的利尿作用；②蝉衣和僵蚕，祛风利咽散结、消尿蛋白；③地龙和乌梢蛇，祛肾脏之风、通肾脉之络，治风火湿毒内扰于肾；④全蝎和蜈蚣，祛风解毒、开瘀通络，主治顽固肾病、气血毒瘀凝滞之症；⑤水蛭和地鳖虫，破血瘀、散积聚、通经脉、利水道，治气分无效之顽固的瘀血水肿。自1987年我发表关于虫类药在治疗肾小球疾病中的应用的论文于《中医杂志》至今已有34年，尽管我在临床仍持续使用，但更多的是思考。对目前常见的膜性肾病顽固性尿蛋白，我将3种虫类药合用；对慢性肾衰竭加用水蛭等，在临床上提高了治疗效果。但总有些疑问在脑中回旋：虫类药大多含动物蛋白质，有效成分是否也含其中？久煎是否会降低效果？还是打粉装胶囊服用？结合功效与病症，如何合理选用虫类药？多种虫类药如何配伍？虫类药治疗慢性肾脏病有效，但最佳的量效关系是多少？这都有待进一步研究。

10种虫类药在治疗肾小球疾病中的应用

为了提高中医药治疗肾小球疾病的疗效，近年来，我们有目的地选择了虫类药治疗病理诊断明确的系膜增生性肾炎、IgA肾病、膜增殖性肾炎等，取得较好效果。现简要介绍治疗肾小球疾病常用的10种虫类药。

（一）蟋蟀和蝼蛄

蟋蟀，性辛咸温，“性通利，治小便闭”（《本草纲目拾遗》），本品利尿消肿作用较好，对慢性肾炎、肾功能不全之尿少及膀胱麻痹之尿闭均有一定的作用。蝼蛄，咸寒，“治恶疮、水肿、头面肿”（《日华子本草》），并能“清利膀胱湿热”（《玉楸药解》），具有利水通便之功。吴氏认为，蟋蟀的利尿机制是由于碱性氨盐经吸收以后，在体内分解，游离出氨基，此物质再经肝脏的作用变成尿素，由肾脏排泄时在肾小管内形成“渗透性之利尿”作用。

我们于 1982 年至 1985 年用蟋蟀、蝼蛄粉治疗 15 例肾病综合征住院患者，其中原发性肾小球肾病 6 例，慢性肾炎肾病型 9 例。蟋蟀、蝼蛄粉各 1.5 ～ 2.0g，每日 2 次，7 日为 1 个疗程，一般服 2 ～ 3 个疗程。治疗前后记录 24h 出入量、称体重、测腹围。15 例患者治疗前 24h 尿量（780 ± 209.11）mL（$\bar{x} \pm s$，下同），治疗后第 3、7、14 天尿量分别为（1125 ± 303.29）mL、（1290.17 ± 291.13）mL、（1491.67 ± 172.98）mL，治疗前后对比，差异均有非常显著性意义（$P < 0.01$）。提示蟋蟀粉和蝼蛄粉均有较好的利尿作用。多数患者在服药后 7 ～ 12h 尿量逐渐增多，3 ～ 7 天时利尿作用显著。一般如服用 14 天以上仍无作用，大多是原发病未控制，或血浆蛋白过低，应结合辨证论治控制原发病，调理整体功能。

【病案】王某，男，19 岁，1982 年 11 月 8 日就诊收住入院。自诉颜面、下肢浮肿 8 个月，全身浮肿 1 个月。1982 年 3 月发现颜面、下肢浮肿，尿常规示蛋白（++），红细胞（+），颗粒管型（+），住院诊断为肾病综合征，用激素、利尿药等治疗 20 余天，浮肿明显消退；转某院激素减量加中药治疗 3 个月，浮肿全消，尿蛋白（+ ～ ±）。10 月 5 日患急性肠炎，经治疗后腹泻止，但浮肿又起。查尿蛋白（++），24h 尿蛋白定量 8.1g，血红蛋白 6.55g%，红细胞 $233 \times 10^4/mm^3$，血尿素氮 34mg%，肌酐 1.4mg%，尿 C3 ＞ 8.9mg%，尿溶菌酶＞ 11.36μg/mL，白蛋白 / 球蛋白为 1.6/2.015。胸透示：双侧膈肌位置升高至第八后肋水平。腹围 84cm，移动性浊音阳性，体重 66kg，24h 尿量 850mL。诊见面色晄白，全身浮肿，胸闷气短，腹胀如鼓，神疲乏力，形寒怕冷，口淡乏味，小便短少，大便偏稀，舌淡苔薄、脉细弱。西医诊断为慢性肾炎肾病型。中医辨证属脾肾阳虚、水湿泛滥证，治拟健脾益肾、温阳利水。处方：真武汤合肾炎合剂（主要成分为雷公藤、鸡血藤、甘草），每日 1 剂；蟋蟀、蝼蛄粉各 2g，每日 2 次。服药后尿量逐渐增多，第 1 天 24h 尿量 1400mL，第 3 天 24h 尿量 1500mL，腹围 82cm，第 20 天 24h 尿量 1600mL，腹围 64cm，体重 64kg，患者腹水消退，颜面、下肢水肿明显减轻，但血浆蛋白仍较低。后续治疗中曾输全血 200mL、血浆 200mL。住院 131 天，单纯用中药治疗，服蟋蟀、蝼蛄粉 88 天，在 3 次服药间歇过程中都发现尿量比服用蟋蟀、蝼蛄粉时减少。出院时全身浮肿完全消退，体重 51.5kg，24h 尿量 1300 ～ 1500mL，尿蛋白（++ ～ +），24h 尿蛋白定量 1.4g，血红蛋白 11.1g，红细胞 $388\times10^4/mm^3$，肾功能恢复正常。

（二）蝉衣和僵蚕

蝉衣，甘咸凉，散风热，宣肺，定痉。据药理研究，蝉衣有抗组织胺、抗过敏、消除蛋白尿作用。僵蚕，辛咸平，祛风解痉，化痰散结。《本草图解》记载白僵蚕治“咽喉肿疝及喉痹，下咽立效”。蝉衣与僵蚕配伍，适用于急性和慢性肾小球肾炎兼有急性或慢性扁桃体炎、咽炎的患者，既能有效的治疗急性或慢性扁桃体炎、咽炎，又有降蛋白尿的功效。

【病案】周某某，女，43 岁，1985 年 9 月 10 日就诊。自诉发现肾炎半年余，在某院诊断为慢性肾炎普通型，用肾炎四味片等治疗效果不显，尿蛋白仍波动在（++ ～ +）之间，给予强的松治疗 3 天，患者因惧怕不良反应而自行停服，来本院专科门诊要求服中药。诊见面色少华，容易感冒，咽痛反复发作，口干，腰痿胫软，下肢轻度浮肿，舌红苔薄、脉细。查体见咽充血，扁桃体 I 度肿大，咽后壁淋巴滤泡增生。尿常规示蛋白、红细胞少许，白细胞 0 ～ 3 个，24h 尿蛋白定量＞ 1.24g。证属肺肾气阴两虚，治拟养肺利咽，益肾行水。处方：蝉衣、僵蚕、防风、防己、麦冬、车前子各 10g，桔梗 6g，生甘草 5g，玄参、半枝莲各 15g，生黄芪 20g，白茅根 30g。加减治疗 4 个月，咽痛、腰痿、浮肿等症息除，尿常规检查蛋白多次阴性，24h 尿蛋白定量 0.26g。

（三）地龙和乌梢蛇

地龙，咸寒，清热，平肝，止喘，通络。《本草经疏》载蚯蚓“咸主下走，利小便，故治大腹黄疸”，药理研究认为蚯蚓有缓解支气管痉挛、降压、抗组织胺的作用。乌梢蛇，甘咸平，祛风湿，通经络，主治“肾藏之风”（《本经逢原》）。据报道蛇制剂有抗炎作用，有资料证明其抗炎作用与其刺激神经 – 垂体 – 肾上腺皮质系统功能有关，同时证明蛇制剂能增强网状内皮系统吞噬功能及促进物质代谢同化过程。适用于风火湿毒浸淫腠理、内伤于肾证的紫癜性肾炎、狼疮性肾炎以及阴虚阳亢、内风扰肾证的急、慢性肾小球肾炎。对久治少效的蛋白尿，亦可将这两味药加入辨证方中使用。

【病案】范某，男，18岁，1983年9月13日就诊。自诉大腿内侧反复出现紫癜11个月，尿常规异常9个月。1983年5月住某院诊断为过敏性紫癜（混合型），肾组织活检诊为IgA肾病，经中西医结合治疗60天，出院时尿蛋白（+），红细胞（高倍视野）1～3/HPF。9月2日因下肢皮肤外伤引起感染，大腿内侧又出现紫癜，来本院专科门诊求医。诊见面色少华，大腿内侧散在紫癜，颜色鲜红、暗红迭现，肘膝关节肿痛，胃脘不适，腰部刺痛，舌偏红苔薄，脉细。尿常规示蛋白（++），红细胞（++），血小板 $8\times10^4/mm^3$，凝血酶原时间11s（对照15s），24h尿蛋白定量>1.64g。证属风毒扰肾，瘀血内阻，络脉损伤，治拟益肾祛风和络。处方：独活6g，桑寄生、杜仲、乌梢蛇、地龙、紫珠草各15g，牛膝炭、路路通各12g，丹皮、赤芍、红花各10g，白茅根30g。加减治疗3.5个月，紫癜消失，关节、胃亦无不适，尿蛋白稳定在（+～±），尿红细胞消失，血小板上升到 $10\times10^4/mm^3$。巩固治疗1年余，尿常规多次复查正常，恢复工作。

（四）全蝎和蜈蚣

全蝎，辛平，有小毒，祛风，止痉，通络，解毒。蜈蚣，微温，有小毒，祛风，定惊，开瘀，解毒。张锡纯认为蜈蚣走窜之力最速，内而脏腑，外而经络，凡气血凝聚之处皆能开之。全蝎、蜈蚣逐瘀作用显著，适用于慢性肾小球肾炎血瘀证，或无血瘀症的难治性肾病，常配伍补气药以增强活血化瘀作用，配伍养阴药以防止久服全蝎、蜈蚣辛燥伤阴。

【病案】陈某，男，53岁，1984年11月25日就诊。自诉反复浮肿、乏力1年半，加重半月。11月初住某医学院附院检查，尿常规示蛋白（+～++）、红细胞（+）、颗粒管型（+）；尿红细胞位相示畸形红细胞19500个/mL；圆盘电泳示中分子白蛋白（++），尿FDP 25.6μg/mL，24h尿蛋白定量4.2g，血尿素氮28mg%，肌酐1.9mg%，白蛋白/球蛋白为1.67/2.62，血C3为1.28mg/mL，C4为0.25IU/mL，C5为40IU/mL。查肾图示左肾排泄尚正常，右肾排泄明显延缓；肾组织活检示免疫荧光IgG（+++），IgM（+），基底膜线粒状沉积，光镜符合膜增殖性肾小球肾炎。患者曾用过激素、环磷酰胺治疗效果不好。诊见面色萎黄，倦怠无力，纳食欠佳，口干且黏，腰膝痿软，下肢轻度浮肿，舌暗红、苔白厚腻，脉细弦。证属脾肾两虚、湿瘀交阻，治拟健脾益肾、化湿行瘀。处方：生黄芪40g，茯苓皮、益母草各30g，苍术10g，白蔻仁6g，杜仲、生薏苡仁、怀牛膝各15g，车前子20g，蜈蚣2条，全蝎5g。加减治疗3个月，自觉症状明显好转，浮肿消退，尿蛋白（++～+），红细胞、管型消失，24h尿蛋白定量1.32g，血尿素氮16mg%，肌酐1.5mg%。持续在门诊服中药1年余，蜈蚣2条、全蝎3克始终作为主药。1985年夏季后尿蛋白控制在（±～+），肾功能多次复查正常。

（五）水蛭和地鳖虫

水蛭，微寒咸腥，破血瘀，散积聚，通经脉，利水道。《神农本草经百种录》曰："水蛭最喜食人之血，而性又迟缓善入，迟缓则生血不伤，善入则坚积易破，借其力以攻积久之滞，自有利而无害也。"张锡纯谓水蛭"破瘀血而不伤新血，专入血分而不伤气分"。据现代药理研究，水蛭主要含有蛋白质、抗凝血物质（水蛭素）及扩张毛细血管的组织胺物质。地鳖虫，咸寒，逐瘀，破积，通络，理伤，"善化瘀血，最补损伤"（《长沙药解》），治"水肿、败毒"。水肿，乃由久病瘀血内阻所致，在辨证的基础上经常运用活血化瘀法，甚则运用破血通经方大黄䗪虫丸（《本草从新》）。邹氏经验，对于从气分治疗无效的，可从血分论治，甚则运用破血通经方大黄䗪虫丸。本院（江苏省中医院）于1985年5月至1986年10月以水蛭粉为主随机治疗慢性肾小球肾炎32例，其中住院治疗11例，门诊治疗21例；男15例，女17例；年龄最小15岁，最大51岁；病程最短4个月，最长13年。其中慢性肾炎普通型14例，高血压型7例，肾病综合征Ⅰ型4例，Ⅱ型7例。32例均为在本院肾病专科用辨证方系统治疗1个月以上效果不明显者。在原治方药基础上，再加用水蛭粉，用量每次1.5～2g，每日2次，15天为1个疗程，一般服3个疗程。按1986年第二次全国中医肾病专题学术讨论会通过的方案判断疗效，32例患者经治疗45天后，完全缓解4例，基本缓解7例，有效15例，无效6例，总有效率为81.3%，治疗前24h尿蛋白定量平均为3.42g，治疗后平均为1.64g，治疗前后差值为（1.78±0.33）g（均差值±标准误），差异有非常显著性意义（$P<0.01$）。水蛭粉还有明显利尿作用，18例伴有水肿者，治疗后8例水肿完全消退，7例减轻，3例无效。其利尿、消蛋白尿作用一般在加用水蛭粉后7～30天最明显，如服用45天后仍无效，可加大剂量或停服。我们用水蛭粉最大量为每日6g，最长时间为每日3g持续7个月。所有患者服用水蛭粉后均未出现不良反应，治疗前后观察了凝血酶原时间、出血和凝血时间、血小板变化均无明显差异。

我们认为水蛭粉之所以能利尿、消蛋白尿，可能与水蛭的蛋白质成分、水蛭素、组织胺样物质等具有抑制血小板积聚、激活血中纤溶系统、改善微循环、增加肾的血流量等作用有关。

【病案】许某某，男，32岁，1986年2月25日就诊。自诉腰痛、蛋白尿1年半。1985年初在当地医院用中药、肾炎四味片治疗半年余，效果不明显，尿蛋白持续在（++～+++）之间。1986年1月住某院肾活检，诊断为系膜增殖性肾炎（非IgA型），24h尿蛋白定量2.68g，用雷公藤、潘生丁等治疗40天，出院时24h尿蛋白定量仍是2.68g，定性（++～+++），遂来本院专科门诊就诊。诊见头晕乏力，口干，消瘦，时有遗精，舌偏红有瘀点，脉细。证属脾肾气阴两虚兼有瘀血，治拟益气健脾，养阴固肾，活血化瘀。处方：生黄芪、桑寄生各30g，怀山药、生薏苡仁、怀牛膝、芡实、金樱子、地龙各15g，车前子、枸杞子各12g，全蝎5g，大枣5枚。水煎服，每日2剂。水蛭粉2g，每日2次。嘱每月来院复诊1次。服药2个月后，24h尿蛋白定量0.42g。半年后随访，尿蛋白稳定在最低水平。

（六）使用虫类药的注意事项

使用虫类药应以辨证论治为原则，掌握各种虫类药特性，既要注意充分发挥其专长，又需与其他药物密切配伍，减少不良作用，提高疗效。因虫类药含蛋白质较多，煎煮或炙焙后有效成分易被破坏，服用时研成粉末吞服较为适宜，如装入空心胶囊中服用，可减少气味，且易于被患者接受。有些有毒性作用的虫类药粉，还可用蜂蜜调服起解毒作用。

［中医杂志，1987，（9）：31］

第九节　1988年首次在中医药领域探索中药抗氧自由基的作用并出版专著

自由基生物学是发展十分迅速的新学科。20世纪80年代中期，一氧化氮的生理作用与病理生理学作用的新发现不仅扩充了自由基生物学的内容，而且把这门学科的进展推向前所未有的新高度。1989 年我在日本北里大学医学部研修时，医学部中心实验室刚刚购进日本电子制型 JES-REIY（ESR）和 CLA 化学发光仪，在和分管主持该项研究工作的中村国衛助理教授交流学习时，我想到用这两台最新仪器来研究中药的抗氧化能力和清除氧自由基作用机理。我随即向导师酒井纠教授提出申请，在临床研究之余，跟中村助理教授一起研究自由基。当时中药不能直接邮寄日本，我先从国内邮寄了各种茶（绿茶、红茶等 5 种茶），用 CLA 法、ESR 法、H_2O_2 法组合分析对比了在试管内 SOD 样活性成分及清除自由基作用强度，经 ESR 法测定证明各种茶提取物的清除自由基活性非常强烈，中村国衛助理教授也非常震惊和高兴。随后我夫人到日本带了不少治疗肾脏病的中药，我又对其进行了 SOD 样活性及抗氧化作用和机理研究。1990 年我在日本《磁気共鸣与医学》杂志发表了《抗癌，防老衰，腎疾病治療用漢方薬抽出物の持つ活性酸素消去能の ESR による解析》，1993 年在国内出版了首本《自由基与中医中药》专著，中村国衛助理教授为此书写了序，并到中国和我一起举办了首届全国性的自由基与中医中药学习班。我们还成功申报省级课题，获得了“省科技进步四等奖”和化学发光试剂盒专利。2002 年我又受邀承担了中国科学院方允中、郑荣梁教授主编的国家自然科学基金研究专著《自由基生物学的理论与应用》中第 25 章“自由基与中医中药”的编写。

一、中医药与自由基研究最新进展

关于自由基的研究是 20 世纪 80 年代医学领域非常热门的新学科。当今由于西药有效性的局限、不良作用等问题，天然的中药更是引起了研究者们的重视，我国在单味及复方中药抑制及清除自由基产生的作用，以及中医证型与自由基关系方面的研究，也取得了一定的进展，现综述主要研究结果如下。

（一）中药与抗氧化

1. 单味药抗衰老方面

（1）人参：近年来大家对其作用原理进行了多方面的研究。冯立明等以人血红细胞为对象，与外源性氧自由基作用，同时加人参提取物，结果发现人参提取物具有 SOD 相似的功能，对超氧阴离子有清除作用，并且能发挥-OH清除剂作用。张斌等观察了人参总皂苷和竹节参总皂苷对-OH的清除作用及抗脂质过氧化作用，得出了与冯氏相同的结果，并发现两种药的总皂苷比已知的-OH清除剂苯甲酸钠作用强。

（2）白首乌：郭氏等用小鼠吸臭氧后形成自由基损伤模型，发现白首乌能使损伤小鼠的脏器过氧化脂质（LPO）含量下降，血 SOD 活性接近正常水平，证明白首乌有抗自由基损伤功能，是一种有前途的延缓衰老的药物。石氏认为白首乌水提液对大鼠肝匀浆（体外）生成 LPO 有抑制作用，能延长鹌鹑存活时间，降低其血浆 LPO，并使老年肾虚患者血浆 LPO 降低。张氏发现白首乌粗甾苷能有效地抑制丙二醛（MDA）生成，可使心脏组织细胞，肝细胞免受或少受脂质过氧化反应，认为该药是通过清除O_2^-途径，抑制脂质过氧化反应。

（3）刺梨：吴立等经家蝇动物实验，表明提取出的刺梨超氧化物歧化酶能提高脑 SOD 活性，延长其半数存活期。进一步临床资料发现能显著的降低老年人血浆 LPO 水平，明显提高红细胞 SOD 活性，使 SOD/LPO 比值增大。钟氏等认为刺梨能使体内脂质过氧化速率降低，抗氧化能力增强，有利于对氧自由基的清除，防止其损害作用。

（4）淫羊藿：刘氏等通过造成亚急性衰老小鼠模型，并喂服从淫羊藿中提取的淫羊藿黄酮，发现其能明显提高模型小鼠肝脏的总 SOD 的活性，减少 LPO 和心、肝等组织的脂褐素形成。认为其通过提高 SOD 酶活性，消除了自由基，保护细胞免遭O_2^-损害，从而可延缓器官和整个机体的衰老。

（5）五味子：有人报道五味子素粗结晶和五味子乙素均能提高肝、脑组织的抗氧化能力，并通过观察北五味子醇溶性部分对小鼠肝组织自发产生和由臭氧诱发的脂类过氧化反应的影响，发现其能明显抑制臭氧引起的肝组织脂类过氧化作用，认为北五味子醇溶液可能通过阻断自由基作用，减少脂类过氧化反应而发挥其抗氧化作用以强壮机体。刘中申等报道软枣猕猴桃有对抗小鼠肝脂质过氧化和提高雄性小鼠肝 SOD 活性的作用，显著延长果蝇的平均寿命，另有人认为该药在体内被吸收后，加强了 SOD 的作用，从而有效地参与了体内抗自由基的过程。郭氏等报道，补益强壮药中补气、滋阴药对大鼠肝、骨、脑匀浆抗脂质过氧化有非常显著作用的有：白术（肝、肾、脑）、黄芪（肾、脑）、茯苓（肾）、黄精和麦冬（脑），除天冬外对心肌匀浆均有非常显著的抗脂质过氧化作用；补肾药补骨脂、菟丝子、枸杞子、五加皮等对大鼠肝、肾、心、脑匀浆脂质过氧化反应均有非常显著的抑制作用。

2. 复方抗衰老方面　近期研究发现，抗衰老方药固真方及葆贞方能使老年大鼠的脑、心、肝 SOD 活性升高，LPO 降低，两方作用可能包括提高 SOD 等酶活性，以对抗自由基的损害，从而减少脂类过氧化作用，减少 LPO。“春回”胶囊能使老龄大鼠的心、肾、肝与睾丸等组织中LPO水平下降，肝细胞器各部分脂类过氧化率降低，并能提高脏器组织中SOD活性，从而证明该方具有一定的延缓衰老功效。清宫寿桃丸水提液对鼠肝匀浆LPO生成具有很明显的抑制作用，对O_2^-具有很强的清除作用，并具有不同程度清除-OH的作用，认为该方中含有抗氧化物质成分，对延缓组织细胞膜老化有效，进一步的临床研究显示了相同的结果。

另外，毛腾敏等报道，复方“气血通”具有抗LPO的细胞保护作用，认为可能与清除氧自由基、拮抗LPO和/或增强机体内抗LPO防御系统的活性有关。另有人发现，绞股蓝复方能延长家蝇寿命，使家蝇脑内SOD活性显著升高，丙二醛含量显著下降。我们运用ESR法、CLA法、H_2O_2法组合测定了国内常用的6种抗衰老方药的消去活性氧能力，结果证明中药中抗衰老的复方及单味药物均有强力的消去活性氧能力，IC_{50}值（mg/mL）依次为：青春宝0.03、延年益寿丸0.44、延年益寿丹0.76、活力源0.80、西洋参0.90、冬虫夏草1.6，并证明以上抗衰老中药在试管内消去活性氧能力主要以非酶类消除自由基的化学活性为主体。

3. 心脏疾病治疗方面　赵氏等观察了SOD及川芎嗪对家兔心肌缺血再灌注损伤的影响，发现SOD及川芎嗪均有保护缺血心肌免受再灌注损伤的效应，抑制再灌注心肌LPO的形成。石琳等认为川芎嗪抑制AS（主动脉硬化）病变形成机理，可能与其抗氧自由基、减少LPO形成及减轻或阻断LPO对血管内皮细胞损伤有关。有人报道，复方加味生脉液能显著降低心肌LPO含量，认为该方对心肌缺氧和缺氧再灌注所致心肌损伤具有保护作用。有学者用复制乳鼠心肌细胞钙反常模型，并通过测定细胞内LPO含量的变化，发现丹皮酚对心肌细胞LPO的产生有抑制作用，认为丹皮酚具有抗氧化作用，且对钙反常心肌细胞更为敏感。另外，用于治疗冠心病的气血注射液，有抗脂质过氧化作用，并提高细胞内GSH-Px活性，认为气血注射液含有抗氧化成分，其抗脂质过氧化作用可能是其重要的作用机理之一。李应东等发现中药扩冠冲剂能提高冠心病心绞痛患者红细胞GSH-Px活性。另据报道治疗冠心病的月见草油有明显抑制脂质过氧化及增强血中过氧化氢酶活性的作用。

4. 肾脏疾病治疗方面　沈氏通过测定丹参对缺血—再灌注肾皮质LPO含量影响，发现丹参能显著减少缺血—再灌注兔肾皮质内LPO的含量并能减轻肾皮质超微结构的损害，认为丹参的抗氧化作用是保护缺血肾的重要机制之一。邹燕勤等运用保肾丸结合辨证治疗慢性肾炎，在取得临床疗效的同时，发现患者血清LPO水平明显下降，认为保肾丸等中药有一定的抗脂质过氧化作用。我们研究观察了肾炎合剂及柴苓汤对氧化应激状态肾病综合征大鼠尿蛋白排泄的抑制效果，以及与活性氧相关联指标的影响，发现两方不仅能降低尿蛋白、血胆固醇，改善病理形态变化，还能提高血浆 SOD 活性及降低红细胞中O_2^-的含量。进一步研究发现治疗肾脏病的中药大黄、雷公藤、肾炎合剂、肾炎四味片、水蛭、保肾丸中，以肾炎合剂消去活性氧能力最高（IC_{50} 值 0.059mg/mL），水蛭为最低（IC_{50} 值 10mg/mL 以上），尽管 ESR 法、CLA 法均提示水蛭的消去活性氧能力很低，但 H_2O_2 法的测定提示水蛭中可能含有 SOD 样酶活性物质，这是个很有意义的发现。

5. 血液病治疗方面　张颖等用溶血性贫血大鼠模型，通过灌服白首乌总苷水溶液发现治疗组动物血清 LPO 测定值接近正常组，与损伤组之间有显著性差异。另有报道显示，何首乌通过降低老龄大鼠血浆 LPO 水平，改善血浆黏度、全血度、全血还原黏度及血沉等血液流变学指标，从而降低了血液的黏滞度。活血化瘀药益母草能改善微循环及降低血小板聚集，有实验证明，大鼠喂服益母草后，其红细胞的 SOD 含量有明显提高，认为此作用是益母草治疗某些疾病的机制之一。潘氏在体外使正常人及溶血性贫血患者红细胞氧化，同时加入阿魏酸钠，发现阿魏酸钠可减少 H_2O_2 及O_2^-引起的脂质过氧化反应，有抗-OH及 MDA 的溶血作用，进一步发现其有直接抗 H_2O_2 作用，认为与膜磷脂酰乙醇胺结合可能是其保护膜脂质不受氧化损害的原因之一。金永娟等应用激光衍射法观测氧自由基对红细胞变形性的损伤及一些中药的保护作用，发现川芎嗪和 764-3 有保护红细胞，减轻氧自由基损伤的作用。

6. 其他方面　周敏等实验表明，生脉液、加减生脉液与自由基清除剂 VitE 类似，对氰化钾（KCN）脑缺血所致脑 MDA 含量增高具有降低作用，具有调整老龄鼠细胞内自身抗自由基酶系统的平衡，增强清除自由基能力，认为对某些脑血流减少的脑缺血性疾病可改善脑供血而缓解症状。董氏报道三七可使大鼠血流中 LPO 及脑组织的 LPO 量显著减少，并能显著提高大鼠脑组织中的 SOD 活性，提示三七可能在保护脑组织方面起一定作用。马桶花对四氯化碳所致肝损伤有较好的保护作用，在对其进一步研究中发现，马桶花可以减少自由基对膜脂质蛋白的氧化作用，可与-OH直接反应，是一个较好的自由基清除剂。古方“右归丸”经药理实验证明能抑制四氯化碳所致小鼠血清谷丙转氨酶（SGPT）和肝脏 LPO 的升高。舒氏等发现金匮肾气能增大氢化可的松所致肾阳虚小白鼠胸腺，并明显降低其脑、肾上腺匀浆 LPO 的含量，认为金匮肾气丸具有抗氧化作用，可用于治疗多种老年病。另外，王氏报道红景天素能有效地防止大鼠急进高原后所引起的红细胞和组织中 SOD 含量的降低，且随着海拔的升高，此种效应表现更加明显。其作用机理可能在于本品重新调整了机体在低氧环境下的有氧代谢过程，加强了细胞供能，减少了自由基的生成，从而使 SOD 的消耗相应降低。孙国强等研究结果表明，小儿外感高热时 SOD 值低于正常，经以清热透表、泄热解毒为主的中药小儿热速清口服液（主要成分为黄芩、金银花、生大黄等）治疗后，SOD 值能迅速回升并恢复正常，认为中药治疗后 SOD 活性升高是该药能迅速退热消炎的机理之一。

（二）证与自由基的研究

罗陆一等测试了慢性肾炎肾气虚证患者红细胞 SOD 活性，发现其水平明显降低，认为肾气虚证和 SOD 活性下降有关。陈氏等对 66 例肾虚证患者进行了外周红细胞 SOD 活性定量测定，得出同样的结果，并发现 SOD 活性与阴虚或阳虚分型关系不大，而与病情的轻重有关，有兼夹证的比无兼夹证的 SOD 活性低，其中夹瘀证降低更为明显。张氏等对中医肾虚的增龄变化规律，老年肾虚与血浆 LPO、高密度脂蛋白胆固醇及其亚组分水平变化的关系进行了探讨，发现健康老年人男性肾虚组与非肾虚组比较，血浆 LPO、TC 水平明显增高，女性肾虚组亦有增高趋势，认为血浆 LPO、HDL-C 及其亚组分水平变化可能是肾气充盈与否的重要内在物制基础之一，可作为老年肾虚临床辨证的客观参考指标。顾文聪等以血浆 LPO 等为指标，探索阴虚火旺证的本质，发现更年期综合征患者血浆 LPO 含量高于阴虚火旺证不明显患者，而阴虚火旺证不明显患者血浆 LPO 含量与正常人比较无明显差异，推测更年期综合征患者 LPO 含量增高与阴虚火旺证有一定联系，认为阴虚火旺症候群的病理生理学基础可能包括自由基反应的增强。将自由基理论运用到对中医证型的研究，为进一步从微观水平研究中医理论提供了一个新方法，为临床诊断及疗效观察提供了一项新指标。

［南京中医学院学报，1992，8（1）：57］

二、自由基与肾脏疾病

肾是人体的重要器官，不仅可将体内的代谢废物排出体外，而且对调节体内水与电解质和维持血液的酸碱平衡都有很重要的作用。此外，肾还具有内分泌作用，可分泌重要的激素，如肾素、促红细胞生成素、前列腺素、1,25- 二羟胆钙化醇，参与调节血压、红细胞的生成和钙的吸收。其病变种类很多，包括炎症、代谢障碍、发育畸形和肿瘤等。在临床上，肾脏疾病占有重要地位，患病人数多，对人健康危害大。目前临床治疗虽已有药物、透析、移植等方法，但也不能尽如人意。进一步寻找低毒、高效的药物仍是国内外有关学者的重要课题。

（一）自由基与肾脏疾病的机理

近几年来，活性氧及自由基在肾炎、肾病综合征、肾功能不全等肾脏疾病中的重要性已逐渐被证实。1984年Paller MS等发现由于缺血导致的急性肾功能不全与活性氧毒性有关，缺血性急性肾功能不全与平常的缺血性组织损害的机理一样，产生超氧阴离子自由基等活性氧，黄嘌呤氧化酶参与了这些活性氧的产生过程，一般认为在近曲小管的浓度最高，接着延续到肾小球、远曲小管下段。超氧化物歧化酶（SOD）也主要存在近曲小管，并证明在这个部位肾内氧消耗最旺盛，本病也主要是损害近曲小管。运用黄嘌呤氧化酶阻断剂别嘌呤醇能够起到防御作用。肾小球肾炎包括多种病理形态，不能一概而论，其中以免疫学的机理为主要病因，可见到免疫复合物的沉着或者在体内的形成，多形核白细胞（PMN）、巨噬细胞等的浸润。

肾小球内的系膜细胞，它的IgGFc受体与免疫复合物一结合就释放出活性氧。另外，免疫复合物沉着的结果可使补体活性化而产生C3a、C5a，特别是后者使得PMN活性化，释放出大量的过氧化氢（H_2O_2）。除了PMN以外，在肾炎的病理过程中产生的肿瘤坏死因子、血小板活化因子等也可活化，释放出H_2O_2。H_2O_2通过白细胞具有的一个盐基性蛋白质髓过氧化物酶与卤素反应，变化成羟基自由基。

这些过程中产生的活性氧对肾脏病变的发病、进展起到什么样的作用呢？

活性氧所致的血管内皮细胞的损害可引起血浆成分从血管内漏出，血液的浓缩、红细胞凝集，造成局部的循环障碍恶化。通过引起嗜中性粒细胞等活性化的Phorbor Myristate（肉豆蔻酸佛波酯）造成肾损害，发现其原因是活性氧所致，进而在马杉肾炎的实验中，观察到活性氧与肾炎的发病密切相关，并且在尿毒症出现的同时，体内自由基产生显著增加，而各种活性氧的清除剂都能减轻肾脏疾病。因此，对用于治疗肾脏疾病具有抗氧化作用的中草药的研究，引起了人们的关注。

（二）中医学对肾脏疾病的认识

中医学认为肾位于腰部，脊柱两旁，“腰者，肾之府”（《素问·脉要精微论》）。其主要生理功能为主藏精和主水。中医学对水液代谢的认识源于《黄帝内经》，认为在正常生理情况下，津液的代谢是通过胃的摄入，脾的运化和转输，肺的宣发和肃降，肾的蒸腾气化，以三焦为通道，输送到全身。其中肾之精气的蒸腾气化，实际上主宰着整个津液代谢，故肾脏对于体内津液的输布和排泄、维持体内津液代谢的平衡，起着极其重要的调节作用。因而《素问·逆调论》称“肾者，水藏，主津液”。如果肾中精气的蒸腾气化失常，则可引起津液代谢障碍而发生尿少、水肿等病理现象。如“肾者，胃之关也，关门不利，故聚水而从其类也。上下溢于皮肤，故为胕肿。胕肿者，聚水而生病也。”（《素问·水热穴论》）

中医学虽无现代医学各种肾脏疾病的名称，但有关肾脏病常见的症状，如水肿、尿血、无尿、多尿等早已见载于各种古代医籍，并按中医学理论，对这些疾病的病因病机进行了一定的总结，积累了丰富的临床经验。如对于常见的肾性水肿，早在《黄帝内经》即对其症状作了详细的描述，并指出了其本在肾。至《金匮要略》对水肿病的脉证及治疗有了较系统的论述。继《黄帝内经》《金匮要略》之后，中医学对水肿病进行了更为详细的观察，注意到了寒冷、潮湿、疟疾、皮肤及其他感染等因素与肾性水肿之间的联系，认为风邪外袭、湿毒浸淫、水湿浸渍、饮食劳倦内伤等均可导致水液停聚，泛滥肌肤，而成水肿。对其治法，《黄帝内经》早已指出“平治于权衡，去菀陈莝……开鬼门，洁净府”等原则。《金匮要略》更明确提出了“腰以下肿，当利小便，腰以上肿，当发汗乃愈”“病水腹大，小便不利，其脉沉绝者，有水，可下之”。近年来，根据《血证论》“瘀血化水，亦发水肿，是血病而兼水也”的理论及现代医学对肾脏疾病认识的发展，应用活血化瘀法治疗水肿取得了一定的疗效。目前氧自由基与肾脏疾病的关系已逐渐明确，进一步研究具有抗氧化作用的中草药对肾脏疾病的影响，将更加丰富中医药治疗肾脏疾病的方法。

（三）中医药对肾脏疾病自由基的影响

1. 缺血—再灌注损伤　缺血—再灌注，肾内氧自由基生成所引发的膜结构脂质过氧化是肾缺血性损害的重要机制之一。实验发现缺血 120min 再灌流 30min 的兔肾皮质超微结构仍有中度缺血性损害，而用中药丹参可减轻这种缺血性损害。进一步通过测定丹参、肌苷和葡萄糖等对缺血—再灌注肾皮质过氧化脂质含量影响的实验，观察丹参的保护作用是否与抗氧化作用有关，以探讨丹参对缺血—再灌注肾的作用机理。

取健康成年家兔，戊巴比妥钠静脉麻醉，经腹切除右肾，取肾皮质组织制成组织匀浆，测定过氧化脂质（LPO）为自身对照。然后将家兔随机分成 3 组，分别由外周静脉注入丹参注射液、肌苷注射液及 10% 葡萄糖液，各组注射量均为 3mL/kg。

注药后 10min，分别用无损伤血管夹钳闭左肾动脉主干及输尿管上段，完全阻断左肾血供 60min，再开放血管夹恢复血流灌注 30min，切下左肾，取肾皮质组织测定过氧化脂质含量。结果发现，丹参组肾皮质 LPO 平均含量（nmol/g，下同），自身对照右肾为（83.77 ± 705），注药后缺血—再灌注左肾含量降至（61.36 ± 5.76），下降幅度为 26.68%，用药前后 LPO 含量差别有非常显著性意义（$P < 0.005$）。肌苷组肾皮质 LPO 平均含量，对照肾为（75.06 ± 5.43），注药缺血—再灌注后 LPO 含量也有减少，为（66.33 ± 4.34），下降幅度较小，用药前后 LPO 含量差别无统计学意义。葡萄糖组肾皮质 LPO 平均含量，对照肾为（70.70 ± 7.26），注药缺血—再灌注后 LPO 含量下降至（67.83 ± 7.09），下降幅度仅为 4.1%，用药前后 LPO 含量无显著差别。丹参组与葡萄糖组比较，用药前后肾皮质 LPO 平均含量之变化，丹参组下降幅度显著大于葡萄糖组（$P < 0.02$）。

丹参能减轻缺血—再灌注兔肾皮质超微结构的损害，实验结果还表明丹参能显著减少缺血—再灌注肾皮质内 LPO 的含量，提示丹参可能具有抑制超氧自由基等对生物膜脂层的超氧化作用，从而减轻缺血—再灌注对肾组织的损害，加快缺血肾组织超微结构的修复，故丹参的抗氧化作用是保护缺血肾的重要机制之一。

2. 肾炎　肾小球肾炎是一种常见病，近年认为肾脏疾病的发生与自由基、脂质过氧化损伤有关。北京中医药大学在家兔实验性膜性肾炎的模型上，观察了膜性肾炎与脂质过氧化损伤的关系，同时采用川芎嗪进行治疗，观察其疗效，以便进一步探讨膜性肾炎的发病机理和有关致病因素，寻找有效的防治药物。

取雄性日本大耳白兔，随机分为 3 组：肾炎组、川芎嗪治疗组和正常对照组。将天然牛血清白蛋白用化学方法制成阳离子化牛血清白蛋白（C-BSA），然后按 Border 方法进行模型复制。结果发现，肾炎组与治疗组在注射 C-BSA 后第 1 周末开始出现蛋白尿，肾炎组的尿蛋白于第 5 周达高峰，而治疗组蛋白尿在整个实验过程中均明显低于肾炎组。肾炎组和治疗组的血清尿素氮和肌酐在第 6、8 周明显高于正常对照组，但治疗组显著低于肾炎组（$P < 0.01$），并可见当血浆尿素氮和肌酐明显升高时尿蛋白反而降低。免疫荧光观察：肾炎组抗兔 IgG 及抗兔 C3 均为阳性，沿肾小球毛细血管壁呈颗粒状沉积，并出现纤维蛋白原球囊内沉积，而治疗组的荧光强度均较肾炎组弱。光镜观察：肾炎组肾小球肿胀，系膜增生，细胞数目增多，毛细管壁均匀一致性增厚，基底膜外侧出现典型的钉状突起，87.5% 的动物有程度不等的新月体形成，以细胞性新月体为主，而治疗组病变较肾炎组轻，仅有 20% 的动物于个别肾小球内形成新月体。电镜观察：肾炎组基底膜上皮下有大量电子致密

物沉积，基底膜明显增厚，上皮细胞足突融合，而治疗组病变较轻，只有散在分布的上皮下电子致密物沉积。并且，肾炎组和治疗组血浆 LPO 含量明显高于正常对照组，并随病程的延长而增加，但治疗组在第 8 周时明显低于肾炎组（$P < 0.01$）。肾炎组 SOD、GSH-Px 活性明显降低，在第 8 周时与治疗组相比有显著性差异（$P < 0.05$）。肾炎组肾组织的 LPO 含量明显升高，与治疗组相比 $P < 0.05$，肾组织的 SOD 和 GSH-Px 活性明显降低，尤以 SOD 活性降低明显，与治疗组相比，$P < 0.05$。

本实验结果提示病变机体的抗氧化能力减弱，不能清除病变过程中的活性氧，导致肾组织细胞的脂质过氧化损伤。中药提取物川芎嗪能够减轻蛋白尿，降低血浆和肾组织的脂质过氧化物浓度，提高肾组织的抗氧化能力，使病变得到改善。

笔者等运用邹云翔教授经验方保肾甲丸（主要成分：党参、黄芪、巴戟天、鹿角片、杜仲、地黄、枸杞子、当归、桃仁、红花、丹参、六月雪等）及保肾乙丸（主要成分：黄芪、党参、太子参、山药、地黄、山茱萸、制首乌、枸杞子、桑寄生、杜仲、怀牛膝、桃仁、红花、泽泻等）结合辨证治疗，在对慢性肾炎患者取得一定疗效的基础上，观察了保肾甲、乙丸对肾炎患者血浆 LPO 及红细胞 SOD 的影响。结果发现，保肾甲、乙丸能明显降低患者血清过氧化脂质含量 [治疗前为（4.44 ± 0.099）μmol/L，治疗后为（3.95 ± 0.14）μmol/L，$P < 0.05$]，并显著升高红细胞 SOD 水平 [治疗前为（4556.26 ± 32.12）U/g，治疗后为（4639.80 ± 89.37）U/g，$P < 0.05$]。从而认为保肾甲、乙丸可能含有增强生物体内防御自由基损害作用的酶类物质，抑制脂质过氧化损害，从而可对肾脏疾病有保护作用。

3. 肾病综合征　青柳一正等通过研究尿毒症患者体内甲基胍（MG）产生的机理认为活性氧的毒性在肾脏疾病中起着重要作用，并报告了中药治疗肾脏疾病的效果与自由基的关系。通过实验确认柴胡皂苷不仅具有抗炎作用，而且柴胡皂苷 -d 还具有强烈的抑制 MG 的产生作用，含有柴胡的小柴胡汤也有抑制 MG 产生的作用。另外，多酯类有效成分之一黄芩苷也有抑制 MG 的作用。并且还报道了柴胡皂苷具有减轻嘌呤霉素氨基核苷（PAN）所致的肾病综合征作用。

中药肾炎合剂及柴苓汤治疗肾病综合征的效果在临床已得到证明，但作用机理尚未明确。笔者等运用 PAN 腹腔注射，造成氧化应激状态的实验性肾病综合征 Wistar 大鼠模型，观察了肾炎合剂及柴苓汤对实验性肾病综合征大鼠尿蛋白排泄的抑制效果，以及对与活性氧相关联指标的影响。结果发现，喂药后 14、20d 肾炎合剂及柴苓汤治疗组 24h 尿蛋白定量和血浆胆固醇含量明显低于对照组，$P < 0.01$。

对照组大鼠在肾病综合征形成后，血浆 SOD 活性明显降低，与肾炎合剂及柴苓汤治疗组血浆 SOD 含量对比，$P < 0.05$。在喂药 14d 时，肾炎合剂及柴苓汤治疗组与病理对照组对比，大鼠红细胞超氧阴离子自由基含量减少，$P < 0.05$。喂药 26d，肾炎合剂及柴苓汤治疗组大鼠肾组织病理改变也明显轻于对照组。从而提示：①肾炎合剂及柴苓汤不仅临床治疗肾病综合征有较好效果，而且在实验中同样有降低肾病综合征大鼠尿蛋白及胆固醇的作用；②肾炎合剂及柴苓汤在试管内经 ESR 法及 CLA 法测定，说明有很高的清除自由基活性，在动物实验中能使肾病综合征大鼠血中 SOD 含量增高，超氧阴离子自由基含量减少；③肾炎合剂及柴苓汤治疗肾病综合征的作用机理，与清除自由基或减轻自由基引起的肾损害有关。

4. 肾功能不全　在用 50% 甘油皮下注射造成急性肾功能不全的动物模型中，用透射电镜（TEM）观察细胞膜线粒体等超微结构改变及肾小球通透性改变，同时用荧光法测定膜损伤产物——脂质过氧化物（LPO）含量的改变，以评价中药川芎防治急性肾功能不全（ARF）的作用，探讨川芎的作用机制。结果发现川芎明显地减轻了 ARF 肾小管超微结构改变，可见线粒体轻度肿胀，数量、分布与排列无明显异常，细胞质皱褶基本保持正常。而 LPO 不仅是氧自由基损伤膜磷脂的产物，更是造成膜磷脂、蛋白质等进一步损伤的反应物，其含量多少是提示组织细胞受损状况的较好指标。检测结果表明，肾皮质与肾间质 24h 测定与 72h 测定，川芎防治组 LPO 含量均明显低于其相应的病理对照组（$P < 0.05$）。说明川芎具有降低 LPO 含量、减轻氧自由基对肾小管细胞损伤的作用，而 LPO 在 ARF 的发生和发展中起重要作用，从而认为应用川芎药物后，氧自由基通过 LPO 对肾小管细胞的损伤作用减轻，细胞膜、线粒体和溶酶体膜得到保护，川芎对肾脏组织过氧化损伤的保护作用与对肾功能的改善作用相关联。南京中医学院以切除右侧肾脏，同时用非创伤性血管夹夹住左侧肾动脉 60min，造成大鼠缺血性急性肾衰模型，观察中药泻下通瘀合剂（药物组成有大黄、芒硝、桃仁、生地等）对大鼠缺血性急性肾衰的影响。结果表明：与速尿组及生理盐水组相比，泻下通瘀合剂能明显降低大鼠血清尿素氮、肌酐。同时，实验动物的心、肺、肝、肾等主要脏器的脂质过氧化物测定显示：泻下通瘀合剂治疗组的含量明显低于生理盐水组及速尿组。进一步病理检查发现，泻下通瘀合剂可显著减轻大鼠肾组织瘀血程度，减少肾小管内管型数目。提示了中药泻下通瘀合剂抗急性肾衰的作用可能与清除自由基或使组织耐受自由基损伤的能力增强，保护肾组织、细胞结构完整性，减轻肾间质水肿，改善微循环，增加肾血流量

有关。大浦彦吉等研究认为，肾毒素甲基胍（MG）是通过活性氧所产生的毒性物质，在对治疗肾功能不全时广泛应用的中药大黄以及以大黄为主药的方剂温脾汤的研究中发现，大黄中所含的鞣酸具有清除自由基作用，能降低肾功能不全实验鼠血中尿毒症物质（BUN、Scr、MG、GSA），改善电解质，帮助肾功能的恢复。之后又进一步对大黄降低尿毒症物质作用的活性成分进行了探讨，判明其活性成分含有结合没食子酸盐的前氰化素低聚体组成的低分子鞣酸。将从大黄中分离出的5种鞣酸对肾功能不全大鼠的影响进行比较，结果发现表儿茶素-3-0-棓酸以及Procyanidin B-2,3,3'di-O-gallate很低量即能降低MG等尿毒症物质，而Procyanidin C-1,3',3"-tri-O-gallate、RG-鞣质、大黄鞣质几乎没有活性。

5. 治疗肾脏疾病中药体外清除自由基活性分析　笔者等运用电子自旋共振法、化学发光法及过氧化氢定量法组合测定了国内临床常用的6种治疗肾脏疾病方药的清除活性氧能力，用抑制50%超氧阴离子自由基产生浓度作为IC_{50}值进行比较，结果发现治疗肾脏病中药IC_{50}值在0.059～10mg/mL之间，依次为：肾炎合剂0.059mg/mL、大黄0.27mg/mL、雷公藤0.37mg/mL、肾炎四味片1.8mg/mL、保肾丸3.1mg/mL、水蛭10mg/mL以上。并且证明其清除活性氧能力是以SOD样活性为主体。提示此6种方药在临床取得较好疗效的作用机理，与清除自由基或减轻自由基引起的损害有关。

（四）结语

本文概述了中医药与肾脏疾病及自由基的关系，中药的抗氧化作用对肾损害的保护机制已逐渐被证明。进一步研究中药对肾脏疾病的影响及其抗氧化作用，不仅可能给中医药的治疗方法提供新的理论依据，而且有可能为在众多中药中寻找低毒、高效的新药提供新的方法。

[自由基与中医中药，南京大学出版社，1993：208]

三、抗癌，防老衰，腎疾患治療用漢方薬抽出物の持つ活性酸素消去能のESR による解析

Ion Radical Scavenging Activity (ISA) by Extractsfrom the Traditional Chinese Medicines Analysed by an Electron Spin Resonance（ESR）

The mode of action of traditional Chinese medicine (TCMs) has not fully been elucidated. Ion radical studied using electron spin resonance (ESR) to assess the antioxidant activity of TCMs, which have been used either for the therapy of renal diseases, malignant neoplasms, or senile Pecay. ISA measured by ESR was indicated as IC_{50}, which was calculated on the basis where reagents suppressed 50% of superoxide formation from the xanthine-xanthine oxidase reaction. ISA measured by ESR was calculated as 0.52 ~ 10.0mg/mL in the extracts for anti-cancer TCMs, and 0.059 ~ 10mg/mL in TCMs for renal diseases.ISA by those TCMs was also confirmed by chemiluminescent method using aderivative of Llucferin (CLA). Analysis on the production of hydrogen peroxide by a spectrophotometric method showed that ISA with those drugs may be classified as ion radical scavengers rather than SOD-mimetic enzyme.

Key words: superoxide, traditional Chinese medicine (TCM), electron spin resonance, ion radical scavenger

漢方薬と活性酸素の関係を検討する目的で，現在中国で繁用されている抗癌，防老衰，腎疾患治療用漢方薬各 6 種類を選び，活性酸素消去能の有無を ESR 法および CLA を用いたケミルミネッセンス法で，また，その SOD 活性が酵素活性として換えらるか否かを追究するため，過酸化水素の発生量を 4- アミノアンチピリンを用いた発色系を応用し定量測定した.

漢方薬の活性酸素消去能は ESR 法により，O_2^-産生を 50%抑制する濃度 IC_{50} 値として求めた，抗癌漢方薬は IC_{50} 値 0.52 ～ 10 mg/mL 以上，防老衰漢方薬は IC_{50} 値 0.03 ～ 1.6 mg/mL，腎疾患治療用漢方薬は IC_{50} 値 0.059 ～ 10 mg/mL 以上であった . 同時に，全サンプルを CLA 法で測定した結果，ESR 法による測定結果とほぼ一致したつぎに，過酸化水素の測定結果により，この活性酸素消去能は非酵素的ないわゆる ion radical scarenger 活性が主体であった . 実際に臨床の場で良好な治療効果をあげている，これらの漢方薬の作用機序の一つに，この抗酸化作用が関与している可能性が示唆された .

多くの臓器障害と治療薬物の作用機序に活性酸素が関与することが報告されてきたが，最近では癌，老化，腎疾患と活性酸素との関係についての研究が盛んになってきている . 悪性腫瘍，老衰，腎疾患における漢方薬の治療効果が，臨床的に証明されているものも多いが，作用機序の詳細が明らかにされているものは少ない.

筆者らは，活性酸素に焦点をあて，伝統的な漢方薬の作用メカニズムを検討する目的で，ESR 法，CLA を用いた chemiluminescence 法，SOD 活性の結果の最終反応産物 H_2O_2 の定量法を組み合わせ解析を行った.

1. 材料と方法

（1）漢方薬の抽出方法：各乾燥物または丸薬，錠剤など異なる 18 種類の漢方薬，各 10g を 200mL の蒸留水で沸騰抽出し，40mL まで濃縮した.上清を 凍結乾燥し，乾燥抽出物を秤量したあと蒸留水に溶かし，測定試料とした.

（2）活性酸素消去能の測定

1）ESR による測定：試験管に 2mM hypoxanthine を 50σl，3mM EDTA を 35 μL，漢方薬抽出試料を 50μL，DMPO（5，5-dimethyl-1-*p*-yrroline *N*-oxide ラボテック，三鷹市）15μL をとり，xanthineoxdase（XOD）を 50μL（100 mU）加えたあと，60 秒後にコンピューターを接続した ESR 装置で測定を開始し，DMPO- O_2^-スピンアグクトを測定し，O_2^-産生を 50%抑制する濃度 IC_{50} 値として求めた.

ESR は，日本電子製型 JES-REIX を使用し，高感度 ESR 水溶液用偏平セルを用いて測定した.ESR の条件はつぎのとおりである.magnetic field（335+5）mT，power 8.0 mW，response：0.3s amplitude：3.2 × 100，modulation：0.1mT，sweep time：2 min.

2）CLA を用いゝた chemiluminescence 法による測定：CLA [2-methyl-6-phenyl-3，7-dihydroimidazo- (1，2-a) phrazine-3-one 東京化成，板橋] 1μM を含むりん酸緩衝液 440 μL に 2 mM，hypoxanthine 20μL，3 mM EDTA 20μL，漢方薬抽出試料 20μL を加えて，ルミネッセンスリーダー（Type BLR-201，アロカ，三鷹市）にセットして，xanthine oxidase 希釈液 100 μL を加えて測定を開始し，1 分間の発光総量およびピーク値を記録した.

3）過酸化水素の測定：0.05 M pH 7.4 リン酸緩衝液 2.5mL，2mM hypoxanthine 0.1mL，3mM EDTA 0.1mL，試料 0.1mL，XOD 0.1m を加え，40 分インキベュ - トしたあと，6mM $CuCl_2$ 0.1 mL を加え，3mM 4- アミノアチピリン 0.1m，0.1M フェノール 0.01 mL，1mg/mL Horse radishperozidase 0.02mL を加え 25℃ 10 分インキュベートしたあと，5000nm での吸光度を測定した.

2. 結果

（1）ESR にょる活性酸素消去能の測定

1）抗癌漢方薬について（図 5-1）：抗癌漢方薬の濃度に依存して，活性酸素消去能が増加した．天仙丸は抗癌薬のなかで最高の IC_{50} 値は 0.52mg/mL であり，槐耳沖剤の活性は最低の 10mg/mL 以上であった．

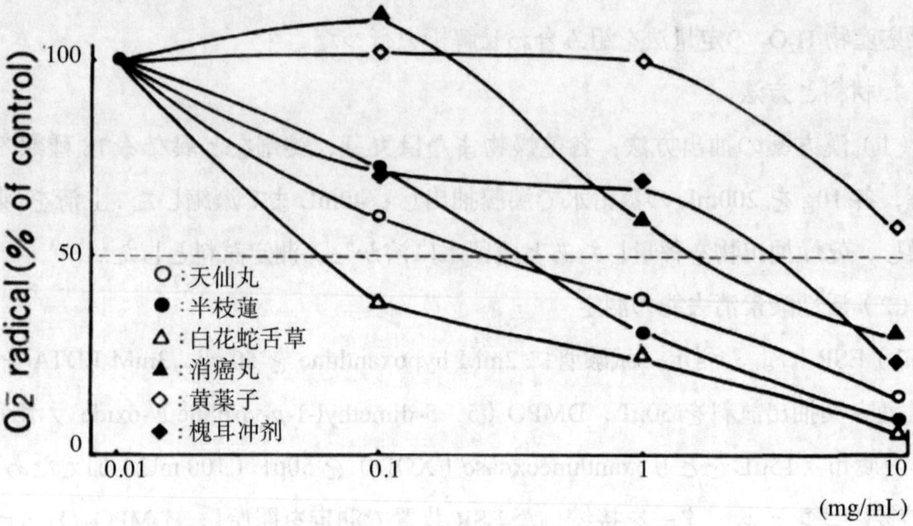

図 5-1　抗癌漢方薬の活性酸素消去活性—ESR 法—

2）防老衰漢方薬について（図 5-2）：防老衰漢方薬の活性酸素消去能は，抗癌薬の活性にくらべて多少高く，青春宝がもっとも高く，IC_{50} 値は 0.03mg/mL であり，冬虫夏草でも IC_{50} 値は 1.6 mg/mL と測定された。

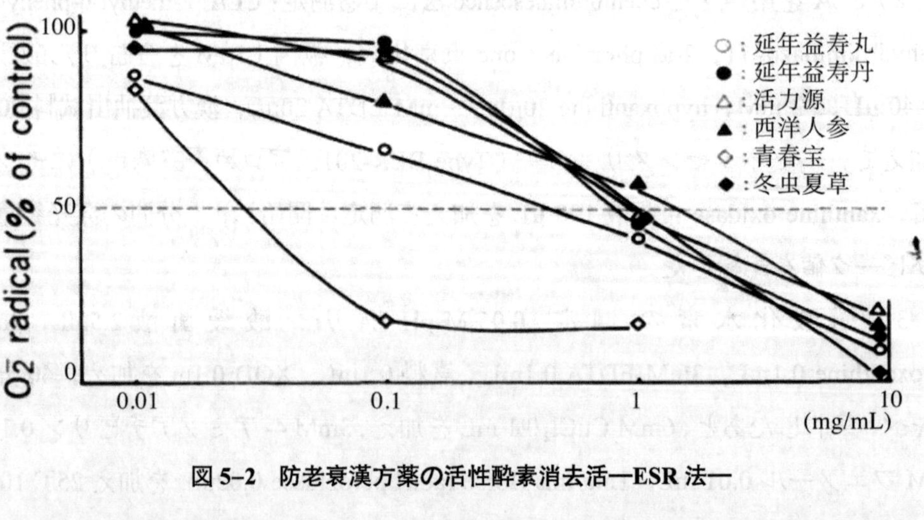

図 5-2　防老衰漢方薬の活性酔素消去活—ESR 法—

3）腎疾患治療用漢方薬について（図 5-3）：腎疾患治療用漢方薬の活性酸素消去能は，腎炎合剤が一番高く，IC_{50} 値は 0.085 mg/mL であり，水蛭の活性は一番低い IC_{50} 値は 10 mg/mL であった．

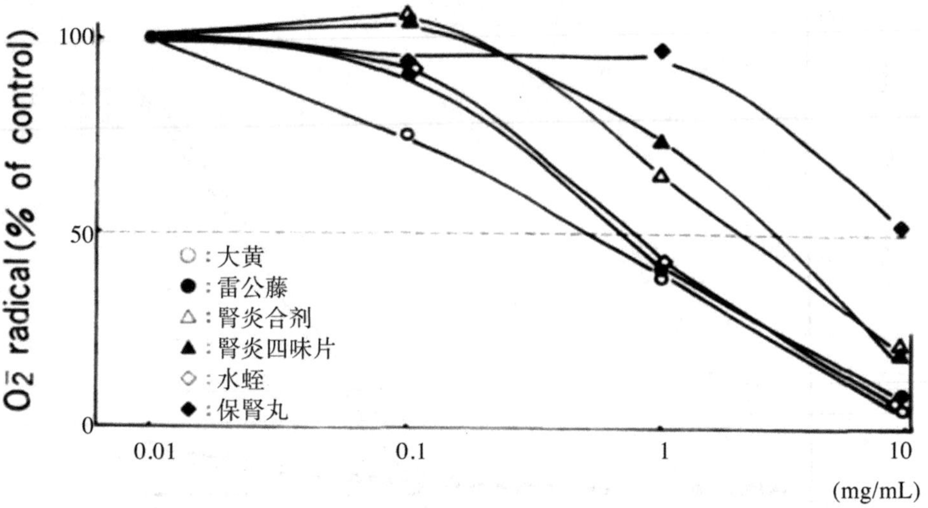

図 5-3　法腎疾患治療用漢方薬の 活性酸素消去活性—ESR 法—

4）抗癌，老衰，腎疾患治療用漢方薬抽出物における IC_{50} 値の比較：以上の結果をまとめると（表 5-39），漢方薬の活性酸素消去能は ESR 法により，O_2^-産生を 50%抑制する濃度（IC_{50}）値として求めた．抗癌漢方薬は IC_{50} 値 0.52 ～ 10mg/mL 以上，防老衰漢方薬は IC_{50} 値 0.03 ～ 1.6mg/mL，腎疾患治療様漢方薬は IC_{50} 値 0.059 ～ 10mg/mL 以上であった．

表 5-39　抗癌，老衰，腎疾患治療用漢方薬抽出物における IC_{50} の比較

抗癌剤		抗老衰		腎炎	
	IC_{50}（mg/mL）		IC_{50}（mg/mL）		IC_{50}（mg/mL）
天仙丸	0.52	延年益寿丸	0.44	保腎丸	3.1
半枝蓮	0.74	延年益寿丹	0.76	雷公藤	0.37
白花蛇舌草	2.0	活力源	0.80	腎炎合剤	0.059
消癌丸	2.7	西洋人参	0.90	腎炎四味片	1.8
黄薬子	0.80	青春宝	0.03	水蛭	10
槐耳沖剤	＞10	冬虫夏草	1.6	大黄	0.27

（2）CLA による活性酸素消去能（図 5-4）：活性酸素に特異的に反応するウミホタル・ルシフェリン誘導体 CLA を用いて，代表的な試料について活性酸素消去能を測定した．腎炎合剤，黄薬子では ESR 法と同様に 5mg，および 10mg で高い活性酸素消去能が認められた．

一方，水蛭や冬虫夏草は ESR 法と同様に CLA 法においても，活性酸素消去能は比較的低い値であった。

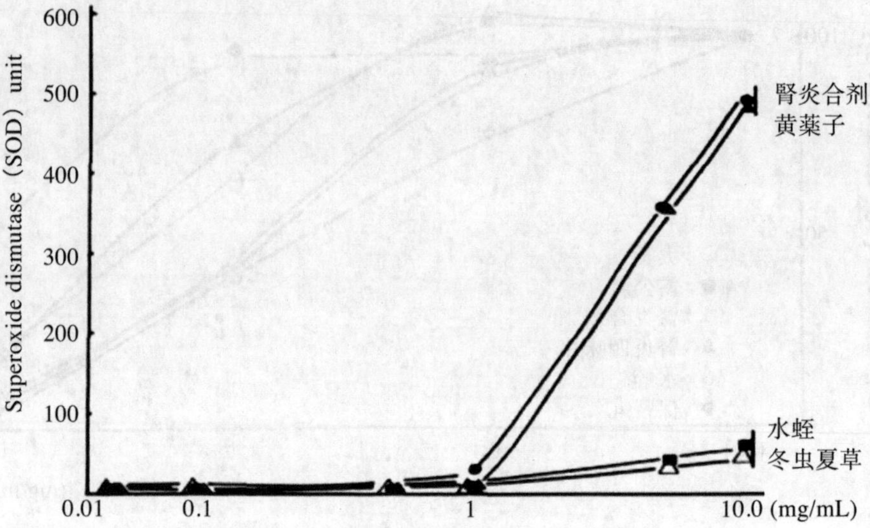

図 5–4　活性酸素消去活性—CLA 法—

（3）過酸化水素の測定（図 5-5）: ESR 法や CLA 法で認められた活性酸素消去能が，スーバオキシドジスムタ - ゼ様の酵素活性が否かを検討するために，SOD の仲介による反応産物である過酸化水素発生に及ぼすこれら抽出物の作用を検討した .

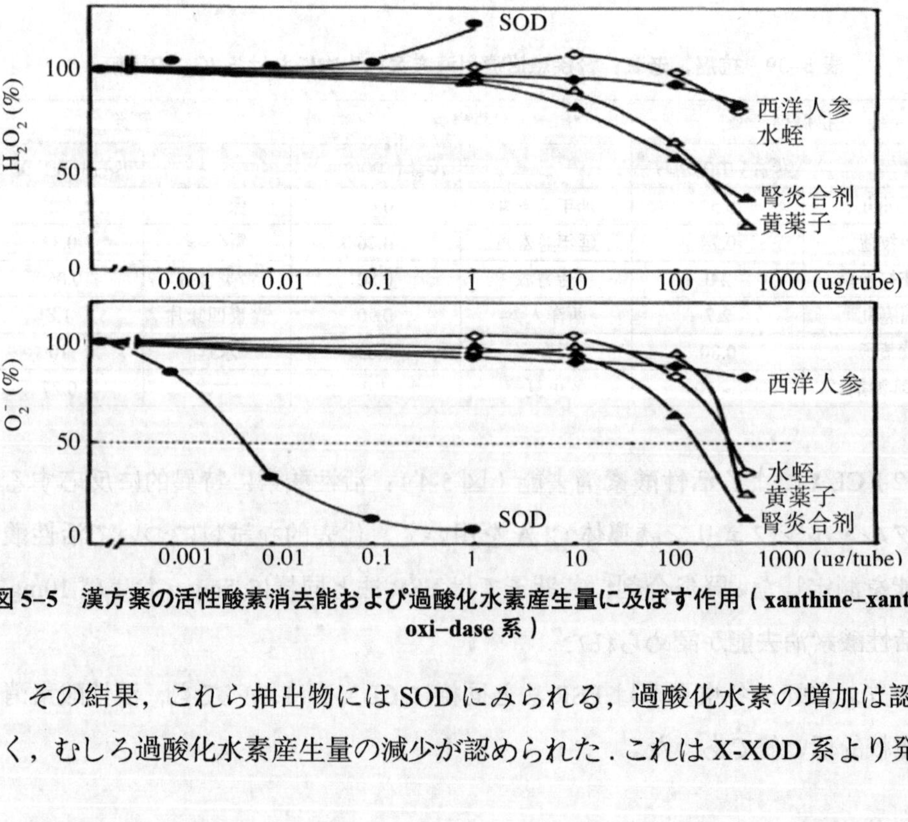

図 5–5　漢方薬の活性酸素消去能および過酸化水素産生量に及ぼす作用（xanthine–xanthine oxi–dase 系）

その結果，これら抽出物には SOD にみられる，過酸化水素の増加は認めがたく，むしろ過酸化水素産生量の減少が認められた . これは X-XOD 系より発生する活性酸素が抽出物により化学的に消去されるためと考えられる．アミノアンチビリンを用いた過酸化水素の測定法は，CLA法より感度が劣るため，SOD様活性を完全に否定することは出来ないが，漢方薬で認められた活性酸素消去能は，ラジカルスカベンシャ一としての化学的消去活性が主体であると考えられた．

3. 考察

今回，筆者らはESR法を用いて，抗癌，防老衰，腎疾患治療用漢方薬の活性酸素消去能を測定して，その活性に違いはあるものの，活性酸素消去能は認められた．図1～3に示すように，6種類の防老衰漢方薬の活性酸素消去能は一番高く，ついで，腎疾患治療用漢方薬であり，抗癌薬の活性酸素消去能は比較的低値を示した．

ESR spectrometerによる測定法は漢方薬の色の影響を受けず，操作法が簡単で，信頼度の高い値が短時間に得られる．今後，活性酸素消去能から眺めた薬物の作用機序の解明に応用する価値があると考える．しかし，ESR法は，得られた活性がSOD様酵素活性によるものか否かを確定することはできないという欠点を具えている．

今回，過酸化水素の発生量を定量した結果は，抗癌，防老衰，腎疾患治療用漢方薬の活性酸素消去能は非酵素的な，いわゆるionradical Scavenger活性が主体であり，酵素活性は含まれるとしても低いと結論された．

漢方薬は多くの天然成分を有する多成分系の方剤であり，作用機序の判明している成分は少なく，生物学的活性や標的臓器は多岐にわたるとされる．そのなかには，活性酸素消去能を持つアルカロイド，サポニン，トリテルベン，フラボノイド，タンニンなどが含まれることが知られていることをは，活性酸素消去能があることが知れていることを考慮にいれると，筆者らの今回の結果の一つには，それらの物質が関与していることが考えられ，防老衰，腎疾患，抗癌治療用の種類の漢方薬はその程度に差はあるが，いずれも活性酸素の消去を介する抗酸化作用を有することが判明した．

これらの薬剤の作用機序の一つに，活性酸素による障害を軽減する可能性が示唆された．今後，漢方薬の各種成分の分離，検定を行い，さらに研究を進めたいと考えている．

[磁気共鳴と医学，1991，(02)：215]

第十节　1989年在国内最早研究防治新型免疫抑制剂FK506（他克莫司）的肾毒性

1989年我刚到日本北里大学医学部研修时，上午在血液净化中心工作或参与肾移植、腹透置管、动静脉造瘘，下午和晚上基本在实验室做研究。直接带我的熊野助教授很忙，我刚去不久他就将他手头的FK506（他克莫司）肾毒性实验计划交给我，并交代我有任何需要直接找藤田制药实验助理。这个实验是观察国际上刚刚用于抗肾移植排异反应的新型免疫抑制剂FK506的肾毒性，也是我首次到日本研修做的第一个动物实验，我非常认真的对待它。做5/6肾切大鼠动物模型，每天给大鼠灌胃，每周给大鼠留尿，监测菊粉和对氨基马尿酸（PAH），监测股动脉血压，需要花费很多时间。在做大鼠的同时我们还做了狗的相关实验，狗的数据熊野助教授单独发表了论文。这个实验全程都是我做的，为我回国后开展中医中药防治肾毒性各项实验研究打下基础。若干年后，国内也开始使用FK506抗肾移植排异、治疗慢性肾脏病，在应用FK506治疗慢性肾脏病临床中，我特别注意用中医中药来防治FK506的肾毒性，并指导研究生开启防治药物性肾损害的实验研究。

FK506-Induced Nephrotoxicity in Rats

FK506 is a newly developed immunosuppressive agent found to have more potent effects than cyclosporine A（CyA）. Its toxic effects still remain unclear，but several experimental studies have been reported. Its molecular structure is unrelated to CyA，but both these agents have similar pharmacological action and may possibly have essentially the same toxicity. Nephrotoxicity is a common adverse effect of CyA，sometimes leading to renal failure. The present study was carried out to assess functional and morphological changes in rat kidney following FK506 administration. Pharmacological manipulation was also attempted to prevent FK506-induced acute nephrotoxicity so as to gain some clarification of the mechanism of nephrotoxicity.

1. MATERIALS AND METHODS

（1）Sprague-Dawley male rats weighing 280 to 320g were used. All the animals underwent heminephrectomy 7 days prior to the experiment，FK506（Fujisawa

Pharmaceutical Co, Ltd, Osaka, Japan) dissolved in physiological saline solution was administered once a day by gastric gavage at doses of 1, 2.5 and 5 mg/ (kg· d) for 21 days. The control rats received a solid dispersion formulation at 2 mg/ (kg· d) as the vehicle. Each group consisted of eight or nine rats. For the prevention of nephrotoxicity some of the rats were given captopril (13 mg/kg, po), diltiazem (3 mg/kg, po), or prazosin (0.6 mg/kg, po) for 21 days along with FK506 (4 mg/kg).

(2) Body weight, blood urea nitrogen (BUN), serum creatinine, and sodium were measured once a week. 24h urine was collected once a week by a metabolic cage to measure urinary protein, *N*-acetyl-β-*D*-glucosaminidase (NAG), creatinine clearance, and fractional excretion of sodium (FENa). Inulin and para-aminohippuric acid (PAH) clearance was assessed by a continuous infusion method under pentobarbital anesthesia (40 mg/kg, ip). Blood pressure was directly monitored through the femoral artery. Histopathological examination was conducted following sacrifice of the animals. For objective judgment in the prevention study, semiquantitative light microscopic analysis was performed by an observer unaware of the pharmacological manipulation. Severity in glomerular, tubular, interstitial, and vascular lesions was scored from 0 to 4, and the total renal lesion score ranged from 0 to 16.

(3) The data were analyzed by two-way analysis of variance. Nonparametric tests were conducted as necessary. A *P* value of less than 0.05 was considered as a significant difference.

2. RESULTS

(1) The FK506-treated animals showed weight gain less than that of the control group, and rats with 5 mg/kg FK506 failed to gain any weight throughout the experimental period (data not shown). Mean levels of BUN and serum creatinine in the FK506 group were somewhat higher than in the control, but not to a statistically significant degree. Endogenous creatinine clearance showed a dose-dependent decrease in the FK506-administered rats (FK506: 1, 2.5, 5 mg/kg, causing approximately 1, and 25% decrease, respectively at day 21, as shown in Fig 5-6). This decrease in renal function was associated with that in the excretion of urinary protein and NAG (data not shown). No change was noted in FENa throughout the period of study.

(2) The administration of FK506 for 3 weeks decreased the glomerular filtration rate and effective renal plasma flow in a dose-dependent manner without significant change in the filtration fraction (Table 5-40). FK506 caused no change in mean arterial pressure except in rats administered a high dose. Renal vascular resistance increased significantly

in the FK506-administered rats. Kidney weight as either the absolute or relative value decreased significantly in the FK506-treated rats, possibly indicating a decrease in renal function（Table 5-41）. The most remarkable finding of renal histology was change in arteriolar vascular lesions consisting of vacuolization and eosinophilic inclusion bodies in media. This change was more pronounced in rats given FK506 at a high dose. Tubular lesions were characterized by vacuolar degeneration, the presence of eosinophilic inclusion bodies, and atrophy. Focal interstitial fibrosis was noticed with the infiltration of a few cells. Virtually no glomerular change could be detected except for mild glomerular collapse in rats administered FK506 at a high dose（Table 5-41）.

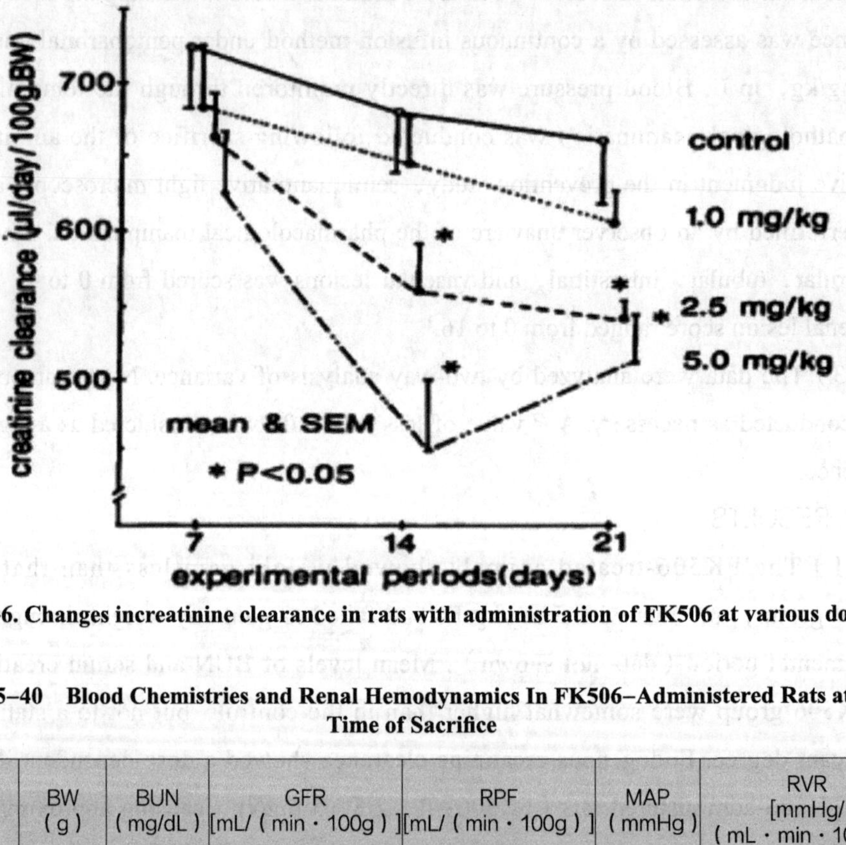

Fig5–6. Changes increatinine clearance in rats with administration of FK506 at various doses.

Table5–40 Blood Chemistries and Renal Hemodynamics In FK506–Administered Rats at the Time of Sacrifice

	BW（g）	BUN（mg/dL）	GFR [mL/（min · 100g）]	RPF [mL/（min · 100g）]	MAP（mmHg）	RVR [mmHg/（mL · min · 100g）]
Control FK506	331 ± 28*	28 ± 4	0.443 ± 0.061	0.828 ± 0.179	82 ± 5	97 ± 15
1 mg/kg	15 ± 19	31 ± 4	0.403 ± 0.044	0.783 ± 0.117	81 ± 7	108 ± 17
2.5 mg/kg	306 ± 19	31 ± 4	0.343 ± 0.042#	0.710 ± 0.096#	90 ± 16	129 ± 19#
5 mg/kg	282 ± 14	34 ± 4	0.321 ± 0.040#	0.728 ± 0.113#	92 ± 11#	133 ± 16#

Abbreviation: BUN, blood urea nitrogen; BW, body weight; GFR, glomerular filtration rate; RPF, renal plasma flow; MAP, mean arterial pressure; RVR, renal vascular resistance（MAP/RPF）. *Values are $\bar{x} \pm s$. #There is a significant difference from control, $P < 0.05$.

Table5–41 Kidney Weight and Histopathological Findings in FK506–Administered Rats

	Kidney Weight		Glomerulus Collapse	Tubulus			Interstitium Fibrosis	Vessels	
	Absolute (mg)	Relative (mg/100g BW)		Eosinophilia	Vacuolization	Atrophy		Vacuolization	Eosinophilia
Control FK506	1.42 ± 0.21*	429 ± 37	-	-	-	-	-	-	-
1mg/kg	1.38 ± 0.13#	438 ± 32	-	-	-	+	-	+	+
2.5mg/kg	1.16 ± 0.11#	378 ± 24#	+	+	+	+	+	+	++
5mg/kg	1.11 ± 0.10#	397 ± 42#	+	++	++	++	++	+	++

Abbreviation: BW, body weight. *Values are means and SD. #There is a significant difference from control, $P < 0.05$.

(3) In the prevention study, diltiazem significantly improved FK506-induced renal dysfunction while captopril and prazosin did not (Fig 5-7). The trough level of plasma FK506 at the time of sacrifice decreased significantly in diltiazem-treated rats compared to rats treated with FK506 alone (Table 5-42). Kidney weight as either absolute or relative value in rats treated with prazosin and diltiazem exceeded that in animals treated with FK506 alone. Semiquantitative analysis of renal histopathology showed a change in angionecrosis to be to a lesser extent in diltiazem-treated kidneys than in the kidneys of rats given only FK506. The order of severity of renal lesion was FK506 alone, FK506 with captopril, FK506 with prazosin, and FK506 with diltiazem (Table 5-43).

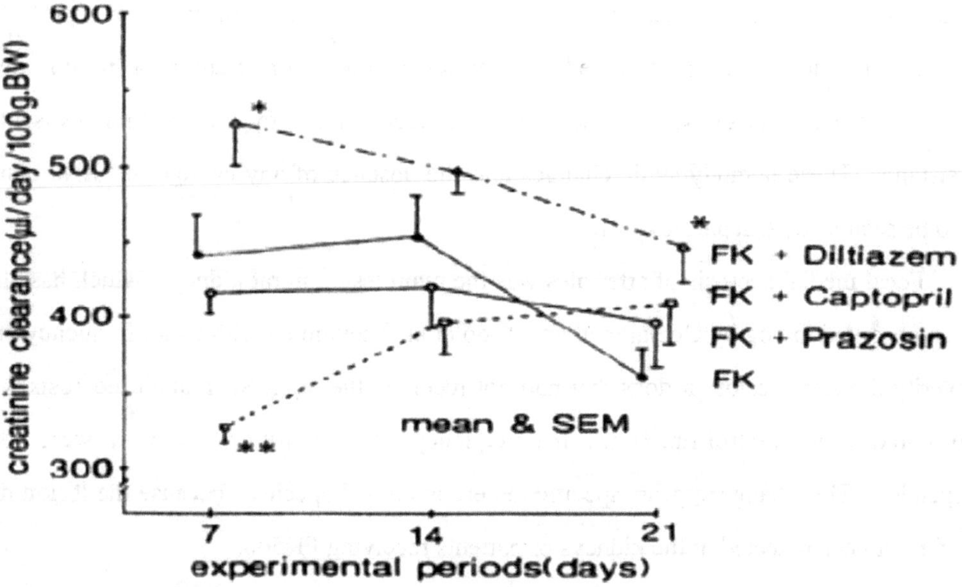

Fig5–7 Change in clearance of rats given a drug–medicine combination

Table5–42 Various Parameters at the Sacrifice of Rats Given a Drug–Medicine Combination

Drug–Medicine Combination	BW (g)	BUN (mg/dL)	CRTN (mg/dL)	Kidney Weight		Trough Level of Plasma FK506 (ng/mL)
				Absolute (mg)	Relative (mg/100mg BW)	
FK506 alone	321 ± 18*	37 ± 4	0.8 ± 0.09	1.08 ± 0.14	335 ± 41	1.95 ± 0.63
FK506-prazosin	328 ± 22	30 ± 4#	0.7 ± 0.13	1.24 ± 0.10#	380 ± 36#	1.23 ± 0.45
FK506-captopril	311 ± 15	29 ± 3#	0.7 ± 0.04	1.15 ± 0.12	369 ± 26	1.09 ± 0.45
FK506-diltiazem	323 ± 12	28 ± 4#	0.6 ± 0.07	1.23 ± 0.10#	381 ± 22#	0.93 ± 0.28#

Abbreviation: BW, body weight; BUN, blood urea nitrogen; CRTN, creatinine. *Values are $\bar{x} \pm s$. #There is a significant difference from FK506 alone.

Table5–43 Semiquantitative Analysis of Renal Histology in Prevention Study

Drug–Medicine Combination	Glomerulus	Tubulus	Interstitium	Vessels	TRLS
FK506 Alone	0.4 ± 0.5	2.0 ± 0.5	1.2 ± 0.8	1.8 ± 0.5	5.6 ± 1.2
FK506-prazosin	0.3 ± 0.4	1.7 ± 0.4	0.8 ± 0.4	1.4 ± 0.3	4.3 ± 0.8
FK506-captopril	0.4 ± 0.4	1.8 ± 0.5	1.1 ± 0.7	1.5 ± 0.4	5.0 ± 0.9
FK506-diltiazem	0.3 ± 0.4	1.6 ± 0.4	0.7 ± 0.6	1.2 ± 0.3	3.7 ± 0.8

3. DISCUSSION

FK506 is a new powerful immunosuppressant effective in the prevention and treatment of allograft rejection in animals and humans. Moreover, FK506 has been reported less nephrotoxic in animal experiments and human studies. No specific study, however, on the nephrotoxicity of FK506 has been conducted except for a few reports.

In this study, FK506 decreased the glomerular filtration rate and renal plasma flow to the same degree in a dose-dependent manner, accompanied by increased renal vascular resistance. These hemodynamic changes and the absence of any change in FENa could also be seen in CyA nephrotoxicity.

Focal medial necrosis of arterioles was the main lesion in rat kidney, which has also been observed in dog by Ochiai et al and Todo et al. They noted with equal frequency and severity the same lesion in dogs that had not received the drug. Such angio necrosis was not noted in our control rat. Here, the frequency and severity of this lesion were dose dependent. This change appears specific to certain animal species, because the lesion has so far not been detected in the kidneys of patients receiving FK506.

It is a significant finding that the administration of diltiazem brought about not only functional, but also morphological improvement in FK506-induced acute nephrotoxicity. Similar improvement by the calcium channel blocker in CyA nephrotoxicity was realized in humans and animals. Intracellular calcium deregulation may thus possibly be directly or indirectly involved in FK506-induced nephrotoxicity.

An α-adrenergic blockade may possibly be useful for treating FK506-induced nephrotoxicity because an increase in renal vascular resistance may possibly result from enhanced sympathetic drive. It appeared from kidney weight that the administration of prazosin brought about some improvement, although not to a functionally or morphologically statistical degree. The angiotensin-converting enzyme inhibitor did not improve renal dysfunction by FK506. These findings do not necessarily deny the involvement of the renin angiotensin and of the α-adrenergic receptor systems in FK506-induced acute nephrotoxicity, because a single dose of any of the two drugs would not necessarily suffice as the optimal dose.

The plasma trough level of FK506 was significantly lower in diltiazem-treated than FK506administered rats. The oral administration of diltiazem may reduce the gastrointestinal absorption of FK506, leading possibly to partial improvement of FK506-induced nephrotoxicity, but this remains to be confirmed.

In conclusion, FK506 induces a dose-dependent decrease in renal function with significant histopathological change in the arterioles and tubuli of rat kidney. Intracellular calcium deregulation is possibly involved in FK506-induced acute nephrotoxicity.

[Transplantation Proceedings, 1991, 23 (1): 512]

第十一节　1995 年最早发表中医中药多途径联合治疗慢性肾衰竭的经验

用中医中药多种制剂多种途径联合治疗慢性肾衰竭，有一个逐渐联合的临床研究使用过程。二十世纪五六十年代我们主要用中药汤剂口服，每日 2 ～ 3 次治疗慢性肾衰竭；七十年代我们创新使用了以大黄为主的中药保留灌肠；八十年代初中期我们承担了卫生部科技司慢性肾衰竭中医中药辨证论治规律的研究，开发研制了邹云翔教授治疗慢性肾衰竭的保肾甲丸（脾肾气虚、脾肾阳虚）、保肾乙丸（气阴两虚、肝肾阴虚），当时在临床已经常用中药辨证方＋保肾甲（或乙）丸＋中药保留灌肠；1984 年，我攻读博士期间又将刚刚在中医临床上使用的丹参注射液、川芎嗪注射液静脉滴注辅助治疗慢性肾衰竭；1986 年我又创新发现中药外敷肾俞穴、神阙穴辅助治疗慢性肾衰竭有效，到 1986 年，我们江苏省中医院肾内科住院治疗的慢性肾衰竭病人已基本采用了中药汤剂＋保肾甲（或乙）丸＋中药保留灌肠＋丹参注射液或川芎嗪注射液静脉滴注＋中药穴位外敷五种不同制剂、多途径多靶点联合应用治疗慢性肾衰竭的方法。明显提高了中医中药治疗慢性肾衰竭的临床效果，并通过发表文章、全国中医肾病学术年会报告推广到全国；1990 年我们安排了邹燕勤教授的硕士研究生周迎晨围绕这个课题进行了系统研究总结。我用二十多年的时间不断地对治疗慢性肾衰竭的制剂、途径、内容、方法、机理等进行了修正、完善和提高。

一、中医多途径给药延缓慢性肾衰病程进展的远期疗效

中医药治疗慢性肾衰的疗效日益受到国内外医学界的关注，我们在既往临床与实验研究的基础上，为了进一步提高中医药治疗慢性肾衰的疗效，将中药口服、保留灌肠、静脉滴注有机结合，从多途径辨证使用；经过对照研究，系统观察多途径给药治疗慢性肾衰的疗效，特别是远期疗效，并探讨其可能的治疗机理。

（一）材料与方法

1. 病例资料　江苏省中医院 1990 年至 1994 年住院确诊的慢性肾衰患者 234 例，其中男性 141 例，女性 93 例，年龄（45.64 ± 13.37）岁（范围 18 ～ 76 岁）；治疗前血肌酐为（541.43 ± 155.71）μmol/ L（$\bar{x} \pm s$）；肾衰的病因以慢性肾炎最为常见，共 165 例，其中 14 例经肾活检确诊，慢性肾盂肾炎 24 例，高血压性肾硬化 14 例，先天性多囊肾 9 例，狼疮性肾炎 9 例，尿酸性肾病 7 例，糖尿病性肾病 6 例。

2. 治疗方法　全部病例治疗前去除造成肾功能暂时性降低的可逆因素，患者被随机分为 3 组进行治疗。

（1）口服中药组：采用中医辨证论治煎剂口服，并同时加用丸药，脾肾气（阳）虚者用保肾甲丸 5g，每日 3 次，肝肾阴虚、气阴两虚和阴阳两虚者用保肾乙

丸 5g，每日 3 次。

（2）二联组：在口服汤药及丸药的基础上配合中药保留灌肠（生大黄 15g，蒲公英 30g，生牡蛎 30g，六月雪 30g，生甘草 6g，其中生大黄可根据患者体质、精神状态及大便次数多少而少量调整剂量，以保持每日大便 2 ～ 3 次为佳，上方浓煎制成 150mL 药液、温度控制在 37℃左右，保留灌肠 30 ～ 45min，每日 1 次，2 周为 1 个疗程，每疗程结束后，休息 3 ～ 5d，继续进行）。

（3）三联组：在二联疗法的基础上静脉滴注脉络宁（南京金陵制药厂）20mL，加入 10%葡萄糖液 250mL 中，每日 1 次，2 周为 1 个疗程，一般持续 2 ～ 4 疗程，每疗程结束后休息 3 ～ 5d，再进行下疗程治疗。所有患者均采用优质低蛋白、高热量、低磷饮食，选用鸡蛋、牛奶、瘦肉等优质蛋白，同时忌食羊肉、带鱼、海螃蟹等中医认为有“发性”（易引起过敏）的食物。三组情况近似。经统计各项指数无明显组间差异（$P > 0.05$），提示有可比性（表 5-44）。

表 5-44　234 例 CRF 患者随机分组的各项指数分析

	口服中药组	二联组	三联组
例数	77	78	79
男 / 女	46/31	48/30	47/32
年龄（岁）	46.12 ± 13.29	44.41 ± 12.87	45.31 ± 14.00
范围	（24 ～ 73）	（24 ～ 71）	（18 ～ 76）
原发病因			
慢性肾小球肾炎	52	56	57
慢性肾盂肾炎	8	9	7
高血压性肾硬化	6	5	5
先天性多囊肾	3	2	4
狼疮性肾炎	4	2	3
尿酸性肾病	3	2	2
糖尿病肾病	29	2	2

3. 随访观察（多为每月 1 次）　对患者进行门诊或通信随访，观察并记录一般状况、血压、血红蛋白、肾功能（Scr、BUN、UA）、肝功能中血浆蛋白（A、G）及生活质量，包括生活能力与工作能力。

4. 统计处理方法　考察治疗前后数据差别的显著性用 t 检验（当 n 均小于 50 时）或 u 检验（当 n 均大于 50 时），各组之间的比较用方差分析。肾功能的变化用 Scr 倒数（1/Scr）来衡量，将 1/Scr 与时间（月）进行直线回归分析，以回归方程式的 b 值（直线斜率）来代表肾衰进展的趋势。

（二）治疗结果

1. 肾功能衰竭的进展速度　在随访过程中，每组均有 10 余例患者与本院失去联系，对其余 198 例患者经过平均随访（20.06±10.97）个月（4～48 个月）后，可见三联组的 b 值最大，即三联组肾衰进展速度最为缓慢，我们观察用三联疗法治疗的霍姓患者已存活 4 年以上，4 年前血肌酐为 382μmol/ L，近日查血肌酐为 435μmol/L，血红蛋白 78g/L，且生活能自理，见表 5-45。

表 5-45　3 组患者 Scr 的改变（$\bar{x} \pm s$，μmol/L）

	口服中药组（n = 65）	二联组（n = 67）	三联组（n = 66）
随访（月）	（7～48）	（4～48）	（6～48）
治疗前	529.43±268.17	533.69±259.71	537.74±270.41
治疗后	590.31±271.41	571.30±263.37	541.24±276.56$^{\triangle}$
b 值（$\times 10^{-4}$）	−56.24	−38.76	−6.14$^{\triangle}$

注：与口服中药组比较$^{\triangle}P < 0.05$。

2. 3 组患者血红蛋白的变化　各组患者的贫血状况经治疗后均有改善，其中三联组疗效最显著，见表 5-46。

表 5-46　3 组患者血红蛋白的变化（$\bar{x} \pm s$，g/L）

	口服中药组（n = 65）	二联组（n = 67）	三联组（n = 66）
治疗前	72.94±21.41	72.89±20.16	72.56±19.29
治疗后	75.44±22.18	76.36±21.45	79.88±23.30*

注：与治疗前相比 $^{*}P < 0.05$。

3. 3 组患者尿素氮的变化　3 组患者经治疗后，尿素氮均有所下降，但尤以二联组、三联组为著，见表 5-47。

表 5-47　3 组患者治疗前后尿素氮的变化（$\bar{x} \pm s$，mmol/L）

	口服中药组（n = 65）	二联组（n = 67）	三联组（n = 66）
治疗前	31.27±8.69	31.32±8.43	72.56±19.29
治疗后	29.43±7.67	26.89±6.42$^{**\triangle}$	26.54±6.66$^{**\triangle}$

注：与治疗前相比 $^{**}P < 0.001$；与口服中药组相比$^{\triangle}P < 0.05$。

4. 部分患者血浆蛋白的变化　79 例患者经治疗后血浆白蛋白有所升高，而血浆球蛋白无显著变化，见表 5-48。

表 5–48　79 例患者治疗前后血浆蛋白的变化（$\bar{x} \pm s$，g/L）

	口服中药组（n = 65）		二联组（n = 66）		三联组（n = 67）	
	前	后	前	后	前	后
A	32.41 ± 6.46	36.65 ± 7.31*	31.88 ± 6.72	36.83 ± 7.52*	32.06 ± 6.35	37.04 ± 7.91*
G	23.75 ± 5.16	23.88 ± 5.45	23.64 ± 5.26	23.94 ± 5.62	23.31 ± 5.31	23.61 ± 5.55

注：与治疗前相比 $^*P < 0.05$。

5. 患者经治疗后主要症状的改善　198 例慢性肾衰患者经治疗后，主要症状均有改善，其中尤以三联组最为明显，见表 5-49。

表 5–49　198 例 CRF 患者经治疗后主要症状的改善

主要症状	口服中药组（n = 65）	二联组（n = 67）	三联组（n = 66）
乏力	18/57	20/56	25/56
食欲不振	12/30	18/31	19/23
头痛	14/22	12/19	19/23
腰膝酸痛	16/38	18/37	24/38
尿少	6/15	6/16	9/17
下肢或眼睑浮肿	7/22	9/22	12/21
夜尿多	4/17	6/16	9/17
四肢抽搐	2/12	2/11	5/13
恶心呕吐	8/24	9/25	11/24
腹胀	4/19	4/19	6/18
贫血	6/18	7/19	11/19
皮下紫斑或牙龈、鼻腔出血	4/11	6/12	8/11
皮肤瘙痒	6/21	9/20	12/20

6. 患者在治疗过程中的生活质量　见表 5-50。

表 5–50　3 组患者参加轻工作或半日工作的人数及百分率

	口服中药组（n = 65）	二联组（n = 67）	三联组（n = 66）
参加轻工作或半日工作	9	12	19
百分率	13.85%	17.9%	28.79%

（三）讨论

1. 多途径给药治疗慢性肾衰的依据　慢性肾衰是一种以肾功能严重损害为主要病理学基础，而导致全身多系统病变的复杂病症，中医学认为它涉及五脏和胃、肠、膀胱等腑，病机变化错综复杂，很难设想如此复杂多变的病症仅靠简单的一方、一药或一法即可解决，因此我们针对多种病理因素，通过内服、灌肠及静脉滴注多途径给药，不但起到综合治疗的目的，而且各有其针对性，以期直达病所。其病机关键为脾肾衰败、浊瘀内蕴，针对本虚标实的病理性质始终贯穿于慢性肾衰发展过程中，并逐渐形成恶性循环，治疗上应标本兼治、扶正祛邪，扶正才能祛邪，祛邪方能安正。

2. 多途径给药治疗慢性肾衰的优越性　多途径给药解决了既往中医治疗慢性肾衰过程中汤药难进的问题，慢性肾衰过程中，由于湿浊蕴结中焦，致脾胃运化功能失常，而通腑泄浊、活血化瘀之品多苦寒败胃，增加了服药的难度，在一定程度上影响了治疗效果。而以保肾丸为主的口服辨证汤药及丸药多以补益药为主，平补平泻，既无苦寒之弊，又能在一定程度上起到和胃的效果；保留灌肠通过通腑泄浊客观上减少了浊邪上逆，间接地起到和胃的效果；而静脉滴注脉络宁（其中多为补益之品）通过静脉直接滴注药物，在未增加脾胃负担的情况下使药物“直达病所”，起到活血化瘀的效果。

[南京中医药大学学报，1995（3）：8]

二、中医综合疗法延缓慢性肾衰 267 例

[摘要]　目的：通过对 267 例慢性肾衰患者长期的系统观察和对照研究（3～6个月），探讨了中药口服、保留灌肠、静脉滴注三法并用能延缓慢性肾衰病程进展的远期疗效。结果：根据肌酐倒数与时间（月）关系的直线回归分析显示，三联组的直线斜率（*b* 值）明显高于口服中药组。结论：三法并用能有效地延缓慢性肾衰病程的进展，并改善其临床症状，提高生活质量。

[关键词]　中药口服　中药保留灌肠　脉络宁　慢性肾功能衰竭　中医药疗法

慢性肾功能衰竭（简称“慢肾衰”）是指原发性或继发性慢性肾脏疾病所致肾

功能损害而出现的一系列症状和代谢紊乱组成的临床综合征。“慢肾衰”虽然病情进展缓慢，但从总体上讲，其病程一般是不可逆的，而且可呈进行性发展和加重，直至发生尿毒症。近年来由于透析疗法和肾移植的广泛开展，本病的治疗取得了很大进展，但普及面较小，因此努力研究和发展非透析疗法治疗慢肾衰有着广阔的前景。

笔者在中医药辨证施治能有效地延缓慢肾衰病程进展的基础上，将中药口服、保留灌肠、静脉滴注有机结合，多途径使用，拓宽临床给药途径，并使三法并用的中医药综合疗法逐渐完善、定型，使之能够在临床重复使用并推广。本文经过系统地对照研究和长期随访观察，对其疗效进行严格地考核，并探讨其可能的治疗机理。

（一）临床资料

所选病例均为江苏省中医院 1990 年至 1996 年住院确诊的慢肾衰患者 267 例。其中，男 156 例，女 111 例；平均年龄为（46.30 ± 14.21）岁（范围 16 ～ 74 岁）；治疗前血肌酐为（342.34 ± 83.57）μmol/L（$\bar{x} \pm s$）（范围 178.26 ～ 474.51μmol/L）。慢肾衰的病因以慢性肾小球肾炎最为常见，共 164 例，其中 27 例经肾活检确诊，慢性肾盂肾炎 32 例，高血压性肾硬化 18 例，先天性多囊肾 16 例，狼疮性肾炎 14 例，尿酸性肾病 13 例，糖尿病肾病 10 例。

（二）治疗方法

治疗前消除慢肾衰急剧恶化的危险因素，如感染、未控制的高血压、水电解质紊乱、酸碱失衡等，然后以至少 2 次血肌酐（Scr）值作为治疗前的基础肾功能水平，全部病例均采用优质低蛋白、高热量、低磷饮食，选用鸡蛋、牛奶、瘦肉等优质蛋白，同时忌食带鱼、海螃蟹等中医认为有“发性”（易引起过敏）的食物。

将患者随机分为 3 组进行治疗：口服中药组 87 例，根据中医辨证口服汤药及丸药；二联组 92 例，在口服汤药及丸药的基础上，配合中药保留灌肠；三联组 88 例，在二联疗法的基础上，静脉滴注脉络宁注射液。

1. 口服辨证汤药　根据慢肾衰病机多属本虚标实的特点，临床辨证以正虚进行分类，邪实作为兼证。正虚分 5 型：①脾肾气虚型，辨证要点为乏力，纳呆，脉细，方选六君子汤加减；②脾肾阳虚型，辨证要点为乏力，畏寒，夜尿频多或便溏，舌淡嫩胖，方选六君子汤合肾气丸加减；③脾肾气阴两虚型，辨证要点为乏力，口干唇燥，舌淡边有齿痕，方选参芪地黄汤加减；④肝肾阴虚型，辨证要点为头晕、耳鸣，心烦少寐，舌质偏红，方选杞菊地黄汤合天麻钩藤饮加减；⑤阴阳两虚型，辨证要点为极度乏力，畏寒，面色、指甲苍白，舌胖，方选《景岳全书·古方八阵》中全鹿丸加减。本病发展过程中，在脏腑虚损基础上可产生多种病理因素，构成了邪实的一面，常见有湿浊、湿热、水湿、瘀血等，它们在正虚各证中皆可见到，治疗过程中当随症加减。

2. 中药保留灌肠　方药组成：生大黄 15g（可根据患者体质、精神状态及大便次数多少而调整剂量，以保持大便每日 2～3 次为佳），蒲公英、生牡蛎、六月雪各 30g，生甘草 6g。上方浓煎成 150mL，温度控制在 37℃左右，保留灌肠 30～45min，每日 1 次，15 天为 1 个疗程，每疗程结束后，休息数日，继续进行。

3. 静滴中药制剂脉络宁　将脉络宁（南京金陵制药厂生产，主要成分玄参、牛膝等）20mL 加入 10% 葡萄糖注射液 250mL 中，静脉滴注，每日 1 次，15 天为 1 个疗程，每疗程结束后休息数日，再进行下一疗程治疗。

（三）随访观察

所有观察病例出院后继续治疗，定期（多为每月 1 次）对患者进行门诊或通信随访，观察并记录一般状况，血压，血红蛋白（Hb），肾功能包括 Scr、BUN、UA、CO_2CP 及 K^+、Cl^-、Ca^{2+} 等，肝功能中血浆蛋白（A、G），尿常规，生活质量包括生活能力与工作能力，血肌酐≥ 707.2μmol/L 为观察终点。

（四）统计处理方法

考察治疗前后数据差别的显著性用 t 检验（当 n 均＜ 50 时），或 u 检验（当 n 均＞ 50 时），各组之间的比较用方差分析，以 Scr 707.2μmol/L 作为进入终末期肾脏病（ESRF）的指标，根据直线回归方程式（$Y=a+bx$）进行推算，以理论上预测各组 5 年进入 ESRF 的病例数。

（五）治疗结果

1. 肾功能衰竭的进展速度　在平均随访（37.28±18.23）个月（3～65 个月）后，用 Scr 倒数法进行直线回归分析，以回归方程式的 b 值（直线斜率）代表肾衰的趋势，列方程 $1/Scr=a+bt$，其中 a 为 Y 轴截距，b 为直线斜率，t 为病程进展的时间，根据所测行的各组 x 值和 Y 值分别计算 a、b、$1/Scr$ 与时间（月）关系的直线斜率（b 值），见图 5-8，表明三联组进展速度最为缓慢，其作用三联组＞二联组＞口服中药组，见表 5-51。

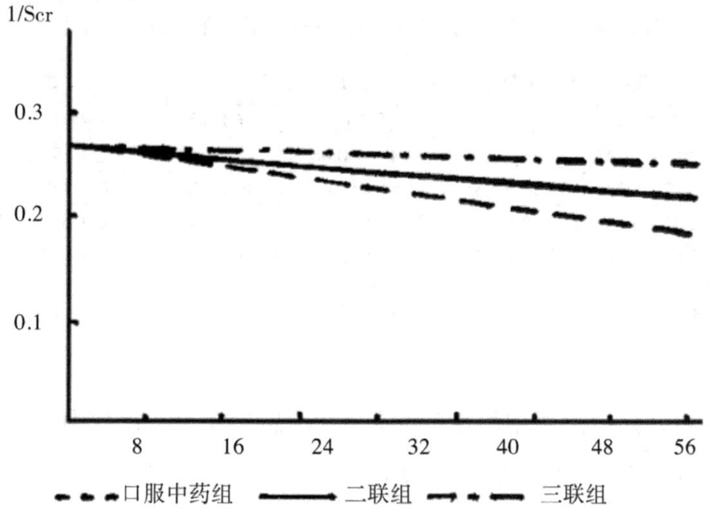

图 5-8　各种肾衰患者病程进展速度比较

表 5-51　3 组 CRF 患者肾功能进展的速度（$\bar{x} \pm s$）

		口服中药组（87 例）	二联组（92 例）	三联组（88 例）
随访时间（月）		36.34 ± 21.17 （4 ～ 65）	36.17 ± 19.29 （5 ～ 60）	38.83 ± 16.56 （3 ～ 62）
Scr（μmol/L）	治疗前	335.62 ± 92.04	340.17 ± 78.21	344.26 ± 85.36
	治疗后	480.59 ± 106.63	460.68 ± 98.64	446.64 ± 102.58 △
b 值（$\times 10^{-4}$）		−5.6834 ± 2.4173	−5.1734 ± 2.2764	−4.4276 ± 2.0834 △△
ESRF		＞ 2/87（25.29%）	17/92（18.48%）	12/88（13.64%）△
5 年预测进入 ESRF		42/87（48.28%）	36/92（39.13%）	29/88（32.95%）

注：与口服中药组比较 △ $P < 0.05$，△△ $P < 0.001$。

2. 3 组 CRF 患者治疗前后营养代谢的变化　各组患者的贫血状况经治疗后均有改善，其中三联组疗效最显著，经治疗后 3 组患者的尿素氮均有所下降，但尤以二联组、三联组为著，经治疗后 3 组患者的血浆白蛋白有所升高，而血浆球蛋白无显著变化，见表 5-52。

3. 3 组患者经治疗后主要症状的改善　所有患者经治疗后，主要症状均有不同程度的改善，其中尤以三联组最为明显，在笔者统计的 13 个主要症状中，改善率 ≥ 50% 的有 8 个症状：食欲不振，头昏，腰膝酸痛，尿少，下肢或眼睑浮肿，夜尿多，皮下紫斑或牙龈、鼻腔出血，皮肤瘙痒。其他5个症状如乏力、贫血、四肢抽搐、恶心呕吐、腹胀亦有不同程度的改善。

表 5–52　3组患者治疗前后的营养代谢状况的改善（$\bar{x} \pm s$）

	口服中药组（87例）		二联组（92例）		三联组（88例）	
	治疗前	治疗后	治疗前	治疗后	治疗前	治疗后
Hb（g/L）	72.15 ± 21.34	74.72 ± 22.04	72.83 ± 20.66	76.58 ± 21.74	72.63 ± 19.22	79.65 ± 23.03
Bun（mmol/L）	32.27 ± 8.58	29.58 ± 7.65*	31.64 ± 8.34	26.86 ± 6.24$^{**\triangle}$	31.87 ± 8.97	26.58 ± 6.43$^{**\triangle}$
A（g/L）	32.34 ± 6.54	36.59 ± 7.28*	31.78 ± 6.78	36.78 ± 7.47*	32.03 ± 6.42	37.64 ± 8.02*
G（g/L）	23.63 ± 5.32	23.98 ± 5.54	23.52 ± 5.34	23.81 ± 5.35	23.32 ± 5.27	23.57 ± 5.42

注：与治疗前相比，$^{*}P < 0.05$，$^{**}P < 0.001$；与口服中药组相比：$^{\triangle}P < 0.05$。

4. 3组患者在治疗过程中的生活质量　3组患者在治疗过程中均有部分患者参加轻工作或半日工作，尤以三联组人数最多。

（六）讨论

1. 中医多途径给药综合治疗慢肾衰的依据　慢肾衰是一种以肾功能严重损害为主要病理学基础，而导致全身多系统病变的复杂病症，中医医学认为它涉及五脏和胃、肠、膀胱等腑，病机变化错综复杂，很难设想如此复杂多变的病症仅靠简单的一方、一药或一法即可解决，因此笔者针对多种病理因素，通过口服、灌肠及静脉滴注多途径给药，不但起到综合治疗的目的，而且各有针对性，以期直达病所。其病机关键为脾肾衰败，浊瘀内蕴，针对本虚标实的病理性质始终贯穿于慢性肾衰发展过程中，并逐渐形成恶性循环，治疗上亦应标本兼治、扶正祛邪，扶正才能祛邪，祛邪方能安正。

2. 中医综合治疗慢性肾衰的优越性　多途径给药解决了既往中医治疗慢肾衰过程中汤药难进的问题。由于湿浊蕴结中焦，致脾胃运化功能失常，而通腑泄浊、活血化瘀之品多苦寒败胃，因而增加了服药的难度，在一定程度上影响了治疗效果。而以保肾丸为主的口服辨证汤药及丸药多以补益为主，平补平泻，既无苦寒之弊，又能在一定程度上起到和胃的效果；保留灌肠通过通腑泄浊客观上减少了浊邪上逆，间接地起到和胃的效果；静脉滴注脉络宁（其中多为补益之品）通过静脉直接滴注药物，在未增加脾胃负担的情况下通过“直达病所”起到活血化瘀的效果。可以说这种多途径的中医药综合疗法既是标本兼治的实质，又反映了“整体、局部”治疗相结合的高度、有机的统一，3法从不同途径给药弥补了以往中药单纯口服的不足，解决了有些药物的不良反应问题。

3. 中医多途径综合治疗延缓慢肾衰病程进展的机理探讨　中医综合治疗中的口服汤药的保肾作用，中药保留灌肠的泄浊作用，以及脉络宁的活血化瘀作用，共同作用于慢肾衰的机体，扶正祛邪，调整机体的阴阳平衡，在客观上调整了机体的代谢作用，排除毒素，维持内环境的平衡，使慢肾衰患者在低水平状态下达到新的阴阳平衡，从而对慢肾衰患者产生有利的影响，并延缓了慢肾衰病程的进展。

[辽宁中医杂志，1997（9）：399]

第十二节　1998年开创分阶段中医中药三联疗法治疗难治性肾病综合征

难治性肾病综合征是指原发性肾病综合征经过激素标准疗法治疗后，出现复发、不敏感和耐药病例的总称，属于中医学“顽固性水肿”的范畴，是肾内科的疑难病症、非常难啃的“硬骨头”，我也是一点一点在“啃”。首先我在辨证论治上下功夫，对难治性肾病中医病机和难治因素的理论进行探索，明确了难治性肾病是虚实夹杂，以肾虚为主，并影响肺脾，导致脾肾气虚或气阴两虚，终致肾精亏损，阴阳两虚，因痰湿瘀滞、水瘀交阻、痹阻肾络而致本病迁延难愈。我将20世纪80年代对慢性肾炎证型的研究、气阴两虚证的研究、虫类药治疗肾病的研究、雷公藤复方及大剂量黄芪治疗肾病综合征的研究、慢性肾衰竭辨证论治规律研究等课题的精华总结归纳，提出临床治疗难治性肾病综合征的中医中药三联疗法，即辨证论治＋雷公藤复方颗粒＋黄芪注射液，充分发挥各种治疗方法的靶点优势，取长补短，发挥中医中药特色，从而形成完整的可重复的辨证论治体系。这套三联疗法治疗难治性肾病综合征方案经开创、立题、取得成果、获奖等，同期还提出了中医中药多途径多靶点综合治疗慢性肾衰竭的新方案。

三联综合疗法治疗难治性肾病的近远期疗效观察

［摘要］　难治性肾病综合征是临床肾小球疾病治疗中最为棘手的病症，通过中

医辨证论治方药、肾炎灵颗粒剂及静脉滴注黄芪注射液三联综合疗法治疗难治性肾病综合征90例，并与西药对照组进行比较，对治疗组有效以上60例患者进行6～12个月的随访。结果中医三联综合治疗难治性肾病综合征近期总有效率为87.78%，具有降低蛋白尿和保护肾功能作用，随访复发率仅为11.66%，不良反应较少。

[关键词] 难治性肾病综合征 中医药疗法

对难治性肾病综合征（refractory nephrotic syndrome，RNS）的治疗，西医目前较多采用的方法还是激素或环磷酰胺的冲击疗法，或是应用新一代免疫抑制剂如环孢素A、骁悉等。但其根本的缺点是疗效不确切，复发率高，远期疗效也未得到充分证实。由于药物本身的不良反应，甚至是肾毒性等，加之要长期反复服药，病人往往不能耐受或拒绝接受，此外昂贵的费用也加重了社会负担。多年来，我们探索以辨证论治和辨病用药相结合，采用中医辨证论治方药、肾炎灵颗粒及静脉滴注黄芪注射液三联综合疗法治疗难治性肾病综合征，取得了较好的临床效果。现将研究情况报告如下。

（一）资料与方法

1. 诊断标准　按照1995年WHO制定的原发性肾小球疾病的临床分类中肾病综合征的诊断标准，同时具备以下任何一项即诊断为难治性肾病综合征：①按制定的强的松标准疗法[1mg/（kg·d）]，初治8周无效或仅部分有效者；②按制定的强的松标准疗法，初治8周内有反应，但复发后再治无效者；③经强的松治疗后呈经常复发或依赖者；④用细胞毒药物治疗无反应或反应迟缓者。

2. 病理分型标准　按照1995年WHO制定的肾小球疾病的病理分类标准进行分型。

3. 中医辨证分型标准

（1）本证

1）肺肾气虚证：面浮肢肿，面色萎黄，少气乏力，易感冒，腰脊酸痛，舌质淡，苔白润有齿痕，脉细弱。

2）脾肾气虚证：腰膝酸软，疲乏无力，浮肿，纳呆便溏，面色萎黄少华，苔薄白，边有齿痕，脉濡。

3）脾肾阳虚证：浮肿明显，面色苍白，畏寒肢冷，腰酸痛或胫软，足跟痛，神疲、纳呆便溏，性功能失常（遗精、阳痿、早泄）或月经失调，舌嫩淡胖，有齿痕，脉沉细或沉迟无力。

4）肝肾阴虚证：目睛干涩或视物模糊，头晕耳鸣，五心烦热，口干咽燥，腰脊酸痛，梦遗或月经失调，舌红，少苔，脉弦细或细数。

5）气阴两虚证：面色无华，少气乏力，易感冒，午后低热，手足心热，口干咽燥或长期咽痛，咽部暗红，舌质偏红，少苔，脉细或弱。

6）阴阳两虚证：腰膝酸软，口燥咽干，五心烦热，疲乏无力，浮肿，畏寒喜暖，舌红或淡胖，苔少或白滑，脉沉细。

（2）标证

1）外感证：有风寒或风热证之分。

2）水湿证：全身中度以上水肿或胸腹水。

3）湿热证：口渴不欲饮，口苦口黏，脘腹痞闷，呕恶厌食，尿短赤，舌苔黄腻，脉濡数。

4）湿浊证：纳呆、恶心或呕吐，身重困倦或精神萎靡，血尿素氮、肌酐偏高。

5）血瘀证：面色黧黑或晦暗，腰痛固定或呈刺痛，肌肤甲错或肢体麻木，舌质紫暗或有瘀点、瘀斑，脉细涩，尿纤维蛋白降解物（FDP）含量升高，血液流变学检测全血黏度、血浆黏度升高。

6）痰湿证：胸胁胀满，喜太息，素体肥胖，腹胀，失眠、心悸，苔厚腻，脉滑，血脂（胆固醇、甘油三酯）升高。

7）热毒证：咽喉肿痛，身热心痛，疮疖脓疡，痤疮，苔黄，脉数。

4. 中医症状分级量化标准　参照 2002 年《中药新药治疗慢性肾炎的临床研究指导原则》。

5. 病例和分组治疗　150 例均系我院（江苏省中医院）门诊及住院病人，年龄 16 ～ 52 岁，男 86 例，女 64 例，病程 2 ～ 10 年，临床难治性肾病综合征诊断，有 72 例经肾活检明确病理诊断，其中局灶节段性肾小球硬化（FSGS）12 例，系膜增殖性肾炎（MsPGN）20 例，IgA 肾病 23 例，膜增殖性肾炎（MPGN）10 例，膜性肾病（MN）7 例；治疗组 90 例，对照组 60 例。

6. 治疗方法

（1）治疗组：根据中医辨证采用中医药辨证方药、肾炎灵颗粒口服、黄芪注射液静脉滴注中医药综合治疗，对其中的有效以上病例 60 例进行 6 ～ 12 个月的长期随访。

1）辨证论治方药：①本证：肺肾气虚证，治以补益肺肾，方用玉屏风散或益气补肾汤加减；脾肾气虚证，治以补气健脾益肾，方用异功散加减；脾肾阳虚证，治以温补脾肾，以济生肾气丸加减；肝肾阴虚证，治以滋阴平肝，益肾和络，以杞菊地黄丸加减；气阴两虚证，治以益气养阴，参芪地黄汤加减；阴阳两虚证，治以温扶元阳，补益真阴，以全鹿丸加减。②标证：外感证，区别风寒或风热证，选择辛温解表和辛凉解表；水湿证，治以利水消肿，五苓散合五皮饮加减；湿热证，清利湿热，以藿香左金汤或三仁汤合滋肾丸加减；湿浊证，治以健脾化湿泄浊，用胃苓汤加减；血瘀证，治以活血化瘀，以血府逐瘀汤或补阳还五汤加减；痰湿证，治以化痰和络，用温胆汤加减；热毒证，治以清热解毒，方用黄连解毒汤、泻心汤、五味消毒饮等加减。连续服用4个月。

2）肾炎灵颗粒：由生黄芪、山茱萸、雷公藤组成，每次20g，每日3次，冲服，连续服用4个月。

3）黄芪注射液：以黄芪注射液50mL加入5%的葡萄糖液中静脉滴注（如血糖偏高者可用0.9%生理盐水），每日1次，14天为1个疗程，一般使用2个疗程。

4）其他用药：正在使用的激素不再加量，并逐渐撤减激素至停服。

（2）对照组：西药为主治疗，包括激素、免疫抑制剂、抗凝等药物治疗，本组中有7例患者因激素、免疫抑制剂的不良反应，未满1个月即中止治疗。

（3）治疗组及对照组：除水肿严重或血压明显升高，以及发生感染时，对症处理应用利尿、降压（不使用ACEI降压药）和抗生素药物外，均不使用其他治疗肾病综合征的中西药物。根据均衡的原则，除试验药物不同外，饮食管理和其他辅助治疗措施基本相同。

7. 观察项目

（1）临床症状：浮肿变化等。

（2）实验室检查：尿常规、24h尿蛋白定量，每2周检查1次；血常规，肝肾功能，血浆蛋白，血清C3、C4，血脂，血液流变学，内生肌酐清除率，治疗前后各1次。

8. 统计学方法　所有数据用均数 ± 标准差表示（$\bar{x}\pm s$），显著性检验采用SPSS 10.0软件，两组间差异用t检验。

（二）结果

1. 疗效标准

（1）完全缓解：水肿等症状与体征完全消失；连续3次尿蛋白检查阴性，或

24h 尿蛋白持续小于 0.2g，高倍镜下尿红细胞消失，尿沉渣计数正常，血清白蛋白恢复到 35g/L 以上，血总胆固醇、甘油三酯基本正常，肾功能正常。

（2）基本缓解：水肿等症状与体征基本消失；尿蛋白 3 次检查减少 2 个（+）以上，24h 尿蛋白定量持续在 0.1 ～ 0.5g，血清白蛋白在 30 ～ 35g/L，血总胆固醇、甘油三酯接近正常，肾功能正常或基本正常（与正常值相差不超过 15%）。

（3）有效：水肿等症状与体征明显好转；尿蛋白检查持续减少 1 个（+），或 24h 尿蛋白定量持续在 0.51 ～ 2g，血总胆固醇、甘油三酯与治疗前相比有所改善，肾功能有所改善。临床症状和体征及上述 3 项以上有明显改善，但未能达到基本缓解的标准。

（4）无效：水肿等症状与体征无明显好转，24h 尿蛋白定量＞ 2g，肾功能无好转。

2. 治疗结果

（1）近期疗效比较：三联中医综合治疗难治性肾病综合征与西药对照组近期疗效相比较，经 Ridit 检验，u=4.20，具有非常显著性差异，$P<0.01$，见表 5-53。

表 5–53　中医综合治疗难治性肾病近期疗效比较（%）

组别	例数	完全缓解（%）	基本缓解（%）	有效（%）	无效（%）	总有效率（%）
治疗组	90	21.11（19）	31.11（28）	35.55（32）	12.22（11）	87.78（79）*
对照组	60	10.00（6）	15.00（9）	11.67（17）	46.67（28）	53.33（32）

注：与对照组比 $^{*}P<0.01$。

（2）临床症状与体征改善情况：将治疗组和对照组治疗前后临床症状与体征积分值进行比较，治疗 4 周后，两组均有改善。治疗组与其治疗前相比，具有显著性差异，$P<0.05$，对照组与治疗前相比，无显著性差异，$P>0.05$；治疗 8 周后，治疗组与其治疗前相比，具有非常显著性差异，$P<0.01$，对照组与治疗前相比，也有显著性差异，$P<0.05$，见表 5-54。

表 5–54　难治性肾病中医综合治疗前后中医症状积分比较（$\bar{x}\pm s$）

组别	例数	治疗前	疗后 4 周	疗后 8 周
治疗组	60	11.56 ± 2.06	6.73 ± 1.65*	3.98 ± 1.83*△
对照组	90	10.46 ± 1.74	8.39 ± 1.61	6.54 ± 1.67*

注：与治疗前比 $^{*}P<0.05$，与治疗前比 $^{**}P<0.01$，与对照组比 $^{\triangle}P<0.05$。

（3）病理类型与疗效的关系：对治疗组有肾活检穿刺诊断资料的难治性肾病 70 例患者疗效进行分析，总有效率为 81.43%，其中以 MsPGN 的有效率为 89.5%，效果最好，IgA 次之，有效率为 84%，效果差的病理类型为 FSGS 与 MN，见表 5-55。

表 5-55 难治性肾病组类型与疗效的关系

病理类型	n	完全缓解	基本缓解	好转	无效	有效率（%）
IgAN	21	3	8	6	4	84.0
MsPGN	19	5	6	6	2	89.5
FSGS	13	1	4	5	3	76.9
MN	7	2	0	3	2	71.4
MPGN	10	1	3	4	2	80.0
总计	70	12	21	24	13	81.43

（4）实验室检查结果

1）24h 尿蛋白定量变化情况：将治疗组和对照组治疗前后 24h 尿蛋白定量变化情况比较，治疗后两组 24h 尿蛋白定量均较治疗前减少，治疗组较治疗前 24h 尿蛋白减少具有显著性差异，$P < 0.01$，但对照组下降无统计学意义，治疗后治疗组与对照组两组组间相比较，$P < 0.05$，具有显著性差异，见表 5-56。

表 5-56 难治性肾病中医综合治疗对 24h 尿蛋白的影响（g/24h，$\bar{x} \pm s$）

组别	例数	治疗前	治疗后
治疗组	90	4.94 ± 2.34	2.07 ± 1.292$^{*\triangle}$
对照组	60	4.85 ± 1.51	3.82 ± 1.84

注：与治疗前相比 $^{*}P < 0.01$，与对照组相比 $^{\triangle}P < 0.05$。

2）血清白蛋白变化情况：将治疗组和对照组治疗前后血清白蛋白变化情况进行比较，治疗后两组血清白蛋白均较治疗前上升，治疗组较治疗前血清白蛋白上升具有非常显著性差异，$P < 0.01$，对照组上升也具有显著性差异，$P < 0.05$，治疗后治疗组与对照组两组组间相比较，$P < 0.05$，具有显著性差异，见表 5-57。

表 5-57 难治性肾病中医综合治疗对血清白蛋白的影响（g/L，$\bar{x} \pm s$）

组别	例数	治疗前	治疗后
治疗组	90	27.49 ± 4.94	34.72 ± 5.49$^{**\triangle}$
对照组	60	28.70 ± 7.96	30.26 ± 9.44*

注：与治疗前比 $^{*}P < 0.05$，与治疗前比 $^{**}P < 0.01$，与对照组比 $^{\triangle}P < 0.05$。

3）血脂的变化情况：将治疗组和对照组治疗前后血脂的变化情况进行比较，

治疗后两组血脂的均值较治疗前下降。两组各与其治疗前相比，治疗组较治疗前血清胆固醇（TC）下降具有非常显著性差异，$P < 0.01$，对照组 TC 下降无显著性差异，$P > 0.05$，治疗后治疗组与对照组两组组间相比较，$P < 0.05$，具有显著性差异；治疗组与对照组血清甘油三酯（TG）下降均有显著性差异，$P < 0.05$ 或 $P < 0.01$。两组各与其治疗前相比，LDL-C 与 HDL-C 均有非常显著性差异或显著性差异，$P < 0.01$ 或 $P < 0.05$，见表 5-58。

表 5-58　难治性肾病中医综合治疗对血脂的影响（mmol/L，$\bar{x} \pm s$）

项 目	组别	例数	治疗前	治疗后
TC	治疗组	90	8.86 ± 2.00	5.82 ± 0.90$^{**\triangle}$
	对照组	60	7.96 ± 2.42	7.15 ± 2.46
TG	治疗组	90	2.98 ± 1.04	1.46 ± 0.99**
	对照组	60	2.69 ± 1.35	1.88 ± 1.45*
LDL-C	治疗组	90	6.61 ± 1.17	4.08 ± 0.505**
	对照组	60	6.49 ± 1.14	5.16 ± 0.77*
HDL-C	治疗组	90	0.93 ± 0.32	1.69 ± 0.53
	对照组	60	0.95 ± 0.33	1.25 ± 0.56*

注：与治疗前比 $^{*}P < 0.05$，治疗前比 $^{**}P < 0.01$，与对照组比 $^{\triangle}P < 0.05$。

4）肾功能的变化情况：将治疗组和对照组治疗前后肾功能的变化情况进行比较，治疗组较治疗前血尿素氮（BUN）下降具有非常显著性差异，$P < 0.01$，对照组 BUN 下降无显著性差异，$P > 0.05$，治疗后治疗组与对照组两组组间相比较，$P < 0.05$，具有显著性差异。治疗后两组血肌酐值均较治疗前显著下降，两组各与其治疗前相比，$P < 0.01$ 或 $P < 0.05$，治疗后治疗组与对照组两组组间相比较，$P < 0.05$，具有显著性差异。治疗后两组内生肌酐清除率均较治疗前显著下降，两组各与其治疗前相比，$P < 0.05$，治疗后治疗组与对照组两组组间相比较，$P < 0.05$，具有显著性差异，见表 5-59。

表 5-59　难治性肾病中医综合治疗对患者肾功能的影响（$\bar{x} \pm s$）

项 目		例数	治疗前	治疗后
BUN（mmol/L）	治疗组	90	11.39 ± 2.95$^{\triangle}$	7.98 ± 2.28$^{**\triangle}$
	对照组	60	10.88 ± 2.68	10.04 ± 2.16
Scr（μmol/L）	治疗组	90	131.35 ± 27.33$^{\triangle}$	91.88 ± 29.75$^{**\triangle}$
	对照组	60	137.60 ± 40.40	128.90 ± 40.80*
Ccr（mL/min）	治疗组	90	73.74 ± 13.95	103.21 ± 11.54$^{*\triangle}$
	对照组	60	74.50 ± 13.82	94.72 ± 14.29*

注：与治疗前比 $^{*}P < 0.05$，与治疗前比 $^{**}P < 0.01$，与对照组比 $^{\triangle}P < 0.05$。

5）血清免疫球蛋白和补体的变化情况：治疗后两组各与其治疗前相比，IgG 与 C3 均有显著性差异或非常显著性差异，$P < 0.05$ 或 $P < 0.01$；治疗前两组比较，IgG与C3均无显著性差异，$P > 0.05$，而治疗后两组相比，IgG与C3均有显著性差异，$P < 0.05$，见表 5-60。

表 5–60　难治性肾病中医综合治疗对患者 IgG 和 C3 的影响（g/L　$\bar{x} \pm s$）

项目	组别	例数	治疗前	治疗后
IgG	治疗组	42	6.33 ± 2.56	$9.58 \pm 4.06^{*\triangle}$
	对照组	20	6.88 ± 2.31	$8.30 \pm 2.96^{*}$
C3	治疗组	42	0.65 ± 0.17	$1.46 \pm 0.13^{*\triangle}$
	对照组	20	0.62 ± 0.12	$1.19 \pm 0.34^{*}$

注：与治疗前比 $^{*}P < 0.05$，与治疗前比 $^{**}P < 0.01$，与对照组比 $^{\triangle}P < 0.05$。

6）血液流变学的变化情况：治疗后两组各与其治疗前相比，全血比黏度低切与高切均有非常显著性差异，$P < 0.01$；治疗后两组组间比较，也有显著性差异或非常显著性差异，$P < 0.05$ 或 $P < 0.01$；治疗后两组各与其治疗前相比，血浆比黏度有非常显著性差异，$P < 0.01$；治疗后两组组间比较，有非常显著性差异，$P < 0.001$；治疗后两组各与其治疗前相比，纤维蛋白原有显著性差异，$P < 0.05$；两组组间比较，也有显著性差异，$P < 0.05$，见表 5-61。

表 5–61　难治性肾病中医综合治疗对患者血流变的影响（$\bar{x} \pm s$）

项目		例数	治疗前	治疗后
全血比黏度低切	治疗组	32	13.94 ± 2.09	$8.85 \pm 1.55^{*\triangle}$
	对照组	24	13.89 ± 2.07	$9.89 \pm 2.00^{*}$
全血比黏度高切	治疗组	32	6.14 ± 0.42	$4.59 \pm 0.85^{*\triangle\triangle}$
	对照组	24	6.16 ± 0.36	$5.11 \pm 0.43^{*}$
血浆比黏度	治疗组	32	2.18 ± 0.15	$1.63 \pm 0.15^{*\triangle\triangle}$
	对照组	24	2.16 ± 0.15	$1.75 \pm 0.15^{*}$
纤维蛋白原	治疗组	32	6.16 ± 1.13	$4.36 \pm 0.67^{*\triangle}$
	对照组	24	6.37 ± 0.71	4.74 ± 0.75

注：与治疗前比 $^{*}P < 0.01$，与对照组比 $^{\triangle}P < 0.05$，与对照组比 $^{\triangle\triangle}P < 0.01$。

3. 药物不良反应的对比观察　采用中医综合治疗未发现明显不良药物反应。治疗后治疗组与对照组相比，肝功能 ALT 与 AST 均无显著性差异，$P > 0.05$，血小板及白细胞无显著改变，见表 5-62。

表 5-62　难治性肾病中医综合治疗对肝功能及血常规的影响（$\bar{x}\pm s$）

项目		例数	治疗前	治疗后
ALT	治疗组	90	25.88 ± 9.09	32.13 ± 11.39
	对照组	60	25.22 ± 9.20	29.00 ± 19.11
AST	治疗组	90	30.19 ± 9.13	34.84 ± 9.72
	对照组	60	29.47 ± 9.20	33.97 ± 11.85
WBC	治疗组	90	9.11 ± 0.86	8.87 ± 1.49
	对照组	60	9.27 ± 0.90	8.56 ± 0.88
PLT	治疗组	90	266.09 ± 29.75	273.16 ± 35.19
	对照组	60	266.91 ± 30.10	244.72 ± 30.29

4. 随访结果

（1）随访效果：本组采用中医三联疗法治疗后，仍长期服用辨证方药及肾炎灵颗粒，对治疗组有效以上 60 例患者进行 12 个月的随访，本组患者治疗 6 个月后复发率为 8.33%（5/60），将其与治疗后进行统计分析，经 Ridit 检验，u=1.59，$P>0.05$，差异无显著性。治疗 12 个月后复发率为 11.66%，将治疗后随访患者进行统计分析，经 Ridit 检验，u=1.80，$P>0.05$，差异无显著性，随访病人疗效情况见表 5-63，说明该药长期服用具有较好效果。

表 5-63　随访病人疗效情况

组别	例数	完全缓解（例）	基本缓解（例）	有效（例）	无效（例）	复发率（%）
治疗后	60	17	24	19	0	-
6 个月	60	14	18	23	5	8.33
12 个月	60	12	21	20	7	11.66

（2）随访病人尿蛋白情况：随访治疗组 60 例有效以上病例 12 个月，随访病人尿蛋白无显著上升，6 个月后 24h 尿蛋白定量为（1.71 ± 1.26）g，与该组患者近期治疗后的临床疗效无显著差异。12 个月后 24h 尿蛋白定量为（1.89 ± 1.42）g，与该组患者近期治疗后的临床疗效差异无显著性。

（三）讨论

中医辨证治疗慢性肾小球疾病的优势已得到公认，在难治性肾病综合征的治疗中也有成功的报道，但往往属于辅助治疗的地位。探索中医中药为主综合治疗难治性肾病综合征，避免激素、免疫抑制药物使用带来的不良反应，提高疗效是我们多年来努力的目标。我科自 1980 年开始应用雷公藤以来，经过不断地摸索，逐步改进剂型，制成辨证和辨病用药相结合的雷公藤复方制剂——肾炎灵颗粒剂，在治疗慢性肾炎、原发性肾病综合征的基础上，在治疗难治性肾病综合征方面也取得了较理想的疗效。我们进一步在临床开发运用大剂量黄芪注射液静脉滴注，并在辨证论治上下功夫，形成了系统的中医中药三联综合疗法，经临床重复验证，确定提高了治疗难治性肾病综合征的临床疗效。通过本课题对 90 例难治性肾病综合征的治疗观察，经过中医中药三联综合疗法治疗 2 个疗程后，达到了近期有效率 87.78% 的高疗效，在我们以往用单纯肾炎灵颗粒剂治疗难治性肾病取得有效率 78.46% 的基础上，进一步提高了疗效。远期随访发现，随疗程的延长总有效率还不断提高。长期随访观察，复发率仅为 11.66%。中医中药三联综合疗法对难治性肾病综合征的多种常见病理类型均显示了良好的疗效，对不同程度的大量蛋白尿均有作用，一般在用药后 2 个月即起到明显降低蛋白尿的作用，长期服药仍能保持病情稳定。结合病理观察发现中医中药三联综合疗法对不伴肾小管间质损害的病例较敏感，这与激素的作用特点相类似。同时三联综合疗法改善了机体蛋白质和脂质代谢，促进营养状态的恢复，增加了机体抵抗力，2 个疗程治疗后与对照组相比，对肝功能与血常规无明显影响（$P > 0.05$）（表 5-62），达到了提高疗效，减轻不良反应的目的。

难治性肾病综合征，由于本身病情较重，加之反复发作，长期使用激素、免疫抑制剂或大量清热解毒剂，因而在中医病机方面，多见脾肾不足、气阴两虚、湿瘀交阻。雷公藤属中医清热解毒、利湿通络药，直接对湿热瘀血等病理产物起作用，配伍黄芪、山茱萸补益气阴，滋养肝脾，既提高雷公藤的降尿蛋白作用，又可抑制雷公藤苦寒败胃伤肝之弊，达到健脾补肾、益气养阴、利湿通络的目的。静滴大剂量黄芪注射液，特别是合理使用辨证论治复方，充分发挥了中医中药特点，与肾炎灵颗粒配合应用既减少了尿蛋白的排泄，又因蛋白合成的增加，改善了营养状况，有利于消除水肿，减少感染发生，促进机体恢复。三联综合疗法虽不如激素、免疫抑制剂取效迅速，但中长期使用有稳效、长效、保护肾功能的优势。

据现代药理学和实验肾病学研究，雷公藤有抗炎、免疫抑制等作用，是治疗肾小球肾炎的药理基础。实验证明对微小病变型、系膜增殖型和膜性肾病等多种病理类型有效。有人发现，雷公藤与激素在作用机理上有互补性，与环孢素 A 在体外对小鼠脾细胞的抑制作用虽是一致的，但又不是通过直接对细胞的毒性和对 DNA 的抑制作用来实现的。在微小病变和系膜增生性肾炎中，雷公藤通过：①保护或修复肾小球基底膜蛋白，从而维持其电荷屏障的完整性；②抑制抗体的产生，并通过促进单核巨噬细胞的清除能力和（或）提高肾小球系膜对大分子物质的吞噬和清除，减少了肾组织内免疫沉积物及炎症损伤；③抑制系膜增生来实现的；④增加尿蛋白选择性，有助于改善蛋白尿病人的机械屏障；⑤诱导体外 T 细胞凋亡，以及诱导肾性蛋白尿病人外周血单个核细胞凋亡。有人发现，肿瘤坏死因子（TNF）是发生肾血管炎的因素之一，实验发现雷公藤和黄芪均能减少 TNF 的含量，这个发现突破了黄芪仅为免疫调节剂的传统认识。因为 TNF 对肾小球系膜细胞有促增殖作用及促自分泌作用。在肾小球病变中，系膜细胞的增生反应不但有来自体内单核巨噬细胞的 TNF 的作用，也有来自系膜细胞本身的自分泌作用。同时，黄芪还可作用于核酸代谢的多个环节，增强蛋白的合成。

以上及我们以往的研究表明：充分发挥中医药特色的三联综合疗法是治疗难治性肾病综合征的优选方案，既能改善全身情况，又能降低蛋白尿，保护肾功能，且无不良反应，值得在临床进一步推广。

第十三节　1998 年创用疏滞泄浊法
提高治疗效果减轻激素不良反应

20 世纪 60 年代至今，西医将糖皮质激素作为治疗肾脏病的常用药，这个药物是一把双刃剑，尽管激素可引起库欣综合征、严重感染、青光眼、股骨头坏死、消化道出血等不良反应，但仍是西医治疗肾脏病的常用药之一。所以，如何减轻激素引起的不良反应，仍是中西医肾脏学界努力攻克的难题之一。20 世纪 70 年代初，邹云翔教授将激素引起的药物性库欣综合征归纳为激素性气血痰湿郁滞证，并创用疏滞泄浊法，取《丹溪心法》越鞠丸加减，以疏其气血、泄其湿浊痰瘀，使失常的气机升降出入功能得以恢复，取得了满意的疗效。在邹云翔老师的指导下，我对激素抵抗无效型患者加用祛风清利湿热药，对激素依赖型患者在可能复发的节点前加用虫类药，并且平时加用温补肾阳药，以恢复自身垂体分泌肾上腺皮质醇的功能，进一步提高了激素治疗肾病综合征的效果，也减轻了激素治疗肾病综合征的不良反应，帮助很多患者摆脱了激素依赖、病情反复发作的困扰。

疏滞泄浊法提高激素治疗肾病综合征疗效减少激素不良反应的临床观察

自1993年以来，我们继承全国中医肾病专家邹云翔教授创立的疏滞泄浊法及经验方，在临床对比观察了该方提高激素治疗肾病疗效、减少激素不良反应的作用，结果如下。

（一）临床资料

1. 病例和分组　选择江苏省中医院全国中医肾病医疗中心和无锡肾病治疗中心住院病人120例，男72例，女48例，年龄最小5岁，最大28岁，平均48岁，病程最短15天，最长15年，平均2.5年。西医诊断按照1992年6月在安徽举办的原发性肾小球疾病分型与治疗及诊断标准专题座谈会纪要拟定标准确诊为原发性肾病综合征。其中包括激素抵抗49例，激素依赖35例，停激素后复发28例，因激素不良反应大不能完成疗程的8例。48例在本院或外院做肾穿刺明确病理诊断：IgA肾病15例，局灶节段性肾小球硬化5例，系膜增生性肾小球肾炎8例，膜性肾小球肾炎12例，膜增殖性肾炎8例。同时随机选择在南京、无锡三家市级以上西医院单独用激素治疗的住院患者60例作为对照，其病程、疗程、临床和病理类型基本一致，经计算机分析有可比性。

2. 中医辨证　按照1986年第二次全国中医肾病学术会议讨论通过的《慢性肾炎辨证分型、诊断、疗效评定标准》，另立疏滞泄浊法适应证：肾病综合征运用激素后无效，撤减过程中复发、依赖，或用激素不良反应明显者。主要症状：满月脸、水牛背、全身浮肿、疲倦乏力、面部痤疮、恶心欲吐、口苦口黏、心烦不寐、腹胀纳少、大便干结或不爽、小便黄赤，脉细弦或弦滑，舌淡，苔白腻或黄腻。凡肾病综合征使用过或正在使用激素患者具备以上3项症状，即符合疏滞泄浊法适应证。

3. 排除标准　①不符合肾病综合征，未用过激素。②肾功能减退严重（Scr＞442μmol/L）。③中医辨证纯虚证明显，没有兼夹证的患者。

4. 治疗方法

（1）治疗组：疏滞泄浊方＋激素（治疗量定为每日1mg/kg，病程不超过45天或撤减过程中）。①疏滞泄浊法基本方：香附10g，苍术6～15g，生薏苡仁10～30g，姜半夏10g，陈皮10g，炒山栀10g，桃仁10g，红花6g，川芎

10～30g，神曲10g，茯苓皮10～40g、合欢皮10～30g，芦根30g，白花蛇舌草30g，水煎250mL，每日2次，30日为1个疗程，一般治疗3个疗程。②加减：汗出多者加碧桃干、糯根须；痰多加橘络、冬瓜子；腹胀加木香、佛手；口干加生地、川石斛、天花粉；水肿明显加牵牛子、泽泻、玉米须；湿热重者加黄芩、黄柏、山栀、紫花地丁、野菊花；气虚加党参、生黄芪、大枣；腰痛加川断、桑寄生、功劳叶。尿蛋白多，激素无效、依赖，肝功能正常者加雷公藤或雷公藤多苷片每次1～3片，每日2～3次。

（2）对照组：激素（用量疗程同上或撤减中）+对症治疗+中成药保肾康或肾炎四味片，不用中药辨证方，疗程同上。

（二）治疗结果

1. 疗效标准　分完全缓解、基本缓解、好转、无效，同时与对照组分别对比激素抵抗、依赖患者在治疗前后不良反应、症状变化。

2. 治疗结果　疏滞泄浊方+激素组120例，完全缓解24例，基本缓解36例，好转45例，无效15例，总有效率87.5%。单纯激素对照组60例，完全缓解6例，基本缓解9例，好转17例，无效28例，总有效率53.33%。两组总有效率比较，有显著差异（$P < 0.05$）。

3. 治疗前后两组各项指标的变化　经治疗后疏滞泄浊方+激素组在降低尿蛋白、改善肾功能、降血脂，提高血浆白蛋白方面疗效明显优于单纯激素组（$P < 0.05$ 或 $P < 0.001$）。（见表5-64）

表5-64　180例肾病综合征治疗前后指标的对比分析（$\bar{x} \pm s$）

	疏滞泄浊法+激素组（n=120）		单纯激素组（n=60）	
	治疗前	治疗后	治疗前	治疗后
尿蛋白定量（g/24h）	4.73 ± 1.56	$2.95 \pm 1.52^{***}$	1.85 ± 1.51	3.82 ± 1.84
BUN（mmol/L）	11.36 ± 2.4	$7.28 \pm 1.53^{**}$	10.88 ± 2.68	10.04 ± 2.16
Scr（μmol/ L）	136.4 ± 38.2	$114.2 \pm 36.6^{***}$	137.6 ± 40.1	$128.9 \pm 40.8^{*}$
A（g/L）	27.5 ± 8.4	$32.4 \pm 8.92^{**}$	28.7 ± 7.96	$30.26 \pm 9.14^{*}$
CH（mmol/L）	8.19 ± 1.82	$6.78 \pm 2.01^{**}$	7.96 ± 2.42	7.15 ± 2.46
TG（mmol/L）	2.78 ± 1.36	$1.81 \pm 1.71^{*}$	2.69 ± 1.35	$1.88 \pm 1.45^{*}$

注：与治疗前比较 $^{***}P < 0.001$；与治疗前比较 $^{**}P < 0.01$；与治疗前比较 $^{*}P < 0.05$。

4. 治疗前后两组症状的变化　经治疗后疏滞泄浊方 + 激素组改善激素气血痰湿郁滞证 8 个主要症状有效率最低在 76.4% 以上，显著优于单纯激素组，两组每个症状改善率对比，P 值均＜ 0.05。（见表 5-65）

表 5–65　180 例肾病综合征治疗前后主要症状的对比分析

主要症状	疏滞泄浊法 + 激素组（*n*=120）			单纯激素组（*n*=60）		
	治疗前	治疗后	改善率（%）	治疗前	治疗后	改善率（%）
满月脸	89	21	76.4	41	22	46.3
全身浮肿	46	8	82.6	18	11	38.9
面部痤疮	73	11	84.9	38	31	18.4
口苦口黏	82	9	89	42	21	50
心烦不寐	71	10	85.9	29	12	58.6
腹胀纳少	41	5	87.8	21	13	38.1
疲倦乏力	76	12	84.2	38	24	36.8
苔白腻或黄腻	68	6	91.2	31	22	29

（三）讨论

1. 病机　肾病综合征使用激素后出现一组特殊症候群。有些学者提出，激素类似中药的“纯阳”之品，服用大量激素后，患者多出现阴虚内热之象，如口苦咽干、心烦不寐、尿赤舌红、脉细，因此在应用激素时应加用滋阴清热药；在激素撤减时，由于皮质功能减退，证型从阴虚向阳虚转变，成为脾肾阳虚或阴阳两虚，此时应以温补法治疗，临床报道亦有效验。我们学习邹云翔教授的经验，将此证定名为“激素性气血痰湿郁滞证”。病机为大量应用激素后，人体升降出入功能紊乱，气分初伤，以致气机怫郁阻滞，久则气滞血瘀，变气血精微为湿浊痰瘀，阻于脏腑经络而成。

2. 治法方药分析　针对“激素性气血痰湿郁滞证”，邹老创立疏滞泄浊法，取《丹溪心法》越鞠丸为主方加减组成基本方。方中用香附行气解郁，以治气郁，为君药。苍术燥湿运脾以治湿郁；川芎活血化瘀，以治血郁；山栀清热泻火，以治火郁；神曲消食导滞，以治食郁；半夏、陈皮燥湿，化痰行气消痞，以治痰郁，共为臣药。生苡仁、茯苓皮健脾渗湿利水，增强苍术的祛湿作用；桃仁、红花活血通络，增强川芎的行瘀作用；芦根、白花蛇舌草清热生津，增强山栀的清火作用，合欢皮安神活血解郁，共为佐使药。临床治疗 120 例肾病综合征加用激素出现的气血痰湿郁滞证，有效率为 87.5%，改善 8 个主要症状的有效率最低为 76.4%，病人服中药后普遍感觉舒适。

3. 随症加减体会　尽管疏滞泄浊法是根据激素所致的气血痰湿郁滞状态而创立，并因此确立了基本方，但由于肾病综合征的病理类型不同，病程配合用药不同，患者个体又有差异，所以临证仍应突出辨证，随症加减，发挥中西药各自优势，弥补不足。一般在激素初用或足量运用阶段，疏滞泄浊法的加减使用目的是减轻激素不良反应，缩短病程。在激素抵抗、依赖、反跳阶段，疏滞泄浊法的使用目的是协同激素发挥作用或取代激素，常用的加减方法有：①辨因论治，针对诱因积极治疗，如皮肤、尿道反复感染者，常用五味消毒饮加减；如合并咽炎、扁桃体炎者，常用玄麦甘桔汤加减；如体虚易于感冒者，常用玉屏风散加减；②根据病机规律论治，如各种顽固性水肿久病入络，从气分治之无效者，当从血分求之，疏其血气，临证多用行瘀利水药，如泽兰、益母草；或加入虫类药，如水蛭、全蝎、蜈蚣、大黄䗪虫丸等；③辨病论治，如用活血化瘀药改善血液高凝状态，用雷公藤、火把花根抗炎、降低尿蛋白，用黄芪调节蛋白质代谢等。

[中国医药学报，1998（03）：146]

第十四节　1998年创新发现原发性高血压肾损害的中医证治规律及分子生物学新指标LOX-1基因表达

1998年，我作为教育部高级访问学者到日本东京大学医学部研修肾脏病的临床知识与分子生物学最新进展，在这期间参与了导师藤田教授主持的“食盐敏感性高血压肾损害的进展机理与氧化低密度脂蛋白受体（LOX-1）升高、各种细胞增殖因子增加有关的研究”课题。随着实验的深入，逐步证实了LOX-1可能与高血压的发病机理有关。高食盐敏感性（DS）大鼠与SHR、WKY大鼠相比，容易引起肾损害；食盐敏感性高血压肾损害进展机理与LOX-1升高、各种细胞增殖因子（如TGF-β）、胶原Ⅰ、肾脏系膜细胞、成纤维细胞产生增加有关。在实验时，我思考到中医治疗慢性肾衰竭的王牌药保肾片是否能对食盐敏感性大鼠的LOX-1以及各种细胞增殖因子发挥作用，从而达到缓解肾功能损害、调节高血压的目的。于是，我向藤田导师和实验指导老师长濑美树医生提出了在实验课题中加入两组分别以高、低剂量服用中药保肾片的DS大鼠，这个想法得到了导师和实验指导医生的支持。实验研究结果发表在 *J.M Soc Nephol.* 以及《中华肾脏病杂志》上，并且指导我的博士生仲昱进行了原发性高血压肾损害证候学、分期辨证论治疗效以及分子生物学的研究。研究结果得出来6点结论，于1998年12月22日经江苏省医学情报研究所查新，第1、2、3点国内未见文献报道，第2、3、4、5、6点国外文献中未见相同报道。

一、从脾肾认识高血压肾损害的发展演变规律

[摘要] 目的：探讨脾肾在高血压肾损害发展演变中的作用。方法：分析169例高血压肾损害早、中、晚各期患者证候分布及积分值，探讨各期证候特点及转化规律。结果：本病早期以肝、脾证候积分最高，其次为肾，阴虚证候最重，其次为气虚证；中期肝、脾、肾积分值高，阴虚和气虚均较重；晚期五脏皆有涉及，脾、肾积分值最高，气、血、阴、阳俱虚，气虚最重。结论：肾元不足为本病发生的启动因素和发展转归的根本；脾虚失运是转化和发展的重要环节。

[关键词] 高血压肾损害 分期 证候规律

原发性高血压是指无明显病因而发生的体循环动脉血压过高。未经治疗的原发性高血压患者可有42%发展为肾脏硬化性损害，大约10%死于肾功能衰竭。1998年，美国的一项临床调查结果显示，高血压肾损害（HN）已成为终末期肾病第二大病因，约占28%，因高血压肾损害进行肾移植的病人占整个肾移植的25%，对社会经济和劳动力造成了极大的破坏。

中医学对高血压及肾病早有记载，高血压性肾损害符合张仲景所说的合病、并病和坏病。但目前对于原发性高血压导致肾损害的中医理论及治疗报道甚少，缺乏原发性高血压与肾损害转化的认识，无法满足临床的需要。因此本研究假设：高血压肾损害的证候学特点涵盖了原发性高血压和肾脏病的不同病理机制，其中脾肾是高血压性肾损害的发病和转化的根本，本文拟从脾肾论述该病的发展演变特点。笔者观察了169例高血压肾损害不同病程阶段患者及30例原发性高血压无肾损害患者的证候和理化检查，进行证候学分析。

（一）资料与方法

1. 观察对象　江苏省中医院1990年1月至2003年6月期间的住院高血压肾损

害患者，共169例，男女比例为1.38：1，年龄42～78岁，平均（60.2±11.9）岁。

2. 西医诊断标准　原发性高血压性肾损害目前尚无统一的诊断标准，本文以王钢主编的《现代中医肾病学》中原发性高血压的诊断标准为参考。

3. 高血压肾损害的临床分期　高血压肾损害可按临床表现分为3期。早期：血压达到确诊高血压水平，尿中出现尿微量白蛋白（mALB），和（或）β2-微球蛋白（β2-MG），和（或）N-乙酰-β-氨基葡萄糖苷酶（NAG），尿常规阴性，肾功能正常。中期：血压达到确诊高血压水平，尿蛋白（-～+），24h尿蛋白定量不超过2g，肾功能正常。晚期：血压达到确诊高血压水平，血尿素氮（BUN）＞7.8mmol/L，血肌酐（Scr）＞130μmol/L。

4. 高血压肾损害中医证候诊断标准　参考《中药新药临床研究指导原则》所制定的原发性高血压、慢性肾炎、慢性肾功能不全的中医证候诊断标准和辨证标准。

5. 高血压肾损害中医证候积分标准　分别观察高血压性肾损害早、中、晚期患者的临床症候表现，根据高血压肾损害中医证候诊断标准，按五脏和气血阴阳辨证分类，并将临床各证候的有和无，分别记4分和0分，进行积分统计。

6. 统计学处理　计量资料结果以均数±标准差（$\bar{x}\pm s$）表示，采用SPSS 10.0统计软件方差分析处理数据。部分资料进行直线回归分析。

（二）结果

1. 高血压肾损害不同阶段累及脏腑积分值分析　见表5-66。

表5–66　高血压肾损害病位证候积分值分析（$\bar{x}\pm s$）

组别	*n*	肝	心	脾	肺	肾
HN早期	40	16.8±3.4	8.2±2.1	17.7±2.9	0	12.5±3.1
HN中期	63	18.9±3.6	10.9±2.2	20.1±3.2	0	17.6±3.7
HN晚期	66	9.1±2.1	14.5±3.4	28.7±4.1	8.7±2.4	23.7±4.1
HN总	169	14.3±3.9	11.7±2.1	23.6±4.9	2.1±3.0	18.9±4.9

HN早期以肝、脾证候的积分值最高，其次为肾（$P<0.05$），心的积分值较低，无肺的表现，说明HN早期证候主要涉及肝、脾、肾。HN中期以肝、脾、肾证候积分值较高（$P<0.05$），心的积分值次之。HN晚期肝、脾、肾、心、肺皆有涉及，以脾、肾积分值最高（$P<0.05$），说明本病晚期五脏俱损，脾肾衰败，证候已转为脾肾为主。

高血压肾损害患者随病程的进展，脾、肾、心的证候积分值不断升高，直线回归分析表明，均同病程进展有相关性，相关系数 r（脾）= 0.83，r（肾）= 0.79，r（心）= 0.74，$P < 0.05$，$P < 0.01$。

2. 高血压肾损害不同阶段本虚证证候积分值分析　见表 5-67。

HN 早期本虚证以阴虚证候表现最重（$P < 0.05$），其次是气虚证，说明 HN 早期证候以阴虚或气阴两虚证候为主，无血虚和阳虚证。HN 中期阴虚证候和气虚证候表现均较重（$P < 0.05$），两者证候积分无差别（$P > 0.05$），以气阴两虚证为主，阳虚症状轻（$P < 0.01$）。HN 晚期气、血、阴、阳俱虚，气虚最重，积分值最高（$P < 0.05$）。

表 5-67　高血压肾损害本虚证积分值分析（$\bar{x} \pm s$）

组别	n	气虚	血虚	阴虚	阳虚
HN 早期	40	9.3 ± 2.36	0	12.3 ± 1.6	0
HN 中期	63	14.5 ± 2.5	0	14.6 ± 2.7	5.7 ± 1.5
HN 晚期	66	20.2 ± 3.9	16.5 ± 3.4	15.9 ± 3.2	16.9 ± 3.2
HN 总	169	16.7 ± 3.2	8.3 ± +2.1	15.2 ± 3.6	10.1 ± 3.6
EH	30	4.5 ± 1.3	0	11.5 ± 2.1	0

高血压肾损害患者随病程的进展，气虚、阳虚证候不断加重，直线回归分析表明，均同病程进展有相关性，相关系数 r（气虚）= 0.78，r（阳虚）= 0.87，$P < 0.05$。

（三）讨论

1. 肾元不足为高血压肾损害发生的启动因素和发展转归的根本　高血压性肾损害是因长期高血压累及肾脏而导致的以肾小球硬化为特征的一种肾脏疾病。根据文献资料回顾，遗传因素在高血压及高血压性肾损害的发生中起重要作用，与多组基因密切相关，基因多态性研究表明 DD 型 ACE 基因及 PAI-1 的 4G/5G 型基因等都参与了高血压性肾损害的发生。除此以外，与胚胎发育等有关的肾脏自身的先天缺陷也导致了高血压及肾损害的发生和进展，这都提示了本病与先天禀赋不足（肾元不足）密切相关。

通过整理分析江苏省中医院全国中医肾病医疗中心近 13 年来的高血压性肾损害住院及门诊病历，进行高血压性肾损害的中医证候学研究。收集了 169 例早、中、晚期高血压性肾损害患者病历，采用中医理论分期进行辨证分型。归纳总结发现，高血压性肾损害总体病程中，肾脏受累最为明显，大多与脾、肺、肝、心等脏器相兼为病，其中与肝、脾同病最为常见。高血压性肾损害早期症状复杂，肾病证候隐匿，大多表现为高血压的症状，仅可检出尿微量白蛋白、NAG等早期敏感性指标，尚未出现持续性蛋白尿、水肿等，但经仔细追问病史及观察症候表现，仍可发现不少患者有家族史及体倦乏力、夜尿频多、腰酸膝软等肾元不足的临床表现，尿微量白蛋白、NAG等精微物质的排出增多，提示脾肾不足，失于固摄。随着病程的发展，进入高血压肾损害中期，肾虚之候愈加明显，并出现气虚伤阳、阴损及阳的转化，气阳不足比例逐渐增多，气阳亏虚，无以推动津血的运行，痰、瘀、水湿之邪潴留。邪实的潴留，更阻碍了五脏，尤其是肾元的正常蒸腾气化，肾小球病变进一步加重，出现持续性蛋白尿，较多的精微物质丢失，加之内生之邪阻滞气机，出现水肿之候。至终末期肾衰阶段，所有的患者均表现出肾元衰败、阴阳俱虚、痰瘀互阻、浊毒泛逆的证候。

综上，高血压性肾损害的病机重点在肾，病位始终不离肾脏。本次研究发现高血压性肾损害的病程中均可见到肾元亏虚的证候，早期主要表现为气阴不足，而阴虚为主。肾元不足，气阴亏虚的基础上，风阳亢动，生痰、瘀、水湿、湿浊，从早期患者尿中出现微量白蛋白和NAG，到终末期尿毒症病程中出现的眩晕、水肿、夜尿频多、腰痛、腰膝酸软、癃闭、关格等一系列表现，均是高血压性肾损害以肾脏为本的主要矛盾的外在表现及临床特点。肾元亏虚，阴阳失调，内生诸邪，肝风内动，兼夹痰瘀水浊，邪伤肾元的基本病机贯穿了高血压性肾损害的发生、发展整个病程。本病病位在肾，伤甚为虚，虚极为劳，因此肾元不足由虚到损，由损而衰，最终发展为“肾劳”，是高血压肾损害的基本病机演变。

2. 脾虚失运是高血压性肾损害转化和发展的重要因素 临床观察发现，大多数高血压性肾损害患者在整个病程中不同程度地存在着脾气虚弱的现象。研究结果发现本病脾证证候积分值和气虚证候积分值较高，脾气虚损为常见证候。因此对于高血压性肾损害，不仅要重视肝肾阴虚，阴虚阳亢的证候，脾气虚弱亦是不可忽视的病理环节。

从发病来看，除了素体脾虚，饮食不节，脾失健运，脾虚湿困以外，高血压性肾损害肝木侮土，肾虚失养，以及治疗偏颇，均可导致脾失健运，中气亏虚。笔者发现随着病程的进展，脾虚失运证候愈加明显，晚期最重，脾虚证成为肾元不足之外的最主要证候。

脾气虚弱，不能健运输布，可见消瘦、倦怠乏力、少气懒言；无以充养肾脏之气血阴阳，导致肾元进一步亏损，造成脾肾俱损之候，日久极虚为劳，发展为“肾劳”；脾肾气虚，清气不升，元气失固，出现夜尿清长频多及精微下泄，尿中蛋白增多；津液代谢失常，水湿内停，泛溢肌肤而为水肿；脾肾衰败，运化开阖失司，湿浊潴留，代谢产物堆积，蕴于中焦，脾胃升降失常，出现恶心、呕吐，久则格拒不纳呈关格之候。“脾为生痰之源”，脾失运化，聚湿生痰，血脂升高，形体渐丰；“气为血帅”，脾气不足，无力推动血液运行，血滞为瘀；肝主疏泄，脾土和一身之气机，脾气郁滞亦可阻碍肝气疏泄，使肝郁不散，加剧风阳升动；脾气虚损，生化乏源，无以充养肝之阴阳，木生于土，土虚则木摇，虚风内动。故脾虚不运可影响他脏，进一步造成高血压性肾损害肝肾亏虚，风、痰、瘀炽盛，是本病转化和发展的重要病理环节，最终走向正愈虚，邪愈实，虚实夹杂的终末期肾衰。

综上，高血压性肾损害临床症状多样，病理机制复杂，涉及多个脏腑，虚实证候夹杂，本文研究发现脾肾对于该病的发生及转归具有重要意义，肾元不足为高血压肾损害发生的启动因素和发展转归的根本，而脾虚失运是高血压肾损害转化和发展的重要因素。

 [天津中医药，2005，22（2）：111]

二、Expression of LOX-1, an Oxidized Low-Density Lipoprotein Receptor, in Experimental Hypertensive Glomerulosclerosis

Abstract: Oxidized low-density lipoprotein (OxLDL) has been implicated in atherosclerosis and glomerulosclerosis. LOX-1 is a recently identified OxLDL receptor that is abundantly expressed in vascular endothelial cells. The aim of the present study was to investigate LOX-1 expression in the kidneys of hypertensive rats. Dahl salt-sensitive (DS) and Dahl salt-resistant (DR) rats were fed a 0.3% or 8% NaCl diet. Some DS 8% rats were treated with manidipine or hydralazine. LOX-1 gene expression was markedLy elevated in the kidneys and glomeruli of hypertensive DS 8% rats compared with those of normotensive DR and DS 0.3% rats. Prolonged salt loading further increased the renal LOX-1 expression in DS rats. The LOX-1 up-regulation of DS 8% rats was accompanied by renal overexpression of transforming growth factor-β_1 (TGF-β_1) and type I collagen, impaired renal function, and histological changes of glomerulosclerosis, all of which were ameliorated by antihypertensive treatment. LOX-1 was indeed expressed in the glomeruli in vivo and in cultured glomerular cells in vitro. However, LOX-1 expression was elevated in the aorta but not the kidneys of spontaneously hypertensive rats, which exhibited hypertension but minor glomerulosclerotic changes. In conclusion, the LOX-1 up-regulation in the kidney of DS 8% rats was parallel to glomerulosclerotic changes and renal dysfunction, suggesting a possible pathogenetic role for renal LOX-1 in the progression to hypertensive glomerulosclerosis.

Glomerulosclerosis is thought to play a central pathogenctic role in the progression from chronic glomerulopathies to end-stage renal disease. It is characterized by a relentless fibrosis of the kidney, and the overproduction of a fibrogenic cytokine transforming growth factor-β_1 (TGF-β_1) is considered to be a key mediator. Multiple factors are reported to stimulate TGF-β_1 production and subsequent extracellular matrix protein synthesis: increased glomerular pressure and flow, mesangial cell stretch, activation of the renin-angiotensin system, and high levels of glucose and lipids However, the molecular mechanisms responsible for this process have not been fully elucidated.

It is proposed that many pathologic and biochemical features seen in glomerulosclerosis are analogous to those seen in atherosclerosis: presence of low-density lipoprotein (LDL) and oxidized LDL (OxLDL); infiltration of monocytes/macrophages; and overexpression of adhesion molecules, monocyte chemotactic proteins, growth factors, and cytokines within the lesions. High cholesterol diet exacerbated lesion formation, whereas lipid-lowering agents ameliorated lesion formation. LDL receptor, which binds native LDL, and scavenger receptor AI (SR-AI) , a receptor for OxLDL and acetylated LDL, both were expressed in glomerular epithelial and mesangial cells LDL stimulated DNA synthesis and cell proliferation, whereas OxLDL were cytotoxic and induced apoptosis. In addition, both LDL and OxLDL induced expression of cytokines and growth factors, including TGF-β_1, and promoted the synthesis of extracellular matrix proteins such as collagen and fibronectin. Moreover, LDL receptor expression in mesangial cells was upregulated by TGF-β_1 These findings suggest that lipoproteins are involved in the pathogenesis of glomerulosclerosis as well as atherosclerosis.

Recently, a novel receptor for OxLDL (LOX-1) was identified using expression cloning with bovine cultured endothelial cells. LOX-1 is a type Ⅱ single-transmembrane protein that is abundantly expressed in vascular endothelial cells. It binds, internalizes, and degrades OxLDL but not native LDL or acetylated LDL. A recent study revealed that LOX-1 also recognizes phosphatidylserine on apoptotic cells. Its mRNA was shown to be expressed in atheromatous lesions. This receptor might mediate some of the actions of OxLDL in the endothelium, such as induction of adhesion molecules, monocyte chemotactic protein-1, and growth factors. The biologic roles of LOX-1, however, remain to be determined. We previously determined the structures of rat LOX-1 cDNA and genomic DNA. Of interest, LOX-1 expression was markedLy elevated in the aorta of hypertensive rats (more than 20-fold), which implies a pathophysiologic role for LOX-1 in hypertensive vascular remodeling LOX-1 expression was also upregulated in response to mechanical shear stress (9-fold) and cytokines. We also found that LOX-1 was abundantly expressed in macrophages.

Observation of LOX-1 up-regulation in the vascular lesions prompted us to examine the modulation of LOX-1 expression in glomerulosclerosis. It is known that Dahl salt-sensitive hypertensive rats (DS) are prone to develop glomerulosclerosis, whereas spontaneously hypertensive rats (SHR) are resistant to it. In the present study, we demonstrated that LOX-1 expression was markedLy enhanced in the kidneys of salt-loaded DS rats as compared with Dahl salt-resistant rats (DR) and non-salt-loaded DS rats. However, LOX-1 expression remained low in the kidneys of SHR. The LOX-1 up-regulation in salt-loaded DS rats was accompanied by glomerulosclerotic changes and renal dysfunction. Antihypertensive treatment ameliorated all of these parameters parallel to the reduction of renal and glomerular LOX-1 levels. The present findings will open new vistas for uncovering the mechanisms of nephrosclerotic progression in salt-dependent hypertension.

1. Materials and Methods

(1) Animals and RNA Preparation: Four-wk-old male DS (n=55) and DR (n=25) rats (Dahl/Iwai) were purchased from Shizuoka Laboratory Animal Center (Shizuoka, Japan). The rats were fed either a high-salt diet containing 8% NaCl (DS 8%, n=10; DR 8%, n=10) or a control diet containing 0.3% NaCl (DS 0.3%, n=10; DR 0.3%, n=10) for 4 wk. Some DS 8% rats were given a calcium channel blocker manidipine at 1 mg/kg per d (DS 8%+Man-L, n=10) or 10 mg/kg per d (DS 8%+Man-H, n=10) or hydralazine at 10 mg/kg per d (DS 8%+Hyd, n=10) by gavage. Some DS and DR rats (n=5) were fed an 8% NaCl

diet for 8 wk. Food and tap water were available ad libitum throughout the study. Twelve-wk-old male SHR (SHR/Izm) and control Wistar Kyoto rats (WKY/Izm, n=10) were purchased from the Disease Model Cooperative Research Association (Kyoto, Japan). They were fed a normal rat chow containing 0.5% NaCl. All animal procedures conducted were in accordance with the guidelines for the care and use of laboratory animals approved by our university hospital.

BP was measured by the tail-cuff method. On the following day, the rats were euthanized by decapitation. Kidneys and aortas were dissected,and glomeruli were isolated by the sieving method. Organs were immediately frozen in liquid nitrogen and stored at −80°C until use. Total RNA was extracted using the acid guanidinium thiocyanate-phenol-chloroform method. Each whole kidney RNA sample was from a unilateral kidney of one rat, each glomerular sample was from bilateral kidneys of one rat, and each aorta sample was from two aortas of two rats. Poly (A) $^{+}$RNA was purified using an mRNA purification kit (Amersham Pharmacia Biotech, Uppsala, Sweden).

(2) Cell Culture: Normal human glomerular endothelial cells (GEC) were purchased from Cell Systems Corporation (CS-C; Kirkland,WA). GEC were grown in CS-C medium supplemented with CS-C growth factor and 10% fetal bovine serum (FBS) on a plastic dish coated with type I collagen. Normal human mesangial cells (MC) and proximal tubular epithelial cells (TC) were purchased from Sanko Junyaku (Tokyo, Japan). MC were grown in mesangial cell basal medium supplemented with 5% FBS, 50 μg/mL gentamycin, and 50 ng/mL amphotericin B. TC were grown in renal epithelial cell basal medium supplemented with 0.5 μg/mL hydrocortisone, 10 ng/mL epidermal growth factor, 0.5 μg/mL epinephrine, 6.5 ng/mL triiodothyronine, 10 μg/mL transferrin, 5 μg/mL insulin, 0.5% FBS, 50 μg/mL gentamycin, and 50 ng/mL amphotericin B. Cells were cultured in a controlled atmosphere of 5% CO_2/95% air at 37°C. Cells within the 10th passage were used for the analysis.

(3) Northern Blot Analysis: The probes for LOX-1, TGF-β_1, type I collagen, and glyceraldehyde-3-phosphate dehydrogenase (GAPDH) were described previously. Five different RNA samples from 5 (for the whole kidney) or 10 (for the aorta) separate rats were used for each experiment. RNA was fractionated on a formaldehyde-denatured 1.2% agarose gel and transferred to a nylon membrane. After prehybridization, membranes were hybridized with the ^{32}P-labeled probe (1×10^6 cpm/mL) in 50% formamide solution at

42°C. Final wash was done in 0.2×SSC (1×SSC, 150 mmol/L NaCl, 15 mmol/L sodium citrate, pH 7.0) containing 0.1% sodium dodecyl sulfate at 60°C. Filters were exposed to an X-Omat AR5 film (Kodak Co., Rochester, NY) with an intensifying screen at -80°C or to an imaging plate. The radioactivity of the bands was quantified as photostimulated luminescence with a Bioimage Analyzer (model BAS 2000; Fuji Film, Tokyo, Japan) . The photostimulated luminescence value was standardized with that of GAPDH.

(4) Competitive Reverse Transcription-PCR: LOX-1 mRNA in the glomeruli was quantified by reverse transcription-PCR (RT-PCR) in the presence of heterologous RNA competitor. In brief a DNA fragment was prepared by PCR amplification with primers 5'-ATTTAGGTGACACTATAGAATACGACTGGATCTGGCATAAAGAGTACGGTCATCATCTGACAC-3' and 5'-ATCGGTCATGCCTTCTTCTGACATATGCTGCGTATTGCTAAACTGGAAAG-3' using the Competitive DNA Construction Kit (Takara Shuzo Co., Kyoto, Japan) . The amplified DNA consisted of SP6 promoter portion on the 5' end, rat LOX-1 sequence (nucleotides 712 to 731) , heterologous internal portion (360 bp) , rat LOX-1 sequence (nucleotides 1053 to 1072) , and random primer binding site for RT on the 3' end. Using this DNA fragment (100 ng) as a template, RNA competitor was synthesized by in vitro transcription with SP6 RNA polymerase. After the reaction, the template was digested with RNase-free DNase I.

Glomerular total RNA (100 ng) (five different samples from five separate rats for each group) was reverse-transcribed for 30 min at 42°C in the presence of various amounts of RNA competitor (1×10^5 to 1×10^{10} copies) using random primers and Avian Myeloblastosis Virus reverse transcriptase XL (2.5 U; Life Sciences, Inc., St. Peters burg, FL) . The resultant cDNA were subjected to PCR with *Taq* DNA polymerase (1.25 U; Takara Shuzu Co.) and 20 pmol of rat LOX-1 sense and antisense primers 5'-GACTGGATCTGGCATAAAGA-3' (nucleotides 712 to 731) and 5'-CCTTCTTCTGACATATGCTG-3' (complementary to nucleotides 1053 to 1072) . The amplification was carried out for 30 cycles of 30s at 94°C, 30s at 46°C, and 60s at 72°C. The primer set produced two bands: one for LOX-1 mRNA (361 bp) and the other for the RNA competitor (400 bp) . To confirm the authenticity of PCR, we subcloned one sample into pBluescript Ⅱ SK (–) vector and sequenced it by the dideoxynucleotide chain-termination method using a Sequi Therm Long-Read cycle sequencing kit (Epicentre

Technologies, Madison, WI) and an Automated Laser Fluorescence DNA Sequencer (LI-COR, Lincoln, NE) . The amplified fragments were electrophoresed on a NuSieve 3 : 1 agarose gel (FMC bioproducts, Rockland, ME) . The gel was stained with ethidium bromide, and the relative intensity of the two bands was quantitated by using NIH Image.

(5) In Situ Hybridization: Template DNA included a cDNA fragment of rat LOX-1 (nucleotides 178 to 1095) inserted in pBluescript II at *Eco*RV site. Antisense and sense RNA probes were transcribed from the plasmid linearized by *Xho*I and *Eco*RI in the presence of digoxigenin (DIG) -UTP (Boehringer Mannheim, Mannheim, Germany) with T3 and T7 RNA polymerase, respectively. In situ hybridization was performed as described previously with several modifications. In brief, the kidneys from DR 0.3%, DR 8%, DS 0.3%, and DS 8% rats were fixed in 4% paraformaldehyde. Cryosections (10 μm thick) were postfixed in 4% paraformaldehyde, treated with proteinase K solution (5 μg/mL) at 37°C for 10 min, and then postfixed again in 4% paraformaldehyde. The sections were hybridized with DIG-labeled probe (1 μg/mL) at 60°C for 24h. Slides were washed in 50% formamide, 5×SSC, and 1% sodium dodecyl sulfate for 30 min at 60°C, twice in 50% formamide and 2×SSC for 45 min at 60°C, and finally in Tris-buffered saline containing 0.1% Tween20. After blocking, the slides were exposed to anti-DIG Fab-alkaline phosphatase conjugate diluted to 1 : 2000. The hybrids were visualized by the alkaline phosphatase-catalyzed color reaction with nitro blue tetrazolium/5-bromo-4-chloro-3-indolyl phosphate substrate.

(6) Immunohistochemistry: Preparation of rabbit polyclonal antibody against rat LOX-1 was described previously. The specificity of the antibody was confirmed by preadsorption of antibody with excess purified LOX-1 antigen in Western blotting. Immunohistochemistry was carried out as described previously. Frozen sections (10 μm thick) were pretreated with blocking solution for 30 min and incubated with the primary anti-rat LOX-1 antisera (1 : 2000) at 4°C overnight. They were incubated with the secondary biotinylated goat anti-rabbit IgG antibody (Chemicon, Temecula, CA) , followed by peroxidase-conjugated avidin-biotin complexes (Vectastain Elite ABC-Peroxidase kit; Vector Laboratories, Burlingame, CA) . The reaction was visualized using a Metal enhanced DAB kit (Pierce, NewYork, NY) .

(7) Reverse Transcription-PCR: Total RNA (2.5 μg,five different samples from five separate cell pools for each cell type) was reverse-transcribed to cDNA with SUPERSCRIPT™ II RNase H^- reverse transcriptase (Life Technologies Inc., Rockville, MD) and oligo $(dT)_{17}$ primer. The resultant cDNA (1/10 of total) was subjected to PCR with *Taq* DNA polymerase and primer sets for target gene and control GAPDH. Primers used were 5'-CTGGATCTGGCATGGAGAAA-3' (sense) and 5'-GCCTTCTTCTGACATATACTG-3' (antisense) for human LOX-1, 5'-TCCAGGGACATGGGAATGCAAT-3' (sense) and 5'-GCAAGTGACTCCAGCATCTTCA-3' (antisense) for human SR-AI, 5'-CTGGCTGTGTTTGGAGGTATTC-3' (sense) and 5'-CCCTATAGCCCCATAACAGTTC-3' (antisense) for human CD36, 5'-TGTCCATTGTCCTCCCCATCGT-3' (sense) and 5'-TCATCCTCCAGACTGACCATCT-3' (antisense) for human LDL receptor, and 5'-TGAAGGTCGGAGTCAACGGATTTGGT-3' (sense) and 5'-CATGTGGGCCATGAGGTCCACCAC-3' (antisense) for human GAPDH. The amplification of LOX-1 was carried out for 25, 30 and 35 cycles of 1min at 94°C, 1min at 46°C, and 1 min at 72°C. The amplification of SR-AI, CD36, and LDL receptor was carried out for 40 cycles of 1 min at 94°C, 1 min at 48°C, and 2 min at 72°C. The specificity of amplification was checked by direct sequencing.

(8) Evaluation of Renal Morphology: The kidneys were fixed with 4% paraformaldehyde and embedded in paraffin. Sections (2 μm thick) were stained with hematoxylin-eosin and periodic acid-Schiff (PAS). The renal sections (five samples from five separate rats) were analyzed for degree of glomerulosclerosis, defined as disappearance of cellular elements from the tuft, capillary loop collapse, and folding of the glomerular basement membrane with accumulation of amorphous material. The grades were: 0, 0%; I, 1% to 25%; II, 26% to 50%; III, 51% to 75%; and IV, 76% to 100% of glomeruli involved. The glomerulosclerosis score was calculated as (1 × % grade I) + (2 × % grade II) + (3 × % grade III) + (4 × % grade IV). From 272 to 340 glomeruli were examined from each animal. Renal sections were scored in a blind manner.

(9) Statistical Analyses: Data are expressed as $\bar{x} \pm s$. Statistical analysis was performed by analysis of variance and subsequent Tukey's simultaneous multiple comparison, or unpaired *t* test. Regression lines were estimated by the least squares regression method. Histologic data were analyzed using nonparametric analysis with *Kruskal-Wallis* test, followed by Mann-Whitney *u* test. A *P* value less than 0.05 was

considered to be statistically significant.

2. Results

(1) BP, Body Weight, Renal Function, and Serum Lipid Levels of Dahl Rats.

As shown in Table 5-68, systolic BP did not differ among DR 0.3%, DR 8%, and DS 0.3% rats. Salt loading (8%) for 4 wk significantly increased BP in DS rats (+77% *versus* DS 0.3%, P <0.01). The elevated BP in DS 8% rats was reduced partially in DS 8% + Man-L (−30%) and DS 8% + Hyd (−44%) and completely in DS 8% + Man-H (−100%). High-salt diet for 8 wk did not change BP in DR rats but tended to increase further the BP level in DS rats with salt loading for 4 wk (+10%, 0.05<P<0.1). Body weight in DS 8% + Man-L group was significantly lower than that in DS 8% rats.

Table5-68 Blood pressure,body weight,renal function,and serum lipids in Dahl rats[a]

	Dahl-R (8-wk-old)		Dahl-S (8-wk-old)					Dahl-S (12-wk-old)
	0.3%	8%	0.3%	8%	8%+ Manidipine 1 mg/kg per d	8%+ Manidipine 10 mg/kg per d	8%+ Hydralazine 10 mg/kg per d	8%
Systolic blood pressure (mmHg)	134 ± 2	152 ± 4	144 ± 4	255 ± 4[b]	222 ± 10[d]	144 ± 4[d]	206 ± 2[d]	281 ± 2
Body weight (g)	354 ± 4	336 ± 7	300 ± 4	278 ± 9	230 ± 74[d]	294 ± 4	256 ± 8	320 ± 8
Urinary protein/ creatinine (g/g)	2.0 ± 0.7	2.4 ± 0.4	2.0 ± 0.2	37.0 ± 10.6[b]	14.2 ± 2.0[d]	7.6 ± 1.3[d]	15.2 ± 2.0[c]	63.0 ± 8.4
Serum albumin (mg/dL)	2.95 ± 0.03	2.73 ± 0.08	3.05 ± 0.03	2.33 ± 0.05[b]	2.40 ± 0.06	2.83 ± 0.03[d]	2.43 ± 0.08	1.90 ± 0.06[c]
creatinine (mg/dL)	0.48 ± 0.03	0.35 ± 0.03	0.45 ± 0.03	0.58 ± 0.05	0.35 ± 0.03[c]	0.33 ± 0.03[d]	0.33 ± 0.03[d]	0.63 ± 0.05[d]
total cholesterol (mg/dL)	56 ± 1	61 ± 2	65 ± 3	143 ± 7[b]	92 ± 1[d]	78 ± 2[d]	104 ± 12[c]	152 ± 8
triglyceride (mg/dL)	68 ± 6	46 ± 10	134 ± 14	174 ± 22	161 ± 16	127 ± 11	134 ± 15	193 ± 29

Abbreviation: [a] $\bar{x} \pm s$. P values calculated by analysis of variance and subsequent Tukey's simultaneous multiple comparison. [b] P<0.01 compared with DS 0.3% rats. [c] P<0.05 compared with DS 8% (8-wk-old) rats. [d] P<0.01 compared with DS 8% (8-wk-old) rats.

Urinary protein level did not differ among DR 0.3%, DR 8%, and DS 0.3%, whereas it was markedLy increased in DS 8% rats. Urinary protein excretion was further increased by longer duration of salt loading only in DS rats and was improved by antihypertensive drugs. Serum albumin concentration changed reciprocally to the alteration of urinary protein excretion. Serum creatinine level, although not statistically significant, tended to be increased by salt loading, which was worsened by prolonged salt loading and improved by antihypertensive treatment in DS rats. Serum cholesterol level was markedLy elevated in DS 8% rats and was reduced by manidipine and hydralazine administration.

（2）Gene Expression of LOX-1, TGF-β_1, and Type I Collagen in DahlRats RNA was extracted from the aorta and kidneys of seven groups of Dahl rats（DR 0.3%, DR 8%, DS 0.3%, DS 8%, DS 8% + Man-L, DS 8% + Man-H, and DS 8% + Hyd）. The LOX-1 gene expression was examined by Northern blot analysis（Figure 5-9）. The upper panels show representative autoradiographs with the LOX-1 probe, and the middLe panels show representative autoradiographs with the GAPDH probe as a loading control. The lower panels show the results of quantitative analysis. The rat LOX-1 probe hybridized to two transcripts（4.0 and 3.4kb）. In the aorta, as shown in Figure 5-9 (A), the LOX-1 message level was very low in normotensive DR 0.3%, DR 8%, and DS 0.3% rats, whereas it was

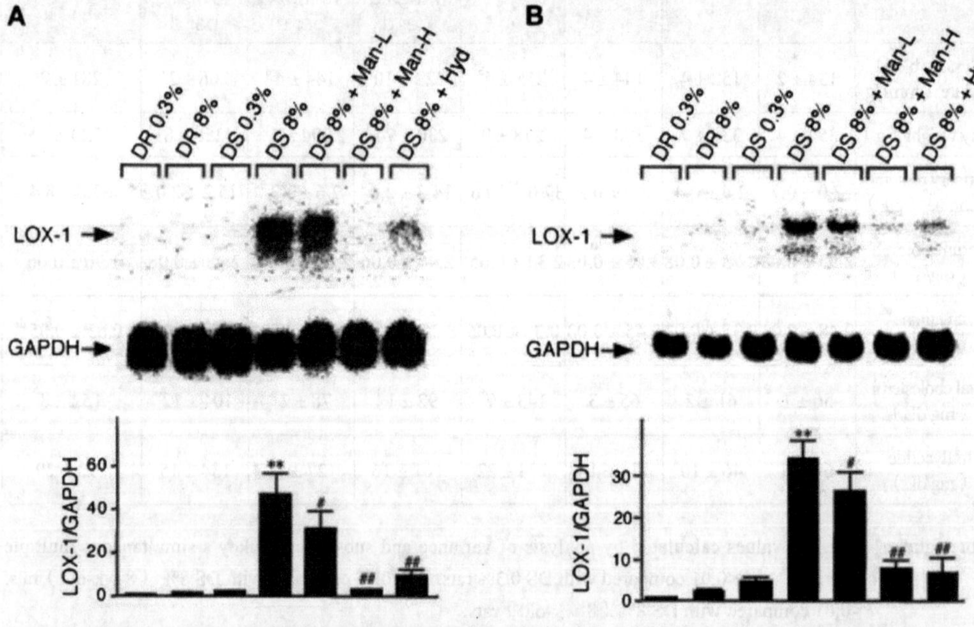

Fig5–9 LOX–1 gene expression in the aorta（A）and kidneys（B）of Dahl rats

Abbreviation: The lower panels show the results of quantitative analysis. The values represent $\bar{x} \pm s$ from 5 RNA samples of 10 （A）or 5 （B）separate animals. DR, Dahl salt-resistant rats; DS, Dahl salt-sensitive rats; Man-L,manidipine 1 mg/kg per d; Man-H, manidipine 10 mg/kg per d; Hyd, hydralazine; GAPDH, glyceraldehyde-3-phosphate dehydrogenase. $^{**}P<0.01$ *versus* DS 0.3%; $^{\#}P<0.05$, $^{\#\#}P<0.01$ *versus* DS 8%.

significantly increased in hypertensive DS 8% rats（47-fold versus DR 0.3%, $P<0.01$）. The upregulated LOX-1 expression in DS 8% was inhibited partially in DS 8% + Man-L（−33%）and DS 8% + Hyd（−79%）, and completely in DS 8% + Man-H（−95%）. The LOX-1 expression profile in the kidneys of Dahl rats was similar to the pattern in the aorta [（Figure 5-9 (B)]. The LOX-1 mRNA level was low in DR and DS 0.3% rats. The expression was elevated in DS 8% rats（34-fold versus DR 0.3%, $P<0.01$）, which was prevented by antihypertensive drugs（−23% in DS 8% + Man-L, −77% in DS 8% + Man-H, and −79% in DS 8% + Hyd）.

[J Am Soc Nephrol. 2000, (11): 1826–1836]

第十五节　2002 年带领博士后深入对湿热伤肾的病因病机、证治规律、病理形态及细胞因子 mRNA 表达系统研究

20 世纪 80 年代初，我回顾总结了江苏省中医院肾内科住院的 180 例慢性肾小球肾炎辨证论治规律，研究分型标准时发现了两大特殊变化：①本虚证中传统的脾肾阳虚证明显减少，而气阴两虚证显著增多；②标实证中传统的水湿泛滥证明显减少，而湿热证显著增多。关于气阴两虚证，我从攻读硕士起，直至博士毕业后一直在进行系统深入的研究。在研究中，我发现气阴两虚兼夹湿热证的情况最多，因此提出了湿热、瘀血是贯穿慢性肾炎病程的主要病邪和发展因素。2002 年，我在全国首次招收肾病博士后时提出了“慢性肾炎湿热证的病理形态及细胞因子 mRNA 表达研究”的课题假说。湿热之邪可作为一种致病因子导致慢性肾炎的发生，同时也作为一种病理产物贯穿于慢性肾炎的发展过程。因此，推测湿热伤肾是慢性肾炎的一个重要病理特点。但湿热之邪对临床证型及辨证规律有着怎样的影响？湿热之邪与患者病理状况和临床疗效有何必然联系？湿热之邪与水湿、瘀血、湿浊等实邪的关系又如何？湿热证的存在是不是影响治疗的关键？在慢性肾炎过程中是否存在湿热证的独立证型？湿热证的轻重与肾脏病的轻重是否呈正相关？湿热证的本质是否与多种细胞因子 mRNA 表达失调有关？这些都是我们要研究的问题。

一、湿热伤肾大鼠模型的病理形态及中药肾炎灵片干预研究

[摘要] 利用反复小剂量注射牛血清白蛋白造成湿热伤肾大鼠模型，观察益气补肾、清利湿热的中药复方肾炎灵片的干预作用。结果发现肾炎灵片、黄葵胶囊和强的松均能改善湿热伤肾大鼠的肝肾功能，降低蛋白尿，但肾炎灵片在抑制系膜细胞增生和基质增加、降低蛋白尿、减少炎细胞浸润等方面，明显优于其他两组，体现了中药复方制剂的优势。

[关键词] 湿热伤肾模型 肾脏病理 肾炎灵片

我们通过对慢性肾炎湿热证肾穿刺活检的临床研究发现，在慢性肾炎中医辨证分型中，湿热型以系膜增生性肾炎为多，同时也多兼见肾小管功能的改变。本研究利用反复小剂量注射牛血清白蛋白造成大鼠系膜增生性肾炎模型，观察益气补肾、清利湿热的中药复方肾炎灵片的干预作用。

（一）材料与方法

1. 实验动物及分组 远交系健康雄性 SD 大鼠 50 只，体重（150±21）g，10 周龄，由南京中医药大学实验动物中心提供，动物经普通饲料适应性喂养 1 周后，尿蛋白定性结果阴性，随机分为正常对照组、病理模型对照组、黄葵胶囊组、肾炎灵片组和强的松组，每组 10 只。

2. 试剂及实验用药 完全弗氏佐剂及不完全弗氏佐剂（GIBCO 公司），牛血清白蛋白（BSA）和大肠杆菌内毒素（SIGMA 公司），黄葵胶囊（江苏省苏中制药厂，国药准字 ZL931105064），肾炎灵片（江苏康缘药业股份有限公司，批号 010215），强的松（仙居制药有限公司，浙卫药准字 1996185101）。大鼠给药剂量按药理学实验动物给药方法计算，肾炎灵片大鼠等效剂量为 4.23g/kg，黄葵胶囊用量为 675mg/kg，强的松 5.4mg/kg，三种药物均自正式免疫之日始配成混悬液灌胃。正常组给予等量生理盐水。正式免疫 10 周后杀宰。每 2 周进行 1 次尿、血及生化检查。

3. 大鼠实验性系膜增生性肾炎模型的复制 采用改良的慢性血清病性 MsPGN 模型，病理模型组大鼠采用戊巴比妥钠麻醉后，经背部切除左侧肾脏，休养 1 周后进行预免疫。预免疫：在每只大鼠背部皮下分点注射完全弗氏佐剂 0.1mL 加 BSA 3mg，于 1 周末、2 周末背部皮下注射不完全弗氏佐剂 0.1mL 加 BSA 3mg，3 周末，腹腔注射 BSA 连续 4 次，每次间隔 lh，注射剂量每只分别为 0.5mg、1mg、1.5mg、

3.0mg；次日每只在腹腔注射 BSA 2mg。正式免疫：于预免疫完成后第 1 天起，尾静脉与腹腔注射隔日进行，每只鼠尾静脉注射 BSA 剂量从 0.5mg 开始，每次增加 0.5mg，至 2.5mg 为止，继续每周加量 0.5mg，至每日用量 5mg 为止。腹腔注射量是尾静脉注射量的 1 倍，至每日用量 10mg 为止。正式免疫 2 周后尾静脉注射大肠杆菌内毒素每只 100μg。每 2 周进行 1 次尿、血及生化检查。

4. 生化及病理学检查

（1）生化检查：全自动生化分析仪检测 24h 尿蛋白量，尿 G、UTP，血尿素氮、肌酐，胆固醇、甘油三酯，尿 NAG。

（2）肾脏组织形态学的量化检查：①光镜：肾脏标本用 10% 福尔马林固定，石蜡包埋切片（3μm），分别做 HE、PAS 染色，使用高清晰度病理图像分析系统进行形态定量分析，测量残肾肾小球的系膜区与肾小球面积的比值，并计数肾小球系膜细胞数。②免疫荧光：新鲜取出的肾组织放入液氮速冻储存，冰冻切片机制成 4μm 厚的冰冻切片，采用直接荧光标记羊抗鼠 IgG 和 G 染色，在 Nikon 荧光显微镜下观察肾小球内 IgG 和 C3 沉积的部位及强度，荧光强度分 6 个等级表示：–（阴性），±（低倍镜下不显，高倍镜下似乎可见），+（低倍镜下似乎可见，高倍镜下可见），++（低倍镜下可见，高倍镜下清晰可见），+++（低倍镜下清晰可见，高倍镜下耀眼），++++（低倍镜下耀眼，高倍镜下刺眼）。观察免疫复合物沉积的情况。③电镜：新鲜肾标本用 6% 的冷戊二醛固定，1% 锇酸后固定，乙醇逐级脱水 Epon812 树脂包埋，定位后制成 600Å厚的超薄切片，醋酸铀及柠檬酸铅双染色，电镜下观察肾脏超微结构的变化及有无电子致密物沉积。

（二）结果

1. 药物干预对湿热伤肾大鼠模型尿蛋白情况的影响　自造模正式免疫第 6 周起，模型组与治疗组均有不同程度的蛋白尿，且随时间推移逐渐加重，第 6、8、10 周末时，24h 尿蛋白定量各治疗组均显著低于模型组。肾炎灵片组与黄葵组和强的松组相比，有显著性差异（$P < 0.05$），黄葵组与强的松组相比，无明显差异，提示肾炎灵片能明显减轻 MsPGN 大鼠的蛋白尿，见表 5-69。

2. 药物干预对湿热伤肾大鼠模型血肌酐、尿素氮及血浆蛋白的影响　正式免疫第 10 周末时，模型组的血肌酐、血尿素氮均明显高于正常组（$P < 0.01$），各治疗组血肌酐、血尿素氮与模型组相比亦有极显著性差异（$P < 0.01$），表明三组药物能改善 MsPGN 大鼠的肾功能，其中肾炎灵片效果较好。正式免疫第 10 周末时，各治

疗组血浆蛋白与模型组相比有极显著性差异（$P < 0.01$），肾炎灵片组与黄葵组和强的松组相比，能明显提高 MsPGN 大鼠的总蛋白（$P < 0.05$），但三治疗组对血清白蛋白的影响无明显差异性，$P > 0.05$。（见表 5-70）

表 5–69　正式免疫 6、8、10 周末 24h 尿蛋白量变化情况（$\bar{x} \pm s$）

组别	n	6 周末（g/24h）	8 周末（g/24h）	10 周末（g/24h）
正常组	10	19.64 ± 4.48	25.32 ± 2.76	33.92 ± 9.25
模型组	10	156.94 ± 42.84**	195.75 ± 31.63**	260 ± 57.3**
肾炎灵组	8	64.02 ± 13.31△△&@	80.95 ± 15.56△△&@	89.41 ± 29.69△△&@
黄葵组	7	84.48 ± 8.87△△	112.56 ± 19.6△△	136.68 ± 32.64△△
强的松组	7	75.54 ± 12.35△△&@	107.87 ± 32.7△△&@	127.61 ± 24.86△△&@

注：与正常组相比，$^{**}P < 0.01$；与模型组相比，$^{\triangle\triangle}P < 0.01$；与黄葵组相比，$^{\&}P < 0.05$；与强的松组相比，$^{@}P < 0.05$。

表 5–70　正式免疫第 10 周末血肌酐、血尿素氮及血浆蛋白变化情况

组别	n	血尿素氮（mmol/L）	血肌酐（μmol/L）	总蛋白（g/L）	白蛋白（g/L）
正常组	10	4.85 ± 1.48	70.67 ± 5.39	72.04 ± 1.82	32.83 ± 0.75
模型组	10	16.10+1.32**	122.17 ± 11.55**	53.79 ± 2.02**	26 ± 2.37**
肾炎灵组	8	12.22 ± 1.60△△	96.50 ± 4.76△△	64.04 ± 2.08△△#&	30.42 ± 1.76△△
黄葵组	7	12.51 ± 1.39△△	107 ± 9.12△△	60.58+1.24△△	30.67 ± 2.258
强的松组	7	13.01 ± 1.75△△	103 ± 7.698	59.33 ± 1.22△△	29.17 ± 1.72△△

注：与正常组相比，$^{**}P < 0.01$；与模型组相比，$^{\triangle\triangle}P < 0.01$；与黄葵组相比，$^{\#}P < 0.05$；与强的松组相比，$^{\&}P < 0.05$。

3. 药物干预对湿热伤肾大鼠模型肾小管间质的影响　正式免疫第 10 周末杀检时，模型组的尿 NAG、UC3 和 UTP 均明显升高，与正常组相比，有极显著性差异（$P < 0.01$）。三治疗组均能不同程度的降低尿 NAG、UC3 和 UTP，其中尤以肾炎灵片组效果。（见表 5-71）

表 5–71　正式免疫第 10 周末尿 NAG、UC3 和 UTP 的变化情况（$\bar{x} \pm s$）

组别	n	NAG（IU/L）	C3（mg/L）	UTP（g/L）
正常组	10	13.77 ± 4.64	1.78 ± 1.38	0.89 ± 0.27
模型组	10	147.89 ± 52.70**	35.17 ± 4.62**	5.02+2.36**
肾炎灵组	8	58.25 ± 20.59△	14.85 ± 4.09△	1.48 ± 0.38△
黄葵组	7	85.56 ± 18.16△&	24.45 ± 6.08△&	2.28 ± 0.71△&
强的松组	7	79.32 ± 23.73△@	23.53 ± 8.57△&	2.44 ± 0.52△&

注：与正常组相比，$^{**}P < 0.01$；与模型组相比，$^{\triangle}P < 0.05$；与肾炎灵片组相比，$^{\&}P < 0.05$。

4. 药物干预对湿热伤肾大鼠模型肾组织学的影响

（1）光镜检查：模型组正式免疫 10 周末时，主要表现为个别肾小球出现萎缩而至纤维化，多数呈现弥漫性的轻重不等的系膜组织增生，大部分区域为中度增生，表现为系膜区增宽，增宽的系膜区内系膜细胞和系膜基质均有增生，个别区域出现重度增生，毛细血管腔狭小，个别结构破坏，血管消失，炎症细胞浸润明显。肾炎灵片组个别区域肾小球系膜细胞轻度增生，系膜基质轻度增宽，管腔无挤压现象。黄葵胶囊组和强的松组肾小球病理改变较肾炎灵片组明显，系膜区轻中度增宽，局部血管腔有挤压现象，系膜细胞和系膜基质均有增生。但毛细血管基底膜四组无明显改变。（见表 5-72 及附图三图 1 ～图 14）

表 5–72　正式免疫 10 周末时湿热伤肾大鼠的病理检测结果（$\bar{x} \pm s$）

组别	n	残肾系膜区 / 肾小球面积	残肾肾小球系膜细胞数目
正常组	6	$7.06 \pm 2.12^{\triangle\triangle}$	$11.69 \pm 3.53^{\triangle\triangle}$
模型组	6	29.29 ± 9.94	35.17 ± 8.70
肾炎灵组	6	$14.04+3.81^{\triangle\triangle}$	$20.53 \pm 5.05^{\triangle\triangle}$
黄葵组	6	$20.86 \pm 5.39^{\blacktriangle}$	27.24 ± 5.50
强的松组	6	23.29 ± 6.31	$29.66 \pm 4.82^{\blacktriangle}$

注：与模型组相比，$^{\triangle\triangle}P < 0.01$；与肾炎灵片组相比，$^{\blacktriangle}P < 0.05$。

（2）电镜：模型组可见肾小球系膜区系膜细胞增生，系膜基质增多，上皮细胞可见节段性足突融合或绒毛变，系膜区可见云雾状电子致密物沉积，与模型组相比肾炎灵片组未见明显系膜细胞增生及系膜基质增多现象，黄葵胶囊组和强的松组可见系膜区系膜细胞轻中度增生，系膜基质增多。系膜区可见少量电子致密物沉积，上皮细胞足突节段性融合。（见附图三图 15 ～图 20）

（3）免疫荧光：正常组肾小球系膜区无 IgG、C3 沉积，模型组正式免疫 6 周时表现为肾小球内有细颗粒状 IgG（+ ～ ++）和 C3（+ ～ ++）在系膜区沉积。免疫 8 周时肾小球内有粗颗粒状的 IgG（++ ～ +++）和 C3（++++）在系膜区沉积。免疫 10 周末杀检时，IgG（+++ ～ ++++）和 C3（+++ ～ ++++）呈粗大颗粒状在系膜区沉积。肾炎灵片组 IgG（+ ～ ++）和 C3（+ ～ ++）沉积明显减少，呈散为颗粒状，强的松组与黄葵组有弥漫性系膜区 IgG、C3 沉积，个别区域为团块状。（见附图三图 21 ～图 30）

（三）讨论

本研究前期结果表明，系膜增生性肾炎可以作为湿热伤肾的病理模型，进行湿热伤肾的机理研究和药物干预。因此本实验通过切除一侧肾造成肾脏代偿性增生，隔日灌服 BSA，定期注射 LPS，模拟人体感受湿热毒邪致病的发病机理，复制了湿热伤肾的动物模型。观察其生化、病理改变，同时给予肾炎灵片干预。结果发现，在湿热伤肾大鼠肾脏局部病理改变以系膜细胞增生、基质增加、炎细胞浸润和红细胞及蛋白管型为主，与临床肾穿刺结果基本一致。肾炎灵片、黄葵胶囊和强的松均能改善湿热伤肾大鼠的肝肾功能，减少蛋白尿，但肾炎灵片在抑制系膜细胞增生和基质增加、降低蛋白尿、减少炎细胞浸润等方面明显优于其他两组，体现了中药复方制剂的优势。

肾炎灵片的组方充分体现了湿热伤肾证以脾肾虚损为本、湿热为标的病机。湿热伤肾的主要病理基础是脾肾气阴亏损，气虚易生湿，阴虚易蕴热，湿热夹杂，瘀阻脉络，因此湿热、瘀血是湿热伤肾病理过程中的主要病理因素。湿热内蕴、瘀阻肾络既可加重脾肾气阴亏损，损伤肾脏机能，导致湿浊、水毒潴留；又可导致湿瘀化火、络脉破损，蕴郁成毒，内攻五脏。肾炎灵即是在此基础上的组方。

肾炎灵片在过去成功运用肾炎合剂、肾炎合剂Ⅱ号治疗慢性肾炎的基础上，通过进一步观察雷公藤治疗慢性肾炎的不良反应，分析雷公藤治疗无效病例的原因，经反复修改验证组成的有效复方。主要由雷公藤、蜀羊泉、生黄芪等组成，具有健脾益肾、益气养阴、清热利湿解毒、和络化瘀的功效。临床主要用于治疗慢性原发性肾小球疾病肾虚湿热证候。

雷公藤，味苦、辛，性凉，有大毒，归肝、肾经，具有祛风除湿、活血通络、消肿止痛、杀虫解毒的功效。本药始见于《本草纲目拾遗》，因其毒性大而临床应用甚少。20 世纪 70 年代以来，雷公藤被广泛应用于治疗慢性肾小球肾炎，现代药理研究表明雷公藤有调节免疫、降低蛋白尿的作用。雷公藤对肾脏的直接作用主要有以下几方面：①对电荷屏障的影响：多聚阴离子是肾小球上皮细胞及内皮细胞表面的一层带阴电荷的涎糖蛋白，是构成电荷屏障的主要成分之一，多聚阴离子丢失通常比蛋白尿发生早。王海燕等的实验提示，雷公藤通过保护和修复阿霉素肾病大鼠肾小球基底膜涎蛋白，抑制多聚阴离子的丢失，使肾小球基底膜的电荷屏障完整性得以维持，从而减少尿蛋白排泄；②对机械屏障的影响：王海燕认为雷公藤多苷或具有增加肾性蛋白尿患者尿蛋白的选择性，降低尿 IgG 排泄率，改善蛋白尿患者的机械屏障损伤；③对单个核细胞凋亡的诱导作用：雷公藤对肾脏病的治疗作用与其调节细胞免疫或体液免疫作用有关。近年来，杨俊伟等的研究证实雷公藤能诱导体外培养的活化T细胞凋亡，董兴刚等的实验也表明雷公藤多苷片能诱导肾性蛋白尿患者外周单个核细胞凋亡，该作用是其免疫抑制作用机理之一。因为多数肾小球肾炎为免疫介导性炎症，单个核细胞既是免疫调节细胞，又是炎症效应细胞。

生黄芪味甘，性温，归肺、脾经，具有补中益气、升阳固表、利尿消肿等功效。本药始载于《神农本草经》，为补气之上品，《汤液本草》引《用药心法》谓其"补五脏诸虚不足"，《本草求真》称其"为补气诸药之最"，《本草汇言》云其"补肺健脾，实卫敛汗，驱风运毒"，《本草正》言其"补元阳，充腠理，治劳伤，长肌肉"，《本草备要》亦述其"生用固表，无汗能发，有汗能止，温分肉，实腠理，泻阴火，解肌热"。现代药理和临床均证实黄芪具有提高和调节机体细胞免疫和体液免疫功能，有抗炎作用，对雷公藤引起的白细胞减少有升高作用，动物实验证明黄芪能提高尿量，其提取物黄芪多糖对内毒素处理的小鼠的肝线粒体结构的损伤具有保护作用。现代肾病学家常用黄芪治疗慢性肾炎、慢性肾功能不全，对于降低蛋白尿、消除水肿、改善肾功能及减轻疾病症状均有很好疗效。

诸药合用，扶正而不恋邪，祛邪而不伤正，共奏健脾补肾、益气养阴、解毒和络、清热利湿之功效。在现代药理配伍上，充分发挥了生黄芪、雷公藤降蛋白、调节免疫的作用，使正胜邪退；用生黄芪防治雷公藤降低白细胞的不良反应；发挥了降低蛋白尿、利尿、保护肾功能等作用。

肾炎灵片是临床治疗湿热伤肾的有效中药复方，在本实验得到进一步证实，其作用机制可能与以下几个方面有关。

首先是调节机体免疫机制，减轻免疫复合物对肾小球的损伤。湿热伤肾的动物模型MsPGN是循环免疫复合物（CIC）介导的原发性肾小球疾病，CIC沉积于系膜区，诱导炎症介质的释放、攻膜复合物形成，最终引起肾小球炎症损伤。本实验结果显示，模型组肾小球系膜区有大量的IgG和C3沉积，而肾炎灵片组明显轻于模型组，提示该方具有减少CIC沉积的作用，这一作用可能是通过抑制体液细胞免疫黏附CIC能力，提高单核巨噬细胞及系膜细胞的吞噬清除能力而实现的。黄芪既可调节体液免疫，又可增强细胞免疫，即促进淋巴细胞转化、提高T细胞免疫功能、增强巨噬细胞的吞噬功能、诱导细胞产生干扰素、增强NK细胞的活性和提高非特异性免疫功能。减少CIC在系膜区的沉积，既可抑制攻膜复合物的形成，又能抑制炎症介质的释放，从而减轻MsPGN肾小球炎症反应和病理损害。

其次是促进蛋白质的合成。该方能够提高血清白蛋白的含量，可能与方中的黄芪密切相关。研究证实黄芪除了有减少肾病患者及大鼠尿蛋白外，还可以使其总体蛋白质合成率提高，分解率相对下降，提高血浆蛋白的水平。李氏等证实黄芪作用位点在肝脏，它能促进肝脏白蛋白 mRNA 表达，使肝脏合成白蛋白的能力增强。

再次是抑制系膜细胞增生和细胞外基质增加。目前已认识到系膜细胞在慢性肾脏病的发生发展过程中，不仅是病理损害的受害者，而且是病变的主动参与者，通过自分泌、旁分泌的形式作用于自身和其他肾脏固有细胞，导致炎症反应的扩大。湿热伤肾的典型病理特点是系膜细胞增生和细胞外基质增加，本实验结果显示，在模型组系膜细胞数明显增多，而肾炎灵片能减少系膜细胞增生。大量的人类和实验性肾炎模型的研究表明，细胞外基质作为一种非弥散性的固相介质调节系膜细胞的增生反应和分泌各种活性物质，体外培养发现，系膜细胞可以产生 ECM 的主要成分即纤维连接蛋白、Ⅳ型胶原和层粘连蛋白，而这些 ECM 可以作用于 MC，促进 MC 增殖，ECM 的不断产生是导致肾小球硬化的主要原因，而肾炎灵片对Ⅰ、Ⅳ型胶原 mRNA 表达有明显抑制作用，提示肾炎灵片能抑制细胞外基质的增加。推测其对增殖的抑制作用可能通过调控系膜细胞和成纤维细胞产生的共性增殖因子和细胞外基质成分有关。

最后是通过健脾益肾、清热解毒利湿、活络化瘀等方法纠正 TXA_2-PGI_2 失衡；TXA_2 为血小板激活剂，是目前已知的最强的缩血管物质和血小板聚集剂，能促进血栓形成，并诱导白细胞趋化、聚集，参与炎症反应及组织损伤；PGI_2 是血小板功能抑制物，对血小板聚集引起的血管痉挛有保护作用。正常状态下，二者的产生和释放处于动态的平衡。若 TXA_2 分泌增多，或 PGI_2 减少，即可引起血小板聚集，甚至血栓形成、动脉痉挛和循环障碍等病理变化。临床研究发现，气虚患者血浆 6-keto-$PGF_{1\alpha}$ 降低，cAMP 减少；血瘀者 TXA_2 增多，cGMP 增加，TXA_2-PGI_2 动态平衡构成气血相互依存和制约的关系。亦有人认为 TXA_2-PGI_2、cAMP/cGMP 分子生物学基础可能是气滞血瘀发生机理中的最后环节和直接的病理基础。湿热伤肾的主要病理基础是脾肾气阴两虚、湿热瘀血阻滞，因此可以认为 TXA_2-PGI_2、cAMP-cGMP 分子生物学基础是湿热伤肾的病理基础之一。肾炎灵片能调节细胞内环核苷酸，以及 TXA_2-PGI_2 系统的平衡，以致血小板聚集释放，纠正高凝状态。

二、湿热伤肾大鼠炎症细胞因子及其 mRNA 表达和中药肾炎灵片干预的研究

[摘要] 利用反复小剂量注射牛血清白蛋白造成湿热伤肾大鼠模型，观察益气补肾、清利湿热的中药复方肾炎灵片对湿热伤肾大鼠炎症细胞因子的干预作用。结果发现肾炎灵片能明显减少 PDGF 和 TGF-β_1 在肾小球尤其是在肾小管间质部位的分布，降低湿热伤肾大鼠肾组织中 PDGF 和 TGF 的 mRNA 水平。与黄葵胶囊和强的松相比，有显著性差异（$P < 0.05$）。说明肾炎灵片可能通过抑制 PDGF 与 TGF-β_1 的蛋白和 mRNA 表达从而抑制系膜细胞增生和基质增加。

[关键词] 湿热伤肾模型　炎症细胞因子　肾炎灵片

在肾脏疾病中，细胞因子至少通过两种途径参与病变过程：一是作为攻击性炎症介质，主要有 IL-2，TNF-α、IL-1β、IFN-γ、PDGF 和 TGF-β 等；二是作为抗炎细胞因子，参与肾脏疾病的自我防御，促进炎症的消散与修复，主要有 IL-4、IL-10、IL-13 和 IL-lra 等。致炎性和抗炎性细胞因子的平衡，决定肾脏病的转归。实验结果表明，湿热伤肾大鼠病理以系膜细胞增生和基质增加为主，而肾炎灵片能调整湿热伤肾大鼠的脂质代谢，抑制系膜细胞增生和基质增加。本实验将进一步明确益肾清利中药复方肾炎灵片对湿热伤肾大鼠模型炎症细胞因子及其 mRNA 表达影响。

（一）材料与方法

1. 实验动物及分组　远交系健康雄性 SD 大鼠 50 只，体重（150 ± 21）g，10 周龄，由南京中医药大学实验动物中心提供，动物经普通饲料适应性喂养 1 周后，尿蛋白定性结果阴性，随机分为正常对照组、病理模型对照组、黄葵胶囊组、肾炎灵片组和强的松组，每组 10 只。

2. 试剂及主要仪器　完全弗氏佐剂及不完全弗氏佐剂（GIBCO 公司），牛血清白蛋白和大肠杆菌内毒素（SIGMA 公司）。一抗包括兔抗鼠 TGF-β_1 多克隆抗体、小鼠抗大鼠 PDGF 单克隆抗体（北京中山生物技术公司），Tris、30% H_2O_2（南京创瑞生物技术材料与方法公司）。SABC 免疫组化染色试剂盒、TGF-β_1 及 PDGF 原位杂交试剂盒（武汉博士德生物技术公司）、Bright 冰冻切片机、显微镜、HPIAS-1000 病理图像分析系统等。

3. 实验用药　黄葵胶囊（江苏省苏中制药厂，国药准字 ZL93110506.4），肾炎

灵片（江苏康缘药业股份有限公司，批号 010215），强的松（仙居制药有限公司，浙卫药准字 1996185101）。大鼠给药剂量按药理学实验动物给药方法计算，肾炎灵片大鼠等效剂量为 4.23g/kg，黄葵胶囊用量为 675mg/kg，强的松 5.4mg/kg，3 种药物均自正式免疫之日始配成混悬液灌胃。正常组给予等量生理盐水。

4. 大鼠实验性系膜增生性肾炎模型的复制　采用改良的慢性血清病性 MsPGN 模型，病理模型组大鼠采用戊巴比妥钠麻醉后，经背部切除左侧肾脏，休养 1 周后进行预免疫。预免疫：在每只大鼠背部皮下分点注射完全弗氏佐剂 0.1mL+BSA 3mg，于 1 周末、2 周末背部皮下注射不完全弗氏佐剂 0.1mL+BSA 3mg，3 周末，腹腔注射 BSA 连续 4 次，每次间隔 1h，注射剂量每只分别为 0.5mg、1mg、1.5mg、3.0mg；次日，每只在腹腔注射 BSA 2mg。正式免疫：于预免疫完成后第 1 天起，尾静脉与腹腔注射隔日进行，每只鼠尾静脉注射 BSA 剂量从 0.5mg 开始，每次增加 0.5mg，至 2.5mg 为止，继续每周加量 0.5mg，至每日用量 5mg 为止。腹腔注射量是尾静脉注射量的 1 倍，至每日用量 10mg 为止。正式免疫 2 周后尾静脉注射大肠杆菌内毒素每只 100μg。每 2 周进行 1 次尿、血生化检查。分别于正式免疫 6 周、8 周末宰杀 5 只模型组大鼠取肾组织，10 周末宰杀正常组和其余模型组大鼠取肾组织进行免疫组化和原位杂交检测。

5. 免疫组化方法（SABC 法）检测 PDGF 和 TGF-β_1 在肾组织中的表达

（1）标本处理：肾组织用中性 10% 福尔马林固定，脱水，石蜡包埋，切片厚度 3 ～ 4μm。

（2）免疫组化步骤：先将切片脱蜡至水，然后用蒸馏水配制 0.3%H_2O_2，室温 30min 灭活内源性过氧化物酶，PBS 洗 5min × 3 次。将切片浸入 0.01M pH6.0 的柠檬酸盐缓冲液中，微波中档加温保持 10min。滴加用 PBS 1∶10 稀释的正常山羊血清封闭液，室温 20min。再滴加用 PBS 1∶100 稀释的兔抗鼠 TGF-β_1 多克隆抗体、小鼠抗大鼠 PDGF 单克隆抗体，4℃过夜，PBS 洗 5min × 3 次。滴加用 PBS 1∶100 稀释的山羊抗小鼠、兔 IgG 二抗，室温 30min，PBS 洗 5min × 3 次。滴加用 PBS 1∶100 稀释的 SABC 复合物，室温 30 min，PBS 洗 5min × 3 次。滴加 DAB-H_2O_2 显色液显色。最后以苏木素轻度复染，常规脱水，透明，封片。镜下观察拍照，阳性物质呈棕黄色。本实验设空白对照和血清替代对照，各对照结果均为阴性。

（3）计算机图像分析：采用 HPIAS-1000 病理图像分析系统，测量每个肾小球中着色的阳性物质面积及整个肾小球的面积，以二者的比值表示每种成分在肾小球中的相对含量，每个标本取 3 个肾小球，每组分析 6 个标本。

6. 原位杂交方法检测 TGF-β_1 mRNA 和 PDGF mRNA 在肾组织中的表达

（1）TGF-β_1 的 mRNA 序列：5'-ACCTG CAAGA CCATC GACAT GGAGC TGGTG AAAGG-3'，5'-CGTGC AGAGC TGCGC TTGCA GAGAT TAAAA TCAAG-3'，5'-CACAG CTCAC GGCAC CGGAG AGCCC TGGAT ACCAA-3'。

（2）PDGF 的 mRNA 序列：5'-CTCTC TGCTG CTACC TGCGT CTGGT CAGAG-3'，5'-GCGCT GCTCC GGCTG CTGCA ACAAC CGCAA-3'，5'-CAAAC TCGGG TGAAC ATTCG GACGG TGCGA-3'。

（3）原位杂交步骤：取出肾组织冰冻切片，恢复室温，PBS 洗 5min×3 次后，以 0.6%H_2O_2 处理 10～15min 灭活内源性过氧化物酶，蒸馏水洗 5min×3 次，加 3% 柠檬酸稀释的胃蛋白酶，37℃，30s，0.5M PBS 洗 5min×3 次，蒸馏水洗 1 次，暴露 mRNA 核酸片段。在湿盒中加 20% 甘油 100mL 保持湿度，加 20μL 预杂交液，37～40℃恒温 3h，不洗预杂交。加 20μL 杂交液，用原位杂交盖玻片盖好，40℃杂交过夜。用 37℃水温的 2×SSC 洗 5min×3 次，0.5×SSC 洗 5min×1 次，0.2×SSC 洗 5min×1 次杂交洗涤。滴加牛血清白蛋白封闭液，37℃，30s，不洗。滴加生物素化鼠抗地高辛，37℃，60 min，0.5M PBS 洗 5min×4 次。滴加 SABC，37℃，20 min，0.5M PBS 洗 5min×3 次。滴加生物素化过氧化物酶，37℃，20 min，0.5M PBS 洗 5min×4 次。最后,DAB 显色，苏木素复染，乙醇脱水，二甲苯透明，封片，空白对照不加杂交探针。

7. 统计学处理　采用 SPSS10.0 医学统计学软件，计量资料用 t 检验，计数资料用 χ^2 检验，等级资料用 Riddit 分析和秩和检验。

（二）结果

1. 免疫组化结果

（1）TGF-β_1 结果：从附图三图 31～图 37 可见，正常组 TGF-β_1 肾小球有极其微弱的表达，而在肾间质的分布较在肾小球内为多。模型组在正式免疫第 6、8 周时 TGF-β_1 主要分布在包曼氏囊、肾小球的上皮基底膜，同时在肾间质的分布亦明显增多。在正式免疫第 10 周杀检时模型组可以见到 TGF-β_1 大量分布在包曼氏囊、肾小球的上皮基底膜、血管内皮，同时在肾间质的分布亦明显增多，部分呈团块状。黄葵胶囊、强的松及肾炎灵片组 TGF-β_1 在肾小球的分布较模型组相比明显减少（$P<0.01$），黄葵胶囊与强的松相比，无明显差异（$P>0.05$），二者与肾炎灵片相比有显著性差异（$P < 0.05$ 和 $P < 0.01$），说明肾炎灵片能明显减少 MsPGN 大鼠肾组织中 TGF-β_1 的分布。HPIAS-1000 病理图像分析系统分析免疫组化结果，统计数据见表 5-73。

（2）PDGF 结果：从附图三图 38 ～图 44 可见，正常组大鼠肾组织有 PDGF 的基础表达，在正式免疫第 6、8 周时可见 PDGF 主要分布于系膜基质和某些肾小囊的上皮细胞及小管间质部位。正式免疫第 10 周杀检时模型组的 PDGF 染色明显增强，主要分布在系膜基质和肾小囊的上皮细胞和小管间质部位，与正常组相比，模型组的 PDGF 染色范围显著增强（$P < 0.01$），肾炎灵片组的 PDGF 的染色范围较模型组相比，显著减少（$P < 0.01$），黄葵胶囊组和强的松组的染色范围较模型组小（$P < 0.01$），与肾炎灵片相比，$P < 0.01$，提示肾炎灵片能明显减少 MsPGN 大鼠系膜基质中 PDGF 在肾小球的分布。HPIAS-1000 病理图像分析系统分析免疫组化结果，统计数据见表 5-73。

表 5-73　正式免疫第 10 周末时 PDGF 和 TGF-β_1 的免疫组化分析（$\bar{x} \pm s$）

组别	*n*	PDGF 的含量	TGF-β_1 的含量
正常组	6	$0.033 \pm 0.022^{\#}$	$0.027 \pm 0.018^{\#}$
模型组	6	0.326 ± 0.145	0.245 ± 0.091
肾炎灵组	6	$0.089 \pm 0.021^{\#}$	$0.095 \pm 0.021^{\#}$
黄葵组	6	$0.130 \pm 0.022^{\#\&}$	$0.114 \pm 0.027^{\#\triangle}$
强的松组	6	$0.143 \pm 0.024^{\#\&}$	$0.119 \pm 0.024^{\#\&}$

注：与模型组相比，$^{\#}P < 0.01$；与肾炎灵片组相比，$^{\&}P < 0.01$；与肾炎灵片组相比，$^{\triangle}P < 0.05$。

2. 原位杂交结果　从附图三图 45 ～图 52 可知，TGF-β_1 mRNA 和 PDGF mRNA 主要分布在肾小球细胞的胞浆中，个别有胞核染色，正常组有基础水平的 TGF-β_1 mRNA 和 PDGF mRNA 表达，模型组表达量最多，其次是强的松组和黄葵胶囊组，而以肾炎灵片组表达量最少，提示肾炎灵片能明显降低 MsPGN 大鼠肾组织中 TGF-β_1mRNA 和 PDGF mRNA 水平。

（三）讨论

本实验结果表明，在正常肾小球中 TGF-β_1 的分布在肾间质较肾小球内为多，与魏林等报道一致。而在模型组的正式免疫第 6、8 周时 TGF-β_1，在肾小球的分布逐渐增多，10 周末杀检时 TGF-β_1 的分布主要在肾小球基膜、系膜区，肾小囊壁层上皮及小管间质部位，与 Yoshioka 利用血小板来源 TGF-β_1 免疫兔产生的抗体通过免疫组化观察到的结果一致。PDGF 的免疫组化结果与 TGF-β_1 相似，说明在湿热伤肾大鼠模型中，随着系膜细胞增生和基质增加的进展，PDGF 与 TGF-β_1 的表达逐渐增多，提示二者是导致此病理变化的主要因素。肾炎灵片能明显减少 PDGF 和 TGF-β_1 在肾小球尤其是在肾小管间质部位的分布，降低湿热伤肾大鼠肾组织中 PDGF 和 TGF-β_1 的 mRNA 水平。与黄葵胶囊和强的松相比，有显著性差异（$P < 0.05$）。说明肾炎灵片可能通过抑制 PDGF 与 TGF-β_1 的蛋白和 mRNA 表达从而抑制系膜细胞增生和基质增加。

三、湿热伤肾大鼠抗炎细胞因子及其 mRNA 表达和中药肾炎灵片干预的研究

[摘要] 利用反复小剂量注射牛血清白蛋白造成湿热伤肾大鼠模型，观察益气补肾、清利湿热的中药复方肾炎灵片对湿热伤肾大鼠抗炎症细胞因子的干预作用。结果发现肾炎灵片在抑制炎症因子表达的同时，对机体防御机制中的抗炎因子有提高作用。推测其原因，可能与其调整免疫功能有关，其机理有待进一步探讨。

[关键词] 湿热伤肾模型　抗炎因子　肾炎灵片

在慢性肾炎的病理过程中，细胞因子以自分泌、旁分泌的形式影响着慢性肾炎的发展、预后和转归。在前期研究中，我们发现肾炎灵片能抑制系膜细胞增生和基质增加，抑制炎症介质如 TGF-β_1 和 PDGF 的蛋白和 mRNA 表达。在此，我们进一步探讨肾炎灵片对抗炎因子 IL-10、IL-13 和 IL-1ra 的影响。

（一）材料与方法

1. 实验动物及分组　远交系健康雄性 SD 大鼠 50 只，体重（150±21）g，10 周龄，由南京中医药大学实验动物中心提供，动物经普通饲料适应性喂养 1 周后，尿蛋白定性结果阴性，随机分为正常对照组、病理模型对照组、黄葵胶囊组、肾炎灵片组和强的松组，每组 10 只。

2. 试剂及主要仪器　完全弗氏佐剂及不完全弗氏佐剂（GIBCO 公司），牛血清白蛋白和大肠杆菌内毒素（SIGMA 公司）。一抗包括兔抗鼠 TGF-β_1 多克隆抗体、小鼠抗大鼠 PDGF 单克隆抗体（北京中山生物技术公司），Tris、30% H_2O_2（南京创

瑞生物技术公司）。SABC免疫组化染色试剂盒、TGF-β_1及PDGF原位杂交试剂盒（武汉博士德生物技术公司）、Bright冰冻切片机、显微镜、HPIAS-1000病理图像分析系统等。

3. 实验用药　黄葵胶囊（江苏省苏中制药厂，国药准字ZL93110506.4），肾炎灵片（江苏康缘药业股份有限公司，批号010215），强的松（仙居制药有限公司，浙卫药准字1996185101）。大鼠给药剂量按药理学实验动物给药方法计算，肾炎灵片大鼠等效剂量为4.23g/kg，黄葵胶囊用量为675mg/kg，强的松5.4mg/kg，3种药物均自正式免疫之日始配成混悬液灌胃。正常组给予等量生理盐水。

4. 大鼠实验性系膜增生性肾炎模型的复制　采用改良的慢性血清病性MsPGN模型，理模型组大鼠采用戊巴比妥钠麻醉后，经背部切除左侧肾脏，休养1周后进行预免疫。预免疫：在每只大鼠背部皮下分点注射完全弗氏佐剂0.1mL+BSA 3mg，于1周末、2周末背部皮下注射不完全弗氏佐剂0.1mL + BSA 3mg，3周末，腹腔注射BSA连续4次，每次间隔1h，注射剂量每只分别为0.5mg、1.0mg、1.5mg、3.0mg；次日每只在腹腔注射BSA 2mg。正式免疫：于预免疫完成后第1天起，尾静脉与腹腔注射隔日进行，每只鼠尾静脉注射BSA剂量从0.5mg开始，每次增加0.5mg，至2.5mg为止，继续每周加量0.5mg，至每日用量5mg为止。腹腔注射量是尾静脉注射量的1倍，至每日用量10mg为止。正式免疫2周后尾静脉注射大肠杆菌内毒素每只100μg。每2周进行1次尿、血生化检查。分别于正式免疫6周、8周末宰杀5只模型组大鼠取肾组织，10周末宰杀正常组和其余模型组大鼠取肾组织进行免疫组化和原位杂交检测。

5. 标本收集　实验的第10周末以3%戊巴比妥钠麻醉，肾脏在腹主动脉插管后注入4℃预冷的生理盐水反复灌洗后，一部分保存于-70℃冰箱中待测肾组织IL-10和IL-13含量及总RNA的提取，另一部分常规10%福尔马林固定用于免疫组化检测。另外，分别于正式免疫6周、8周末宰杀5只模型组大鼠取肾组织，进行免疫组化检测。

6. 酶联免疫法检测IL-10和IL-13含量　检测方法参照LifeKey公司试剂盒说明书，双抗体夹心法检测。

7. 免疫酶标记法（SABC法）检测IL-13和IL-1ra在肾组织中的表达

（1）步骤：切片脱蜡至水，0.3% H_2O_2灭活内源性过氧化物酶，92℃抗原热修复，加兔抗鼠IL-13和IL-1ra多克隆抗体，4℃过夜。加用山羊抗兔IgG二抗，加SABC复合物，DAB-H_2O_2显色。苏木素轻度复染，常规脱水、透明、封片。镜下观察拍照，阳性物质呈棕黄色。

本实验设空白对照和血清替代对照，各对照结果均为阴性。

（2）计算机图像分析：采用 HPIAS-1000 病理图像分析系统，测量每个肾小球中着色的系膜基质的面积及整个肾小球的面积，以二者的比值表示每种成分在肾小球系膜基质中的相对含量，每个标本取 6 个肾小球，每组分析 6 个标本。

8.RT-PCR 法检测 IL-10 和 IL-1ra 在肾组织中 mRNA 的表达

（1）肾组织总 RNA 的提取：取 100 ～ 150mg 肾组织于干烤处理的匀浆器中匀浆，加 1 ～ 1.5mL Trizol。混合物分别移于 3 个离心管中，每个离心管加入 350μL 氯仿，充分震荡混匀，稍静置后出现分层，4℃、12 000r/min 离心 10min，小心吸取上层水相转移于另一离心管中，加入等体积预冷的异丙醇混匀，-20℃放置 60min，4℃、12 500r/min 离心 20min，沉淀即所需要的总 RNA。加入 0.25mL 预冷的 75% 乙醇，洗涤沉淀，小心弃尽乙醇，在超净工作台上自然干燥，然后加入 20μL DEPC 处理过的 ddH_2O 溶解沉淀，立即使用或 -70℃保存备用。

（2）总 RNA 质量、纯度测定和浓度测定：取 10μL 总 RNA 样品在 10% 琼脂糖凝胶上电泳，检查总 RNA 质量。取 2μL 总 RNA 样品溶于 2mL ddH_2O 中用紫外分光光度计测定 *OD* 值，以 OD_{260} 值计算其浓度。

质量浓度（g/L）＝ 40 × OD_{260} × 稀释倍数 /1000。

（3）逆转录 - 聚合酶链反应（RT-PCR）

1）引物的设计与合成：IL-10 和 IL-1ra 引物设计参照文献，由上海生工生物公司合成。IL-10：上游 5'-TGCCTTCAGTCAAGTGAAGACT-3'，下游 5'-AAACTCATTCATGCCTTGTA-3'，扩增片段 346bp。IL-1ra：上游 5'-TCTGCAGGGGACCTTACAGT-3'，下游 5'-GGTCTTCCTGGAAGTAGAAC-3'，扩增片段 328bp。以 β- 肌动蛋白（β-actin）为内对照，引物上游 5'-CTATCGGCAATGAGCGGTTC-3'，下游 5'-CTTAGGAGTTGGGGGTGGCT-3'，扩增片段为 762bp，由上海生工生物公司合成。

2）逆转录：20μL 体系。

各组样品按下列顺序加样，总 RNA（1μg/μL）：2μL，Oligo（dt）$_{15}$（10μM）：2μL，5 × Buffer：4μL，DTT（0.1M）：2μL，ddH_2O：8μL。混匀，加石蜡油，8000r/min 离心 30s，PCR 仪反应 70℃ 10min，冰浴 3min 后，按下列顺序加样，dNTP（10mM）：1μL，MMLV（200μ/μL）：1μL。离心，37℃温育 60min，95℃ 5min 灭活转录酶，-20℃保存备用。

3）聚合酶链反应：取上述各组逆转录产物，按下列顺序加样，cDNA：1μL，上游引物（10μM）：1μL，下游引物（10μM）：1μL，dNTP（10mM）：0.5μL，10 × Buffer：2.5μL，ddH_2O：18.8μL，Tag 酶（5μ/μL）：0.2μL，总反应体积为 25μL。加适量石蜡油覆盖 PCR 反应液面，然后运行下列操作：94℃变性 2min；94℃、1 min，62℃、1 min，72℃、1 min，运行 32 个循环；72℃延伸 7min。

4）电泳分析：各组 PCR 产物，取 10μL 进行 1% 琼脂糖凝胶电泳，EB 染色，Alpha 2200 数字图像分析系统采集图像并存盘。

（二）结果

1. 免疫组化结果　结果显示在正常组肾小球有 IL-13、IL-1ra 极其微弱的表达，在正式免疫第 6 周时 IL-13、IL-1ra 的表达在模型组可见分布在肾小球系膜基质、包曼氏囊和血管内皮以及肾间质。在正式免疫第 8、10 周时模型组的 IL-13、IL-1ra 分布与第 6 周时相比，明显增多，可见大量分布在肾小球系膜基质和包曼氏囊及血管内皮，同时在肾间质亦有大量的分布，部分呈团块状分布。正式免疫第 10 周末杀检时肾炎灵片组 IL-13、IL-1ra 在肾小球的分布较模型组相比明显增多，强的松组和黄葵组的 IL-13、IL-1ra 分布与肾炎灵片组相比较少。说明肾炎灵片能明显增加 MsPGN 大鼠肾组织中 IL-13、IL-1ra 的分布，见附图三图 53 ～图 66。HPIAS-1000 病理图像分析系统分析免疫组化结果，统计数据见表 5-74。

表 5-74　正式免疫第 10 周末时 IL-13 和 IL-1ra 免疫组化图像分析结果（$\bar{x} \pm s$）

组别	n	IL-13	IL-1ra
正常组	6	$0.019 \pm 0.017^{\#}$	$0.019 \pm 0.016^{\#}$
模型组	6	0.212 ± 0.104	0.162 ± 0.070
肾炎灵组	6	$0.281 \pm 0.122^{\&\blacktriangle}$	$0.251 \pm 0.127^{\&\blacktriangle}$
黄葵组	6	$0.196 \pm 0.066^{@}$	$0.186 \pm 0.121^{@}$
强的松组	6	$0.179 \pm 0.089^{@}$	$0.172 \pm 0.089^{@}$

注：与模型组相比，$^{\#}P < 0.01$；与模型组相比，$^{\&}P < 0.05$；与肾炎灵片组相比，$^{@}P < 0.01$。

2. 酶联免疫检测结果　正式免疫第 10 周末杀检后，各组 ELISA 法检测 IL-13 和 IL-10 的结果表明，正常组 IL-13 和 IL-10 的含量极低，模型组 IL-13 和 IL-10 的含量与正常组相比有明显差异，而肾炎灵片组与模型组相比 IL-13 和 IL-10 的含量明显增高，提示肾炎灵片能提高 IL-13 和 IL-10 的蛋白质含量，见表 5-75。

表 5-75　正式免疫第 10 周末时 IL-10 和 IL-13 酶联免疫检测结果（$\bar{x} \pm s$）

组别	n	IL-13（pg/mL）	IL-10（pg/mL）
正常组	6	$12.25 \pm 2.65^{\#}$	$125.55+23.31^{\#}$
模型组	6	95.74 ± 37.59	577.38 ± 76.08
肾炎灵组	6	$131.76 \pm 10.77^{\&}$	$660.29 \pm 43.39^{\&}$
黄葵组	6	$109.08 \pm 18.89^{@\triangle}$	$603.82 \pm 58.26^{@\blacktriangle}$
强的松组	6	$112.67 \pm 21.36^{@\blacktriangle}$	$582.89 \pm 102.89^{@\blacktriangle}$

注：与模型组相比，${}^{\#}P < 0.01$；与模型组相比，${}^{\&}P < 0.05$；与模型组相比 ${}^{@}P > 0.05$；与肾炎灵片组相比，${}^{\blacktriangle}P > 0.05$；与肾炎灵片组相比${}^{\triangle}P < 0.05$。

3. RT-PCR 结果　结果显示各组肾组织 β -actin mRNA 的 PCR 产物电泳条带，在明暗或宽窄方面均匀一致，而各组肾组织 IL-1ra mRNA 和 IL-10 mRNA PCR 产物电泳条带则显示不均一，正常组有基础水平的 IL-1ra mRNA 和 IL-10 mRNA 表达，模型组电泳条带亮度较强，与模型组相比，肾炎灵片组和黄葵组的电泳条带亮度更强，提示肾炎灵片组能明显增强 MsPGN 大鼠肾组织中 IL-1ra mRNA 和 IL-10 mRNA 水平，见附图三图 67 ～图 70。

（三）讨论

在肾小球肾炎发病机理研究中，细胞因子网络调节作用在肾小球肾炎发生发展及肾小球硬化中发挥重要作用，致炎性与抗炎性细胞因子相互作用维持机体免疫系统平衡。前期研究表明在湿热伤肾病理过程中，有纤维化因子的高表达。在此我们从抗炎性细胞因子方面探讨中药的作用机制。

在湿热伤肾动物模型中，在发病的初期，表现为抗炎因子如 IL-10、IL-13 和 IL-1ra 的增多，提示在湿热伤肾的初期，表现为机体正气抗邪，正邪较争的状态，随着病情进展，炎症因子如 PDGF、TGF-β_1 也逐渐增多，抗炎因子也相对增多。在肾炎灵片组 10 周末杀检时，通过免疫组化等检测发现，炎症因子相对减少，而抗炎因子相对较多，提示肾炎灵片可能在抑制炎症因子表达的同时，对机体防御机制中的抗炎因子也有提高作用。推测其原因，可能与其调整免疫功能有关，其机理有待进一步探讨。

[2004 年南京中医药大学黄怀鹏博士后研究工作报告]

第十六节　2003 年带领博士后开展了江苏东台蛹虫草虫草素防治肾脏损害的新药开发研究

1954 年，邹云翔教授出版了国内首部中医肾病学专著《中医肾病疗法》，首次介绍了用冬虫夏草治疗慢性肾衰竭、尿毒症的经验。我在 20 世纪 70 年代加入邹氏肾病团队后，一直致力于冬虫夏草治疗慢性肾衰竭的作用机理、最佳服用方法、配伍、剂量等研究。由于冬虫夏草确实是一个宝，所以价格也越来越昂贵，因此我心中总有一个开发人工虫草的梦想。20 世纪 90 年代，我在担任国家中医药管理局全国中医肾病医疗中心协作组组长时，曾组织全国 5 家肾病医疗中心对华东医药的人工虫草“百令胶囊”治肾疗效和作用机理进行了协作攻关。2002 年在江苏省科委的牵头下，我们与江苏省东台市菇神食用真菌研究所合作，尝试开发蛹虫草作为治疗慢性肾脏病的国家新药。蛹虫草和冬虫夏草的化学成分十分相似，其蛹虫草虫草素的含量可达天然冬虫夏草的 2 ～ 5 倍，其他如虫草酸、虫草多糖、SOD 酶、核苷类、多种人体必需的氨基酸和微量元素的含量也十分丰富。江苏省东台市菇神食用真菌研究所利用上述原料已成功培养出蛹虫草，并已达到批量生产的规模。一吨蛹约产 250kg 蛹虫草，每年可生产 1000 吨左右的蛹虫草。如若蛹虫草的药用成分能代替冬虫夏草，其药用价值具有深远的市场前景和社会、经济效益。为此，我设立了第二个博士后工作站从事这项研究课题。

一、蛹虫草药用成分的药学、药理药效学、分子生物学的研究概述

（一）目的

1. 蛹虫草有效成分对大鼠急性肾毒性损伤、肾脏缺血再灌注后肾小管间质和系膜基质损伤、慢性肾损害有保护作用，对大鼠体外肾系膜细胞生长、凋亡及其相关因素有良好的影响。

2. 对蛹虫草有效成分的初步筛选，为进一步高纯度提取药用成分奠定基础。

3. 部分完成新药开发研究的前期工作。

（二）研究内容

1. 利用现代科学技术对东台蛹虫草进行新药开发研究。

2. 高纯度提取蛹虫草有效成分，初筛各种提取成分（水提结晶、醇提结晶、GH_2CI_2 结晶）的疗效，对有效的提取成分进行复筛。

3. 药理药效学研究

（1）建立氨基苷急性肾毒性损伤动物模型，观察蛹虫草有效成分对上述模型肾脏损伤的保护作用。

（2）建立卡那霉素肾毒性急性肾功能衰竭模型，观察虫草有效成分对该模型大鼠急性肾衰肾功能恢复时间及肾小管－间质损伤相关酶学（如 NAG 酶、溶菌酶等）改变的影响。

（3）通过肾动脉夹闭阻断法，造成肾脏缺血再灌注对肾小管上皮细胞损伤为主的急性肾功能衰竭模型，观察蛹虫草有效成分对大鼠急性肾衰肾小管间质和系膜基质损害的保护作用。

（4）观察蛹虫草有效成分对慢性肾损害实验大鼠的保护作用。

（5）观察蛹虫草有效成分对大鼠体外肾系膜细胞生长、凋亡及其相关因素的影响。

二、蛹虫草有效成分对卡那霉素肾毒性急性肾功能衰竭模型的影响

［摘要］ 在经过药物的初步筛选后，为了进一步探讨蛹虫草对氨基糖苷类抗生素肾损害的保护作用机理，对有疗效的蛹虫草水、醇提（高）组进一步的筛选，了解蛹虫草对卡那霉素急性肾功能衰竭模型大鼠体内自由基代谢的影响；对尿 NAG 酶、肾组织表皮生长因子（EGF）的变化的影响；对肾皮质 Na^+-K^+-ATP 酶法、溶酶体变化的影响；对肾小管细胞的损伤、坏死和修复、再生的影响。本组实验以冬虫夏草为阳性对照药，可以准确地判断蛹虫草对急性肾功衰竭模型大鼠肾功能损害恢复时间、肾小管损伤酶学、组织学变化的影响，并判断分析蛹虫草各组的疗效。

（一）材料与方法

1. 实验动物及分组　健康雄性 SD 大鼠（清洁级）共 50 只，体重（180±20）g，12 周龄。经适应性喂养 1 周后，随机分为 5 组：正常对照组 10 只，其余 40 只大鼠

均制作卡那霉素肾毒性急性肾功能衰竭模型。造模后将 BUN、Scr 明显增高者随机分为模型对照组、蛹虫草醇提组（中）、蛹虫草水提组（高）组、冬虫夏草水提组。每组 10 只。

2. 实验用药　造模药为硫酸卡那霉素注射剂（0.5g/2mL，医用统一批号）。

冬虫夏草水提组：冬虫夏草市购正品（青海产）100g，粉碎后文火煎沸 30min。滤出煎液后，再加水反复煎沸 4 次，煎液合并后浓缩至 0.5g/mL，4℃冰箱冷藏。用药剂量按成人剂量的 0.018 折算，每日一次。

蛹虫草水提组：取蛹虫草水提组的高剂量 3.6g /（kg · d)。(以成人等效剂量为基础参照，合算成蛹虫草水提结晶剂量）

蛹虫草醇提组：取蛹虫草醇提组的高剂量 3.6g /（kg · d)。(以成人等效剂量为基础参照，合算成蛹虫草醇提结晶剂量）

3. 实验试剂　肾组织表皮生长因子（EGF）为武汉博士德生物制品公司产，其他试剂为国产分析纯。

4. 模型复制　实验前 SD 大鼠禁水 24h，模型大鼠肌注卡那霉素 200mg/kg 体重，同时腹腔注射低分子右旋糖酐素 3g/kg，24h 后采血测 BUN、Scr，以 BUN ＞ 80mg/dL，Scr ＞ 1.5mg/dL 作为急性肾衰竭模型建立标准。

5. 实验方法　造模的同时，蛹虫草醇提组、蛹虫草水提组 2mg/（kg· d)，0.05% 水溶液灌胃；蛹虫草水提组 2mg/（kg· d)，0.05% 水溶液灌胃；冬虫夏草组 0.5g/（kg· d）灌胃；正常组与模型组给予等体积蒸馏水。大鼠于第 2 天、第 7 天代谢笼收集 24h 尿，第 4 天、第 8 天取血，最后处死后取肾组织。

6. 检测指标及方法

（1）24h 尿蛋白定量：测时用代谢笼收集 24h 鼠尿，苯甲酸防腐，测尿量，-20℃保存。测尿蛋白定量（磺基水杨酸比色法）。

（2）血肌酐（Scr）（苦味酸法）、血尿素氮（BUN）（尿酶法）测定试剂盒（南京建成生物工程公司）。

（3）抗脂质过氧化检测：血浆超氧化物歧化酶（SOD）活性测定用抗凝血制备红细胞抽取液，测定方法参照向森鑫改良的邻苯三酚自氧化法，血浆 LPO 活性测定方法参照齐凤菊等改良的八木国夫法。实验结束后检测。

（4）尿 NAG 酶：采用 N- 乙酰氨基半乳糖苷作酶底物，硼酸溶液终止显色，400nm 比色。

（5）尿中肾组织表皮生长因子（EGF）：放射免疫法。

（6）肾脏病理学检查：于实验第 8 天处死所有动物，取各组双侧肾组织。左侧肾组织肾标本，用 10% 福尔马林固定行 2μm 厚的石蜡切片，HE 染色，通过光镜观察组织形态学变化及肾组织病理学改变。

（7）肾组织氧自由基检测：右侧肾脏称重（冲洗净血液，滤纸吸干）后置冰盐水中，放 9 倍量预冷匀浆介质进行低温离心（4℃），10min 后取上清液测 LPO、SOD，匀浆测定用 LOWr 氏法。

（8）Na^+-K^+-ATP 酶法检测、溶酶体检测：应用速度梯度离心分离肾小管细胞溶酶体，测定溶酶体酸性磷酸酶 AT，以了解溶酶体的功能；Na^+-K^+-ATP 酶的测定采用 muszbek 法。

7. 统计学处理方法　本实验统计方法采用方差分析，多组比较采用 t 检验判断。采用 SPSS 统计软件计算，$P < 0.05$ 为有显著性差异。

（二）结果与分析

1. 各组大鼠实验后 24h 尿蛋白定量及肾重 / 体重的变化　结果表明，第 2 天模型组尿蛋白定量明显升高，与正常组比具有显著性差异（$P < 0.01$）。蛹虫草水提组和醇提组均可降低尿蛋白定量，与模型组相比 $P < 0.01$；冬虫夏草水提组降低尿蛋白定量明显，及蛹虫草水提组相比（$P > 0.05$）；与蛹虫草醇提组模型组相比（$P < 0.05$）。蛹虫草水提组和醇提组均可降低肾重 / 体重比值，但醇提组与模型组相比（$P > 0.05$），蛹虫草水提组、冬虫夏草水提组与正常组相比无显著差别（$P > 0.05$）。说明蛹虫草可能通过保护肾小球滤过功能及阻抑肾小球的肥大而对肾小管起保护作用。结果见表 5-76。

表 5–76　各组大鼠实验后肾重 / 体重比值及 24h 尿蛋白定量的变化（$\bar{x} \pm s$）

组别	例数	肾重 / 体重（$g/g \times 10^{-3}$）	24 h 尿蛋白定量（mg/24h）	
			第 2 天	第 7 天
正常组	10	8.96 ± 1.58	19.64 ± 4.48	25.32 ± 2.76
模型组	7	$15.86 \pm 3.02^{**}$	$156.94 \pm 42.84^{**}$	$194.75 \pm 32.42^{**}$
冬虫夏草水提组	8	$10.23 \pm 1.13^{\triangle}$	$58.43 \pm 13.33^{*\triangle\triangle}$	$74.24 \pm 21.23^{*\triangle\triangle}$
蛹虫草水提组	8	$11.87 \pm 1.28^{\triangle}$	$74.54 \pm 11.87^{**\triangle\triangle}$	$89.63 \pm 19.97^{*\triangle\triangle}$
蛹虫草醇提组	7	$13.85 \pm 2.76^{*}$	$102.24 \pm 15.75^{**\triangle\#}$	$127.87 \pm 32.37^{**\triangle}$

注：与正常组同期比较，* 为 $P < 0.05$，** 为 $P < 0.01$；与模型组同期比较，$^{\triangle}$为 $P < 0.05$，$^{\triangle\triangle}$为 $P < 0.01$；与冬虫夏草组相比，$^{\#}$ 为 $P < 0.05$，$^{\#\#}$ 为 $P < 0.01$。

2. 各组大鼠肾功能 BUN、Scr 变化的影响　造膜后第 4 天大鼠 BUN、Scr 值明显升高，与正常组相比有显著差别（$P < 0.01$），第 8 天 BUN 、Scr 值均有不同程度的回落，但与正常组相比仍有显著差别（$P < 0.01$）。蛹虫草水提、醇提组降低 Scr 作用明显，第 4 天、第 8 天与模型组相比有显著差别（$P < 0.05$，$P < 0.01$），蛹虫草醇提组降低 Scr 作用明显弱于水提组（$P > 0.05$），造膜后第 4 天 Scr 含量明显高于冬虫夏草水提组（$P < 0.05$），第 8 天与冬虫夏草水提组相比无显著差别（$P > 0.05$）。各用药组造膜后第 4 天 BUN 含量明显低于模型组（$P < 0.05$），第 8 天与模型组之间相比无显著差别（$P > 0.05$），与正常组相比有显著差别（$P < 0.05$）。

表 5-77　对各组大鼠肾功能 BUN、Scr 变化的影响（$\bar{x} \pm s$）

组别	n	BUN（mmol/L）		Scr（μmol/L）	
		4 天	8 天	4 天	8 天
正常组	10	6.85 ± 3.74	7.04 ± 4.39	24.21 ± 4.41	27.76 ± 5.02
模型组	7	$18.10 \pm 2.32^{**}$	$15.21 \pm 4.73^{**}$	$162.17 \pm 42.55^{**}$	$97.63 \pm 29.18^{**}$
冬虫夏草水提组	8	$12.74 \pm 4.63^{**\triangle}$	$11.57 \pm 3.34^{*}$	$77.87 \pm 41.05^{**\triangle\triangle}$	$51.21 \pm 14.63^{*\triangle}$
蛹虫草水提组	8	$13.74 \pm 3.13^{**\triangle}$	$12.17 \pm 2.16^{*}$	$83.41 \pm 42.63^{**\triangle\triangle}$	$64.24 \pm 17.62^{**\triangle}$
蛹虫草醇提组	7	$14.41 \pm 3.12^{**\triangle}$	$13.04 \pm 3.22^{*}$	$113.64 \pm 34.35^{**\triangle\#}$	$73.18 \pm 29.18^{**\triangle}$

注：与正常组同期比较，* 为 $P < 0.05$，** 为 $P < 0.01$；与模型组同期比较，$^{\triangle}$为 $P < 0.05$，$^{\triangle\triangle}$为 $P < 0.01$；与冬虫夏草组相比，$^{\#}$ 为 $P < 0.05$，$^{\#\#}$ 为 $P < 0.01$。

3. 对各组大鼠实验第 8 天血液、肾脏组织中氧自由基变化的影响　结果显示，卡那霉素肾毒性急性肾功能衰竭模型大鼠血、肾脏自由基代谢紊乱，模型组大鼠血浆、肾脏组织中 SOD 水平明显下降，LPO 水平上升，与正常对照组相比有极显著差异（$P < 0.01$），说明卡那霉素肾毒性急性肾功能衰竭模型大鼠机体不能抑制自由基产生，或清除自由基能力下降，使肾脏脂质过氧化损伤增强。蛹虫草水提组、醇提组可以明显降低卡那霉素肾毒性急性肾功能衰竭模型大鼠血、肾脏 LPO 水平，升高 SOD 含量，提示蛹虫草可以通过改善体内自由基代谢水平来减少肾脏的损伤，其中以蛹虫草水提组效果明显。醇提组升高大鼠血、肾脏 SOD 的作用与模型组及冬虫夏草水提组相比均 $P < 0.05$；降低血中 LPO 也有一定作用，与模型组相比，与正常对照组相比仍有显著差异（$P < 0.01$），与蛹虫草水提组及冬虫夏草水提组相比有显著差别（$P < 0.05$）。降低肾脏组织 LPO 作用不明显。冬虫夏草水提组抗脂质过氧化损伤作用优于蛹虫草水提组，但两者相比无显著差别（$P > 0.05$）。

表 5-78　各组对卡那霉素肾脏损害后的血、肾皮质自由基变化（$\bar{x} \pm s$）

组别	例数	SOD（u/mL）		LPO（μmol/L）	
		血中	肾脏	血中	肾脏
正常组	10	239.61 ± 39.94	1986.3 ± 125.93	3.93 ± 1.75	6.72 ± 2.55
模型组	7	101.36 ± 38.24**	1224.1 ± 145.37**	45.72 ± 8.69**	14.33 ± 2.02*
冬虫夏草水提组	8	212.30 ± 25.18$^{\triangle\triangle}$	1892.1 ± 183.41$^{\triangle\triangle}$	12.85 ± 2.74$^{\triangle\triangle}$	8.56 ± 2.41$^{\triangle}$
蛹虫草水提组	8	197.75 ± 28.80$^{\triangle\triangle}$	1769.3 ± 138.53$^{\triangle\triangle}$	14.93 ± 3.62$^{\triangle\triangle}$	9.75 ± 3.08$^{\triangle}$
蛹虫草醇提组	7	168.45 ± 32	1521.6 ± 168.88$^{*\triangle}$	26.68 ± 6.93$^{**\triangle\#}$	12.33 ± 2.75$^{*\&}$

注：与正常组同期比较，*为 $P < 0.05$，**为 $P < 0.01$；与模型组同期比较，$^{\triangle}$为 $P < 0.05$，$^{\triangle\triangle}$为 $P < 0.01$；蛹虫草各组与冬虫夏草组相比，$^{\#}$为 $P < 0.05$；蛹虫草组间相比，$^{\&}$为 $P < 0.05$。

4. 对各组大鼠尿中 NAG 酶、肾组织表皮生长因子（EGF）排泄量的测定　结果显示：卡那霉素用药后第2天模型组大鼠尿NAG酶排泄增加，第7天时持续增加，与正常组相比均有极显著差异（$P < 0.01$）。蛹虫草水提组第 2 天、第 7 天 NAG 排出量明显低于模型组（$P < 0.05$，$P < 0.01$）；蛹虫草醇提组第 7 天降低尿 NAG 酶作用明显（$P < 0.01$）；但与蛹虫草水提组、冬虫夏草水提组之间比较有显著差异（$P < 0.05$）。结果表明蛹虫草对卡那霉素急性肾损害大鼠肾小管间质有较好的保护作用。

卡那霉素肾损害大鼠第 2 天尿 EGF 排泄量减少，第 7 天时持续降低，模型组更为明显，与正常组相比，有极显著性差异（$P < 0.01$）。说明卡那霉素急性肾损害时，有肾小管细胞的明显损伤，损伤后的大鼠尿 EGF 排泄量减少。第 7 天仍未恢复正常。各用药治疗组第 7 天均能不同程度的升高尿 EGF，其中尤以蛹虫草水提组、冬虫夏草水提组作用明显（$P < 0.01$），各治疗组间比较无显著差别（$P > 0.05$），表明对肾小管损伤细胞有明显、快速的修复作用。

表 5-79　各组大鼠对卡那霉素肾脏损害尿 NAG 酶、尿 ECF 的影响（$\bar{x} \pm s$）

组别	例数	NAG（IU/L）		ECF（ng/24h）	
		2天	7天	2天	7天
正常对照组	10	12.37 ± 5.82	13.24 ± 4.72	56.19 ± 27.27	57.13 ± 28.36
模型组	7	32.13 ± 5.82$^{※※}$	414.4 ± 45.03$^{※※}$	39.87 ± 17.49$^{※※}$	27.46 ± 13.7$^{※※}$
冬虫夏草水提组	8	17.13 ± 7.96$^{\triangle}$	169.21 ± 26.34$^{※※\triangle\triangle}$	17.18 ± 8.07$^{※※\triangle}$	56.25 ± 19.84$^{\triangle\triangle}$
蛹虫草水提组	8	18.56 ± 6.16$^{\triangle}$	184.63 ± 28.53$^{※※\triangle\triangle}$	16.28 ± 7.71$^{※※\triangle\triangle}$	52.28 ± 14.71$^{\triangle\triangle}$
蛹虫草醇提组	7	26.32 ± 5.73$^{※}$	224.52 ± 32.84$^{※※\triangle\triangle\#\&}$	12.44 ± 8.52$^{※※\triangle\triangle}$	42.44 ± 12.52$^{\triangle}$

注：与正常组同期比较：$^{※}$为 $P < 0.05$，$^{※※}$为 $P < 0.01$；与模型组同期比较，$^{\triangle}$为 $P < 0.05$，$^{\triangle\triangle}$为 $P < 0.01$；与冬虫夏草组相比，$^{\#}$为 $P < 0.05$；蛹虫草组间相比，$^{\&}$为 $P < 0.05$。

5. 对各组大鼠肾皮质 Na^+-K^+-ATP 酶、溶酶体的变化　用卡那霉素造模后第 8 天，测定各组大鼠肾皮质 Na^+-K^+-ATP 酶的变化，结果发现模型组大鼠肾皮质 Na^+-K^+-ATP 酶明显降低，与正常组相比有极显著性差异（$P < 0.01$）。蛹虫草水、醇提组和冬虫夏草水提组明显提高造模后各组肾皮质 Na^+-K^+-ATP 酶含量，与模型组相比（$P < 0.05$，$P < 0.01$）。其中蛹虫草水提组与冬虫夏草水提组作用明显，但与蛹虫草醇提组相比无显著差别（$P > 0.05$）。

造模后第 8 天，测定各组大鼠肾皮质溶酶体 AT 的变化，结果发现模型组大鼠肾皮质溶酶体 AT 活力明显增高，与正常组相比有极显著性差异（$P < 0.05$）。蛹虫草水提组和冬虫夏草水提组明显降低造模后各组肾皮质溶酶体 AT 活力，与模型组相比（$P < 0.05$）；蛹虫草醇提组肾皮质溶酶体 AT 活力虽低于模型组，但两组比较无显著差别（$P > 0.05$）。

表 5-80　各组大鼠卡那霉素肾脏损害后肾皮质 Na^+-K^+-ATP 酶、溶酶体的影响（$\bar{x} \pm s$）

组别	n	Na^+-K^+-ATP 酶（nmol.pi/mg.pr/min）	溶酶体 AT（u/mL）
正常对照组	10	0.347 ± 0.033	52.75 ± 22.53
模型组	7	0.133 ± 0.062※※	93.63 ± 25.37※
冬虫夏草水提组	8	0.294 ± 0.051△△	66.91 ± 20.34△
蛹虫草水提组	8	0.281 ± 0.062△△	69.32 ± 18.45△
蛹虫草醇提组	7	0.238 ± 0.075※△	81.36 ± 16.78※

注：与正常组同期比较，※为 $P < 0.05$，※※为 $P < 0.01$；与模型组同期比较，△为 $P < 0.05$，△△为 $P < 0.01$。

6. 肾组织病理检查结果　HE、PAS 染色光镜检查结果：正常组大鼠肾小球体积正常，系膜区无明显增生，系膜基质未见增加，毛细血管袢开放良好。

模型组第 4 天死亡大鼠肾皮质区部分肾小管上皮细胞浊肿、上皮细胞灶样坏死脱落，空泡样变性。第 10 天死亡大鼠肾小管上皮细胞广泛坏死脱落，仅存小管基质，髓质区小管扩张，管腔内见管型，间质炎细胞浸润，PAS 染色，肾小管刷状缘脱落、减少、消失，细胞肿胀、变性、脱落、坏死，间质灶性炎细胞浸润，小管扩张管腔内见蛋白管型。

蛹虫草水提组、冬虫夏草阳性对照组肾皮质区多处小管上皮细胞增殖再生，第 7 天肾小管损伤基本恢复。蛹虫草醇提组上述病理改变程度重于蛹虫草水提组、阳性药对照组，但比模型组明显减轻。

结果表明，蛹虫草水提组可以明显减轻卡那霉素肾毒性所致的急性肾损害，减少小管上皮细胞的损伤，同时也减少毛细血管的损伤，促进急性损伤的肾小管上皮细胞的修复。

（四）讨论

1. 卡那霉素肾毒性急性肾功能衰竭（ARF）模型的复制　卡那霉素肾毒性急性肾功能衰竭（ARF）模型的病理特点为，ARF 第 1 天、第 2 天肾组织结构损伤严重，第 4 天明显开始微度修复，第 8 天肾小球滤过功能部分恢复正常。由于药物是通过直接作用损伤肾小管上皮细胞，其毒力程度与药物浓度有关。药物浓度低时，毒性作用主要累及肾小管细胞的功能：近端小管损害引起范可尼综合征等症状；远端小管病变则为尿浓缩功能和酸化功能障碍，表现为肾性尿崩症或肾小管酸中毒。药物浓度过高，可导致肾小管上皮细胞坏死，发生急性肾功能衰竭。

2. 蛹虫草提取物对卡那霉素急性肾功能衰竭模型大鼠肾损害的保护作用　本组动物实验表明，蛹虫草提取物可减轻卡那霉素所致的急性肾毒性损害对肾小管上皮细胞的毒性作用，使尿 NAG 酶、血 Scr 上升值降低、肾重 / 体重比值下降；能降低卡那霉素肾损害后血、肾脏 LPO 水平，升高 SOD 含量，减轻脂质过氧化损伤或阻断脂质过氧化的某一过程；能增加急性肾毒性损伤大鼠肾皮质 Na^{+}-K^{+}-ATP 酶及肾组织表皮生长因子（EGF）排泄量，减少尿中溶酶体，促进肾小管、小管间质损害的再生与修复；对卡那霉素急性肾毒性损伤大鼠的肾脏病理改变也有明显的保护作用。比较用药各组疗效，蛹虫草水提物作用明显优于醇提物。与模型组相比有显著差别（$P < 0.01$）。其作用比冬虫夏草水提组弱，但两组相比均无显著差别（$P > 0.05$）。

3. 蛹虫草提取物对卡那霉素急性肾功能衰竭模型大鼠肾损害保护作用的可能机制

（1）稳定溶酶体酶，减轻溶酶体损伤：卡那霉素进入肾小球细胞后，大部分为溶酶体所摄取，在上皮细胞完好的情况下，溶酶体中药物可经排粒作用被转运到细胞外，由尿液排出。当溶酶体内的卡那霉素超负荷蓄积时，则能引起溶酶体损伤和小管上皮细胞坏死，这是卡那霉素引起肾小管坏死的重要机制之一。因此，溶酶体损害在细胞坏死中起重要作用。溶酶体损伤导致细胞坏死的原因可能有两点：①溶酶体破裂释放出酸性水解酶和大量药物分子，造成其他细胞器严重损伤，如线粒体呼吸障碍、微粒体蛋白质合成受阻等，同时氧自由基增多，钙离子细胞内流增多，导致细胞损伤直至坏死；②由于溶酶体膜融合能力受抑制，药物分子进入细胞质中重新分布，造成细胞器损伤和细胞坏死。蛹虫草水提组可以稳定溶酶体，可能是防治卡那霉素肾毒性损害的重要机制。

（2）减轻脂质过氧化损伤：脂质过氧化损伤在肾小球疾病发病中起着重要作用，通过减少氧自由基及脂质过氧化损伤减轻，延缓肾脏损害已成为防治肾小球疾病的重要手段，肾脏组织中氧自由基的主要来源为肾脏固有细胞和浸润细胞，血清及肾组织中产生的LPO不仅可直接损伤血管内皮细胞，降低膜脂质流动性，增加膜对离子的渗透，抑制膜结合酶活性，促进脂质沉着，而且通过抑制PGI_2合成酶使PGI_2合成降低，激活血小板环氧酶使TXA_2产生增多，使TXA_2/PGI_2平衡失调，增加血小板聚集，促进血栓形成，引起肾脏血管病变。SOD是体内清除氧自由基防止LPO产生的重要抗氧化剂。SOD酶作为一种生物活性蛋白质（65mg/g），可以有效净化机体血液，增强机体细胞活性，清除新陈代谢中产生的超氧自由基，降解脂肪，提高血液含氧量，维护活性氧代谢的平衡，预防各种疾病及抗衰老。同时可调节内分泌和免疫功能，防御多种血液系统疾病的功效。因此，蛹虫草的抗氧化功能可能是其防治卡那霉素肾毒性急性肾功能衰竭（ARF）的作用机理之一。本研究结果显示，卡那霉素肾毒性损害大鼠血清及肾组织中过氧化脂质（LPO）含量明显升高，SOD活性明显降低，且与病情发展有密切的关系。蛹虫草水、醇提两组均可以降低卡那霉素肾毒性损伤后血、肾组织中LPO含量，增高SOD酶活性，阻断脂质过氧化损伤，减轻肾脏病理损害，表明它具有调节自由基代谢，抗脂质过氧化反应，保护肾脏血管内皮细胞，保护保护肾脏组织细胞免受自由基损害的作用。其作用可能与蛹虫草成分有关，有研究表明蛹虫草中含有大量的SOD酶，其含量高于天然虫草3倍以上，蛹虫草可通过此抗氧化作用减轻肾病的病理变化。

（3）改善卡那霉素急性肾损害（ART）：大鼠肾小球滤过功能血BUN、Scr的数值是反映肾小球功能的标志。由于肾脏可通过肾小管排泄肌酐，故肾脏疾病早期Scr通常是不高的，在卡那霉素引发严重急性肾小管损害时，Scr值和BUN值明显增高。蛹虫草水、醇提两组均可以降低卡那霉素肾毒性损伤后血Scr含量，对血BUN的升高也有降低作用，说明蛹虫草可能有减少肾小管损害和改善肾小球滤过的功能。

（4）减少肾小管上皮细胞损伤和改善肾小管重吸收功能障碍：尿NAG酶是观察肾小管上皮细胞损伤和肾小管重吸收功能障碍严重程度的指标。NAG是一种大分子量的溶酶体酶，广泛分布于各组织中，肾小球功能正常时，尿中NAG不是来自血浆。肾组织特别是肾小管上皮细胞含有丰富的NAG，其浓度远高于输尿管及下尿道。一般认为尿中 NAG 活性增高可作为肾损伤的标志。测定尿 NAG 常能发现早期的肾毒性损害。NAG 主要反映近端肾小管的急性损伤，它比其他尿酶更能敏感地反映肾脏病变，是病变活动的灵敏指标。蛹虫草水、醇提两组均可以降低卡那霉素肾毒性损伤后尿中 NAG 酶含量，说明蛹虫草可能通过减少肾小管上皮细胞损伤和改善肾小管重吸收功能障碍来保护肾脏功能。

（5）促进损伤的肾小管上皮细胞修复与再生：EGF 具有很强的刺激肾小管细胞增殖的活性，肾脏损害时，肾脏 EGF 表达下调，但肾小管细胞受体活性增强，使肾脏损害大鼠 EGF 分泌下降幅度减轻，可使肾小管细胞再生带来更好的条件。尿 EGF 主要来源于肾脏，检测尿 EGF 含量的动态变化可以间接反映肾组织 EGF 含量，了解肾小管再生修复状态，判断预后及观察药物疗效。ARF 时肾 EGF 含量增加出现较早，尿 EGF 明显下降，尿 EGF 含量于肾小管再生修复增加时才明显增加。本组实验中蛹虫草水、醇提组尿 EGF 含量明显增加，增加幅度的既早且高。说明蛹虫草用药组可以明显减轻肾小管病变，促进损伤的肾小管上皮细胞快速修复。

此外，蛹虫草水提组对线粒体代谢也有直接作用，拮抗卡那霉素所致的细胞膜 Na^{+}–K^{+}–ATP 酶活力下降，使细胞在其肾毒性影响下同样保持生理转动功能。

4. 各种作用是综合的而不是孤立的　蛹虫草的药理作用研究显示，蛹虫草有与冬虫夏草相同明显抗炎作用及抗菌作用；调节免疫功能的作用与冬虫夏草的生物活性相似；具有明显的抗氧化和降低过氧化脂质以及增强 SOD 和 GSH-Gx 活性作用，有提高清除自由基的能力，同时有明显抑制自由基反应诱导的线粒体肿胀及脂质过氧化反应；蛹虫草有耐缺氧作用，能提高常压耐缺氧能力，其作用优于冬虫夏草。冬虫夏草防治肾毒性急性肾功能衰竭是多因素的共同作用。蛹虫草对卡那霉素肾毒性损害的防治可能是多重效应的一个综合治疗，与其内富含虫草素、虫草酸、虫草多糖、SOD 酶、核苷类、多种人体必需的氨基酸和微量元素密切相关。因此，蛹虫草作为冬虫夏草的重要替代品进行研究有较好的前景。

三、蛹虫草有效成分对慢性肾损害实验大鼠的保护作用

［摘要］ 对大鼠行 5/6 肾大部切除，建立慢性肾损害动物模型，给予蛹虫草水提液治疗 8 周，同时给予百令胶囊作为阳性对照药，观察各组大鼠 24h 尿蛋白、血尿素氮（BUN）、肌酐（Scr）、白蛋白及肾重 / 体重的比值；观察肾脏病理变化及超微结构的变化；采用免疫组化技术进行转化生长因子（TGF-β_1）、纤溶酶原激活物 -1（PA-1）、金属蛋白酶组织抑制因子 -1（TIMP-1）和基质金属蛋白酶（MMP -9）

免疫染色，应用图像分析系统对其阳性表达进行定量分析；采用原位杂交技术观察 TGF-β_1 的基因表达。结果发现，蛹虫草能明显减少大鼠尿蛋白，降低 BUN、Scr 上升程度，升高血浆白蛋白含量，病理检查及免疫组化染色显示，蛹虫草能明显减轻大鼠慢性肾损害的基质增生、肾小管损伤及肾小球硬化程度，减少 TGF-β_1、PA-1、TIMP-1 的表达，提高 MMP-9，下调 TGF-β_1mRNA，与模型组相比有统计学差异（$P < 0.05$ 或 $P < 0.01$），与百令胶囊组相比，疗效略优但无显著差别（$P > 0.05$）。结果表明，蛹虫草能减少细胞外基质，减轻慢性肾损害的程度，从而延缓大鼠肾小球硬化程度和慢性肾衰竭进展速度。

[关键词] 蛹虫草　肾大部切除　细胞因子　TGF-β　PA-1　TIMP-1　MMP-9

本研究的目的在于探索蛹虫草提取物对 5/6 肾大部切除大鼠残肾的保护作用并探讨其可能的机制。大鼠肾脏大部切除后，残存的肾脏通常呈代偿性改变，导致肾小球肥大，继则出现高血压、蛋白尿、肾小管间质纤维化、单核细胞浸润、肾小球硬化等多种病理改变。有研究表明，在肾脏部分切除后，残存的肾脏中 TGF-β_1 表达明显增强，而 TGF-β_1 在细胞外基质（extracellular matrix，ECM）的积聚过程中起着重要的作用。纤溶酶原激活物抑制物 -1（plasminogen actiuator inhibior-1，PAI-1）是纤溶酶原激活物（PA-1）/ 纤溶酶系统中一个重要调节因子，也是 ECM 降解的一个关键抑制因子，因而在 ECM 积聚和肾小球硬化程中起着重要的作用。肾小球内细胞外基质在生理状态下处于一种快速更新的动态平衡过程中，该过程的失平衡是导致肾小球组织结构破坏，乃至肾小球硬化的关键性病理生理过程。TIMP -1 是调节 MMP -9 活性的主要物质，它在肾组织内的过度表达可以导致细胞外基质降解总活性下降，细胞外基质过度沉积于肾小球内并导致肾小球硬化。因此，通过免疫组化方法了解 TGF-β_1、PA-1、TIMP -1、MMP -9 在肾组织中的表达；通过原位杂交方法了解 TGF-β_1 mRNA 在肾组织中的表达，并结合肾功、尿蛋白及肾脏超微结构的变化，可以准确地判断蛹虫草提取物对 5/6 肾大部切除大鼠残肾的有无保护作用及可能的机制。

（一）材料与方法

1. 实验动物及分组　SPF 级 wistet 大鼠 50 只，体重（180 ± 20）g，12 周龄（广东省实验动物监测所质检，第一军医大学实验动物中心提供。许可证号；2002-009；2003-CO29；2003-AO72）。经适应性喂养 1 周，尿蛋白定性结果阴性后，随机分为 4 组，假手术组 10 只；其余 30 只大鼠均制作肾 5/6 肾大部分切除慢性肾功能衰竭模型，造模后随机分为3组：模型对照组、蛹虫草水提组、阳性药百令胶囊对照组。

2. 实验用药　百令胶囊：购自医药公司。由杭州中美华东制药有限公司生产，每粒胶囊0.2g，国药准字Z10910036。

蛹虫草水提取液：由东台菌神研究所提供蛹虫草原料；南京大学药物化学研究所提供水提结晶物，用生理盐水调成所需浓度备用。

3. 主要试剂　锇酸：电镜标本固定剂（日本产）；环氧树脂EPon812：电镜标本包埋剂；完全弗氏佐剂及不完全弗氏佐剂（GIBCO公司）。一抗包括兔抗鼠TGF-β_1多克隆抗体（北京中山生物技术公司），Tris、30% H_2O_2（南京创瑞生物技术公司）；TGF-β_1单克隆抗体（北京中山生物技术公司）；MMP -9单克隆抗体（福州迈新生物技术开发公司）；TIMP-1单克隆抗体（福州迈新生物技术开发公司）；PAI-1（福州迈新生物技术开发公司）；TGF-β_1原位杂交试剂盒（武汉博士德生物技术公司）；PAI-1、TIMP -1 、MMP -9、TGF-β_1引物由上海申友生物技术有限公司合成；SP免疫组织化学染色试剂盒（福州迈新生物技术开发公司）；脂多糖（LPS）、dNTP、TaqDNA聚合酶、总RNA提取试剂盒由博大科技生物公司提供，MMLV逆转录酶由美国Gibco公司提供；Olig（dT）$_{12\text{-}18}$锚定引物由上海生物工程公司提供；其他试剂为国产分析纯。

4. 主要仪器　核酸蛋白分析仪（DU530美国Beckman公司）；台式高速离心机（TG16-WS长沙湘仪离心机仪器有限公司）；EOL-100CX透射电镜观察拍照；DK-8A型电热恒温水槽（上海跃进医疗器械厂）；高速冷冻离心机（Beckman.USA）；超低温冰箱（Asheville.NC.USA）；PCR扩增仪（PE480美国Perkin elmer公司）；自动洗板机（Columbusplus奥地利Tecman公司）；LKB-Ⅳ冰冻切片机；HPIAS-1000病理图像分析系统等。

5. 实验方法　造模组用20%戊巴比妥钠（50mg/kg）将大鼠麻醉后，腹部常规消毒，将其置于温暖手术台，正中切口暴露双肾，剥离肾包膜，右肾结扎后切除，左肾切除上、下两极（共切除5/6肾）后用明胶海绵压迫止血，关闭腹腔。假手术组分离肾包膜不予结扎。造膜后的蛹虫草提取物组每天以3.6g/（kg·d），加入生理盐水2mL中灌胃，每日一次，百令胶囊组2.4 g/（kg · d）灌胃，模型对照组、假手术组给予等体积蒸馏水。各组动物自由饮水、进食。8周后，将所有大鼠置于代谢笼中，收集24h尿液，然后将大鼠称重，予20%戊巴比妥钠50mg/kg腹腔麻醉，沿大鼠腹部正中线剪开，经腹主动脉插管取血，处死大鼠后摘取残肾，称肾重。

6. 检测指标与方法

（1）检测大鼠肾重 / 体重的比值：BA110S 型电子分析天平测定。

（2）24h 尿蛋白量测定：用考马斯亮蓝法。

（3）检测大鼠血尿素氮（脲酶法）、肌酐（苦味酸法）、血浆总蛋白及白蛋白的变化。采集血液 8mL，室温自然凝固，然后 2000rpm 离心 20min，分离血清，用全自动生化分析仪（OLYMPUS AU560）测定。

（4）观察肾组织病理形态学变化（HE、PAS 染色）。

①光镜：肾脏摘下后，去包膜，称重，作长轴方向对切。部分肾脏标本用 10% 福尔马林固定，乙醇脱水，石蜡浸透、包埋、切片（3μm）。部分做 HE，观察残肾病理形态学变化，部分做免疫组化检测。

②电镜：部分新鲜肾标本用 2.5%（0.1M/L 砷酸盐缓冲液配制，pH 7.2）作前固定，冷戊二醛固定，1% 锇酸后固定，丙酮逐级脱水，常规环氧树脂 618 包埋，修块，半薄切片定位，定位后制成 600A 厚的超薄切片，醋酸双氧铀 – 柠檬酸铅双电子染色，电镜下观察肾脏超微结构的变化。

（5）免疫组化方法（SP 法）检测 TGF-β_1、MMP -9、TIMP-1、PA-1 在肾组织中的表达。

标本处理：肾组织中性 10% 福尔马林固定，脱水，石蜡包埋，切片厚度 3 ～ 4μm。

免疫组化步骤：先将切片脱蜡至水，然后用蒸馏水配制 0.3% H_2O_2，室温 30 分钟灭活内源性过氧化物酶，PBS 洗 5min × 3 次。将切片浸入 0.01M pH6.0 的柠檬酸盐缓冲液中，微波中档加温保持 10min。滴加 PBS 1∶10 稀释的正常山羊血清封闭液，室温 20 分钟。再滴加 PBS1∶100 稀释的兔抗鼠 TGF-β_1、MMP-9、TIMP-1、PAI-1 多克隆抗体，4℃过夜，PBS 洗 5min × 3 次。滴加 PBS1∶ 100 稀释的山羊抗小鼠、兔 IgG 二抗，室温 30 分钟，PBS 洗 5min × 3 次。滴加 PBS 1∶100 稀释的 SABC 复合物，室温 30 分钟，PBS 洗 5min × 3 次。滴加 DAB-H_2O_2 显色液显色。最后以苏木素轻度复染，常规脱水，透明，封片。镜下观察拍照，阳性物质呈棕黄色。本实验设空白对照和血清替代对照，各对照结果均为阴性。

计算机图像分析：采用 HPIAS-1000 病理图像分析系统，测量每个肾小球中着色的阳性物质面积及整个肾小球的面积，以二者的比值表示每种成分在肾小球中的相对含量，每个标本取 3 个肾小球，每组分析 6 个标本。

（6）原位杂交检测原位杂交方法检测 TGF-β_1 mRNA 在肾组织中的表达。

肾组织 TGF-β_1 mRNA 检测方法：按照 Promega 公司提供的 TGF-β_1 双抗体夹心（ELISA）检测方法检测。

肾组织总 RNA 提取方法：将取出液氮冻存的大鼠肾组织，按照博大科技公司总 RNA 提取试剂盒所提供的异硫氰酸胍一步法（AGPC）提取肾组织总 RNA。经 200℃干烤 5h 的玻璃匀浆器中放置 1g 肾组织，加入 10mL Trizol 试剂后，充分匀浆混匀，取出 1mL 放入 1.5 mL 离心管中，冰浴 10min。加入 0.5mL 氯仿，上下来回颠倒数次，稍静止出现分层，随即于 4℃、12000rpm 离心 15min。将上清转移于另一支 1.5mL 离心管中，加入等体积的异丙醇混匀，-20℃放置 1h 后，于 4℃、12000rpm 离心 20min，沉淀即为所需要的总 RNA。加入 0.5mL 预冷的 75% 乙醇，洗涤沉淀，小心弃尽乙醇，在空气中自然干燥，然后加入 20μL PEPC 处理过的水溶解沉淀，即可使用或 -70℃保存备用。

RNA 品质、纯度鉴定和浓度测定：取 2μL 总 RNA 样品溶于 2mL 超纯水中，用核酸分析仪（紫外分光光度法）测 OD 值，以 OD_{260} 值计算浓度。质量浓度（g/L）$=40\times OD_{260}\times$ 稀释倍数 /1000 以 OD_{260}/OD_{280} 的比值表示其纯度，比值在 1.8 ～ 2.0 之间为纯 RNA。

逆转录 – 聚合酶链反应（RT-PCR）：①引物的设计与合成：TGF-β_1PCR 引物按照文献报道的引物序列，由上海生物工程公司合成，上下游引物序列分别为：5´-GCC TCC GCA TCC CAC CTT TG-3´，5´-GCG GGT GAC TTC TTT GGC GT-3´，扩增基因片断长度为 333bP。以 β-actin 作为内标，并按文献报道的引物序列由上海生物工程公司合成，其上下游引物序列分别为 5´-CTA TCG GCA ATG AGL GGT TC-3´，5´-CTT AGG AGT TGG GGG TGG CT-3´，扩增的基因片断长度为 762bP。②逆转录（RT）：各组样品按下列顺序加样：总 RNA（1μg/μL）2μL、Olig（dT）$_{12\text{-}18}$（0.5μg/μL）1μL、5 × Butter 4μL、DTT（0.1M）2μL、ddH_2O 9μL；各加 20μL 石蜡覆盖各组反应液，将各组 PCR 管置 70℃ 10min，立即放冰上 2min，按下列顺序加样：dNTP（10Mm）1μL、MMLV（200u/ul）1μL 的比例顺序添至到 20μL，将各组 PCR 管，37℃温育 60min，然后以 95℃，5min，灭活逆转录酶，置 -20℃保存备用；③聚合酶链反应（PCR）：取上述各组逆转录产物，按下列顺序加样：cDNA 1μL、上游引物（0.5μM）1μL、下游引物（0.5μM）1μL、dNTP（10Mm）0.5μL、10 × Buffer 2.5μL、ddH_2O18.8μL、Taq（5μ/μL）0.2μL， 总 量 25μL；加适量石蜡油覆盖 PCR 反应液，然后用下列程序进行 PCR 扩增：94℃ 2min、94℃ 1min、64℃ 1min、72℃ 1min、72℃ 7min，计 30cycles；各组 PCR 产物及阳性

对照 Maker 取 10μL 进行琼脂糖凝胶电泳，EB 染色，紫外灯下观察，拍照。β-actin 扩增条件与以上完全相同。

TGF-β_1 的 mRNA 序列：

5'-ACCTG CAAGA CCATC GACAT GGAGC TGGTG AAAGG-3'

5'-CGTGC AGAGC TGCGC TTGCA GAGAT TAAAA TCAAG-3'

5'-CACAG CTCAC GGCAC CGGAG AGCCC TGGAT ACCAA-3'

原位杂交步骤：取出肾组织冰冻切片，恢复室温，PBS 洗 5min×3 次后，以 0.6% H_2O_2 处理 10～15min 灭活内源性过氧化物酶，蒸馏水洗 5min×3 次，加 3% 柠檬酸稀释的胃蛋白酶，37℃，30s，0.5M PBS 洗 5min×3 次，蒸馏水洗 1 次，暴露 mRNA 核酸片段。在湿盒中加 20% 甘油 100mL 保持湿度，加 20μL 预杂交液，37～40℃恒温 3h，不洗预杂交。加 20μL 杂交液，用原位杂交盖玻片盖好，40℃杂交过夜。用 37℃水温的 2×SSC 洗 5min×3 次，0.5×SSC 洗 5min×1 次，0.2×SSC 洗 5min×1 次杂交洗涤。滴加牛血清白蛋白封闭液，37℃，30s，不洗。滴加生物素化鼠抗地高辛，37℃，60min，0.5M PBS 洗 5min×4 次。滴加 SABC，37℃，20min，0.5M PBS 洗 5min×3 次。滴加生物素化过氧化物酶，37℃，20min，0.5M PBS 洗 5min×4 次。最后，爱先蓝液（爱先蓝 8GX 1g，蒸馏水 97mL，冰醋酸 3mL，麝香草酚 50mg）染 10～20min，自来水洗后用核固红（核固红 0.1g，硫酸铝 5g，蒸馏水 100mL，麝香草酚 50mg）染 10min，水洗，常规乙醇脱水，二甲苯透明封片，空白对照不加杂交探针。

7. 统计学处理　采用 SPSS 10.0 医学统计学软件处理，计量资料用 *t* 检验，计数资料用 χ^2 检验，等级资料用 *Riddit* 分析和秩和检验。

（二）结果与分析

1. 各组大鼠肾重 / 体重的比值的变化　结果表明，用药 8 周后，5/6 肾切除模型组大鼠肾重 / 体重的比例明显高于假手术组（$P < 0.01$），虫草水提组肾重 / 体重比值明显低于模型组，两者比较差别显著（$P < 0.05$）。百令胶囊组肾切除后大鼠肾重 / 体重比假手术组增加，比模型组明显减少（$P < 0.05$），但各用药组之间无显著性意义（$P > 0.05$）。蛹虫草水提组大鼠体重重于模型组，而肾脏指数较模型组轻，说明蛹虫草可能通过阻抑肾小球的肥大而对肾小管起保护作用，或具有直接的保护肾组织，减少肾损害作用。

表 5-81 慢性肾损害大鼠实验中肾重/体重比值的变化（$\bar{x} \pm s$）

组别	鼠数（只）	体重（g）	肾重（g）	（肾重/体重）×100
假手术组	10	257.72 ± 12.41	1.19 ± 0.12	0.54 ± 0.08
模型组	7	221.75 ± 37.63	1.42 ± 0.25	0.72 ± 0.17*
百令胶囊组	8	224.35 ± 42.48	1.28 ± 0.40	0.57 ± 0.16△
蛹虫草水提组	8	229.52 ± 25.36	1.02 ± 0.21	0.51 ± 0.11△

注：与假手术组相比，*为 $P < 0.05$，**为 $P < 0.01$；与模型组相比，△为 $P < 0.05$，△△为 $P < 0.01$。

2. 各组大鼠造模 4 周、8 周后尿蛋白的变化　结果表明，大鼠 5/6 肾切除 4 周后模型组的尿蛋白明显增加，与假手术组相比 $P < 0.01$；蛹虫草水提组蛋白尿明显减少，与模型组相比 $P < 0.01$，与阳性药对照组相比 $P > 0.05$。肾切除后 8 周后模型组的尿蛋白增加的更明显，与假手术组及各用药组之间相比均有显著性差异 $P < 0.01$；但用药组之间无显著性意义。结果提示蛹虫草水提组有减轻 5/6 肾大部切除大鼠蛋白尿的作用，详见表 5-82。

表 5-82 各组大鼠造模 4、8 周后 24h 尿蛋白量变化（$\bar{x} \pm s$）

组别	鼠数（只）	4 周后（g/24h）	8 周后（g/24h）
假手术组	10	18.74 ± 1.48	27.52 ± 1.95
模型组	7	144.21 ± 17.63**	195.67 ± 18.74**
百令胶囊组	8	92.16 ± 14.98 **△	80.97 ± 14.78**△△
蛹虫草水提组	8	87.12 ± 16.76 **△△	76.48 ± 13.62 **△△

注：与假手术组相比，*为 $P < 0.05$，**为 $P < 0.01$；与模型组相比，△为 $P < 0.05$，△△为 $P < 0.01$。

3. 各组大鼠造模 8 周后血清尿素氮、肌酐的变化　结果表明，大鼠 5/6 肾切除后 8 周后血 BUN、Scr 含量均明显升高，与假手术组相比有显著性差异（$P < 0.01$）；蛹虫草水提组可明显降低 BUN、Scr，与模型组相比有极显著差异（$P < 0.01$）；与阳性药百令胶囊组相比，蛹虫草水提组疗效较优，但两者之间比较无显著性差异（$P > 0.05$）。结果表明 5/6 肾切除后模型大鼠肾小球滤过功能下降。蛹虫草水提组可使肾大部分切除后大鼠血 BUN、Scr 含量降低，改善肾小球滤过功能，详见表 5-83。

4. 各组大鼠造模 8 周后血清总蛋白、白蛋白的变化　结果表明，大鼠 5/6 肾切除后第 8 周后，血清中总蛋白、白蛋白含量明显降低，用药后升高，蛹虫草水提组能明显升高 5/6 肾切除大鼠血清总蛋白、白蛋白含量，与模型组大鼠血清总蛋白相

比 $P<0.05$，与血清白蛋白相比 $P<0.01$；与假手术组及阳性对照药百令胶囊组相比无显著性差异（$P>0.05$），详见表 5-84。

表 5-83　各组大鼠造模 8 周后血清尿素氮、肌酐的变化（$\bar{x}\pm s$）

组别	鼠数（只）	BUN（mmol/L）	Scr（μmol/L）
假手术组	8	6.43 ± 0.52	36..85 ± 5.34
模型组	7	27.84 ± 5.87**	136.95 ± 27.83**
百令胶囊组	8	21.44 ± 3.62$^{**\triangle}$	74.41 ± 29.13$^{**\triangle\triangle}$
蛹虫草水提组	9	18.34 ± 3.31$^{**\triangle\triangle}$	62.97 ± 14.30$^{**\triangle\triangle}$

注：与假手术组相比，*为 $P<0.05$，**为 $P<0.01$；与模型组相比：$^{\triangle}$为 $P<0.05$，$^{\triangle\triangle}$为 $P<0.01$。

表 5-84　各组大鼠造模 8 周后血清总蛋白、白蛋白比较（$\bar{x}\pm s$）

组别	鼠数（只）	血总蛋白（g/L）	血白蛋白（g/L）
假手术组	8	56.21 ± 2.94	29.93 ± 0.91
模型组	7	51.75 ± 4.02	20.04 ± 1.49**
百令胶囊组	8	58.05 ± 3.45	26.25 ± 2.17$^{\triangle}$
蛹虫草水提组	9	59.96 ± 2.84$^{\triangle}$	28.82 ± 1.21$^{\triangle\triangle}$

注：与假手术组相比：*为 $P<0.05$，**为 $P<0.01$；与模型组相比：$^{\triangle}$为 $P<0.05$，$^{\triangle\triangle}$为 $P<0.01$。

5. 免疫组化方法（SP 法）检测 PAI-1、TGF-β_1 在肾组织表达的影响　免疫组化 TGF-β_1 结果：假手术组 TGF-β_1 肾小球有极其微弱的表达，而在肾间质的分布较在肾小球内为多。模型组 TGF-β_1 大量分布在肾小球上皮细胞、系膜细胞、内皮细胞核；部分分布在近曲小管上皮细胞胞浆。蛹虫草水提组 TGF-β_1 在肾小球、近曲小管上皮细胞胞浆的分布较模型组相比明显减少（$P<0.01$），与百令胶囊组相比无明显差异（$P>0.05$）；与假手术组相比有显著性差异（$P<0.05$）。结果说明蛹虫草水提组能明显减少 5/6 肾切除模型大鼠肾组织中 TGF-β_1 的分布与表达。

免疫组化 PAI-1 结果：PAI-1 在肾组织的分布主要在肾曲小管上皮胞浆。假手术组肾组织 PAI-1 表达微弱，模型组表达明显增强。蛹虫草水提组 PAI-1 在肾组织的分布与表达较模型组相比明显减少（$P<0.01$），与百令胶囊组相比无明显差异（$P>0.05$）；与假手术组相比有显著性差异（$P<0.05$）。结果说明蛹虫草水提组能明显减少 5/6 肾切除模型大鼠肾组织中 PAI-1 的分布与表达。HPIAS-1000 病理图像分析系统分析免疫组化结果，统计数据见表 5-85。

表 5-85　PAI-1、TGF-β_1 的免疫组化图像分析结果（$\bar{x}\pm s$，%）

组别	n	PAI-1 的含量	TGF-β_1 的含量
假手术组	8	3.334 ± 0.732	2.075 ± 0.936
模型组	7	32.376 ± 7.495**	24.73 ± 9.231**
百令胶囊组	8	16.946 ± 4.802$^{*▲▲}$	14.532 ± 2.428$^{*▲▲}$
蛹虫草水提组	9	13.034 ± 3.634$^{*▲▲}$	12.434 ± 2.785$^{*▲▲}$

注：与假手术组相比，*为 $P<0.01$，**为 $P<0.01$；与模型组相比，$^{\triangle}$为 $P<0.05$，$^{\triangle\triangle}$为 $P<0.01$。

6. 免疫组化方法（SP 法）检测 TIMP-1、MMP-9 在大鼠肾组织表达的影响　结果显示假手术组肾小球 TIMP-1、MMP-9 有极其微弱的表达，5/6 肾切除模型复制后第 8 周时模型组 TIMP-1 明显表达，MMP-9 表达低下。TIMP-1 主要分布在肾小管上皮细胞（胞浆为主，胞核为次）、系膜细胞、脏层（足细胞）上皮细胞（胞核为主，胞浆为次）；MMP-9 多分布肾曲小管上皮胞浆。蛹虫草水提组明显降低 TIMP-1 在大鼠肾组织的分布，增加 MMP-9 在大鼠肾组织的表达，与假手术组、模型组相比均有显著差异（$P<0.05$，$P<0.01$），作用优于百令胶囊组，但两者相无显著差异（$P>0.05$）。HPIAS-1000 病理图像分析系统分析免疫组化结果见表 5-86。

表 5-86　TIMP-1、MMP-9 的免疫组化图像分析结果（$\bar{x}\pm s$，%）

组别	n	TIMP -1 的含量	MMP -9 的含量
假手术组	8	10.902 ± 5.736	41.474 ± 8.289
模型组	7	37.235 ± 10.244**	16.564 ± 7.306**
百令胶囊组	8	26.144 ± 12.06$^{*\triangle}$	29.541 ± 13.684$^{*\triangle}$
蛹虫草水提组	9	24.684 ± 6.135$^{*\triangle}$	32.726 ± 11.241$^{**\triangle\triangle}$

注：与假手术组相比：*为 $P<0.05$，**为 $P<0.01$；与模型组相比，$^{\triangle}$为 $P<0.05$，$^{\triangle\triangle}$为 $P<0.01$p。

7. 原位杂交方法检测 TGF-β_1 mRNA 在肾组织中的表达　RT-PCR 结果发现，5/6 肾切除后大鼠模型组肾脏 TGF-β_1 mRNA 的表达明显上调，与假手术组相比有显著性差异（$P<0.01$）。蛹虫草水提组能使 TGF-β_1 mRNA 表达水平下调，与假手术组相比 $P<0.05$；与模型组相比 $P<0.01$；与百令胶囊组相比 $P>0.05$。TGF-β_1RT-PCR 结果：各组的总 RNA 各等量用 Olig（dT）$_{12\text{-}18}$ 锚定引物进行转录，然后取逆转录物各 1μL，用 TGF-β_1 引物进行扩增，均出现 333bP 的特异性扩增带。结果显示模型组的 TGF-β_1 cDNA 带最亮，其次为百令胶囊组、蛹虫草水提组，假手术组电泳带最暗，仅有基础水平的 TGF-β_1 mRNA 表达。表明蛹虫草水提组、百令胶囊组对 5/6 肾切除后大鼠肾组织 TGF-β_1 mRNA 表达均有抑制作用，蛹虫草水提组抑制作用最强。TGF-β_1 mRNA 主要分布在肾曲小管上皮细胞的胞浆中，以近曲小管表达较强，个别有胞核染色。

表 5-87 TGF-β_1 mRNA 的相对表达量（$\bar{x} \pm s$，%）

组别	n	TGF-β_1 的含量
假手术组	8	28.932 ± 4.637
模型组	7	69.736 ± 14.662**
百令胶囊组	8	42.577 ± 6.215$^{*\triangle\triangle}$
蛹虫草水提组	9	39.938 ± 5.823$^{*\triangle\triangle}$

注：与假手术组相比，*为 $P < 0.01$，**为 $P < 0.01$；与模型组相比，$^\triangle$为 $P < 0.01$，$^{\triangle\triangle}$为 $P < 0.01$；与百令胶囊组相比，$^\#$为 $P < 0.05$，$^{\#\#}$为 $P < 0.01$。

8. 各组大鼠肾脏病理变化的影响

（1）光镜检查结果

假手术组：大鼠肾小球体积正常，系膜区无明显增生，系膜基质未见增加，肾小管无扩张，毛细血管袢开放良好。

模型组：大鼠 5/6 肾切除后模型组大鼠主要表现为个别肾小球出现萎缩而至纤维化，多数呈现弥漫的轻重不等的系膜组织增生、系膜硬化、纤维素样渗出、间质病变，毛细血管腔狭小，个别结构破坏，血管消失，炎症细胞浸润明显。部分肾小球玻璃样变，肾小球萎缩，肾小管萎缩水变性，肾小管基底膜增厚，小管内有蛋白管型，细动脉硬化，管腔变窄狭炎，间质炎细胞灶性浸润，同时有间质纤维化。

蛹虫草水提组：肾小球轻度增大，系膜细胞和系膜基质均有增生，程度较模型组轻，系膜细胞数较模型组明显减少，毛细血管管腔受压不明显，可见少量淋巴细胞、单核细胞浸润。

百令胶囊组：肾脏病理改变为肾小球增大，系膜区轻 – 中度增宽，局部血管腔有挤压现象，但毛细血管基底膜无明显改变。

（2）电镜检查结果

假手术组：由毛细血管内皮细胞、基底膜、上皮细胞、足突组成的肾小球滤过膜清晰可见，基底膜连续厚度均匀一致，足突清晰间隙分布、排列均匀，系膜区有少量基质，无基底膜样物质沉积，无毛细血管受压现象，近曲小管的线粒体结构完整、规则。

模型组：肾脏组织出现明显损害。内皮细胞结构紊乱、脱落、足突变粗、倒伏，融合成团块状，系膜基质内有淋巴细胞及中性粒细胞。肾小球毛细血管腔部分受压阻塞。肾小球基底膜明显增厚，系膜区增宽，基质扩张，并有基底膜样物质沉积。近曲小管、远曲小管大量线粒体肿胀，空泡变性，嵴排列紊乱，甚至断裂。

蛹虫草水提组：基膜增厚减轻，系膜区增宽不明显，未见基底膜样物质沉积及毛细血管受压，仅少数足突融合，近曲小管、远曲小管个别线粒体肿胀，嵴排列整齐，未见嵴断裂，吞噬细胞增多。

百令胶囊组：基膜增厚，系膜区增宽及基质扩张明显，足突部分融合，近、远曲小管线粒体肿胀，毛细血管受压，嵴排列欠整齐，未见断裂，病变程度较模型组减轻。

上述结果表明，假手术组肾小球呈现正常超微结构特点，5/6 肾切除模型组大鼠出现明显的肾脏结构异常，蛹虫草水、醇提组可使肾小管扩张、系膜区扩张及基底膜增厚程度明显减轻，其作用明显优于阳性药百令胶囊组，说明蛹虫草水提组对 5/6 肾切除肾衰大鼠的肾脏损害有明显的保护作用。

（三）讨论

1. 5/6 肾大部分切除慢性肾功能衰竭模型的复制 5/6 肾大部分切除是研究涉及肾小球硬化机制的理想模型，该造模方法比较简单，模型稳定，成功率也较高。大鼠 5/6 肾切除后，有效肾单位减少，残存肾单位功能代偿性增强，残存的肾小球代偿性肥大，形成肾小球高灌注，肾动脉高压，引起肾小动脉逐步增后，系膜细胞增生，最终导致肾小球硬化、肾小管萎缩，肾间质纤维化，发生肾功能不全。因此，大鼠 5/6 肾大部分广泛的肾实质切除与残存肾小球的硬化密切相关。该模型也是研究拮抗慢性肾功能衰竭理想的动物模型。然而由于切除每个大鼠的肾脏难以等同，5/6 肾切除后大鼠体内变化复杂，尽管要求手术由一人操作，还是难以完全避免各种误差。

我们成功复制 5/6 肾切除大鼠慢性肾衰竭的动物模型，并发现模型大鼠肾脏组织病理变化的基本特征为 GMC 增生，肾小管扩张，肾间质炎症反应，肾小管蛋白管型形成，肾小球囊壁粘连，肾小动脉壁增厚；肾小球基底膜破坏，肾小球固有细胞空泡变性，肾小管灶性萎缩和高度扩张同时存在，肾小管大量透明管型伴透明样变。此变化符合慢性肾损害的病理改变。

2. 蛹虫草提取物对5/6肾切除后的大鼠慢性肾损害的保护作用　本组实验中我们发现，5/6肾切除后的大鼠接受蛹虫草提取物治疗8周后，尿蛋白和血肌酐明显减少，表明蛹虫草提取物对5/6肾切除后的大鼠的肾小球具有保护作用。同时，蛹虫草水提组可以明显降低大鼠尿蛋白、SCr含量及肾重/体重比值，升高血浆白蛋白，减轻慢性损害大鼠肾脏病理变化，降低肾系膜区扩张和基底膜增厚的程度，尤其是对肾间质小管的病变有较明显的防治效果，说明对5/6肾切除后的导致的肾脏损伤有一定的保护作用。

蛹虫草提取物可通过减少TGF-β_1、TIMP-1、PAI-1的表达。下调TGF-β_1 mRNA在残肾组织中的基因表达，从而抑制细胞外基质的合成，改变肾脏病理改变。减少细胞外基质，从而明显减轻肾脏的损害。

3. 蛹虫草提取物对5/6肾切除后的大鼠慢性肾损害保护作用的可能机制

（1）阻抑肾小球的肥大：5/6肾切除后，大鼠残余肾单位的功能代偿性增强，肾小球代偿性肥大，肾小管间质损伤，最终可导致肾小球硬化及肾功能不全的发生。相关研究表明肾小球面积增大及肾重/体重比值与肾脏病理改变程度有较明显的相关性。提示肾小球肥大是导致肾脏病变的因素之一。新近研究也证明，肾小球肥大与肾小球硬化密切相关，即肾小球肥大越明显，发生肾小球硬化的概率就越高。本研究证实，大鼠5/6肾切除后8周后体重下降，肾重/体重比值明显高于假手术组，肾脏功能明显减退，病理表现肾小球肥大，肾小管间质损害，说明5/6肾切除后大鼠肾脏有明显高滤过状态。由于肾小球持续高滤过、高压力使毛细血管受损，通透性增加，蛋白漏出增多，从而使基膜增厚，系膜基质增加和系膜扩张。最终导致肾小球硬化。蛹虫草水提组与百令胶囊对照组大鼠体重重于模型组，而肾重/体重指数缺较模型组轻，说明蛹虫草提取物可能通过阻抑肾小球的肥大而对肾小管起保护作用，或者说其抑制肾小球肥大的作用也是通过保护肾小管，从而减轻肾小球内压力而实现的。可能与其具有直接的保护肾组织，减少肾损害的作用有关。

（2）保护肾小球滤过功能：实验结果表明，蛹虫草水提组可明显减少5/6肾切除后大鼠尿蛋白排泄，降低血中Scr含量，升高血浆白蛋白含量，说明可较好地调节体内代谢紊乱和保护肾小球滤过功能。血中BUN、Scr增高是体内氮质代谢紊乱的必然产物，这些产物的进一步堆积将加重体内水液代谢障碍，加重肾脏损伤，蛹虫草水提组可以明显降低5/6肾切除后大鼠体内BUN、Scr含量，说明其对清除体内代谢毒素，保护肾功能或逆转肾功能有确切疗效。其作用机理可能与减少毒素的产生，促进 BUN、Scr 的分解及排泄和尿素氮、血肌酐水平等因素相关。

（3）减少肾小管间质损害：大鼠肾脏 5/6 切除后，肾小球的硬化、坏死可引起肾小管上皮细胞的损伤和肾间质血管的损害，从而导致血压增高及肾小球内压力的增高，进一步加重肾小球的硬化，形成恶性循环。本组实验超微结构显示：大鼠在 5/6 肾切除后的慢性肾损害病变发展过程中，肾小管间质损伤明显，且与肾功能损害的程度密切相关，而两者与肾小球损害关系并不密切，说明肾小管间质损伤在 CRF 的进行性进展中起着重要作用，这与近年对 CRF 研究有相同之处。蛹虫草提取物可明显降低 5/6 肾切除大鼠血清肌酐、血尿素氮水平，阻抑肾小球代偿性肥大，明显减轻肾脏病理改变，尤其对肾间质小管的病变有较明显的保护作用。这一点与天然虫草及百令胶囊有相同的功效。由于蛹虫草提取物是通过阻抑肾小球代偿性肥大，促进肾小管上皮细胞的修复而对肾小管及小管间质起保护作用的，故考虑蛹虫草提取物对 5/6 肾切除后大鼠肾脏病理改变的作用，可能主要是通过对肾小管的保护而起作用的。

（4）减少 5/6 肾切除后大鼠细胞外基质积聚

①抑制 5/6 肾切除后模型大鼠肾组织的 TGF-β_1 分泌及其 mRNA 表达：TGF-β_1 已被公认导致细胞外基质的聚积的重要生长因子，且和组织硬化密切相关，TGF-β_1 表达增强与 ECM 的沉积是相一致的。系膜基质的合成与降解的失衡是导致肾小球硬化的主要因素之一，TGF-β_1 能促进系膜基质的合成，抑制蛋白水解酶活性，是导致细胞外基质的积集的主要生长因子。

近年研究发现 TGF-β_1 在慢性肾功能衰竭的发生发展过程中，处于关键的地位，并以引起广泛的重视，TGF-β_1 作为一种多功能的细胞因子，以自分泌、旁分泌和内分泌的方式，通过细胞表面的复杂的受体信号传导途径调控细胞的增殖、分化和凋亡，特别在调控细胞外基质聚积中起中心调节作用；TGF−β_1 也是一种强有力的纤维化因子，它在初期的胚胎发育和机体损伤后的修复和再生方面有重要作用。TGF−β_1 通过受体信号转导促进细胞合成胶原蛋白、纤维连接蛋白、层粘连蛋白以及蛋白多糖等，调节组织正常的损伤修复，其过量生成则与慢性纤维化有关。

体外研究表明，TGF-β_1 刺激培养的小鼠肾小球系膜细胞、上皮细胞合成 ECM 成分增加。它的这种效应与肾小球基膜的产生、维持密切相关。TGF-β_1 表达的改变与纤溶酶 / 纤溶酶系统有关，当 TGF-β_1 增加时，纤溶酶原激活剂（PA）的活性下降，而纤溶酶激活剂抑制物（PAI）合成增加，基质 PAI 沉积增多，应用 TGF-β_1 抗体可以阻断 PAI 的增加。总之，TGF-β_1 能提高肾小球系膜细胞分泌胶原和纤维连接蛋白导致细胞外基质的聚集，抑制细胞外基质降解酶的表达，增强细胞外基质蛋白酶抑制剂的合成。抗 TGF-β_1 已成为防治肾小球硬化的一个主要手段。

本实验结果表明，在正常肾小球中 TGF-β_1 的分布在肾间质较肾小球内为多，5/6 肾切除后模型大鼠肾组织模型组 TGF-β_1 的分布主要在肾小球基膜、系膜区、肾小囊壁层上皮及小管间质部位，随着系膜细胞增生和基质增加的进展，TGF-β_1 的分泌及其 mRNA 表达明显升高。蛹虫草水提组能明显减少 5/6 肾切除后模型大鼠肾组织 TGF-β_1 在肾小球尤其是在肾小管间质部位的分布，降低 5/6 肾切除后模型大鼠肾组织中 TGF-β_1 的 mRNA 水平。与模型组相比，有显著性差异（$P < 0.05$）。说明蛹虫草水提组可能通过抑制 TGF-β_1 的分泌和 TGF-β_1 mRNA 表达从而抑制系膜细胞增生和基质增加，延缓肾小球硬化的进展。因此，蛹虫草提取物可能通过抑制 5/6 肾切除后模型肾组织中 TGF-β_1 的分泌及其 TGF-β_1 mRNA 表达，达到防治慢性肾小球硬化，减轻肾脏病变的作用。

②抑制 5/6 肾切除后模型大鼠肾组织中 PAI-1 的合成和释放：PAI-1 是调节纤维蛋白溶解和细胞外基质降解的重要物质，属于丝氨酸蛋白酶抑制剂家族的成分，PAI-1 可以表达于血管内皮细胞、血小板、中性粒细胞、巨噬细胞、血管平滑肌细胞和肾小球系膜细胞，是纤溶酶原激活物（PA）高效的生理性抑制因子，其组织内水平的升高和活性的增强能够有效抑制 PA 对纤溶酶原的激活，从而有效的抑制纤维蛋白水解和 ECM 降解，因而可促进组织内纤维蛋白沉积和 ECM 积聚，导致器官硬化、纤维化。转化生长因子 β、凝血酶等均能促进 PAI-1 的合成。

PAI-1 作为体内最重要的纤溶活性调节者，在肾小球疾病进展过程中具有重要作用，PAI-1 转染人肾小球系膜细胞后可以导致 ECM 合成增加，说明 PAI 可能通过抑制基质降解酶活性而促进 ECM 沉积进而导致肾组织硬化、纤维化。在以纤维化、硬化为特征的慢性肾脏疾病，肾脏局部的 PAI-1 的表达、PAI-1 免疫染色均增强，能准确反映病情。蛹虫草提取物可能通过抑制 5/6 肾切除后模型肾组织中 PAI-1 的表达，减少 ECM 合成，增加纤维蛋白水解和 ECM 降解，达到抗肾小球纤维化，保护肾脏的作用。

③提高 5/6 肾切除后模型大鼠肾组织中 MMP 活性，下调 TIMP 表达水平：基质金属蛋白酶（MMP-9）及金属蛋白酶组织抑制因子 -1（TIMP-1）是肾组织 ECM 降解系统的重要组成部分。MMP-9 是目前已知的 16 种 MMP 的一种，为明胶酶类，是一组锌离子依赖性内肽酶，具有强大的降解基质作用，既能降解Ⅳ型胶原（肾小球基底膜 GBM 的主要成分），也可降解 FN 和蛋白多糖（系膜基质的主要成分），

其活性的高低直接影响着肾小球内细胞外基质的表达量及局部沉积。TIMP-1 是目前已知的 4 种 TIMP 的一种，是 MMP 的内源性特异性抑制因子，它可以 1∶1 的比例与相应金属蛋白酶催化中心的锌离子结合封闭其催化活性，从而抑制其对 ECM 的降解，其过度表达必然导致细胞外基质合成相对过剩并大量沉积于肾小球内，致使正常肾小球逐步发展为肾小球硬化。研究表明 MMP/TIMP 的表达紊乱、比例失调与 ECM 过多沉积密切相关。MMP 活性降低、TIMP 高表达及 MMP /TIMP 比值降低，ECM 沉积越多，肾小球硬化越明显。蛹虫草提取物组可以提高 MMP 活性，下调 TIMP 表达水平，部分阻断 MMP /TIMP 比值降低，减少细胞外基质沉积，从而明显减轻肾脏的损害。

四、蛹虫草提取物对大鼠肾系膜细胞生长、凋亡及其相关因素的影响

[摘要] 系膜细胞及系膜外基质增多是多种肾小球疾病的共同病理特征，而细胞凋亡在肾小球增殖性病变的形成和消散过程中又起着非常重要的作用。为了观察蛹虫草提取物对大鼠肾系膜细胞生长、增殖及凋亡的影响，本实验采用体外培养大鼠肾系膜细胞，以含药大鼠血清加入体外培养的大鼠系膜细胞中，利用高通道筛选药物的方法，结合血清药理学，应用 MTT 法、流式细胞仪检测和电镜观察等方法研究蛹虫草提取液对体外培养大鼠系膜细胞增殖、周期和凋亡的影响，从细胞水平进一步深入探讨其作用机制。

（一）材料与方法

1. 实验动物　远交系健康雄性 SD（Wista）大鼠 30 只，体重（180±20）g，8～10 周龄，由第一军医大学实验动物中心提供（实验动物使用许可证号 2003-A030）。用于体外肾小球系膜细胞培养和动物含药血清的制备。

2. 主要试剂　RPMI 1640（内含 2mmol/L 谷氨酰胺 GIBCO 公司产品）；胎牛血清（FCS，Hyclone）、特级胎牛血清（HyClone 公司产品）；胶原酶Ⅳ型（Sigma）、MTT（Sigma）；胰蛋白酶（进口分装）、HEPES（B.M.），胰蛋白酶、Ⅳ型胶原酶、Hepes（Sigma 公司产品）；兔抗 Desmin（DAKO 公司产品）；血管紧张素Ⅱ（Ang Ⅱ，Sigma 公司产品）；RNA 提取试剂盒、MMLV 逆转录酶（GIBCO 公司产品）；TGF-β_1 ELISA 试剂盒（Promega 公司）；免疫组织化学染色试剂盒（福州迈新生物技术开发公司）；凋亡细胞试剂盒（华美生物工程公司）；RNA 提取试剂盒、

MMLV 逆转录酶（GIBCO 公司产品）；dNTP、Olig（dt）$_{15}$ 随机引物（上海生工生物公司）；TagDNA 聚合酶（Promega 公司）。

3. 主要仪器　超净工作台（天津医疗净化设备厂 CH802-2 型）；CO_2 恒温培养箱（美国 Shelolon Manufacture 公司 TC2323 型）；倒置生物显微镜（重庆 XDS-1B0）；倒置相差显微镜（日本 Nikon公司ECLIPSE TE300型）；倒置相差显微镜（日本 Nikon 公司 ECLIPSE TE300 型）；DKB-8A 型电热恒温水槽，水浴恒温震荡箱（常州金城教学仪器厂 THZ-82 型）；酶标仪（奥地利 TECAN 公司 Spectar Ⅲ）；核酸蛋白分析仪（美国 BECKMAN 公司 DU530）；高速离心机（美国 BECKMAN 公司 ALLEGRA-64R）；PCR 扩增仪（英国 Hybaid 公司 EXPRESS）；FACS Calibur 流式细胞仪；自动洗板机（奥地利 TECAN 公司 Columbus plus）。

4. 动物含药血清的制备　15 只体重 160 ～ 180g，动物经适应性喂养 1 周后，尿蛋白定性结果阴性，随机分为空白血清组、蛹虫草水提取血清液、蛹虫草醇提取液血清（20%、50%、75%）5 组，每组 3 只。空白对照组灌服等量蒸馏水，蛹虫草水提取液及蛹虫草醇提取液各组根据药理学实验动物给药方法，计算大鼠给药的等效剂量，每日用药剂量 1.31g/kg（合生药 12.32g/kg），相当于人体用药等效剂量的 2.74 倍，分 2 次灌胃，连续 3d，最后 1 天两次给药间隔时间为 2h，并于末次给药后 1 ～ 2h，无菌操作，心脏取血，分离血清，并将含药血清置于 56℃水浴箱中 30min 灭活处理，0.22μm 无菌微孔滤膜过滤除菌，分装于无菌小瓶内，-4℃冰箱保存备用。

空白血清制备：空白组大鼠每日灌服同药物剂量的生理盐水，在药物血清制备的同时采血，分离血清方法同前。

5. 肾小球系膜细胞（MCs）培养及传代　第二代系膜细胞 $C_{57}B_1$/6J × SJL/ 大鼠系膜细胞（MCs）系湖南医科大学细胞室提供。MC 复苏后以含 10% 的小牛血清的 RPMI 1640 培养液培养待用，常规换液、分离和传代，取 4 ～ 6 代细胞用于实验。

6. 系膜细胞增殖的测定　系膜细胞增殖的测定采用 MTT 法。取第 4 代系膜细胞接种于 96 孔培养板内，用 0.1% 胎牛血清 RPMI 1640 培养液同步培养 24h，密度为 1×10^5/mL 转，每孔 200μL，使细胞生长处于静止状态（G0 期）后分为 15 组。A 组：加入空白组血清 100μL；B 组：B1 加入蛹虫草水提取液组（2.5%）血清 100μL；；B2 加入蛹虫草水提取液组（5%）血清 100μL；B3 加入蛹虫草水提取液组（10%）血清 100μL。C、D、E 组分别加入 25/%、50%、75% 蛹虫草醇提取液组（2.5%、5%、10%）血清各 100μL。并用 FCS 分别补足血清浓度至 20%。每组设 6 个复孔。在 37℃ 5% 的孵箱内孵育继续培养 24h、48h。动态观察细胞生长状态，培养每组培养结束前4h加入每孔MTT（5g/L）20μL，结束培养时弃上清，每孔加入lDMSODMSO 150μL，振荡10min，收集系膜细胞，胎盼蓝染色计数各组活细胞率90%后在酶标仪上（OD490值，各组数值 $\times 10^{-3}$）进行细胞增殖、细胞周期及诱导凋亡测定。统计学方法采用统计采用 t 检验。增殖指数（PI）=（S+G2/M）/（G0/G1 +S+G2/M）×100%。

7. 系膜细胞周期的测定　0.25%胰酶消化系膜细胞，调细胞密度为 1×10^6/ mL，接种于细胞培养瓶中，预培养48h待系膜细胞完全贴壁后，弃旧培养基，将细胞分成3组：① 10%正常大鼠血清；② 10%蛹虫草水提取液组血清；③ 10%蛹虫草（25%、50%、75%）醇提取液组血清，每组分别用FCS补足血清浓度至20%，37℃、5%CO_2 分别培养24、48h。每组设3个平行实验。培养结束后，消化培养瓶内细胞，1000rpm离心5min，弃上清液。PBS工作液洗涤细胞2次，调细胞密度为 1×10^6/mL，将细胞悬浮于PI低渗液中，置4℃染色20min，过滤，流式细胞仪检测细胞周期。

8. 系膜细胞凋亡的测定

（1）凋亡试剂盒检测：采用原位末端标记法（tunelfa法）观察凋亡细胞。步骤如下：将各孔细胞涂片，10%的中性福尔马林室温固定，将种植于盖玻片上的MC用PBS缓冲液冲洗，丙酮固定，PBS冲洗，用封闭液（PBS+10%小牛血清和1.5%马血清）封闭，室温孵育30min，滴加兔抗Desmin，37℃孵育60min，4℃过夜，滴加生物素标记的羊抗兔IgG抗体，37℃孵育60min，滴加卵白素－生物素－过氧化物酶（ABC）复合物，37℃孵育30min，滴加DAB-H_2O_2 显色液，苏木素复染，常规脱水，透明封片。显微镜下观察。

（2）结果判断：阳性细胞表现细胞核呈深棕褐色着染，部分细胞浆也可因细胞核DNA碎片的逸出而呈阳性着色。记数每份标本出现凋亡的细胞数（每张切片至少观察200个水平细胞，计算100个细胞中的阳性细胞数，既为凋亡指数（Apoptotic Index，AI）。SPSS 10.0软件，One-Way ANOVA方法检验。

（3）DNA凝胶电泳：取实验后系膜细胞悬液，调整细胞密度为 1×10^8/mL，使用DNA提取液，抽取DNA，收集系膜细胞的DNA，在1%琼脂糖凝胶中160mv电泳2h后，观察DNA条带分布情况。

9. 统计学处理　采用SPSS 10.0医学统计学软件，对实验数据进行独立样本 t 检验。

（二）结果

1. 肾小球系膜细胞的传代与鉴定　二代系膜细胞 $C_{57}B_1$/6J × SJL/ 大鼠系膜细胞（MC）MC 复苏后传代，分离和取 4 ～ 6 代系膜细胞用于实验。用相差倒置显微镜检查：系膜细胞形态属于成纤维细胞型，培养细胞胞体呈梭形或不规则星形及三角形，胞质向外伸出数个长短不一的突起。

电镜检查：细胞内有大量的微丝结构，胞浆中有丰富的粗面内质网和丰富的核糖体、线粒体；免疫组化检测：培养细胞内均呈 Desmin 染色阳性。

经形态学及免疫组织化学综合鉴定，证明传代的细胞为肾小球系膜细胞。

2. 蛹虫草提取物对大鼠系膜细胞活力的影响　台盼蓝染色结果显示，蛹虫草提取物 2.5% ～ 10% 浓度的含药大鼠血清作用于大鼠系膜细胞 24、48h 后，细胞活力在 95% 以上，表明蛹虫草提取物无细胞毒性作用。

3. 蛹虫草提取物对含药大鼠血清对系膜细胞增殖抑制的影响　培养 24h 结果分析：蛹虫草水提血清组系膜细胞增殖明显低于空白组（$P < 0.01$）；与 75% 醇提血清组相比有显著差异（$P < 0.05$）；与 25%、50% 醇提血清组相比差异显著（$P < 0.01$）。75% 醇提血清组与空白血清组相比差异显著（$P < 0.01$）；与 25%、50% 醇提血清两组相比均有显著差异（$P < 0.05$）。25%、50% 醇提两组组间比较无有显著差异（$P > 0.05$）；与空白血清组相比，蛹虫草 20%、50% 醇提组血清抑制系膜细胞增殖作用虽较之明显，但组间比较无显著差异（$P > 0.05$）。从不同浓度的含药血清抑制系膜细胞增殖的结果来看，10% 蛹虫草水提组血清、75% 醇提组血清抑制体外培养的系膜细胞增殖作用最明显，其次为 5% 含药血清组，2.5% 含药血清组抑制系膜细胞增殖作用最弱。

培养 48h 结果分析：2.5%、5%、10% 浓度血清的蛹虫草水提组与空白组相比均有极显著差异（$P < 0.01$）；25%、50% 醇提组血清组之间相比均有极显著差异（$P < 0.01$）；与 75% 醇提血清组相比也有显著差异（$P < 0.05$）。75% 蛹虫草醇提血清组与空白血清组相比有显著差异（$P < 0.01$）；与 25%、50% 醇提血清组相比也有显著差异（$P < 0.05$）。25%、50% 醇提组血清之间无有显著差异（$P > 0.05$），与空白血清组相比无显著差异（$P > 0.05$）。结果表明，10% 浓度蛹虫草水提血清组抑制体外培养的系膜细胞增殖作用最明显，依次为 5%、2.5% 浓度组，蛹虫草水提血清各组抑制系膜细胞增殖作用均优于 75% 醇提血清组（$P < 0.05$，$P < 0.01$）；20%、50% 醇提组 2.5%、5%、10% 含药血清抑制系膜细胞增殖作用明显弱于蛹虫

草水提血清组（$P < 0.05$，$P < 0.01$）。

从培养 24h、48h 两个时相抑制系膜细胞增殖作用的结果分析可见，培养 24h 的蛹虫草水提血清组、75% 醇提血清组及 25%、50% 醇提血清组抑制系膜细胞增殖作用均优于培养 48h；其中蛹虫草水提（10%）血清组对培养 24h 的系膜细胞增殖抑制作用最强。详见表 5-88，5-89。

表 5-88　蛹虫草不同浓度含药大鼠血清对肾系膜细胞培养 24h 的影响 OD490（$\bar{x} \pm s$）

浓度	空白组	蛹虫草水提组	蛹虫草醇提组		
			25%	50%	75%
2.5%	0.372 ± 0.005	0.193 ± 0.010**	0.207 ± 0.009	0.207 ± 0.013	0.217 ± 0.004
5%	0.364 ± 0.007	0.144 ± 0.004**	0.147 ± 0.001**	0.153 ± 0.004	0.165 ± 0.010
10%	0362 ± 0.010	0.161 ± 0.045*△△	0.175 ± 0.015**△△#	0.248 ± 0.005**##	0.217 ± 0.019△△

注：与空白组比较，*$P < 0.05$，**$P < 0.01$；与 75% 醇提组比较，△$P < 0.05$，△△$P < 0.01$；20%、50% 醇提组比较，#$P < 0.05$，##$P < 0.01$。

表 5-89　蛹虫草不同浓度含药大鼠血清对肾系膜细胞培养 48h 的影响 OD490（$\bar{x} \pm s$）

浓度	空白组	蛹虫草水提组	蛹虫草醇提组		
			25%	50%	75%
2.5%	0.231 ± 0.035	0.220 ± 0.009△△	0.251 ± 0.014	0.242 ± 0.004	0.207 ± 0.009
5%	0.244 ± 0.011	0.192 ± 0.006**	0.201 ± 0.024**	0.249 ± 0.015	0.230 ± 0.013
10%	0.223 ± 0.025	0.193 ± 0.009**△△	0.202 ± 0.022△△#	0.242 ± 0.004##	0.207 ± 0.009△△

注：与空白组比较，*$P < 0.05$，**$P < 0.01$；与 75% 醇提组比较，△$P < 0.05$，△△$P < 0.01$；20%、50% 醇提组比较 #$P < 0.05$，##$P < 0.01$。

4. 蛹虫草提取物含药大鼠血清对系膜细胞周期的影响　蛹虫草提取液对大鼠系膜细胞周期的影响：从表 5-90、表 5-91 可知，与对照组比较，蛹虫草提取液组大量系膜细胞被阻滞在 G0/G1 期，抑制了细胞有丝分裂，抑制了细胞增殖。

表 5-90　蛹虫草（水提）10% 含药血清作用 24h 对大鼠系膜细胞周期的影响（$\bar{x} \pm s$）

组别	G0/G1（%）	S（%）	G2/M（%）	PI
空白组	52.07 ± 0.489	30.93 ± 0.316	17.13 ± 0.142	47.64 ± 0.462
蛹虫草水提组	71.81 ± 0.493*	18.37 ± 0.374	9.81 ± 0.352	28.53 ± 0.397*
蛹虫草醇提组 20%	50.24 ± 0.539△△	32.75 ± 0.401	17.01 ± 0.325	49.62 ± 0.415△
蛹虫草醇提组 50%	55.97 ± 0.472#	34.42 ± 0.532	9.61 ± 0.274	44.66 ± 0.534△
蛹虫草醇提组 70%	60.37 ± 0.739##	28.15 ± 0.414	10.48 ± 0.396	39.32 ± 0.462##

注：与空白组比较，*$P < 0.05$，** $P < 0.01$；与水提组比较，△ $P < 0.05$，△△$P < 0.01$。与 70% 醇提组比较，# $P < 0.05$，## $P < 0.01$。

表 5-91 蛹虫草（水、醇提）10% 含药血清作用 48h 对大鼠系膜细胞周期的影响（$\bar{x} \pm s$）

组别	G0/G1（%）	S（%）	G2/M（%）	PI
正常组	55.36 ± 0.926	9.837 ± 2.525	9.70 ± 3.550	44.63 ± 0.868
蛹虫草水提组	81.61 ± 0.457*	12.67 ± 0.398	5.62 ± 3.739	18.30 ± 0.756**
蛹虫草醇提组 20%	59.73 ± 0.634△	23.27 ± 0.653	16.00 ± 0.564	40.39 ± 0.362△
蛹虫草醇提组 50%	62.97 ± 0.539△△	20.54 ± 0.532	16.49 ± 0.436	37.03 ± 0.805△
蛹虫草醇提组 70%	71.22 ± 0.782#	18.68 ± 0.521	10.10 ± 0.411	28.73 ± 0.315##

注：与空白组比较，$^*P < 0.05$，$^{**}P < 0.01$；与水提组比较，$^△P < 0.05$，$^{△△}P < 0.01$。与 70% 醇提组比较，$^\#P < 0.05$，$^{\#\#}P < 0.01$。

5. 蛹虫草提取液含药大鼠血清对培养 24h 大鼠系膜细胞凋亡率的影响　结果分析，观察 10% 含药血清培养 24h 系膜细胞凋亡率变化可以发现，蛹虫草水提组含药血清培养 24h 与空白血清组相比系膜细胞凋亡率差异显著（$P < 0.01$）；与 20%、50% 醇提组血清之间相比有显著差异（$P < 0.01$）；与 70% 醇提组血清之间相比无显著差异（$P > 0.05$）。70% 醇提含药血清与空白血清组相比系膜细胞凋亡率差异显著（$P < 0.01$）；与 20% 醇提血清组之间相比有显著差异（$P < 0.05$）；与 50% 醇提组血清之间相比无显著差异（$P > 0.05$）。50% 醇提含药血清与空白血清组相比系膜细胞凋亡率差异显著（$P < 0.05$）；与 20% 醇提组血清之间相比无显著差异（$P > 0.05$）。20% 醇提组血清与空白血清组相比，系膜细胞凋亡率也增多，但两组之间相比无显著差异（$P > 0.05$）。结果表明，10% 蛹虫草水提组含药血清可以明显诱导培养 24h 大鼠系膜细胞凋亡，其作用明显优于 20%、50%、70% 醇提含药血清组。48h 后 10% 蛹虫草水提组含药血清诱导培养大鼠系膜细胞凋亡作用明显优于 20%（$P < 0.01$）、50%（$P < 0.01$）、70%（$P < 0.05$）醇提含药血清组，与空白组相比 $P < 0.01$。从不同时间细胞凋亡率来看，蛹虫草水提含药血清组与 70% 醇提含药血清组诱导细胞凋亡以 24h 作用最强。

表 5-92 10% 含药血清对大鼠系膜细胞凋亡率的影响（$\bar{x} \pm s$）

组别	24h 凋亡率（%）	48h 凋亡率（%）
空白组	2.234 ± 0.536	11.815 ± 0.421
蛹虫草水提组	24.614 ± 0.323**	35.662 ± 0.567**
蛹虫草醇提组 20%	7.745 ± 0.574△△#	13.534 ± 0.473△△#
蛹虫草醇提组 50%	10.462 ± 0.671*△△##	18.532 ± 0.852*△△
蛹虫草醇提组 70%	18.336 ± 0.474**△△	24.317 ± 0.652*△

注：与空白组比较，$^*P < 0.05$，$^{**}P < 0.01$；与 70％醇提组比较，$^△P < 0.05$，$^{△△}P < 0.01$；与 20%、50% 醇提组比较，$^\#P < 0.05$，$^{\#\#}P < 0.01$。

6. 透射电镜观察　正常系膜细胞细胞核保持比较规则、完整的状态，核内染色质均匀，含药血清组的细胞可观察到早期的凋亡结构，染色质凝集、趋边化。

7. 倒置显微镜观察　含蛹虫草提取物的血清作用后，系膜细胞收缩明显，间距增大，胞质中颗粒物增多，透明度降低，有部分细胞悬浮，随时间延长漂浮细胞逐渐增多。对照组细胞生长状态良好，透明度高，细胞形态始终为梭形或星形等。

（三）讨论

1. 蛹虫草提取液对体外培养的大鼠肾系膜细胞增殖的影响　肾小球系膜细胞（MCs）属于血管周细胞，是肾小球中反应最活跃的固有细胞之一，是肾小球疾病致病因子作用的主要靶器官之一，其增殖及分泌大量细胞外基质在肾小球硬化过程中起重要作用，对肾小球损伤的进展具有重要的意义。正常情况下肾小球系膜细胞仅行使收缩、吞噬及维持基质的正常代谢等功能。然而病理情况下系膜细胞能出现明显的增殖，系膜细胞过度增殖，一方面突入肾小球毛细血管腔，导致管腔狭窄或闭塞。另一方面又可产生大量的细胞外基质，其增殖及分泌大量细胞外基质在肾小球硬化过程中起重要作用。因此，若能有效地控制细胞增殖，是减轻肾小球纤维化、硬化的关键所在。

本实验结果显示，在培养的系膜细胞中，蛹虫草提取物并不干涉正常系膜细胞的活性，但它能明显抑制体外培养肾系膜细胞的增殖，即系膜细胞代谢活跃时就对它起抑制作用。蛹虫草水提 10% 含药血清组抑制系膜细胞的增殖的作用在培养 24h 后最明显，明显优于 48h 后；醇提组血清抑制系膜细胞增殖强弱依次为 70% ＞ 50% ＞ 20%。药物血清浓度对细胞增殖的抑制作用，各用药组都显示随着浓度由大到小，抑制细胞增殖的作用也由高到低依次变化，体现了一定的量效和时效关系。

蛹虫草提取液能显著抑制大鼠系膜细胞的增殖，对抑制细胞外基质的增加，调控系膜细胞和成纤维细胞产生的共性增殖因子，减少导致肾小球硬化的主因起很重要的作用。蛹虫草提取液保护 5/6 肾大部分切除大鼠慢性肾损害的作用，可能与蛹虫草提取液抑制系膜细胞增殖的作用相关。由于系膜细胞是体内外研究肾脏疾病发生机理及治疗的常用细胞，故本研究中蛹虫草提取液抑制系膜细胞增殖作用的确切的细胞内机制尚待进一步研究。有关蛹虫草药用组分干预对细胞分子生物学及影响的相关研究，有助于阐明系膜细胞增殖和蛹虫草的作用机理。

2. 蛹虫草提取液对体外培养的大鼠肾系膜细胞周期的影响　结果显示，蛹虫草水提、70% 醇提取物大鼠含药血清，能明显抑制体外培养 24h、48h 系膜细胞的增殖，将系膜细胞增殖阻滞在G0/G1期，抑制了系膜细胞的有丝分裂和DNA合成。

3. 蛹虫草提取液对诱发体外培养的大鼠肾系膜细胞凋亡的影响　本实验结果显示，蛹虫草提取液可以诱导大鼠肾系膜细胞凋亡。以10%含药大鼠血清加入体外培养的大鼠系膜细胞中，应用MTT法、流式细胞仪检测和电镜观察等方法研究蛹虫草提取液对诱导系膜细胞凋亡的。结果显示，喂服蛹虫草提取液大鼠的血清与正常大鼠血清对照组相比，能诱导抑制体外培养24h的系膜细胞发生凋亡。从诱导强度来看，蛹虫草水提血清组疗效最强，25%醇提血清组较弱。形态学上可见到细胞核染色质凝集、趋边化、细胞缩小等。

细胞凋亡又称程序性细胞死亡（Programmed Cell Death），为一种生理的或程序化的细胞死亡，由细胞基因控制。细胞凋亡是与细胞坏死有着本质区别，细胞凋亡是调控细胞数目及内环境稳定的一个重要机制。细胞凋亡一方面清除过多增生的细胞和炎症细胞，有利于机体发育及损伤、炎症组织的修复，另一方面介导正常细胞死亡而导致许多疾病。细胞凋亡与肾脏疾病的发生、发展及转归均密切相关。因此，细胞凋亡在肾小球增殖性病变的形成和消散过程中起着非常重要的作用。

研究表明，系膜细胞的增生和细胞外基质的积聚是导致肾小球硬化的主要因素，而细胞凋亡可使增生的肾小球系膜细胞数量恢复正常；在某些自限性增殖性系膜细胞可以通过细胞凋亡机制而自行缓解。因此，诱导细胞凋亡将有利于清除过度增生的肾小球系膜细胞，阻止肾小球硬化的进一步发展，维持机体内环境的稳定。蛹虫草提取液不仅抑制了系膜细胞的增殖，同时也通过诱导了肾小球细胞发生凋亡，从而发挥保护肾脏的作用。

4. 血清药理学方法研究在本细胞研究中应用　本实验采用多通道血清药理学方法，研究蛹虫草不同提取方法、不同血清浓度的提取液对体外培养系膜细胞的增殖、周期及诱导凋亡的药效，有利于从细胞分子水平简明蛹虫草提取物药效的物质基础。血清药理学是一种体内和体外相结合研究中药药理作用的实验方法和技术，能较客观真实地阐明蛹虫草的药效和作用机理。含药血清作用于体外培养的大鼠系膜细胞，可以较好地模仿大鼠体内环境。

（四）结论

1. 蛹虫草的药学、药理药效学、分子生物学研究　蛹虫草虽然与冬虫夏草的化学成分相似，但蛹虫草能否具有冬虫夏草保护肾脏、改善肾功能、降低蛋白尿等方面的作用，是此项研究的主要目的。因此，本实验成功复制了氨基苷类（庆大霉素、卡那霉素）急性肾毒性损害大鼠急性肾功能衰竭（ART）模型；复制了5/6肾大部切除大鼠慢性肾衰竭的动物模型；采用大鼠肾小球系膜细胞体外培养技术，并利用血清药理学的方法，观察蛹虫草不同提取成分（水提结晶、醇提结晶、GH_2CI_2结晶）及不同剂量（低、中、高）对上述模型肾脏损伤的保护作用；抑制体外培养系膜细胞的增殖，诱导系膜细胞发生凋亡等作用。同时分别设立天然冬虫夏草及菌丝合成药物（百令胶囊）为阳性对照药。利用病理、生化、酶学、免疫组化、原位杂交及细胞培养等技术观察蛹虫草在不同体内实验、体外实验中的疗效；探讨不同提取方法及不同剂量对肾损害的保护作用；并探讨其可能的作用机理。

2. 蛹虫草对大鼠氨基苷类急性肾毒性损害保护作用的研究　本组实验分别复制庆大霉素、卡那霉素两种氨基苷类抗生素肾毒性大鼠的模型，选择NAG酶和溶菌酶、尿钠、肾重/体重比值作为观察肾小管上皮细胞损伤和肾小管重吸收功能障碍严重程度的指标；选择尿蛋白定量、BUN和Scr作为观察氨基糖苷类急性肾损害后肾小球滤过功能改变的指标；选择SOD、LPO作为观察急性肾功能衰竭大鼠血浆、肾脏组织中脂质过氧化损伤程度及对体内自由基代谢水平的指标；选择观察急性肾功能衰竭大鼠肾皮质Na^+-K^+-ATP酶、溶酶体的变化、肾组织表皮生长因子（EGF）排泄量的测定及肾组织病理检查等项目，结果发现此组大鼠急性肾损害典型的病理变化是以肾小管上皮细胞损伤和肾小管重吸收功能障碍为主，同时有NAG酶和溶菌酶、尿钠、肾重/体重比值显著升高；有肾小球滤过功能改变，尿蛋白定量、血浆BUN和Scr增加；血浆、肾脏组织中血、肾脏自由基代谢紊乱脂质；肾皮质Na^+-K^+-ATP酶、溶酶体明显减少。蛹虫草水提组、醇提组可以明显降低氨基苷类肾毒性急性肾功能衰竭模型大鼠NAG酶和溶菌酶、尿钠、肾重/体重比值；降低血、肾脏LPO水平，升高SOD含量；升高大鼠肾皮质Na^+-K^+-ATP酶、溶酶体及肾组织表皮生长因子（EGF）排泄量；促进氨基苷类急性肾毒性损伤大鼠肾小管、小管间质损害的再生与修复。说明对氨基苷类（庆大霉素、卡那霉素）急性肾毒性损伤大鼠的肾脏有明显的保护作用，与冬虫夏草水提组、百令胶囊组相比均无显著差别。

3. 蛹虫草对5/6肾大部切除大鼠残肾功能保护作用的研究　本组实验复制大鼠5/6肾切除慢性肾损害模型，观察蛹虫草水提（高）、醇提（高）液对大鼠慢性肾脏损伤的保护作用，并与人工培养的冬虫夏草菌丝合成药物（百令胶囊）为阳性对照药。选择尿蛋白定量、BUN和Scr及血浆白蛋白、肾重/体重比值的变化作为观察慢性肾损害大鼠肾小球滤过功能、氮质代谢、蛋白代谢改变的指标；用免疫组化的方法观察转化生长因子（TGF-β_1）、纤溶酶原激活物抑制物-1（PAI-1）、金属蛋白酶

组织抑制因子 -1（TIMP -1）及基质金属蛋白酶（MMP -9）在残肾中的活性及表达；用原位杂交方法观察 TGF-β_1 mRNA 在肾组织中的基因表达，并结合肾脏病理及超微结构的变化，观察蛹虫草提取物对 5/6 肾大部切除大鼠残肾的有无保护作用及可能的机制。结果发现；5/6 肾大部切除大鼠残肾组织病理变化的基本特征为 GMC 增生，肾小管扩张，肾间质炎症反应；肾小球基底膜破坏，或肾小球固有细胞空泡变性，或肾小球囊壁粘连；肾小动脉壁增厚；肾小管蛋白管型形成，肾小管灶性萎缩和高度扩张同时存在，或肾小管大量透明管型伴透明样变。水提（高）、醇提（高）液对慢性肾脏损伤有明显的保护作用，可降低慢性肾损害大鼠尿蛋白定量、Scr 及血浆白蛋白，降低肾重 / 体重比值；下调 TGF-β_1、PA-1、TIMP -1 及 TGF-β_1 mRNA 在肾组织中的表达；减少 5/6 肾大部切除大鼠残肾病理改变。其作用与百令胶囊组相比无显著差别。

4. 蛹虫草对体外培养的大鼠肾系膜细胞生长、生长周期、增殖及凋亡等因素的影响　应用 MTT 法、流式细胞仪等方法，观察水提、醇提（20% 乙醇、50% 乙醇、70% 乙醇）组血清，在不同浓度（2.5%、5%、10%），培养不同时间（24h、48h）对大鼠肾系膜细胞生长、生长周期、增殖及凋亡等因素的影响。结果发现，喂服蛹虫草水提、醇提（20% 乙醇、50% 乙醇、70% 乙醇）取物血清能明显抑制正常状态下体外培养的肾小球系膜细胞增殖，有一定的量效关系；可抑制系膜细胞的有丝分裂，使大量系膜细胞被阻滞在 G0-G1 期，诱导系膜细胞发生凋亡。与正常大鼠血清对照组相比，$P < 0.01$。

5. 蛹虫草对急、慢性肾损害大鼠肾脏保护作用的可能机制

（1）蛹虫草提取物对氨基苷类（庆大霉素、卡那霉素）急性肾损害大鼠肾脏保护作用的可能机制

①改善庆大霉素急性肾损害大鼠肾小球滤过功能：蛹虫草水、醇提取液提取物可以显著减少 Scr 上升的幅度，加快 Scr 恢复正常的速度。

②减少肾小管细胞损伤和改善肾小管重吸收功能障碍：LYS 测定可较准确地反映近端肾小管的损伤及重吸收功能的缺陷。尿钠浓度可作为估计肾小管坏死程度的指标。蛹虫草水、醇提取组明显减少庆大霉素肾毒性损伤大鼠尿溶菌酶及尿钠排泄量，降低卡那霉素肾毒性损伤后尿中 NAG 酶含量，说明蛹虫草可能通过减少肾小管上皮细胞损伤和改善肾小管重吸收功能障碍来保护肾脏功能。

③刺激肾小管细胞增殖和再生速度：急性肾功能衰竭（ARF）发生、发展和恢复的过程，从病理生理角度上分析，实际上就是肾小管细胞的损伤、坏死和修复、

再生的过程，因此，急性肾功能衰竭的预后，很大程度取决于肾小管细胞的再生速度。本组病理结果显示；蛹虫草水提、醇提取液均可促进细胞的修复、再生，减少或抑制细胞的损伤，增加卡那霉素急性肾毒性损害大鼠尿 EGF 含量，促进损伤的肾小管上皮细胞快速修复。这可能是蛹虫草防治氨基苷类肾毒性损害的重要机制。

④稳定溶酶体酶，减轻溶酶体损伤：卡那霉素引起肾小管坏死的重要机制之一，就是引起溶酶体损伤和小管上皮细胞坏死。水、醇提两组可以稳定溶酶体，可能是防治卡那霉素肾毒性损害的重要机制。同时拮抗卡那霉素所致的细胞膜 Na^+–K^+–ATP 酶活力下降，使细胞在其肾毒性影响下同样保持生理转动功能。

⑤减轻脂质过氧化损伤：卡那霉素肾毒性损害大鼠血清及肾组织中过氧化脂质（LPO）含量明显升高，SOD 活性明显降低，且与病情发展有密切的关系。蛹虫草水、醇提两组均可以降低卡那霉素肾毒性损伤后血、肾组织中 LPO 含量，增高 SOD 酶活性，阻断脂质过氧化损伤，减轻肾脏病理损害，表明它具有调节自由基代谢，抗脂质过氧化反应，保护肾脏血管内皮细胞，保护保护肾脏组织细胞免受自由基损害的作用。因此，蛹虫草的抗氧化功能可能是其防治卡那霉素肾毒性急性肾功能衰竭（ARF）的作用机理之一。

（2）蛹虫草提取物对 5/6 肾切除后的大鼠慢性肾损害保护作用的可能机制

①阻抑肾小球的肥大：大鼠 5/6 肾切除后 8 周后体重下降，肾重 / 体重比值明显高于假手术组，肾脏功能明显减退，病理表现肾小球肥大，肾小管间质损害，说明 5/6 肾切除后大鼠肾脏有明显高滤过状态。蛹虫草提取物可能通过阻抑肾小球的肥大而对肾小管起保护作用，或具有直接的保护肾组织，减少肾损害的作用有关。

②保护肾小球滤过功能：蛹虫草水提组可以明显降低 5/6 肾切除后大鼠尿蛋白、Scr 含量，说明其有保护肾小球滤过功能，清除体内代谢毒素，保护肾功能或逆转肾功能有确切疗效。其作用机理可能与减少毒素的产生，促进 BUN、Scr 的分解及排泄和尿素氮、血肌酐水平等因素相关。

③减少肾小管间质损害：大鼠肾脏 5/6 切除后，肾小球的硬化、坏死可引起肾小管上皮细胞的损伤和肾间质血管的损害，从而导致血压增高及肾小球内压力的增高，进一步加重肾小球的硬化，形成恶性循环。蛹虫草水提组阻抑肾小球代偿性肥大可能是通过对肾小管间质的保护而起作用的。故考虑蛹虫草提取物对 5/6 肾切除后大鼠肾脏病理改变的作用，可能主要是通过对肾小管的保护而起作用的。

④减少 5/6 肾切除后大鼠细胞外基质积聚：蛹虫草提取物组可能通过抑制 5/6 肾切除后模型大鼠肾组织 TGF-β_1 的分泌和 mRNA 表达；抑制 5/6 肾切除后模型大

鼠肾组织中 PAI-1 的合成和释放；提高 5/6 肾切除后模型大鼠肾组织中 MMP 活性，下调 TIMP 表达水平，抑制系膜细胞增生和基质增加，从而明显减轻肾脏的损害，延缓肾小球硬化的进展。

（3）蛹虫草对体外培养的大鼠肾系膜细胞生长、生长周期、增殖及凋亡等因素的影响：蛹虫草水提、醇提含药血清能明显抑制正常状态下体外培养的肾小球系膜细胞增殖；抑制系膜细胞的有丝分裂，使大量系膜细胞被阻滞在 G0/G1 期；诱导系膜细胞发生凋亡。可能是蛹虫草减轻肾脏的损害的重要机制。

［2005 年南京中医药大学王晓光博士后研究工作报］

第十七节　2006 年系统将研究中医中药、中西医结合经验汇集出版《IgA 肾病现代中医疗法》专著

IgA 肾病是一种全球范围内最常见的原发性肾小球疾病，属于一组具有相同肾小球免疫病理特征的临床症候群，临床上以血尿伴或不伴蛋白尿、数年后可出现高血压、肾小球滤过率下降为特征。由于本病发病率高，发展为尿毒症的病例很多，又因其发病机理至今不清楚，没有特效的治疗方法与药物，故而成为目前国际、国内医学界肾脏病研究领域投入财力、物力最多的病种，也是国际互联网上研究资料最丰富的肾脏疾病。我在 20 世纪 80 年代初期跟随我的硕士生导师广州中医药大学李仲守教授、何汝湛教授和博士生导师南京中医药大学附属医院邹云翔教授，以及日本东京大学藤田教授和北里大学酒井纠教授，从事 IgA 肾病分子生物学、病理学研究，将中、西医的基础理论与临床实践进行有机结合，带领江苏省中医院肾内科全体医生以及我的 20 余位博士后、博士、硕士，用循证医学、流行病学、GCP 等现代研究方法，联合 9 家全国省级以上肾病治疗中心对 IgA 肾病的诊治规律进行了多中心的随机研究，确定了中医药治疗 IgA 肾病的新方法，并从循证医学研究结果中总结了 IgA 肾病中医推荐治疗方案，其中治疗 IgA 肾病的 3 种中药通过研究均具备进一步开发为新药的条件，提示了中医药防治 IgA 肾病及延缓肾损害进展的效果。从 2006 年起，我在南京中医药大学附属南京博大肾科医院病房、门诊重复验证该

方案，总结 IgA 肾病中医治疗方案的临床效果，证实该方案治疗 IgA 肾病切实可靠，效果明显。

一、IgA 肾病中医辨证论治新论

（一）从咽论治

1. 从咽论治的中医学依据　咽喉是外邪入侵犯肾的重要途径。风热邪毒搏结咽喉或湿热邪气留恋不解，均可循足少阴之支脉侵犯至肾，故 IgA 肾病的发生与咽喉密切相关。从咽论治通过病因治疗，及时清利咽喉，防止外邪内传，咽喉得清，尿血自止，下病上治，治疗已患的 IgA 肾病。

2. 从咽论治的西医学依据　现代医学认为 IgA 肾病的发病与咽部炎症特别是扁桃体免疫异常关系密切。扁桃体作为周围免疫器官，位于呼吸道和消化道的交界要道，是许多微生物及其他致命因子的入侵口。它具有许多陷窝，其表面的总和相当于咽部的 7 倍，且其上皮呈疏松网状结构，其间有淋巴组织浸润，因此极大地增加了扁桃体上皮下淋巴组织与外界抗原接触的机会。IgA 肾病扁桃体组织内产生 IgA 淋巴细胞数显著增加，因此可以认为肾组织中 IgA 的沉积与扁桃体中 IgA 的产生增加有着密切的关系。应在肾功能正常及肾脏病变未达到Ⅲ期之前，即早期切除扁桃体。

3. 从咽辨证论治

（1）风热证

症状：发热，不恶寒，咽喉干燥，咽痛，咽红，咽痒，口干，舌红或淡红，苔薄黄，脉浮，因外感风热而致血尿或蛋白尿加重。

治法：疏风解表，清热利咽。

方剂：银翘散加减。

药用：金银花 10g，连翘 6g，荆芥 6g，防风 6g，薄荷 10g，重楼 10g，桔梗 6g，玄参 10g，车前草 15g，白茅根 15g，白花蛇舌草 15g 等。

（2）热毒证

症状：发热，乳蛾肿痛明显，咽红，咽部异物感，口干，舌红，苔薄黄，脉数，多见于本病急性发作阶段。

治法：清热解毒，利咽消肿。

方剂：五味消毒饮加减。

药用：金银花 10g，重楼 10g，蒲公英 15g，野菊花 15g，紫花地丁 15g，山豆根 10g，桔梗 6g，车前草 15g，白花蛇舌草 15g，生甘草 5g 等。

（3）湿热证

症状：咽痛，咽红，口干，小溲频急涩痛且色红灼热，舌红，苔黄腻，脉濡或数，多见于急性发作阶段。

治法：清热利咽，化湿通淋。

方剂：银翘散、导赤散合方加减。

药用：金银花 10g，连翘 6g，重楼 10g，蒲公英 15g，车前草 15g，生地黄 10g，通草 5g，车前草 15g，淡竹叶 10g，白茅根 15g，生甘草 5g 等。

4. 辨治要点

（1）由于热结咽喉证与血尿的关系比与蛋白尿的关系更密切，故治疗中注意兼用凉血止血法。如肉眼血尿，色泽鲜红，可加荆芥炭、黄芩炭、水牛角、大蓟、小蓟、生槐花疏风清利，凉血止血。

（2）治疗中注意急则治标、缓则治本或标本兼顾的原则。待热结咽喉证症状缓解后以本虚为主时，治疗则应侧重扶正固本。

（3）对反复扁桃体发炎而致病情多次发作，缠绵难愈者，可考虑切除扁桃体。

（二）从脾论治

1. 从脾论治的中医学依据　由于脏腑虚损是 IgA 肾病发病的内在因素，其中脾之气化虚弱是 IgA 肾病的主要发病机制之一。脾胃为气血生化之源，是气化运动的枢纽，脾气散精于肺，藏精于肾，临床上 IgA 肾病以长期反复的水肿及尿的异常改变为典型症状，其产生和发展无不以中焦脾胃气化功能的虚弱为基础。脾主运化水谷精微，具制水之用，《医源》云“土来制水，水得下降之阳气所制，则知用输泄，不似泛滥无归矣”。若脾气虚馁，运化无权，水失所制，则水泛四肢而肿，故《素问·至真要大论》云“诸湿肿满，皆属于脾”，《灵枢·口问》云“中气不足，溲便为之变”。另外，蛋白尿是 IgA 肾病尿液改变的一个基本内容，也是 IgA 肾病治疗过程中最常见、最顽固的病理表现，它的存在影响着 IgA 肾病其他症状的产生进退。蛋白质在人体属精微物质，由脾所化生，又由肾为封藏，唐学海说：“脾土能制肾水，所以封藏肾气也。”说明脾的作用能帮助肾的封藏。脾职升清，若脾虚不能升清，则谷气下流，精微下泄而见蛋白尿。再者，调理脾胃在慢性肾脏疾病的治疗中确已得到临床诸家的一致重视。脾胃为气血生化之源，主运化水湿，为升降出入之枢，脾健则运，谷气流精，交通上下，溉濡四旁，朱丹溪说："水肿因脾虚不能制水，水湿妄行，当以参术补脾，使脾气得实，则自健运，自能升降运动其枢机，则水自行。"脾气得健，可布散精微不使脾气下陷、血失统摄，水谷精微得以充养形体，不致精亏更伤其气。李东垣也说："元气之充足皆由脾胃之气无所伤，而后能滋养元气；若胃气之本弱，饮食自倍，则脾胃之气既伤，而元气亦不能充。"以后天助先天，有化源不竭之意。调理脾胃，使后天之本得健，则先天之本不竭，IgA 肾病的长期尿检异常及其病理损害，可通过调理脾胃，以扶正祛邪，虚实兼顾，而维持和修复虚损脏腑的气化功能，从而发挥对 IgA 肾病的治疗作用。

2. 从脾论治的西医学依据　西医学研究表明，IgA 肾病的发病与免疫清除缺陷和免疫调节功能受损有关，消化道或呼吸道的感染，常是造成病情反复的关键因素，特别是胃肠黏膜免疫与 IgA 肾病有更深的联系。如：IgA 肾病的发病，病情反复常与胃肠道感染密切相关；IgA 肾病病人血清中常可检测到某些血清型大肠杆菌（寄生在肠道的菌落）和食用抗原（如 BSA、卵蛋白等）的高滴度抗体；某些肠道疾病可同时合并有 IgA 肾病，如粥样泻、分泌性黏蛋白肠病、Crohn 氏病等，这些病人给予试验餐后往往可引起异常 CIC 的升高；饮食中某些蛋白质抗原可能作为 IgA 肾病的致病原，部分地区人群的高发病率，也可能与饮食嗜好即饮食抗原相关。上述现象提示，由于胃肠道炎症或其他疾病引起胃肠道黏膜屏障功能降低，或清除外源性抗原的功能降低，使更多外源性抗原进入血循环，可能是导致或诱发 IgA 肾病的原因之一。所以胃肠道黏膜免疫功能的异常，在 IgA 肾病的发病中应受到重视。另外，IgA 肾病作为免疫复合物性肾损害，体内的细胞免疫和体液免疫诸功能常有不同程度的异常，而在有关中医脾本质的研究中，已证明中医脾气与西医学的免疫调节功能有很大关系。中医从脾论治 IgA 肾病，既能改善胃肠道的免疫功能，更能调整全身的免疫功能的异常，发挥对 IgA 肾病的防治作用。目前西医对 IgA 肾病的治疗已采用饮食疗法，以减轻或控制 IgA 肾病的发作。

3. 从脾辨证论治

（1）脾气亏虚证

症状：倦怠乏力，面色少华，胃纳减少，食后腹胀，大便溏薄，舌质淡红，舌边有齿印，脉细。

治法：益气健脾。

方剂：六君子汤加减。

药物组成：党参 10g，黄芪 30 ～ 40g，炒白术 10g，生薏苡仁 15g，茯苓 15g，怀山药 15g，谷芽 15g，麦芽 15g，陈皮 10g，炙甘草 5g。

人以胃气为本，有胃气则生，无胃气则死。健脾益气法多用于慢性稳定阶段，无明显外感、水湿与血瘀者。益气健脾可绝其化生水湿、湿浊之源。此外，本法可配合益肾之品增其本；配合养血之品补其血；配合化湿渗利之品祛其邪。

（2）脾虚湿阻证

症状：倦怠乏力，少气懒言，胃纳减少，肢体困重，大便溏薄，面睑或下肢浮肿，舌质淡红，舌边有齿印，脉细。

治法：健脾渗湿。

方剂：参苓白术散、平胃散合方加减。

药物组成：党参 10g，苍术 10g，白术 10g，茯苓 15g，陈皮 10g，姜半夏 10g，薏苡仁 15g，泽泻 15g，车前草 15g。

脾主运化，除将水谷化为精微外，还能将水液转输肺、肾，通过它们的气化而成为汗与尿排出体外。脾运失健，致水湿停滞，溢于肌肤则为水肿。对伴有水肿者不宜过用攻逐之法以防其更耗正气，宜选淡渗利湿、缓消其水，健脾和中绝其根源。如腹胀明显，或伴有腹水者，加大腹皮、猪苓、生姜皮；而大便溏薄者，则入炒扁豆、谷麦芽、鸡内金以助脾运。

（3）中焦湿热证

症状：胸闷脘胀，恶心呕吐，不欲进食，口淡无味，肢体困重，苔黄腻，脉濡或数等。

治法：辛开苦降，化湿和中。

方剂：半夏泻心汤或藿朴夏苓汤化裁。

药物组成：黄连 3g，黄芩 10g，藿香 10g，苏梗 10g，姜半夏 10g，陈皮 10g，茯苓 15g，干姜 2g，姜竹茹 10g，生薏苡仁 15g。

病人或因外感或因饮食不洁（节）而诱发，湿热内蕴，壅滞中焦，升降失调。辛开苦降则可和胃降逆。如痞胀明显可加枳实、苏叶、大腹皮以利气机；如气机壅滞，腑气不通，大便秘结，则可入大黄、枳壳、火麻仁等通腑和中。近年来对大黄的研究较多，认为其并非单纯通便，可调节机体氮质代谢，缓解残余肾“高代谢”状态，调节脂质代谢紊乱等多种作用。但应防过用而伐伤脾胃正气。

4. 辨治要点

（1）由于 IgA 肾病为慢性久病，且其多种临床表现，如水肿、血尿、蛋白尿等通常与肾密切相关，脾虚常与肾虚兼夹，形成脾肾俱虚。故临床用药时常脾肾兼治，健脾结合补益肾气，扶正固本，特别要注重补益气阴。常用杜仲、川断、生地黄、枸杞子、山茱萸、菟丝子。对脾肾气虚，固摄无权，精微下泄，尿蛋白漏出较多者，配合益肾固涩，如金樱子、覆盆子、芡实、莲子等。

（2）脾虚易夹湿，辨证需分虚重还是湿重，对湿还要分清是水湿或湿热。水湿内蕴，泛溢肌肤，水肿明显者，应加强利水消肿，加用玉米须、车前子、葫芦瓢、牵牛子等。而湿热较甚者，宜加强清利，以胃肠湿热为主者，常见食少便溏，舌苔黄腻，应清利中焦湿热，可用黄连、苍术、蒲公英、马齿苋、凤尾草等；伴有下焦湿热者，可见尿液浑浊，小便灼热，可加用黄柏、萹蓄、瞿麦、鸭跖草等清利下焦湿热。

（3）由于小儿“脾常不足”，故在 IgA 肾病病儿中，脾虚多于肾虚。应注意健脾化湿，培补后天之本。

（三）从肾论治

1. 从肾论治的中医学依据　IgA 肾病的发生关键在于脏腑虚损，其中又以肾脏虚损为主，内因主要是指人体的肾气，外因就是外感六淫之邪以及疮毒之类。肾气不足，病邪乘虚而入，易致 IgA 肾病发生。脏腑气化功能失常是 IgA 肾病的主要发病机理，在气化运动中，肾为气化运动的根本，先有肾气的推动，脾土才能斡旋而有运化之能，只有肾气摄纳，肺气才能肃降，通调水道，下输膀胱。《诸病源候论·水病诸候》指出：“水病无不由脾肾虚所为，脾肾虚则水妄行，盈溢皮肤而令周身肿满。”又因肾为先天之本，主水之气化，精微随尿外泄则为蛋白尿；肾气亏虚，腰失所养，可见腰痛。另外，肾阴不足，虚火灼伤肾络，则见尿血。故 IgA 肾病的常见临床表现与肾虚有关。再者，补肾法在水肿、虚劳等病证的治疗中已得到古今医家的一致认同。因肾为封藏之本，主藏精气，肾气亏虚，气不化精，封藏失司，精微下流；肾失蒸化，水湿泛滥，益肾可以固精化气利水，如张景岳说：“水肿证以精血皆化为水，多属虚败，治宜温脾补肾，此正法也……温补即所以化气，气化而全愈者，愈出自然；消伐所以逐邪，逐邪而暂愈者，愈出勉强。”因此，IgA 肾病的常见临床症状腰痛、尿血、蛋白尿、水肿等，皆可通过益肾法而得到缓解，其病理损害也可通过益肾法调整机体的脏腑气化功能而得到修复。

2. 从肾论治的现代医学依据　西医学认为，IgA 肾病的发病有明显的体质特异性，其流行病学研究发现，IgA 肾病的表现存在着十分明显的地域性差别。在华人病例中，肾病综合征的发生率约占 6%，而在西方国家资料中大多在 3% 左右。澳大利亚及意大利所报道的病例中高血压的发生率似乎特别高，预后也较严重。从1978年开始，各地分别对IgA肾病病人HLA的分型问题进行了探讨，总的趋势是高加索民族的病例以BW_{35}占优势，日本报道以DR_4较为常见，我国同样以DR_4占优势，表明IgA肾病与遗传因素有关。地域性差异的实质是不同人群（人种）产生IgA的数量不同，组织内补体活化的途径与免疫球蛋白的状况，种类之间存在着密切关系。另外，分子生物学ACE基因多态性研究显示，ACE基因DD型纯合子与IgA肾病的预后有关。在IgA肾病的免疫调节功能检查中发现其特异性抑制T细胞活性降低，CD_4/CD_8比率升高，网状吞噬细胞功能缺陷，单核细胞中的FC受体的缺陷均与IgA免疫复合物水平的升高有关。这类免疫调节功能的缺陷与中医正虚病机相符，而与生俱来的遗传因素，中医归属于先天之本肾。进一步的研究发现，肾脏固有细胞本身如系膜细胞功能失常或超饱和，可能是导致IgA肾病病理改变的基础。肾小球系膜细胞具有摄取、处理和运转大分子物质的功能，在系膜细胞表面存在着一种特殊的IgA受体，通过与其受体结合，IgA能直接沉积于系膜细胞表面，导致系膜细胞损伤和激活，同时系膜细胞能吸收和降解IgA，IgA的FC片段与系膜细胞结合后，能导致核转录因子（NF-KB）、C-jun、IL-6、IL-8、MCP-1和TNF-α的表达增加，从而进一步使系膜细胞损伤加重，因此，在IgA肾病的病理进展过程中，肾脏不仅是一个受损的靶器官，其病变的自身也常作为一个病情加重因素而影响IgA肾病的发生与发展。

中医从肾论治IgA肾病，在宏观上和微观上都得到了IgA肾病病理生理的支持，不仅针对IgA肾病病人的整体素质进行调治，而且对IgA肾病的靶器官肾脏的损害具有治疗和保护作用，从而延缓或减轻其病理损害的进展，有效维护肾功能的正常。

3. 从肾辨证论治　根据“虚则补之”“损者益之”“形不足者，温之以气，精不足者，补之以味”（《素问·阴阳应象大论》）治疗虚证的基本原则及理论根据，按照人体肾之阴阳不足的侧重而分为补气、滋阴和温阳。

（1）肺脾肾气虚证

症状：倦怠乏力，少气懒言，食少便溏，动则气促，腰膝酸软，易感外邪，舌淡苔白，脉虚弱。

治法：补气益肾。

方剂：玉屏风散、保元汤合方加减。

药物组成：偏肺肾气虚者，以益气补肺为主，用生黄芪30g，人参10g，南沙参10g，白术10g，杜仲15g，川续断15g，怀牛膝15g；偏脾肾气虚者，以健脾益肾为主，用党参10g，黄芪30g，白术10g，茯苓15g，山药15g，杜仲15g等，并可参照肾之阴阳虚损的程度而分别加以施治。

加减：由于肾主水之气化，如肾气不足，失于通调水道，可致水湿内聚为患，溢于肌肤而为水肿，甚则胸水、腹水。应加强利水消肿，可加用玉米须、车前子、泽泻、冬瓜皮、葫芦瓢、牵牛子等。

（2）肾阴不足证

症状：腰膝酸软，形体消瘦，头晕耳鸣，唇赤颧红，虚烦失眠，潮热盗汗，遗精，舌红少苔，脉细数。

治法：滋阴补肾。

方剂：六味地黄丸或左归饮加减。

药物组成：熟地黄15g，山茱萸10g，山药15g，女贞子15g，枸杞子15g，茯苓15g，牡丹皮15g，泽泻10g。

加减：若肝肾阴虚者，见目睛干涩或视物模糊，头晕耳鸣，则肝肾同治，加用山茱萸、何首乌、牡丹皮、杭菊花、白芍等；兼有肝阳上亢者，可加天麻、钩藤、僵蚕以平肝潜阳；阴虚火旺者，治以滋阴降火，可用知母、黄柏、龟甲等。兼心阴虚者，可加柏子仁、炒枣仁、五味子以养心安神；兼肺阴虚者，可加天冬、麦冬、百合、五味子以养肺滋阴；兼有下焦湿热者，可加知母、黄柏、瞿麦、萹蓄、石韦以清热利湿；伴血尿者，可去熟地黄，加生地黄、大蓟、小蓟、白茅根以清热凉血止血；若大便干结者，可加生大黄以泻热通便，年老体弱者用制大黄，并从小剂量开始。

（3）肾气阴两虚证

症状：面色无华，少气乏力，腰膝酸软，或易患感冒，午后低热或手足心热，口干咽燥，舌质偏红，苔少或苔薄，脉象细或弱。

治法：益气养阴。

方剂：参芪地黄汤加减。

药物组成：人参10g，黄芪30g，生地黄12g，山药20g，山茱萸10g，牡丹皮10g，泽泻20g，茯苓20g，怀牛膝20g。

加减：大便干者，可加何首乌、柏子仁、生大黄以清热润肠通便；若伴咽痛，咽喉暗红等热结咽喉表现者，可加玄参、麦冬、桔梗、甘草养阴清咽；兼有瘀血者，加丹参、赤芍、川芎、当归、泽兰、桃仁、红花以活血。

（4）肾阳虚衰证

症状：面色苍白，四肢不温，神疲乏力，腰膝酸软冷痛，阳痿遗精，小便清长，泄泻水肿，舌胖而淡，脉沉细。

治法：温补肾阳。

方剂：肾气丸、右归饮加减。

药物组成：附子 6g，肉桂 3g，熟地黄 10g，山茱萸 10g，何首乌 15g，仙茅 15g，淫羊藿 15g，巴戟天 15g，肉苁蓉 15g，菟丝子 15g，鹿角片 10g。

加减：温补肾阳方剂大多于补阳之中兼以滋阴，以阴中求阳，阴阳双补，并防温燥伤阴。由于肾阳虚衰，水气不化，常因水湿泛溢，出现明显水肿，可用真武汤以温阳利水；伴有胸水而咳逆上气，不能平卧者，可加用葶苈大枣泻肺汤，泻肺行水，下气平喘；若伴腹水者，可加用五皮饮以利其水，甚则可加牵牛子以及小剂量甘遂以逐肠间水邪；若脾虚甚者，可加生黄芪以补气行水。

4. 辨治要点

（1）本病肾虚证以肾气虚、气阴两虚多见，少见肾阳不足，治疗常以益气与滋肾并用。

（2）由于肾主水，水液的代谢与肾之蒸腾气化密切相关，肾虚气化失司则常兼水湿、湿热，水湿泛溢，水肿明显者，应加强利水消肿；而伴湿热者，结合清利湿热。对于本病病程长，肾脏病理损害重，多见肾小球硬化和肾间质纤维化的病人，即使无显著瘀血证临床表现者，也可结合血液流变学、肾脏病理变化，选择活血化瘀治疗。

（3）本证中最常见的湿热、水湿、瘀血兼证，可一证或多证与肾虚证相兼，如肾气阴两虚证兼湿热、瘀血，脾肾气虚兼水湿、湿热等，需根据临床辨证，相互参照。

（4）肾为五脏之本，生命之根，所以肾虚兼见脾虚、肺虚、肝阴不足等。

（5）肾虚证者通常病程长，年龄大，常伴高血压或肾功能损害，病理改变相对较重。

（四）从肝论治

IgA 肾病病位虽主要在肾，但肝肾之间有着密切的相互联系，既可同时有病，也可由此及彼，由彼及此，终至肝肾同病。特别是伴有肾性高血压，表现为肝肾阴虚，肝阳上亢，以及肾病综合征使用激素、免疫抑制剂、雷公藤制剂等治肾药物出现的肝功能损害。

从中医辨证来说，肝肾同居下焦，肝木需赖肾水之涵养，肾精充足，则肝得以滋养。如肾精不足，肝木失涵，或致肝肾阴虚，或致阳亢风动，肝虚之证主要为阴血亏虚，肝经失养。而肝主疏泄，能调节全身气机，推动血液和津液运行，如肝失疏泄，气机不利，可导致津液输布代谢障碍，而发为水肿，故治肝有助于消肿，治肝有助于治肾，肝实之证主要为肝气郁滞及肝经热盛。从肝论治的常见证型辨证如下。

1. 肝气郁结证

症状：胸闷，嗳气泛酸，纳食减少，恶心时作，小便不利，下肢浮肿，女子月经失调，舌苔薄白，脉细弦。

治法：疏肝健脾，利水化湿。

方剂：小柴胡汤或柴苓汤加减。

药物组成：柴胡 10g，黄芩 10g，白术 10g，茯苓 15g，泽泻 15g，桂枝 5g，半夏 10g，车前子 15g（包）。

分析：在《伤寒论》中，即记载对少阳枢机不利，三焦决渎失常而水气内停者，可采用和解少阳之法，方用小柴胡汤化裁。即仲景所谓："若心下悸，小便不利者，去黄芩，加茯苓四两。"柴苓汤经现代药理研究具有降低蛋白尿，减轻皮质激素不良反应的效果。

2. 肝胃不和证

症状：脘部满闷隐痛，纳少恶心，嘈杂吞酸，舌苔薄黄，脉弦。

治法：疏肝和胃。

方剂：四逆散加减。

药物组成：柴胡 10g，枳壳 10g，白术 10g，茯苓 15g，芍药 10g，陈皮 10g，制香附 10g，生甘草 5g。

分析：在《伤寒论》中，仲景即对肝胃气滞而致水气不利者，采用疏肝和胃法治疗，以四逆散加茯苓，即仲景所谓："小便不利者，加茯苓五分。"临床上可用于治疗肝胃气滞或伴水气内停者。若伴水肿，水湿内停明显者，加车前子、冬瓜皮、泽泻利水渗湿；若胃失和降，恶心欲吐者，加姜半夏、姜竹茹、佛手片和中降逆。

IgA 肾病伴肝脏功能异常，或因使用激素、免疫抑制剂、雷公藤而出现肝损害病人，临床可无任何表现，或见食少恶心，谷丙酶升高。治疗时应在辨证基础上结合清利保肝方法，药用垂盆草 15g，马鞭草 15g，鸡骨草 15g，田基黄 15g，茵陈

10g，贯众 15g，虎杖 15g，半枝莲 15g，并可酌加当归、牡丹皮、丹参、赤芍、枸杞子等养肝活血，提高疗效。

3. 肝经湿热证

症状：头痛眩晕，面红目赤，耳鸣，口苦咽干，烦躁易怒，或伴下肢浮肿，舌红，苔黄，脉弦数。

治法：泻肝利水。

方剂：龙胆泻肝汤加减。

药物组成：龙胆草 10g，泽泻 15g，车前子 15g（包），通草 3g，当归 10g，柴胡 6g，生地黄 10g，栀子 10g，白术 10g，白花蛇舌草 10g。

分析：主要应用于合并高血压及使用皮质激治疗的病人。若肝阳上亢，肝风内动者，加钩藤、石决明、牡蛎等镇肝息风之品；若水湿内停，水肿明显者，加猪苓、茯苓皮、冬瓜皮利水渗湿。

4. 气血痰湿郁滞证

症状：满月脸，水牛背，全身浮肿，疲倦乏力，面部痤疮，恶心欲吐，口苦口黏，面部升火，心烦失眠，腹胀纳少，大便干结或不爽，小便黄赤，舌苔白腻或黄腻，脉细弦或弦滑。

治法：疏肝理气，化湿和络，疏滞泄浊。

方剂：越鞠丸加减。

药物组成：苍术 10g，薏苡仁 15g，香附 10g，郁金 10g，半夏 10g，陈皮 10g，川芎 10g，茯苓 15g，生地黄 15g。

分析：适用于运用激素后尿蛋白不消，或出现明显不良反应者。著名中医肾病专家邹云翔教授开创此治疗方法，并将使用激素后出现的气滞血瘀，痰湿阻于脏腑经络，升降失常的症候群定名为“激素性气血痰湿郁滞证”。如邪热炽盛，加炒山栀、白花蛇舌草、半枝莲；如面部或背部痤疮明显，加紫花地丁、蒲公英。

5. 肝郁络阻证

症状：腰痛固定或刺痛，胁肋胀痛，面色晦滞，妇女月经量少，色紫暗伴血块，舌质紫黯或有瘀斑，脉弦或涩。

治法：疏肝活血。

方剂：血府逐瘀汤加减。

药物组成：当归 10g，生地黄 10g，桃仁 10g，红花 6g，枳壳 10g，芍药 10g，柴胡 10g，川芎 10g。

分析：肾病日久，水肿、蛋白尿持续难消者，可加益母草、泽兰、水蛭活血利水。

6. 肝风内动证

症状：头晕目眩，耳鸣头痛，躁动不安，抽搐，甚则昏迷惊厥，。

治法：平肝息风法。

方剂：天麻钩藤饮加减。

药物组成：天麻 10g，钩藤 10g，石决明 15g，灵磁石 30g，川牛膝 15g，杜仲 15g，泽泻 15g，制僵蚕 10g，半夏 10g。

分析：主要应用于肾病高血压患者。若热盛便秘者，加制大黄泻热通便；若肝肾阴虚者，加枸杞子、制首乌、白芍滋补肝肾。

7. 肝肾阴虚证

症状：头昏头痛，耳鸣眼花，目睛干涩或视物模糊，咽燥口干，手足心热或面赤升火，心烦易怒，血压升高，舌红少苔，脉弦或弦细。

治法：养肝益肾法

方剂：杞菊地黄丸加减。

药物组成：枸杞子 15g，制首乌 10g，杭菊花 6g，沙苑子 15g，制豨莶草 10g，怀牛膝 15g，杜仲 15g，山茱萸 10g，泽泻 10g，车前草 10g。

分析：若肝血不足者，加当归、白芍养血柔肝。

（五）从风论治

1. 风邪是 IgA 肾病的常见病理因素 《素问·风论》曰："风为百病之长。"风有外风与内风的区别。IgA 肾病可因风邪外袭，导致邪热、湿毒瘀阻肾络而发病。也可因外来风邪而致肺失宣肃，脾失健运，肾失开阖而致病情加重，也可因病情发展出现肝阳化风，肝风内动的内风之证。西医学也认为外感是 IgA 肾病发病的重要原因，也是病情加重的诱发因素，对外感的治疗有助对病情进展的控制。而 IgA 肾病过程中出现的眩晕、头痛、压升高，甚至肾衰过程中伴发的神经精神症状如抽搐、躁动、惊厥等均与肝风内动有关，属内风的范畴。此外，病情的迁延，传变及发展也与风性善行易变的特征相一致。

（1）外风伤肾：六淫之邪以风为主，并易兼夹寒、热、湿、毒合而为患，而成风寒、风热、风湿、风毒之证。因肺为华盖，主一身之气，外合皮毛，为水之上源。表气虚则卫外不固，腠理疏松，风邪每易乘虚而袭，风邪外袭有风寒、风热之分。风寒外束，风热上受，均可导致肺气闭塞，气失宣畅，通调失司，水液不能敷布及下注于肾，水湿、湿浊更甚，导致病情发生及发展。风邪兼寒，常见恶寒，发热，咳嗽，舌苔白，脉浮紧的风寒表证；风邪兼热，常伴咽喉红肿疼痛，舌质红，脉浮数的风热表证。脾为中土，主水谷及水液之运化，喜燥恶湿，风邪夹湿最易困遏脾阳，导致脾失健运，不能升清降浊，以致水液泛溢，湿瘀交阻。水湿日久，或可化热而成湿热。风邪夹湿，常可见到脉浮身重，或伴肢节酸痛。若兼有气虚，即类似于《金匮要略》防己黄芪汤证。另外，湿热疮毒，也易兼夹风邪，如见疮疖痒疹，乳蛾红肿。风热毒邪，或可从皮毛内归于肺，或可经肌肉内伤于脾，使肺失通调，脾失转输，终至肾失开阖，三焦气化不利，水液、湿浊内蕴，加重病情。

外风伤肾多见于 IgA 肾病的急性发作阶段。外风伤肾，终至肺脾肾三脏受损，水液代谢失调。而肺脾肾俱虚，卫外失固，更易复感风邪，而致病情反复，迁延难愈。

（2）内风扰肾：内风多因肝、脾、肾三脏功能失调，以致水湿泛滥，根据其所及脏腑，而分为肝风、脾风、肾风。《素问·风论》认为："脾风之状，多汗恶风，身体怠惰，四肢不欲动，色薄微黄，不嗜食，诊在鼻上，其色黄。肾风之状，多汗恶风，面痝然浮肿，脊痛不能正立，其色炲，隐曲不利，诊在肌上，其色黑"。脾风、肾风根据其症状大多符合 IgA 肾病病情稳定或慢性进展，以及肾衰早、中期病情稳定阶段。而至慢性肾衰终末期因水、电解质、酸碱平衡严重紊乱及毒性物质潴留而导致全身浮肿，眩晕头痛，血压升高，甚至神志模糊，躁动不安，抽搐惊厥，则属肝风内动。正如《素问·至真要大论》所述"诸风掉眩，皆属于肝""诸暴强直，皆属于风"。肝风之证是预示病情危重的主要表现。

2. 外感风邪治宜祛风，肝风内动治宜息风　外风所致者称为外感肾风，以邪实表现为主，亦称实证肾风，起病大多迅速，其症状特征为病起时眼睑如卧蚕状，尿少，腰痛，眩晕，继则颜面、四肢出现浮肿，或伴胸腹水。根据风邪兼夹邪实的不同而有风寒、风热、风湿、风毒之别。而内风大多病程长，其症状表现以正虚及脏腑功能失调为主，由脾肾亏虚，或阴虚阳亢，肝风内动所致。

（1）外风证治

①风寒证

症状：恶寒发热，无汗腰痛，关节酸楚，鼻塞流涕，咳嗽或喘，浮肿以头面为主，尿少，舌质淡，苔薄白，脉浮，尿检可有蛋白、红细胞及管型。可见于 IgA 肾病初期或发作期。

治法：疏风散寒，淡渗利水。

方剂：麻黄汤合五皮饮加减。

药物组成：麻黄 6g，桂枝 6g，杏仁 10g，紫苏叶 10g，陈皮 10g，生姜皮 10g，茯苓 15g，白术 10g。

加减：若咳喘明显者，加桑白皮、葶苈子降气平喘，或以金荞麦、鱼腥草清肺止咳。

②风热证

症状：头面眼睑浮肿或伴全身浮肿，尿少，口干，咽部红肿或发热，舌质红，苔薄黄，脉浮数，或伴肉眼血尿或镜下血尿及管型。可见于 IgA 肾病发作阶段。

治法：疏风清热，利水消肿。

方剂：越婢加术汤加减。

药物组成：麻黄 6g，石膏 30g（先煎），白术 10g，生姜 3g，浮萍 10g，泽泻 15g，茯苓 15g，白茅根 30g。

加减：若咽喉肿痛，加桔梗、金银花、连翘、重楼、黄芩清咽解毒，或加僵蚕、蝉蜕利咽散结。尿血多者加大蓟、小蓟、茜草炭、生槐花，亦可用三七粉活血止血。

③风湿证

症状：浮肿以肢体明显，伴头重困倦，四肢酸重，口淡黏腻，舌苔腻，脉浮或濡。若兼寒者，见畏寒肢冷，关节酸楚，尿少色白，舌淡。若偏热者，可见身热不扬，心烦，小便不利，尿少短涩而黄，苔黄腻。

治法：偏寒者宜祛风散寒化湿；偏热者宜疏风清热化湿。

方剂：偏寒者以麻黄附子甘草汤加减；偏热者以麻黄连翘赤小豆汤加减。

药物组成：麻黄 6g，芍药 10g，制苍术 10g，茯苓 15g，防风 6g，薏苡仁 15g，虎杖 15g，蜀羊泉 30g。

加减：偏寒者，加附子、羌活、桂枝祛风散寒；偏热者，加连翘、赤小豆、桑白皮、泽泻清热利湿。

④风（热）毒证

症状：周身浮肿，小便不利，或短赤，或尿血，乳蛾红肿，身发疮痍，甚者溃烂，发热，舌红，苔薄黄，脉滑数。可见于 IgA 肾病合并化脓性扁桃体炎或皮肤感染者。

治法：宣肺解毒，清利湿热。

方剂：麻黄连翘赤小豆汤合五味消毒饮加减。

药物组成：麻黄 6g，连翘 10g，金银花 10g，桑白皮 10g，赤小豆 15g，车前草 15g，凤尾草 15g，白茅根 15g。

加减：若咽痛明显者，加山豆根、桔梗、芦根、重楼清咽解毒；若皮肤湿疮破溃者，加紫花地丁、蒲公英、苦参、土茯苓清利解毒；若风盛而痒者，加白鲜皮、地肤子、蝉蜕祛风解毒；若血热红肿者，加牡丹皮、赤芍、黄柏清热凉血。

（2）内风证治

①脾风证

症状：面色萎黄，身体倦怠，四肢不欲动，多汗恶风，纳呆便溏，身肿，腰以下明显，小便短少，舌质淡，苔白腻或白滑，脉沉弱。可见于 IgA 肾病病情进展阶段，或伴肾功能损害者。

治法：健脾温阳，以利水湿。

方剂：实脾饮加减。

药物组成：党参 10g，白术 10g，茯苓 15g，干姜 3g，附子 10g，厚朴 6g，泽泻 10g，炙甘草 5g。

加减：若气短声弱，气虚甚者，加黄芪、黄精益气健脾；若便溏纳少，脾虚湿盛者，加炒扁豆、炒怀山药、半夏、生槐花健脾化湿。

② 肾风证

症状：面色晦暗，微肿或不肿，多汗恶风，腰脊酸痛，或见怯寒神疲，四肢厥冷，舌质淡胖，苔白，脉沉细无力。可见于 IgA 肾病病情进展阶段，或伴肾功能损害者。

治法：益肾助阳，化气行水。

方剂：济生肾气丸加减。

药物组成：生地黄 10g，山茱萸 10g，怀山药 15g，肉桂 5g，附子 10g，泽泻 15g，茯苓 15g，车前子 15g。

加减：若小便量少，水湿内停者，加猪苓、白术、薏苡仁、玉米须渗湿利水；若小便清长，夜尿频数，下元不固者，加菟丝子、补骨脂温固下元；若腰酸腰痛明显者，加牛膝、杜仲、川断补肝肾，强筋骨。

③肝风证

症状：头面及全身浮肿，头目眩晕，恶心呕吐，神志模糊，躁动不安，抽搐惊厥，舌质红，苔黄，脉弦。多见于 IgA 肾病合并重度高血压以及尿毒症时出现神经系统表现者。

治法：平肝息风，化湿泄浊。

方剂：天麻钩藤饮加减。

药物组成：天麻 10g，钩藤 10g（后下），石决明 30g，丹皮 15g，泽泻 15g，牡蛎 30g，夏枯草 10g，牛膝 15g。

加减：若小便量少，加车前子、茯苓皮、玉米须渗湿泄浊，若大便干结者，加大黄通腑泄热；若阳亢风动症状明显者，加羚羊角、夏枯草、制僵蚕清肝息风。病情严重时可加用芳香开窍的紫雪丹、安宫牛黄丸、苏合香丸灌服。然而，因尿毒症脑病病人病情危重，应及时选择透析治疗，不可贻误病情。

此外，笔者曾报道应用虫类搜风通络药物治疗肾病的经验。蝉蜕能抗组胺、抗过敏、消除蛋白尿，与僵蚕配伍，适用于 IgA 肾病兼有急性或慢性扁桃体炎、咽炎的病人。地龙能降压、抗组胺，乌梢蛇能增强网状内皮系统的吞噬能力，地龙、乌梢蛇对久治少效的蛋白尿有效。全蝎、蜈蚣搜风定惊，活血通络，可用于慢性肾小球肾炎血瘀证，或难治性肾病。

由于风邪是肾病的常见病理因素，在疾病的初期、中期以外风为主，后期以内风为主，所以从风论治是常用治疗方法。而现代医学也证实一些祛风药物具有抗炎，消除蛋白尿的作用。

（六）从湿热论治

近年来，对肾脏病中湿热证的研究日趋深入，对 IgA 肾病湿热病机的认识也颇为深入。大量临床研究资料表明，因外感六淫，邪热壅滞，损伤肾络，膀胱湿热，气化失司是肾脏疾病常见的病因病理因素。在肾病的某一阶段或整个过程中，以湿热为主要表现的情况经常存在，特别是合并肺部感染、肠道感染、尿路感染等病证，病人在辨证基础上加用清利湿热药，尚取得了较好的疗效，而清利药大多具有抗炎、调节免疫等作用。湿热病理在肾病中的作用及清利法的应用对肾病的辨治具有重要意义。

1. 湿热证的特点　①季节性强：夏秋季节气候炎热，雨量较多，天暑下逼，地湿上蒸，湿与热合，易于为患，导致病情发作或反复。②发病缓慢，病程较长：湿热胶结难解，起病缓慢。而湿遏热伏，郁遏阳气，易致病情迁延，缠绵不愈。③以脾胃病变为中心，波及全身：湿热阻遏，易影响脾胃的运化功能。脾胃运化失常，常可出现脘痞胸闷，呕恶少食，便溏等中焦症状。如湿热弥漫，则上下表里同时受邪。

2. 湿热的病因病理　湿热病证的病因不外乎外因和内因两个方面，“内外合邪”是湿热病证最重要的发病特点。

（1）外因

①湿热毒邪侵犯人体，三焦气机阻滞，影响津液的正常运行输布，日久致血行不畅，气滞血瘀。湿热毒邪的形成与气候条件也有密切的关系。在夏秋之交雨湿较重之时，尤其在长夏季节，湿热病邪易于产生。但在其他季节如阴雨连绵加以气温偏高，也可形成湿热病邪而致病。除了与气候因素有密切关系，和地理环境、饮食习俗亦有很大影响，如岭南地区毗邻大海，地处亚热带，多见湿热证。从其形成来看，湿热证因单纯外感引起的少，内外合邪所致者多。即薛生白所说：“太阴内伤，湿饮停聚，客邪再至，内外相引，故病湿热，此皆先有内伤，再感客邪”。从临床看，病人表现为咽喉肿痛乃风邪热毒壅阻于肺，而皮肤疮疡乃湿热疮毒蕴结于脾，遂成湿热之证。大多数情况下病人原本存在脾虚不运的基础，再因湿热毒邪侵犯人体而成湿热证。

②外邪致病常见风寒、风热、风湿入侵。风寒束表，风热上受，肺气失宣，肺卫失和，水道失于通调；风邪夹湿，困遏脾阳，导致脾失健运，不能升清降浊，以致水液泛溢，而成水肿、蛋白尿等症。水湿日久，或可化热而成湿热，水湿是湿热产生的基础。

③药物源性湿热损伤：药源性因素也是导致湿热证的重要原因。如长期大量应用肾上腺糖皮质激素以后，肾病未愈而继发医源性皮质醇过多症或继发感染，出现面红体肿，头胀头痛，心悸失眠，心烦多汗，怕热，或咽部干痛，流脓涕，痤疮感染，大便秘结，小便短赤，舌尖红，苔薄白腻或黄腻，脉濡数等，这是典型的湿热证表明。有人把这种激素类比为中药“纯阳”之品，并认为上述湿热证的表现是用药后耗津损液的结果。此外，如过用辛温散寒、滋腻补益之品均可助热生湿，而成药源性湿热证。病程中因抗菌药物的过用，而出现的真菌感染，也多表现为湿热之象。

（2）内因

①禀赋阳盛：就体质禀赋与阳气盛衰而言，体质为阳气素旺者，病多从热化，水湿之邪易从热化成湿热；阳气素虚者，病多从湿化、寒化，而成寒湿，即章虚谷所谓“外邪伤人，必随人身之气而变”。

②中焦虚实：病人病前中气实而不夹内伤者，则病多从热化，中气虚则病多从

湿化，说明素体中气虚实决定湿热证的表现与转化。而饮食不慎，过食肥甘厚味，损伤脾胃，运化失司，湿邪停聚，郁久化热，也成湿热之证。

水湿病理是湿热存在的基础，湿热既是病理产物致病的疾病现象，而湿热毒邪还可壅滞三焦，使人体脏腑功能进一步失调。若湿热壅滞上焦，上焦不利，肺卫失宣，故易外感；若湿热壅滞中焦，中焦不利，脾失健运，故神疲乏力，纳呆食少；若湿热壅滞下焦，下焦不利，气化失司则肢体浮肿，腰膝酸软；湿热下注膀胱则尿少而黄；湿热困着肾府而腰痛；困阻中焦致脾不升清，扰及下焦，肾失封藏，精气下泄而成蛋白尿；伤及血络而见血尿。

3. 湿热证的常见表现　湿热伤肾是IgA肾病的一个基本环节，其临床表现复杂，涉及多个脏腑。我们自20世纪80年代初就开展了慢性肾病湿热证临床及其机理的研究，并总结出以下湿热证辨证参考标准。

（1）中医辨证

上焦湿热：①经常咽痛、乳蛾肿大或因上感诱发病情加重；②皮肤疖肿、疮疡等或因皮肤感染诱发病情加重。

中焦湿热：①口苦、口臭、口黏；②恶心、呕吐；③胸腹痞闷、腹胀纳呆；④大便溏垢，黏滞不爽或大便干结或闭。

下焦湿热：①腰膝酸痛、热痛、叩击痛；②尿黄赤、浑浊、泡沫多、血尿，小便灼痛不利，或因尿路感染诱发病情加重。

此外，三焦湿热均可见到：①面目及肢体浮肿；②舌苔黄腻，或舌根黄腻；③脉濡数或滑数。

（2）西医学指标

①生化及免疫学检测：通过现代医学手段可以发现用传统辨证方法不能看见的致炎性物质及致病物质，如免疫复合物，炎性细胞因子、唾液酸、N-乙酰-D-氨基葡萄糖胺酶，C反应蛋白、尿素氮、肌酐、尿酸、血脂等。

②尿检异常：蛋白尿、细胞尿、管型尿能间接反映肾脏组织局部湿热蕴结情况。

③感染因素：咽炎、扁桃体炎、鼻炎、龋齿、胃炎、肠炎、肝炎、皮肤感染等。

4. 湿热证的中医治疗

（1）湿热证的辨治原则：因湿热内蕴是其基本病机，故治疗时应注重清热利湿。起病急，病程短，常见邪热炽盛，湿热内蕴，治以祛邪为急。但久病者湿热证可见于正虚诸证（气虚、气阴两虚、肝肾阴虚、脾肾阳虚及阴阳两虚）之中，故治疗时仍需兼顾虚实，抑实扶虚。在病情缓解，湿热证趋于好转时，清热解毒利湿治疗应逐渐减少，扶正则应逐步加强，但还需注意余邪未尽，以防复发。

（2）清利药的常用功效：清利药多属味苦性寒凉之品。苦能燥湿，寒凉清热，故清利药有清热利湿作用。合理应用清利药可消除及缓解湿热之邪，抑制肾脏免疫炎症反应，减少蛋白尿，促进肾脏病变的修复。根据清利药兼有功效的不同，将常用清利药分为下面6类。

①清热利水：泽泻、车前草（子）、白茅根、芦根、桑白皮等。

②清利解毒：蒲公英、白花蛇舌草、土茯苓、鱼腥草、鸭跖草、半边莲、龙葵、爵床、葎草、凤尾草、河白草、蛇莓、重楼等。

③清利凉血：白茅根、石韦、荠菜花、荔枝草等。

④清利活血：泽兰、马鞭草、益母草等。

⑤清利通淋：金钱草、海金砂、瞿麦、萹蓄、冬葵子、石韦等。

⑥清利祛风：虎杖、蜀羊泉、鬼箭羽、青风藤、雷公藤、藤梨根等。

（3）清利药的主治作用：应用时应结合药物的归经及湿热证的不同临床表现及兼夹证，分别选择不同作用的清利药。

①兼清肺利咽

常用药物：鱼腥草、桑白皮、金银花、黄芩、重楼。

病人兼肺部感染，痰热蕴肺，肺失宣肃，咽喉不利者可选用。并可配用连翘、桔梗、芦根、山豆根、金荞麦等清热解毒，清肺利咽。

②兼利尿通淋

常用药物：石韦、金钱草、海金砂、瞿麦、萹蓄、冬葵子、荔枝草、白花蛇舌草、蒲公英、鸭跖草、淡竹叶、车前草、白茅根、芦根。

病人伴有尿路感染，湿热蕴结下焦，膀胱气化不利时可酌情选择。

③兼清肠化湿

常用药物：凤尾草、马齿苋、河白草、车前草、爵床、荠菜花。

对饮食不节（洁），肠腑湿热，运化转输失司，伴泄泻表现者可选择使用，以清利肠道湿热。

④兼清利肝胆

常用药物：垂盆草、田基黄、鸡骨草、马鞭草、金钱草。

病人合并胆道感染或因服用激素，使用免疫抑制剂而致肝功能损害者，则可结合清利湿热，护肝降酶。

⑤兼治血尿

常用药物：白茅根、槐花、大蓟、小蓟、荠菜花、仙鹤草、生地榆、茜草根。

对伴有肉眼血尿或镜下血尿病人可使用。

⑥兼祛风通络

常用药物：虎杖、蜀羊泉、藤梨根、青风藤、雷公藤。

现代药理研究认为该类药常有抗炎、消除蛋白尿及血尿，抑制肾脏免疫反应的作用，对大量蛋白尿病人可酌情选择。

⑦兼调经止血

常用药物：益母草、荠菜花、白茅根、小蓟、生槐花。

对 IgA 肾病伴月经不调，月经过多或崩漏病人，可选择使用。而现代药理研究发现益母草有抑制免疫反应，提高肾脏血流量及增加肾小管排泄的作用。

此外，由于湿热证常兼夹水湿、瘀血，故在使用清热利湿药的同时，应配合应用运脾化湿、淡渗利湿、祛风化湿、芳香化湿、行气化湿及活血化瘀等中药，以提高疗效 。但因清利药大多苦寒，应在中医辨证明确湿热证基础上尚可应用，并且不宜过用，久用，以免伐伤中焦阳气。

（七）从瘀血论治

近几十年来，中医在血瘀证研究方面取得了突破性进展，在继承前人血瘀理论的基础上，利用现代科学技术，从微观辨证角度揭示了血瘀证的现代病理基础，如血液循环及微循环障碍、血栓形成、代谢失调、免疫调节紊乱、体液调节功能及内分泌功能失调、血液流变学异常等。而对活血化瘀药物的充分认识，揭示了瘀血证的内在机制。由此可认为瘀血乃是在各种致病因素作用下，血行失常，机体组织或器官无足够血液灌注，而导致组织和器官的代谢紊乱和功能活动障碍。随着肾脏病理的广泛开展，我们将 IgA 肾病病理上出现的肾小球硬化、局灶硬化比作中的“微癥积”，采用活血化瘀法取得较好的疗效。

1.IgA 肾病瘀血的形成 血瘀的形成有虚有实。一般来说，因虚致瘀常常是血瘀证形成的始因或启动因素，实邪则是加重血瘀的继发因素。然而，不论是诱发或是继发，一旦导致血瘀发生，常常是虚实相兼，相互致瘀；另一方面，血瘀之变反过来既影响气、血、阴、阳等正气的化生，又使水湿、湿热、湿浊之邪愈加猖狂肆虐。IgA 肾病瘀血形成主要分为因虚致瘀及因实致瘀两个方面。

（1）因虚致瘀：IgA 肾病为慢性久病，其病机多为本虚标实。本虚主要责之于肺、脾、肾脏的功能虚损，尤其以脾、肾两脏的虚损最为关键。脾为气血生化之源，肾为阴阳之宅，脾肾虚损，主要分为脾肾气虚、脾肾气阴两虚、脾肾阳虚。

①气虚致瘀：气血是人体生命活动的动力和源泉，是脏腑功能活动的物质基础，同样也是脏腑功能活动的产物。肾通过所藏元气影响其他脏腑，从而作用于气血。《医林改错》说“元气既虚，必不能达于血管，血管无气必停留而为瘀”，慢性肾病大多迁延难愈，而中医“久病及肾”“久病多瘀”“久病多虚”恰恰是对其病理状态的最好概括。肾气亏虚，而气为血帅，气行则血行，气虚则血滞，正如《读医随笔·虚实补泻论》说“叶天士谓久病必治络，其所谓病久气血推行不利，血络之中，必有瘀凝，故致病气缠延不去，疏其血络而病气可尽也”，又说“气虚不足以推血，则血必有瘀”，气虚致瘀是 IgA 肾病瘀血证的主要原因。

②阳虚寒瘀：肾阳为一身阳气之根，气血的运行赖肾阳的温煦和推动。脾肾阳虚者，可因寒从内生，寒凝血脉则涩滞不畅而成血瘀。即《灵枢·痈疽》所说：“寒邪客于经络之中则血泣，血泣则不通。”故病人除见瘀血症状外，可伴有虚寒征象。

③阴虚热瘀：阴血互存，相互滋生，若阴亏水乏，相火偏亢，伤津耗液，则血液浓聚，阻而成瘀。

（2）因实致瘀：实邪致瘀大多与湿密切相关，可见水湿血瘀、湿热血瘀、湿浊血瘀。

①水湿血瘀：肺脾肾三脏功能失调，则致水湿内蕴，泛溢肌肤而成水肿，而水湿、瘀血常不可分割，相互为患。《血证论》指出“血与水本不相离”“病血者未尝不病水，病水者未尝不病血”。在中医学理论中水湿与血瘀都属于脏腑功能失调的病理产物，这一观点与西医学理论的认识相同。水湿和血瘀，两者既是病理产物，又是致病因素。不仅如此，水湿和血瘀又常常相互影响，形成恶性循环。血瘀加重了水肿，水肿阻碍了血行，导致病情持续发展。

②湿热血瘀：湿热致病有内因、外因之别，外因乃湿热毒邪直接侵犯人体；或风寒、风热、风湿外邪伤肾，湿邪化热，或因药源性湿热损伤。内因乃禀赋阳盛及中焦湿热。湿热毒邪蕴滞三焦，导致脏腑功能失调，而成血瘀。水湿为肾病的常见致病因素，但由于湿性黏滞、重着，最易阻遏气机，妨碍血行，而成血瘀。若热性炎上，伤阴损络，迫血外溢，此即古人所谓“离经之血为血瘀”。而湿热相合，更易导致气滞血瘀。

③湿浊血瘀：湿浊也称水毒，多因水湿久蕴，排泄不畅，蓄而成毒。由于其影响气机之升降，使清者失升，浊者失降，自然可以影响到血液的正常运行。现代研究发现临床上所谓的湿浊之证，与肾功能衰竭时机体血液中的代谢产物如肌酐、尿素氮以及中分子物质的蓄积程度有关，实验证明血液中的这些中小分子物质的增多，与其血浆黏度呈正相关，而且 IgA 肾病肾活检病理中表现的肾小球硬化和间质纤维化和慢性肾衰的肾脏萎缩及硬化，这就为湿浊之邪导致血瘀提供了客观指标和理论依据，符合古人所谓“污秽之血为血瘀”的理论。

2. 瘀血证的常见表现

（1）中医证候：面色黧黑或晦暗，腰痛固定或呈刺痛，肌肤甲错或肢体麻木，舌质紫暗或有瘀点瘀斑，脉象细涩。

（2）西医学指标

①血液流变学检测：血液黏稠度升高，这是形成高凝状态的基础。

②纤维蛋白降解产物（FDP）测定：在高凝状态时，可继发纤溶亢进，导致血、尿中 FDP 阳性。

③尿液异常：蛋白尿、管型尿、血尿等情况通常与瘀血程度呈正比。

④生化等检测：血脂、血肌酐、尿素氮、血小板聚集等增高。

⑤肾血流测定：肾血流图测定，常可见肾血流量减少。

⑥ B 超：双肾皮质光点增强，肾脏缩小。

⑦肾脏病理：肾小球硬化、局灶硬化、间质纤维化、肾脏萎缩。

3. 瘀血证的中医治疗

（1）瘀血证的辨治原则：活血化瘀是瘀血证的根本治则。临证时根据其标本虚实，而采用扶正祛瘀及活血祛邪等治法。通常身体壮实者祛邪为主，并常因合并热毒，而采用清利化瘀、通下逐瘀等方法；对病久体虚者，应结合扶正，特别是补气之法，使气旺血行，瘀血自除。

（2）活血化瘀类药物的作用及分类：凡以疏通血脉，祛瘀通滞而令血流畅达为主要功能的药物称为活血化瘀药。其具有和血、活血、散血、行血、破血、逐瘀血、去恶血等作用。活血化瘀类药物可根据其作用的强弱分为 3 类：

①和血类：常用药有当归、牡丹皮、丹参、赤芍、鸡血藤等。

②活血类：常用药有川芎、红花、蒲黄、三七、郁金、大黄、姜黄、刘寄奴、五灵脂、益母草、泽兰、牛膝、延胡索、鬼箭羽、乳香、没药、王不留行、苏木、穿山甲、凌霄花等。

③破血类：常用药有水蛭、虻虫、莪术、血竭、桃仁、三棱、干漆、土鳖虫等。

（3）常用活血祛瘀治疗方法

①扶正祛瘀类

益气活血法：主要用于气虚血瘀证，方用补阳还五汤加减。

温阳活血法：主要用于阳虚血瘀证，方用当归四逆汤加味。

养阴活血法：主要用于阴虚瘀血证，常见于伴高血压或使用皮质激素治疗后的病人。方用知柏地黄丸加活血化瘀药丹参、益母草、赤芍、牛膝等。

②活血祛邪类

活血利水法：主要用于水瘀互结，水肿持续难消者。方用当归芍药散合五苓散加减。

行气活血法：主要用于气滞血瘀证，可见于 IgA 肾病伴肾病综合征使用皮质激素治疗后的病人。方用越鞠丸加减。瘀血较甚者，可采用血府逐瘀汤加减。

清热活血法：主要用于热盛血瘀证，方用大黄䗪虫丸或丹栀逍遥散加减。

通下逐瘀法：主要用于瘀血证伴热结便秘，方用桃核承气汤加减。

活血止血法：主要用于血尿伴瘀血者，常用参三七、蒲黄、牡丹皮等药。

搜风通络法：主要用于顽固性蛋白尿病人，常选择使用僵蚕、全蝎、蝉蜕、地龙、乌梢蛇等药。

此外，丹参注射液、川芎嗪注射液、三七注射液、脉络宁注射液等具有活血化瘀作用的静脉制剂，也可用于血瘀之证。

（八）从涩精论治

肾为先天之本，肾主藏精，主骨生髓。《素问·金匮真言论》说："夫精者，身之本也。"肾所藏之精，按其来源有"先天之精"与"后天之精"的区别，"先天之精"禀受于父母，与生俱来，故《灵枢·本神》有"生之来谓之精"之说，后天"脏腑之精"乃水谷精微化生而来，藏之于肾，并不断充养先天之精。肾精是人体生命活动的物质基础，包括人体多种生命必须物质（包括蛋白质），并参与了血液的生成。肾藏精微，宜固不宜泄。IgA 肾病病人尿中蛋白质及红细胞丢失乃精微物质之丢失，除个别属湿热困扰所致，大多责之于固摄藏精功能失职所致。特别是在临床对无症状可辨的蛋白尿及红细胞尿病人，常用补气健脾，益肾固摄之法，防其精微下泄，可达到治疗无症状性蛋白尿、血尿的目的。

1. 肾精不固

症状：病程较久，大量蛋白尿，腰脊酸痛，小便频数清长，舌淡，苔薄白，脉细弱无力。

治法：益肾固精。

方剂：金锁固精丸合水陆二仙丹加减。

药物组成：沙苑子 10g，金樱子 10g，芡实 15g，莲子 10g，菟丝子 15g，怀山药 15g，益智仁 10g，桑螵蛸 10g，覆盆子 15g。

金锁固精丸，顾名思义，乃固秘精关，原为肾虚精关不固所致遗精、滑精所设，此处借以补益肾精，固摄精微，治疗尿蛋白下泄。对肾小管－间质损害，而致浓缩功能减退，出现多尿，特别是夜尿量多者，常可选用该法，或在辨证方中酌加益肾固精之品。若肾阳亏虚明显者，加巴戟天、肉苁蓉、淫羊藿、杜仲等温阳益肾。

2. 气不摄精

症状：面色萎黄，四肢困倦，食少便溏，遗精，尿蛋白持续不消，或伴肢体轻度水肿，舌淡，苔薄，脉细弱者。

治法：益气摄精法。

方剂：补中益气汤加减。

药物组成：党参 10g，生黄芪 40g，茯苓 15g，山药 15g，白术 10g，陈皮 10g，芡实 15g，金樱子 15g，莲须 15g，甘草 5g。

3. 气不摄血

症状：久病尿血，血色淡红，面色不华，体倦乏力，气短声低，舌质淡，脉细弱。

治法：益气健脾，固涩止血。

方剂：归脾汤。

药物组成：党参 10g，生黄芪 15g，白术 10g，赤石脂 10g，禹余粮 10g，仙鹤草 15g，蒲黄炭 10g，藕节炭 10g，参三七 3g。

（九）从经方论治

所谓经方，一般指经典医籍中所载方剂，其特点是组方严谨，配伍精当，用药简练，化裁灵活，疗效确切。至东汉张仲景的《伤寒杂病论》，创立了中医辨证论治理论体系。于是尊仲景为医圣，奉仲景之书为经典，书中所载之方即为经方。水肿、小便不利等证是IgA肾病常见的临床表现，张仲景的《伤寒杂病论》继承了《内经》的理论，并创制了治疗水肿、小便不利的具体治法与方药。

1.《伤寒论》治水诸法 《伤寒论》112方中，能够用于治疗IgA肾病水气、小便不利的方剂有20余首，这些方剂分布于六经各篇及瘥后劳复病篇中。就病机而言，有用于阳虚气化不利，水液内停的苓桂剂（苓桂术甘汤、苓桂甘枣汤、茯苓甘草汤、五苓散等）和术附剂（真武汤、附子汤等）；有用于疏泄失常，气化不利，水道失调的柴胡剂（小柴胡汤、四逆散等）；有用于阴虚水停的猪苓汤。就病程长短而言，有用于疾病初期兼有表证的麻黄附子细辛汤、麻黄附子甘草汤、麻黄连轺赤小豆汤等，有用于疾病后期肾阳虚衰，湿热壅滞，水毒潴留的附子泻心汤，牡蛎泽泻散。就六经脏腑病变而言，有宣肺发表利水的麻黄类、桂枝类方剂，有温运脾阳的理中类方剂及温肾制水的四逆类方剂。涉及多种证候，并且还有在此基础上加减化裁的大量方剂，可广泛用于本病的治疗。常见有下列几类：

（1）宣肺利水法

①宣肺解表法：治风寒束肺，肺失通调，水气不利者，可用麻黄汤发汗解表，宣肺平喘，利水消肿。

②温阳解表法：治肾阳虚衰，外感风寒，身面浮肿，小便不利者，可用麻黄附子细辛汤或麻黄附子甘草汤温经助阳，解表散寒，宣肺利水。

③解表清利法：治肺失通调，湿热壅滞，发为水肿者，可用麻黄连翘赤小豆汤解表宣肺清利湿热，利水消肿。

（2）温阳利水法

①温阳健脾法：治脾阳虚之水气证，方用茯苓桂枝白术甘草汤，温阳健脾，利水降逆。

②温肾利水法：治肾阳虚而水气不利者，方用真武汤以温肾阳，利水气。

③利水通阳法：治水气内停而阳郁者，方用桂枝汤去桂加茯苓白术汤，健脾利水以通阳，所谓“通阳不在温，而在利小便”由此而出。

（3）育阴利水法：用于阴虚有热而兼水气不利者，方用猪苓汤以育阴清热利水。

（4）化气利水法：用于膀胱气化不利而水气内停者，方用五苓散化气利水。

（5）调畅气机法

①和解少阳法：治疗少阳枢机不利，三焦决渎失常而水气内停者，方用小柴胡汤化裁，即仲景所谓“若心下悸，小便不利者，去黄芩，加茯苓四两”是也。

②疏肝和胃法：用于治疗肝胃气滞而致水气不利者，方用四逆散加茯苓，即仲景所谓“小便不利者，加茯苓五分”是也。

③和胃降逆法：用于中虚热结而兼水气不利者，方用生姜泻心汤补中泄热，和胃散结，辛开苦泄兼以散水。

2.《金匮要略》治水诸法

（1）四水治法：风水、皮水为病近于表，身肿明显，但前多与肺有关，后者与脾有关；正水、石水皆为病在于里，以腹满为主证，但前者与肺肾有关，后者与肝脾肾有关。在治则上指出“诸有水者，腰以下肿，当利小便；腰以上肿，当发汗乃愈”。在具体治法上则侧重于解表结合利水，用于风水、皮水的越婢汤、越婢加术汤、防己黄芪汤、防己茯苓汤等方效用确实。至于正水、石水等里证，虽未出方剂，但篇中“夫水病人，目下有卧蚕，面目鲜泽，脉伏，其人消渴，病水腹大，小便不利，其脉沉绝者，有水，可下之”，提出“可下之”的治疗原则。

（2）水分病与血分病：气化不行，可以导致病水，但血行不畅，阻碍气分功能，同样可以发生水肿，故《金匮要略·水气病脉证并治》中在论述水气之后，又论述了“水分病”和“血分病”，由水肿而导致月经不行的谓之“水分病”，由月经停闭而导致水肿的谓之“血分病”，临床治疗，水分病当先治水，水去其经自调，血分病当先调经，经行则其肿亦愈。这种病情，虽主要与妇女月经有关，但可以进一步理解水、气、血三者，在生理上是密切相连的，在病理上亦可以互相影响。“血不利则为水”，这是活血化瘀法用于肾病治疗的理论依据。

3.经方论治的常用模式　由于经方配伍严谨，用药简练，疗效确切，在治疗中应用广泛，经方在治疗 IgA 肾病中有下列 3 种常用的模式：

（1）经方与经方叠加法：就是经方与经方的组合，根据病情的需要而定，仲景在这方面早有先例，如桂枝麻黄各半汤、桂枝二麻黄一汤、桂枝二越婢一汤、柴胡桂枝汤即是。临床上有用真武汤和五苓散合方加减治疗肾病水肿，有以小柴胡汤和五苓散合方而成的柴苓汤治疗 IgA 肾病，可消除尿蛋白，并抑制激素的不良反应。

（2）经方与时方叠加法：这种方式也较多见，如岳美中“真武汤和六君子汤加减治疗尿毒症”就是经方与时方的叠加组合形式。

（3）经方与特异性用药结合法：该种形式更为多见，结合中医方药的现代研究，结合现代药理和临床经验，将经方和专药相结合，更能提高其治疗效果。如有报道认为雷公藤、黄芪、芡实等对治疗尿蛋白有较好的效果，临床在辨证选方的同时可加之。

（十）分阶段综合治疗法

IgA 肾病的急性发作期，主要指初发病以明显的血尿和（或）蛋白尿为主，常以急性上呼吸道感染、胃肠道感染、泌尿道感染、皮肤感染等诱发，治疗当急以治标，疏风散邪，清热利湿，凉血止血，解毒。慢性进展期是指病情相对稳定，或有持续进展的血尿和（或）蛋白尿、肾病综合征、肾功能减退者，治以标本结合，扶正祛邪兼顾，针对脏腑、气血等不同病理生理进行辨证论治。

1. 急性发作期

（1）风热蕴结证

证候：发热（高热或轻微发热），咽痛，咳嗽，或伴乳蛾红肿疼痛，腰酸腰痛，血尿（肉眼血尿或镜下血尿）和（或）蛋白尿，舌红，苔薄黄，脉浮数。

治法：疏风解表，清热解毒。

方剂：银翘散合芎芷石膏汤加减。

药物组成：金银花 12g，连翘 12g，牛蒡子 9g，薄荷 3g，荆芥 12g，甘草 3g，竹叶 12g，芦根 15g，川芎 9g，白芷 12g，石膏 15g，菊花 12g，藁本 9g，羌活 9g。

方解：方中金银花、连翘、石膏、竹叶清热解毒；薄荷、荆芥、菊花辛凉解表；牛蒡子、白芷、薄荷宣肺利咽。

加减：肺热内盛加黄芩、鱼腥草清肺泄热；咽喉红肿疼痛加一枝黄花、土牛膝、凤尾草、玄参解毒利咽；尿血鲜红加大蓟、小蓟、茅根凉血止血。

（2）胃肠湿热证

证候：腹痛肠鸣，泄泻清稀，甚如水样，脘闷食少，烦热口渴，小便短黄，血尿和（或）蛋白尿，或伴恶寒发热，舌苔黄腻，脉濡数。

治法：清热利湿。

方剂：葛根芩连汤合健脾清利方。

药物组成：葛根 12g，黄芩 12g，黄连 3g，甘草 3g，太子参 9g，白术 12g，茯苓 15g，苍术 9g，生薏苡仁 15g，赤小豆 15g，山药 12g，石韦 15g，白茅根 15g。

方解：方中黄芩、黄连苦寒清热燥湿；葛根解肌清热，升清止泻；白术、苍术、生薏苡仁、茯苓健脾燥湿止泻；白茅根、赤小豆、石韦清热利湿，使其湿热分消；太子参、山药益气养阴健脾。

加减：湿重加藿香、佩兰以化湿醒脾；热重加郁金、铁苋菜以清解热毒；腹痛加白芍、生甘草以缓急止痛。

（3）下焦湿热证

证候：小便短涩刺痛，黄赤灼热，血尿和（或）蛋白尿，或伴心烦口渴，舌红，脉数。治法：清热利水，凉血止血。

方剂：小蓟饮子加味。

药物组成：小蓟 15g，滑石 12g，生地黄 12g，通草 9g，炒蒲黄 9g，竹叶 12g，藕节 15g，当归 9g，栀子 9g，甘草 3g，白茅根 15g，地锦草 12g，金钱草 15g。

方解：小蓟、生地黄、藕节、炒蒲黄凉血止血；山栀、通草、竹叶、白茅根、地锦草清热泻火利水；生地黄清热凉血。

加减：尿血鲜红，加荠菜花、槐花、生地榆、白茅根以凉血止血；热重加蒲公英、紫花地丁以清热解毒。

（4）湿热疮毒证

证候：皮肤破溃，红肿流脓，历数日、十数日或更久，随即出现血尿和（或）蛋白尿，可伴发热烦渴，便秘尿黄，苔薄黄或黄腻，脉数。

治法：清热化湿，解毒。

方剂：五味消毒饮加味。

药物组成：野菊花 9g，金银花 9g，蒲公英 12g，紫花地丁 12g，紫背天葵 12g，黄芩 12g，黄连 3g，连翘 9g，玄参 9g，白茅根 15g，生地黄 12g。

方解：方中野菊花、金银花、蒲公英、紫花地丁清热泻火治疮毒；紫背天葵、连翘化痰散结，消肿止痛；黄芩、黄连清热燥湿。

加减：疮疡痈肿，脓水较多加黄芪、皂角刺、乳香以托脓排毒；热盛伤阴加芦根、知母清热养阴；脓毒盛者重用蒲公英、紫花地丁清热解毒；湿盛而糜烂者加苦参、土槿皮以燥湿止痒；血热而红肿加牡丹皮、赤芍以凉血消肿；大便不通，加大黄、芒硝以通腑泄热。

2. 慢性进展期

（1）肺肾气虚证

证候：平时面色萎黄无华，腰酸乏力，纳差便溏，特点为肺卫不固，易感六淫邪气，往往使症情反复，难于治愈，舌淡，苔白，脉细弱。

治法：益气固表，滋补肺肾。

方剂：玉屏风散合补肺汤加味。

药物组成：黄芪 15g，白术 12g，防风 9g，茯苓 15g，人参 12g，熟地黄 12g，五味子 9g，桑白皮 9g，紫菀 9g，芡实 15g，山茱萸 9g。

方解：方中黄芪、人参、白术、防风益气固表；熟地黄、山茱萸补益肺肾；芡实配白术、五味子健脾固涩。

加减：气虚恶风加桂枝、白芍以解表和营；经常咽喉肿痛加牛蒡子、玄参、挂金灯清利咽喉。

（2）气阴两虚证

证候：倦怠乏力，腰膝酸软，手足心热，口干喜饮，或伴大便干结，舌偏红边有齿印，苔薄白或薄黄，特点为平时少量血尿蛋白尿，稍遇劳累则症情加重。

治法：益气养阴。

方剂：四君子汤合左归丸加减。

药物组成：党参12g，白术12g，黄芪15g，茯苓12g，白扁豆12g，炙甘草3g，熟地黄12g，山茱萸9g，枸杞子12g，山药15g，杜仲12g，肉桂3g。

方解：方中党参、白术、黄芪、茯苓、白扁豆、山药健脾益气；熟地黄、山茱萸、枸杞子滋养肾阴；用杜仲、肉桂则阴得阳升而泉源不竭。

加减：蛋白尿多者重用黄芪，加芡实、灵芝以益气固摄；血尿多者加参三七、藕节凉血化瘀止血。

（3）脾肾阳虚证

证候：腰膝酸冷，四末欠温，面苍白或黧黑，小便频数或夜尿增多，大便时溏，或伴下肢浮肿，舌淡，苔白，脉细弱。常表现为中度或重度蛋白尿、血尿，反复难愈。

治法：健脾益气，温肾助阳。

方剂：右归丸加减。

药物组成：熟地黄12g，山药15g，白术12g，山茱萸9g，枸杞子9g，杜仲12g，菟丝子15g，制附子9g，肉桂6g，当归12g，鹿角胶9g。

方解：方中制附子、肉桂、杜仲、菟丝子、鹿角胶温肾助阳；白术、山药健脾益气；熟地黄、山茱萸、枸杞子补肾精、养肾阴；当归活血养血。

加减：下利清谷者，减去熟地黄、当归，加入党参、薏苡仁、补骨脂以健脾止泻；腹中冷痛者加高良姜、吴茱萸、白芍以温中止痛。

（4）肝肾阴虚证

证候：症见腰酸乏力，五心烦热，口干咽燥，大便干结，或伴月经量少甚至闭经，舌红，苔少，脉细数。病人往往病程绵长，曾服用或正在服用大量激素及（或）免疫抑制剂，部分病人呈激素依赖型，稍减量则尿蛋白反跳。

治法：滋阴清热。

方剂：左归丸加减。

药物组成：熟地黄 12g，山药 15g，山茱萸 9g，菟丝子 15g，枸杞子 9g，女贞子 15g，墨旱莲 15g，牛膝 12g，龟甲 9g，知母 12g，黄柏 12g。

方解：方中熟地黄、菟丝子、龟甲、枸杞子滋养肝肾之阴；知母、黄柏清虚热；山茱萸收敛固涩；牛膝补益肝肾，活血祛瘀。

加减：急躁易怒，尿赤便秘，舌红脉数者，加龙胆草、黄芩、栀子清肝泻火；精血枯竭而见耳聋、足痿者加紫河车粉分服填补精血；腰酸遗精，精关不固者，加金樱子、芡实、莲须固肾涩精。

（5）湿热内蕴证

证候：面红或面部痤疮，时发咽喉肿痛，口苦口黏，胸脘痞闷，烦热口渴，小便短赤，大便秘结或溏薄不爽，舌红，苔黄腻，脉濡数。多见于素体阳盛而服用激素或使用温补药物的病人。

治法：清热化湿，凉血止血。

方剂：莲草汤加味。

药物组成：半枝莲 30g，白花蛇舌草 30g，白术 15g，山药 12g，墨旱莲 15g，藕节 30g，苎麻根 30g，凤尾草 30g，生薏苡仁 15g，砂仁 6g，白茅根 15g，制大黄 12g。

方解：方中半枝莲、白花蛇舌草、苎麻根清热解毒；凤尾草、白茅根清热凉血止血；白术、山药、生薏苡仁、砂仁健脾化湿；制大黄、白茅根使湿热前后分消。

加减：湿热伤阴者，可加知母、玄参、墨旱莲以养阴清热；血热较盛，皮肤瘀斑，舌红，脉数者，加生地黄、地肤子、水牛角粉以凉血化斑；大便溏薄不爽者，合葛根芩连汤以清利湿热。

（6）脾虚水盛证

证候：下肢或全身水肿，甚者伴胸水、腹水，脘腹痞满，纳减便溏，神倦肢冷，小便短少，舌淡，苔白腻，脉沉缓。多见于表现为肾病综合征的 IgA 肾病病人。

治法：健脾补气，利水消肿。

方剂：参苓白术散合五皮散。

药物组成：人参 15g，茯苓 15g，白术 15g，山药 15g，白扁豆 12g，砂仁 6g，生薏苡仁 15g，莲子 15g，桔梗 6g，甘草 3g，桑白皮 30g，橘皮 9g，大腹皮 15g，茯苓皮 30g，生姜皮 9g。

方解：方中人参、山药、白扁豆健脾补气；茯苓、白术、砂仁、生薏苡仁健脾化湿；桑白皮、大腹皮、茯苓皮等泻肺理气，行水消肿；莲子收敛固涩。

加减：小便短少，加桂枝、泽泻以助膀胱化气行水；阳虚水泛，肌肤水肿，按之凹陷如泥，加生黄芪、制附子、淫羊藿益气温阳利水。

（7）气滞血瘀证

证候：神疲乏力，腰部刺痛，固定不移，面色晦暗，唇色青紫，肢体麻木，或伴痛经闭经，经行不畅，舌紫黯有瘀点瘀斑，脉细涩。

治法：益气活血，化瘀止血。

方剂：补阳还五汤加味。

药物组成：黄芪 30g，当归 12g，赤芍 12g，川芎 9g，桃仁 12g，地龙 12g，红花 9g，参三七 9g，马鞭草 15g，生地榆 15g。

方解：重用黄芪补气；配合当归、赤芍、川芎、桃仁、红花补气活血化瘀；地龙通经活络为佐药；参三七、马鞭草、生地榆合用，既可加强活血之功，又兼止血利水之效。

加减：气滞重者，证见脘腹胀闷，经行不畅，加路路通、木香以行气消肿；兼血虚者，加阿胶、桑椹以滋补阴血；尿血明显者，可加大蓟、小蓟、墨旱莲、凤尾草凉血止血。

二、中西医结合阻断特殊类型病理进展的个体化治疗经验

IgA 肾病是我国慢性肾小球肾炎中最常见的一种类型，占慢性肾炎患者的 39.55%。IgA 肾病是一种免疫病理诊断疾病，从本质而言，IgA 肾病是一组临床病理综合征，它可以发生在各种原发性肾小球疾病病理类型的基础上（膜性肾病例外），而且临床表现多种多样，预后相差悬殊。由于其发病机制及病理生理改变在不同的患者并不完全相同，在目前基础研究尚未完全阐明其产生本质的情况下，中、西医肾病界倾向于按临床类型分别进行治疗。根据 IgA 肾病临床表现、肾脏病理改变的不同，分为反复发作肉眼血尿型、无症状尿检异常型、肾功能不全伴 / 不伴高血压型、肾病综合征型 / 或大量蛋白尿型、血管炎型。

（一）反复发作肉眼血尿型

临床上以肉眼血尿反复发作为其特点。患者年龄相对较轻，是儿童 IgA 肾病的典型临床表现。发病前（数 h 或数天）往往有上呼吸道感染或扁桃体炎等诱因。其

他黏膜系统疾病如腹泻、鼻窦炎也可伴发肉眼血尿，血尿一般持续 1 ～ 3 天，肉眼血尿消失后尿检可恢复正常或持续镜下血尿。有时肉眼血尿发生时可伴腰痛。反复发作多与同一种感染有关，复发次数与间隔期不一。此型一般不伴大量蛋白尿、高血压和肾功能改变。肾脏病理一般不存在明显的硬化性改变，预后多良好。其机制是在肾脏原发病的基础上，炎症刺激释放大量细胞因子（IL-1、IL-6、TNF、PDGF、TGF-β 等）作用于肾脏局部所致。本病治疗主要以积极抗感染，配合中药辨证论治。主要治疗措施如下：

1. 积极去除诱发血尿反复发作的感染灶　儿童最多见反复发作性肉眼血尿，一般都有诱因如上呼吸道和胃肠道感染、受凉、过劳等，因此要积极控制感染，清除病灶，注意休息。反复扁桃体炎症引起肉眼血尿反复发作者，在扶助正气、提高免疫功能同时，择期行扁桃体切除术。扁桃体切除后肉眼血尿及蛋白尿减少，但无长期随机对照研究证实切除扁桃体对保护肾功能的远期效应。

2. 中成药

（1）尿血宁片：由玄参、桔梗、栀子、景天三七、白茅根等组成。功能养阴利咽，清热利湿，凉血止血。主要用于 IgA 肾病与咽喉有关的血尿、蛋白尿、水肿。每次 4 片，每日 3 次。

（2）三七总苷片：具有活血止血作用，每次 3 ～ 4 片，每日 3 次。

（3）血尿安胶囊：由肾茶、小蓟、白茅根、黄柏组成。功能清热利湿，凉血止血。用于表现为肉眼血尿或镜下血尿者。每次 4 粒，每日 3 次。

（4）止血宝胶囊：由小蓟组成。功能凉血止血，祛瘀消肿。用于 IgA 肾病表现为肉眼血尿或镜下血尿者。每次 2 ～ 4 粒，每日 3 次。

（5）肾炎解热片：由白茅根、连翘、荆芥、陈皮、泽泻、茯苓等组成。功能疏解风热，宣肺利水。适用于 IgA 肾病外感风热出现肉眼血尿者。每次 4 ～ 5 片，每日 3 次。

3. 中药　辨证论治本章血尿部分的辨证论治内容。关键在整体辨证的基础上，结合血尿特点及病理类型进行用药。如肉眼血尿反复发作同时伴有大量蛋白尿，肾脏病理检查有较多的新月体形成和毛细血管袢坏死，则按第五型血管炎型处理。

（二）无症状尿检异常型

临床表现为镜下血尿，轻—中度蛋白尿（＜ 2.5g/24h），也可不伴蛋白尿，通常不伴高血压。起病多隐匿，难以确切估计病程。病理上多表现为不同系膜病变，硬化性病变轻，或表现为局灶节段性肾小球硬化和间质病变。本病治疗无特殊药物，荟萃分析表明，激素或细胞毒药物对轻—中度蛋白尿的 IgA 肾病并无益处。以中医整体辨证结合病理选择用药为主，结合雷公藤制剂，加用 ACEI/ARB。雷公藤多苷不仅能抑制机体的免疫系统，还能通过抑制血管内皮细胞生长因子（VEGF），改善肾小球滤过膜的通透性，减少尿蛋白，发挥其多重效应。而 ACEI/ARB 通过影响肾内 RAS 系统，改变肾脏出、入球小动脉的压力，改善肾小球高压力、高灌注、高滤过，影响肾小球滤过膜的孔径及电荷屏障，从而减少尿蛋白和尿中红细胞，延缓肾病进程。ACEI/ARB 在肾脏疾病，包括 IgA 肾病防治中的作用日益明确和突出。因此，通过中西医结合治疗无症状尿检异常型 IgA 肾病的疗效较单一使用中药或西药要好。

1. 中成药

（1）雷公藤多苷片：每次 20mg，每日 3 次；也可采用双倍剂量治疗，每次 40mg，每日 3 次。

（2）肾炎灵片：主要由雷公藤、生黄芪组成。优点是较雷公藤多苷片不良反应要小，而疗效并无差异。每次 4～6 片，每日 3 次。

（3）肾炎温阳胶囊：由人参、黄芪、附子、党参、茯苓等组成。功能温肾健脾，化气行水。适用于 IgA 肾病表现为脾肾气阳不足者。每次 2～3 粒，每日 3 次。

（4）肾复康胶囊：由土茯苓、生槐花、白茅根等组成。功能益肾化浊，通利三焦。适用于 IgA 肾病肾虚湿浊证。每次 4～6 粒，每日 3 次。

2.ACEI/ARB　用法见“肾病综合征型 / 或大量蛋白尿型”。

3. 中药　着重于全面调整机体免疫功能，在辨证论治基础上，结合尿检及病理特征用药。如果血尿和蛋白尿均有，则以消除蛋白尿为先，相对而言，蛋白尿较血尿，尤其是镜下血尿要容易治疗。

（三）肾功能不全伴 / 不伴高血压型

临床表现为肾功能不全有或无高血压，尿检可以有血尿及蛋白尿，也可以有孤立性肉眼血尿，肾活检病理常表现为较多的硬化性病变，局灶节段性硬化和较重的间质病变。

本型治疗上尚无特殊疗法，治疗目标为保护肾功能，主要依靠中医药延缓肾衰进程、改善临床症状；西医药重点在于控制高血压，纠正酸碱、水、电解质紊乱，调节血脂。发展至晚期则按照慢性肾功能衰竭处理。

1. 控制血压　适用于血压升高者，主要使用钙拮抗剂、ACEI/ARB，力求将血压控制在 120/70mmHg。如果血压不高，可使用 ACEI/ARB，目的在于降低尿蛋白、延缓肾衰进程。在使用的早期，部分患者可能出现血肌酐短暂升高，一般不超过基线值的 30% ～ 35%，随后血肌酐下降，并起到肾保护作用。在应用 ACEI/ARB 期间要注意血钾的监测，防止出现高血钾。

2. 饮食疗法　一般血清肌酐（Scr）> 2.5mg/dL（220μmol/L）或者内生肌酐清除率在 20 ～ 25mL/min 开始进行低蛋白饮食（LPD）。蛋白质每天摄入量宜限制在 0.5 ～ 0.7g/kg，如果蛋白质摄入过低 [< 0.5g/(kg·d)]，易发生营养不良。LPD 注意：①蛋白质摄入 0.5 ～ 0.7g/（kg· d），要保证 50% ～ 70% 是优质蛋白，即蛋白质所含必需氨基酸含量要高，推荐鸡蛋白（蛋清）、牛奶、鱼、瘦肉，其中必需氨基酸含量在 40% ～ 50%，属于优质蛋白。②限制植物蛋白的摄入比例。植物蛋白含量高的食物如谷类、干果、杏仁类等。③一天的优质蛋白食物要均匀分配到三餐中，不要集中在一顿吃，以利吸收利用。④为了限制植物蛋白的摄入比例，可部分采用麦淀粉或玉米淀粉、土豆淀粉，这些食物中蛋白含量很低，约 0.6%。而标准面粉为 9.9%，大米饭 2.6%。⑤注意日常食物中，包括蔬菜、水果、面条、米饭、啤酒等均含有蛋白质，计算蛋白质摄入量时要考虑在内。大豆蛋白的应用，目前仍有争议。但多数临床和实验证据表明大豆蛋白治疗 CRF 安全有效，顺应性较好，营养不良发生率甚少。大豆蛋白对肾功能保护作用的机制与大豆中含有的大豆异黄酮有关，大豆异黄酮是一种植物雌激素类物质，化学结构与雌激素非常类似，通过酚环与雌激素受体（ER-β）结合。异黄酮的生物学作用与 genistein 有关。genistein 是一种蛋白酪氨酸激酶（PTK）抑制剂，在体外能抑制表皮生长因子受体（EGF-R）PTK 活性；genistein 抑制 DNA 局部异构酶Ⅱ，抑制血管生成，对细胞周期有抑制作用；genistein 对细胞的影响主要由 TGF-β 介导。

3. 中成药

（1）保肾片：主要由何首乌、菟丝子、太子参、泽泻等组成，具有维护肾元，补益肾气，调运脾胃，淡渗利水，和络泄浊，保护和改善肾功能，延缓肾功能减退的功效。慢性肾功能不全各期均适用，对于早、中期及气阴两虚证疗效尤为明显。每次 4 ～ 6 片，每日 3 次。

（2）虫草肾康胶囊：由冬虫夏草、黄芪、丹参等组成，具有扶正益气固本，活血化瘀通络，改善肾功能和肾性贫血，调节细胞免疫的功效，每次 4 粒，每日 3 次。

（3）尿毒清：由大黄、黄芪、何首乌、白芍、茯苓、白术、川芎、丹参、菊花、姜半夏、甘草等组成，功能健脾益气，通腑泄浊，活血化瘀，降低血尿素氮、肌酐。1～2包，每日3次，冲服。尿毒症晚期日尿量在400mL以下尤其伴严重电解质紊乱、重度心衰及水肿病人禁用。

（4）肾海康胶囊：海带提取物褐藻多糖硫酸酯。具有聚毒敛邪，降低血肌酐、升高内生肌酐清除率，对血尿素氮、血尿酸亦有一定的降低作用。每次2粒，每天3次。

（5）肾衰宁胶囊：由太子参、大黄、红花、丹参、牛膝、甘草等组成，具有益气健脾、活血化瘀、通腑泄浊。可快速降低血BUN、Scr；改善和保护肾功能；调节提高人体免疫功能。每次4～6粒，每天3次。

（6）肾衰保留灌肠囊：生大黄、药用炭等，功能聚毒敛邪、通腑泄浊，降低血肌酐、尿素氮、尿酸，调整钙、磷及脂质代谢紊乱，改善营养状况，延缓肾功能恶化进程。每日1次，每次2包（20g），兑入37℃温开水200mL中，保留灌肠30～45分钟，连用5天，休息2天后继灌5天为1个疗程，一般用2个疗程。

4. 中药辨证论治　结合病理特点，随证个体化施治。重点在于调整阴阳平衡，扶正泄浊。用药不宜过于峻猛，以免更伤正气，而宜轻药平剂缓图，在扶正的基础上祛邪，在祛邪同时补益正气。常用治法为益气养血、补益脾肾、清热渗湿、活血通络、泄浊解毒、化痰软坚，根据不同病情有所侧重。益气养血常用黄芪、党参、太子参、当归、黄精；补益脾肾常用炒白术、生地黄、何首乌、山萸肉、补骨脂、菟丝子、淫羊藿、炒杜仲、桑寄生、女贞子、墨旱莲；清热渗湿常用藿香、佩兰、茯苓、苍术、生薏苡仁、白花蛇舌草、凤尾草、荔枝草、六月雪；活血通络常用赤芍、丹皮、丹参、川芎、桃仁、红花、三棱、莪术、丝瓜络；泄浊解毒常用制大黄、槐花、虎杖、苏叶；化痰软坚常用海藻、昆布、牡蛎。

（四）肾病综合征型或大量蛋白尿

临床表现为肾病综合征或大量蛋白尿。其疗效及转归与其病理类型及病理变化轻重密切相关，大致分为两类。

1. 轻症　病理主要为轻度系膜增生性肾炎及少数微小病变。这部分病例相对易治，单独应用中药可使部分病例临床缓解。目前多主张中西药并用，目的在于更快地取得疗效，缩短病程，减轻激素和细胞毒药物的不良反应。常以激素加中医辨证论治为基本方法，结合1～2味中成药治疗。对于复发型则要考虑同时结合细胞毒药物，如环磷酰胺。如无效再试加用环孢素 A，部分病例可获缓解。针对激素和细胞毒药物的不同应用阶段，中药亦有所侧重，这部分请参见下面重症病例的内容。

（1）初治：西药可单独使用激素。初始剂量 0.8 ～ 1.0mg/（kg·d），连续 8 周，之后缓慢减量并逐步向隔日用药转化，最终以 20 ～ 40 mg/ 隔日的剂量维持，总疗程 1 ～ 2 年。疗程过短容易复发。

（2）复发：激素联合细胞毒药物治疗。细胞毒药物常用环磷酰胺，也可应用硫唑嘌呤。

（3）无效：如激素联合细胞毒药物治疗无效，可试用环孢素 A。激素联合环孢素 A 可望进一步提高缓解率。

（4）中成药

①肾炎消肿片：由桂枝、泽泻、陈皮、苍术、大腹皮等组成。功能健脾渗湿，通阳利水。适用于 IgA 肾病脾虚水湿证。每次 4 ～ 5 片，每日 3 次。

②肾炎舒片：由苍术、茯苓、白茅根、防己、生晒参等组成。功能益肾健脾，利水消肿。适用于脾肾气虚证。每次 6 片，每日 3 次。

③降蛋白冲剂：由仙茅、淫羊藿、益母草、黄芪等组成。功能补肾益气，化瘀摄精。适用于 IgA 肾病肾阳虚兼血瘀证。每次 1 ～ 2 包，每日 3 次。

④保肾康：由川芎嗪组成。功能补血行血，抗凝、抗血小板聚集，解除血管痉挛的作用。适用于 IgA 肾病有瘀血证象者。每次 2 ～ 3 片，每日 3 次。

（5）中药辨证治疗：参照第七章第三节中 IgA 肾病表现为肾病综合征的辨证论治。

2. 重症　病理主要为重度系膜增生性肾炎及局灶节段性肾小球硬化和 / 或较重的肾小管间质病变，少数为系膜毛细血管性肾炎。此类病例以西医药为主，中药配合，着重发挥激素、细胞毒药物、霉酚酸酯（MMF）的抑制免疫反应。由于 MMF 能抑制免疫，但不引起显著的骨髓抑制，有可能成为治疗本病的一种新型的制剂。实验证明，MMF 能减轻残余肾的代偿肥大，并显著降低细胞增生、肌成纤维细胞形成和胶原Ⅲ的沉积。还能抑制平滑肌细胞增生，可作用于纤维化早期的炎性细胞激活、中期肾间质细胞的增生和肌成纤维细胞的转分化、晚期的细胞外基质聚积，达到对间质纤维的抑制作用，作为防止肾间质纤维化的首选药物耐受性好，完全可以替代细胞毒药物与激素配合使用，疗效肯定而不良反应小。但由于其价格昂贵，在临床使用中受到限制。中药在于培补肾元，益气养阴，活血化瘀，清热利湿，改善肾小球硬化，尤其是减轻小管间质的损伤方面起作用。临床中，我们主要采用中药、激素、细胞毒药物、雷公藤制剂（雷公藤多苷片、火把花根片、肾炎灵片）、ACEI/ARB、抗凝剂六联疗法。

（1）初治：激素联合细胞毒药物治疗。假若不良反应轻，激素足量应用时间可适当延长，减量要慢。此类患者常不能获得完全缓解，但主要目的不在于消除而是尽量减少尿蛋白，以延缓肾功能减退进程。反对超大剂量、长时间使用激素和细胞毒药物而导致严重，乃致致命性的不良反应。

（2）难治：激素和细胞毒药物常难以奏效，需配合雷公藤制剂，雷公藤多苷片1～2mg/(kg·d)，或者火把花根片5片，每日3次，或肾炎灵片4～6片，每日3次。也有结合大黄酸或大黄素治疗。

（3）另外，可以采用激素联合霉酚酸酯（MMF）治疗,MMF用量为1.0～1.5g/d，分2次口服。

（4）对于难治病例，不论有无高血压，均在口服激素同时配合ACEI/ARB制剂。常用药物长效ACEI，如洛丁新、蒙诺，初始剂量一般为10mg，每日2次，口服；ARB如科素亚，50 mg，每日2次，口服，或代文，80mg，每日2次，口服。2～4周后如蛋白尿无明显减少且无不良反应时可以将剂量加倍。单用ACEI或ARB有效的患者，尿蛋白量可较前减少30%～40%，在上述剂量范围内也较少出现临床不良反应。至于ACEI联合ARB是否较单用更有效，近期有报告认为能更好地降低尿蛋白，其作用独立于降压作用之外，结合使用并不改变内生肌酐清除率（Ccr）、血压、血电解质、尿素氮。

（5）抗凝/溶栓药：常用低分子肝素皮下注射，如海普宁、博璞青、法安明、速避凝，60～100 IU/（kg·d），每日1次，皮下注射。中药可用丹参针、川芎嗪针剂静滴。

（6）对于难治病例，作者认为其中医的病因病机：①脾肾两虚是本病的主要内在条件，难治性肾病的病程缠绵难愈，病本是虚。②风寒湿邪乘虚侵袭是主要外在诱因，水肿与风、湿等外邪乘虚侵袭有关。因此，本病正虚明显，邪气反复内逆导致虚实夹杂，病情反复。③水湿、湿热、瘀血是主要的病理产物，三者之中有部分是相兼为患的，导致缠绵反复，难治不愈。④阴阳两虚是病变后期表现，肾病患者大量长期应用激素和细胞毒药物可耗伤阴精，损害脾肾之气，出现不良反应。由于阴损及阳，或阳损及阴，或气阴两虚的发展，病变后期往往转化为阴阳两虚。

针对激素和细胞毒药物使用的不同阶段，中药使用的特点如下：①和胃健脾法能减少激素、免疫抑制剂对胃肠道的刺激。临床观察，一般激素易伤阴分，免疫抑制剂易伤气分。激素、免疫抑制剂的使用对胃肠道刺激很大，常常是导致不能如期完成治疗疗程的主要原因，因此中西药配合的关键之一是应用和胃健脾法减少激素、免疫抑制剂对胃肠道的刺激，常用方：太子参 15g，茯苓 15g，炒白术 10g，甘草 5g，砂仁 6g，木香 6g，陈皮 10g，半夏 10g，佛手 10g。若纳差加谷麦芽、焦山楂；恶心呕吐加竹茹、苏叶、川黄连；若肝功能异常加郁金、鸡骨草、垂盆草或成药联苯双酯。②益气填精药可以防止免疫抑制剂对骨髓所造成的抑制作用及对机体正常免疫功能的过分抑制：我们临床在使用免疫抑制剂同时，一般在使用当天及后 2 ～ 3 天，用健脾和胃法减少对胃肠道刺激，然后用益气填精既可预防，又有治疗免疫抑制剂对骨髓抑制、机体免疫功能下降、脱发等不良反应。一般补气药常重用生黄芪 30 ～ 50g，填精药常用血肉有情之品，加紫河车、龟板、鳖甲、阿胶，对于粒细胞减少者可辨病加用茜草、虎杖等。③清热解毒、清利湿热、疏滞泄浊法减少皮质激素所引起的医源性库欣综合征。激素类似中药的“纯阳”之品，长期大剂量应用激素，必然导致人体的升降出入功能紊乱，初伤阴分，久延气分、血分，变气血精微为湿浊痰瘀热毒，阻于脏腑脉络肌腠。因此常用经验方：藿香 10g，滑石 20g，连翘 15g，苍术 6g，生薏苡仁 20g，香附 10g，郁金 10g，合欢皮 15g，桃仁 10g，红花 10g，川芎 10g，神曲 6g，荔枝草 15g，车前草 20g，白花蛇舌草 30g。④益气养阴和络渗湿法巩固皮质激素的疗效。肾脏病患者使用激素治疗，往往多见于肾病综合征，因而在使用激素后，或脾肾气虚、阳虚证水肿消退后，或肝肾阴虚久用滋阴药后，最常出现的虚证是气阴两虚证，同时又易兼夹水湿、湿热、瘀血症。我们常用的治疗大法是益气养阴和络渗湿，其中益气养阴为主，和络渗湿兼使。用药益气不宜太温，宜甘平；补阴不宜滋腻，宜甘微寒；除湿不宜用燥，宜甘淡、甘凉；清热解毒不宜苦寒，宜甘寒。⑤激素使用中晚期可配合具有肾上腺皮质激素样作用的中药。长期大剂量激素的使用，机体内源性皮质激素分泌受到抑制，在激素的撤减过程中或撤除后，可造成皮质激素不足的临床表现，目前中医常使用温补肾阳法以补充其不足，并且在停用激素后，温补肾阳法应继续服用 2 ～ 3 个月以巩固疗效，预防病情反复。但中药药理研究表明，具有肾上腺皮质激素样作用的中药较多，不仅局限于补肾阳类中药，为临床的使用扩大了选药范围。但中药虽有类肾上腺皮质激素样作用，但药效没有激素强，临证之时应按中医的辨证精神进行用药，对激素撤减而又有湿热表现者，可选用白花蛇舌草、穿心莲、秦皮等清热之品，肾虚不足者，可选用鹿茸、紫河车、冬虫夏草等补肾填精药，脾虚气弱者，可重用炙甘草、生黄芪、人参、党参等补气健脾药；使中药的药效得到充分发挥，从而提高临床效果。⑥辨证分标本，急则治标、缓则治本。对于中医药配合激素的治疗，仍应以辨证为主，分辨标本，忌固执于一法一方一药，也不宜笼统地将开始使用激素时定为阴虚。撤减激素时定为阳虚，临证关键是整体观念，权衡标本缓急，按“缓则治本”“急则治标”，或标本兼顾的原则，灵活地以一法为主，或多法合用，或交替使用。

（7）对于激素无效的病人，则可单独使用中药辨证治疗。脾肾气虚型治以补脾益肾，利水化湿，方选参苓白术散合右归丸；脾肾阳虚治以温补脾肾，利水消肿，方选真武汤合五皮饮加减；肝肾阴虚型治以滋补肝肾，清热利水，方选六味地黄丸合猪苓汤加减；阴虚火旺型治以滋阴降火，方选二至丸合大补阴丸加减；阴阳两虚型治以阴阳双补，固涩敛精，方选济生肾气丸合地黄饮子加减。同时结合尿检及肾脏病理特点选择用药。

对于临床表现为大量蛋白尿，同时有血尿、肾功能进行性减退者，参照下型治疗。

（五）血管炎型

临床表现为急进性肾炎。病理特点为新月体形成，伴肾小球毛细血管袢坏死和/或间质血管炎病变。此类病患如不迅速加以控制，将进行性发展为肾功能衰竭。在治疗上按照肾脏血管炎处理。本类病例一般不应用强化血浆置换或免疫吸附治疗。疗效在很大程度上取决于治疗是否及时，及时治疗可望缓解或改善那些新月体仍处于细胞新月体阶段的重度 IgA 肾病的病情，但往往仍会遗留慢性病变。可以采用以下三种西医方案，中药则在甲基强的松龙冲击或静滴时以调和脾胃为主，以减轻其严重的胃肠道反应，保证患者能顺应治疗。在冲击后，激素、环磷酰胺或霉酚酸酯等口服阶段，中药以辨证论治为主，着重防止激素和细胞毒药物的不良反应，予以清热解毒、凉血散瘀；在病情平稳阶段或新月体由细胞性转为纤维性时，着重补益肾元、化瘀通络。

1. 方案一 甲基强的松龙冲击，继以环磷酰胺（CTX），配合常规剂量激素。甲基强的松龙 0.5～1.0g/d，或 7～15mg/kg，静滴 3 天。继以 CTX 冲击，即 CTX 每个月 0.5～1.0g/m^2，连续 2 次，隔一月后再用。保证血常规中白细胞在 3×10^9/L

以上。或者采用口服 CTX，每日 2 ～ 4mg/kg，连用 10 ～ 14 天，休息 1 ～ 2 周重复，累计总量 8 ～ 10g。也可用硫唑嘌呤代替 CTX，剂量 1 ～ 2 mg/（kg· d）。配合强的松 1mg/（kg· d）。

2. 方案二　甲基强的松龙冲击，继以霉酚酸酯（MMF），配合中小剂量激素。MMF 以 1.5 ～ 2.0g/d，6 ～ 12 个月后可将剂量减为 1.0g/d，维持半年后再减至 0.75 g/d，维持 6 ～ 12 个月，总疗程为 2 年。强的松 0.5mg/（kg· d）。

3. 方案三　甲基强的松龙冲击，继以激素、雷公藤多苷 [1.0 ～ 1.5mg/（kg·d）]、ACEI/ARB、潘生丁（75 mg，每天 3 次）、深海鱼油（3.0g/d）。

4. 作者主要采用甲基强的松龙、环磷酰胺双冲击，强的松口服，雷公藤多苷片、火把花根片、肾炎灵片，结合中药的五联疗法。近几年又有血浆置换，免疫抑制剂他克莫司、美诺华等使用，可参考血管炎诊治的最新指南，这里重点介绍中药针对激素和细胞毒药物冲击治疗引起的不良反应的治疗方法。

（1）胃肠道反应：使用免疫抑制剂最常见的不良反应为胃肠道不适，严重影响患者的饮食情况，使营养状态的改善不能达到预期目标，甚至使疗程难以为继。临床证见：恶心呕吐，纳差或吞酸，脘腹胀痛，口淡无味，舌淡苔薄脉细数。中医认为免疫抑制剂损伤中焦脾胃之气，胃失和降而上逆，胃虚不能纳谷，脾虚腐熟运化水谷不及，纳运失职。治疗以益气健脾，疏肝和胃为主，方以香砂六君子汤和黄连温胆汤，常用药如：木香、砂仁、陈皮、半夏、黄连、党参、白术、枳壳、茯苓、佛手、甘草等。若呕恶明显者，加竹茹、代赭石，若大便稀溏者，加苍术、生薏苡仁、炒扁豆、生黄芪。

（2）肝功能异常：IgA 肾病在激素和细胞毒药物治疗过程中见到胸脘痞满，食欲减退，恶心呕吐，腹胀，右胁疼痛或身有黄疸，舌淡红、苔黄腻，脉濡缓，或化验谷丙转氨酶升高，要考虑细胞毒药物引起的肝损害。中医认为湿浊内生，纳运失健，日久蕴而化热，困阻中焦，熏蒸肝胆，气机不畅。治疗以疏肝理气，清热利湿为主，方选柴胡疏肝散合茵陈五苓散，药用柴胡、枳壳、香附、川芎、茵陈、白术、茯苓、泽泻、甘草等。若呕吐明显者，加半夏、陈皮、竹茹；若谷丙转氨酶高者，加平地木、五味子、鸡骨草、田基黄。

（3）粒细胞减少：细胞毒药物常常造成骨髓抑制，影响白细胞的生成，使白细胞的数量明显下降，严重者可危及生命。中医认为免疫抑制剂损伤脾胃，纳运失职、气血化源不足，后天失养，不能补养先天，肾精失充而气血生化不足。临床证见：四肢倦怠乏力，少气懒言，易感冒，食欲不振，面色㿠白，心悸失眠，舌淡苔薄白，脉细弱。治疗以补气养血为主，方选十全大补汤，药用黄芪、党参、茯苓、白术、川芎、当归、白芍、熟地黄、首乌、砂仁等。若面色萎黄者，加阿胶、紫河车；若腰膝酸软者，加桑寄生、川续断、怀牛膝、枸杞子、淫羊藿。

（4）不育症：免疫抑制剂对生殖系统的损害，一般在停药后生殖功能可以恢复。中医认为免疫抑制剂使肾精受伐，加之脾胃受损，后天不能滋补先天，肾精亏虚，腰府失养，精窃失充，虚热内生，扰乱心神，肾之藏精主生殖功能失司。临床证见：腰膝酸软，眩晕耳鸣，少寐健忘，女子经闭经少，男子精子减少，舌偏红，苔少，脉细数。治疗以滋养肝肾，补益精血为主，方如左归丸，药用熟地黄、山药、山茱萸、菟丝子、枸杞子、牛膝、鹿角胶、龟板胶、当归、牡丹皮等。若潮热盗汗者，加黄柏、知母；若月经停止者，加土鳖虫、茺蔚子、桃仁、红花、益母草。

（六）小儿 IgA 肾病

1. 小儿 IgA 肾病的辨证特点

（1）肾虚为本，病常及脾：小儿先天薄弱，禀赋不足，其“五脏六腑，成而未全，全而未壮”，钱乙在《小儿药证直诀》中论治小儿五脏证治特点时认为小儿“肾本虚”，小儿肾虚为发病之本。因肾主水，有调节、输布水液和排泄尿液的功能，肾气不足则气化不利，开阖失司，水液潴留，泛溢肌肤而成水肿。而小儿时期的另一体质特点是“脾常不足”，一则因脾胃嫩弱，发育未全，功能未健，“形”与“气”与成人相差甚远；二则因小儿处于生长发育阶段，不仅需要维持机体正常的生理活动，且需保证生长发育所必需的营养精微，故常见脾虚。而“诸湿肿满，皆属于脾”，肾病及脾，运化失司，不能制水，水湿停聚而成肿。正常时脾肾相与联系，相互制约，肾气有赖于脾气输布精微之充养，脾气又赖肾气之温煦、推动。如脾肾虚弱，则水液输布、气化失职，水道不通，泛溢肌表而成水肿；统摄不固，精微随尿液外泄而见蛋白尿；气不摄血，血从下溢而见血尿。

（2）多因风邪袭肺而诱发：由于肺为娇脏，主气而清肃宣降，通调水通，下输膀胱。小儿肺常不足，藩篱空疏，而风为百病之长，故小儿易感风邪，而致肺失宣肃，气化失常。加之小儿脾肾多虚，肺脾肾三脏功能失调，遂致水液输布、运化、排泄功能失职，而发为肾炎、肾病综合征等病。小儿急性肾炎较成人多见，而由呼吸道链球菌感染导致的急性链球菌感染后肾炎约占 60% ～ 70%，上呼吸道感染也是慢性肾炎的常见诱发因素。

（3）湿热内蕴为常见病理因素：小儿为纯阳之体，易从火化，故肺脾肾三脏功能失调导致水液内停，湿邪易从热化，而多见湿热。湿热壅滞，水道不利，水溢肌肤而见水肿；湿热伤及下焦脉络，血从下溢而见尿血，颜色鲜红或如洗肉水样。

2. 小儿 IgA 肾病的中西医结合治疗　小儿 IgA 肾病表现为无症状性尿检异常型、肾病综合征型的中医药治疗方法与成人有许多类似性，可参见本节下面内容，但肉眼血尿型者有其自身特点，辨证时需了解。

（1）分期治疗：小儿 IgA 肾病初起急性发作多表现为肉眼血尿型。发作时患者上呼吸道感染诱发常见，特别是急、慢性扁桃体炎，故发病之初应注重去除诱发因素。风水相搏者宜疏风利水，湿毒内归肺脾宜清热解毒，利水消肿，湿热蕴结咽部宜清热利咽。恢复期或缓解期注意补肾健脾，特别是补气健脾，维护后天之本，对湿热余邪未尽者仍需结合清利湿热。小儿 IgA 肾病尽管预后较成人为好，但恢复期及缓解期的维持性中医药治疗仍不容忽视。

（2）应用激素后的分阶段治疗：对小儿 IgA 肾病表现为肾病综合征型者应用糖皮质激素后的中医药治疗应分为不同阶段，以中西药联合增效及减轻不良反应为目的。

①开始应用时，患者多表现风水相搏，或气虚水泛，可以防己黄芪汤或越婢五皮饮加减。

②大剂量激素长时间服用时，患者多表现为阴虚火旺或伴湿热内蕴，治疗常以知柏地黄汤加减。

③激素减至维持剂量时，以健脾益肾为主，并可适量加入温补肾阳的药物，如仙茅、淫羊藿、巴戟天等，以避免长期使用皮质激素引起的肾上腺皮质功能低下。

小儿 IgA 肾病表现为肾病综合征型者对激素多数敏感，但易于复发，治疗中一方面去除引起复发的病因，另一方面在激素减至每次复发时用量阶段，应适当将此剂量延长一段时间，并加用小剂量中药火把花根片，每次 3 片，每日 3 次，帮助撤减，防止复发。

（3）根据不同病理类型选择治疗方法：小儿 IgA 肾病慢性肾炎、肾病综合征的病理类型与成人不同，在治疗中可根据不同的病理形态学变化选择治疗方法。如微小病变型肾病及表现为大量蛋白尿的系膜增殖性肾小球肾炎，可选择中西医结合的治疗方法，分激素使用的三个阶段配合中药以增效及减轻不良反应。在使用细胞毒药物时则结合中医药和胃降逆及清利保肝、养血益气以纠正细胞毒药物的胃肠道反应、肝损害及白细胞减少等不良反应。

三、中西医结合治疗 IgA 肾病体会

（一）按 IgA 肾病病理学变化分级进行治疗

一般 IgA 肾病病理变化在Ⅲ级以下（包括Ⅲ级），肾小球病理变化轻，无明显硬化，无明显间质、小管损害者以中医中药治疗为主。如果治疗 3～6 个月，效果不好者，再加上强的松治疗，开始剂量 1mg/（kg·d），8 周后改为隔日 1mg/kg，之后逐渐减量；如果还无效者，我们体会可以加用雷公藤多苷 2～3 片，每日 3 次；还可以酌情选用免疫抑制剂（环磷酰胺、环孢素 A、霉本分酸酯等）。对肾脏病理尽管在三级以下，但肾小球硬化比例超过 1/3，或小管间质损害明显者，可考虑一开始就采用以上中西结合疗法。对于病理变化在Ⅳ级者，如果患者没有用过西医西药治疗，肾功能正常者，我们还是主张用足以上西医西药的剂量，如果不良反应不明显者，可将以上西医西药疗程延长至 3～6 个月，在这个阶段中医中药主要是减轻西药的不良反应，保证疗程的完成。如果疗程完成仍无效者，或者不良反应明显不能完成疗程者，应转为以中医中药辨证论治为主，重点应保护肾功能。对肾脏病理在Ⅴ级者，治疗以中医中药为主，重点应放在延缓肾功能衰竭的病程进展。注意有部分患者病理变化轻，而临床却大量蛋白尿，或者血尿，不易消失，可以采取以上中西医结合疗法，将疗程适当延长，往往预后较好。有部分患者临床无明显表现，蛋白尿、血尿也不多，但病理损害严重，应以病理变化为主，重视治疗、控制病程进展。

（二）按照 IgA 肾病的发病学、病理学，并结合现代药理学选择中医治疗

根据我们的经验，临床有几方面的选择应用。

1. 根据 IgA 肾病免疫发病机制，选择调节免疫中药　如针对影响白介素产生。可选择黄芪多糖、杞子多糖、苦参、大黄、雷公藤、淫羊藿等药；诱生干扰素，可选择冬虫夏草、黄芪、茯苓、蝉蜕、猪苓等；增强单核－巨噬细胞系统功能，可选人参、灵芝、鸡血藤、菟丝子、石韦、黄芩等；影响细胞免疫功能，可选黄芪、丹皮、虎杖、女贞子等。

2. 根据 IgA 肾病感染发病，免疫复合物沉积，细胞因子增多选用清利病　如清热利水药，石韦、凤尾草、金钱草、荔枝草、白茅根、车前草、猫爪草等；清热祛

风利湿药，青风藤、威灵仙、徐长卿、虎杖等；清热解毒药，土茯苓、红藤、鱼腥草、山慈菇、龙葵、半枝莲、半边莲、白花蛇舌草、漏芦等。

3. 根据 IgA 肾病病理变化选择用药　如肾小球内细胞数增多、体积增大、基质增生、细胞新月体表现者，与湿热蕴结、瘀阻肾络有关，治拟清热利湿、凉血通络益肾，常用如车前草、黄柏、凤尾草、荔枝草、白花蛇舌草、丹皮、赤芍、泽兰、益母草、山慈菇、虎杖、蜀羊泉、青风藤、雷公藤。如肾小球毛细血管袢病变，小球硬化或纤维化、小管萎缩、间质纤维化、血管内膜增厚、管腔狭窄等，都属于中医痰瘀内阻、肾元不足，治拟化痰行瘀、益肾软坚，常用桃仁、红花、赤芍、川芎、泽兰、益母草、海藻、昆布、生牡蛎、半夏、陈皮、生山楂、路路通、冬虫夏草、紫河车、菟丝子、山茱萸、制大黄。

4. 临床无症状蛋白尿的用药　可结合临床、检查及病理选用固涩药，如芡实、金樱子、覆盆子、乌梅、莲子等，并根据证的不同，选择补气益肾固涩法，益气养阴固涩法，温肾活血固涩法，通涩兼顾法等。

（三）中西医互补阻断特殊类型病理进展的个体化治疗

IgA 肾病病理变化非常复杂，临床表现多种多样，预后相差悬殊，我们的临床治疗体会对于特殊的病理类型，以及特殊的临床表现患者，必需采中西医互补的个体化治疗。对重者患者我们常采用中西药结合的五联疗法，甲基强的松龙、强的松、环磷酰胺、雷公藤多苷片 / 火把花根片 / 肾炎灵片、辨证论治中药方，如高凝状态明显者，加用抗凝、抗血小板制剂，如血压高者，加用 ACEI 或 ARB 制剂。一般在需要西医西药冲击治疗，或需要完成治疗疗程阶段，以西药为主，中药重点以辨证论治方减轻不良反应，保证完成疗程。如西药治疗效果不好，或者激素依赖者，可在中医中药上下功夫，如加大雷公藤制剂的用量，或在辨证方上调整用药。中西医治疗在半年以上效果确实不好者，病理上也提示预后不良者，应以中医中药治疗为主，重点保护肾功能，延缓病程进展。

[IgA 肾病现代中医治疗，江苏科技出版社，2006: 128-199]

第十八节　2019 年提出用《内经》反佐疗法治疗疑难肾脏病

我于 1978 年进入肾脏病科工作，在跟随邹云翔教授查房或门诊时常会看到他应用反佐法，例如在大量应用养阴药时加入少许肉桂，或在大量应用温阳药时加入少许黄连。1984 年，我成为他的博士以后每周跟他抄方，期间请教这种配伍经验，邹云翔教授就写了他的一张常用方——治疗口腔溃疡的导阳归肾汤，其在大量养阴清火药中加入肉桂，起到导阳归肾的反佐作用。后来，我在临床上用这张处方治愈了许多因使用激素、环孢素而出现的口腔溃疡、牙龈炎，逐渐发展至用《普济方》所载用附子捣贴涌泉穴的方法治疗肾性高血压，将反佐疗法扩大到数法兼施或内外兼用。对于晚期尿毒症肾劳、关格，可以在内服左金丸合济生肾气丸时加用大黄附子汤，用以苦辛通降，和胃止呕，泻火补水，扶正祛邪，再加外用大黄、附子研粉醋制贴双侧肾俞、涌泉等穴位，大黄附子汤保留灌肠，如此数法、数药、多途径巧用反佐疗法治疗肾脏病重症，在临床上起到明显效果。

《内经》反佐疗法在内科疑难杂病中的应用探讨

[摘要]　总结了邹氏肾科医术三代专家对《内经》“反佐疗法”的认识，认为反治法、寒热反佐、配伍反佐、服药反佐、外治反佐、炮制反佐皆属于反佐疗法。并结合验案介绍了在实际临证过程中反佐疗法的应用原则和体会。

[关键词]　内经　反佐疗法　内科疑难杂病　邹氏肾科医术

“反治”与“反佐”首见于《素问·至真要大论》，经过历代医家之运用和发展，其含义和临床使用范围有了很大的发展，但在历代医家的著述、相关辞书和教科书中，其概念和论述常常混淆模糊，不尽完善。本文总结了邹氏肾科医术三代专家（邹云翔教授、邹燕勤教授和王钢教授）对《内经》中反佐疗法的认识，并介绍了邹氏肾科医术专家在治疗内科疑难杂病中的运用体会。

（一）反佐疗法

反佐疗法包括反治法、寒热反佐、配伍反佐、服药反佐、外治反佐、炮制反佐等。

1. 反治与反佐　提到反佐，不同的学者有不同的见解，历代多数医家如张仲景、李时珍以及现代《中医大辞典》和五版全国教材《方剂学》等均遵从了《内经》反佐的本义，将反佐的定义为病重邪甚可能拒药时，配用与君药性味相反而又能在治疗中起到辅助作用的药物。关于反治，《素问·至真要大论》曰："帝曰：反治何谓？岐伯曰：热因寒用，寒因热用，塞因塞用，通因通用。"对于逆治与从治，《素问·至真要大论》也有精辟的阐述："寒者热之，热者寒之，微者逆之，甚者从之……何谓逆从？逆者正治，从者反治，从少从多，观其事也。"反治法通因通用的代表方为《伤寒论》中的小承气汤，所谓"下利谵语者，有燥屎也，宜小承气汤"。

自《内经》提出反治与反佐后，历代医家中以明代张景岳和李时珍为代表，认为反治与反佐等同。《景岳全书》中有专篇论述反佐，将反佐划定范围："然则何者宜反也？何者不宜反？盖正治不效者，宜反也；病能格药者，宜反也；火极似水者，宜反也；寒极反热者，宜反也。真以应真，假以应假，正反之道，妙用有如此也。"李时珍在《本草纲目》中提到："从者反治，反佐，即从治也。谓热在下而上有寒，寒邪格拒则寒药中入热药为佐，下膈之后，热气既散，寒性随发也，寒在下而上有浮火格拒，则热药中入寒药为佐，下膈之后，寒气既消。"以上两位医家对反治与反佐的等同原理进行了明确的阐述。但近代不断有学者提出不同观点，认为反佐作为一种配伍法度在组方中起作用，而反治法是总的治疗原则，是两个不同的概念。反佐如从治法来看，的确包含相反的意义，因而将它列为反治之一，似乎无可非议，但反治是治法之反，而反佐则是配伍之反，两者并无共同之处。

邹氏肾科医术专家认为：反治与反佐是两个不同的概念。反治是治法之反，反佐则是配伍、服法之反。但反治与反佐二者有着密切的关系，反治是理论原则，反佐是反治在方剂配伍运用上的一种体现，如真寒假热证用热因热用反佐法治疗，方选白通加猪胆汁以反佐姜附之热，说明反佐配伍属反佐疗法内容之一，更证明反治和反佐同属反佐疗法内容，所以将反治与反佐归类于反佐疗法中比较合理。

2. 寒热反佐与配伍反佐　寒热反佐最早见于《素问·至真要大论》："奇之不去则偶之，是谓重方，偶之不去，则反佐以取之，所谓寒热温凉，反从其病也。"王冰注曰："甚大寒热，则必能与违性者争雄，能与异气者相格，声不同不相应，气不同不相合，如是则惮而不敢攻之，攻之则病与药气抗行，而自为寒热以关闭固守；是以圣人反其佐以同其气，令声气相合，复令寒热参合，使其终异始同，燥润而败，坚刚必折，柔脆自消尔。”提示“声气相合，寒热参合”为寒热反佐之真正内涵，如真热假寒证中佐以热药，真寒假热证中佐以寒药，以诱病受药，使药尽其效。关于寒热反佐的应用原则：①反佐药应与君药的性味或功用相反，不直接对主证或兼证起治疗作用，但与君药的治疗作用和目的相一致；②反佐药味数应少于君药；③反佐药的用量应少于君药。寒热反佐代表方为治疗少阴重证寒热格拒的白通加猪胆汁汤、通脉四逆加猪胆汁汤。

配伍反佐是指使用与主药性味不同、作用相反的药辅佐主药的一种配伍方法和治疗方法，起源于清代何梦瑶对《内经》寒热反佐精神的理解，打破寒热格拒的限制，指出在没有寒热格拒的情况，亦可用配伍反佐，其在《医碥》中曰：“也有纯寒而于热剂中少加寒品，纯热而于寒剂中少加热药者，此则名为反佐。”清代医家石寿棠则进一步打破寒热反佐的限制，具体将反佐推广到升与降、开与合的领域，其在《医原·用药大要记》中曰：“用药治病，开必少佐以合，合必少佐以开；升必少佐以降，降必少佐以升，或正佐以成辅助之功，或反佐以作向导之用，阴阳相须之道，有如此者。”在临床配伍中，反佐疗法目前运用较为广泛，涉及升与降的代表方有黄龙汤，开与合的代表方有小青龙汤，寒与热的代表方有左金丸，润与燥的代表方有麦门冬汤，补与泻的代表方有十枣汤，散与敛的代表方有川芎茶调散，通与涩的代表方有萆薢分清饮等。

病重邪甚出现寒热格拒时使用反佐，可称为正治不效，病能拒药时的寒热反佐，即《内经》所言的狭义反佐。目前临床此类反治病案已很少见。随着清代医家何梦瑶、石寿棠突破了寒热反佐的限制，随着临床学科疑难杂症不断地增多，使用相反相成配伍者越来越多，邹氏肾科医术专家们深感寒热反佐和配伍反佐对提高临床中医药治疗疑难杂症效果起到了重要作用。因此笔者认为有必要将传统的寒热反佐和发展的配伍反佐共同列入反佐疗法之中。关于配伍反佐的运用原则笔者提出以下几点：①一般在兼症较多，药味复杂或君药有大毒时应用；②君药与佐药性味相异或相反，反佐药用于消除或减弱君臣药的毒性或制约君臣药的峻烈之性；③虽然反佐药性味与君药相反，治疗中却起到相成作用；④反佐药药味宜少，药量宜小。以上原则可以清楚地区别于比较多见的寒热并用、补泻兼施等相反的配伍治法。寒热并用、补泻兼施等治法虽配伍之药性相反，却是针对疾病病机的寒热交织、虚实夹杂而设，根据正与邪、寒与热双方的偏重，起相成之效。相反配伍之药可以共处于君臣之位，也可以属于佐药之列，即使属于佐药，其作用仍是直接治疗主证或兼证，因此与药物反佐之意大相径庭。

3. 服药反佐　服药反佐是指治热病用寒药，而用温服的方法；治寒病用热药，而用凉服的方法；实际上讲的是服药反佐，即服药反佐法，主要是避免药物格拒现象的出现。《素问·五常政大论》曰："治热以寒，温而行之；治寒以热，凉而行之。"对此，徐灵胎释之甚详："寒甚格热，热不能前，则以热药冷服，下咽之后，冷性既消，热性便发，情且不违而致大益……大热在中，以寒攻治则不入，以热攻治则病增，及寒药热服，入腹之后，热情既消，寒性逐行，情且协和，而病且以减也。"《本草纲目》中解释更为清楚："凡用乌附，药并宜冷服者，热因寒用也。盖阴寒在下，虚阳上浮，治之以寒，则阴气益甚而病增，治之以热，则拒格而不纳，热药冷服，下咽之后，冷体既消，热性便发而气随愈，不违其情，而致大益，此反治之妙也。"

4. 外治反佐　外治反佐包括外治法的药性与同时内服的主药药性相佐；外治法治疗的部位与发病的部位相佐；外治法中配伍的药物互为反佐。《普济方》中用大蒜、附子等捣碎贴涌泉穴治疗鼻衄和鼻渊等病，是上病取下部位的反佐之法；王孟英治陈秋槎血证神昏躁乱案，内服养阴凉血止血之剂，外用生附子捣贴涌泉穴反佐之，引纳浮阳，是内服药与外治药的反佐；又治陈溲、二便不通，用田螺、车前草、大蒜捣贴脐下，田螺潜阳软坚，车前草清凉导水，大蒜辛温反佐，这是外治配伍反佐。此皆从《普济方》化裁而来，是反佐变通之妙用，创立了内服和外治结合的反佐疗法。

5. 炮制反佐　中药炮制反佐理论与反治、反佐一样，有反制法和反佐制法等争论。反制炮制法是指使用药性相对立的药物或辅料来制约中药的偏性或改变药性的炮制方法，如栀子苦寒之性甚强，用辛温的姜汁能降低苦寒之性，即以热制寒。如清代徐洄溪在《医学源流论》中说："凡药物气厚力大者，无有不偏，偏则有利必有其害，欲取其利而去其害，则用法以制之，则药性之偏者醇矣。其制之义，又各有不同，或以相反为制，或以相资为制，或以相恶为制，或以相畏为制，或以相喜为制。"

反佐炮制是指将性味相反而又有协同作用的药物与主药一同炮制后取主药入药，其目的是去药存性，即制约主药的偏性又增加其功效。《辞海》在反佐条下著曰："方中协助主药治疗兼证或制约减缓主药之偏弊者称为佐药，与主药性味作用相反称反佐，或以性味、作用相反的药物与主药一起炮制，如将辛热的吴茱萸与苦寒的黄连同炒后，再制成香连丸"。此炮制法是反佐法在中药炮制中的运用，即为反佐炮制。邹氏肾科医术专家认为，只要是用药性相反的药物或辅料来炮制中药，都可以归属于炮制反佐范畴。

（二）反佐疗法临证运用原则

反佐疗法临证可单用一法，亦可数法兼施或内外多途径合用。当今临床疾病谱、疾病证候与古代相比发生了巨大的变化，单纯的真寒假热、真热假寒、寒热格拒已经非常少见，而多脏器损伤、寒热虚实交织、病情错综复杂、难治久治无效的病症日益增多，对于这种情况，单用反佐一法治病往往是不够的。反佐疗法中有一类是外治反佐，邹氏肾科医术专家在临床上治疗高血压、失眠等病时，也曾运用内服外用相结合的反佐疗法（内服息风潜阳和苦泻心火等剂，外用生附子或葱、蒜等贴敷涌泉），疗效甚好。对于晚期尿毒症出现肾劳、关格证时内服左金丸加济生肾气丸加大黄附子汤加减以苦辛通降、和胃止呕、泻火补水、扶正祛邪，数法数药合理反佐，外用大黄、附子醋制贴双侧肾俞、涌泉等穴位，并用大黄附子汤为主保留灌肠，多途径内外结合的反佐疗法可起到明显效果。

反佐疗法临证运用应突出辨证精准、治病求本、合理配伍的原则。邹氏肾科医术专家认为反佐疗法具有非常深层的作用原理和独特的学术内涵，有别于现代一般意义上的复方配伍概念，反佐疗法具有很强的经验性，一直是中医临床组方中最具有技巧性的内容之一。必须依靠辨证的硬功夫，既知常，又达变，反佐疗法才能运用自如，就是说要能在寒热格拒之证，偶之不去之时精准使用反佐疗法以取之。同时反佐配伍理论不仅有其深刻的自然哲学基础和对立统一的唯物辩证法思想，也是方剂学组方理论中的重要学术内容，深入研究反佐疗法、反佐配伍理论，有助于揭示方剂组方规律，发掘历代古方中的配伍技巧，指导临床创制新方，提高疗效。

（三）验案举例

1. 肾劳、关格案　李某某，男，45 岁，于 2016 年 3 月 28 日初诊。患者因患慢性肾炎、慢性肾功能不全 5 年余，血肌酐比较稳定，波动在 180 ～ 260μmol/L。2016 年 3 月初因感冒发热血肌酐升至 640μmol/L，迅速到安徽某三甲医院住院，西药对症治疗半月余，血肌酐不降反上升至 780μmol/L，血尿素 32.8mmol/L，血色素 78g/L，尿蛋白（+++），医院要求血透，患者因惧怕透析遂来本院门诊，诊断为晚期尿毒症。刻诊：头晕，面部萎黄，恶心呕吐，不思饮食，腰酸，怕冷，下肢浮肿，大便干结，小便不利，舌淡有齿印，苔根黄腻，脉细小弦。中医诊断为肾劳、关格，辨证为肾元衰竭、浊毒上逆，治拟和胃降逆、益肾泄浊，方选左金丸合济生肾气丸、大黄附子汤加减。处方：黄连 5g，吴茱萸 1g，姜半夏 10g，陈皮 10g，竹茹 10g，苍术 15g，焦山楂 15g，焦神曲 15g，桑寄生 20g，怀牛膝 15g，肉桂 5g，制附片 12g（先煎），生地黄 15g，山茱萸 15g，山药 15g，泽兰 15g，牡丹皮 12g，茯苓皮 40g，车前子 60g（包煎），制大黄 15g。日服 1 剂，连服 15 剂。

2016 年 4 月 12 日二诊：经服以上苦辛通降、和胃益肾、泄浊利水之剂 15 帖，患者恶心、呕吐症状消失，胃纳好转，小便增多，大便稍软但仍不通畅，苔根黄腻渐化，脉同前。复查血肌酐 765μmol/L，血尿素 29.8mmol/L。胃气得复，宗上法化裁。上方去竹茹，黄连改为 3g，制附片改为 15g，制大黄改为 25g，加枳实 15g，槟榔 15g，大腹皮 15g，土茯苓 30g。日服 1 剂，连服 30 剂。

另：加用中药保留灌肠方（大黄 30g，附子 15g，煅牡蛎 40g，蒲公英 50g）浓煎 150mL，每日在家保留灌肠 1 次。

2017 年 5 月 12 日三诊：经上方加重温补肾阳、导滞泄浊排毒之品，患者大便转为通畅增加到每日 3 次，小便量增多，浮肿消退，但仍感体乏无力，动则气喘，舌淡白脉细小弦，血肌酐较前明显下降为 682μmol/L，血尿素氮 25.2mmol/L，血红蛋白 79g/L，尿蛋白（++），治宗上法增入补气填精之品。

处方：黄连 3g，太子参 15g，苍术 15g，白术 15g，桑寄生 20g，怀牛膝 15g，肉桂 5g，制附片 15g（先煎），生地黄 15g，山茱萸 15g，山药 15g，泽兰 15g，牡丹皮 12g，茯苓皮 40g，车前子 60g（包煎），制大黄 25g，枳实 15g，槟榔 15g，大腹皮 15g，土茯苓 30g，当归 10g，紫河车 5g。日服 1 剂，连服 30 剂。

中药保留灌肠改为隔日 1 剂。另加肾衰穴位贴（大黄粉、附子粉等份用醋调制）贴敷双侧肾俞、关元、双侧涌泉穴，隔日 1 次。

2017 年 6 月 15 日四诊：患者转从补气填精、益肾泄浊剂治疗后，诸症明显改善，特别是乏力之症好转，血红蛋白升至 85g/L，血肌酐降为 620μmol/L，血尿素氮 22.6mmol/L。效不更方，续在上方基础上辨证加减，随访半年，血肌酐最低降至 460μmol/L，波动在 460 ～ 580μmol/L。学术思想

【按语】本案系晚期尿毒症，属于中医的肾劳、关格范畴，病机为肾元衰竭、浊毒内蕴、胃气上逆，治拟和胃降逆，益肾泄浊。此患者何以能转危为安，分析如下。

第一，重视调理脾胃之气。吾师邹云翔教授常说：百病以胃气为本。因为脾胃为后天之本，生化之源，脾胃之强弱，关系肾脏功能之盛衰。正所谓有胃气则生，

无胃气则死，得谷者昌。本案患者初诊时由于浊毒中阻、胃气上逆出现关格之象，抓住保胃气的重点，用《丹溪心法》左金丸合二陈汤加焦山楂、神曲、苍术和胃降逆，健脾化湿助运，使胃中浊气下降、脾胃清气上升，运化之功稍复，补肾排毒之药也得以从胃吸收而起作用。

第二，治病必求于本。本者，致病之由也。张景岳云："凡治病者，在必求于本，或本于阴，或本于阳，求得其本，然后可以施治""未有不明阴阳而能知疾病者"。虞抟《医学正传》亦云："肾元盛则寿延，肾元衰则寿夭"。本例为肾劳重症，肾之元阴、元阳两衰是病之本，在整个治疗过程中自始至终抓住补益肾元之本，《金匮要略·血痹虚劳病脉证并治》曰："虚劳腰痛，少腹拘急，小便不利者，八味肾气丸主之"。由于患者水肿明显，取《张氏医通》之意将桂枝改肉桂，加车前子、怀牛膝名为济生肾气丸。全方十味药相合，温补肾阳，化气利水，实为补下治下之良方也。张景岳有云："善补阳者，必于阴中求阳，则阳得阴助而生化无穷；善补阴者，必于阳中求阴，则阴得阳生而源泉不竭。"本方生地黄补肾滋阴，滋养阴血于下；山茱萸补肝肾之精；山药健脾益气；泽兰易泽泻加强活血利水的作用，并防生地滋腻；牡丹皮主清肝火，制山茱萸之温；茯苓用茯苓皮加车前子增强淡渗化湿利小便之功效，并助山药之健运。盖阴阳本互根互用，无阳则阴无以化，无阴则阳无以生，故在大量滋阴药中反佐少许辛温之肉桂、附子，借桂、附之辛温补肾阳以生气，即所谓"少火生气"，蒸发津液于上，补阴助阳，生气化水以通利小便。本例患者在肾劳病症初步稳定阶段，仍表现乏力，动则气喘，严重贫血，根据邹云翔教授治肾劳经验加入了太子参、当归、紫河车三味药，补气养血填精，此乃《内经》所云"形不足者，温之以气；精不足者，补之以味"，药后气血精亏证候明显好转。

第三，巧妙运用反佐配伍提高临床疗效。在本案的方药配伍中体现了多种反佐配伍法。①在一诊中所用的寒热反佐配伍法代表方左金丸，重用苦寒之黄连，反佐吴茱萸，连萸之比5∶1（丹溪原方6∶1），借其辛热之性制黄连之寒，散肝气之郁，使清中有散，寒中有温，热清邪解而不致过寒，合二陈汤使关格所致呕吐之症消失；②济生肾气丸，其中的六味地黄丸为补泻反佐配伍的代表方，加肉桂、附子为肾气丸，又是润燥反佐、阴阳反佐的代表方；③左金丸与济生肾气丸合用又是泻火补水反佐的代表方，正如《难经》所谓："泻南方火，补北方水，南方火，火者，木之子也，北方水，水者，木之母也，水胜火，子能令母实，母能令子虚，故泻火补水，欲令金不得平木也"。合理使用这一反佐使得该患者关格消失，肾气复生；

④济生肾气丸加大黄附子汤、内服补虚中药加中药灌肠加中药外敷，此乃补虚祛邪反佐、内外兼治反佐法之代表方。因此充分证明本案以上多种反佐方、反佐药、多途径反佐配伍是将此肾劳、关格重症力挽狂澜的关键。

2. 口糜、狐惑、水肿案　陆某，女，45岁，2018年11月23日初诊：2018年10月出现全身水肿，大量蛋白尿（++++），24h尿蛋白定量13.6g，血白蛋白23g/L，随即住某肾病专科医院，肾穿诊断为膜性肾病Ⅲ期。用中西医结合治疗，西药强的松每晨1次，每次9粒，45mg；环孢素每日2次，每次75mg；中成药火把花根片，每次4片，每日3次；益肾化气、活血利水中药复方水煎，每日1剂。住院1月，24h尿蛋白定量下降为6.35g。出院30d门诊复诊：满月脸、水牛背，胸部痤疮，面部下肢水肿已退，舌颊牙龈肿痛，外阴白斑溃疡，心烦失寐，面部升火，大便偏干，小便灼热，舌质红苔根黄腻，脉细少力。尿常规（++），24h蛋白定量2.24g，肝肾功能正常。虚火炎于上，湿热注于下，气血痰浊郁于中。治拟兼顾，用邹氏导阳归肾汤合越鞠丸加减。处方：败龟板9g（先煎），生蒲黄9g（包煎），生地黄30g，川石斛9g，大麦冬9g，黑玄参9g，黄柏3g，肉桂粉0.6g（冲），黄连0.9g，六一散10g（包煎），炒山栀15g，川芎15g，香附12g，神曲30g，虎杖15g，鬼箭羽15g，白花蛇舌草30g，雷公藤15g（先煎），青风藤30g。日服1剂，连服30剂。

2018年12月24日二诊：诸症好转，牙龈肿痛、外阴溃疡愈合，原方再服30剂，尿常规转阴，24h尿蛋白定量下降为0.34g，正在逐渐撤减激素、环孢素剂量，巩固治疗中。

【按语】导阳归肾汤为吾师邹云翔教授创制的反佐疗法经验方，由败龟板9g（先煎），生蒲黄9g（包煎），川石斛9g，大麦冬9g，黑玄参9g，炒黄柏3g，肉桂粉0.6g（冲），黄连0.9g，生甘草3g组成。这是治疗虚阳上越所致口舌糜病、牙龈肿痛的有效方剂。借用于目前肾科临床，笔者用于服用激素、环孢素、骁悉后出现口舌糜病、牙龈肿痛的病人，非常有效。主要适应证为口舌糜烂碎痛，牙龈肿痛，口干而不欲饮，面部升火，而下肢怕冷，心烦少寐，脉细少力，凡属于心营肾阴不足，虚阳无制，浮越于上，表现为上实下虚者，皆为其适应范围。或用它法无效者亦可试用此方。方用生蒲黄、黄连泻心火，麦冬、生甘草助之，生地黄、败龟板、黑玄参、川石斛、川黄柏补肾真阴而生津，肉桂反佐藉咸寒滋肾之力，归入肾宅，而安肾阳，以引真阳归原，龙潜大海。本案患者因服用激素、环孢素出现免疫功能失调，产生牙龈肿痛、外阴白斑等虚火炎于上的证候，还引起了机体气机出入功能的紊乱，湿浊痰瘀阻于脏腑肌腠，表现满月脸、水牛背、痤疮、出汗升火、心烦不寐、小便灼热等症。根据吾师邹云翔教授经验用疏滞泄浊法治疗，通过疏其气血，泄其湿浊痰瘀，使失常之升降出入功能得以恢复，方选越鞠丸加减。因患者还有水肿、蛋白尿等表现，加入了虎杖、鬼箭羽、雷公藤、青风藤以祛风通络利水，降低尿蛋白。三法共施，治疗1个月后患者牙龈肿痛、外阴白斑消失，2个月后24h尿蛋白降为0.34g，尿常规阴性。正所谓“寒热温凉，反从其病”是也。

[南京中医药大学学报，2019，35（4）:361-36]

第十九节　学习、再学习经典《黄帝内经》，持续开创治肾新理论、新治法、新方药

我自1978年大学毕业后，便与《内经》结下深缘。每当临床碰到难题，或者有些创新思路出现时，我会带着问题、想法去重读《内经》。2019年，我结合了自己41年的中医肾病临床经验，再次温习《内经》，写下了“学习《内经》‘阴阳’‘病能’‘藏象’谈中医肾病的创新思路”“学习《内经》‘论治’理论谈中医肾病的临床创新思路”两篇文章，总结出以下一些心得：①结合《内经》“内外因发病学说”“肾气学说”，开创肾脏病发病的“内因肾气”新论；②结合《内经》“病能”理论，开创“药物伤肾”等肾病新病因及早期防治理论；③结合《内经》“治未病”理论，提出肾脏病未病先防、既病防变的系列慢病管理方案；④结合《内经》“虚损”“劳伤”理论，创立慢性肾衰竭中医“肾劳”病名，明确肾元衰竭是发病之本；⑤结合《内经》“治病必求于本”理论，创立保肾元治法，以及开发保肾元代表新药；⑥结合《内经》肾脾为先后天、相生相制等理论，总结从脾肾论治肾病经验及开发“健肾片”新药；⑦结合《内经》“五脏相通”“肝肾同源”学说，谈“治肾非独于肾”，从肝肾治肾病经验及开创疏滞泄浊法；⑧结合《内经》“肾风”理论，开创从风论治肾病的新思路、新方药；⑨结合《内经》“开鬼门”“上窍开下窍自通”理论，开创从肺论治肾病；⑩结合《内经》“其有邪者，渍形以为汗”，开创用汗法治疗肾病；⑪结合《内经》“足少阴之脉……循喉咙，挟舌本”理论，开创从咽论治IgA肾病；⑫结合《内经》“洁净府”“肺脾肾主水”理论，谈邹氏肾科团队治

疗肾病水肿的体会；⑬结合《内经》“去菀陈莝”理论，开创以将军之药大黄抢救尿毒症以及用活血化瘀法治疗慢性肾脏病的思路；⑭从《内经》“开鬼门，洁净府，去菀陈莝”多治法理论，谈开创多法、多途径联合并治慢性肾衰竭。再过10年静下心去重读《内经》，希望再迸发出更多治肾新思路、新治法、新药物的火花。

一、学习《内经》“阴阳”“病能”“藏象”理论谈中医肾病的临床创新思路

［摘要］ 本文介绍邹氏肾科医术创始人邹云翔教授、传承人国医大师邹燕勤教授、传承人二级教授博士生导师王钢主任学习《内经》有关肾的生理、病理、病机、治法等理论，古为今用，承经典之精髓，开创肾脏病发病的“内因肾气”论；提出“药物伤肾”等肾病新病因及早期防治理论；提出肾脏病未病先防、既病防变的系列慢病管理方案；创立慢性肾衰竭中医“肾劳”病名，明确肾元衰竭是发病之本；“治病求本”创立保肾元治法，开发“保肾元”新药；从脾肾论治肾病，开发“健肾片”新药从肝肾论治肾病，开创疏滞泄浊新法；开创从风论治肾病的新思路、新方药。

［关键词］ 肾病《内经》邹氏肾科医术　中医中药　创新思路

《内经》是中医四大经典之一，作为一名中医人，无论是在本科或研究生阶段，还是在临床或教学工作中都会用到，并且时刻尝试古为今用。但如何学习并领会《内经》的精华，从而指导我们中医学的发展，是我们应该思考的问题。下面就邹氏肾科医术非物质文化遗产团队（以下简称邹氏肾科医术团队）的传承发展问题，谈谈以《内经》“阴阳”“病能”“藏象”理论指导中医肾病临床的创新思路和体会。

（一）从《内经》“内外因发病学说”“肾气学说”，开创肾脏病发病的“内因肾气”新论

【原文】《素问·上古天真论》：“女子七岁，肾气盛，齿更发长……七七，任脉虚，太冲脉衰少，天癸竭，地道不通，故形坏而无子也。”“丈夫八岁，肾气实，发长齿更……七八，肝气衰，筋不能动，天癸竭，精少，肾脏衰，形体皆极。八八，则齿发去。肾者主水，受五脏六腑之精而藏之，故脏腑盛，乃能泻。今五脏皆衰，筋骨解堕，天癸尽矣。故发鬓白，身体重，行步不正，而无子耳。”

《素问·刺法论》：“正气存内，邪不可干。”

《灵枢·百病始生》："风雨寒热，不得虚，邪不能独伤人。卒然逢疾风暴雨而不病者，盖无虚，故邪不能独伤人，此必因虚邪之风，与其身形，两虚相得，乃客其形。"

【心得】邹氏肾科医术创始人邹云翔教授早在1955年出版的《中医肾病疗法》一书中就根据这两段《内经》内容正式提出："肾脏病产生的原因，特别是肾炎发病的原因虽有先天不足、后天失养、六淫侵袭、药物损害、七情所伤等，但发病的根本原因在于人体肾气的盛衰。"他常列举，临床上常有扁桃体炎、咽喉炎、猩红热、丹毒或皮肤化脓性疾病的患者并不是都会发生肾炎，有的原发病很重而不发肾炎，有的原发病很轻却发生肾炎，这是因为患者个体具有差异，即他们各自的"肾气"起着重要作用。肾气充足，即肾之精气阴阳充盛，肾之阴阳平衡，即使存在外感六淫或疮毒之邪入侵，以及按常规剂量使用肾毒药物，患者也不会发生肾病。

这种"内因肾气"充盛不发病的理论符合《素问·刺法论》中所述"正气存内，邪不可干"，也符合《灵枢·百病始生》中所说的"风雨寒热，不得虚，邪不能独伤人"，而如果是"内因肾气"不足之体，在外感六淫与疮毒等侵袭下，病邪乘虚而入导致肾病，其符合《素问·评热病论》所说"邪之所凑，其气必虚"的理论。

（二）根据《内经》"病能"理论，开创"药物伤肾"等肾病新病因及早期防治理论

【原文】《素问·阴阳应象大论》："邪风之至，疾如风雨，故善治者治皮毛，其次治肌肤，其次治筋脉，其次治六腑，其次治五脏，治五脏者，半死半生也。"

《素问·水热穴论》："勇而劳甚，则肾汗出；肾汗出逢于风，内不得入于脏腑，外不得越于皮肤，客于玄府，行于皮里，传为胕肿。本之于肾，名曰风水。"

【心得】邹云翔教授认为：肾脏疾患是内脏疾病之一，如病在皮毛、肌肤、筋脉、六腑，治疗相对容易；病邪一旦进入五脏，那是很难治疗的。所以早期发现、早期治疗肾脏病是非常重要的。各种肾劳病、水肿病的病因多样，但病本于肾。因此，邹氏肾科医术团队将肾脏病的常见病因归纳如下：

（1）淫邪所致肾病。感冒、发热、咽炎、肺炎、肠炎、皮肤疮毒等感染外邪因素是诱发或加重肾病的主要病因。

（2）饮食所致肾病。如长期高蛋白、高脂肪饮食而伤肾。

（3）劳累、惊吓所致肾病。如压力过大、劳累过度、生活不规律、精神紧张等

因素，正如《内经》所说“惊恐伤肾”。

（4）过敏所致肾病。如食物过敏、药物过敏、花粉和虫咬过敏等，都可以引发过敏，导致过敏性紫癜或紫癜性肾炎。

（5）药邪所致肾病。正如《素问·五常政大论》云：“大毒治病，十去其六；常毒治病，十去其七；小毒治病，十去其八；无毒治病，十去其九；谷肉果菜，食养尽之，无使过之，伤其正也。”

关于“药伤肾气”论，早在20世纪70年代初期，邹云翔教授在临床实践中提出，有些药物是会损伤肾气的，临床中经常遇到一些肾炎完全是由药物损伤肾气而造成的。有些患者本身肾气不足，加上药物损伤，而促进了肾炎的发生。因此，邹云翔教授最早提出“药物伤肾”的新观点，比国外西医领先了15年。因此，在临床中我们要掌握肾的生理、病理和药物的性能特点。邹云翔教授临证中维护肾气措施有：辨证配伍益肾之品，如川续断、桑寄生、杜仲、怀牛膝、山萸肉、淫羊藿、菟丝子、制首乌、枸杞子、地黄等；注意扶正补气健脾，常配伍玉屏风散、参苓白术丸；忌用伤害肾气及克伐肾气方药，若非用不可，时间宜短，剂量要小，注意配伍，如黄柏配肉桂、黄连配吴茱萸、雷公藤配黄芪、大黄配附子等。

（三）《内经》“治未病”理论，提出肾脏病未病先防，既病防变的系列慢病管理方案

【原文】《素问·四气调神大论》：“圣人不治已病治未病，不治已乱治未乱，此之谓也。夫病已成而后药之，乱已成而后治之，譬犹渴而穿井，斗而铸锥，不亦晚乎？”

《素问·阴阳应象大论》：“水生咸，咸生肾，肾生骨髓。”“气味为咸，其志为恐，恐伤肾。”

【心得】邹氏肾科医术团队早在20世纪90年代中期根据常见的慢性肾脏病（CKD）具有流行病学风险严峻、起症隐匿、知晓率低、开支巨大等特点，结合高尿酸、高血糖、高血压引起的继发性肾脏病尿毒症逐年增多的现状，打响了针对CKD慢性病持久管理之战，主要通过多维方式教育，定期开展健康讲座，创作科普读物、微信公众号文章，指导慢性肾脏病患者知晓病情，了解药用常识、营养管理技巧、中医养生方法、中医药膳防治、心理调节等方面的知识，引导患者学会自我管理疾病。

（1）撰写并出版肾脏病系列丛书，包括《肾脏病患者生活指南》《慢性肾衰竭

透析及移植患者生活指南》《糖尿病肾病患者生活指南》等。

（2）定期通过主流媒体的科普节目将肾脏病的防治知识进行宣传。如在中央电视台《健康之路》《中华医药》等科普节目进行“邹氏肾科医术防治慢性肾衰竭经验”“慢性肾脏病的防治经验”“小儿肾脏病的早期防治”“国医大师的保健养肾”等科普讲座，受到国内外观众的一致好评。

（3）重视饮食营养健康教育，包括优质低蛋白饮食、高热量饮食、低盐摄入、低磷、低钾饮食，控制水分摄入等。邹云翔教授早在20世纪50年代就指出：“慢性肾炎食饵疗法最为重要，寒凉咸味之品容易凝滞收涩，宜忌；鱼虾乃性寒之品，亦不可吃，吃之阻碍肾脏血液循环流通；最宜吃辛温之品，如大蒜、青葱、韭菜之类，同牛肉、羊肉合煮食之，可以通阳利气。正如《内经》所说‘辛以润肾’的道理。”

（4）介绍邹氏肾科医术家传的药膳疗法。如芡实粳米粥治疗蛋白尿，玉米须、丝瓜络、秦皮代茶饮治疗高尿酸血症，冬虫夏草、藏红花、西洋参隔水蒸服防治肾衰竭，三九养生冬虫夏草老鸭煲，大暑养生西瓜煲金蝉花等。

（5）结合现代医学检查，慢性肾脏病应早防早治。早在1986年，邹云翔教授在《北京中医学院学报》发表了“尿的辨证分析结合尿常规检查诊治肾小球疾病的参考意义”。20世纪80年代至今，邹云翔教授一直呼吁预防肾脏病要从儿童开始重视，应广泛开展中小学生尿常规检查工作。

（6）应用医防结合模式。防微杜渐，积极控制好尿蛋白、高血压、急性肾损伤，构建中医中药、中西医结合、三级防治CKD进展的新体系并持续维护。

（7）建立慢性肾脏病的系统追踪、随访制度，使医护人员能更全面、完整地掌握住院和门诊患者的病情变化情况，帮助临床各项科研。如临床路径、治疗方案、药物机理、临床研究等课题顺利完成，以及坚持为出院患者定期随访、定期治疗。

（四）确定中医病名“肾劳”，明确肾元衰竭是发病之本

【原文】《素问·通评虚实论》：“精气夺则虚。”

《素问·六微旨大论》：“虚者，血气之空虚也；损者，脏腑之损坏也。”

《素问·宣明五气》：“久视伤血，久卧伤气，久坐伤肉，久立伤骨，久行伤筋，是谓五劳所伤。”

【心得】慢性肾衰竭是多种原发性或继发性肾脏疾病晚期的共同归宿，是一种以进行性肾单位损毁而使肾脏的排泄功能、内环境稳定功能和内分泌功能障碍为特

征的临床综合征。中医学原无慢性肾衰竭的病名，根据其临床表现可归属于中医学“癃闭”“关格”“溺毒”“水肿”等范畴。邹云翔教授在1955年就提出：各种慢性肾脏疾患，在中医说来无此详尽的分类，这样的分类证候都包括在肾脏内伤中，如有严重的病症，则要称之为“肾劳”“伤甚为虚，虚极为劳”，治疗大法为“补益肾元，渗利泄浊”。这是根据《内经》的“虚损”“劳伤”理论、《金匮要略》的“虚劳”理论以及《诸病源候论》的“肾劳”理论首次将慢性肾衰竭的中医病名定为“肾劳”。治疗中强调维护肾气的重要性，以求增一分元阳，复一分真阴。切不可用克伐之品而损阴伤阳，促使肾及其他内脏功能的进一步衰竭。

（五）根据“治病必求于本”理论，创立保肾元治法，开发保肾元代表新药

【原文】《素问·六节藏象论》：“肾者，主蛰，封藏之本，精之处也。”

《素问·阴阳应象大论》：“阴阳者，天地之道也，万物之纲纪，变化之父母，生杀之本始，神明之府也，治病必求于本。”

【心得】 肾元，指肾中元气，包含了元阴元阳，是肾阴肾阳的统称，正如《内经》所述，肾阳、肾阴（包括肾精）概括了肾的功能。肾主生殖，生长壮老已，主水，具有气化功能，主封藏。肾的这些功能是以肾元为物质基础，元阴、元阳既来源于先天父母，又依赖于后天水谷之精和五脏六腑之精的充养而保持旺盛。

人体的阴阳有高、中、低水平的平衡，肾劳（慢性肾衰竭）患者的肾元衰竭，阴阳失衡，通过辨证治疗平衡阴阳，治病必求于本，使肾衰竭患者体内阴阳相对平衡，正如邹云翔教授之言曰：“肾家水不足，勿扑其火，须滋阴之真源以配火；肾家火不足，勿伤其水，须益火之源以配水。”这就是维护肾气，补益肾元之本。运用补益肾元法，使慢性肾脏病的患者在一定程度上肾阴、肾阳达到相对的中、低水平平衡而驱邪外出，从而提高肾功能，这种阴阳平衡也可理解为让人体处于阴阳和谐的状态。慢性肾脏病大多是虚实夹杂的本虚标实证，只有在重视补益肾元等扶正的前提下，水、湿、瘀、浊等标邪实证才能邪祛自然。

在“补肾元”的大法指导下，经多年临床形成了邹云翔教授治“肾劳”经验方——保肾甲丸、保肾乙丸。保肾甲丸平补阴阳，侧重补气温阳，兼以活血和络、渗利泄浊，补气而不壅滞，温阳而不燥烈，泄浊而不伤正气，治疗慢性肾衰偏于气虚、阳虚者；保肾乙丸平补阴阳偏于补阴，兼以和络泄浊，补益不留邪，泄浊不伤正，治疗慢性肾衰偏于阴虚、气阴两虚者。保肾乙丸，后改为保肾片，并开发为新药“参乌益肾片”。

我们选择慢性肾衰竭气阴两虚兼湿浊证的患者作为研究对象，采用参乌益肾片治疗，方中以何首乌、菟丝子补益肾元、平调阴阳精血为主药；辅以太子参、制苍术、枸杞子、怀牛膝补气健脾、化湿渗利、养阴益精为臣药；并以茯苓、泽兰、制大黄健脾渗湿、活血利水、排毒泄浊为佐使药，共起补益肾元、健运脾胃、活血和络、渗湿泄浊之功。本研究严格按照国家食品药品监督管理总局中药新药研发要求，在国家规定的八家药品研究基地采用多中心、随机、双盲双模拟、阳性药物平行对照方法进行，诊疗标准采用《中药新药临床研究指导原则》中所制定的评价体系，最大限度避免研究者及患者主观因素导致的偏差，提高了研究结果的可信性和可比性。最终试验结果表明，参乌益肾片能明显改善慢性肾衰竭气阴两虚兼湿浊证患者的中医证候，降低尿素氮、血肌酐水平，减少尿蛋白丢失，提高内生肌酐清除率，在一定程度上纠正患者的贫血状态，疗效优于肾康宁片对照组，并且安全有效，无明显不良反应，值得临床推广与应用。

参乌益肾片治疗慢性肾衰竭的药理药效和分子细胞学研究结果提示，参乌益肾片治疗慢性肾衰竭、延缓肾衰竭病程进展的作用机制有以下 5 点：①具有保护肾小管、肾间质作用；②具有减轻肾小球损害，抑制肾小球硬化，修复肾间质损害作用；③通过多种途径调节体内激素水平，改善血流动力学、抑制细胞增殖，改善肾小管功能，从而达到保护肾脏的作用；④具有抑制细胞增殖因子和细胞外基质成分的 mRNA 表达作用；⑤具有抑制系膜细胞增殖和促使其凋亡的作用等。

（六）从《内经》肾脾为先后天、相生相制等理论，谈从脾肾论治肾病经验及开发“健肾片”新药

【原文】《素问·水热穴论》：“肾者，胃之关也，关门不利，故聚水而从其类也。”

《素问·阴阳应象大论》：“肾之合骨也……其主脾也。”

【心得】 邹氏肾科医术团队在 20 世纪 50 年代就提出，无论脾还是胃，在生理病理上与肾均有密切的联系，若肾气虚弱，封藏失职，精微失固而下泄，可出现蛋白尿。脾主运化统血，为“后天之本”“气血生化之源”。脾气健旺，则水运不停，血行脉内。脾虚运化失常，水液停聚体内，则发为水肿。从《素问·至真要大论》“诸湿肿满，皆属于脾”，到《灵枢·口问》的“中气不足，溲便为之变”，都已认识到水肿与脾密切相关。肾与脾先后天相互资生，《傅青主女科·妊娠》中说：“脾为后天，肾为先天。脾非先天之气不能化，肾非后天之气不能生。”脾主运化之功须赖肾阳的温煦蒸化，而肾主水司开合的气化作用须赖脾气的协助，即“土能制水”。脾肾二脏在生理上相互协同，病理上也相互影响。脾虚失运，水湿内停，日久可致肾虚水泛；肾虚气化失司，也可影响脾的运化功能，导致脾肾两虚，水湿内停之证。

治脾以达治肾，治肾以达治脾。健脾可助生化之源，健脾又可强后天而养先天，以达脾肾双补之效。注意脾肾兼顾，两者不可偏废。临床上有偏脾虚与偏肾虚者，治疗上因此而有侧重。发生于中青年者多偏脾虚，幼年即病或老年患者，尤多肾虚。偏脾虚者，以补脾为主，兼顾补肾；偏肾虚者，以补肾为主，兼顾补脾。遇有脾虚和肾虚侧重不明显者，则脾肾并补。脾乃气血生化之源，补气与健脾二者不可分。气是人体生命活动的动力，是构成人体和维持人体生命活动的基本物质。气与精、血、阴、阳有着密切的关系，气虚则精、血、阴、阳亦虚，而补气可化生精血，益阴温阳。此外，气能行水，补气有利于行水化湿；“气为血之帅”，补气可推动血行，有助于活血利水，祛除标邪，所以补气尤为重要。脾宜升则健，能运始安，故补脾重运，脾方能健。补气健脾多甘淡平补，避免壅塞滞腻。

慢性肾炎患者中，脾肾气虚兼有湿热是最常见的证型，总的治法是健脾补肾益气为主，渗湿和络为辅。邹氏肾科医术传承人国医大师邹燕勤教授总结出治疗慢性肾炎气虚证的经验方健肾片，主要组成：生黄芪、茯苓皮、牛膝、石韦、青风藤等，功效为健脾益肾、补气清利、祛风通络，治疗慢性肾炎脾肾气虚证候兼有湿邪者。临床研究：治疗慢性肾炎脾肾气虚证 96 例，近期总有效率 86.48%，明显多于肾炎四味片对照组（$P < 0.05$），扩大临床验证也得到证实。以嘌呤霉素制作大鼠氨基核苷肾病动物模型，用系列生化指标结合中医气虚证病理特点进行论证，结果表明该模型符合微小病变型肾病气虚证模型要求，健肾片对该模型具有显著改善尿蛋白和各项生化指标，以及促使肾脏病理好转的作用。健肾片已转让厂家，正在新药研发阶段（已完成国家食品药品监督管理总局中药新药研发Ⅲ期临床），生产证书待批中。

（七）从《内经》“五脏相通”“肝肾同源”学说，谈“治肾非独于肾”，从肝、从肝肾论治肾病经验及开创疏滞泄浊法

【原文】《素问·玉机真脏论》：“五脏相通，移皆有次，五脏有病，则各传其所胜。”又云：“五脏受气于其所生，传之于其所胜，气舍于其所生，死于其所不胜。”“肾受气于肝，传之于心，气舍于肺，至脾而死。”

《素问·大奇论》："肾肝并沉为石水。"

【心得】邹氏肾科医术团队根据《内经》五脏"相通""相传"理论，认为五脏功能息息相关，肾与他脏在生理及病理上均能相互影响、相互通连。肾脏患病后常累及他脏，所以常说"肾病生百病"，特别是肾衰晚期，心、肝、脾、肺都可累及，导致多脏器衰竭，治疗棘手。而肾脏疾患亦往往由他脏累及或致加重，"五脏之伤，穷必及肾"。所以"治肾不泥于肾"，需兼顾五脏，整体调摄。脾与肾、肺与肾、肝与肾、心与肾之间均存在同病同治的情况，病机复杂者尚需多脏同治。

从《内经》原文可以看到，肝藏血，肾藏精，肝与肾精血相生，均化源于脾胃运化之水谷，故肝肾同源；肝阴与肾水相互滋养，肝肾同寄相火。肾精亏损，可致肝血不足；肾阴不足，水不涵木，木失所养；肝肾阴虚，易致肝阳上亢。临床上肝肾同病者常见于乙肝、丙肝相关性肾炎，或是肝肾综合征、肝硬化性肾损害、肾性高血压或使用免疫抑制剂等药物出现肝功能损害者。所以邹氏肾科医术在慢性肾脏病的某些阶段提出从肝论治，特别根据肾脏病患者使用激素后出现的"气血痰湿郁滞证"，创新提出用"疏滞泄浊法"治疗。从肝论治肾病大法包括以下几种。

清肝解毒法：感受湿热邪毒，蕴结于肝，累及于肾，肾失封藏。临床表现为上腹痞胀，乏力纳差，口干口苦，舌红，苔黄腻，脉弦数。肝功能检查血清谷丙转氨酶、谷草转氨酶升高，尿检可见红细胞、尿蛋白或管型等，见于药物性或肝源性疾病引起肝功能损害者。治以清肝解毒除湿保肝。常用药物有山栀、炒黄芩、半夏、制军、贯众、土茯苓、垂盆草、田基黄、鸡骨草、凤尾草、白花蛇舌草、五味子等。

养肝滋阴法：水不涵木，木失滋荣，肝血不足亦可致肾精亏损。临床表现为头晕、目涩、耳鸣、咽干、胁痛隐隐、腰酸膝软，舌干红，苔少或薄黄，脉细弦。见于肝功能受损后恢复期。治以养肝柔肝滋阴补肾。常用方为六味地黄丸加减。常用药物有生地黄、山茱萸、山药、制首乌、茯苓、丹皮、泽泻等。若胁痛不适较明显，可用一贯煎加减，药如当归、白芍、沙参、麦冬、枸杞子、川楝子等。若腰酸较著，加桑寄生、川续断等补肾强腰。若头晕目涩明显，加枸杞子、白菊花等养肝明目。若口干为甚，加石斛、芦根等养阴生津。

平肝潜阳法：肝肾阴虚不能制阳，肝阳上亢，阳亢风动，风阳上扰。临床表现为头晕头痛，面红目赤，耳鸣目眩，腰膝酸软，舌红，苔薄黄或薄白，脉细，血压升高。可见于肾性高血压，或慢性肾炎运用激素等治疗过程中出现高血压者。治以平肝降逆滋阴潜阳。常用方：天麻钩藤饮加减。常用药物有天麻、钩藤、白蒺藜、怀牛膝、山茱萸、桑寄生、炒黄芩、茯神、首乌藤等。若目赤、心烦等火热之象较重，加入山栀、夏枯草等清泄肝热。若头晕失眠明显，加入茯神、白蒺藜、龙骨、牡蛎以重镇平肝，息风潜阳。

疏肝活络法：久病不愈，肝络瘀阻，气滞不行，血行不畅。临床表现为浮肿，腹胀，唇甲青紫，或有腹水，舌质紫暗，或有瘀点瘀斑，脉细弦涩。见于慢性肾炎患者合并肝胆疾病日久不愈。治以疏肝和络活血利水。常用药物有制香附、广郁金、川楝子、佛手片、丹参、川芎、赤芍、桃仁、红花、泽兰、泽泻、车前子等。

疏滞泄浊法：20世纪60至70年代，治疗肾炎用激素制剂者很多，对激素治疗不敏感，但不良反应明显而出现药物柯兴综合征等表现者临床亦很多。《素问·五常政大论》："出入废则神机化灭，升降息则气立孤危。""升降出入，四者之有，而贵常守，反常则灾害至矣。"四者分之为升降，为出入，合之则一气字而已。夫百病皆生于气。《丹溪心法》云："气血冲和，百病不生；一有怫郁，百病生焉。"郁则气滞，气滞则升降出入之机失度，当升者不升，当降者不降，当出者不出，当入者不入，清者化为浊，行者阻而不通，表失护卫而不和，里失营运而不顺。激素引起的库欣综合征，即表现为人体的升降出入功能紊乱，初伤气分，久延血分，变气血精微为湿浊痰瘀，阻于脏腑络脉肌腠而成。《素问·六元政纪大论》说："木郁达之，火郁发之，土郁夺之，金郁泄之，水郁折之。"邹云翔教授根据《内经》之理论，对肾病综合征、药物性库欣综合征的治疗，创造了疏滞泄浊法，疏其气血，泄其湿浊痰瘀，使失常之升降出入功能得以恢复。常用经验方为藿香10g，滑石20g（包煎），炒山栀10g，苍术6g，生苡仁20g，香附10g，郁金10g，合欢皮15g，桃仁10g，红花10g，川芎10g，神曲6g，荔枝草15g，车前草20g，白花蛇舌草30g。如阴虚湿热明显，加生地黄、功劳叶、穞豆衣、虎杖；如热毒炽盛，加青叶胆、野菊花、雷公藤；如气阳不足，加黄芪、肉桂、附片；如激素、免疫抑制剂伤胃、伤肝，加香砂六君丸保胃；加鸡骨草、垂盆草或联苯双酯保肝；如免疫功能明显低下，或对骨髓有抑制，加补气填精药，黄芪、紫河车、鳖甲；临床关键是整体观念，权衡标本稳急，按"缓则治本""急则治标"，或标本兼顾的原则，灵活地以一法为主，或多法合用，或交替使用。邹氏肾科医术团队传承人进一步在临床分析研究了大剂量激素使用前、激素使用中和使用后以及小剂量激素维持阶段的证候变化规律，指导研究生对邹云翔教授提出的"疏滞泄浊法"及越鞠丸加减方治疗的证治方药进行了系统的临床研究。

（八）从《内经》“肾风”理论，开创从风论治肾病的新思路、新方药

【原文】《素问·风论》：“肾风之状，多汗恶风，面痝然浮肿，脊痛不能正立，其色炲，隐曲不利，诊在肌上，其色黑。”

【心得】根据《内经》“风论”“奇病论”“评热病论”等论述，1978年邹氏肾科医术团队认为一部分以“水肿”为主要表现的肾病，属于《内经》中“肾风”范畴；病机为风湿内扰于肾，“病生在肾，名为肾风”；开创了从风论治的临床研究，并首先将祛风湿代表药雷公藤、鸡血藤用于肾脏病的治疗，制成院内制剂“肾炎合剂”。结合辨证提出祛风为主的六大法（祛风解表、祛风利湿、祛风活血、祛风清热、祛风强肾、息风平肝），治疗50例慢性肾炎，总有效率94%，1981年正式发表于《中医杂志》，这是国内临床使用祛风代表药雷公藤治疗肾病发表的第一篇学术论文。1984年为了提高雷公藤的消尿蛋白的作用，减轻雷公藤的不良反应又将“肾炎合剂”修改为“肾炎合剂Ⅱ号”，1990年进一步制成“肾炎灵颗粒剂”，在1996年又浓缩制成“肾炎灵片”，并开展了从风论治肾病临床及肾炎灵新药开发的系列研究。

20世纪90年代初，邹云翔教授延伸开展风邪伤肾及祛风方药在肾病中的应用，目的是探讨慢性肾小球肾炎病机中风邪伤肾的特点、主症、辨证标准，以及从风论治的大法、方药和临床疗效。方法：选择73例住院已做过肾活检，明确病理诊断的慢性肾炎肾风证患者，制定祛风益肾大法及基本方，摸索风邪伤肾特点，肾风证与肾脏各病理类型的相关性，从风论治的疗效。结果：肾风证在系膜增生性及微小病变性慢性肾小球肾炎中所占比例较大，从风论治慢性肾炎总有效率为90.41%。结论：从风论治作为新法可以提高中医中药治疗慢性肾炎的疗效。

运用肾炎灵颗粒剂治疗慢性原发性肾小球疾病195例，其中56例肾穿刺明确病理诊断，并设阳性中药对照组，治疗结果表明，肾炎灵颗粒剂能明显降低患者的蛋白尿、红细胞尿，并能改善肾小管间质和肾功能损害，治疗各类慢性原发性肾小球疾病的总有效率为87.6%，与阳性中药对照组59.38%的总有效率对比差异有统计学意义（$P < 0.05$），同时能明显改善本病的主要症状，未发现有任何不良反应。实验结果提示，肾炎灵颗粒剂明显降低嘌呤霉素肾病大鼠的尿蛋白定量，降低血胆固醇及甘油三酯含量，减轻肾脏组织病理损害；喂服肾炎灵颗粒剂大鼠的血清，对培养的系膜细胞^{3}H-thymidine的掺入率的抑制作用，与小牛血清培养液对比（$P < 0.01$），而且在0.5%低浓度时，即显示有明显的抑制作用。对成纤维细胞的^{3}H-thy midine

掺入率的抑制作用，与 10%、20% 未喂药大鼠血清培养液对照组对比（$P < 0.01$）。

二、学习《内经》“论治”理论谈中医肾病的临床创新思路

［摘要］ 本文继续介绍邹氏肾科医术团队创始人邹云翔教授、传承人国医大师邹燕勤教授、传承人二级教授博士生导师王钢教授学习《内经》“论治”理论，古为今用，承经典之精髓，开创“从肺论治肾病”“用汗法治疗肾病”“从咽论治 IgA 肾病”，并介绍了邹氏肾科医术团队治疗肾病水肿、创用将军之药大黄抢救尿毒症、活血化瘀法治疗慢性肾脏病，以及多法兼用、多途径联合并治慢性肾衰竭的经验。

［关键词］ 肾病《内经》邹氏肾科医术团队　中药中医　创新思路

前文从 8 个方面介绍了邹氏肾科医术团队开创的新病名、新病因、新治法、新方药，本文承接上文继续就邹氏肾科医术团队的传承发展路径，再谈学习《内经》“论治”理论指导中医肾病临床的创新思路和体会。

（一）从《内经》“开鬼门”“上窍开下窍自通”理论，开创从肺论肾病

【原文】《素问·汤液醪醴论》：“平治于权衡，去菀陈莝，微动四极，温衣，缪刺其处，以复其形。开鬼门，洁净府，精以时服，五阳已布，疏涤五脏，故精自生，形自盛，骨肉相保，巨气乃平。”

《灵枢·本输》：“少阳属肾，肾上连肺，故将两脏。”

【心得】“开鬼门”即开腠理发汗、利水，从肺论治法适应于急性肾炎或慢性肾炎合并外感急性发作者。肾气不足之体在外感风邪（风寒、风热）之后常袭及于肺，致肺气郁遏，或肺失肃降致风遏水阻，风水相搏，泛溢肌肤，发为水肿。如《素问·水热穴论》云：“其本在肾，其末在肺，皆积水也。”又云：“肺为气之主，肾为气之根。”故水肿常从肺治疗，其中常用汗法。

（1）疏风宣肺发汗法：肺主一身之气，开窍于鼻，外合皮毛，为人体水之上源，如壶之盖。肺气可开腠理，泄汗祛水，可通调水道，下输膀胱。若风邪袭肺，一则皮毛腠理闭塞（汗孔闭），再则肺失肃降，治节之令失司，三焦气化不利，水道失于通调，汗既不得宣泄于外祛水，水液又不能畅输于膀胱下渗，遂致风遏水阻，风水相搏，发为水肿。适应证候：风邪袭肺证（偏于风寒）。适应证候可见恶寒发热，浮肿尿少，浮肿往往先见于眼睑，可以遍及全身，舌苔薄黄或薄白，脉浮，尿检异常。常用方药为三拗汤、五苓散加减，兼以渗湿利尿之品，上下分消，

水肿可很快消退。常用药包括苏叶、荆芥、防风、防己、麻黄、杏仁、茯苓、生苡仁、车前子、生甘草等，此法又名提壶揭盖法，可起到疏风宣肺、发汗祛邪的作用。

（2）清热宣肺发汗法：适应于风热袭肺证，可见发热口渴，咳嗽痰黄，浮肿尿少，脉浮数，苔黄，尿检异常。常用方药为银翘散加减，常用药包括桑叶、金银花、连翘、浮萍、防风、黄芩、薄荷、南沙参、杏仁、桔梗、浙贝母、茯苓、茅根、芦根、车前子、生甘草等。热甚痰多咳重可加石膏、知母、金荞麦。

（3）清热利咽发汗法：适应于风热蕴结咽喉证。可见咽喉疼痛较著，发热浮肿，尿少而黄，苔黄脉数。可辨为风热蕴结证，乃风邪热毒搏结咽喉，蕴于肺系，传变于肾，发为急性肾炎，中医诊断也称阳水。常用方药为银翘散合玄麦甘桔汤加减。常用药包括金银花、连翘、前胡、防风、制僵蚕、牛蒡子、浮萍、玄参、射干、桔梗、黄芩、车前子、芦根、生甘草等。若伴音哑，可加玉蝴蝶、蝉蜕，咽喉疼痛还可用锡类散吹喉。

（4）表里双解、上下分消法：以上各证，凡水肿严重而有胸水者，可加三子养亲汤合葶苈大枣泻肺汤加减，并加五皮饮以增渗利水湿之效。如胸水、腹水不易退而体质尚好者，可短期加用牵牛子等攻逐之品。但应中病即止，用常法缓消其水，水肿退后，注意培护正气。以健脾补肾益气，活血和络，略加淡渗为主。

（二）从《内经》“其有邪者，渍形以为汗”，开创用汗法治疗肾病

【原文】《素问·阴阳应象大论》：“其有邪者，渍形以为汗；其在皮者，汗而发之。”

《素问·至真要大论》：“摩之浴之……开之发之，适事为故。”

【心得】《内经》早就有用外治法、汗法治疗肾病。李时珍在《本草纲目》中所引治诸肿第一法“开鬼门”的 17 种药物中，有 7 种药物是外用熏洗的，这表明外用熏洗疗法不仅可以用于发汗，还可以达到解肌祛邪之目的，使水肿因势利导从汗而泄。邹氏肾科医术团队从 20 世纪 50 年代便将《内经》汗法理论应用到治疗肾病，特别是使用中药药浴疗法治疗慢性肾衰竭、肾性高血压、肾性皮肤瘙痒，取得了很好的效果。

慢性肾衰竭、肾性高血压出现皮肤瘙痒的主要原因是由于泌尿功能障碍，尿量减少，毒素堆积体内，中药药浴疗法使用大剂量辛温发汗、宣肺利水之药，配合温阳活血、祛风泄浊类药物，以加强发汗排毒效果，在药浴熏洗的同时，可使汗出、

肿消、痒止、毒解、血压降。由于肺主皮毛，药浴熏洗，内归肺脏，一则使肺气宣发，同时又使肺气肃降，发挥通调水道之功用，达到“提壶揭盖”的作用，使水液从汗从小便而出，代偿性减轻水及代谢产物在体内的积蓄，达到经“皮肤透析”的作用。同时由于药浴熏洗的温热效应提高机体组织的温度，可舒张毛细血管，改善微循环，加快血流。除此以外，药物通过皮肤组织吸收后，能调节局部免疫状态，抑制毛细血管的通透性，抑制和减少生物活性物质的释放，达到降低高血压、改善皮肤瘙痒等作用。中药药浴疗法还可通过经络、穴位使药物直接或间接作用于脏腑，改善肾脏血液循环，增强肾脏排毒功能，促进肾脏病变的好转。

邹氏肾科医术团队常用的肾衰竭药浴方的主要药物包括羌活、防风、桂枝、附片、桃仁、红花、泽兰、益母草、土茯苓、生大黄；邹氏降压药浴方的主要药物包括浮萍、桑白皮、豨莶草、赤芍、红花、益母草、生牡蛎、决明子组成；邹氏皮肤瘙痒药浴方的主要药物包括荆芥、浮萍、苦参、蝉衣、白鲜皮、地肤子、土茯苓、硫黄，邹氏保健泡足方的主要药物包括生麻黄、生附片、艾叶、红花。具体用法、用量、注意事项可参考专著《邹云翔实用中医肾病学》。

（三）从《内经》“足少阴之脉……循喉咙，挟舌本”理论，开创从咽论治IgA肾病

【原文】《灵枢·经脉》：“足少阴之脉……其直者，从肾上贯肝膈，入肺中，循喉咙，挟舌本。”

【心得】咽喉为肺系所属，肺之经脉通于喉咙，是肺之门户。六淫等外邪侵袭人体，首先犯肺，肺卫失宣，肺窍不利，出现口鼻咽喉部位的症状；外邪入里化热，变生痰湿，肺失宣肃，可出现咳嗽、咯痰、气喘等肺经症状，甚则损伤肺气、肺阴，故咽喉不仅为肺之门户，也是外邪循经伤肾之门户。外邪循经至肾，从咽炎、扁桃体炎又可发为“风水”“肾风”，出现水肿、蛋白尿、血尿等。这与慢性肾炎急性发作、IgA肾病咽部感染等相类似。

《诸病源候论》说：“风邪入于少阴则尿血。”咽喉即风邪侵入足少阴肾经的关隘，临床常见肾炎病人因咽部炎症发作而诱发或加重血尿的病例。慢性肾炎以脾肾虚损为本，脾肾气虚，则肺气亦虚。肺能宣发卫气，防御外邪侵袭。卫气由肾气所化，靠脾胃水谷滋养，赖肺气宣发于外，故脾肾气虚者，肺虚卫外不固，易反复外感，邪犯肺卫，搏结咽喉，下扰伤及肾脏，导致慢性肾炎的病情反复不愈。现代医学认为在慢性肾炎的发病机制中，大多数通过免疫介导起病，存在于咽部扁桃体等

感染灶的细菌、病毒可成为抗原作用于免疫系统，产生可溶性循环免疫复合物而沉积于肾小球，激活补体、炎症细胞引起组织损伤，而细菌毒素还可直接沉积于肾小球，通过旁路途径激活补体，产生炎性反应，故咽炎、扁桃体炎是慢性肾炎发病中的重要因素。咽部的感染病灶不除，则慢性肾炎常诱发加重，而使病情反复，迁延不愈。所以肺、咽喉是慢性肾炎的发病中的重要病变部位。由此邹氏肾科医术团队提出慢性肾炎，尤其是IgA肾病从咽论治。常用主方为银翘散、玄麦甘桔汤，药物包括金银花、连翘、重楼、桔梗、射干、牛蒡子、车前草、白花蛇舌草、白茅根。如风热表证明显者，可加荆芥、薄荷、竹叶；咽喉肿痛明显者，加山豆根、浙贝母、制僵蚕、冬凌草；伴血尿明显有下焦湿热者，加黄柏、海金沙、水牛角片、大蓟、小蓟；如血尿明显无下焦湿热者，加用景天三七、茜草、乌贼骨、蒲黄炭、血余炭。

（四）从《内经》“洁净府”“肺脾肾主水”理论，谈邹氏肾科医术团队治疗肾病水肿的体会

【原文】《素问·水热穴论》：“黄帝问曰：少阴何以主肾，肾何以主水？岐伯对曰：肾者至阴也，至阴者盛水也；少阴者冬脉也；故其本在肾，其末在肺，皆积水也。”

《灵枢·口问》：“中气不足，溲便为之变。”

【心得】从《内经》可以理解肺、脾、肾（三脏功能）主要起到运化水湿的作用。慢性肾病的水肿属于阴水，病变脏腑主要在肾、脾，感受外邪寒热时亦袭及肺。《景岳全书·肿胀》指出：水肿虽为肺、脾、肾三脏相干之病，但阴水在临床上无感冒时主要与脾、肾关系最为密切。病人常表现为面肢浮肿，甚则一身尽肿，尤以下肢浮肿明显，按之凹陷，常伴有腰脊酸痛，疲倦乏力，纳少或脘胀，大便溏，尿频或夜尿多，舌质淡红、有齿痕，苔薄白，脉细。以下简要介绍邹医传承人从脾肾结合洁净府利水法治疗肾病阴水的经验。

（1）健脾温肾，淡渗利水：肾病阴水无论轻重，病程长短，邹氏肾科医术团队总以健脾温肾、淡渗利水为主法。健脾温肾之法治疗，会根据病情、脾肾虚证的不同，具体运用补脾肾之气，补脾肾气阴，或温脾肾之阳的方法，扶正补虚治疗本证，涉及心、肝、肺的虚损，常应顾及。而淡渗利水之法为密切辅助之法。临床上以脾肾气虚、水湿内聚和脾肾气阴两虚、水湿逗留证候为多见，亦见脾肾阳虚、水湿泛滥之证。故治法常以健脾益肾补气、淡渗利水法和健脾益肾、补气养阴、淡渗利水法为多。当然还有温补肾阳、渗湿利水法等，阳虚证明显用温阳利水法，常选用熟附子、肉桂等。附子是邹云翔教授常用的温阳补肾药物，认为附子乃药中四维，补虚泻实之良药，峻补元阳，益火之源，以消阴翳，对阳虚寒盛之严重水肿少之不得，常于健脾温阳，行气利水方中重用附子 30 ～ 60g，疗效颇著，并在临床根据辨证，将附子与其他药合理配伍，相得益彰。常用的附子配伍药对有：附子配干姜，温经散寒；附子配熟地黄，阴阳双补；附子配川黄连，协调阴阳；附子配大黄，温阳泄浊；附子配水蛭，温阳祛瘀；附子配黄芪，温阳补气；附子配紫河车，温阳补味。关于附子用量，从八分到三两不等，煎煮时间以煮开后 1 ～ 2h 为宜。

（2）扶正渗利，不用峻猛攻逐：邹氏肾科医术团队治慢性水肿（阴水）不用峻猛攻逐之品，往往以补气利水、健脾利水、养阴利水、活血利水、淡渗利水等法治疗。认为肾病水肿的患者大多脏腑虚损，正气衰弱，病程长久，肿势缠绵，若用大戟、芫花、甘遂、商陆、牵牛子等攻下逐水的药物，或可取一时之效，但戟伐正气，水肿势必卷土重来，所以肾病的慢性水肿，只可缓图，不得骤取，要注意维护正气，取持久之效。淡渗利水的药物，邹氏肾科医术传承人习用茯苓皮、生薏苡仁、猪苓、泽兰、泽泻、车前子、米仁根、冬瓜皮、茅根、芦根、玉米须、葫芦瓢等药物。此类药物性平味淡，渗湿利水的作用平缓，但作用持久，能起缓消其水的作用。茯苓、苡仁等又有健脾的作用，并常伍以太子参、生黄芪、炒白术等补气健脾之品，利水而不伤正。此乃扶正利水法，不伤正气，利水不伤阴液，有的病例亦能起到快速利水消肿之效果。五苓散、五皮饮等是常用之方。

（3）和法缓治，轻药重投：对于水肿肿势明显的阴水患者，几十年来，邹氏肾科医术传承人采用“轻药重投”的方法，即作用轻缓的淡渗药物投以重剂。这里所说的轻药，是指药味清淡，药性平和，作用轻缓，不伤正气的药物，而非轻扬宣散的轻宣之剂；重投，是指使用的剂量要大，如茯苓用茯苓皮，为茯苓连皮部分，渗湿利水作用强于茯苓，常用至 50g，生苡仁用至 30g，薏苡仁的根部渗湿利水作用也较强，米仁根常用 15 ～ 50g，猪苓常用 30 ～ 40g，泽泻 20g，车前子 30 ～ 80g（包），葫芦瓢 50g 等。这些药物不仅淡渗利水，而且有健脾补益的作用，运用轻药重投、淡渗利水的方法治疗水肿，常常可以获得肿退水消之效，且不伤正气。孟河名医费伯雄先生认为：“不足者补之，以复其正，有余者去之，以归于平，是即和法也，缓治也”，并主张“轻药重投”，不主张“重药轻投”。这种轻药重投的方法，实际上也是受到了费氏和缓治法的影响，是和法缓治的治疗特色在治疗肾病中的具体体现。使用轻药重投之法，实则是为了顾护正气，防止重药伤正。

（4）从气分利水效果不好当从血分求：邹云翔教授针对慢性肾脏病顽固性水肿“久病及肾”“久病多瘀”“久病多虚”的病机，根据叶天士络病理论，“久病必治络，其所谓病久气血推行不利，血络之中，必有瘀凝，故致病气缠延不去，疏其血络而病气可尽也”。《读医随笔·虚实补泻论》提出运用活血利水法治疗慢性肾脏病顽固性水肿血瘀水停证，常用方药：当归芍药散合五苓散或防己黄芪汤加减，并常用大剂量生黄芪配泽兰、桃仁、红花、益母草等补气活血利水；用温肾的附子、肉桂配水蛭、蝼蛄、地鳖虫等温阳搜风通络利水。

（五）从《内经》“去菀陈莝”理论，开创排毒将军之药大黄抢救尿毒症，以及活血化瘀法治疗慢性肾脏病

【原文】《素问·调经论》：“五脏之道，皆出于经隧，以行血气，血气不和，百病乃变化而生，是故守经隧焉。”

《素问·阴阳应象大论》：“中满者，泻之于内。”“其实者，教而泻之。”“审其阴阳，以别柔刚，阳病治阴，阴病治阳，定其血气，各守其乡。血实宜决之，气虚宜掣引之。”

【心得】从《内经》可以看到，“去菀陈莝”就是去除体内郁结的有害物质，包括水液、瘀血、毒素等物。所以慢性肾功能衰竭的浊毒内蕴、慢性肾脏病的瘀血内聚等都可以运用去菀陈莝之法治疗。

（1）大黄抢救尿毒症：大黄是常用的一味传统中药，被誉为“将军之药”，其同属种类植物在西方也是一味民间的常用药，其叶柄亦作蔬菜食用。大黄始载于《神农本草经》，性味苦寒。古今医者以大黄能推陈致新，如戡定祸乱，以致太平。陶弘景在《名医别录》中释其名曰：“大黄，其色也。将军之号，当取其骏快也。”大黄价格便宜，功效显著，在内科、外科、儿科、妇科、急诊科都具有重要作用。

1954 年，邹云翔教授带领江苏省中医院肾脏病研究组开始在临床用大黄单味中药和大黄复方治疗尿毒症，并于 1959 年在江苏人民出版社出版专著《严重尿中毒中医治疗一得》，书中介绍用半斤大黄成功抢救重度尿毒症患者，这是用古方治新病的典范，后于 1961 年在《中医杂志》发表论文，为应用大黄抢救尿毒症奠定了基础。邹氏肾科医术传承人在之后的 60 余年中，对大黄的用药品种、炮制、剂量、配伍、治疗范围、使用途径、作用机理等方面进行了长期的研究，并在治疗肾脏病取得了显著成效，这一研究成果也得到了国内乃至国际医学界的认可。

20 世纪 50 年代至 80 年代，邹云翔教授开展了大黄复方为主煎汤内服、保留灌肠的系列临床与实验研究，并取得了肯定疗效。20 世纪 90 年代，邹云翔教授带领博士生开发出肾衰保留灌肠囊，并开展了以大黄为主的复方中药进行高位结肠灌洗技术以治疗尿毒症的研究。在大黄用量方面，以病人服药后每日大便 2 ～ 3 次为最佳用量。久用以制大黄为佳，短期快速通便则用生大黄，用药途径有煎服、灌肠、静脉滴注等。

邹氏肾科医术团队最早用大黄抢救尿毒症的代表方是张仲景的大黄附子汤，这是典型的寒热配伍处方。大黄苦寒，佐以附子刚燥之性，寒热并用，温通并行，辛开苦降，相辅相成，非温不能散其寒，非下不能去其实。附子配伍大黄，温通兼施，共下寒实。因脾肾阳虚，本虚标实，中夹宿滞与湿邪搏结，胃失下行通达之机，腑气内闭，阳气不运，故以大黄、甘草以缓下，附子以温阳化湿，取其温通之功，故亦可称为温通导浊法。

大黄的常见配伍包括：冬虫夏草配大黄，一补一通，为攻补兼施代表药；黄芪、党参配大黄，益中补气导浊；肉桂、车前子配大黄，温通大小二便；当归、桃仁配大黄，养血活血导浊；枳实、槟榔配大黄，疏滞通腑导浊；菟丝子、何首乌配大黄，补益肾元导浊。另外，西洋参配大黄可补气通便，治疗老年人体虚便秘；荷叶配大黄可升清降浊，起到减肥的作用；薏苡仁配大黄，可化湿健脾，起到排毒养颜的作用。

（2）创用活血化瘀法治疗慢性肾脏病：各种慢性肾脏病都有不同程度的瘀血留滞。邹云翔教授早在 20 世纪 40 年代就曾在治疗严重肾脏病时运用此法，后在 1955 年出版的《中医肾病疗法》中明确阐明了活血化瘀法的重要性，并具体运用于临床治疗中。如书中所说："用补气养血、化瘀温肾的中医整体治法进行根本治疗，可增强人体抵抗力。"又说："温肾行血宣瘀，必佐通阳行气的药物，肾脏血行才不发生障碍。"临床中常用益气活血、温阳活血、利水活血等方法治疗而有显著疗效，特别是常法治疗中效果不明显的病例常加用活血化瘀药，就是以疏风宣肺、发汗利水法治疗急性肾炎时也常佐以 1 ～ 2 味活血药，如桃仁、红花等。

邹云翔教授重视活血化瘀的治法是很有依据的。邹云翔先生是纯正的中医，但也很重视现代医学的研究。他认识到肾脏病是免疫性疾病，是运行气血的通路阻塞。因此邹氏肾科医术传承人在继承学习中也自然而然地重视活血化瘀法在肾病治疗中的运用。从生理方面来讲，肾脏是运行气血的脏器，其运行气血的功能有赖于肾的气化功能，而肾络与经络相通，是流通人体气血的通路。叶天士也说："初则气结在经，久则血伤入络。"而肾络气血运行郁滞，常致瘀血阻滞经络，乃致变生水湿、浊毒之邪内蕴，故对急、慢性肾脏疾病必须活血以运行血气，使肾络气血周流通畅，从而强壮肾气，增强抗御肾病的能力。邹氏肾科医术传承人在治肾过程中将和络活血之法贯穿于病程的始终。

邹氏肾科医术传承人用活血化瘀药的经验可分为三类：病轻用轻药“和络”；病久者用活血化瘀药；顽疾可用虫类药。活血和络常用当归、赤芍、丹皮、丹参、鸡血藤、泽兰等，用于瘀血证轻者；活血化瘀则用桃仁、红花、三棱、莪术、川芎、三七、益母草、茺蔚子、怀牛膝、川牛膝、乳香、没药等，用于病久有瘀血症状者；祛风逐瘀，顽固性疾病常用虫类祛风活血，破血逐瘀药如僵蚕、全蝎、地龙、水蛭、䗪虫、蜈蚣等，亦用成药大黄䗪虫丸等，用于病久瘀血证很明显，而一般草药不易见效者。

（六）从《内经》“开鬼门”“洁净府”“去菀陈莝”组合治法，谈开创中医中药多种制剂、多途径联合并治慢性肾衰竭

根据《内经》理解，治疗水肿可以用一法单独治疗，如发汗、利水便、通大便、活血化瘀法等，也可以将多法兼用，如将针灸、外洗等治疗与内服中药配合使用。因此，邹氏肾科医术传承人将《内经》理论与多年治疗慢性肾脏病的经验相结合，创新使用中药口服、静脉滴注、保留灌肠，甚至配合药浴等多途径给药，用以治疗肾脏病科的重症慢性肾衰竭、尿毒症，可显著提高慢性肾衰竭的临床疗效。将辨证论治作为口服方药立法依据，治则虽不离扶正祛邪，但根据正虚邪实之轻重在治疗中各有侧重。疾病早期以肾气亏虚为主，邪实尚轻，治以扶助正气为重，兼以渗湿泄浊，此时一般仅口服中药即可；病程进展时正气渐虚，尤以脾肾气虚、气阴两虚多见，而邪实日盛，当扶正祛邪兼顾，辨清标本缓急。标实之证显著、病情危急之时当急则治标，待邪实祛除再转从扶正；晚期常表现为阴阳俱衰，湿浊、湿热、水湿、血瘀等邪实日益猖獗，中晚期则采用口服中药、静脉滴注及灌肠之三联疗法。黄芪注射液、丹参注射液、川芎嗪注射液、脉络宁注射液、肾康注射液等静脉滴注，持续 2 ～ 4 周，间隔 3 ～ 5 天后酌情继续。以生大黄 15g，蒲公英 30g，生牡蛎 30g，六月雪 30g，生甘草 5g 为方煎汤，以保留灌肠，每日灌肠 1 次，保留时间以 30 分钟至 1h 为宜，10 ～ 15 天为 1 个疗程，休息 3 ～ 5 天后继续下一疗程。但是，该法不宜长久使用。其中大黄用量需根据患者体质、精神状态及大便次数酌情调整，以大便每日 2 ～ 3 次为度。此外，可辅以相应的药浴。将附子、桂枝、麻黄、赤芍、地肤子等药物打成粗末，以纱布裹之煎取药液，与温水混匀，患者浸泡于药液中，微微汗出，可助体内湿毒之邪随汗液从体表毛窍排出，每日 1 次，10 天为 1 个疗程。以三联疗法为主的多途径给药方式，临床疗效通常优于单纯口服方药。

第二十节　2019 年邹氏肾科医术成功申报非物质文化遗产项目

邹氏肾科医术的学术思想内涵深邃，不仅有较高的科学价值，在文化挖掘方面也具有重要的历史意义。它是江苏、南京在全国中医治疗肾脏病所树的一面旗帜，1954 年一代名医肾病宗师邹云翔教授首先在全国树起，现在他的女儿国医大师邹燕勤又接过了这面旗帜，引领着中国中医肾病研究的发展。慢性肾脏病是一类常见多发疾病，由于高血压、痛风、糖尿病引起的肾病增多，发病率还在不断上升，严重影响患者的生活、生存质量。邹氏肾科医术团队 1954 年成立，是国内最早成立的肾病研究小组，至今 67 年，邹云翔、邹燕勤、王钢三代中医肾病博士生导师在国内开创了 35 项治疗慢性肾脏病的新理论、新治法、新方药，对引领指导中医肾脏病学的发展，对提高中医中药治疗慢性肾脏病的疗效，对减轻患者的痛苦和医疗药费都有着重要的卫生、经济学意义。中医的治疗理念包含着东方哲学思想和文化，许多方面的宝贵精华还需要进一步挖掘、继承、弘扬，通过对中医学、邹氏肾科医术的保护传承研究发展，可能对生命科学有新的诠释。追寻邹氏肾科医术的持续 67 年发展，一直保持在国内中医肾病学临床研究一流水平的轨迹，将进一步认识中国博大精深的传统文化。2018 年南京市秦淮区、区政府、文化局，将邹氏肾科医术列入非物质文化遗产保护项目，这对推进社会、文化、历史的研究，传承发展邹氏肾科医术更多的造福广大肾脏病患者，具有重要的历史和现实意义。

一、邹氏肾科对慢性肾脏病中医临床研究的沿革及展望（上）

慢性肾脏病（CKD）是由各种原因引起的慢性肾脏结构和功能障碍（肾脏损害病史大于 3 个月），包括肾 GFR 正常和不正常的病理损伤、血液或尿液成分异常，及影像学检查异常，或不明原因的 GFR 下降 [$< 60mL/(min \cdot 1.73m^2)$] 超过 3 个月，即为 CKD。邹氏肾科医术创始人中国中医肾病宗师邹云翔教授自 1954 年组建第一个肾脏病研究小组，1955 年出版中国第一本中医肾病学专著，国医大师邹燕勤教授承前启后，对慢性肾脏病中医临床研究做了大量的工作，本文就其团队 65 年的临

床研究沿革及今后发展设想探讨如下：

(一) CKD 中医病名研究

1. 病名　CKD 在病变发展的整个病程中，中医肾病病名包括水肿、尿血、肾风、腰痛、眩晕、癃闭、关格、肾劳等。关于中医肾病病名的研究，早在《素问·风论》中就提出了肾风病名的诊断依据，“肾风之状，多汗，恶风，面痝然浮肿，脊痛不能正立，其色炲，隐曲不利，诊在肌上，其色黑”。著名中医肾病学宗师邹云翔教授于 1955 年在《中医肾病疗法》中提到：“各种慢性肾脏疾患，在中医说来，无此详尽的分类，照这样的各类证候，都包括在肾脏内伤中，有严重的病症，则要称之为肾劳。”又说：“伤甚为虚，虚极为劳。”这是按中医病症（证）诊断中医病名的典范。我们在编写新世纪全国高等中医药院校规划教材《中西医结合内科学》“肾脏病”这一章节时，提出以西医诊断为病名，这属于用中医来规范西医对病名的认识。国家中医药管理局十二五规划教材对中医诊治路径的研究中尝试统一中医肾病病名，将中医的慢肾风等同于西医的慢性肾小球肾炎、慢性间质性肾炎进行研究。

2. 展望　中西医分属两种不同的医学体系，中西医病名诊断存在着很大差异，强行统一或是机械对照的研究方式不太可取。建议在西医研究领域里第一诊断使用西医病名，第二诊断可用中医病名；在纯中医或以中医为主的中西医结合研究领域里，第一诊断用中医病名，第二诊断可用西医病名；对只有理化检测异常无中医病证可辨的患者可用西医诊断。对中医肾病的病名研究要符合中医肾病学理论，要体现病因、病机、病症的变化规律。

(二) CKD 中医病因病机研究

1.CKD 的病因　邹云翔教授认为肾病的发生，虽有先天不足、后天失养、六淫侵袭、药物损害、七情所伤、劳倦过度、房室不节，以及素体肾虚或年老肾气自衰等原因，但总不越乎内因、外因两方面。内因主要是指人的肾气，外因是外感六淫、疮毒之邪，以及肾毒药物。邹氏认为内因就是肾气不足，肾气充足的人，即使外邪入侵也不会发生肾炎，正如《内经》所说“风雨寒热，不得虚，邪不能独伤人”“正气存内，邪不可干”。而肾气不足之体，在外感侵袭下，病邪可乘虚而入，导致肾炎发生，也如《内经》所说“邪之所凑，其气必虚”。邹云翔教授内因肾气学说的提出，为肾炎的防治开辟了新天地，有着重要的意义。

20世纪70年代初期，邹云翔教授提出：有些药物是会损伤肾气的。临床上经常遇到一些肾炎患者完全是因药物损伤肾气而造成的。患者本身肾气不足，又兼药物损伤，促成了肾炎的发生。以上便是邹老最早提出的“药物伤肾”观点，比国外领先了近15年。

2.CKD的病机　我们从1983年到1987年在门诊经邹云翔教授治疗一年以上的96例慢性肾脏病气阴两虚证患者的诊疗中，归纳出五条变化规律：①病机特点是虚实夹杂，以虚为主；②病变部位以肾为中心，影响肺、脾、肝；③病情反复、迁延不愈的重要原因与兼夹外感、水湿、湿热、瘀血等病邪有关；④一般变化规律是先伤于气，后损于阴；⑤必然转归是气阴两虚或阴阳两虚。

国医大师邹燕勤教授认为慢性肾衰竭的病机是肾元衰竭，浊毒潴留。肾元衰竭就是指肾元真阴真阳俱衰，浊毒潴留是由肾元衰竭而致的各种代谢废物的潴留。肾元衰竭是发病之本，浊毒潴留是发病之标，故本病属因虚致实的本虚标实证。

3.展望　①开展CKD病机研究要注重以《内经》为源，后世医学学说为流。《素问·至真要大论》病机十九条提示了病机辨证的具体思路与方法，中医辨证的本质是探求病机所属，通过辨识CKD虚实夹杂病机所属，才能确立治法方药，此即证因机明、法随证立，方从法出，从而实现治病求本，圆机治法的最高目标。②创建CKD病机辨证网络，进一步利用电脑大数据来分析揭示CKD病因病机的动态变化规律，以及因果交叉复合的关系，真正体现辨证论治的灵魂。③CKD病因病机的研究应结合现代分子生物学、遗传学、免疫学、药物学、环境学等学科的最新进展而进行。例如邹云翔教授提出的肾病内因肾气发病论，那么肾气的本质又是什么？又如邹云翔教授提出药损肾气论，而近几年因环境污染所致膜性肾病的病例明显增多，我们是否又可以大胆提出“环境毒邪伤肾”这一新的伤肾病因？

（三）CKD证型的研究

1.慢性肾小球肾炎的辨证分型　1986年，我们通过对180例病例分析探讨了慢性原发性肾小球疾病辨证分类标准，提出了对慢性肾小球肾炎辨证的指导思路——“本虚为纲，标实为目”“以本虚证为主证型，以标实证为兼证型，标本结合”。本证：脾肾气虚，脾肾气阴两虚，肝肾阴虚，脾肾阳虚。兼证：外感证，湿热证，血瘀证，湿浊证。根据辨证主证型可兼1～3个兼证，随着病机变化可动态变化组合。

1986年发表在《南京中医药大学学报》，同年在南京召开的第二届中华中医药学会肾病分会上大会宣讲，得到与会代表的高度重视和热烈讨论，并一致认为可以进一步修改后作为《全国慢性肾小球肾炎统一辨证分型方案》试行，经讨论修改主证型中将脾肾气虚证改为了肺肾气虚证，兼证型中去掉了外感证，于2006年正式作为中华中医药学会肾病分会《慢性肾小球肾炎的诊断、辨证分型及疗效评定（试行方案）》发表在《上海中医药杂志》。

2. 慢性肾衰竭的中医辨证分型　1987年，邹燕勤、王钢在制定慢性肾小球肾炎的辨证分型标准的基础上，又进一步制定了慢性肾衰竭的辨证分型标准，制定分型的指导思想同慢性肾小球肾炎，本证：脾肾气（阳）虚，肝肾阴虚，气阴两虚，阴阳两虚。兼证：湿浊证，湿热证，热毒证，瘀血证，风动证。2002年正式列入《中药新药临床研究指导原则》，2018年改版持续至今。

3.CKD气阴两虚证的证本质研究　如对慢性肾炎、肾衰竭气阴两虚的证本质，紧随现代分子生物学、免疫学、内分泌等新指标的出现，选取探索相关证本质信息和益气养阴法的作用机制，可能与以下结果相关：①体液免疫功能紊乱，细胞免疫功能下降；②细胞内环核苷酸双向控制系统失调；③体内血小板聚集性增高，血管内皮受损，TXA_2 / PGI_2系统平衡失调；④体内性激素代谢紊乱，女性血中泌乳素增高，男性继发性甲状旁腺功能亢进，或未识别的毒素。这些结果为气阴两虚证辨证的客观化、标准化提供了一个良好基础，由此可帮助临床提高识证治病水平。

4. 展望　①我们从西医慢性肾脏病大家共识的病名病机特征，“虚实夹杂，以虚为主”，提出了辨证分型的指导思想“本虚为纲，标实为目，本标兼顾”。分出了以本证为主的主证型，以标证为主的兼证型，主证型与兼证型可随着病机的动态变化相互兼夹，临床既能执简驭繁，又能知常达变，以此为基础，创建了CKD病机辨证网络，沿用至今。但也存在一些问题，CKD是西医病名，根据GFR轻重分为5期，每一期的病机单元，包括本虚标实的严重程度，本标证候夹杂的复杂性都有所不同，中医辨证分型既然是按CKD分型也可进一步按CKD分期细化。②按照中医院校教科书完全从中医肾病病名，如水肿、肾风、肾劳进行辨证分型，有多种辨证的代表方案，按阴阳、八纲、三焦、六经、脏腑、病理因素等多个辨证思路、辨证方案，加之医者水平、学术流派等因素的影响，对同一疾病的辨证分型各有不同，百家争鸣的多，统一规范的少，难以体现中医辨证的圆机治法，以及个体辨证治疗的特色优势，故构建一种新的辨证体系实属必要。③开展中医辨证分型客观化研究，借鉴现代医学中的实验科学思维和方法，从微观层次对中医肾病学的生理、病理、证本质、治法、方药等理论进行科学性的诠释，CKD证本质是什么？其生物学的基础是什么？证候所揭示的病理变化在机体的结构形态、器官功能、物质代谢等环节上是如何体现的？深入将宏观与微观诊断相结合，使其对病症的定位、定性以及定量更加规范化和科学化。

（四）CKD中医治疗大法的研究

1. 温肾活血法　1955年邹云翔教授在编著的《中医肾病疗法》第90页中介绍“各种慢性肾炎，中医治法都用补气养血、化瘀温肾整体的根本治疗”经验。1956年邹云翔教授在《中医杂志》介绍了用活血化瘀法经验病案，并提出药物用鲍鱼、桃仁、红花、怀牛膝、三七治疗有效。1971年邹云翔教授在《中华内科杂志》上介绍温肾活血、活血化瘀等四法治疗慢性肾病的经验。此为运用活血化瘀法治疗慢性肾脏病的临床与实验研究开创了先河。研究沿革：首先归纳整理并剂型改革制成邹老健脾温肾化瘀利水经验方药“健肾片”，开展了系列临床及实验研究。

2. 补益肾元、泄浊通络法　邹云翔教授认为对慢性肾衰竭的治疗大法应是“补益肾元，泄浊通络”。强调：补益肾元力求增一分元阳，复一分真阴、不用峻补用平补，根据《灵枢·终始》所言：“阴阳俱不足，补阳则阴竭，泻阴则阳脱，如是者，可将以甘药，不可饮以至剂。”辨证中不妄投辛热、苦寒、阴凝之品，防温燥伤阴，寒凉遏阳，滋腻湿滞，而以甘平之剂为主，补而不滞，滋而不腻，温而不燥，缓缓图治而获良效。

3. 疏滞泄浊法　在20世纪60至70年代，医生多用激素制剂治疗肾炎，很多患者对激素治疗不敏感，却有明显的不良反应，如出现药物性柯兴综合征者等。部分患者被迫停药，出现全身疲乏无力、满月脸、水牛背、面部痤疮、水肿等临床表现，妇女还有经闭症状。邹云翔教授将此类证候称为激素性气血痰湿郁滞证，并创用疏滞泄浊法，取《丹溪心法》越鞠丸加减，以疏其气血、泄其湿浊痰瘀，使失常之升降出入功能得以恢复，取得了满意的疗效。不少患者因此法而治愈。邹云翔教授还指导学生在临床上运用此法，提高了激素治疗肾病综合征的疗效，也减轻了激素治疗肾病综合征的不良反应。

4. 祛风益肾法　20世纪90年代初，王钢教授在研究雷公藤复方治疗肾病基础上，拓展研究风邪伤肾及祛风方药在肾病中的应用，目的是探讨慢性肾小球肾炎病机中风邪伤肾的特点、主症、辨证标准，以及从风论治的大法、方药和临床疗效。

方法：选择 73 例住院并已做过肾活检明确病理诊断的慢性肾炎风邪证患者，制定祛风益肾为大法，研究风邪伤肾的特点、风邪证与肾脏各病理类型的相关性，以及从风论治的疗效。结果：风邪证在系膜增生性及微小病变性慢性肾小球肾炎中所占比例较大，从风论治慢性肾炎总有效率为 90.41%。结论：从风论治作为新法可以提高中医中药治疗慢性肾炎的疗效。

5. 益气养阴法　20 世纪 70 年代后期，临床发现 CKD 患者脾肾阳虚证明显减少，气阴两虚证逐渐增多，因此开展了益气养阴法治疗 CKD 的系列临床实验和及新药研究。辨证要点：辨主证，确立病位，分清病性主次；识兼证，谨察病邪，权衡标本缓急；观病势，辨析进退，掌握病机转归。治则要义：①补益气阴，着眼脾肾，兼顾肺肝；②辅以祛邪，重点湿瘀，兼防诱因；③谨守病机，随证论治，以平为期。本方总的治则以益气养阴为主，佐以渗湿和络，由补气健脾、养阴填精、渗湿清利、活血化瘀药物合理配伍组成。

6. 从《内经》理论提出治肾新治法　邹氏肾科医术非物质文化遗产研究团队根据《内经》相关理论结合临床实践对常见肾病的中医证治思路进行探讨，认为肾气不足为肾病发病之因，肾元衰竭是发病之本。临床中需注意未病先防、既病防变，强调治病必求于本。根据临床实际情况，分别提出从脾肾、从肝肾、从肺论治肾病，常用治法有健脾温肾、扶正渗利、清肝解毒、养肝解毒、养肝滋阴、平肝滋阴、平肝潜阳、疏肝活络、疏风宣肺、清热宣肺、清热利咽、和法缓治、活血化瘀等法。

7. 展望　继承不泥古，发扬不离宗。我们是在继承邹云翔教授治肾学术思想及治疗大法的基础上，有些是突破了传统思维定论（从风论治），有些是结合现代西药带来的不良反应（疏滞泄浊法），并通过临床学习掌握并再验证，证明有效。进一步对大法的适应证，法与法的配伍加减，大法下药物的精选、药物的量效、作用机理、现代药理药效、扩大临床验证等进行了深入研究，其中的补益肾元法治疗慢性肾衰竭、益气养阴法治疗慢性肾炎，都开发成为了国家三类中药新药，温肾活血法、从风论治法也正在开发新药、申报新药过程中，这是一条阐明中医肾病治法科学实质，优化中医治法配伍理论依据，开发符合中医理论临床特色中药的新思路，中医治肾大法的研究应源于临床，高于临床，回归临床，也期望在此基础上对中医治肾大法和新法开展更系统更深入的研究。

[中国中西医结合肾病杂志，2020，21（3）：18]

二、邹氏肾科对慢性肾脏病中医临床研究的沿革及展望（下）

（一）CKD中医新药的研究

1. 开发治疗慢性肾炎新药——黄蛭益肾胶囊（国药准字 Z20020086） 笔者于 1981 年在导师邹云翔教授的指导下开展了气阴两虚证研究，邹云翔教授予益气养阴秘方，后命名为“黄蛭益肾胶囊”。采用双盲双模拟随机对照临床试验方法进行了多中心研究，总有效率为 77.4%，明显优于对照组。临床试验中，未发现该药有明显不良反应。作用机制可能是通过稳定内环境，双向调节细胞内环核苷酸以及 TXA_2-PGI_2 系统的平衡，抑制血小板聚集、释放，纠正高凝状态，改善免疫功能，调整性激素代谢紊乱，祛除毒素等环节，从而减轻肾小球的病理改变，加速祛除原位免疫复合物的沉积，并且保护了残存的肾单位，使得慢性肾衰竭进程得到延缓。

2. 开发治疗慢性肾衰竭新药——参乌益肾片（国药准字 Z20100051） 参乌益肾片新药研究严格按照国家食品药品监督管理局中药新药研发要求，在国家规定的八家药品研究基地采用多中心、随机、双盲双模拟、阳性药物平行对照方法进行。最终试验结果表明，参乌益肾片能明显改善慢性肾衰竭气阴两虚兼湿浊证患者的中医证候症状，降低尿素氮、血肌酐水平，减少尿蛋白丢失，提高内生肌酐清除率，在一定程度上纠正患者的贫血状态，疗效优于肾康宁片对照组，并且使用安全、有效，无明显不良反应，值得临床推广与应用。参乌益肾片治疗慢性肾衰竭的药理药效和分子细胞学研究结果提示，参乌益肾片治疗慢性肾衰竭、延缓肾衰竭病程进展的作用机制有以下 5 点：①具有保护肾小管、肾间质作用；②具有减轻肾小球损害，抑制肾小球硬化，修复肾间质损害作用；③通过多种途径调节体内激素水平，改善血液动力学、抑制细胞增殖，改善肾小管功能，从而达到保护肾脏的作用；④具有抑制细胞增殖因子和细胞外基质成分的 mRNA 表达作用；⑤具有抑制系膜细胞增殖和促使其凋亡的作用等。

3. 展望 ①努力挖掘古代文献和近代名老中医治肾经验方，开发符合中医治肾理论和在临床确实有效的系列方药；②与药理药效、毒理学专家很好合作，突破既有很好临床治疗作用，但又有一定毒性的中药复方的开发（如雷公藤复方等）；③开发的邹老治肾经验方药还有治疗慢性肾炎湿瘀证的肾炎灵片，治疗慢性肾炎脾肾气虚证的健肾片，这些新药及目前临床上用于 CKD 治疗的中成药对于肾系疾病治疗还是远远不够的。21 世纪治肾系列新药的开发，特别是有显著效果新药，将是我国中、西医肾脏病学界及药学界研究的重要方向；④国家药品监督管理局主持开发的新药，通过专业学会的论证尽快替代用了二三十年的治肾疗效明显不太好的老药在国家医保、国家国药目录的位置，推陈出新，提高疗效，让更多的慢性肾脏病患者受益。

（二）CKD 中医单味药治疗的研究

1. 冬虫夏草治疗慢性肾衰竭　1955 年，邹云翔教授出版了国内首部中医肾脏病学专著《中医肾病疗法》。书中第 94 页在国内最早记载了用冬虫夏草治疗慢性肾衰竭尿毒症、肾结核的经验。虫草用量：每日 2 ～ 5g。适应证：以肺肾虚衰为主的所有慢性肾脏病症，尤其适合于 CKD2 ～ 4 期患者。配伍：西洋参、冬虫夏草、藏红花（或参三七）。剂型：隔水蒸服，或研粉装胶囊服用。实验研究：实验开展了冬虫夏草对庆大霉素损害大鼠小管、间质保护作用的研究；临床开展了冬虫夏草的用量、适应证、配伍用法及使用最佳剂型的研究；配合开展了人工虫草“至灵胶囊”“金水宝”“百令胶囊”的临床及实验研究；并指导博士后开展了人工培育虫草（蛹虫草）的药理药效、分子生物学研究。

2. 大黄治疗尿毒症　1959 年邹云翔教授带领肾脏病研究组最早运用大黄抢救尿毒症，并出版专著《严重尿中毒中医治疗一得》，后又在 1961 年发表论文于《中医杂志》，为我国用大黄抢救尿毒症奠定基础。临床研究：20 世纪 50 至 80 年代开展大黄复方为主煎汤内服、保留灌肠的系列临床与实验研究，并取得肯定疗效。20 世纪 90 年代带领博士生开发出肾衰保留灌肠囊，并开展了以大黄为主的复方中药高位结肠灌洗技术治疗尿毒症研究。临床用量：常用、久用以制大黄 6 ～ 30g 为佳，短期快速通便时用生大黄 6 ～ 30g（后下），以服用大黄后每日排便次数 1 ～ 3 次为最适宜用量；用药途径：煎服、灌肠、静脉滴注。

3. 雷公藤为主复方治疗肾小球疾病　1978 年，邹云翔教授领导的肾病团队将皮肤科双藤合剂加入甘草改为肾炎合剂，结合辨证论治治疗 50 例慢性肾炎，总有效率 94%，发表于《中医杂志》，这是国内临床使用雷公藤复方治肾病发表的第一篇学术论文。研究历程：剂型改革，1978 年制成肾炎合剂（雷公藤、鸡血藤、甘草），1984 年修改为肾炎合剂Ⅱ号，1990 年进一步制成肾炎灵颗粒剂，在 1996 年又浓缩制成肾炎灵片；并开展了从风论治肾病临床及肾炎灵片新药开发的系列研究。

4. 虫类药治疗肾小球疾病　1987 年笔者首次系统总结了应用虫类搜风通络药物治疗肾病的经验，并在《中医杂志》发表。①蟋蟀和蝼蛄“性通利，治小便闭”，有较好利尿作用；②蝉衣和僵蚕祛风利咽散结、消尿蛋白；③地龙和乌梢蛇祛肾脏之风，通肾脉之络，治风火湿毒内扰于肾；④全蝎和蜈蚣祛风解毒，开瘀通络，主治顽固肾病、气血毒瘀凝滞之症；⑤水蛭和地鳖虫破血瘀、散积聚，通经脉，利水道，治气分无效之顽固水肿瘀血。

5. 展望　①开发冬虫夏草的人工培植，对冬虫夏草的替代品疗效的评价，进一步研究冬虫夏草的有效成分，探索冬虫夏草最佳的治疗病种以及疗效和作用机制。②进一步规范和提高大黄口服、灌肠、静脉滴注治疗慢性肾衰竭、尿毒症的疗效，深入研究大黄治疗慢性肾衰竭的作用机制。③进一步研究雷公藤的有效成分、剂量、疗程、适应病症等，提高雷公藤治疗效果，并减轻雷公藤的不良反应，同时深入寻找不良反应轻于雷公藤、作用优于雷公藤的中草药。④积雪草具有清热利湿，解毒消肿的功效，临床上常用来治疗尿路感染，降尿蛋白，降尿酸，降肌酐，实验表明积雪草及其单体积雪草苷等具有抗炎、调节免疫的功效。我们在临床对它的功效主治仔细观察了 10 余年，它的清热、利湿、消肿作用似乎不及黄蜀葵花，其他抗肾小球硬化、降肌酐等作用还有待于进一步临床对照和实验探索。⑤过去研究某一单味药往往是从临床被证实作用显著的复方中筛选而来，又或是对临床经验用药的实验验证，这样做不仅费时、费力、费资，成功率也不高，而开发新药所需成本也非常大。未来对于单味中药的开发利用基于现代的网络技术和大数据库，有望应用网络药理学进行前期的预测评估，减少人力财力的投入，靶向给药，减少不良反应的同时治疗更有针对性。

（三）CKD 中医特殊新疗法的研究

1. 从尿常规检查论治肾病　对于肾脏疾病患者，尿常规中单纯出现蛋白尿，辨证无邪时，或某些无症状性蛋白尿患者使用扶正法治疗。常用的扶正法是益气健脾，养阴固肾。尿常规中出现管型尿，治疗常用扶正祛邪法，扶正重视培补肾元，祛邪常用猫爪草、金钱草、路路通。尿常规中红细胞增多，提示血分邪较重，治疗一般先用凉血止血法，药选小蓟、黄蜀葵花、景天三七、白茅根。白细胞增多，提示气分邪较重，治疗用祛邪法，常用祛邪药有小叶石韦、白花蛇舌草、鸭跖草、龙葵、鬼箭羽等。尽管尿液检查可作为辨证施治的一种参考依据，但应当强调，对于肾脏疾病的辨证思路，首先应着眼于整体，其次为尿的辨证分析，最后参考尿常规检查。

2. 从肾脏病理变化选择中药治疗　结合肾脏病病理变化选择用药，将宏观与微观相结合，可明显提高临床治疗效果。笔者根据肾脏的基本病理变化选择用药经验如下：①肾小球内细胞成分增多宜清、宜利、宜凉血活血，常用车前草、黄柏、荔枝草、凤尾草、丹皮、赤芍、白花蛇舌草。②节段性新月体，新月体成分以细胞性、纤维细胞性为主时，宜祛风清利，凉血活血，常用雷公藤、火把花根、青风藤、猫爪草、小青草。③系膜细胞增生，以清利为主，常用山慈菇、龙葵、虎杖、蜀羊泉、凤尾草、肾炎草。④肾小球硬化或纤维化宜益肾软坚、活血通络，常用菟丝子、紫河车、山萸肉、海藻、制大黄、生牡蛎、鲍鱼、茵陈、生蒲黄、五灵脂、泽兰、路路通、益母草，成药如大黄䗪虫丸也可用，等等。

3. 用中药穴位外敷治疗 CKD　1986 年创用中药肾衰外敷方穴位外敷，将肾衰外敷药物（主要成分为生附片、川芎、沉香、冰片等），研成 120 目规格的粉末，用 95% 乙醇将桂氮酮（Azone）稀释成 1.9% 的溶液，然后用 1.9% Azone 溶液调和肾衰外敷方药末，纱布包裹药末外敷于双侧肾俞及关元穴位，以后每日用 1.9% Azone 溶液湿润药末，隔 3 日换 1 次药，4 次为 1 个疗程，一般使用 2～4 个疗程。经临床证明外敷药方确实有一定的治疗效果。推测其作用机理，一方面可能是药物通过刺激足太阳膀胱经和任脉的肾俞、关元穴位，从经络间接作用于肾，另一方面可能是药物通过肾区皮肤透入，直接作用于肾。即具有经穴位及经皮肤吸收的双重作用，从而达到温肾和络、利尿泄浊的治疗作用。

4. 中药保留灌肠合高位直肠透析治疗 CKD　中药保留灌肠作为治疗慢性肾衰的一种方法，经各地临床验证确有一定疗效，其组成各地的报道多种多样，现将我院的中药保留灌肠液组成作如下介绍。组成：生大黄 15～30g（后下），附子 10g，六月雪 30g，煅牡蛎 50g（先煎），蒲公英 50g，生甘草 6g。其中生大黄用量需根据患者体质、大便情况进行适当调整。生大黄通腑导泻，行瘀活血，清解血分热毒，为君药。附子性热，与性寒之大黄为伍，变寒下为温下，两者有阴阳互维之妙；生牡蛎收涩敛阴，有吸附肠道毒素中和酸性作用，与大黄合用，可使大便溏而不泄，利不伤正，两药均为臣药。蒲公英清热解毒，有增强大黄排泄尿毒素作用，为佐药。生甘草调和诸药性，缓和、减轻大黄引起的腹痛、肠鸣。用于慢性肾功能衰竭、尿毒症、大便干结或大便日行 1～2 次的患者。

5.《内经》反佐疗法治疗 CKD 的探讨　邹氏肾科医术三代专家对《内经》“反佐疗法”的认识，认为反治法、寒热反佐、配伍反佐、服药反佐、外治反佐、炮制反佐皆属于反佐疗法。反佐疗法临证可单用一法，亦可数法兼施或内外多途径合用。对于晚期尿毒症出现肾劳、关格证时内服左金丸合济生肾气丸、大黄附子汤加减，以苦辛通降、和胃止呕、泻火补水、扶正祛邪。数法数药合理反佐，外用大黄、附子醋制贴双侧肾俞、涌泉等穴位，并用大黄附子汤为主保留灌肠，多途径内外结合的反佐疗法可起到明显效果。

6. 展望　①国医奇术、中医肾病特殊新疗法有着常法所不能达到的临床效果，一定要重视深入挖掘、整理、提高。②从古代文献、医案中去整理、开发治肾特殊新疗法，如我们从《素问·汤液醪醴论》“去菀陈莝”开创了大黄口服、保留灌肠抢救尿毒症，活血化瘀法治疗肾病；从“开鬼门”开创了从肺论治肾病，用发汗法治疗高血压、尿毒症皮肤瘙痒、高度水肿；从《普济方》启发，用附子捣贴涌泉穴治疗肾性高血压等；从古代治疗癥积的大法，运用软坚化痰行瘀法治疗肾萎缩等。③结合现代医学的常规检查去开发治疗肾病的新疗法，阐明中医中药治肾的作用机理。④跨学科、触类旁通，将其他学科的新疗法、新药物运用到治肾学科中来。如1978年我院肾病科就是将皮肤科治疗狼疮皮肤损害的中成药“双藤合剂”运用到治疗肾病蛋白尿，起到良好效果，改名为“肾炎合剂”并开发沿用至今；笔者1986年开创的肾衰外敷方亦是借鉴了心脏科三硝酸甘油酯贴膜外敷治疗心绞痛的思路。

（四）CKD中西医结合的研究

1. IgA肾病中西医结合治疗规范的探讨　结合个人的临床经验及体会，按西医临床分型，突出中医辨证论治，分为临床特征、病理特征、西医治疗、中医治疗、中西长处五部分，探究中西医结合治疗的特点，以利于中医、西医、中西医结合根据此方案进一步发挥。

2. 慢性肾衰竭中西医结合三级防治法　为了防治慢性肾衰竭（CRF），我们应从K/DOQI CKD 1～2期抓起，认识CKD进展的危险因素与机制，明确防治对策，改进逆转与延缓CKD进展的措施，是提高CKD防治水平的客观需要，也是我在肾脏病临床41年来中西结合防治CKD的追求。

3. 展望　①加强中西医结合肾脏病学复合型高素质人才培养。为了中西医结合肾脏病学可持续更好更快发展，目前迫在眉睫的任务是利用各种教育形式，进一步加强肾脏病学复合型高素质人才的培养，让更多的顶级肾脏病专家掌握中西医二项技术，提高治疗CKD疗效。②创建有中国特色的中西医结合肾病学。首先，应找准临床中西医学治疗CKD的“结合点”，充分提高疗效，以确切的证据进一步让中国乃至世界西医、中医肾脏病工作者清楚认识到创建新中西医结合肾脏病学的必要性。为临床医生提供权威性、实用性、可操作性的中西医结合治疗CKD诊疗标准与规范和指南。③加强中国具有优势的肾病学科合作，对中西医结合治疗优势病种进行攻关、推广。21 世纪在临床研究方面，将进一步加强中国具有优势的肾病学科合作，积极开展大规模、高质量的临床循证医学研究，进行前瞻性、多中心、随机对照和大规模的临床试验，对中西医结合治疗有优势的肾脏病种进行攻关、推广。④利用生命科学技术的发展，带动中西医结合肾病的机制研究。面对生命科学飞速发展及医学模式的转变，我们要立足临床，从临床需求出发，加强临床与基础的结合，加快基础研究与临床应用的相互转化，以转化医学研究的模式，推进肾脏病分子诊断的发展进程和临床新技术、新疗法、新治肾中药的研发。⑤努力将肾脏大健康、肾病的科普宣传工作列入重点工程。21 世纪的医学将不再单纯以疾病为主要研究领域，对一些重大慢性病应从“治疗为中心”向“健康为中心”转型，将 CKD 的中西医结合防治窗口前移作为“十二五”肾脏病防治重点，互联网 + 人工智能开展全国范围的 CKD 流行病学研究，加强肾脏病的科普宣传，提高 CKD 知晓率和早期诊治率。

可以预见，在人类医学科学及现代科学技术飞速发展的今天，中医、中西医结合肾脏病学将会取得前所未有的发展和完善。相信在不远的将来，随着研究的不断深入，肾脏疾病的治疗将有突破性进展。

[中国中西医结合肾病杂志，2020，21（4）：28]

第二十一节　2019 年制定慢性肾脏病中医临床路径

1998 年，我在担任国家中医药管理局全国中医肾病医疗中心协作组组长时，就希望率先在全国首批的五家中医肾病医疗中心基地试行建立慢性肾脏病中医临床路径与诊疗方案。当时首先着手想推广的是国医大师邹燕勤教授和我在 1986 年、1987 年全国中医肾病会议上提出的慢性肾炎、慢性肾衰的中医辨证分型方案（当时经修改已被确定为全国中医肾病辨证分型标准试行方案），希望能从五家中医肾病医疗中心到每年的全国中医肾病会议，再到各种协作课题研究中去逐步推广。但现实情况是在全国推广一个辨证分型标准方案都非常困难，如果想统一执行更是势比登天。直到 2002 年，慢性肾衰辨证分型方案正式列入国家药监局《中药新药临床研究指导原则》后才逐渐被全国各家单位接受，并持续应用至今。所以，在 21 世纪初国家中医药管理局主办的全国中医医疗中心座谈会上，我提出在全国开展中医临床路径和中医诊疗方案工作，是促进中医科学性、规范性、先进性和可操作性的一项重要大事，势在必行，2022 年医保中心的单病种付费改革（DRG）也是做好中医临床路径的一个很好的契机。但是，中医临床有其特殊性，不能像西医做临床指南、路径那样确立中医临床路径和诊疗方案，而是应循序渐进地推行，既具备科学规范的特点，又符合中医特色，使之能够在临床更好地推广，并成为临床中医诊疗工作服务的好方案。

一、南京中医药大学附属南京博大肾科医院慢肾风（慢性肾小球肾炎）中医临床路径

（一）路径说明

本路径适合于西医诊断为慢性肾小球肾炎的住院患者。

（二）慢肾风（慢性肾小球肾炎）中医临床路径标准住院流程

1. 适用对象

中医诊断：第一诊断为慢肾风。

西医诊断：第一诊断为慢性肾小球肾炎。

2. 诊断依据

（1）疾病诊断

1）中医诊断标准：参考中华中医药学会 2011 年版《慢性肾小球肾炎诊疗指南》。

2）西医诊断标准：参考中华医学会肾脏病学分会编著的 2011 年版《临床诊疗指南・肾脏病学分册》。

3）分型：参考中华中医药学会 2011 年版《慢性肾小球肾炎诊疗指南》。

（2）证候诊断：参照国家中医药管理局印发的 2016 年版《慢肾风（慢性肾小球肾炎）中医诊疗方案》。

1）本证

① 脾肾气虚证：腰脊酸痛，疲倦乏力，或浮肿，纳少，或脘胀，大便溏，尿频或夜尿多，舌质淡红、有齿痕，苔薄白，脉细。

②肺肾气虚证：颜面浮肿或肢体肿胀，疲倦乏力，少气懒言，易感冒，腰脊酸痛，面色萎黄，舌淡，苔白润、有齿痕，脉细弱。

③脾肾阳虚证：全身浮肿，面色㿠白，畏寒肢冷，腰脊冷痛（腰膝酸痛），纳少或便溏（甚则泄泻或五更泄泻），精神萎靡，性功能失常（遗精、阳痿、早泄），或月经失调。苔白，舌嫩淡胖，有齿痕，脉沉细或沉迟无力。

④气阴两虚证：面色无华，少气乏力，或易感冒，午后低热，或手足心热，腰痛或浮肿，口干咽燥或咽部暗红、咽痛，舌质红或偏红，少苔，脉细或弱。

⑤肝肾阴虚证：目睛干涩或视物模糊，头晕耳鸣，五心烦热或手足心热，或口干咽燥，腰脊酸痛，遗精，滑精，或月经失调，舌红少苔，脉弦细或细数。

2）标证

①水湿证：颜面或肢体浮肿，舌苔白或腻，脉细或细沉。

②湿热证：皮肤疖肿、疮疡，咽喉肿痛，小溲黄赤、灼热或涩痛不利，面目或肢体浮肿，口苦或口干、口黏，脘闷纳呆，口干不欲饮，苔黄腻，脉濡数或滑数。

③湿浊证：纳呆，恶心或呕吐，口中黏腻，血尿素氮、肌酐偏高，脘胀或腹胀，身重困倦，精神萎靡，舌淡红苔白厚腻，脉沉濡。

④血瘀证：面色黧黑或晦暗，腰痛固定或呈刺痛，舌色紫暗或有瘀点、瘀斑，肌肤甲错或肢体麻木，脉象细涩。

3. 治疗方案的选择　参照国家中医药管理局印发的 2016 年版《慢肾风（慢性肾小球肾炎）中医诊疗方案》。

（1）诊断明确，第一诊断为慢肾风（慢性肾小球肾炎）。

（2）患者适合并接受中医治疗。

4. 标准住院日　≤ 7 天。

5. 进入路径标准

（1）第一诊断必须符合慢肾风（慢性肾小球肾炎）的患者。

（2）尿蛋白（+ ～ ++）之间，或 24h 尿蛋白定量≤ 2g，肾功能正常者。

（3）排除慢性肾小球肾炎重型患者。

（4）患者同时具有其他疾病诊断，但在住院期间既不需特殊处理，也不影响第一诊断的临床路径流程实施时，可以进入本路径。

6. 中医证候学观察　四诊合参，收集该病种不同证候的主症、次症以及舌脉特点。注意证候的动态变化。

7. 入院检查项目

（1）必需的检查项目：①血常规；② 尿常规、尿 MDI 和 UTP 以及粪便常规；③肝肾功能、血脂、心肌酶、血糖、电解质；④凝血功能、输血前筛查、甲功七项、免疫八项、ANA 抗体谱、抗中性粒细胞抗体；⑤抗磷脂酶 A_2 受体抗体；⑥肾早损，血、尿轻链；⑦全胸片；⑧心电图；⑨泌尿系 B 超。

（2）可选择的检查项目：根据病情需要，可选择肾穿刺活检术，内生肌酐清除率（Ccr）测定，肾小球滤过率（GFR）测定，血、尿蛋白电泳，肾小管酸化功能，血、尿渗透压，尿电解质，血 β_2-MG，中段尿细菌培养等。

8. 治疗方法

（1）中药汤剂

1）本证

①脾肾气虚证：治以健脾益肾，方用异功散加减：党参 10g，生黄芪 15g，生白术 10g，茯苓 15g，薏苡仁 15g，杜仲 15g，怀牛膝 15g，泽泻 10g，甘草 6g。

②肺肾气虚证：治以补益肺肾，方用四君子汤合补肺汤加减：党参 10g，黄芪 30g，白术 10g，茯苓 20g，山药 20g，炙甘草 6g，大枣 2 枚。

③脾肾阳虚证：治以温补脾肾，方用附子理中丸或济生肾气丸加减：附子 10g，炙桂枝 5g，党参 15g，白术 10g，生黄芪 30g，茯苓皮 20g，车前子 20g（包煎），泽泻 10g，干姜 6g，炙甘草 6g。

④气阴两虚证：治以益气养阴，方用参芪地黄汤：党参 10g，黄芪 30g，生地黄 12g，山药 20g，山茱萸 10g，丹皮 10g，泽泻 20g，茯苓 20g。

⑤肝肾阴虚证：治以滋养肝肾，方用杞菊地黄丸加减：熟地黄 12g，山茱萸 12g，山药 12g，泽泻 9g，丹皮 9g，茯苓 9g，枸杞子 20g，菊花 10g。

2）标证

①水湿证：治以利水消肿，方用水湿证五皮饮加减：生姜皮 6g，桑白皮 15g，陈皮 10g，大腹皮 15g，茯苓皮 30g。

②湿热证：治以清利湿热，方用龙胆泻肝汤加减：龙胆草 6g，柴胡 6g，泽泻 12g，车前子 9g，通草 9g，生地黄 9g，当归 9g，炒栀子 9g，炒黄芩 9g，甘草 6g。

③湿浊证：治以化湿泄浊，方用胃苓汤加减：制苍术 10g，白术 10g，茯苓 10g，泽泻 10g，猪苓 10g，车前子 20g（包煎），姜半夏 10g，陈皮 10g，制大黄 3 ～ 15g，六月雪 15g。

④血瘀证：治以活血化瘀，方用血府逐瘀汤加减：龙胆草 6g，柴胡 6g，泽泻 12g，车前子 9g，通草 9g，生地黄 9g，当归 9g，炒栀子 9g，炒黄芩 9g，甘草 6g。

（2）中成药：黄蛭益肾胶囊。

（3）中医特色治疗：中药足浴、穴位贴敷、耳穴压豆、灸法等。根据病情需要及病人耐受程度选择。

（4）饮食疗法。

（5）护理调摄要点。

9. 出院标准

（1）病情稳定，主要症状改善，证候积分减少。

（2）24h 尿蛋白定量减少，血肌酐及 GFR 保持稳定。

（3）没有需要继续住院治疗的并发症。

10. 变异及原因分析

（1）出现肾功能急剧恶化，或病情进展至终末期肾脏病、需肾替代治疗者，需要延长住院时间，增加住院费用。

（2）若出现尿蛋白增多、肾病理有活动性表现，需要使用糖皮质激素和 / 或细胞毒类药物的患者，退出本路径。

（3）出现治疗相关的并发症，严重感染或肾穿刺并发症，或新出现心血管系统、神经系统、呼吸系统、消化系统、内分泌疾病等其他系统并发症，严重者退出本路径。

（4）因患者及其家属意愿而影响本路径的执行，退出本路径。

（三）慢肾风（慢性肾小球肾炎）中医临床路径住院表单

适用对象：第一诊断为慢肾风（慢性肾小球肾炎）
患者姓名：________ 性别：________ 年龄：________ 门诊号：________ 住院号：________
住院日期：________年________月________日 出院日期：________年________月________日
标准住院日 ≤ 7 天 实际住院时间：________天

时间	____年____月____日 （住院第 1 天）	____年____月____日 （住院第 2 ~ 3 天）	____年____月____日 （住院第 4 ~ 7 天）
主要诊疗工作	询问病史和体格检查 完成病历书写 筛选相关检查 明确中医诊断及证候： 本证： 脾肾气虚证 肺肾气虚证 气阴两虚证 脾肾阳虚证 肝肾阴虚证 标证： 水湿证 湿热证 血瘀证 湿浊证 进行病情评估 进行中医症状评估 与患者或家属沟通，交代病情及注意事项	□上级医师查房，分析检查结果 明确中医诊断及证候： 本证： 脾肾气虚证 肺肾气虚证 气阴两虚证 脾肾阳虚证 肝肾阴虚证 标证： 水湿证 湿热证 血瘀证 湿浊证 □需要肾穿刺者，完成术前评估，签署知情同意书 □评估有无退出路径指征 □明确下一步诊疗计划，调整中药处方	□上级医师查房，分析检查结果 完成查房记录 对患者出院评估 向患者及家属交代出院后注意事项。 出院带药 将出院记录交给患者 □如果患者不能出院，在病程记录中说明原因和继续治疗的方案

（续表）

时间	___年___月___日 （住院第 1 天）	___年___月___日 （住院第 2 ~ 3 天）	___年___月___日 （住院第 4 ~ 7 天）
医嘱	长期医嘱： □肾内科护理常规 □二级护理 □饮食医嘱 □血压、尿量监测 □静脉滴注中药注射液 □根据辨证选用中成药：黄蛭益肾胶囊 □中医药特色疗法 中药足浴、穴位贴敷、耳穴压豆、灸法 □内科基础治疗 临时医嘱： □ 血常规 □ 尿常规、尿 MDI、UTP、粪便常规 □ 肝肾功能、血脂、心酶、血糖、电解质 □ 凝血功能、输血前筛查、甲功七项、免疫八项、ANA 抗体谱、抗中性粒细胞抗体 □ 抗磷脂酶 A_2 受体抗体 □ 肾早损，血、尿轻链 □ 全胸片 □ 心电图 □ 泌尿系 B 超 □其他检查项目 □对症处理	长期医嘱： □肾内科护理常规 □二级护理 □饮食医嘱 □血压、尿量监测 □静脉滴注中药注射液 □根据辨证选用中成药：黄蛭益肾胶囊 □中医药特色疗法 中药足浴、穴位贴敷、耳穴压豆、灸法 □内科基础治疗 临时医嘱： □复查必要的检查项目 □对症处理 □中医药特色疗法 中药足浴、穴位贴敷、耳穴压豆、灸法	长期医嘱： □肾内科护理常规 □二级护理 □饮食医嘱 □血压、尿量监测 □静脉滴注中药注射液 □根据辨证选用中成药：黄蛭益肾胶囊 □中医药特色疗法 中药足浴、穴位贴敷、耳穴压豆、灸法 □ 内科基础治疗 临时医嘱： □复查必要的检查项目 □对症处理 □ 中医药特色疗法 中药足浴、穴位贴敷、耳穴压豆、灸法 □ 出院医嘱以及带药
中药处方	本证： 脾肾气虚证：异功散加减（党参 10g，生黄芪 15g，生白术 10g，茯苓 15g，薏苡仁 15g，杜仲 15g，怀牛膝 15g，泽泻 10g，甘草 6g） 肺肾气虚证：四君子汤合补肺汤加减（党参 10g，黄芪 30g，白术 10g，茯苓 20g，山药 20g，炙甘草 6g，大枣 2 枚） 气阴两虚证：参芪地黄汤（党参 10g，黄芪 30g，生地黄 12g，山药 20g，山茱萸 10g，丹皮 10g，泽泻 20g，茯苓 20g） 脾肾阳虚证：附子理中丸或济生肾气丸加减（附子 10g，炙桂枝 5g，党参 15g，白术 10g，生黄芪 30g，茯苓皮 20g，车前子 20g包，泽泻 10g，干姜 6g，炙甘草 6g） 肝肾阴虚证：杞菊地黄丸加减（熟地黄 12g，山茱萸 12g，山药 12g，泽泻 9g，丹皮 9g，茯苓 9g，枸杞子 20g，菊花 10g）	本证： 脾肾气虚证：异功散加减（党参 10g，生黄芪 15g，生白术 10g，茯苓 15g，薏苡仁 15g，杜仲 15g，怀牛膝 15g，泽泻 10g，甘草 6g）。 肺肾气虚证：四君子汤合补肺汤加减（党参 10g，黄芪 30g，白术 10g，茯苓 20g，山药 20g，炙甘草 6g，大枣 2 枚） 气阴两虚证：参芪地黄汤（党参 10g，黄芪 30g，生地黄 12g，山药 20g，山茱萸 10g，丹皮 10g，泽泻 20g，茯苓 20g） 脾肾阳虚证：附子理中丸或济生肾气丸加减（附子 10g，炙桂枝 5g，党参 15g，白术 10g，生黄芪 30g，茯苓皮 20g，车前子 20g包，泽泻 10g，干姜 6g，炙甘草 6g） 肝肾阴虚证：杞菊地黄丸加减（熟地黄 12g，山茱萸 12g，山药 12g，泽泻 9g，丹皮 9g，茯苓 9g，枸杞子 20g，菊花 10g）	本证： 脾肾气虚证：异功散加减（党参 10g，生黄芪 15g，生白术 10g，茯苓 15g，薏苡仁 15g，杜仲 15g，怀牛膝 15g，泽泻 10g，甘草 6g） 肺肾气虚证：四君子汤合补肺汤加减（党参 10g，黄芪 30g，白术 10g，茯苓 20g，山药 20g，炙甘草 6g，大枣 2 枚） 气阴两虚证：参芪地黄汤（党参 10g，黄芪 30g，生地黄 12g，山药 20g，山茱萸 10g，丹皮 10g，泽泻 20g，茯苓 20g） 脾肾阳虚证：附子理中丸或济生肾气丸加减（附子 10g，炙桂枝 5g，党参 15g，白术 10g，生黄芪 30g，茯苓皮 20g，车前子 20g包，泽泻 10g，干姜 6g，炙甘草 6g） 肝肾阴虚证：杞菊地黄丸加减（熟地黄 12g，山茱萸 12g，山药 12g，泽泻 9g，丹皮 9g，茯苓 9g，枸杞子 20g，菊花 10g）

（续表）

时间	____年____月____日 （住院第 1 天）	____年____月____日 （住院第 2 ～ 3 天）	____年____月____日 （住院第 4 ～ 7 天）
中药处方	标证： 水湿证：五皮饮加减（生姜皮 6g，桑白皮 15g，陈皮 10g，大腹皮 15g，茯苓皮 30g） 湿热证：龙胆泻肝汤加减（龙胆草 6g，柴胡 6g，泽泻 12g，车前子 9g，通草 9g，生地 9g，当归 9g，炒栀子 9g，炒黄芩 9g，甘草 6g） 血瘀证：血府逐瘀汤加减（龙胆草 6g，柴胡 6g，泽泻 12g，车前子 9g，通草 9g，生地黄 9g，当归 9g，炒栀子 9g，炒黄芩 9g，甘草 6g） 湿浊证：胃苓汤加减（制苍术 10g，白术 10g，茯苓 10g，泽泻 10g，猪苓 10g，车前子 20g，姜半夏 10g，陈皮 10g，制大黄 3 ～ 15g，六月雪 15g）	标证： 水湿证：五皮饮加减（生姜皮 6g，桑白皮 15g，陈皮 10g，大腹皮 15g，茯苓皮 30g） 湿热证：龙胆泻肝汤加减（龙胆草 6g，柴胡 6g，泽泻 12g，车前子 9g，通草 9g，生地 9g，当归 9g，炒栀子 9g，炒黄芩 9g，甘草 6g） 血瘀证：血府逐瘀汤加减（龙胆草 6g，柴胡 6g，泽泻 12g，车前子 9g，通草 9g，生地黄 9g，当归 9g，炒栀子 9g，炒黄芩 9g，甘草 6g） 湿浊证：胃苓汤加减（制苍术 10g，白术 10g，茯苓 10g，泽泻 10g，猪苓 10g，车前子 20g，姜半夏 10g，陈皮 10g，制大黄 3 ～ 15g，六月雪 15g）	标证： 水湿证：五皮饮加减（生姜皮 6g，桑白皮 15g，陈皮 10g，大腹皮 15g，茯苓皮 30g） 湿热证：龙胆泻肝汤加减（龙胆草 6g，柴胡 6g，泽泻 12g，车前子 9g，通草 9g，生地 9g，当归 9g，炒栀子 9g，炒黄芩 9g，甘草 6g） 血瘀证：血府逐瘀汤加减（龙胆草 6g，柴胡 6g，泽泻 12g，车前子 9g，通草 9g，生地黄 9g，当归 9g，炒栀子 9g，炒黄芩 9g，甘草 6g） 湿浊证：胃苓汤加减（制苍术 10g，白术 10g，茯苓 10g，泽泻 10g，猪苓 10g，车前子 20g，姜半夏 10g，陈皮 10g，制大黄 3 ～ 15g，六月雪 15g）
主要护理工作	□进行入院宣教 □完成护理记录	□制定规范的护理措施 □饮食指导和心理护理 □进行药物宣教	□规范的护理措施 □饮食指导和心理护理 □进行疾病宣教 □帮助患者办理出院手续 □出院随访宣教
病情变异记录	□无□有，原因： 1. 2.	□无□有，原因： 1. 2.	□无□有，原因： 1. 2.
责任护士签名			
医师签名			

二、南京中医药大学附属南京博大肾科医院 肾衰病（慢性肾衰）中医临床路径

（一）路径说明

本路径适合于西医诊断为慢性肾脏病 3 ～ 5 期的非透析住院患者。

（二）肾衰病（慢性肾衰）中医临床路径标准住院流程

1. 适用对象

（1）中医诊断：第一诊断符合肾衰病。

（2）西医诊断：第一诊断符合慢性肾脏病 3 ～ 5 期的患者。

2. 诊断标准

（1）疾病诊断：中医诊断标准参照国家技术监督局于1997年发布的《中医临床诊疗术语·疾病部分》。西医诊断标准参考2012年KDIGO（改善全球肾脏病预后组织）发布的《慢性肾病评估与管理临床实践指南》。

慢性肾脏病的诊断：肾损害≥3个月，有或无GFR降低。肾损害系指肾脏的结构或功能异常，表现为下列之一：①肾脏病理形态学异常；②具备肾损害的指标，包括血、尿成分异常或肾脏影像学检查异常，GFR＜60mL/（min·1.73m^2），＞3个月，有或无肾损害表现。

（2）病期诊断标准：慢性肾脏病（Chronic Kidney Disease，CKD）临床分期标准为：CKD 1期GFR＞90mL/min，CKD 2期GFR 60～89mL/min，CKD 3期GFR 30～59mL/min，CKD 4期GFR 15～29mL/min，CKD 5期GFR＜15mL/min。

（3）中医证候诊断标准：参照国家中医药管理局医政司印发的2018年版《慢性肾衰（慢性肾功能衰竭）中医诊疗方案》。本病可分为正虚证及标实证，临床上多表现为虚实夹杂。

1）正虚证

①脾肾气虚证

主症：倦怠乏力，气短懒言，食少纳呆，腰酸膝软。

次症：脘腹胀满，大便溏，口淡不渴，舌淡有齿痕，脉沉细。

②脾肾阳虚证

主症：畏寒肢冷，倦怠乏力，气短懒言，食少纳呆，腰酸膝软。

次症：腰部冷痛，脘腹胀满，大便烂，夜尿清长，舌淡有齿痕。脉沉弱。

③气阴两虚证

主症：倦怠乏力，腰酸膝软，口干咽燥，五心烦热。

次症：夜尿清长，舌淡有齿痕，脉沉。

④肝肾阴虚证

主症：头晕，头痛，腰酸膝软，口干咽燥，五心烦热。

次症：大便干结，尿少色黄，舌淡红少苔，脉弦细或细数。

⑤阴阳两虚证

主症：畏寒肢冷，五心烦热，口干咽燥，腰酸膝软。

次症：夜尿清长，大便干结，舌淡有齿痕，脉沉细。

2）标实证

①湿浊证

主症：恶心呕吐，肢体困重，食少纳呆。

次症：脘腹胀满，口中黏腻，舌苔厚腻。

②湿热证

主证：恶心呕吐，身重困倦，食少纳呆，口干，口苦。

次症：脘腹胀满，口中黏腻，舌苔黄腻。

③水气证

主证：全身浮肿，尿量少。

次证：心悸、气促，甚则不能平卧。

④血瘀证

主证：面色晦暗，腰痛。

次症：肌肤甲错，肢体麻木，舌质紫暗或有瘀点瘀斑，脉涩或细涩。

⑤浊毒证

主证：恶心呕吐，口有氨味，纳呆，皮肤瘙痒，尿量少。

次症：身重困倦，嗜睡，气促不能平卧。

3. 纳入标准

（1）患者均为 18 ～ 85 岁的慢性肾病患者。

（2）患者适合并接受中医治疗。

（3）患者同时具有其他疾病诊断，但在住院期间不需特殊处理也不影响第一诊断的临床路径流程实施时，可以进入路径。

4. 排除标准

（1）孕妇或哺乳期患者。

（2）合并有肿瘤，以及心、肝、脑或造血系统等严重原发性疾病者。

（3）无法合作者，如精神病患者。

（4）合并有感染性疾病，包括尿路感染或非感染性炎症疾病患者。

（5）拟行紧急血液透析治疗者，如正在使用皮质类固醇、非类固醇类抗炎药或免疫抑制剂。

（6）存在急性尿路梗阻性疾病，需行外科手术治疗者。

（7）入选前 1 年内有心肌梗死或脑血管事件者。

（8）严重心力衰竭，NYHA 分级Ⅴ级及以上者（或纽约心脏协会分级Ⅳ级的证据）。

（9）过敏体质或已知对该中医临床路径中某一种或两种药物成分过敏者。

5. 标准住院日　≤7天。

6. 中医证候学观察　四诊合参，收集该病种不同证候的主症、次症、舌脉特点，注意证候的动态变化。

7. 入院检查项目

（1）必需的检查项目：①血常规；②尿常规、粪便常规＋潜血；③肝肾功能、血脂、血糖、电解质、C反应蛋白、心肌酶、BNP；④甲状腺旁腺激素；⑤贫血三项（血清铁蛋白，叶酸，维生素B_{12}）；⑥转铁蛋白饱和度三项（血清铁、总铁结合力、转铁蛋白饱和度）；⑦乙肝两对半、丙肝、HIV、RPR；⑧全胸片；⑨心电图；⑩腹部B超、泌尿系B超。

（2）可选择的检查项目：根据病情需要而定，如免疫六项（IgA、IgG、IgM、C3、C4、CH_{50}）、自免十二项（抗核抗体、抗核糖体P蛋白抗体、抗组蛋白抗体、抗核小体抗体、抗着丝点抗体、抗Jo-1抗体、抗SSB抗体、抗SSA抗体、抗Sm抗体、抗U1-RNP抗体、抗dsDNA，抗SCL-70抗体）、血管炎三项（p-ANCA、c-ANCA、抗GBM）、风湿三项（抗"O"、类风湿因子、C反应蛋白）等。

8. 治疗方案

（1）中药汤剂、中成药口服

1）正虚证

①脾肾气虚

治法：益气健脾补肾。

推荐方药：四君子汤加减，方用党参、黄芪、白术、怀山药、茯苓、山茱萸、菟丝子、炙甘草等，或具有同类功效的中成药（包括中药注射剂）。

②脾肾阳虚

治法：温补脾肾。

推荐方药：实脾饮合肾气丸加减，方用熟附子、白术、茯苓、党参、干姜、淫羊藿、山茱萸、熟地黄、菟丝子、巴戟天等，或具有同类功效的中成药（包括中药注射剂）。

③气阴两虚

治法：益气养阴。

推荐方药：参芪地黄汤加减，方用黄芪、山茱萸、党参、熟地黄、怀山药、茯苓、丹皮、首乌、菟丝子等，或具有同类功效的中成药（包括中药注射剂）。

④肝肾阴虚

治法：滋补肝肾。

推荐方药：六味地黄汤合二至丸加减，方用山茱萸、熟地黄、怀山药、茯苓、丹皮、女贞子、墨旱莲、白芍、泽泻等，或具有同类功效的中成药（包括中药注射剂）。

⑤阴阳两虚

治法：阴阳双补。

推荐方药：金匮肾气丸合二至丸加减，方用肉桂、淫羊藿、山茱萸、熟地黄、茯苓、泽泻、怀山药、女贞子、墨旱莲等，或具有同类功效的中成药（包括中药注射剂）。

2）邪实证

①湿浊证

治法：祛湿化浊。

推荐药物：大黄、崩大碗（积雪草）等。

②湿热证

治法：清热利湿。

推荐药物：石苇、土茯苓、茵陈、大黄炭等。

③水气证

治法：行气利水。

推荐药物：法半夏、春砂仁、藿香、紫苏叶、茵陈、草果仁、茯苓皮等。

④血瘀证

治法：活血化瘀。

推荐药物：丹参、桃仁、三七、红花、蒲黄等。

⑤浊毒证

治法：泄浊排毒。

推荐药物：大黄、崩大碗（积雪草）。

（2）肠道给药：根据病情，选用大黄、牡蛎、蒲公英等药物，水煎取液，在适宜温度下进行保留灌肠（中药结肠透析），亦可采用中药结肠透析机等设备进行治疗。以结肠透析为例：

①适应证：慢性肾衰早中期（氮质血症期、肾衰竭期）的患者；慢性肾衰晚期/终末期（拒绝透析/不适宜透析/无条件透析/暂无需透析者）；

②相对禁忌证：生命体征不稳定者；合并严重感染者；合并肠道内及肛区出血、严重疮出血、直肠狭窄、结肠炎、肠道肿瘤等肠道病变者、近期肠道手术史者；合并腹泻，大便每日 3 次以上者；妊娠及哺乳期妇女；精神病患者（不能配合）；脑血管疾病及其后遗症、高龄（行动不方便）；恶性肿瘤（体虚、恶病质）；严重心功能不全 3 ～ 4 级（宜休息、减少活动）。

③操作方法

用物准备：灌肠袋、润滑剂、棉签、卫生纸、棉枕、床单，另备屏风、便盆。

医嘱准备：向病人解释，问二便，协助病人取左侧卧位。

操作准备：戴口罩，手套，检查灌肠袋是否完好，核对药液。

操作步骤：准备中药液→润滑肛管→连接肛管、排气→插入肛管→注入药液。

（3）其他疗法：根据病情，可选择中药离子导入等疗法。

（4）内科基础治疗（含对症处理）：包括治疗原发病，消除可逆因素，如控制血压、抗感染、纠正电解质紊乱、纠正血容量不足、心衰、解除尿路梗阻等。可参考《肾脏病学》第 3 版（王海燕主编，人民卫生出版社，2008 年）。

1）饮食营养：参照《慢性肾脏病蛋白营养治疗共识》，入组后均对受试者开展健康教育及饮食营养咨询，开具优质低蛋白饮食治疗处方，蛋白入量为 0.6g/（kg· d）。在低蛋白饮食中，约 50% 蛋白应为高生物价蛋白，热量的摄入应维持在每日 30 ～ 35 kcal/kg，必要时可加用麦淀粉以补充热量。

2）控制血压：参照 2017 年 JNC7、2005 年中国高血压防治指南和 2007 年 ESC/ESH 的多个指南，以及美国国立卫生研究院（NIH）组织进行的 MDRD 试验对肾实质性高血压的降血压目标值的研究结果，CKD 患者的血压控制目标为尿蛋白＜ 1.0g/d 者将血压控制到 130/80mmHg，尿蛋白＞ 1.0g/d 者将血压控制到 125/75mmHg。

常用的降压措施包括低盐饮食和药物控制。低盐饮食指每日可用食盐不超过 6g，即摄钠量不超过 100mmo1/L，钠摄入包括食盐、碳酸氢钠、静注生理盐水及其他一些含钠的调味剂、营养添加剂和保健品。降压药物方面，可根据病情选用利尿剂、β 受体阻滞剂、CCB、ACEI、ARB。

3）贫血的治疗：轻度贫血可选用中药治疗。病人血色素 8g 以下可根据病情选用 EPO。

4）钙磷代谢紊乱：高磷血症即成人血磷＞1.46mmol/L，应限制饮食中磷的摄入量，每日磷的摄入量控制于800～1000mg（低蛋白饮食也能减少磷的摄入，需根据每日蛋白质需要量调整）；同时给予磷结合剂。

低钙血症即血清钙＜2.15mmol/L，应予补充钙1.5～2.0g/d。在最初治疗的3个月内至少每月测定1次，以后可改为每3个月测1次。补钙过程应每1～2周查血钙，以防高钙血症发生。

当GFR＜60mL/（min/1.73m^2）时血PTH水平开始升高。钙磷代谢紊乱以及活性维生素D（罗钙全）不足均可导致继发性甲状旁腺功能进（SHPT）及肾性骨营养不良的发生。治疗目标：血磷水平保持在2.7～4.6mg/dL（0.87～1.48 mmol/L），血清总钙水平维持在8.4～9.5 mg/dL（2.10～2.37mmo1/L），PTH为70～110μg/mL（7.7～12.1μmol/L），钙磷乘积＜55mg/dL。

5）调节水、电解质和酸碱代谢平衡：①水、钠调节。一般来说钠及钾的入量限制于2～3g/d，维持尿量在1500～2000mL。如果尿量较少，水的摄入应限制，必要时给予利尿剂。②高钾血症的处理。高血钾时应积极处理，当血钾高于5.5mmol/L，可先用内科办法处理；必要时给予透析治疗，③纠正代谢性酸中毒。轻度酸中毒应口服碳酸氢钠，一般3～10g/d，分3次服。中度酸中毒，应静脉滴注碳酸氢钠针。严重时（如CO_2-CP＜13mmol/L）应考虑透析治疗，之后该患者退出研究。

6）护理

①饮食护理。优质低蛋白饮食、低盐、低脂、低磷饮食。②生活护理。慎起居、适劳逸、避风寒。③情志护理。保持心情舒畅，避免烦躁、焦虑等不良情绪。

（9）效果评估

1）疗效观察性指标

主要效应指标体现了肾脏病发展的变化，包括肾小球滤过率（eGFR，用CKD-EPI公式进行估算）。

次要效应指标包括：①肾功能检查，包括血肌酐、血尿素。②血浆白蛋白、血脂（Tch、TG、HDL、LDL）、血钠、血氯、血钙、血磷、iPTH、凝血功能、碱性磷酸酶（AKP）。③血清铁蛋白、叶酸、维生素B_{12}血清铁、总铁结合力、转铁蛋白饱和度。④胸片、心电图、腹部B超。⑤主要症状评价参考2002年5月《中药新药临床研究指导原则（试行）》进行制定（详见附表一）。主要进行对倦怠乏力、腰膝酸软、畏寒肢冷、头晕、食少纳呆、恶心、呕吐、脘腹胀满、大便干结、夜尿清长、水肿的主要症状进行观察，其程度用记分法表示。

2）安全性观察指标

实验室指标：包括血钾、肝功能（ALT、AST）、血常规、尿常规、粪便常规+潜血。

3）住院费用

单病种次均费用：单病种日均费用、单病种治疗费用比、单病种药物费用比、单病种中药费用占药物费用比，单病种中医特色疗法费用比，单病种耗材费用比，单病种检查费用比

4）患者满意度评估。

5）临床路径阶段性总体评估

①中医特色评估：中药饮片使用率，中成药使用率，特色疗法使用率，辨证施治率，中医药治疗的比例提高情况。

②临床路径执行情况评估：本病种住院或门诊患者总人数，进入路径的患者人数，出现变异的患者人数，完成路径的患者人数。

（10）退出路径标准

发生下列情况时退出路径：

1）如在路径纳入期内患者出现严重感染，严重的无法通过内科保守治疗纠正的高钾血症（大于6.5mmol/L），严重的无法通过内科保守治疗纠正的酸中毒（CO_2-CP ＜ 13mmol/L），药物无法纠正的急性心衰，肾功能恶化需进行透析，消化道大出血（以呕血为主要表现），严重的心律失常，尿毒症脑病。

2）路径纳入期内发现活动期恶性肿瘤、肝硬化失代偿期或造血系统等严重原发性疾病。

3）路径纳入期内发现尿路梗阻性疾病，需行外科手术治疗。

4）路径纳入期内出现心肌梗死或脑血管事件。

5）患者在观察过程中出现药物不良反应，且不能耐受，要求退出研究。

6）在患者临床研究过程中个别出现危重并发症时，应果断采取多种积极有效抢救措施挽救患者生命。

7）肾功能恶化，达到行替代治疗的指征，予维持性血液或腹膜透析治疗，或等待肾移植治疗。

退出病例应记录退出的时间、原因，并进行报告和分析。

（11）路径执行过程中变异的规定

1）病情加重，需延长住院时间，增加住院费用。

2）合并有心血管系统、神经系统等其他系统疾病，住院期间病情加重，需要特殊处理，导致住院时间延长、费用增加。

3）因患者及家属意愿，影响路径的执行，延长或缩短住院时间。

（12）出院标准

1）病情稳定，主要症状水肿、恶心呕吐、皮肤瘙痒等有所改善，症候积分减少。

2）内生肌酐清除率或肾小球滤过率无降低，或增加小于 10%；血肌酐无增加，或降低大于 10%。

3）加重因素得到较好控制、急性并发症或严重的慢性并发症得到缓解（严重的高血压、各种感染、酸碱平衡失调及电解质紊乱、血容量不足等）。

2. 肾衰病（慢性肾衰）中医临床路径住院表单

适用对象：第一诊断为肾衰病（慢性肾衰），病期诊断为慢性肾脏病 3 ～ 5 期病人非透析病人。

附表一

患者姓名：__________ 性别：________ 年龄：________ 门诊号：__________ 住院号：____________

住院日期：______年______月______日　　出院日期：______年______月______日

标准住院日：≤ 7 天　　实际住院时间：________天

日期	住院第 1 天	住院第 2 ~ 3 天	住院第 4 ~ 7 天
诊疗工作	询问病史和体格检查 完成病历书写 筛选相关检查 明确慢性肾脏病的诊断 明确中医诊断及证候 正虚证： 脾肾气虚证 脾肾阳虚证 气阴两虚 肝肾阴虚证 阴阳两虚证 邪实证： 湿浊证 湿热证 水气证 血瘀证 浊毒证 进行病情评估 进行中医症状评估	□ 上级医师查房 □ 分析检查结果 □ 明确原发病诊断 明确中医诊断及证候 正虚证： 脾肾气虚证 脾肾阳虚证 气阴两虚 肝肾阴虚证 阴阳两虚证 邪实证： 湿浊证 湿热证 水气证 血瘀证 浊毒证 □ 评估有无急性并发症 评估有无慢性并发症 评估有无退出路径指征 记录关键检查结果 □ 明确下一步诊疗计划 □ 完成上级医师查房记录	□上级医师查房 □完成查房记录 □对患者出院评估 □向患者及家属交代出院后注意事项 □ 出院带药 □ 将出院记录交给患者 □ 如果患者不能出院，在病程记录中说明原因和继续治疗的方案

（续表）

日期	住院第 1 天	住院第 2 ~ 3 天	住院第 4 ~ 7 天
医嘱	长期医嘱： □肾内科护理常规 □二级护理 □陪客一人 □健康宣教 □双上肢 / 左上肢禁补液抽血 □纳入慢性肾衰临床路径 □饮食医嘱 □血压监测 □治疗原发病 □根据辨证选用中成药 参乌益肾片；黄蛭益肾胶囊；排毒利水颗粒 □中医药特色疗法 中药灌肠、中药足浴、耳穴压豆、灸法、穴位贴敷、中药结肠透析 □西医基础治疗 临时医嘱： □血常规 □尿常规、粪便常规 + 潜血 □肾功能系列、肝功能系列、电解质、血糖、血脂系列、凝血六项、心肌酶系列、BNP □血 PTH □输血前筛查乙肝、丙肝、HIV、RPR（如半年内检查过，可不查） □全胸片 □心电图 □腹部 B 超、泌尿系 B 超 □如原发病未明确者，需查免疫六项、血管炎三项、风湿三项、抗核抗体 □如有贫血者，查贫血三项、转铁蛋白饱和度三项	长期医嘱： □肾内科护理常规 □二级护理 □陪客一人 □健康宣教 □双上肢 / 左上肢禁补液抽血 □饮食医嘱 □血压监测 □治疗原发病 □根据辨证选用中成药 参乌益肾片；黄蛭益肾胶囊；排毒利水颗粒 □中医药特色疗法 中药灌肠、中药足浴、耳穴压豆、灸法、穴位贴敷、中药结肠透析 □西医基础治疗 临时医嘱： □如有高钾血症或代谢性酸中毒，复查急诊生化 □如行输血治疗，复查血常规	长期医嘱： □肾内科护理常规 □二级护理 □陪客一人 □健康宣教 □双上肢 / 左上肢禁补液抽血 □饮食医嘱 □血压监测 □治疗原发病 □根据辨证选用中成药 参乌益肾片；黄蛭益肾胶囊；排毒利水颗粒 □中医药特色疗法 中药灌肠、中药足浴、耳穴压豆、灸法、穴位贴敷、中药结肠透析 □西医基础治疗 临时医嘱： □血常规 □血肌酐 □尿素氮 □血钾 □血钙 □ 血磷 □ 血钠 □出院医嘱以及带药
中药处方	□中医辨证治疗 脾肾气虚：香砂六君子汤加减（主药：党参 15g，白术 15g，茯苓 15g，陈皮 10g，半夏 15g，木香 6g，砂仁 6g，仙茅 15g，淫羊藿 15g，炙甘草 4g） 脾肾阳虚：真武汤加减（主药：茯苓 15g，白芍 15g，白术 15g，生姜 3g，制附片 6g，黄芪 30g） 肝肾阴虚：六味地黄丸加减（主药：熟地黄 15g，山茱萸 15g，山药 15g，泽泻 15g，茯苓 15g，丹皮 15g） 阴阳两虚：肾气丸加减（主药：干地黄 15g，山药 15g，山茱萸 15g，泽泻 15g，茯苓 15g，丹皮 15g，桂枝 10g，附子 10g）	□中医辨证治疗 脾肾气虚：香砂六君子汤加减（主药：党参 15g，白术 15g，茯苓 15g，陈皮 10g，半夏 15g，木香 6g，砂仁 6g，仙茅 15g，淫羊藿 15g，炙甘草 4g） 脾肾阳虚：真武汤加减（主药：茯苓 15g，白芍 15g，白术 15g，生姜 3g，制附片 6g，黄芪 30g） 肝肾阴虚：六味地黄丸加减（主药：熟地黄 15g，山茱萸 15g，山药 15g，泽泻 15g，茯苓 15g，丹皮 15g） 阴阳两虚：肾气丸加减（主药：干地黄 15g，山药 15g，山茱萸 15g，泽泻 15g，茯苓 15g，丹皮 15g，桂枝 10g，附子 10g）	□中医辨证治疗 脾肾气虚：香砂六君子汤加减（主药：党参 15g，白术 15g，茯苓 15g，陈皮 10g，半夏 15g，木香 6g，砂仁 6g，仙茅 15g，淫羊藿 15g，炙甘草 4g） 脾肾阳虚：真武汤加减（主药：茯苓 15g，白芍 15g，白术 15g，生姜 3g，制附片 6g，黄芪 30g） 肝肾阴虚：六味地黄丸加减（主药：熟地黄 15g，山茱萸 15g，山药 15g，泽泻 15g，茯苓 15g，丹皮 15g） 阴阳两虚：肾气丸加减（主药：干地黄 15g，山药 15g，山茱萸 15g，泽泻 15g，茯苓 15g，丹皮 15g，桂枝 10g，附子 10g）

（续表）

日期	住院第 1 天	住院第 2 ~ 3 天	住院第 4 ~ 7 天
中药处方	标实证： 湿浊证：茯苓汤加减 （主药：半夏 15g，茯苓 15g，生姜 3g） 水气证：实脾饮加减 （主药：白术 15g，厚朴 15g，木瓜 15g，木香 6g，草果 15g，大腹子 15g，茯苓 15g，干姜 10g，制附子 6g，炙甘草 4g，生姜 3g，大枣 15g） 血瘀证：血府逐瘀汤加减 （主药：桃仁 15g，红花 15g，当归 15g，生地黄 15g，川芎 15g，赤芍 15g，牛膝 15g，桔梗 15g，柴胡 10g，枳壳 15g，甘草 4g）	标实证： 湿浊证：茯苓汤加减 （主药：半夏 15g，茯苓 15g，生姜 3g） 水气证：实脾饮加减 （主药：白术 15g，厚朴 15g，木瓜 15g，木香 6g，草果 15g，大腹子 15g，茯苓 15g，干姜 10g，制附子 6g，炙甘草 4g，生姜 3g，大枣 15g） 血瘀证：血府逐瘀汤加减 （主药：桃仁 15g，红花 15g，当归 15g，生地黄 15g，川芎 15g，赤芍 15g，牛膝 15g，桔梗 15g，柴胡 10g，枳壳 15g，甘草 4g）	标实证： 湿浊证：茯苓汤加减 （主药：半夏 15g，茯苓 15g，生姜 3g） 水气证：实脾饮加减 （主药：白术 15g，厚朴 15g，木瓜 15g，木香 6g，草果 15g，大腹子 15g，茯苓 15g，干姜 10g，制附子 6g，炙甘草 4g，生姜 3g，大枣 15g） 血瘀证：血府逐瘀汤加减 （主药：桃仁 15g，红花 15g，当归 15g，生地黄 15g，川芎 15g，赤芍 15g，牛膝 15g，桔梗 15g，柴胡 10g，枳壳 15g，甘草 4g）
并发症处理	□有 □无	□有 □无	□有 □无
护理工作	□ 进行入院宣教 □ 挂禁补液牌 □ 病情监测 □ 执行相关医嘱	□ 病情监测 □ 日常生活和心理护理 □ 进行药物宣教 □ 执行相关医嘱	□ 病情监测 □ 日常生活和心理护理 □ 进行疾病宣教 □ 执行相关医嘱 □ 帮助患者办理出院手续 □ 出院随访宣教
病情变异记录	□无 □有，原因： 1. 2.	□无 □有，原因： 1. 2.	□无 □有，原因： 1. 2.
责任护士签名			
医生签名			

第二十二节　2019 年开展利用网络药理研究中医中药治肾的作用机理

网络药理学是药物系统性研究的前沿交叉学科，近年来得到快速发展，引起医药领域、信息领域等的广泛关注。它是整合生物学网络和药物作用网络，借助网络数据库检索、虚拟计算及高通量组学数据分析等计算机技术，研究生物 - 药物网络中各节点间关联性的新学科。可以从系统生物学和生物网络平衡的角度阐释疾病的发生、发展过程，强调从改善或恢复生物网络平衡的整体角度认识药物与机体的相互作用，与传统医学整体、系统、中和的思维模式不谋而合，而且现代的中医博士经过学习培训是可以掌握和应用网络药理学新技术研究中医中药机理。所以，我在2018年安排二位博士做了“邹燕勤教授治疗慢性肾衰核心处方的网络药理学研究”“参乌益肾片网络药理学研究”选题，取得了较好结果。下一步将结合慢性肾脏病疾病谱网络，结合动物模型网络进一步分析中医中药治病的网络药理学作用机理。

一、基于网络药理学的中医药研究

网络药理学被广泛引入中医药研究领域，主要用于筛选中药有效活性成分群、预测潜在靶标群及作用机制、解读中医理论（如中医证候、方剂配伍）等方面。

（一）筛选有效成分

每一中药（或中药复方）通常富含多种活性成分。李彦志等通过活性成分－靶点网络的拓扑学分析筛选出的主要活性成分：槲皮素、山柰酚、汉黄芩素、木犀草素、柚皮素，频繁出现在有效治疗COVID-19的方剂（药对）的关键成分当中。周毅等对活性成分－靶点网络进行拓扑属性分析，发现治疗股骨头坏死的圣愈汤中主要含5种活性成分：山柰酚、槲皮素、β－谷甾醇、豆甾醇和异鼠李素。

（二）预测作用靶点

每一味中药的活性成分可调节靶点若干，通过构建活性成分－靶点和靶点－疾病、蛋白质－蛋白质相互作用（PPI）等网络预测核心作用靶点。吴昊等通过构建清肺排毒汤化合物－肺炎靶点网络，筛选清肺排毒汤抗COVID-19核心靶点214个，涉及AKT1、IL-6、MAPK8、MAPK1和JUN等。刘鑫馗等在构建四君子汤化合物－靶点网络和靶点－疾病网络、PPI网络中发现四君子汤关键靶点包括PTGS2、PPARG等，而这些关键靶点参与调控的多种疾病如阿尔茨海默病、心血管疾病等。

（三）预测作用机制

确定中药核心靶点后通过基因生物过程（GO）功能富集和信号通路（KEGG）富集分析等方法预测其生物学作用机制，杨栋等运用富集分析证实李顺民教授所选健脾益气之品，如黄芪与甘草等药物组合，治疗慢性肾脏病的作用机理与对Wnt信号通路、PPAR信号通路等多条KEGG信号通路的调节相关，这些通路对抗纤维化、抑制炎症及肾性骨病的治疗靶点的调节均综合反映了从脾论治慢性肾脏病的分子机制。庄莉等根据KEGG通路以及“成分－靶点－通路”网络分析发现二至丸可能通过干预PI3K-Akt信号通路、雌激素信号通路和嘌呤代谢过程等6条主要途径起到保护肾脏的作用。

（四）解读中医理论

1.中医证候研究　现代医学主要研究对象是疾病，传统医学的特色诊疗模式是“病－证－法－方”系统整合，即辨证论治，其主要干预对象为证。中医证候研究可借助网络药理学方法，筛选疾病典型临床证候组学信息，以辨证为纲筛选复杂疾病的差异基因、对证靶蛋白及其信号通路、代谢物等特异性生物学特征，系统构建证候－生物分子网络。如李梢等由生物分子网络的视角分析，发现慢性胃炎典型的寒证、热证存在能量代谢与免疫调节网络失衡的两种基因表达模式，进而通过验证网络关键节点，发现寒证、热证患者的潜在生物标志。

2.方剂配伍规律　借助网络药理学研究，不仅可以预测方剂作用的网络靶标，还可通过进一步分析方剂所含活性成分的靶标在网络上的分布规律，阐释方剂“君、臣、佐、使”的配伍规律。明代徐春甫《古今医统大全·翼医通考（下）》引《柏斋二一书》之言：“大抵药之治病，各有所主，主治者君也，辅治者臣也，与君相反而相助者佐也。”王同兴等借助网络药理学研究天麻钩藤饮降压机制，发现君药对应的靶标个数较多，其次为臣药，这合理解释了中药复方治疗过程中君药的主导地位。

二、邹燕勤教授治疗慢性肾衰核心处方的网络药理学研究

经数据挖掘邹燕勤教授辨治慢性肾衰的医案，*K*均值聚类分析获得治疗慢性肾衰的核心处方，方中12味药（续断、桑寄生、生黄芪、炒白术、丹参、茵陈、土茯苓、生蒲黄、积雪草、五灵脂、车前子、熟大黄）也是中药频次分析中的高频用药，使用频率皆在80%以上。选取此12味中药作为核心复方，现借助网络药理学方法，探究其对于慢性肾衰的作用机制。

（一）材料与方法

1.复方活性成分研究　利用中药系统药理学分析平台（TCMSP）（http://ibts.

hkbu.edu.hk/LSP/tcmsp.php）和 BATMAN-TCM 数据库筛选收集核心方中 12 味药的主要活性成分，且以口服利用度（oralbioavail-ability，OB）≥ 30% 及类药性（drug-likeness，DL）≥ 0.18 为筛选条件，对复方活性成分进行筛选整理。

2. 复方治病靶点研究　通过 TCMSP 分析平台和 BATMAN-TCM 检索并整合复方药物主要活性成分的潜在作用靶点。随后利用 Uniprot 数据库（https://www.uniprot.org/）校正所有靶点名称，选择物种为人类（Homosapiens），从而确定复方药物活性成分相关靶点。在 Genecards 数据库（https://www.genecards.org/），以"Chronic renal failure"为关键词进行检索、下载、整合有关的全部基因，从而确定慢性肾功能衰竭（CRF）相关靶点。最后，使用"Venny"将复方靶点与疾病靶点取交集得到共同靶点，即复方治病靶点，并利用 R 软件绘制韦恩图。

3. 复方活性成分 - 治病靶点网络构建　通过 Cytoscape3.7.2 软件将上述的预测和筛选结果，构建复方 – 活性成分 – 治病靶点网络图。随后利用 Cytoscape 软件中的 Network analysis 工具分析不同网络的拓扑参数（*Degree*），根据 *Degree* 值，度量节点在网络中的重要性。

4. 蛋白质相互作用（PPI）网络及核心靶点研究　通过 String 数据库（https://string-db.org/）构建复方治病靶点的蛋白质 – 蛋白质相互作用（protein-protein interaction，PPI）网络图，选择物种为人类（Homosapiens），设置条件为："minimum required interaction score=0.95"　和"hide disconnected nodes in the network"。运用 R 软件计算蛋白之间的互作次数，即拓扑参数（*Degree*），根据 *Degree* 值，筛选核心靶点，并对其进行可视化处理，绘制 barplot 图。

5. 基因本体论（GO）功能富集和京都基因与基因组百科全书（KEGG）通路富集分析　借助 David 数据库（https://david.ncifcrf.gov/），使用 R 软件对复方治病靶点进行 GO 功能富集分析和 KEGG 通路富集分析，主要筛选条件为：命中数（*count*）> 5 且 $P < 0.05$，以 P 值作为富集显著性标准，选取主要 GO 生物功能及 KEGG 通路，并绘制气泡图。

6. 复方治病靶点 –KEGG 通路网络图构建　运用 Cytoscape3.7.2 软件将上述主要 KEGG 通路和复方治病靶点，构建靶点 –KEGG 通路网络图，并根据 *Degree* 值，度量节点在网络中的重要性。

（二）研究结果

1. 复方主要活性成分　在 TCMSP 数据库搜索核心方中 12 味中药所含的活性成

分，按 OB ≥ 30% 和 DL ≥ 0.18 共筛选得到 166 个活性成分，其中续断 8 个、桑寄生 2 个、黄芪 20 个、白术 7 个、丹参 65 个、茵陈 13 个、土茯苓 15 个、蒲黄 8 个、积雪草 3 个、车前子 9 个、大黄 16 个。TCMSP 数据库中未检索到五灵脂，其活性成分及靶点来源于 BATMAN-TCM，条件满足 *Score cutoff* ≥ 20、$P \leq 0.05$ 即可纳入，共纳入 6 个活性成分，如表 5-93 所示。

表 5-93　五灵脂主要活性成分

序号	活性成分	序号	活性成分
1	Ponalactone A	4	Japondipsaponin E1
2	Uric Acid	5	Urea
3	Wulingzhic Acid	6	Trihydroxy Isosterocholenic Acid

2. 复方治疗慢性肾衰相关靶点　通过 TCMSP 分析平台和 BATMAN-TCM 检索并整合复方主要活性成分的可能作用靶点，随后利用 Uniprot 数据库校正所有靶点名称，共得 12 味中药的活性成分相关靶点 2538 个，其中续断 41 个、桑寄生 139 个、黄芪 361 个、白术 18 个、丹参 680 个、茵陈 267 个、土茯苓 263 个、蒲黄 279 个、积雪草 139 个、五灵脂 116 个、车前子 160 个、大黄 75 个。12 味药物靶点去重后得到与有效活性成分相关的预测作用靶点 337 个。Genecards 数据库整合全部 CRF 靶点 8258 个，将复方 12 味中药活性成分靶点与 CRF 靶点取交集得到共同靶点，即复方治病靶点 306 个，药物－疾病韦恩图如图 5-10 所示。

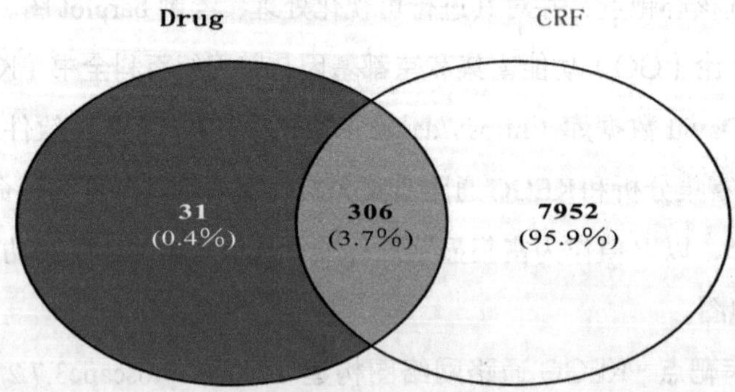

图 5-10　药物靶点与慢性肾衰靶点韦恩图

3. 复方活性成分－治病靶点网络图　借助 Cytoscape 软件将上述有效活性成分与慢性肾衰的共同靶点，用于构建复方活性成分－治病靶点网络图，结果如图 5-11 所示，图中不同颜色的三角形表示复方中不同药物；不同颜色的菱形表示不同药物的活性成分；红色锥形表示慢性肾功能衰竭；蓝色椭圆形表示药物活性成分与慢性肾衰的共同靶点。根据 *Degree* 值，复方核心活性成分有：Quercetin（槲皮素，源自桑寄生、黄芪、茵陈、蒲黄、土茯苓、车前子、积雪草，*Degree*=135）、Kaempferol（山柰酚，源自黄芪、蒲黄，*Degree*=52）、Luteolin（木犀草素，源自丹参，*Degree*=51）、Trihydroxy Isosterocholenic Acid（三羟基异甾族胆烯酸，源自五灵脂，*Degree*=38）、Tanshinone ⅡA（丹参酮ⅡA，源自丹参，*Degree*=35）、Arachidonic Acid（花生四烯酸，源自蒲黄，*Degree*=34）、7-O-Methylisomucronulatol（7-O- 甲基异丙醇胺，源自黄芪，*Degree*=31）、Naringenin（柚皮素，源自土茯苓，*Degree*=30）、Formononetin（刺芒柄花素，源自黄芪，*Degree*=27）、β-Sitosterol（β-谷甾醇，源自续断、大黄、茵陈、蒲黄、土茯苓，*Degree*=26）、Isorhamnetin（异鼠李素，源自黄芪、茵陈、蒲黄，*Degree*=26）、Stigmasterol（豆甾醇，源自土茯苓，*Degree*=26）、4-Methylenemiltirone（4- 亚甲丹参新酮，源自丹参，*Degree*=25）以及 Cryptotanshinone（隐丹参酮，源自丹参，*Degree*=25）等，这些化合物可能是核心方治疗慢性肾衰的有效物质基础。复方治病的作用靶点主要包括 PTGS2（*Degree*=113）、PTGS1（*Degree*=74）、NCOA2（*Degree*=64）、SCN5A（*Degree*=57）、ADRB2（*Degree*=50）、PRSS1（*Degree*=48）、AR（*Degree*=46）、RXRA（*Degree*=44）、CHRM1（*Degree*=43）、ACHE（*Degree*=43）、NCOA1（*Degree*=43）、PPARG（*Degree*=42）、GABRA1（*Degree*=41）、ESR1（*Degree*=37）、ADRA1A（*Degree*=36）、OPRM1（*Degree*=36）、CHRM3（*Degree*=35）、PGR（*Degree*=32）、ADRA1B（*Degree*=32）、CHRM2（*Degree*=30）、NOS2（*Degree*=30）等。

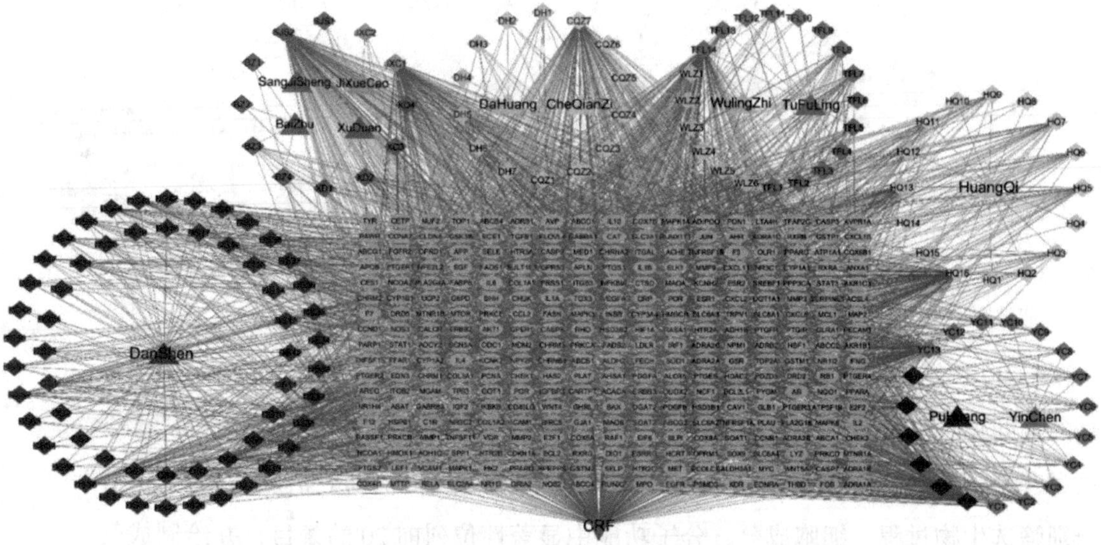

图 5-11　复方活性成分 – 治病靶点网络图

4. 蛋白质相互作用网络及核心靶点　将中药活性成分靶点与 CRF 靶点交集得到的共同靶点信息，导入 String 数据库，构建复方与疾病共同靶点的蛋白质 – 蛋白质相互作用（PPI）网络图，结果如图 5-12 所示，图中每一圆形节点表示一个基因蛋白，节点越近中心位置表示该节点越关键，节点间连线表示两个蛋白间存在相互作用关系，连线越粗代表相互作用关系越强。根据 *Degree* 值，筛选核心靶点，将相互作用关系最为紧密的前 30 个靶点进行可视化处理，生成 barplot 条形图，结果如图 5-13 所示，核心靶点包括 STAT3（*Degree*=27）、JUN（*Degree*=20）、AKT1（*Degree*=18）、IL6（*Degree*=15）等，这些靶点位于 PPI 网络图的中心位置。

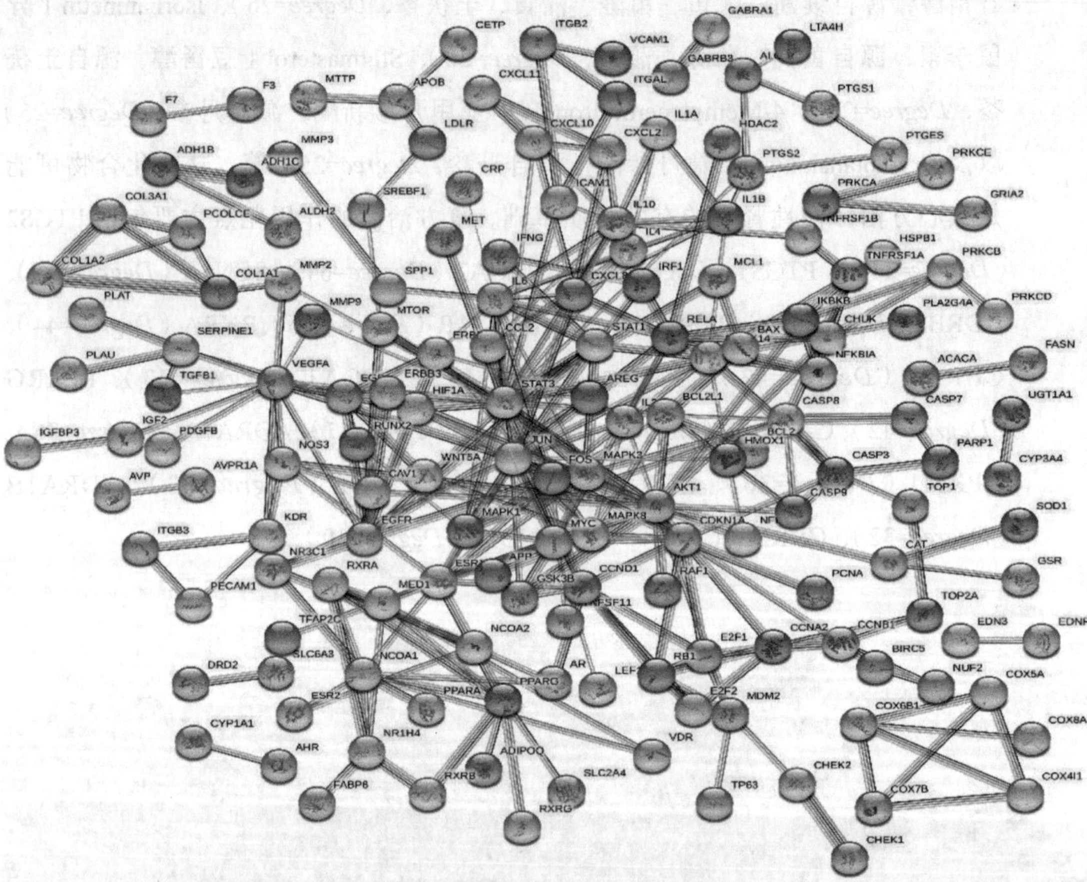

图 5–12　共同靶点的蛋白与蛋白相互作用网络图

5.GO 功能富集和 KEGG 通路富集分析　使用 R 软件对复方活性成分与慢性肾衰的共同靶点进行 GO 功能富集分析，得到生物过程 1728 个条目，细胞成分 88 个条目，分子功能 118 个条目。*P* 值表示富集功能显著性，根据 *P* 值从小到大排列，分别筛选生物过程、细胞成分、分子功能中显著性位列前 20 的条目，并绘制成气泡图（如图 5-14、图 5-15 及图 5-16 所示），*P* 值越小，显著性越好，则颜色越红，

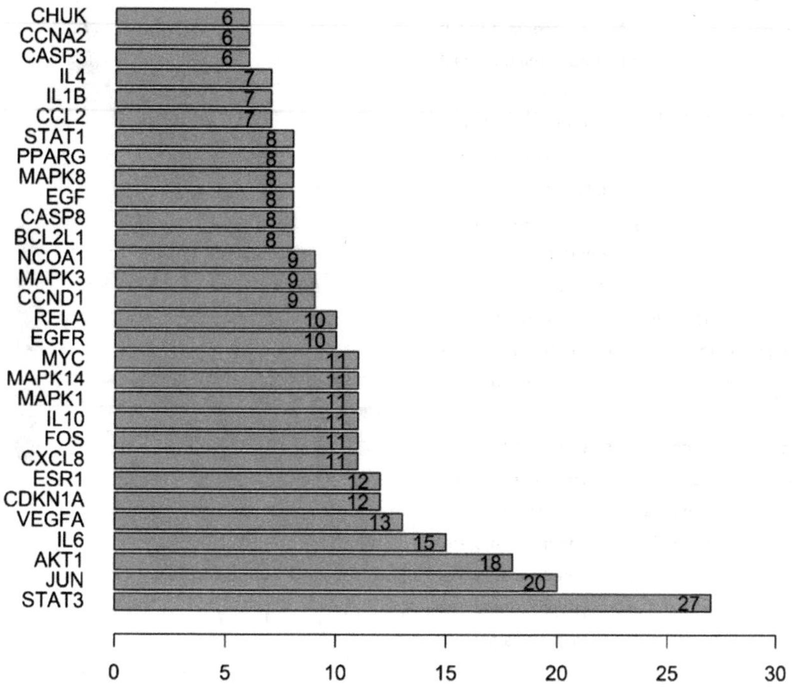

图 5-13　蛋白相互作用关系 barplot 图

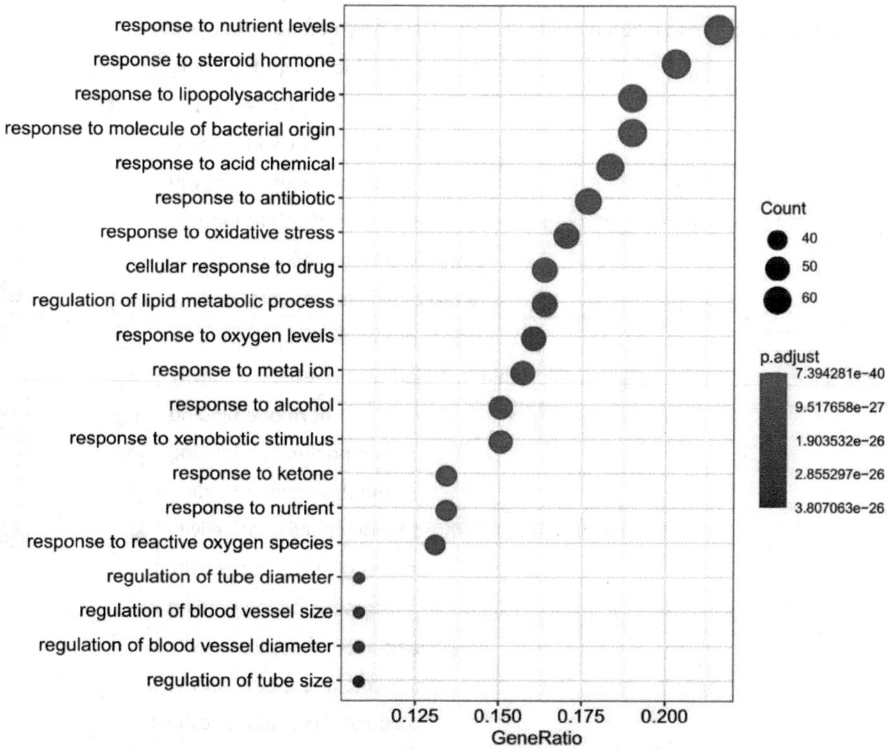

图 5-14　共同靶点 GO 分析的主要生物过程

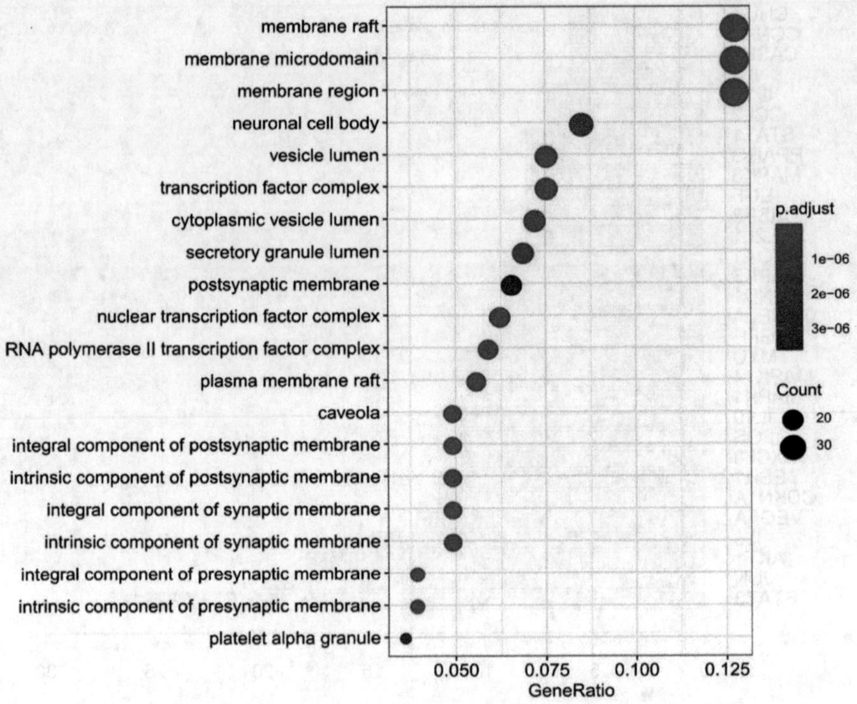

图 5-15　共同靶点 GO 分析的主要细胞成分

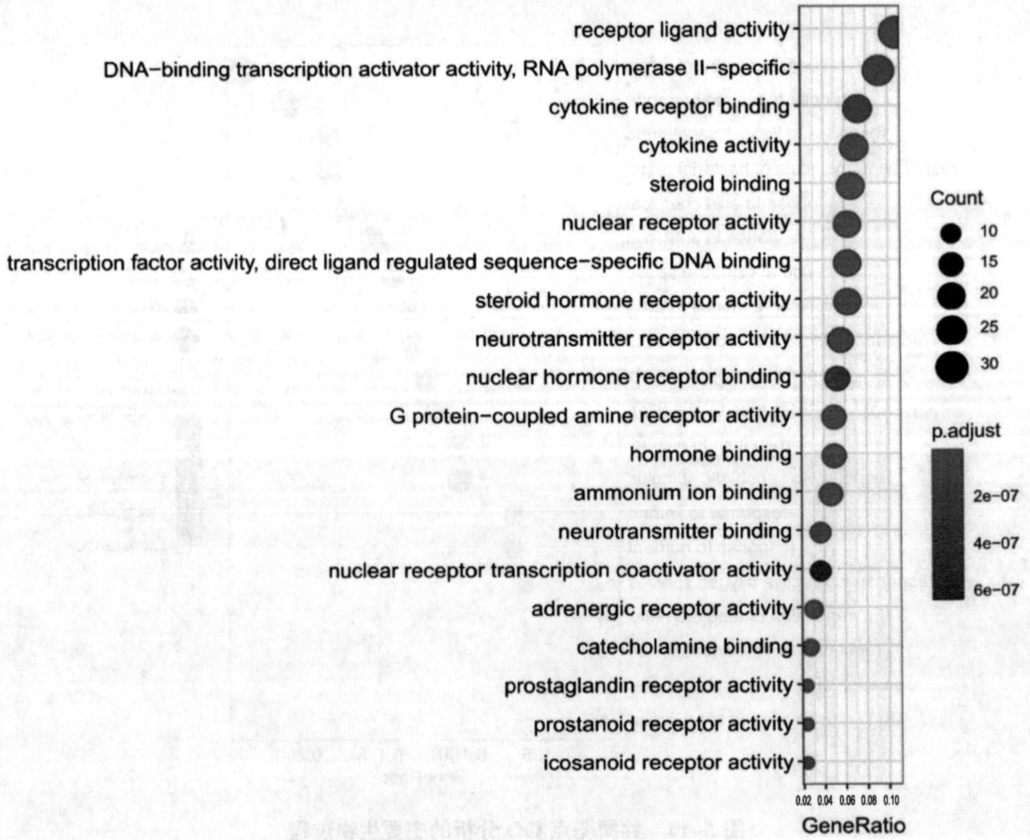

图 5-16　共同靶点 GO 分析的主要细胞成分

颜色偏蓝，则显著性差。GO 功能富集分析显示，生物过程主要涉及对类固醇激素、脂多糖、对细菌源分子、营养水平及酸性化学物质等方面的反应；细胞成分主要包括膜筏、膜微区、RNA 聚合酶Ⅱ转录因子复合物、核转录因子复合物和突触后膜的组成部分等；分子功能主要包括核受体活性、转录因子活性、序列特异性 DNA 结合、类固醇激素受体活性及类固醇结合等。同样，借助 R 软件对共同靶点进行 KEGG 信号通路富集分析，得出 177 条通路。*P* 值代表富集程度显著性，根据 *P* 值大小，选取显著性位列前 20 的信号通路，并绘成气泡图，如图 5-17 所示，主要涉及糖尿病并发症 AGE-RAGE 信号通路、血流剪切应力与动脉粥样硬化信号通路、TNF 信号通路、IL-17 信号通路及诸多炎症介导、癌症相关信号通路等方面。

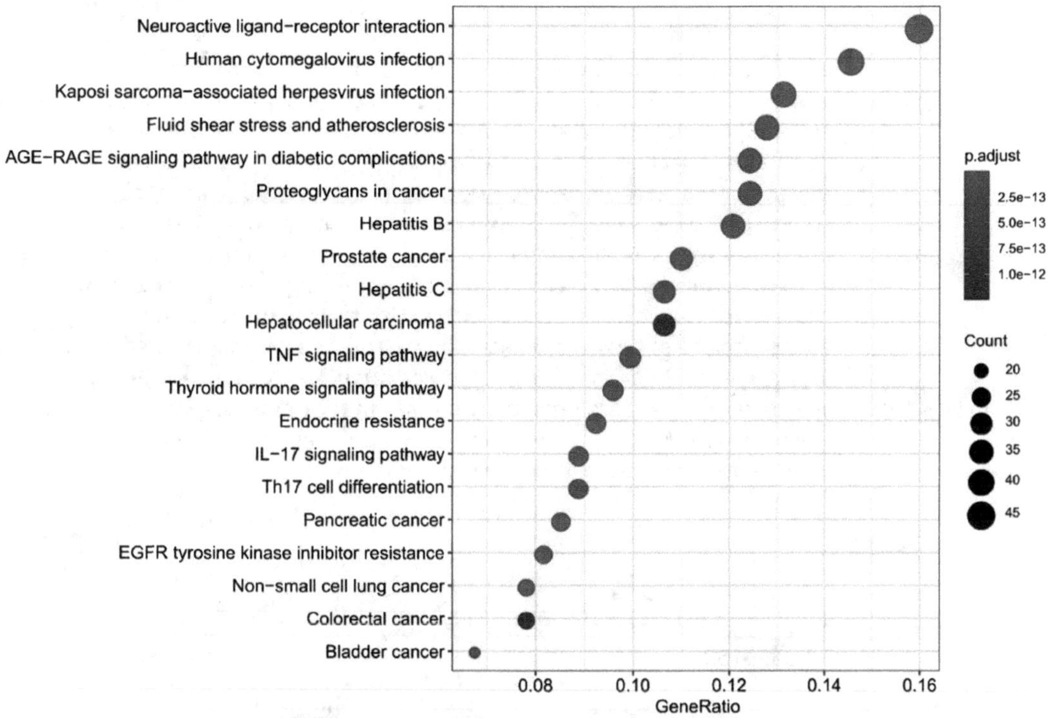

图 5–17　共同靶点的 KEGG 分析

6. 复方治病靶点 –KEGG 通路网络图　单个基因或蛋白质不能独立地表现出它们的生物学和药理学活性。为进一步表征核心方治疗慢性肾衰的分子机制，运用 Cytoscape 软件将上述主要 KEGG 通路和复方治病靶点，用于构建靶点 – 通路网络图，结果如图 5-18 所示，通路由红色表示，黄色则表示各基因靶点。根据 *Degree* 值，排名靠前的 KEGG 通路依次为：hsa04080（*Degree*=45，神经活性配体 – 受体相互作用信号通路）、hsa05163（*Degree*=41，人巨细胞病毒感染信号通路）、hsa05167

（*Degree*=37，卡波西肉瘤相关疱疹病毒感染信号通路）、hsa05418（*Degree*=36，血流剪切应力与动脉粥样硬化信号通路）、hsa04933（*Degree*=35，糖尿病并发症 AGE-RAGE 信号通路）、hsa05205（*Degree*=35，癌症蛋白聚糖信号通路）。核心方对关键通路中的这些靶点集群进行调节，可能是其治疗慢性肾衰取效的机制之一。

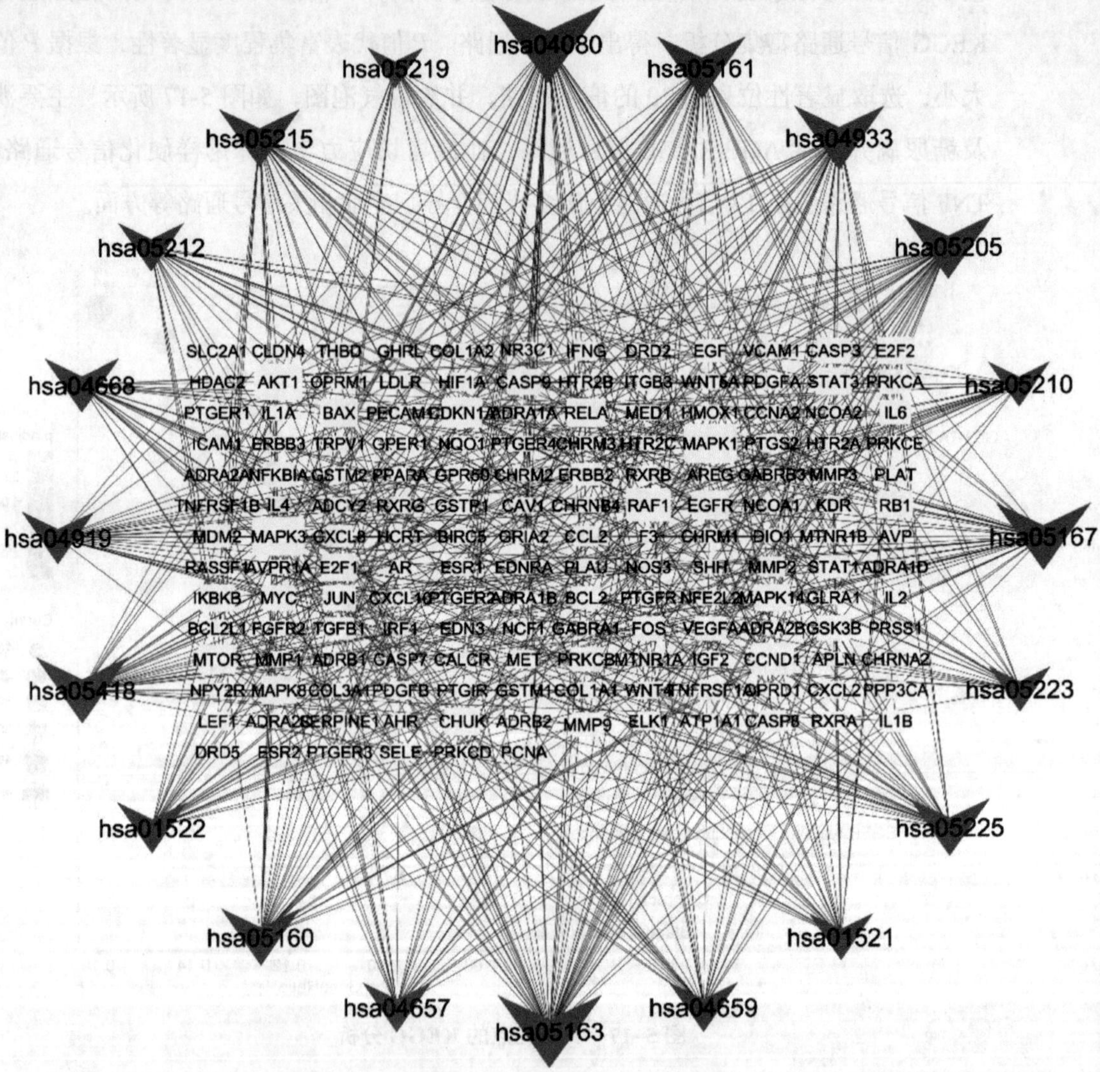

图 5-18　复方治病靶点 -KEGG 通路网络图

（三）结果讨论

1. 慢性肾衰核心方的活性成分分析　通过核心复方治疗慢性肾衰的网络药理学分析中复方活性成分 - 治病靶点网络图，可知槲皮素、山柰酚、木犀草素、丹参酮Ⅱ A 等活性成分与治病靶点密切相关，或许是核心方治疗慢性肾衰的有效物质基础。这些有效活性成分中以黄酮类化合物居多，其在网络图中发挥重要作用。现代药理学研究表明，黄酮类化合物分布广泛，且具备多种生物活性，其在抗衰老、抗氧化、抑菌、免疫调节等方面具有良好作用。在网络图中最具代表性的槲皮素是一种多羟基黄酮类化合物，可有效抑制 β- 连环蛋白活性，降低 β- 连环蛋白靶基因（Pax2、Six2、Wnt4 和 GDNF）的转录，从而减轻肾发育不良的严重程度，改善肾纤维化的预后。此外，槲皮素可以恢复高脂饮食引起的代谢紊乱，抑制胰岛素抵抗、脂质代谢失衡和促炎细胞因子的产生。槲皮素又可干预高尿酸血症和肾功能衰竭，其机制可能是通过抑制肝 XOD 活性，提高机体清除氧自由基和减少脂质过氧化的能力。另外，槲皮素对腺嘌呤诱导的慢性肾功能衰竭血管钙化亦有保护作用，其机制可能与调节氧化应激和 iNOS/p38MAPK 信号通路有关。山柰酚和木犀草素亦属于黄酮类化合物，二者能抑制低密度脂蛋白的氨甲酰化（可能是通过清除氰酸根离子），从而在改善肾功能衰竭患者动脉粥样硬化风险方面发挥作用。另外，山柰酚可通过促进 GLP-1、胰岛素的释放和抑制 RhoA/Rho 激酶的释放，且能下调 TRAF6 的表达，从而减轻糖尿病肾病的炎症反应、纤维化和肾功能障碍。山柰酚又能增加肾脏细胞中辅酶 Q 的水平，并可作为生物合成环的前体。此外，木犀草素亦具有抗氧化、抗炎和抗凋亡等作用，如其通过调节 NF- κ B/KIM-1、STAT3 和 Nrf2/ARE/HO-1 等多条信号通路，抑制氧化应激和炎症反应，从而保护肾脏。丹参酮Ⅱ A 是一种二萜醌类植物化学物质，具有很强的抗氧化和抗纤维化作用，可抑制高糖诱导的活性氧，又可通过上皮 – 肌成纤维细胞转分化途径抑制高糖诱导的肾小管上皮细胞纤维化，对包括糖尿病肾病在内的多种肾脏疾病具有保护作用。此外，丹参酮Ⅱ A 能通过改变肾组织 TGF-β/Smad 和 NF-κB 通路的表达，抑制肾脏纤维化和炎症反应，使其可能成为延缓慢性肾脏病进展的潜在治疗新药。值得一提的是，丹参酮Ⅱ A 还可通过 GSK3β 靶向阻止急性肾损伤向慢性肾脏疾病转化，经其治疗后增殖细胞核抗原表达增加，炎症细胞浸润和趋化因子表达减少，提示丹参酮Ⅱ A 可促进急性肾损伤后肾脏修复，抑制损伤肾脏局部炎症反应，这使受损肾脏的长期纤维化减少。

2. 慢性肾衰核心方的配伍思路分析　网络药理学研究发现，在复方活性成分 – 治病靶点网络图中，槲皮素来自桑寄生、黄芪、茵陈、蒲黄、土茯苓、车前子、积雪草；山柰酚来自黄芪、蒲黄；木犀草素来自丹参；三羟基异甾族胆烯酸来自五灵脂；丹参酮Ⅱ A 来自丹参；花生四烯酸来自蒲黄；7-O- 甲基异丙醇胺来自黄芪；柚皮素来自土茯苓；刺芒柄花素来自黄芪；β- 谷甾醇来自续断、大黄、茵陈、蒲黄、土茯苓；异鼠李素来自黄芪、茵陈、蒲黄；豆甾醇来自土茯苓；4- 亚甲丹参新酮来自丹参；隐丹参酮来自丹参。在以上起重要作用的 14 个活性成分中，黄芪、蒲黄分别提供 5 个；丹参、土茯苓分别提供 4 个；茵陈提供 3 个，此外，网络图中 *Degree* 值排名前 5 的活性成分源于桑寄生、黄芪、丹参、茵陈、土茯苓、蒲黄、积雪草、五灵脂、车前子，由此提示邹燕勤教授治疗慢性肾衰之核心方的配伍思路，主药分明，各有所主，黄芪与丹参突出补气活血；蒲黄与土茯苓强调和络泄浊；茵陈体现清利湿热，同时多管齐下，协同作用，益肾补气用桑寄生配黄芪；活血和络用失笑散（蒲黄、五灵脂）合丹参；清利泄浊用茵陈、五灵脂、车前子、积雪草、土茯苓。

3. 慢性肾衰核心方的作用机制分析　通过某个化合物或干预某一特定靶点往往不易控制慢性肾衰患者肾功能的进行性恶化，临床治疗难以取得满意效果。传统中药复方由多种天然药物配伍组合而成，内含各类活性成分，具备多成分、多靶点、多通路的作用特点，长久以来被认为是慢性肾功能衰竭此类多种病理机制共同介导的慢性疾病的重要补充或替代治疗手段。

在复方活性成分 – 治病靶点网络图中，*Degree* 值排名前 2 的主要治病靶点为环加氧酶 2（PTGS2）和环加氧酶 1（PTGS1），环加氧酶（PTGS）是前列腺素生物合成中的关键酶，既充当双加氧酶又充当过氧化物酶，它受特定刺激事件的调节，表明它负责涉及炎症和有丝分裂的前列腺素类生物合成。前列腺素类生物合成途径中的双重环氧合酶和过氧化物酶是一类主要来源于花生四烯酸的 C20 脂蛋白，在炎症反应中具有特殊作用。花生四烯酸到前列腺素 H2 的转化是由组成型 PTGS1 和诱导型 PTGS2 介导的。PTGS1 组成型表达，通常响应激素刺激而急性产生前列腺素，以微调需要瞬时，连续调节（例如止血）的生理过程；PTGS2 是可诱导的，通常产生前列腺素，介导对生理压力（例如感染和炎症）的反应。在蛋白质 – 蛋白质相互作用（PPI）网络图中，核心靶点为信号转导因子和转录激活因子 3（STAT3），其 *Degree* 值位列第一，并居于网络图最中心位置，该蛋白响应细胞刺激介导多种基因的表达，因此在许多细胞过程（例如细胞生长和凋亡）中起关键作用。以上主要基因蛋白在慢性肾衰的炎症反应、细胞凋亡等过程中均发挥重要作用。

GO 富集分析提示，核心方在干预转录因子活性、影响类固醇激素及受体活性等环节均有重要调节作用。KEGG 通路分析及复方治病靶点 –KEGG 通路网络提示，核心方主要对神经活性配体 - 受体相互作用信号通路中的 45 个靶点、糖尿病并发症 AGE-RAGE 信号通路中的 35 个靶点、血流剪切应力与动脉粥样硬化信号通路中的 36 个靶点、肿瘤坏死因子信号通路中 28 个靶点、IL-17 信号通路中 25 个靶点以及其余诸多炎症、癌症相关信号通路中的基因靶点群进行整体调节，联合调控肾组织中多种损伤机制，如炎症损伤、纤维化损伤、氧化应激损伤、细胞凋亡自噬、缺血性损伤等，从而延缓慢性肾衰患者肾功能恶化，并预防其心血管系统并发症。

三、参乌益肾片网络药理学研究

参乌益肾片是国家三类中药新药、国家医保用药，在做参乌益肾片上市后防治慢性肾脏病（CKD2 ～ 5 期）临床疗效与安全性研究的同时，从网络药理学角度进一步分析参乌益肾片有效成分的药理学机制，报告如下：

表 5-94　药材所含化合物信息

药材	药材含有化合物个数
车前子	45
赤芍	78
麸炒苍术	97
茯苓	71
枸杞子	29
怀牛膝	26
熟大黄	106
太子参	18
菟丝子	34
泽兰	34
泽泻	64
制何首乌	25

（一）材料与方法

1. 药材 - 化合物　从 TCMN 数据库中获取参乌益肾片 12 味药材对应 17 种植物和 605 个化合物信息。

2. 对接打分　根据化合物的 UNPD 编号，从康缘药业股份有限公司创建的中医药网络药理学智能信息平台（Traditional Chinese Medicine Network Pharmacology Intelligent Information Platform，TCMN，软著登字第 0646447 号）

数据库中获得分子–靶点蛋白的分子对接结果。TCMN 数据库中的分子对接结果是在 DOVIS2.0 平台上的 AutoDock（4.0 version，http://autodock.scripps.edu）内核完成的，具体对接参数设置如下：以靶点蛋白中原配体分子的坐标为盒子的中心，盒子大小为 4nm × 4nm × 4nm，格点间隔为 0.0375nm，采用拉马克遗传算法采集分子构象，初始种群为 150，平移步长为 0.20nm，旋转步长为 50°，突变率为 0.02，交叉率为 0.80，局部搜索频率为 0.06，其余均为默认设置。从 TCMN 数据库中获取对接打分大于 7.000 的化合物和靶点信息，将靶点与 Drugbank 数据库中药靶（Drugbank 数据库中药物作用的靶点中，Pharmacological action 为 YES 的靶点）信息进行交叉比对，只保留预测靶点存在于 Drugbank 数据库的靶点和相对应分子对接数据，最终获取到 529 条信息，包含化合物 143 个，对应药材 11 味，作用靶点 94 个。

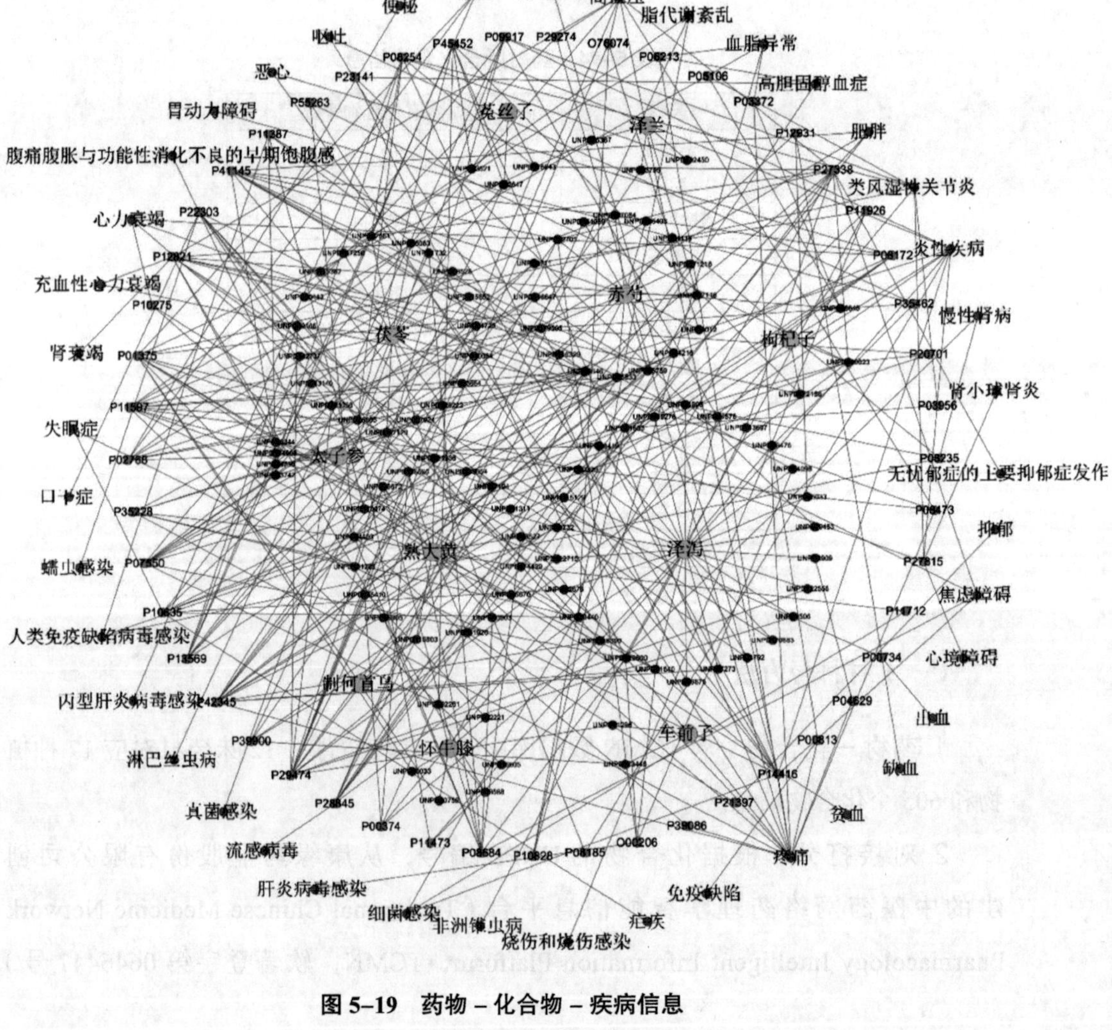

图 5–19　药物–化合物–疾病信息

3. 靶点与疾病信息　由于 Drugbank 数据库中对疾病的描述较为混乱，无法进行有效的数据分析，而 TTD（Therapeutic Target Database）数据库中则对靶点和疾病的信息进行了总结，但对靶点与药物的药理作用（Pharmacological action）没有具体描述，因而总结两个数据库的优点后，我们下载了 TTD 数据库靶点与疾病信息，将获得的 94 个预测有效靶点与 TTD 数据库中靶点和疾病信息进行交叉比对后获取，初步获得 3499 条药物－化合物－靶点－疾病信息。

4. 结果　将 3499 条药物－化合物－靶点－疾病信息中的 397 条疾病信息进行整理，根据前言中描述的引起慢性肾小球肾炎的病因和相关病症，删除部分与该研究关联度较小的疾病，保留 423 条信息用于后续研究。结果中共包含药材 11 味，化合物 99 个，靶点 49 个，病因或病症 40 种。

（二）数据分析

1. 药材－化合物－疾病网络－部分化合物药理　将 423 条信息导入 cytoscape3.7.0 软件中，分别构建药材－化合物－靶点－疾病网络、化合物－靶点－疾病网络。

从药材－化合物－靶点－疾病网络特征来看，药材节点度较高的是泽泻和茯苓。泽泻是一种常用的利水消肿类的中药，其药性甘、淡、寒，归于肾、膀胱两经，具有利尿消肿、渗湿泄热的功效，用于治疗水肿、小便不利、痰饮、泄泻等病症，同时泽泻还具有解保肝、抗炎、调节免疫和血脂代谢、降低血压和血糖、抗氧化等作用。从预测结果看，泽泻与肥胖、高血压、脂代谢紊乱、高胆固醇血症等血脂异常疾病，肝炎病毒感染，疟疾等原虫感染，类风湿性关节炎、肾炎等炎症疾病相关，与泽泻的一些药理作用有较高的重叠。

茯苓味甘、淡，性平，归心、肺、脾、肾经，有健脾益胃、利水渗湿、养心安神的作用，主要用于治疗水肿尿少、倦怠乏力、头晕目眩、纳食不香、惊悸失眠、大便溏泄等症。现代药理学研究表明茯苓具有利尿、调节免疫、保肝、抗肿瘤、抗氧化、抗炎、抗病毒等作用。从预测结果看，泽泻与失眠症、焦虑障碍、恶心、呕吐、腹泻、便秘、胃肠疾病、细菌感染、真菌感染、肝炎病毒感染、肾衰竭、慢性肾病等疾病相关，能够与茯苓利尿渗湿、健脾宁心的功效有较高重叠。

从药材的部分预测结果来看，能够与药材已知的药理作用有较高的重叠性，显示出较好的预测性。

表 5–95　药材 – 化合物 – 靶点 – 疾病网络信息

药材	预测有效化合物 /P	药材含有化合物 /A	有效比 P/A	靶点	疾病	节点
泽泻	26	64	40.63%	31	36	26
茯苓	19	71	26.76%	19	28	19
熟大黄	17	106	16.04%	18	20	17
赤芍	16	78	20.51%	23	29	16
怀牛膝	7	26	26.92%	5	11	7
太子参	4	18	22.22%	5	9	4
泽兰	4	34	11.76%	3	5	4
枸杞子	3	29	10.34%	10	14	3
菟丝子	3	34	8.82%	6	11	3
车前子	2	45	4.44%	2	2	2
制何首乌	1	25	4.00%	1	1	1
麸炒苍术	0	97	0.00%	0	0	0

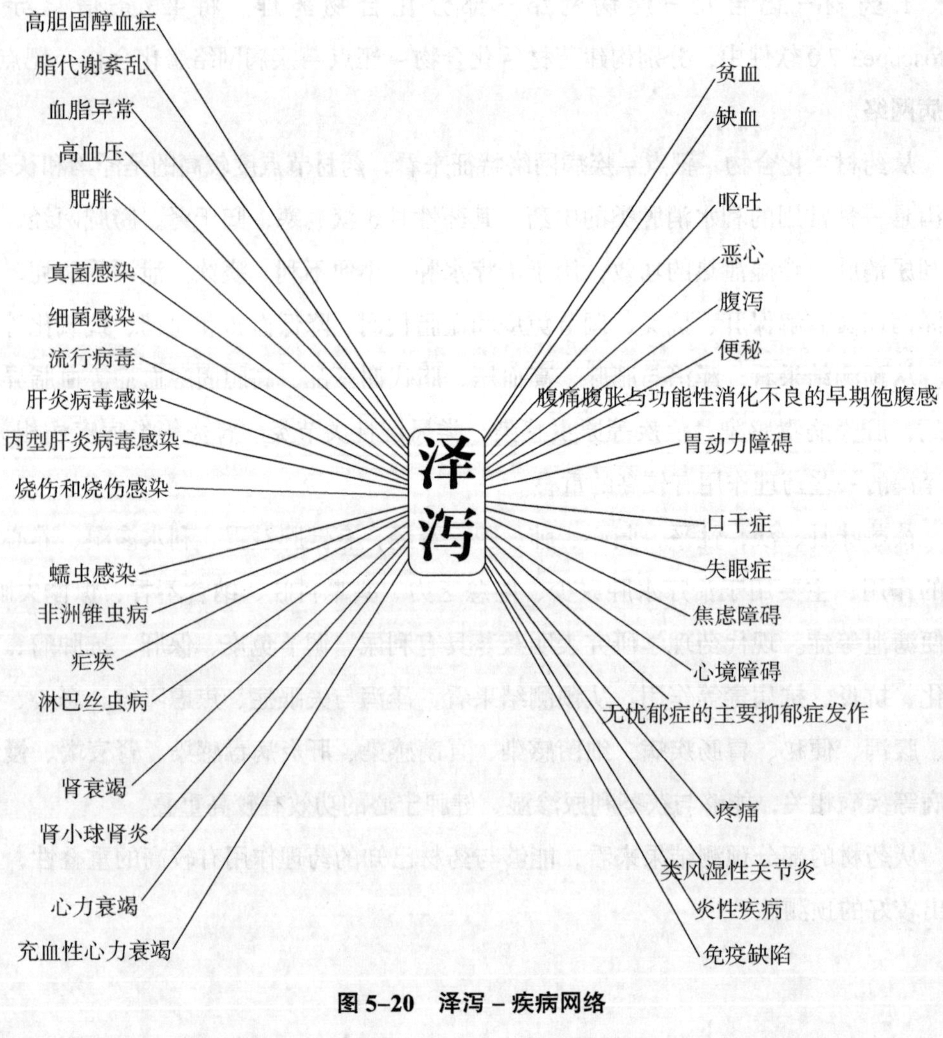

图 5–20　泽泻 – 疾病网络

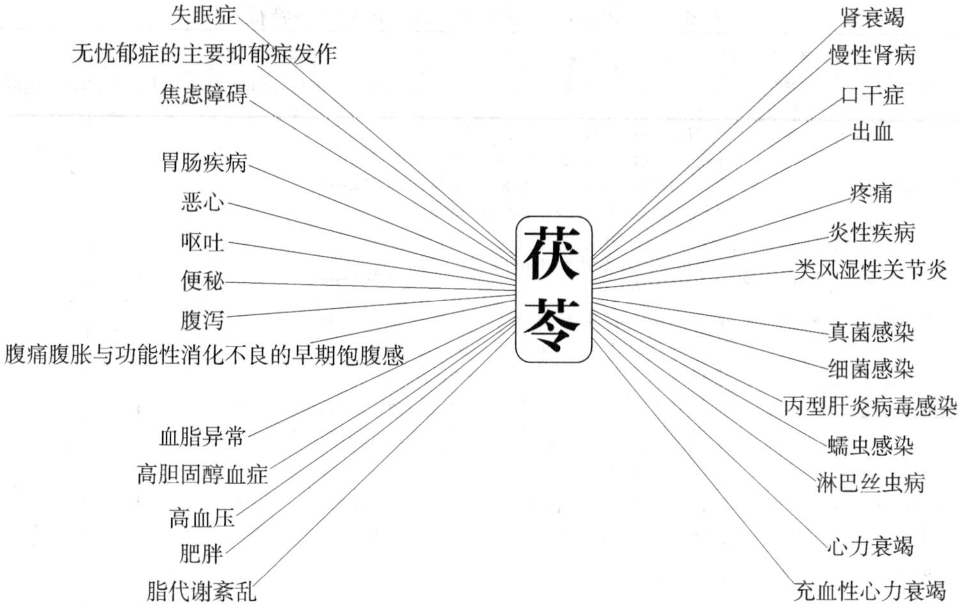

图 5-21　茯苓 — 疾病网络

在生物网络中，度（degree）和介数（betweenness）能刻画各节点在网络中的重要程度，药材 – 化合物 – 靶点 – 疾病网络中化合物及靶点的网络特征。化合物 – 疾病网络总体特征尺度（平均最短路径）为 3.98，远小于网络节点数（200），提示药材 – 化合物 – 靶点 – 疾病网络为典型的小世界网络（small world），从药材 – 化合物 – 靶点 – 疾病网络中各节点的度分布情况来看，in-degree 的 $P(\kappa)$=71.431×κ-1.642（r=0.972），out-degree 的 $P(\kappa)$=68.178×κ-1.542（r=0.996），说明节点的度服从幂律分布，这些特征均表明构建的化合物 – 疾病网络是一种典型的无标度网络（scale-free），说明化合物 – 疾病网络具有良好的稳定性，由此提示参乌益肾片中的活性成分能打破疾病状态下的机体平衡网络并形成一种新的机体平衡网，从而可起到调控机体的目的。

从化合物 – 疾病网络中化合物信息来看，节点网络度较高有 8 个化合物，从化合物来源角度看，齐墩果酸和大黄素的来源较为广泛，齐墩果酸来自赤芍、怀牛膝、泽兰，大黄素来自熟大黄、制何首乌。从这两个化合物的药理作用看，齐墩果酸为五环三萜类化合物，具有抗炎、保肝、降糖降脂、抗病毒（HIV 等）、抗革兰阳性菌、改善免疫机能、抗衰老、抗溃疡和抗肿瘤等药理作用，显示多种生物活性。大黄素具有抗菌、抗炎作用、抗单纯疱疹病毒、抗癌、清除氧自由基（抗动脉粥样硬化）、降低胆固醇、增加胃动力、保肝利胆、改善免疫功能。

表 5–96 化合物 – 疾病中部分化合物网络特征

name	cas	cn	Betweenness	Degree	Indegree	Outdegree
UNPD8646	N/A	（3β，4β，11α，12α，13β）-11，12-epoxy-13-hydroxy-3，23-（isopropylidenedioxy）-30-norolean-20（29）-en-28-oic acid 28，13-lactone	1.81E-04	10	1	9
UNPD66565	1616-93-9	Olean-12-en-3-yl acetate/β- 香树脂醇乙酸酯	3.58E-04	8	1	7
UNPD100023	474-67-9	Brassicasterol/ 菜籽甾醇	3.54E-04	7	1	6
UNPD179505	N/A	（3β，4β，11α，12α，13β）-11，12-epoxy-4，13-dihydroxy-3，23-（isopropylidenedioxy）-24，30-dinorolean-20（29）-en-28-oic acid 28，13-lactone	2.99E-04	7	1	6
UNPD84403	N/A	Rheidin B/ 大黄二蒽酮	1.74E-04	7	1	6
UNPD136560	17062-56-5	Palmidin B/ 大黄酚芦荟苷二蒽酮	1.86E-04	7	1	6
UNPD33440	100519 1-17-2	alisolide	1.79E-04	6	1	5
UNPD22701	17020-22-3	oleanolic aldehyde/ 齐墩果醛	1.61E-04	6	1	5
UNPD12116	6880-10-0	oleanolic acid/ 齐墩果酸	1.40E-04	4	3	1
UNPD115803	518-82-1	Emodin/ 大黄素	8.12E-05	3	2	1

从化合物的作用靶点数来看，（3β，4β，11α，12α，13β）-11，12-epoxy-13-hydroxy-3，23-（isopropylidenedioxy）-30-norolean-20（29）-en-28-oic acid 28，13-lactone、Olean-12-en-3-yl acetate/β- 香树脂醇乙酸酯、Brassicasterol/（3β，4β，11α，12α，13β）-11，12-epoxy-4，13-dihydroxy-3，23-（isopropylidenedioxy）-24，30-dinorolean-20（29）-en-28-oic acid 28，13-lactone、Rheidin B/ 大黄二蒽酮、Palmidin B/ 大黄酚芦荟苷二蒽酮、Alisolide、oleanolic aldehyde/ 齐墩果醛、菜籽甾醇这八个化合物的作用靶点数较高。β- 香树脂醇乙酸酯是一种三萜类化合物，有报道表明该化合物具有抗肿瘤活性。大黄二蒽酮和大黄酚、芦荟苷二蒽酮为蒽酮类化合物，蒽酮类化合物为大黄的主要泻下成分，可能具有通利大便、清热泻火、逐水退肿等作用。齐墩果醛（UNPD22701，oleanolic aldehyde）为五环三萜类化合物，显示多种生物活性。Alisolide 是一种三萜类化合物，该化合物目前的报道较少。

总结：从化合物 – 疾病网络总体特征和部分化合物的药理作用可以看出，参乌益肾片中的有效成分能够抗炎、抗菌、抗病毒、降糖降脂、抗溃疡、抗肿瘤清、除氧自由基、降低胆固醇、增加胃动力、保肝利胆、改善免疫机能、通利大便、清热泻火、利水退肿等作用。

2. 药物 – 化合物 – 疾病中部分靶点网络特征　从药材 – 化合物 – 靶点 – 疾病网络特征中靶点的网络特征来看，有 13 个靶点的网络度较高，其中多个化合物与 NOS3、MTOR 等 9 个靶点有较多的作用（Indegree），有 4 个靶点作用于较多的疾病。

NOS3：即 nitric oxide synthase 3（endothelial cell），常用名：eNOS，中文名称内皮一氧化氮合成酶。内皮型一氧化氮合成酶主要分布于冠状血管及心腔面的内膜，主要功能是参与精氨酸和脯氨酸代谢，并催化生成一氧化氮（NO）。NO 是一种内皮松弛因子，具有舒张血管、调节血流、抑制血管平滑肌细胞增殖、抑制血小板和白细胞黏附等重要功能，参与多种疾病的病理生理过程。现有的研究表明，NOS3 基因与高血压、动脉粥样硬化、糖尿病、冠心病、肿瘤、肥胖症等疾病相关。有 14 个化合物作用于该靶点，且在本研究中该靶点与高血压相关。

mTOR：属于一个重要的真核细胞信号，协调细胞生长、代谢，影响转录和蛋白质合成，调节细胞的凋亡、自噬等。mTOR 稳定性影响 T 细胞中的细胞因子的表达，参与免疫抑制。mTOR 已经成为肿瘤治疗的新靶点，还会对运动、代谢、神经等疾病具有重要的调节作用。有 12 个化合物作用于该靶点，且在本研究中该靶点与疼痛和炎性疾病两种疾病相关。

表 5–97　化合物 – 疾病中部分靶点网络特征

name	Betweenness	Degree	Indegree	Outdegree	Gene name	Protein names
P29474	0.0004	15	14	1	NOS3	Nitric oxide synthase，endothelial
P42345	0.0006	14	12	2	MTOR	mTOR
P11597	0.0007	12	10	2	CETP	Cholesteryl ester transfer protein
P01375	0.0010	12	9	3	TNFA	TNF-alpha
P12821	0.0010	12	9	3	ACE	ACE
P27338	0.0014	13	8	5	AOFB	MAO-B
P07550	0.0004	10	8	2	ADRB2	Beta-2 adrenoceptor
P41145	0.0004	10	8	2	OPRK	Kappa-type opioid receptor
P14416	0.0007	12	2	10	DRD2	D（2）dopamine receptor
P22303	0.0008	10	5	5	ACES	Acetylcholinesterase
P28845	0.0006	9	5	4	DHI1	11-beta-HSD1
P09917	0.0005	7	3	4	LOX5	5-lipoxygenase

血浆胆固醇酯转移蛋白（cholesterolestertransferprotein，CETP）：又称为脂质转运蛋白，是一种血浆糖蛋白，会把高密度胆固醇（HDL）的胆碱酯转移到其他脂蛋白上，因此抑制 CETP 被认为可以提高 HDL 水平，降低 LDL 水平，实现血脂的双向调节。有 10 个化合物作用于该靶点，且在本研究中该靶点与血脂异常和脂代谢紊乱 2 种疾病相关。

TNF-α：可通过多种途径（改变肾小球基底膜通透性；作为 MC IL-6 的诱生剂；抑制肾小球上皮细胞合成硫酸类肝素蛋白多糖，导致肾脏过滤屏障受损；促进巨噬细胞在干扰素存在时分化为毒性细胞或在巨噬作用后分化为炎症细胞，导致肾小球结构和功能的严重损坏）作用于肾脏，参与肾脏不同病变的发生发展过程。有 9 个化合物作用于该靶点，且在本研究中该靶点与腹泻、类风湿关节炎和贫血 3 种疾病相关。

血管紧张素转化酶（ACE）：是一种外肽酶。主要功能有以下两个：促进血管紧张素 I 转化为血管紧张素 Ⅱ；使缓激肽失活。这两种功能使血管紧张素转化酶成为治疗高血压、心力衰竭、糖尿病合并高血压等疾病的理想靶点。有 9 个化合物作用于该靶点，且在本研究中该靶点与充血性心力衰竭、高血压和肾衰竭三个疾病相关。

单胺氧化酶 B（MAO-B）：是一类黄素依赖性蛋白酶，在多巴胺代谢途径中发挥重要作用。MAOB 主要功能为调节氧化应激、参与神经元退行性变等，对多种精神疾病如抑郁症、精神分裂症、乙醇中毒和 AD 等疾病有一定的治疗作用[36]。有 8 个化合物作用于该靶点，且在本研究中该靶点与焦虑障碍、无忧郁症的主要抑郁症发作、细菌感染、肥胖、高血压等疾病相关。

β_2 肾上腺素能受体（ADRβ_2）：交感神经系统的重要组成部分，主要分布在血管、支气管平滑肌，在心肌和脂肪细胞、神经系统及肾脏组织中也有分布，它属于利用内源性儿茶酚胺如肾上腺素和去甲肾上腺素为激动剂的肾上腺素能受体家族。该受体在血管平滑肌细胞和肾脏的多种细胞中，通过改变血管紧张性，调节肾脏 Na^+ 的排出及血管紧张肽原酶、肾素的释放，影响水盐代谢等途径调节血压，对血压的短期和长期调节均有重要的影响。β_2 肾上腺素受体也是交感神经系统中的重要受体，介导着许多生理生化活动，如血管扩张、刺激热生成、动员脂肪分解以及支气管平滑肌松驰等，同时也受到配基、体内活性物质、生理及病理状态等因素的调节。ADRβ_2 基因多态除了同血压调节相关外，还同哮喘、肥胖、免疫调节、β 阻滞剂药物疗效等相关。有 10 个化合物作用于该靶点，且在本研究中该靶点与肥胖和高血压相关。

κ 型阿片受体（kappa opioid receptor，KOR）：都是 G 蛋白偶联受体（G protein-coupled receptor，GPCRs）超家族的成员。在中枢神经系统和心血管系统中参与多种生理功能的调控过程。有 10 个化合物作用于该靶点，且在本研究中该靶点与疼痛和肥胖相关。

D_2dopamine receptor：多巴胺是大脑中含量最丰富的儿茶酚胺类神经递质。多巴胺（dopamine，DA）是合成去甲肾上腺素的前体物质，又是一种化学递质，具有激动α、β 肾上腺素能受体及 DA 受体的多重作用。肾脏既有α、β 肾上腺素能受体，又有 DA 受体，分别激动后可引起肾动脉收缩或舒张，导致肾血流量的改变。小剂量 DA 可兴奋肾脏 DA 受体，选择性地扩张肾血管，增加肾血流量，引起利尿和利钠效应，起到保护肾脏免受损害的作用。有 2 个化合物作用于该靶点，且在本研究中该靶点与恶心、高血压、焦虑障碍、呕吐、失眠、疼痛、胃肠疾病、细菌感染、心力衰竭、炎性疾病等 10 种疾病相关。

乙酰胆碱酯酶：简称 AchE，是生物神经传导中的一种关键性酶，在胆碱能突触间，乙酰胆碱酯酶能降解乙酰胆碱，终止神经递质对突触后膜的兴奋作用，保证神经信号在生物体内的正常传递。乙酰胆碱酯酶参与细胞的发育和成熟，能促进神经元发育和神经再生。有 5 个化合物作用于该靶点，且在本研究中该靶点与腹痛腹胀与功能性消化不良的早期饱腹感、焦虑障碍、口干、疼痛、蠕虫感染等 5 种疾病相关。

11β- 羟基类固醇脱氢酶（11β-HSD）：是糖皮质激素的代谢酶，其中 11β-HSD1 参与了 2 型糖尿病、高血压、血脂异常、中心型肥胖等为主的代谢综合征的病理过程。有研究表明 11β-HSD1 抑制剂可能改善肥胖患者肾功能。有 5 个化合物作用于该靶点，且在本研究中该靶点与肥胖、高胆固醇血症、脂代谢紊乱、流感病毒等四个疾病相关。

5- 脂氧合酶（5-lipoxygenase，5-LOX）是生物体内一种重要的双加氧酶 .5-LOX 是催化花生四烯酸（arachidonic acid，AA）生成白三烯类（leukotrienes，LTs）的关键酶。LTs 是重要的炎症介质，并且在许多疾病中发挥着重要作用。有 3 个化合物作用于该靶点，且在本研究中该靶点与类风湿性关节炎、炎性疾病、真菌感染、淋巴丝虫病等相关。

总结：从靶点角度看，参乌益肾片中的化合物可作用于高血压、疼痛、炎性疾病、血脂异常（脂代谢紊乱、高胆固醇血症）、心力衰竭、类风湿性关节炎、焦虑、肥胖、失眠等疾病。同时根据预测结果，参乌益肾片还可以治疗细菌感染、胃肠疾病、蠕虫感染、流感病毒、淋巴丝虫病等疾病，以及与肾小球肾炎相关的贫血、肾衰竭等。

3. 研究总结　通过网络药理学研究后，参乌益肾片中的有效化合物多为三萜类和蒽酮类化合物，这些化合物具有抗炎、抗菌、抗病毒、降糖、降脂、抗溃疡、抗肿瘤、除氧自由基、降低胆固醇、增加胃动力、保肝利胆、改善免疫机能、通利大便、利水消肿等作用，它们作用于NOS3、mTOR、CETP、TNF-α、ACE、MAO-B、ADRβ$_2$、KOR、DRD$_2$、AchE、11β-HSD1和5-LOX等靶点，对高血压、炎性疾病、血脂异常、肥胖等多种原因诱发的肾小球肾炎和恶心、呕吐、失眠、口干、水肿等肾小球肾炎相关症状起到治疗和缓解等作用。

第六章

经验传承

至今为止，我从事医疗、护理、药学工作已经长达50年，于1978年进入邹氏肾科团队，攻读了硕士、博士，再到国外3次留学，也带教了很多博士后、博士、硕士的学生。在我撰写这本文集时，原本考虑不保留这一章，因为我觉得自己还很年轻，当下的任务是进一步努力继承并挖掘我的导师邹云翔教授和国医大师邹燕勤教授的治肾学术经验，如果20年后我的身体条件允许，再将自己的中医经验记录下来传承给下一代。不过为了保持文集的完整性，本书仍然收录了学生们撰写的我个人关于中医诊治慢性肾脏病的部分临床经验，敬请读者指正！

第一节　王钢教授从《内经》理论辨证论治水肿的经验体会

南京博大肾科医院　南京中医药大学2020级博士生　沈辛宜

[摘要]　王钢教授师从我国中医肾病奠基人邹云翔教授，现任南京中医药大学附属博大肾科医院院长，从事中医肾病事业40余年，学验颇丰。兹介绍王钢教授从《内经》理论辨证论治水肿的经验，以供参考。

[关键词]　水肿　内经　经验体会

现代医学认为，过多的液体在组织间隙或体腔中积聚导致水肿，由于肾脏功能受损导致的水肿称为肾性水肿，是肾脏疾病的常见症状，见于肾病发展的各个阶段。中医理论认为水肿病机为脏腑气机功能失调，水湿内停，溢泛肌肤。《内经》中对水肿的表现、病因、病机、治则等均有较为深刻的论述，散见于多篇条文，具有极高的理论指导价值。

一、《内经》中有关水肿的论述

（一）《素问》中的有关论述

1.《素问·汤液醪醴论》　帝曰：其有不从毫毛而生，五脏阳以竭也，津液充郭，其魄独居，精孤于内，气耗于外，形不可与衣相保，此四极急而动中，是气拒于内，而形施于外，治之奈何？

岐伯曰：平治于权衡，去菀陈莝，微动四极，温衣，缪刺其处，以复其形。开鬼门，洁净府，精以时服；五阳已布，疏涤五脏，故精自生，形自盛，骨肉相保，巨气乃平。帝曰：善。

2.《素问·水热穴论》 黄帝问曰：少阴何以主肾？肾何以主水？岐伯对曰：肾者，至阴也，至阴者，盛水也，肺者，太阴也，少阴者，冬脉也，故其本在肾，其末在肺，皆积水也。

帝曰：肾何以能聚水而生病？岐伯曰：肾者胃之关也，关门不利，故聚水而从其类也。上下溢于皮肤，故为胕肿。胕肿者，聚水而生病也。

帝曰：诸水皆生于肾乎？岐伯曰：肾者，牝脏也，地气上者属于肾，而生水液也，故曰至阴，勇而劳甚，则肾汗出，肾汗出逢于风，内不得入于脏腑，外不得越于皮肤，客于玄府，行于皮里，传为胕肿，本之于肾，名曰风水。所谓玄府者，汗空也。

……故水病下为胕肿、大腹，上为喘呼、不得卧者，标本俱病，故肺为喘呼，肾为水肿，肺为逆不得卧，分为相输俱受者，水气之所留也。

3.《素问·经脉别论》 饮入于胃，游溢精气，上输于脾。脾气散精，上归于肺，通调水道，下输膀胱。水精四布，五经并行，合于四时，五脏阴阳，揆度以为常也。

4.《素问·风论》 肾风之状，多汗恶风，面庞然浮肿，脊痛不能正立，其色炲，隐曲不利，诊在肌上，其色黑。

5.《素问·平人气象论》 颈脉动喘疾咳，曰水。目裹微肿如卧蚕起之状，曰水……面肿曰风。足胫肿曰水。

6.《素问·阴阳别论》 二阳结谓之消，三阳结谓之隔，三阴结谓之水。

7.《素问·至真要大论》 诸湿肿满，皆属于脾。

8.《素问·宣明五气》 下焦溢为水，膀胱不利为癃，不约为遗溺。

（二）《灵枢》中的有关论述

1.《灵枢·水胀》 岐伯答曰：水始起也。目窠上微肿，如新卧起之状，其颈脉动，时咳，阴股间寒，足胫肿，腹乃大，其水已成矣。以手按其腹，随手而起，如裹水之状，此其候也。

黄帝曰：肤胀何以候之。岐伯曰：肤胀者，寒气客于皮肤之间，空空然不坚，腹大，身尽肿，皮厚，按其腹窅而不起，腹色不变，此其候也。

2.《灵枢·胀论》 岐伯曰：……肾胀者，腹满引背，央央然，腰髀痛……膀胱胀者，少腹满而气癃。三焦胀者，气满于皮肤中，轻轻然而不坚。

（三）对水肿病有关原文的归纳分析

综观《内经》中有关水肿病的论述，若单从每篇的内容来看是不够全面的，更谈不上系统，但把这些内容加以归纳、分析，就可以看到《内经》对水肿的病因、病机、临床表现、诊断、治则（包括护理、康复标准）都有说明。现分述如下：

1. 病因

其有不从毫毛而生，五脏阳以竭也（《素问·汤液醪醴》）。

勇而劳甚则肾汗出，肾汗出逢于风（《素问·水热穴论》）。

肤胀者，寒气客于皮肤之间（《灵枢·水胀》）。

2. 病机

肾汗出逢于风，内不得入于脏腑，外不得越于皮肤，客于玄府，行于皮里，传为胕肿（《素问·水热穴论》）。

精孤于内，气耗于外（《素问·汤液醪醴》）。

肾者至阴也，至阴者盛水也，肺者太阴也……故其本在肾，其末在肺（《素问·水热穴论》）。

肾者胃之关也，关门不利，故聚水而从其类也（《素问·水热穴论》）。

肾者牝脏也，地气上者属于肾，而生水液也（《素问·水热穴论》）。

三阴结谓之水（《素问·阴阳别论》）。

诸湿肿满，皆属于脾（《素问·至真要大论》）。

下焦溢为水，膀胱不利为癃，不约为遗溺（《素问·宣明五气》）。

3. 临床表现

形不可与衣相保（《素问·汤液醪醴论》）。

故水病下为胕肿大腹，上为喘呼（《素问·水热穴论》）。

面庞然浮肿，脊痛不能正立（《素问·风论》）。

颈脉动喘疾咳，曰水。目裹微肿如卧蚕起之状，曰水（《素问·平人气象论》）。

水始起也。目窠上微肿，如新卧起之状，其颈脉动，时咳，阴股间寒，足胫肿，腹乃大（《灵枢·水胀》）。

4. 诊断

其色炲，隐曲不利（《素问·风论》）。

以手按其腹，随手而起，如裹水之状，此其候也（《灵枢·水胀》）。

空空然不坚，腹大，身尽肿，皮厚，按其腹窅而不起，腹色不变，此其候也

(《灵枢·水胀》)。

面肿曰风，足胫肿曰水（《素问·平人气象论》)。

5. 治则

（1）治疗原则：①平治于权衡，去菀陈莝。②开鬼门，洁净府。③缪刺其处。

（2）护理要求：微动四极，温衣。

（3）康复标准：精以时服，五阳已布，疏涤五脏，故精自生，形自盛，骨肉相保，巨气乃平。(《素问·汤液醪醴论》)

二、《内经》水肿理论的继承与发展

任何一门学科的发展都不能脱离原有的基础，中医学的继承与发展以及水肿病的诊治亦不例外。有人提出“继承不泥古，创新不离宗”，这确是继承和发展学科的指导思想。我们阅读《内经》的原文，学习后世医家对于水肿的诊治，发现这些医家既不违经旨，又在阐明经旨的基础上有了新的发展。现列举中医经典著作对于《内经》有关水肿的解读、归纳、发展，使我们得到启示。

(一)《金匮要略》

《内经》中关于水肿的内容并非专论，而是散见于各个章节的分述，而《金匮要略》有专题为“水气病脉证并治等十四”，记载了经论脉证以及十首方剂。

张仲景首先对水肿进行了分类，如风水、皮水、正水、石水、黄汗等，并且载有脉证，如其阐述水肿病脉证：“寸口脉沉滑者，中有水气，面目肿大，有热，名曰风水。视人之目窠上微拥，如蚕新卧起状，其颈脉动，时时咳，按其手足上，陷而不起者，风水。”

又如：“太阳病，脉浮而紧，法当骨节疼痛，反不疼，身体反重而酸，其人不渴，汗出即愈，此为风水。恶寒者，此为极虚，发汗得之。渴而不恶寒者，此为皮水。”

“夫水病人，目下有卧蚕，面目鲜泽，脉伏，其人消渴。病水腹大，小便不利，其脉沉绝者，有水，可下之。”

该篇还分述了五脏水的名称和症状。关于五脏水的症状，历来医家认识不一，有人认为与水肿病的本义无关，不过其中亦有可取之处。实际的水肿病虽曰病本在肾，但在临床中，病变始终局限于肾的情况实属罕见，多数要涉及其他脏腑，涉及肝者名曰肝水，涉及心者名曰心水等，亦未尝不可，可以引起临床工作者重视。这样理解就不会“以辞害义”。

关于水肿病的治疗原则，诸有水者，腰以下肿当利小便，腰以上肿当发汗乃愈，实即宗《内经》“开鬼门，洁净府”之旨。《医宗金鉴》据此更指出了应用的方剂——腰以上肿者水在外，当发其汗乃愈，越婢、青龙等汤证也；腰以下者，水在下，当利小便乃愈，五苓、猪苓等汤证也。

这些治水肿的方法，应该说都是在《内经》的基础上发展而来。其所载十首方剂中至今常用，如治风水的防已黄芪汤、越婢汤，治皮水的防已茯苓汤、越婢加术汤等。

该篇还论述了水肿之有气分、血分之辨，这可说是对《内经》有关水肿理论的发展。

（二）《医门法律》

本书对“三阴结谓之水”和“肾者，胃之关也”进行了发挥，现节录如下：“而三阴者，手足太阴脾肺二藏也。胃为水谷之海，水病莫不本之于胃，《经》乃曰属之脾肺者，何耶？使足太阴脾足以转输水精于上，手太阴肺足以通调水道于下，海不扬波矣！唯脾肺二脏之气结而不行，后乃胃中之水日蓄，浸灌表里，无所不到也。是则肝肺之权，可不伸耶？然其权尤重于肾，肾者，胃之关也。肾司开阖，肾气从阳则开，阳太盛则关门大开，水直下而为消；肾气从阴则阖，阴太盛则关门常阖，水不通而为肿。”

关于“三阴结谓之水”，喻氏提出我们应从水液输布的生理功能来理解反常的病理现象。至于“肾者，胃之关也”的理解，除了从胃的生理功能理解外，更应着重以胃的开合功能阐明“关”的含义，这对于理解水肿的病机给予了一定的启迪。

（三）《医宗必读》

本书对“其本在肾，其末在肺，皆积水也”进行了发挥。

可见诸经虽皆有肿胀，无不由于肺、脾、肾者。盖脾土主运行，肺金主气化，肾水主五液。凡五气所化之液，悉属于肾；五液所行之气，悉属于肺；转二脏以制水生金者，悉属于脾，故肿胀不外乎三经也。

虚人气胀者，肝虚不能运气也；虚人水肿者，土虚不能制水也。水虽制于脾，实则统于肾，肾本水脏，而元阳寓焉。命门火衰，既不能自制阴寒，又不能温养脾土，则阴不以阳而精化为水，故水肿之证多属火衰也。

（四）《临症指南医案》

本书对水病肿胀进行了分类。

肿胀证。大约肿本乎水，胀由乎气。肿分阳水阴水，其有因风、因湿、因气、因热，外来者为有余，即为阳水。因于大病后、因脾肺虚弱，不能通调水道；因心火克金，肺不能生肾水，以致小便不利；因肾经阴亏，虚火烁肺金而溺少，误用行气分利之剂，渐至喘急痰盛，小水短赤，酿成肿证；内发者为不足，即为阴水。

三、王钢教授对《内经》水肿理论的守正创新

王钢教授从事中医肾病临床研究43年，经过不断的深入研究，结合肾病水肿的临床实际情况，融会贯通了《内经》中诊治水肿的真谛，开创出许多治疗慢性肾脏病水肿症的方法。

1. 遵循《内经》"开鬼门""上窍开下窍自通""肺者太阴也……其标在肺""三阴结谓之水"的理论，开创了从肺论肾病，常用以下方法：

（1）疏风宣肺发汗法：肺主一身之气，开窍于鼻，外合皮毛，为人体水之上源，如壶之盖。肺气可开腠理，泄汗祛水，通调水道，下输膀胱。若风邪袭肺，一则皮毛腠理闭塞，汗孔不通；再则肺失肃降，治节之令失使，三焦气化不利，水道失于通调，汗既不得宣泄于外祛水，水液又不能畅输于膀胱下渗，遂致风遏水阻，风水相搏，发为水肿。

本法多用于风邪袭肺证（偏于风寒），临床表现可见恶寒发热，浮肿尿少，浮肿往往先见于眼睑，可以遍及全身，舌苔薄黄或薄白，脉浮，尿检异常。常用三拗汤、五苓散等方剂加减治疗，兼以渗湿利尿之品上下分消，水肿可很快消退。常用药物有苏叶、荆芥、防风、防己、麻黄、杏仁、茯苓、生薏苡仁、车前子、生甘草等。本法意在疏风宣肺，发汗祛邪，又名"提壶揭盖法"，源于《内经》中"开鬼门""上窍开下窍自通"的经典理论。

（2）清热宣肺发汗法：本法多用于风热袭肺证，临床表现可见发热口渴，咳嗽痰黄，浮肿尿少，脉浮数，苔黄，尿检异常。常用银翘散等方剂加减治疗，常用药物有桑叶、金银花、连翘、浮萍、防风、黄芩、薄荷、南沙参、杏仁、桔梗、浙贝母、茯苓、白茅根、芦根、车前子、生甘草等，热甚痰多咳重可加石膏、知母、金荞麦。

（3）清热利咽发汗法：本法多用于风热蕴结咽喉证，临床表现可见咽喉疼痛较

著，发热浮肿，尿少而黄，苔黄脉数。本证多因风邪热毒搏结咽喉，蕴于肺系，传变于肾，发为急性肾炎，中医诊断也称“阳水”。常用银翘散合玄麦甘桔汤加减治疗，常用药物有金银花、连翘、前胡、防风、制僵蚕、牛蒡子、浮萍、玄参、射干、桔梗、黄芩、车前子、芦根、生甘草等。若伴音哑，可加玉蝴蝶、蝉衣；伴咽喉疼痛还可用外用锡类散吹喉。

（4）表里双解、上下分消法：以上各证，凡水肿严重而有胸水者，可用三子养亲汤合葶苈大枣泻肺汤加减，并加五皮饮增进渗利水湿之效。胸水、腹水不易消退而体质尚好者，可短期加用牵牛子等攻逐之品，但应中病即止，再用常法缓消其水。水肿退后，注意培护正气。以健脾补肾益气，活血和络，略加淡渗为主。

2. 遵循《内经》“其有邪者，渍形以为汗”“摩之浴之……开之发之，适事为故”的理论，开创用汗法治疗肾病。

可以看到，《内经》中早就有用外治法、汗法治疗肾病的记载。李时珍在《本草纲目》中所引治诸肿第一法“开鬼门”的17种药物中，有7种药物是外用熏洗的，表明外用熏洗疗法不仅可以发汗，还可以达到解肌祛邪之目的，使水肿因势利导从汗而泄。王钢教授早在20世纪80年代便将《内经》汗法理论引用到治疗肾病，特别是使用“中药药浴”治疗慢性肾衰竭、肾性高血压、肾性皮肤瘙痒，取得了很好的效果。

慢性肾衰竭、肾性高血压、肾性皮肤瘙痒主要是因为泌尿功能障碍，尿量减少，毒素堆积于体内。中药药浴疗法使用大剂量辛温发汗、宣肺利水之药，配合温阳活血、祛风泄浊类药物，以加强发汗排毒效果，在药浴熏洗的同时，可使汗出、肿消、痒止、毒解、血压下降。由于肺主皮毛，药浴熏洗，内归肺脏，一来使肺气宣发，二来使肺气肃降，水道通调，达到“提壶揭盖”的作用，使水液从汗从小便而出，代偿性减轻水液及代谢产物在体内的积蓄，达到经“皮肤透析”的作用。同时，药浴熏洗由于温热效应可提高机体组织的温度，舒张毛细血管，改善微循环，使血流速度加快，并且药物通过皮肤组织吸收后，能调节局部免疫状态，抑制毛细血管的通透性，抑制和减少生物活性物质的释放，达到降低高血压、改善皮肤瘙痒等作用。中药药浴疗法还可通过经络、穴位使药物直接或间接作用于脏腑，改善肾脏血液循环，增强肾脏排毒功能，促进肾脏病变的好转。

王钢教授常用的肾衰竭药浴方主要药物包括羌活、防风、桂枝、附片、桃仁、红花、泽兰、益母草、土茯苓、生大黄等，降压药浴方主要药物包括浮萍、桑白皮、豨莶草、赤芍、红花、益母草、生牡蛎、决明子等，皮肤瘙痒药浴方主要药物包括荆芥、浮萍、苦参、蝉衣、白鲜皮、地肤子、土茯苓、硫黄等，保健泡足方主要药物包括生麻黄、生附片、艾叶、红花等。

3. 从《内经》“洁净府”“肾者，胃之关也”“诸湿肿满，皆属于脾”“肺脾肾主水”“肾者，至阴也……故其本在肾”的理论，从脾肾论治水肿。

从《内经》中的记载可以得知肺、脾、肾起到了运化水湿的作用，慢性肾病的水肿属于阴水，病变脏腑主要在肾、脾，感受外邪时亦袭及肺。《景岳全书·肿胀》指出：“凡水肿等证，乃肺、脾、肾三脏相干之病。”虽与三脏相干，但在临床上无感冒时阴水主要与脾、肾的关系最为密切。病人常表现为面肢浮肿，甚则一身尽肿，尤以下肢浮肿明显，按之凹陷，常伴有腰脊酸痛，疲倦乏力，纳少或脘胀，大便溏，尿频或夜尿多，舌质淡红、有齿痕，苔薄白，脉细。以下简要介绍王钢教授从脾肾结合洁净府利水法治疗肾病阴水的经验。

（1）健脾温肾、淡渗利水。无论肾病阴水病情轻重、病程新久，王钢教授总以健脾温肾、淡渗利水为主法。健脾温肾之法治疗，会根据病情的不同，具体选择补脾肾之气、补脾肾气阴或是温脾肾之阳的方法，扶正补虚治疗本证，涉及心、肝、肺的虚损，常应顾及，淡渗利水之法为密切辅助之法。临床上以脾肾气虚、水湿内聚和脾肾气阴两虚、水湿逗留证候为多见，亦见脾肾阳虚、水湿泛滥之证。故治法常以健脾益肾法、补气养阴法、淡渗利水法为多，此外还有温补肾阳法等。阳虚证明显则用温阳利水法，常选用熟附子、肉桂等药物。附子是邹云翔教授常用的温阳补肾、利水消肿药物，认为附子乃药中四维，补虚泻实之良药，峻补元阳，益火之源，以消阴翳，对阳虚寒盛之严重水肿少之不得，常于健脾温阳，行气利水方中重用附子 30 ～ 60g，疗效颇著，并在临床根据辨证，将附子与其他药物合理配伍，相得益彰。关于附子配伍的药对，常用附子配干姜以温经散寒，用附子配熟地黄以阴阳双补，用附子配川黄连以协调阴阳，用附子配大黄以温阳泄浊，用附子配水蛭以温阳祛瘀，用附子配黄芪以温阳补气，用附子配紫河车以温阳补味。关于附子用量，从八分到三两不等，煎煮时间以煮开后 1 ～ 2h 为宜。

（2）扶正渗利，不用峻猛攻逐。王钢教授治慢性水肿（阴水）不用峻猛攻逐之品，往往以补气利水法、健脾利水法、养阴利水法、活血利水法、淡渗利水法进行治疗。肾病水肿的患者大多脏腑虚损，正气衰弱，病程长久，肿势缠绵，若用大戟、芫花、甘遂、商陆、牵牛子等攻下逐水的药物，或可取一时之效，但戕伐正气，水肿势必卷土重来，所以治疗肾病的慢性水肿只可缓图，不得骤取，要注意维护正气，取持久之效。淡渗利水的药物，常用茯苓皮、生薏苡仁、猪苓、泽兰、泽泻、车前子、米仁根、冬瓜皮、茅根、芦根、玉米须、葫芦瓢等药物。此类药物性平味淡，渗湿利水的作用平缓，但作用持久，能起缓消其水的作用。茯苓、薏苡仁等又有健脾的作用，常伍以太子参、生黄芪、炒白术等补气健脾之品，利水而不伤正。此乃扶正利水法，不伤正气，利水不伤阴液，有的病例亦能起到快速利水消肿之效果。五苓散、五皮饮等是常用之方。

（3）和法缓治，轻药重投。对于水肿肿势明显的阴水患者，几十年来，王钢教授学习导师邹云翔常用的"轻药重投"方法，即作用轻缓的淡渗药物投以重剂。这里所说的轻药，是指药味清淡、药性平和、作用轻缓、不伤正气的药物，而非轻扬宣散的轻宣之剂；重投，是指使用的剂量要大，如茯苓用茯苓皮，为茯苓连皮部分，渗湿利水作用强于茯苓菌核，常用至 50g，生薏苡仁用至 30g，薏苡仁的根部渗湿利水作用也较强，米仁根常用 15 ～ 50g，此外像猪苓常用 30 ～ 40g，泽泻 20g，车前子 30 ～ 80g（包），葫芦瓢 50g 等。这些药物不仅淡渗利水，而且有健脾补益的作用，运用轻药重投、淡渗利水的方法治疗水肿，常常可以获得肿退水消之效，且不伤正气。孟河名医费伯雄先生说："不足者补之，以复其正，有余者去之，以归于平，是即和法也，缓治也。"并主张"轻药重投"，不主张"重药轻投"。这种轻药重投的方法，实际上也是受到了费氏和缓治法的影响，是和法缓治在治疗肾病中的具体体现。使用轻药重投之法，实则是为了顾护正气，防止重药伤正。这也是受费氏提倡的"轻药重投"的启发，在治肾实践中的发挥。

4. 遵循《内经》"去菀陈莝""血实宜决之"理论，继承和弘扬肾病宗师邹云翔开创的大黄抢救尿毒症，以及活血化瘀法治疗慢性肾脏病。

王钢教授认为，"去菀陈莝"就是去除体内郁结的有害物质，包括水液、瘀血、毒素等物。所以慢性肾功能衰竭的浊毒内蕴、慢性肾脏病的瘀血内聚等都可以运用去菀陈莝之法治疗。

（1）排毒的将军之药大黄抢救尿毒症：大黄是一味传统中药，并且享有世界之誉，其同属种类在西方世界也是一味常用的民间药，其叶柄亦作蔬菜食用。大黄始载于《神农本草经》，性味苦寒，古今医者以大黄能推陈致新，如戡定祸乱，以致太平。陶弘景在《名医别录》中释其名曰："大黄，其色也。将军之号，当取其骏快也。"大黄价格便宜，但功效显著，并且在内科、外科、儿科、妇科、急诊科等领域都具有重要作用的传统中药。

1954 年，邹云翔教授带领江苏省中医院肾脏病研究组开始在临床应用大黄单味药和复方治疗尿毒症，并于 1959 年在江苏人民出版社正式出版专著《严重尿中毒中医治疗一得》，书中介绍用半斤大黄成功抢救严重尿中毒患者的案例，这是单味药用古方治新病的典范。后于1961年在《中医杂志》发表论文，为我国应用大黄抢救尿毒症奠定了基础。邹氏传承人在之后的60余年里，对大黄的用药品种、炮制、剂量、配伍、治疗范围、使用途径、作用机理等方面作了长期的研究，用于治疗肾脏病取得了显著疗效。这一成果也得到了国内中医界、西医界乃至国际上的认可。

研究沿革：20世纪50年代至80年代开展以大黄复方为主煎汤内服，保留灌肠的系列临床与实验研究，并取得肯定疗效。王钢教授在20世纪90年代带领学生开发出肾衰保留灌肠囊，并开展了以大黄为主的复方中药高位结肠灌洗技术治疗尿毒症的研究。在用量方面，以病人服药后每日2～3次左右大便为最佳用量；在炮制方面，久用以制大黄为佳，短期快速通便时用生大黄；用药途径有煎服、灌肠、静脉滴注等。

学习心得：最早用大黄抢救尿毒症的代表方是张仲景的大黄附子汤，这是典型的寒热配伍处方，大黄苦寒，佐以附子刚燥之性，寒热并用，温通并行，辛开苦降，相辅相成，非温不能散其寒，非下不能去其实，附子配伍大黄，温通兼施共下寒实。因脾肾阳虚，本虚标实，中夹宿滞与湿邪搏结，胃失下行通达之机，腑气内闭，阳气不运，故以大黄、甘草以缓下，附子以温阳化湿，取其温通之功，故亦可称为温通导浊法。

用药体会：王钢教授用大黄治疗的常见配伍有冬虫夏草配大黄，一补一通攻补兼施；黄芪、党参配大黄，益中补气导浊；肉桂、车前子配大黄，温通大小二便；当归、桃仁配大黄，养血活血导浊；枳实、槟榔配大黄，疏滞通腑导浊；菟丝子、何首乌配大黄，补益肾元导浊。另有西洋参配大黄补气通便，治疗老年人体虚便秘；荷叶配大黄升清降浊，起到减肥的作用；薏苡仁配大黄化湿健脾排毒养颜美容。

（2）活血化瘀法治疗慢性肾脏病：各种慢性肾脏病、慢性肾衰竭，都有不同程度的瘀血滞留。邹云翔教授在20世纪40年代于重庆治疗严重肾脏病时就运用了此法。1955年出版的《中医肾病疗法》中明确阐明了活血化瘀法的重要性并具体运用于临床治疗中。如书中说："中医治法都用补气养血、化瘀温肾的方法从整体的角度进行根本治疗，还可增强抵抗力。"又说："温肾行血宣瘀，必佐通阳行气的药物，肾脏血行才不出现障碍。"临床中常用益气活血、温阳活血、活血利水等方法治疗，少效的病例常加用活血化瘀药，即使是治疗急性肾炎在疏风宣肺、发汗利水的同时常佐以1～2味活血药，如桃仁、红花等。

王钢教授用活血化瘀药的经验可分为三类：病轻用轻药活血和络，病久者用峻药活血化瘀，顽疾可用虫类药。活血和络常用当归、赤芍、牡丹皮、丹参、鸡血藤、泽兰等，用于瘀血证轻者；活血化瘀则用桃仁、红花、三棱、莪术、川芎、三七、益母草、茺蔚子、怀牛膝、川牛膝、乳香、没药等，用于病久有瘀血症状者；祛风逐瘀常用虫类药，如僵蚕、全蝎、地龙、水蛭、䗪虫、蜈蚣等，亦用成药大黄䗪虫丸等，用于病久瘀血明显而一般草药不易见效者。

5. 遵循“开鬼门”“洁净府”“去菀陈莝”等理论，开创多方法、多途径联合并治慢性肾衰竭。

根据《内经》原文理解，治疗水肿可以用一法单独治疗，如发汗、利尿、通便、活血化瘀等，也可以多法兼用，并将针灸、中药熏洗等外治法与中药内服配合使用。因此，王钢教授将《内经》理论结合多年治疗慢性肾脏病的经验，创新使用口服中药、静脉滴注、保留灌肠，甚至配合药浴等多途径给药治疗肾脏病科的重症慢性肾衰竭、尿毒症，可显著提高慢性肾衰竭的临床疗效。将辨证论治作为口服方药立法依据，治则虽不离扶正祛邪，但根据正虚邪实之轻重在治疗中各有侧重。疾病早期以肾气亏虚为主，邪实尚轻，治以扶助正气为重，兼以渗湿泄浊，此时仅口服中药即可；病程进展时正气渐虚，尤以脾肾气虚、气阴两虚多见，而邪实日盛，当扶正祛邪并驱，辨清标本缓急。标实之证显著，病情危急之时，当急则治标，待邪实祛除后再转从扶正；晚期常表现为阴阳俱衰，湿浊、湿热、水湿、血瘀等邪实日益猖獗，中晚期则采用口服中药、静脉滴注及灌肠的三联疗法。黄芪注射液、丹参注射液、川芎嗪注射液、脉络宁注射液、肾康注射液等中药制剂进行静脉滴注，持续 2 ～ 4 周，间隔 3 ～ 5 天后酌情继续。以生大黄 15g，蒲公英 30g，生牡蛎 30g，六月雪 30g，生甘草 5g 为方煎汤以保留灌肠。每日灌肠 1 次，保留时间以 30 分钟至 1 小时为宜，10 ～ 15 天为一个疗程，休息 3 ～ 5 天后继续下一疗程。但是，该法不宜长久使用，其中大黄用量需根据患者体质、精神状态及大便次数酌情调整，以大便每日 2 ～ 3 次为度。此外可辅以相应的药浴，将附子、桂枝、麻黄、赤芍、地肤子等药物打成粗末，以纱布裹之煎取浓液，与温水混匀，患者浸泡于药液中，微微汗出，可助体内湿毒之邪随汗液从体表毛窍排出，每日 1 次，10 天为一个疗程。以三联疗法为主的多途径给药方式，临床疗效通常优于单纯口服方药。

第二节　王钢教授应用《伤寒论》理论辨证论治肾病的经验体会

南京中医药大学附属南京博大肾科医院　赵国臣

水肿是肾脏疾病中常见的临床症状，当肾脏患病时，水分不能排出体外，因而潴留体内，称之为肾性水肿。因其病程不同，发病机理亦有所不同，肺失宣降、脾失运化、肾失所主是病理基础，病机为脏腑功能失调，水不化气，湿聚而为水肿。多属于中医学“水气病”范畴。《伤寒论》一书奠定了中医辨证论治的理论体系，《金匮要略》中又单设“水气病脉证并治”一章以治水肿。《伤寒论》中以六经分治，但论中所言兼证、变证、误证、逆证等条文，都有涉及“小便不利”论述，今就《伤寒论》中所涉理法方药分述如下。

一、六经理论与肾病的关系

《伤寒论》六经辨证，主要是对六经所属脏腑经络病理反应的概括，其内容不是讨论某一个独立的病种，而是多种疾病内在病变共性的高度概括，因此其辨证方法对外感病，杂病以及脏腑疾病都有一定的指导意义。其中以太阳、少阳、太阴、少阴与肾脏疾病的关系较为密切。

（一）太阳经

太阳主一身之表，统摄营卫，为诸经藩篱，外感邪气常自表而入，由于肺合皮毛，风寒或风热之邪侵袭，首犯肺卫，肺主气为水之上源，水液的输布排泄，水道的通调，都是通过肺气的宣发和肃降来完成的，故曰“肺主行水”。邪入肺卫，肺气失于宣降，不能通调水道，水液不能下输肾和膀胱，出现水液的输布和排泄障碍，导致水肿、痰饮等，故论中多次提及小便不利，统称为水气证。太阳之腑为膀胱，邪不外解，循经入腑，影响膀胱气化功能，膀胱气化失常，水道不利，水湿停蓄，可见“小便不利”“少腹满”等证，称之为蓄水证。蓄水证就是水液代谢障碍导致的一系列症状，与肾病水肿多有相似之处。

（二）少阳经

少阳经包括手少阳三焦经、足少阳胆经。《素问·灵兰秘典论》曰："三焦者，决渎之官，水道出焉。"三焦主决渎而通调水道，是水火气机运行的通道；胆附于肝，内藏精汁而主疏泄，胆的疏泄功能正常，三焦通畅则水火气机升降自如，水道通畅，津液正常输布、排泄而不滞留，可见少阳与水液代谢密切相关。邪犯少阳，枢机不运，疏泄失职，三焦不利，决渎失司，水道不调，于是水饮蓄积，随其所犯，而见证不同，如水蓄于下，膀胱气化不利，出现小便不利、水肿等症，正所谓津液流注机体，有余则为水肿痰饮。在少阳病本证小柴胡汤证就做了专门的论述。还有柴胡桂枝干姜汤证，由于少阳枢机不利，三焦决渎功能失常，水饮留滞，水道失于通调的水饮内结证。三焦与水饮的关系，正如《类经》所说："上焦不治则水犯高源，中焦不治则水留中脘，下焦不治则水乱二便，三焦气治则脉络通而水道利。"

（三）太阴经

太阴经主要讨论脾的病变。脾主运化水湿对水液代谢具有调节作用，既能使体内各组织得到水液的充分濡润，又不致使水湿过多而潴留。若脾阳素虚，外受风寒，内伤生冷或脾虚不运而寒湿内生，或者误治伤脾，均使脾运水湿功能失常，导致水液停滞体内，产生水湿，形成水肿等证。《伤寒论》中论及太阴本证："自利不渴者，属太阴，以其脏有寒故也。当温之，宜服四逆辈。"指出太阴虚寒之证治疗原则为"当温之""宜服四逆辈"，未出主方，意即应该灵活选用四逆汤、理中汤之类，轻则以理中汤温中驱寒，重则四逆汤补火生土，这一原则对临床治疗肾脏疾病颇有价值。

（四）少阴经

少阴经包括手少阴心经与足少阴肾经。心为君主之官，属火，肾为先天之本、主水，通常是心火下热于肾，肾火上承于心，心肾相交，水火既济，相互制约，维持人体正常的生命活动。少阴病的发生，或由本经自感外邪，即寒邪直中，或由他经传变而来。肾阳虚衰，不仅使肾主水的功能失调，气化失职，开阖失度，且因肾阳不足，不能蒸腾，火不暖土，致使肺、脾、膀胱的功能均受致影响，而不能发挥正常的行水作用，可见肾的气化作用贯穿于水液代谢的始终，肾阳的虚衰，与水液代谢，与肾病关系密切。且在少阴病辨证中，十分强调小便的情况，常以小便量的多少，小便色泽如何作为辨证的要点，少阴病中的心肾阳虚证、阴寒内盛证、阳虚水泛证，少阴兼表的太少两感证以及阴虚水停证，均是肾脏疾病常见到的临床证候。

总之，六经病证中虽无肾脏疾病一词，但其辨证原则与施治方法，无不适用于肾脏疾病。究其原因，六经病证实质是脏腑病理变化的反映，肾脏疾病主要矛盾是泌尿系统功能失常，水液代谢障碍（各种疾病除有自身的特殊症状外，还具有肾脏病变所共有的水肿、低蛋白血症、血尿、高血压等症），此类疾病与肺、脾、肾、膀胱在生理功能和病理变化休戚相关，即《景岳全书》所谓“水为至阴，故其本在肾；水化于气，故其标在肺；水唯畏土，故其制在脾”，而且离不开少阳三焦的通调，厥阴肝的疏泄，肠胃的运化传导，简而言之，离不开脏腑辨证。

二、经方证治在肾病中的应用

所谓经方，一般指《内经》《伤寒论》《金匮要略》中所载方剂，其特点是组方严谨，配伍精当，用药简练，化裁灵活，疗效确切。《伤寒论》112 方中，有 30 多首方剂能直接用于各种肾病，这些方剂分述于六经各篇及瘥后劳复病篇中。就病变机理而言，有用于阳虚气化不利、水液内停的苓桂剂（苓桂术甘汤、苓桂甘枣汤、茯苓甘草汤、五苓散等）和术附剂（真武汤、四逆汤、附子汤等）；有用于疏泄失常、气化不利、水道失调的柴胡剂（小柴胡汤、柴胡桂枝干姜汤、四逆散等）；有用于阴虚水停的猪苓汤。就病程长短而言，有用于疾病初期兼有表证的麻黄附子细辛汤、麻黄附子甘草汤、麻黄连翘赤小豆汤；有用于疾病后期肾阳虚衰、湿热壅滞、水毒潴留的附子泻心汤、牡蛎泽泻散。就六经脏腑病变而言，有宣肺发表利水的麻黄汤、桂枝汤；有温运脾阳的理中汤及温肾制水的四逆汤等经方。可以说涉及方方面面的各种证候。还有在此基础上加减化裁的各种方剂，广泛应用于肾脏疾病，今就《伤寒论》中王钢教授在治疗急性、慢性肾病中常用的几首方剂进行归纳分析介绍。

（一）宣解湿热利水——麻黄连翘赤小豆汤

《伤寒论》：“伤寒，瘀热在里，身必黄，麻黄连翘赤小豆汤主之。”伤寒表邪未解，热不外泄，与湿相合，湿热郁结，而成黄疸，此方虽为阳黄兼表而设，但就急性肾炎初期，或慢性肾炎因外感复发者，可见起病急骤、突发浮肿、小便短少、口干咽痛等症者，都可以本方加减以宣肺行水、疏散风热以求湿热分消。现代医学认为肾炎急性发作与上呼吸道感染有关，IgA 肾病亦有从咽论治的治法。本方宣肺之法既可上开水源、下通尿窍，又因其有清热解毒之功而使外因祛除。王钢教授常用此方治疗急性、慢性肾炎，或因皮肤感染所引起。如兼肺胃郁热者，常取越婢汤加生石膏清泄里热；如兼咽炎者，加玄麦甘桔汤从咽论治；如兼水肿明显者，加五皮饮、五苓散加强通阳、化气、利水作用；如兼喘息不得卧、心悸浮肿者，加葶苈大枣泻肺汤以泻肺利水。

（二）解表散寒利水——小青龙汤

《伤寒论》："伤寒表不解，心下有水气，干呕发热而咳。或渴或利，或噎，或小便不利，少腹满，或喘者，小青龙汤主之"。"伤寒表不解"即恶寒发热无汗，"心下有水气"即水饮内停，干犯肺胃则可见干呕、咳嗽、气喘；不能化生津液则口渴；水饮趋于大肠则见下利；肺失宣肃、膀胱气化失司、水蓄不行则见小便不利、少腹胀满；诸证兼见则反映外有表寒，内有饮停。素体水饮内停，再受风寒之邪，内外相引，肺失宣肃，而致咳致肿，在肾脏疾病中，水肿尿少，表寒无汗，以肺不宣肃为主者，当可以小青龙汤宣肺解表、散寒蠲饮，以"肺为水之上源""上焦得通"则"津液自下"，是为"提壶揭盖"之解也。王钢教授认为风水合病发为水肿，"开鬼门"发汗利水须分寒热。偏寒者，常用小青龙汤以宣肺散寒、利水消肿，风水合病偏热者，则选大青龙汤泻肺清热、利水消肿。偏寒者常用药如麻黄、桂枝、细辛、干姜、五味子、葶苈子、杏仁、白芍、甘草等，偏热者常用麻黄、桂枝、杏仁、石膏、连翘、赤小豆、生姜、桑白皮、葶苈子、甘草等。

（三）通阳化饮利水——五苓散

《伤寒论》："太阳病，发汗后，大汗出，胃中干，烦躁不得眠者，欲得饮水者，少少与饮之，令胃气和则愈。若脉浮，小便不利，微热消渴者，五苓散主之。"本条为太阳病发汗后可能出现的变证，辛温发汗本为治疗太阳病正确治法，倘若汗出过多或汗不如法，则可能出现两种变证。若见胃干、烦躁不得眠、欲得饮水，是为汗出过多，损伤津液，致胃中阴液一时不足，胃不和则卧不安，津不足则欲饮水自救以润其燥，对此只需少量频饮，补充津液，胃津得复，胃气调和则诸证自除；若见小便不利、微热消渴，是为汗不如法，表邪未解，入里阻滞气机，膀胱气化不行，水道失调，水蓄于内，而成表里同病。在肾病中，每有水湿浸渍、浮肿尿少，属蓄水证气化不利者，可选此方以通阳化气行水，使多余水分从小便而出。现代药理研究表明，五苓散对脱水状态的机体呈现抗利尿作用，而对水肿状态的机体则显示利尿作用，具有双向调节作用，或叫适应原样作用，而且药效学进一步研究提示，五苓散按仲景原有用量比例用药，利尿作用最强，若药量均等，利尿作用明显减弱，若药量比例颠倒则利尿作用更差。王钢教授治疗慢性肾脏病水肿基本方即为五苓散，认为本方虽仅有五味中药，其组方思路与水肿基本病机相合。泽泻淡渗利湿，用二苓合用加强其淡渗利湿之效，白术、茯苓合用重在健脾以祛湿，桂枝温阳以化气，共奏健脾祛湿、温阳化气、补土制水，以助肾主水，固封藏之本之力。

（四）健脾温阳利水——苓桂术甘汤

《伤寒论》云："伤寒，若吐若下后，心下逆满，气上冲胸，起则头眩，脉沉紧，发汗则动经，身为振振摇者，茯苓桂枝白术甘草汤主之。"苓桂术甘汤本为脾虚水停证而设，由茯苓、桂枝、白术、甘草组成，功能温阳健脾，降逆利水，主治脾虚失运、水湿停聚的水肿诸证。现代药理研究提示，茯苓、桂枝是影响利尿作用的主要因素，证明了以茯苓为君，配以桂枝，则能通阳泄阴，理气行水，构成制水主药的科学论述，而且二者体现出一定的用量依赖性，但同时发现，二者在原方水平以上继续增大用量，则药效增强趋势变缓或几乎不变，即对药效的增强已无明显作用，白术和甘草均不是影响药效的主要因素，只体现大体的趋势，即配合茯苓桂枝起到辅助作用，对药效并无显著影响。因此，大凡治疗水气病，每以茯苓、桂枝相伍，用茯苓不得桂枝则不能温阳以化气，用桂枝不得茯苓则不能利水伐阴邪，苓桂协同，阳化气，水液行，并随阳虚的部位，所属脏腑的不同而加味，加白术、甘草补脾燥湿和中以制水，水惟畏土，其制在脾，本方作用就在于温阳补脾以制水，临床用于治疗急性肾炎、慢性肾炎、肾盂肾炎、肾积水等病。王钢教授认为"水湿主因为阴邪，温化通阳以利水"，水饮痰湿乃四大阴邪，因其潜伏之处不同，见症亦千变万化。《伤寒论》就有"水为阴邪，非温不化"的理念，《素问·至真要大论》曰"诸湿肿满，皆属于脾"提出水肿病位，因此，王钢教授在治疗水肿、痰饮疾病时，常用温化通阳、健脾利水的苓桂术甘汤。

（五）益肾温阳利水——真武汤

《伤寒论》云："太阳病，发汗，汗出不解，其人仍发热，心下悸，头眩，身瞤动，振振欲擗地者，真武汤主之。"虚人发汗，或汗不如法，必内伤少阴阳气，虚阳外越则发热，少阴阳虚，水不化津而泛滥，上凌于心，则心下悸，上干清阳则头眩，虚阳不能温养筋脉肌肉，反有水寒之邪浸润，致使身体筋肉瞤动，治宜真武汤以益肾温阳利水。本证与苓桂术甘汤均属阳虚水停，但本证病变重点主要在肾，病势较重，以少阴阳虚为主；而苓桂术甘汤重点在脾，病势较轻，以水气上冲为主。

现代药理研究表明，真武汤具有温阳利水功效，适用于脾肾阳虚、水液内停各类疾病，其温阳作用通过调节下丘脑－垂体－肾上腺皮质轴、影响血流动力学、调节神经内分泌功能、对抗自由基氧化作用而实现，而利水作用则通过调节水通道蛋白、调节渗透压、平衡水液代谢而实现，二者作用相辅相成，密不可分，对于肾性水肿而言，二者以阳虚轻重缓急，常可交互应用。王钢教授治疗脾肾阳虚、水气内停之水肿，首选温阳利水代表方真武汤，但常与温脾利水之苓桂术甘汤、健脾化气之五苓散合用，脾肾同治，则温阳利水之效倍增；阳虚甚者，常与温补肾阳至肾气丸合用，从本论治肾阳虚衰；常与防己黄芪汤温阳益气、固表利水，是为标本同治。

（六）清热养阴利水——猪苓汤

《伤寒论》："若脉浮，发热，渴欲饮水，小便不利者，猪苓汤主之。"阳明病误下后余热留于胸膈，里热太盛、津气受伤，水热互结下焦，而见发热渴饮、小便不利。"水为阴邪，非温不化"，故水肿一证，多从阳虚阴盛论治，多责之脾肾，一般采用温阳、化气、利水之法论治。但临证中，阴虚水肿亦不少见。中医理论认为，阴阳互根，阳虚水停，阳虚不能化生阴津，久之则阴虚，阴虚则热，可见形体消瘦、烦热等症，属阴阳两虚，但仍以阳虚为主，阴虚兼顾则可。《景岳全书》有言"水肿证以精血多化为水，多属虚败"，提示治疗水肿时勿忘养血填精。另外，阳虚水肿，若治疗不当，亦会向阴虚转化，如《内经》所言"开鬼门，洁净府，去菀陈莝"为治水三大治则，但不仅利尿可伤津，发汗、攻下、逐瘀等治法均可致使津伤而造成阴虚；再者，现代医学中利尿剂与糖皮质激素的使用，也是造成阴伤的重要原因。故对于长期水肿使用糖皮质激素及利尿剂的患者，在应用温阳化水法治疗效果欠佳时，当要考虑阴虚水肿的可能。适当加用滋阴清热之品，效仿猪苓汤之义，或可奏效。在《金匮要略·水气病》曰："趺阳脉当伏，今反紧，本自有寒，疝瘕腹中痛，医反下之，下之即胸满短气；趺阳脉当伏，今反数，本自有热，消谷，小便数，今反不利，此欲作水。"尤在泾注曰："夫阴气伤者，水为热蓄而不行；阳气竭者，水与寒积而不下，张仲景并举两端，以见水病之原有如此也"。《金匮篇解·水肿》谓之"利水当顾其阴，阴复而溲自利"，由此可见，阳虚、阴虚皆可导致水肿，滋阴利水与温阳化水一样都可以治疗水肿，两者不可偏废。王钢教授治疗慢性肾脏病阴虚、气阴两虚水肿者，常用猪苓汤育阴利水。方中阿胶养血填精，如精血亏虚明显者，常伍用龟板胶、鳖甲胶；水肿明显者，猪苓剂量可增至20～40g；大剂量使用泽泻易伤肾小管间质，一般用量在15～30g；滑石单用宜包煎，或与甘草合用为六一散包煎；茯苓常易用茯苓皮，轻药重投，常用 30 ～ 60g，既加强利水作用，又减少伤阴之弊，即五苓散之意。王钢教授在用猪苓汤育阴利水处方中，常会加用肉桂 1 ～ 2g，取其反佐之义，既不会伤阴加重舌红口干，又防止养阴药物滋腻碍脾，可增强育阴利水作用。

三、结语

《伤寒论》开创六经辨证论治的先河，后世八纲、脏腑、气血等辨证体系均与此有着密切关系。肾性水肿，涉及肺、脾、肾及三焦等脏腑，有阴阳表里之辨，本文试从《伤寒论》理法方药等方面对肾性水肿治疗做了一定归纳总结，并介绍了王钢教授在临床中常用《伤寒论》经方治疗急性、慢性肾脏病的经验，希望能对现代中医治疗肾性水肿提供一定帮助。文章篇幅有限，仍不能完全涵盖《伤寒论》与肾脏疾病之间关系，难免挂一漏万，未来仍有进一步挖掘的必要。

第三节　王钢教授创新运用“血不利则为水”经论治疗膜性肾病的经验

南京中医药大学 2019 级博士生　沈兰

［摘要］ 膜性肾病近年呈逐渐高发趋势，其高度水肿、高凝、反复发作的特点，严重困扰着患者。西医主要以激素联合免疫抑制剂或细胞毒物治疗，临床上有效率低而复发率高，部分患者因难以耐受西药的不良反应而面临无药可用的尴尬处境。今本文重温《金匮要略》，从“血不利则为水”的角度对膜性肾病发病机制及难治性水肿的治疗进行探究，为膜性肾病中医治疗寻找新的突破。

［关键字］《金匮要略》“血不利则为水”　膜性肾病

中医无膜性肾病之病名，依据其临床上大多数患者表现，可归于“水肿”“肾风”范畴。中医早在《黄帝内经》中就有对水肿较系统的阐述，主要有“水病”“水胀”“跗肿”“风水”“涌水”等，基本都是从疾病所外在表现的症状来描述，未对病名进行规范。到东汉，张仲景在《金匮要略》将水肿命名为“水气病”，并将其分为“风水、皮水、正水、石水、黄汗”，又依据其与五脏的关系分为“心水、肝水、脾水、肺水、肾水”，治则上提出“诸有水者，腰以下肿，当利小便；腰以上肿，当发汗乃愈”，实则宗《内经》“开鬼门，洁净府”之旨。至清《医宗金鉴》据此提出了应用的方剂，腰以上肿水在外，当发其汗乃愈，越婢、青龙等汤证也；腰以下者水在下，当利小便乃愈，五苓、猪苓等汤证也。临床治水肿基本宗经典沿袭至今，本文从“血分”和“气分”两个角度对膜性肾病发病机制及其产生难治性水肿的治疗进行探究，为膜性肾病中医治疗寻找新的突破。

一、“血不利”与“水不利”的内涵剖析

早在《素问·汤液醪醴论》指出“平治于权衡，去菀陈莝……开鬼门，洁净府，精以时报”，高度概括了水肿治疗关键在于调节阴阳平衡，以发汗、利小便，通大便等法，祛邪外出，使邪有出入。《金匮要略·水气病脉证并治》有云：“少阳脉卑，少阴脉细，男子则小便不利，妇人则经水不通。经为血，血不利则为水，名曰血分。”少阳脉主候三焦之气，“少阳脉卑”则三焦决渎失常；少阴脉主候肾气，“少阴脉细”是气血虚少，不能充盈脉道。决渎无权，膀胱无肾气以化，州都失职，在男子表现为小便不利，在女子则经水不通者。肾阳不足，则寒客胞门，血少则月经之源竭乏，寒凝血少，故而“经水不通”。经乃血之物，是血按期而行。经水闭阻不行，则必气滞，经闭气滞，则致水亦不行而停蓄，故发生水肿病。血闭不行而致水肿，是因血病而致病。瘀血既是病理产物，又是致病因素。瘀血内停，三焦气化失司，水液输布障碍而成水饮之病，即所谓“血不利”至“水不利”。《诸病源候论》云“经脉闭塞，故水溢于皮肤而令肿也。”明确指明血水间的联系，经脉闭塞不通，使水液泛溢于皮下而形成水肿。唐宗海《血证论》云：“血积既久，其水乃成。”又云：“血与水本不相离，病血者未尝不病水，病水者未尝不病血。”血与水密不可分，在生理上相互滋养，在病理上又相互为病。血瘀内停可致水液代谢失调，水饮停滞又可引起血涩不利，血与水相互影响，瘀血内阻，津液不化，水液不输而化水肿。邹云翔教授提出“肾体损伤，血行障碍，血凝则气滞，血行则气随，血与气亦分离不开”，明确指出了肾脏与气、血水的密切关系。

肾主水，主持全身水液代谢，维持一身电解质及水液平衡，气化濡养滋润全身脏腑经络，生成尿液并将浊液排出体外。肾藏精，为先天之本，五脏之精藏于肾，五脏之阴阳根于肾。肾阳充足，温煦、濡养四肢百骸，兴奋全身阳气，“五脏之阳气，非此不能发”；肾阴充足，凉润五脏，抑制肾阳之偏甚，“五脏之阴气，非此不能滋”“阴平阳秘，精神乃治”。慢性肾脏病一般病程较长，病情缠绵，时而复发，耗气伤阴，脾

气虚弱，肾阳不足，水血、阴阳互为影响，病理产物转化叠加，使病情迁延难愈。

二、膜性肾病与血瘀水停的联系

膜性肾病是病理学诊断下的病名。其多以水肿、大量蛋白尿、低蛋白血症起病而被发现，并伴随高凝状态，易引起血栓和栓塞。西医认为膜性肾病的主要发病机制是肾小球基底膜增厚，以致“钉突形成”，肾小球上皮下免疫复合物沉积介导的一系列复杂的免疫反应激活补体诱发肾小球滤过率增加，引起大量蛋白尿，长期蛋白尿又加重肾损害。从膜性肾病临床表现的“水肿”与致病的病理产物“免疫复合物沉积”，相当于病理产物“水”与致病因素“瘀”的关系，与《金匮要略》中“水”与“血”的理论相吻合。陈以平教授也曾经提出“膜性肾病肾小球基膜上皮细胞下弥漫的免疫复合物沉着，当属中医理论中湿热胶着成瘀”，运用“益气活血化湿法”，收到良好的临床疗效。

膜性肾病是成人肾病综合征的常见病理类型，临床表现为肾病综合征的患者有很高的血栓发生风险，其中肺静脉血栓是常见且严重的并发症，其发生率为7.2%～60%。膜性肾病导致凝血机制紊乱而引起高凝状态的机制尚未明确，可能与患者产生大量蛋白尿启动了凝血功能亢进，引起血小板功能异常，以及内源性抗凝物质丢失和纤溶功能减弱相关，而低蛋白血症又会促进纤维蛋白生成，提高血小板聚集力，进一步增加机体的高凝状态。这些血流动力学的作用机制为西医抗凝和中医活血利水法的治疗方案提供了明确的理论依据。高凝状态相当于中医学所述的“瘀血”范畴。瘀血停滞于脉络，影响到津液正常的输布和排泄，瘀血内停，血流涩滞。再说《内经》中的“去菀陈莝”，水肿中的“菀”可以用水、血、气三者的病理产物来概括，水、气、血相互影响，郁积既久，便形成膜性肾病的病理，肾脏基底膜增厚，形成微型癥积，进而促进肾血管硬化，加重肾小球损伤。肾脏的蒸腾气化及开合失司，关门不利，水液代谢障碍，聚水而从其类，外溢皮肤，发为水肿，内泛脏腑，可至胸腹腔积液。可见瘀血贯穿于膜性肾病始终，水停瘀血相互为病，这可能就是膜性肾病蔓延难愈、反复发作的原因所在。

三、王钢教授运用《金匮要略》中活血利水方治疗膜性肾病的经验

（一）益气活血利水

气与血相互濡养、温煦，密不可分。《难经·二十二难》有云“气主煦之，血

主濡之"，中医基础理论高度概括了气与血的关系，即"气为血之帅，血为气之母"。气行则血行，气滞则血滞，气不摄血、血溢脉外而形成瘀血，血虚无力载气而至气脱，正如《诸病源候论·水通身肿候》云"水病者，有脾肾俱虚故也。肾虚不能宣通水气，脾虚又不能制水，故水气盈溢，渗液皮肤，流遍四肢，所以通身肿也"。王钢教授对气虚水泛、一身水肿、舌体胖大、苔白薄腻的患者，临床常用防己黄芪汤、防己茯苓汤加桃红四物汤以益气活血、利水消肿。两方中君药黄芪作为健脾益气的重要药物，具有较强的温补肺脾功效，王钢教授往往重用生黄芪50～100g，补气不腻，消肿力大，对三焦和膀胱的气化、肾脏的分清泌浊都有着很好的疗效。黄芪配伍防己祛风不伤正，固表不留邪，行气健脾利水，茯苓、白术、甘草加强健脾助运、利水渗湿的功效。药理研究提示防己黄芪汤可能通过调节脂质代谢和保护足细胞表型和结构，以及足细胞相关基因表达，进而降低阿霉素肾病大鼠的尿蛋白，改善肾纤维化，延缓慢性肾脏病进展。黄芪还能抑制血小板聚集，提高前列环素和一氧化氮水平，降低血栓素A2/前列环素比例，有一定的抗血栓作用。

典型病案：陈某，女，54岁，2010年2月出现双下肢水肿，小便泡沫增多，尿蛋白（+++），行肾穿刺活检病理示膜性肾病Ⅳ期。在多家医院住院治疗，曾给予强的松、雷公藤多苷片、他克莫司及中药治疗，效果不显，水肿仍反复发作。2020年3月辗转来王师门诊。患者乏力明显，少气懒言，活动后稍有胸闷气喘，双下肢凹陷性浮肿，大量泡沫尿，每晚夜尿1～2次，大便每日2～3次，便溏，舌质淡红，脉沉缓。查血肌酐79.2μmol/L，血清白蛋白15.4g/L，24h尿蛋白定量6.12g，B超示左侧胸腔液性暗区，液平约1.3cm，右侧胸腔及腹腔未见积液。王师认为"诸湿肿满，皆属于脾"，患者胸腔积液，双下肢凹陷性水肿，加之自2010年发病至今已有10余年，久病及肾。辨证为脾肾气虚，治以益肾健脾、活血利水。处方：黄芪40g，防己12g，茯苓皮40g，车前子80g（包），猪苓15g，泽兰30g，白术12g，玉米须30g，雷公藤20g，益母草15g，越橘叶15g，葫芦瓢30g，生地黄15g，赤芍12g，川芎15g，姜半夏10g，陈皮6g，生甘草6g，小红枣10g。28剂，每日1剂，水煎，分早晚2次服。二诊：患者仍感乏力，但症状较前明显缓解，无胸闷气喘，无端坐呼吸，双下肢中度凹陷性浮肿，无发热，无牙龈肿，无胃胀胃痛，小便正常，大便软，每日1～2次。复查24h尿蛋白定量3.36g，血清白蛋白22g/L，原方改为黄芪60g，雷公藤30g，去益母草，加桃仁10g，红花6g。28剂，用法同前。三诊：患者浮肿已消退，精神渐振，稍有腰酸乏力，胃纳可，小便正常，大便软，每日1～2次。复查24h尿蛋白定量1.09g，血清白蛋白30g/L，上方修改为茯苓皮20g，玉米须15g，去防己、葫芦瓢，加杜仲15g，怀牛膝 10g，续断 15g。治守前法，巩固疗效。随访半年后尿蛋白逐渐转阴性。

【按】患者大量蛋白尿，胸腔积液，双下肢重度浮肿，少气懒言，纳食不香，一派脾虚湿盛之相，以防己黄芪汤合四物汤补气益肾、活血利水，配以大量茯苓皮、车前子、葫芦瓢、猪苓淡渗利水，雷公藤祛风通络，陈皮、半夏、小红枣健脾和胃，以去雷公藤之毒性。二诊时患者蛋白尿减退，水肿渐消，且无发热、牙龈肿痛等热相，也无胃胀、胃痛等胃部不适症状，增大黄芪用量至60g，加强其补气健脾利水之功，雷公藤增至30g，加桃仁、红花，祛风通络，行气活血，气血同调，且增强君药行气利水消肿之效。三诊时水肿得退，减少淡渗利水之品，用杜仲、断续、怀牛膝等加强益肾功效，守法守方，继续门诊辩证调治，半年后尿蛋白完全转阴性。

（二）化瘀破血利水

王钢教授认为："对于水肿，气分治疗无效，当从血分论治；如和络利水疗效不好，当用破血化瘀利水。"方选《金匮要略》中大黄䗪虫丸、抵当汤和鳖甲煎丸。主要使用药物有水蛭、䗪虫、蟋蟀、蝼蛄等虫类药破血化瘀利水。虫类药走窜灵动，《本草问答》中说"动物之攻利尤甚于植物，以其动物之本性能行，而又具有攻性"，搜风通络，行气行血，使气血宣通，水肿自除。且虫类药属血肉有情之品，自身含有大量的蛋白质、氨基酸及微量元素，可以提升患者机体的免疫能力和抵御外邪的能力。王钢教授使用化瘀破血利水法最常用代表药为水蛭。水蛭味咸、苦，性平，入肝经，有破血、逐瘀、通经之效。《本草经疏》云："水蛭，味咸苦气平，有大毒，其用与虻虫相似，故仲景方中往往与之并施。咸入血走血，苦泄结，咸苦并行，故治妇人恶血、瘀血、月闭、血瘕积聚，因而无子者。血蓄膀胱，则水道不通，血散而膀胱得气化之职，水道不求其利而自利矣。"水蛭常用剂量 4 ～ 10g，放入方中煎服。有多项研究表明虫类药有抗纤溶、调节免疫、促进肾组织修复等作用。大黄䗪虫丸可降低尿蛋白，改善血液流态。抵当汤可抑制血小板凝聚，改善血管内皮细胞功能，防治血脂异常。鳖甲煎丸可增加肾组织肾上腺髓质素含量，进而抑制 TGF-β_1 起到抗肾间质纤维化作用。

典型病案：顾某，男，21 岁，2013 年 12 月无诱因出现颜面部及双下肢水肿，进而全身水肿，查尿蛋白（+++），24h 尿蛋白定量 3.05g，血清白蛋白 23.91g/L，肾穿刺提示膜性肾病。曾予足量糖皮质激素 + 环磷酰胺治疗，尿蛋白未转阴性，水肿仍反复发作。遂于 2014 年 8 月来王师门诊求治。此次就诊仍然尿蛋白（+++），面部浮肿，双下肢中度水肿，午后潮热，偶有盗汗，二便正常。舌暗红，边有紫斑，苔黄薄腻。治拟养阴益肾，清利活血和络。处方：北沙参 20g，黄芪 50g，制僵蚕 15g，全蝎 4g，佛手 6g，茯苓皮 40g，车前子 80g（包），山慈菇 15g，姜半夏 10g，陈皮 10g，虎杖 15g，徐长卿 30g，炒白术 15g，米仁根 30g，穿山龙 30g，皂角刺 30g，三白草 30g，虎耳草 30g，青风藤 30g，金樱子 30g，水蛭 4g，益母草 30g，白花蛇舌草 30g，炙鳖甲 12g，石韦 30g，肉桂 5g，生甘草 6g，小红枣 20g。28 剂，每日 1 剂，水煎分早晚 2 次服。二诊：小便清，双下肢无浮肿，潮热、盗汗症状减轻，二便正常。舌红，舌边紫斑渐化，苔黄薄腻。查尿蛋白（+），24h 尿蛋白定量 0.76g，血清白蛋白 32g/L，原方改车前子 40g，茯苓皮 20g，金樱子 40g，去山慈菇，加露蜂房 15g，藤梨根 30g。

【按】患者中等量蛋白尿，潮热盗汗，苔黄腻，提示体虚内热。曾予糖皮质激素＋环磷酰胺方案，疗效欠佳。又损自身卫气，卫外不固，以致病程迁延，水肿反复，舌暗，边有紫斑。患者又兼气滞血瘀，有虚热瘀血胶着而致病。北沙参、黄芪、炒白术、米仁根滋阴健脾益气，茯苓皮、车前子淡渗利水，制僵蚕、全蝎、水蛭活血化瘀利水，炙鳖甲、皂角刺软坚散结，虎耳草、青风藤、白花蛇舌草、三白草、石韦祛风清利和络，姜半夏、陈皮、佛手、小红枣理气健脾和胃，小剂量肉桂温阳行气化水，诸药共奏养阴健脾益气、清利通络、化瘀利水之效。同时予强的松 30mg+ 环孢素 175mg 口服，定期监测环孢素浓度，使环孢素维持在有效血药浓度范围。二诊时患者症状明显好转，双下肢不肿，仍有少量蛋白尿，减少车前子、茯苓皮剂量，加金樱子 40g，露蜂房 15g，藤梨根 30g，以加强益肾固精、清利化瘀利水的作用，以降低尿蛋白。门诊定期复查，按患者病情变化调整中药处方，1 年后已停用激素、环孢素，尿蛋白阴性，中药辨证方仍在调治中。

（三）温阳活血利水

膜性肾病后期，脾肾阳气俱虚，脾虚无以制水，气虚无力推动气血运行，肾虚无以主水，阳虚失去温煦作用，故而寒凝血滞，血凝脉络，气化失司，水液代谢失常而水肿，甚则五脏俱肿，水气凌心，难以平卧，病情危重。金匮肾气丸是益气助阳利水的代表经方，王师在此基础上略做修改，配伍少量肉桂、附片，每每都收获不错的疗效。《金匮要略·血痹虚劳病脉证并治》载有“虚劳腰痛，少腹拘急，小便不利者，八味肾气丸主之”，《金匮要略·消渴小便不利淋病脉证并治》载有“男子消渴，小便反多，以饮一斗，小便一斗，肾气丸主之”，《金匮要略·妇人杂病脉证并治》载有“此名转胞，不得溺也……但利小便则愈，宜肾气丸主之”，可治虚劳腰痛、短气微饮、消渴多尿、女子转胞，体现了张仲景“异病同治”的学术精髓，此方为后世肾虚、水液代谢异常的常用方剂。方中地黄滋补肾阴，少佐肉桂、附片“少火生气”以温肾阳共为君药，山茱萸、山药健脾益气，牡丹皮、泽泻、茯苓凉血利水渗湿，诸药相合健脾温肾，活血利水。何嘉娜等发现肾气丸可能通过“V_2R-cAMP-PKA-AQP_2”通路上调NRK细胞AQP_2表达，改善水液代谢紊乱。黄飞发现肾气丸可能通过下调Notch2/hes1信号通路进而减轻肾损伤，促进肾脏修复。

典型病案：赵某，男，68岁，2013年6月起病时双下肢间断浮肿，未有重视，1年后发现泡沫尿增多，持续双下肢浮肿不消退，遂行肾穿刺活检提示膜性肾病，予代文、雷公藤多苷片口服保守治疗，24h尿蛋白定量维持在0.84g左右，4个月后复查肝酶升高，减少雷公藤多苷片口服剂量。2015年1月，双下肢再次出现凹陷性浮肿，复查24h尿蛋白定量2.32g，遂来王师门诊求治。此次病程中患者诉乏力明显，怕冷，四肢不温，胃纳欠佳，腰酸乏力，颜面及双下肢浮肿，小便清长，每晚小便2～3次，大便每日2～3次，便溏，舌质淡红，苔白滑，边有齿痕，脉沉细，濡缓。治以健脾益气，温养肾元，祛风通络利水。处方：黄芪50g，苍术15g，泽兰50g，茯苓皮40g，车前子80g（包），猪苓15g，肉桂8g，水蛭10g，山茱萸15g，山药15g，芡实15g，怀牛膝12g，玉米须30g，葫芦瓢30g，虎耳草30g，川芎15g，青风藤30g，穿山龙30g，僵蚕20g，全蝎4g，雷公藤12g，黄蜀葵15g，附片12g，生甘草6g，小红枣10g。28剂，每日1剂，水煎，分早晚2次服。辅以口服火把花根片。二诊：双下肢浮肿仍然，尿蛋白（++），四肢末梢微温，夜尿每日1～2次，大便软，每日2～3次，舌淡红，苔薄滑，脉沉细。中药改黄芪80g，肉桂10g，附片15g，雷公藤20g，加藤梨根15g，白花蛇舌草30g，通关藤15g，猫须草15g。经以上基本方加减，辨证论治1年余，尿蛋白逐渐转阴性，24h尿蛋白定量维持在0.15～0.3g。

【按】患者怕冷畏寒，小便清长，阳虚无力推动水湿，而至颜面、双下肢浮肿，王师以金匮肾气丸为基础，加肉桂、附片协同温阳化气利水之功，大剂量黄芪健脾益气，不忘予水蛭、僵蚕、全蝎活血破瘀，车前子、茯苓皮、玉米须、葫芦瓢淡渗利水，相互协同，加强利水消肿之力。王师认为虽然患者表现为虚寒怕冷之态，但结合膜性肾病的致病机制，认为湿邪热毒贯穿疾病始终，温阳不忘清利，予虎耳草、青风藤、穿山龙、雷公藤、黄蜀葵祛风清利和络，则尿蛋白自消。二诊时患者双下肢浮肿仍然，尿蛋白（++），中药加强益气温阳利水之力，并且加强祛风清利和络作用，一防温阳太过以助火，二则加强清利解毒祛邪之功。后患者每月定期门诊随访，蛋白尿逐渐减少转为阴性，继续中药辨治巩固，门诊随访。

四、结语

“血不利则为水”阐述了瘀血和水肿的密切关系，致病因素和病理产物相互影响，互为因果。瘀血致病贯穿于膜性肾病病程始终，揭示了膜性肾病可能存在的内在病理因素与发病机制。在临床实际治疗时，需结合西医的病理、分期及免疫特异性检查指标，从分子生物学方面，探究中药的多成分、多靶点对肾脏自身免疫体系、肾血流量影响，降低蛋白尿排泄，减缓肾纤维化等作用机制。以辨证论治为基础，结合患者临床症状，融会贯通，不拘泥于血与水。根据实际情况，兼顾气、血、水三者的转化，充分认识疾病的主次轻重，以及其发生、进展。在整个疾病治疗的各个阶段，根据辨证，选择补气活血利水、化瘀破血利水、温阳活血利水一法或多法综合使用，进一步提高中医治疗膜性肾病的临床疗效，扩展“血不利则为水”在其他肾病中的治疗作用。

第四节　王钢教授辨治慢性肾炎经验琐谈

江苏省中医院　周恩超

[关键词]　慢性肾炎　辨证论治　王钢　名医经验

王钢教授师从我国中医肾病创始人、一代名医邹云翔教授，现为江苏省中医院全国中医肾病中心主任，博士生导师，全国中医肾病专业委员会副主任委员，华东地区及江苏省中医肾病专业委员会主任委员，从事中医肾病工作20余年，学验俱丰。吾随王师侍诊数年，颇有收益，兹将王教授治疗慢性肾炎的经验总结介绍于后，以供同道参考借鉴。

一、新病初起，正虚湿热为患，治肺脾肾

（一）维护肾气，治肾之本

《素问·上古天真论》谓“女子七岁，肾气盛，齿更发长……丈夫八岁，肾气

实，发长齿更”，又谓“精化气”。可知肾气乃由肾精化生，即肾精为肾气之根，肾气为肾精之象，两者互为体用，相互促进。王师认为慢性肾小球肾炎（以下简称慢性肾炎）的病因不越内、外两端。内因主要指肾气虚损，外因是外感六淫、疮毒之邪及肾毒药物。临床患扁桃体炎、猩红热及化脓性皮肤病时，并不都发生肾炎，其发生肾炎与否，决定因素在于肾气的强弱。这里可将肾气理解为人的体质，泛指肾的气化功能及调节免疫、抵抗肾炎发生等功能。故维护肾气，加强肾的气化功能，是治疗肾病的根本原则。王师顾护肾气的措施有三：其一，常据“阴阳互根”之理，于温肾之剂中佐入何首乌、白蒺藜、怀牛膝、山茱萸之属，以达“阴中求阳”；在滋肾方中伍以淡附片、肉桂、淫羊藿等，以期“阳中求阴”，并少佐陈皮、佛手以防腻滞。其二，根据患者脏腑亏损程度在方中伍以益肾之品，如川续断、桑寄生、杜仲、枸杞、熟地黄、山茱萸之类；外感者参以玉屏风散补气固卫。其三，禁用苦寒、辛凉之品以免损伤、克伐肾气，必要时可小量短期服用，常用药对有黄柏配苍术，知母、黄柏配肉桂，黄连配吴茱萸等。

（二）斡旋中州，健运四旁

脾胃为后天之本，脾胃强弱决定了疾病的发生、发展及预后，先贤谓“有胃气则生，无胃气则死”，故王师尤为重视调理脾胃功能，以强后天而养先天。临证常用之法有三：其一为健脾补气化湿法，用于慢性肾炎水肿兼脾气虚弱者，症见面肢浮肿、气短乏力、胃纳减少，甚则恶心呕吐、脘腹胀闷，常以防己黄芪汤合健脾渗利之品；若水气不甚，或慢性肾炎隐匿型症见头重微肿、纳少便溏、苔白腻、脉细濡者，以参苓白术散、胃苓汤加减。其二为和胃降逆法，用于慢性肾炎胃气上逆，症见恶心呕吐、不能进食者，治以旋覆代赭汤加减，药如代赭石、旋覆花、法半夏、广陈皮、姜竹茹、云茯苓、潞党参、薏苡仁、谷麦芽。偏于胃寒者加干姜、吴茱萸、肉桂；便溏加炒山药、炒扁豆、补骨脂；偏于胃热者加川黄连、黄芩；偏于湿浊者加苍术、白术。王师常将黄连、吴茱萸或黄连、肉桂相配，清温并用，苦辛通降。其三为健脾补肾法，用于正虚脾肾气虚明显而邪浊不甚者，症见胃纳减少、腹胀便溏、神疲乏力、腰部酸痛、耳鸣耳聋、轻微浮肿、脉细苔白，常用党参、黄芪、白术、云茯苓、薏苡仁、山药、枸杞、生地黄、川续断、桑寄生、巴戟天、陈皮、冬虫夏草（另炖）等。阳虚明显者加肉桂、附子、鹿角片、紫河车等。

（三）提壶揭盖，通利三焦

慢性肾炎常见水肿，《素问·水热穴论》谓水肿“其本在肾，其标在肺”。王师从肺论治慢性肾炎其法有三：一者益肺。肺肾两虚为主采用滋肾养肺，方选参麦地黄汤加味，药如南沙参、麦冬、百合、生地黄、山药、山茱萸、牡丹皮、茯苓、泽泻、白茅根等。偏于气虚的合玉屏风散以补气固卫；肺脾气虚而水肿明显的采用补气行水法，常用黄芪（30g～60g）、防己、防风、党参、连皮苓、薏苡仁、炒山药、炒白术、甘草、陈皮等组方。二者宣肺。此法适用于慢性肾炎水肿有肺经症状或合并兼有肺卫外感症状者，偏于风寒者常用方药如荆芥、防风、防己、苏叶、前胡、麻黄、杏仁、连皮苓、薏苡仁、白茅根、芦根等；偏于风热者常用桑叶、薄荷、金银花、连翘、牛蒡子、桔梗、生甘草等。三者降肺，用于慢性肾炎水湿泛滥、上逆清窍、肺气不利者，症见面肢浮肿、胸闷咳嗽、气急心悸、不能平卧、苔白、脉弦者，多伴胸水，治予三子养亲汤加葶苈子、川厚朴、香橼皮、大腹皮、葫芦瓢、炙麻黄、杏仁、炙甘草等。此外，王师亦常采用清肺、润肺之法。

（四）清利湿热，获效关键

王师认为，慢性肾炎的基本病机是正虚邪实，正虚指肺脾肾不足，邪实则以湿浊、水湿或水气、湿热为主，其中尤以湿热最为多见。因此，能否控制湿热的发展，是肾小球疾病治疗成败的关键所在。慢性肾炎湿热证的主要特点是湿热易与热毒、水气、风邪等相兼为患，湿热可在三焦停留，更多见其蕴结于肾，难以骤除。其临床表现为：①尿黄浊或浑浊，泡沫尿，血尿或蛋白尿、管型及白细胞增多；②浮肿、腰部酸痛或有叩击痛；③并发皮肤疖肿、疮疡；④舌苔黄或仅根部黄腻，脉细弦或濡数。王师常根据湿热兼夹情况选用不同的清利药物：兼有水肿者选择泽泻、车前子（草）、桑白皮等；热毒明显者用蒲公英、白花蛇舌草、土茯苓、鸭跖草、凤尾草等；兼有尿血者常用白茅根、石韦、荠菜花、荔枝草等；兼肝胆湿热伍以垂盆草、马鞭草、田基黄、鸡骨草等；兼有风邪者习配青风藤、地肤子之类；伴尿淋不畅者则参以石韦、萹蓄、瞿麦、黄柏等。此外，王师在运用清利之剂时，常合用运脾化湿（砂仁、白豆蔻、陈皮）、运行血气（牡丹皮、丹参、赤芍、川芎）之品，中焦得运，气运流动，气行血帅，湿邪得化，其热孤矣。故祛除湿热是治疗慢性肾炎取得疗效的关键。

二、久病痼疾，瘀痰风郁作祟，变法取胜

（一）活血化瘀（从瘀论治）

瘀血与肾病密切相关。现代医学认为，慢性肾小球疾病的发生与机体的凝血、纤溶和激肽系统等密切相关，不同类型的肾小球病症均存在程度不同的高凝血状态，其程度往往与肾病的严重性和活动性平行相关。临床四诊可见全身浮肿、尿少、面肢轻微浮肿而腹部膨大，经久不消，面色灰滞黧黑，脉搏细涩，舌质紫暗或见瘀斑。王师认为，肾病水肿除与肺脾肾有关外，肝络瘀阻亦可致肿，故在气分药罔效的情况下转从血分求之，每获奇效。临床常以桃红四物汤加减，常用桃仁、红花、当归、赤芍、益母草、参三七、丹参、泽兰、枸杞、淡附片、酒炒牛膝等，或合大黄䗪虫丸以及虫类破血行瘀通络之品。

（二）化痰除湿（从痰论治）

痰之为物分有形与无形，临床对有形之痰如肺贮之痰易识别，而对于无形之痰则重视不够。古谓“怪病多属痰”“百病皆由痰作祟”，证之慢性肾病诚如斯言！痰之本水也，原于肾；痰之动湿也，原于脾。痰湿阻于皮里膜外、筋骨络脉，则变证丛生。故临证可见面色萎黄，目胞黯黑，浮肿光亮，脉滑；或素体肥胖，头痛头晕时作，呕恶，不寐，心悸，腰腿冷痛麻木等。这种病人病程久长，长期蛋白尿或浮肿不消，他药无效，或肾脏病理见到玻璃样变、纤维样变、基质增生及硬化，均可考虑系痰湿作祟。治疗当以化痰软坚、除湿行瘀为大法。王师习用二陈汤加味，常用半夏、陈皮、茯苓、枳实、橘络、昆布、牡蛎、海藻以及活血之品，其理正如周学海所说“所以必用破瘀者，痰为血类，停痰与瘀血同治也”。

（三）搜风通络（从风论治）

风为百病之长，其性轻扬，善行数变，易与他邪兼夹为患。如慢性肾炎风水相搏或兼以外感风邪者，临床每易识见，而重证肾病从风论治尚未被医者所重视。王师认为肾病反复发作，水肿泛滥，头面及胸胁腰背皆肿者，或蛋白尿患者见尿中大量细小泡沫，或慢性肾病型高血压头晕目眩、手指搐搦者，以及肾病血尿久不消者，均可从风论治。对此类病证，王师常伍以防风、川芎、天麻、钩藤、青风藤、地肤子、全蝎、制僵蚕、地龙之类，或用具有祛风之功的雷公藤多苷片、雷公藤总苷片，屡获良效。

（四）疏滞泄浊（从郁论治）

此法主要用于慢性肾炎运用激素后尿蛋白不消，或用激素无效且不良反应明显而撤停者。主要症状为浑身疲乏无力，胃纳减少，有药物性柯兴综合征，妇女闭经，脉细，苔白腻。王师认为激素乃“纯阳”之品，长期大量应用之后，必致人体升降出入功能紊乱，初伤气分，致气机怫郁阻滞，久延血分，变气血精微为湿浊痰瘀，郁滞经隧，阻于络脉肌腠所致。治以疏滞泄浊。基本方为香附、苍术、生薏苡仁、姜半夏、陈皮、炒山栀、桃仁、红花、川芎、神曲、茯苓皮、合欢皮、芦根、白花蛇舌草。王师曾以本方合激素治疗120例肾病综合征，总有效率达87.50%，明显高于单用激素治疗组之33%（$P < 0.05$）。

三、中西结合，辨证辨病互参，提高疗效

难治性肾病综合征是肾小球疾病中最为棘手的难题，其疗效的好坏直接影响到对肾小球疾病的总体疗效。该病早期以气阴两虚居多，至晚期则发展至阴阳两虚，但始终都贯穿着肾络瘀阻、湿热蕴结这一基本病理，从而形成正虚邪实、虚实夹杂的复杂局面。王师认为，本病病位在肾，“有诸内必形诸于外”，多种外在表现是其肾脏病理改变的必然反应，故主张对难治性肾病综合征进行肾脏穿刺，以明确病理类型，指导用药。近几年来，王师常将望闻问切宏观辨证与病理微观辨病有机结合，减少了盲目性，其疗效明显优于单纯辨证或辨病的方法。

肾小球体积增大多见于实证、湿热证，代偿性肥大则以虚实夹杂居多。肾小球体积缩小则每以肾虚、瘀血为主。而肾小球内细胞成分增多，则与湿热毒蕴和瘀阻肾络有关，故治宜清热利湿、凉血活血，常用药如车前草、荔枝草、凤尾草、白花蛇舌草、黄柏、牡丹皮、赤芍等。

新月体成分以细胞性、纤维细胞性为主时，治宜清热解毒、凉血活血，常用青风藤、猫爪草、小青草，伍以雷公藤制剂、火把花根片；见环状体，成分为纤维性时，治宜补益肾元、活血化瘀，常用冬虫夏草、紫河车、菟丝子、山茱萸、赤芍、川芎、泽兰、益母草。

系膜细胞增生者，治以清利为主，常用山慈菇、龙葵、虎杖、蜀羊泉、凤尾草、白花蛇舌草等；系膜基质增生者，治以益肾活血为主，常用淫羊藿、鹿衔草、马鞭草、全蝎、川芎、赤芍、益母草等。

肾小球基膜均质性增厚者，多属肾虚瘀阻，常用益肾活血之法，药选淫羊藿、

仙茅、山茱萸、牡丹皮、丹参、桃仁、红花，同时可静滴黄芪针。若免疫复合物或特殊蛋白物质沿肾小球毛细血管袢沉积引起的基膜增厚，治宜清热解毒、凉血活血，常选雷公藤制剂、火把花根片、昆明山海棠、地龙、水蛭、僵蚕、全蝎等。

肾小球毛细血管袢堵塞者，治宜活血通络，常用脉络宁针剂静滴，方药常选桃红四物汤。肾小球毛细血管内中性粒细胞浸润者，治宜清热利湿，常用猫爪草、石韦、半边莲、小青草、虎杖、蜀羊泉，亦可选用雷公藤。肾小球硬化或纤维化者，宜益肾软坚、活血通络，常用冬虫夏草、菟丝子、紫河车、山茱萸、海藻、熟大黄、鲍鱼、五灵脂、生山楂、泽兰、路路通、益母草等，成药如大黄䗪虫丸。

肾小管病变常见肾小囊粘连、新月体堵塞、囊壁断裂等，治宜清利活血，常用半边莲、荔枝草、凤尾草、白花蛇舌草、小青草。小管萎缩、间质纤维化者，治疗同肾小球硬化或纤维化，不同的是可结合原发病加入清利药物，如车前草、六月雪、蒲公英等。间质细胞浸润、管型者，常用益肾清利药，如知母、黄柏、泽泻、车前草、虎杖、蜀羊泉等。

由于肾脏病的病理错综复杂，同一病名可见不同病理变化，不同病理变化可见同一种病，临证应以辨证为主，结合病理变化选药为辅，特别情况可舍证从病理，或舍病理从证。长期服用中药对难治性肾病患者稳定病情、减少蛋白尿、预防复发、保护肾功能起着重要作用，其作用机理是通过稳定内环境平衡，改善高凝状态，降低高脂血症，消除氧自由基，调整免疫功能等综合效应而起治疗作用的。

[国医论坛，2001，16（5）：11]

第五节　王钢教授治疗慢性肾小球肾炎经验

江苏省中医院　周恩超

王钢教授为江苏省中医院全国中医肾病医疗中心主任，从事中医、中西医结合治疗肾病工作 20 余年，学验俱丰。吾随师学习数年，颇有收益，兹将其论治慢性肾小球肾炎经验作一浅介，以供同道参考。

一、证候变迁，阴不足居多，温补慎用

20世纪60年代的文献报道慢性肾炎以脾肾阳虚证为主，但自80年代以来，纯阳虚证明显减少，而气阴两虚证则显著增加。王师认为其原因有三：一是由于患者素体气虚或阴虚，二是久病耗气伤阴，三与药物损伤肾阴有关。其中第三点为主因，因为随着糖皮质激素、消炎痛、雷公藤、利尿剂等药物在肾小球疾病治疗中的广泛应用，其耗气、伤阴、损津的特点十分突出。慢性肾炎病变的主要脏腑在脾肾，但以肾为主，病理变化初期多见脾肾气虚证，出现腰脊酸痛、疲倦乏力、水肿、食欲减退、头晕、脉缓弱、舌淡苔白润等症状。随着病情发展，阴精亏耗，出现咽燥口干、头晕耳鸣、心悸失眠、手足心热、舌红脉细数等症。这是慢性肾炎病变的一般发展规律。因为脾肾气化机能衰弱，则人体精微物质的化生、转化与代谢及排泄的生理机能受到障碍，而使气化不足，复因患病日久，长期蛋白尿、低蛋白血症或药物损伤，使阴精日损，导致气阴两虚证。也有素体阴虚，病起即现阴伤者。若进一步发展则可阴损及阳或气虚及阳而致阴阳两虚，久而成为虚劳，出现水毒潴留等变证。

气阴两虚是慢性肾炎的基本病机，故益气养阴法是本证的治疗大法，常用基本方为太子参、生黄芪、山药、山茱萸、紫河车、车前子、薏苡仁、牡丹皮、益母草等。此外，临证尚须细辨：①脏腑病位，是以一脏为主，还是多脏并病；②病性特点，以气虚为主，还是以阴虚为主，或气阴两虚；③兼夹病邪，气阴两虚常兼邪蕴咽喉、湿热、瘀血。临床上反对过用辛燥、滋腻、苦寒及温阳之品。

二、急性发作，风邪热毒结咽，清疏为法

慢性肾炎常易兼夹上呼吸道感染、扁桃体炎、咽炎，且反过来又往往是慢性肾炎复发的诱因和加重因素。因此，及时处理是截断疾病进展的重要手段。《灵枢·经脉》指出："足少阴之脉……其直者，从肾上贯肝膈，入肺中，循喉咙，挟舌本。"可见咽喉为外邪循经入肾的主要门户。外邪侵袭，风热邪毒搏结咽喉或邪气留恋不解，可循足少阴经脉侵犯至肾。王师非常重视治疗咽部症状，几乎每个慢性肾炎病人临证均要观察咽部，根据咽部症状缓急、红肿疼痛的性质、乳蛾大小以及有无腐烂、脓液和全身症状进行判断。证候方面分为风热型和阴伤型两种类型，常以前者占大多数。临床如见病急、咽喉红肿疼痛、乳蛾肿大，或伴发热，兼见面肢浮肿、蛋白尿或血尿，舌红苔薄白，脉浮数者属风热型。如见咽喉红肿疼痛不甚，咽部色红娇嫩或暗红，咽燥口干，伴头晕目眩、腰膝酸软、水肿、蛋白尿或血

尿，舌质红少苔，脉细数者属阴伤型。王师自拟从咽论治肾炎基本方：金银花、赤芍、制僵蚕、蝉蜕、全蝎、黄芩、白花蛇舌草。风热型者再加连翘、重楼、射干、山豆根、牛蒡子等；如热毒甚者则酌配荔枝草、凤尾草、半枝莲等。阴虚型者加玄参、桔梗、麦冬、南沙参、生甘草。

三、久病痼疾，瘀痰风郁作祟，变法取胜

（一）活血化瘀（从瘀论治）

瘀血与肾病密切相关。临床四诊可见全身浮肿，尿少，面肢轻微浮肿而腹部膨大，经久不消，面色灰滞熏黑，脉搏细或兼涩，舌质紫暗或见瘀斑。王师认为，肾病水肿除与肺、脾、肾有关外，尚不能忘肝络瘀阻亦可致肿，故常规气分用药罔效则转从血分求之而每获奇效，如仲景之谓“血不利则为水”。临床常以桃红四物汤加减，常用桃仁、红花、当归、赤芍、枸杞、淡附子、益母草、酒炒牛膝、三七、丹参、泽兰之属，或合大黄䗪虫丸以及虫类破血行瘀通络之品。

（二）化痰除湿（从痰论治）

“怪病多属痰”，临证见到面色萎黄，目胞暗黑，浮肿光亮，脉滑；或素体肥胖，头痛头晕时作，呕恶，不寐，心悸，腰腿冷痛麻木；或病程久长，长期蛋白尿或浮肿不消；或肾脏病理见到玻璃样变、纤维样变、基质增生及硬化，均可考虑痰湿作祟，治疗当以化痰软坚、除湿行瘀为法。王师习用二陈汤加味，常用半夏、陈皮、茯苓、枳实、橘络、昆布、牡蛎、海藻以及活血之品，其理则如周学海之谓“所以必用破瘀者，痰为血类，停痰与瘀血同治也”。临床上也往往是痰瘀交阻，故化痰与行瘀并用。

（三）搜风通络（从风论治）

风为百病之长，其性轻扬，善行数变，易与他邪兼夹为患。如慢性肾炎风水相博或兼以外感风邪者，临床每易识见，而难治性肾炎从风论治则不为常人所重视。王师谓临床每见难治性肾炎反复发作、水肿泛滥、头面及胸胁腰背皆肿者，蛋白尿患者见尿中大量细小泡沫者，慢性肾炎高血压型见有头晕目眩、手指搐搦者（肝风内动），均可视为风邪作祟。王师对此类病证常伍以防风、川芎、天麻、钩藤、青风藤、全蝎、制僵蚕、地龙之类，每在常规治疗无效后屡有建功。

（四）疏滞泄浊（从郁论治）

慢性肾炎运用激素后尿蛋白不消，或激素无效，或不良反应明显而撤停者，其主要症状为浑身疲乏无力，胃纳减少，有药物性柯兴综合征，妇女闭经，脉细，苔白腻。王师认为，激素乃“纯阳”之品，长期大量应用势必导致人体升降出入功能紊乱，初伤气分，致气机怫郁阻滞，久延血分，变气血精微为湿浊痰瘀，郁滞经隧，阻于络脉肌腠所致。治以疏滞泄浊基本方：香附、苍术、薏苡仁、姜半夏、陈皮、炒栀子、桃仁、红花、川芎、神曲、茯苓皮、合欢皮、芦根、白花蛇舌草。

四、重尿液辨证，区分邪正择清涩

尿液的异常变化往往能提供疾病的线索，对于正确诊断有重要意义。王师在临证中根据尿液色泽、透明度判断寒热，常引《望诊遵经》：“小便黄者，小腹中有热；小便白者，小腹中有寒；浊赤而短者，下焦实热；清白而长者，下焦虚寒。”小便浑浊不清，静止后有沉渣者，属气虚有湿。从尿量分虚实，尿量减少多为邪气外侵，肺脾肾气化失司，水湿内停；小溲不利兼有尿频、尿急、尿痛者责之为“肾虚，膀胱热”或“属肝经湿热”，而慢性肾炎发展到晚期出现肾功能不全时的尿少或尿比重降低则以肾气肾元衰竭、阴阳俱损所致。蛋白尿的原因颇多，有邪气伤肾（风邪、水湿、湿热、瘀血等）、脾肾两虚、肺脾肾气化功能失调。血尿者凡病程短、尿色鲜红、持续不断者，多属实热灼伤肾络；见尿血病势缓、量少、色暗红、断续时作，伴阴虚证者为肾阴亏耗、阴虚内热；尿血迁延不愈、量多少不定、色淡红、稍劳即甚者多为脾肾气虚，气不摄血。针对管型尿的现象，王师认为多因肾气受损、阴精结聚下流所致。一般透明、颗粒管型多属肾气亏虚、湿浊或湿热内留；红细胞管型多属瘀血内阻于肾；白细胞管型每属热毒伤肾；蜡样、宽广管型每为肾气衰竭。白细胞尿提示感受外邪（风寒、风热）或湿热下注。

尿检中单纯出现蛋白尿，辨证无实邪或为无症状性蛋白尿者，以扶正法为主，以健脾益肾、补气固涩法治疗。对管型尿的治疗以扶正祛邪为主，扶正重视培补肾元，祛邪常用猫爪草、金钱草、路路通。尿中红细胞增多，提示血分邪较重，治疗先用凉血止血法，如小蓟、墨旱莲、白茅根；如效不显则继用行瘀止血法，选生蒲黄、三七、穿山甲。白细胞尿常用祛邪法，临床多用小叶石韦、白花蛇舌草、鸭跖草、龙葵、鬼箭羽。尿检中同时出现蛋白质、红细胞、白细胞、管型时，一般的治疗原则是先祛邪，清除白细胞；继而扶正祛邪，消除管型和红细胞；最后扶正，去除尿蛋白。王师同时指出，对于肾小球肾炎的辨证思路，首先应着眼于整体，其次结合辨证分析结果及尿中有形成分加以判断，切不能只见一点，不及其余。

五、顽固蛋白尿，伍用虫药及雷公藤

蛋白尿的变化常常是慢性肾炎病情缓解或进展的体现，临床上经常能见到患者症状已除而蛋白尿长期难消的情形，其原因不外肺、脾、肾功能不足及湿热、痰浊、瘀滞等病理因素未能祛除。对此王师通常在常规治疗基础上合用虫类药物或雷公藤制剂。虫类药常选蟋蟀和蝼蛄，两者皆具通利小溲、清利湿热之功，对于顽固蛋白尿兼有水肿每选用之。蝉蜕与僵蚕具有祛风定惊、通络散结之效，每用于蛋白尿或血尿伴急慢性咽炎、扁桃体炎者。地龙与乌梢蛇均能祛风通络，王师将此二物伍入久治少效的蛋白尿患者处方中。全蝎和蜈蚣具有祛风止痉、通络解毒的作用，其走窜之力迅速，逐瘀作用显著，临床用于慢性肾炎血瘀证或无血瘀证的难治性肾炎，常伍以补气药以加强活血之力，佐养阴药减轻辛燥伤阴之弊。水蛭与土鳖虫能够破瘀积、通经络，如张锡纯之谓水蛭“破瘀血而不伤新血，专入血分而不伤气分”，王师对久治无效之水肿及难消之蛋白尿每配以此二物，或用大黄䗪虫丸。由于上述虫类药含蛋白质较多，受热容易破坏有效成分，故通常不予煎煮或炙焙，可研成粉末装入胶囊吞服以减少异味，亦可以蜂蜜调服起到解毒作用。

对激素以及其他常规治疗效果不显时，常配以雷公藤制剂。由于雷公藤的不良反应较重，王师多采用雷公藤复方制剂，由雷公藤、生黄芪、山茱萸、甘草组成的肾炎灵颗粒具有健脾补肾、益气养阴、解毒和络的作用。临床及实验研究表明，肾炎灵颗粒的疗效与单纯雷公藤制剂疗效接近，起效时间略晚，但随着时间延长而疗效增加。其适用于各种慢性肾小球肾炎，尤其对激素不敏感病例仍然有效。对比单纯雷公藤制剂，肾炎灵颗粒改善全身症状效果明显，可提高血浆白蛋白含量，改善脂质紊乱，减轻雷公藤的不良反应，具有扶正祛邪的功用。

[中医杂志，2001，42（10）：590]

第六节　王钢教授治疗肾脏疾病经验总结

江苏省中医院　仲昱

［摘要］ 王钢教授治疗肾脏疾病，首重明辨机理，对证入药；强调分阶段论治；注意详辨病位，审证求因；将治病求本，维护肾元贯穿治疗的始终。

［关键词］ 肾疾病　病因病机　王钢　名医经验

在治疗慢性肾功能不全、慢性肾小球肾炎等肾脏疾病方面，王钢教授具有独特的诊疗思路，笔者随其临诊以来获益良多。现将自己的一点体会总结如下：

一、明辨机理，对证入药

慢性肾脏疾病大多病史绵长，迁延不愈，久之本虚标实之证夹杂，加之应用激素、免疫抑制剂、利尿剂等药物，伤阴耗气，助湿生痰、生热，使得患者的病机更加复杂。王钢教授认为，慢性肾脏疾病患者的证候不是一成不变的，除了与肾脏病基本病机有关以外，还与体质、用药的影响密切相关，并且随着病程进展不断变化。如慢性肾炎肺肾气虚证患者，平素容易外感，好发咽喉炎、肺炎等，因此平时当以补益肺肾为主；在感染后增加了风热、痰热、湿热等标实证候，因此急性发作期治疗应当清肺解毒、疏风散热、化痰利咽，兼以清利湿热；感染控制后的恢复期治疗应当以益气固表与清利湿热相结合。肾病综合征患者多采用糖皮质激素治疗，在用药的不同阶段，证候会发生较大变化。如在激素应用早期，证候大多表现为阳热亢盛，湿热内蕴，用药当以寒凉为主；激素疗程中后期阳热伤阴，出现阴虚火旺的证候，治疗以甘寒为主；在激素撤减后期，阴伤气耗，表现为气（阳）阴两虚，治疗上益气养阴，清利湿热，寒温并用。王钢教授认为，不同种类、阶段、用药的肾病，病机表现各不相同，症状变化多端，因此临床上不可死守成方，需从整体入手，掌握规律，灵活辨证，随证选方用药。

二、分阶段论治

王钢教授认为肾病的证候除了与药物和并发症的影响有关外，随着病程的进展也会发生演变。如糖尿病肾病，早期病在脾肾，以气虚和气阴两虚为主，湿热、痰湿和瘀血证同样比较常见；临床期逐渐阴伤及阳，以气阳不足、气阴两虚为主，病位在脾肾，开始涉及心肝等脏器，湿热、肝阳，痰（水）湿和瘀血证逐渐增加；等到肾功能衰竭期，疾病到了终末阶段，正气衰败，邪气炽盛，阴阳（气）两虚为本，湿热、肝阳、痰（水）湿和瘀血胶结为标，肾功能衰竭进展较快。在治疗上，根据本虚标实的不同，糖尿病肾病的早期治疗以辨证治疗为主，可以加入虫类药、清利药、祛风药等，以抑制发病过程中与免疫相关的途径，改善肾小球滤过膜，尽量减少蛋白质排泄，恢复肾脏的正常功能；临床期的糖尿病肾病可以在辨证治疗的基础上加用雷公藤多苷片等药物抑制免疫，改善肾小球细胞功能，防止蛋白尿和水肿的加重。在此阶段尤应注意水湿的祛除，有助于保护肾功能，但此时往往湿瘀交阻，瘀血不去，水湿难除，治当活血与利水并举，“治血”与“治水”并重，改善肾脏病理，保护肾功能，延缓肾病进展。糖尿病肾病肾功能衰竭期，此时患者气血阴阳俱损，水湿泛滥，痰瘀胶结，应根据患者最突出的证候，仔细辨证，尽可能地调理气血阴阳平衡，佐以和络利水泄浊，使患者达到平衡，延长透析间隔时间。

三、详辨病位，审证求因

肾脏疾病临床表现复杂多变，病位往往涉及多个脏器组织，与肾脏疾病相互影响，甚至加重肾脏的病理改变。以 IgA 肾病为例，该病以 IgA 为主的免疫复合物沉积在肾脏为特点，与黏膜免疫相关，临床大多在上呼吸道感染或肠道感染后发病或加重，临床出现血尿或（和）蛋白尿等表现，根据其原发免疫病位以及累及脏器的不同，王钢教授主要从咽（肺）、脾、肾入手，治疗感染病灶，抑制免疫复合物的沉积，改善肾脏病理，分别采用清咽（肺）解毒、利咽化痰、清化中焦湿热、健脾益肾、活血化瘀、清利下焦湿热等方法分病位论治。其中湿热证又参考《温病条辨》的三焦理论，“治上焦如羽”“治中焦如衡”“治下焦如权”，分别采用宣化、芳化以及利湿清热的方法，务必使邪有出路，减少肾脏免疫复合物的沉积，改善肾脏的病理变化。王钢教授认为治疗上以肾为本，结合咽（肺）脾不同病位，审证求因，清除感染源，截断免疫途径，也体现了中医多靶点综合治疗的优势。

四、治病求本，维护肾元

王钢教授认为肾脏疾病的病机以肾虚为本。正如《素问·刺法论》云：“正气存内，邪不可干。”《素问·评热病论》亦云：“邪之所凑，其气必虚。”古人也有

“肾病多虚”之说。肾主气化，藏精主水，主骨生髓，肾元不足，则失于封藏，气化不利，开阖失节，水湿内蕴，精微下泄，导致水肿、少尿、腰酸、腰痛、尿频量多、血尿、蛋白尿等临床表现。肾为一身之本，肾元不足，亦可影响五脏，导致肺脾气虚、脾肾气虚、肝肾阴虚等证，同时肾元不足，气化失利，痰瘀丛生，湿热不化，邪实蜂起。故肾元不足为发病的基础，变生正虚邪实之候，加之复受六淫、情志、药毒等邪实侵袭而出现虚者更虚，实者更实，或以本虚为主，或以标实为急。治疗上根本之法在于顾护肾元，调节肾之阴阳，或补气，或温阳，或滋阴，并根据累及的脏腑，或健脾益肾，或肺肾双补，或滋补肝肾等，培补虚损的脏腑功能，同时兼以清利、活血、化痰等治法以祛除邪实。如文中所及糖尿病患者常因其存在肾病易感基因，而致糖尿病肾病的发生，随着病程的进展，肾虚益甚，肾小球硬化加重、浮肿、高血压、蛋白尿、恶心呕吐、胸闷心慌等症迭出。可以看出，糖尿病肾病是以肾虚为本，涉及多脏器，产生众多标实之邪。

综上，肾病病情复杂，肾元不足是发病的根本，正愈虚则邪愈盛，临证应抓住疾病的根本，顾护肾气，维护肾元，并将之贯穿治疗的始终。

[甘肃中医，2007，20（6）：23-24]

第七节　王钢治疗慢性肾病中药配伍方法

江苏省中医院　许陵冬

王钢是江苏省中医院教授，全国知名肾病专家。王教授在长期的医疗实践中积累了丰富的用药经验，临床在辨证论治的基础上，常结合一些治肾病经验药对，药虽普通，却往往获效。笔者有幸跟师抄方，收获颇丰，现将其肾病用药经验介绍如下。

一、治病求本，以补肾为先

《内经》曰“正气存内，邪不可干”“邪之所凑，其气必虚”。王师认为慢性肾病的发病多是在脏腑亏虚、正气不足的基础上，遭受外邪或内伤因素，导致脏腑机能损伤，产生湿、热、痰、瘀、浊毒等诸多病理产物，形成本虚标实的病机特点。本虚主要责之肾气虚损，故维护肾气，加强肾的气化功能，是治疗肾病的根本原则。其临床上根据“阴阳互根”之理，常选用以下药对，如何首乌配菟丝子，山茱萸、生地黄配淫羊藿，一阴一阳，阴阳互生。根据辨证加重补阴或补阳药，以期阳中求阴，阴中求阳。又因肾病多为慢性疾病，故补肾时强调既不可过于温燥，又要防止滋腻碍胃，平补当选续断、桑寄生。其中续断苦，微温，可补肝肾、强筋骨，为“疏利气血筋骨第一药”“补而不滞，行而不泄”；桑寄生苦甘，气平和，既能补肝肾、强筋骨，又可祛风湿、调血脉，二者均归肝肾两经，相须配对使用，有较强的补肾作用，可明显改善肾病患者的腰酸痛、下肢无力等症状。症状明显者还可加用杜仲、牛膝、金毛狗脊，均为补肾要药。临床上对于肾功能不全早中期患者，邪实之证不明显者常以补肾为主，药虽平和，却能起到延缓肾功能退化的作用。对于无症状性蛋白尿、血尿患者，王师认为肾主藏精，宜固不宜泄，尿中蛋白、血尿乃精微物质的丢失，大多责之于肾固摄藏精功能失职，故亦从补肾涩精入手，常用药有金樱子、芡实、莲子、益智仁、蒺藜等，或以金樱子配石韦，金樱子补肾涩精，石韦清热利湿，合用则固涩而无恋邪之弊。

二、重视脾胃，擅长用黄芪

脾肾为先后天的关系，肾脏病虽病本在肾，但与脾胃密切相关，先贤谓“中气不足，溲便为之变”“诸湿肿满，皆属于脾”“脾虚则土不制水而反克”，由此可见脾失健运，湿邪留恋是发生水肿等肾系疾病的主要因素之一。脾胃乃后天之本，中土健旺，后天可资先天。脾胃强弱还决定了疾病的发生、发展及预后，且药物的作用也依赖于脾胃的运化与传输。若脾胃之气不旺，则虚不受补，反而徒增其害。临床上王师最擅用生黄芪，剂量为 20 ～ 100g，《珍珠囊》言其“甘温纯阳”，能“补诸虚不足，益元气，壮脾胃”，具有健脾益肾，利尿消肿之功，对肾炎蛋白尿有较好的治疗作用。常用药对有黄芪配太子参用以益气养阴，其中太子参有类似人参作用，为清补之品，因肾病患者一般病程较长，且多有肾阴虚，因此用之绝无助热之弊；黄芪配山药，其中山药性味甘平，补脾胃，益肺肾，两者相伍，补脾益肾；黄芪配墨旱莲、紫珠草，用以益气滋阴，清热止血，用于肾炎血尿。王师认为慢性肾炎、慢性肾功能衰竭多为虚实夹杂证，临床常因兼夹外感、水湿、湿热、瘀血而致病情反复迁延难愈，故临床遣方用药常扶正祛邪并用。如水肿明显者，以生黄芪配防己益气利水；病久属气虚血瘀、蛋白尿经久不消，可用黄芪配地龙，黄芪补肺脾元气，地龙通经活络，二药合用共奏益气通经活络、促进组织复新之功；兼有湿热者以黄芪配石韦，其中黄芪补益肺脾，益气行水，石韦清热利湿，二药合用，补气行水与清利湿热并用，则补不壅滞，利不伤正，相辅相成，共奏益气行水，清利湿热消肿之功，用于治疗肾炎肺脾气虚、湿热未净所致的水肿；肾炎恢复期或巩固阶段常以玉屏风散为主方进行加减。

三、分清邪实部位，从三焦论治

《灵枢·经脉》指出："肾足少阴之脉……其直者，从肾上贯肝膈，入肺中，循喉咙，挟舌本。"可见咽属肾所主，喉为肺之门户。风热邪毒搏结咽喉或湿热邪气留恋不解，可循足少阴之支脉侵犯至肾，故肾病的发生常与咽喉密切相关。临床上肾病患者兼夹外感，尤以咽喉症状为突出，如咽痒、咽喉肿痛、异物感，望诊可见咽后壁充血、扁桃体肿大，邪在上焦可从咽、从肺论治，常选用药对有玄参配麦冬。玄参咸寒，可滋阴降火，清热解毒利咽；麦冬甘寒，清心润肺，养胃生津。前者色黑偏于入肾，后者色白归经于肺。二者配对，金水相生，上下既济，每每可获良效。或用蝉蜕与僵蚕。二药气味俱薄，轻清上浮，共奏疏散风热、利咽化痰、散结解毒之效，对控制上呼吸道感染、改善症状、减轻或消除蛋白尿有较好的疗效，用于紫癜性肾炎还可加速紫癜的消退。亦可用桔梗与甘草。桔梗善于开宣肺气，祛痰利咽；甘草清热解毒。二药合用，疏散不助热，开宣不升火，轻清不凉遏，相辅相成，其他如金银花、黄芩、赤芍、鱼腥草、桑白皮亦为常用药。邪在中焦，脾虚水湿不归正化，王师对此多采用健脾化湿法，善用苍术、白术。二药皆为脾胃经要药，白术苦甘而温，守而不走，补多于散，善于补脾健运；苍术苦辛而温，走而不守，散多于补，以燥湿运脾为主，为治肿要药，还能敛脾精。二者结合，一守一走，相得益彰，不论舌苔是否厚腻均可应用。对于慢性肾功能不全湿热（浊）中阻，症见恶心呕吐，纳谷不香，舌苔腻，常用小半夏加茯苓汤，配伍苏叶、黄连。苏叶芳香，通降顺气，理气宽中，化浊辟秽，醒脾止呕逆；黄连清热燥湿，泻火解毒。二药配伍，辛开苦降，平调寒热，宣通调和，祛邪中寓有调和之治，调和中含有祛邪之法，对改善临床呕吐症状效果明显。

对于下焦湿热，多以黄柏配知母。黄柏清热燥湿，长于清肾经相火，泄下焦湿热而坚阴；知母滋肾阴降火，清实热，退虚热。二药合用，坚阴与养阴并用，清不化燥，养阴不助湿热。兼有妇科炎症常伍以红藤、败酱草或墓头回、椿根皮等以清热解毒，收涩止带，收涩而不滞邪。兼有前列腺肥大、前列腺炎症常伍以马鞭草、浙贝母、连翘清热活血，化痰散结。或以二妙、四妙加减。

四、辨证结合辨病治疗蛋白尿、血尿

针对顽固性蛋白尿，王师在辨证论治的基础上多从两方面入手。其一选用清热解毒药，常用药如荔枝草、白花蛇舌草、凤尾草等，兼有瘀血之象或病理提示有肾小球硬化者，可选用积雪草、鬼箭羽、马鞭草以清热活血散瘀；其二选用祛风药，风为百病之长，其性轻扬，善行数变，易与他邪兼夹为患。王师认为肾病反复发作、头面及胸胁腰背皆肿者，或尿中大量细小泡沫者，或见头晕目眩内风扰肾者，以及肾炎血尿经久不消者，均可从风论治。对此类病症，王师常伍以虫类药，临床上多喜用僵蚕配全蝎。现代药理研究表明，虫类药具有抗变态反应作用，从而降低肾小球毛细血管的通透性，改善肾脏灌流。或选用祛风胜湿药如藤梨根、青风藤、鹿衔草、虎杖、蜀羊泉等，临床屡获良效。

针对血尿，王师认为当先清后止，久病者结合祛瘀。对病程短，或近期因感染而致血尿加重或反复者，不可见血止血，宜清利凉血，祛邪外出，以防湿热久稽，闭门留寇。止血药物也应选择止血不留瘀之品，常用如白茅根、大蓟、小蓟、荠菜花、紫珠草、仙鹤草、景天三七等。对湿热已清，血尿病久或血尿量多者，可短期使用炭类止血药，常用丹皮炭、茜草炭、蒲黄炭、藕节炭等。对久病血瘀，尿血紫暗，舌有瘀点，凉血止血治疗效果不佳者，宜从活血化瘀入手，可选用丹参、川芎、益母草、生蒲黄等。

[湖北中医杂志，2006，28（3）：29]

第八节　王钢教授论治慢性肾脏病临证经验举隅

南京博大肾科医院、南京中医药大学2018级博士生　朱俊

王钢教授现任南京博大肾科医院院长，博士生导师，享受国务院特殊津贴。曾任江苏省中医院肾内科主任、全国中医肾病医疗中心主任10余年，为重点学科带头人，从事中医、中西医结合肾病临床及研究工作30余年，在多年的临床、科研及带教过程中，积累了丰富的肾病治疗经验，而且临证思辨颇多创新，遣方用药常具匠

心。笔者随师学习数年，亲聆教诲，每有心得，现将其论治慢性肾脏疾病（CKD）的独特见解与经验总结如下，以飨同道。

一、风邪伤肾与祛风方药在肾病中的应用

近年来，风邪伤肾在肾脏病发病机制的研究中越来越受到重视。早在《黄帝内经》中就有风邪与肾关系的论述，如风水病和肾风病。《素问·水热穴论》曰：“勇而劳甚则肾汗出，肾汗出逢于风，内不得入于脏腑，外不得越于皮肤，客于玄府，行于皮里，传为胕肿，本之于肾，名曰风水。”《素问·奇病论》曰：“帝曰：有病痝然有水状，切其脉大紧，身无痛者，形不瘦，不能食，食少，名为何病？岐伯曰：病生在肾，名为肾风。”风为百病之长，易兼邪为患，故寒湿热毒等邪常依附于风侵入人体，损伤肾脏，导致肾病诸邪兼夹，更使肾病病势缠绵，邪难速去。王钢教授总结风邪伤肾的致病特点有：风邪中表（外风），一般在疾病初期，往往伴有肺卫症状，因“足少阴之脉……循喉咙，夹舌本”，风邪循经入里伤肾，疾病迁延传变，导致水肿，尿检异常，尿中大量泡沫；风邪内生（内风），大多由肝阳化风、阴虚动风、热极生风、血虚生风、湿热郁极动风所致，常有高血压、眩晕头痛、肢麻震颤等临床表现。

风邪伤肾的临床表现有：面部浮肿，尿中泡沫增多，眩晕，头痛，肢麻震颤，常伴有肌肉、骨关节酸痛沉重等风湿症状，以及好发于冬、春。

对于祛风药的使用，临床常用两类药物：一为祛风通络虫类药，通过活血化瘀通络、抗变态反应，改善肾灌注，减轻肾硬化损伤，常用药物有制僵蚕、全蝎、蜈蚣、露蜂房、蝉衣等；二为祛风湿藤类药，如雷公藤、青风藤、穿山龙、火把花根等，具有抗炎、抗变态反应、修复基底膜、清除免疫复合物的作用。王钢教授临床使用祛风法治疗肾脏病，根据证候的不同，分别选择祛风解表、祛风活血、祛风强肾、祛风利湿、祛风清热、祛风平肝等不同治法，加以灵活应用。

二、痰浊伤肾与化痰泄浊方药在肾病中的应用

痰浊对于肾病的影响也日益受到关注。肾病之痰是广义之痰，是津液代谢障碍的病理产物。痰浊的生成主要由肺失通调、脾失转输、肾失开阖三方面因素造成，其中虚痰与肾的关系最为密切。“肾生痰，多虚痰”“最可畏者为虚痰”“其来也渐，其去也迟”，这种虚痰是造成肾脏病损较重，病情缠绵难愈的重要因素之一。

肾病中痰的临床表现可见素体肥胖，面黄目黯，眩晕呕恶，病程较长，或其人

素盛今瘦。实验室检查可出现高脂血症、氮质血症、尿毒症等方面的实验室指标异常，肾脏病理可见有肾脏系膜增生、纤维化、硬化等表现。

临证除痰浊证外，辨病为局灶节段性肾小球硬化、代谢综合征肾损害、无明显症状的肾萎缩这三类患者也常用化痰泄浊法治疗。肾病中的化痰方以牡蛎泽泻散为主，常用药有海藻、昆布、海蛤壳、玄参、牡蛎、积雪草、莪术等。具体应用时，可选择化痰软坚法、化痰通络法、化痰解毒法等加以应用。

三、湿热伤肾与借鉴湿温学说从三焦论治湿热

近年来，对肾脏病湿热证的研究日趋深入，湿热伤肾已成为肾脏病发生、发展的重要环节。由于社会、生态环境的改变及药物的影响，湿热证常常成为肾炎、肾病综合征某一阶段的突出证候，临床采用清热利湿的方法可获良效，现代药理研究表明，清利药大多具有抗炎、调节免疫、平衡细胞因子网络等作用，与肾炎、肾病综合征的发病机制相契合。

慢性肾脏病湿热证具有病势缠绵、易反复、难以收到速效等特点。据此王钢教授借鉴湿温学说，将三焦辨证灵活应用于慢性肾脏病湿热证。肾病上焦湿热特征为咽喉肿痛，中焦湿热特征为舌苔黄腻，下焦湿热特征为尿液浑浊，治以叶天士的宣畅三焦、分消走泄法，使胶固之湿热得以热泄湿化，气机得以宣通畅达，改善患者的体质状态，清除病原体及免疫复合物，平衡细胞因子网络，临床疗效明显优于常用的清利方药。

四、食、痰、血、积与肾病以及从积论治肾病法的提出

《丹溪心法要诀·积瘕》认为：“积者有形之邪，或食，或痰，或血，积滞成块。”积之成因最早见于《内经》：“外中于寒，内伤忧怒，则气上逆，六俞不通，凝血蕴里不散，津液涩渗，著而不去，积乃成已。”积之病机正如《景岳全书·积聚》论之：“壮人无积，虚人则有之，脾胃怯弱，气血两虚，四时有感，皆能成积。”王钢教授根据尿酸性肾病的病因病机特点，提出从六积（食、酒、腑、痰、湿、瘀）论治尿酸性肾病，他总结了 72 例病例，其中近期有效率达到 90%，明显优于别嘌呤醇对照组。王钢教授根据肾脏病微循环障碍、肾小球硬化的病理变化，认为这部分硬化可从瘀积论治，于 1987 年发表了用虫类药治疗肾病的体会，后经 22 年的临床实践证明虫类药治疗肾病瘀积证患者有效。

五、肾虚瘀阻与补肾行瘀方药的应用

《中医肾病疗法》一书中指出："对于各种慢性肾脏疾患，中医治法都用补气养血、化瘀温肾法从整体角度进行根本治疗。"王钢教授整理《邹云翔医案选》中20例慢性肾炎、6例慢性肾炎尿毒症的医案，发现其中温肾药占76.9%，活血药比例亦高达73%，提出肾脏病病情复杂，证候多样，本虚标实，多种病理产物相兼为患，临床需详加辨证，尤应注意协调气、血、水的关系，重视"水分""血分"的转化，"血不利则为水""瘀血化水，亦发水肿，是血病而兼水也""气分治疗无效之水肿，乃由久病瘀血内阻，治宜温肾活血利水"，并在临床反复总结、修改、提高的基础上，开发成功和正在开发的中药新药有补气养阴活血为主的黄蛭益肾胶囊（原名肾炎宁胶囊），补气健脾温肾活血为主的健肾片，益气养阴通络泄浊为主的保肾片；用温肾活血泄浊的保肾甲丸治疗慢性肾衰竭，取得了很好的临床疗效。

六、继承与开拓大黄治疗尿毒症的经验

大黄，始载于《神农本草经》："大黄味苦寒，主下瘀血，血闭、寒热，破癥瘕积聚，留饮宿食，荡涤肠胃，推陈致新，通利水谷，调中化食，安和五脏。"早在1959年，邹云翔教授在《严重尿中毒中医治疗一得》中就介绍了采用大黄抢救尿毒症的经验。邹教授认为大黄通腑泄浊，清热解毒，可使急性、慢性肾衰竭患者体内潴留的尿毒素代谢废物从大便中排出，同时又能清热解毒活血，减轻尿毒素的毒性损害，应用时可根据病人的体质和耐受情况选用生大黄或制大黄。现代研究亦表明：大黄可增加患者的排便次数，促进肠道中毒素的排泄，还能够利用氮质废物转化为蛋白质改善肾衰竭患者的营养状态。除此以外，药理研究发现大黄能改善残余肾的代偿性肥大，减轻肾脏的高灌注，调整脂质代谢异常，下调细胞因子mRNA的表达等。王钢教授在继承前人经验的基础上，先将大黄与其他中药配伍进行保留灌肠，在治疗慢性肾衰竭方面取得较好的疗效，又在辨证处方中加入大黄以泄浊通络，证实大黄具有延缓慢性肾衰竭病理进展的作用，并带领他的博士生开发了系列大黄复方口服，低位、高位保留结肠灌洗治疗慢性肾衰竭的中药，取得较好的效果。

[中国中西医结合肾病杂志，2009，10（12）：1040]

第九节　王钢教授对 IgA 肾病中医药辨治规律研究

南京市中医院　孔薇

IgA 肾病是一组以肾小球系膜区 IgA 明显沉积为特征的肾小球疾病，是原发性肾小球疾病中的最常见类型，可出现水肿、血尿、蛋白尿等多种临床表现，30%～40%将发展为肾衰竭。西医目前尚无特殊治疗，而中医在防治 IgA 肾病方面已显出较大的优势，特别是应用中医特色的辨证论治方法可取得较好的临床疗效。由于该病是随着肾脏病理学发展而明确的病种，中医尚无对该病的系统论述。近年来，全国中医肾病专业委员会副主任委员王钢教授按照中医辨证论治的方法，结合现代医学的研究成果，总结出了从咽、脾、肾论治，以及分层次、分阶段论治的规律，兹介绍于下。

一、辨证责之咽、脾、肾

（一）发病关键以肾脏虚损为主

IgA 肾病发病的内因在于脏腑虚损，其中又以肾气亏虚为主，外因则是外感六淫之邪，因肾气不足，病邪乘虚而入，易导致疾病发生。IgA 肾病的临床表现以水肿、腰痛、血尿、蛋白尿、肾功能损害等为主要特征，而这些症状无不与肾虚相关。水肿是 IgA 肾病的常见症状之一，《诸病源候论 · 水肿病诸候》指出："水病无不由脾肾虚所为，脾肾虚则水妄行，盈溢皮肤而令周身肿满。"《景岳全书》则言："凡水肿等证，乃肺脾肾三脏相干之病，盖水为至阴，故其本在肾。"另外，肾阴不足，虚火灼伤肾络，可见尿血。又肾为先天之本，主水之气化、精液之贮藏，其府为腰，为一身阴阳之根本。因此，肾虚则封藏失职，精微随尿外溢则为蛋白尿，肾气亏虚，肾府失其所养可见腰酸腰痛，故 IgA 肾病的临床表现大多与肾虚有关。此外，西医认为 IgA 肾病的发病有明显的体质特异性，与遗传因素有一定关系。ACE 基因多态性研究显示，ACE 基因与 IgA 肾病的预后有关。这类免疫调节功能的缺陷与中医正虚病机相符，而与生俱来的遗传因素，在中医方面则归属于主先天之本的肾。

（二）咽脾常为影响病情反复的诱发因素

现代医学认为部分IgA肾病由咽喉部炎症刺激诱发或加重，常有程度不同的扁桃体炎，并反复发作。最近有课题组研究发现，在IgA肾病患者的扁桃体组织中IgA表达明显增多。扁桃体属于周围免疫器官，是许多微生物及其他致病因子的入侵口。因此，有人主张切除扁桃体，消除扁桃体来源的IgA以预防抗原入侵，最终达到减少循环中的免疫复合物而使肾小球基底膜区的免疫复合物沉积减少的目的。中医学认为，咽喉是外邪入侵犯肾的重要途径。《灵枢·经脉》指出“肾足少阴之脉……其直者，从肾上贯肝膈，入肺中，循喉咙，挟舌本”，可见咽属肾所主，喉为肺之门户。外邪入侵途径不外乎口、鼻、皮毛，故咽喉之疾每可循经侵犯足少阴肾。风热邪毒搏结咽喉或湿热邪气留恋不解，可循足少阴之支脉侵犯至肾，故肾病的发生常与咽喉密切相关。对反复咽喉干燥疼痛、咽红、扁桃体肿大，并常因咽部或扁桃体感染而导致病情反复者，清利咽喉是截断病邪犯肾的重要方法。

胃肠黏膜免疫缺陷和免疫调节功能受损是IgA肾病的另一主要发病因素，许多临床资料提示胃肠黏膜免疫在IgA肾病发病机理中起重要作用。归纳如下：①IgA肾病的发病、病情反复常与胃肠道感染密切相关；②IgA肾病患者血清中常可检测到某些血清型大肠杆菌和食用抗原的高滴度抗体；③某些胃肠道疾病有时可同时合并有IgA肾病，这些病人给予试验餐后往往可引起异常循环免疫复合物的升高；④饮食中某些蛋白质抗原可能作为IgA肾病的致病原。这些提示，由于胃肠道黏膜屏障功能降低或清除外源性抗原的功能降低，可使更多的外源性抗原进入血循环，是导致或诱发IgA肾病的原因之一。脾气与现代医学的免疫调节功能有很大关系，这种胃肠免疫功能的低下，免疫清除的缺陷和免疫调节功能的异常，常责之于中医脾气虚弱，气失所养，饮食不化精微。而且，由于脾主运化，脾虚失健，外易遭受湿热侵袭，内易聚湿成水，故而常兼夹水湿、湿热之邪。因此，对脾虚纳少，时有便溏，并常因饮食不慎或胃肠道感染而导致病情反复者，宜从调理脾胃入手。以虚为主者宜健脾化湿，湿热为主者当从清化运脾，调节胃肠黏膜免疫功能，以达治疗作用。

二、治疗原则分层次

（一）先祛邪后扶正，重视咽脾湿热

由于IgA肾病常因咽喉部炎症刺激，或因饮食不慎或胃肠道感染诱发或加重，

故而常见风邪湿热蕴结咽喉，或湿热蕴脾，胃肠运化失司，并由此病及于肾，热伤血络，则见血尿；湿热扰肾，清浊相混，精微下泄，则见小溲黄赤或尿中有蛋白，久则可见肺脾肾气虚或气阴两虚，或见肝肾阴虚。而湿热、水湿久积阻络，或络伤血溢日久成瘀，终至正愈虚而邪愈实，故IgA肾病后期可因肾脏严重受损，肾脏缩小，毒素潴留，从而进入尿毒症阶段。尽管该病正虚邪实常相互兼夹，但在风邪湿热蕴结咽喉及湿热蕴脾阶段，应先从咽论治或从脾论治。如患者出现咽喉干燥、疼痛，咽红，咽痒，咽部异物感或灼热感，扁桃体肿大，咽黏膜充血，淋巴滤泡增生，悬雍垂充血肿大，并常因咽部或扁桃体感染而导致病情反复，常见于合并急性、慢性咽炎或其他上呼吸道感染，或因此而致病情发作或加重者，治疗应从咽论治，宜清利咽喉为先。可选择银翘散合玄麦甘桔汤加减，常用金银花、连翘、黄芩、山栀、蚤休、玄参、麦冬、桔梗、芦根、甘草等。如表现血尿为主者配合清利凉血，可加白茅根、大蓟、小蓟、荠菜花、车前草、仙鹤草等；如以蛋白尿为主者加用金樱子、莪术、石韦、车前草、白花蛇舌草等。如患者出现胃纳减少，食后脘胀，大便溏薄，口苦，常因饮食不慎或胃肠道感染导致血尿、蛋白尿诱发或加重者，治疗宜从健脾化湿，清利和中，可选择参苓白术散加减，常用党参、白术、茯苓、炒山药、薏苡仁、陈皮、炒扁豆、车前草、生地榆、生槐花等。湿困脾胃，苔腻纳差显著者，宜从化湿运脾，前方合平胃散加减，加生薏苡仁、砂仁、白豆蔻、蜀羊泉。如蛋白尿多者，可配合火把花根片、雷公藤多苷片祛风清利。

对咽喉及脾胃湿热等邪实症状不显，表现为腰酸腰痛，或肾功能损害者，宜扶正为主。IgA肾病正虚以气阴两虚为多，治疗应重点抓住脾肾气阴两虚。气是人体生命活动的动力，阴包括精、津、血、液，是人体生命活动的物质基础。而脾肾为先后天之本，肾主一身之阴，脾主化生之气，两脏有互生互长，充养五脏气阴之功，因此，本病的气阴两虚证就意味着脾肾功能活动与物质构成均存在不足。脾肾气阴不足可见口干，体乏无力，腰膝酸软，纳食减少，舌质偏红有齿印等表现。治疗从滋补肾阴，健脾益气入手，以参芪地黄汤加减。常用生黄芪、太子参、生地黄、山茱萸、茯苓、泽泻、山药、牡丹皮等。临证要点：①确立气阴两虚证的病位，常见有脾肾气阴两虚，肺肾气阴两虚，或肺脾肾、肝脾肾多脏器气阴两虚。②分清气阴两虚病性，孰轻孰重，应明确分清是气虚为主，还是阴虚为主，或气阴两虚兼顾。③注意气阴两虚的兼夹证，常见兼夹湿热、水湿、瘀血，随着病情发展，也可兼夹湿浊。④治疗宜缓中补虚，选择甘平味薄之品，益气甘平为上，不宜过温；补阴宜甘而微寒，不宜滋腻；除湿热宜用甘淡、甘凉，不宜用燥；清热解毒宜用甘寒，不宜苦寒。

（二）血尿者当先清后止，久病者结合祛瘀

血尿是 IgA 肾病的常见表现，较多患者以长期镜下血尿作为该病的主要症状。对病程短，或近期因咽喉或肠道感染而致血尿加重或反复者，不可见血止血，应先以清利凉血、祛邪外出为原则，以防湿热久稽，闭门留寇。止血药物也应选择止血不留瘀之品，以免瘀血内阻，血尿反复不止。清利凉血止血常用白茅根、大蓟、小蓟、荠菜花、车前草、紫珠草、仙鹤草、景天三七、生地榆等。对湿热已清，血尿病久或血尿量多者，可短期使用炭类止血药，常用丹皮炭、琥珀粉、茜草炭、蒲黄炭、藕节炭等。对久病血瘀，尿血紫暗，舌有瘀点，长期凉血止血效果不好者，抓住瘀血特征，宜活血化瘀，可选丹参、当归、川芎、益母草、生蒲黄等。

三、特殊类型抓重点

（一）合并肾病综合征的治疗

对 IgA 肾病患者以肾病综合征表现为主者，临床治疗方案主要依据肾脏病理诊断结果。因 IgA 肾病从轻度系膜增殖，到弥漫性硬化，各病理类型临床均可表现为大量蛋白尿的肾病综合征症状，但中医药辨治方案各不相同。IgA 肾病肾活检表现为系膜轻度病变者，临床主要表现为单纯蛋白尿，多不合并血尿，24h 尿蛋白虽多，但大多为中小分子蛋白，这时，主要采用中医辨证治疗。对湿热蕴结咽喉或湿热蕴阻脾胃者，先清利祛邪，也可配合无明显肾损伤的抗生素，如青霉素或头孢三代等，加用雷公藤多苷片或火把花根片祛风清利和络。对病理表现为弥漫性系膜增生性肾炎，或伴见肾小球细胞新月体，间质大量炎细胞浸润，以及肾小球部分硬化者，宜采用中西医结合治疗。西药应选择足量泼尼松，用量为 1mg/（kg·d），用 8～10 周，然后缓慢减量，但减药速度应根据患者病情进行个体化微调。如伴见急性肾衰竭者，可先采用甲基泼尼松龙冲击治疗，即用量每日 80～100mg，连续 3 日，然后用泼尼松维持。重症者加用免疫抑制剂，可选择使用环磷酰胺、环孢素 A 或霉酚酸酯，并可结合 ACEI 类降压药、抗凝剂和抗血小板聚集作用的药物。中医采用分阶段辨证治疗，激素应用早期阶段，中医药重点在于减轻激素不良反应，以疏滞泄浊法为主，主选越鞠丸加减。激素减量阶段，以益气养阴，化湿和络为主，宜用参芪地黄汤加减。对肾活检显示肾小球硬化，肾小管萎缩明显的肾病综合征患者，治疗重点应主要放在益肾和络，保护肾功能，可参见后文合并肾衰竭的相关治疗方法。

（二）合并肾衰竭的治疗

随着对 IgA 肾病研究的深入，人们发现该病不仅发病率高，而且临床上 30%～40%的患者将最终发展为慢性肾衰竭，已成为导致慢性肾衰竭常见的原发性肾小球疾病之一。所以，应注意肾功能损害早期的预防及治疗，并应结合辨病和病理诊断结果，有针对性地进行中西医结合治疗。如血肌酐在 30μmol/L 以下、尿蛋白在 3g 以上患者，我们常采用雷公藤多苷片，每次 2 片，每日 2～3 次，贝那普利 10mg，每日 1～2 次，保肾片（本院经验方，主要成分太子参、泽兰、菟丝子、何首乌、怀牛膝等）每次 4 片，每日 3 次。对于尿蛋白低于 3g 者，则不用雷公藤多苷片，改为健肾片（本院经验方，主要成分生黄芪、山茱萸、车前草、凤尾草等）每次 4 片，每日 3 次。对于病理表现以局灶节段性硬化为主者，在辨证方中加用软坚化痰、活血化瘀之品，如昆布、海藻、生牡蛎、桃仁、红花等。对于病理变化以慢性间质损害为主者，重视补气益肾，填精和络，常选用血肉有情之品，如紫河车、冬虫夏草等。对在病理表现为局灶节段性硬化或严重间质损害的患者，以及临床上蛋白尿、血尿反复发作，经中西医结合治疗效果不好的患者，应提前将治疗 IgA 肾病蛋白尿、血尿的多种方法与保护肾功能结合起来。合并慢性肾衰竭的患者临床多表现为脾肾亏虚，浊瘀内蕴，治疗可以健脾益肾，化湿泄浊，活血和络为原则。常用生黄芪、太子参、生白术、茯苓、生薏苡仁、菟丝子、生地黄、枸杞子、山茱萸、杜仲、车前子、泽泻、丹参、怀牛膝、制大黄等。由于慢性肾衰竭时，患者常合并高血压及出血倾向，应尽量少用壮阳破血之品，即使对脾肾阳虚之人，也不可久用大剂量温燥药物，应从益气补阳，或“阴中求阳”治疗。

在肾衰竭阶段及尿毒症前期，应以中医药治疗为主，其原则为扶正固本，维护肾气，注意中医中药综合治疗，主要措施包括中医辨证水煎剂；中药保留灌肠；中药静脉滴注，常用针剂如川芎嗪注射液、脉络宁注射液等；中药穴位外敷或离子导入。并可配合西药的降压、纠酸、补钙、补充必需氨基酸以及饮食疗法，控制或延缓 IgA 肾病发展为尿毒症的病程进展，以望取得较好的中医药综合治疗效果。

[中国中西医结合肾病杂志，2005，6（2）：67]

第十节 王钢教授经验方（尿血宁）治疗 IgA 肾病热结咽喉证 48 例临床观察

江苏省中医院 周恩超

［关键词］ IgA 肾病 中医药疗法 尿血宁 治疗应用 热结咽喉证

IgA 肾病（以下简称 IgAN）是临床常见的原发性肾小球疾病，国内陈氏报告 IgAN 占原发性肾小球疾病的首位，达 39.55%，临床表现为慢性肾衰的 607 例肾活检患者中，IgAN 亦占首位，达 26.7%，发病率较 10 年前明显升高。临床表现最多见为血尿（肉眼血尿和 / 或镜下血尿），且常由慢性扁桃体炎、咽炎、上呼吸道感染诱发或加重。我们采用王钢教授经验方尿血宁从咽论治经肾穿刺确诊的 IgAN 48 例，疗效显著，现小结如下。

一、临床资料

（一）一般资料

病例选自 1996 年 1 月至 2000 年 12 月本院住院患者，均经肾组织活检确诊为 IgAN。48 例中，男 30 例，女 18 例；年龄 12 岁～ 49 岁，平均 20.3 岁；病程最短 14 天，最长 12 年。

（二）诊断标准

1. 西医诊断标准 ①根据 1982 年公布（1995 年修订）的 WHO 肾小球疾病病理分类，符合 IgAN；②排除继发性 IgAN，如过敏性紫癜、非 IgA 系膜增生性肾炎、急性链球菌感染后肾炎、遗传性肾炎、血清学阴性脊椎关节炎等。

2. 中医诊断标准 中医辨证属热结咽喉证者，症见咽痛红肿疼痛、扁桃体肿大（毛细血管扩张）、悬雍垂充血肿大、咽后壁滤泡增生，但见一症者即是。

二、治疗方法

尿血宁由金银花 10g、蚤休 10g、炒山栀 10g、黄芩 12g、仙鹤草 15g、车前草 15g、白茅根 15g、白花蛇舌草 15g 等组成，每日 1 剂，煎后分 2 次服，3 个月为 1 个疗程。

三、治疗效果

（一）疗效评定标准

参照国家中医药管理局 1987 年制定的慢性肾炎疗效评定标准及 1992 年《原发性肾小球疾病分型与治疗及诊断标准专题座谈会纪要》中原发性肾小球疾病的疗效判定标准。完全缓解：尿红细胞持续消失 3 ～ 4 个月，尿蛋白持续阴性，咽部症状和体征消失；基本缓解：尿红细胞及尿蛋白分别持续减少≥ 50%，咽部症状和体征消失或明显减轻；好转：尿红细胞及尿蛋白分别减少＞ 25%，但＜ 50%，咽部症状和体征消失或减轻；无效：尿红细胞或尿蛋白无变化或增加。

（二）治疗结果

48 例中完全缓解 26 例，基本缓解 11 例，好转 7 例，无效 4 例，总有效率为 91.67%。

四、讨论

中医学早在《灵枢・经脉》中就指出："肾足少阴之脉……其直者从肾上贯肝膈，入肺中，循喉咙，挟舌本。"可见咽属肾所主，喉为肺之门户。外邪入侵途径不外乎口、鼻、皮毛（卫营内传或直中），风热之邪其性轻扬向上，首先犯上，口鼻受之，咽喉者为必经之关隘，故咽喉之疾每可循经侵犯足少阴肾。风热邪毒搏结咽喉或湿热邪气留恋不解，可循足少阴之支脉侵犯至肾，故肾病的发生与咽喉密切相关。IgAN 约 1/3 表现为一过性肉眼血尿，大多伴上呼吸道感染，80%～ 90% 的 IgAN 儿童发生血尿，成年人中也达 30%～ 40%，绝大多数由咽喉部炎症刺激诱发或加重。周氏等发现 31 例 IgAN 中 29 例（93.5%）有程度不同的扁桃体炎，有反复发作史，在 IgAN 扁桃体组织中 IgA 表达明显增多，而在慢性扁桃体炎中 IgG 表达强于 IgA。扁桃体是周围免疫器官，位于呼吸道和消化道的交界要道，是许多微生物及其他致病因子的入侵口。由于它具有大量陷窝、表面积相当于咽部的7倍，上皮之间有淋巴细胞浸润，大大增加了扁桃体皮下淋巴组织与外界抗原接触的机会，因此有人主张切除扁桃体，以预防抗原入侵，消除扁桃体来源的IgA，最终达到减少循环中的免疫复合物而使肾小球基底膜区的免疫复合物沉积减少之目的。有报道切除IgAN扁桃体能明显减少蛋白尿，提高术后缓解率；但存在的问题是术后并不能完全解决复发和长期预后问题。

因此，王钢教授根据《灵枢·经脉》中“肾足少阴之脉……其直者从肾上贯肝膈，入肺中，循喉咙，挟舌本”提出从咽论治IgA肾病。针对风热湿毒易于蕴结咽喉的病理特征，采取清热解毒、凉血止血的方法，从咽治疗尿血，通过祛邪以安正。尿血宁中金银花苦寒，清热解毒，凉散风热；黄芩苦寒，清热止血，泻火解毒；栀子清热利尿，凉血解毒，三药均具有较广的抗菌谱，对流感等病毒亦有抑制作用，并有抗炎及抗变态反应作用，黄芩对肾毒性有防治作用。蚤休苦微寒，《本草正义》谓之“退肿消痰，利水去湿”，现代研究表明有广谱抗菌作用。白花蛇舌草具有清热解毒、利水除湿之功，现代研究能促进辐射损伤小鼠脾细胞分泌白细胞介素-2（IL-2），可能与其促进细胞免疫功能的恢复有关。仙鹤草和白茅根传统和现代药理均证实有明显的止血和抗菌作用。诸药配伍，具有疏风清咽、清热利湿、凉血止血的功效，通过治咽，截断风热外邪入侵和长期盘踞于咽喉部的湿热之邪下犯于肾之途径，使上焦得清，下焦得安，从而尿血得止。

[国医论坛，2002，(17)：3]

第十一节　王钢教授运用中医药治疗糖尿病肾病的经验总结

南京中医药大学2019级博士生　张丽香

糖尿病肾脏病（diabetic kidney disease，DKD）是由糖尿病引起的具有特殊肾脏病理变化和肾功能改变的慢性肾脏病变（chronic kidney disease，CKD），在糖尿病的发病过程中出现蛋白尿、水肿、高血压、肾功能减退等病变，是糖尿病主要的慢性微血管病变并发症之一。同时，DKD是引起CKD流行和终末期肾脏病的主要病因。DKD患者一旦进入尿毒症期，最终只能依靠肾脏替代治疗，使患者经济负担加重，生活质量降低。中医中药在延缓糖尿病肾脏病患者肾功能进展方面有独特优势，尤其对早中期患者治疗效果显著。

导师王钢教授师承我国中医肾脏病学宗师、邹氏肾科创始人、著名的中医学家邹云翔教授及国医大师邹燕勤教授，是邹氏肾科第三代传人，其传承孟河医派及邹氏肾科学术思想，在糖尿病肾脏病诊治方面具有极其丰富的临床经验和独到的见解。兹将王钢教授运用中医药辨治 DKD 的经验总结如下。

一、中医病名

王钢教授认为，DKD 的中医病名不必拘泥于“消渴病肾病”或“消渴肾病”，可根据DKD发病过程各个阶段不同的临床主要症状，早中期可归属于中医学的“消渴”“消瘅”“下消”“尿浊”“肾消”“水肿”等；DKD 晚期肾功能不全，出现呕恶不能食，喘促不能卧，周身浮肿，脘腹胀满，尿少，甚则尿点滴不出等症状，则归属于“肾劳”“关格”“溺毒”等范畴。

二、病因病机

王钢教授认为，素体禀赋不足，久病肾元亏虚为DKD发病根本，如《灵枢・五变》云“五脏皆柔弱者，善病消瘅”，《景岳全书》言“五脏之伤，穷必及肾”，均提示五脏禀赋不足，素体虚弱是 DKD 发生的内在因素。此外，饮食失节，嗜食肥甘厚腻，情志不畅，劳欲过度，糖尿病失治，均可致脾肾气虚、湿热瘀阻，发为DKD。《素问・奇病论》曰：“此五气之溢也，名曰脾瘅……此肥美之所发也，此人必数食甘美而多肥也，肥者令人内热，甘者令人中满，故其气上溢，转为消渴。”明确提到饮食不节，过食肥甘厚腻可致“内热、中满”而发病。《灵枢・五变》言：“怒则气上逆，胸中蓄积……血脉不行，转而为热，热则消肌肤，故为消瘅。”指出情志不遂，气滞血瘀生热，亦是 DKD 发生的原因。

DKD 由糖尿病进展而来，故临床病变兼具糖尿病和肾脏病变的特点，根据 DKD 发病特点，王钢教授主张中医分期辨证，分为 DKD 早、中、晚三期。早期即西医的早期 DKD，相当于 Mogensen DKD Ⅲ期，临床出现微量白蛋白尿；中期，即西医临床 DKD，出现大量蛋白尿但肾功能正常者，相当于 Mogensen DKD Ⅳ期肾功能正常者；晚期，即西医临床 DKD 肾功能损害甚则进展至尿毒症期者，相当于 Mogensen DKD Ⅳ期肾功能不全和Ⅴ期患者。早期以气阴亏虚、燥热内生为主要病机。肾元不足，肾气亏虚，肾失开阖，固摄无权，精微下泄，发为泡沫尿即蛋白尿、夜尿清长或夜尿频多；同时糖尿病患者多有后天饮食不节，滋腻碍胃，气机不畅，湿热内阻，耗气伤津，燥热内生，故可见口干、多饮，胃中燥热，消谷善饥，故见多食。中期以气阴亏虚，脾肾气虚，湿瘀热互结为主；病机变化为肾气耗伤日久，肾精亏虚，无以濡养他脏，致肺脾气虚，肺失通调，脾失转输，肾失气化，水湿、痰饮内生，水湿（饮）溢于肌肤，发为浮肿。如宋代《圣济总录》记载："消渴病久，肾气受伤，肾主水，肾气虚衰，气化失常，开阖不利，水液聚于体内而出现水肿。"指出糖尿病进展为DKD的病机及出现水肿的症状。肾脾肺气虚，无力运血，瘀血内停，或情志不畅，气滞血瘀，或食伤脾胃，脾失运化，胃失和降，气血不畅，脉络瘀阻，均可致水湿、痰饮内生，此即《金匮要略》所谓"血不利则为水"。病情进展至晚期后，瘀血盘踞脉络，痰湿水饮日久不化，湿（痰）热内生，虚、湿、瘀、热杂至合而为病，终致肺脾肾等脏腑阴阳亏损，肾元衰败，浊毒潴留。此期以阴阳虚衰，五脏俱损为主，同时湿、热、瘀、浊、毒等实邪胶结难解，正气耗竭无力抗邪，变生他症，病情危殆。

总言之，DKD病变部位以肾为主，与脾、肺相关，病性总属本虚标实。病机总属阴虚为本，燥热为标。其中，肾元亏虚是DKD发病之根本，是疾病的始动因素，虚、瘀贯穿疾病的始终。瘀、湿、热、浊、毒不仅是DKD病变过程中的病理产物，同时也是导致DKD进展的致病因素，虚、瘀、湿又是DKD发生、发展过程中的关键因素。分期辨证有助于全面、动态地了解DKD发生发展的全过程，在补益肾元的基础上，针对各期特点各个击破，有的放矢，提高疗效。

三、证治方略

（一）顾护肾元调阴阳

肾为先天之本，肾中元阴元阳为人一身阴阳之根本，肾元不足是DKD发病的根本因素。DKD发病之初肾元不足，肾气亏虚，渐损及肾阴、肾阳，病情进一步进展，致肾阴阳两虚，肾精亏耗，终致肾元衰竭，临床可见腰酸，腰痛，泡沫尿，夜尿清长，夜尿频多，水肿，尿量减少，甚则点滴不出，恶心呕吐，喘促等症状。《素问·阴阳应象大论》言："治病必求于本。"故王钢教授治疗时始终以顾护肾元为主，根据肾气阴阳的不足，在补肾气、温肾阳、滋肾阴方面又有所侧重，总以阴阳平衡为期。偏肾气虚者，临床常用黄芪、太子参、炒白术、菟丝子、四君子汤等顾护肾气；偏肾阳虚者，施以淫羊藿、紫河车、锁阳、肾气丸、右归丸等温补肾阳；偏肾阴虚者，则予黄精、枸杞、山茱萸、沙参、麦冬、二至丸、左归丸、六味地黄丸等补益肾阴。《素问·脉要精微论》曰："腰者，肾之府，转摇不能，肾将惫矣。"因此，无论肾气或肾阴、肾阳亏虚，王钢教授遣方时多处以川断、桑寄生、杜仲、怀牛膝等强腰补肾，且擅用五子衍宗丸、缩泉丸加味以增强顾护肾元之功。

（二）调和脾胃益气血

脾胃为后天之本，气血化生之源；胃主受纳水谷，脾主运化水谷精微，脾主升清、布散转输精微"以灌四旁"，正如《素问·经脉别论》所论："饮入于胃，游溢精气，上输于脾，脾气散精。"而脾胃运纳功能正常有赖于肾阳的温煦，肾所藏之精离不开脾所化精微之充养，故先天之肾与后天之脾相生相长。《医宗必读·虚劳》言："……而独举脾、肾者，水为万物之元，土为万物之母，二脏安和，一身皆治，百疾不生。"《临证指南医案·不食》指出："有胃气则生，无胃气则死，此百病之大纲也。"因此，脾胃安和，肾精可充，脾胃亏虚，必将损及肾脏。正如肾元亏虚贯穿DKD始终，脾胃亏虚亦是DKD最常见的病机之一。DKD患者久病肾元亏虚，加之药物攻伐、湿邪困阻，肾阳耗伤，脾胃失于温煦，纳运失司，治当益相火以补土，即温肾阳以补脾，健运脾胃，化生气血，充盈肾精，扶正以助驱邪。王钢教授常以巴戟天、淫羊藿、肉桂、锁阳、党参等温肾健脾。对于各种因素所致脾胃亏虚，痰湿水饮内盛，日久不化者，王钢教授则应用培土制水法以温运脾阳，健脾利水，施以干姜、党参、生黄芪、怀山药、茯苓、白术、炙甘草等温阳健脾以利水湿，陈皮、半夏燥湿健脾，焦谷芽、焦麦芽、焦山楂等和胃助运。通过温肾益气补脾、健脾和胃利湿，以助气血化生，充养五脏六腑、四肢百骸。

（三）活血化瘀贯始终

糖尿病进展至DKD往往病程较久，久病必瘀，且久病瘀血入络，正如叶天士在《临证指南医案·积聚》指出："初为气结在经，久则血伤入络。"因此王钢教授治疗DKD时必以活血化瘀和络之法。随着病情的进展，瘀血阻滞脉络之证有轻重之别，王钢教授常据瘀血证之轻重选用不同的活血化瘀药。瘀血证轻者常用当归、川芎、赤芍、丹参活血和络；中度者予桃仁、红花、三七、益母草等活血化瘀通络；重者则施以水蛭、三棱、莪术、土鳖虫破血逐瘀、通经活络。对于瘀血诸痛者，常配以延胡索、郁金、五灵脂等行气化瘀止痛；对妇女痛经者常配益母草、茺蔚子、泽兰、鸡血藤等活血调经止痛；对瘀血痼疾难去，日久成癥积者，则配牡蛎、鳖甲、浙贝母、玄参等软坚散结以助活血通络。

（四）轻药重投去顽疾

DKD患者常为病情迁延日久所致，临床常见持续大量蛋白尿，重度水肿难以消退，血肌酐持续进展，长期腰痛乏力等，痼疾难除，西药常难取效，王钢教授则传承孟河医派思想，擅用大剂轻盈之药以治之，效如桴鼓。正如孟河一代名医费伯雄于《医醇賸义》所言："天下无神奇之法，只有平淡之法，平淡之极，乃为神奇。"如对于持续或反复重度水肿，且西药利尿剂疗效差或不良反应多者，施以大腹皮、茯苓皮、泽兰、米仁根30～50g，车前子用量则多达80g，配合活血化瘀、通腑泄浊之品常获良效；对于大量蛋白尿者，黄芪常用至80g，雷公藤用至30g，同时予补肾健脾和络药以消尿蛋白，且未出现肝功能异常；对于高尿酸血症者，应用玉米须、秦艽、秦皮、凤尾草30～50g，土茯苓50～80g以清热利湿降浊；对于合并咽喉肿痛、口腔黏膜或周身皮肤破溃热邪内蕴者，常予蒲公英30～50g清热解毒。

（五）分期论治抓重点

DKD以尿蛋白异常增多为特征，晚期出现肾功能减退，临床往往合并症较多，常见多系统病变表现，故而遣方用药亦较复杂，王钢教授主张辨证辨病相结合，认为两者不可偏废。临证中，王钢教授在辨证的基础上，结合患者病机、理化检查结果，针对某些疾病或理化指标异常，配伍应用专方专药。DKD早期以气阴亏虚、燥热内生为主要表现，治疗上以补脾肾气、清热养阴生津为主，药用太子参、黄芪、桑叶、黄连、葛根、天花粉等益气清热养阴；中期见大量蛋白尿者，治以黄芪、鬼箭羽、雷公藤、越橘叶、匙羹藤等益气补肾固摄，化瘀通经解毒并减少尿蛋白，还可加用虫类药如僵蚕、水蛭等降低尿蛋白；晚期出现血肌酐、尿素氮升高，则予茵陈失笑散、熟大黄、土茯苓等通腑泄浊以降毒素。肾小球硬化或合并肺部、乳腺、甲状腺结节者，施以白花蛇舌草、水蛭、三棱、莪术、昆布、海藻、煅牡蛎、山慈菇等活血化瘀、软坚散结。对于各期脂质代谢异常，出现高脂血症者，加用荷叶、山楂、绞股蓝、熟大黄等清利湿热、化浊降脂；合并高血压者，配以夏枯草、钩藤、牛膝、川芎等清肝平肝、引血下行以降压。

四、总结

DKD并发症多，预后较差，早期干预是延缓DKD进展关键所在，而中医药在

DKD 早中期治疗中具有显著的优势，且可全程参与治疗。王钢教授治疗 DKD 始终以顾护肾元为宗旨，调和脾胃并重，倡导分期辨证论治，擅除胶着难解之湿瘀毒等实邪，大剂轻药去邪而不伤正，遣方用药别具一格，屡获良效。同时，王钢教授特别注重 DKD 患者饮食宣教，养生调摄，提高患者生活质量，让 DKD 患者“与肾病共存，享美好生活”。

第十二节　王钢教授辨证论治局灶节段硬化性肾小球肾病体会

张敏

王钢教授认为局灶性节段性肾小球硬化（FSGS）病因病机虽然复杂，但概言之不外乎“虚”“湿”“风”“痰”“瘀”，其各种临床表现从传统的中医理论去认识，也均是“虚”“湿”“风”“痰”“瘀”作用所致的结果。因此，对于 FSGS 应分清标本虚实，按照“急则治其标，缓则治其本”“实则泻之，虚则补之”的中医治疗原则进行治疗。

“虚”主要是指阴虚，在疾病的不同阶段可分为肾阴虚和气阴两虚，病变的初期一般以肾阴虚为主，后期则以气阴两虚为主，但肾阴虚贯穿于疾病的始终。《素问·六节藏象论》曰：“肾者，主蛰，封藏之本，精之处也。”因本病的病位在肾，为病变的中心，加之肾精只宜固摄，不宜耗泄，所以本病临床上以虚证为多。张景岳也说：“水亏其源，则阴虚之病叠出。”

“湿”是指水湿、湿热。水湿停滞，泛溢肌肤发为水肿；湿热可灼伤络脉发为血尿，火热之邪灼津炼液成“痰”；水湿、湿热两者可交互为患，使病情缠绵难愈。

《素问·风论》曰：“风为百病之长”，有内风和外风之区别。本病可因外来风邪致肺失宣肃，脾失健运，肾失开阖而发病或病情加重，也可出现肝阳化风、肝风内动的内风之证。六淫之邪以风为主，并易兼夹寒、热、湿、毒合而为患，而成风寒、风热、风湿、风毒之证。外风伤肾多见，可致肺脾肾三脏受损，水液代谢失调，而肺脾肾俱虚，卫外失固，更易感风邪，致病情反复，迁延难愈。内风多因肝、脾、肾三脏功能失调，以致水湿泛滥，根据其所及脏腑，分为肝风、脾风、肾风。

“瘀”是指瘀血，其致病途径有三：①水湿成瘀，湿性黏滞，阻碍气机，郁而致瘀；②因虚致瘀，气虚不足以行血则成瘀；③肾元亏虚，久则阳损及阴，由肾及肝，肝失疏泄，气机郁滞，血脉瘀阻。

一、肾元不足在肾小球硬化中的意义

FSGS 临床上多以大量蛋白尿、血尿、进行性肾功能损害为主要表现，中医辨证属肾元不足。肾为先天之本，主藏精，主水液，对于体内津液的输布和排泄起着极为重要的调节作用。肾中精气是生命活动之本，可概括为肾阴和肾阳两方面，故肾的阴虚或阳虚实质上均是肾中精元不足的表现。肾中精气的蒸腾气化实际上主宰着津液的代谢，所以肾阴亏损，肾中精气的蒸腾气化失常，既可引起关门不利而发生尿少、水肿等，又可导致肾气不固，开阖失司，精微下泄，渗于小便而成蛋白尿，故《温热经纬》说："治下焦者，责之肝肾及八脉之气。"

血尿产生的主要病机不外虚、热、瘀三者，虚是出血的基础，热（火）是出血的条件，瘀是血尿发展的结果。血尿是热邪伤络和瘀血阻络的标志，而在热邪伤络和瘀血阻络两者之中，前者是血尿发作的病机关键，后者则是血尿迁延不尽的病机根源。肾元虚损日久，阴损及阳，水液失于气化，水毒蓄积，瘀血内生，浊腐内蕴，虚实夹杂，肾脏衰竭而终成关格。

现代医学也证明肾在免疫方面有其独特作用，而 FSGS 的发生亦与免疫炎症性反应有关，同样说明肾与 FSGS 之间有某种联系。由此可见，无论从中医还是从西医角度来讲，FSGS 的发病均与肾有着密切的关系。

二、辨治法则的确立

此法的确立，是根据 FSGS 的病机而设。若单纯培补肾元，则补而无功，尚有碍邪留瘀之弊；一味活血化瘀，则有伤正之虞；只有标本兼顾，在固本的同时针对标实，从痰、瘀、湿论治，采用补益肾元、化瘀软坚、清热利湿并用，方能达到治疗目的。具体的治疗方法如下。

（一）培护肾元，治肾之本

王钢教授认为本病的病因不外内因和外因两端。内因指人的肾气，外因指外感六淫、疮毒之邪及肾毒药物。人的发病和个体差异主要是肾气在起作用，常将肾气理解为人的体质，泛指肾的气化功能及调节免疫、抵抗肾炎发生等功能。所以培护肾元，是治疗肾病的根本原则。

FSGS 之本为肾元亏虚，本着"虚则补之""损其肾者，益其精"的理论，通过滋补肾元，才能使肾中精气复旺，令肾得以重新主持水液代谢从而缓解病情乃至扭转病势。顾护肾元的措施有三。其一，根据"阴阳互根"原理，依肾之精气阴阳的亏损，补其不足，常于温肾之剂中佐用何首乌、怀牛膝、山茱萸之品，以达到"阴中求阳"；在滋肾方中配伍淡附片、肉桂、淫羊藿以"阳中求阴"，同时佐陈皮、佛手以防滞腻。其二，体现在辨证方中伍以益肾之品，如桑寄生、川断、杜仲、地黄等，易外感者予玉屏风散以补气固卫。其三，忌用损伤、克伐肾气之方药，避免使用苦寒、辛凉之品，必要时也须小量短期运用，同时注意适当配伍，如黄柏和苍术同用，黄连佐以吴茱萸等。

对于FSGS的治疗是一个长期的过程，需要患者的积极配合，持之以恒才能取得疗效。在巩固病程中，用药时刻不忘维护肾元，治病求本，重视保护肾功能。通过补肾气、养肾阴、填肾精、调脾胃、活血和络、渗利水湿等措施使机体的阴阳失调逐渐恢复，达到稳定肾功能、保护残存肾单位的作用。

（二）注重后天，顾护脾胃

脾胃为后天之本，脾胃的强弱决定疾病的发生、发展及预后，所谓"有胃气则生，无胃气则死"。饮食及药物均赖胃气的转输及敷布，故王钢教授非常重视保护后天脾胃功能，强后天以养先天。不可过用寒凉，以免损伤脾阳，不利于疾病的恢复。若出现脾胃失调，可先安脾土后祛邪，或健脾胃与祛邪兼顾，尽量避免药物碍胃。临证常用之法，其一为健脾补气化湿法，用于有水肿而脾胃虚弱者，常以防己黄芪汤合健脾渗利之品；若水气不甚，湿浊逗留者，可用参苓白术散或胃苓汤加减。其二为和胃降逆法，用于胃气上逆者，以旋覆代赭汤加减，偏于胃寒者加干姜、吴茱萸、肉桂；偏于胃热者加黄连、黄芩；便溏者加用炒山药、炒扁豆、补骨脂；偏于湿浊者加苍术、白术。其三为健脾补肾法，用于正虚（脾肾气虚）明显而邪浊不甚者，常用党参、黄芪、云茯苓、山药、枸杞、生地黄、桑寄生、陈皮、冬虫夏草（另炖）等；阳虚明显者加肉桂、附子、鹿角片、紫河车等。

（三）提壶揭盖，通利三焦

本病常可见水肿症状，而中医学认为水肿除了和脾、肾密切相关外，和肺也是分不开的。《素问·水热穴论》曰水肿"其本在肾，其标在肺"。王钢教授从肺论治肾炎有三法。一为益肺，肺肾两虚为主的采用滋肾养肺，方选参麦地黄汤加味，偏于气虚的合玉屏风散以补气固卫；肺脾气虚而水肿明显者采用补气行水法，常用黄芪（30～60g）、防己、防风、党参、薏苡仁、炒山药、炒白术、甘草、陈皮等组方。二是宣肺，适用于水肿有肺经症状或合并外感而兼有肺卫症状者，偏于风寒者常用荆芥、防风、防己、苏叶、前胡、麻黄、杏仁、薏苡仁、白茅根等；偏于风热者常用桑叶、薄荷、金银花、连翘、桔梗、生甘草等。三为降肺，用于水湿泛滥，上逆清窍，肺气不利者，以三子养亲汤加葶苈子、厚朴、香橼皮、大腹皮、葫芦瓢、杏仁、炙甘草等。此外，王钢教授还常采用清肺、润肺之法。

（四）清热利湿，获效关键（从湿论治）

王钢教授认为，本病的基本病机是正虚邪实，正虚指肺脾肾不足，邪实则以湿浊、水湿（或水气）、湿热为主，尤其是湿热最为多见。湿热不但和患者的病情活动有关，而且也是导致和加重病情的重要病理因素之一，所以能否控制湿热的发展是治疗成败的关键所在。湿热证的主要特点是容易和热毒、水气、风邪等相兼为患，也可以滞留在三焦，更多见蕴结于肾，难于骤除。王钢教授临证常根据湿热兼夹情况选择不同清利药物。兼有水肿者，选泽泻、车前子（草）、桑白皮等；兼夹热毒明显者用蒲公英、白花蛇舌草、土茯苓、凤尾草等；兼有血尿者配伍白茅根、石韦、荠菜花、荔枝草等；兼肝胆湿热的伍用垂盆草、马鞭草、田基黄、鸡骨草等；兼有风邪的佐用青风藤、地肤子等；伴尿淋不畅者则用石韦、瞿麦、黄柏等。此外，在运用清利之剂时，常结合运脾化湿（砂仁、白豆蔻、陈皮）、通行血气（牡丹皮、丹参、赤芍、川芎）之品，使中焦得运，气行帅血，湿邪可化，则湿热易除，病体得安。故祛除湿热是治疗本病取效关键所在。

（五）活血化瘀，须防伤正（从瘀论治）

在FSGS病变的早期，就已经出现肾小球的纤维化和硬化，辨证当属中医“瘀”之范畴。由于FSGS病程较长，即所谓“久病入络为瘀血”，故均有不同程度的瘀血情况。脾肾气虚、久病入络、湿热或痰湿阻碍气机等多种原因均可以导致瘀血的产生。瘀血形成以后不仅失去正常血液的濡养作用，而且反过来还可加重脏腑功能的失调，使疾病迁延难愈，产生“瘀血不去，新血不生”的不良后果，同时也加重了水液代谢失常的程度。现代医学研究表明，各型肾小球疾病均有不同程度的微循环障碍和血液流变学改变，如高黏滞综合征，微循环管襻模糊不清、数目减少或异形管襻增多，血液呈高凝状态。而瘀血的程度往往与肾病的严重性和活动性平行相关。

王钢教授认为，此类患者的水肿除了与肺脾肾相关外，尚不能忽略肝络瘀阻也可致肿，所以常规气分用药罔效则转从血分求之，正如仲景谓“血不利则为水”，每每可获奇效。临床常以桃红四物汤加减，或合大黄䗪虫丸及虫类破血行瘀通络之品。特别强调在病变的中后期，尤其是肾功能已经受损时，运用活血化瘀法虽然能防治纤维化、保护肾功能，但是也易伤害正气，故运用药物以轻平为要，时刻以固护肾功能为主，并不完全着眼于消除蛋白尿和血尿，并要辅以补肾健脾药物。

（六）化痰软坚，消癥散结（从痰论治）

痰在肾病中的作用也正日益受到关注。肾病之痰是广义之痰，是指津液代谢障碍的病理产物。痰因脏腑功能虚弱以及邪实所生成，主要由肺失通调、脾失转输、肾失开阖三方面因素引起，其中与肾的关系最为密切。“肾生痰，多虚痰”“最可畏者为虚痰”“其来也渐，其去也迟”，这种虚痰是造成肾病病损较重，病情缠绵难愈的重要因素之一。痰分有形与无形，古有“怪病多属痰”“百病皆由痰作祟”之说。“痰之本水也，原于肾；痰之动湿也，主于脾，痰湿阻滞则变证百生。”

痰邪为患，阻碍气机而停于脏腑、皮肤、经络等处，其既是疾病的病理产物，又是可单独加重疾病导致疾病进展的重要因素，与他邪相兼为病，如痰热、痰湿等，从而形成多种多样的症状。如临床表现可见素体肥胖，面黄目黯，眩晕呕恶，病程较长，或其人素盛今瘦。随着病情的演变，患者兼夹痰邪呈现逐渐增加的趋势，实验室检查可出现高脂血症、氮质血症、尿毒症等实验室指标的异常，甚至拓展到微观，肾脏病理见到玻璃样变、纤维样变、基质增生及硬化等都可考虑为痰湿作祟，治疗上可选择化痰软坚法、化痰通络法、化痰解毒法等加以应用。

王钢教授化痰方药惯以牡蛎泽泻散为主加味，常用海藻、昆布、生牡蛎、积雪草、泽兰、益母草、紫河车、冬虫夏草。其中海藻和昆布，均味咸、寒，归肝、胃、肾经，功效为消痰软坚散结，利水，常用于瘿瘤、瘰疬等证的治疗。《名医别录》曰：“海藻，疗皮间积聚、暴溃、留气、热结、利小便。”《本草从新》说：“昆布，祛顽痰积聚。”其理正如周学海之说“所以必用破瘀者，痰为血类，停痰与血同治也。”临床上常是痰瘀交阻，故化痰和行瘀一般并用，同时应重视益肾、软坚通络治法的运用。

（七）搜风通络（从风论治）

《素问·风论》谓“风者善行数变”，视为百病之长，也易与他邪兼夹为患。一方面因其开泄作用损伤肌表，为其他病邪侵入打开大门，引起风寒、风热、风湿等病；另一方面由于其善行数变可导致许多疾病且见证多端。早在《内经》中就已经有了因风邪导致肾病的论述，就是表现为浮肿的风水病和肾风病。王钢教授认为临证许多难治性肾病反复发作，水肿泛滥，大量蛋白尿，高血压见头晕目眩、手指搐搦等均可看作风邪作祟。所以，治疗上针对此类病证常伍以防风、川芎、天麻、钩藤、青风藤、地肤子、全蝎、制僵蚕、地龙等，或使用具有祛风之功效的雷公藤多苷片、雷公藤总苷片，多在常规治疗无效后屡见奇功。

三、中西医结合，辨证与病理互参

王钢教授将中医之宏观辨证论治与西医之微观病理辨病有机结合，辨证结合辨病来制定中西医结合方案，大大减少了盲目性，显著提高临床疗效。针对患者在病理上的改变特点，均佐以益肾软坚活血通络之品，常用海藻、昆布、生牡蛎、积雪草、泽兰、益母草、紫河车、冬虫夏草。成药可用大黄䗪虫丸。蛋白尿患者及早行肾穿刺，针对其病理改变而给予相应的治疗，依据肾活检病理报告对血尿治疗的效果做出大致的判断，对有明显肾间质纤维化者预知治疗效果差，应避免过度用药，以延缓和减少肾衰竭的发生。

四、治疗中发挥中西医结合长处

本病西医目前没有特别有效的疗法，多采用中西医结合综合治疗且辨证结合辨病，充分发挥中西医两者的长处。例如临床上许多FSGS的起病、加重及复发和感染有关，常见的为上呼吸道感染，其次是肠道感染、皮肤感染，女性多见泌尿系感染。此时应积极治疗感染灶，西医选择运用合适的抗生素，中医则在辨证基础上加用金银花、连翘、蒲公英等清热解毒类中药，可以增加疗效、缩短疗程、减少不良反应。一般来说呼吸道感染多为风热表证，加用银翘散；皮肤疮疡或溃烂，多为湿热内蕴化毒，选用五味消毒饮加减：肠炎导致腹痛泄泻，多为湿热侵肠，常用葛根芩连汤加金银花、茯苓等；尿路感染多见下焦湿热，常用八正散加红藤、败酱草、蒲公英等。

在中医辨证治疗的基础上，根据患者具体情况配合运用激素、细胞毒药物、免疫抑制剂及雷公藤多苷来治疗，同时还可运用ACEI及低分子肝素等药物。

对于中西医治疗互补的长处，王钢教授深有体会：①重视西药治疗前的准备工作；②对于西药治疗过程中不良反应的预见；③区别对待各种并发症。其独到用药经验为：①清热解毒、清热利湿、疏滞泄浊法可减少皮质激素所引起的医源性库欣综合征；②益气养阴、和络渗湿法可巩固皮质激素的疗效；③和胃健脾法可减少激素、免疫抑制剂对胃肠道刺激；④补气填精药可防止免疫抑制剂对骨髓造成的抑制作用及对机体正常免疫功能的过分抑制；⑤祛风通络、清利解毒药的使用可减少或防止激素、免疫抑制剂的依赖和复发。

[南京中医药大学博士论文，2006]

第十三节　王钢教授辨证论治尿酸性肾病经验

江苏省中西医结合医院　谢圣芳
江苏省中医院　周恩超
南京博大肾科医院　李　强

[摘要]　中医界在尿酸性肾病的病因病机、辨证论治方面认识不尽相同，病因病机各异，证型不一。本文结合文献、临床研究及王钢导师诊治尿酸性肾病的经验，认为脾肾不足为本，痰瘀湿浊为标，本虚标实，虚实夹杂为其基本病机，提出尿酸性肾病的辨证分类标准，以分期分证论治，急性发作期以痹病、石淋辨识，慢性期分本虚证、标实证、虚实夹杂证施治，并介绍王钢导师治疗尿酸性肾病的用药经验。

[关键词]　尿酸性肾病　病因　病机　辨证标准　王钢治肾经验

尿酸性肾病（指慢性原发性高尿酸血症肾病）亦称痛风肾，是由于嘌呤代谢紊乱，使血尿酸升高，尿酸结晶沉积于肾脏引起肾的病变。主要影响肾小管和间质，出现腰酸痛、水肿、高血压；尿呈酸性，伴轻中度蛋白尿，部分伴脓尿或菌尿，伴结石的常有肾绞痛或血尿；尿浓缩稀释功能障碍，晚期多数肾小球受累，出现氮质血症甚至尿毒症。肾外以关节病变最为突出，尤以第一跖趾关节多见，可呈急性或慢性关节炎表现。本病好发于中老年人，男性居多，女性多见于绝经后。4%～5%有家族遗传史。本病在欧美为常见病，但随着人们生活水平提高，饮食结构改变，我国的发病呈迅速上升趋势。

一、病因病机研究

（一）脾肾不足是尿酸性肾病的病变之本

1. 肾虚是根本原因

（1）先天不足：中医学认为，先天禀赋对人体后天的生长发育及抗病能力有重要影响。明代医学家张景岳在《类经》中指出："夫禀赋为胎元之本，精气之受于父母者是也。"遗传性疾病或先天性致病因素，都能对后代的各种功能造成一定的影响。现代研究表明，原发性尿酸性肾病现已明确的病因中，大部分是由于先天性酶类缺陷所致。另外，在青少年较常发的痛风肾患者中，多有家族性痛风史，发病年龄较早。说明先天不足是尿酸性肾病的一个重要原因，为病发之本。

（2）年老体弱：人到老年，肾的精气逐渐衰弱，身体各方面的机能也随之减退。如生理性的肾脏功能减退，肾血流量的减少以及高血压利尿剂的运用等都使血尿酸较易升高。因此老年体弱，外邪易侵，更伤肾气，肾的泌浊功能下降，也是此病的重要原因。

（3）房室不节：房室与五脏功能关系密切。尤其是先天之肾。《素问·六节脏象论》强调："肾者，主蛰，封藏之本，精之处也。"房室不节，既耗伤肾精，又耗气伤神，最为直接的是使有形之精液耗损而伤肾，肾中精气，内寓元阴元阳，肾中元阴元阳相互为用。阴亏精伤，则阳无所依，久必浮而上越，引起虚火上炎。阴亏日久，必损及阳，以致肾中阴阳俱亏。

（4）精神因素：《素问》曰，"在脏为肾，在志为恐，恐伤肾""恐则气下""惊则精动""精劫则上焦闭，闭则气还，还则下焦胀，故气不行"。同时由于情绪突变，惊则心无所依，恐则伤肾，易致水火之偏，或恐惧伤肾志，志暴脱，神无所依，可使肾病加重。朱丹溪曰："心动则相火妄动，动则精自走，相火翕然而起，虽不交会，亦暗流而疏泄矣。"一指人之情欲太过，致使相火妄动，耗损其阴，虽无房室，也可致肾虚；二指各种神志活动太过，久之可致肾虚。

（5）他脏（病）涉肾：各种慢性病随着病程的延长，肾虚证的出现亦增多，即所谓他脏（病）及肾或久病及肾，如后天不济先天，脾病及肾；水火不济，心虚及肾；母病及子，肺病及肾；子病及母，肝病及肾；表里脏腑，膀胱之病可移肾。中医肾病概括肾系及所属内外、表里、脏腑、经络、组织、器官的种种病理变化而言，它包括了内分泌、免疫等系统疾病在内。"五脏之伤，穷必及肾"，所以高尿酸血症或痛风晚期都必然伤及肾导致肾损害。

（6）药毒伤肾：由于误治或药物滥投，如大剂量运用抗生素、造影剂、放疗、化疗以及大剂量的某些中草药如关木通等累及肾脏，导致药毒内蕴，肾脏不能正常分清泌浊，反受其害，而发本病。

2. 肾虚致本病机制 《素问·逆调论》指出："肾者，水脏，主津液。"肾的这种调节水液代谢的功能是靠肾阳的蒸腾气化而实现的。肾阳乃一身阳气之根本，对脏腑组织器官具有激发温煦作用。肾阳旺盛，则蒸化水液，使水能气化，又能使气聚而为水，以利于水液在体内的升降出入，布散排泄，从而使水液在体内正常运行。若肾阳虚损，蒸腾气化功能减弱，则水失所主，代谢紊乱。若开阖失司，多开而少阖，则尿频或失禁；多阖而少开，则尿少或尿闭。临床研究表明，阳虚者表现为阳虚证，其尿中尿酸排量与阴虚者、其他患者或正常人比较均明显低下，尿酸排量的明显降低反映了"肾阳虚"的实质。说明阳虚者体内的代谢水平明显降低。阴虚患者的尿酸排量明显增高，说明阴虚患者体内的分解代谢明显增高。而且有阴虚证候的患者，其尿尿酸的排量比具有阳虚证或无阳虚证候的患者明显升高。若阴虚致阳虚，由于体内代谢增高，尿酸生成增多，而排泄减少，久则使体内血尿酸增高，或阴虚尿酸排泄过多，沉积于肾脏，阻塞肾小管，均可导致尿酸性肾病的发生。可见肾阴阳失调致病的重要性，肾阴或肾阳的不足，均可致尿酸性肾病的发生。

3. 脾虚致本病之病因病机　若饮食不节，过饥过饱，暴饮暴食，食饮生冷，饮食偏嗜，过食肥甘及动物内脏，情志内伤等，皆可伤及于脾。《柳选四家医案》有"脾阳健则能运"，脾阳不足，运化无权，水液代谢障碍，导致水湿停滞，湿邪内阻，临床上常见痰饮、水肿病症；若兼感外湿，或过食生冷而内外合邪，阻滞中焦，而成虚实夹杂之证。脾虚生湿生痰，久而成瘀，结于关节、肌肉、肾脏等致尿酸性肾病。

4. 脾肾不足，病发之本　肾为先天之本，脾乃后天之本。"盖脾者土也，化生精微，充滋先天之本也，肾者水也，水中之火，火能生土也。"脾肾不足，清浊失司，湿邪痰浊蕴结于肾，阻滞络脉。脾肾不足主要是指脾肾阳虚及脾肾气阴两虚。痛风肾患者由于脾肾不足，气化温煦无权，而致痰瘀湿浊诸毒内蕴，而产生血流改变及血脂的升高等；尿酸（盐）排泄减少，沉积于肾脏，引起一系列的肾小管、间质损伤及相应的炎症反应。另据研究，肾虚患者，尤其是阳虚患者的垂体－肾上腺皮质功能低下或紊乱是肾阳虚发病原理中的一个重要环节，给予补肾中药后可产生皮质激素样作用，说明肾阳虚的确可致人体各种防御功能及排泄有害物质的能力下降，而中药补肾之药能纠正这种病理失衡状态，恢复阴阳平衡，从而发挥肾脏的正常气化温煦功能。因此我们有理由认为：脾肾不足，尿酸排泄下降或由于阴虚，尿酸生成过多，皆可致尿酸性肾病的发生。可见，脾肾不足，不仅为病变之本，同时也是痛风肾的病理变化枢纽。

（二）痰瘀湿浊是尿酸性肾病的基本病理因素，为发病之标

1. 痰邪血尿酸增高是尿酸性肾病形成的病理基础　肥胖、冠心病、高血压、高血脂、糖尿病、胰岛素抵抗等多同时伴有血尿酸的原发性升高，称之为代谢综合征或X综合征，中医将之称为痰邪。《古今图书集成·医部全录》载："肾生痰，多虚痰，久病多痰，切不可作脾湿生痰论，盖病久不愈，未有不肾水亏者。非肾上泛为痰，即肾沸腾为痰，此久病之痰也。"且虚痰"其来也渐，其去也迟"（张介宾语），故肾虚之痰，不仅缠绵难愈，反过来又可上下内外作祟，而变生百病，故尿酸性肾病病程久长，缠绵难愈，同时易合并高血脂、肥胖、糖尿病等多种代谢异常，与肾阳（气）虚衰或肾之阴阳失调有密切的关系。

2. 血瘀现代研究　关于血瘀的本质，一般有以下几种说法。①炎症可致瘀：尿酸性结石，沉积肾脏，沉于皮肤、关节，都可导致无菌性炎症的发生。动物实验证实，活血化瘀法具有消除炎症的作用，说明炎症乃瘀证的表现形式之一。②代谢产物潴留可致瘀：代谢产物留于体内，成为病邪，阻滞气血正常运行而致瘀。而尿酸性肾病肾功能不全患者，浊毒内留，同时尿酸盐也为代谢产物之一，留于体内，亦可致瘀。③血黏度升高、高血脂、循环障碍、气机功能异常等皆可致瘀，这与尿酸性肾病中，易合并高血压、高血脂、高血黏度等甚为合拍。总之痰易夹瘀，瘀易夹痰，二者相互胶结，共同致病，成为尿酸性肾病的病理基础。

3. 湿浊　湿浊内阻，脾阳（气）受困，从而影响脾之健运；同时脾气（阳）不健，运化无力，又可致湿邪内停，阻滞经络关节，故见周身困重，关节重痛，肢倦等。浊为秽浊、垢浊之意。脾阳（气）不足，肾阳不振，不能分清泌浊，致使肠道、小便及血液中尿素类、肌酐、尿酸、嘌呤等浊毒物质不能正常清除，而引发痛风肾。痰瘀湿浊相合，流于关节经络，则为痛风性关节炎；停于皮肤，则为痛风石；污浊积于脉中则血尿酸增高；停于肾脏则为痛风肾；引起肾小管－间质损伤，可见尿酸结石；污浊久留不去，可使关节畸形，骨质破坏；肾功能减退，出现氮质血症，甚至尿毒症等。反之，痰瘀湿浊日久，又可进一步伤脾及肾，两者可互为因果，使病情恶化。

二、辨证分类标准

考虑到病情缓急，采取分期（急性发作期和慢性期）辨证施治。

（一）急性发作期

急性发作时，若局部关节肿痛剧烈，屈伸不利，以痹痛论治；若腰酸绞痛难忍，尿夹砂石，尿频急疼痛或伴尿血，则作石淋施治。

1. 痹痛

（1）湿热蕴阻：关节灼热疼痛，甚如刀割，昼轻夜甚，不可屈伸；皮肤红肿；发热恶风，口渴烦躁；小溲黄赤；舌质红，苔黄腻，脉细数。

（2）寒湿痹阻：关节疼痛重着，遇寒痛甚，得温痛减，屈伸不利；皮肤不仁，触之不热；形寒肢冷；舌淡，苔白腻，脉沉紧或弦紧。

2. 石淋

（1）湿热下注：腰酸绞痛难忍，痛引少腹；尿中时夹砂石；小便艰涩，灼热刺痛或尿中带血；发热，口渴欲饮；舌红或暗红，苔薄黄或黄腻，脉细数。

（2）气血阻滞：腰痛如绞或刺痛固定，牵引小腹，连及外阴；小便滞涩，淋漓不畅，余沥难尽或尿中带血；脐腹满闷，甚则胀痛难忍；舌质紫暗，瘀点瘀斑，苔薄白，脉沉弦。

（二）慢性期

慢性期以正虚为本，邪实为标，标本结合作为完整的证型，标证可 2 个或数个相兼出现。

1. 本证

（1）脾肾气虚：腰膝或其他关节酸软（酸痛）；神疲乏力，面色少华；纳差腹胀，大便稀溏，夜尿增多；舌淡齿印，脉沉细。

（2）肝肾阴虚：腰膝或其他关节酸痛；神疲乏力；双目干涩（昏花），头晕耳鸣；口干欲饮，手足心热，大便干结；舌红少苔，脉细弦或细数。

（3）脾肾阳虚：腰膝关节酸痛或冷痛，足跟痛；神疲乏力；面色苍白（黧黑），浮肿；畏寒肢冷，纳差便溏（五更泻）；遗精阳痿，夜尿频多清长；舌淡胖嫩，齿印明显；脉沉细弱。

（4）气阴两虚：腰膝关节酸痛，神疲乏力，面色无华，头晕耳鸣；自汗气短，易感冒，纳少腹胀；手足心热，心悸少寐，口咽干燥；舌红少苔；脉细（细弦）。

（5）阴阳两虚：腰腿关节酸软（酸痛）；极度疲乏，头晕目眩；畏寒肢冷，大便稀溏；手足心热，潮热盗汗，口干欲饮；浮肿，小溲短赤，夜尿清长；舌淡白胖润有齿印，脉沉细。

2. 标证

（1）湿热：关节灼痛红肿，活动受限，发热；口苦口黏，口渴不欲饮；脘腹痞闷，呕恶厌食；尿赤，浑浊，灼痛不利；舌苔黄腻，脉濡数。

（2）痰浊：四肢沉重，关节肿痛不红；纳呆恶心，口干不欲饮，胸脘痞闷；咳痰白黏，浮肿，尿少；苔白腻，脉滑或细弦。

（3）瘀阻：腰膝关节刺痛或麻木（畸形）；面色晦暗；身有瘀斑，肌肤甲错，肢麻不利；舌质暗，舌有瘀点瘀斑，脉细涩。

（4）寒湿：关节冷痛（屈伸不利）；身重畏寒；肌肤麻木肿胀；舌苔白腻，脉濡缓。

（三）临床验证结果

将 20 世纪 80 年代以来收住的 72 例尿酸性肾病进行分析，其中男 61 例，女 11 例；年龄在 27 ～ 76 岁，平均 46.11 岁；病程 6 个月至 23 年不等，平均 11.35 年。诊断和疗效判定均符合以下标准。诊断标准：同时具备以下 2 项。①符合原发性高尿酸血症，男性血尿酸＞ 420μmol/L（7mg/dL）；女性血尿酸＞ 360μmol/L（6mg/dL）。②同时具备以下 2 项或 3 项。持续尿异常（蛋白尿，WBC ＞ 5/HP，RBC ＞ 3/HP），肾功能损害（Ccr 下降，Scr、BUN 升高），尿排石史（结石成分为尿酸盐）。

疗效判断标准：①显效。症状、体征基本消失，关节功能恢复正常，血尿酸正常，尿中蛋白、红细胞消失，血肌酐正常或下降大于 30%。②好转。症状、体征均有改善，主要理化指标也有改善，但未达到显效标准。③无效。症状、体征无改善，血尿酸和 / 或血肌酐升高。

1. 72 例尿酸性肾病的分期特点　临床收治的尿酸性肾病多因痛风发作，或尿结石肾绞痛、血尿、尿路感染就诊，或因尿蛋白，出现肾功能减退等症状，追问病史而诊断。因此，临床上容易误诊或漏诊。由于痛风发作或肾绞痛时症情急迫，其治疗原则和选方用药与症情平稳时截然不同，故宜分期论治。急性发作期以湿热证最为多见，如湿热蕴阻之痹痛和湿热下注之石淋。相对来看气血阻滞和寒湿痹阻证较为少见（见表 6-1）。治疗缓解后，采取本虚与标实兼顾施治。需指出的是，急性发作期只是尿酸性肾病的一个特殊阶段，在慢性期可因饮食、劳倦、用利尿剂等诱发，但经处理均可获控制，持续时间短，因此在判断疗效时按本虚证来总结。

表 6–1　72 例尿酸性肾病急性发作期本证、标证分布情况

	例数	湿热蕴阻	寒湿痹阻	湿热下注	气血阻滞
脾肾气虚	24	6	-	3	2
肝肾阴虚	10	4	-	2	1
脾肾阳虚	6	-	2	-	-
气阴两虚	23	5	-	4	1
阴阳两虚	9	3	-	-	-
合计	72	18	2	9	4

2. 72 例尿酸性肾病的证候特点　从表 6-2 可以看到，5 个本证中以脾肾气虚证和气阴两虚证最多，分别占 33.33% 和 31.94%；脾肾阳虚证较少，仅占 8.33%。可见脾肾气虚、气阴不足是本病的主要病机。在标证中，痰浊和瘀阻证居多，分别占 73.61% 和 58.33%，但湿热、痰浊和寒湿证候之间可以相互转化并兼夹，因此，可以看出湿是本病的基本病理因素，可以与热、寒、痰、水诸邪合而为患。另外，瘀也是常见的病理因素，在病程中后期非常明显，如气阴两虚阶段合并瘀阻证达 78.26%，阴阳两虚阶段则为 100%，这与久病入络密切相关。从表 6-3 可以看出，气阴两虚和阴阳两虚证肾功能分期属尿毒症阶段者占相当比例。

表 6–2　72 例尿酸性肾病慢性期本证、标证分布情况

本证	例数	湿热	痰浊	寒湿	瘀阻
脾肾气虚	24	6	15	3	8
肝肾阴虚	10	4	6	-	4
脾肾阳虚	6	-	8	3	3
气阴两虚	23	7	17	1	18
阴阳两虚	9	1	7	1	9
合计	72	18	53	8	42

表 6–3　72 例尿酸性肾病肾功能分类情况

本证	例数	正常	代偿期	氮质血症期	衰竭期	尿毒症期
脾肾气虚	24	3	7	8	4	2
肝肾阴虚	10	-	3	4	2	1
脾肾阳虚	6	-	2	3	1	-
气阴两虚	23	-	2	10	6	5
阴阳两虚	9	-	-	1	2	6
合计	72	3	14	26	15	14

3. 72 例尿酸性肾病证候与疗效的关系　急性发作期均得到缓解。慢性期中医辨

证论治的疗效也较满意，总有效率达84.72%。不同证型之间的疗效有差异。以脾肾气虚证疗效最高，达95.83%，而阴阳两虚证只有55.56%，其中1例死亡（见表6-4）。这可能与脾肾气虚证肾功能减退早期所占比例高有关（见表6-3），而阴阳两虚证已属病程末期，脏腑衰败，浊毒壅盛，正虚邪炽，难以挽回。因此，本病的疗效随证型而有差别，与其所处肾功能阶段有关。

表6–4 72例尿酸性肾病慢性期证型与疗效的关系

本证	例数	显效	好转	无效	总有效率（%）
脾肾气虚	24	11	12	1	23（95.83）
肝肾阴虚	10	2	7	1	9（90.00）
脾肾阳虚	6	1	4	1	5（83.33）
气阴两虚	23	8	11	4	19（82.61）
阴阳两虚	9	-	5	4	5（55.56）
合计	72	22	39	11	61（84.72）

（四）讨论

1. 中医对尿酸性肾病的认识　尿酸性肾病根据其主症的不同，分别归属于中医学“痹证”“痛风”“历节”“淋证”“关格”“溺毒”诸范畴。历代医家多有精辟论述。就痹证和历节而言，《素问·痹论》谓“风寒湿三气杂至，合而为痹”“饮食居处，为其病本”；《金匮要略·中风历节病脉症并治》谓“病历节，不可屈伸”；《格致余论·痛风论》谓“热血得，浊凝涩，所以作痛，夜则痛甚”。近人对本病的认识详于治疗，略于病机探讨，分型不一。多数医家采用某方或某法治疗本病，随症加减。如王氏用行气利水法，朱氏用益肾行瘀化湿法等等。亦有采用分期论治的，如符氏分早、中、晚三期三个证型治疗；刘氏针对主要病变在关节、尿结石、肾损害、肾衰设立四个证型；时氏采用标本结合论治，本虚分肝肾阴虚、脾肾气虚、气阴两虚和阴阳两虚，邪实分湿热、瘀血、水湿、寒湿、湿浊。

2. 辨证分类标准的特点

（1）基本揭示病因病机：因患者禀赋薄弱，脾肾气虚，脾失运化，肾失主水，清浊失司，湿浊内蕴，从而酿生本病。正气既虚，饮食、劳倦、七情、药毒俱可侵犯，湿郁化热，湿热为患；湿聚为痰，痰湿相合；气虚及阳，易感寒湿。湿热、寒湿流注关节经络，蕴结痹阻，而现痹痛，晚期痰瘀胶结，关节畸变；气血阻滞肾络，湿热下注膀胱，可见石淋之证。迁延日久，累及肝、肺诸脏。其基本病机为脾肾气虚，湿浊内蕴。病位在肾，与脾、肝、肺密切，涉及膀胱、胃、经络等。

（2）有助认识病变规律：从72例尿酸性肾病看到，起病一般较隐匿，多因痹痛或石淋发作而发现。本病早期以气虚为主，进一步发展，气虚及阴、及阳，阴伤及阳，阳伤及阴，最终阴阳俱虚，脏腑衰败。气（阳）虚以脾肾为主，阴伤则以肝肾多见。文献记载也以脾肾气虚、肝肾阴虚最多。邪实方面，以湿最多，瘀也不少，湿热、痰浊、寒湿及瘀阻轻重与正虚程度密切相关。标本的轻重缓急，直接表现为病情的急性发作或相对平稳。不论正气尚充或正气衰败，标实充盛肆虐时，均可出现关节剧痛，或腰酸绞痛，尿血尿石等症状，尤其是湿热壅盛更为多见。这与酗酒、膏粱厚味、劳倦、感受寒湿直接诱发或加重湿热有很大关系。标实缓解或不甚时，正虚邪恋，表现正气不足与邪实证候错杂。通常本病进展至肾劳晚期时，以慢性表现为主，急性发作相对少见。本证以气阴两虚、阴阳俱虚占多数，邪实往往痰、湿、瘀、热胶结夹杂。

（3）王钢导师认为，尿酸性肾病是以脾肾不足为本，痰瘀湿浊为标。同时痰瘀湿浊诸邪既可影响脾肾之功能，又可进一步变生他病，是病理变化之关键，其本质与代谢综合征的各种表现如肥胖、糖尿病、高血脂、高血压等关系极为密切。

3. 王钢导师治疗尿酸性肾病用药经验

（1）急性发作期：治疗湿热痹痛用宣痹汤和三妙散加减，常用药物如苍术、黄柏、牛膝、防己、薏苡仁、六一散、半夏、丝瓜络、玉米须、山栀、泽泻等；寒湿痹痛选蠲痹汤化裁，药如羌活、独活、桂枝、川芎、当归、萆薢、桑枝、乳香、木香、车前子、苍术、丝瓜络等；湿热石淋以石韦散加味，常用石韦、冬葵子、瞿麦、滑石、车前子、怀牛膝、丝瓜络、苍术、黄柏等；气血阻滞石淋以桃红四物汤、血府逐瘀汤化裁，常选用桃仁、红花、赤芍、川芎、枳壳、青皮、牛膝、益母草、泽兰等。

（2）慢性期的治疗：脾肾气虚证以参苓白术散加减，常用党参、黄芪、白术、茯苓、薏苡仁、山药、生地黄、川断、桑寄生等；肝肾阴虚证以杞菊地黄丸加减，常用制何首乌、枸杞、菊花、生地黄、白蒺藜、当归、红花、杜仲、怀牛膝等；脾肾阳虚证以金匮肾气丸合理中丸化裁，常选党参、黄芪、炒白术、干姜、制苍术、炒薏苡仁、淫羊藿、杜仲、鹿角片、陈皮等；气阴两虚证以参芪地黄汤加减，常选生黄芪、怀山药、墨旱莲、枸杞、紫河车、车前子、生薏仁、益母草等；阴阳两虚证以全鹿丸加减，常选鹿角片、巴戟天、紫河车、淫羊藿、黄芪、熟地黄、山茱萸、怀牛膝、当归等。兼湿热者，常选苍术、生薏苡仁、白茅根、车前子、蒲公英、黄柏等；兼痰浊者，常选苍术、陈皮、半夏、浙贝母、瓜蒌、砂仁、白豆蔻等；兼瘀阻者，常选桃仁、红花、赤芍、参三七、丹参等；兼寒湿者，常选桂枝、干姜、附子、苍术、羌活等。

（3）治疗尿酸性肾病的特殊用药经验：尿酸性肾病急性发作，宣痹清利通络，常用药包括知母、石膏、桂枝、蒲公英、萆薢、路路通、鸡血藤、蜈蚣、生蒲黄、五灵脂；降尿酸则需化湿泄浊通络，常用药包括土茯苓、萆薢、玉米须、秦艽、秦皮；用西药后尿酸下降但痛风仍反复发作者，常用补益肾元、化痰行瘀、清利湿热三大治法加减组合，常用药包括补益肾元用菟丝子、制何首乌、淫羊藿、山茱萸；化痰行瘀常用浙贝母、胆南星、半夏、陈皮、土鳖虫、蝼蛄、蜈蚣、赤芍、益母草；清利湿热常用土茯苓、萆薢、半枝莲、白花蛇舌草等。

第十四节　王钢教授辨治慢性肾脏病的创新性思维撷英

南京博大肾科医院、南京中医药大学 2018 级博士生　朱俊

王钢教授为我国著名的中医肾病专家，从事中医、中西医结合肾病临床及研究 30 余年，精于肾系疾病疑难病症的诊疗，尤其擅长难治性肾病、IgA 肾病、慢性肾衰竭、糖尿病肾病、复杂性尿路感染的中医药辨证论治和中西医结合治疗。王钢教授不但中医功底深厚，而且善于总结新技术、新方法，对慢性肾脏病的证型变化与病机变化规律提出了新的观点，创新性地提出了新的防治方案；借鉴心脏科、皮肤科的一些治疗方法，开发了一系列治疗肾脏病的方药。曾荣获国家发明专利 4 项，江苏省政府科技进步奖二等奖 2 项、三等奖、四等奖各 1 项。

一、采用流行病学方法，统计分析慢性肾脏病证型变化

以慢性肾炎、肾衰竭基本证型转变的认识为代表。随着社会、生态环境的改变，及激素、免疫抑制剂、利尿剂等西药在治疗中的广泛应用，我们发现慢性肾炎、肾衰竭的自然病程及发病机制发生了显著改变。20 世纪 60 年代至 20 世纪 80 年代，慢性肾炎、肾衰竭主要以脾肾阳虚证为主，其后流行病学调研发现，慢性肾炎、肾衰竭出现气阴两虚证的比例升高，其地区分布为全国范围内由南至北，具有较为普遍的意义。20 世纪 80 年代初，王钢教授提出在慢性肾炎的发展过程中以气阴两虚证为多，因此确立了气阴两虚为本虚证的基本证型，治疗上吸取邹云翔教授治疗慢性肾炎、慢性肾衰竭气阴两虚证经验，并对气阴两虚证本质、证治规律进行

了深入探讨。发现其具有以下特征：体液免疫功能紊乱，细胞免疫功能下降；细胞内环核苷酸双向控制系统失调，cAMP/cGMP 比值下降；体内血小板聚集性增高，TXA_2-PGI_2 系统平衡失调，TXB_2、TXB_2/PGF1α比值升高等。

二、运用电脑诊疗系统，动态分析慢性肾炎病机变化规律

1985 年，王钢教授利用肾病电脑诊疗系统对持续治疗 6 个月的病例进行病机变化的动态数据分析，结果显示：慢性肾小球疾病的病机特点是虚实夹杂，以虚为主；病变部位以肾为中心，影响肺、脾、肝；病情反复发作，迁延不愈的重要原因与兼夹外感、水湿、湿热、瘀血等病邪有关；疾病的一般变化规律是先伤于气，后损于阴；病情发展的必然转归是气阴两虚或阴阳两虚。这也为动态分析内科疾病病机变化规律提供了思路和方法。1986 年全国第二届中医肾病学术会议上，王钢教授根据慢性肾脏病虚实夹杂的病机特点，从虚实夹杂证的动态随机组合提出以本虚证为主证，标实证为辅证，标实证可随机兼夹本虚证的新分型方法，将慢性肾炎分为 4 个主证型（肺脾肾气虚、脾肾气阴两虚、脾肾阳虚、肝肾阴虚），6 个兼证型（外感、疮毒、水气、湿热、湿浊、瘀血），充分反映了慢性肾炎的病理特点，符合中医“治病必求于本”的原则，使证型相对稳定、规范。此分型方案稍经修改后被国家药监局采纳为“全国中药新药临床指导原则慢性肾炎的辨证标准”，沿用至今。

三、吸取心脏科贴膜治疗心绞痛经验，开发治疗尿毒症外敷药方

尿毒症患者由于毒素潴留，或尿少水肿明显，到后期往往口服中药较困难，王钢教授参考硝酸甘油贴膜治疗心绞痛的治法，选择了邹老抗肾衰外用药方（主要成分由生附片、川芎、沉香、冰片等），采用了皮肤助渗剂 Azone，用 95%酒精将 Azone 稀释成 1.9%溶液，用助渗剂调肾衰外敷药末敷肾俞、关元穴位，隔 3 天换 1 次药，4 次为 1 个疗程，一般治疗 2 ～ 4 个疗程，目前已治疗 50 余例尿毒症患者，均取得较好的疗效。

四、借鉴皮肤科治疗系统性红斑狼疮方药，开发以雷公藤为主的复方治疗肾炎、肾病综合征

1977 年江苏省中医院皮肤科采用双藤合剂（雷公藤、鸡血藤）治疗红斑狼疮皮肤损害取得较好效果，因为肾炎、肾病综合征和系统性红斑狼疮一样与免疫发病机制有关，所以肾科将双藤合剂用来治疗慢性肾炎、肾病综合征，效果非常显著。从

1979 年起，在原处方中加入甘草，从此本方剂正式改名肾炎合剂，结合辨证治疗 50 例慢性肾炎，总有效率为 94%。此后王钢教授坚持研究，进一步对处方及剂型进行了修改，研制出肾炎合剂Ⅱ号、肾炎灵颗粒剂、肾炎灵片，目前仍然在进行新药开发。该项目于 1999 年、2003 年两次获得江苏省科技进步二等奖。

五、在传统的从肺脾肾论治肾病基础上，拓展新的治疗方法

肾病在古代文献归属于“水肿”“腰痛”等范畴，病机为肺失宣肃，脾失健运，肾失气化，三焦水道不畅，膀胱气化无权，致水液代谢紊乱，水湿内停，精微外泄，发为本病。因此传统的治疗主要从肺脾肾论治，在此基础上，结合西医诊断，西药的广泛运用，王钢教授又提出了多种新的治法。①从肝论治肾病：根据临床许多患者运用大量激素后出现的症状，将此定为“激素性气血痰浊郁滞证”，认为激素大量运用后，人体升降出入功能紊乱，初伤气分，致气机怫郁阻滞，久则气滞血瘀，变气血精微为湿浊痰瘀，阻于脏腑经络，提出运用疏肝泄浊法治疗，方选《丹溪心法》越鞠丸加减，治疗 120 例肾病综合征，对提高激素疗效，减轻激素不良反应的效果显著，明显高于单纯激素对照组。②从咽论治 IgA 肾病：《灵枢 · 经脉》指出，“肾足少阴之脉……其直者从肾上贯肝膈，入肺中，循喉咙，挟舌本。”提示咽属肾，喉为肺之门户，风热邪毒博结咽喉或湿热邪气留恋不解，可循足少阴之支脉侵犯肾，故肾病的发生与咽喉密切相关。结合 IgA 肾病的发生及反复发作与扁桃体炎有关，王钢教授采用从咽论治 IgA 肾病血尿患者，取得明显效果。

[中国中西医结合肾病杂志，2010，11（2）：102]

第十五节　基于数据挖掘王钢教授辨治慢性肾小球肾炎、免疫抑制剂感染的临床经验研究

南京博大肾科医院、南京中医药大学 2018 级博士生　郭小娟

[摘要] 目的：挖掘王钢教授治疗慢性肾小球肾炎的用药经验，对服用激素及免疫抑制剂后的患者进行分析。方法：系统整理王钢教授在南京博大肾科医院诊治的 2011 年 1 月至 2019 年 6 月期间病患医案，通过现代数据挖掘技术，将入选病人的姓名、

年龄、性别、症状、舌苔、脉象、病机、治法、处方、用药等信息分别录入 Xminer Operation Tool V1.4、SPSS 26.0 和 SPSS Modeler 18.0 数据挖掘系统，建立医案数据库，运用频数分布、关联规则、聚类分析等数据运算模型进行挖掘，对王钢教授辨证用药规律进行统计、分析、归纳、研究。结果：数据挖掘研究共选取 2011 年 1 月至 2019 年 6 月王钢教授于南京博大肾科医院诊治的患者 221 人，共纳入医案 381 诊次。临床症状以泡沫尿、浮肿、腰脊酸痛、纳呆、倦怠乏力、口干咽燥、咽痛、咳嗽、手足心热为主，舌淡红苔薄白或舌红苔少、脉细沉等。临证以气阴两虚、湿热内蕴最为多见，王钢教授擅长益气养阴、清热利湿法为主，佐以利水消肿、活血化瘀、化湿泄浊、滋补肝肾、温补脾肾等，喜用车前子、茯苓皮、制僵蚕、白花蛇舌草、全蝎、山茱萸、金樱子、黄蜀葵花、泽兰、黄芩。结论：王钢教授对此类患者辨证的是以泡沫尿、浮肿、腰脊酸痛、纳呆、倦怠乏力、口干咽燥、咽痛、咳嗽、手足心热、舌淡红、苔薄白或舌红少苔、脉细沉等为主要临床症状。以气阴两虚为主要病机，兼证与湿热内蕴、血瘀内结相关最为密切。多从脾论治、从肝论治、从肺从咽论治、从疏滞泄浊法论治。

[关键词] 王钢学术思想　肾小球肾炎　免疫力低下　临床经验　数据挖掘技术

一、数据挖掘方法

采用地区通用数据处理平台 Xminer Operation Tool V1.4 和 SPSS 26.0 进行数据分析处理。本次研究先将清洗后的数据库导入 Xminer Operation Tool V1.4 和 SPSS 26.0，构建关联规则和聚类分析数据挖掘模型，其中数据关联规则分析平台的核心算法为 FP Growth 算法，聚类分析则使用 K-MEANS 聚类分析方法，使用相关运算工具对研究数据进行挖掘处理和逻辑分析，对计量性趋势数据运用 EXCEL 2019 进行解构分析。根据统计分析结果，从症状、舌苔、脉象、病机、处方用药等多方面进行王钢教授临床诊治肾炎合并免疫力低下医案经验的总结。

二、研究结果

（一）临床症状频次频率分布

数据分析：从表 6-5 可以看出，王钢教授临床诊治 381 诊次中，共统计临床症状 32 项，其中表现为泡沫尿者最为多见，占比 56%，排在前 15 位的临床症状分别是：泡沫尿、浮肿、腰脊酸痛、纳呆、倦怠乏力、口干咽燥、咽痛、咳嗽、手足心热、腹胀、便溏、头晕、咯痰、平素易感冒、口黏。其中，尤以出现上呼吸道症状患者为最多，主要表现为泡沫尿、浮肿、腰脊酸痛、纳呆、倦怠乏力、口干咽燥、咽痛、咳嗽、手足心热的症状。

表 6–5　临床症状分布

序列 Se.	临床症状 ClinicalSymptom	频次 Qua.	频率 Fre.	序列 Se.	临床症状 ClinicalSymptom	频次 Qua.	频率 Fre.
1	泡沫尿	216	0.5669	17	恶心	28	0.0735
2	浮肿	200	0.5249	18	胸闷	28	0.0735
3	腰脊酸痛	153	0.4016	19	少气乏力	27	0.0709
4	纳呆	132	0.3465	20	面色无华	26	0.0682
5	倦怠乏力	123	0.3228	21	鼻塞	26	0.0682
6	口干咽燥	103	0.2703	22	寐差	25	0.0656
7	咽痛	91	0.2388	23	尿少	25	0.0656
8	咳嗽	84	0.2205	24	口干	23	0.0604
9	手足心热	70	0.1837	25	乏力	22	0.0577
10	腹胀	54	0.1417	26	发热	22	0.0577
11	便溏	40	0.1050	27	流涕	22	0.0577
12	头晕	38	0.0997	28	畏寒	20	0.0525
13	咯痰	37	0.0971	29	腰脊冷痛	19	0.0499
14	平素易感冒	34	0.0892	30	精神萎靡	18	0.0472
15	口黏	30	0.0787	31	面色晄白	18	0.0472
16	脘闷	29	0.0761	32	气喘	18	0.0472

注：此分布标列参数 MarkParameter=[Qua. ＞ 17]。

（二）舌象频次频率分布

从表 6-6 可以看出，所收集的医案中，舌象共计 25 项，舌淡红占 56.17%，苔薄白占 34.12%，舌红占 30.17%，苔少占 29.40%。明显高于其他舌象出现的频率。这说明，肾炎合并免疫力低下的患者大多以舌淡红、苔薄白及舌红少苔为主。

（三）脉象频次频率分布

从表 6-7 可以看出，所有收集医案中，脉象共计 10 项，以细脉、沉脉及数脉最为多见，占比分别是 74.28%、24.41% 及 16.80%，三者频率明显高于其他脉象出现的频率，部分患者尚可出现滑脉、濡脉、弱脉等。

表 6–6　舌象分布

序列 Se.	舌象 CoatedTongue	频次 Qua.	频率 Fre.	序列 Se.	舌象 CoatedTongue	频次 Qua.	频率 Fre.
1	舌淡红	214	0.5617	14	苔白厚腻	10	0.0262
2	苔薄白	130	0.3412	15	舌淡	10	0.0262
3	舌红	117	0.3071	16	有瘀斑	4	0.0105
4	苔少	112	0.2940	17	苔白润	3	0.0079
5	苔黄腻	36	0.0945	18	舌紫	2	0.0052
6	苔白腻	36	0.0945	19	苔黄	2	0.0052
7	有齿痕	34	0.0892	20	苔薄腻	2	0.0052
8	舌紫暗	27	0.0709	21	有瘀点	1	0.0026
9	苔白	18	0.0472	22	苔薄白而润	1	0.0026
10	舌嫩淡胖	18	0.0472	23	苔白滑	1	0.0026
11	苔薄	16	0.0420	24	苔薄滑	1	0.0026
12	苔薄黄	12	0.0315	25	苔薄白嫩	1	0.0026
13	舌偏红	11	0.0289				

注：此分布标列参数 MarkParameter=[Qua. > 0]。

表 6–7　脉象分布

序列 Se.	脉象 PulseCondition	频次 Qua.	频率 Fre.	序列 Se.	脉象 PulseCondition	频次 Qua.	频率 Fre.
1	细	283	0.7428	6	弦	35	0.0919
2	沉	93	0.2441	7	无力	24	0.0630
3	数	64	0.1680	8	迟	24	0.0630
4	濡	46	0.1207	9	涩	18	0.0472
5	弱	46	0.1207	10	滑	2	0.0052

注：此分布标列参数 MarkParameter=[Qua. > 0]。

（四）病机频次频率分布

从表 6-8 可以看出，患者所涉及病机共计 23 项，频次大于 10 的病机有：气阴两虚、湿热内蕴、脾肾气虚、水湿泛滥、血瘀内阻、蕴积上焦、湿浊内停、肝肾阴虚、脾肾阳虚、湿浊中阻、湿热中阻、肺肾气虚。王钢教授辨治该病，主要病机为：气阴两虚、湿热内蕴、脾肾气虚、水湿泛滥。其中尤以气阴两虚、湿热内蕴最为多见，占比达 39%，明显高于其他病机，可以看出，气阴两虚、湿热内蕴为王钢教授辨治肾炎合并免疫力低下的核心病机。

表 6–8　病机分布

序列 Se.	病机 Pathogenesis	频次 Qua.	频率 Fre.	序列 Se.	病机 Pathogenesis	频次 Qua.	频率 Fre.
1	气阴两虚	152	0.3990	13	兼有表证	7	0.0184
2	湿热内蕴	149	0.3911	14	肺脾气虚	5	0.0131
3	脾肾气虚	113	0.2966	15	血热互结	4	0.0105
4	水湿泛滥	109	0.2861	16	脾肾两虚	2	0.0052
5	血瘀内阻	107	0.2808	17	蕴积下焦	2	0.0052
6	蕴积上焦	61	0.1601	18	气滞湿阻	1	0.0026
7	湿浊内停	46	0.1207	19	外感表证	1	0.0026
8	肝肾阴虚	45	0.1181	20	风湿湿热互阻	1	0.0026
9	脾肾阳虚	45	0.1181	21	风邪停表	1	0.0026
10	湿浊中阻	30	0.0787	22	气滞血瘀	1	0.0026
11	湿热中阻	12	0.0315	23	湿热血瘀内阻	1	0.0026
12	肺肾气虚	10	0.0262				

注：此分布标列参数 MarkParameter=[Qua. ＞ 0]。

（五）治法频次频率分布

从表 6-9 可以看出，王钢教授对于该病的治法灵活多样，多达 20 项，其中以益气养阴、清热利湿为主，分别占 39.63%、39.37%，佐以健脾益肾、利水消肿、活血化瘀、化湿泄浊、滋补肝肾、温补脾肾等，这与气阴两虚、湿热内蕴的基本病机相吻合。

表 6–9　治法分布

序列 Se.	治法 PrincipleofTreatment	频次 Qua.	频率 Fre.	序列 Se.	治法 PrincipleofTreatment	频次 Qua.	频率 Fre.
1	益气养阴	151	0.3963	11	凉血活血	10	0.0262
2	清热利湿	150	0.3937	12	利湿泄浊	10	0.0262
3	健脾益肾	117	0.3071	13	利水化湿	9	0.0236
4	利水消肿	85	0.2231	14	祛风解表	9	0.0236
5	活血化瘀	81	0.2126	15	补肺益肾	7	0.0184
6	化湿泄浊	51	0.1339	16	祛瘀泄浊	6	0.0157
7	滋补肝肾	44	0.1155	17	补肺健脾	6	0.0157
8	温补脾肾	39	0.1024	18	利湿消肿	5	0.0131
9	和胃止呕	34	0.0892	19	凉血清热	4	0.0105
10	化湿和胃	11	0.0289	20	化湿祛瘀	4	0.0105

注：此分布标列参数 MarkParameter=[Qua. ＞ 3]。

（六）药物频次频率分布

从表 6-10 不难发现，王钢教授治疗肾炎合并免疫力低下的患者，用药广泛，品种多达 341 种，其中选用最多的药物是生甘草及小红枣，考虑为调和之药，其次为车前子，高达 62.28%，除外生甘草和小红枣排在前十位的依次是：车前子、茯苓皮、制僵蚕、白花蛇舌草、全蝎、山茱萸、金樱子、黄蜀葵花、泽兰、黄芩。王钢教授主用清利湿热、渗湿利水、祛风通络之品、辅佐健脾益肾药，综合治疗，直达病所。不仅可以控制肾炎多方面的症状，而且可以达到调节免疫之效。从数据中可以看出王钢教授常用生甘草、小红枣等调和之品。

表 6-10　药物分布

序列 Se.	药物 Medicine	频次 Qua.	频率 Fre.	序列 Se.	药物 Medicine	频次 Qua.	频率 Fre.
1	生甘草	300	0.7874	16	北沙参	140	0.3675
2	小红枣	299	0.7848	17	牡丹皮	138	0.3622
3	车前子	238	0.6247	18	泽泻	131	0.3438
4	茯苓皮	225	0.5906	19	猪苓	113	0.2966
5	制僵蚕	219	0.5748	20	鱼腥草	111	0.2913
6	白花蛇舌草	198	0.5197	21	麦冬	108	0.2835
7	全蝎	183	0.4803	22	米仁根	105	0.2756
8	山茱萸	182	0.4777	23	车前草	105	0.2756
9	金樱子	174	0.4567	24	青风藤	105	0.2756
10	黄蜀葵花	165	0.4331	25	牛蒡子	104	0.2730
11	泽兰	160	0.4199	26	姜半夏	102	0.2677
12	黄芩	160	0.4199	27	川芎	100	0.2625
13	穿山龙	158	0.4147	28	三白草	99	0.2598
14	生地黄	156	0.4094	29	大腹皮	98	0.2572
15	石韦	149	0.3911	30	陈皮	98	0.2572

注：此分布标列参数 MarkParameter=[Qua. ＞ 97]。

（七）临床症状内关联规则项集

表 6-11　临床症状内关联规则项集

序列 Se.	规则项集 Ass.	支持度 Sup.	置信度 Con.	序列 Se.	规则项集 Ass.	支持度 Sup.	置信度 Con.
1	浮肿→倦怠乏力	0.1575	0.3000	16	纳呆→泡沫尿	0.1706	0.5000
2	浮肿→纳呆	0.2021	0.3850	17	泡沫尿→浮肿	0.3386	0.6000
3	浮肿→泡沫尿	0.3386	0.6450	18	泡沫尿→倦怠乏力	0.1942	0.3442
4	浮肿→咽痛	0.1312	0.2500	19	泡沫尿→纳呆	0.1706	0.3023
5	浮肿→腰脊酸痛	0.1969	0.3750	20	泡沫尿→咽痛	0.1627	0.2884
6	倦怠乏力→浮肿	0.1575	0.4878	21	泡沫尿→腰脊酸痛	0.1995	0.3535
7	倦怠乏力→纳呆	0.1312	0.4065	22	手足心热→口干咽燥	0.1444	0.7857
8	倦怠乏力→泡沫尿	0.1942	0.6016	23	手足心热→腰脊酸痛	0.1207	0.6571
9	倦怠乏力→腰脊酸痛	0.1759	0.5447	24	咽痛→浮肿	0.1312	0.5495
10	咳嗽→泡沫尿	0.1365	0.6190	25	咽痛→泡沫尿	0.1627	0.6813
11	口干咽燥→浮肿	0.1286	0.4804	26	腰脊酸痛→浮肿	0.1969	0.5034
12	口干咽燥→手足心热	0.1444	0.5392	27	腰脊酸痛→倦怠乏力	0.1759	0.4497
13	口干咽燥→腰脊酸痛	0.1365	0.5098	28	腰脊酸痛→口干咽燥	0.1365	0.3490
14	纳呆→浮肿	0.2021	0.5923	29	腰脊酸痛→泡沫尿	0.1995	0.5101
15	纳呆→倦怠乏力	0.1312	0.3846	30	腰脊酸痛→手足心热	0.1207	0.3087

注：此项集标列参数 MarkParameter=[Support ＞ 0.12；Confidence ＞ 0.25]。

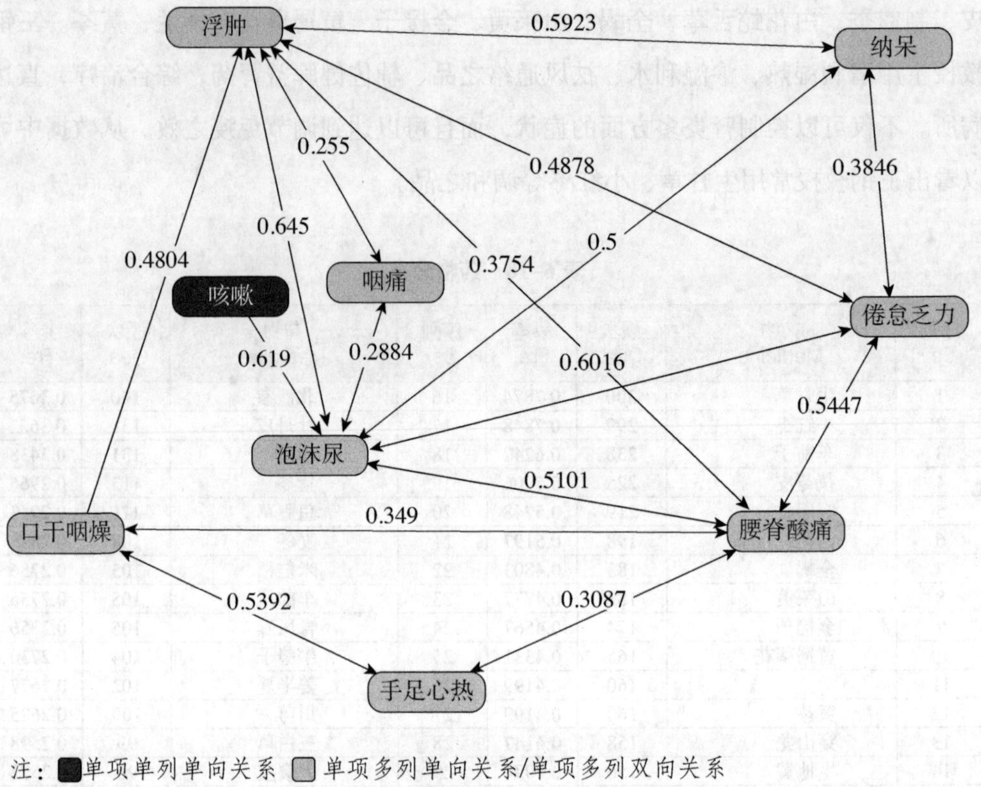

图 6-1　临床症状内关联规则位点结构

由表 6-11、图 6-1 可以看出，以支持度 =0.12，置信度 =0.25 为基准，临床症状内关联共 30 项集，其中，支持度大于 0.15 的关联项集有：浮肿→泡沫尿、纳呆→浮肿、浮肿→腰脊酸痛、倦怠乏力→浮肿、倦怠乏力→腰脊酸痛。由此观之，手足心热→口干咽燥的置信度为 78.57%，浮肿、泡沫尿的支持度为 33.86%。以该类患者最常见的浮肿、泡沫尿、纳呆、腰脊酸痛、倦怠乏力、手足心热、口干咽燥临床症状。

（八）病机内关联规则项集

由表 6-12、图 6-2 可以看出，在研究病机内关联中，以支持度 =0.05，置信度 =0.17 为基准，共 32 项集。该病最常见的病机为气阴两虚、湿热内蕴，存在概率为 19.16%，置信度为 48.03%；气阴两虚与瘀血内阻同时存在的概率次之，为 13.65%，置信度为 34.21%。核心病机本虚以气阴两虚为主，标证以湿热内蕴及瘀血内阻为主。

表 6–12　病机内关联规则项集

序列 Se.	规则项集 Ass.	支持度 Sup.	置信度 Con.	序列 Se.	规则项集 Ass.	支持度 Sup.	置信度 Con.
1	肝肾阴虚→湿热内蕴	0.0577	0.4889	17	湿热内蕴→蕴积上焦，气阴两虚	0.0840	0.2148
2	肝肾阴虚→血瘀内阻	0.0525	0.4444	18	湿浊内停→脾肾气虚	0.0735	0.6087
3	脾肾气虚→湿热内蕴	0.0892	0.3009	19	水湿泛滥→脾肾气虚	0.0630	0.2202
4	脾肾气虚→湿浊内停	0.0735	0.2478	20	水湿泛滥→脾肾阳虚	0.1181	0.4128
5	脾肾气虚→水湿泛滥	0.0630	0.2124	21	水湿泛滥→气阴两虚	0.0630	0.2202
6	脾肾气虚→血瘀内阻	0.0630	0.2124	22	水湿泛滥→血瘀内阻	0.0656	0.2294
7	脾肾阳虚→水湿泛滥	0.1181	1.0000	23	血瘀内阻→肝肾阴虚	0.0525	0.1869
8	气阴两虚，湿热内蕴→蕴积上焦	0.0840	0.4384	24	血瘀内阻→脾肾气虚	0.0630	0.2243
9	气阴两虚→湿热内蕴	0.1916	0.4803	25	血瘀内阻→气阴两虚	0.1365	0.4860
10	气阴两虚→血瘀内阻	0.1365	0.3421	26	血瘀内阻→湿热内蕴	0.0866	0.3084
11	气阴两虚→蕴积上焦	0.0892	0.2237	27	血瘀内阻→水湿泛滥	0.0656	0.2336
12	气阴两虚→蕴积上焦，湿热内蕴	0.0840	0.2105	28	蕴积上焦，气阴两虚→湿热内蕴	0.0840	0.9412
13	湿热内蕴→脾肾气虚	0.0892	0.2282	29	蕴积上焦，湿热内蕴→气阴两虚	0.0840	0.5424
14	湿热内蕴→气阴两虚	0.1916	0.4899	30	蕴积上焦→气阴两虚	0.0892	0.5574
15	湿热内蕴→血瘀内阻	0.0866	0.2215	31	蕴积上焦→气阴两虚，湿热内蕴	0.0840	0.5246
16	湿热内蕴→蕴积上焦	0.1549	0.3960	32	蕴积上焦→湿热内蕴	0.1549	0.9672

*注：此项集标列参数 Mark Parameter=[Support=0.05；Confidence=0.17].

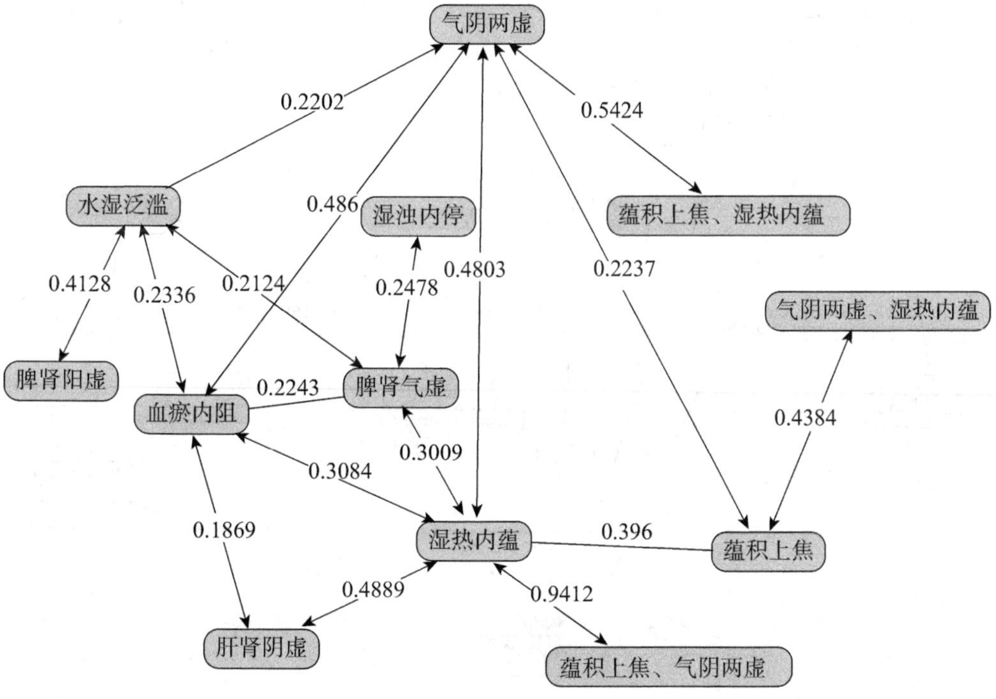

注：■单项单列单向关系 □单项多列单向关系/单项多列双向关系

图 6–2　病机内关联规则位点结构

（九）治法内关联规则项集

表 6–13　治法内关联规则项集

序列 Se.	规则项集 Ass.	支持度 Sup.	置信度 Con.	序列 Se.	规则项集 Ass.	支持度 Sup.	置信度 Con.
1	和胃止呕→健脾益肾	0.0420	0.4706	16	利水消肿→健脾益肾	0.0577	0.2588
2	和胃止呕→清热利湿	0.0499	0.5588	17	利水消肿→温补脾肾	0.0945	0.4235
3	化湿泻浊→健脾益肾	0.0682	0.5098	18	利水消肿→益气养阴	0.0446	0.2000
4	化湿泻浊→益气养阴	0.0472	0.3529	19	清热利湿→和胃止呕	0.0499	0.1267
5	活血化瘀→健脾益肾	0.0525	0.2469	20	清热利湿→活血化瘀	0.0604	0.1533
6	活血化瘀→利水消肿	0.0367	0.1728	21	清热利湿→健脾益肾	0.0866	0.2200
7	活血化瘀→清热利湿	0.0604	0.2840	22	清热利湿→益气养阴	0.1995	0.5067
8	活血化瘀→益气养阴	0.0971	0.4568	23	清热利湿→滋补肝肾	0.0604	0.1533
9	活血化瘀→滋补肝肾	0.0499	0.2346	24	温补脾肾→利水消肿	0.0945	0.9231
10	健脾益肾→和胃止呕	0.0420	0.1368	25	益气养阴→化湿泻浊	0.0472	0.1192
11	健脾益肾→化湿泻浊	0.0682	0.2222	26	益气养阴→活血化瘀	0.0971	0.2450
12	健脾益肾→活血化瘀	0.0525	0.1709	27	益气养阴→利水消肿	0.0446	0.1126
13	健脾益肾→利水消肿	0.0577	0.1880	28	益气养阴→清热利湿	0.1995	0.5033
14	健脾益肾→清热利湿	0.0866	0.2821	29	滋补肝肾→活血化瘀	0.0499	0.4318
15	利水消肿→活血化瘀	0.0367	0.1647	30	滋补肝肾→清热利湿	0.0604	0.5227

*注：此项集标列参数 Mark Parameter=[Support=0.03；Confidence=0.06]。

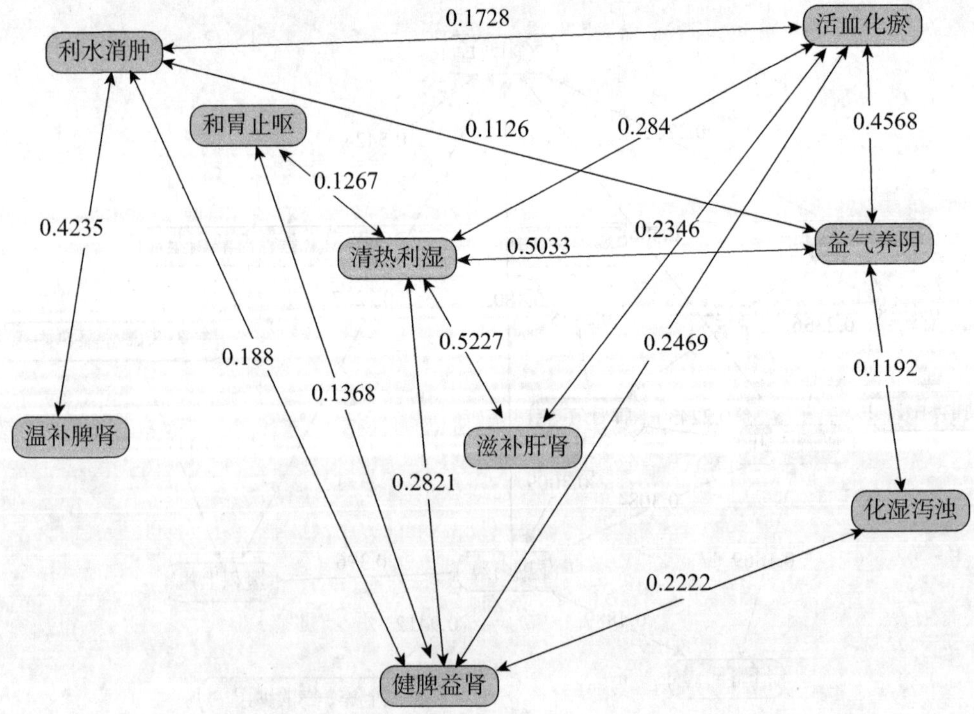

注：■单项多列单向关系/单项多列双向关系。

图 6–3　治法内关联规则位点结构

由表 6-13、图 6-3 可以看出，以支持度 =0.03，置信度 =0.06 为基准，治法内关联共 32 项集。其中，益气养阴→清热利湿的置信度为 50%，其治疗以益气养阴、清热利湿为主，占比 19.55%，置信度 50.67%。各治法之间密切相关。

（十）药物内关联规则项集

由表 6-14、图 6-4 可以看出，以支持度 =0.29，置信度 =0.50 为基准，可发现的药物内关联项集就多达 30 项，但涉及主要药物仅有 5 味，分别为茯苓皮、车前子、全蝎、制僵蚕、泽兰，两两之间均有较强关联性。其中，茯苓皮→车前子支持度 47.51% 为最高，置信度 80.44%。泽兰、茯苓皮→车前子支持度为 32.81%，置信度 96.15%。其次制僵蚕→全蝎支持度 46.98%，置信度为 82.11%。其中全蝎→制僵蚕的置信度最高达到 98.35%。

表 6-14　药物内关联规则项集

序列 Se.	规则项集 Ass.	支持度 Sup.	置信度 Con.	序列 Se.	规则项集 Ass.	支持度 Sup.	置信度 Con.
1	白花蛇舌草→制僵蚕	0.3123	0.6296	26	全蝎→车前子	0.3150	0.6593
2	车前子，制僵蚕→全蝎	0.3097	0.8310	27	全蝎→车前子，制僵蚕	0.3097	0.6484
3	车前子→茯苓皮	0.4751	0.7605	28	全蝎→茯苓皮	0.2966	0.6209
4	车前子→全蝎	0.3150	0.5042	29	全蝎→茯苓皮，制僵蚕	0.2940	0.6154
5	车前子→泽兰	0.3963	0.6345	30	全蝎→金樱子	0.2940	0.6154
6	车前子→泽兰，茯苓皮	0.3281	0.5252	31	全蝎→制僵蚕	0.4698	0.9835
7	车前子→制僵蚕	0.3727	0.5966	32	山茱萸→车前子	0.3071	0.6429
8	穿山龙→金樱子	0.3176	0.7707	33	山茱萸→制僵蚕	0.3071	0.6429
9	穿山龙→制僵蚕	0.2992	0.7261	34	石韦→金樱子	0.3071	0.7905
10	茯苓皮，车前子→泽兰	0.3281	0.6906	35	石韦→制僵蚕	0.3045	0.7838
11	茯苓皮，制僵蚕→全蝎	0.2940	0.8421	36	泽兰，车前子→茯苓皮	0.3281	0.8278
12	茯苓皮→车前子	0.4751	0.8044	37	泽兰，茯苓皮→车前子	0.3281	0.9615
13	茯苓皮→全蝎	0.2966	0.5022	38	泽兰→车前子	0.3963	0.9497
14	茯苓皮→泽兰	0.3412	0.5778	39	泽兰→茯苓皮	0.3412	0.8176
15	茯苓皮→泽兰，车前子	0.3281	0.5556	40	泽兰→茯苓皮，车前子	0.3281	0.7862
16	茯苓皮→制僵蚕	0.3491	0.5911	41	制僵蚕→白花蛇舌草	0.3123	0.5459
17	黄蜀葵花→车前子	0.2940	0.6914	42	制僵蚕→车前子	0.3727	0.6514
18	金樱子→穿山龙	0.3176	0.7160	43	制僵蚕→穿山龙	0.2992	0.5229
19	金樱子→全蝎	0.2940	0.6627	44	制僵蚕→茯苓皮	0.3491	0.6101
20	金樱子→石韦	0.3071	0.6923	45	制僵蚕→金樱子	0.3255	0.5688
21	金樱子→制僵蚕	0.3255	0.7337	46	制僵蚕→全蝎	0.4698	0.8211
22	全蝎，车前子→制僵蚕	0.3097	0.9833	47	制僵蚕→全蝎，车前子	0.3097	0.5413
23	全蝎，茯苓皮→制僵蚕	0.2940	0.9912	48	制僵蚕→全蝎，茯苓皮	0.2940	0.5138
24	全蝎，制僵蚕→车前子	0.3097	0.6592	49	制僵蚕→山茱萸	0.3071	0.5367
25	全蝎，制僵蚕→茯苓皮	0.2940	0.6257	50	制僵蚕→石韦	0.3045	0.5321

*注：此项集标列参数 Mark Parameter=[Support=0.29；Confidence=0.50]。

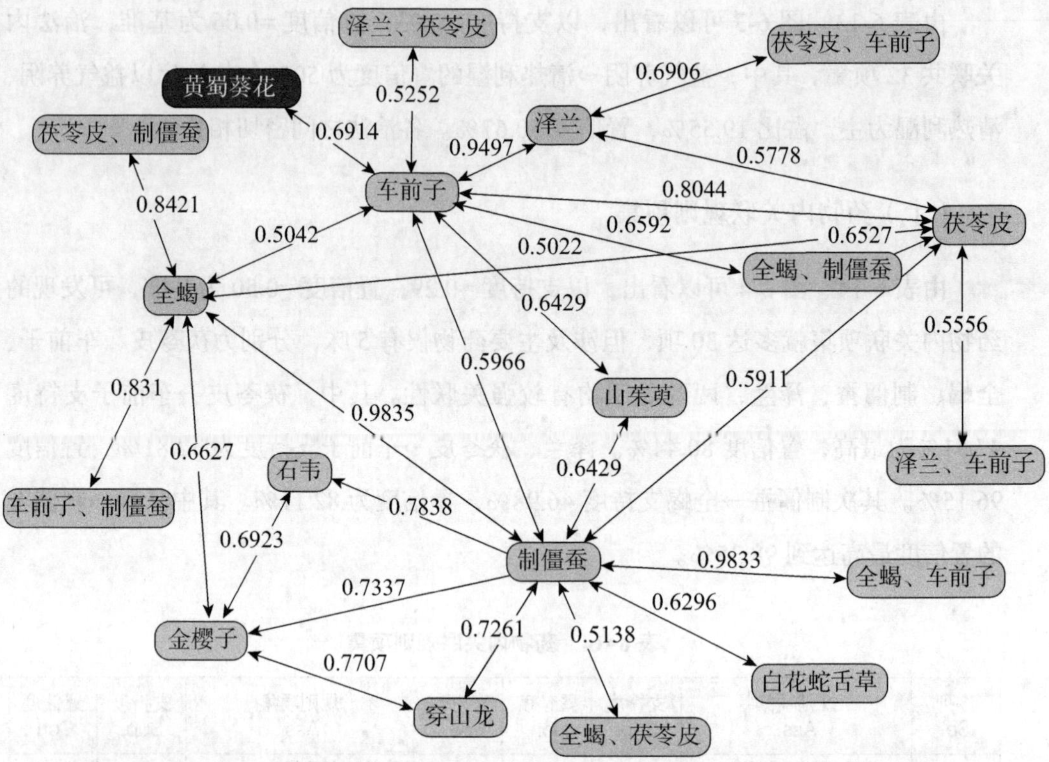

注：■单项单列单向关系 ■单项多列单向关系/单项多列双向关系。

图 6-4　药物内关联规则位点结构

（十一）临床症状与药物外关联规则项集

表 6-15　临床症状与药物外关联规则项集

序列 Se.	规则项集 Ass.	支持度 Sup.	置信度 Con.	序列 Se.	规则项集 Ass.	支持度 Sup.	置信度 Con.
1	便溏→车前子	0.0840	0.8000	19	腰脊酸痛→金樱子	0.2310	0.5906
2	浮肿→车前子	0.3858	0.7350	20	倦怠乏力→茯苓皮	0.1890	0.5854
3	腰脊酸痛→制僵蚕	0.2782	0.7114	21	浮肿→制僵蚕	0.3045	0.5800
4	浮肿→茯苓皮	0.3727	0.7100	22	口干咽燥→车前子	0.1522	0.5686
5	纳呆→车前子	0.2336	0.6846	23	口干咽燥→全蝎	0.1391	0.5196
6	倦怠乏力→车前子	0.2205	0.6829	24	泡沫尿→全蝎	0.2887	0.5116
7	口干咽燥→北沙参	0.1811	0.6765	25	纳呆→制僵蚕	0.1732	0.5077
8	腰脊酸痛→车前子	0.2467	0.6309	26	腰脊酸痛→穿山龙	0.1969	0.5034
9	口干咽燥→茯苓皮	0.1680	0.6275	27	纳呆→泽兰	0.1706	0.5000
10	纳呆→茯苓皮	0.2126	0.6231	28	倦怠乏力→金樱子	0.1601	0.4959
11	口干咽燥→制僵蚕	0.1654	0.6176	29	倦怠乏力→全蝎	0.1601	0.4959
12	泡沫尿→车前子	0.3465	0.6140	30	泡沫尿→金樱子	0.2782	0.4930
13	泡沫尿→制僵蚕	0.3465	0.6140	31	倦怠乏力→泽兰	0.1575	0.4878
14	倦怠乏力→制僵蚕	0.1969	0.6098	32	浮肿→全蝎	0.2493	0.4750
15	腰脊酸痛→茯苓皮	0.2362	0.6040	33	纳呆→黄蜀葵花	0.1601	0.4692
16	口干咽燥→山茱萸	0.1601	0.5980	34	浮肿→山茱萸	0.2441	0.4650
17	腰脊酸痛→全蝎	0.2336	0.5973	35	纳呆→山茱萸	0.1575	0.4615
18	泡沫尿→茯苓皮	0.3333	0.5907	36	泡沫尿→石韦	0.2441	0.4326

*注：此项集标列参数 Mark Parameter=[Support=0.07；Confidence=0.13]。

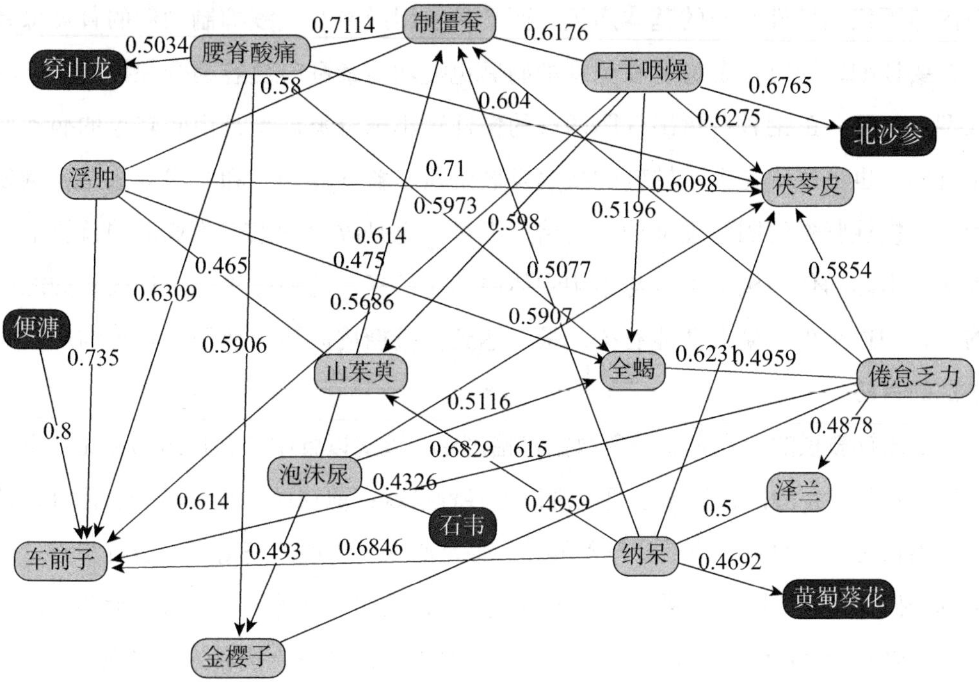

注：■单项单列单向关系 □单项多列单向关系/单项多列双向关系

图 6–5　临床症状与药物外关联规则位点结构

由表 6-15、图 6-5 可以看出，患者的临床症状与研究使用的中药之间具有关联的支持度比较大，置信度大于 0.60 的有浮肿→车前子、浮肿→茯苓皮、泡沫尿→车前子、泡沫尿→制僵蚕、腰脊酸痛→制僵蚕、腰脊酸痛→车前子、纳呆→车前子、纳呆→茯苓皮、口干咽燥→北沙参、口干咽燥→山茱萸、倦怠乏力→车前子、倦怠乏力→制僵蚕。因此，可以看出浮肿、纳呆、倦怠乏力与车前子、制僵蚕的关系十分密切，一定程度上说明了车前子、茯苓皮、制僵蚕在临床中使用十分广泛。同时，对于咽干口燥的患者可依次选用北沙参、山茱萸等药物，对于泡沫尿的患者可依次选用车前子、茯苓皮、全蝎、制僵蚕、金樱子、石韦等药物，这对于临床药物的选择具有很好的指导作用。

三、讨论

1. 王钢教授辨证思想挖掘讨论　在肾炎免疫力低下患者中，其在辨证与病机方面倡导的学术思想是：慢性肾小球肾炎患者在使用免疫抑制剂及糖皮质激素后，根据数据挖掘结果可以看出，其病机多以“气阴两虚，湿热内蕴”为主，从数据挖掘的结果可以看出为治疗大法为“益气养阴，清热利湿”，气阴两虚、湿热内蕴不仅是慢性肾炎的基本病机，而且是使用激素及免疫抑制剂后的肾炎患者的主要证型，同时也是患者在免疫抑制后免疫功能紊乱时更容易合并机会感染的证型。并且，王钢教授指出气阴两虚的慢性肾小球肾炎证型是由轻转重的病理变化过程，也可以说是由重转轻的疾病发展阶段，益气养阴、和络渗湿法是王钢教授治疗慢性肾炎气阴两虚证的主要治疗大法，也是改善淋巴细胞亚群的首要治疗大法。本法的作用机制可能与影响到体内的血栓素、前列腺素以及环核苷酸之间的稳定和血小板及凝血功能有关，最终达到调整糖皮质激素使用后各种物质代谢紊乱的目的。

2. 王钢教授的治疗大法特色数据挖掘讨论　该病以青中年男性最为多见，发病情况涉及各个年龄段，临床主要表现以下各种症状：泡沫尿、腰脊酸痛、浮肿、纳呆、倦怠乏力、咽痛、咳嗽、口干咽燥、手足心热、舌淡红苔薄白或舌红少苔、脉细沉等症状。临证以气阴两虚、湿热内蕴为主，主用益气养阴、清热利湿为治疗大法，伍以其余补虚的温补脾肾、滋补肝肾及健脾益肾之法，祛邪的利水消肿、活血化瘀、化湿泻浊之法，喜用车前子、茯苓皮、制僵蚕、白花蛇舌草、黄蜀葵花、全蝎、泽兰、金樱子、山茱萸、黄芩。王钢教授喜欢配伍花类药、虫类药及藤类药，根据临床症状、病机、治法，两两之间均存在密切的相关性。教授喜用脏腑辨证，但又不拘泥于此，卫气营血辨证及六经辨证也经常使用，喜用参芪地黄汤及猪苓汤即为辨证的代表方，本虚以脾、肺、肝辨证为主，标实以湿热内蕴为多。滋阴益气，喜滋养肝、肾、肺之阴，健脾、肺之气。滋肝肾之阴选六味地黄丸，健脾益气选防己黄芪汤，滋肺之阴选泻肺汤，养阴清热选犀角地黄汤。从而提出从脾论治，从肝论治，从肺从咽论治，疏肝泄泻法论治。这对该病临床辨证用药提供了客观依据，具有重要的指导作用。

3. 王钢教授治疗用药配伍特征数据挖掘分析　研究王钢教授 381 次诊疗医案，发现涉及中药共 341 味，其中排在前 35 味的中药从可以体现出王钢教授尤其擅长运用虫类药、花类药、藤类药及滋阴益气之品，肉桂反佐的应用对于该病的治疗可谓具有独特的临床疗效。

［南京中医药大学博士论文，2020 年］

第十六节　王钢教授中医药综合防治慢性肾衰的临床及经验体会

江苏省中医院　周恩超

[摘要]　本文是中医药综合防治慢性肾衰的临床研究，主要内容如下：其一，采用经过前述研究改良的辨证分型方案，在传统辨证论治的基础上，从脏腑病机和“湿”“瘀”入手，依据从“风”“痰”“毒”论治的观点，增加祛风息风、化痰软坚通络、清热解毒泄浊等治法方药；其二，结合多年经验用药保肾片，以及中药保留灌肠或高位弥散治疗，针剂脉络宁、黄芪针静滴，或是中药药浴薰蒸的综合治疗方法，改变以往单一的口服疗法，通过多种药物、不同途径，使药达病所，协同增效，进一步提高慢性肾衰的临床疗效。在前述基础上，对慢性肾衰基本病机的核心“虚”和“毒”进行了分析，虚乃病本，毒乃病标，标本缓急，从标从本据情而定，两者不得偏废；中医综合疗法乃是根据肾的生理功能主水藏精的特点，充分发挥中医药在扶助肾气、排毒解毒方面的特长和优势，以中药辨证汤药、中药保肾片、中药针剂静滴、中药保留灌肠或高位弥散治疗、中药药浴，其相互结合应用，根据病情有所侧重，起到相互协同、各得其宜的效果，从而提高疗效，延缓病程进展；结合文献，介绍了慢性肾衰的治法、用药禁忌及医嘱；探讨了慢性肾衰的预后判断及可逆因素。

一、观察对象

本组病例共 114 例，为南京中药大学附属医院肾科 2002 年至 2003 年的住院病人，其中男性 70 例，女性 44 例，平均年龄（54.82±16.36）岁，平均肾衰病程（19.67±25.94）个月。114 例肾衰患者，根据西医病情轻重分类，代偿期 12 例，失代偿期 51 例，肾功能衰竭期 35 例，尿毒症终末期 16 例；原发病中慢性肾炎 51 例，高血压病 21 例，糖尿病肾病 11 例，慢性间质性肾炎 8 例，梗阻性肾病 6 例，多囊肾 3 例，尿酸性肾病 3 例，风湿性关节炎 2 例，肾动脉狭窄 1 例，肾脏错构瘤 1 例；原因不明 7 例。除此以外，经肾穿者 11 例，局灶节段性肾小球硬化（FSGS）4 例，系膜增生性肾炎 4 例（1 例伴硬化），硬化性肾炎 2 例，糖尿病肾病改变 1 例。

二、研究方法

（一）治疗方法

1. 中医综合治疗组　慢性肾衰的中医辨证治疗以本虚为纲，标实为目，根据患者本虚标实的情况而分别配合施治，见表 6-16。

2. 中成药　对所有入选病例，凡胃纳尚可者，均配合院内制剂保肾片，根据正虚程度予以 3 ～ 6 片不等，一般予以 4 片；均结合虫草制剂金水宝 3 ～ 4 粒，每日 3 次，或百令胶囊 2 粒，每日 3 次。对于中晚期血肌酐或尿素氮明显升高者，加用尿毒清 1 包，每日 3 次。

3. 静脉给药　对于入选进行治疗的慢性肾衰患者，根据临床辨证均配合间断静脉给药。

4. 灌肠疗法　对慢性肾衰失代偿期、肾功能衰竭期、尿毒症期（非透析阶段）的患者在上述口服方药、静脉滴注的基础上，结合中药灌肠疗法。

表 6-16　慢性肾衰病情分阶段中医综合治疗方法

治疗方法	代偿期	失代偿期	功能衰竭期	尿毒症期（非透析）
口服辨证方	√	√	√	√
中成药	√	√	√	√
静脉用药	√	√	√	√
灌肠用药		√	√	√

方药：生大黄 15 ～ 30g，蒲公英 30g，牡蛎 30g，六月雪 30g，生甘草 5g。

以上药浓煎成 200mL，调至温度合适灌肠，保留灌肠时间以 30min ～ 1h 为宜，每日 1 次，10 ～ 15 天为 1 疗程。每次疗程结束后休息 3 ～ 5 天，继续下一疗程，但不宜长久使用。需注意方中大黄用量以保持大便每日 2 ～ 3 次为宜，不宜过度通下，以防伤正。或者采用高位灌肠仪灌洗，用药相同，稀释至 800 ～ 1000mL，灌洗时间为 20min，隔日 1 次，2 周为 1 个疗程。

5. 基础用药情况　患者可使用降压、纠酸、抗生素等对症处理药物。

6. 饮食　要求患者长期优质低蛋白、低磷饮食。每日摄入蛋白质按体重 0.6 ～ 0.8g/kg，热卡按每 35kcal/kg 体重供给。

7. 疗程　以 4 周为 1 个疗程，一般观察 1 ～ 2 个疗程。

（二）观察指标

1. 观察主要临床症状、体征，重点关注脉、舌的变化。

2. 血、尿、便常规化验，肾功能检查，白蛋白、电解质以及肝功能等。

三、结果

（一）疾病疗效

根据治疗方法不同，有无结合灌肠分为灌肠组和非灌肠组，分别统计其疗效，见表 6-17、表 6-18、表 6-19。

表 6–17　中医综合治疗 114 例慢性肾衰疗效

	显效	有效	稳定	无效	合计
例数	43	33	21	17	114
百分率（%）	37.72	28.95	18.42	14.91	100

表 6–18　灌肠组综合治疗 48 例疗效

分期	显效	有效	稳定	无效	合计
失代偿期	8（42.11%）	6（31.58%）	5（26.32%）	0（0.0%）	19
衰竭期	5（29.41%）	6（35.29%）	5（29.41%）	1（5.88%）	17
尿毒症期	3（25.00%）	7（58.33%）	1（8.33%）	1（8.33%）	12
合计	16（33.33%）	19（39.58%）	11（22.92%）	2（4.17%）	48

表 6–19　非灌肠组综合治疗 66 例疗效

分期	显效	有效	稳定	无效	合计
代偿期	4（33.33%）	4（33.33）	2（16.67%）	2（16.67%）	12
失代偿期	14（43.75%）	5（15.63%）	6（18.75%）	7（21.88%）	32
衰竭期	8（44.44%）	4（22.22%）	2（11.11%）	4（22.22%）	18
尿毒症期	1（25.00%）	1（25.00%）	0（0.00%）	2（50.00%）	4
合计	27（40.91%）	14（21.21%）	10（15.15%）	15（22.72%）	66

（二）指标疗效

治疗前后各期的尿毒症毒素比较（BUN、Scr、UA），见表 6-20。灌肠组和非灌肠组治疗前后的实验室指标见表 6-21、表 6-22。

表 6-20　治疗前后各期的尿毒症毒素比较（$\bar{x} \pm s$）

	分期	治疗前	治疗后	例数	t	P
BUN	代偿期	11.52 ± 5.81	8.71 ± 1.80	11	1.718	0.117
	失代偿期	16.62 ± 5.93	14.43 ± 5.83	51	2.639	0.011
	衰竭期	24.53 ± 9.04	20.96 ± 6.01	35	2.872	0.007
	尿毒症期	31.50 ± 10.76	24.23 ± 7.20	16	2.295	0.037
Scr	代偿期	137.83 ± 25.62	120.88 ± 21.06	12	3.04	0.011
	失代偿期	318.06 ± 80.17	277.49 ± 97.04	51	4.778	0
	衰竭期	592.04 ± 87.57	505.88 ± 109.58	35	5.245	0
	尿毒症期	906.61 ± 100.25	785.55 ± 199.05	16	2.692	0.017
UA	代偿期	571.20 ± 135.74	365.84 ± 226.59	5	1.878	0.134
	失代偿期	593.29 ± 104.04	512.95 ± 115.80	21	2.676	0.015
	衰竭期	622.25 ± 197.76	538.94 ± 134.52	16	1.493	0.156
	尿毒症期	685.89 ± 182.26	538.00 ± 158.89	9	1.739	0.12

表 6-21　灌肠组治疗前后各实验室指标变化

	治疗前	治疗后	例数	t	P
血尿素氮	22.97 ± 10.52	19.31 ± 6.92	48	3.071	0.004
血肌酐	564.15 ± 240.29	470.11 ± 212.91	48	6.388	0
血肌酐（vs 8 周）	548.60 ± 240.81	506.14 ± 252.69	20	3.037	0.007
血肌酐（4 周 vs 8 周）	479.67 ± 233.02	506.14 ± 252.69	20	-2.709	0.014
高甘油三酯	2.51 ± 0.87	2.44 ± 1.43	7	0.295	0.778
高胆固醇	5.74 ± 0.75	5.24 ± 0.51	9	2.742	0.025
高血糖	6.62 ± 0.43	5.40 ± 0.77	9	3.769	0.005
高尿酸	630.62 ± 170.37	514.38 ± 119.43	29	3.265	0.003
低白蛋白血症	28.60 ± 6.25	32.35 ± 7.96	4	-2.346	0.101
高血钾	5.48 ± 0.24	4.84 ± 0.62	6	3.138	0.026
低血钾	3.08 ± 0.39	4.52 ± 0.46	4	-5.165	0.014
血钠	140.48 ± 4.74	139.69 ± 5.18	48	0.999	0.323
高血磷	2.07 ± 0.47	2.05 ± 0.39	18	0.196	0.847
尿蛋白定量	3.08 ± 2.67	2.24 ± 1.72	10	2.039	0.072
尿蛋白定性	1.56 ± 1.15	1.00 ± 0.80	31	3.232	0.003
血红蛋白	80.39 ± 18.79	79.12 ± 19.12	34	0.475	0.638
血白细胞	5.97 ± 2.04	5.51 ± 1.63	34	1.543	0.132

表 6-22　非灌肠组治疗前后各实验室指标变化

	治疗前	治疗后	例数	t	P
血尿素氮	18.99 ± 8.96	15.79 ± 7.51	65	3.539	0.001
血肌酐	394.29 ± 225.16	353.21 ± 230.00	66	3.623	0.001
血肌酐（4 周 vs 8 周）	293.63 ± 128.65	264.51 ± 119.33	12	2.591	0.025
高甘油三酯	4.62 ± 1.77	3.19 ± 2.41	6	2.589	0.049
高胆固醇	6.71 ± 1.28	6.63 ± 2.78	11	0.113	0.913
血糖	6.09 ± 2.26	5.53 ± 2.28	59	3.285	0.002
高尿酸	620.4+138.77	505.18 ± 194.93	18	2.189	0.043
低白蛋白血症	27.93 ± 5.56	30.30 ± 6.40	17	-3.096	0.007
高血钾	5.14 ± 0.69	4.94 ± 0.48	7	3.651	0.011
血钠	140.30 ± 4.80	138.80 ± 7.12	62	1.586	0.118
高血磷	2.04 ± 0.54	1.93 ± 0.44	14	0.835	0.419
尿蛋白定量	6.37 ± 6.40	3.34 ± 2.67	16	2.35	0.033
尿蛋白定性	1.58 ± 0.99	1.11 ± 0.93	36	3.354	0.002
血红蛋白	82.38 ± 21.14	83.40 ± 16.34	41	0.469	0.642
血白细胞	6.93 ± 3.29	6.61 ± 4.28	44	0.453	0.653

在B超下对GFR不同程度的肾脏大小进行了比较，从GFR中度下降、重度下降及终末期肾衰的肾脏长、宽、厚两两之间比较中可以看出，中、重度之间的肾脏宽、厚径无差异，而中度与终末期肾衰有差异，而不同程度肾衰时肾脏长经对比有明显差异。为此，作进一步的组间方差分析，结果表明肾衰不同程度之间其肾脏的长径（不论左肾或右肾）是有差异的。左肾长度与治疗前GFR按0.01水平呈显著相关（0.000），与治疗前血肌酐水平亦呈显著相关。左肾长度与病程并无相关性（$r = 0.936$），与年龄也无相关性（$r = 0.256$）。对血红蛋白与肾小球滤过率（GFR）作相关性检验，按0.01水平检验，表明两者之间显著相关（$r = 0.476$），血红蛋白与血肌酐之间也存在着显著的负相关性（$r = -0.452$），而血红蛋白及血浆白蛋白与肾小球滤过率并无相关性（$r = -0.073$，$r = -0.141$），血红蛋白及血浆白蛋白与血肌酐也不存在负相关（$r = 0.032$，$r = 0.059$）。

关于感染、酸中毒等各种可逆因素，经过处理后，感染完全得到控制，低血钾也仅1例仍偏低，余均有程度不等的纠正或改善。

经统计，在GFR中度下降期，以脾肾气虚证居半数，而气阴两虚证也不少，达37.50%，肝肾阴虚证则为12.50%，未见脾肾阳虚证；在GFR重度下降以气阴两虚证为主，达46.67%，而脾肾气虚证减少至26.67%，肝肾阴虚证明显增多，由GFR中度下降期的12.50%升至20%，并出现脾肾阳虚证；在终末期肾衰则以阴阳虚衰占第一位，由前面两阶段的0%、3.33%，升至35.82%，气阴两虚证和脾肾气虚证仍较多，分别占29.85%、25.37%，各种邪实证在治疗后均有显著减少。

四、体会

（一）肾元虚衰与毒邪关系

1. 慢性肾衰通常分期与DOQI分期　从前述之辨证分型研究中发现，慢性肾衰代偿期、失代偿期、衰竭期、尿毒症期病情各阶段正虚证及标实证各有特点。在早中期，即正虚时以脾肾气虚、气阴两虚为多，标实以水湿、湿浊多见，且兼夹湿浊。随病情加重逐渐增多，各邪实证兼夹率也逐渐上升，邪实病情与肾功能损害程度平行。两种慢性肾衰的分期标准，由于其所采用的指标不同，同样是早期阶段的代偿期和GFR轻度下降，几无重叠，而失代偿期者已处GFR重度下降或终末期肾衰阶段，可见，DOQI的分期标准，较通常的血肌酐分期标准要更严格，对于临床能够更早地引起重视，采取积极的治疗措施。

2. 疗效　经过中医药综合治疗，以 GFR 为主要衡量指标的疾病疗效达 85.09%，其中显效 43 例，占 37.72%；有效 33 例，占 28.95%；稳定 21 例，占 18.42%；无效 17 例，占 14.91%。对于血肌酐，治疗后在代偿期、失代偿期、衰竭期和尿毒症期均有显著下降；对于血尿素氮，后三期均有显著差异，代偿期有较大下降，但无统计学差异，其原因可能与观察例数少（仅 11 例）有关；对于血尿酸，各期均有不同程度下降，但仅失代偿期有统计学差异，其余差异不显著，也与有效统计例数偏少有关（5 例、16 例、9 例）。此外，对于电解质和酸碱的异常均有显著的治疗作用。

3. 虚与毒之间的关系　结合前面的辨证分型研究可见，在慢性肾衰的早期以脾肾气虚证和气阴两虚证为主，没有脾肾阳虚证和阴阳两虚证，肝肾阴虚证也很少；中期则以气阴两虚证为主，脾肾气虚证与肝肾阴虚证次之，脾肾阳虚及阴阳两虚证极少；而终末阶段则以阴阳虚衰证为主，气阴两虚证和脾肾气虚证相加超过半数，而肝肾阴虚比例较低，脾肾阳虚证极少。概括起来，即慢性肾衰早期以气虚和气阴两虚为主，进一步发展则气阴两虚增多，脾肾气虚减少，肝肾阴虚增加，晚期则有向阴阳虚衰发展的倾向。即以气虚为基本病机，由气伤阴，逐渐阴损及阳，最终以阴阳虚衰为结局，证型早中期以脾肾气虚、气阴两虚证为基本证型，晚期则以阴阳虚衰证为主。

从邪实方面来看，除浊毒为各期共同的主要病理因素外，早期以湿毒、水毒为主，湿热毒、瘀毒、痰毒次之，未见风毒。中期以湿热毒最多，湿毒、水毒、痰毒也较多见，而瘀毒、风毒次之。晚期以痰毒、湿毒、湿热毒、水毒多见，风毒、瘀毒次之。结合正虚来分析，则脾肾气虚及气阴两虚证易夹湿毒、湿热毒及水毒；而肝肾阴虚证则易兼夹湿热毒及水毒；脾肾阳虚一般兼夹水毒、湿毒；晚期阴阳虚衰证则易兼夹多种邪毒，如湿毒、湿热毒、水毒、风毒等。脾肾气虚证、脾肾阳虚证和脾肾气阴两虚证共同之处在于均易兼夹水湿及湿浊之毒，此与脾主湿、肾主水，脾肾不足则气化不利，水湿不行。故见上述正虚三证，应在健脾益肾基础上注重应用淡渗化湿、利水解毒泄浊之品。而由于肝肾阴虚证多兼湿热，故在滋补肝肾时，常需配合清利湿热之法。

4. 虚与毒的客观指标　从前面所作相关性检验可以看出，肾小球滤过率与血红蛋白、肾脏长径呈正相关，与收缩压呈负相关，即肾功能越差，其血红蛋白水平越低，肾脏越小，收缩压越高。血红蛋白与血肌酐呈负相关，即血肌酐水平越高，血中尿毒症毒素含量越高，血红蛋白水平越低。这一点正好反映了虚与毒之间的对立关系，正邪不两立，正胜则邪轻，血红蛋白水平高，则反映毒素水平也低。

（二）中医综合治疗与慢性肾衰

1. 关于保肾片　保肾片是由邹燕勤教授、王钢教授根据我科创始人邹云翔教授的学术思想，在保肾甲丸和保肾乙丸的基础上，结合近 20 年的临床经验，不断摸索、革新处方而成。其主要成分由太子参、菟丝子、制首乌、茯苓、泽泻、怀牛膝等药物组成，方中太子参、制首乌、怀牛膝、菟丝子益气养阴，且怀牛膝、菟丝子还有补益肾气之功，苍术、茯苓、泽泻渗湿泄浊，全方攻补兼施，标本兼顾，具有益气养阴、和络泄浊解毒的功效。有学者以随机、双盲双模拟、对照方法观察了保肾片（对照肾康宁）的临床疗效，诊疗标准采用《中药新药临床研究指导原则》中所制定的评价体系，结果显示，保肾片可明显改善 CRF 气阴两虚兼湿浊证的临床表现，可降低 Scr 水平，疗效优于肾康宁片对照组。

现代研究表明，肾小球硬化和肾间质纤维化是终末期肾功能衰竭的主要病理变化。系膜细胞增生和细胞外基质的积聚是导致肾小球硬化的主要因素。因此，阻止系膜细胞增生和细胞外基质的积聚是延缓肾功能恶化的关键。细胞凋亡是清除非机体所需细胞、维持自身细胞数稳定的一种特殊的细胞死亡方式。有研究发现，在系膜增生性肾炎的消退期，过多的肾小球系膜细胞通过细胞凋亡途径来清除，细胞凋亡是使增生的肾小球系膜细胞数量恢复正常的有效途径。本实验结果表明保肾片能诱导肾小球系膜细胞发生凋亡，保肾片可能通过细胞凋亡的发生对抗因有丝分裂增强所致的细胞聚集，减少系膜细胞数量。综上所述，保肾片治疗慢性肾衰竭、延缓其病程进展的作用机理，与其抑制系膜细胞增殖、诱导其发生凋亡有密切的关系。

2. 静脉滴注中药针剂　在慢性肾功能衰竭的治疗中，临床常用黄芪、脉络宁、川芎嗪等中药静脉制剂，由于其不同的作用机制，针对慢性肾衰不同的病理环节、不同病情选择使用。

黄芪作为一味具有广泛药理作用的中药，在肾脏疾病包括慢性肾衰的治疗中有着积极作用。其对肾脏的影响主要有三个方面，一是对免疫的调节作用；二是对氧自由基的清除；三是对各种细胞因子的调节；四是对血管及肾血流动力学的影响。脉络宁由石斛、玄参、牛膝等多味中药组成，主要有效成分为丙蒿内酯，具有补益肝肾、养阴清热、活血化瘀的功效，其治疗血栓性疾病已为临床实践所证实。此外，尚有多种中药针剂对慢性肾衰具有各种程度的延缓病程进展的作用。如川芎嗪对于肾衰氮质血症有降低尿素氮、血肌酐以及平均动脉压的作用，可提高肌酐清除率，能降低血脂质过氧化物及调节超氧化物歧化酶。动物实验中发现，川芎嗪能够抑制肌成纤维细胞的表达，抑制肾损伤状态下成纤维细胞的转化，对进展性肾间质纤维化的形成和发展有抑制作用。

3. 中药灌肠　自20世纪60年代初，我院肾科首先应用大黄治疗慢性肾功能衰竭以来，各地进行了广泛应用和深入研究。或内服，或灌肠，或应用提取物静脉滴注。作者查阅了近20年400余篇以中医药为主治疗慢性肾衰的文献，发现几乎每篇涉及大黄，其中约1/2以大黄为主进行保留灌肠，可见大黄（复方）灌肠治疗慢性肾衰具有重要意义。常见的药物配伍如下：①配伍清热解毒药，如蒲公英、金银花、六月雪、青黛、土茯苓、白花蛇舌草、野菊花等，这些药物有利于降低体内毒性产物。②配伍清热燥湿药，如黄柏、黄芩、栀子、黄连、白头翁等，对防治各种继发性感染有一定作用。③配伍清热凉血药，如槐花（或槐角）、地榆、白茅根、牡丹皮、赤芍等，有利于清解血分热毒。④配伍活血化瘀药，如丹参、益母草、红花、桃仁、泽兰等，有利于疏通微循环、改善肾血流。⑤配伍温阳之品，如附子、肉桂等，可监制大黄苦寒之性，尤适于脾肾阳虚者。⑥配伍固涩之品，如牡蛎、龙骨、赤石脂等，这些矿物药能吸附肠道内的有毒物质。⑦配伍益气健脾药，如黄芪、党参、甘草、白术等，以扶正固本。⑧配伍攻下之品，如芒硝、玄明粉、皂荚，适于大便积滞难解者，牵牛子用于体尚壮实、水湿较盛者。

4. 灌肠常用药物大黄的作用机理

（1）对氮质代谢的影响：氮代谢紊乱是CRF的重要特征。研究表明大黄具有改善氮质代谢作用，其有效成分为大黄鞣质。大黄对动物肝脏中影响尿素合成的酶系统活动无明显改变，但门静脉中氨基酸合成明显低于对照组，与谷氨酰胺合成代谢有关的谷氨酰胺合成酶活性在使用大黄2～4h后升高52%～57%，减少了尿素合成原料，从而降低血尿素水平。同时大黄能增加尿中肌酐和尿素排泄量，使CRF患者血清游离氨基酸（主要是必需氨基酸水平）升高。另有报道大黄实验组动物用药1～2日后即出现尿中3-甲基组氨酸排泄量骤减，表明体内蛋白特别是肌蛋白的分解受到抑制而减少了尿素的生成。因此大黄主要通过氮代谢的三个环节，即减少合成原料、抑制生成、增加排泄量来达到治疗效果。

（2）对肾代谢的影响：目前认为，残余肾的代偿性肥大和高代谢状态是CRF进行性恶化的重要机制，实验表明大黄能明显抑制肾代偿性肥大，缓解高代谢状态。予大黄治疗，肾组织RNA合成减少程度远大于DNA，说明大黄对肾脏肥大的影响大于对增殖的影响。大黄可显著抑制5/6肾切除后残余肾脏的代偿性肥大，治疗组

肾重 / 体重比例、肾组织 RNA 和蛋白质合成明显降低，RNA/DNA 比值也下降。细胞培养中，大黄及其提取物能有效降低肾小管上皮细胞的增殖，降低细胞代谢。并能缓解糖尿病肾病的高滤过状态。再者，大黄鞣质对血管紧张素转换酶有明显的特异性抑制作用，有降低血压、减少毛细血管通透性、扩张末梢血管的作用，从而改变肾血流量，改善肾小球滤过率，延缓肾功能恶化。

（3）对肾小球系膜细胞（MsC）的影响：MsC 及其基质的增殖是肾小球硬化的重要因子之一。在体外细胞培养中，大黄素纯品及大鼠灌服大黄后的血清均可抑制 MsC 的增殖，呈剂量依赖性，一定范围内具有可逆性，并能拮抗促肾生长因子对 MsC 的兴奋作用，可抑制白细胞介素 -2（IL-2）的产生，而 IL-2 对 MsC 有促进增殖作用。另外大黄可减少大鼠基质堆积，降低纤维连接蛋白浓度和 IL-1 活性。因此，大黄对 MsC 及基质增殖有抑制作用，能延缓 MsC 导致的病理变化和小球硬化，缓解 CRF 恶化进程。

（4）对脂质和自由基的影响：脂代谢紊乱是 CRF 进行性恶化的重要机制之一。临床表明大黄口服可明显纠正脂代谢紊乱，使甘油三酯下降，高密度脂蛋白升高，同时抑制血清胆固醇在体内蓄积。CRF 状态下可产生过多自由基，超氧化物歧化酶（SOD）下降，进一步使脂质过氧化，加剧肾功能恶化。研究认为 CRF 大鼠灌服大黄或大黄复方后，尿、血中的甲基胍明显降低，SOD 水平升高，表明大黄有良好的清除自由基作用。

（5）对免疫功能的影响：CRF 时，常伴有淋巴细胞减少及功能障碍和免疫功能受损。研究发现大黄素对兔肠黏膜单个核细胞既可促进 Ca^{2+} 释放，又可促进外 Ca^{2+} 内流，而经番泻苷 A 或大黄煎剂处理的细胞在加入 $CaCl_2$ 后，内 Ca^{2+} 较对照组明显降低，表明大黄对肠黏膜细胞有多种免疫调节作用。另外发现大黄能增强补体活性，增强细胞免疫，减少免疫变态反应，提高血清总补体水平，抑制体液免疫。

（6）其他：大黄除上述作用外，尚有泻下、消炎、抗菌、抗病毒、镇痛、改善微循环、抗凝、止血、利尿等多种作用。另外大黄灌肠能降低血浆内中分子物质含量，降低心钠素水平到正常范围，纠正性激素代谢紊乱，改善微量元素含量异常。

4. 中药药浴　药浴疗法古称“水疗”，早在西汉时期的《五十二病方》中即有记载。书中详细记载了雷丸药浴方治疗婴儿瘛痫的方法。迨至《内经》时代，在理论上提出了从汗除表邪、泄里热的方法。而《素问 · 汤液醪醴论》提出了“开鬼门”以消肿的治疗大法。明代李时珍的《本草纲目》中治诸肿第一法乃开鬼门，所载 17 味药物中，有 7 味可用于薰洗。可见，药物熏洗是开鬼门的重要手段，从而确立了其在消水肿、开腠理、泄邪毒方面的重要地位，也为当世治疗慢性肾功能衰竭提供了充分的依据和养料。

现代医学研究表明，汗与尿所含的物质很相似，包括多种盐类及有机物质，大量出汗时，每天可丢失食盐达 20 ～ 40g，此外，汗液中还有尿素、氮、尿酸、肌酐、磷酸盐等。大量出汗时，24h 可以丢失约 10g 氮。皮肤具有一定的通透和吸收功能，分子量 1530 的葡聚糖分子可透入皮肤，当温度与湿度增加时可促进皮肤的吸收，其吸收功能可增加数倍。因此，加入疏风散邪、清热解毒、活血化瘀、祛风止痒的药物，通过温热效应，使汗腺分泌增加，排出量显著增加，包括排出部分尿素、肌酐、尿酸等，一定程度上降低血液中的尿毒症毒素浓度。同时，通过增加泌汗，减少组织间水分，减轻浮肿程度，对部分容量为主的高血压有一定的降压作用。

五、慢性肾衰之治法与药禁、医嘱

1. 治法　肾劳（慢性肾衰）之治疗大义以补虚为要。而补益之法非燥烈之温补，也非厚味之滋补，实乃清滋轻平之剂，而达缓补缓图之效。对于虚实标本缓急，乃宗主客之法。攻补合宜，护土为上。虚实分治，攻补兼施。

2. 用药治禁　历代医家对于虚劳之治疗禁忌多有谆谆之嘱，即禁温燥、禁苦寒、禁攻伐。早在宋代即有医家反对使用温燥之附桂，明清众多医家对于虚劳之治强烈反对使用苦寒伤阳之剂，而明代汪绮石明确提出治劳三禁。

3. 医嘱　对于虚劳之治，古代早有明训，对于现今治疗慢性肾衰不无启发，且有许多是符合现代医学之观点的。《中藏经·劳伤论》云："故调神气论曰：调神气戒酒色，节起居，省思虑，薄滋味者，长生之大端也。"

明代孙一奎《赤水玄珠·虚怯虚损痨瘵门总录》云："然病人亦须爱惜身命，坚心定志，绝房室，息妄想，戒恼怒，节饮食，以自培其根，否则虽服良药无益也。"

六、慢性肾衰之坏证与危候及可逆因素

1. 预后　从治法测预后，不宜温补者，病较难治。正气衰败者，预后差。邪毒内盛，亡阳之虞者预后差。三阴俱逆，二便不通，四肢逆冷者预后差。脉数甚或弦细紧数或双弦者，预后差。

从临床研究发现，肾小球滤过率与肾脏长径有显著相关性，与治疗前的血肌酐水平也密切相关，与疾病的病程和患者的年龄无相关性。因此，肾脏长径可以作为判断肾功能衰竭程度的一个指标。此外，血红蛋白与肾小球滤过率有显著相关性，

与血肌酐呈显著负相关，可见血红蛋白也可作为判定病性轻重、肾功能相应减退程度的指标。患者收缩压与肾小球滤过率呈显著负相关，即肾小球滤过率越低，肾功能越差，相应的收缩压也就越高，而舒张压并无相关性。这一点似乎也与脉象之弦数预后差相一致。

2. 危候或死证　明代张介宾《景岳全书·虚损》论虚损危候曰："若劳损吐血失血之后，嗽不能止而痰多甚者，此以脾肺虚极，饮食无能化血而随食成痰，此虽非血，而实血之类也。经曰：白血出者死。故凡痰之最多最浊者，不可治。左右者，阴阳之道路，其有不得左、右眠，而认边难转者，此其阴阳之气有所偏竭而然，多不可治。凡病虚损者，原无外邪，所以病虽至困，终不愦乱。其有患虚证别无邪热，而谵妄失伦者，此心脏之败，神去之兆也，必死。劳嗽、喑哑声不能出，或喘急气促者，此肺脏之败也，必死。劳损肌肉脱尽者，此脾脏之败也，必死。筋为疲极之本，凡病虚损者，多有筋骨疼痛。若痛有至极不可忍者，乃血竭不能荣筋，此肝脏之败也，必死。劳损既久，再及大便，泄泻不能禁止者，此肾脏之败也，必死。"

明代马兆圣《医林正印·虚劳》云："声嗄咽痛，面黧脉躁，汗出如珠，喘之气促，出而无入，毛焦唇反，皆死证也。又骨肉相失，声散呕血，阳事不禁，昼凉夜热者死。"

3. 坏证

（1）脉象测吉凶：《诸病源候论·肾病候》："肾部，在左手关后尺中是也……肾水王，其脉沉濡而滑，名曰平脉也。反得浮大而缓者，是脾之乘肾，土之克水，为大逆，十死不治……肾风水，其脉大紧，身无痛，形不瘦，不能食，善惊，惊以心气萎者死。死肾脉来，发如夺索，辟辟如弹石，曰肾死……真肾脉至，搏而绝，如弹石辟辟然。其色黄黑不泽，毛折乃死。"

明代胡慎柔《慎柔五书·医劳历例》云："凡虚损病久，脉虽和缓，未可决其必疗。盖久病之人，元气虚弱，脉气和缓者，假气也。过七八月，间服补剂，病得渐减，此生机也。"

清代喻昌《医门法律·虚劳脉论》云："脉来软者为虚，缓者为虚，滞为虚，芤为中虚，弦为中虚。脉来细而微者，血气俱虚。脉小者血气俱虚。脉小迟者脱气……浮大弦紧，外象有余，其实中藏不足。不颛泥迟缓浮弱一端以险脉。"

（2）症状断脏衰：明代张介宾《景岳全书·虚损》云："喑哑声不出者，由肾气之竭。盖声出于喉而根于肾……虚而喘急者，阴虚肺格，气无所归也。喉干咽痛者，真水下亏，虚火上浮也。不眠恍惚者，血不养心，神不能藏也。时多烦躁者，阳中无阴，柔不济刚也。易生嗔怒，或筋急酸痛者，水亏木燥，肝失所资也。饮食不甘，肌肉渐削者，脾元失守，化机日败也。心下跳动，怔忡不宁者，气不归精也……骨痛如折者，肾主骨，真阴败竭也……膝以下冷者，命门衰绝，火不归源也。小水黄涩淋沥者，真阴亏竭，气不化水也。足心如烙者，虚火烁阴，涌泉涸竭也。”

（3）水肿预不治：唐代孙思邈《千金翼方·杂病中·水肿》云：“凡水肿有五不治：一面肿苍黑，是肝败，不治；二掌肿无纹理，是心败，不治；三腹肿无文理，是肺败，不治；四阴肿不起，是肾败，不治；五脐满肿反者，是脾败，不治。”

元代危亦林《得效方》云：“凡水肿大喘，气粗不食，乃肾水盈溢上行，旁浸于肺也，是不治。”又云：“若脐心突起，利后复腹急，久病羸乏，喘息不得安，名曰脾肾俱败，不治。腹满咳逆，不得小便，不治。腹大满而下泄，不治。”

（4）可逆因素：根据临床研究可以看出，慢性肾衰、高血压和感染是常见而且容易得到迅速控制的可逆因素。此外，各种代谢及酸碱紊乱，如酸中毒、高血钾、高血磷、高尿酸、高甘油三酯、高胆固醇、尿蛋白阳性或定量大于1g、尿红细胞阳性、低血钾、低血钙等因素，均是影响肾功能的重要因素，其中多数经过治疗是能够得到纠正或改善的。而消化道和颅内出血、尿路梗阻、应用肾毒性药物、心力衰竭虽然在114例慢性肾衰中所占比例很小，但也是引起肾功能恶化的不可忽视的因素，与文献报道的较为一致。

[南京中医药大学博士论文，2004年]

第十七节　基于数据挖掘王钢教授辨治慢性肾衰竭临床经验研究

南京博大肾科医院

南京中医药大学2018级博士生　朱俊

[摘要] 目的：本研究基于对王钢教授辨治慢性肾衰竭医案的整理，通过对医案数据的整体研读，回顾王钢教授治疗慢性肾衰竭的整体辨证及遣方用药的思路，总结其临证经验和学术观点，为中医中药延缓慢性肾衰竭病程进展提供经验。方

法：运用数据挖掘技术的频数分析、关联规则、聚类分析等方法，对王钢教授 2017 年 7 月 1 日至 2019 年 6 月 30 日诊疗的住院慢性肾衰竭患者医案中符合标准的 1000 诊次病案进行数据挖掘，重点挖掘医案中的性别、年龄、症状、舌苔、脉象、原发病、病机、方药等内容，结合王钢教授的临证经验，对挖掘结果进行分析、归纳和总结。结果：研究发现，王钢教授认为慢性肾衰竭病位在肾，核心病机为脾肾亏虚、湿浊内蕴、瘀血阻络、湿热蕴结，肾元亏虚是发病基本之因，湿浊和瘀血贯穿整个病程始终，湿热导致病情反复加重的重要病理因素。治疗中强调整体辨证，随症就因；精于配伍，巧用药对；善用复方，重视处理合并症。结论：本研究创新性挖掘出王钢教授辨析慢性肾衰竭的四诊要点，核心主症候群，病机证型特征和变化规律；特别是挖掘出了王钢教授治疗慢性肾衰竭的用药构思和基本处方、辨证加减组方。

[关键词] 慢性肾衰竭　数据挖掘　王钢教授　辨治思路

慢性肾衰竭（chronic renal failure，CRF）是由于各种原发和继发因素导致肾功能损伤，最终出现水液代谢失常、酸碱平衡紊乱、毒素蓄积、多脏器功能损伤等内环境紊乱的一系列症候群。慢性肾脏病（CKD）已经日益成为危害人类健康的一个重要因素，该病的患病率和致死率呈现逐年上升的趋势，然而国内患者的知晓率仅为 12.5%，存在“高患病率，低知晓率”的特点。王钢教授是全国知名中西医结合肾病专家，钻研临床 40 余年，积累了大量临床经验，形成了一套相对完整、成熟的中医肾病辨证论治体系。笔者希望借助数据挖掘工具系统回顾王钢教授治疗慢性肾衰竭的辨证经验及遣方用药的思路，为中药延缓慢性肾衰竭病情进展提供确切依据和宝贵经验，以飨同道。

一、数据采集

（一）医案资料

采用 Medcase V3.8 诊籍中医师工作室 – 名老中医经验传承辅助平台对王钢教授诊治的慢性肾脏病住院患者医案建立临床资料数据库，以“慢性肾衰竭”为检索词，检索 2017 年 7 月 1 日至 2019 年 6 月 30 日之间的医案。将检索结果导出为二级病种专库，数据结构 11 个字段：住院号、姓名、性别、年龄、症状、舌苔、脉象、原发病、CKD 分期、病机、药物。

1. 纳入标准　医案纳入标准：①西医诊断标准参照2002年美国K/DOQI临床实践指南，按慢性肾脏病（CKD）分期标准，符合2～5期[GFR＜90mL/(min·1.73m^2)]的CKD患者；②中医证候诊断标准参照《中药新药临床研究指导原则（试行）》慢性肾衰竭的中医证候诊断标准；③临床资料完整可靠，包括症状、原发病、病机、方药等。

2. 排除标准　①已经接受肾脏替代治疗者；②严重感染、心功能不全、心肌梗死、脑血管意外、糖尿病酮症酸中毒等急危重症患者；③妊娠期和哺乳期妇女；④精神病患者；⑤临床资料严重缺失者。

二、数据清洗

选取记录相对准确、完整并且符合纳入标准的慢性肾衰竭医案共1000诊次，对原始医案数据中的症状、舌苔、脉象、病机、药物等项集进行药物名称规范、错别字纠正、医学术语规范、查找原始资料等预处理。

三、数据分析

本次数据研究方法采用Medcase V3.8数据记录挖掘系统进行数据分析处理。该系统结构模块包括两大部分，数据录入模块和数据挖掘模块。数据关联规则分析平台（ARAP，Association Rule Analysis Platform）的核心算法为FPGrowth算法，使用Xminer Operation Tool运算工具对研究数据进行挖掘处理和逻辑分析，对计量性趋势数据运用Medcase Chart进行解构分析与图形表达。根据统计分析结果，从基线分布、症状、病机、用药等多方面进行经验总结。

四、数据表达

（一）计量性趋势数据结果

1. 基线分布

（1）性别频次频率分布：频数分析结果显示：男性患者254例，就诊604次，人均就诊2.4次；女性患者156例，就诊396次，人均就诊2.5次。

（2）年龄段频次频率分布：频数分析结果显示：9岁以下就诊频次为0，10～19岁年龄段就诊频次为6，20～29岁年龄段、30～39岁年龄段、40～49岁年龄段、50～59岁年龄段、60～69岁年龄段就诊频次逐渐增多，在60～69岁之间达到高峰，70 ～ 79 岁年龄段和 80 岁以上年龄段就诊频次逐渐减少。1000 诊次中最小年龄 11 岁，最大年龄 89 岁，平均年龄 54.2 岁。

2. 计量数据结果

（1）临床症状频次频率分布：频数分析结果显示，症状频率高于 20%的有乏力、腰酸、泡沫尿、下肢肿、夜尿频，提示这五个症状可能是慢性肾衰竭的主症（见表 6-23）。

（2）舌象频次频率分布：频数分析结果显示，舌质频率高于 10%的有舌淡、舌红、舌暗，这些可能代表某些主要证型的舌质；舌淡胖频率为 3%；舌苔频率高于 10%的有苔薄黄、苔白腻、苔薄白。本病最主要的舌象表现为舌淡，苔薄黄、苔白腻（见表 6-24）。

（3）脉象频次频率分布：频数分析结果显示，脉象频率大于 10%的有细脉、滑脉、沉脉、弦脉，提示这四种脉象为慢性肾衰竭的核心脉象；此四种脉象频率总和大于 100%，提示可能有两种脉象出现在同一诊次中，说明有不同的病机、病理特征同时出现（见表 6-25）。

表 6–23　临床症状分布

序列 Se.	症状 Symptom	频次 Qua.	频率 Fre.	序列 Se.	症状 Symptoms	频次 Qua.	频率 Fre.
1	乏力	723	0.7230	17	头痛	29	0.0290
2	腰酸	521	0.5210	18	尿频	28	0.0280
3	泡沫尿	474	0.4740	19	心慌	27	0.0270
4	下肢肿	321	0.3210	20	鼻塞	23	0.0230
5	夜尿频	240	0.2400	21	胃脘不适	21	0.0210
6	纳差	172	0.1720	22	肢麻	20	0.0200
7	头晕	143	0.1430	23	便秘	49	0.0490
8	寐差	131	0.1310	24	畏寒	16	0.0160
9	疲劳	131	0.1310	25	流涕	14	0.0140
10	恶心	84	0.0840	26	腹胀	13	0.0130
11	腰痛	78	0.0780	27	呕吐	13	0.0130
12	胸闷	73	0.0730	28	咳痰	24	0.0240
13	咳嗽	67	0.0670	29	咽部不适	40	0.0400
14	气喘	53	0.0530	30	颜面肿	37	0.0370
15	皮肤瘙痒	48	0.0480	31	尿量少	32	0.0320
16	关节痛	39	0.0390	32	便次频多	51	0.0510

*注：此分布标列参数 Mark Parameter=[Qua. ＞ 10]；Format Export by Medcase Chart ©2019。

表 6–24　舌象分布

序列 Se.	舌象 Coated Tongue	频次 Qua.	频率 Fre.	序列 Se.	舌象 Coated Tongue	频次 Qua.	频率 Fre.
1	舌淡	610	0.6100	8	苔白薄腻	60	0.0600
2	苔薄黄	413	0.4130	9	舌淡胖	30	0.0300
3	苔白腻	256	0.2560	10	苔黄腻	27	0.0270
4	舌红	214	0.2140	11	苔薄	23	0.0230
5	舌暗	146	0.1460	12	边有齿痕	8	0.0080
6	苔薄白	131	0.1310	13	苔白	4	0.0040
7	苔黄薄腻	85	0.0850	14	裂纹	1	0.0010

* 注：此分布标列参数 Mark Parameter=[Qua. ＞ 0]；Format Export by Medcase Chart ©2020。

表 6–25　脉象分布

序列 Se.	脉象 Pulse	频次 Qua.	频率 Fre.	序列 Se.	脉象 Pulse	频次 Qua.	频率 Fre.
1	细	713	0.7130	6	数	26	0.0260
2	滑	366	0.3660	7	缓	24	0.0240
3	沉	345	0.3450	8	浮	15	0.0150
4	弦	137	0.1370	9	紧	10	0.0100
5	弱	45	0.0450	10	涩	3	0.0030

* 注：此分布标列参数 Mark Parameter=[Qua. ＞ 0]；Format Export by Medcase Chart ©2020。

（4）病机频次频率分布：频数分析结果显示，湿浊内蕴、脾肾亏虚、瘀血阻络、湿热蕴结四类病机的频率均高于 70%，提示此四类病机为本病的核心病机；病位主要在肾，涉及脾、肺、肝、胃、心等脏腑；病理因素有湿浊、瘀血、湿热、水湿、气滞、风邪、砂石等。整体来看，本病以纯虚发病者少，多兼夹不同的病理因素，甚至 2 ～ 3 种同时出现，提示了本病虚实夹杂的特点。（见表 6-26）

表 6–26　病机分布

序列 Se.	病机 Pathogenesis	频次 Qua.	频率 Fre.	序列 Se.	病机 Pathogenesis	频次 Qua.	频率 Fre.
1	湿浊内蕴	952	0.9520	10	脾失健运	36	0.0360
2	脾肾亏虚	815	0.8150	11	心失所养	33	0.0330
3	瘀血阻络	789	0.7890	12	气滞血瘀	31	0.0310
4	湿热蕴结	753	0.7530	13	肾元亏虚	28	0.0280
5	肺失宣降	229	0.2290	14	风邪伤肾	23	0.0230
6	胃失和降	171	0.1710	15	血虚肝旺	22	0.0220
7	肝肾亏虚	80	0.0800	16	肾虚不固	22	0.0220
8	肺肾亏虚	67	0.0670	17	砂石结聚	4	0.0040
9	水湿内停	50	0.0500	18	心脾亏虚	4	0.0040

* 注：此分布标列参数 Mark Parameter=[Qua. ＞ 0]；Format Export by Medcase Chart ©2020。

（5）药物频次频率分布：频数分析结果显示，药物频率在45%以上者有32味，其中土茯苓、茵陈、蒲黄、五灵脂、车前子、大腹皮使用频次高于80%，可能为治疗本病的核心方；健脾益肾药物有太子参、黄芪、白术、苍术、何首乌、菟丝子、杜仲、牛膝、甘草、大枣等10味，占以上高频药物的31.3%（见表6-27）。

表6-27　药物分布

序列 Se.	药物 Medicine	频次 Qua.	频率 Fre.	序列 Se.	药物 Medicine	频次 Qua.	频率 Fre.
1	土茯苓	903	0.9030	17	苍术	625	0.6250
2	茵陈	883	0.8830	18	枳实	595	0.5950
3	蒲黄	879	0.8790	19	槟榔	589	0.5890
4	五灵脂	872	0.8720	20	蒲公英	581	0.5810
5	车前子	844	0.8440	21	何首乌	568	0.5680
6	大腹皮	821	0.8210	22	大枣	564	0.5640
7	猫爪草	757	0.7570	23	牛膝	548	0.5480
8	槐花	753	0.7530	24	黄芪	537	0.5370
9	六月雪	715	0.7150	25	郁金	524	0.5240
10	甘草	714	0.7140	26	菟丝子	515	0.5150
11	紫菀	700	0.7000	27	萹蓄	510	0.5100
12	泽兰	696	0.6960	28	川芎	498	0.4980
13	黄连	689	0.6890	29	太子参	497	0.4970
14	茯苓皮	667	0.6670	30	白术	485	0.4850
15	金银花	648	0.6480	31	杜仲	479	0.4790
16	大黄	638	0.6380	32	玉米须	458	0.4580

*注：此分布标列参数 Mark Parameter=[Qua. ＞ 15]；Format Export by Medcase Chart ©2019。

（二）关联规则数据结果

关联规则是基于支持度（supptort）- 置信度（confidence）框架，并以A= ＞B的形式表达的蕴涵式。绿色图标加单向箭头表示的是单列单向的关系，橙色图标加单向箭头表示的是多列单向关系，橙色图标加双向性箭头表示的是多列双向关系。

1. 集内关联规则数据结果

（1）临床症状集内关联规则项集：临床症状集内关联中，可以看出腰痛和腰酸是单列单向关系，说明腰痛伴随着腰酸出现；疲劳→腰酸、乏力、泡沫尿，寐差→腰酸、下肢肿、乏力、泡沫尿，恶心→乏力，纳差→腰酸、乏力、泡沫尿、下肢肿，头晕→腰酸、乏力、泡沫尿分别为多列单向关系；腰酸、乏力、泡沫尿、下肢肿、夜尿频及恶心、纳差之间分别为多列双向关系，表现出较高的关联度。这提示慢性肾功能衰竭的核心症状可能是腰酸、乏力、泡沫尿、下肢肿、夜尿频、恶心、纳差（见图6-6）。

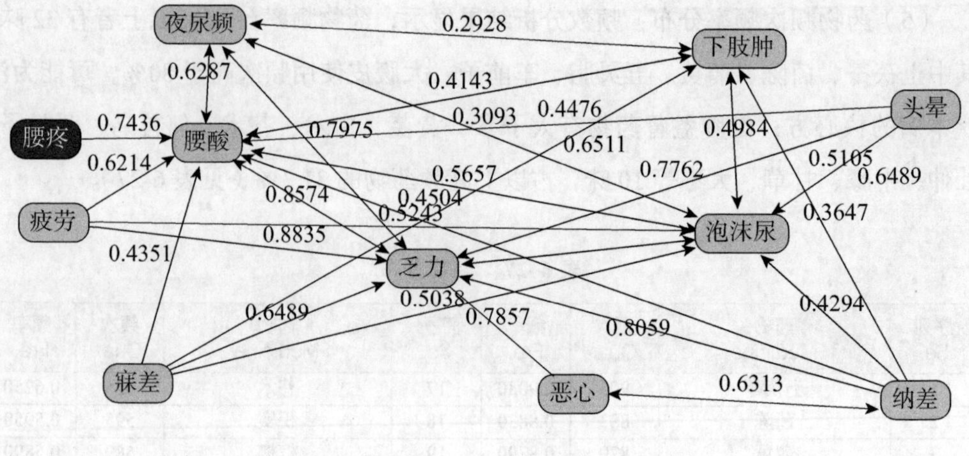

图 6-6　临床症状集内关联规则位点结构

（2）舌象集内关联规则项集：舌象集内关联中，舌淡→苔薄白、苔薄黄、苔白腻表现出双向高关联度；舌红→苔薄、苔薄白、苔薄黄、苔黄薄腻、苔白腻表现出双向高关联度；舌暗→苔薄黄、苔白薄腻表现出双向高关联度；舌淡胖→苔白腻、苔薄白、苔白表现为双向高关联度。舌淡→苔薄、苔黄薄腻、苔黄腻为多列单向关系；舌红→苔黄腻为多列单向关系。提示舌淡可以伴随出现薄苔、薄白苔、薄黄苔、黄薄腻苔、白腻苔、黄腻苔；舌红可以伴随出现薄苔、薄白苔、薄黄苔、黄薄腻苔、白腻苔、黄腻苔；舌暗可以伴随出现薄黄苔、白薄腻苔；舌淡胖可以出现白腻苔、薄白苔、白苔（见图 6-7）。

（3）脉象集内关联规则项集：脉象集内关联中，细→沉、滑、弦、弱、数、缓、涩，沉→滑、缓、弦、数，滑→弦，浮→紧、数之间均为双向箭头，以上脉象均高关联度。可见本病脉象常组合出现，表现为沉细脉、细滑脉、弦细脉、细弱脉、细数脉、细缓脉、细涩脉、沉滑脉、沉缓脉、沉弦脉、沉数脉、弦滑脉、浮紧脉、浮数脉，提示本病病机复杂，非单一性的特点（见图 6-8）。

（4）病机集内关联规则项集：病机集内关联中，脾肾亏虚→湿浊内蕴、瘀血阻络、湿热蕴结、肺失宣降，湿浊内蕴→瘀血阻络，肺失宣降→湿浊内蕴、瘀血阻络、肺失宣降，瘀血阻络→肺失宣降之间的多列双向关系提示以上病机为高关联度，常可同时出现；胃失和降与脾肾亏虚、湿浊内蕴、湿热蕴结、瘀血阻络为多列单向关系，说明胃失和降可伴随其他病机出现。反映了本病肺、脾、肾、胃多脏腑同病，湿浊、瘀血、湿热等邪实证兼夹出现的特点（见图 6-9）。

（5）药物集内关联规则项集：药物集内关联中，六月雪→土茯苓为单列单向关系，说明六月雪伴随着土茯苓出现；猫爪草→五灵脂、茵陈、土茯苓、蒲黄，槐花→茵陈、蒲黄，茵陈→车前子是多列单向关系；除茵陈→车前子外，土茯苓、五灵脂、茵陈、蒲黄、车前子之间均为多列双向关系，表现出高度关联。提示土茯苓、五灵脂、蒲黄、茵陈四味为治疗本病的潜在核心方（见图 6-10）。

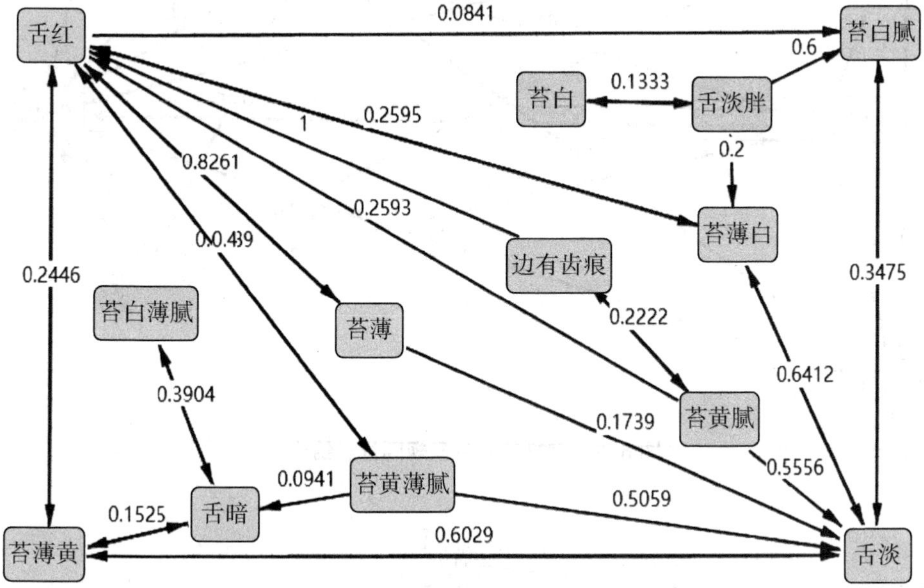

图 6-7　舌象集内关联规则位点结构

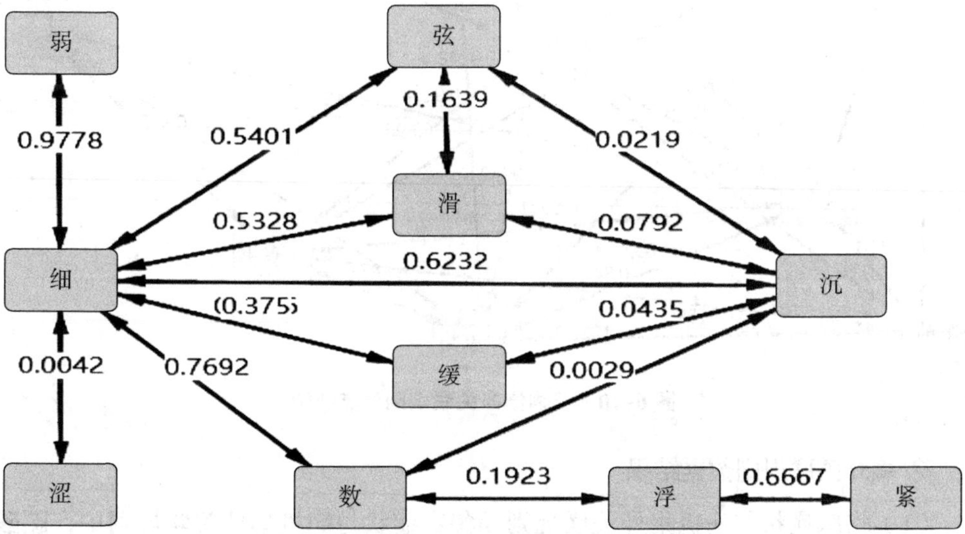

图 6-8　脉象集内关联规则位点结构

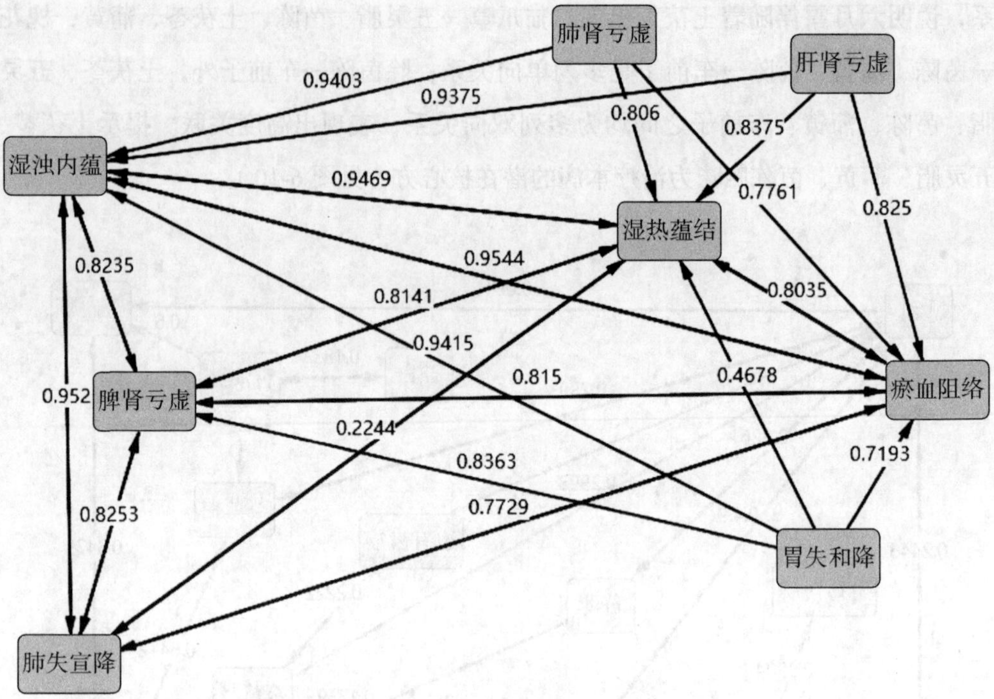

图 6-9　病机集内关联规则位点结构

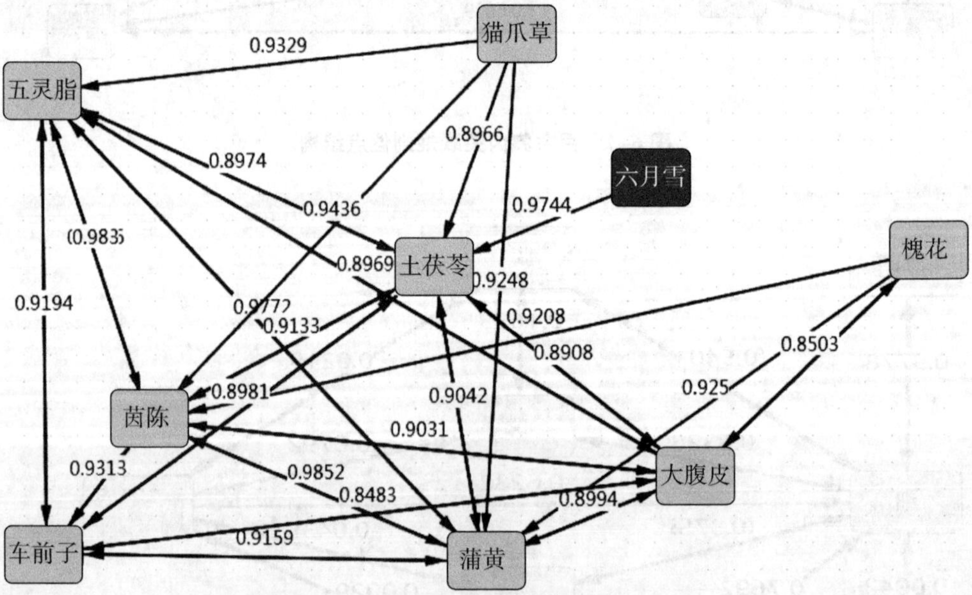

图 6-10　药物集内关联规则位点结构

2. 集外关联规则数据结果

（1）临床症状与病机集外关联规则项集：症状与病机集外关联规则中，腰酸、下肢肿、乏力、寐差、夜尿频、泡沫尿、纳差等七种症状分别与脾肾亏虚、湿热蕴结、瘀血阻络、湿浊内蕴等病机均相关联；头晕与瘀血阻络、湿浊内蕴两种病机相关联（见图 6-11）。

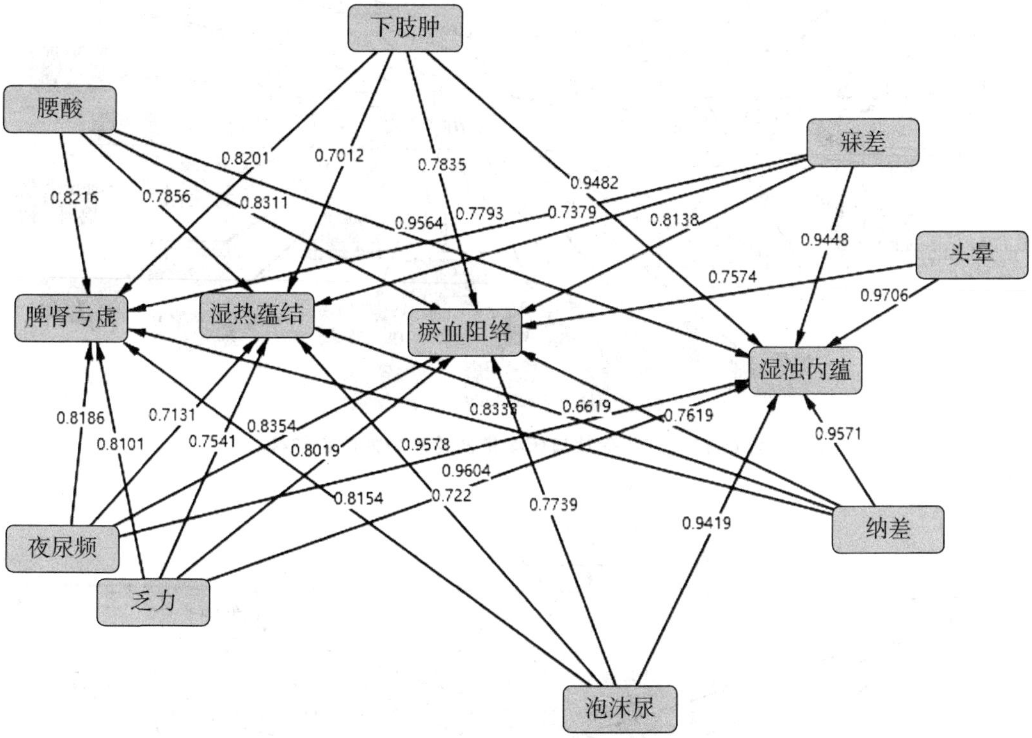

图 6–11　临床症状与病机集外关联规则位点结构

（2）临床症状与药物集外关联规则项集：临床症状与药物的集外关联中，乏力与茯苓皮、六月雪、泽兰、甘草、紫菀多列双向关联，与太子参、苍术、杜仲、牛膝、菟丝子、何首乌、川芎、郁金、枳实、槟榔、黄连、蒲公英、金银花、萹蓄、大黄、大枣为多列单向关联。腰酸与茵陈、蒲黄、五灵脂、土茯苓、车前子、大腹皮、槐花、六月雪、紫菀、泽兰、甘草为多列双向关联，与猫爪草为多列单向关联。泡沫尿与茵陈、蒲黄、五灵脂、土茯苓、车前子、大腹皮、槐花为多列双向关联（见图 6-12）。

（3）病机与药物集外关联规则项集：病机与药物集外关联中，脾肾亏虚与蒲黄、茵陈、车前子、五灵脂、土茯苓、大腹皮、猫爪草为多列单向关联，与槐花为单列单向关联；湿浊内蕴与茵陈、蒲黄、土茯苓、五灵脂、车前子、大腹皮、猫爪草为多列单向关联；瘀血阻络与茵陈、蒲黄、五灵脂、土茯苓、车前子、大腹皮、猫爪草为多列单向关联；湿热蕴结与茵陈、蒲黄、五灵脂、土茯苓、车前子、大腹皮、猫爪草为多列单向关联，与紫菀为单列单向关联（见图 6-13）。

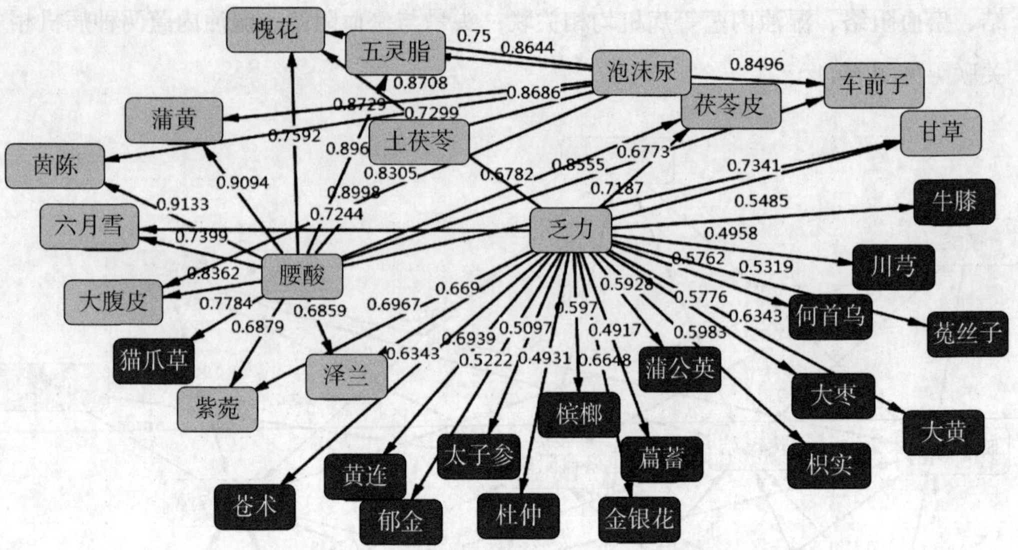

图 6-12　临床症状与药物集外关联规则位点结构

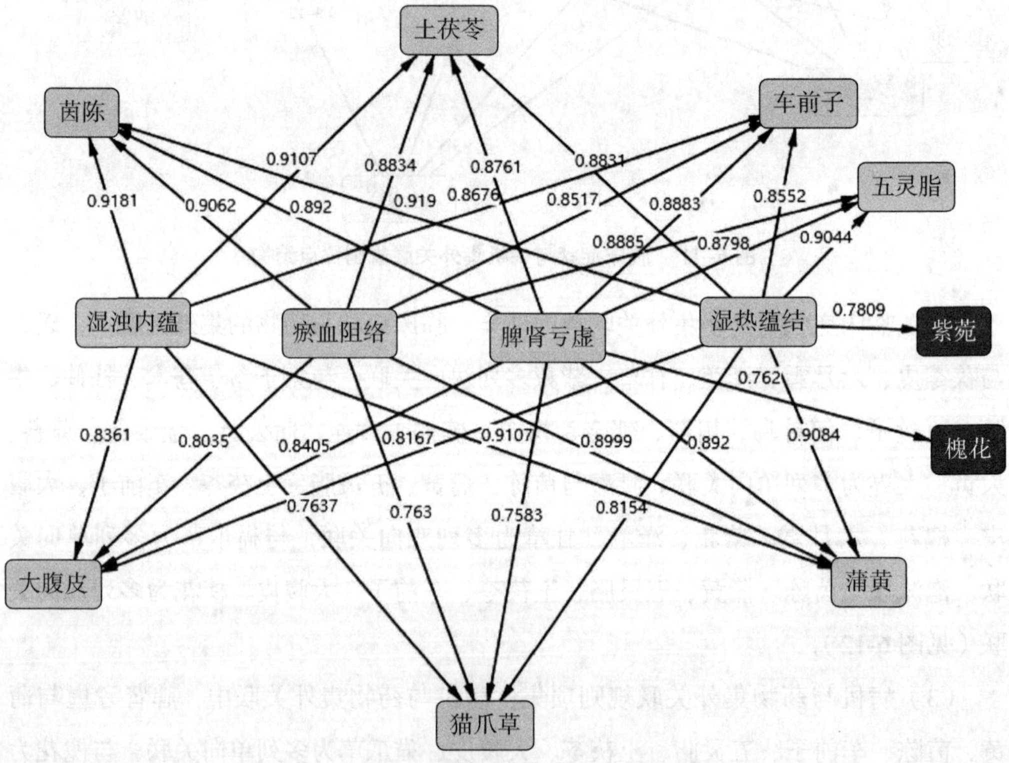

图 6-13　病机与药物集外关联规则位点结构

（三）聚类分析数据结果

设置参数 K=21.0000，inertia=0.0702 对药物进行 K 均值聚类，可以得到 21 群集类，所有群集数 C.N 均≥ 5，群集数在 5 ～ 9 之间者有 6 个，10 ～ 20 之间者有 13 个，20 及以上者有 2 个。提示本病采用大复方治疗为主，药味较多，药性分布弥散，验证了慢性肾衰竭本虚标实、病机复杂多变的特点（见表 6-28）。

表 6–28　药物 K 均值聚类群集值

群集类 C.C	群集数 C.N	群集值 C.V
1st	14	羌活　防风　细辛　白芷　香附　降香　橘核　牡丹皮　石菖蒲　桑枝　藕节　青叶　苎麻根　阿胶　土鳖虫
2nd	20	太子参　黄芪　杜仲　牛膝　甘草　大枣　苍术　泽兰　茯苓皮　大腹皮　槐花　土茯苓　大黄 五灵脂　茵陈　蒲黄　枳实　槟榔　玉米须　车前子
3rd	21	党参　白扁豆　谷芽　稻芽　香橼　三七　五味子　远志　小蓟 飞廉 白茅根 木蝴蝶　藏青果　重楼　山楂　荷叶 绞股蓝　荠菜　半枝莲　鸭跖草　升麻
4th	14	淫羊藿　佛手　枳壳　地龙　栀子　白豆蔻　芙蓉叶　仙鹤草　茜草　徐长卿　金雀根　青风藤　龙骨　火麻仁
5th	11	合欢皮　酸枣仁　首乌藤　龙齿　柏子仁　椒目　葶苈子　紫苏梗　白及　石莲子　刘寄奴
6th	13	钩藤　天麻　蒺藜　夏枯草　三白草　葛根　蝉蜕　乌梢蛇　水牛角　珍珠母　石决明　沙苑子补骨脂
7th	15	六一散　冬葵子　皂角刺　鸡内金　金钱草　荆芥　前胡　百部　桑叶　石斛　芦根　莪术　通关藤　墨旱莲　鳖甲
8th	8	北沙参　麦冬　浙贝母　鱼腥草　地榆　瞿麦　萆薢　蛇莓
9th	10	僵蚕　全蝎　龙葵　山慈菇　牛蒡子　芡实　石韦　肾炎草　黄芩　黄蜀葵花
10th	9	续断　桑寄生　黄柏　知母　女贞子　墨旱莲　薏苡仁　神曲　麦芽
11st	9	藿香　佩兰　连翘　冬瓜皮　桑白皮　吴茱萸　炮姜　竹茹　赭石
12nd	12	南沙参　杏仁　白芥子　紫苏子　玉竹　旋覆花　覆盆子　益智仁　乌药　车前草 马鞭草　附子
13rd	16	西洋参　天门冬　淡竹叶　焦栀子　莲子心　百合　瓜蒌皮　干姜　薏苡根　雷公藤　紫草 通草地锦草　地黄　骨碎补　黑大豆皮
14th	6	秦皮　秦艽　鸡血藤　丝瓜络　地肤子　白鲜皮
15th	10	枸杞　菊花　谷精草　海螵蛸　瓦楞子　穿山龙　金樱子　虎杖　鬼箭羽　白花蛇舌草
16th	9	玄参　桔梗　冬凌草　射干　薄荷　木香　砂仁　半夏　陈皮
17th	11	丹参　黄精　桃仁　红花　水蛭　猪苓　益母草　葫芦　防己　肉桂　虎耳草
18th	5	白术　山茱萸　当归　紫河车　积雪草
19th	10	柴胡　桂枝　白芍　川楝子　延胡素　紫苏　紫花地丁　野菊　侧柏叶　鸡骨草
20th	12	何首乌　菟丝子　川芎　郁金　金银花　黄连　紫菀　萹蓄　蒲公英　六月雪　凤尾草　猫爪草
21st	15	狗脊　泽泻　石膏　天花粉　乌梅　广藿香　金荞麦　元元草　功劳叶　地骨皮　垂盆草　椿皮薜荔　蜀羊泉　败酱草

*注：此群集标列参数 Mark Parameter=[K=21.0000；inertia=0.0702]；Format Export by Medcase Chart ©2020。

五、讨论

本研究纳入了王钢教授诊治慢性肾衰竭的医案1000诊次，对患者基线分布（包括性别、年龄）、临床症状、舌象、脉象、病机及药物通过频数分析、关联规则、聚类分析等不同算法进行分析，得到了初步的分析结果。从以下几个方面对数据挖掘结果展开讨论：

1. 从数据挖掘看导师辨慢性肾衰竭的四诊要点分析

（1）基线分布：本次研究的1000诊次中，男性患者人数多于女性患者，可能由于男性患者肾元耗损相对较多有关。男、女患者就诊诊次相当，其中一例男性患者24个月间总共就诊19次。我们发现大多数患者24个月间就诊频次在10次以内，而慢性肾衰竭属于慢性病，其治疗是一个长期的过程，单凭几次中医辨治就使肾功能得到保护是非常困难的。因此患者能否坚持治疗也是临床上能否取得疗效的前提所在，只有医者精准的辨证论治和患者坚持不懈的配合及注重自身的调摄，才能获得较好的疗效。

本次研究中19岁以下年龄段就诊频次较少，随着年龄增长，就诊频次逐渐增多，70岁以上年龄段就诊频次又逐渐减少。1000诊次平均年龄54.2岁。分析原因：本病之所以在30～70岁之间出现发病高峰，可能是因为患者先天禀赋不足，肾气亏虚，受各种外邪、药损、空气污染等外因影响，青少年阶段患急性肾炎、慢性肾炎，随着病情迁延或失治误治，10～20年后发展到慢性肾衰竭。老年人本该是肾气最为衰败的年龄段，但可能由于老年人代谢减缓，活动量减少，外在影响因素减少，部分经济发达地区老年人相对注重自身健康状况，从而导致病情进展缓慢；或者由于老年人基础疾病多，可能同时伴发心脏病、高血压、糖尿病甚至肿瘤等，因此分流至其他科室就诊；也可能由于平均寿命和就诊意识问题，反而在这个年龄段出现就诊频次下降。

（2）临床症状：研究结果显示慢性肾衰竭的核心症状为腰酸、乏力、泡沫尿、下肢肿、夜尿频和恶心、纳差。腰为肾之府，腰酸提示病位在肾，肾气亏虚、肾精失固则摄纳无权，出现泡沫尿、夜尿频；水液代谢失常则下肢肿。恶心、纳差为脾失健运、胃失和降的表现，脾虚气化无力，则出现乏力、水肿，精微不化而为浊。以上核心症状的出现可能提示慢性肾衰竭的病位主要在肾，最常影响的脏腑为脾，病机可能以脾肾亏虚、湿浊内蕴为主。

（3）舌脉：舌淡、舌红、舌暗频率高于10%，这些可能是本病的核心舌象，代表气虚、阴虚、瘀血等证素；舌淡胖频率为3%，代表脾气虚弱的证型；边有齿痕与裂纹伴随其他舌象共同出现，边有齿痕常与舌淡胖同时出现，为脾虚水湿之象；裂纹常与舌质红同时出现，见于阴虚证。频率高于10%的舌苔有苔薄黄、苔白腻、苔薄白，表示兼夹热、湿等病理因素；其次为苔黄薄腻、苔白薄腻、苔黄腻，为湿热之象同时出现的表现。

舌淡与苔薄黄、苔白腻、苔薄白同时出现，表示气虚证兼夹热邪、湿邪；舌红与苔薄黄、苔黄薄腻、苔薄白、苔薄同时出现，表示阴虚证兼夹热邪、湿邪；舌暗与苔薄黄、苔白薄腻同时出现，表示瘀血与热邪、湿邪同时出现；舌淡胖与苔白腻、苔薄白、苔白同时出现，表示脾虚与水湿同时出现。

脉象频率大于30%的有细脉、滑脉、沉脉，提示这三种脉象为慢性肾衰竭的核心脉象；且此三种脉象频率总和大于100%，提示可能有两种脉象出现在同一诊次中，说明有不同的病机、病理特征同时出现。其次为弦脉，浮脉、紧脉频次相对较低，可能是在主证中兼夹风邪的标证。涩脉仅0.3%，常与细脉同时出现。

本病常见的脉象组合为细沉、细滑、细弦、细弱、细数、细缓、细涩、沉滑、沉缓、沉弦、沉数、滑弦、浮紧、浮数。沉脉主里，细脉主虚，滑为水湿，数为热象，弦脉可以见于肝阳、肝风、痛证、痰饮、高血压，提示本病多脏腑亏虚，与脾肾亏虚的主证相验证，同时兼夹有水湿、湿热、瘀血、肝阳、风邪等邪实因素。

综上，可以看出1000诊次入选病案中男性患者多于女性患者，发病高峰在30～70岁之间。四诊合参，王钢教授诊察慢性肾衰竭患者出现的核心临床症状为乏力、腰酸、泡沫尿、下肢肿、夜尿频、纳差、头晕、寐差、疲劳；核心舌质为舌淡、舌红、舌暗，舌苔为苔薄黄、苔白腻、苔薄白；核心脉象为细脉、滑脉、沉脉、弦脉。

2.从数据挖掘看导师辨慢性肾衰竭病机证型分析　本病本虚证的病证有脾肾亏虚、肺失宣降、胃失和降、肝肾亏虚、肺肾亏虚、脾失健运、心失所养、肾元亏虚、血虚肝旺、肾虚不固、心脾亏虚等，病位主要在肾，涉及脏腑有脾、肺、肝、胃、心等；邪实标证的病证有湿浊内蕴、瘀血阻络、湿热蕴结、水湿内停、气滞血瘀、风邪伤肾、砂石结聚，病理因素有湿浊、瘀血、湿热、水湿、气滞、风邪等，少数病例夹有砂石。高频出现的病机为脾肾亏虚、湿浊内蕴、瘀血阻络、湿热蕴结四种。

脾肾亏虚与湿浊内蕴、瘀血阻络、湿热蕴结、肺失宣降同时出现；湿浊内蕴与瘀血阻络、肺失宣降同时出现；湿热蕴结与湿浊内蕴、瘀血阻络、肺失宣降同时出现；瘀血阻络与肺失宣降可同时出现，胃失和降可以伴随脾肾亏虚、湿浊内蕴、湿热蕴结、瘀血阻络出现。反映了本病肾、肺、脾、胃多脏腑同病，湿浊、瘀血、湿热等邪实证兼夹出现的特点。本病病机常为2种以上兼夹为患，几乎无单一证素出现，可见其病机复杂。

腰酸、下肢肿、乏力、寐差、夜尿频、泡沫尿、纳差等七种症状分别与脾肾亏虚、湿热蕴结、瘀血阻络、湿浊内蕴等病机有关；头晕与血虚肝旺、湿浊内蕴两种病机有关。

综上，可以看出王钢教授认为本病的核心病机为脾肾亏虚、湿浊内蕴、瘀血阻络、湿热蕴结、血虚肝旺。从标实证出现的高频次可以判断本病以纯虚发病者少，多兼夹不同的病理因素，甚至2～3种、3～4种同时出现，提示了本病本虚标实、虚实夹杂的病机。

（1）肾元亏虚为本：肾为先天之本，肾阴肾阳为人体的真阴真阴、元阴元阳，肾藏精，主骨生髓。王钢教授认为本病的病位在肾，先天禀赋不足，或受后天饮食、劳倦、情志、房室不节等诱因影响，导致肾元亏虚，肾气不足，进而出现一系列的病理变化，一方面导致各种病理产物的蓄积，另一方面肾元亏虚伤及气血阴阳，影响其他脏腑的功能，疾病后期往往多脏腑同病。因此肾元亏虚是本病的根本病机。脾肾同病的比例最高，进一步导致气血生化失常；其次是肺肾、肝肾、心肾，甚至肺、脾、肾或者肝、脾、肾三脏同病，多脏腑功能失调也是导致该病病情危重、难以治愈的原因之一。

（2）湿浊、湿热、瘀血为标：由于肾元亏虚、脾肾不足，水湿精微运化失常，最常见的病理产物就是水湿、湿浊，两者常同时出现，尤其是疾病后期，水湿难化，浊毒内蕴，三焦气化不利，可以出现诸多症状。湿浊蕴于上焦，可以出现颜面水肿、悬饮、咯吐白痰、胸闷、喘息不得卧等；湿浊蕴于中焦，可以出现恶心、呕吐、口中氨味、腹胀、舌苔白腻或黄腻；湿浊蕴于下焦可以出现小便不利、下肢肿、大便干或溏、泡沫尿、血尿等；湿浊溢于皮肤可以出现皮肤瘙痒、瘾疹或肢体麻木。湿浊之邪缠绵久不疏泄则郁而化热，伤及咽喉则出现咽部红肿疼痛、发热、咳黄痰等；湿热伤及脾胃则反酸、口干口苦、大便干结、舌质红、苔黄腻、脉弦数或滑数；湿热伤及下焦则小便短赤或黄、尿频、尿痛，伤及肾络可以出现血尿。慢性肾衰竭往往病程较长，水湿、浊毒阻滞于肾络，湿热胶结而成瘀，在病程中可以看到瘀血阻络的表现，如面色黧黑晦暗、胸闷、腰痛、舌质暗等。以上湿浊、湿热、瘀血等病理因素结合现代医学的肾穿刺病理可以看到肾小球系膜增生、肾小管间质萎缩、肾小球纤维化或硬化等。

3. 从数据挖掘看导师治疗慢性肾衰竭的基本方药构思

（1）频数分析：使用频率在45%以上的有32味药，可见王钢教授常使用大复方治疗慢性肾衰竭。其中土茯苓、茵陈、蒲黄、五灵脂、车前子、大腹皮等6味药使用频次最高，大于80%；使用频率在50%～80%之间者有21味，分别是猫爪草、槐花、六月雪、甘草、紫菀、泽兰、黄连、茯苓皮、金银花、大黄、苍术、枳实、槟榔、蒲公英、何首乌、大枣、牛膝、黄芪、郁金、菟丝子、萹蓄；使用频率介于45%～50%之间者有5味，分别是川芎、太子参、白术、杜仲、玉米须。

参照《中药学》和《中国药典》，以上32味药根据药性功效可以分成7大类，其中补益脾肾类为太子参、黄芪、白术、甘草、大枣、何首乌、菟丝子、杜仲、牛膝，清热利湿类为黄连、金银花、蒲公英、紫菀、猫爪草、土茯苓、六月雪、槐花、萹蓄，化湿利水类为茵陈、苍术、茯苓皮、车前子、玉米须，活血化瘀类为泽兰、川芎、郁金；活血软坚类为蒲黄、五灵脂，导滞泄浊类为枳实、槟榔、大腹皮，通腑泄浊类为大黄。

综上，王钢教授高频使用的药物从功效上来看主要可分为补益脾肾类、清热利湿类、淡渗利水类、活血化瘀类、软坚消瘀类、导滞泄浊类、通腑泄浊类，并与经验选药相组合。

（2）关联规则分析：从药物集内关联可以看出，六月雪配伍土茯苓作为药对出现，猫爪草分别与五灵脂、茵陈、土茯苓、蒲黄配伍为常用药对，槐花分别与茵陈、蒲黄配伍为常用药对，茵陈与车前子为常用药对，土茯苓、五灵脂、茵陈、蒲黄、车前子之间均表现出高度关联。综上，王钢教授以土茯苓、五灵脂、蒲黄、茵陈四味配伍使用为治疗本病的核心用药。

从症状与药物集外关联可以看出，治疗乏力常用太子参、苍术、杜仲、牛膝、菟丝子、何首乌、甘草、大枣、泽兰、川芎、郁金、金银花、黄连、紫菀、蒲公英、萹蓄、茯苓皮、六月雪、枳实、槟榔、大黄，治疗腰酸常用泽兰、茵陈、蒲黄、五灵脂、车前子、六月雪、土茯苓、大腹皮、槐花、甘草、紫菀、猫爪草，治疗泡沫尿常用茵陈、蒲黄、五灵脂、土茯苓、车前子、大腹皮、槐花。综上，王钢教授治疗乏力、腰酸、泡沫尿等主要症状，使用的药物有补益脾肾的太子参、黄芪、白术、甘草、大枣、何首乌、菟丝子、杜仲、牛膝，清热利湿的黄连、金银花、蒲公英、紫菀、猫爪草、土茯苓、六月雪、槐花、萹蓄，化湿利水的茵陈、苍术、茯苓皮、车前子、玉米须，活血化瘀的泽兰、川芎、郁金，活血软坚的蒲黄、五灵脂；导滞泄浊的枳实、槟榔、大腹皮，通腑泄浊的大黄。

从病机与药物集外关联可以看出，治疗脾肾亏虚证常用蒲黄、茵陈、车前子、五灵脂、土茯苓、大腹皮、猫爪草、槐花等药物，治疗湿浊内蕴证常用茵陈、蒲黄、土茯苓、五灵脂、车前子、大腹皮、猫爪草等药物，治疗瘀血阻络证常用茵陈、蒲黄、五灵脂、土茯苓、车前子、大腹皮、猫爪草等药物，治疗湿热蕴结证常用茵陈、蒲黄、五灵脂、土茯苓、车前子、大腹皮、猫爪草、紫菀等药物。综上，提示王钢教授针对脾肾亏虚、湿浊内蕴、瘀血阻络、湿热蕴结等证常用茵陈、蒲黄、五灵脂、土茯苓、车前子、大腹皮、紫菀、猫爪草。

（3）K 均值聚类分析：经过 K 均值聚类得出 21 个群集。经王钢教授本人亲自确认 3 组群集为其治疗慢性肾衰竭的常用基本方，分别是第 2 组、第 20 组、第 18 组。

1）治疗慢性肾衰竭基本方之一为第 2 组：太子参、黄芪、杜仲、牛膝、甘草、大枣、苍术、泽兰、茯苓皮、大腹皮、车前子、玉米须、槐花、土茯苓、大黄、枳实、槟榔、茵陈、五灵脂、蒲黄。本组方药功能补益脾肾，活血软坚，利湿泄浊。

太子参、生黄芪补气健脾；杜仲、牛膝益肾和络，强腰健肾；大枣、甘草健脾调补气血，亦可调和诸药；苍术、茯苓皮健脾燥湿利水；泽兰活血利水；大腹皮行气导滞利水；车前子、玉米须淡渗利水，性缓而无攻逐伤正之虞，故在用于水湿、湿浊之证时可以轻药重投。《医林纂要》言槐花："泄肺逆，泻心火，清肝火，坚肾水。"王钢教授将土茯苓视为治疗慢性肾衰竭解毒除湿的要药，且因其"败毒祛邪，不伤元气"，常重用土茯苓 30 ～ 80g，既能渗利湿浊，又能化湿浊使其归清，降低血尿素氮、血肌酐。大黄性味苦寒，《药性论》云大黄"主寒热，消食，炼五脏，通女子经候，利水肿，破痰实，冷热积聚，宿食，利大小肠，贴热毒肿，主小儿寒热时疾，烦热，蚀脓，破留血"。王钢教授根据临床辨证、通过不同配伍方法将制大黄广泛运用于治疗慢性肾衰竭。如黄芪、党参配大黄补中益气导浊，当归、桃仁配大黄养血活血导浊，枳实、槟榔配大黄疏滞通腑泄浊，菟丝子、何首乌配伍大黄补益肾元导浊，黄柏、黄芩配大黄清下焦湿热导浊，土茯苓、白花蛇舌草配大黄清热解毒导浊，牡蛎、生蒲黄、五灵脂配大黄活血软坚泄浊，牡丹皮、赤芍配大黄凉血解毒导浊，枳实、槟榔均具有破气消痞、通腑除积的功效，茵陈失笑散清热活血，与生大黄同用，可以加强攻下活血、清利活血、解毒活血、软坚活血之功。

2）治疗慢性肾衰竭基本方之二为第 20 组：何首乌、菟丝子、金银花、紫菀、黄连、萹蓄、蒲公英、猫爪草、凤尾草、六月雪、川芎、郁金。本组方药功能补益肾元、疏清上焦、通利下焦、活血和络。

何首乌和菟丝子是王钢教授常用的补肾药对，二者相配可以阴阳互化，补益肾元，平衡阴阳。王钢教授每见上焦风热、中焦湿热、舌苔薄黄者，常以金银花与紫菀、黄连相配，疏清上焦风热，宣降肺气，清利中焦；萹蓄、蒲公英、凤尾草、猫爪草可清利下焦湿热。六月雪性凉，味辛苦，具有祛风利湿、清热解毒、舒筋活络的功效，常与土茯苓相配，使邪毒从小便而解，湿浊得化。川芎、郁金可活血化瘀通络，用于血瘀轻证。

3）治疗慢性肾衰竭基本方之三为第 18 组：白术、山茱萸、当归、紫河车、积雪草。本组方药功能填补肾精、健脾清利。

白术健运脾胃，燥湿利水；山茱萸味酸涩，归肝、肾经，功能补益肝肾，收敛固涩，为补益肝肾之要药；当归、紫河车亦为王钢教授常用药对，二者相配，常用于慢性肾衰竭肾元不足、精血亏虚以及中、重度贫血患者；积雪草具有清热利湿、解毒消肿的功效。

综上，可以看出王钢教授治疗慢性肾衰竭的基本方药紧扣本病病机脾肾亏虚、湿浊内蕴、瘀血阻络、湿热蕴结而设，以健脾益肾、疏滞泄浊、活血和络、清利湿热为大法，核心方为三组：①太子参、黄芪、杜仲、牛膝、甘草、大枣、苍术、泽兰、茯苓皮、大腹皮、槐花、车前子、玉米须、土茯苓、大黄、枳实、槟榔、茵陈、五灵脂、蒲黄；②何首乌、菟丝子、金银花、紫菀、黄连、萹蓄、蒲公英、猫爪草、凤尾草、六月雪、川芎、郁金；③白术、山茱萸、当归、紫河车、积雪草。

4. 从数据挖掘看导师治疗慢性肾衰竭用药的加减思路　有 7 组群集为王钢教授治疗慢性肾衰竭合并症的加减用药。如：第 5 组为治疗慢性肾衰竭合并寐差、水肿、脾胃不和、血尿、蛋白尿方；第 9 组为治疗慢性肾衰竭合并湿热证之大量蛋白尿方；第 11 组为治疗慢性肾衰竭合并胃气上逆方；第 14 组为治疗慢性肾衰竭合并高尿酸血症、皮肤瘙痒方；第 15 组为治疗慢性肾衰竭合并糖尿病之大量蛋白尿方；第 16 组为治疗慢性肾衰竭合并咽痛、咳嗽、痰湿中阻方；第 17 组为治疗慢性肾衰竭合并水肿方。

综上，可以看出王钢教授在治疗主症的基础上，非常重视慢性肾衰竭合并症的治疗，如咽痛、咳嗽、皮肤瘙痒、寐差、血尿、蛋白尿、高尿酸血症等，体现了其治病必求于本，标本同治的原则。

本研究通过构建王钢教授辨治慢性肾衰竭临床大样本和住院患者医案构建数据库，创新性使用数据挖掘的方法挖掘出王钢教授辨析慢性肾衰竭的四诊要点，核心主症候群，病机证型特征和变化规律，特别是挖掘出王钢教授治疗慢性肾衰竭的用药构思和基本处方、辨证加减组方。通过本研究发现，王钢教授强调整体辨证，随症就因；精于配伍，巧用药对；善用复方，重视处理合并症。王钢教授临证数十年，积累了大量宝贵经验，限于篇幅原因未能细述，希望有机会可以进一步挖掘和学习，以提高临床疗效。

[南京中医药大学博士论文，2020 年]

第七章 医案实录

肾脏微小病变（浊邪壅滞证）

杨某，女，6岁。初诊日期为2010年8月11日。

2008年1月患儿出现颜面部浮肿，在某医院住院治疗，给予青霉素抗感染、低分子右旋糖酐疏通微循环等对症治疗，水肿消失，尿蛋白定量4.85g。转至另一医院就诊，诊断为原发性肾病综合征，给予强的松龙30mg/d口服。患者尿蛋白转阴，此后多次因激素减量复发，于2009年6月行肾穿刺活检术，病理示：肾微小病变，给予强的松、环孢素等口服。2011年8月患者出现呕吐，腹痛，少尿，尿蛋白持续（+++），就诊时周身浮肿，小便少，恶心欲呕，精神萎靡，舌质暗红，苔腻，脉弦细。中医辨证为浊邪壅滞。治拟化浊降逆，通利二便。

处方：紫苏10g，川黄连3g，姜半夏6g，陈皮6g，竹茹10g，苍术6g，薏苡仁10g，泽兰15g，枳实10g，茯苓20g，车前子60g（包煎），白芍15g，炙甘草6g，制大黄5g，神曲15g，麦芽15g，红枣10g。共7剂，每日1剂，水煎服，每次200mL，每日2次。

二诊：8月17日，用上药1周，恶心腹痛已消失，纳食正常，下肢浮肿，尿少，苔薄，脉弦细。上方去竹茹、白芍、苍术，加黑顺片6g，水蛭6g，雷公藤6g（先煎）。共7剂，每日1剂，水煎服，每次200mL，每日2次。

三诊：8月24日，经用上方，患儿尿量开始增多，浮肿明显消退，尿蛋白（++）。上方减紫苏、川黄连、半夏、陈皮，加北沙参10g，僵蚕10g，全蝎3g，山茱萸10g，穿山龙15g。共7剂，每日1剂，水煎服，每次200mL，每日2次。

四诊：9月1日，患儿经以上治疗1个月，尿蛋白转阴，无明显不适。出院后强的松15mg/d，环孢素75mg/d。

经上方加减，巩固治疗1年半，终将强的松、环孢素全部减掉，未复发。

【按语】本患儿肾穿刺明确微小病变肾病，激素依赖，反复发作，中医属“水肿”范畴，辨证为浊邪壅滞证，治拟化浊降逆、通利二便。首诊处方中用紫苏、川黄连、半夏、陈皮、竹茹和胃降逆为主药，用苍术、薏苡仁、茯苓、神曲、麦芽、泽兰、枳实、车前子健脾化湿利水为辅药，佐以白芍、炙甘草缓急治腹痛，制大黄通腑泄浊，使以红枣调和诸药。二诊恶心腹痛症状消失，苔黄腻已化，所以去竹茹、白芍、苍术，加用黑顺片、水蛭以温阳活血、消水肿，加雷公藤以祛风通络、降蛋白。三诊去掉了和胃的紫苏、川黄连、半夏、陈皮，加用北沙参、山茱萸养肺益肾，制僵蚕、全蝎、穿山龙以祛风通络、降蛋白，并以此处方为基本方加减治疗

1 年半，缓慢将强的松、环孢素减掉，至今尚未复发。

膜性肾病（脾肾气阳虚证）

张某，女，52 岁。初诊日期为 2010 年 4 月 28 号。

患者 2 个月前感冒后出现双下肢指凹性浮肿，在当地医院查尿常规示：尿蛋白（++++），尿隐血（++）。患者曾口服肾炎舒、雷公藤等进行治疗，但水肿无明显改善，复查尿常规示：尿蛋白（++++），尿隐血（++），红细胞管型 12 ～ 15/HP。自发病以来无肉眼血尿，无少尿，无头痛头晕，无口腔溃疡，无关节疼痛，无光过敏。检查：血压 110/70 mmHg，心肺腹未见异常，双下肢中度指凹性浮肿。24h 尿蛋白定量 2.448 g，血浆白蛋白 26 g/L，总蛋白 53 g/L，总胆固醇 8.50 mmol/L，甘油三酯 1.40 mmol/L，IgG 4.76g/L，IgA 0.30g/L。肾活检结果：光镜示肾小球系膜细胞及系膜基质轻度增生，肾小球基底膜增厚，部分区域见钉突形成，基底膜内、上皮下及系膜区可见嗜复红蛋白沉积。肾小管上皮细胞见颗粒变性，间质见少量灶状淋巴细胞及单核细胞浸润，小动脉未见著变，免疫荧光示 IgA（++）沿系膜区颗粒样沉积，IgG（+++）沿毛细血管袢颗粒样沉积。电镜示肾小球基底膜弥漫增厚，基底膜内、上皮下及系膜区见电子致密物沉积，部分区域可见钉突形成，系膜细胞及系膜基质轻度增生，肾小管上皮细胞线粒体肿胀。就诊时双下肢可凹性浮肿，乏力腰酸，自感怕冷，平素易感冒，纳食一般，夜尿 3 次，舌淡苔白腻，脉沉细。中医辨证为脾肾阳虚，水湿瘀血内阻。治拟健脾温肾，行瘀利水。

处方：生黄芪 50g，党参 20g，炒白术 15g，苍术 10g，茯苓皮 40g，车前子 60g（包煎），淫羊藿 12g，黑顺片 10g，水蛭 6g，泽兰 30g，益母草 30g，雷公藤 30g（先煎），生甘草 6g，红枣 15g。共 14 剂，每日 1 剂，水煎服，每次 200mL，每日 2 次。

二诊：5 月 10 日，服药后患者身体情况大有改善，浮肿较前好转，检查尿常规示：尿蛋白（++），尿隐血（++）。苔腻已化，脉沉细，方药合证，化裁续进。上方去苍术，黑顺片改 15g，加川芎 15g、穿山龙 15g。共 30 剂，每日 1 剂，水煎服，每次 200mL，每日 2 次。

三诊：6 月 10 日，中药继服 30 剂后，乏力症状消失，双下肢水肿完全消退，夜尿量减少，复查尿常规示：尿蛋白（+），潜血（+）。患者口干，苔薄，脉沉细。上方去黑顺片，加金樱子 30g，山茱萸 15g。共 90 剂，每日 1 剂，水煎服，每次 200mL，每日 2 次。

3 个月后回访，双下肢水肿完全消退。全身乏力症状减轻，夜尿量及夜尿次数均减少，尿蛋白转阴，尿潜血转阴。

【按语】本病病理诊断为膜性肾病Ⅱ期，中医辨证为脾肾阳虚，水湿瘀血内阻，治拟健脾温肾、行瘀利水，以大剂量生黄芪、党参、白术补脾胃之气，使气旺以促水、血运行，并助诸药之力为君药；苍术化湿，茯苓皮、车前子淡渗利水；淫羊藿、黑顺片温肾补阳利水，共为臣药；佐以水蛭、泽兰、益母草活血化瘀利水，此三味药既有活血化瘀，又有利水消肿的作用；并加入雷公藤祛风通络、消蛋白；使以生甘草、红枣调和诸药。二诊苔腻已化，去健脾燥湿之苍术，加大黑顺片用量，并增川芎活血化瘀，增穿山龙协同雷公藤祛风通络、消蛋白。三诊水肿消退，阳虚减轻，阴虚渐现，加入养阴益肾之山茱萸，健脾固精之金樱子，增强消蛋白的作用。守方巩固，使患者逐渐康复。

局灶节段性肾小球硬化（阴虚湿瘀证）

余某，男，45岁。初诊日期为2006年2月8日。

2005年患者出现血压升高，伴胸闷头晕，查肾功能：血肌酐210μmol/L左右，尿常规示：尿蛋白（±），尿隐血（-）。2006年1月，于第四军医大附属医院行肾穿刺活检术，病理示：局灶节段性肾小球硬化症（6个肾小球中3个肾小球硬化，2个肾小球纤维化，系膜细胞及基质轻度到中度增生）。就诊时患者自觉时有头晕，耳鸣，双目干涩，口干咽燥，夜间手足心热，腰酸，大便干结，舌质红，苔根黄腻，脉弦涩。查血肌酐238μmol/L，尿蛋白（+）。中医辨证为肝肾阴虚，湿热浊瘀内阻。治拟养肝益肾，清热利湿，行瘀泄浊。

处方：枸杞子15g，菊花10g，黄芪30g，夏枯草10g，麦冬15g，山茱萸15g，杜仲15g，怀牛膝15g，积雪草15g，桃仁10g，红花6g，苍术6g，制大黄10g，生牡蛎15g，白花蛇舌草15g，六月雪15g，生甘草6g。共30剂，每日一剂，水煎服，每次200mL，每日2次。

二诊：3月10日，患者经用上方，头晕、手足发热、苔质腻明显好转，大便两日一行，偏干，血肌酐下降为212μmol/L，舌薄黄，脉弦涩。治宗上方去菊花、夏枯草，加生地黄15g、泽兰15g、车前子40g（包煎），制大黄改为15g。共30剂，每日1剂，水煎服，每次200mL，每日2次。

以此方为基本方加减治疗3年余，血肌酐稳定在180～200μmol/L左右。

【按语】本病案西医诊断为“局灶节段硬性肾小球硬化”，硬化纤维化肾小球为5/6。中医辨证为肝肾阴虚，湿热浊瘀内阻，治拟养肝益肾、清热利湿、行瘀泄浊。方中主药是枸杞子、黄芪、夏枯草、麦冬、山茱萸、杜仲、怀牛膝养肝益肾，清退虚热；辅药为积雪草、桃仁、红花、大黄活血化瘀，泄浊消癥积；佐药以苍术健脾燥湿，生牡蛎养肝软坚，白花蛇舌草、六月雪清利泄浊；使药甘草调和诸药。二诊见患者虚火退降，去菊花、夏枯草，加入生地黄、泽兰、车前子，加大制大黄用量，以增强养阴活血、渗利泄浊之品治疗效果。

膜增生性肾炎（气虚水湿证）

何某，女，49岁。初诊日期为2011年3月04日。

患者2009年因眼睑浮肿就诊于某三甲医院，当时行肾穿刺示：膜增生性肾小球（2/10硬化），并且予以雷公藤20mg，每日3次，患者尿常规示：尿蛋白（+++），尿隐血（+++），当时肝肾功能正常。2011年3月出现周身浮肿，就诊时查血肌酐147μmol/L，尿蛋白（++++），尿隐血（+++），患者下肢浮肿明显，腰膝酸软，倦怠乏力，面色少华，口干不欲饮，尿量减少，舌淡有齿印，苔薄，脉细。中医辨证为脾肾气虚，水湿内阻。治拟补肾健脾，利水渗湿。

处方：党参15g，生黄芪40g，茯苓皮40g，车前子60g（包煎），猪苓15g，泽兰30g，杜仲12g，怀牛膝12g，淫羊藿12g，黑顺片6g，水蛭6g，凤尾草30g，益母草10g，六月雪15g，土茯苓15g，红枣10g。共30剂，每日1剂，水煎服，每次200mL，每日2次。

二诊：4月4日，患者经服上药30帖，下肢浮肿明显减轻，腰酸乏力好转，尿量增多，尿蛋白（+++），尿隐血（+++），血肌酐122 μmol/L，舌淡有印，脉细。上方生黄芪改50g。共30剂，每日1剂，水煎服，每次200mL，每日2次。

三诊：5月5日，经持续2个月治疗，患者浮肿消退，腰酸乏力仍有，口干，尿蛋白（++），尿隐血（+++），血肌酐110μmol/L，舌体有印，脉细。上方去黑顺片、益母草，加山茱萸15g、积雪草15g。共30剂，每日1剂，水煎服，每次200mL，每日2次。

患者经用上方加减治疗1年半，尿蛋白（+～+++），尿隐血（+～++）；肾功能血肌酐持续在100～124μmol/L（本院血肌酐参考值124 μmol/L）。

【按语】本病案经肾穿明确诊断为膜增生性肾小球肾炎，辨证为脾肾气虚，水湿内阻。《素问·至真要大论》语："诸湿肿满，皆属于脾。"《景岳全书》云："脾虚则土不制水而反克。"脾失健运，湿邪留恋，是发生水肿等肾系病症的主要因素之一。补气健脾可绝其化生水湿、湿浊之源，所以方中以补脾气的党参、生黄芪、茯苓皮为主药，辅以补肾气的杜仲、淫羊藿、怀牛膝增其本；配合化湿渗湿之品车前子、泽兰以除水邪；佐以活血利水的水蛭、益母草行瘀利水；配合用黑顺片温阳化气，以增强淡渗利湿、活血化瘀药物的利水作用；并以六月雪、土茯苓解毒泄浊，使用红枣调和诸药。二诊时观患者药后效果颇感方药合证，所以在原方基础上加大生黄芪用量，增强补气健脾利水、消蛋白作用。三诊浮肿消退，有口干症状，所以黑顺片改用山茱萸补肾强阴，加强积雪草行瘀泄浊之功，帮助恢复稳定肾功能。

新月体肾炎急性肾衰竭（肾衰浊瘀证）

李某，女性，67岁。初诊日期为2005年8月17日。

患者两个月前无明显诱因出现双下肢浮肿，未予特殊治疗，浮肿自行好转。1个月前患者出现乏力、纳差、恶心、欲吐等症状，外院查尿常规示：尿蛋白、尿隐血均阳性，予以中药治疗（具体不详），疗效不佳。后患者逐渐出现尿量减少，查血肌酐600μmol/L以上，予以保肾等治疗，疗效欠佳。8月5日始出现少尿，复查肾功能示：血肌酐1462μmol/L，尿素氮64.4mmol/L，予以每周三次血液透析治疗。肾活检病理：光镜下见15个肾小球，1个球性硬化，肾小球细胞数不增多，系膜细胞节段性增生，系膜基质局灶节段性增多，毛细血管开放，多数闭塞，可见纤维素样坏死和微血栓，基底膜不增厚，未见双轨及钉突，全部小球球囊粘连，5个细胞性新月体，8个细胞纤维性新月体，2个纤维性新月体。部分肾小管上皮细胞基本正常，1处灶性小管萎缩，管腔见蛋白管型、红细胞管型，间质被较多炎细胞浸润，灶性轻度纤维化，小动脉壁增厚，部分小动脉可见纤维素样坏死、闭塞，伴急、慢性炎细胞浸润。免疫荧光2个肾小球，IgG：系膜区弥漫性块状（++++）；IgA：（-）；IgM：系膜区节段性块状（++）；C1q：系膜区节段性块状（++）；C3（-）；Fibrogen：（-）。西医诊断为急性肾衰竭，新月体肾炎。8月10日查ANCA 96.7u/mL，予以甲强龙500mg，连续3天静脉滴注冲击治疗，后改强的松60mg/d口服、配合环磷酰胺0.4g/d静滴、骁悉1.0g/d口服抑制免疫治疗。就诊时血压140/90mmHg，血常规示：血红蛋白59g/L，白细胞14.3×10^9/L，血小板132×10^9/L，中性粒细胞82.6%。尿常规示：尿蛋白（+），尿隐血（+++）。血生化示：白蛋白31.8g/L，尿素氮28.33mmol/L，血肌酐678μmol/L。C3 0.528g/L，C4、IgG、IgA、IgM正常，ANA、DsDNA及ENA均阴性，CRP、ASO、AKA正常，类风湿因子136 IU/mL，抗环瓜氨酸肽抗体383.7 RU/mL。血沉正常，双肾B超：左肾114mm×52mm×46mm，右肾115mm×48mm×43mm，双肾皮质回声稍增强，结构欠清。下肢轻微浮肿，恶心，食欲欠佳，乏力，睡眠可，大便偏干，24h尿量450mL，舌暗，苔黄腻。既往有“类风湿性关节炎”病史15年，否认高血压、糖尿病病史。中医辨证为脾肾衰败，浊瘀内阻，上关下格。治拟健脾益肾，化湿泄浊，行瘀利水。

处方：紫苏15g，川黄连5g，姜半夏10g，陈皮10g，太子参20g，苍术15g，谷芽15g，麦芽15g，焦山楂15g，神曲15g，茯苓皮40g，车前子80g（包煎），黑顺片6g，水蛭6g，制大黄15g，猫爪草30g。共7剂，每日1剂，水煎服，每次200mL，每日2次。

二诊：8月23日，服药7剂后患者尿量增加至800mL，血压稳定，恶心腹胀消失，纳食明显好转，大便每日1次，苔腻已化，期间行血浆置换3次，复查血肌酐462μmol/L，尿蛋白（+++），尿隐血（+++）。

处方：太子参20g，苍术15g，泽兰30g，茯苓皮40g，车前子80g（包煎），菟丝子15g，何首乌15g，黑顺片6g，水蛭6g，桃仁15g，红花10g，猫爪草30g，六月雪15g，土茯苓15g，制大黄15g。共14剂，每日1剂，水煎服，每次200mL，每日2次。

三诊：9月7日，服药14剂后患者尿量1500mL左右，复查血肌酐230μmol/L，暂停血液透析，饮食基本正常，无恶心等不适，仍感乏力，血红蛋白85g/L，尿常规示：尿蛋白（+++），尿隐血（++）。治宗上方，加生黄芪40g，车前子改为40g。共28剂，每日1剂，水煎服，每次200mL，每日2次。

四诊：10月4日，服药28剂后患者血肌酐129μmol/L，尿量正常，无浮肿，饮食正常，尿蛋白（+++），今日出院，门诊治疗。

随访半年，血肌酐正常范围内，尿常规（+～++）左右，中药巩固治疗。处方去泄浊类中药，加清利类中药，加减巩固治疗。

【按语】本案西医诊断为急性肾衰竭，新月体肾炎；中医诊断为关格，辨证为脾肾衰败，浊瘀内阻；治拟健脾益肾，化湿泄浊，行瘀利水。在西医诊治方面及时进行血液透析、血浆置换和肾穿刺，并使用甲强龙＋环磷酰胺＋骁悉免疫抑制冲击疗法。中医辨证论治采用了邹氏三代专家推荐的治疗新月体肾炎的经验方药，第一诊重点在于“保胃”，以和胃泄浊利水为主，使用紫苏、川黄连、半夏、陈皮、谷芽、麦芽、焦山楂、焦神曲、太子参、苍术、茯苓皮、车前子，占了整个处方三分之二。第二诊重点在于“化瘀泄浊”，使用了黑顺片、水蛭、桃仁、红花、茯苓皮、车前子、猫爪草、六月雪、土茯苓、制大黄，占了处方的三分之二。第三诊重点在于“健脾益肾”，使用了太子参、生黄芪、苍术、茯苓皮健脾化湿，菟丝子、何首乌补益肾元，兼顾水湿、湿浊、瘀血。后加减巩固治疗，使患者肾功能完全恢复正常。

硬化性肾小球肾炎（气阴两虚证）

陈某，女，52岁。初诊日期为2010年8月15日。

患者2010年7月因乏力、消瘦、泡沫尿至某医院就诊，查血肌酐147μmol/L，诊断为慢性肾功能不全。随后转至某中医院复查血肌酐207μmol/L，住院予以控制血压、血脂，抑制免疫，改善肾脏微循环等治疗，血肌酐最高达270μmol/L。2010年8月来我院先查肾B超，肾脏大小形态结构正常，即行肾穿刺活检术，病理示硬化性肾小球肾炎（20个小球中，16个小球完全硬化）。就诊时患者面色无华，少气乏力，腰部刺痛，易感冒，反复咽痛，口干，手足心热，下肢浮肿，舌质偏红，有紫气，苔根黄腻，脉细弱。查血肌酐265μmol/L，尿蛋白（++），尿隐血（+++）。中医辨证为肺脾肾气阴两虚，湿瘀交阻。治拟利咽健脾益肾，活血清利。

处方：北沙参15g，制僵蚕15g，牛蒡子10g，苍术6g，薏苡仁15g，茯苓皮20g，车前子40g（包煎），泽兰15g，杜仲15g，怀牛膝15g，山茱萸12g，积雪草15g，莪术15g，赤芍15g，猫爪草15g，石韦15g，六月雪15g，生甘草6g。共15剂，每日1剂，水煎服，每次200mL，每日2次。

二诊：8月29日，患者药后咽痛好转，手足心热减轻，口干、乏力、腰痛，苔黄腻已化，脉细。查血肌酐232μmol/L，尿蛋白++，尿隐血+++。上方加凤尾草30g，土茯苓30g。共30剂，每日1剂，水煎服，每次200mL，每日2次。

三诊：9月30日，患者已续服45天以上中药治疗，咽痛、手足心热、口干苔腻等湿热之象已消退。治拟养肺健脾益肾，活血清利泄浊。

处方：北沙参15g，麦冬10g，生黄芪30g，苍术6g，泽兰15g，茯苓皮20g，车前子40g（包煎），杜仲15g，怀牛膝15g，山茱萸12g，积雪草15g，莪术15g，赤芍15g，猫爪草15g，石韦15g，六月雪15g，土茯苓15g，生甘草6g。×30剂，每日1剂，水煎服，每次200mL，每日2次。

四诊：10月28日，药后诸症减轻，尿蛋白（+），尿隐血（++），血肌酐189μmol/L，继上药加减，治疗1年，血肌酐稳定在132～156μmol/L，尿蛋白（+～++），尿隐血（++）。

【按语】本病案经肾穿刺确诊“硬化性肾小球肾炎”，中医辨证为肺脾肾气阴两虚，湿瘀交阻。一诊先拟利咽活血清利，佐以健脾益肾，方以北沙参、僵蚕、牛蒡子利咽，以积雪草、莪术、赤芍、泽兰、猫爪草、六月雪活血化瘀、清利泄浊，共为主药；辅以苍术、薏苡仁、茯苓皮、车前子健脾化湿利水；佐以杜仲、怀牛膝、山茱萸，补气养阴益肾；使用甘草调和诸药。三诊咽痛、手足心热、口干苔腻等症状缓解，湿热逐渐消退，治转从本论治，改为养肺健脾益肾、活血清利泄浊。方中以北沙参、麦冬养肺补阴，生黄芪、茯苓皮健脾利水，杜仲、怀牛膝、山茱萸补肾养阴，共为主药；辅以积雪草、莪术、泽兰、赤芍活血行瘀，以消肾之癥积；佐以猫爪草、石韦、车前子清利水湿，六月雪、土茯苓解毒泄浊；使用甘草调和诸药。

如肾病患者血肌酐升高，B 超肾脏大小、形态、结构基本正常者，应尽量做肾穿刺，明确诊断，制定合理治疗方案。若肾穿刺发现肾间质炎症明显，可考虑用小剂量甲强龙 40 ～ 80mg 静脉滴注，加肾康注射液 60mL 治疗 15 ～ 30 天，有无效果能从肾功能肌酐变化观察到。中医中药治疗首治应寻找可逆因素，先清除湿热、邪毒、水湿等感染病灶。从本治病应以养肺健脾益肾、活血清利泄浊为治疗大法，根据辨证加减，如方药合证，注意守方守药。

膀胱炎（湿热下注证）

马某，女，42 岁。初诊日期为 2009 年 7 月 7 日。

患者 2007 年起时常憋尿，出现尿频、尿急、尿痛，无发热，无腰酸腹痛，无恶心呕吐，使用消炎药物治疗后即缓解，其后多次发作尿频、尿急，急性期中段尿培养有细菌生长，外院先后使用可乐必妥、拜复乐、来立信等药物治疗后缓解。近来发作频繁，并伴有霉菌性阴道炎反复发作，白带呈豆腐渣样，使用达克宁栓后缓解。患者昨日再次出现尿频、尿急、尿痛，小腹坠胀，小便偶见色白，无肉眼血尿，无发热，无恶心呕吐，无腰酸腹痛，白带呈豆腐渣样，无阴部瘙痒。就诊时查尿常规示：尿白细胞（++），尿隐血（+++），尿蛋白（+）。舌红，苔黄薄腻，脉滑数。为系统治疗收入院。患者入院后检查肝肾功能正常，B 超双肾输尿管未见明显异常，中医辨证为膀胱湿热。治拟清热利湿。

处方：知母 10g，黄柏 10g，萹蓄 15g，瞿麦 15g，蒲公英 30g，贯众 15g，马齿苋 30g，连翘 30g，半枝莲 30g，白花蛇舌草 30g，红藤 30g，败酱草 30g，鸭跖草 30g，淡竹叶 15g，六一散 15g（包煎），木馒头 30g，佛手 6g，枳壳 10g，茯苓 30g，炒白术 12g，砂仁 6g（后下），苍术 10g，红枣 10g。共 3 剂，每日 1 剂，水煎服，每次 200mL，每日 2 次。

二诊：7 月 10 号，服药 3 剂后，患者尿频、尿急及小腹坠胀不适明显好转。尿常规示：尿白细胞（+），尿隐血（+），白细胞 3.6×10^4/mL，回报中段尿培养示大肠埃希菌＞ 10^5CFU/mL。继续予以清热利湿之剂，佐以滋阴益肾之品，防止湿热伤阴。

处方：知母 10g，黄柏 10g，萹蓄 15g，瞿麦 15g，蒲公英 30g，马齿苋 30g，半枝莲 30g，白花蛇舌草 30g，红藤 30g，败酱草 30g，鸭跖草 30g，淡竹叶 15g，六一散 15g（包煎），木馒头 30g，生地 15g，山茱萸 15g，佛手 6g，枳壳 10g，茯苓 30g，炒白术 12g，砂仁 6g（后下），苍术 10g，红枣 10g。共 7 剂，每日 1 剂，水煎服，每次 200mL，每日 2 次。

三诊：7 月 17 号，患者服药一周，检查尿常规阴性，无尿频、尿急及腰酸乏力等不适，出院门诊治疗，中药继续予以益肾清热利湿治疗。

患者半月来调整用药一次，3 个月内未有复发，至 2010 年及 2011 年春夏季节各发作一次，中药予以清热利湿剂后好转。

【按语】患者病属膀胱炎湿热下注，病因考虑为外阴不洁，秽浊污垢之邪上逆侵及膀胱，酿生湿热导致，湿热之邪下注膀胱，膀胱气化不利，而致尿急、涩、痛。因患者有霉菌性阴道炎，易互相影响，反复发作，王钢教授提出患者在治疗尿路感染同时应兼顾妇科炎症，予以红藤、鸭跖草、木馒头等清热解毒，其中木馒头味酸，性凉，具有清热解毒、祛风除湿、活血通络的功效，红藤具有清热解毒、活血通络、败毒散瘀的功效，近年来逐渐广泛应用于治疗淋证之下焦湿热。如此配合治疗效果较佳。

肾性尿崩症（气阴两虚证）

陶某，男 4 岁。初诊日期为 2006 年 10 月 9 日。

患者于 2004 年 8 月在外院确诊为肾性尿崩症，予以补达秀、氢氯噻嗪治疗，服药 1 周后出现呕吐、泄泻等胃肠道反应，遂自行停药。就诊时患者口渴多饮，日饮水量约为 10L，尿量约为 9L，汗多，身热，消瘦，大便正常，生长发育较同龄儿迟缓，舌红少苔，脉细数。查尿比重 1.000，血钠 147.5mmol/L，血钾 5.74mmol/L，血氯 109.4mmol/L，尿渗透压 290mmol/L，双肾 B 超正常。西医诊断为肾性尿崩证，继续常规服用氢氯噻嗪；中医辨证为肺胃热盛，气津两伤。治拟清热益气生津。

处方：生石膏 15g，茯苓、炒白芍、粳米各 9g，知母、麦冬各 6g，人参（另煎）、黄芩、炙甘草各 3g，黄连 2g。每日 1 剂，水煎服。共 3 剂，每日 1 剂，水煎服，每次 200mL，每日 2 次。

二诊：10 月 13 日，患者服汤药后饮水量减少，身热减轻，汗多，舌红，苔薄黄，脉细数。查尿比重 1.000。上方去麦冬，加炒薏苡仁 9g，葛根 6g。共 10 剂，每日 1 剂，水煎服，每次 200mL，每日 2 次。

三诊：10月23日，患者服药后，饮水量持续下降约为7L，身热消失，多汗消失，小便颜色由白变黄，余无变化。上方去炒薏苡仁、黄连、黄芩。共21剂，每日1剂，水煎服，每次200mL，每日2次。

四诊：11月15日，服药后尿量继续减少，尿色加深，夜间饮水量多。守方继服30剂。共30剂，每日1剂，水煎服，每次200mL，每日2次。

五诊：12月18日，患者大便量多，体重增加，饮水量可，日进水3～5L，尿量每日3～4.5L，身高明显增长，舌红、苔薄白，脉细。查尿比重1.002，血钠145.1mmol/L，上方加川厚朴4g，陈皮3g，苍术2g。继服60剂，水煎服，每日1剂，水煎服，每次200mL，每日2次。

六诊：2007年3月1日，饮水量3～3.5L，尿量约为3L，查尿比重1.004。血钠、钾正常范围，予上方继续巩固治疗，随访至今，病情稳定。

【按语】该患儿发育迟缓，尿频量多，且汗多，身热，消瘦，系先天不足，肾精亏损，病及脾肺，治宜先后天并治，标本并举。白虎加人参汤以石膏、知母、麦冬滋阴清热治其标，人参补肾益气治其本，更兼其他药物顾护后天之本，故药后效佳，病渐向愈。

肾小管酸中毒（阴虚湿热证）

魏某，女，40岁。初诊日期为2009年4月13日。

患者近1个月自感乏力，夜尿增多，口干多饮，食量增加，消瘦，无浮肿。查尿常规示：尿比重1.010，PH 6.5，尿糖（+++），尿蛋白（++），尿隐血（+），舌质红、苔黄厚，脉细。西医诊断为2型糖尿病、糖尿病肾病待诊，口服降糖药格列齐特、二甲双胍调整血糖，完善相关检查。复查尿常规，结果同前，尿比重正常；查血生化示：血糖4.9mmol/L，血钾2.9mmol/L，血氯116mmol/L，血钠146mmol/L，血二氧化碳12.2mmol/L，考虑肾小管性酸中毒可能，但未停降糖药。第3天再查空腹血糖：2.9mmol/L，即停用降糖药，同时经进一步检查头部MRI、T_3、T_4等，排除垂体病变、甲亢、尿崩症等病，诊断为肾小管性酸中毒。中医辨证为肺脾肾气阴两虚（阴虚为主），湿热内阻。治拟养阴益肾，化湿清热。

处方：北沙参15g，麦冬15g，山茱萸15g，生地黄15g，牡丹皮10g，泽泻15g，茯苓12g，淫羊藿12g，覆盆子30g，益智仁30g，川黄连5g，生薏苡仁15g，鬼箭羽15g，白花蛇舌草15g。同时口服枸橼酸钾10mL，每日3次。共14剂，每日1剂，水煎服，每次200mL，每日2次。

二诊：4月27日，投方14剂，患者尿量明显减少，乏力好转，仍有口干，尿蛋白（+），尿糖（+），血糖4.93mmol/L。苔黄腻已化，舌质红，脉细。上方去淫羊藿、生薏苡仁，加石斛50g，天冬15g，金樱子30g，五味子10g。共30剂，每日1剂，水煎服，每次200mL，每日2次。

三诊：5月26日，投方30剂，口干逐渐好转，枸橼酸钾已改为5mL，每日3次。尿量已恢复正常，尿蛋白阴性，仍感乏力，苔薄，舌质红，上方去芦根，加生黄芪50g，嘱继服上方中药半年，定期随访，枸橼酸钾已停，病未再发。

【按语】该例肾小管酸中毒刚开始误诊2型糖尿病，血生化电解质报告出来，结合症状诊断为肾小管酸中毒。中医辨证为肺脾肾气阴两虚，以阴虚为主，湿热内阻，治拟参麦地黄汤为主，加入补肾气、固肾精的淫羊藿、覆盆子、益智仁，化湿清热、通经、降蛋白的川黄连、生薏苡仁、虎杖、鬼箭羽、白花蛇舌草。二诊时湿热消退，尿量减少，因此减生薏苡仁、淫羊藿，加养阴的石斛、天冬。进一步加强金樱子、五味子固精缩尿、降蛋白的作用。《医学心悟》说："三消之证，皆燥热结聚也。大法，治上消者，宜润其肺，兼清其胃，二冬汤主之……治下消者，宜滋其肾，兼补其肺，地黄汤、生脉散并主之。"肾小管酸中毒在阴虚证候好转后，会出现气虚乏力、腰酸等症，我们又进一步改用参芪地黄汤，加入固精、清热通络之品，巩固疗效。

肾淀粉样变（脾肾阳虚证）

胡某，男，63岁。初诊日期为2009年9月21日。

患者自2008年10月起，反复出现蛋白尿、浮肿，对症治疗无效，于今年5月在外院肾穿后诊断为系统性淀粉样变性（AL型），累及肾脏和肠道，骨髓穿刺正常，基本排除多发性骨髓瘤。外院建议化疗及自体干细胞移植，因经济原因放弃，故转投中医治疗。目前肾功能基本正常，血白蛋白30g/L，24h尿蛋白定量3～6g，就诊时全身浮肿，双下肢为著，伴乏力，胃口一般，舌质淡红，苔薄白，脉沉细。中医辨证为脾肾阳虚。治拟温补脾肾。

处方：黑顺片10g（先煎），白术12g，干姜6g，陈葫芦15g，大腹皮20g，车前子60g（包煎），桑白皮20g，泽兰15g，肉桂8g，生黄芪50g，连皮茯苓20g，僵蚕15g，全蝎4g，川芎15g，青风藤15g，穿山龙15g。共15剂，每日1剂，水煎服，每次200mL，每日2次。

二诊：2008年10月8日，浮肿略有好转，仍感乏力，腹部稍胀满，舌质淡润，有齿痕，舌苔白，脉沉细。治疗有效，前方加党参、枳实、莱菔子各12g，长期调理。共30剂，每日1剂，水煎服，每次200mL，每日2次。

三诊：2010年1月30日，患者浮肿基本消退，偶感乏力，复查尿蛋白定量3.0g，前方去陈葫芦、大腹皮、枳实、莱菔子，加金樱子10g，芡实20g以固摄精微。

【按语】患者老年男性，辨证为脾肾阳虚水泛，处方以真武汤化裁。黑顺片大辛大热，归经入肾，温壮肾阳，化气行水为君；辅以白术、茯苓、生黄芪、泽泻健脾渗湿利水，辛温之干姜、肉桂既可协助黑顺片温阳化气，又能助苓、术等温中健脾；佐以僵蚕、全蝎、川芎、青风藤、穿山龙，祛风通络降尿蛋白。诸药合用，共成温肾健脾、祛风通络、化气利水之剂。陈葫芦、大腹皮、车前子、桑白皮理气化湿、消肿利水，上药相互配合，则脾肾得温，水湿得利，水肿可愈。二诊时兼夹气虚气滞，故重用党参、黄芪补气，枳实、莱菔子理气消胀。三诊时患者尿蛋白长期不消，加金樱子、芡实加强固摄。患者病情顽固，经过上方长期调理，以获全效。

左肾透明细胞癌（气阴两虚证）

周某，男，48岁。初诊日期为2000年12月1日。

患者2020年10月15日体检，B超发现左肾有2.5cm×3cm肿块，经腹部增强CT证实为左侧肾脏2.5cm×3cm肿瘤，10月25日在某医院行左肾肿瘤切除术，病理报告：肾透明细胞癌Ⅱ期。术后未行放化疗，配合干扰素治疗，左侧切除术后11月15日复查发现血肌酐135μmol/L，11月30日血肌酐154μmol/L，尿常规正常。来院就诊时诉头晕，口干，乏力，腰酸明显，下肢轻度浮肿，夜尿增多，盗汗，舌质暗红，有紫气，苔少，脉细。中医辨证为脾肾气阴两虚，浊瘀内阻。治拟益气养阴，健脾补肾，行瘀泄浊抗癌。

处方：太子参15g，生黄芪30g，枸杞子15g，女贞子15g，山茱萸15g，猪苓15g，灵芝15g，天冬15g，茯苓皮20g，车前子40g（包煎），杜仲15g，怀牛膝15g，桃仁15g，莪术15g，六月雪15g，瘪桃干15g，煅牡蛎15g，生甘草6g。

二诊：2001年1月5日，药后诸症状好转，特别是盗汗、头晕症状已无，血肌酐下降为132μmol/L，舌暗红，苔薄，脉细。上方去枸杞子、女贞子、瘪桃干，加淫羊藿12g，覆盆子15g，生蒲黄15g（包煎），五灵脂15g（包煎）。

三诊：2001年3月6日，持续服药2个月，复查血肌酐降为106μmol/L，已是正常范围。无明显不适，巩固治疗3个月后复查肾功能、尿常规、肿瘤指标均正常，停服汤药，间断服用保肾丸、金水宝胶囊。每年冬季以上方加味熬制一料膏方服3

个月。

随访 11 年肾癌未复发，血肌酐偶超过正常，但服上方又能降回正常。

【按语】该病人患左肾癌，行左肾切除术后病理诊断为左肾透明细胞癌Ⅱ期，此类患者术后应激或使用抗生素及干扰素后，常会出现肾功能异常，血肌酐升高，经用上方治疗 3～9 个月，大多肾功能能恢复正常。此方以太子参、生黄芪、枸杞子、女贞子、山茱萸益气养阴为主药，主治头晕、乏力、口干；辅以杜仲、怀牛膝补肾壮腰以治腰酸，茯苓皮、车前子淡渗利水以治水肿，桃仁、莪术、六月雪化瘀泄浊以降血肌酐；佐以猪苓、灵芝、天冬抗癌防癌，瘪桃干、煅牡蛎收敛止汗；使以生甘草调和诸药。二诊头晕、盗汗症状消失后，去掉了枸杞子、女贞子、瘪桃干，加入了淫羊藿、覆盆子、生蒲黄、五灵脂补肾固精、软坚消瘀，治夜尿多，降血肌酐。肾功能正常后每年用保肾中成药，冬天以上方为基础开膏方调治，随访 11 年肾癌未复发，肾功能正常。

慢性肾衰竭（肾虚浊阻证）

王某，女，44 岁。初诊日期为 1970 年 2 月 14 日。

患者于 1966 年起罹有浮肿，并觉头昏，视力模糊，未被重视。延至 1969 年初，又患尿频、尿急，半年内反复发作，使病情加重，见周身乏力，呕恶少食，头昏头晕，面目及四肢浮肿。至 1969 年 6 月 29 日住入某医院诊治。经检查，血非蛋白氮 246 毫克%，二氧化碳结合力 30.3 体积%，血清钾 13 毫克%，血清钠 325 毫克%，氯化物 400 毫克%。血常规示：红细胞 186 万 / 立方毫米，血红蛋白 6.5 克%，白细胞 6500/ 立方毫米，中性粒细胞 69%，嗜酸性粒细胞 3%，淋巴细胞 28%。尿稀释浓缩试验示肾功能很差。中段尿培养有大肠杆菌生长。酚红排泄试验为零。诊断为尿毒症。经中西医结合治疗，未能获效，病情危重，遂请邹老予通讯治疗。邹老感其情意弥笃，勉予一方，药候较合，病情略有缓解，后邹老受邀于 1970 年 2 月 14 日专程前来诊治。患者就诊时头晕呕恶，精神萎靡，体倦无力，腰痛腿软，经闭已 1 年，苔白质淡，脉象细弦，面色萎黄兼灰滞，皮肤与指甲白而无华，发白，皮肤干燥失润，瞳孔圆形等大，对光反应良好，眼科检查为高血压眼底。肾区平片未见阳性结石影及其他异常，心电图示窦性心律不齐，测血压 130/90mmHg，酚红排泄试验前后已查四次皆为 0。血非蛋白氮 75 毫克%，二氧化碳结合力 29.4 体积%。尿检：蛋白少许，脓细胞少许。放射性同位素检查，报告两则肾功能曲线低平，基本为无功能型。邹老认为患者系肾劳重症，阴阳气血皆已虚极，五脏六腑尤以脾肾功能衰败为甚。脾不能输精，肾不能作强，水、痰、瘀、毒稽留，蓄积成患。病本属虚，治当补益。然用补剂，须借胃气敷布，故治以顾护胃气为先，暂从健脾和胃、益气助运为主，兼以补肾和络。俾得脾气健旺，肾气自充。

处方：炒潞党参 24g，枸杞子 15g，炒当归 8g，炒白芍 12g，炒川黄连 2.4g，肉桂粉 1.8g（冲入），麦冬 12g，炒川续断肉 12g，新会陈皮 9g，炒玉竹 9g，紫河车 3g，焦薏苡仁 9g，红枣 5 个（切开），益母膏半匙（冲入）。

2 月 17 日住入某医院，继服邹老中药为主治疗，病房给予化验检查，并对症处理。上方服 5 剂后，仍不时泛恶，宗上法予以平胃和降之品。

处方 1：旋覆花 6g（包煎），煅赭石 9g，法半夏 6g，炒陈皮 6g，炒潞党参 15g，枸杞子 12g，石打穿 18g，炒当归 9g，炒白芍 9g，炒川黄连 2.4g，肉桂粉 1.8g（冲入），北沙参 9g，益母膏半匙（冲入）。

处方 2：炒陈皮 3g，炒薏苡仁 3g，炒玉竹 3g，代茶饮。

3 剂后，泛恶轻减，腰酸，肝区疼痛。复查血非蛋白氮 72 毫克%，二氧化碳结合力 38.1 体积%，血压偏高，脉细，苔白舌淡。续进健脾和胃，补肾平肝方，药后呕恶止，胃纳增，自觉症状减轻。复查酚红排泄试验升至 3.5%。至 3 月下旬，血非蛋白氮下降至 46.5 毫克%，4 月胃气渐振，每日进食六至七两，病有好转。治法健脾补肾，滋阴助阳，并佐活血化瘀之品调治其本。

处方：潞党参 18g，枸杞子 12g，炒当归 12g，法半夏 9g，炒陈皮 9g，炒桃仁 4.5g（杵），炒红花 9g，活磁石 12g（先煎），骨碎补 9g，制狗脊 12g，肉桂粉 1.2g（冲入），炒川黄连 1.8g，真阿胶 3g（烊化冲入）。

5 月 29 日复查血非蛋白氮为 30 毫克%，二氧化碳结合力为 36.1 体积%。4 月、7 月复查酚红排泄试验均为 2.5%，8 月出院。住院期间对症处理中曾用过维生素 B_1、维生素 C，纠正酸中毒用过苏打片，缓解关节疼痛用过索密痛，纠正贫血体虚用过肝精、力勃隆等。出院后专服上方中药。

1970 年 9 月 4 日出现浮肿，尤以下肢为甚，用补气利尿、健脾渗湿、益肾和络方治疗。

处方：生黄芪 24g，防风 3g，防己 3g，当归 9g，白芍 9g，单桃仁 9g，杜红花 9g，云茯苓 18g，川续断肉 12g，法半夏 6g，新会陈皮 6g，漏芦 4.5g。10 天后肿消。

其后 1970 年至 1975 年间，患者来邹老处门诊，情绪乐观，诉说日服中药从不间断，病情一直较稳定，在亲戚家能搞些轻微家务劳动。1972 年春，能爬山登高数百阶。此阶段的治疗大法是补益脾肾，活血化瘀，气血阴阳并调。

处方：绵黄芪15g，潞党参12g，全当归9g，枸杞子15g，小川芎4.5g，红花9g，怀牛膝9g，炒杜仲9g，骨碎补9g，十大功劳叶15g，云茯苓12g，川石斛12g，制首乌12g，真阿胶3g（烊化冲入）。咽痛酌加玉蝴蝶3g，玉桔梗6g，北沙参15g，胖大海3个；骨骼疼痛、牙痛酌加磁石30g，补骨脂9g，骨碎补9g；便干酌加淡苁蓉9g，锁阳9g，黑芝麻12g，肥玉竹9g；冬季寒时酌加紫河车3g，鹿角片15g，冬虫夏草6g，有时加入参须。

冬季数九后，以上方加减，用10倍量并加入人参粉30～60g，制成膏剂，每日2次，每次1匙，开水冲服。

1975年冬季之后返家，坚持信札往来，通讯治疗基本同上。病情一直稳定，能做轻微家务劳动。多年背部无汗的症状于1976年夏季得到恢复，饮食日进四五两。1976年9月，患者病情出现反复，恶心呕吐不欲食，查血非蛋白氮104毫克%，二氧化碳结合力31体积%，输液1次，仍坚持服用中药而渐平稳。

1976年10月18日于某院行左眼白内障囊内摘除术，术中顺利。术后查血非蛋白氮55毫克%，出现尿少症状，仍服邹老中药并使用速尿，症情得到改善。术后1周拆球结膜缝线，眼部情况尚好，后于11月2日输新鲜血200mL。患者于11月4日出院后，继续服用补益阴阳气血、肺脾肾肝并调之复方。

处方：炙黄芪30g，潞党参15g，连皮茯苓30g，生薏苡仁30g（先煎），炒薏苡仁30g，枸杞子12g，杭菊花4.5g（后下），活磁石30g（先煎），法半夏6g，新会陈皮6g，南沙参12g，姜竹茹9g，炒山药9g，冬瓜仁9g，香谷芽15g，淫羊藿30g，当归9g，杭白芍12g，补骨脂9g，骨碎补9g。

药后一般情况好，11月中旬查血非蛋白氮42毫克%，二氧化碳结合力29.1体积%。11月下旬返里，在家能看看电视，干轻微活。1977年6月复查，红细胞160万/立方毫米，血红蛋白4克%，血非蛋白氮75毫克%，二氧化碳结合力33.5体积%，尿蛋白（+）。同年11月来宁复诊，查红细胞156万/立方毫米，血红蛋白3.6克%，血非蛋白氮69.3毫克%，二氧化碳结合力20.2体积%。邹老仍给原方调理，西医予小剂量输新鲜血2次，当即返里。据其亲戚云，1978年初，因洗澡受凉，外感高热神躁，在当地用镇静剂后未再醒来。

【按语】患者原系慢性肾炎，未能得到及时治疗，即肾虚之体日久失治，以致病情日益加重，肾脏功能急剧下降，阴阳气血并损，五脏六腑功能严重衰退。西医诊断为尿毒症晚期，中医方面邹老认为属于肾劳范畴。本例血非蛋白氮高至24mg以上，酚红排泄试验多次为0，放射性同位素示两肾基本无功能，属于严重的晚期尿毒症，而患者何以能存活多年？我们的体会是：

一要重视调理脾胃。邹老经常说百病以胃气为本，因为脾胃为后天之本，生化之源。脾胃之强弱，关系肾脏功能之盛衰。古人说“得谷者昌”，盖能多进饮食，自能化生气血精微，虽有邪毒，莫之能害。且治病必资药力，而载药力者，非胃气不行，是以百病以胃气为本。本例在整个治疗过程中，紧紧抓住调理脾胃，使中土健旺，肾气充沛，此为患者存活多年的重要因素之一。

二是治病必求于本。《内经》云：“治病必求于本，本者，致病之由也。”张景岳云：“凡治病者，在必求于本，或本于阴，或本于阳，求得其本，然后可以施治。”又云：“未有不明阴阳而能知疾病者。”肾为水火之脏，五脏六腑之精藏于此，气化于此，精即阴中之水也，气即阴中之火也，故肾之水火，为诸脏腑之化源。明·虞抟《医学正传》说：“肾元盛则寿延，肾元衰则寿夭。”认为本例肾劳重病，肾之元阴、元阳两衰是病之原，在整个治疗过程中，邹老着眼于整体，强调调摄其阴阳，使其阴阳保持相对之平衡。邹老还根据《内经》“阴平阳秘”可以使人体髓满骨坚，因而在方中应用填髓坚骨之品，使患者的生命得以维持下去。这说明救一分元阳，长一分真阴，生命即可延续，正如程杏轩在《医述》中引用《道经》所说：“分阴未尽，则不仙，分阳未尽，则不死。”

三是强调摄生保健。邹老在临床实践中极为重视摄生保健，要求病者三分吃药，七分调理。首先是做好病者的思想工作，正确对待疾病，强调“内因”在治疗中的作用，认为“静则神藏，躁则消亡”（《素问·痹论》），“（肾）在志为恐，恐伤肾”（《素问·阴阳应象大论》）。该患者与疾病斗志顽强不懈，家庭和谐，积极配合，坚信中医，为长期中医药治疗创造了极好的条件。其次是要求在饮食方面积极配合，认为《潜斋医学丛书·言医》所说的“长年病与老年病人，主要在保全胃气，保全胃气在食不在药”是很有道理的。患者能遵照邹老提出的食养疗法的要求，尽量进食对治疗疾病有益的食物。根据《素问·宣明五气》“久卧伤气，久坐伤肉”之训，积极鼓励病者在体力允许的前提下，稍微活动或做些轻微劳动，以促进体内新陈代谢。在治疗过程中，患者之非蛋白氮曾下降至接近正常，酚红排泄试验和二氧化碳结合力皆曾有所上升，自觉症状改善，说明通过中医整体的辨证施治，被损害之肾功能不是一点不可逆转的，通过中医中药的辨证论治保护其残存肾单位，延缓其肾衰的进程是可能的。

第八章 中西结合

慢性肾脏病的中西医结合治疗是肾病专科中非常具有特色及疗效的代表，我从医 50 年，其中有 43 年在从事中西医结合肾脏病专业。我是一个地道的中医肾病内科医生，但也具有学习西医肾病学的经历。我于 1984 年在广州中山医院肾内科进修半年西医肾脏病，1989 年在日本北里大学医学部研修西医肾脏病学一年，1991 年到日本导师的肾病医院工作兼在日本北里大学研修血透半年，1998 年在日本东京大学医学部做高访学者一年。20 世纪 80、90 年代，我在国内以从事中医、中西医结合临床工作为主，期间间断地到国外学习西医，并将学到的新知识、新技术带回国内，促进了中西医结合肾脏病学的发展。1990 年，我从日本带回了 5 台导师赠送的血透机器，促进了江苏省中医院血透室的发展，同时自己开展各种深静脉置管、动静脉造瘘工作，1991 年在江苏省肾病界较早开展了腹膜透析，1996 年开展了肾穿刺病理诊断，使三甲西医院肾病专科能开展的临床诊疗项目都能在中医医院正常进行，并在 20 世纪 90 年代后期首先成立肾脏病分子生物学实验室，被国家中医药管理局评为全国中医肾病重点实验室，2010 年 9 月在南京博大肾科医院成立了血管通路治疗中心，为全国各地因血管通路问题而难以充分血透的患者解决了难题。中西医结合的目的是西为中用，中西并重，相互补充，提高疗效，造福更多的肾脏病患者。

第一节 《中西医结合专科病诊疗大系·肾脏病学》选摘

一、肾炎和肾病综合征的中、西医治疗经验

中医药配合西药治疗肾炎、肾病综合征是我国肾病治疗中的一个优势。随着我国中西医结合研究的进步，该方法将日益受到全体肾脏病医疗单位的重视，总结中西药结合治疗肾炎、肾病综合征的经验与体会，对于进一步提高临床疗效具有重要意义。

（一）重视西药治疗前的准备工作

肾炎、肾病综合征患者由于长期患病，体质较差，常常带有一些其他系统的疾病，给激素、免疫抑制剂的使用带来限制，并且会影响其治疗效果。激素、免疫抑

制剂的禁忌证及主要不良反应又有不同，因此在西药治疗前须进行严格筛选，并且清除影响疗效的兼夹症、并发症，重视治疗前的准备工作。

一般来说，老年人使用大剂量激素可能造成股骨头坏死的终身残疾，而免疫抑制剂对生殖系统有损害，治疗方法的选择一般是年龄大者用免疫抑制剂，年龄轻者用激素。对于一些并发症须认真鉴别，属于用药禁忌证者须积极纠正后才能考虑使用激素或免疫抑制剂，如不能纠正，则需考虑改用其他方法，以免造成更大的危害，如溃疡大出血、精神病发作等。对于肾功能已有损害的患者，由于激素没有直接的肾损害作用，只是由于高分解导致氮质血症加重，如有治疗指征仍可使用。而免疫抑制剂可造成肾脏的损害，一般在出现肾功能不全时则不予考虑使用。在西药治疗前可运用中医药，通过辨证论治，改善患者的一般情况或纠正其禁忌证，提高机体对激素、免疫抑制剂的敏感性，为西药的使用积极创造条件。

（二）对于西药治疗过程中不良反应的预见

对于激素、免疫抑制剂治疗过程中患者出现的不良反应，临床应密切观察并且具有一定的预见性，以便于避免或尽早纠正，防止严重不良反应的出现。大剂量激素冲击治疗时，注意患者血压、水钠潴留情况及有无应激性溃疡发生，疗程中间应定期观察肝肾功能及血相的变化。一般来讲，除了特殊群体的患者，激素所致的肝功能损害常在使用泼尼松 1 个月以上时发生，胃肠道反应在 2 周左右，随着柯兴综合征的出现，部分患者可出现血糖的异常。免疫抑制剂的胃肠道反应常在使用后当天即可发生，肝功能损害常在 1 ～ 2 周左右，而粒细胞减少常发生在 2 ～ 3 周，如果患者出现乏力、厌食、腹胀，则需马上进行血生化检查以排除药物性肝损害，时调整临床用药方案。中医可经过辨证尽早发现不良反应的发生，如出现肝胃不和者须注意肝功能，出现肾气虚弱者须注意肾功能，出现肺脾气虚者须注意粒细胞减少。

（三）区别对待并发症

在激素、免疫抑制剂的治疗过程中，应注意辨别本病与标病，即哪些是药物所带来的并发症，哪些是肾病本身的临床表现，哪些并发症会影响疗效、疗程，哪些对疗效、疗程并无影响。同时须明确中医药在治疗时所发挥的作用，即有针对性地积极处理对疗程、疗效有影响的并发症。如激素所致的药物性柯兴综合征是最常见的并发症，一般来说在不影响肾病的治疗效果时，可不予特别处理，但严重者也可出现水钠潴留、血脂增高、血压升高等情况，并易出现皮肤感染，从而影响激素治疗的效果，中医药可通过解毒泄浊及泻下湿浊法减轻或减少症状。在使用免疫抑制剂治疗过程中，如粒细胞降至（1.0×10^9～2.0×10^9）/L，可通过减少免疫抑制剂的用量，增加提高血细胞的中西药物来维持治疗，但粒细胞降至 1.0×10^9/L 以下时，则不宜继续维持治疗，须停止使用免疫抑制剂，以防严重感染。

（四）雷公藤及其制剂的使用

雷公藤，《本草纲目》记为“黄藤”，20 世纪 60 年代用于治疗麻风病、类风湿性关节炎，取得了较好疗效，70 年代末期开始用于治疗肾脏疾病。雷公藤的治疗作用机制较复杂，在肾脏疾病中主要起到抗炎、免疫抑制作用。一般来说，用雷公藤治疗肾炎、肾病综合征，最快在一星期左右尿蛋白即可消失，比激素作用略快，有些患者治疗后尿蛋白未消失，但尿蛋白成分可发生变化，大分子蛋白尿可转变为中分子蛋白尿，这就为激素的有效治疗创造了条件。临床应用中雷公藤可发挥激素替代作用和激素增效作用，对使用激素有禁忌者如糖尿病、高血压、骨质疏松症患者，可用雷公藤替代激素治疗。对激素长依赖者，加用雷公藤则有助于撤减激素，对使用激素无效或呈低反应者，加用雷公藤可提高疗效。此外，激素合用雷公藤后还有助于提高一些肾脏病的远期疗效。

激素和雷公藤配合应用，既可以减少激素用量或缩短激素应用时间，又能取得优于激素单独应用的疗效，因此最多见的是雷公藤与激素联合应用，通常有这样几种方法：激素足量投入，待取效后尽早减量，这时加服雷公藤制剂，在激素撤减完后雷公藤治疗仍在继续；投入激素足量应用的 1/2～2/3，同时加服雷公藤制剂，待取效后优先撤减激素。

雷公藤常用制剂及用法：①煎剂：带皮全根，每日用量 10～12g，最大量不超过 15g。去皮根芯木质部，每日用 15～25g，最大量不超过 30g。②片剂：雷公藤多苷片（每片 10mg），每次 20～40mg，每日 3 次。

肾脏病停药后复发率较高，至少在 50% 以上，为了预防复发，在雷公藤取得理想效果后，仍要继续服药 1 年左右。

（五）用药经验撷选

1. 清热解毒、清利湿热、疏滞泄浊法能减少皮质激素引起的医源性柯兴综合征　激素类似中药的“纯阳”之品，长期大剂量应用激素，必然导致人体的升降出入功能紊乱，初伤气分，久延血分，变气血精微为湿浊痰瘀热毒，阻于脏腑脉络肌腠。因此使用以上三法，经临床多年验证，确能减少皮质激素所引起的医源性柯兴综合征。常用经验方：藿香 10g，滑石 20g（包煎），连翘 15g，苍术 6 g，生薏苡仁 20g，香附 10g，郁金 10g，合欢皮 15g，桃仁 10g，红花 10g，川芎 10g，神曲 6g，荔枝草 15g，车前草 20g，白花蛇舌草 30g。

2. 益气养阴、和络渗湿法能巩固皮质激素的疗效　肾脏病患者使用激素治疗往往多见于肾病综合征，因而在使用激素后，或脾肾气虚、阳虚证水肿消退后，或肝肾阴虚久用滋阴药后，最常出现的虚证是气阴两虚证，同时又易兼夹水湿、湿热、瘀血。常用的治疗大法是益气养阴、和络渗湿，其中益气养阴为主，和络渗湿兼使。用药益气不宜太温，宜甘平；补阴不宜滋腻，宜甘微寒；除湿不宜用燥，宜甘淡、甘凉；清热解毒不宜苦寒，宜甘寒。

3. 和胃健脾法能减少激素、免疫抑制剂对胃肠道刺激　临床观察发现一般激素易伤阴分，免疫抑制剂易伤气分。激素、免疫抑制剂的使用对胃肠道刺激很大，常常是导致不能如期完成治疗的主要原因，成为中西药配合的关键原因之一。我们的经验是和胃健脾法能减少激素、免疫抑制剂对胃肠道刺激，常用方：太子参 15g，茯苓 15g，炒白术 10 g，甘草 5g，砂仁 6g，木香 6g，陈皮 10g，半夏 10g，佛手 10g。若纳差加谷麦芽、焦山楂；恶心、呕吐加竹茹、苏叶、川黄连；若肝功能异常加郁金、鸡骨草、垂盆草或成药联苯双酯。

4. 益气填精药可以防止免疫抑制剂对骨髓所造成的抑制作用及对机体正常免疫功能的过分抑制　我们临床在使用免疫抑制剂时，一般在使用当天及后 2 ～ 3 天，用健脾和胃法减少对胃肠道刺激，然后用益气填精药，既可预防又可治疗免疫抑制剂造成的骨髓功能抑制、机体免疫力下降、脱发等不良反应。一般补气药常重用生黄芪 30 ～ 50g，填精药常用血肉有情之品，如紫河车、龟板、鳖甲、阿胶。对于粒细胞减少者可辨病加用茜草、虎杖等。

5. 辨证分标本，急则治标、缓则治本　对于中医药配合激素的治疗，仍应以辨证为主，分辨标本，忌固执一法一方一药，也不宜笼统地将开始使用激素之时定为阴虚，撤减激素之时定为阳虚，临证关键是整体观念，权衡标本缓急，按“缓则治本”“急则治标”，或标本兼顾的原则，灵活地以一法为主，或多法合用，或交替使用。

（六）具有肾上腺皮质激素样作用的中药

长期大剂量激素的使用，导致机体内源性皮质激素分泌受到抑制，在激素的撤减过程中或撤除后，可造成皮质激素不足的临床表现，目前中医常使用温补肾阳法以补充其不足，并且在停用激素后，温补肾阳法应继续服用2～3个月以巩固疗效，预防病情反复。

中药药理研究表明，具有肾上腺皮质激素样作用的中药较多，不仅局限于补肾阳类中药，为临床的使用扩大了选药范围。实验资料表明，补肾助阳药如附子、肉桂、鹿茸、冬虫夏草、杜仲；补气药如人参、黄芪；清热药如水牛角、夏枯草、穿心莲、秦皮、秦艽等均具有兴奋垂体－肾上腺皮质轴或直接兴奋肾上腺皮质的作用，可促进肾上腺皮质激素的合成和/或分泌的增加。此外，巴戟天、菟丝子、淫羊藿、肉苁蓉、紫河车、仙茅、补骨脂、海马、枸杞子、地黄、党参、知母、白花蛇舌草、升麻、柴胡、防己、青风藤、雷公藤、五加皮、乌头、三七、蒲黄、延胡索、黄荆叶、荆叶、法半夏、桔梗、五味子、薏苡仁、商陆、雷丸、大蒜、干姜等也具有类肾上腺皮质激素样作用。

上述中药虽有类肾上腺皮质激素样作用，但药效没有激素强，临证之时应按中医的辨证思想进行用药，对激素撤减而又有湿热表现者，可选用白花蛇舌草、穿心莲、秦皮等清热之品，对气血虚弱、肾虚不足者，可选用人参、党参、鹿茸、紫河车、冬虫夏草等补益药，使中药的药效得到充分发挥，从而提高临床效果。

（七）肾脏病理组织检查的作用

肾脏病理组织检查是一项创伤性检查，但在肾小球疾病的临床诊断、指导治疗、判断预后方面具有重要意义。一般来讲，激素对微小病变型、早期膜性肾病、轻中度系膜增殖性肾炎、急进性肾炎的疗效较好，而对于其他类型肾炎疗效较差。目前激素、免疫抑制剂的应用历史虽较长，但在肾病治疗中的疗程及剂量规定方面仍是一个不确定数据，临床治疗须制定个体化方案。虽然它们的疗效在一些难治性肾病患者上得到证实，但是由于激素、免疫抑制剂的不良反应，延长疗程及增加剂量具有一定的风险性，因此必须与临床疗效比较利弊才能最后确定。肾脏穿刺病理检查结果具有重要参考意义，如属于疗效较好范围内的肾脏病变，可考虑改变治疗的剂量或疗程以取得疗效，相反则应以保护肾功能为首要目标。如病理为微小病变型一般在6～8周的标准疗程内可缓解，但有些患者疗效不明显，此时延长疗程或调整剂量，可能会取得满意疗效。而病理为硬化型肾小球病变，一般不考虑使用激素，因其会加快硬化进展，故对已使用激素而无效者也应尽快撤减，而不考虑延长疗程、增加剂量。根据病理检查结果，确定中医治疗方案是一个新的治疗措施，但由于应用时间较短，观察病例数有限，只可作为用药经验进行介绍。

1. 肾小球内细胞成分增多　宜消、宜利、宜凉血活血，常用车前草、黄柏、荔枝草、凤尾草、丹皮、赤芍、白花蛇舌草。

2. 新月体　节段性新月体，新月体成分以细胞性、纤维细胞性为主时，宜清热解毒、凉血活血。常用雷公藤、火把花根、青风藤、猫爪草、小青草。若见环状体，成分为纤维性时，宜补益肾元、活血化瘀，常用冬虫夏草、紫河车、菟丝子、山茱萸、赤芍、川芎、泽兰、益母草。

3. 系膜增生　系膜细胞增生以清利为主，常用山慈菇、龙葵、虎杖、蜀羊泉、凤尾草、白花蛇舌草，可静滴灯盏花针剂。系膜基质增生以益肾活血为主，常用淫羊藿、鹿衔草、马鞭草、全蝎、川芎、赤芍、益母草，可静滴三七总苷、川芎嗪针剂。

4. 肾小囊病变　常见肾小囊粘连、新月体填塞、囊壁断裂等，宜清利活血，常用半边莲、荔枝草、凤尾草、白花蛇舌草、小青草。

5. 肾小球基膜病变　肾小球基膜均质性增厚，常用益肾活血，药选淫羊藿、仙茅、山茱萸、丹皮、丹参、桃仁、红花、益母草，静滴黄芪针。若免疫复合物或特殊蛋白物质沿肾小球毛细血管沉积引起基膜增厚，宜清热解毒、凉血活血，常选雷公藤、火把花根、昆明山海棠、地龙、水蛭、制僵蚕、全蝎等。

6. 肾小球毛细血管袢病变　肾小球毛细血管袢堵塞，宜活血通络，常用脉络宁针剂静滴，方药常选桃红四物汤。肾小球毛血管内中性粒细胞浸润，宜清热利湿，常用猫爪草、石韦、半边莲、小青草、虎杖、蜀羊泉、米仁根、扦扦活，亦可选用雷公藤。

7. 肾小球硬化或纤维化　宜益肾软坚、活血通络，常用冬虫夏草、菟丝子、紫河车、山茱萸、海藻、制黄连、生牡蛎、鲍鱼、五灵脂、生山楂、泽兰、路路通、益母草。成药如大黄䗪虫丸可用。

8. 小管一间质病变　小管萎缩、间质纤维化治疗同肾小球硬化或纤维化，不同点在于可结合原发病加入清利药物，如车前草、六月雪、蒲公英。间质细胞浸润、管型，常用益肾清利药，如知母、黄柏、泽泻、车前草、土茯苓、虎杖、蜀羊泉、猫爪草等。

（八）今后发展的新趋向

虽然中西医结合治疗肾炎、肾病综合征是一个较新的研究方向，但是大量的临床实践经验及实验室研究结果已取得了一定的成绩，目前中西医界已基本认可中西药的配合应用可减轻西药的不良反应并提高总的治疗效果。然而目前临床上肾炎、肾病综合征的疗效仍不尽如人意，今后临床研究应重点关注中西医结合治疗难治性肾病的课题，特别是对一些病理变化较严重的肾脏病的治疗措施进行总结、归纳、创新。如在西药治疗过程中用中医药保护肾功能。另外，肾脏病理检查已给临床带来了重要的指导作用，但是由于肾脏病的病理常错综复杂，同一种病可见到不同病理变化，因此肾炎、肾病综合征的分类有进一步深化的需要。随着肾脏分子病理学的发展及药理分子学研究的深入，治疗的敏感性与否可在分子水平进行认识，伴随着中药药理分子学研究的进步，也将在分子水平阐明中西药治疗肾脏病相互协同、补充、替代的机制，避免盲目用药带来的弊端。

[中西医结合专科病诊疗大系·肾脏病学，王钢主编，山西科技出版社，1996]

第二节　发表中西医结合诊治肾脏病论文

一、中医肾脏病学研究方向与展望

近年来，医学界对肾脏病的认识进一步深化，并取得了可喜的成绩。展望21世纪，中医肾脏病学将会有一个更大转折与发展。一方面中医肾脏病专业的青年学者在学习掌握中医学基础知识方面取得了很大进步，并能逐步掌握现代科学最新方法与手段，为进一步继承弘扬中医肾脏病学打下良好基础；另一方面实验数据大量增长，新的理论和高层次的生物学方法正在被揭示。随着许多边缘学科的迅速发展，人们对肾脏病学的病因、病机、证本质以及诊治规律认识正在逐步加深，特别是有经验、有兴趣的西医肾病学家及药物学家积极参与了中医、中西医结合治疗肾脏病以及中药在肾脏病诊治中的研究开发，提高了肾脏病的诊断和治疗水平，中医肾脏病学在21世纪将会形成一个发展高峰。下面简要谈谈21世纪中医肾脏病学的研究方向与展望。

（一）发扬中医药整体辨证治疗的特色优势

中医药学是我国劳动人民几千年来在实践中与疾病作斗争的经验总结，具有独特的理论体系，整体观念强，临床以辨证论治为特色优势。对于辨证论治肾脏病的临床研究，笔者的经历有三个阶段。第一阶段在 1987 年之前的十年，我在大学毕业后临床接受了正规中医的临床带教，并经硕士生导师、广东名中医李仲守教授、何汝湛教授，以及博士生导师、著名中医肾病专家邹云翔教授指导，在临床注重学习和运用导师辨证论治肾病的经验；1987 年之后的十年，我三次在国外学习西医肾脏病临床与实验知识，重点通过辨证与辨病相结合诊治肾病；1997 年后在临床诊治中吸取和总结各位导师治肾经验，初步形成自己特有的诊治思路，采用西医诊断，突出中医辨证论治，整体微调。例如对于慢性肾衰竭，根据导师的“保肾元”经验，在临床以维护肾元、和络泄浊为原则，选药原则是不过寒、不过热、不滋腻、不温燥，以保肾元为期，取得了较好效果，从而深刻体会进一步掌握和运用好辨证论治是中医肾病临床在 21 世纪的主要发展方向。

要在临床发扬中医药整体辨证治疗的特色优势，个人认为应在总结前人及当代名中医临床有效经验的基础上，加强中医肾脏病学的理论研究，其中包括传统中医的研究方法及现代科学的研究方法，只有在理论上有所突破，才能对临床治疗起到超前性的指导作用。从正虚邪实两方面探索肾脏病的发病机制，应是今后研究的主要方向，可为中医的扶正祛邪治法提供较全面的理论依据。尤其是加强中医肾脏病辨证论治规律的探索，这是提高疗效的关键，是当前肾脏病领域内中医学者临床研究的一个重要课题。

（二）建立“大肾脏”研究的指导思想

肾者，先天之本，五脏六腑之根本。肾元激发、维持了全身各系统正常的生理功能，而各个系统活动的异常亦会影响到肾脏，例如肾脏病无论原发还是继发，均以水液代谢失常为主，其本均在肾；高血压病中肾性高血压当然归之于肾，而对于原发性高血压，国外学者及大量动物实验亦提示与肾密切相关。这已经体现出建立“大肾脏”研究的思路。中医对肾的认识还包括主水，藏精，主生殖、生长、发育，主骨、生髓、充脑，与肺、脾、肝、三焦、膀胱、小肠共同完成人体水液代谢，中医肾的概念及作用涉及范围超过西医肾脏水液代谢、内分泌等功能，因此所谓的中医“大肾脏”，不仅是指泌尿系统，还包含了免疫系统、内分泌系统、生殖系统、心血管系统及遗传学方面等内容。中医肾病学脱胎于古代肾系疾病“大肾脏”范围，但随着专科越分越细，目前中医肾脏病研究范围越缩越小，甚至许多肾科医疗单位的主要研究都集中在原发性肾小球疾病、肾衰竭、尿路感染上。

我认为21世纪中医肾病的研究不应局限在慢性肾炎、慢性肾衰竭，而是应建立和扩大“大肾脏”的研究范围，更好地发挥中医中药优势。

（三）开创新的中西医结合肾脏病学

1. 在临床诊治方面将中西医肾脏病学更加有机地结合　从当前中西医结合的研究现状来看，主要的结合方式有辨证与辨病相结合，宏观辨证与微观辨证相结合，以西医病为基础的中西医结合，以中医证为基础的中西医结合，中药弥补西药的不足，西药弥补中药的不足，中西药合用提高疗效，等等。笔者认为，首先中医肾脏病学者要学习西医，掌握西医肾脏病知识，西医肾脏病学者也要学习中医，要熟悉每种肾脏病在每个治疗阶段中医的长处在哪里，西医的长处在哪里，才能充分发挥中、

西医长处，特别是弄清中西药的相互作用规律，深入研究，才有可能建立中西医理论的新概念、新方法，从而真正实现中西医的有机结合，开创新的具有中国特色与优势的中西医结合肾脏病学。目前中西医结合在肾脏病方面已经开始在基础理论、临床诊断、辨病辨证、药物治疗、透析、肾脏移植等多方面进行研究与实际应用，进行了大量工作，并取得了可喜成就，在21世纪这方面将会有更加广阔的发展前景。

2. 利用基因芯片、基因多态和信息系统探讨肾本质　中医药理论的核心是辨证论治。而辨证论治首先要从研究“证”着手，因此，证的研究是中医迈向现代化的起点。自20世纪80年代以来，上海沈自尹等对肾阴虚、肾阳虚进行了深入研究，我们对慢性肾炎、慢性肾衰竭脾肾气虚证及气阴两虚证的本质也进行了研究，初步复制了微小病变性肾病气虚证动物模型，观察了各种反映机体内在变化的微观实验指标，验证了一系列证效结合的方药疗效。总体来看，取得了一系列研究成果，但多停留于整体、器官和细胞层次上，还未深入到分子、基因和信息系统，尚未从根本上阐明证的本质和内涵。近年来我们又尝试着利用基因芯片、基因多态和信息系统来研究肾本质，验证“肾藏精”“肾为先天之本”等传统学说，发现了一些可喜的苗头，因此，21世纪从分子生物学、遗传学、信息系统着手，来探讨肾本质，可能是研究肾本质的突破口。

3. 分子生物学是探讨治肾中药作用机制的有效方法　治肾有效中药大多是复方，即使是一味单药，也含有多种成分，因此其作用机制是复杂的，是多途径、多

靶点和多层次的，可能作用于器官或细胞水平，也可能作用于分子、蛋白多肽或基因水平。现代药理学认为，后者反映了机体与药物相互关系更深入或直接的层面，为药物治疗学研究发展带来了新的目标和动力。近年来我们从调控基因表达水平和细胞凋亡方面研究了治肾中药的作用机制，如三类中药保肾片对食盐敏感性高血压肾损害大鼠内皮氧化低密度脂蛋白受体（LOX-1）和细胞增殖因子基因表达的影响，研究结论：① LOX-1 在高血压大鼠的主动脉上 mRNA 表达上调，可能与内皮依赖性血管舒张的损害有关；②食盐敏感性 SD 大鼠的高血压肾损害进展与 LOX-1 升高、多种细胞增殖因子及细胞外基质产生增加有关；③保肾片可显著降低 LOX-1 的 mRNA 表达及 TGF-β、Ⅰ型胶原的产生，降低血压和蛋白尿，改善脂质水平和肾损害。从而证实中药保肾片治疗慢性肾衰竭、延缓高血压肾损害进展的作用机制，与降低肾脏中 LOX-1、TGF-β 及Ⅰ型胶原的 mRNA 表达有关。

（四）深入单病种规范化研究

20 世纪 90 年代，国家中医药管理局在全国确定了五家中医肾病医疗中心建设单位，肾病医疗中心必须明确主攻主向，进行 1 ～ 2 个单病种规范化研究，是主要要求之一，当时我院肾病医疗中心确立的主攻单病种为难治性肾病综合征研究及慢性肾衰竭研究。

以慢性肾衰竭的研究为例：首先制作电子病历，从正虚邪实的角度讨论制定了慢性肾衰竭的辨证分型标准，这项标准已被中国中医药学会肾病专业委员会列为全国标准，并被 2002 年新版的《国家中药新药临床研究指导原则》采用，并且制定了慢性肾衰竭临床诊疗方案和三级防治措施，采用中医中药辨证方 + 有效中成药 + 静脉滴注中药 + 中药保留灌肠及外敷的综合疗法，取得了明显效果。成果以专著形式由江苏科技出版社出版，筛选整理出的有效中成药保肾片已按国家中药新药开发的要求，进入Ⅲ期临床阶段。在治疗同时重视预防宣教，将相关资料整理成《慢性肾衰竭血透及移植患者生活指南》一书，2003 年正式由南京大学出版社出版。正如肾病医疗中心验收时评审的中、西医肾病专家一致认为，由于深入开展慢性肾衰竭单病种规范化研究，我院整体防治水平达到国内领先水平。

因此，笔者认为 21 世纪只有对每一个肾病病种，以及各种有效的复方、单方的配伍、剂量、疗程、用药方式进行探索，深入单病种规范化研究，才能进一步提高疗效，有所突破。

（五）采用循证医学制定与验证中医药临床最佳治疗方案

以往肾脏病的中医药和中西医结合研究在科学方法上多数存在欠缺，基本上是某个单位独立研究，缺乏系统性评价，导致有不少中药、方剂的确切临床疗效未能得到充分的科学证实，在临床也不能重复。引入循证医学，将会给中医、中西医结合肾脏病临床研究带来质的转变。

循证医学（evidence-basedmedicine，EBM）是近年来国际临床医学界倡导的学科方向之一，认为任何医疗决策都应基于客观的临床科学依据，按照可靠的证据作出正确的诊断和治疗决策，有目的运用现有的最佳、最新证据来指导对病人的诊断治疗，通过正确利用和合理分析临床资料，规范医疗服务行为，为病人提供安全的、可承受的、有效的、经济的医疗服务。

目前，发达国家已经将随机对照临床试验（RCT）研究及其系统评价作为制定医疗技术标准的主要依据，多种疾病治疗的标准、规范化研究，完全遵循了循证医学的观点及方法。美国卫生保健政策研究所根据其 12 个循证医学中心提出的方案，建立了一个权威性的饮食及各种疾病诊断和治疗指南的指南库，为卫生决策和医疗实践提供了技术标准。

2001 年，我们引入循证医学方法，采用多中心（10 家）、大规模的临床随机对照试验，对 IgA 肾病的证治规律进行了研究，并且申报上了国家科技部“十五”科技攻关项目，目前正在进行中。21 世纪中医肾脏病临床研究的方向将会按照循证医学的要求，选择恰当的临床研究方法进行科学设计，为今后临床研究的高质量系统评价或分析提供优质素材，奠定丰富的物质基础，研究出中医药诊治肾病的临床最佳方案，为中医治疗肾脏病走向世界创造条件。

（六）利用 GCP 方法，开发治肾系列新药

在中国进入 WTO 后，随着医学科学的不断发展以及临床工作和患者的需要，中药新药开发的重要性也越来越突出，迫切要求高效、新剂型的治肾中药开发出来。新药的临床开发应当是一个系统的过程，一个创新药物的临床开发过程一般要经以下类型的研究：①人体药理学试验；②治疗作用探索性研究；③治疗作用验证性研究；④治疗应用研究。新药临床试验共分四期，正是为了在保障安全的前提下，有目的地通过恰当的临床试验逐步深入、全面地认识药物在体内的过程以及对于人体生理、病理的影响，以便对药物的作用、适应范围、安全性、有效性以及使

用方法作出评价。

近十年中我们肾病医疗中心利用GCP方法成功地开发了两个国家三类中药新药，一是治疗慢性肾炎气阴两虚证的芪蛭胶囊（苏州雷允上制药厂生产），二是治疗慢性肾炎湿热证的黄葵胶囊（江苏苏中制药厂生产）。目前正在开发的新药有治疗慢性肾衰竭肾虚湿浊证的保肾片，治疗慢性肾炎脾肾气虚证的健肾片。但是，这些对于肾系疾病治疗是远远不够的。21世纪治肾新药的开发，特别是系列新药，将是我国中、西医肾脏病学界及药学界研究的重要方向。

（七）防治结合，大力开展肾脏病科普宣传工作

《中共中央、国务院关于卫生改革与发展的决定》明确提出：我国新时期的卫生工作方针是“以农村为重点，预防为主，中西医并重，依靠科技与教育，动员全社会参与，为人民健康服务，为社会主义现代化建设服务”。特别对于肾脏病目前在国际国内均没有特效治疗手段的状况下，宣传普及医药卫生知识对于帮助肾脏病人及家属了解疾病，提高防病治病能力和生存质量，养成良好生活习惯，指导饮食、护理，建立战胜疾病的信心是非常重要的。因此，近年来我们肾病医疗中心在临床努力开发治肾新理论、新技术、新方药的同时，积极地将肾病的科普宣传工作列入议事日程，定期开展科普宣传，并将宣传资料整理出版了《肾脏病患者生活指南》《慢性肾衰竭及透析移植患者生活指南》《糖尿病肾病患者生活指南》。在21世纪，防治结合、大力开展肾脏病科普宣传工作将是一个工作重点。

可以预见，在人类医学科学及现代科学技术飞速发展的今天，中医肾脏病学也已取得前所未有的发展和完善。运用中医中药、中西医结合的方法诊治各种肾脏疾病，已经展现出广阔的前景。我们相信在不远的将来，随着研究的不断深入，肾脏疾病的治疗将有突破性进展。

[中国中西医结合肾病杂志，2004，5（6）：360-362]

二、中西医结合临床肾脏病学研究展望

慢性肾脏病（CKD）是一组严重威胁人类生命和健康，并消耗巨额卫生资源的常见慢性进展性疾病，我国普通人群慢性肾脏病患病率为10%～13%，推算慢性肾脏病患者超过一亿人。但是，目前存在防控肾脏病专科医生数量少，特别是中西

医结合肾脏病复合型高素质人才严重不足，全国大规模的CKD流行病学研究、循证医学研究明显不足，难治性肾病、尿毒症人群不断增加，有效中药、西药很少，救治率偏低，慢性肾脏病普查和科普资源匮乏等许多问题。21世纪我国中医、西医、中西医结合肾脏病学三支队伍将会是飞速发展的阶段，下面简要谈谈21世纪中西医结合临床肾脏病的研究方向与展望。

（一）加强中西医结合肾脏病学复合型高素质人才培养

20世纪80年代初，我在跟随中国中医肾脏病学奠基人邹云翔教授攻读博士学位期间，邹老常对我讲起，他在20世纪60年代至70年代多次赴北京为中央领导会诊，与中国西医肾脏病学的奠基人、北京医科大学（现北京大学医学部）王叔咸教授结为好友。王教授对中医很尊重，总让邹老先诊脉开方，并认真学习每味治肾中药的作用，高度评价了中药治疗慢性肾脏病的重要作用。受他影响，北京大学第一医院王海燕教授多年来对中医中药亦很重视，对单味药黄芪治疗肾病作了大量研究；全国知名的西医肾脏病专家如广州中山医科大学叶任高教授、上海医科大学陈梅芳教授、南通医科大学钱桐荪教授都很精通中医，能在门诊按照中医辨证论治，为肾病患者把脉开方；著名西医肾脏病学家黎磊石院士多次在学术大会上介绍，他在20世纪70年代后期常到江苏省中医院邹云翔教授门诊去“偷学”中医。中西医结合肾脏病学发展到今天，离不开这些知名的中西医肾脏病学家对中医学的热爱、支持、投入，他们为我们奠定了良好的基础。

21世纪中医学西医、西医学中医的前景将会更好，一方面全国三甲以上中医医院肾病专科的学科带头人大多都是博士毕业，有留学国外或进修国内西医肾脏病学的经历，并具备一定的科学研究能力，而且三甲中医院肾病科基本都能开展西医肾病学的临床诊断和治疗项目，如肾穿病理诊断、血透、腹透以及西药治疗，都在用中西医结合的方法治疗肾脏病，只是在病程发展各阶段中西医治疗有所侧重；另一方面全国三甲西医医院肾病专科的学科带头人比以往更加相信、热爱中医，更多人投入中医研究，绝大多数西医专科都在用西药治疗的同时结合用中成药、单味中草药治疗肾脏病，更有像西医肾脏病学领军人物陈香美、刘志红在国家“九五”“十五”“十一五”期间对中医药治疗肾病的重大课题进行中西医、多中心结合攻关研究。因此，为了中西医结合肾脏病学可持续发展，21世纪迫在眉睫的任务是利用各种教育形式进一步加强肾脏病学复合型高素质人才的培养。西学中与中学西培养结合，中西药学、中西医学基础和临床培养相结合，让更多的顶级肾脏病专家掌握中西医各项技术，提高治疗 CKD 疗效，创建我国独特的中西医结合肾脏病学。

（二）创建新的有中国特色的中西医结合肾脏病学

首先，应找准临床中西医学治疗 CKD 的“结合点”，充分提高疗效，以确切的证据进一步让中国乃至世界西医、中医肾脏病工作者清楚认识创建新中西医结合肾脏病学的必要性。2003 年，温家宝总理曾欣然题词“实行中西医结合，发展传统医药学”。2007 年由科技部、卫生部、国家中医药管理局等 16 个部门联合制定的《中医药创新发展规划纲要（2006—2020 年）》中指出：“中西医药学的优势互补及相互融合，为创建有中国特色的新医药学奠定基础。”本纲要为创建新的具有中国特色的中西医结合肾脏病学指明了方向。笔者在 2012 年 11 月西安召开的第二十六届全国中医肾病学术年会上做了“提高诊治难治性肾病疗效，关键是用好用足中西药”的专题演讲，演讲的结语提到：“‘用好’‘用足’中西药，西医治不好的肾脏病，中医治不好的肾脏病，中西医结合能治好；‘用好’‘用足’中西药，中西医结合治不好的肾脏病，单凭西医治不好，单凭中医也治不好。”这不仅是口号，临床的实际情况确实如此，关键需要掌握中、西医肾病学的基础理论，了解中、西医肾病学临床病变的发生、发展、转归，认识中、西医在肾病治疗各阶段、各环节的长处，找准“结合点”，就可以充分提高临床疗效。必须逐个病种建立中西医结合治疗 CKD 诊疗标准和规范，制定临床路径和专家共识，编成《中国中西医结合防治 CKD 指南》，尽管现阶段还不可能建立和编写完全让中西医都能接受、执行的《指南》，但一定要有此准备及为此努力的决心，国家中医药管理局在《关于进一步加强中西医结合工作的指导意见》（国中医药发 [2003]52 号文件）和《中医药标准化发展规划（2006—2010 年）》中指出：“要加强中西医结合规范化、标准化建设。在总结中西医结合优势病种经验的基础上，参考国际上的做法，加强组织协调，建立和完善具有中西医结合特点的诊断标准、治疗方案和疗效评价体系。”这为临床医生提供权威性、实用性、可操作性的中西医结合治疗 CKD 诊疗标准与规范，为编写出有中国特色的中西医结合防治 CKD 指南努力。

（三）加强中国优势的肾病学科合作，对中西医结合治疗优势病种进行攻关、推广

20 世纪 90 年代，国家中医药管理局在全国确定了 5 家中医肾病医疗中心，确立了多项要求，其中之一就是肾病医疗中心必须明确主攻主向，进行 1 ～ 2 个单病种优化方案研究。在十几年后的今天，国家中医药管理局已将全国中医肾病重点中心扩大为29家，对中医肾病优势病种制定临床路径和诊疗方案，开展联合攻关协作组成员单位有14家，另有34个肾病专科被国家中医药管理局列为“十二五”重点专科建设项目和培育项目。对治疗肾病的临床疗效、规范化研究起了很好的示范作用。国家科技部也在“十五”科技攻关项目中将“IgA肾病中医证治规律研究”首次列入，成为全国多家中心合作研究课题；“十一五”科技攻关项目中，又加大资助了“慢性肾衰竭及膜性肾病的中医临床证治优化方案的示范研究”。这些研究课题的完成，以及再优化、再实验，必将逐渐创造出疗效好、能经得起重复的中医诊治肾脏病单病种优化方案，使临床研究达到一个更高水平。

21世纪将进一步加强中国具有优势的肾病学科合作，积极开展大规模、高质量的临床循证医学研究，进行前瞻性、多中心、随机对照和大规模的临床试验，对中西医结合治疗有优势的肾脏病种进行攻关、推广。

（四）中西医、中西药学全力合作开发更多治疗肾病的单味药和中成药，突破中西个药常量，提高临床疗效

开发新的单味中药和突破个别中药的常规治疗剂量，这亦是21世纪在勤求古训、辨证论治研究的基础上进一步发展中医中药、提高治疗肾病疗效的又一关键。

回顾近代几十年中医治肾研究，邹云翔教授创建和带领的肾病研究组，在临床产出了冬虫夏草和大黄治疗与抢救尿毒症、雷公藤治疗慢性肾炎等多项原创成果，它们的作用机制由南京军区总医院肾病研究所进行了系列研究，并将其中原理逐步阐明，得到了国内外肾科学者的认可。近年来我们又继续努力研发冬虫夏草的人工培植替代品蛹虫草，发展大黄的各种用药途径，如口服、高位和低位保留灌肠、静脉用药等，寻找具有雷公藤消蛋白作用却无不良反应的单味药，如昆明山海棠、穿山龙、鬼箭羽、青风藤等。同时，对个别中药的超常规治疗剂量情况，结合长期的临床用药经验、受药患者的个体适应情况进行了临床研究。如将生黄芪每日单剂超量用到100～200g治疗老年肾病综合征，附片每日单剂超量用到30～80g并水煎2h治疗阳虚水肿，用10味虫类药组合治疗肾小球疾病，将雷公藤多苷片从常规20mg、每日3次增量到40mg、每日3次治疗肾病综合征等，这些措施确实提高了对某些难治性肾病的疗效，尽管只是个案经验，但中医药学的成果是由长期临床实践中得到。21世纪更应进一步去重视，去开发，去研究推广。

近十几年中，我们继承发扬了邹云翔教授治肾学术思想和经验方药，将他传承的治疗慢性肾炎气阴两虚证经验方药成功开发为国家三类中药新药“黄蛭益肾胶囊”（苏州雷允上制药厂生产，国药准字 Z20020065），治疗慢性肾衰竭肾虚湿浊证的参乌益肾片也在 2010 年获得国家三类中药新药证书（连云港康缘制药厂生产，国药准字 Z20100051）。目前正在开发的邹老治肾经验方药还有治疗慢性肾炎湿瘀证的肾炎灵片，治疗慢性肾炎脾肾气虚证的健肾片。这些新药及目前临床上用于 CKD 治疗的中成药对于肾系疾病治疗还是远远不够的。21 世纪治肾系列新药的开发，特别是有显著效果新药，将是我国中、西医肾脏病学界及药学界研究的重要方向。

（五）利用生命科学技术的发展，带动中西医结合肾病的机制研究

面对生命科学飞速发展及医学模式的转变，我们要立足于临床，从临床需求出发，加强临床与基础的结合，加快基础研究与临床应用的相互转化，以转化医学研究的模式，推进肾脏病分子诊断的发展进程和临床新技术、新疗法的研发。上海沈自尹教授等经历了半个世纪，尤其是近十年的中西医结合肾的研究，在肾阳虚本质、肾虚与衰老、肾藏精几个方面入手，借鉴最新科学前沿知识，如基因组学、系统生物学和细胞学等，陆续取得原创性成果。随着功能基因组学和蛋白质组学等研究领域的发展，中医肾本质的物质基础将被进一步揭发，对肾脏病的诊断和治疗会起着重要的推动作用。

近年来，我们尝试从调控基因表达水平和细胞凋亡层面研究治肾中药的作用机制，如三类中药保肾片对食盐敏感性高血压肾损害大鼠内皮氧化低密度脂蛋白受体（LOX-1）和细胞增殖因子基因表达的影响，研究结论：① LOX-1 在高血压大鼠的主动脉上 mRNA 表达上调，可能与内皮依赖性血管舒张的损害有关；②食盐敏感性 DS 大鼠的高血压肾损害进展与 LOX-1 升高、多种细胞增殖因子及细胞外基质产生增加有关。③保肾片可显著降低 LOX-1 的 mRNA 表达及 TGF-β_1、Ⅰ型胶原的产生，降低血压和蛋白尿，改善脂质水平和肾损害。中药保肾片治疗慢性肾衰竭、延缓高血压肾损害进展的作用机制，与降低肾脏中 LOX-1、TGF-β_1 及Ⅰ型胶原的 mRNA 表达有关。2012 年 11 月我在世界中医药联合会第九届世界中医药学术大会上提出：中医中药治疗肾脏病的作用机制之一可能与促进足细胞自噬、保护足细胞功能有关。因此，21 世纪随着生命科学技术的发展，采用最新的科学方法阐明治肾中药机制仍是重要的方向。

2005年国家“973”计划重点资助了“中医防止慢性肾衰竭进展临床方法的系统生物学研究”，该课题从糖尿病肾病入手，采用系统生物学方法，研究不同临床阶段取样的基因多态性和基因表达差异谱、蛋白质差异谱及代谢指纹图谱的特征。研究中药干预过程对应的上述生物信息的变化规律，探索采用中医临床观察与系统生物学指标相结合的中医临床疗效的评价方法。希望通过这一有益的尝试，使中西医结合肾病的机制研究有所发现、有所突破、有所创新。

（六）中西医结合治未病，大力开展防治CKD的科普工作

慢性肾脏病已经成为全球性公共健康问题，其发病率和病死率较高，并明显增加心血管疾病的危险性，产生巨额的医疗费用。因此，在临床努力开发治肾新理论、新技术、新方药，积极开展中西医结合治疗和研究的同时，努力将肾病的科普宣传工作列入议事日程显得更为重要。21世纪的医学将不再单纯以疾病为主要研究领域，对一些重大慢性病的治疗也开始注重要从大病晚期治疗为主向预防为主转变。这与中医“治未病”思想不谋而合，正如《素问·四时调神论》所说：“不治已病治未病，不治已乱治未乱。”中医“治未病”思想是传统文化中忧患意识的集中体现，是对生命的尊爱，是医学的最高境界。应将CKD的中西医结合防治窗口前移作为“十二五”肾脏病防治重点，开展全国范围的CKD流行病学研究和队列研究，建立信息资源库及高危人群肾脏疾病的随访机制，加强肾脏病的科普宣传，提高CKD知晓率和早期诊治率。积极开展对学校学生每年尿常规的普查工作，提高基层医生对肾脏病的认识，撰写更多通俗易懂的防治肾脏病科普书籍，对于早期发现肾脏病、早期控制肾脏病发展起着至关重要的作用。

可以预见，在人类医学科学及现代科学技术飞速发展的今天，中西医结合肾脏病学将会取得前所未有的发展和完善。运用中西医结合的方法诊治各种肾脏疾病，已经展现出广阔的前景。相信在不远的将来，随着研究的不断深入，肾脏疾病的治疗将有突破性进展。

［中国中西医结合肾病杂志，2013，14（4）：283-286］

三、国医大师邹燕勤谈怎样做好中医肾病学的传承与发展工作

在党和国家再次强调中西医并重的大好形势，对中医肾病学的传承与发展带来

了极好的机遇。为奋发前进，不断提高自身水平，在此谈谈自己在中医肾病学的传承与发展事业中的点点滴滴。谨以此文纪念中医肾脏病学的奠基人、我的父亲邹云翔教授118周年诞辰，并贺《名儒大医邹云翔文学集》《名儒大医邹云翔书法集》出版。

（一）传承提倡大学教育与师承、家传学习相结合

1. 师承与大学教育　自古以来，中医培养接班人的方式是以跟师学习为主，其中包括家传、师承等形式。传说黄帝拜师岐伯，并将岐伯的知识发扬光大，总结出了我们至今奉为经典的《黄帝内经》(包括《素问》与《灵枢》)。战国时代的扁鹊也带了多名徒弟，记有子阳、子豹、子容、子明等，都成了当时名医。金元时期张元素带徒李东垣，罗知悌带出了朱丹溪，清代时期王晋三带出了叶天士，他们都是名医大家。1949年以后，国家多次提出中西医并重的方针，推动了中医事业的发展，培养了中医人才，弘扬了中医教育事业，并增办了中医医院。现如今，我相信大学教育与跟师学习相结合的方法更能培养优秀人才。

2. 我的两次大学学习和秉承父学薪火相传　回忆自己的学医、从医过程，我也有大学教育与跟师学习结合的经历。我于1957年本科毕业于生物专业，留至本科院校任植物学助教。第二年，老师就让我走上讲台“开课”。当我正全力学习、提高自己生命科学知识的时候，恰逢国家重视名老中医传承培养工作，家父邹云翔教授是国家著名中医（一级教授），国家领导人的保健委员会医师，时任南京中医学院（即南京中医药大学）副院长以及附属医院（即江苏省中医院）院长，是省领导与学校领导指定的学术传承名中医之一。父亲精湛的医术，丰富的经验与高尚的医德已经有口皆碑，众多学生分批向他求教，其中不乏当时的名医。后来领导决定在医生家属中也要培养一名医生。南京中医学院党委负责人与家父商量后希望我来继承父亲医术，于是我于1962年初调任南京中医学院中药系任教，不久后进入中医医疗系学习，获得了第二个学位证书。毕业后，学校将我送到附院跟随父亲抄方学习。1971年学校在医院办了“名老中医学术继承班”，我随父亲进行学习。白天跟父亲抄方，晚上要为学习班的几位西医大夫讲中医课。如此两年过去，等到我结业之后，领导决定让我继续跟随父亲学习，并要协助父亲完成医疗、教学、科研等各项任务。我常用笔记本记录父亲的言传之事，但父亲对我最重要的是身教之事。他身为全国著名中医，一级教授，回家后还要孜孜不倦地坚持学习。诊疗患者敢于担当，措施果断，用药可说是药到病除，每次门诊五六十人次，有时接近百人，中午

一般无法下班，但他从不叫苦叫累。父亲就是我的榜样，榜样的力量是无穷的。除此以外，大学生物学、植物学的学习将我引入生命科学知识的海洋，对我以后树立科研思想、了解植物学知识有很大帮助。中医院校的学习为我打下了扎实的中医学基础，多年跟师父亲让我直接学习到了治学精神、治学方法和部分临床经验真传。

（二）传承需学习经典与选读医案相结合

1. 熟读经典　自我回到父亲身边起，父亲就为我开了一个书单，将众多书目归纳为经典著作与古医案两类。我要学习的书很多，但要长期研读，能走马观花，而且要联系临床实践去读。《黄帝内经》《伤寒论》《金匮要略》，都是经典之作，要反复阅读；其他如金元四大家的学术思想与名著，特别是李东垣《脾胃论》、朱丹溪《丹溪心法》要读。除此以外，还有张景岳《类经》。父亲常说：历代医家熟读《内经》后，都是在《内经》医理指导下去临床实践而有所成就的。我在整理父亲医案中常发现《内经》的医理原则，所以在整理医案按语时常提及《内经》原理。这些心得实际来自读《内经》的领悟，也获得了父亲的赞认。父亲曾运用《内经》反佐疗法的法则治疗了一些疑难杂症，我亦常用于治疗肾脏疾病中且能获效。

2. 多读钻研古代名家医案　古代医案有很多书，有的是父亲口授我去研读的书，其中叶天士、王孟英、费伯雄、丁甘仁等人医案尤为重要，具体有：清代吴江名家叶天士《临证指南医案》《叶案存真》《晚年方案真本》《未刻本叶氏医案》，吴江徐灵胎《洄溪医案》《医学源流论》，孟河费伯雄《医醇賸义》，孟河《丁甘仁医案》，李东垣《脾胃论》，朱丹溪《丹溪心法》《三家医案》《四家医案》，石念祖注《王氏医案译注》，何梦瑶《医碥》，《张简斋医案》等等。关于本草书籍的研读，父亲要我重点研读《本草求真》，并将书赠给我，嘱我要多读。

我是非常喜欢读书的，开卷有益。特别是在自己成了名老中医后，在繁忙的诊疗工作之余，再读父亲若干年前让我阅读的经典著作、名家医案以及跟随父亲时抄方的记录，常常会有新的思路、体会产生，所以我们都要继续读书。而且我现在带教的学生都是主任医师、博士、博士后，我如不多读些书，也难以教育他们，将他们中医药辨证水平进一步提高。

（三）传承要门诊抄方与病房管床相结合

一名全面的中医师应掌握门诊、病房系统诊治医术。学习必须跟随名师临床抄方，病房管床由名师查房、指导相结合。

当我到附院工作及参加了“名老中医学术继承班”后，每天跟师在门诊抄方。在门诊结束后我会认真地将每个病人的各个诊次资料整理归纳，找出父亲辨证规律及常用方药，这种方法让人能很快熟悉老师的诊疗经验。我在门诊跟师抄方学习近半年后就进入了病房，当时病房设有肾脏、肝脏、脾胃三个小组，父亲带领我们几个学生成立了病区肾病病房组，以收住肾脏病为主，兼收内科杂病。父亲也恢复了干部门诊，我也恢复了肾脏病门诊。父亲的查房指导是我坚持中医中药辨证治疗的后盾与依靠，我在父亲指导下运用中医辨证论治治愈了肿瘤医院胸外科大夫的肺炎，使其半个月内热退、炎症吸收而出院。我学会了父亲治疗难治性肾病重用黄芪以及肺肾、脾肾、肝肾、心肾、肺脾肾同治的整体辨证原则及用药特色，还有活血化瘀法在各种疾病中辨证应用而提高疗效的经验。专科门诊恢复后病人不断增多，我渐渐进入肾病医生的角色。后来我学习父亲反佐疗法，治愈了江浦区农妇的原发性血小板减少性紫癜。当时她入院时血小板 $1.2 \times 10^4/mm^3$，齿衄、舌衄、鼻衄、肌衄周身红点及紫癜密布，病情危重。我诊断为气阴两虚、虚火上炎，以补气摄血、滋阴养血法确立处方，急煎口服，备血后密切观察，结果未输血。父亲先后查房三次指导治疗，使其病情很快稳定下来，后在方中加了炮姜炭 1.5g，肉桂粉 0.9g，淡附片 3g，党参 18g。患者住院 18 日，血小板升至 $6 \times 10^4/mm^3$，胃纳增，精神大好，自动出院后以原方再服半个月，血小板升至 $10 \times 10^4/mm^3$，停止服药，随访 20 个月未曾复发。此例我的用方是正治之法，父亲加了小剂量炮姜炭、肉桂、淡附片等温阳之品属反佐疗法，取引火归元之意，在补气滋阴养血方中加了小剂量温阳药而效果显著。从这例中我学会了在《内经》反佐理论指导下的治疑难病方法。我有幸跟名师抄方与管病房，查房实践与接受指导相结合，自觉进步较快。

（四）传承要集众家之长，悟一己心得

1. 好中医要集百花之精英　父亲在学医行医的实践中拜师六人，而一日师、一事师的情况更多。他指出：“中医要像蜜蜂一样，采集百花之精英，为临床实践服务。”他对中医学上很多学派都细心研究，融会贯通并用于临床，故能继承发扬，独树一帜。父亲对各种学派的学习研究，除博览经典医论外，尤其精研各种医案，如叶天士、薛生白、徐灵胎、王孟英、张聿青、程杏轩等几十位名医的医案，以及稗官野史逸闻有关医事者，均悉心研究，所以在临诊中能触类旁通，敏捷果断，疗效卓著。对我的要求也是要学众家之长，读书也是除经典医论外，要多读名家医案。因此我在临床实践中经常向年长于我的大夫虚心学习（包括向西学中的老大夫

学习西医抢救知识）。父亲有时去省里开会，我经常抽时间向脾胃病专家张泽生教授、肝脏病专家邹良才教授抄方学习，学到脾胃病、肝脏病的治疗经验，对肾脏病的治疗也很有帮助。我对江苏孟河医派学术思想的学习传承，特别是《医醇賸义》很有心得，如和法缓治治则应用到肾病治疗中很有效果。我治疗慢性肾病水肿（阴水）常用药性平和的药物，而不用峻猛逐水药，这样可不伤正气，用药虽平和但剂量可加大，我称为轻药重投，常用补气利水药（生黄芪），健脾利水药（米仁根、茯苓皮等），养阴利水药（猪苓、茅芦根等），活血利水药（桃仁、红花、益母草、泽兰等），淡渗利水药（车前子、玉米须、葫芦瓢等），临床效果很好。又如对肾衰竭的治疗，肾元衰竭、水毒潴留是其主要病机，须扶正祛邪，我以费氏和法缓治治则处理。扶正祛邪用平补平泻之法，扶正平补常用甘平之剂，不妄投辛热、苦寒、阴凝之品，防温燥伤阴，寒凉遏阳。甘平之剂为温而不燥、滋而不腻、补而不滞之品。祛邪用缓泻之法，不用刚劲猛烈虎狼之品，并宗孟河虚劳内伤皆气血、补益培本重脾肾的学术思想。在治肾中常注意调气血顾及脾胃，而脾肾同治，重视保护胃气，以强后天脾胃而充养先天之肾。又如学习李东垣升阳益气，甘温除热医理，更使我特别注意在治肾中重视对脾胃的调治，亦在对老年虚体外感病的治疗中有使用小剂量黄芪的习惯。

2. 重辨证论治，要注意整体调治，不拘泥于肾　从我进入临床时起，父亲即提示要注意《内经》所指导的整体调治、辨证论治规律，不能拘泥于治肾。所以我注意脏腑之间的相互关系，在治肾中也注意个体特征，并运用治肺、治脾、治心、治肝，甚至多脏同病时的辨治，如肺肾同治、脾肾同治、肝肾同治、心肾同治、肺脾肾同治等，因此遇到多脏同病的危重症患者临危而不惧。父亲治疗内科、妇科杂病立方遣药颇具特色，如以补配消、以塞配通、以温配清、以降配升、以敛配散、以润配燥等，还有反佐疗法的经验，我运用于治肾的临床实践中很有效果，特别是反佐疗法我用的很多，如补肾滋阴以配阳、补阳以配阴、上病下治、引火归元等都在治肾中能获良效。

（五）肾病学科的发展

1. 开设中国第一个中医肾脏病研究小组（1954 年）　1954 年 10 月，江苏省中医院成立了中国第一个中医肾脏病研究小组，开设了肾病专科门诊，这也是开创了中医专科专病研究的先河。父亲肾病专科门诊门庭若市，疗效显著，口碑载道，不到一年，父亲亲自总结了肾病水肿病例治疗经验，广为报道。各地医生、全国患者前来咨询，求医者多，父亲遂于1955年在诊务繁忙之余挑灯夜战，撰写出中国第一部中医肾病专著《中医肾病疗法》。该书将历代中医典籍、医家医案中有关肾系疾患的论述梳理综合，集其大成，包括病名、病因、病症、治疗方药等。其中引用了现代医学对肾脏病最新研究的成果，甚至包括苏联专家和日本学者的研究成果，把肾脏病作为一门学科、专科。这在当时是一创举，影响了整整一代中医，所以医界称邹云翔是中医肾病的开拓者、奠基人等。

2. 形成完整的以中医为主的中西医结合肾病团队（1980年） 20世纪80年代初期，我在担任江苏省中医院副院长、党委副书记的同时，也全面将父亲邹云翔开创组建的肾脏病学研究团队承接下来，主要开展的工作有：①全面继承和发展了邹云翔教授的治肾学术病思想和临床经验，整理出版了首部《邹云翔医案选》；1981年起运用当时尖端的计算机技术，存贮邹云翔的经验，与南京工学院（今东南大学）计算机系合作，苦战一年，研制成“邹云翔教授急、慢性肾炎诊疗与教学经验应用软件”，用于指导诊疗肾病，当年12月通过省科委鉴定；又连续奋战两年，研制成“邹云翔教授肾系疾病诊疗及教学经验应用软件”，这两项成果分别获得江苏省政府科技进步四等奖和三等奖；②积极开展中医中药辨证论治慢性肾脏病的临床及实验研究，申报一项国家卫生健康委员会，两项省级研究课题；③重视肾病团队建设和人才培养，协调如邹老继承小组、肾脏病临床研究小组的关系，积极引进了两位西学中高年资医师，并重视邹老带教的三名国内最早的中医肾病博士生的培养；④临床以中医为主，中西医结合治疗，不断提高治疗肾脏病疗效，并在20世纪80年代较早开展了血液透析、1991年开展了腹膜透析。

3. 第一批成为国家中医药管理局全国中医肾病医疗中心（1996年） 20世纪90年代初，为了培养年轻人，我将肾科主任的重担交给了我父亲的中医肾病博士生、两次从国外进修回国并担任病区组长的王钢医生。江苏省中医院肾内科在他的领导下，1996年通过了国家中医药管理局第一个全国中医肾病医疗中心，并且申报上了国家中医药管理局中医肾病重点学科、重点实验室。王钢也被国家中医药管理局委任为当时全国中医肾病医疗中心协作组组长，中医肾病学科的传承发展出现了兴旺、发达的景象。科室承担了国家科研部、国家自然科学基金、国家中医药管理局、江苏省科委，江苏省卫生厅及江苏省中医药管理局等二十余项研究课题，获得了多项部省级科技进步奖。特别在中医肾病临床和中西医结合方面成绩卓越，在全国率先开创了二十余项新理论、新技术、新治法、新方药。在人才培养方面，王钢教授培养了多名肾脏病学博士生、博士后，同时我作为全国中医肾病医疗中心的学术带头人、国家名老中医工作室师带徒及传承博士生、传承博士后老师，努力传、帮、带，教出了一批又一批优秀中医师、主任、教授、学者。

（六）肾病基础理论研究的发展

1. 创立肾炎发病内因肾气学论　父亲认为肾病的发生，虽有先天不足、后天失养、六淫侵袭、药物损害、七情所伤、劳倦过度、房事不节，以及素体肾虚或年老肾气自衰等原因，但总不越乎内因、外因两方面。内因主要是指人的肾气不足，外因是外感六淫、疮毒之邪，以及肾毒药物。父亲认为这个内因就是肾气，即肾精化生之气，泛指肾脏的功能。《内经》所谓肾气就是肾之元阴、元阳，包括肾的功能和人体的整体功能。他认为肾气充足的人，即使外邪入侵，也不会发生肾炎。这正如《内经》所说“风雨寒热，不得虚，邪不能独伤人”“正气存内，邪不可干”。而肾气不足之体，外感时病邪可乘虚而入，导致肾炎发生，这也如《内经》所说“邪之所凑，其气必虚之理”。

2. 提出“肾劳”病名　慢性肾衰竭是多种原发或继发性肾脏疾病晚期的共同归宿，是一种以进行性肾单位毁损而使肾脏的排泄功能、内环境稳定功能和内分泌功能等障碍为特征的临床综合征。中医学原无慢性肾衰竭的病名，根据其临床表现可归属于中医学“癃闭”“关格”“溺毒”“水肿”等范畴。父亲在1955年就提出“各种慢性肾脏疾患，在中医说来无此详尽的分类，照这样的分类证候，都包括在肾脏内伤中，有严重的病症，则要称之为肾劳”“伤甚为虚，虚极为劳”。治疗大法为“补益肾元，渗利泄浊”。父亲治疗“肾劳”强调维护肾气的重要性，以求增一分元阳，复一分真阴。切不可用克伐之品而损阴伤阳，促使肾及其他内脏功能的进一步衰竭。

3. 提出“药损肾气”新观点（1970年）　早在20世纪70年代初期，父亲在临床实践中提出，有些药物是会损伤肾气的，临床中经常遇到一些肾炎完全是由药物损伤肾气而造成的。有些患者本身肾气不足，加上药物损伤，促使肾炎发生。父亲提出“药物伤肾”的新观点比国外西医领先了15年。因此，在临床中我们要掌握肾的生理、病理和药物的性能特点，父亲在临证中维护肾气措施有：辨证中配伍益肾之品，如川续断、桑寄生、杜仲、怀牛膝、山茱萸、淫羊藿、菟丝子、制首乌、枸杞子、地黄等；注意扶正补气健脾，常配伍玉屏风散、参苓白术丸；忌用伤害肾气及克伐肾气方药，若非用不可，时间宜短，剂量要小，注意配伍，如黄柏配肉桂、黄连配吴茱萸、雷公藤配黄芪、大黄配附子等。

（六）肾病辨证论治的研究发展

1. 辨证论治的研究　在 20 世纪 70 年代，经过不断归纳总结，父亲形成了自己独特的治肾二十法。这二十种方法，临床运用需辨证施治，或一法独用，或几法并用，随机应变，均能取得卓著疗效。我们的研究包括：① 1985 年最先将“慢性肾衰竭中医辨证论治规律研究”列入国家卫生部部级课题，并安排了邹老在国内最早指导的三名中医肾病博士生章永红、王钢、熊宁宁参与了该项课题的临床及实验，通过部级鉴定后，成果获江苏省政府科技进步二等奖。② 1986 年南京会议从正虚邪实提出慢性肾衰竭中医辨证分型全国新标准，一个本虚证可以兼夹一个或数个标实证，能较好地概况所有证候，反映其病理特征和病机规律。该标准经修改完善后作为国家新药指导原则及全国中医肾病专业委员会通过的全国标准沿用至今。③ 1995 年最先报道了用中医中药多途径治疗慢性肾衰竭提高疗效的经验。④ 1997 年总结了多年在临床“运用邹云翔经验治疗慢性肾衰竭 148 例临床经验”。⑤ 2013 年将邹老治肾经验总结编著成专著《邹云翔实用中医肾脏病学》，在中国中医药出版社出版。书中详细介绍了邹老治疗慢性肾衰竭的临床经验；突出辨证治疗，整体微调；强调维护肾气（肾元），平补平泻；重视脾胃调理，以固后天而强先天之本；用药途径多样，必需综合治疗；补肾和络泄浊，贯穿治疗始终；注重诱发因素，急则治标；改善症状，提高生存质量。

2. 温肾活血法治疗慢性肾脏疾病（1955 年）　1955 年父亲在编著的《中医肾病疗法》专著中介绍“各种慢性肾炎，中医都用补气养血、化瘀温肾整体的根本治疗”经验。1956 年父亲在《中医杂志》介绍了用活血化瘀法经验病案，并提出药物用鲍鱼、桃仁、红花、怀牛膝、三七等治疗有效。1971 年父亲在《中华内科杂志》上介绍温肾活血、活血化瘀等四法治疗慢性肾病的经验。此为运用活血化瘀法治疗慢性肾脏病的临床与实验研究开创先河。

我们的研究包括：在临床筛选活血化瘀中药，重点对桃仁、红花、赤芍、泽兰、川芎、水红花子、水蛭的用量及配伍进行了研究；根据父亲提出“气分治疗无效的顽固性水肿，当从血分论治”的宝贵经验，对于临床“无瘀血证候”的缺血性肾病、难治性肾病用温肾活血法治疗，取得了较好疗效；进一步根据瘀血致肿理论开创用虫类活血化瘀、搜风通络药治疗肾脏病，1987 年《10 种虫类药在治疗肾小球疾病中的应用》发表在《中医杂志》；同时对痰瘀交阻（痰浊、痰湿、痰热与瘀血内阻）证进行了系统的证治研究，主要用于FSGS、CKD Ⅲ－Ⅴ期等类型；

进一步归纳整理并剂型改革，制成父亲健脾温肾、化瘀利水经验方药“健肾片”，开展了系列临床及实验研究，在1996年将“健肾片”科研新药开发成果转让江苏康缘药业有限公司，目前已完成国家食品药品监督管理局新药中药Ⅲ期临床验证，正在新药证书待批准中；课题获江苏省政府科技进步三等奖2项，四等奖1项；发表研究论文16篇。

3. 创新运用“疏滞泄浊法”治疗激素不良反应证候（1981年）在20世纪60年代至70年代治疗肾炎用激素制剂者很多，对激素治疗不敏感，但不良反应明显而出现药物柯兴综合征等表现者，临床亦很多。父亲认为：此类患者乃药物引起体内升降出入功能紊乱所致，当升者不升，降者不降，出者不出，入者不入，气血精微变为湿浊痰瘀，阻于脏腑肌腠而成，在临床上运用“疏滞泄浊”之法，疏其气血，泄其湿浊痰瘀，使气机之升降出入，生理功能得以恢复，而病可痊愈。常用经验方为：藿香10g，滑石20g（包煎），连翘15g，苍术6g，生薏苡仁20g，香附10g，郁金10g，合欢皮15g，桃仁10g，红花10g，川芎10g，神曲6g，荔枝草15g，车前草20g，白花蛇舌草30g。如阴虚湿热明显，加生地黄、功劳叶、穞豆衣、虎杖；如热毒炽盛，加青叶胆、野菊花、雷公藤；如气阳不足，加黄芪、肉桂、附片；如激素、免疫抑制剂伤胃、伤肝，加香砂六君丸保胃；加鸡骨草、垂盆草或联苯双酯保肝；如免疫功能明显低下，或对骨髓有抑制，加补气填精药，黄芪、紫河车、鳖甲。临床关键是整体观念，权衡标本缓急，按“缓则治本”“急则治标”，或标本兼顾的原则，灵活地以一法为主，或多法合用，或交替使用。并且进一步在临床分析研究了大剂量激素使用前、激素使用中和使用后以及小剂量激素维持阶段的证候变化规律。指导研究生对父亲提出的“疏滞泄浊法”及越鞠丸加减方治疗的证治方药进行了系统的临床研究。

（七）肾病单味中药治疗的研究发展

1. 冬虫夏草治疗慢性肾衰竭（1955年）1955年父亲建了中国第一个中医肾脏病小组，并于同年出版了国内首部中医肾脏病学专著《中医肾病疗法》。书中第94页在国内最早记载了用冬虫夏草治疗慢性肾衰竭尿毒症、肾结核的经验。

临床用量及配伍研究：虫草用量每日2～5g。适应证为以肺肾虚衰为主的所有慢性肾脏病症，尤其适合于慢性肾脏病（CKD）2～4期患者。配伍可用西洋参、冬虫夏草、藏红花（或参三七）。隔水蒸服，或研粉装胶囊服用。

实验研究：实验开展了冬虫夏草对庆大霉素损害大鼠小管、间质保护作用的研究，临床开展了冬虫夏草的用量、适应证、配伍用法及使用最佳剂型的研究，配合开展了人工虫草“至灵胶囊”“金水宝”“百令胶囊”的临床及实验研究，并指导研究生开展了人工培育虫草（蛹虫草）的药理药效、分子生物学研究。

2. 大黄治疗尿毒症（1959 年） 1959 年父亲带领肾脏病研究组最早运用大黄抢救尿毒症，并出版专著《严重尿中毒中医治疗一得》，后又在 1961 年发表论文于《中医杂志》，为我国用大黄抢救尿毒症奠定基础。

临床研究：20 世纪 50 年代至 80 年代开展大黄复方为主煎汤内服、保留灌肠的系列临床与实验研究，并取得肯定疗效。20 世纪 90 年代，父亲带领博士生开发出肾衰保留灌肠囊，并开展了以大黄为主的复方中药高位结肠灌洗技术治疗尿毒症研究。

大黄用量及用法：久用以制大黄 6 ～ 10g 为佳，短期快速通便时用生大黄 5 ～ 10g，用药途径有煎服、灌肠、静脉滴注。在配伍方面，黄芪、党参配大黄可益中补气导浊，肉桂、车前子配大黄可温通二便，当归、桃仁配大黄可养血活络导浊，枳实、槟榔配大黄可疏滞通腑导浊，菟丝子、制首乌配大黄可补益肾元导浊。

3. 雷公藤为主复方治疗肾小球疾病（1978 年） 1978 年，父亲领导的肾病团队将皮肤科双藤合剂加入甘草改为肾炎合剂，结合辨证论治治疗 50 例慢性肾炎，总有效率 94%，并将成果发表于《中医杂志》，这是国内临床使用雷公藤复方治肾病发表的第一篇学术论文。

研究历程：剂型改革，1978 年制成肾炎合剂（雷公藤、鸡血藤、甘草），1984 年修改为肾炎合剂Ⅱ号，1990 年进一步制成肾炎灵颗粒剂，在 1996 年又浓缩制成肾炎灵片，并开展了从风论治肾病临床及肾炎灵片新药开发的系列研究。

研究成果：1999 年、2003 年两次研究课题分别二次获江苏省政府科技进步二等奖，其中 1 篇论文获南京市优秀论文三等奖，另 1 篇获《辽宁中医杂志》优秀论文一等奖。肾炎灵片新药研究成果转让江苏康缘药业有限公司，并发表论文 20 篇。

（七）肾病经验方新药研究的发展

1. 治疗慢性肾炎气阴两虚新药“黄蛭益肾胶囊”的开发　父亲在 1981 年提出慢性肾病由于激素、利尿药的大量使用，中医证型有所改变，脾肾阳虚证明显减少，气阴两虚证增多，指导开展了气阴两虚证研究，并授予益气养阴秘方，后命名为“黄蛭益肾胶囊”。

关于益气养阴、和络清利法新药的研究，患者主症为乏力，口干，舌有紫气苔薄黄腻。病机为气阴两虚，瘀血湿热内阻。治法为益气养阴，和络清利。方药为邹氏经验方“黄蛭益肾胶囊”加减。临床结果证明益气养阴、和络清利法对改善肾功能、延缓慢性肾衰竭进程有较好疗效。作用机制可能是通过稳定内环境，双向调节细胞内环核苷酸以及 TXA_2-$PGI2_2$ 系统的平衡，抑制血小板聚集、释放，纠正高凝状态，改善免疫功能，调整性激素代谢紊乱，祛除毒素等环节，从而减轻肾小球的病理改变，加速祛除原位免疫复合物的沉积，并且保护了残存的肾单位，使得慢性肾衰竭进程得到延缓。

研究成果：对 CKD 气阴两虚证和益气养阴清利湿热法进行了系统研究，课题获江苏省政府科技进步三等奖；新药 2002 年获得国家药监局中药三类新药证书（国药准字 Z20020086）、国家发明专利；发表论文 15 篇，其中 1987 年获首届中国医药学报优秀论文三等奖；并出版《肾炎肾病综合征中医治疗》专著 1 本。

2. 治疗慢性肾衰竭新药“参乌益肾片”的开发　参乌益肾片新药研究严格按照

国家食品药品监督管理局中药新药研发要求，在国家规定的八家药品研究基地采用多中心、随机、双盲双模拟、阳性药物平行对照方法进行。最终试验结果表明，参乌益肾片能明显改善慢性肾衰竭气阴两虚兼湿浊证患者的中医证候症状，降低尿素氮、血肌酐水平，减少尿蛋白丢失，提高内生肌酐清除率，在一定程度上纠正患者的贫血状态，疗效优于肾康宁片对照组，并且使用安全、有效，无明显不良反应，值得临床推广与应用。

实验研究：参乌益肾片治疗慢性肾衰竭的药理药效和分子细胞学研究结果提示，参乌益肾片治疗慢性肾衰竭、延缓肾衰竭病程进展的作用机制有以下 5 点：①具有保护肾小管、肾间质作用；②具有减轻肾小球损害，抑制肾小球硬化，修复肾间质损害作用；③通过多种途径调节体内激素水平，改善血液动力学、抑制细胞增殖，改善肾小管功能，从而达到保护肾脏的作用；④具有抑制细胞增殖因子和细胞外基质成分的 mRNA 表达作用；⑤具有抑制系膜细胞增殖和促使其凋亡的作用等。

（邹燕勤 撰，王钢 整理）

[中国中西医结合肾病杂志，2016，17（11）：941-947]

四、IgA 肾病中医辨证分型与病理类型的相关性分析

IgA 肾病（IgAN）是一组不伴有系统性疾病，肾活检免疫病理检查在肾小球系膜区有以 IgA 为主的颗粒样沉积，临床上以血尿为主要表现的肾小球肾炎，好发于青壮年。亚太地区原发性肾小球疾病肾活检中 IgAN 高达 30%～40%，追踪本病 20 年，约 20%～50%的患者进展到终末期肾脏病（ESRD），导致社会劳动力的较大损失。迄今为止，本病尚无理想的西医治法，本中心采用中医辨证治疗 IgAN，取得了较满意的疗效，经多年临床实践总结，结合肾穿刺活检病理类型分析，发现中医证候类型与西医病理之间存在较高的相关性。现将本院 113 例 IgAN 住院患者中医辨证与肾穿刺活检病理分析结果报告如下。

（一）临床资料

从 1998 年 6 月至 2001 年 12 月期间，选择 113 例在本院住院期间肾穿刺病理诊断为 IgAN 的患者。男性 82 例，女性 31 例，男女之比 2.42∶1；年龄 10～61 岁，平均（29.2±15.6）岁。见表 8-1。

表 8–1　113 例 IgAN 患者年龄、性别分布 [例（%）]

性别	例数	10～20 岁	21～30 岁	31～40 岁	41～50 岁	51～60 岁	＞60 岁
男	80	23（20.35）	29（25.66）	21（18.58）	5（4.42）	1（0.88）	1（0.88）
女	33	9（7.96）	8（7.08）	12（10.62）	2（1.77）	2（1.77）	0
总 计	113	32（28.32）	37（32.74）	33（29.20）	7（6.19）	3（2.65）	1（2.88）

（二）观察方法

1. 诊断标准

（1）西医诊断标准：肾活检免疫病理检查有单纯 IgA 或 IgA 为主的免疫球蛋白在肾小球系膜区弥漫沉积，或兼有小血管壁 IgA 沉积，并除继发性 IgA 沉积为主的肾小球病外均可诊为 IgAN。

（2）肾脏病理分型：IgAN 病理类型多种多样，组织学特征变异很大，主要表现为：①系膜增生性肾炎；②肾小球轻微病变；③局灶性节段性肾小球硬化；④新月体性肾炎。

（3）肾脏病理损害程度评定标准：参照 1996 年 Memphis 肾活检积分系统及 1982 年 WHO 的组织学分类方法，将肾组织病理变化程度分为轻、中、重 3 个等

级。①轻度病变：50%以上肾小球正常，少部分有轻度系膜区增宽，宽度不超过毛细血管直径，毛细血管开放，无挤压现象，伴有（＜5个）或不伴系膜细胞增多，罕有硬化、粘连和小新月体形成，无肾小管间质损害。②中度病变：系膜细胞弥漫增殖，系膜区增宽，宽度超过毛细血管直径，毛细血管管腔呈现不同程度的挤压现象，偶有粘连和新月体，间质病变轻，仅表现间质水肿、灶性炎细胞浸润，罕见小管损伤、萎缩及间质纤维化。③重度病变：系膜细胞弥漫性增生，几乎累及所有肾小球，系膜区明显增宽，甚至团块状聚集，毛细血管结构破坏。部分肾小球硬化、废弃，球囊粘连，新月体多见，肾小管萎缩＞40%，间质中大量炎细胞浸润，间质纤维化。

（4）中医辨证分型标准：IgAN临床表现极为广泛，病情轻重不一，预后也各不相同，根据其诱发因素，临床表现特点和发病机制，我们总结113例IgAN患者中医辨证规律如下：①热结咽喉证。主症为咽红，咽痛，扁桃体肿大，悬雍垂充血肿大，咽后壁淋巴滤泡增生。次症为咽燥口干，浮肿，脉细或细数，苔少，舌质红。凡具备主症1项，次症1项者，即可诊断为该证。②脾虚湿热证。主症为神疲乏力，胃纳减少，食后脘胀，大便溏薄。次症为面黄欠华，口苦，浮肿，脉细或濡细、濡数，苔黄或薄黄或黄腻。凡具备主症两项，次症两项者，即可诊断为该证。③肾虚湿瘀证。主症为面色无华，少气懒言，腰膝酸软或腰痛，潮热，手足心热，口干。次症为咽喉干燥，浮肿，易感冒，头晕头痛，脉细，脉细数或细涩。凡具备主症4项，次症2项者，即可诊断为该证。

2. 统计学方法　采用 χ^2 检验。

（三）结果

1.IgAN中医辨证分型与病理类型相关性研究分析结果

（1）中医各证型所占比例：113例IgAN中热结咽喉25例，占总例数的22.12%，脾虚湿热证39例占34.51%，肾虚湿瘀证49例，占43.36%。肾虚湿瘀证所占比例最高（与其他两组证型比较，$P < 0.05$ 及 $P < 0.01$），临床最为常见。

（2）中医证型中各病理类型所占比例：热结咽喉证25例主要病理表现为轻微病变，共16例，占总例数的14.16%，高于其他证型（$P < 0.05$），其次为系膜增生性肾炎9例，占7.96%；脾虚湿热证39例最常见的病理类型为系膜增生性肾炎18例，占总例数的15.93%，其次轻微病变14例，占12.39%，二者是脾虚湿热证最常见的病理改变（$P < 0.01$），局灶节段性硬化和新月体性肾炎较少；肾虚湿瘀证49例

中系膜增生性肾炎最多（$P < 0.01$），共 35 例，占总例数 30.97%，局灶性节段性硬化次之，9 例，占 7.96%，新月体性肾炎和轻微病变较少，见表 8-2。

表 8–2　IgAN 中医证型与病理类型的相关性 [例（%）]

中医证型	例数	病理类型			
		轻微病变	系膜增生性肾炎	局灶节段肾小球硬化	新月体性肾炎
热结咽喉证	25	16（14.16）	9（7.96）	0	0
脾虚湿热证	39	14（12.39）	18（15.93）	6（5.31）	1（0.88）
肾虚湿瘀证	49	2（1.77）	35（30.97）	9（7.96）	3（2.65）
总 计	113	32（28.32）	62（54.87）	15（13.27）	4（3.54）

（3）各病理类型所占比例：113 例 IgAN 患者系膜增生性肾炎占首位（$P < 0.01$），共 62 例，占 54.87%，轻微病变次之，32 例，占 28.32%。局灶节段性肾小球硬化 15 例，占 13.27%，另外有 4 例新月体性肾炎占 3.54%，见表 8-3。

表 8–3　IgAN 中医证型与病理损害程度的相关性 [例（%）]

中医证型	例数	病理类型		
		轻度	中度	重度
热结咽喉证	25	20（17.7）	5（4.42）	0
脾虚湿热证	39	17（15.40）	19（16.81）	3（2.65）
肾虚湿瘀证	49	6（5.31）	33（29.20）	10（8.85）
总 计	113	32（28.32）	57（50.44）	13（11.50）

（4）IgAN 病理类型中医辨证分型所占比例：轻微病变 32 例，最多见于热结咽喉证 16 例，占总例数的 14.16%；脾虚湿热证 14 例，占 12.39%，二者是轻微病变最主要的证候（$P < 0.01$）。系膜增生性肾炎 62 例，其中热结咽喉证 9 例，占 7.96%；脾虚湿热证 18 例，占 15.93%；肾虚湿瘀证所占比例最大，35 例，占 30.97%。局灶性节段性肾小球硬化 15 例，主要表现为脾虚湿热证和肾虚湿瘀证，分别为 6 例占 5.31%、9 例占 7.96%，其中肾虚湿瘀证所占比例最大（$P < 0.05$）。新月体性肾炎少见，共 4 例，表现为脾虚湿热证 1 例，肾虚湿瘀证 3 例。

2.IgAN 中医证型与病理损害程度的相关性分析

（1）IgAN 各病理损害程度所占比例：表 3 示，113 例 IgAN 患者，中度病理损害最多，57 例，占 50.44%（$P < 0.05$）；轻度病理损害次之，43 例，占 38.05%；重度病理损害最少，13 例，占 11.50%。

（2）IgAN 中医证型中病理损害程度所占比例：表 3 示，热结咽喉证病理表现是轻度损害，显著高于其他证型（$P < 0.05$），占 17.70%；脾虚湿热证轻、中度损害比例相当，二者比较差异无显著性（$P > 0.05$）；肾虚湿瘀证是中度损害（33 例，占 29.20%）至重度损害（10 例，占 8.55%），病理表现中度损害最多（$P < 0.05$）。

（3）IgAN 病理损害中中医证型所占比例：肾脏轻度病理损害中热结咽喉证及脾虚湿热证较为常见，分别占 17.70% 和 15.04%；中度损害中，肾虚湿瘀证占最高比例为 29.20%（$P < 0.01$）；重度损害中，肾虚湿瘀证仍占较高比例，为 8.85%（$P < 0.05$），其次为脾虚湿热证，占 26.5%。

（四）讨论

肾穿刺活检病理分析是西医肾病诊断、治疗及判断预后的重要手段。IgAN 是基于肾穿刺病理检查诊断的一组肾小球疾病，目前西医尚无满意的治疗方法。中医辨证论治自成一体，经千百年医疗实践，对多种疾病，包括 IgAN 临床取得了较好疗效。如何将中医辨证证型与临床病理相联系，寻找二者关系的客观规律，对中医微观辨证的发展，中医证候客观化，增加临床可操作性，提高治疗有效率，具有重要意义，是中西医结合深入发展的崭新课题。

IgAN 发病与多种因素如抗原入侵、免疫复合物沉积、免疫清除和调节功能下降有关，常于呼吸道与胃肠道感染后发生，表现为发作性肉眼血尿、镜下血尿或伴蛋白尿。少数患者发生 NS，急进性肾炎综合征等。根据临床表现及病理特征，中医辨证分为热结咽喉证、脾虚湿热证及肾虚湿瘀证三大证型。感受湿热之邪，蕴结上焦咽喉，积于中焦脾胃，发为感染后同步血尿，日久耗气伤阴，伤及脾肾，脾气进一步受损，形成脾虚湿热之证；肾中元气受戕，或病起凶猛，肾元受损严重，则易形成气阴两虚之候，正虚邪阻，气化失常、血行障碍，瘀血阻络，发为肾虚（气阴两虚）湿瘀之候。

本次研究发现，IgAN 肾虚湿瘀证所占比例最高，其次是脾虚湿热证，单纯热结咽喉证最少。此比例分布与 IgAN 慢性进展有关。湿热致病为始发因素，随着病情的发展，涉及更多的脏器，最终导致脾虚湿热，肾虚湿瘀。纵观病程，湿热之邪贯穿始终，肾元受损，湿热阻络，气化失常则病瘀血为患。IgAN 本虚证中气阴两虚此占首位，与以往研究慢性肾炎脾肾气虚证最多不同，这与本病血尿为主，热重阴伤的病理特征有关。

辨证分型中，热结咽喉证与肾小球轻微病变关系最为密切，病理损害级别也多为轻度，从病理学角度说明了热结咽喉证病变多属轻微。脾虚湿热证多表现为轻微病变与系膜增生性肾炎，病理损害轻度、中度，分析与其病处初发急性期或慢性期有关，急性初发，邪盛而正虚不甚，可病变轻微，病久迁延，邪实正损则病变较重。肾虚湿瘀证则多表现为系膜增生性肾炎，并可出现局灶性节段性肾小球硬化和新月体性肾炎，病程级别由中度到重度，与中医有关疾病进展、正邪盛衰的理论相一致。

从病理类型看，IgAN 系膜增生性肾炎最多，轻微病变次之，局灶性节段性肾小球硬化与新月体性肾炎较少。IgAN 免疫复合物主要沉积在肾小球系膜区，弥漫性系膜增生病变是其典型改变，本次实验肾穿刺结果与之相符合。系膜增生性肾炎中肾虚湿瘀证所占比例最大，与该证型占总例数最多相一致。轻微病变则热结咽喉较多，脾虚湿热证次之。局灶性节段性肾小球硬化与新月体性肾炎二者病理损害较重，均只见于脾虚湿热证和肾虚湿瘀证，尤以肾虚湿瘀证为多，是较严重的病理类型与中医证型。

综上，中医辨证病理分型之间存在较高的相关性，同时我们发现 IgAN 邪实正虚的病机演变，与肾脏病理类型及损害程度密切相关，这对于 IgAN 患者预后转归的判定具有重要意义。

[中医杂志，2003，44（11）：854-856]

五、IgA 肾病中西医结合治疗规范的探究

IgA 肾病是原发性肾小球疾病中发病率最高的一种肾病，其病理改变和临床表现差异很大，病情轻重不等，病程迁延漫长，最终有 20%～40%发展为终末期肾衰竭，目前国内外中医、西医尚无特殊的治疗方法。因此，近 20 年来，在诊治 IgA 肾病的全过程中，我们一直在努力探索具有中国特色的中西医结合治疗 IgA 肾病最佳方案，由于相关的研究文献较少，现结合个人的临床经验及体会，按西医临床分型，突出中医辨证论治，分临床特征、病理特征、西医治疗、中医治疗、中西长处五部分探究中西医结合治疗的特点，以利于中医、西医、中西医结合根据此方案进一步发挥。

（一）反复肉眼血尿型

临床特征：肉眼血尿反复发作，有明显诱因，多数与咽部、肠道感染有关。

病理特征：以系膜增生病变为主，早期可见细胞性新月体。

西医治疗：寻找根除诱因，扁桃体反复发作可摘除扁桃体。

中医治疗：①咽部感染者，应用清热利咽、凉血止血法加减；②肠道感染者，应用解表清热、涩肠止血法加减；③其他：辨证论治。

中西长处：早期祛除诱因，西医之长；中长期防治血尿，中医之长。

（二）无症状尿检异常型

临床特征：多数起病隐匿，有单纯持续镜下血尿，或伴轻－中度蛋白尿二类。

病理特征：以系膜增生病变为主，血尿合并蛋白尿者病理变异较大，相对较重。

西医治疗：血管紧张素转化酶抑制剂（ACEI）和（或）血管紧张素受体拮抗剂（ARB）。

中医治疗：①脾虚湿热者，应用补气健脾，清热利湿法加减；②肾虚湿瘀者，应用益气养阴，清利祛瘀法加减；③其他：辨证论治和（或）用雷公藤多苷片

20mg，每日 3 次，火把花根片 4 片，每日 3 次。

中西长处：此型长期以中医中药治疗为优，可结合使用 ACEI 或 ARB 制剂。

（三）大量蛋白尿型

临床特征：大量蛋白尿，＞ 3.5 g/d，分高度水肿型与无水肿型。

病理特征：高度水肿型，除反复发作外，常见系膜增生。无水肿型病理往往较前者重，合并高血压者往往有广泛肾小球硬化或间质纤维化。

西医治疗：①泼尼松治疗 4 ～ 6 个月，开始剂量 1mg/（kg· d），8 周后逐渐减量，其中无效者逐渐减尽，有效者减至每日 5 ～ 15mg，再维持 3 ～ 6 个月。②环磷酰胺（CTX）0.8 ～ 1.0g 静脉输注每月 1 次，共 6 次。若病情不缓解可追加疗程，0.8 ～ 1.0g 静脉输注 3 个月 1 次，总量＜ 8g；若 CTX 不良反应大，经济条件允许者可试用霉酚酸酯（MMF）。③ ACEI/ ARB。

中医治疗：①肾虚湿瘀者，需分肾虚为主者以益气养阴为主治疗，水湿泛滥为主者以化气利水为主治疗，瘀血内阻为主者以活血化瘀为主治疗；②有感染者参照咽部、肠道感染治疗；③有关节疼痛者，可从风邪扰肾辨证，用祛风通络法治疗；④病证复杂者，以辨证论治为主治疗；⑤中成药可加用雷公藤多苷片 30mg，每日 3 次，火把花根片 5 片，每日 3 次。

中西长处：初期阶段以西医西药为主，以中医中药辨证论治为辅，减轻西药不

良反应，保证疗程完成；反复发作或西药无效者，以中医中药为主，调整内环境平衡，保护肾功能。

（四）急进性肾炎型

临床特征：起病急，病情进展快，血尿症状突出，可合并高血压或肾功能损害。

病理特征：除系膜病变外，有明显的血管袢坏死及间质血管炎等病变，新月体可 > 30%。部分患者血液中抗中性粒细胞胞浆抗体（ANCA）阳性。

西医治疗：①甲基泼尼松龙（MP）冲击：0.5 ～ 1.0g/d，静脉滴注 3d；继之以口服肾上腺皮质激素维持。2 周后病情仍重者，可考虑再重复 MP 冲击 3d。② CTX 0.8 ～ 1.0g 静脉滴注，每月 1 次，连续用 6 个月后改为每 3 个月 0.8 ～ 1.0g，总剂量 8g；如经济条件允许，可考虑首选 MMF，剂量为 2.0g/d，共 4 ～ 6 个月（体重 50kg 以下患者起始剂量为 1.5g/d）。根据病情酌情减量。③合并应用 ACEI/ARB。

中医治疗：①该型临床证候复杂多变，中医中药以辨证论治，整体治疗，个体微调为主。②肾功能损害血肌酐（Scr）< 3.0mg（265.2 μmol/ L）者，可选用雷公藤多苷片 20mg，3 次 /d，或火把花根片 4 片，每日 3 次；Scr > 3.0mg（265.2 μmol/ L）者，可选用保肾片 5 片，每日 3 次，或金水宝 5 粒，每日 3 次。

中西长处：该型急性进展阶段以西医西药为主，配合冲击疗法，中医中药重点改善症状，保护肾功能，减轻西药不良反应；稳定阶段或进入肾衰竭阶段均以中医中药辨证论治为主。

（五）慢性肾衰竭型

临床特征：有慢性 IgA 肾病病史，除表现蛋白尿，镜下血尿及高血压外，还有肾衰竭的症状。

检验特征：内生肌酐清除率（Ccr）< 80mL/min，Scr > 133μmol/L。B 超显示肾脏缩小，双肾皮质变薄，结构模糊。

西医治疗：以低蛋白饮食，矫正水、电解质紊乱及酸中毒，治疗高血压，纠正贫血，终末期透析治疗。

中医治疗：中医以辨证论治为主。中成药以保肾片为主，益肾泄浊 5 片，每日 3 次；亦可用金水宝或百令胶囊 4 粒，每日 3 次。

中西长处：在 IgA 肾病表现为慢性肾衰竭代偿期、氮质血症期、衰竭期以中医中药治疗为主，西医对症治疗为辅；到了终末期阶段，尿毒症期以西医透析为主。

[中国中西医结合肾病杂志，2006，7(6)：369]

六、原发性局灶性节段性肾小球硬化发病机制的研究进展

局灶性节段性肾小球硬化（focal segmental glomerulo sclerosis，FSGS）是一组具有类似病理特征的症候群，为儿童及成人多种肾脏疾病持续进展至终末期肾病最多见的病理改变，也是肾移植后复发最常见的原因。FSGS 于 1957 年由 RICH 首先描述，是一个病理形态学诊断名词，治疗上较困难。近年来，原发性 FSGS 发病率有逐年升高的趋势。其发病机制目前认为与复杂的遗传因素、血流动力学改变、高脂血症和脂质过氧化、循环因子、病毒感染、细胞凋亡、足细胞损伤以及细胞外基质的合成与降解失衡、细胞因子等介导的免疫损伤都有密切关系。

（一）遗传因素对 FSGS 发病的影响

FSGS 发生存在种族差异，其发病可能与种族易感性有关。Faubert 等通过研究发现 FSGS 发病具有家族聚集性的特点。Krasowska 等报道不同的原发性 FSGS 均伴有 HLA-DR4 等位基因的出现，提示具有该等位基因者易出现 FSGS。Winn 等发现位于常染色体 11q 位点上的 TR-PC6 基因的歧义突变可以导致家族性 FSGS 的发生。

mtDNA3243 位 A 对 G 的转换突变，影响亮氨酸 tRNA 的编码，可引起激素抵抗型肾病综合征，在组织结构学上具有 FSGS 样特征。有报道 4 例 mtDNA3243 突变中的 2 例 FSGS 患者，其肾病理分析显示足突细胞的形状与原发性 FSGS 的足突细胞改变相似。亦有研究发现该类患者足突细胞中异常线粒体的沉积明显，而系膜细胞和毛细血管内皮细胞则无明显受累。异常线粒体在足突细胞中的堆积，最终可致线粒体蛋白质的合成及能量供应障碍，使足突细胞功能受损导致 FSGS 样形态学变化。

研究显示，芬兰型原发性肾病综合征（CNF）的 NPHS1 基因为突变基因，主要编码 nephrin 蛋白质。编码 nephrin 蛋白质的两等位基因位点同时突变的病人，存在裂系膜结构缺火或异常，导致足细胞的足突和裂孔隔膜结构破坏，是形成遗传性肾病的重要因素。而激素抵抗性肾病综合征 NPHS2 基因编码足突细胞特异表达的蛋白质 podocin，它的突变可导致儿童时期发作的基底膜抵抗性 FSGS 和成人期的

FSGS。

PON 是 HDL 相关酶，可抑制 LDL 氧化。PON1 基因编码 PON 蛋白、PON1 基因及表达产物与动脉硬化和脂蛋白代谢有密切关系。临床研究表明 PON1 基因多态性与阿拉伯儿童的 FSGS 发病有关。亦有研究显示遗传性 ACTN4（alpha 辅肌动蛋白 4）基因上的突变，可致人类常染色体显性遗传型 FSGS。

ACE 作用的产物血管紧张素不仅影响肾脏血液动力学，具有局部病理作用（如使肾小球系膜细胞增殖和肥大、细胞外基质产生、胶原蛋白蓄积、促进转化生长因子的合成等），而且还起到减少缓激肽和内皮 NO 的分泌、促进肾小球硬化及间质纤维化的作用。ACE 基因插入 / 缺失（I/D）失活可影响 ACE 在循环及细胞内的合成，其中 DD 型较 ID 型更易在 FSGS 早期出现激素抵抗型肾病综合征表现。苏震等研究发现，FSGS 肾衰竭组患者的 ACE 基因 DD 型所占比例较 FSGS 肾功能正常组及正常人群对照组均显著增高。这些都提示 ACE 基因的多态性与 FSGS 肾衰竭相关，而 DD 型基因的 FSGS 患者易发生肾衰竭。

（二）血流动力学异常对 FSGS 发病的影响

单侧肾切除或者 5/6 肾切除动物模型中，残余肾单位代偿性肥大，肾小球前血管包括入球小动脉扩张，肾小球毛细血管血浆流量和静水压升高，使通过基膜滤过的蛋白和其他可溶性分子增加而致蛋白尿。久之，肾小球高灌注、高跨膜压、高滤过使入球小动脉收缩能力异常，毛细血管进一步向大循环开放，即使血压控制较低时，也能将压力传至肾小球毛细血管网，导致肾小球损害。损伤的内皮细胞可发生透明变性和局部凝血，并与浸润的淋巴细胞、单核细胞、血小板一起释放许多细胞因子及内皮舒张因子，刺激系膜细胞或基质生成。渗透压的改变可使纤维粘连蛋白、层粘连蛋白漏出，使肾小球内易形成微血栓、微动脉瘤，系膜区扩张、硬化，促进 FSGS 的形成。临床研究证实 FSGS 患者肾血浆流量和肾小管周围毛细血管血流量均显著减少，这些都说明血流动力学在 FSGS 中的作用。

（三）高脂血症和脂质过氧化物对 FSGS 发病的影响

在高胆固醇血症引起肾脏损害的机制中，低密度脂蛋白（LDL）起了主要作用。血 LDL 可改变内皮细胞膜胆固醇 / 磷脂蛋白比例，使细胞脆性增加。在内皮细胞受损时，大量带阳电荷的 LDL 及 VLDL 与肾小球基底膜上富含阳电荷的氨基葡聚糖结合，使小球滤膜的阴电荷减少，并损伤肾小球基底膜（GBM），增加其通透性。

LDL 在肾小管和肾间质沉积，导致肾小管和间质损害。LDL 还可促进系膜细胞 I 型胶原 RNA 表达，刺激系膜细胞增生和基质蛋白的合成，抑制细胞外基质的降解。当抗氧化物缺乏或缺氧状态下，LDL 可被系膜细胞和巨噬细胞衍生的自由基氧化，成为氧化修饰的低密度脂蛋白（OX-LDL）。用免疫组化技术可在培养的人类 FSGS 患者的肾小球膜细胞上测得高浓度的 OX-LDL 积聚。而 OX-LDL 与微血管内皮细胞相互作用，通过增加单核细胞趋化因子 -1，使肾小球内单核 / 巨噬细胞和炎性细胞向病变系膜区移动，进一步释放细胞因子、凝血因子等，刺激胶原合成和系膜细胞增殖。

（四）循环因子对 FSGS 发病的影响

因多数 FSGS 患者在肾移植后容易复发出现蛋白尿，用蛋白 A 柱对患者血液进行吸附，可使尿蛋白减少，停止吸附后尿蛋白复升。Sharma 等从此类患者血清中提取了一种具有在短时间内显著增强 GBM 通透性作用的肾小球滤过因子，称之为循环因子（CF）。通过体外肾小球对白蛋白通透性的测定，证实发现肾移植 FSGS 复发患者血清相对于未复发者可明显增强 GBM 对白蛋白通透性作用。有一些复发者接受血浆置换后，使 GBM 通透性降低，尿蛋白明显减少，认为 CF 与移植肾 FSGS 的复发有关。

（五）病毒感染对 FSGS 发病的影响

Varshavskii 等研究发现病毒感染对 FSGS 发病的影响也起到重要作用。ParvovriusB19 病毒源于镰状细胞性贫血的肾综患者，运用 PCR 技术测得在 FSGS 患者的肾脏组织中，尤其是塌陷型 FSGS 中 ParvovriusB19mRNA 表达较高。另外，有研究发现 HIV-1 病毒感染对于儿童期 HIV 相关性肾病的发病起直接作用，并在很大程度上影响到肾小球及肾小管上皮细胞的生长和分化，增强单核细胞和细胞因子的浸润，从而进一步导致肾小球硬化。

（六）细胞凋亡对 FSGS 发病的影响

细胞凋亡是使肾小球细胞数减少的主要机制。细胞凋亡可能一方面清除过度增殖的有害细胞，如肾小球系膜细胞、肾间质纤维细胞等，改善或延缓增殖性肾小球肾炎和肾间质纤维化的进展；另一方面，若细胞凋亡过于活跃，则可导致肾小球固有细胞过量减少，进而促使肾小球疾病进展至肾小球硬化。在残余肾模型中，细胞凋亡与肾小球固有细胞数量失衡，促使系膜细胞增殖消退、ECM 积聚、肾小球硬化以及肾功能进行性恶化有关。有研究发现对于早期 FSGS 患者肾组织中小管上皮细胞出现具有过度活跃的凋亡率，可作为进展为 ESRD 一项独立的危险因素。

（七）足细胞损伤对 FSGS 发病的影响

足细胞损伤在 FSGS 发病中意义显著。足细胞可合成 ECM 成分，与表面阴离子层形成肾小球的机械屏障和电荷屏障。在单侧肾大鼠模型中，残余肾毛细血管袢扩大，导致足细胞发生代偿性胞体增大，同时表达 CDKP27 和 P57 减少，但一般认为足细胞是不可再生的。随病程进展，足细胞胞体增大失代偿并出现退行性变，变得扁平，滤过液进入胞体下空间，足细胞胞浆隆起呈丘状，进一步与 GBM 剥离，GBM 裸露，并与壁层上皮细胞发生粘连，最终在袢粘连区出现透明样变，形成节段性硬化。足细胞黏附表型的改变，如分泌整合素 α3 显著减少，使足细胞与 GBM 分离，严重者可脱落。在人类 FSGS 中，足细胞损伤机制目前还不是特别清楚。最近研究发现在足细胞上表达的与裂隙膜相关的分子如 CD2 激活蛋白，ACTN4 和 podocin 蛋白以及 Ang Ⅱ型受体都与 FSGS 的发病有关。

（八）其他致 FSGS 发病因素的影响

除上述机制外，细胞外基质的合成与降解失衡，细胞因子等介导的免疫损伤在 FSGS 的发病中都起到重要作用。细胞外基质（ECM）不仅是细胞的支架组织，也影响细胞的黏附、迁移、增殖、分化。肾脏 ECM 合成和降解失衡而过度积聚则导致肾小球硬化。其中许多细胞因子的代谢直接影响细胞外基质的合成与降解。在此平衡中以转化生长因子 β 和纤溶酶原激活物 / 纤溶酶及基质金属蛋白酶系统为主。这些因素影响肾脏细胞的黏附、迁移、增殖、分化，使肾脏 ECM 合成和降解失衡而过度积聚，从而导致肾小球纤维化、硬化。

综上所述，局灶性节段性肾小球硬化是多因素共同作用的结果，其发病机制呈多样性。肾小球的免疫炎症损伤是引起肾小球系膜增生和 ECM 积聚的主要原因，系膜基质合成与降解的失衡是导致肾小球硬化等主要因素，TGF-β 是导致细胞外基质积聚的主要细胞因子，而凝血纤溶系统紊乱也直接参与并加重了肾小球的硬化过程。上述各因素可单独或联合参与 FSGS 的发生，这些环节通过靶细胞诱生其他因子，从而形成网络化协同连锁反应，加速了肾小球硬化的进程。而进一步弄清 FSGS 的发病机制，阻断和防止这些因素的作用，才可有效地减轻或逆转肾小球硬化的过程，进行针对性的治疗，提高 FSGS 的诊治水平，为我们防治 FSGS 提供了可能及可喜的前景。

[中国中西医结合肾病杂志，2006，7（1）：50-52]

七、中西医治疗难治性肾病综合征的现状与探讨

难治性肾病通常是指对肾上腺皮质激素治疗反应不佳的原发性肾病综合征，可以是初次治疗疗效不显或复发后再治效果不佳的病例。从病理类型分析，常见于膜性肾病、局灶节段硬化性肾病、膜增殖性肾炎以及部分 IgA 肾病等。因此难治性肾病在临床上可分作两类：一类是原来对激素敏感的组织病变，但由于某种原因影响疗效；另一类是对激素不敏感的组织病变。中医对难治性肾病的原始认识散见于顽固水肿、尿血、癃闭及虚劳等，总结及回顾中医对难治性肾病的治疗经验，对于提高慢性肾炎的疗效具有重要意义。

（一）积极处理并发症

积极处理难治性肾病的并发症，对于第一类难治性肾病来说就如同攻坚中清除外围障碍，是取得满意疗效的关键。造成原来对激素敏感的肾组织病变疗效不佳的常见原因有：

1. 感染　肾病患者从尿内丢失免疫球蛋白和补体成分以及由于长期激素治疗的影响导致分解代谢的增加，削弱了病人的免疫功能，易出现各种感染。感染的存在往往带来抗原抗体复合物及免疫复合物的形成，使肾脏的免疫性损伤得以持续或复燃。临床上常见一些原来对激素敏感的病例在合并感染后对激素的反应欠佳。如微小病变型肾病初发时对激素非常敏感，常因为合并感染而复发，并且对激素的反应性明显下降。因此，对这类难治性肾病，要努力搜寻并存的感染灶，特别是易忽视的隐匿于身体某部位的感染灶，如牙周脓肿、中耳炎、皮肤感染等。中医处理应有针对性地采用清热解毒的治法，以清除感染灶，提高对肾病的疗效。

2. 凝血系统异常　凝血系统异常是导致肾病难治的另一重要因素。肾病综合征患者常具有血液高凝状态，血浆纤维蛋白原增多，第Ⅴ、Ⅷ、Ⅹ因子增加，凝血激酶生成旺盛，血小板数目增多，而抗凝血酶-Ⅲ则减少；另一方面也常常存在纤维蛋白溶解障碍，长期大量应用激素进一步加重了高凝状态。因此不少病例并发肾静

脉或下腔静脉血栓。血栓形成又可加重肾病综合征的临床症状。这类病人单纯用激素治疗不仅疗效不佳，而且还可加重血栓形成，促使病情恶化。临床上一旦证实血液有高凝状态，则应使用抗凝及/或抗血栓疗法。中医处理应重用活血化瘀法，可采用口服及静脉滴注同时并进的方法来提高疗效，但应注意观察出血性不良反应。

3. 严重的低蛋白血症　严重的低蛋白血症也是造成肾病综合征疗效不好的一个常见原因。激素在体内的运转要靠蛋白载体，血浆蛋白低下可以影响激素在体内发挥作用。对这类病例盲目地增大激素用量，只能带来高分解等不良反应，不仅不能减少蛋白尿，相反营养状况将更加恶化，形成恶性循环。临床上应努力提高营养状态，除了可补充血浆蛋白或白蛋白等血肉有情之品外，中医常采用健脾助运的方法，增加患者摄纳水谷精微的能力，改善其低蛋白血症状况，其时再使用激素治疗，常常可在原来的剂量时即可奏效。

4. 免疫功能低下　免疫功能低下包括低补体或免疫球蛋白的不足或是细胞免疫缺陷，可使巨噬细胞不能清除 CIC 或不能使免疫复合物在肾小球中离解，即可造成机体对激素的应答反应减弱，也可以使一些原来对激素敏感的组织类型成为难治性肾病。临床应以提高免疫功能为首选措施。中医治疗常可采用扶正固本的方法，特别应强调以补气为主，恢复患者的免疫功能，从而协助激素的治疗作用，提高难治性肾病的疗效。

（二）保障完成联合冲击疗法

对于第二类难治性肾病，除了肾脏病理可作为判断外，临床上常见于：①蛋白尿为非选择性；②常见有血尿；③可以合并高血压；④肾功能可以不正常。单纯足量激素治疗往往不易取得满意疗效。临床治疗常采用抗凝、细胞毒药物、激素、抗血小板制剂组成的四联疗法，在国内还常加用雷公藤的治疗，以提高难治性肾病的治疗效果。但联合冲击疗法常可带来一些较为严重的不良反应，导致难以完成全疗程的治疗。中医药的使用对该类肾病的治疗应以保障完成联合冲击治疗的疗程为主。常见的不良反应有：

1. 肝功能异常　肝脏作为人体内的“化工厂”，所有药物的代谢皆有赖于肝脏功能的正常。因此肝功能的异常往往对疗程的完成带来顾虑。中医认为此病机为服药日久，损伤脾胃，运化失常，湿浊内蕴，困阻中焦，熏蒸肝胆。治疗可采用疏肝利湿法，以保护肝脏功能。常用方剂有柴胡疏肝散合茵陈五苓散等。

2. 胃肠道反应　使用联合冲击治疗，最常见的不良反应即为胃肠道不适，严重者影响患者的饮食状况，使营养状态的改善不能达到预期目标，甚至使疗程难以为继。中医病机为药物入胃，损伤中焦脾胃之气，胃失和降，胃气上逆，脾失运化而熟腐不及。治疗当以健脾和胃为主。常用方剂有香砂六君子和黄连温胆汤，使胃纳改善而完成联合冲击疗程。

3. 粒细胞减少　细胞毒药物的使用，常常影响白细胞的生成，使白细胞的数量明显下降，如不予以积极处理，可引起机体抵抗力极度衰弱，感染反复发作甚至并发严重感染而危及生命。因此在进行联合治疗时，需时时观察白细胞数量，以调整治疗方案。中医认为本证为脾胃受损，纳运失职，气血化源不足，后天失养，不能补养先天，肾精失充而气血生化不足。治疗以补养气血，调补后天之气以培先天之精，常用方剂为十全大补汤。

4. 柯兴综合征　激素所导致的药物性柯兴综合征是疗程最常见的并发症。一般来说并不影响肾病的治疗效果，但严重者也可出现水钠潴留、血脂增高、血压升高等，并易出现皮肤感染，从而影响联合治疗的效果。中医认为激素类似中药的“纯

阳”之品，长期大剂量应用激素必然导致人体的升降出入功能紊乱，初伤气分，久延血分，变气血精微为湿浊痰瘀热毒，阻于脏腑经络肌腠。治疗轻者用疏郁泄浊法，重者用泻下湿浊法。前者用越鞠丸加减，后者可选大承气汤加减。

中医药配合四联疗法治疗难治性肾病是我国肾病治疗中的一个优势。随着我国中西医结合研究的进步，该方法将在难治性肾病的治疗中得到全体肾脏病医疗单位的认同。在具体应用过程中，应注意辨别本病与标病，即哪些是药物所带来的并发症？哪些是肾病本身的临床表现？哪些并发症可影响疗效、疗程，哪些对疗效、疗程并无影响？同时须明确了解中医药在治疗时所发挥的作用，即有针对性地积极处理对疗程、疗效有影响的并发症。如在整个疗程中，患者无明显的不良反应，此时中医药可通过辨证论治加强四联疗法对本病的治疗效果。

（三）重视对风邪及痰湿的认识

至今为止，对于慢性肾炎的辨证论治，中医根据传统理论及临床实践和现代医学研究结果，已摸索出了一定的规律，即在治疗中抓住虚、湿、瘀为重点，从而达到对慢性肾炎的治疗目的。但是难治性肾病是经过了一般常规治疗效果不太理想的一类肾病，这就需要重新审视仅仅虚、湿、瘀是否已全面概括了肾病的病机，有无新的治疗措施可挖掘。从中医传统理论及现代医学对肾病的认识，尚应注意以下两方面的病理因素。

1. 风邪入络　风邪为百病之长，诸邪之首，历来为医家所重视。中医学认为“风者，善行数变”“风以动之”“风性向上”，故临床表现为变化较快，来去不定，发无定时及有颤动抽搐者皆可以定性为“风”。由于中西医概念的差异，目前对风邪的认识常局限于外感、皮肤病等方面，肾脏疾病中论述风邪致病者也仅限于风水相搏即肾病兼外感者。对于难治性肾病来说，临床常见反复发作，水肿泛溢，头面及胸胁皆可见水湿潴留，均可属于风邪致病之特征。从病理类型看，IgA 肾病的血尿与过敏性紫癜性肾炎的血尿有其一致性，皆为 IgA 在肾组织中沉积，后者也常归属于风邪致病的范畴。而临床分型，难治性肾病属于高血压型者较多，也隐伏着肝风内动、风阳上扰的征兆。此外，难治性肾病大量蛋白尿所表现出的泡沫状尿也与风邪致病的善行向上病邪特征相符，可看作为风水相搏而致。因此，风邪入侵肾络也应作为肾病的重要病机之一。目前临床研究比较成功的药物雷公藤即为祛风药，其刚开始临床使用为应用于皮肤病及痹证之要药，起祛风解毒的作用。可以预见，随着对风邪致病在肾病中认识的提高，中医治疗难治性肾病的疗效将出现改变。如中医对非化脓性炎症、痹证及过敏性皮肤病的治疗具有丰富的经验，对其进行整理筛选并移植到肾病治疗领域将蕴藏着广阔的前景。

2. 痰湿阻络　痰，即在病因作用下所产生的一种液体病理产物，具有广义及狭义的认识。对于狭义的肺贮之痰，目前与西医之呼吸系统有关；而对于广义之痰却在临床中失去重视。中医认为，痰湿的形成以肺、脾、肾气化功能失常，水谷不能运化为精微或津液循运失常而成痰湿，从而可变生多种疾病，“为喘为咳，为呕为泄，为眩晕心嘈，为怔忡惊悸，为寒热肿痛，为痞满膈塞。或胸胁漉漉如雷鸣，或浑身习习如虫行；或颈项成块，似疬非疬；或身中结核，不肿不仁……以至痨瘵癫痫，失音瘫痪，妇人经闭带下，小儿惊风搐搦，患属痰候”（《医述》），因此，中医有“百病皆由痰作祟”及“顽痰怪症”之说。难治性肾病作为久治未愈的顽固性疾患，即具有中医痰湿致病的特点，如病程较长，变证较多，常规治疗无效等。有人总结痰饮病表现特征为：①体征：面色萎黄，目胞黯黑，浮肿（目下如茧）光亮，皮下成颗粒或绵软包块，脉滑或素体肥胖；②自觉症状：头重痛时作时止，眩晕、呕恶、失眠、心悸，或局部冷痛麻木；③病程较长，他药不效；④久病形体不致大衰，或素盛今瘦，其形如肿。与难治性肾病进入肾功能不全的临床表现极相符合。另外，根据现代医学研究表明，难治性肾病并见高脂血症、氮质血症，后期可见肾单位玻璃样变、纤维样变、基质增生及硬化的病变，此种病理产物的产生目前中医常考虑为湿及瘀，但利湿及化瘀并未见满意疗效。因此，引进痰湿阻络的病理变化，可对难治性肾病的治疗开辟新的思路。当前应用化痰软坚以消除难治性肾病的病理产物，减轻其固有细胞及基质的增生，延缓肾功能减退的研究已引起中医界的重视。常用方药可考虑选用昆布、海藻、牡蛎等。

[中国中医基础医学杂志，2000，6（6）：50]

八、王钢教授中西医结合诊治糖尿病肾病的经验

糖尿病肾病是糖尿病严重的并发症之一，也是糖尿病患者主要的死亡原因之一。糖尿病性肾小球硬化症是糖尿病特有的肾脏并发症，临床表现为蛋白尿、水肿、高血压和肾功能进行性损害，病情继续恶化发展，最终成为尿毒症。众所周知，糖尿病发展到终末期糖尿病肾病是一个不可逆的过程，糖尿病肾病又是终末期肾功能衰竭的主要原因。目前的现状是，一方面，糖尿病及糖尿病肾病的发病率逐年上升，在美国，糖尿病肾病占终末期肾功能衰竭的首位，约为38%，在中国大陆，糖尿病肾病占终末期肾功能衰竭患者的5%，并且有逐年上升的趋势；另一方面，临床上却对糖尿病肾病的治疗缺乏针对性的药物。所以，对糖尿病肾病的研究正越来越受到国内外医学界的重视，正在成为医学界的研究热点之一。江苏省中医院肾科王钢教授针对糖尿病肾病的发病机制及病理演变过程，运用中西医结合的方法，充分发挥中西医各自的优势，取长补短；辨病与分期辨证结合，指导临床用药补肾和络法贯穿病程始终；治疗糖尿病肾病，取得了明显的效果。

（一）取长补短，发挥中西医治疗糖尿病肾病的优势

对于糖尿病肾病而言，目前尚无特效的治疗手段。对于早期糖尿病肾病的“三高症”即肾小球的高滤过、高灌注、高内压的治疗，临床期糖尿病肾病的“三联症”即蛋白尿、高血压、水肿的治疗，以及晚期糖尿病肾病肾功能衰竭的治疗，西医的治疗效果不理想。必须采用中西医结合治疗，达到取长补短的作用，尽可能取得较满意的效果。发挥西药在调节血糖、控制血压、调节血脂方面的优势，表现在糖尿病肾病Ⅰ～Ⅳ期患者加用ACEI抑制剂，可以减少尿蛋白，控制血压，同时通过其对肾脏细胞因子的调节作用，延缓肾小球的硬化，保护肾功能；在降血压方面通过联合应用降压药物，多能维持血压在正常范围，其理想的血压控制应在120/80mmHg，对于早期的糖尿病肾病患者应尽量达到。晚期有些患者血压较难控

制，多与血管的硬化，高水钠负荷有关，部分可以通过透析使血压下降。

由于糖尿病病情复杂，糖尿病肾病只是它的一个主要并发症，通过发挥中医药的整体观，能进一步的控制病情。①在糖尿病肾病早期，以肾之气阴两虚为本，邪实较轻，治以益气养阴为主，少佐清利，达到预防和延缓蛋白尿出现的作用。②对于临床糖尿病肾病，随着气阴两虚的进一步加重，此时脾肾的损伤较为明显，同时兼夹有痰瘀水湿病理性质为本虚标实，治以健脾益肾，理气化湿，化痰通络，可以减少尿蛋白，同时中药通过对细胞因子的调节作用，防止或延缓肾脏的硬化。③在终末期，中药可以保护残余肾功能，维持尿量，通过肠道清除部分毒素，从而延缓进入透析的时间，改善患者的生活质量。④在某些药物作用下，糖尿病肾病患者内环境容易发生紊乱，这时通过中药调节，能使机体重新达到一定的平衡状态。主要是通过调理脾胃恢复其升降的功能，临床上经常选用温胆汤加减，效果显著。⑤中药雷公藤制剂的应用：雷公藤具有祛风通络的作用，在糖尿病肾病临期可以减少尿蛋白，并通过对肾内细胞因子的调节达到延缓肾脏硬化，保护肾功能的作用。⑥在防治糖尿病并发症方面，中药通过对机体的调节作用，可以取得明显疗效，如预防感染、控制感染、改善血液循环等方面。

（二）辨病与分期辨证结合，指导临床用药

依据国外学者 Mogensen 对糖尿病肾病的分期，王钢教授结合临床实际把糖尿病肾病分为早、中、晚三期进行辨证论治。早期糖尿病肾病（相当于 Mogensen 分期的Ⅰ、Ⅱ、Ⅲ期），由于体内肺胃燥热，阴精亏耗，精气俱损，日久气阴两虚，兼络脉瘀阻。临床上可见肾脏增大、“三高”、肾小球基底膜增厚和系膜区基质增加以及尿中微量白蛋白的出现，中医以益气养阴为主，兼以活血通络。可选用太子参、生黄芪、山药、山茱萸、川芎、丹皮、赤芍等药加减应用。中期糖尿病肾病（相当于 Mogensen 分期的Ⅳ期），由于气阴两虚的进一步加重，日久造成脾肾气阴两虚。脾虚运化无力，肾虚气化不利，可造成水湿内停，泛滥肌肤而出现水肿。正如《素问·至真要大论》说“诸湿肿满，皆属于脾”，《素问·水热穴论》说“肾者，胃之关也，关门不利，故聚水而从其类也。上下溢于皮肤，故为浮肿，浮肿者，聚水而生病也”，《圣济总录》说“消渴病久，肾气受伤。肾主水，肾气虚衰，气化失常，开阖不利，水液聚于体内而出现水肿”。肾虚失于固摄，则可见大量蛋白尿的丢失，加之久病入络，肾络瘀阻，血行不畅，可引起肾小球广泛硬化。此期中医治以健脾温肾、化湿和络，药选淫羊藿、黄芪、苍白术、茯苓皮、生薏苡仁、

泽泻、玉米须、丝瓜络等加减应用。晚期糖尿病肾病（相当于 Mogensen 分期的Ⅴ期），由于病久肾元虚衰，湿浊内停，痰瘀互结，水湿浊毒停滞体内，以至于凌心射肺、蒙蔽清窍。临床上表现为水肿、高血压日趋恶化，氮质潴留，肾小球滤过率持续下降＜ 10mL/min。此期中医治以温肾助阳、化瘀泄浊，药用熟附子、炮姜、白术、淫阳藿、桃仁、法半夏、泽泻、大黄等加减应用。

（三）补肾和络之法贯穿糖尿病肾病始终

由于糖尿病肾病的发生、发展是一个漫长的过程，可达数年至数十年之久，最终造成肾小球的广泛硬化、关闭，丧失肾功能。现代医学研究证实，糖尿病肾病常常伴有的高凝状态和高脂血症，是加重微血管病变，导致肾血管硬化的重要原因之一。中医理论有“五脏之伤、穷必及肾”“久病入络”之说。从某种意义上说，中西医对此病的认识是有相同之处的。久虚入络的消渴病日久，必然肾元大伤，虚损之象迭现，气虚则运血无力，阴虚则血行艰涩而成久病入肾络的血瘀证候。

糖尿病肾病的病机重点在肾，病位始终不离肾脏。在肾元不足的基础上，从糖尿病肾病患者尿中出现微量蛋白，直至终末期尿毒症的漫长病程中出现的尿中泡沫、腰痛、眩晕、水肿、胀满、关格等一系列表现，均是糖尿病肾病以肾脏为本的主要矛盾的外在表现及临床特点。肾元亏虚，内生诸邪，邪伤肾元的基本矛盾贯穿了糖尿病肾病发生、发展的整个病程始终。肾元不足由虚到损、由损而衰是糖尿病肾病的基本病机演变。治疗上应该注意顾护肾元。然而补肾之法，对糖尿病肾病来说，不同阶段有养阴、养阳的区别，注意灵活运用。临床多运用冬虫夏草制剂，冬虫夏草为血肉有情之品，能入肾，专补肾之精气。不论气阴两虚或肾虚，都有兼夹瘀血证的存在。因阴虚生内热，可耗灼营血；气虚则推动血液无力，血行缓慢则瘀滞；阳虚则寒，寒则血凝滞。三者均可导致瘀血，瘀血阻碍了血液的正常运行。糖尿病随着病情的进展，血瘀证呈上升趋势，在病程 10 年以上控制欠佳时具有普遍性。这与中医学中“久病必瘀”“病久瘀甚”的传统理论中的病理改变一致。糖尿病肾病病程中瘀血病理贯穿全程，早期患者虽然临床瘀血征象不明显，但血液流变学已发生改变。临床上常常根据瘀血证的轻、中、重加以区别用药。轻者多用丹皮、赤芍活血和络；中度瘀血证者用红花、桃仁活血通络；重证者予以三棱、莪术、水蛭破血逐瘀。大黄能够通腑泄热，又能活血化瘀，适用于糖尿病肾病各期，尤其适用于伴有大便干结者和肾功能不全者。活血化瘀药物多需要配合补气药物，气行则血行，补气可使活血化瘀药物的作用更好的发挥。临床上常加用黄芪、太子参。补肾药物如山茱萸、桑寄生等配合活血化瘀药物，可达到活血而不伤肾的效果。所以，在治疗糖尿病肾病时补肾和络法当贯穿始终，益气、温阳、滋阴药物与化瘀和络药物配合使用，可使疗效相得益彰，拓宽了治疗糖尿病肾病的用药思路。

九、小儿难治性肾病综合征的中西医结合治疗

肾病综合征（primary nephrotic syndrome，PNS）是因多种肾脏病理损害导致的严重蛋白尿及其引起的水肿、低蛋白血症、高脂血症等一组临床表现。难治性肾病综合征（refractory nephritic syndrome，RNS）主要表现为激素依赖（对激素治疗敏感，但连续两次减量或停药 2 周内复发）、激素抵抗（以激素足量治疗＞ 4 周尿蛋白仍持续阳性），停药后蛋白尿频繁复发（病程中 6 月内复发≥ 2 次，或 1 年内≥ 3 次）。儿童 RNS 的发病率约占 PNS 的 25%～ 40%。儿童以 MCD、IgA 肾病、狼疮肾炎、系膜增生性肾小球肾炎多为常见，其主要病理特点是由于肾小球滤过膜的病变致大量蛋白尿的漏出，降低蛋白尿是治疗的主要目的。现代医学主要是采用足量激素和（或）免疫抑制剂为主的治疗方案，但对于难治性肾病综合征的治疗，无论是反复、长期糖皮质激素的运用，还是新增或者更换免疫抑制剂的使用，都会延长 RNS 病程，增加治疗过程中如低蛋白血症、重症感染、血栓形成、肾功能损害等多种风险。

中医认为儿童属稚阴稚阳之体，清代温病学家吴鞠通曾在《温病条辨 · 解儿难》提出：“古称小儿纯阳，此丹灶家言，谓其未曾破身耳，非盛阳之谓，小儿稚阳未充，稚阴未长也。”小儿生机勃发，是生长发育最旺盛阶段。但肺体娇嫩，脾胃薄弱，肾气不充，各个功能均处在幼稚，不完善状态，发育尚在成熟中，脑、髓、精、血等各种物质基础薄弱。因此更易受到先天禀赋不足，后天乳食喂养不当，外感六淫之毒等因素而致病。此文主要分享王钢教授根据小儿“稚阴稚阳”的特殊体质，结合现代医学 PNS 的不同病理分型，对儿童 RNS 进行中西结合治病的经验。

（一）微小病变性肾炎（MCD）

MCD 是临床肾病综合征的常见病理，占儿童 PNS 的 85%甚至更多，此类病理类型对糖皮质激素敏感。儿童因突发的颜面部及双下肢水肿起病，或因感冒咽痛而被发现，常表现为典型的三高一低症状。其临床表现特征与“风邪”致病特点相似，因此王师“从风辨治”，是此类病理类型中医论治的切入点。

早在《内经》中就已经有了因风邪导致肾病的论述，并有提出“风水病”和“肾风病”。风为百病之长，易兼邪为患，故寒、湿、热、毒等邪常依附于风侵入人体，损伤肾脏，导致肾病。

肺为“娇脏”，上通鼻窍，外合皮毛，与外界直接相通，易感风邪，风邪泛散，其性轻扬，易袭阳位，故常中表，而出现颜面水肿、头痛、恶风等症状，每遇风邪常诱发致病。王师从风论治，儿童用药轻灵，疾病初期，以祛风解表法为主，荆防达表汤化裁，荆芥、防风、白芷疏风解表，苏叶、杏仁、橘红宽中理气、止咳化痰，茯苓、神曲健脾化湿；颜面浮肿明显患儿加羌活、防己、炙麻黄、杏仁、生甘草等宣肺祛风利水药；咽喉肿痛者加金银花、牛蒡子、黑山栀清热利咽解毒；针对蛋白尿加黑大豆衣、蝉蜕、乌梢蛇祛风清利降蛋白。

在中西结合治疗方面，糖皮质激素的使用要遵循“初量足、减药慢、维持长”原则，其可降低发病后1～2年的复发率。初始诱导的糖皮质激素剂量定要足剂量[2mg/（kg·d），最大剂量80mg/d]，足疗程（蛋白尿转阴后维持6～8周），维持期减量缓慢（每2～4周减5mg），拖尾期巩固时间长（减至15mg/d时，每4周减2.5mg，减至最少有效剂量时，维持12～18个月）。对于顽固性激素依赖但皮质醇含量低下的患者，在易复发激素的依赖量点，用补肾剂阴阳并补、阴中求阳，如补肾阴药中加巴戟天、鹿角片、菟丝子等，逐渐提高患者低下的皮质醇浓度，并同时增加小剂量火把花或雷公藤多苷片，或者联合小剂量免疫抑制剂使用，使患儿摆脱对于激素的依赖，控制复发。另外，对于治疗效果欠佳和频繁复发的患儿，积极寻找并发症及复发的各种诱因，各种感染，包括上呼吸道感染、牙龈炎、口腔溃疡、肠道感染等，有针对性的辨证施治，清除感染灶，可提高药物治疗的效果；严重的低蛋白血症，除了可外源性的补充白蛋白外，中医可加入健脾助运之药，提高患儿吸收水谷精微的能力，同时辅以血肉有情之品填精益髓；大量蛋白尿的流失，亦带走许多免疫球蛋白，导致患儿免疫力低下，更易并发各种感染，王师主要采用扶正固本治法，大剂量运用生黄芪，若无口干、牙龈出血、咽痛等上火征象，临床最大剂量可用至60～80g，并配合食疗，将生黄芪、砂仁纳入黑鱼腹中煎煮，饮浓汤汁。

【典型医案】申某，男，14岁，2018年2月，因蛋白尿，双下肢浮肿，肾穿刺提示“微小病变性肾炎”，曾予250mg甲强龙冲击治疗，患儿蛋白尿频繁复发，联合环孢素200mg/d，蛋白尿仍未完全转阴，于2019年5月来门诊求治。诊室见患儿满月脸，双下肢浮肿，牙龈肿痛频发，怕热，动则汗出，无咽痛，无感冒咳嗽，消谷善饥，泡沫尿，大便偏干，1～2日一行，偶有便带血丝。舌红，苔黄薄腻。脉细数。查 24h 尿蛋白定量 3.56g。血清白蛋白：27g/L，肝肾功能正常。治以益气养阴，清利和络。处方：北沙参 20g，麦冬 15g，生地黄 15g，山茱萸 12g，丹皮 12g，泽泻 15g，山药 15g，车前子 60g，虎杖 15g，鬼箭羽 15g，白花蛇舌草 15g，僵蚕 15g，全蝎 4g，川芎 15g，雷公藤 15g，青风藤 30g，穿山龙 30g，小红枣 10g，生甘草 5g。

【按语】糖皮质激素相当于“纯阳壮火”之品，患儿因病情频发，长期反复大量运用激素，致使外源性“阳盛”，久之耗伤五脏之阴液，阴不制阳，出现牙龈肿痛，怕热，汗出，食欲亢进，大便干结等“阴虚阳亢”之相。遂方中拟北沙参、麦冬联合六味地黄丸滋阴平肝益肾；虎杖、鬼箭羽、白花蛇舌草清利湿热；车前子淡渗利水；川芎、雷公藤、青风藤、穿山龙祛风和络；僵蚕、全蝎等虫类药活血破瘀消蛋白。经上方加减治疗 2 个月，24h 尿蛋白定量波动于 0.1 ～ 0.15g。逐渐用中医中药协助撤减激素、免疫抑制剂，门诊持续中西结合治疗，1 年半后痊愈停药。

（二）IgA 肾病

IgA 肾病是以 IgA 为主的免疫复合物沉积在肾小球系膜区形成的原发性肾小球疾病。儿童多因上呼吸道感染后反复出现肉眼血尿、泡沫尿而被发现。有些儿童因肾病综合征起病，表现为大量的蛋白尿、中重度水肿、血脂代谢异常。

咽喉是人体的要冲，是各条经络循行交汇之所，与五脏六腑疾病的发生密切相关。肾的位置与功能又与咽喉在经络的循行位置紧密相连。《重楼玉钥》曰：“喉者空虚，主气息出入呼吸，为肺之系，乃肺气之通道也。”《灵枢·经脉》曰：“肾足少阴之脉……其直者，从肾上贯肝膈，入肺中，循喉咙，挟舌本；其支者，从肺出络心，注胸中。”王钢老师认为，IgA 肾炎的起病和病情的复发与咽喉密不可分。外感六淫毒邪经咽喉循经络直中肾脏，热迫血行而致病。王师每次在面诊时都会仔细观察患儿咽喉及扁桃体肿大的情况，咽喉利，则病症自消。方中常用玄参、麦冬、桔梗、甘草、牛蒡子、射干、冬凌草清利咽喉；若有感冒、鼻塞、流涕之症，常用羌活、防风、板蓝根、贯众、金银花祛风解毒；咽部红肿疼痛明显者加蚤休、黑山栀、蒲公英、地丁草、白花蛇舌草加强解毒利咽之效；若咽部反复不适，病情迁延，常与北沙参、麦冬、百合及四物汤等养阴清咽与活血消结之品配伍。儿童脾胃本就娇嫩，清利解毒药品性味寒凉，临证在实际辨证同时，不忘调脾和胃，加炒白术、薏苡仁、茯苓、焦谷芽、焦麦芽、佛手等以健脾化湿和胃，顾护患儿胃气。平日调护时常配木蝴蝶、胖大海、薄荷、菊花、枸杞子、生甘草泡茶代水频繁饮之。

在西医治疗方面，反复发作的扁桃体炎建议行手术切除治疗。在排除禁忌证，如过敏、血压持续偏低、难以缓解的咳嗽等，予ACEI常规辅助治疗，可减轻患者的蛋白尿。在糖皮质激素和免疫抑制剂的使用方面，IgA肾病一直是大家关注和讨论的焦点，王师在多年的临床累积上也颇有自己的经验。临床上中重度蛋白尿（24h尿蛋白定量＞1.5g）一般会尝试积极糖皮质激素的足量使用，对于RNS患儿也会联合免疫抑制剂（骁悉、环孢素、他克莫司），以缩短病程，减缓疾病进展。对于有肾功能损害，或者病理类型提示肾小球硬化比例较高（＞40%），临床有肾综表现患者，可尝试激素的短期使用（6个月左右），效果不显时，尽快撤减，用中医中药长期保肾护肾，延缓肾功能进展的辨证思路医治。

【典型医案】朱某，男，16岁，2011年3月偶然一次感冒，发现大量蛋白尿、肉眼血尿就诊，肾穿刺提示“IgA肾病”，因感冒频发，尿蛋白、肉眼血尿反复，2016年8月慕名来王师门诊求治。之前患儿常年在国外学校就医，具体用药治疗不详。此次又发感冒，稍有咳嗽、干咳少痰，流少量黄涕，咽痛痒不适，无发热，无畏寒，胃纳可，眼睑、双下肢浮肿，肉眼血尿。苔质黄，脉浮略数。查尿蛋白(+++)，24h尿蛋白定量5.65g。治拟疏风清肺，益肾活血、渗利水湿。处方：北沙参20g，麦冬15g，金银花12g，连翘12g，荆芥12g，炒山栀15g，蝉蜕10g，乌梢蛇15g，黄芩15g，鱼腥草15g，姜半夏10g，陈皮10g，薏苡仁20g，金樱子30g，石韦30g，白花蛇舌草15g，生地黄15g，赤芍12g，川芎10g，蜀羊泉15g，穿山龙15g，荠菜花15g，白茅根15g，黄蜀葵15g，猫须草15g。

【按语】患儿频发感冒而使病情活动，肉眼血尿频发，蛋白尿反跳，王师喜用北沙参、麦冬、黄芩、鱼腥草、金银花、连翘清热化痰利咽；四物汤活血散结；蝉蜕、乌梢蛇祛风通络消蛋白；半夏、陈皮、薏仁健脾和胃；荠菜花、白茅根、荆芥、炒山栀凉血止血；金樱子、石韦、白花蛇舌草、黄蜀葵、猫须草清利和络、益肾固精。在西药的使用方面，王师常用小剂量强的松30mg联合他克莫司3mg免疫调节，同时辅以中成药火把花每次3片，每日3次，黄蛭益肾胶囊，每次4粒，每日3次，祛风通络，益气养阴，清利湿热，增强和巩固中药水煎剂和西药的疗效。

（三）系膜增生性肾小球肾炎（MsPGN）

系膜增生性肾小球肾炎是一个病理学诊断，被认为是免疫介导的炎性疾病，特征以弥漫性肾小球系膜细胞增生及不同程度基质增多为主。依据发病机制，西医治疗上主要是抗免疫结合抑制炎症反应。对于合并肾性高血压者临床上首选ACEI或

ARB，即使为血压不高者，临床也常用 ACEI 或 ARB 辅助降蛋白。初次发作时可单用糖皮质激素，频繁复发后可联合免疫抑制的使用，王师常用的有 CTX 和环孢素。

中医依据 MsPGN 的发病机制，辨证治则主要以清热解毒、健脾利湿为主，常用中药有荔枝草、白花蛇舌草、猫爪草、凤尾草等；若病理提示系膜区中度增宽，毛细血管腔受挤压，呈轻中度狭窄（＜ 50%毛细血管腔），加活血利水中药，如泽兰、益母草、川芎、赤芍、丹参等；若病理提示毛细血管腔严重受挤压，呈重度狭窄（＞ 50%毛细血管腔）或闭塞，或合并肾小球局灶节段硬化，加用益肾软坚通络中药，如山茱萸、淫羊藿、昆布、海藻、生牡蛎、川芎、水蛭等。这类患者大多初期对激素加免疫抑制剂有效，部分持续使用 60 天以上未见效的，王老师重点在使用中医中药上下功夫：①用疏滞和络清利法，以《丹溪心法》越鞠丸加减，减轻激素、免疫抑制剂不良反应，增强疗效；②加大使用祛风通络药，如雷公藤、青风藤、穿山龙、紫荆皮等；③使用搜风破血的虫类药，如制僵蚕、全蝎、蜈蚣、露蜂房等，常常起到很好的效果。

【典型医案】姚某，男，13 岁，2013 年 10 月出现高度浮肿、大量蛋白尿、低蛋白血症，在外院行肾穿刺活检术，病理示“系膜增生性肾小球肾炎”。曾以强的松 60mg/d+ 他克莫司 3mg/d 方案治疗，尿蛋白转阴后，药物逐渐缓慢撤减，多次减至强的松 2.5 ～ 5mg/d 时尿蛋白反弹。现每日强的松 7.5mg + 他克莫司 1mg，2017 年 11 月，来王师门诊请求会诊。此次病程中：患儿无特殊不适，无咳嗽，无咽痛咽痒，无发热，胃纳可，双下肢稍有浮肿，二便正常。舌偏红，质略胖，有齿印，苔薄黄，脉细数。查上午 8 时血浆皮质醇浓度为 52mmol/L（低于正常值 160 ～ 660mmol/L）。治拟：补养肾元，益气清利，祛风和络。处方：生黄芪 30g、太子参 15g、茯苓皮 40g、徐长卿 15g、白花蛇舌草 15g、泽兰 15g、淫羊藿 12g、青风藤 30g、白茅根 15g、雷公藤 15g、制首乌 15g、山茱萸 12g、金樱子 15g、石韦 15g、制僵蚕 10g、全蝎 4g、小青草 15g、穿山龙 30g、山慈菇 15g、猫须草 15g、黄蜀葵 15g、生甘草 6g、小红枣 10g。

【按语】患儿此次就诊正好是在激素依赖、反复发作的剂量和复发关键的节点。激素长期反复使用易引起下丘脑 – 垂体 – 肾上腺轴功能紊乱，内源性糖皮质激素（皮质醇）分泌减少，而导致患儿每当强的松减至 2.5 ～ 5mg 时就复发。激素长期运用，“壮火食气”“壮火散气”，而致气阴两虚，气虚痰瘀郁滞。王师用少量黄芪配伍太子参益气养阴；白花蛇舌草、徐长卿、青风藤、白茅根、石韦、穿山龙、猫须草、黄蜀葵、雷公藤、山慈菇、泽兰祛风通络清利；制僵蚕、全蝎搜风通络降蛋白。王师对于激素依赖、皮质醇低下的 RNS 患儿，在易复发的激素剂量节点前加用补养肾元之品，阴阳并补，或阴中求阳，或阳中求阴，常用药如淫羊藿、山茱萸、制首乌、金樱子等刺激自身糖皮质激素的分泌，待患儿皮质醇浓度逐渐上升或恢复正常后，再减量激素，渐至完全撤减。

（四）特发性膜性肾病（IMN）

IMN 是肾小球基底膜上皮细胞下免疫复合物沉积伴基底膜弥漫性增厚为特征的原发性肾小球疾病。好发于中老年人，儿童少见。虽然膜性肾病有一定的自发缓解率，但儿童起病时症状较急，有典型的肾病综合征表现，静脉血栓的发生率高，因此需积极治疗。K-DIGO 指南明确指出，单用糖皮质激素无效，临床常需对免疫抑制的联合使用，常用的有 CTX、环孢素、他克莫司，近期靶向药物利妥昔单抗在临床运用也越来越多，但药物带来的不良反应，对肝、肾功能的损害，对免疫系统的侵袭，加重病毒真菌感染的概率，特别是儿童这类特殊的人群里，对生长发育的影响、生殖系统的伤害，以及肿瘤的发生都存有隐患。

IMN 属中医“水肿”范畴。《景岳全书·肿胀》曰：“凡水肿等证，乃肺脾肾三脏相干之病。盖水为至阴，故其本在肾；水化于气，故其标在肺；水唯畏土，故其制在脾。”《内经》云“诸湿肿满皆属于脾”，此病与肺、脾、肾三脏密切相关。IMN 表现为 NS 最常见的并发症之一为血栓栓塞。一项对 100 例表现为 NS 的膜性肾病患者的临床观察发现，静脉血栓的发生率为 36%，多表现为无症状，其中肾静脉血栓占 33%，最为常见。这又与《金匮要略》首提“血不利则水”的理论不谋而合，在疾病过程中，“水分病”与“血分病”相互转化、缠绵，而至病情迁延难愈。因此，王师认为膜性肾病的发病机制主要是肺脾肾不足，水湿瘀血互结。

对于小儿 IMN 的辨治，王师辨证的要点：①有无风邪、湿热，扁桃体是否肿大；②水肿的部位与轻重；③从舌苔、大便情况了解脾胃功能；④从尿量、尿色、尿沫判断肾脏的气化功能。治疗重点：①水肿用药宜轻宣渗利，常用小剂量炙麻黄、杏仁、桑白皮、冬瓜皮、茯苓皮、车前子、猪苓、黄蜀葵等；②大量尿蛋白宜从风、血论治，从风论治用雷公藤、青风藤、紫荆皮、鬼箭羽等祛风通络药，宜逐渐加量；从血论治，血不利则为水，王师善用搜风破血的虫类药，用制僵蚕、全蝎、蜂房、蜈蚣消尿蛋白；用水蛭、蝼蛄、蟋蟀等化瘀消肿；③防感冒、护脾胃，小儿为稚阴稚阳之体，大量尿蛋白的流出，白蛋白下降，免疫功能低下，是导致病情反复、加重的重要因素，常用生黄芪、防风、炒白术、大青叶、板蓝根补气固表抵御感冒；免疫抑制剂、利尿剂、雷公藤制剂又易损伤脾胃，因此王师强调在使用以上任何药物之前，宜先固护脾胃，常用香砂养胃丸、二陈汤、神曲、麦芽、鸡内金、芡实等健脾和胃之品。

【典型病案】何某，男，6岁，2010年11月，肾穿刺提示“膜性肾病Ⅱ型”，给予强的松30mg/d，黄葵胶囊2片，每日3次，潘生丁、洛汀新等对症治疗，患儿尿蛋白定量未见明显改善，24h蛋白尿定量波动在1.7～4.5g。遂2011年12月来王师门诊求治。在诊室可见患儿库欣面容明显，近2日感冒，咽痛痒不适，咳吐少量黄痰，胃纳佳，二便正常，双下肢轻度水肿。查尿常规：尿蛋白（+++），24h尿蛋白定量3.56g。舌红，苔黄薄腻，脉细数。治拟：清肺利水、健脾益肾、祛风通络。处方：桑白皮15g，浙贝母10g，黄芩12g，鱼腥草30g，制僵蚕15g，全蝎3g，蜈蚣3g，荔枝草30g，牛蒡子10g，金樱子15g，石韦15g，芡实15g，莲须15g，赤芍15g，青风藤15g，穿山龙15g，山茱萸12g，黄蜀葵15g，玄参15g，白花蛇舌草15g，地骨皮15g，蚕茧壳30g，覆盆子30g，露蜂房10g，益母草30g，肾炎草30g，生甘草6g，小红枣10g。

【按语】近期患儿感冒，先把外因祛除、兼顾利水消蛋白尿。以桑白皮、浙贝母、黄芩、鱼腥草、牛蒡子、玄参祛风利咽化痰、清肺利水；制僵蚕、全蝎、蜈蚣、露蜂房搜风化瘀消蛋白；荔枝草、赤芍、青风藤、穿山龙、黄蜀葵、白花蛇舌草、肾炎草、益母草清热和络利水；金樱子、石韦、山茱萸、覆盆子、地骨皮、蚕茧壳滋阴益肾固精；芡实、莲须、小红枣健脾和胃。因患儿单独用激素治疗效果不显，王师在中药保驾基础上联合强的松30mg加用他克莫司2mg方案，中药以上基本方加减6月余，24h尿蛋白下降至正常范围，再经18个月治疗，完全撤减激素、免疫抑制剂，痊愈停药后未再复发。

（五）局灶节段性肾小球硬化（FSGS）

FSGS是儿童终末期肾病的常见原因，约占儿童肾病综合征的10%～20%。临床多表现为肾病范围的蛋白尿，镜下血尿，高血压，其光镜下特征性改变为肾小球局灶节段硬化、足突消失或足突同肾小球基底膜分离。在治疗方面，FSGS患儿对激素耐药，对免疫抑制剂敏感度弱，给治疗方案的制定带来极大难度。

从FSGS的发病机制看，循证医学提出两种假说：一是疤痕学说，二是主动致病学说。“疤痕”属中医“瘀血”“癥积”范畴，“主动致病学说”又同中医“外感六淫、热毒”不谋而合，王师再结合FSGS“肾小球局灶性硬化、足细胞病变”的病理特征，早、中期激素、免疫制剂治疗效果不显时，辨证为主，一方面减轻西药不良反应，另一方面加用祛风通络的雷公藤、紫荆皮、青风藤、穿山龙等，再加搜风破瘀的制僵蚕、全蝎、露蜂房、蜈蚣等以加强中药的整体疗效。对于足量、足疗程中西医治疗无效的FSGS患儿，王师运用补益肾元、清利泄浊、软坚活血为主要治疗方法。常用中药有金蝉花、菟丝子、山茱萸、海藻、昆布、制军、生牡蛎、生蒲黄、五灵脂、生山楂、泽兰、路路通等。中成药如大黄䗪虫丸、参乌益肾片。这对稳定FSGS患儿的病情，抑制或延缓肾间质纤维化的进展有较好的长期疗效。

【典型病案】杨某，男，10岁，2011年5月，肾穿刺病理提示“局灶节段性肾小球硬化”，曾用环孢素150mg+强的松30mg口服治疗后尿蛋白转阴，2012年10月因咽部不适，随后发现双下肢浮肿，泡沫尿增多，来王师门诊求治。此次发病患儿咽痒不适，咽部充血，无扁桃体肿大，无明显咳嗽咯痰，无畏寒发热，双下肢浮肿，二便正常。查尿蛋白（++）。舌红，苔黄薄腻，脉细数。治拟养阴益肾、清利湿热、祛风通络。处方：北沙参20g，积雪草15g，生薏苡仁30g，车前子40g，制僵蚕15g，全蝎4g，荔枝草30g，炒山药15g，黄芩30g，金樱子30g，肾炎草15g，山茱萸12g，菟丝子15g，制何首乌12g，生地黄12g，青风藤30g，石韦15g，穿山龙30g，白花蛇舌草15g，鱼腥草30g，水牛角片15g，蝉蜕10g，雷公藤25g，煅牡蛎30g，制大黄6g，水蛭4g，生甘草6g。

【按语】北沙参、积雪草、鱼腥草、黄芩、水牛角片、蝉蜕养阴祛风利咽；生薏苡仁、车前子清热利湿；荔枝草、肾炎草、青风藤、石韦、穿山龙、白花蛇舌草、雷公藤祛风清利和络；山茱萸、菟丝子、制何首乌、生地黄、金樱子养阴益肾固精；僵蚕、全蝎、煅牡蛎、制大黄、水蛭破血软坚泄浊解毒。因患儿用西医治疗方案有效，现继续予强的松30mg＋环孢素150mg方案。经上方加减治疗9个月后，蛋白尿转阴，继续上方为基础加减治疗12个月后，病情稳定，蛋白尿未再反跳，肾功能监测始终维持在正常水平。患儿仍需门诊定期随访，按病情调药，门诊持续监测肾功能及尿蛋白水平，延缓病情进展。

（六）结语

儿童“稚阴稚阳”的特殊体质，再加之激素和免疫抑制剂的使用，使儿童极易受到外感六淫之邪，而使疾病频繁复发。从上几个病案可见，患儿每每蛋白尿反跳节点与感冒诱发时机相平行，因此王师在儿童用药方面以清灵祛风之品为重，固护患儿卫气为先，同时兼顾儿童后天脾胃的调适，以助水谷精微的吸收，更好的充盈卫气，卫气坚固，则外邪无可入侵。同时根据患儿的肾脏病理及实际辨证的不同，或清利和络，或祛风解毒，或破血化瘀，或滋阴清热，或补益肾元。不拘泥于经典，适时创新，病情需要时联合激素和免疫抑制剂的使用，或者加用祛风通络中成药火把花根片及雷公藤多苷片，或加用益气养阴清利通络代表中成药黄蛭益肾胶囊。精准辨证，多靶点联合治疗，每获良效。

十、慢性肾衰竭中西医结合三级防治法

为了防治慢性肾衰竭（CRF），我们应从 K/DOQI 慢性肾脏病（CKD）1 ～ 2 期至 3 期抓起，认识 CKD 进展的危险因素与机制，明确防治对策，改进逆转与延缓 CKD 进展的措施，是提高 CKD 防治水平的客观需要，也是我在肾脏病临床 34 年来中西医结合防治 CKD 的追求。

（一）一级防治法

一级防治法，指对已有的原发性和继发性肾脏疾病经中西医治疗未能控制病情，可能发展到肾损害，或已进入早期肾损害的患者（CKD 1 期）进行及时有效治疗，防止慢性肾衰竭的发生。

1. 主要措施及体会

（1）控制蛋白尿、血尿：将患者蛋白尿控制在＜ 0.3g/24h，高倍镜下红细胞＜ 0 ～ 3 个，或明显减轻蛋白尿、血尿，可达到治愈或延缓进入 CKD 2 期的目标。我的中西医结合治疗要点是：根据 CKD 病理类型，初治激素一定要剂量足、减药慢，系统完成治疗疗程，中西医互补减轻不良反应，可选用：①单独中药或西药；②大剂量或小剂量激素 + 中医辨证方药；③激素 + 1 ～ 2 种免疫抑制剂（环磷酰胺、环孢素 A、骁悉、FK506 等）+ 雷公藤多苷片 + 中医辨证方药。

（2）控制高血压：24h 持续、有效地控制高血压，降压达标，对保护靶器官具有重要作用，也是逆转或延缓 CKD 进展至 CRF 的主要措施之一。

要重视 ACEI 和 ARB 的独特作用，除良好降压作用外，还有其独特的降低高滤过、减轻蛋白尿的作用，及抗氧化、减轻肾小球基底膜损害等作用。同样要重视 CCB 和其他降压药的重要作用，善于联合用药。

（3）及时、有效控制原发病、积极病因治疗：如糖尿病肾病患者需要严格控制血糖，使糖尿病患者空腹血糖控制在 90 ～ 130mg/dL（睡前 110 ～ 150mg/dL），糖

化血红蛋白（HbA1c）< 7%，可延缓患者 CKD 进展；治疗狼疮性肾炎时要权衡疗效与风险，借助于病理分型更新与完善治疗方案，在循证医学指导下，实施最适宜的个体化治疗方案，要用诱导治疗和维持治疗相结合的序贯疗法，有效地控制复发和防止进入肾衰竭；解除梗阻性肾病的梗阻等。

（4）防治感染：感染性疾病（泌尿系或全身性感染）的防治，可有效降低 CKD 患病风险，而且可在延缓或逆转 CKD 进展方面发挥重要作用。某些肾小球肾炎（如最常见的 IgA 肾病）往往与感染（如上呼吸道、肠道或皮肤感染等）有关。某些特殊病原体的感染（如乙型肝炎、丙型肝炎、艾滋病、血吸虫病、疟疾、钩端螺旋体病等），常可伴发肾小球肾炎或其他肾疾患。有些病原体（如大肠杆菌、结核杆菌等）可直接感染泌尿道和肾脏。上述感染的存在，不仅是 CKD 的诱发因素，也是 CKD 持续进展的加重因素。

（5）重视中医治疗难治性肾病综合征的临床研究：因为此类病种是目前临床 CKD 1 期中治疗最为棘手，预后较差的病种，进一步提高中医中药对激素标准疗

法治疗后出现复发、不敏感和耐药病例的疗效，对防止 CKD 进展有着积极的意义，因此我们申报了江苏省科委“中医中药三联疗法治疗难治性肾病综合征的临床研究”课题（编号 B599071）。

2. 临床与实验结果　采用中医辨证论治方药、肾炎灵颗粒口服、黄芪注射液静脉滴注三联中医疗法综合治疗难治性肾病综合征 65 例，其中 55 例经肾穿刺明确病理诊断。第 1 个疗程（2 个月）末的近期总有效率为 78.46%，继续进行第 2、3 个疗程能明显提高有效率。除对尿蛋白有明显降低作用外，还能改善蛋白质和脂质代谢，保护肾功能。随访发现复发率仅为 15.40%，显示远期疗效也较好。不良反应明显低于西药对照组。实验结果提示，肾炎灵颗粒剂可明显降低嘌呤霉素肾病大鼠的尿蛋白定量，降低血胆固醇及甘油三酯含量，减轻肾脏组织病理损害。另一实验结果提示，喂服中药肾炎灵颗粒剂大鼠的血清，对培养的系膜细胞 ^{3}H-thymidine 的掺入率的抑制作用，与小牛血清培养液对比 $P < 0.01$，而且在 0.5%低浓度时即显示有明显的抑制作用。对成纤维细胞的 ^{3}H-thymidine 掺入率的抑制作用，在 10%、20%浓度时，与 10%、20%未喂药大鼠血清培养液对照组对比 $P < 0.01$。（该课题 2002 年获江苏省科技进步二等奖）

3. 一级防治法体会　我们临床对于 CKD 的治疗步骤是先中医中药治疗，效果不好改用中西医结合，效果仍不好再回到单纯中医中药，这时的中医中药治疗着眼点不主要在消除蛋白尿、血尿，而在于保护肾功能。采用这一治疗原则大部分患者

肾功能得到保护，部分甚至蛋白尿、血尿随着治疗时间延长而明显好转。例如：对于肾穿刺病理诊断为局灶节段硬化性肾病（FSGS）患者，糖尿病肾病蛋白尿明显多的患者，即使当时肾功能还正常，应该未雨绸缪，从治未病理论着手，兼顾或重点保护肾功能，防止 CKD 的进一步发展。

（二）二级防治法

二级防治法，指对已有轻中度肾损害的 CKD 2 ～ 3 期的患者及时进行治疗，逆转或延缓 CKD 的进展。此阶段患者，采用中西医结合积极治疗，少部分 CKD 患者能被完全逆转，大部分能延缓进展。

1. 坚持早期诊断、早期治疗　除了采取 CKD 一级防治法的积极措施外，根据 CKD 肾脏解剖结构的特点，建议对 CKD 2 期以上初诊患者，肾科医生要重视 B 超常规筛选，亲自用彩色 B 超机器检查分析肾脏图像，注意肾脏的大小、皮髓质结构、肾皮质厚度、肾脏血流等，如果肾大小正常、结构清晰，尽量做个肾穿刺病理诊断，进一步了解 CKD 患者有无逆转的可能，近 10 年来我重视了这一个诊断环节，使不少 CKD 2 ～ 5 期患者经过积极的中西医结合治疗完全逆转或明显好转。

2. 中医中药对延缓 CKD 2 ～ 3 期进展有肯定疗效　我们常采用补益肾元，平补平泻，软坚消癥，和络泄浊四大法随机组合，结合辨证加减对 CKD 2 ～ 3 期患者的稳定病情、延缓发展有着非常好的疗效，抓住这一环节的治疗，可使很多 CKD 患者病情平稳、延缓 10 年以上。该课题 1981 年最早获得卫生部科技司资助“慢性肾功能衰竭中医辨证论治规律和原理研究”，在 1990 年获江苏省科技进步二等奖，2009 年邹云翔教授治疗慢性肾衰经验方保肾片获科技部重大新药创制项目资助（2009ZX09313-032）。经过了长达 20 年的临床研究，保肾片于 2010 年获得了国家药监局三类中药新药证书。

3. 临床试验摘要　目的：观察保肾片对 CRF 气阴两虚兼湿浊证的疗效。方法：采用多中心、随机、双盲双模拟、阳性药物平行对照方法，试验组 345 例患者服用保肾片加空白模拟片，对照组 118 例服用肾康宁片加空白模拟片。观察两组患者治疗前后中医证候积分值、尿素氮（BUN）、血肌酐（Scr）、内生肌酐清除率（Ccr）、血红蛋白（Hb）、24h 尿蛋白定量变化情况。结果：试验组总有效率为 88.12%，对照组总有效率为 74.58%。试验组患者中医证候积分值、BUN、Scr、24h 尿蛋白定量均明显下降（$P < 0.05$ 或 $P < 0.01$），Ccr、Hb 明显升高（$P < 0.01$），对照组对

BUN、Scr、Hb、24h 尿蛋白定量指标无明显改善。结论：保肾片可明显改善 CRF 气阴两虚兼湿浊证患者的临床表现，降低 BUN、Scr 水平，减少尿蛋白丢失，提高 Ccr，在一定程度上纠正患者的贫血状态。

4. 实验结果

（1）保肾片对食盐敏感性高血压肾损害大鼠 LOX-1 和细胞增殖因子基因表达的影响。目的：围绕最新发现的内皮氧化低密度脂蛋白受体（LOX-1）与高血压和肾损害的机制，从分子生物学方面探讨中药保肾片对 LOX-1 以及细胞增殖因子 TGF-β、细胞外基质主要成分Ⅰ型胶原的影响。方法：对 DS、DR 系大鼠半数予以高盐饮食，其余予对照饮食，另设高盐饮食 + 中药保肾片高低剂量两组。4 周实验结束后断头处死，切取肾脏，测定有关生化指标，并提取总 RNA，RT-PCR 处理制备探针，Northernblot 测定 LOX-1、TGF-β、Ⅰ型胶原的 mRNA 表达。结果：①服用 8% 高食盐的 DS 大鼠主动脉及肾脏 LOX-1 mRNA 表达显著上调。②高食盐 DS 大鼠 LOX-1 升高同时可见 TGF-β 和Ⅰ型胶原 mRNA 表达增加。③ DS 高食盐大鼠见到血压升高，血胆固醇、甘油三酯升高，血肌酐升高，尿蛋白排泄增多。④中药保肾片与对照组相比，8% 高食盐 DS 大鼠的 LOX-1、TGF-β、Ⅰ型胶原的 mRNA 表达显著降低，血压、血脂、血肌酐、尿蛋白亦见明显下降。结论：① LOX-1 在高血压大鼠的主动脉上 mRNA 表达上调，可能与内皮依赖性血管舒张的损害有关。②食盐敏感性 DS 大鼠的高血压肾损害进展与 LOX-1 升高、多种细胞增殖因子及细胞外基质产生增加有关。③保肾片可显著降低 LOX-1 的 mRNA 表达及 TGF-β、Ⅰ型胶原的产生，降低血压和蛋白尿，改善脂质水平和肾损害。中药保肾片治疗 CRF、延缓高血压肾损害进展的作用机制，与降低肾脏中 LOX-1、TGF-β 及Ⅰ型胶原的 mRNA 表达有关。

（2）保肾片对系膜细胞机械性伸展诱导的增殖因子和细胞外基质成分的影响。目的：在肾小球硬化的进展中，肾小球内压升高是一种主要的启动因子，小球内压升高能增加系膜细胞的伸展强度。本研究探讨在培养的大鼠系膜细胞中，机械性伸展对 TGF-β 和细胞外基质成分 mRNA 表达的影响，以及中药保肾片的抑制作用。方法：用机械性伸展装置刺激培养的肾系膜细胞，并在培养液中加入喂服中药保肾片大鼠的血清，用 Northernblot 分析 TGF-β_1、TGF-β_3 及Ⅰ、Ⅳ型胶原 mRNA 的表达。结果：机械性伸展以时间依赖性方式刺激 TGF-β_1 和 TGF-β_3mRNA 的表达，同时也发现机械性伸展能诱导系膜细胞外基质的主要成分Ⅰ、Ⅳ型胶原和纤维结合素的 mRNA 表达亢进；中药保肾片对系膜细胞机械性伸展诱导的细胞增殖因子 TGF-β_1

和细胞外基质的主要成分Ⅰ、Ⅳ型胶原mRNA表达具有明显的抑制作用。结论：机械性伸展刺激能够诱导产生TGF-β_1、TGF-β_3和Ⅰ、Ⅳ型胶原mRNA的表达。中药保肾片延缓CRF的作用机制与抑制细胞增殖因子和细胞外基质成分的mRNA表达有关。

5. 二级防治法中医治疗体会　CKD 2～3期的中医基本病机为肾元衰竭，浊瘀内阻。肾元衰竭是发病之本，浊瘀内阻是发病之标，故此为本虚标实之病。治疗原则：维护肾元，治病之本；调理脾胃，升清降浊；辨证施治，不拘泥于肾；平补平泻，软坚消癥；和络泄浊，贯穿始终。主要治法药物：补益肾元法常用菟丝子、首乌、淫羊藿、山茱萸等药；软坚消癥法常用生蒲黄、五灵脂、炙鳖甲、生牡蛎等药；和络泄浊法常用泽兰、川芎、制军、车前子等药。辅助治疗：①中药粉末+桂氮酮+离子导入仪双侧肾俞穴外敷，每日1次。②中药保留灌肠，常用药：大黄、黄芩、黄柏、蒲公英、六月雪、生槐花、积雪草、生牡蛎等浓煮100～150mL，保留灌肠每日1次。③体虚明显者可用邹老治疗肾衰竭经验方：冬虫夏草、西洋参、藏红花（或参三七）隔水蒸服1日多次代茶饮。

（三）三级防治法

三级防治法，是指CKD 4～5期，已经进入肾衰竭或尿毒症期，但尚未透析患者。我们经过20余年对CKD 4～5期患者的中西医结合多途径给药进行多靶点干预临床研究结果证实，能够延迟此阶段患者进入透析的时机，并且对大多数尿毒症患者而言是安全的。以下是主要措施及体会。

1. 避免或消除引起CKD急剧加重的危险因素　在CKD进入3期后阶段——4、5期，出现某些危险因素可使肾功能急剧恶化，甚至迅速进展至终末期，严重时可威胁患者生命，这些危险因素大致分为“可逆因素”和“不可逆因素”，所谓“可逆因素”是指控制这些因素，可能使病情进展延缓或逆转。这些危险因素主要有：肾脏原发疾病的复发或急性加重、严重高血压未能控制、急性血容量不足、肾脏局部血供急剧减少[如肾动脉狭窄患者应用血管紧张素转换酶抑制剂或血管紧张素受体阻滞剂（ACEI/ARB）或非甾体抗炎药（NSAIDS）等]、重症感染、尿路梗阻、大量蛋白尿、低蛋白血症、贫血、高尿酸血症、高蛋白饮食、食盐摄入过多、组织创伤或大出血、其他器官功能衰竭（如严重心衰、严重肝衰竭）、肾毒性药物（如氨基苷类、两性霉素B、非甾体抗炎药、造影剂）的使用不当等。在这些因素中，因血容量不足（低血压、脱水等）或肾脏局部血供急剧减少致残存肾单位低灌注、低滤过状态，是导致肾功能急剧恶化的主要原因。对此种急剧恶化，如处理及时，往往具有一定的可逆性；反之，则难以逆转。

2. 纠正水电解质和酸碱平衡紊乱　尽量避免和及时纠正血容量不足（低血压、脱水等），及时纠正肾脏局部血供急剧减少，以防止肾单位低灌注、低滤过状态。及时纠正代谢性酸中毒（包括肾小管酸中毒）等酸碱平衡紊乱，纠正钠、钾等电解质紊乱，防治钙磷代谢紊乱、继发性甲旁亢等。

3. 防治 CKD 的并发症　如心血管（CVD、脑血管病、肺血管病等）、感染、出血、严重贫血、继发性甲旁亢等，保护肾以外的器官，提高患者生存率。

4. 在 CKD 4～5 期阶段病情多变，中医中药治疗亦应随症论治　概括为以下几点：①重视和胃泄浊。恶心呕吐是常见症状，如见舌苔白腻，宜温化降逆，方用小半夏加茯苓汤；如舌苔黄腻，是湿毒化热，治宜清化降逆，方用苏叶黄连汤。②重视中医辨证风寒、风热、湿热、水湿、浊毒等可逆因素，使用解表、化湿、清利法，清除可逆因素。③慎用温补，巧用大黄，佐用通络软坚之品。治疗慢性肾衰竭少用峻猛温补之品，可用菟丝子、淫羊藿补益肾阳并注意阴中求阳、阳中求阴；大黄宜用制大黄，且每日大便次数不超过 3 次为宜；避免大剂量单纯使用活血化瘀药，应在辨证的基础上加用活血和络之品。④宜合理地将口服辨证方汤药、有效中成药、静脉滴注活血化瘀中药制剂、外敷、高位或低位灌肠、药浴结合起来综合治疗。

5. 中医多途径给药多靶点干预延缓慢性肾衰病程进展的远期疗效（198 例病例分析）　为了进一步提高中医药治疗慢性肾衰竭疗效，随机将平均 Scr 为（541.43 ± 155.71）μmol/L 的 198 例住院病人分为 3 组：①口服中药组 65 例；②二联组（口服中药 + 中药保留灌肠）67 例；③三联组（口服中药 + 中药保留灌肠 + 中药静脉滴注）66 例。结果：三联组的 1/Scr 随时间变化（月）关系的直线斜率（b 值）与口服中药组和二联组差异有统计学意义。提示：三联组肾衰竭进展速度最为缓慢，可改善肾衰竭症状，生存质量方面亦以三联组为优。说明针对慢性肾衰竭多种病理因素，通过内服、灌肠及静脉滴注多途径给药、多靶点干预不但起到综合治疗的目的，而且各有其针对性，以期直达病所。

[中国中西医结合肾病杂志，2011，12（7）：565-568]

十一、中西医结合防治慢性肾功能衰竭的系列临床报告及分子生物学机制研究

（一）中医治疗慢性肾功能衰竭（CRF）的长处

1. 突出辨证论治，整体微调　CRF 特别是发展至晚期临床所出现的涉及多脏器、多系统损伤的临床综合征，病情复杂，变化多端，临床难以一种治法、一种药物治疗，而多种药物的联合治疗又易加重肾脏贫血，所以以中医中药辨证论治为主，进行整体微调治疗最适宜于该病。临床根据医师的经验有的突出正虚辨证，有的突出邪实辨证；有的以阴阳辨证为主，有的以脏腑辨证为主；有的根据肾功能、尿量辨证，有的根据升降失衡辨证，有的根据病邪盛衰、病情轻重分阶段辨证，有的根据原发病辨证，有的根据实验室指标辨证，最多见的是根据 CRF 的常见病机从正虚邪实辨证。

2. 中医中药综合治疗 CRF　中医中药在保护残存肾单位，延缓 CRF 病程进展的作用已得到证实，特别是结合 CRF 表现出的临床综合征，以辨证论治中药复方为主，结合活血化瘀中药静脉滴注、中药保留灌肠、穴位外敷、中药药浴等综合治疗，取得了比单纯口服中药、单纯西药组更好的疗效。

3. 有效单味中药冬虫夏草、大黄治疗 CRF 的开发　本院邹云翔教授在 1955 年出版的《中医肾病疗法》中首先介绍了用冬虫夏草治疗尿毒症的经验（P94）。经过 40 余年临床和实验研究，冬虫夏草改善尿毒症患者的蛋白代谢，提高细胞免疫功能，改善肾缺血及肾小管和间质损伤，促进肾内表皮生长因子，延缓 CRF 进展等疗效和作用机制已得到共识。本院肾炎研究组在 1959 年首创用大黄抢救尿毒症获得成功，并出版了专著《严重尿中毒中医治疗一得》，引起学术界很大反响，这项研究 1961 年又登载在《中医杂志》上。目前大黄治疗和延缓 CRF 的作用已得到临床和实验的充分证实。

（二）西医治疗 CRF 的长处

1. 通过控制血压达到肾保护作用　近年来血管紧张素转换酶抑制剂（ACEI）和血管紧张素Ⅱ受体拮抗剂（AngⅡ RA）的开发和应用，为肾性高血压的治疗以及通过降压达到肾保护创立了新的里程碑。ACEI 和 AngⅡ RA 已被公认具有延缓 CRF 病程进展的作用。值得注意的是，控制血压一定要达到目标值，才能起到保护靶器

官（包括肾脏）的作用。

2. 促红细胞生成素（EPO）治疗肾性贫血　20 世纪 80 年代中期人基因重组 EPO 问世，成为肾脏病领域对于肾性贫血治疗的新里程碑。Winearls 等在 1986 年最早报道，采用人重组 EPO 治疗 10 例肾性贫血患者获得成功，后来的大样本试验也取得了满意的结果，成为治疗肾性贫血的突破性进展。EPO 是利用 DNA 重组技术人工合成的激素，其生物活性、免疫学特性与自然 EPO 完全相同，无明显不良反应。

3. 低蛋白饮食（LPD）或 LPD+ 必需氨基酸（EAA）疗法或 LPD+α－酮酸疗法　LPD 延缓 CRF 进展作用已被公认，在二十世纪八九十年代非常热门。一般认为蛋白质摄入量在 0.5～0.6g/（kg·d）可以维持病人的氮平衡。LPD+EAA 或 α- 酮酸，使严格限制蛋白成为可能，避免过低蛋白引起营养不良。近年来对饮食蛋白质来源的选择有了新的认识，从而使 CRF 病人的单调饮食多样化，如担心血浆尿素氮（BUN）升高而禁食豆类食品，被认为是没有根据的。

（三）中西医结合防治 CRF 经验

1. 一级防治　指对已有的原发和继发性肾脏疾病经中西医结合未能控制病情，可能发展到肾损害，或已进入早期肾损害患者（血清肌酐 Scr ＜ 177μmol/L）。临床对于原发或继发性肾脏疾病的治疗步骤是先中医中药治疗（附 1），效果不好改用中西医结合治疗，效果仍不好再回到单纯中医中药治疗，这时的中医中药治疗着眼点不在消除蛋白尿、血尿，而在于保护肾功能。采用这一治疗原则大部分患者肾功能得到保护，部分甚至蛋白尿、血尿随着治疗时间延长而明显好转。例如：对于肾穿刺病理诊断为局灶节段硬化性肾病（FSGS）患者，糖尿病肾病蛋白尿明显的患者，即使当时肾功能还正常，应该未雨绸缪，从治未病理论着手，重点保护肾功能，防止 CRF 的发生。

附 1：肾炎灵颗粒剂治疗难治性肾病综合征的临床、病理、细胞学研究

用雷公藤复方制剂肾炎灵颗粒剂治疗难治性肾病综合征 65 例，其中 55 例经肾穿刺明确病理诊断。第 1 个疗程（2 个月）末的近期总有效率为 78.46％；继续进行第 2、3 个疗程能明显提高有效率。除对尿蛋白有明显降低作用外，还能改善蛋白质和脂质代谢，保护肾功能。随访发现复发率仅为 15.40％，显示远期疗效也较肯定。不良反应明显低于单独雷公藤制剂。实验结果提示，肾炎灵颗粒剂可明显降低嘌呤霉素肾病大鼠的尿蛋白定量，降低血胆固醇及甘油三酯含量，减轻肾脏组织病理损

害。另一实验结果提示，喂服中药肾炎灵颗粒剂大鼠的血清，对培养的系膜细胞 ^{3}H-thymidine 掺入率的抑制作用，与小牛血清培养液对比 $P < 0.01$，而且在 0.5% 低浓度时即显示有明显的抑制作用。对成纤维细胞的 ^{3}H-thymidine 掺入率的抑制作用，在 10%、20% 浓度时，与 10%、20% 未喂药大鼠血清培养液对照组对比 $P < 0.01$。

2. 二级防治　指肾功能不全失代偿期患者（Scr 186 ～ 442μmol/L）。这一阶段的治疗重点是明确诊断和治疗原发病，清除 CRF 急剧恶化的因素，中医辨证论治保护肾功能。发现肾功能不全失代偿期患者，首先应及时诊断原发病，如 B 超检查肾脏没有明显缩小，结构尚清楚，应及时进行肾穿刺明确病理诊断。对 32 例这类患者进行了肾穿刺，52% 的患者肾功能得到改善，40% 肾功能恢复了正常，其他如胰岛素强化治疗糖尿病，积极控制高血压治疗高血压肾病，解除梗阻性肾病的梗阻，均可有效地保护靶器官，使肾损害减轻，肾功能得到保护或延缓其恶化。即使 B 超检查肾脏已缩小，或结构模糊的患者，采用中医中药平补平泻、补益肾元、和络泄浊治疗，仍取得了较好疗效。这一阶段特别是 Scr 在 300μmol/L 以下，是中医中药治疗 CRF 疗效最好时期，有许多 CRF 患者即使未能恢复肾功能，但 Scr 在此时期可稳定若干年（附 2）。

附 2：运用邹云翔教授经验治疗 CRF 149 例近远期临床疗效观察

运用邹云翔教授辨证论治 CRF 的经验，治疗 CRF 氮质血症期患者 149 例，近期有效率 83.1%，明显高于对照组 50.0% 的有效率（$P < 0.05$），治疗组及对照组尿蛋白定量均有下降，但治疗组更为明显。治疗组 Scr 下降显著，对照组无明显改变，两组患者的血红蛋白（Hb）、血尿素氮（BUN）、尿酸（UA）近期改变不明显。对其中 88 例患者进行了远期随访观察，经治疗后 1/Scr 随时间变化（月）关系的直线斜率（b 值）与治疗前有显著差别，并由此结论推测进入尿毒症终末期的患者人数（ESRF），治疗前 64 例，占 72.72%，治疗后为 29 例，占 29.50%，两者有显著性差异（$P < 0.01$）。

3. 三级防治　指肾功能衰竭期但尚未透析的患者（Scr 451 ～ 707μmol/L）。这一阶段治疗重点控制血压，维持水、电解质平衡，纠正酸中毒和肾性贫血，中医采用静滴中药、中药保留灌肠等综合治疗。寻找可逆因素及控制原发病仍是非常重要的积极的治疗手段。这一阶段病情多变，中医中药治疗亦应随症论治，概括为以下几点：①重视和胃泄浊，恶心呕吐是常见症状，如见舌苔白腻，乃宜温化降逆，方用小半夏加茯苓汤；如舌苔黄腻，是湿毒化热，治宜清化降逆，方用苏叶黄连汤。②重视中医辨证风寒、风热、湿热、水湿、浊毒等可逆因素，使用解表、化湿、清利法，清除可逆因素。③慎用温补，巧用大黄，佐用通络之品。治疗 CRF 少用峻猛温补之品，可用菟丝子、淫羊藿补益肾阳并注意阴中求阳；大黄宜用制大黄，且每日大便次数不超过 3 次为宜；避免大剂量单纯使用活血化瘀药，应在辨证的基础上加用活血和络之品。④宜合理地将口服辨证方汤药、有效中成药、静脉滴注活血化瘀中药制剂、外敷、灌肠、药浴结合起来综合治疗。本院对 198 例 CRF 患者进行综合治疗，疗效优于单纯西药或单纯一种中药治疗组（附 3）。

附 3：中医多途径给药延缓 CRF 病程进展的远期疗效

为了进一步提高中医药治疗 CRF 疗效，随机将平均 Scr 为（541.43±155.71）μmol/L 的 198 例住院病人分为 3 组：①口服中药组 65 例；②二联组（口服中药+中药保留灌肠）67 例；③三联组（口服中药+中药保留灌肠+中药静脉滴注）66 例。结果：三联组的 1/Scr 随时间变化（月）关系的直线斜率（b 值）与口服中药组和二联组有显著差异。提示：三联组肾衰进展速度最为缓慢，可改善肾衰症状，生存质量方面亦以三联组为优。说明：针对 CRF 多种病理因素，通过内服、灌肠及静脉滴注多途径给药，不但起到综合治疗的目的，而且各有其针对性，以期直达病所。

（四）中药保肾片治疗 CRF 的分子生物学机制研究

1. 保肾片对食盐敏感性高血压肾损害大鼠 LOX-1 和细胞增殖因子基因表达的影响　目的：围绕最新发现的内皮氧化低密度脂蛋白受体（LOX-1）与高血压和肾损害的机制，从分子生物学方面探讨中药保肾片对 LOX-1 以及细胞增殖因子 TGF-β、细胞外基质主要成分 I 型胶原的影响。方法：对 DS、DR 系大鼠半数予以高盐饮食，其余予对照饮食，另设高盐饮食+中药保肾片高低剂量两组。4 周实验结束后断头处死，切取肾脏，测定有关生化指标，并提取总 RNA，RT-PCR 处理制备探针，Northern blot 测定 LOX-1、TGF-β、Ⅰ型胶原的 mRNA 表达。结果：①服用 8%高食盐的 DS 大鼠主动脉及肾脏 LOX-1 mRNA 表达显著上调。②高食盐 DS 大鼠 LOX-1 升高同时可见 TGF-β 和Ⅰ型胶原 mRNA 表达增加。③ DS 高食盐大鼠见到血压升高，血胆固醇、甘油三酯升高，血肌酐升高，尿蛋白排泄增多。④中药保肾片与对照组相比，8%高食盐 DS 大鼠的 LOX-1、TGF-β、Ⅰ型胶原的 mRNA 表达显著降低，血压、血脂、血肌酐、尿蛋白亦见明显下降。结论：① LOX-1 在高血压大鼠的主动脉上 mRNA 表达上调，可能与内皮依赖性血管舒张的损害有关。②食盐敏感性 DS 大鼠的高血压肾损害进展与 LOX-1 升高、多种细胞增殖因子及细胞外基质产生增加有关。③保肾片可显著降低 LOX-1 的 mRNA 表达及 TGF-β、Ⅰ型胶原的产生，降低血压和蛋白尿，改善脂质水平和肾损害。中药保肾片治疗 CRF、延缓高血压肾损害进展的作用机制，与降低肾脏中 LOX-1、TGF-β 及Ⅰ型胶原的 mRNA 表达有关。

2. 保肾片对系膜细胞机械性伸展诱导的增殖因子和细胞外基质成分的影响　目的：在肾小球硬化的进展中，肾小球内压升高是一种主要的启动因子，小球内压升高能增加系膜细胞的伸展强度。本研究探讨在培养的大鼠系膜细胞中，机械性伸展对 TGF-β 和细胞外基质成分 mRNA 表达的影响，以及中药保肾片的抑制作用。方法：用机械性伸展装置刺激培养的肾系膜细胞，并在培养液中加入喂服中药保肾片大鼠的血清，用 Northern blot 分析 $TGF-\beta_1$、$TGF-\beta_3$ 和Ⅰ、Ⅳ型胶原 mRNA 的表达。结果：机械性伸展以时间依赖性方式刺激 $TGF-\beta_1$ 和 $TGF-\beta_3$mRNA 的表达，同时也发现机械性伸展能诱导系膜细胞外基质的主要成分Ⅰ、Ⅳ型胶原和纤维结合素的 mRNA 表达亢进；中药保肾片对系膜细胞机械性伸展诱导的细胞增殖因子 $TGF-\beta_1$ 和细胞外基质的主要成分Ⅰ、Ⅳ型胶原 mRNA 表达具有明显的抑制作用。结论：机械性伸展刺激能够诱导产生 $TGF-\beta_1$、$TGF-\beta_3$ 和Ⅰ、Ⅳ型胶原 mRNA 的表达。中药保肾片延缓 CRF 的作用机制与抑制细胞增殖因子和细胞外基质成分的 mRNA 表达有关。

3. 保肾片对人系膜细胞增殖、凋亡和细胞周期的影响　目的：探讨对 CRF 治疗有效的中成药复方保肾片对人系膜细胞生物学行为的影响。方法：以健康志愿者服用保肾片，取不同浓度含药人血清加入系膜细胞培养体系中。应用 MTT 法和流式细胞仪检测系膜细胞增殖、凋亡和细胞周期。结果：含中药保肾片的血清组，与正常人血清对照组相比，显著抑制人系膜细胞增殖（$P < 0.05$），并且使大量系膜细胞阻滞在 G0/G1 期，能诱导人系膜细胞发生凋亡。结论：保肾片延缓 CRF 进展的作用机制之一是抑制系膜细胞增殖和促使其凋亡。

[天津中医，2002，19（6）：1-4]

第九章 继承弘扬

继承是中医中药发展的基础，弘扬则是中医中药发展的灵魂，要做好学术继承，夯实基础，古为今用，根深才能叶茂。1987年后我大多数时间与精力放在继承弘扬我的博士生导师，一代名医、肾病宗师邹云翔教授的治肾学术思想和治疗内科病、老年病的临床经验上。这些年我们整理和撰写了《邹云翔学术思想研究选集》《中国百年百名中医临床家·邹云翔》《中华中医昆仑·邹云翔卷》《邹云翔实用中医肾病学》等专著，并在由我主编、副主编的《现代中医肾脏病学》《中西医结合治疗肾脏病学》《中医内科查房手册》《中西医结合内科学·肾脏病篇》《中国现代百名中医临床家丛书·邹燕勤》等专著中总结介绍了邹老的治肾临床经验。特别对邹老1955年撰写的《中医肾病疗法》以及他指导编写的《邹云翔医案选》两本专著反复认真地学习、挖掘、整理，进行深入研究，守正创新，并将这两本已经绝版的书于2013年在中国中医药出版社合并再版。本章选择性介绍了其中有代表性的文章及已发表的论文。

第一节　邹云翔学术思想研究及经验成果

一、邹云翔教授治肾学术思想总则

邹云翔教授研究肾病有四十余年的历史，在临床实践中积累了丰富的经验，获得了显著的疗效，对中医肾的生理特性与肾病的病因、病机、治疗和预防等方面有独特见解，是我国著名的中医肾脏病、老年病学家。20世纪40年代初，邹老在重庆悉心研究肾脏病，治愈了许多危重肾脏病患者。1954年江苏省中医院建院，1955年邹云翔教授在全国率先成立了“肾脏病研究小组”，并于1955年5月出版了我国第一部中医肾病专著《中医肾病疗法》，现就邹云翔教授治肾学术思想介绍如下。

（一）先天之本，生命之根

肾在人体是一个极其重要而具多种功能的脏器，是先天之本，生命之根，至阴之脏，属水，通于冬气，为水火之宅，内藏元阴元阳。其主要生理功能有：藏五脏六腑之精气与生殖功能之精液；主骨生髓，养脑益智；主水，司开阖而蒸化水液；为气之根而主纳气；肾气通于耳，主闻音辨声；是胃之关；与膀胱相合；其充在骨，其华在发；开窍于二阴。

从其生理功能看，肾涉及的范围甚广，包括了相当于现代医学中泌尿生殖系统的功能及内分泌系统、骨骼系统、血液系统、中枢神经系统的部分功能。邹老常说，肾在人体的作用至为重要，认为肾是全身脏腑功能的化源，对人的生长发育、预防疾病、健康延年等方面都是非常重要的。肾脏之元阴、元阳是人体最宝贵的物质，有最重要的功能，保护好肾的功能，可促进生长发育，减少疾病，提高疗效，而却病延年。因此邹老不仅在肾脏病的治疗中注意维护肾的功能，在老年病人的保健、抗衰老的辨证治疗中，都很注意保护肾的气化功能。病理上常提及“冬不藏精，春必病温”“五脏之伤，穷必及肾”等论述，治疗上主张保肾摄身，春夏养阳、秋冬养阴等，这些都体现了他对从肾论治的重视。邹云翔教授为老年人开的膏滋方以及自拟冬季服用的膏滋方都重视从肾论治，培补先天肾气肾阴而延年益寿。

（二）肾气不足，发病之因

邹老认为肾病，特别是肾炎发病的原因，虽有先天不足、后天失养、六淫侵袭、药物损害、七情所伤、劳倦过度、房室不节以及素体肾虚或年老肾气自衰等方面，但总不越乎内、外因两方面。内因主要是指人的肾气不足，外因是外感六淫、疮毒之邪以及肾毒药物。邹老常以临床上患扁桃腺炎、咽喉炎、猩红热、丹毒或皮肤化脓性疾病的病人举例，不是所有的病人都会发生肾炎的，有的原发疾病很重而不发生肾炎，有的原发疾病很轻而发生肾炎，这除了与病灶感染即六淫致病因素等外因有关外，还与个体差异这一内在因素有关，邹老认为这个内在差异在于肾气。肾气充足的人，即使存在外感六淫或疮毒之邪入侵、肾毒药物常规剂量的使用等情况，也不会发生肾炎，这种认识也符合《素问·刺法论》中“正气存内，邪不可干”以及《灵枢·百病始生》中“风雨寒热，不得虚，邪不能独伤人”等论述。而肾气不足之体，在外感六淫与疮毒等侵袭下，病邪可乘虚而入，导致肾炎的发生，这也符合《素问·评热病论》所说“邪之所凑，其气必虚”之理。邹老所述之“肾气”，我们理解为人的体质，泛指肾的气化功能、人体的正气，也包括调节免疫，抵抗肾炎发生等功能。

（三）维护肾气，治病求本

基于以上对肾病发病原因在于内因即肾气不足的认识，邹老在治疗上以维护肾气、加强肾的气化功能为根本原则。维护肾气的措施，一方面在用药时常在辨证的基础上配伍益肾之品，如川续断、桑寄生、杜仲、枸杞子、地黄、玄参、山茱萸之类，又根据病人某些体虚正亏的具体表现注意扶正，如容易感冒的要注意补气固卫，玉屏风散进治等；另一方面主张忌用伤害肾气的药物、克伐肾气的方剂，即避免过用苦寒、辛凉之品。必要时，时间宜短，剂量宜小，同时要注意适当的配伍，如黄柏与苍术同用，知、柏常配肉桂，川连伍以吴茱萸等。西药中伤肾的抗生素等药临床要少用、慎用，尽量不用。

（四）活血和络，运行血气

邹老很早就运用此法治疗肾病，在辨证施治中注意活血化瘀法的运用，本法使用范围很广，如急、慢性肾炎，肾性高血压，多囊肾，肾功能不全等疾病都常运用此法。通过活血和络，以运行血气，达增强肾气的治疗目的。

邹老认为人体的经络是上下内外运行血气的通路，脉之直者为经，支而横者属络，络之别者为孙络，经即大地之江河，络犹原野之百川，经络相贯，如环无端，经络血气运行通畅，则百病不生。一有怫郁，诸病皆生，而肾病皆有气血郁滞，运行不畅的病理，运用活血和络法常能提高疗效，对慢性肾病久病入络者，从血分求治，疗效更为显著。常用药物有当归、赤芍、桃仁、红花、怀牛膝、参三七、干鲍鱼、紫丹参、茺蔚子、泽兰、益母草等。例如 1957 年 3 月治黄姓 10 岁病儿，慢性肾炎，全身浮肿，有腹水，每天尿量 100mL，呼吸不利，喘息不已，已吸氧，血压 140/110mmHg，胃纳甚差，脉细，舌质绛，苔黄厚，腹围 71.5cm，尿常规示蛋白（+++），红细胞（+）。病情危重，图治颇为棘手。邹老认为病属水气重症，泛滥其御。肺主一身之气，肺气不足，吸不归肾，肾虚则排泄无权，方拟补肾气、降肺气、开鬼门、洁净府，上下分清，以冀风消水通，消退其肿。用麻杏石甘汤、葶苈大枣泻肺汤、三子养亲汤合防己黄芪汤等加减。服三剂，面肿虽退，余状如前，效果不理想，久病在血，血不利则为水，于原法中加活血化瘀之桃仁 9g，红花 9g，三剂后尿量日解 1500mL，服九剂，水肿基本消退，腹围缩至 57cm，血压降至 90/60mmHg，后续予调理药而巩固。

（五）原发疾病，及早处理

急性肾炎大多有上呼吸道感染、丹毒或皮肤化脓性疾患病史。肾气不足者，患以上疾病后，易发生肾炎，如能在辨证治疗中注意病因，重视原发疾病的控制与预防，则肾炎的治疗就较顺利，如不注意对原发疾病的控制，则对肾炎治疗效果就差。邹老对急性肾炎的辨证与治疗，就体现了这一治疗思想。如急性乳蛾红肿引起急性肾炎者，邹老常辨以风热蕴结咽喉，治以疏风清热，利咽解毒，以玄麦甘桔汤合银翘散加减治疗。若由皮肤疮疡引起者，则诊断为疮毒内攻性肾炎，治以清宣解毒，祛风利湿，以麻黄连翘赤小豆汤加减治疗，皆能获较好疗效。

（六）调理脾胃，补养先天

邹老一向重视脾胃功能的保护，常说病者有胃气则生，无胃气则死，在临床上药物的作用需借胃气敷布，所以非常强调调理脾胃的功能，以强后天而养先天。凡见脾胃虚弱者，都以健脾和胃入手，喜用甘缓和络之品。并说医生如司厨，用药配伍必须注意调味，以适合病人且病人能接受为好，慎用苦寒伤败胃气之方药。虚实夹杂者，也应扶正祛邪。

临床治疗，当需辨证施治。脾胃气虚者常选参苓白术散、资生健脾丸等方加减治疗；中虚气滞者需补气理气，常用香砂六君丸加减；中虚胃寒者用温中祛寒法，六君子汤加干姜、官桂、炙黄芪、大枣；胃中蕴热者口臭、嘈杂，或牙龈肿痛、渴喜冷饮可以左金丸加黄芩、山栀子、石膏、石斛等清泻胃热；胃气上逆者呕恶之症明显，和胃降逆治之，常用旋覆代赭汤加减治疗；胃中饮食停积，吸腐吞酸，宜消导积滞，以保和丸加减治疗；肝胃不和，脘胁胀痛，嗳气嘈杂，宜疏肝和胃，用左金丸加川楝子、郁金、延胡索、制香附、杭白芍、炙甘草等治疗；脾虚湿蕴宜运脾化湿，胃苓汤加减治疗；肝脾失调，腹痛肠鸣，便溏泄泻者，用痛泻要方加茯苓、山药、木香、甘草等品进治。

（七）辨证施治，整体调摄

邹老认为肾与其他脏器有着极为密切的内在联系，认为“肾脏有病，非特肾脏有损伤，即内脏各部分都不健全，抵抗力薄弱才发肾脏病”（《中医肾病疗法》），所以肾病症状涉及各个脏腑，治疗中不能拘泥于肾而应注意整体疗法，辨证施治，而且要根据病人具体情况，注意多脏器同治调摄之法，每获良效。如王姓病人，慢性肾炎，晚期尿毒症，酚红排泄试验检查 3 次皆为 0，严重贫血，血色素 3g，极度衰弱，阴阳气血虚损，五脏功能衰败。治疗以补益气血，调摄阴阳，增强五脏功能而使病情长期稳定，延寿八年，逝于急性感染。又如倪姓病人，慢性肾炎普通型，尿常规蛋白（+++），辨证为脾虚湿蕴，以健脾化湿方调治半年余而趋完全缓解。

（八）三分吃药，七分护理

慢性肾病，病情复杂，疗程较长，常缠绵反复，若护理得当，对疗效、预防与防止反复可获事半功倍之效，故对护理也特别重视。邹老常以“三分吃药，七分护理”的观念来宣传病房护理及患者自我护理的重要性。

[邹云翔学术思想研究选集，邹燕勤主编，南京大学出版社，1997]

二、邹云翔教授开创中医肾病学新治法、新药物

邹云翔教授于 1955 年在诊务繁忙之余，挑灯夜战，撰写出中国第一部中医肾病专著《中医肾病疗法》，作为对医者与病者的答复。该书将历代中医典籍、医家、医案中有关肾病的论述，包括病名、病因、病症、治疗方药等，梳理综合，集其大成；汇总了现代医学对肾脏病最新研究的成果，当时主要是苏联专家和日本学者的研究成果，包括肾脏的解剖、功能以及肾脏病的病名、病症、病因等；把肾脏病作为一门学科、专科，这在当时是一创举，影响了整整一代中医，所以医界称邹云翔是中医肾病的开拓者、奠基人、肾病巨擘等。该书古为今用，洋为中用，详细论述邹云翔肾病学说，系统介绍邹云翔用中医药治疗肾脏病各种病症的方法，并献出各种验方。下面是邹云翔治疗肾病的几个验方。

（一）使用冬虫夏草治疗尿毒症及肾结核

邹云翔指出：冬虫夏草总领其冬夏二令之气化而已，感阴阳二气而生，能补肺阴纳肾阳。虫是补下焦之阳，草是益上焦之阴，实为补阳益阴之品。用于治疗肾劳、肾结核、肺结核有效。

尿毒症是慢性肾炎最危险的症候，表现为“头痛、神志昏迷、鼻衄、恶心、呕吐、小便特少或竟全无，口有尿味上喷，肾功能极度减退，氮质潴留，未能排泄，伴有高血压”。以冬虫夏草为主治疗尿毒症处方，疗效显著。邹云翔献出验方是：冬虫夏草、人参、双钩藤、枸杞、白蒺藜、生黄芪、炙甘草、茯苓、茯神、怀牛膝、活磁石，另金匮肾气丸加入以上方中包煎。煎浓汤频频饮之，待其神清吐止。胃气不足，酌加莱菔子、炙鸡内金，兼服紫河车。若嫌紫河车味腥难食，可焙干研细粉，装入糯米胶囊服之，每日 10 余个，危险现象可以挽救。

冬虫夏草，在 20 世纪 50 年代至 20 世纪 70 年代价格不贵，16 两制 1 两为人民币 1 元 8 角。因知其价值者不多，运用也少。当时邹云翔治疗尿毒症及肾结核用冬虫夏草，病人能接受，疗效很好。不像今天，已是价超黄金之物。邹云翔平时不服任何药物，但在冬季服用膏滋调养身体时必用冬虫夏草。再举两个运用冬虫夏草的例子。

孙某，女，患慢性肾炎已 8 年。水肿反复不已，1976 年 3 月，因家务劳累后又发尿频、尿急，呕恶不能食，面部、下肢浮肿，有胸水，高热 40.2℃而住某医院。查血非蛋白氮 0.96mg，尿蛋白（+++），尿培养有大肠杆菌 20×10^4/mL 以上。经医院用西药治疗，体温下降，电解质紊乱、酸中毒获纠正，胸水消失，但肾功能不能恢复，于 1967 年 9 月 13 日慕名至邹云翔处诊治。邹云翔诊断为“肾气虚衰”，阴阳气血皆已虚损，要从整体调治。方用冬虫夏草、十全大补丸、全鹿丸、酒炒杜仲、淫羊藿、炒山药、活磁石、枸杞、西当归、生薏米。服后病情稳定，精神好转，肾功能改善，查血非蛋白氮 0.26mg，无不适感觉，能胜任家务劳动。

叶某，女，大学教师，1959 年 7 月因患“左肾结核”，行左肾摘除术。后来又腰痛，难以转侧，诊断为“右肾结核”，使用抗结核药物，疗效不著，遂于 1965 年 11 月 9 日至邹云翔处求治，要求“保我右肾”。诊断为“虚劳”，以益肾健脾、补气养血方调治，方用冬虫夏草等药，并重用冬虫夏草，同栗子入鸡腹内，炖热后食之。服药 5 个月，患者精神好转，无不适感觉，饮食、二便及睡眠均佳，先后五次复查，结核杆菌均为阴性。后生一子一女。至 2009 年 5 月获悉，从未复发。

邹云翔所著《中医肾病疗法》一书中还专门介绍了冬虫夏草炖老鸭法治疗肾劳、肾结核等疾患有显著疗效。目前关于运用冬虫夏草治疗肾病及其他疾病的研究已深入发展。

（二）率先提出用活血化瘀方治疗肾病

邹云翔指出：“各种慢性肾炎，中医治疗都用补气养血、化瘀温肾整体的根本治疗，增强抵抗力。”“温肾行血宣瘀，佐通阳行气的药物，肾脏血流才不发生障碍。”他为活血化瘀法在肾病中的广泛运用做出了贡献。常用药物有桃仁、红花、当归、赤芍、泽兰、川芎、怀牛膝、参三七、干鲍鱼以及虫类药全蝎、僵蚕、蜈蚣、土鳖虫、水蛭等。活血化瘀，运行血气的治法，使用范围很广，急、慢性肾炎，肾性高血压，多囊肾，肾功能不全等肾脏疾病以及老年病，都可以运用此法。

邹云翔认为，人体的经络，是上下内外运行气血的通路，脉之直者为经，支而横者为络，络之别者为孙络。经即大地之江河，络独原野之百川，经络相贯，如环无端。经络气血运行通畅，则百病不生，一有怫郁，诸病皆生。而老年人及肾病患者皆有气血郁滞，运行不畅的病理，运用活血和络法，常能提高疗效，对慢性肾病久病入络，从血分求治，疗效显著。

而后，中、西医逐渐普遍使用活血化瘀之法治疗肾病，并进行了大量的临床及实验研究，获得多项科研成果。

肾脏病的特点是病因复杂，病程漫长，随着生活、用药及环境等变化，病症又多变，死亡率高；重症者极为凶险，生死决于一瞬间。治疗的方法，必须应对辨证，随证而异。而且要与时俱进，不断创新，发展提高。

邹云翔治疗肾脏病的见解，在20世纪70年代，经过不断归纳总结，形成了邹氏二十法：疏风宣肺利水法、清肺解毒行水法、降肺理气法、养肺滋肾法、疏达清里法、补气固卫法、补气行水法、健脾益气法、运脾化湿法、和胃降逆法、健脾补肾法、温阳利水法、滋养肝肾法、补肾固涩法、补气养阴法、补气养血法、阴阳并补法、活血化瘀法、清热渗湿法、疏滞泻浊法。这二十种方法，临床运用，辨证施治，或一法独用，或几法合用，随机应变，均能取得显著疗效。邹云翔善于总结，勇于创新，在许多方面积累了宝贵的经验。

（三）带领肾病研究组创用大黄抢救尿毒症

1959年邹云翔带领的肾病研究组以大黄为主药，以通腑解毒等法抢救尿毒症危重病例成功，并于1959年12月由江苏人民出版社出版了《严重尿中毒中医治疗一得》一书，于1961年在《中医杂志》上发表了总结抢救12例尿毒症的体会。邹云翔教导学生："口服时要用熟大黄，药性缓和，解毒而不伤正气，生军（即生大黄）可在灌肠方中应用。"20世纪80年代，很多学者对大黄治疗尿毒症进行了临床试验研究，证实其治疗尿毒症的疗效。现在大黄用于治疗急、慢性肾衰已成为国内外热点的课题，由大黄有效成分及大黄复方治疗慢性肾衰的中成药也在不断研发中。

（四）在国内最先提出"药物伤肾"学说

邹云翔在长期的临床实践中，发现一部分肾病是由药物损伤肾气引起的。有的患者本身肾气不足，加上药物损伤导致肾病。邹云翔在20世纪70年代，提出"药物伤肾"的病因学说，比国际上早10多年。

郭某，男，40岁，某医院诊断为"药物过敏致肾炎"，经中西医治疗未愈。1977年6月20日至邹云翔处治疗，诊为"药毒伤肾，肾虚络瘀，脾虚湿困"。治以益肾和络，运脾化湿法。方用制苍术、生薏米、云茯苓、炒山药、潞党参、十大功劳叶、熟附片、炒桃仁、杜红花、半枝莲、川断肉等。经三诊，各项检验指标正常，病情稳定，以原法出入，巩固疗效而痊愈。

（五）创新运用“疏滞泄浊法”治疗肾脏病激素不良反应

在二十世纪六七十年代，治疗肾炎用激素制剂者很多，对激素治疗不敏感，但不良反应明显，出现药物性库欣综合征者临床上亦多见，有的被迫停药。症状有疲乏无力、胃纳减少、皮里膜外水钠潴留，妇女还有闭经等症状。邹云翔将此类证候，称激素性气血痰湿郁滞证。创用疏滞泄浊法，取《丹溪心法》越鞠丸加减，以疏其气血，泄其湿浊痰瘀，使失常之升降出入功能得以恢复，取得了满意的疗效，不少患者以此法治愈。邹云翔还指导学生在临床上运用此法，提高了激素治疗肾病综合征的疗效，也减轻了激素治疗肾病综合征的不良反应。

夏某，女，14 岁，1970 年 9 月患肾病综合征，用青霉素、维生素 C、氢氯噻嗪等西药治疗，获效不著，加用激素，因激素不良反应明显，转邹云翔处诊治。诊断为“气血痰湿郁滞经隧”，从疏滞泄郁，化湿通络法治疗。药用制苍术、生薏米、合欢皮、法半夏、橘皮、橘络、制香附、广郁金、川芎、六神曲、白芍、云茯苓、糯稻根、鲜芦根。服药一周后，激素全停，二十剂后，精神渐振，腹胀已除，关节酸痛也止。再以上方加减，佐以健脾补肾、养血调经之品调治，月经来潮。几个月后，精神好，自觉无所痛苦，面色红润，月经正常，浮肿全消，尿检阴性。

（六）创立肾炎发病内因肾气学说

邹云翔认为肾病的发生，虽有先天不足、后天失养、六淫侵袭、药物损害、七情所伤、劳倦过度、房事不节，以及素体肾虚或年老肾气自衰等原因，但总不越乎内因、外因两方面。内因主要是指人的肾气，外因是外感六淫、疮毒之邪，以及肾毒药物。邹云翔认为这个内因就是肾气，即肾精化生之气，泛指肾脏的功能。《黄帝内经》论述，人的生、长、老、衰，都是以肾气描述。《黄帝内经》所谓肾气，就是肾之元阴、元阳，包括肾的功能，人体的整体功能。邹云翔认为肾气充足的人，即使外邪入侵，也不会发生肾炎。这正如《黄帝内经》所说“风雨寒热，不得虚，邪不能独伤人”“正气存内，邪不可干”。而肾气不足之体，外感时病邪可乘虚而入，导致肾炎发生。这也如《黄帝内经》所说“邪之所凑，其气必虚”。

内、外因的理论，在临床上是容易理解的，比如感冒、发烧、扁桃体发炎、肠道感染和皮肤感染的患者，有的不患肾炎，有的患了肾炎，有的高热39℃甚至40℃都不发肾炎，而有的咽部稍有炎症就发展成了肾炎。外因是条件，内因是关键。邹云翔内因肾气学说的提出，对防治肾炎开阔了研究天地，有重要的意义。

（七）维护肾气，治病求本

基于以上认识，邹云翔提出了维护肾气，加强肾的气化功能为治疗肾病的根本原则。而且在老年病人的保健抗衰老的辨证治疗中，都很注意保护肾的气化功能。

维护肾气的措施，一方面，在用药上常在辨证中配伍益肾之品，如川续断、桑寄生、厚杜仲、怀牛膝、地黄、山萸肉、枸杞、黑玄参、制首乌、菟丝子等。根据病人某些体虚正亏的症状，注意扶正。如容易感冒的要注意补气固卫，玉屏风散进治等。另一方面，主张忌用伤害肾气的药物及克伐肾气的方剂，即避免用苦寒、辛凉之品。非用不可，时间宜短，剂量要小，同时注意适当的配伍，如大黄与附子相配，黄柏与肉桂相配，川连与吴萸、与肉桂相配等等。

（八）辨证论治，整体调摄

邹云翔治病以辨证论治为主导思想。常对学生说，治病如量体裁衣，必须辨证论治。切不要喜凉弃温，喜清忌补。他还常说：“暴病多实，久病多虚，肾炎亦然。但多实不是皆实，实中常夹有虚象；多虚不是均虚，虚中常夹有实候。”因此急性肾炎和慢性肾炎的治疗，是从实治，从虚治，还是攻补兼施，不是从急、慢性来区分，而是依据辨证来决定的。

邹云翔辨证论治特别强调整体调摄，审查病情、分析病机时非常注重脏腑之间的内在联系以及外界环境、情志因素对机体的影响，从而确定治疗法则。他认为：“肾脏有病，非特肾脏有损害，即内脏某些部位也不健全，抵抗力薄弱，才发生肾脏病。”又说：“五脏中肺与肾最为娇嫩柔脆，凡是气候上的变化，物理上的刺激，情绪上的波动，内因与外因各方面，都能影响到肺脏与肾脏。”而肾病症状往往涉及各个脏腑，所以邹云翔治疗肾病，不拘泥于肾，而强调整体调摄，根据临床不同情况而辨证施治。注意肺、脾、心、肝以及多脏器同治。临床上往往病情万变，医亦善变，不失时机地辨证论治，所有治疗多获良效。

邹云翔认为那种见到“炎”字，就不加辨证地一味苦寒清泄，对该温者不敢温，该补者不敢补，轻者药不对症影响疗效，甚则害人匪浅。

许某，男，24岁。患水肿1年，腹水，肝脏略大，曾经服用激素，一度水肿消退，不久因劳累又发，此后水肿反复消长，于1963年10月12日到江苏省中医院求治。住院医生佐以胃苓汤、五皮饮、麻黄加术汤，虽见效果，但仍反复。后邹云翔查房见其口干不多饮，脘腹嘈杂不适，时泛黏液，腹胀，有时便溏，小便量少，面浮，下肢按之凹陷，腹部膨大，苔白腻，脉弦滑。邹云翔辨证认为，水肿除与肺脾肾有关外，其腹大经久不消，肝络也有瘀阻，拟以温肾运脾，养肝利水，佐以化瘀通络。共服15剂，尿量正常，水肿全部消退，胃纳增加，精神渐振，已能下床活动。继以健脾化湿、柔肝养肺法善后调理，随访3月余，病情稳定。方中脾肾肺肝同治，注重活血化瘀，辨证精确，治法创新，疗效卓著。

（九）提出“肾劳”病名、“补肾元”治法，传授“保肾甲、乙丸”秘方

邹云翔早在1955年就提出“各种慢性肾脏疾患，在中医说来，无此详尽的分类，照这样的分类证候，都包括在肾脏内伤中，有严重的病症，则要称之为肾劳”“伤甚为虚，虚极为劳”。治疗方法为“补益肾元，渗利泄浊”，主方用保肾甲丸、保肾乙丸加减。保肾甲丸是平补阴阳而偏于补气温阳，兼以活血和络、渗利泄浊，补气而不滞，温阳而不燥，泄浊而不伤正，治疗慢性肾功能不全偏于气虚、阳虚者疗效佳。保肾乙丸是平补阴阳偏于补阴，兼以和络泄浊，补益不留邪，祛邪不伤正，治疗慢性肾功能不全偏于阴虚、气阴两虚者疗效好。这两个丸剂在江苏省中医院长期应用，常供不应求，后改为片剂。

邹云翔自20世纪50年代到20世纪70年代早中期，都擅用“温肾活血”“温补脾肾”等法，疗效显著。但到20世纪70年代中末期，激素制剂及利尿剂广泛用于临床，肾脏病的中医证候有所改变。邹云翔敏锐地觉察到“脾肾阳虚证”明显减少，“气阴两虚证”逐渐增多。遂与时俱进，指导研究生开展肾脏病气阴两虚证的研究，并传授秘方。该秘方经十余年的研究，已开发成新药“黄蛭益肾胶囊”，功效为补气养阴、活血化瘀、淡渗利水。治疗慢性肾炎气阴两虚证，降尿蛋白、消水肿等，效果较好。

（十）研究邹氏肾病诊治与教学电脑软件

为了更好地整理研究邹云翔治肾病的学术思想，传承他的临床经验，江苏省中医院于1981年运用当时尖端的计算机技术，储存邹云翔的经验，并与南京工学院计算机系合作，苦战一年，研制成“邹云翔教授急、慢性肾炎诊疗与教学经验应用软件”，1981年10月用于临床诊疗，12月通过省科委鉴定，并获省科技奖。继战

两年，研制成"邹云翔教授肾系疾病诊疗及教学经验应用软件"，获省科技进步奖。该应用软件搜集了 828 个症状信息，能使用 739 个基本方剂和 360 味中药；总结了肾系疾病 316 个主要症候和 50 个兼夹症候；能为肾脏系统的 13 种疾病作辨证治疗。八十多岁的邹云翔对此项研究非常支持，为指导学生工作，在家中设一房间作为研究室，学生总结时他随时指导与修改。软件设计完成后，开设电脑门诊，经 1 万人次的肾病诊治，有效率达 90%以上。该软件获江苏省计算机应用一等奖，全国微机应用一等奖等。1985 年由卫生部选送至日本筑波，参加国际科技博览会演示展出半年，1986 年在澳大利亚举行的科技博览展会上展览演示，均获国际行家好评。1987 年在美国华盛顿世界医药信息会议、加拿大举行的医药科技会议及 1988 年苏联召开的医药科技会议上，邹云翔肾病软件的医理设计、计算机程序设计及用于临床治疗论文的大会宣读，引起了国际医药界的极大重视，反应热烈。邹云翔治肾病软件在国内转让 20 余家医院，开设电脑门诊，如同邹云翔在当地诊治肾病一样，疗效显著，并经国家中医药管理局批准向国外转让。

邹云翔治疗肾病的应用软件，当时比较完整先进，创中国中医软件之先河，使名中医治病从个人诊病的狭窄地带走向广阔天地，为更多的人群服务，富有重大的社会意义。

[中华中医昆仑·邹云翔卷，当代中医药发展研究中心编，中国中医药出版社，2010]

三、邹云翔教授治疗肾脏病的宝贵经验

肾脏疾患是内脏疾病之一。病在六腑，治疗比较容易，病情一涉内脏，都是很难治疗的，这是中西医学家公认的事实。《素问·阴阳应象大论》说："邪风之至，疾如风雨，故善治者治皮毛，其次治肌肤，其次治筋脉，其次治六腑，其次治五脏。治五脏者，半死半生也。"王冰注："治其已成。"《素问·上古天真论》又说："肾者主水，受五脏六脏之精而藏之，故五脏盛，乃能泻。"王冰注："五脏各有精，随用而灌注于肾，此乃肾为都会关司之所，非肾一脏而独有精。"这话是有一定理由的，就是说肾脏有病，非特肾脏损伤，即内脏各部门都不健全，抵抗力薄弱，才会生肾脏病的。

五脏中肺与肾最为娇嫩与柔脆，凡是气候上的变化，物理上的刺激，情绪上的波动，外因与内因各方面，都能影响到肺脏与肾脏。足少阴之脉，其直行者从肾上

于肝膈，入肺中，循喉咙，挟舌本，故肺部有疾患，脉络传导，侵袭肾脏，容易感染。又肾脉上股内贯脊，所以情绪波动、环境变异、大脑皮质紧张与受刺激，都容易影响到肾脏。

至于怎样患肾脏病的，据个人诊疗观察所得，大概可得如下的分析。以地域论，工矿区、都市中人患的多，农村中患的少；以年龄论，20～40岁左右青年与壮年人患的多，老年少年患的少；以生活状况论，流动迁徙的人患的多，居住不动的人患的少；以体格论，肥胖的人患的多，瘦小的人患的少；以季节论，秋冬两季的时候患的多，春夏两季的时候患的少；以病体论，有心脏病、支气管喘息病的人患的多，有其他疾病的人患的少；以性情论，喜吃咸味的人患的多，好吃甜味或嗜葱蒜的人患的少。凡是居惯温和湿润、地带气压较低的人们，一到了干燥、气压较高的地方，变化了一个气候，人体生理上各系统运转都要起着变化，如果疲劳过度或情绪紧张，受着内因外因的侵袭，肾脏病就容易发生了；反之如高燥之地，一到温湿地带，也会同样的发生。

肾脏病主要的特征就是水肿，急性的遍体都肿，小溲不畅，以指按之，有一个深陷，可以没指，并伴有浆液腔积水，轻的仅有面及腿的轻度水肿，肿得严重的可称是急性肾脏炎。其病因西医至今尚不十分了解。据现有的材料，某种传染病与此病的发生有着密切的关系。大部分肾脏炎常继上呼吸道感染而发生，倘使我们进一步做细菌与免疫学的研究，就能看出溶血性链球菌较其他细菌有着更大的关联性。

据郎克泼氏报告，患急性血管球肾炎的有85%以上曾有溶血性链球菌感染，又据宣克尔氏的85例急性肾脏炎病例，其中76人血中有高浓度抗链球菌溶血素，证明这些病人最近患过链球菌感染。上面的观察证实了溶血性链球菌感染与急性血管球性肾炎有密切的关系。有一点需特别指出，就是链球菌不一定经过上呼吸道感染才可产生肾脏炎，其他的皮肤伤口为链球菌感染，继发感染也可产生肾脏炎，同时其他细菌如肺炎球菌及革兰阴性球菌等感染，有时也可产生肾脏炎。

近来一般主张肾炎的发生并非因细菌或毒素侵袭肾脏，乃由于免疫反应所致。患大叶性肺炎的人是受到链球菌侵袭所致。中医对于大叶性肺炎，就是用麻杏石甘汤治疗。急性肾脏炎有喘息，全身浮肿，小溲不多的症状。《金匮要略》所谓“风水”，仲景认为腰以上肿用消散，腰以下肿利小便，治法很是精当，就是所称“开鬼门，洁净府”，换言之，即表里两解。还有亚急性肾水肿、肾变性肾炎，中医所谓“皮水”“里水”，用消肿利水的方法，往往肿势不肯消退，这是什么缘故呢？《金匮要略》所谓“水气”，水之所积，即气之所聚。黄坤载也说过：“气不离水，水不离气，气滞则水凝，水积则气聚。”故对于这类肾病的水肿治疗，在春天可啖鲜荸荠，在冬天可啖鲜萝卜。这两样东西，都是祛滞行气的，帮药物消肿利水，有相当的效果。

至于慢性肾炎，西医对于此病的成因更不了解。它的症状比急性肾炎更复杂，仅一部分病例，是由急性肾炎演变而来。在中医所说是肾脏内伤，由伤而虚，由虚而致劳，最严重的要说是肾劳。成肾劳的原因，都由于先天性的体虚气弱，又经环境、人事等多方面的错综复杂演变而来；其次或摄生之不得宜，饮食男女之无节制，不知不觉中肾小球受了损伤，各部分器官都受影响而变化，遂有肾萎缩、肾瘀血、肾脓肿、肾游走、肾梗死、肾结核、肾结石等病情发生。以上的各种慢性肾炎，中医都用补气养血、化瘀温肾等整体治疗，增强抵抗力。如肾萎缩、肾瘀血、肾梗死、肾脓肿的病因，无非是肾小球损伤，毛细管壁血液渗透，肾脏功能减退。治疗以补肾温养之方，佐以化瘀，不宜用寒凉咸泻肾气。慢性肾炎是虚火，不是实火，阳火可泻，虚火不可泻。肾脏炎之所以忌盐，因盐是寒性泻火的，一入肾脏，肾小球血行不畅，因沉淀而凝固，柔脆的肾脏自然容易受害，所以吃咸的人，容易生肾脏病。如果害肾脏病很厉害的人不忌盐，肿势更严重，就是犯虚虚之戒。所谓化瘀之药物是什么呢，就是用鲍鱼来解决这瘀血性的、萎缩性的、梗死性肾病唯一方法。

鲍鱼最早应用于治疗上，在《黄帝内经》已提到过。《素问·腹中论》说及“年少时，有所大脱血，若醉入房，中气竭，肝伤”，丈夫则精液衰乏，女子则“月事衰少不来”“以四乌鲗骨、一藘茹，二物并合之，丸以雀卵，大如小豆。以五丸为后饭，饮以鲍鱼汁，利肠中”。王冰注：“鲍鱼味辛臭，温平无毒，主治瘀血血痹在四肢不散者。”这样的病情，将近虚劳的地步，故用散瘀活血之药物。明代李时珍《本草纲目》论鲍鱼肉曰：“煮汁治女子血枯，病伤肝，利肠。用麻仁葱豉煮羹，通乳汁。”日本人白根敏郎发现鲍鱼对于不治之肺病，有非常之效果。白根氏在大矶创立鲍鱼研究所，发现有一种名福鲍，服之可在人体中助白细胞之活跃，对于未咯血之肺结核，极易治愈，此种症状虽至二、三期亦无妨碍；但咯血及喉头结核、肠结核、肾脏结核、膀胱结核、睾丸结核等，虽在初期，难在一月中治愈之。虽然，因体质之不同，自服用始，经四、五日后，即见效果者，再越二十日，其效能始能显著。中医名家如叶天士、费伯雄、蒋问斋等，亦常用鲍鱼，或用以治肾劳，或用以治肺痨，皆有相当疗效。

至如肾结核患者，往往由肺结核演变而来，最宜用食饵疗法，用冬虫夏草与老鸭同煮食之。炖老鸭法，用冬虫夏草三五枚，老雄鸭一只，去肚杂，将鸭头劈开，纳药于中，仍以线扎好，加酱油、酒如常，蒸烂食之，其药气能从头中直贯鸭全身，无不透浃。唐容川《本草问答》云：“冬虫夏草，《本草》不载，今考其物，真为灵品。此物冬至生虫，自春及夏，虫长寸余，粗如小指，当夏至前一时，犹然虫也，及夏至时，虫忽不见，皆入于土，头上生苗，渐长到秋分后，则苗长三寸，居然草也。此物生于西蕃草地，遍地皆草，莫可识别，秋分后，即微雪，采虫草者，看雪中有数寸无雪处，一锄掘起，而虫草即在其中。观其能化雪，则气性纯阳；盖虫为动物，自是阳性；生于冬至，盛阳气也；夏至入土，阳入阴也；其生苗者，则是阳入阴出之象，至灵之品也。故欲补下焦之阳，则单用根；若益上焦之阴，则兼用苗。总显以其冬夏二令之气化而已。”赵恕轩《本草纲目拾遗》云：“夏草冬虫，乃感阴阳二气而生，夏至一阴生，故静而为草，冬至一阳生，做动而为虫，辗转循环，非若腐草为萤，陈麦化蝶，感湿热之气者可比，入药故能治诸虚百损。”朱排山云：“冬虫夏草，以酒浸数枚，啖之，治腰膝间痛楚，有益肾之功。”《文房肆考》云：“孔裕堂述其弟患怯弱，汗大泄，虽盛暑，处密室帐中犹畏风甚，病三年，医药不效，症在不起。适有戚自川归，遗以夏草冬虫三斤，逐日和荤蔬作肴炖食，渐至愈。因信此物保肺气，实腠理，确有征验，用之皆效。”绍兴平菜仲先生谓：“其草冬为虫，一交春，虫蜕而飞去，其取也有期。”其为虫菌递变，已无疑义，而科学家但就其标本观之，谓为寄生菌，巩非确论。而据唐容川云：“欲补下焦之阳，单用根；益上焦之阴，兼用苗，以其得冬夏二令之气化也。”现皆根苗并用，其为补肺阴、纳肾阳显而易见。至论该草之是否有扑灭肾结核之功用，尚待今后科学家之研究与证明。

患慢性肾炎兼遗精者，每周一次或两三次，情绪忧郁，对于人生前途往往悲观失望。遗精病不能制止，慢性肾炎很难有痊愈的希望。余自制固精丹，比黄坤载灵雪丹较为简易，而效验颇著。方用密陀僧一钱，五倍子一钱，海螵蛸二钱，研极细末，每晚用棉絮蘸少许，掺玉茎头上，一夜能敛精不遗。如非包茎，不易掺上，于头上擦凡士林少许，再将药末掺上即可。余常用之，屡试屡验。内服方，总宜固精填髓，补肾益气，温养血脉，安神渗湿，随证活用。又遗精平时严重者，肾脏虚损已极。所谓肾主骨，骨髓空虚，造血功能减低，发生骨髓病性贫血。应宗缪宜亭之法，于补肾益气、温养血脉的药物内，另加牛骨髓、羊骨髓、猪骨髓等煮膏拌和为丸，增加骨髓造血功能，亦有相当疗效的。又凡遗精者大忌牛膝，服之能令多遗。《本草纲目》言其性下行而滑窍，梦遗及脾虚下陷因而腿膝肿痛者禁用，其言诚然，余验过，益信古人之并不我欺。

慢性肾炎的病人，腰部及输尿管不时有疼痛，有时沿及左季肋部亦痛，有的腰俞不痛而有灼热感或压痛感，有时突然剧痛。以上的病症，无非是由肾体损伤，血行障碍，神经放射性发出痛觉。照中医学理论讲，血凝则气滞，血行则气随，血与气亦分离不开的。故欲温肾行血宣瘀，必佐通阳行气的药物，肾脏血流才不发生障碍。寒凉咸味容易起凝固性，即鱼腥性寒之品，亦不可吃，吃之阻碍肾脏血行循环之流通；最宜吃辛温之品，如大蒜、青葱、韭菜之类，同牛肉、羊肉和煮食之，可以通阳行气。《本草纲目》言大蒜辛温，开胃健脾，通五脏，达诸窍，破癥积；葱生用辛散，熟用甘温，发汗解肌，以通上下阳气，气通则血活；韭菜辛温，微酸，入血分而行气，归心益胃，助肾补阳，《黄帝内经》说“辛以润肾”，就是这个道理。苏联生物学家董金于1928年至1930年间在许多植物中，发现有杀灭或抑制细菌和原虫发育作用的物质，叫作植物杀菌素。如大蒜、葱、洋葱、辣菜根、桦树叶、橘叶、松叶等，都含有这种植物杀菌素，而以大蒜的杀菌力最为强大。据张冠卿报道（1951年），大蒜辣素（大蒜精）能杀灭原虫、八联球菌、葡萄球菌、链球菌、痢疾杆菌及副伤寒甲、乙菌，大蒜辣素实为一种廉价的抗生素。由上可知，慢性肾炎服用辛温之葱、蒜、韭菜，有助于肾脏功能之健全，增加肺脏、肾脏之抵抗力，中西医学说是可以符合的。

肾脏疾病伴有高血压者，由于血管的病变，总是要牵涉到心脏的。一方面以心肌肥大开始，继之以心肌营养不良；一方面是冠状动脉的硬化、支气管炎症，亦随之而发。气喘咳嗽，心绞痛，胁肋痛，放散至腰背部，颜面四肢浮肿，失眠，头痛，往往引起心脏衰竭而死亡。中医处方用大丹参三钱，桔梗一钱，枳壳一钱，远志一钱五分（去心，甘草水泡），广郁金一钱，茯苓、茯神各一钱五分，黄芪皮五钱，合欢皮四钱，苏子三钱，海蛤粉一钱五分，旋覆花一钱五分，炙紫菀、款冬花各一钱五分，北沙参三钱，潞党参三钱（如失眠甚，加龙齿三钱，血珀五分；心绞痛、胸胁痛甚，加白蒺藜三钱，参三七八分；头昏眩作痛有烘热上冲，加生牡蛎五钱），连服数十剂，一面择适宜地点疗养，效果极为显著，或有得愈者。慢性肾脏病急性发作，最危险的就是尿毒症，头痛，神志昏迷，鼻衄，恶心，呕吐，小溲特少，滴沥不下或竟全无，口有尿酸气味上喷。肾功能极度减退，氮质潴留，未能排泄之故，伴有高血压。有苏联医学家肯定地说，肾脏疾病可以引起高血压状态，主要的原因是肾脏缺血，血流供应不足。另外有人认为是由肾脏外层肾小管的细胞内缺氧而引起的。中医处方用冬虫夏草三钱，人参三钱，双钩藤四钱，枸杞五钱，白蒺藜四钱，生黄芪一两，炙甘草二钱，茯苓、茯神各二钱，怀牛膝三钱，活磁石五钱，金匮肾气丸（包煎）四钱，煎浓汤频频与之，待其神清吐止，胃气不足，酌加莱菔子、炙内金，兼服紫河车。若嫌味腥难食，焙干研细粉，装入糯米胶囊服之，一日约十多个，危险现象可以挽救。

（注：上文是邹老亲笔所写，收录于《中医肾病疗法》，文中体现了邹老在20世纪60年代中西医结合论治肾病的思路，谈了肾脏病发病的中医病机，特别是创新性地提出用“补气养血、化瘀温肾”的方法整体治疗慢性肾炎，介绍了药食同治、防治结合的宝贵经验，如虫草炖老鸭的食补法、冬虫夏草治疗尿毒症、鲍鱼治疗肾萎缩。这些方法在临床经我们40余年重复运用的验证，确有疗效，并为大量实验所证实。文章虽短，充满精华，很值得反复学习，细细领悟。）

[中医肾病疗法，邹云翔编著，江苏人民出版社，1955]

第二节　学习继承弘扬导师治肾学术思想临床经验论文

一、运用邹云翔经验治疗慢性肾衰148例临床观察

[摘要]　运用邹云翔辨证论治慢性肾功能衰竭的经验，治疗慢性肾衰氮质血症期患者148例，近期有效率达83.1%，明显高于20例对照组50%的有效率（$P < 0.05$），并有较好的降低蛋白尿、改善肾功能的作用。对其中88例患者进行远期随访观察，经治疗后1/Scr随时间变化（月）关系的直线斜率（b值）与治疗前对比有显著差别（$P < 0.01$）。

[关键词]　慢性肾功能衰竭　氮质血症　邹云翔

慢性肾功能衰竭（CRF）是多种慢性肾脏疾病造成肾单位逐渐损毁，出现多方面紊乱的综合征，氮质血症期则是CRF病程进展的重要时期，保护健存肾单位，延缓肾衰进入终末期的进程，则为CRF治疗的目的。自1990年以来，我们运用已故著名中医肾病专家邹云翔治肾经验，系统治疗和观察了对氮质血症期的近、远期疗效，兹介绍如下。

（一）临床资料

1. 病例资料　1990年—1996年住院治疗的168例CRF患者，其中男性101例，

女性 67 例；平均年龄 49.6 岁。原发病诊断：慢性肾小球肾炎 92 例，慢性肾盂肾炎 15 例，肾小动脉硬化 19 例，多囊肾 17 例，糖尿病肾病 16 例，狼疮性肾炎 5 例，尿酸性肾病 4 例。氮质血症期诊断标准根据 1992 年安徽原发性肾小球疾病分型与治疗及诊断标准专题座谈会制定标准。

2. 分组及分型　根据随机原则分为治疗组 148 例，对照组 20 例，两组患者在年龄、性别、原发病、病情程度等方面均具有可比性。

治疗组 148 例辨证及分型结果见表 9-1。在正虚各型中，脾肾气阴两虚证最多（占 52%），脾肾气虚证其次。在本组氮质血症病例中，未见脾肾阳虚证及阴阳两虚证。而邪实兼证中，脾肾气虚证多兼水气（65.45%），气阴两虚证常兼湿热（48.05%），肝肾阴虚证常兼瘀血（25%）。

表 9-1　148 例氮质血症期患者中医辨证分型

	例数	湿浊	水气	湿热	瘀血	外感
脾肾气虚	55	32	36	24	9	7
气阴两虚	77	48	35	37	14	9
肝肾阴虚	16	8	5	6	4	2

3. 治疗方法

（1）近期治疗方法

1）治疗组：根据邹氏经验，中医辨证以正虚为纲，邪实为目。治疗以“保肾气”为原则，分清虚实标本的主次缓急。正虚诸证：①脾肾气虚证，治以补气健脾益肾，药用党参、黄芪、苍术、白术、茯苓皮、泽泻、陈皮、姜半夏、桑寄生、菟丝子、车前子、益母草；②气阴两虚证，治以益气养阴，药用太子参、生黄芪、山药、生地黄、制首乌、枸杞、石斛、南沙参、桑寄生、怀牛膝、紫河车、六月雪；③肝肾阴虚证，治以养肝益肾，药用制首乌、枸杞、生熟地黄、潼白蒺藜、豨莶草、桑寄生、杜仲、怀牛膝、桃仁、红花、灵磁石；④阴阳两虚证，治以阴阳并补，药用冬虫夏草、鹿角片、巴戟天、紫河车、淫羊藿、淡苁蓉、熟地黄、山茱萸、枸杞、怀牛膝、当归、陈皮。邪实诸证有湿浊、水气、湿热、瘀血等，在正虚各证中皆可见到，随证分别配合泄浊、利水、清利、活血等法。上药每日 1 剂煎服。所有病例均间断配合中成药保肾甲丸或保肾乙丸（本院自制）以加强健脾补肾功用，脾肾气（阳）虚证用保肾甲丸（主要成分：黄芪、党参、巴戟天、鹿角片、地黄、枸杞、紫丹参、六月雪等）；气阴两虚、肝肾阴虚证用保肾乙丸（主要成分：

太子参、生黄芪、地黄、山茱萸、何首乌、枸杞、杜仲、怀牛膝、桃仁、红花、泽泻等)。保肾甲丸或保肾乙丸每次 5g，每日 3 次。并间断使用中药灌肠剂（生大黄、蒲公英、煅牡蛎、六月雪、生甘草）行保留灌肠，每日 1 次，7 ～ 10 日为 1 个疗程，平均治疗 2 ～ 3 个疗程。

2）对照组：脾肾气（阳）虚证用四君子汤合济生肾气丸，气阴两虚征用参芪地黄汤，肝肾阴虚证用杞菊地黄汤。以上原方汤药每日 1 剂。同时加用肾炎四味片（湖北沙市制药厂生产)，每次 8 片，每日 3 次。

治疗组与对照组口服药物均以 1 ～ 2 个月为 1 个疗程，平均治疗 2 ～ 3 个疗程。

（2）远期治疗方法：治疗组长期服用与近期治疗相同的方药，平均使用（37.28 ± 18.23）月。对伴有高血压、酸中毒及合并感染者均配合降压、纠酸、抗感染治疗。

4. 观察指标　近期疗效主要观察患者治疗前后症状、体征、血尿素氮（BUN)、血肌酐（Scr)、血尿酸（UA)、血红蛋白（Hb)、血浆白蛋白（A）及 24h 尿蛋白定量等指标。远期疗效则通过对患者进行长期门诊随访，定期观察上述指标，并对生活质量（包括生活能力与工作能力）进行评定，以 Scr ＞ 707.2μmol/L 为观察终点。

5. 统计方法　考察治疗前后数据差别的显著性用 t 检验，组间比较用方差分析，对治疗前 3 ～ 6 个月 1/Scr 数值及治疗后 1/Scr 数值随时间变化作直线回归方程（$Y=a+bx$)，并进行推算，从理论上预测治疗前及治疗后进入尿毒症终末期（Scr ＞ 707.2μmol/L）的病例数。

（二）疗效观察

1. 疗效标准　参照《慢性肾衰中医辨证分型和疗效判定标准》，分显效、有效、稳定、无效 4 类。

2. 近期疗效　治疗组及对照组近期疗效结果如表 9-2 所示，治疗组临床总有效率 83.1%，对照组 50.0%，治疗组明显高于对照组（$P < 0.05$)。

表 9–2　治疗组和对照组临床疗效观察

	例数	显效（%）	有效	稳定	无效
治疗组	148	52（35.1）	44	27	25
对照组	20	2（10.0）	2	6	10

3. 近期客观指标观察比较　两组患者治疗前后 BUN，Scr、UA、Hb、血浆蛋白 A 及 24h 尿蛋白定量改变如表 9-3 所示。治疗组及对照组尿蛋白定量均有下降，但治疗组更为明显。治疗组 Scr 下降显著，对照无明显改变。两组患者的血浆蛋白 A、Hb、BUN、UA 近期改变不明显。

表 9-3　治疗组和对照组各项指标变化情况

	治疗组		对照组	
	治疗前	治疗后	治疗前	治疗后
24h 尿蛋白（g/L）	2.65 ± 2.89	2.03 ± 2.1**	2.60 ± 2.52	2.24 ± 0.93*
A（g/L）	33.04 ± 7.40	32.70 ± 6.37	33.31 ± 8.42	32.25 ± 9.65
Hb（g/L）	80.46 ± 23.23	78.45 ± 19.88	84.12 ± 10.74	83.56 ± 1.28
BUN（mmol/L）	19.69 ± 31.22	19.73 ± 44.25	14.81 ± 12.37	15.64 ± 14.23
Scr（μmol/L）	301.55 ± 79.59	283.86 ± 150.07*	261.81 ± 83.09	260.42 ± 120.6
UA（μmol/L）	420.18 ± 129.66	423.3 ± 134.32	396.53 ± 135.60	403.62 ± 116.46

注：治疗前后比较 $^{**}P < 0.01$；$^{*}P < 0.05$。

4. 长期中药治疗对肾衰进展速度的影响　对患者中药辨证治疗 3 ～ 6 个月 1/Scr 和长期治疗后 1/Scr 的直线回归方程分析比较（见表 9-4），治疗后 1/Scr 随时间变化（月）关系的直线斜率（b 值）与治疗前有显著差别，并由此理论上推测 5 年进入尿毒症终末期（ESRF）的患者人数，治疗前为 64 人，占 72.72%，治疗后降为 29 人，占 32.95%，两者有显著性差异（$P < 0.01$）。

表 9-4　CRF 患者治疗前后肾功能进展速度比较（$\bar{x} \pm s$）

	治疗前	治疗后
b 值（$\times 10^{-4}$）	-35.312 ± 2.1725	- 4.4276 ± 2.0834*
预测 5 年进入 ESRF	64/88（72.73%）	29/88（32.95%）*

注：治疗前后比较 $^{*}P < 0.01$。

5. 长期治疗患者生活质量改善情况　长期中药辨证治疗，对患者常见临床症状有明显改善作用，常见 10 种症状好转情况如表 9-5 所示。并且有 25 人（占 28.41%）恢复或持续参加了轻工作及半日工作。

（三）讨论

1. 维护肾元，治病求本　邹氏认为：CRF 氮质血症期是由慢性肾脏疾病久治不愈导致肾的气化功能受损，发展至肾阴肾阳俱衰并波及全身多脏器功能损害，致当升不升，当降不降，当藏不藏，当泄不泄，引起一系列本虚标实的危重综合征。因此，慢性肾衰的基本病理是肾元虚损，而外感、水湿、湿热、血瘀等病理因素常是加重肾衰发展的可逆因素。治疗原则当维护肾元，治病求本。具体将邹氏保肾元经验方保肾甲、乙丸应用于治疗始终，但临证的辨证方药从权衡标本缓急着手，动中求变，变中求证，动态认识标与本的关系。一般病情稳定时，以扶正维护肾元为主，佐以和络泄浊祛邪，标急危重时，以祛邪为主略加扶正，通过治标祛邪，清除可逆因素，为治本创造更为有利的条件。

表 9-5　治疗组经远期治疗主要症状改善情况（例）

症状	治疗前	治疗后	好转率（%）
乏力	78	33	57.69
食欲不振	46	26	43.48
头昏	32	27	15.63
腰膝酸痛	41	25	39.02
尿少	24	8	66.67
下肢或眼睑浮肿	26	16	38.46
夜尿多	23	13	43.48
下肢抽筋	10	5	50.00
恶心呕吐	29	20	31.03
皮肤瘙痒	30	18	40.00

2. 调理脾胃，升清降浊　邹氏一向重视脾胃功能的保护，常说脾胃为升降之枢纽，病者有胃气则生，无胃气则死，调理脾胃则助其升降，脾气升而胃气降，小肠方可分别清浊，清气经脾上达，浊阴自肠下降，经二便排出体外，临证凡见脾胃虚弱者，喜用白术、苍术、姜半夏、陈皮健脾燥湿和胃；若见恶心呕吐明显者，则从调和脾胃着手，达升清降浊目的，经验方为姜半夏、陈皮、茯苓皮、泽泻、川黄连、苏梗、制军。

3. 和络泄浊，贯穿始终　邹氏认为，经络血气运行通畅，则万病不生，一有怫郁，诸病皆生，而肾衰皆有血气瘀滞、湿浊内阻、运行不畅的病理。因此，在辨证基础上加用活血和络泄浊药物，能提高疗效，常用药有桃仁、红花、赤芍、川芎、丹参、怀牛膝、干鲍鱼、参三七、益母草、土茯苓、六月雪等。

4. 验方重复，疗效确切　本组选择大样本 CRF 住院患者，严格按照全国中西医肾病界公认的诊断、疗效标准，以及国际公认的 Mitchv 1/Scr 方法对远期疗效评定，在临床重复验证了邹氏治肾学术思想和经验方药，治疗 CRF 氮质血症期 148 例患者，近期疗效 83.1%，远期疗效（表 9-4）也充分证明能明显延缓 CRF 患者的病程进展，提高 CRF 患者的生存质量。

[江苏中医，1997，18（12）：42-44]

二、谈继承发扬邹云翔老师治肾学术思想的过程和心得体会

邹云翔（1898—1988），江苏无锡人。中国著名中医学家，一级教授，全国第一批中医学博士研究生导师，从医从教从科研七十春秋，铸炼成一代名医，中医肾病学宗师。在老年病、妇科病、儿科病、疑难杂症和温热病治疗中也有独特临床经验。邹老师有一种淳厚深邃的人格光辉绵延闪耀，他学识渊博，医术高超，活人无数，誉满神州，攀称“仲景功臣”，为我国中医学事业发展作出了杰出的贡献。

我于 1978 年进入邹老领军的中医肾病团队，1983 年正式考上邹老中医肾病学博士生，跟随邹老学习及持续在临床从事肾病学研究至今，现将三十余年来继承弘扬孟河医派邹老治肾学术思想的过程和体会作一简要介绍。

（一）冬虫夏草治疗慢性肾衰竭（1955 年）

1955 年邹云翔教授创建了中国第一个“中医肾脏病小组”，并于同年出版了国内首部中医肾脏病学专著《中医肾病疗法》。以下验案记载于书中第 94 页，是国内最早记载用冬虫夏草治疗慢性肾衰竭及尿毒症、肾结核的经验。

例：冬虫夏草治疗尿毒症验案（肾元衰竭、浊毒内阻证）。症候：慢性肾脏病急性发作，最危险的就是尿毒症，头痛，神智昏迷，鼻衄，恶心，小溲特少，或竟全无，滴沥不下，口有尿酸气味上喷。肾功能极度减退，氮质潴留，未能排泄之故，伴有高血压。处方：冬虫夏草三钱、人参三钱、双钩藤四钱、枸杞五钱、白蒺藜四钱、生黄芪一两、炙甘草二钱、茯苓神各二钱、怀牛膝三钱、活磁石五钱、金匮肾气丸（包煎）四钱，煎浓汤频频饮之，待其神清吐止，胃气不足，酌加莱菔子、炙内金，兼服紫河车。若嫌味咸难食，焙干研细粉，装入糯米胶囊服之，一天十多个，危险现象可以挽救。

1. 研究沿革　实验开展了冬虫夏草对庆大霉素肾损害大鼠小管、间质保护作用的研究；临床开展了冬虫夏草的用量、适应证、配伍用法及使用最佳剂型的研究；配合开展了人工虫草“至灵胶囊”“金水宝”“百令胶囊”的临床及实验研究；指导博士后开展了人工培育虫草（蛹虫草）的药理药效、分子生物学研究。

2. 学习心得

（1）邹老师创用冬虫夏草治疗尿毒症及肾结核，据他描述是从赵海仙医案中受到启发，在20世纪50年代至20世纪70年代其价格不贵，十六两制一两为人民币一元八角。因知其价值者不多，运用也少。不像今天，已是超黄金之物。邹老师自身平时不服任何药物，但在冬季服用膏滋调养身体时必用冬虫夏草。当时邹老治疗尿毒症及肾结核用冬虫夏草，病人能接受，疗效很高。

唐容川《本草问答》云："冬虫夏草，《本草》不载，今考其物，真为灵品……采虫草者，看雪中有数寸无雪处，一锄掘起，而虫草即在其中。观其能化雪，则气性纯阳；盖虫为动物，自是阳性；生于冬至，盛阳气也；夏至入土，阳中阴也；其生苗者，则是阳入阴出之象，至灵之品也。故欲补下焦之阳，则单用根；若益上焦之阴，则兼用苗；以其冬夏二令之气化而已。"

赵恕轩《本草纲目拾遗》云："夏草冬虫，乃感阴阳二气而生，夏至一阴生，故静而为草，冬至一阳生，故动而为虫，辗转循环，非若腐草为萤，陈麦化蝶，感湿热之气者可比，入药故能治诸虚百损。"

朱排山云："冬虫夏草，以酒浸数枚，啖之，治腰膝间痛楚，有益肾之功。"现皆根苗并用，其为补肺阴纳肾阳显而易见。

（2）用药体会：虫草用量为每日2～5g。适应证：以肺肾虚衰为主的所有慢性肾脏病症，尤其适合于慢性肾脏病（CKD）2～4期患者。配伍：西洋参、冬虫夏草、藏红花或参三七。剂型：隔水蒸服，或研粉装胶囊服用。

3. 展望　开发冬虫夏草的人工培植；对冬虫夏草的替代品疗效的评价；进一步研究冬虫夏草的有效成分；以及进一步探索冬虫夏草最佳的治疗病种、疗效和作用机制。

（二）温肾活血法治疗慢性肾脏疾病（1955年）

1955年邹云翔教授在编著的《中医肾病疗法》第90页中介绍"各种慢性肾炎，中医治法都用补气养血、化瘀温肾整体的根本治疗"经验。1956年邹老在《中医杂志》介绍了用活血化瘀法经验病案，并提出药物用鲍鱼、桃仁、红花、怀牛膝、三七治疗有效。1971年邹老在《中华内科杂志》上介绍温肾活血、活血化瘀等四法治疗慢性肾病的经验。此为运用活血化瘀法治疗慢性肾脏病的临床与实验研究开了先河。

例：温肾补水治疗肾病综合征验案（脾肾阳虚、水湿泛滥证）。患者戈某，1942年初就诊。症候：头面胸腹四肢皆肿，尿量每日100mL左右，病势危急，切其脉细沉，但尺脉有根。治法：补气行水、健脾渗利、温阳化气、活血化瘀。方用防己黄芪汤合五皮饮加温肾助阳之品图效。处方：生黄芪四两，青防风一钱五分，防己一钱五分，白术三钱，茯苓皮五钱，大腹皮一钱五分，陈皮一钱五分，生姜皮二钱五分，炙桂枝八分，熟附子三钱。二十剂后浮肿明显消退，遂以严用和济生肾气丸加味滋阴助阳，健脾固肾，活血通络，终使肾气固摄，精气内收，尿蛋白消失而痊愈。

1. 研究沿革　归纳整理并剂型改革，制成邹老健脾温肾化瘀利水经验方药“健肾片”，开展了系列临床及实验研究。临床研究：治疗慢性肾炎脾肾气虚证 96 例，近期总有效率 86.48%，明显多于肾炎四味片对照组（$P < 0.05$），扩大临床验证也得到证实。以嘌呤霉素制作大鼠氨基核苷肾病动物模型，用系列生化指标结合中医气虚证病理特点进行论证，结果表明该模型符合微小病变型肾病气虚证模型要求，健肾片对该模型具有显著改善尿蛋白和各项生化指标，以及促使肾脏病理好转的作用。

2. 研究成果　1996 年将“健肾片”科研新药开发成果转让给江苏康缘药业有限公司；课题获江苏省政府科技进步三等奖 1 项，四等奖 1 项；发表研究论文 16 篇。

3. 学习心得

（1）在临床筛选活血化瘀中药，重点对桃仁、红花、赤芍、泽兰、川芎、水红花子、水蛭的用量及配伍进行了研究；并根据邹老提出“气分治疗无效的顽固性水肿，当从血分论治”的宝贵经验，对于临床“无瘀血证候”的缺血性肾病、难治性肾病，用温肾活血法治疗取得较好疗效；进一步根据瘀血致肿理论开创用虫类药活血化瘀、搜风通络治疗肾脏病，1987 年《10 种虫类药在治疗肾小球疾病中的应用》发表在《中医杂志》；同时对痰瘀交阻（痰浊、痰湿、痰热与瘀血内阻）证进行了系统的证治研究，主要用于 FSGS、CKD 1 ～ 3 期等类型。

（2）邹老重用生黄芪治疗慢性肾炎的出处：陆定圃《冷庐医话》论肿，“海宁许珊林观察，精医理，官平度州时，幕友杜某之戚王某，山阴人，夏秋间忽患肿胀，自顶至踵，大倍常时，气喘声嘶，大小便不通，危在旦夕，因求观察诊之。令用生黄芪四两，糯米一酒盅，煎一大碗，用小匙逐渐呷服，服至盏许，气喘稍平，即于一时间服尽。移时小便大通，溺器更易三次，肿亦随消，惟脚面消不及半。自后仍服此方，黄芪自四两至一两，随服随减，佐以祛湿平胃之品，两月复原。”

（3）用药体会：根据邹老理论，治肾病健脾重在补气，补气圣药乃黄芪。大剂量使用有明显降蛋白、利水作用，用生者可避免大剂量黄芪甘温生热，并且可加强利尿作用。一般在临床生黄芪用量 15 ～ 200g，水煎服。

4. 展望　在药品方面需确认温肾、活血类中药饮片中最好作用的品种、产地；

在临床深入探索温肾活血类中药饮片最大的证治效应剂量是多少，用药时可能出现哪些不良反应，如何预防等；进一步将温肾活血类中药中有效成分进行单提；将邹老温肾健脾活血代表方健肾片开发成中药三类新药（目前新药开发已完成国家药监局三期临床试验，正在申报新药证书）。

（三）大黄治疗尿毒症（1959 年）

1959 年邹云翔教授带领肾脏病研究组最早运用大黄抢救尿毒症，并出版专著《严重尿中毒中医治疗一得》，后在 1961 年发表论文于《中医杂志》，为我国用大黄抢救尿毒症奠定基础。

例：大黄抢救尿毒症验案（溺毒内阻证）。症候：尿毒症大便不畅或便秘，腹胀，烦躁，唇干，舌苔黄或白垢腻，泛呕。处方：大黄、附子、甘草。另书中记载最近治疗另一例严重尿中毒患者，用此通腑解毒法而获效转机，先后共服大黄半斤、附子十两。

1. 研究沿革　20 世纪 50 年代至 20 世纪 80 年代开展大黄复方为主煎汤内服、保留灌肠的系列临床与实验研究，并取得肯定疗效。20 世纪 90 年代带领博士生开发出肾衰保留灌肠囊，并开展了以大黄为主的复方中药高位结肠灌洗技术治疗尿毒症研究。在临床大黄用量：以病人服药后每日 1 ～ 3 次左右大便为最佳用量。炮制：久用以制大黄为佳，短期快速通便时用生大黄。用药途径：煎服、灌肠、静脉滴注。

2. 学习心得

（1）此方源于张仲景的大黄附子汤，是典型的寒热配伍，大黄苦寒佐以附子刚燥之性，寒热并用，温通并行，辛开苦降相辅相成，非温不能散其寒，非下不能去其实，附子配伍大黄，温通兼施共下寒实。因脾肾阳虚，本虚标实，中夹宿滞与湿邪搏结，胃失下行通达之机，腑气内闭，阳气不运，故以大黄、甘草以缓下，附子以温阳化湿，取其温通之功，故亦可称为温通导浊法。

用药体会：黄芪、党参配大黄，益中补气导浊；肉桂、车前子配大黄，温通二便；当归、桃仁配大黄，养血活血导浊；枳实、槟榔配大黄，疏滞通腑导浊；菟丝子、首乌配大黄，补益肾元导浊。

（2）大黄附子汤中的附子是邹老常用的温阳补肾药物，认为附子乃药中四维（即治病保命要药，指人参、熟地黄、附子、大黄四药），补虚泻实之良药，峻补元阳，益火之源，以消阴翳，对阳虚寒盛之严重水肿少之不得，长于健脾温阳，行气利水。方中重用附子 30 ～ 60g，疗效颇著。并在临床根据辨证，将附子与其他药合理配伍，相得益彰。常用的附子配伍药对有：附子配干姜，温经散寒；附子配熟地黄，阴阳双补；附子配川黄连，协调阴阳；附子配大黄，温阳泄浊；附子配水蛭，温阳祛瘀；附子配黄芪，温阳补气；附子配紫河车，温阳补精。关于附子用量，从八分到三两不等，煎煮时间以煮开后 1 ～ 2h 为宜。

3. 展望　进一步规范和提高大黄口服、灌肠、静脉滴注治疗慢性肾衰竭、尿毒症的疗效；深入研究大黄治疗慢性肾衰竭的作用机制。

（四）雷公藤为主，复方治疗肾小球疾病（1978 年）

在 1978 年邹老领导的肾病团队将皮肤科双藤合剂加入甘草改为肾炎合剂（雷公藤、鸡血藤、甘草），结合辨证治疗 50 例慢性肾炎，总有效率 94%，发表于《中医杂志》（这是国内临床使用雷公藤发表的第一篇学术论文）。

1. 研究沿革　剂型改革，1978 年制成肾炎合剂，1984 年修改为肾炎合剂Ⅱ号，1990 年进一步制成肾炎灵颗粒剂，在 1996 年又浓缩制成肾炎灵片；并开展了从风论治肾病临床及肾炎灵片新药开发的系列研究。

2. 临床研究　20 世纪 90 年代初延伸开展风邪伤肾及祛风方药在肾病中的应用。目的：探讨慢性肾小球肾炎病机中风邪伤肾的特点、主症、辨证标准，以及从风论治的方法、方药和临床疗效。方法：选择 73 例住院已做过肾活检明确病理诊断的慢性肾炎风邪证患者，制定祛风益肾治法及基本方，摸索风邪伤肾特点，风邪证与肾脏各病理类型的相关性，从风论治的疗效。结果：风邪证在系膜增生性及微小病变性慢性肾小球肾炎中所占比例较大，从风论治慢性肾炎总有效率为 90.41%。结论：从风论治作为新法可以提高中医中药治疗慢性肾炎的疗效。

3. 新药研究　运用肾炎灵颗粒剂治疗慢性原发性肾小球疾病 195 例，其中 56 例肾穿刺明确病理诊断，并设阳性中药对照组，治疗结果表明，肾炎灵颗粒剂能明显降低患者的蛋白尿、血尿，并能改善肾小管间质和肾功能损害，治疗各类慢性原发性肾小球疾病的总有效率为 87.6%，与阳性中药对照组 59.38% 的总有效率对比差异有统计学意义（$P < 0.05$），同时能明显改善本病的主要症状，未发现有任何不良反应。

实验结果提示：①肾炎灵颗粒剂明显降低嘌呤霉素肾病大鼠的尿蛋白定量，降低血胆固醇及甘油三酯含量，减轻肾脏组织病理损害；②喂服肾炎灵颗粒剂大鼠的血清，对培养的系膜细胞 ^{3}H-thymidine 的掺入率的抑制作用，与小牛血清培养液对比（$P < 0.01$），而且在 0.5% 低浓度时，即显示有明显的抑制作用。对成纤维细胞的 ^{3}H-thymidine 掺入率的抑制作用，在 10%、20% 未喂药大鼠血清培养液对照组对

比，$P < 0.01$。

4. 研究成果　1999 年、2003 年两项研究课题分别获江苏省政府科技进步二等奖，其中一篇论文获南京市优秀论文三等奖，另一篇获《辽宁中医杂志》优秀论文一等奖；肾炎灵片新药研究成果转让江苏康缘药业有限公司；发表论文 20 篇。

5. 展望　进一步研究雷公藤的有效成分、剂量、疗程、适应证等，提高雷公藤治疗效果，并减轻雷公藤的不良反应；同时一定要深入研究并寻找不良反应轻于雷公藤、作用优于雷公藤的中草药。

（五）提出“药损肾气”新观点（1970 年）

早在 20 世纪 70 年代初期，邹云翔教授在临床实践中提出，有些药物是会损伤肾气的，临床中经常遇到一些肾炎完全是由药物损伤肾气而造成的。有些患者本身肾气不足，加上药物损伤，而促进了肾炎的发生。以上是邹老最早提出的“药物伤肾”的观点，比西医领先了 15 年。

例：药物伤肾验案（肾虚络瘀、脾虚湿困证）。患者郭某，男，46 岁，1977 年 6 月 20 日初诊。症候：腰痛乏力 2 年。2 年前因头部受伤致昏迷，清醒后常觉头痛，某医院诊断为“脑震荡”，给服安乃近 2 片。2h 后，全身发过敏性荨麻疹，高热 39 ～ 40.4℃，继则面目、四肢浮肿，尿检：蛋白（+++），并有红细胞、颗粒管型，某医院诊断为“过敏性肾炎”，经中西医治疗未愈。1977 年 6 月 20 日至邹老处治疗，腰痛乏力，头昏耳鸣，心慌寐差，脉细数，苔白厚。测血压正常，尿检：蛋白（+ ～ +++），红细胞 2 ～ 4 个，颗粒管型少许，脓细胞少许。病机：药毒伤肾，肾虚络瘀，脾虚湿困。治以益肾和络，运脾化湿。处方：制苍术 4.5g，生苡仁 9g，云茯苓 9g，炒山药 12g，潞党参 15g，十大功劳叶 30g，熟附片 4.5g，炒桃仁 9g，杜红花 9g，半枝莲 15g。

1. 研究沿革　从 20 世纪 90 年代初正式在专著和教科书中提出“药物损伤肾气”新病因论。笔者在多部主编的专著中提出防治中西药损伤肾气的措施 [《肾炎、肾病综合征中医治疗》《慢性肾衰中医治疗》《中西医结合内科学（全国高等院校教材）》《现代中医肾脏病学》《邹云翔实用中医肾脏病学》等]，在主编的肾脏病系列科普丛书中，也向患者详细提出防治药物伤肾的方法。

2. 学习心得

（1）本例虽为药物伤肾之肾炎，但主要症状表现为肾虚络脉瘀阻，脾虚湿蕴不化，故仍从益肾和络，运脾化湿治疗，而取得较好疗效。因此，我们要掌握肾的生理、病理和药物的性能特点，正确使用药物，对凡有损伤肾气者，应尽量避免使用伤肾中西药物。

（2）用药体会。邹老在临证中维护肾气措施有：辨证中配伍益肾之品，如川续断、桑寄生、杜仲、怀牛膝、山茱萸、淫羊藿、菟丝子、首乌、枸杞、地黄等；注意扶正补气健脾，常配伍玉屏风散、参苓白术丸；忌用伤害肾气及克伐肾气方药，若非用不可，时间宜短，剂量要小，注意配伍，如黄柏配肉桂，川黄连配吴茱萸，雷公藤配黄芪，大黄配附子等。

（六）创新运用"疏滞泄浊法"治疗激素不良反应（1981年）

在二十世纪六七十年代治疗肾炎用激素制剂者很多，对激素治疗不敏感但不良反应明显而出现药物库欣综合征等表现者，临床亦很多。邹老认为此类患者仍由药物引起体内升降出入功能紊乱所致，当升者不升，降者不降，出者不出，入者不入，气血精微变为湿浊痰瘀，阻于脏腑肌腠而成，在临床上创用"疏肝泄浊"之法，疏其气血，泄其湿浊痰瘀，使气机之升降出入功能得以恢复而病可痊愈。

例：肾病综合征、药物性库欣综合征验案（气血痰湿郁滞证）。患者孙某，男，16岁，1972年6月26日就诊。症候：1972年2月因浮肿就医，尿检：蛋白（+～++），脓细胞（+），红细胞1～3个，找到颗粒管型及透明管型。3月份查胆固醇264mg%，血浆白蛋白2.7g%，球蛋白2.4g%。某医院诊断为"肾病综合征"，于4月20日收住院治疗。用激素治疗2个月，因激素不良反应明显，而于6月20日出院，26日至邹老处专服中药治疗。腰腹胀痛，头痛不舒，脱发汗多，形体肥胖，周身浮肿，尿量减少，脉弦，苔腻。尿检：蛋白（+～++），并见脓细胞、上皮细胞、红细胞，颗粒管型少许。病机为气血痰湿郁滞，以疏滞泄浊法治疗。处方：制苍术6g，生苡仁12g，茯苓9g，法半夏6g，广陈皮6g，合欢皮15g，糯根须15g，川续断6g，红花9g，白蒺藜9g，越鞠丸12g。加减：气短加用太子参、黄芪、潞党参、大枣；贫血加当归、白芍、枸杞、磁石、全鹿丸；口干加天花粉、川石斛、沙参、玄参、生地黄；纳少便稀加炒山药、芡实；腰痛明显加功劳叶；尿检示红细胞（++）时加白茅根、西血珀、墨旱莲、女贞子。

1. 研究沿革　进一步在临床分析研究了激素使用前、大剂量激素使用中和使用后以及小剂量激素维持阶段的证候变化规律；指导研究生对邹老提出的"疏滞泄浊法"及越鞠丸加减方治疗的证治方药及如何加减进行了系列研究，进一步证明此证治方药有确切疗效。

2. 学习心得　清热解毒、清利湿热、疏滞泄浊法能减轻皮质激素所引起的医源性库欣综合征，帮助撤减激素。常用经验方为：藿香 10g，滑石 20g（包煎），连翘 15g，苍术 6g，生苡仁 20g，香附 10g，郁金 10g，合欢皮 15g，桃仁 10g，红花 10g，川芎 10g，神曲 6g，荔枝草 15g，车前草 20g，白花蛇舌草 30g。如阴虚湿热明显，加生地黄、功劳叶、穞豆衣、虎杖；如热毒炽盛，加青叶胆、野菊花、雷公藤；如气阳不足，加黄芪、肉桂、附片；如激素、免疫抑制剂伤胃、伤肝，加香砂六君子丸保胃，加鸡骨草、垂盆草或联苯双酯保肝；如免疫功能明显低下，或对骨髓有抑制，加补气填精药，黄芪、紫河车、鳖甲。临证关键是整体观念，权衡标本缓急，按“缓则治本”“急则治标”，或标本兼顾的原则，灵活地以一法为主，或多法合用，或交替使用。

（七）从擅长“温阳补肾”到指导研究“气阴两虚”，并传授益气养阴秘方（1981 年）

邹老在 1981 年提出“慢性肾病由于激素、利尿药的大量使用，中医证型有所改变，脾肾阳虚证明显减少，气阴两虚证增多”，指导开展了气阴两虚证研究，并授予益气养阴秘方，后命名为“肾炎宁胶囊”，批准新药后改名为“黄蛭益肾胶囊”。

1. 研究沿革　20 世纪 70 年代后期临床发现 CKD 患者脾肾阳虚证明显减少，气阴两虚证逐渐增多。因此，进行了分阶段立题深入研究：① 1981 年笔者将气阴两虚研究作为硕士研究题目；② 1984 年作为博士研究题目；③ 1988 年列入江苏省中医管理局研究课题；④ 1992 年列入国家药监局三类中药新药研究；⑤ 1998 年获得国家新药证书，国家发明专利。

2. 对益气养阴、和络清利法新药的研究　主症：乏力，口干，舌紫苔薄黄腻。病机：气阴两虚，瘀血湿热内阻。治法：益气养阴，和络清利。方药：邹氏经验方“肾炎宁胶囊”加减。临床结果：治疗慢性肾炎气阴两虚证的疗效，观察 193 例，治疗组总有效率 11%，明显高于两批对照组的总有效率 65.52%，57.14%（$P < 0.05$）。8 个月～3 年的远期疗效随访，复发率为 16.98%。治疗慢性肾衰竭的 51 例疗效，治疗组总有效率 76.47%，明显高于对照组。证明益气养阴、和络清利对改善肾功能，延缓慢性肾衰竭进程也有较好疗效。作用机制：可能是通过稳定内环境，双向调节细胞内环核苷酸以及 TXA_2-PGI_2 系统的平衡，抑制血小板聚集、释放，纠正高凝状态，改善免疫功能，调整性激素代谢紊乱，祛除毒素等环节，从而减轻肾小球的病理改变，加速祛除原位免疫复合物的沉积，并且保护了残存的肾单位，使得慢

性肾衰竭进程得到延缓。

3. 研究成果　对CKD气阴两虚证和益气养阴、清利湿热法进行了系统研究，课题获江苏省政府科技进步三等奖；新药获得国家药监局中药三类新药证书；发表论文15篇，其中1987年获首届中国医药学报优秀论文三等奖；主编出版《肾炎肾病综合征中医治疗》专著1本。

（八）提出“肾劳”病名、“补肾元”治法，传授“保肾甲、乙丸”秘方（1955年、1981年、2010年）

邹老在1955年《中医肾病疗法》中提到：各种慢性肾脏疾患，在中医说来，无此详尽的分类，照这样的各类证候，都包括在肾脏内伤中，有严重的病症，则要称之为“肾劳”“伤甚为虚，虚极为劳”。1981年在江苏卫生出版社出版的《邹云翔医案》中又正式提出慢性肾衰竭的病名为“肾劳”，病机“肾元衰竭，浊瘀内阻”，治法“补益肾元，和络泄浊”，主方“保肾甲、乙丸加减”。

1. 研究沿革　邹云翔老师对慢性肾衰竭提出中医新命名“肾劳”，病机为肾元衰竭，浊瘀内阻，治法为补益肾元，和络泄浊等，提出新病机、新治法、新方药，持续三十余年进行了大量临床及实验和新药研究。

2. 辨证论治研究　① 1985年最先将“慢性肾衰竭中医辨证论治规律研究”列入卫生部部级课题。②创立“肾劳”病名，明确“肾元衰竭”是发病之本。③ 1987年从正虚邪实提出慢性肾衰竭中医辨证分型全国新标准，并沿用至今。④ 1986年在《中医杂志》上首先介绍了“中医辨证论治加皮肤助渗剂治疗尿毒症经验”，开创经皮从穴位透入治疗尿毒症新疗法。⑤ 1995年系统提出用中医中药多途径治疗慢性肾衰竭提高疗效的经验。⑥ 1997年总结了多年在临床的经验——“运用邹云翔经验治疗慢性肾衰竭148例临床经验”。⑦ 2013年将邹老治肾经验总结编著成《邹云翔中医肾脏病学》专著，书中详细介绍了邹老治疗慢性肾衰竭的临床经验：突出辨证论治，整体微调；强调维护肾气（肾元），平补平泻；重视脾胃调理，以固后天之本；用药途径多样，必需综合治疗；补肾泄浊和络，贯穿治疗始终；注重诱发因素，急则治标；改善症状，提高生存质量。⑧ 2011年结合三十余年防治慢性肾衰竭临床经验系统提出慢性肾衰竭中西医结合三级防治法。

3. 新药研究　“保肾片”批准新药后改名“参乌益肾片”。慢性肾衰竭是各种病因引起肾损害和进行性恶化的结果，往往病程长，病情复杂。中医基本病机虽以脾肾亏虚为本，湿浊瘀血内停为标，但脾肾亏虚包含有气血阴阳之不同，标证中有湿浊、瘀血孰轻孰重之别。我们选择慢性肾衰竭气阴两虚兼湿浊证患者作为研究对象，采用保肾片（参乌益肾片）治疗，方中以何首乌、菟丝子补益肾元、平调阴阳精血为主药；辅助太子参、制苍术、枸杞、怀牛膝补气健脾、化湿渗利、养阴益精为臣药；并以茯苓、泽兰、制大黄健脾渗湿、活血利水、排毒泄浊为佐使药，共起补益肾元，健运脾胃，活血和络，渗湿泄浊之功。本研究严格按照国家食品药品监督管理总局中药新药研发要求，在国家规定的八家药品研究基地采用多中心、随机、双盲双模拟、阳性药物平行对照方法进行，诊疗标准采用《中药新药临床研究指导原则》中所制定的评价体系，最大限度避免研究者及患者主观因素导致的偏差，提高了研究结果的可信性和可比性。最终试验结果表明，参乌益肾片能明显改善慢性肾衰竭气阴两虚兼湿浊证患者的中医证候，降低尿素氮、血肌酐水平，减少尿蛋白丢失，提高内生肌酐清除率，在一定程度上纠正患者的贫血状态，疗效优于肾康宁片对照组，并且使用安全、有效，无明显不良反应，值得临床推广与应用。

4. 实验研究　参乌益肾片治疗慢性肾衰竭的药理药效和分子细胞学研究结果提示，参乌益肾片治疗慢性肾衰竭、延缓肾衰竭病程进展的作用机制有以下5点：①具有保护肾小管、肾间质作用；②具有减轻肾小球损害，抑制肾小球硬化，修复肾间质损害作用；③通过多种途径调节体内激素水平，改善血流动力学、抑制细胞增殖，改善肾小管功能，从而达到保护肾脏的作用；④具有抑制细胞增殖因子和细胞外基质成分的 mRNA 表达作用；⑤具有抑制系膜细胞增殖和促使其凋亡的作用等。

[中国中西医结合肾病杂志，2015，16（5）：380-385]

三、孟河医派临床大家邹云翔论治肾病经验

［摘要］ 邹云翔教授是我国中医肾病学的奠基人，为中国中医肾脏病学的创建和发展做出了很大贡献，邹老诊治肾病的学术精华主要可归纳为：①肾病水肿，从肺脾肾入手，活血利水；②肾病感染，辨证论治，及早处理；③药毒伤肾，维护肾气，疏滞泄浊；④肾病尿蛋白，补气养血，化瘀温肾；⑤肾病虚劳，补益肾元，泄浊通络。附验案4则以佐证。

［关键词］ 邹云翔　肾系疾病　中医药疗法　孟河医家　名医经验

邹云翔（1898—1988），一级教授，全国第一批中医学博士研究生导师，从事

医、教、研七十春秋，乃一代名医、现代中医肾病学大师。邹老在老年病、妇科病、儿科病、疑难杂症和温热病治疗中也有独特的临床经验。兹将其临床治疗肾病之经验介绍如下，以飨同道。

（一）肾病水肿：从肺脾肾入手，活血利水

肾病水肿是指各种原发或继发肾小球疾病出现以水肿为主的病症。邹老认为，肾病水肿病机当崇明代张景岳理论"乃肺脾肾三脏相干之病，盖水为至阴，其本在肾，水化于气，故其标在肺，水惟畏土，故其制在脾"。治肾病水肿从肺脾肾三脏俱虚着手，用防己黄芪汤合五皮饮加温肾助阳之品图效。方中黄芪补气行水，肺主一身之气，肺气充足，则肾之开阖正常；防己行十二经，载引黄芪及他药运行周身，通阳化气，以利小便；附子峻补元阳，益火之源，以消阴翳。行气利水中重用附子 30 ～ 60g（久煎 1 ～ 3h），疗效颇著。邹老治水肿一方面会根据病症着重治肾从肺或治肾兼肺。如患者周某某"水湿泛滥证"，症见：周身泛肿，按之没指，气短不得平卧，小溲短少，乃属肾阳不化之急重证，因决渎无权，当温补肾阳。其未能取效的原因在于投治没有虑及肺肾相关，而仅以宣肺为法，使肺气得通，气遏得畅，虽尿量稍增，但肿仍难消。后改从温阳与宣肺双管齐下，始获理想之效。另一方面又会根据病症，从脾肾相互影响出发，对诸多病种灵活施治，丝毫没有泥古之意，虽有"补肾不如补脾"及"补脾不如补肾"之说，也当知"二脏有相赞之功能"（《医宗必读》）。如患者李某某"脾肾阳虚证"，症见：虽有腰酸畏寒身冷、全身严重浮肿、小便不通等肾虚阳衰之象，但同时出现纳差、腹胀、面黄等症，追究其因，乃因火不暖土，土不制水，脾肾互相影响所致。前医未能从脾肾两脏同治，奏效甚微。邹老辨证为脾肾阳虚，投以黄芪、白术、附子、桑寄生、菟丝子等为主，虽曰治肾，却时时顾脾，收到显效，充分体现了肾脾兼顾治疗的必要性。

肾病水肿，从肺脾肾论治效果不佳者，邹老认为属久病入络，气分治疗无效的顽固性水肿，当从血分求之，通过活血利水，运行血气，以增强肾气，从而提高利水的效果。常用药物有当归、赤芍、桃仁、红花、怀牛膝、参三七、干鲍鱼、紫丹参、茺蔚子、泽兰、益母草等。例如 1957 年 3 月治黄姓 10 岁病儿，慢性肾炎，全身浮肿，有腹水，每天尿量 100mL，呼吸不利，喘息不已，已吸氧，血压 140/110mmHg，胃纳甚差，脉细，舌质绛、苔中黄厚，腹围 71.5cm，尿常规示蛋白（+++），红细胞（+）。病情危重，图治颇为棘手。邹老认为病属水气重证，肺主一身之气，肺气不足，吸不归肾，肾虚则膀胱排泄无权。方拟补肾气，降肺气，开鬼门，洁净府，上下分消，以冀风消水通，消退其肿。以麻杏石甘汤、葶苈大枣泻肺汤、三子养亲汤合防己黄芪汤等加减，服3剂，面肿虽退，溲量仍少，余状如前，效果不理想。久病多入血，血不利则为水，于原法中加活血化瘀之桃仁9g，红花9g，3剂后尿量日解1500mL，续服9剂，水肿基本消退，腹围缩至57cm，血压降至90/60mmHg，后续予调理。

（二）肾病感染：辨证论治，及早处理

肾病感染指各种感染可引发肾病，肾病过程中出现的感染又是加重肾病发展的重要致病因素。邹老认为：治病如量体裁衣，必须辨证论治。辨证得当，寒热温凉，当用则用，虽承气不嫌其猛，附、桂不嫌其温，参、芪不嫌其补，知、柏不嫌其寒。用之得当，乌头可以活人，不得其当，人参反以误人。实则李东垣治火，必不执于升提；朱丹溪治脾虚，断不拘泥于凉润。故医者应以辨证为准则，切勿喜凉弃温，喜补忌清。如治肾炎，常说急病多实，久病多虚，但多实不是皆实，实中常夹有虚象；多虚不是均虚，虚中亦时夹实候。因此，急性肾炎和慢性肾炎的治疗，是从实治、从虚治或攻补兼施，不是以急慢性来区分，而是依据辨证来决定的。急性肾炎大多有上呼吸道感染、丹毒或皮肤化脓性疾患病史。肾气不足者患以上疾病后，易于发生肾炎，如能在辨证治疗中注意病因，重视原发疾病的控制与预防，则肾炎的治疗就较顺利。如不注意对原发疾病的控制，则对肾炎治疗效果就差。邹老对急性肾炎的辨证与治疗，就体现了这一思想。如对急性乳蛾红肿引起急性肾炎者，邹老常辨以风热蕴结咽喉，治以疏风清热、利咽解毒，以玄麦甘桔汤合银翘散加减治疗。若由皮肤疮疡引起者，则诊断为疮毒内攻性肾炎，治以清宣解毒，祛风利湿，以麻黄连翘赤小豆汤加减治疗，皆能获得较好疗效。

对于肾病感染的治疗，应急则治标，缓则治本或标本兼治。邹老治病原则是急则治标，如张某某"风水相搏证"，发病数日，虽尿少浮肿，责之肾脏开阖失司，但病初邪盛，风邪遏于肺部，水道阻塞之标象突出，故患者有咳嗽、脉浮等表现。因此以疏风宣肺之苏叶、防风、麻黄、杏仁等药为主，一面宣散外邪，一面通调水道、降逆水气，并参以益肾之品，标而本之，共助肾之开阖，始获良效。古言"提壶揭盖"，形象比喻了这一指导思想的具体应用。又如曹某某"风热袭肺证"，谷某"风热蕴结证"等，均以风热蕴结肺卫咽喉为标急之症，病虽殃及肾脏，却不如热毒为急，故均先投清热解毒之剂，标象一除，固本就有保证了。由于肾气虚弱，根本不固，邪亦极易侵袭，聚之而成痰、湿、水、热、瘀、毒、浊，流经入络，壅塞不通，

而且常常是引发、加重肾病的重要病因，所以肾病患者常常表现为虚实错杂，标本兼并。邹老治肾，不仅扶正与治标作为两大基本法则，而且灵活综合运用。

(三)药毒伤肾：维护肾气，疏滞泄浊

药毒伤肾是指药物本身过寒过热或有毒性，或应用不当也可引起肾脏损伤，成为致病因素。《素问·五常政大论》说："大毒治病，十去其六；常毒治病，十去其七；小毒治病，十去其八；无毒治病，十去其九。谷肉果菜，食养尽之，无使过之，伤其正也。"指出应用有毒药物要严格把握应用范围，对无毒药物也不必尽剂，以防药毒伤正。邹老认为肾炎的发生是内因与外因两方面的因素所决定的。内因主要是指人体的肾气，外因就是外感六淫之邪以及疮毒之类。肾气不足，病邪乘虚而入，导致肾炎的发生。反之肾气充足的人，纵然六淫或疮毒之类侵袭，也不致受其所害而发肾炎。

基于以上认识，邹老认为维护肾气，加强肾脏气化功能，是治疗肾炎的根本原则。伤害肾气之药物，克伐肾气之方剂，是治疗肾炎所应禁忌的。因为有些药物是损伤肾气的，临床中经常遇到一些肾炎是完全由药物损伤肾气而造成的。有些患者本身肾气不足，加上药物的损伤，而促进了肾炎的发生。所以，我们要掌握肾的生理、病理和药物的性能特点，正确使用药物。

20世纪70年代治疗肾炎用激素类药物较多，由于使用激素后会出现许多不良反应，导致严重感染或药物性库欣综合征者临床并不少见。邹老提出，此类患者乃由体内升降出入功能紊乱所致的"激素性气血痰湿郁滞证"，而创用疏滞泄浊之法。适用于慢性肾炎运用激素后尿蛋白不消，或反复发作且激素不良反应较明显的患者。主要症状为浑身疲乏无力，胃纳减少，有药物库欣综合征，妇女闭经，脉细，舌苔白腻。邹老认为，上述诸症乃人体升降出入功能紊乱，气、血、痰、湿郁滞经隧，阻于络脉肌腠所致。方以越鞠丸加减。常用药物如苍术、薏苡仁、香附、郁金、合欢皮、半夏、陈皮、当归、红花、川芎、桃仁、神曲、茯苓、芦根等。汗出较多加糯根须；痰多加橘络、冬瓜子；腹胀加木香、佛手；口干加川石斛、天花粉；气虚加党参、黄芪、大枣；腰痛加川续断、桑寄生、功劳叶；激素依赖或激素无效尿蛋白不消者加芡实、金樱子、青风藤、穿山龙、猫爪草等。

(四)肾病蛋白尿：补气养血，化瘀温肾

慢性肾脏病最常见的是尿中出现蛋白，对于肾病尿蛋白，邹老提出：中医治法都用“补气养血、化瘀温肾”等整体治疗，以增强抵抗力，不宜用寒凉咸泻肾气。慢性肾炎是虚火，不是实火，阳火可泻，虚火不可泻。肾炎之所以少盐、忌盐，因盐是寒性，泻火，一入肾脏，肾小球血行不畅，因沉淀而凝固，柔脆的肾脏自然容易受害，所以多食咸者，容易罹患或加重肾脏病。

邹老临床治肾病蛋白尿常用补气法，具体有：补气养血法，人参养荣汤加味；补气固卫法，玉屏风散加味；补气行水法，防己黄芪汤加味；补气健脾法，补中益气汤、参苓白术散、香砂六君子汤加减等。补气的圣药是黄芪，并认为大剂量使用有明显降蛋白、利水作用，用生者可避免大剂量黄芪甘温生热，并且可加强利尿作用。一般临床生黄芪用量 15 ～ 100g，水煎服。

温肾补阳法邹老最常用的是：温阳利水法，金匮肾气丸加味；阴阳并补法，左归合右归饮加减等。温阳的圣药是制附子，认为附子乃药中四维，补虚泻实之良药，峻补元阳，疗效颇著。并在临床根据辨证，将附子与其他药合理配伍，相得益彰。常用的制附子配伍药对有：附子配干姜，温经散寒；附子配熟地黄，阴阳双补；附子配川黄连，协调阴阳；附子配熟大黄，温阳泄浊；附子配水蛭，温阳祛瘀；附子配黄芪，温阳补气；附子配紫河车，温阳补味。关于附子用量，用老秤八分到三两不等，煎煮时间以煮开后 1 ～ 3h 为宜。

进一步提出配伍活血化瘀药物治疗肾病，他在 1955 年的《中医肾病疗法》中指出：“温肾行血宣瘀，佐通阳行气的药物，肾脏血流才不发生障碍”，为活血化瘀法在肾病中的广泛运用开创先河。常用药物有桃仁、红花、当归、赤芍、泽兰、川芎、怀牛膝、参三七、干鲍鱼以及虫类药全蝎、僵蚕、蜈蚣、䗪虫、水蛭等。运用活血化瘀运行血气的治法，使用很广，急慢性肾炎、肾性高血压、多囊肾、肾功能不全等疾病，都可以运用此法。通过活血和络，以运行血气，达到增强肾气作用的目的。

邹老认为，人体的经络是上下内外运行气血的通路，脉之直者为经，支而横者属络，络之别者为孙络。经即大地之江河，络犹原野之百川，经络相贯，如环无端。经络气血运行通畅，则百病不生，一有怫郁，诸病皆生。而老年人及肾病患者皆有气血郁滞、运行不畅的病理，运用活血和络法，常能提高疗效，对慢性肾病久病入络，从血分求之，疗效显著。

（五）肾病虚劳：补益肾元，泄浊通络

邹老早在 1955 年《中医肾病疗法》中提到：各种慢性肾脏疾患，在中医说来，

无此详尽的分类，照这样的各类证候，都包括在肾脏内伤中，有严重病症，则要称之为肾劳”“伤甚为虚，虚甚为劳”。并正式提出慢性肾衰竭的病名为“肾劳”，病机为“肾元衰竭，水毒潴留”，治法为“补益肾元，泄浊通络”。

邹老补益肾元力求增一分元阳，复一分真阴，不用峻补用平补，根据《灵枢·终始》所言：“阴阳俱不足，补阳则阴竭，泻阴则阳脱，如是者，可将以甘药，不可饮以至剂。”辨证中不妄投辛热、苦寒、阴凝之品，防温燥伤阴，寒凉遏阳，滋腻湿滞，而以甘平之剂为主，补而不滞，滋而不腻，温而不燥，缓缓图治而获良效。代表药物是制何首乌与菟丝子，何首乌性甘、微温之品，是平补阴血、滋养肝肾、收敛精气之良药，有阴中化阳之效。菟丝子阴阳并补而偏于温阳，药性平和，温而不燥。制何首乌、菟丝子二药配伍，可使阴中生阳，阳中生阴，阴阳生化无穷而起平调阴阳、补益肾元之功。

由肾劳产生的病理产物即浊毒潴留体内为实邪，治疗原则要扶正祛邪、泄浊通络，并贯穿治疗始终。正如李时珍所谓：“用补药必兼泻邪，邪去则补药得也，一辟一阖，此乃玄妙。”对于攻邪，邹老的用药特点主张缓攻，不用峻猛攻逐之品，如利水不用甘遂、大戟等品而选用补气利水、健脾利水、温肾利水、淡渗利水之品。泄浊少用生大黄，有时以适量制大黄配伍，不做君药，以佐药置之，并用多种泄浊法则，祛邪而不伤正气。1959 年邹老领导江苏省中医院肾病研究小组创用大黄抢救尿毒症获得成功，并出版专著《严重尿中毒中医治疗一得》。邹老在临床使用大黄有许多配伍经验，如：黄芪、党参配大黄，益中补气导浊；肉桂、附子、车前子配大黄，温通导浊；当归、桃仁配大黄，养血活血、通络导浊；枳实、槟榔配大黄，疏滞通腑导浊；菟丝子、制首乌配大黄，补益肾元导浊。关于大黄用量以病人服药后大便每日 1 ～ 3 次左右为最佳用量，用药途径有口服、灌肠，口服只用适量制大黄，灌肠可用生大黄。

（六）验案举隅

【案 1】周某某，男，21 岁。1955 年 10 月 14 日初诊。

患者有严重肾病综合征，下肢浮肿颇剧，腿部压之凹陷，腹部膨胀，腹腔有很多积液，胸部浊音在第四前肋，胸腔积液也多，喉部有窒塞感觉，食欲差，小便量少而浑。尿蛋白（+++），颗粒管型（++），红细胞（ – ～ ++），血中白蛋白 12g/L，球蛋白 46.6g/L。中医诊断：风水（阴水）兼胁饮。肺脾肾三脏皆虚，必须标本同治。治标取开肺降气，消滞疏中，佐以达下利水，治本佐以运脾温肾助阳，崇土制水。

处方：开肺降气、消滞疏中、达下利水方。炙桂枝 2.5g，旋覆花 9g（包），防风 2.5g，防己 3g（包），苏子 12g，白芥子 9g，莱菔子 9g，姜川朴 3g，姜半夏 9g，炒陈皮 9g，焦神曲 9g，焦麦芽 12g，生炒薏米各 3g，饭赤豆 3g，炒川椒目 4g，焦山楂 6g，车前子 9g，小茴香 1g，牵牛子 2g，云苓 9g，光杏仁 9g，炒泽泻 3g。常法煎服。

运脾温肾助阳方。黄芪 9g，白术 9g，制附子 9g，生姜 1g，大枣 7 个，炒潞党 12g，炙甘草 2.5g，砂仁 2.5g，蔻仁 2.5g（血茸每日服 0.5g，共服 7 天）。常法煎服。

以上共用药物 33 味，不是每个处方均全用，是互相出入，随症治疗的方法而应用的，汤剂共服 107 剂。

佐用药物：该患者除用汤剂治疗外，兼用丸剂作辅助治疗。

丸方一：炙桂枝 24g，苏子 24g，白芥子 18g，莱菔子 24g，白术 42g，云苓 42g，制附子 60g，姜半夏 24g，黄芪 90g，白沙参 42g，防风、防己各 9g，炒陈皮 30g，党参 60g，砂仁 15g，血茸 3g，金匮肾气丸 60g。以上药共研细末，另生姜 30g、鹿角片 90g、葱白 15g，煎浓汤水泛为丸，每日空腹服 15g，两次分吞。

以上丸剂一料，共服 30 天，服二料。

丸方二：金匮肾气丸 9g，枸杞 30g，川杜仲 42g，巴戟天 30g，紫河车 60g，广狗肾 42g，人参条 15g，血茸 3g。以上药共研细末，另鹿角胶 15g、阿胶 30g、怀牛膝 15g，煎浓汤水泛为丸，每日 12g，空腹分两次吞。

以上丸剂服一料，共服 30 天。

最近症状：6 月 29 日门诊，该患者自称气力已完全恢复，拟恢复工作，面色红润，胃纳甚佳，足踝微肿早已消失；足胫紫斑亦隐没不见。5 月 25 日小便化验结果：比重 1.010，颜色黄，红细胞少许，白细胞（+），管型阴性，蛋白（+）。饭食管制：该患者自患病至本年 6 月底忌盐饮食，自 7 月起开始低盐，每日不超 2g。

【按语】肾水肿，《金匮要略》称是水气病之一种，黄元御也说，“水不离气，气不离水”，我们深深体会到腹肿有移动性者属水，叩之有鼓声者属气，利水必兼行气，气行则水行，行气逐水，水气自然消退，古人言之在先，一点也不错。全身浮肿，必须发表利水，上下分消，就是表里双解，但仅仅用利水的方法，不能完全达到消肿的目的。若同时不用培本的方法，很有可能导致肿势复发。肾水肿病人，饮食管制必须严格，除了古人指示的忌盐之外，对于慢性肾炎患者，醋、碱、生冷水果也在禁忌之列，如过食酸，酸则令人癃，小便也不利。

【案 2】谷某，女，10 岁。1974 年 4 月 26 日初诊。

患儿于4月8日因扁桃体发炎而发高热，体温39.4℃，经治而退。但半月来低热绵绵，4月25日至某医院就诊，尿检示蛋白（+），红细胞（++），脓细胞（+），颗粒管型0～1，血压120/80mmHg，诊断为“急性肾炎”，次日至邹老处诊治。咽喉疼痛，面部微肿，胃纳减少，小溲黄赤，大便偏干，舌苔薄白，脉细。乃风热蕴结咽喉。治以疏风清肺，兼以渗利。处方：荆芥2.4g，白桔梗3g，南沙参9g，防风3g，炒青蒿9g，茅芦根各30g，生苡仁9g，云茯苓9g，穞豆衣15g，六一散9g（包），二至丸9g（包）。常法煎服。

5月3日二诊：仍觉咽喉疼痛，溲黄便干，面部微肿，尿检：蛋白（++），脓细胞（++），红细胞少许，颗粒管型0～1。原方去防风、六一散，加地骨皮9g以清虚热，山药12g以健脾胃。

5月8日三诊：精神好转，胃纳增加，浮肿不著，低热已退，但仍咽痛，溲黄便干，有盗汗。尿检：蛋白（+），脓细胞少许，红细胞少许，颗粒管型0～1。乃咽喉热毒未清。治拟清咽解毒，淡渗利湿，佐以育阴敛汗。处方：黑玄参9g，白桔梗3g，南沙参12g，穞豆衣9g，芦根4g，生苡仁4.5g，知母9g，二至丸6g（包），糯根须12g。以上方调治半月余，自觉症状消失，尿检正常而停药。随访至2016年2月，未见复发，身体健康，体检各项指标正常。

【按语】患儿乃急性扁桃体炎后发生急性肾炎，为风邪热毒搏结咽喉，蕴于肺系，传变于肾所致。肺虚是本病之本，金不生水，母病及子。故于清肺解毒，疏风利湿，表里两解之后，侧重养肺以益肾。方中荆芥、防风疏风解表；南沙参、桔梗、黑玄参清肺养肺，利咽解毒；青蒿、地骨皮、知母、二至丸养阴清热；云苓、苡仁、茅根、芦根、六一散淡渗利湿；穞豆衣、糯根须育阴敛汗。方制轻清而有效。

【案3】孙某，男，16岁。1972年6月26日初诊。

患者1972年2月因浮肿就医，尿检蛋白（+++），白细胞（+），红细胞1～3，找到颗粒管型及透明管型。3月份查胆固醇6.84mmol/L，血浆白蛋白27g/L，球蛋白24g/L，某医院诊断为“肾病综合征”，于4月20日收住院治疗。用激素治疗2个月，因激素不良反应已较明显，于6月20日出院，26日至邹老处求中药治疗。就诊时：腰府胀痛，头痛不舒，脱发汗多，形体肥胖，周身浮肿，尿量减少，舌苔腻，脉弦。尿检：蛋白（+++），并见白细胞、上皮细胞，红细胞、颗粒管型少许。乃气血痰湿郁滞。宗疏滞泄浊法治疗。处方：制苍术6g，生薏苡仁12g，云茯苓9g，法半夏6g，广陈皮6g，合欢皮15g，糯根须15g，川续断6g，红花9g，白蒺藜

9g，越鞠丸 12g。气短加用太子参、黄芪、潞党参、大枣；贫血加当归、白芍、枸杞、磁石、全鹿丸；口干加天花粉、川石斛、沙参、玄参、生地黄；纳少便稀加用炒山药、芡实；腰痛明显加用功劳叶；尿检红细胞（++）时加用白茅根、西血珀、墨旱莲、女贞子。常法煎服。

按上方加减治疗 3 个月，浮肿减退，溲量每日 1000mL 左右，尿检示蛋白（+～++）。治疗 5 个月，尿蛋白微量。至 1973 年秋季，已无自觉症状，浮肿全消，精神恢复，尿检蛋白极微，尿比重 1.012，血压 110/68mmHg，血肌酐 119.34μmol/L，酚红排泄试验 67%（2h），胆固醇 1.43mmol/L，遂停止服药，入学读书。追访至 1977 年夏季病情未曾反复，当时已任驾驶员工作。

【按语】邹老根据《黄帝内经》升降出入的理论曾指出“出入废则神机化灭，升降息则气立孤危”“升降出入，四者之有，而贵常守，反常则灾害至矣”。四者分之为升降，为出入，合之则一气字而已。夫百病皆生于气。《丹溪心法》云：“气血冲和，百病不生；一有怫郁，百病生焉。”郁则气滞，气滞则升降出入之机失度，当升者不升，当降者不降，当出者不出，当入者不入，清者化为浊，行者阻而不通，表失护卫而不和，里失营运而不顺。激素引起的库欣综合征，即表现为人体的升降出入功能紊乱，初伤气分，久延血分，变气血精微为湿浊痰瘀，阻于脏腑络脉肌腠而成。《素问·六元政纪大论》说：“木郁达之，火郁发之，土郁夺之，金郁泄之，水郁折之。”邹老根据《黄帝内经》之理论，对肾病综合征、药物性库欣综合征的治疗，创造了疏滞泄浊法，疏其气血，泄其湿浊痰瘀，使失常之升降出入功能得以恢复，取得了满意的疗效。

【案 4】戈某，男，30 岁。1943 年 7 月初诊。

患者于 1942 年初，在革命环境中，坐卧湿地，达数月之久，又曾冒雨长途跋涉，致体惫劳倦，常觉乏力。延至 1943 年夏季，周身浮肿，病情危重，遂住入嘉陵江畔某疗养院治疗。尿检：蛋白（++++）。西医予利尿剂，并严格控制饮水，但溲量仍极少，肿势不减。两手肿如馒头，小腿按之凹陷不起，气急腹膨，翻身时自觉胸腹有水液振移感，检查胸、腹腔有积液。因治疗无效，动员出院。当时有王、曹二君延请邹老设法救治，因即前往探视。诊时患者头面胸腹、四肢皆肿，尿量每日 100mL 左右，病势危急。切其脉沉细，但尺脉有根，谓尚有救，按中医水气病辨治，专服中药。邹老辨证为肺脾肾俱虚，肺虚则气不化精而化水，脾虚则土不制水而反克，肾虚则水无所主而妄行。运用补气行水、健脾渗利、温阳化气法治疗。处方：生黄芪 30g，青防风 9g，防己 9g，白术 15g，茯苓皮 30g，大腹皮 12g，广陈皮 9g，生姜皮 9g，炙桂枝 5g，淡附片 15g。常法煎服。

药服 1 剂后，尿量增至每日约 400mL。2 剂后，尿量增至每日近 1000mL。8 天后胸、腹水基本消失。20 剂后浮肿明显消退，2 个月后消尽。以后体质虽有改善，但仍觉虚弱无力。遂以济生肾气丸加减制成丸剂而服用数月，并嘱进低盐高蛋白饮食调理。随访至 1944 年夏季身体康复。后患者又至某疗养院复查，证实病已治愈。

【按语】坐卧湿地，冒雨涉水，雨湿浸淫是发病之外因，肾气内亏是发病之内因。病发后迁延不愈，至 1943 年夏邹老诊视时，病情已至危重阶段。当时虽未做有关血液生化检查，但从病史及症状分析，似系肾病综合征，图治颇为棘手。邹老根据明代张景岳关于水肿“乃肺脾肾三脏相干之病，盖水为至阴，故其本在肾，水化于气，故其标在肺，水惟畏土，故其制在脾”的分析，从肺脾肾三脏俱虚着手，用防已黄芪汤合五皮饮加温肾助阳之品图效。方中黄芪补气行水，肺主一身之气，肺气充足，则肾之开阖正常；防已行十二经，载引黄芪及他药而运行周身；防风配黄芪以升行疏胀，可防止黄芪大剂量使用时发生滞胀；桂枝辛温助阳，通阳化气，以利小便；附子峻补元阳，益火之源，以消阴翳。邹老在重庆时，附子用量较重，常于健脾温阳，行气利水剂中重用附子 30 ～ 60g（久煎），疗效颇著。此例病本在肾，故肿退后以严用和济生肾气丸加味滋阴助阳，健脾固肾，活血和络，终使肾气固摄，精气内收，尿蛋白消失而获愈。患者于 88 岁逝于他病。

[江苏中医药，2016，48（6）：1-5]

四、《黄帝内经》所蕴含的中医肾病证治思路探讨

[摘要] 邹氏肾科医术非物质文化遗产团队根据《黄帝内经》相关理论结合团队临床实践对常见肾病的中医证治思路进行探讨，认为肾气不足为肾病发病之因，肾元衰竭是发病之本。临床中需注意未病先防、既病防变，强调治病必求于本。根据临床实际情况，分别提出从脾肾、肝肾、肺论治肾病，常用治法有健脾温肾、扶正渗利、清肝解毒、养肝滋阴、平肝潜阳、疏肝活络、疏风宣肺、清热宣肺、清热利咽、和法缓治、活血化瘀、疏滞泄浊等法。

[关键词] 中医肾病　内经　邹氏肾科医术　临床证治

《黄帝内经》是中医四大经典之一，是中医学的精华所在，本文就邹氏肾科医

术非物质文化遗产团队（以下简称“邹氏肾科医术团队”）根据《黄帝内经》相关理论及团队成员自己的临床实践对常见肾病的中医证治思路探讨如下。

（一）肾气不足是慢性肾病的发病之因

《素问·上古天真论》曰：“女子七岁，肾气盛，齿更发长……七七，任脉虚，太冲脉衰少，天癸竭，地道不通，故形坏而无子也。丈夫八岁，肾气实，发长齿更……七八，肝气衰，筋不能动，天癸竭，精少，肾脏衰，形体皆极。八八，则齿发去。肾者主水，受五脏六腑之精而藏之，故脏腑盛，乃能泻。今五脏皆衰，筋骨解堕，天癸尽矣。故发鬓白，身体重，行步不正，而无子耳。”（本文所引《素问》原文均出自人民卫生出版社 2005 年版《素问》）

邹氏肾科医术创始人邹云翔教授早在 1955 年就正式提出：“肾脏病产生的原因，特别是肾炎发病的原因虽有先天不足、后天失养、六淫侵袭、药物损害、七情所伤，但发病的根本原因在于人体肾气的盛衰。”临床上常见扁桃体炎、咽喉炎、猩红热、丹毒或皮肤化脓性疾病的患者，有的原发病很重但不发肾炎，有的原发病很轻却发生肾炎，个体差异，即体质因素中，肾气起着重要的作用。肾气充足，肾之精气充盛，阴阳平衡，即使存在外感六淫或疮毒之邪入侵，或者肾毒药物常规剂量的使用，也不会发生肾病。

《素问·刺法论》曰：“正气存内，邪不可干。”《灵枢·百病始生》云：“风雨寒热，不得虚，邪不能独伤人。卒然逢疾风暴雨而不病者，盖无虚，故邪不能独伤人，此必因虚邪之风，与其身形，两虚相得，乃客其形。”（本文所引《灵枢》原文均出自人民卫生出版社 1981 年第 4 版《灵枢经》）内因肾气不足之个体，外感六淫与疮毒之邪乘虚而入，而致肾病，即如《素问·评热病论》所说“邪之所凑，其气必虚”。肾脏病的常见病因有：六淫侵袭导致感冒、发热、咽炎、肺炎、肠炎、皮肤疮毒等病症，诱发或加重肾病；长期高蛋白、高脂肪饮食导致的肾脏负担过重；压力过大、劳累过度、生活不规律、精神紧张等诱发肾脏疾病的发生；食物、药物、花粉和虫咬等引起的过敏反应也可导致肾病，如紫癜性肾炎等。

（二）肾元衰竭是慢性肾病的发病之本

《素问·通评虚实论》曰：“精气夺则虚。”《素问·六微旨大论》曰：“虚者，血气之空虚也；损者，脏腑之损坏也。”《素问·宣明五气》云：“久视伤血，久卧伤气，久坐伤肉，久立伤骨，久行伤筋，是谓五劳所伤。”各种慢性肾脏疾患，在中医说来都包括在肾脏内伤中，有严重的病症则称之为肾劳，伤甚为虚，虚极为劳。根据《内经》《金匮要略》和《诸病源候论》中关于虚劳、虚损和肾劳的论述可将慢性肾衰竭的中医病名定为肾劳，故可认为肾元衰竭是慢性肾病的发病之本，治疗中强调维护肾气的重要性，以求增一分元阳，复一分真阴。

（三）未病先防，既病防变

《素问·阴阳应象大论》曰："邪风之至，疾如风雨，故善治者治皮毛，其次治肌肤，其次治筋脉，其次治六腑，其次治五脏，治五脏者，半死半生也。"肾脏疾病一般属于病在五脏，若病在六腑，治疗比较容易，病邪一旦进入内脏，则较为难治。所以疾病尚在皮毛、肌肤、筋脉、六腑阶段就应积极治疗。各种肾劳、水肿病因多样，但病本在肾，因此，早发现、早治疗对肾脏病的治疗非常重要。

《素问·五常政大论》云："大毒治病，十去其六；常毒治病，十去其七；小毒治病，十去其八；无毒治病，十去其九；谷肉果菜，食养尽之，无使过之，伤其正也。"有些药物会损伤肾气，临床中经常遇到一些肾炎完全是由药物损伤肾气而造成的。有些患者本身肾气不足，加上药物损伤，而促进了肾炎的发生。因此，在临床中要掌握肾的生理、病理和药物的性能特点，常需配伍益肾之品以维护肾气。注意扶正补气健脾，忌用伤害肾气及克伐肾气的方药，若非用不可，时间宜短，剂量要小，并须注意配伍。

（四）治病必求于本

《素问·六节藏象论》曰："肾者，主蛰，封藏之本，精之处也。"《素问·阴阳应象大论》曰："阴阳者，天地之道也，万物之纲纪，变化之父母，生杀之本始，神明之府也，治病必求于本。"

肾元指肾中元气，包含元阴和元阳，是肾阴、肾阳的统称。肾主水，主生殖，主封藏。肾的这些功能是以肾元为物质基础的，肾中元阴、元阳既来源于先天父母，又依赖于后天水谷之精和五脏六腑之精的充养而保持旺盛。人体的阴阳有高、中、低水平的平衡，肾元衰竭，阴阳失衡，需通过辨证治疗平衡阴阳，以使肾元衰竭患者体内达阴阳的相对平衡。肾家水不足，勿扑其火，须滋阴之真源以配火；肾家火不足，勿伤其水，须益火之源以配水。补益肾元，使慢性肾脏病患者在一定程度上肾阴、肾阳达到相对的中、低水平平衡，祛邪外出，从而提高肾功能。这种阴阳平衡也可理解为让人体处于阴阳和谐的状态。慢性肾脏病，大多是虚实夹杂的本虚标实证，只有在重视补益肾元等扶正的前提下，水、湿、瘀、浊等标邪实证才能得到祛除。

（五）慢性肾病论治

1. 从脾论治慢性肾病 《素问·水热穴论》曰：“肾者，胃之关也，关门不利，故聚水而从其类也。”《素问·阴阳应象大论》曰：“肾之合骨也……其主脾也。”无论是脾还是胃，在生理、病理上均与肾脏有着密切的联系，若肾气虚弱，封藏失职，精微失固而下泄，可出现蛋白尿。脾主运化统血，为后天之本，气血生化之源。脾气健旺，则水运不停，血行脉内。脾虚运化失常，水液停聚体内，则发为水肿。肾与脾，先后天相互资生。脾主运化之功须赖肾阳的温煦蒸化，而肾主水司开阖的气化作用须赖脾气的协助，即土能制水。脾肾二脏在生理上相互协同，病理上也相互影响。脾虚失运，水湿内停，日久可致肾虚水泛；肾虚气化失司，也可影响脾的运化功能，导致脾肾两虚，水湿内停之证。

治脾以达治肾，治肾以达治脾。健脾可助生化之源，健脾又可强后天而养先天，以达脾肾双补之效。注意脾肾兼顾，两者不可偏废。临床上有偏脾虚与偏肾虚者，治疗上因此而有侧重。发生于中青年者多偏脾虚，幼年即病或老年患者尤多肾虚。偏脾虚者，以补脾为主，兼顾补肾；偏肾虚者，以补肾为主，兼顾补脾。遇有脾虚和肾虚侧重不明显者，则脾肾并补。气是人体生命活动的动力，是构成和维持人体生命活动的基本物质。气与精血、阴阳有着密切的关系，气虚则精血、阴阳亦虚，而补气可化生精血，益阴温阳。此外，气能行水，补气有利于行水化湿；气为血帅，补气可推动血行，有助于活血利水，祛除标邪。所以补气尤为重要。脾宜升则健，能运始安，故补脾重运，脾方能健。补气健脾多甘淡平补，避免壅塞滞腻。

2. 从肝论治慢性肾病 《素问·玉机真脏论》曰：“五脏相通，移皆有次，五脏有病，则各传其所胜。”“五脏受气于其所生，传之于其所胜，气舍于其所生，死于其所不胜。”“肾受气于肝，传之于心，气舍于肺，至脾而死。”《素问·大奇论》云：“肾肝并沉为石水。”

五脏功能，息息相关，肾与他脏在生理、病理上均能相互影响，相互通连。肾脏患病后，累及他脏，特别是肾衰晚期，心、肝、脾、肺都可累及，导致多脏器衰竭，治疗棘手。而肾脏疾患亦往往由他脏累及或致加重，五脏之伤，穷必及肾。所以治肾不拘泥于肾，需兼顾他脏，整体调摄。脾与肾，肺与肾，肝与肾，心与肾之间均存在同病同治的情况，有的病机复杂者尚需多脏同治。

肝藏血，肾藏精，精血互生，均化源于脾胃运化之水谷，故肝肾同源；肝阴与肾水相互滋养，肝肾同寄相火。肾精亏损，可致肝血不足；肾阴不足，水不涵木，木失所养；肝肾阴虚，易致肝阳上亢。临床上肝肾同病者常见于乙肝、丙肝相关性肾炎，还有肝肾综合征、肝硬化性肾损害、肾性高血压和使用免疫抑制剂等出现的肝功能损害者。所以邹氏肾科医术在慢性肾脏病的某些阶段提出从肝论治。

（1）清肝解毒：感受湿热邪毒，蕴结于肝，累及于肾，导致肾失封藏。临床表现有：上腹痞胀，乏力纳差，口干口苦，舌红，苔黄腻，脉弦数。肝功能检查血清谷丙转氨酶、谷草转氨酶升高，尿检可见红细胞、蛋白或管型等。见于药物性或肝源性疾病引起的肝功能损害者。治以清肝解毒，除湿保肝。常用药物有：山栀、炒黄芩、半夏、制大黄、贯众、土茯苓、垂盆草、田基黄、鸡骨草、凤尾草、白花蛇舌草、五味子等。

（2）养肝滋阴：水不涵木，木失滋荣，肝血不足亦可致肾精亏损。临床表现有：头晕，目涩，耳鸣，咽干，胁痛隐隐，腰酸膝软，舌干红，苔少或薄黄，脉细弦。见于肝功能受损后恢复期。治以养肝柔肝，滋阴补肾。常用方为六味地黄丸加减，常用药物有生地黄、山茱萸、山药、制首乌、茯苓、丹皮、泽泻等。若胁痛不适较明显，可用一贯煎加减，药如当归、白芍、沙参、麦冬、枸杞、川楝子等；若腰酸较著，加桑寄生、川续断等补肾强腰。若头晕、目涩明显，加枸杞、白菊花等养肝明目；若口干为甚，加石斛、芦根等养阴生津。

（3）平肝潜阳：肝肾阴虚不能制阳，肝阳上亢，阳亢风阳上扰。临床表现有：头晕头痛，面红目赤，耳鸣目眩，腰膝酸软，舌红，苔薄黄或薄白，脉细，血压升高。可见于肾性高血压，或慢性肾炎运用激素等药治疗过程中出现高血压者。治以平肝降逆，滋阴潜阳。常用方为天麻钩藤饮加减。常用药物有天麻、钩藤、白蒺藜、怀牛膝、山茱萸、桑寄生、炒黄芩、茯神、首乌藤等。若目糊、心烦等火热之象较重，加入山栀、夏枯草等清泄肝热；若头晕、失眠明显，加入茯神、白蒺藜、龙骨、牡蛎等平肝息风潜阳。

（4）疏肝活络：久病不愈，肝络瘀阻，气滞血行不畅。临床表现有：浮肿，腹胀，唇甲青紫，或有腹水，舌质紫暗，或有瘀点瘀斑，脉细弦涩。见于慢性肾炎合并肝胆疾病日久不愈者。治以疏肝和络，活血利水。常用药物有制香附、广郁金、川楝子、佛手、丹参、川芎、赤芍、桃仁、红花、泽兰、泽泻、车前子等。

3. 从肺论治肾病《素问·汤液醪醴论》曰："平治于权衡，去菀陈莝，微动四极，温衣，缪刺其处，以复其形。开鬼门，洁净府，精以时服，五阳已布，疏涤五脏，故精自生，形自盛，骨肉相保，巨气乃平。"《素问·风论》云："肾风之状，多汗恶风，面痝然浮肿，脊痛不能正立，其色炲，隐曲不利，诊在肌上，其色黑。”

“开鬼门”乃发汗以开腠理，适用于急性肾炎或慢性肾炎合并外感急性发作者。如《素问·水热穴论》所说“其本在肾，其末在肺，皆积水也”“肺为气之主，肾为气之根”。故水肿常从肺治疗，肺主一身之气，开窍于鼻，外合皮毛，为人体水之上源，如壶之盖。若风邪袭肺，一则皮毛腠理闭塞，再则肺失肃降，治节之令失使，三焦气化不利，水道失于通调，汗既不得宣泄于外，水液又不能畅输于下，遂致风遏水阻，风水相搏，发为水肿。

《灵枢·经脉》云：“足少阴之脉其直者从肾上贯于肝膈，入肺中，循喉咙，挟舌本。”咽喉为肺系所属，肺之经脉通于喉咙，是肺之门户。六淫等外邪侵袭人体，首先犯肺，肺卫失宣，肺窍不利，出现口鼻咽喉部位的症状；外邪入里化热，变生痰湿，肺失宣肃，可出现咳嗽、咯痰、气喘等肺经症状，甚则损伤肺气、肺阴，故咽喉不仅为肺之门户，也是外邪循经伤肾之门户。

（1）疏风宣肺：风寒袭肺证可见恶寒发热，浮肿尿少，浮肿往往先见于眼睑，再遍及全身，舌苔薄黄或薄白，脉浮，尿检异常。常用三拗汤、五苓散加减，兼以渗湿利尿之品，上下分消，水肿可很快消退。常用药有苏叶、荆芥、防风、防己、麻黄、杏仁、茯苓、生苡仁、车前子、生甘草等。

（2）清热宣肺：风热袭肺证可见发热口渴，咳嗽痰黄，浮肿尿少，脉浮数，苔黄，尿检异常。常用银翘散加减，药用桑叶、金银花、连翘、浮萍、防风、黄芩、薄荷、南沙参、杏仁、桔梗、浙贝母、茯苓、白茅、芦根、车前子、生甘草等，热甚痰多咳重者可加石膏、知母、金荞麦。

（3）清热利咽：风热蕴结咽喉证可见咽喉疼痛较著，发热浮肿，尿少而黄，苔黄脉数。风邪热毒搏结于咽喉，蕴于肺，传变于肾，发为急性肾炎。常用银翘散合玄麦甘桔汤加减，药用金银花、连翘、前胡、防风、制僵蚕、牛蒡子、浮萍、玄参、射干、桔梗、黄芩、车前子、芦根、生甘草等；若伴音哑，可加玉蝴蝶、蝉衣；咽喉疼痛还可用锡类散吹喉。

以上各证，凡水肿严重而有胸水者，可加三子养亲汤合葶苈大枣泻肺汤加减，并加五皮饮增渗利水湿之效。胸腹水不易退而体质尚好者可短期加用黑丑、白丑等攻逐之品，但应中病即止，用常法缓消其水，水肿退后，注意培护正气。

4. 其他治法

（1）活血利水：针对慢性肾脏病顽固性水肿久病及肾、久病多瘀、久病多虚的病机，根据叶天士络病理论，“久病必治络，其所谓病久气血推行不利，血络之中，必有瘀凝，故致病气缠延不去，疏其血络而病气可尽也"，提出运用活血利水法治疗慢性肾脏病顽固性水肿血瘀水停证，常用当归芍药散合五苓散或防己黄芪汤加减，并常用大剂量生黄芪配泽兰、桃仁、红花、益母草等补气活血利水，用附子、肉桂配水蛭、蝼蛄、土鳖虫等温阳搜风通络利水。一般病轻者用轻药活血和络，常用当归、赤芍、丹皮、丹参、鸡血藤、泽兰等；病久者用活血化瘀药，如桃仁、红花、三棱、莪术、川芎、三七、益母草、茺蔚子、怀牛膝、川牛膝、乳香、没药等；顽疾可用虫类药，如僵蚕、全蝎、地龙、水蛭、蜈蚣等，另外，大黄䗪虫丸可用于病久瘀血明显，一般草药不易见效者。

（2）疏滞泄浊：二十世纪六七十年代治疗肾炎用激素者甚多，对激素治疗不敏感，但不良反应明显，而出现库欣综合征者临床亦很多。《素问·六微旨大论》云："出入废则神机化灭，升降息则气立孤危……四者之有，而贵常守，反常则灾害至矣。"夫百病皆生于气，郁则气滞，气滞则升降出入之机失度，当升者不升，当降者不降，当出者不出，当入者不入，清者化为浊，行者阻而不通，表失护卫而不和，里失营运而不顺。激素引起的库欣综合征即表现为人体的升降出入功能紊乱，初伤气分，久延伤血，气血精微变为湿浊痰瘀，阻于脏腑络脉肌腠。《素问·六元政纪大论》曰："木郁达之，火郁发之，土郁夺之，金郁泄之，水郁折之。"对于肾病综合征和药物性库欣综合征的治疗，可用疏滞泄浊法，疏其气血，泄其湿浊痰瘀，使失常之升降出入功能得以恢复。常用经验方为：藿香 10g，滑石 20g（包煎），炒山栀 10g，苍术 6g，生薏苡仁 20g，香附 10g，郁金 10g，合欢皮 15g，桃仁 10g，红花 10g，川芎 10g，神曲 6g，荔枝草 15g，车前草 20g，白花蛇舌草 30g。阴虚湿热明显者，加生地、功劳叶、穞豆衣、虎杖；热毒炽盛者，加青叶胆、野菊花、雷公藤；气阳不足者，加黄芪、肉桂、附片；激素、免疫抑制剂伤肝胃者，加香砂六君丸保胃，鸡骨草、垂盆草或联苯双酯保肝；免疫功能低下者，加黄芪、紫河车、鳖甲以补气填精。

总之，临床关键是要从整体入手，权衡标本缓急，按缓则治本，急则治标，标本兼顾的原则，灵活地以一法为主，或多法合用，或交替使用，这样才能取得良好的疗效。

[南京中医药大学学报，2019，35（05）：513-517]

第十章 健康养生

慢性肾脏病是常见病、多发病，其特点是知晓率低、反复迁延、反复发作、病程漫长，所以如何进行慢性肾脏病管理并将正确的养生健康知识传授给患者是一项重要工作。从医 50 年来我主要抓了二个重点：一是做临床研究，提高慢性肾脏病的治疗效果；二是努力做好肾脏病患者的慢病管理、科普教育。从 2001 年起我就带领博士生、硕士生撰写了肾脏病保健系列丛书《肾脏病患者生活指南》《慢性肾功能衰竭透析及移植生活指南》《糖尿病肾病患者生活指南》, 2009 年又进行了再版，并利用各种健康杂志、报刊、讲座、广播电台节目、电视节目等途径进行肾脏病的科普讲座。21 世纪的医学将不再单纯以疾病为主要研究领域，一些重大慢性病的研究正在从“治疗为中心”向“健康为中心”转型，将慢性肾脏病的中西医结合防治窗口前移作为“十二五”肾脏病防治重点，利用互联网 + 人工智能开展全国范围的慢性肾脏病大数据研究，进一步加强肾脏病的科普宣传，提高知晓率和早期诊断率。本章重点介绍近十余年来，笔者编著的肾脏病科普丛书和撰写的肾脏病养生保健论文中的精华，以及在中央电视台《健康之路》《中华医药》、安徽电视台《健康大问诊》所录播的慢性肾脏病健康养生知识节目。

第一节　肾脏病患者生活指南

一、有效地实行肾脏病饮食疗法

（一）饮食疗法在临床医学中的意义

多数肾小球疾病，其肾功能几乎都是以不同速度下降，但从发病到进入慢性肾衰的时间，则有很大的个体差异，有几月、几年、十几年乃至几十年的，即使病理类型相同也有很大差异。另外从肾衰早期（代偿期、氮质血症期）发展到中、晚期的时间也是长短不一的。研究表明对肾功能不全进程的影响因素，主要有以下几方面：①原发疾病的性质、病理类型及其活动性；②残余肾功能的程度；③血压控制情况；④有无应用肾毒性药物；⑤有无感染；⑥饮食管理情况。

前面五项一般强调的比较多，住院和门诊时基本上由医务人员掌握，而饮食管理往往受到忽视或强调不够，而且由于患者治疗和调理时间大部分在家中，饮食的控制情况较难掌握，长时间的饮食不合理很容易影响肾功能或加重肾衰程度。因此饮食管理是肾脏病尤其是肾衰患者的基本治疗措施。国外学者进行过严格的系统研究，表明饮食疗法对肾功能不全有良好作用，能减慢肾小球滤过率的下降速度，减轻肾小球的负荷，延缓肾小球硬化及肾衰的进程。

中医学在水肿、关格、淋证、尿血、肾劳等病证的治疗方面积累了丰富的经验，其中颇有特色的是重视饮食宜忌，主张服用药膳、药粥，其主要观点可以概括为优质低蛋白（“少而精”“不能至饱”“补以血肉有情之品”）和低食盐（“盐入肾”“莫恣意咸物”）。现代科学证明这是非常正确并行之有效的，与现代医学认为高蛋白饮食可明显改变肾小球血流动力学，使肾小球内高血压、高血流量和高灌注，导致肾小球的高滤过，加速肾小球硬化和纤维化是一致的。“血肉有情之品”指动物蛋白，这一点符合营养学要求，动物蛋白中必需氨基酸含量较植物蛋白高。

（二）肾病患者饮食疗法的一般原则

肾脏患者的饮食原则主要根据其病理生理改变制定，一般原则是：

1. 无症状性蛋白尿或血尿，或各类肾脏病的恢复期，不需刻意限制饮食，只需适量减少蛋白质或盐的摄入即可。

2. 存在水钠潴留，出现水肿者，应限制水及钠盐的摄入，特别是出现心力衰竭、重度高血压者应当严格限制，甚则采取无盐饮食。待心衰纠正，血压正常后再恢复原来的饮食。

3. 保证充足的热量，尤其是生长发育阶段的儿童、青少年。如果为了限制蛋白质或糖而影响热量的摄取，会影响少儿的生长发育，出现营养不良及其他变化。对于慢性肾衰患者，保证充足热量尤其关键。对于肥胖型的糖尿病肾病患者注意控制热量的摄取。

4. 蛋白质摄入以优质蛋白为主（$>1/2$），具体摄入量根据肾功能不全程度及患者具体病情而定。

5. 如血钾过高，则要限制含钾高的食物。

6. 特殊患者则采取特殊的饮食疗法。

肾病患者应强调饮食疗法的疾病主要有：急、慢性肾炎，肾病综合征，糖尿病肾病，尿酸性肾病，泌尿系结石，慢性肾功能衰竭，急性肾功能衰竭等。

（三）急性肾炎的饮食疗法

急性肾炎饮食疗法的基本要求是“低蛋白、高热量、限制水盐”。具体如下：

1. 蛋白质　急性肾炎早期一般浮肿明显，尿少、氮质潴留，要严格限制蛋白质摄入。小儿 0.5g/（kg•d），成人 20 ～ 30g/d，以优质蛋白为宜，如牛奶、鸡蛋、瘦肉等，病情好转后可逐渐增加至 1g/（kg•d）。

2. 热量　由于急性肾炎以儿童、青少年多发，正处在生长发育阶段，必须保证充足热量。每日供应 6276 ～ 8368kJ（1500 ～ 2000kcal），以免组织蛋白自身消耗。可以碳水化合物为主（淀粉食品、葡萄糖、蜂蜜、巧克力、果汁等均可），脂肪宜少，尤其是动物油脂。忌食豆类、豆制品等（植物蛋白含量高）。

3. 水盐　水肿、高血压、心衰时必须严格限水和食盐，每日进水量为前日尿量加 500mL，限制在 1000mL 以内（包括菜汤、饮料、稀粥等），食盐 1 ～ 3g/d（相当于酱油 10mL），禁食含钠高的食物，如香肠、火腿、肉松、酱菜、榨菜、腐乳、酱、苏打饼干、面条、油条。浮肿消失、高血压控制后再逐步过渡到正常饮食。

4. 钾　如果少尿明显或尿闭时，限制含钾多的水果和蔬菜，因钾是随尿排泄的。如榨菜、川冬菜、蘑菇、紫菜、香菜、绿苋菜、荸荠、香椿、鲜橘汁、香蕉等。茶、咖啡含大量钾，不宜饮用。另外，蔬菜、肉类煮后弃去汤汁，可减少钾的含量。

5. 宜进食类型　宜进食易消化、性平、无刺激性食物（葱、蒜、辣椒刺激性强），以及有利尿消肿作用的食物，如冬瓜、鲫鱼等。禁食不易消化的油炸食物及动物内脏。

（四）慢性肾炎的饮食疗法

慢性肾炎肾功能所处不同阶段其饮食要求是不同的。当血肌酐＞ 220μmol/L（2.5mg/dL）时，按慢性肾功能衰竭的饮食要求。这里主要讨论肾功能正常（内生肌酐清除率 Ccr ≥ 70mL/min）及肾功能不全代偿期时慢性肾炎的饮食要求。对于这些患者，我们一般不作严格的蛋白质限制，可以同正常人一样进食，其他方面根据病情而定，具体如下：

1. 蛋白质　尿蛋白流失量在 1 ～ 3g/d，且无明显水肿及高血压的，可以进普食，蛋白质补偿为 24h 尿蛋白 × 1.45+1g/kg，但一般可以不做补偿计算。优质蛋白要求达 35% ～ 50%，平时正常人摄取蛋白中约 1/3 是优质蛋白。如尿蛋白流失量＞ 3g/d，可参考肾病综合征的饮食要求。

2. 热量　以维持正常体重为原则，以碳水化合物、脂肪为主来提供热量，成人每天 8368 ～ 10041.6kJ（2000 ～ 2400kcal），对于高血压、脂质紊乱的患者要减少动物油脂的摄取。动物内脏（脑、肝、肾、心）、鸡蛋黄等宜限制。

3. 水盐　浮肿、高血压的要限制水分，每天 1000 ～ 1500mL。无浮肿，血压正常的可自由喝水。水肿者应无盐及少盐饮食，每天不超过 2 ～ 4g。另外注意限制钾的摄入。

（五）肾病综合征的饮食疗法

肾病综合征的饮食原则是“适量蛋白，充足热量，限制水盐”。具体如下：

1. 蛋白质　低蛋白血症是本综合征的主要特征，它导致体内胶体渗透压下降，浮肿顽固难消，机体抵抗力下降，故提高血浆的蛋白含量十分必要。以往都主张大量摄取蛋白质以补充体内蛋白的丢失，但是现代科学研究认为，大量蛋白质 [1.6g/（kg· d）] 的摄入，容易增加肾小球系膜细胞的负担，使肾小球过早硬化，尤其对肾功能已有损伤者害处更大，因此高蛋白饮食并不合适。虽然有另一种主张，认为严格控制肾病患者蛋白质摄入量就能减少蛋白尿，并称其为“蛋白尿的克星”。但事实上，摄入蛋白过少，只能进一步使血浆白蛋白减少，导致患者易于感染，水肿反复，加重病情，也是不可取的。我们主张肾病综合征患者的蛋白摄取“优质适量”，优质就是动物蛋白为主，如牛奶、羊奶、河鱼、鸡蛋白、瘦肉，适量指 1 ～ 1.2g/（kg· d），即常人的蛋白摄取量，不主张 2 ～ 3g/（kg· d）的高蛋白饮食。如果是严重的低蛋白血症，食欲很差的患者，可短期内静脉补充白蛋白和血浆，以提高胶体渗透压。

2. 热量　每日 146.4kJ/kg（35kcal/kg）为宜。肾病综合征常伴高脂血症，对富含胆固醇的食物要控制（如蛋黄、虾、蟹、肥肉、蹄筋、动物内脏等）。

3. 水盐　肾病综合征一般情况下都有水肿、高血压，因此，限制水盐很必要。一般要低盐、无盐饮食，每日进水量为前日尿量加 500mL，一般在 1500mL 以内；食盐在 2g 以下。若水肿消退，血压趋正常，可以不加限制。

4. 维生素和矿物质　肾病综合征患者常伴维生素 A、B、C 下降，以及钙、镁、锌等矿物质，微量元素缺失。可用食物及药物补充，如绿色蔬菜，或补肾中药淫羊藿、仙茅、巴戟天、肉苁蓉、锁阳、狗脊等含丰富的微量元素。

（六）尿酸性肾病的饮食疗法

尿酸性肾病患者的饮食关键是“低营养，多饮水”，低营养指限制嘌呤、低脂肪、低糖、低蛋白质（一限三低），但热量要保证，若肥胖可减少热量摄入。

1. 嘌呤　在急性期要完全禁食嘌呤含量极高的食品（如胰、沙丁鱼、肝、肾、脑、肉汁、肉汤含量在 150 ～ 1000mg/100g）。平时少吃或不吃嘌呤含量较高的食品（如牛肉、猪肉、鸡汤、鲤鱼、鸡、鹅、兔、鸽、扁豆含量在 76 ～ 150mg/100g；羊肉、火腿、豌豆、菠菜、粗粮、麦片含量为 75mg/100g）。其他食物含嘌呤量较低。

2. 三大营养物质　蛋白质一般摄入量为 0.8 ～ 1g/（kg · d）以减少尿酸来源；宜低脂、低糖饮食，脂肪进入体内会阻碍尿酸的排泄，低脂、低糖可以减轻体重，避免血脂升高，但不必严格限制糖。

3. 维生素　宜多吃新鲜的绿色或黄色蔬菜和水果，它们在体内的代谢产物是碱性的，有利于治疗。

4. 水　尽量多饮水，一天在 2500 ～ 3000mL，以保证每日有 2000mL 的尿量促使尿酸排泄。

5. 饮品　严禁饮酒、浓茶、咖啡及可可。

（七）尿路结石的饮食疗法

尿路结石的成分主要有草酸盐、尿酸盐以及磷酸盐。据此，尿路结石的主要饮食要求是“调整饮食，大量饮水”。

1. 调整饮食

（1）草酸钙结石：低草酸、低钙饮食。①要少吃菠菜、芦笋、茭白、荸荠、苋菜、青蒜、油菜、雪里红、洋葱头、萝卜、甜菜、辣椒、芹菜、浓茶、各种豆类、豆腐、牛奶、榨菜、海带、芝麻酱、香菇、虾米、巧克力、可可、核桃、果仁等；②提供产碱食物以碱化尿液，如多吃水果、蔬菜等。

（2）磷酸钙和磷酸镁铵结石：低钙、低磷饮食及酸化尿液。①限制高磷饮食，包括蛋类、动物内脏、鱼卵、沙丁鱼、黄豆及花生等；②提供产酸饮食，如粮食制品、面条、面包等。

（3）尿酸结石：低嘌呤饮食，具体见尿酸性肾病的饮食要求。多吃水果、蔬菜、牛奶，有利尿液碱化。

（4）限制各种酸性食物的摄入：苹果、橘子、柠檬、杏、李子、葡萄、菠萝、甜石榴、山楂、乌梅、杨梅、樱桃、酸枣、海棠等，含维生素较多，体内代谢后部分变为草酸，易使结石增大、增多，一般不宜多吃。

（5）不宜饮用啤酒。酿造啤酒的麦芽汁中，含有钙、草酸和核苷酸成分，易使尿路结石发生。

2. 大量饮水　不论何种结石，患者每天饮水量应在 2000mL 以上，最好是 3000 ～ 4000mL，并保持一定的夜间尿量，要求睡前饮水 500mL，夜间起床排尿后再饮水 200mL。

（八）急性肾功能衰竭的饮食疗法

由于急性肾衰发现后都要住院治疗，饮食方面能得到较好处理，这里不做详细介绍，简要谈一下其饮食要点。

1. 优质低蛋白　少尿期 0.5g/（kg· d），尽可能用动物蛋白，进入多尿期可 0.5 ～ 0.8g/（kg· d）。

2. 充足热量　以 146.4 ～ 188.3kJ/（kg· d）[35 ～ 45kcal/（kg· d）] 较佳，但早期患者多不能进食或进食较少，以糖和脂肪作为热量的主要来源。

3. 限制水盐　水分为前一日尿量加 500mL，多尿期为尿量的 1/3 ～ 2/3。早期患者应严格限制钠、钾盐。晚期多尿时要适当补钾。

（九）血液透析和腹膜透析的饮食疗法

尿毒症患者进行长期透析治疗，其饮食要求与未透析时是有很大差别的，临床上我们经常看到两种倾向：一种是认为既然透析了，什么都可以吃，可以喝，反正到时由透析来解决；另一种则仍以肾衰透析前的饮食要求去衡量自己的饮食，这个不敢吃，那个不敢喝。这两种倾向都是错误的。因此有必要单独将透析患者的饮食提出来谈一下。其饮食关键是“优质高蛋白，低磷”。

1. 蛋白质　透析患者很容易出现营养不良，一是由于透析前长期的食欲减退，恶心、呕吐及代谢紊乱和严格的低蛋白饮食使蛋白质不足；二是透析本身使机体每天丢失蛋白质，腹膜透析（CAPD）每天丢失蛋白质 5 ～ 15g，氨基酸 2g，如并发腹膜炎，丢失量可增加 2 ～ 3 倍以上；血液透析每次约丢失氨基酸及肽类 10 ～ 30g。因此透析患者每天要摄入较多的蛋白质以弥补透析前业已存在的低蛋白，并补偿每天（每次）透析丢失的蛋白质。通常血透患者蛋白质摄入量为 1.0 ～ 1.2g/（kg· d），透析 3 次 / 周者，可达 1.5g/（kg· d），腹透患者为 1.2 ～ 1.5g/（kg· d），要求 2/3 以上为优质蛋白（如鸡蛋、牛奶、瘦肉、家禽、鱼），因为透析中丢失的必需氨基酸更多，另外这些优质蛋白较植物蛋白的利用率高，产生尿素少，且美味可口。

2. 热量　要求 146.4kJ/（kg·d），一般糖占 40% ～ 50%，脂肪占 20% ～ 40%，蛋白质提供 15% ～ 20%。由于血透患者常有高脂血症，要适当限制高胆固醇食物，如鸡蛋可只吃蛋白（蛋黄胆固醇含量极高），多吃鱼或禽类，少吃红烧肉。

3. 水盐　血透患者如少尿或无尿仍要控制进水量，前日尿量加 500mL，其中除饮用水外，还包括饭菜及固体食物和药物的含水量；高血压、心衰无尿的患者每天进水 200 ～ 300mL，食盐血透 2 次 / 周者为 3 ～ 5g/d，3 次 / 周者 5 ～ 8g/d，如尿少、高血压、心衰时严格限盐。腹膜透析患者由于每天交换出一定量的水分，一般每天可进水 1500 ～ 2000mL，如有高血压、水肿、心衰等症状则要限制水和食盐。

4. 磷　血透、腹透患者都要求限制磷的摄入。含磷量在 400mg 以上的食物有精制干酪、脱脂奶粉、鱼干、海带；300 ～ 400mg 的有鳝鱼、（猪、牛、鸡）肝、花生；200 ～ 300mg 的有蚕豆、鸡蛋、沙丁鱼、青鱼、金枪鱼、大马哈鱼、比目鱼、虾、鸡肉、火腿、香肠、核桃；100 ～ 200mg 的有豆类及豆制品、鲜贝类、乌贼、章鱼、螃蟹、咸肉；100mg 及以下有米饭、面条、面包、牛奶、酸奶、鱼丸、干贝。透析患者宜选含磷量低的食物。

5. 钾　腹透患者由于每日排出水分较多，一般来讲不限制钾。另外临床上常见 CAPD 患者低血钾，因此腹透患者要经常监测血钾。血透患者要限制高钾食物以防高钾血症。含钾的食物可通过烹调方法去钾（如水煮去汤汁），水果加糖后水煮弃水。

6. 维生素和微量元素　透析患者常有水溶性维生素及微量元素（如锌）的减少。但维生素 A、K 不需增加。

[肾脏病患者生活指南，王钢主编，南京大学出版社，2001]

二、保护肾脏的 16 个细节

曾经看过一个维护肾脏健康的公益广告，这个广告很有趣——放一些自己的小便在一杯清水内观察，如果这杯水仍然很清亮，代表自己的肾脏很健康；如果这杯清水变得污浊，且有油质浮在水面上，则代表可能有肾脏病变，应当加以检查治疗。这个广告播出后，人们对自身的肾脏健康状况有了初步的了解，反响极好。由此可以看出，从生活中一些细微的地方可以观察到自己的健康状况。本次就来谈谈保护肾脏的 16 个细节。

我国40岁以上人群慢性肾脏病患病率达到8%～9%，肾脏病已成为第三大慢性疾病。从40岁开始，肾功能每10年减退10%左右。我国尿毒症患病率正以每年10%的速度增长，仅北京和上海两个城市，每年新接受血透的患者就有约4000人。慢性肾脏病发病已呈现出年轻化趋势，不少尿毒症患者仅有二三十岁，最小的不到十岁。上面罗列的这组数据是目前肾脏疾病的现状。肾脏是人体最重要的器官之一，它就如同城市里的下水道一样，不仅负责每天排出人体内产生的代谢废物和毒素，还对维持整个体内的内环境平衡（液体、电解质、酸碱）、调节血压、骨髓造血、骨骼发育等有重要影响。下水道出了问题，城市的生活、生产就会受到影响；同样肾脏如果出了问题，会影响人体健康，降低生活质量。而且，严重的肾病如尿毒症，不但患者生活质量很差，其治疗费用也是相当惊人的，国内部分大城市中，尿毒症透析或肾移植患者每年要花费医疗费用7万元以上。

肾脏不像心脏那样会跳动，也不像胃会因吃得过饱而有胀痛的感觉，它任劳任怨，默默地扮演着体内"清道夫"的角色，过滤并清除代谢产物。正因如此，它所受的伤害也是无声无息的——由于肾病的特殊性，大多数肾脏疾病的早期症状不明显，而且易与其他疾病混淆，因而往往得不到及时的诊治，约有20%的肾病患者首次到医院就诊时病情已到晚期。

慢性肾脏病如不能得到有效治疗，就可能进入终末期肾脏病（如尿毒症），依靠透析维持生命。对于肾脏疾病，虽然有简单易行的早期诊断方法（检测血肌酐、蛋白尿），也可有效防治，但这些方法和相关知识并未得到广泛普及和应用。

毫不夸张地说，肾脏疾病已经成为威胁我国乃至全世界公共健康的"隐形杀手"之一。鉴于此，国际肾脏病学会和国际肾脏基金联盟联合倡议，从2006年起将每年三月的第二个星期四确定为"世界肾脏病日"，提醒人们关注肾脏健康。我们该如何早期发现和预防慢性肾脏病，保护好我们的肾脏呢？

唐小姐身高1.63m，体重53kg。其实，唐小姐并不胖，但她渴望能在夏天到来之前拥有更加苗条的身姿，于是开始服用减肥药。为了达到快速瘦身的目的，她还加大了剂量，减肥药和减肥茶一同上，体重迅速下降。但与此同时，她开始感到头晕恶心、腰酸乏力。终于有一天，她昏倒在办公室里。到医院一查，她的肌酐等各项肾功能检查指标大大超标，医生诊断唐小姐患了急性肾衰。

也许唐小姐万万没有想到，减肥会对肾脏造成如此大的伤害。其实，生活中还有很多人们不太注意的细节，与肾脏健康息息相关。

（一）乱服药，肾受伤

肾脏是一个人体的“过滤器”，人体产生的很多“垃圾”通过肾脏从尿液排出体外，其中包括许多药物的代谢产物，因此胡乱吃药会对肾脏产生一定的毒性作用，时间久了就会导致肾病。最常见对肾脏造成损害的药物为各类止痛药、某些抗生素及显影剂等。糖尿病患者、老年人、轻微肾功能衰退者、体内水分不足（发热、大量出汗、腹泻呕吐、饮水不足等）者，最容易受到肾毒性药物的损害。

专家提醒：身体有不适，应在医师指导下服药。尽量避免长期大量使用止痛药，必须使用者须经医师处方，以减少肾脏损害和其他并发症发生。另外，少数中药材有引起服用者发生急、慢性肾衰竭的病例，如关木通、雷公藤、乌头、马钱子、马兜铃、防己等，故在选用中药材时，也要小心确保自身的安全。肾脏病患者就诊时应自行将病情告知医师，避免使用肾毒性药物。

（二）感冒后，要护肾

急性肾小球肾炎常继发于上呼吸道感染后，特别是链球菌感染后。学龄前的小孩最容易得此病。感冒也是诱发和加重肾脏病的主要因素。

专家提醒：喉部、扁桃体等由于链球菌感染发炎时，需立即根治。使用抗生素要够疗程（编者注：一般为 7 ～ 14 天），不可半途而废，否则链球菌容易反复感染而诱发肾脏疾病。患了肾小球肾炎的人，因为免疫功能下降，容易感冒，平时切记预防和早期防治。

（三）多喝水，不憋尿

尿在膀胱里太久，很容易繁殖细菌，细菌可经输尿管感染到肾脏。每天充分喝水随时排尿，可预防尿路感染，也不易发生尿路及肾结石。

专家提醒：要多喝水，每日 8 大杯，让每日的尿量超过 2000mL；少吃巧克力、草莓、核仁、菠菜、土豆、竹笋、西红柿、红茶、速溶咖啡，多补充维生素 B6，以减少尿中草酸钙的生成；避免食用大量肉类及动物内脏、海味，减少尿中尿酸盐的生成。

（四）重金属，要避开

研究表明，人体摄入过多的铅、镉等重金属易引起慢性中毒，肾脏、肠胃系统会受到损害。

专家提醒：要确保水质安全，避免用铅或铝质、PVC 容器装水，可根据个人或公司需求加装净水器。此外，建议早晨先放掉两杯隔夜水。不喝成分不明的井水和河水，以免铅、镉、铬等重金属含量太高而损害肾脏。

（五）洁尿路，治结石

尿路结石、前列腺增生、阴道炎、宫颈炎、盆腔疾病、小儿尿路畸形都易引起尿路感染。有些人患了泌尿道结石，不疼痛了就不管它了，但结石不痛不代表好了，尤其是输尿管结石很容易造成肾积水，长久下来，肾脏会受到损伤而不自知。

专家提醒：应及时发现上述疾病并治疗。经常导尿或留置导尿管也容易引起感染，故应尽可能避免使用。

（六）观尿色，重排尿

尿液的形态是肾脏功能的指征之一，体内的多数废物皆经由肾脏过滤后由尿中排出，尿液的改变往往预示着某些疾病。

专家提醒：常常观察自身尿液的颜色和注意排尿时的不适，则可早期发现肾病。例如泡沫状尿液可能是蛋白尿的表现，白色浑浊尿液是尿道发炎及大量磷酸盐排出的表现，排尿灼热、尿频、尿急可能是尿道感染，尿如淘米水时要想到是否是乳糜尿，夜尿症也可能是肾功能不全的早期症状。

（七）尿常规，定期做

由于肾脏的损害多数是在不知不觉中发生的，因此定期体检非常重要。否则，等到身体感到不适时，肾脏也许早已经受到损害了。

专家提醒：每半年就必须做一次尿液筛检、血压的检测。

（八）照 B 超，查双肾

肾脏肿瘤好发于 40 ～ 70 岁的男性，多囊肾及遗传性肾脏病者均有家族肾脏病的病史，高血压、糖尿病及幼时患肾炎者，皆是慢性肾衰竭潜在的危险人群。

专家提醒：有上述危险因素者，应定期检测肾功能、双肾 B 超，以期早发现早治疗。

（九）高蛋白，增负担

适量的蛋白质和脂肪有益健康，但过量的蛋白质会加重肾脏的负担，徒使肾脏做更多的工作。有研究指出，摄取较高蛋白质食物者，罹患肾衰的概率比适量摄取者高出 3.5 倍。过多的油脂亦会导致高血压及血管硬化等疾病，也会造成或加重肾脏损伤。蛋白质摄取量的限制、血脂异常的控制等，都是有效预防肾脏疾病恶化的重要措施。

专家提醒：肾功能不好者，应少吃肉制品，多吃谷物、薯类和蔬菜水果；勿过量进食高蛋白质、高油脂食品。

（十）高血压，要控制

血压和肾脏息息相关。患高血压时，肾脏血管长期受到影响，肾小动脉也会发生硬化，引起肾脏缺血、缺氧，肾小球硬化，肾间质纤维化，因而肾功能出现进行性减退，导致尿毒症的发生。高血压引起的肾脏病在临床上占 15% 左右，而慢性肾衰竭患者 90% 以上有高血压。

专家提醒：若患有高血压，应定期追踪血压变化，遵照医师处方服用降压药，将血压控制在安全范围内（至少在 140/90 mm Hg 以下，最好不超过 130/ 80mm Hg）。

（十一）盐虽好，限 6g

食物中的盐分，95% 由肾脏排泄出去，过量的盐分摄取会造成肾脏负担。

专家提醒：饮食方面应严格控制盐分的摄取（3 ～ 6g/d），盐有很强的亲水性，通常 1g 盐可增加 100mL 的体液量，体液量升高会使血压更增高。吃汤面时，最好少喝汤，以免把过多的盐吃进肚里。

（十二）降血糖，不忽视

糖尿病患者的血管会慢慢地硬化，尤其末梢微血管。肾脏是由数百万细微的血管组成的，糖尿病严重时，肾脏的功能也可能受损。有资料显示，在 1 型糖尿病患者中，糖尿病肾病发生率为 20% ～ 40%，病程 10 ～ 20 年者发病率最高；2 型糖尿病患者中糖尿病肾病的发生率为 10% ～ 30%，随年龄增长、病程延长，肾病危险增加。

专家提醒：患有糖尿病的人，应积极采取措施控制血糖，定期查尿微量白蛋白，以便早期发现肾脏受损，及时治疗，才可能减慢肾脏受损甚至阻止其他并发症的发生。

（十三）怀孕前，查肾功

怀孕时，肾脏负担会加重，所以怀孕前最好检查有无肾脏病。孕期应按时做产前检查。

专家提醒：在孕前应做尿检，测血压。如果有肾脏病（有时没有症状，自己都不知道），请向肾脏专科医师咨询可否怀孕，何时可怀孕。盲目怀孕，肾脏病可能会加重甚至因严重并发症而威胁生命。

（十四）限体重，瘦腰围

一项新的研究显示，随着男性腰围的增大，其患肾病的危险也会增加。研究发现，体重指数 [BMI= 体重（kg）/ 身高（m）^{2}，正常不超过 24] 越高，其出现慢性肾脏疾病的危险也就越高，甚至在考虑了其他影响因素，比如像吸烟、年龄和糖尿病后，其结果仍然成立。

专家提醒：保持健康的体重是男性保持肾脏功能健康的一个重要因素。对于男性来说，如果体重不断地增加，特别是当体重增加 10% 以上时，可能会导致肾功能衰竭。

（十五）冬日到，暖护腰

有调查发现，在冬天，不论是肾功能恶化或是新增加的尿毒症患者，都远超过其他各季。这是因为低温下血管收缩，血压升高，小便量减少，容易让肾脏出问题。

专家提醒：寒冷季节，要注意对腰部的保暖，以免风寒侵袭；盛夏季节，不可贪凉露宿，以保证肾脏有良好的血液循环，维持良好的功能。

（十六）有肾病，勿误治

有了肾脏疾病，切勿到不规范的小诊所治疗，很多肾病患者就是因为误诊误治而延误了疾病。

专家提醒：肾脏出了问题，请到正规医院的肾病专科就诊。

［家庭医药，2001，（03）：38-41］

三、肾病综合征完全攻略

肾病综合征（简称肾综），是一组由多种肾小球疾病引起的临床症候群，症状有：大量蛋白尿、低蛋白血症、水肿、血脂异常和脂质尿等。患者常全身高度水肿、面色苍白、精神萎靡、食欲减退、腹泻、少尿，严重者会导致肾功能减退等。目前治疗难度较大，且有一定的复发率，让很多患者忧心忡忡。肾病综合征能不能治好？激素治疗有何讲究？中医治疗可否独辟蹊径？本刊特约专家为读者消除这些疑虑。

肾小球就像一个密织的“筛网”，正常情况下能将血液中的一些大分子营养蛋白挡住，不让其流失体外。但是一旦肾小球发生病变，这个“筛网”的网口由小变大，即使是大分子的蛋白，也能通过这个“坏筛网”的网口，随尿流失。当成人流失的蛋白每天大于 3.5g，儿童每天流失的蛋白大于 50mg/kg 体重时，就被称为大量蛋白尿。大量蛋白尿与低白蛋白血症是诊断肾综的必备条件，而血脂异常和水肿并非诊断肾综的必要条件，因为有的患者水肿不明显有的血脂可以正常。

（一）分类

根据不同病因，肾综可以分为原发性和继发性两大类。

原发性肾综是指原始病变就发生在肾小球，如急性肾炎、慢性肾炎及肾小球肾病等，进而由这类疾病所引发的肾病综合征。

继发性肾综，是因其他疾病而引起的肾小球病变。其他病因很多，儿童以遗传性疾病、感染、过敏性紫癜多见。中青年以系统性红斑狼疮、感染、药物因素多见。老年人则以糖尿病肾病、肾淀粉样变、多发性骨髓瘤等多见。据统计有一半的肾综患者有明确的继发性病因。

（二）特征

1. 蛋白尿　指尿常规检查发现尿中蛋白为（+++）或（++++），24h 尿蛋白定量 ＞ 3.5g，部分病例可合并血尿。

2. 低白蛋白血症　由于大量蛋白随尿流失，患者血液中的蛋白浓度与正常人相比要低，故一般肾综患者表现为低蛋白血症。指血清白蛋白 ≤ 30g/L，但要注意的是，大量白蛋白尿与低蛋白血症并不完全平行一致，此外还可以有球蛋白、转运蛋白、凝血纤溶相关蛋白的变化。

3. 脂质尿　大部分肾综患者血中总胆固醇、磷脂和甘油三酯升高，尿中可以出现脂类物质（简称脂质尿）。

4. 水肿　水肿常逐渐出现，最初多见踝部，按之凹陷，晨起时面睑浮肿，渐及全身；严重者有腹水、胸水或心包积液。水肿不严重时，仅表现为体重增加。

5. 高血压　约 1/3 的肾综患者可出现高血压，水肿明显者约半数有高血压。血压常在（140 ～ 170）/（95 ～ 110）mmHg。

6. 并发症　容易继发感染，最常见的是呼吸道感染、尿路感染、皮肤感染及腹膜炎等，血容量不足的患者可出现体位性低血压，小儿患者易出现心功能衰竭，老年患者易合并急性肾功能衰竭。多数肾综患者血液处于高凝状态，有形成血栓和栓塞的危险。

（三）应对

一是针对病因治疗；二是治疗并发症，如水肿、血脂异常症；三是治疗蛋白尿，但不能单纯以消除或降低蛋白尿为唯一目的。有部分患者虽经严格正规治疗，蛋白尿仍无法控制，而且肾功能明显减退，对这种患者，治疗目的应转为保护肾功能为主。

近年来比较强调低蛋白饮食治疗，因为高蛋白饮食易引起肾小球硬化。主张摄入蛋白 0.7 ～ 1g/（kg· d），以动物蛋白和大豆蛋白为主。

用药治疗时，首选皮质激素，如强的松。对于肾脏病理变化严重者，强的松治疗效果不好者，或者反复发作者，可加免疫抑制剂——环磷酰胺。有高凝现象可加用抗血小板聚集药、抗凝血药。近年又有加用血管紧张素转换酶抑制剂或血管紧张素Ⅱ受体拮抗剂的，认为有降低尿蛋白、保护肾功能、降低血压的作用。

中医药治疗肾综的特色在于辨证论治、整体治疗。虽然肾综来势凶，病症重，但只要坚持长期中西医综合治疗，还是能够根治并良好预后的。

［家庭医药，2003，（08）：15-16］

四、小儿肾病有良方——中央电视台 4 套《中华医药》

在我国南方有一句方言叫作“贫家穷”，大多的时候人们用它来形容得了某种慢性疾病，这类疾病治疗过程长期缓慢、花费巨大，即使最后倾家荡产也可能难以治愈，而肾病就是其中的一种。而且肾病越来越成了“年轻病”，很多只有十几岁甚至只有两三岁的孩子突然就查出得了肾病。目前我国有上千万儿童患有不同类型的肾脏病，平均每120个孩子中就有一名肾病患儿。如果患病的是个懵懂的孩童，面对“贫家穷”，这个家庭该何去何从呢？是什么样的原因使孩子们患上这种疾病？患上肾病能彻底治好吗？会影响孩子的一生吗？会得尿毒症吗？有什么治疗方法能摆脱小儿肾病的纠缠？

（一）感冒引发小儿严重肾病

“雨落街清，凉风萧瑟，盼一道虹桥亘于天，满眼都不见。东南望，意彷徨，天下何处可徜徉？忆昨日，天朗气清，一片大好景象皆虚妄。想明朝，暴风骤雨，万般苦难之境，我独闯！”这首词出自一个12岁的少年。花季的少年，本应无忧无虑，怎么会写出这么伤感的词呢？我们来看看他的故事。

李某是一名大二的学生，别看他现在玉树临风、活力四射的模样，几年前他可是个190斤的大胖子，然而他这个大胖子却是父母眼里的“纸片人”！这究竟是怎么回事呢？故事还得从2007年开始说起。2007年的一天，家住南京的12岁的李某感冒了，流着鼻涕还有些咳嗽，妈妈像往常一样带他到社区医院打点滴。可是接连打了几天的青霉素之后，小李某仍然咳嗽不止，而且精神越来越差。更奇怪的是，李某觉得自己似乎长胖了，一上称，居然比原来重了20斤。因为怕妈妈说自己又吃胖了，所以他什么也没说。可是很快，家里人就发现李某的不对劲了，因为他还在迅速地“长胖”。意识到问题似乎有些严重，爸爸带小李某到南京市里的医院检查，结果显示尿蛋白和隐血的指标都显示为（+++），小李某被确诊为肾病综合征。医生告诉李某爸爸，正常人的尿液里蛋白是测不出来的，但如果肾脏滤过功能失常，人体内的蛋白质就会通过尿液大量流失。听到这个结果，李某爸爸一下子就懵了，让他百思不得其解的是，孩子从出生到现在身体一直好好的，怎么一个小小的感冒就变成肾病了呢？

（二）引发小儿肾病的常见外因

1. 上呼吸道感染是小儿肾病最常见的一个诱因　很多患者发病前1～3周都有急性链球菌感染病史，比如感冒、扁桃体炎、急性咽炎等。其他感染如牙疼、腹泻、皮肤感染、尿路感染等，也都需立即根治。在医生指导下服用抗生素要彻底，不可中途而废，否则就有可能诱发肾脏疾病，特别是儿童。

2. 长期高蛋白饮食伤肾　蛋白质摄取过多，肾脏高滤过负担过重。现在很多小孩吃得太好。我有一个小患者，从小不吃蔬菜只爱吃肉，小孩妈妈又正好就是卖肉的，一日三餐都要吃肉，顿顿无肉不欢，早饭5个肉包子，中饭十几个肉圆子，14岁小孩体重160斤。小小年纪已是高代谢失衡综合征，四高——高血压、高血脂、高血糖、高尿酸。蛋白质摄取太多，代谢废物尿酸和尿素氮等都需要肾脏来过滤排泄，肾脏长期疲劳工作能不累坏吗？所以说胖子多肾病是有一定道理的。

3. 压力大、劳累过度、生活不规律造成抵抗力弱　中医说“惊恐伤肾”，现在孩子需要面对考试压力、升学压力、家长望子成龙的压力，星期天还要上各种学习班，有的年轻人熬夜打游戏，压力大兼劳累、不规律的生活，造成抵抗力下降。

4. 食物过敏、药物过敏、花粉皮毛和虫咬过敏都可能引发过敏性紫癜性肾炎　紫癜性肾炎是小儿常见肾病，一些过敏体质的孩子吃了海鲜、小公鸡、芒果等中医所说的“发物”，会引发紫癜性肾炎。我有一个小患者，吃了鹅肉后全身发紫，这就是紫癜。有的被蚊虫叮咬也可能引起过敏性紫癜。

5. 新房、新车装修污染，有毒气体“熏出肾病”　肾脏很娇气，有毒气体对于肾脏的损害很大。小孩子的肾脏更加娇嫩敏感，搬进新家后小孩得肾病的病例很多。需要提醒家长注意的是，新车也同样存在装修污染，也一定要充分通风。

（三）导致小儿肾病的主要内因

邹燕勤教授说：我父亲，也就是我国中医肾病学科奠基人邹云翔先生提出“肾气不足”是肾炎发病内因。肾气即肾精化生之气，泛指肾脏功能。肾炎的病因，虽有先天不足、后天失养、六淫侵袭、药物损害、七情过伤、劳倦过度等，但发病的根本原因在于人体肾气的虚衰。肾气充足的人，即使外邪入侵，也不会发生肾病。而肾气不足之体，在外感侵袭下，病邪可乘虚而入。

儿童因为年幼，肾气还未长充足。先天薄弱，禀赋不足。钱乙《小儿药证直诀》：“小儿肾本虚。此外小儿脾常不足，脏腑嫩弱。”“五脏六腑，成而未全，全而未壮。”邪伤脾肾，肾不化气，脾不制水，水湿停聚就形成“水肿”。

李某发病时12岁，正是生长发育的时候。这时脏腑功能逐渐发育完全，但肾气还不充实，免疫功能跟不上发育的速度。再加上先天不足，体格不强，一个感冒咽喉发炎也很容易引起急性肾炎。如未得到及时控制，很容易发展成慢性肾病，并会在青少年期或成年期出现尿毒症。

（四）小儿肾病有什么特征？如何早期发现？

小儿肾病特征：三高一低，即高度浮肿、高蛋白尿、高胆固醇、低蛋白血症。

早期发现：家长要学会从细节发现小儿肾病初期症状。眼睑面部或身体浮肿，尿液泡沫多，牛奶尿，尿量减少，尿色变深，尿色如茶，情绪变坏，阴囊或外阴水肿，气色差没精神，恶心呕吐等，出现这些症状时一定要带孩子去做尿检。建议每年至少做一次尿检。呼吁中小学要普及每年尿检。

（五）患儿李某的治疗情况怎么样？小儿肾病常用的激素是什么？

治疗情况：李某的水肿似乎越来越重，小便也越来越少，甚至在住进医院进行治疗之后，水肿还在加重。李某说，他最重的时候比原来重了 30 斤，这相当于体内有 30 斤的水分因为肾脏的罢工没排掉，不得已医院给他打了大量的利尿剂排尿消水肿，并且开了激素类药物帮助他降蛋白尿。“此药有奇效”，激素一吃，蛋白尿就降了，水肿也开始消了。住院半个月后蛋白尿没有了，指标都正常了，李某就出院了。可是，谁也没想到，出院一个多月之后，小李某又感冒了，伴随感冒出现的是全身再次水肿，李某不得不再次回到医院。这次尿蛋白（++++），隐血（++++），比上次更厉害。一开始用利尿剂、降压药都没有压住，医院只好用激素。开始激素量上的少效果不行，直到加到每天 12 片，尿蛋白才降下来了，小便也出来了，水肿也消了。从此以后，小李某就再也离不开激素类的药物了，每天至少要吃上 12 片，才能稳定病情。因为吃激素，李某的饭量比原来大了一倍还多，特别容易饿，胃口也变得非常好，原本一日三餐变成了一日五餐，体重也像吹气球一样快速增加。除了失控的体重，李某还发现了一件可怕的事——自已变得容易跌倒，跌倒了爬不起来，不能出门。因为李某的病，全家都变得小心翼翼。因为医生嘱咐不能感冒，李某妈妈最担心变天，一有风吹草动，她就会坐立不定，有时夜里起风了，妈妈还要特意起来看看他有没有盖好被子。为了养病也怕感染，家人无奈只能帮刚上初一的李某办理了休学。原本活泼好动的年纪，却不得不待在家里，除了身体上的折磨，李某心理上的折磨也越来越严重，于是他变得越来越沉默，写出来的诗词也越来越悲观伤感。虽然儿子的病情稳定住了，可是看着一天天发生在儿子身上的变化，李某爸爸心头的不安却越来越重了。

王钢教授解释说：这里的激素是指肾上腺糖皮质激素，是西医治疗免疫性肾病最常用的药，对小儿肾病有很好效果，但大多数患者减激素或停激素后容易复发，并且产生很大的不良反应。激素绝对是把双刃剑，最主要的不良反应有：抵抗力下降、易于感染、严重骨质疏松、高血糖、高血压、消化性溃疡、青光眼、血栓等，常见症状有：满月脸、水牛背、面部痤疮、易于感冒、胃痛、纳差、腿软、妇女经闭、脉细数、苔白腻。

（六）小儿肾病有良方，中西医结合减停激素，中药增强肾气防复发

对于小儿肾病治疗中用激素无效、激素依赖、停激素复发、激素使用后出现的不良反应，我们有一整套成熟的中西医结合治疗方法。一方面我们又需要激素的抑制免疫治疗肾病的效果，一方面又不想要它那些不良反应，怎么办呢？这时候，就需要运用中医药配合激素使用来减轻激素不良反应，同时保肾补肝、提高免疫功能、补钙、降血脂等。

中医对于这方面已有一套成熟经验。早在20世纪60至70年代，激素已广泛用于肾病治疗。但因为不良反应明显，出现药物性库欣综合征者，肾病复发又很多见。肾病宗师邹云翔教授称之为“激素性气血痰湿郁滞证”。他创新采用“疏滞泄浊通络法”，取《丹溪心法》越鞠丸加减，疏其气血，泄其湿浊，通其痰瘀，使失常的免疫功能和代谢功能得以恢复。疏滞泄浊通络法适用于肾炎、肾病运用激素后尿蛋白不消或无效，激素不良反应明显患者，主要表现为药物性柯兴综合征，满月脸、水牛背、面部痤疮、胸闷气短、妇女经闭、脉细苔白腻。简单说激素使用后使人体内交通堵塞，气、血、痰、湿拥堵了各条道路（各条经络）。邹老创用“疏滞泄浊法”，选朱丹溪越鞠丸，疏理通畅人体各条堵塞道路，排泄各种阻塞道路的废物。

邹燕勤教授认为：小儿发病时总是来势汹汹，表现为三高一低，高尿蛋白、高度水肿、高血脂，血清白蛋白降低，患病周期长，易反复，但因为在生长发育期，比起成年患者相对好治。小儿肾病通过中西医结合治疗90%是可以治愈的。她和父亲邹云翔教授治肾病不用激素，邹云翔教授认为要从根本上治疗肾病，还是要增强肾气。肾气不足是肾病的发病内因，所以充足肾气、鼓舞正气才能从根本上消除肾病的病因。如何充足肾气？《内经》记载“肾者水脏，主津液”，就是说肾脏是人体调节水分、排泄废物与毒素的“超级滤芯”，滤芯开关就是“肾中阳气”。肾阳为一身阳气之根，温化推动化生排泄尿液。肾阳虚弱推动无力，阳虚寒凝，血行不畅，便出现肾病尿少、水肿、瘀血、蛋白尿、血尿。邹云翔教授1955年创用的温肾活血法就是通过补肾阳、活血化瘀，让人体阳气充盈，气血通畅起来，从而起到

掌控人体滤芯开关，调节小便，排除毒素作用。邹云翔教授从本治肾最常用温肾药：附子、肉桂、淫羊藿、菟丝子；活血利水药：桃仁、红花、泽兰、怀牛膝、益母草；搜风通络药：制僵蚕、全蝎、蜈蚣、䗪虫、水蛭等。有很多小时候患过肾病的患者，由于当时得到了彻底的治疗，成年后也都结婚生子、正常工作生活。

（七）介绍小儿肾病常用的食疗方、防感冒经验膏

中西医结合来治疗肾病确实有很好的效果，关键能减轻激素不良反应，彻底撤减掉激素。除了激素与中药，在治疗过程中，饮食上有没有能帮助患者缓解痛苦的办法？有一些小儿肾病常用的食疗方、防感冒经验膏：

1.“乌鱼商陆汤”主要用于治肾病严重水肿

主要材料是乌鱼 1 尾 300～500g，商陆 10～20g，生姜皮 30g，赤小豆 30g。乌鱼洗净去内脏，和商陆、生姜片、赤小豆一起加水大火煮开，转小火再煮 30～45min，至鱼肉软烂为止。这个药膳具有补气健脾、温中清利、逐水的作用，适用于肾病综合征、严重水肿、胸腹水、尿少、胀满、大便干燥的患者。

另外，还有一个单方推荐给大家。秋葵花，学名黄蜀葵花，锦葵科植物黄蜀葵的花朵，黄蜀葵又名黄葵、水棉花、野芙蓉，鲜花或干花煎汤或泡水代茶，长期服用，可以清利湿热、解毒消肿。适用于肾炎、尿蛋白、尿血、激素不良反应（面痤疮、感染）等。没有肾病的人平常也可作为代茶饮来预防水肿等。

2.“芡实粳米粥”主要用于消尿蛋白

这个粥平常早晨自己煮来喝，对于预防肾病，治疗蛋白尿、慢性肠炎、脾虚有很好的效果。芡实粳米粥的主要材料是：芡实 30g、莲子（去心）10 枚、粳米 40g。芡实、莲子及粳米洗净后加水煮粥即成，每日分 1～2 次食用，可补气健脾、益肾涩精、消蛋白尿，适用于肾炎、肾功能不全、有脾虚蛋白尿者，慢性肠炎、腹泻、便溏者亦可食用。

3.“肾病防感冒经验膏、露”主要用于预防治疗肾脏病患者的感冒

防治感冒膏的主要药材：金银花 60g，连翘 60g，荆芥 60g，防风 60g，板蓝根 300g，贯众 100g，白花蛇舌草 100g，茯苓 150g，生甘草 60g，小红枣 100g。

制作过程：上药浸泡 30min，煮开后文火煎熬 30～45min，过滤取煎汁，加水再次煎熬并过滤取汁，合并二次煎汁，文火浓缩至 30% 左右，用冰糖 200g，阿胶 250g，搅拌收膏，分装冷冻保存，每次 1～2 匙，每日 2 次开水冲服。可疏风解表、清肺固卫、健脾渗湿。

易感冒人群平时宜长期服用，或者感冒出现鼻塞流涕、咽痛咳嗽、恶寒发热时服用。若高热、咳喘、感冒重、有炎症者对症加用其他药。

有些小孩子不喜欢喝带药味的汤水，还有一道防感冒露介绍给大家，制作起来特别简单。

防感冒露的药材：金银花5g，板蓝根10g，青果3g，胖大海3g，生甘草3g。

电水壶蒸馏法制作：按照以上中药加500mL水的比例，烧水时在壶嘴上扣个杯子，杯子一端低一点，下面放个碗接杯子滴下的蒸汽水。这样水烧开后再等20min，就有了一小碗纯天然防感露。如果需要量大，加长烧开水时间即可。加5g左右冰糖或白糖，每日分次当饮料服用。

（八）六年后对李某的随访

12岁发病的李某，经过治疗后至今已27岁，这期间肾脏病从未复发过，王钢教授作为他的主治医生认为患肾病的儿童大多数非常聪明，他们既要认真治疗，定期复诊，还要好好学习，迎接高考。李某高考考入了南京中医药大学，从学校毕业之后考上了南京大学的硕士，今年又在备考清华大学的博士，当年写了忧郁诗词的李某已经成了优秀的研究人才。

五、一汤一茶一穴治肾虚——安徽卫视《健康大问诊》

经常听到一句流行语叫“十男九虚”，导致很多人认为肾虚是男性的“专利”，其实不然。中医认为，男性以肾为先天，女性以肝为先天，肾主水，女性肝火旺容易伤肾水，现在门诊很多肾虚患者都是女性而且辨证观察症状十分严重，所以肾虚问题男女都要重视。今天给大家讲讲在当今引起肾虚的最大主因、如何自我正确诊断是哪一种肾虚，并揭开三个宝箱，介绍一碗汤治肾阳虚，一杯茶治肾阴虚，一个穴位治肾虚。

（一）当今时代引起肾虚的最大主因

中医认为“肾为先天之本”“五脏六腑之根”。肾藏先天父母禀受的生殖之精和后天的水谷精气，是滋养五脏六腑、维持生命活动的基础。如果先天的遗传不好，又有后天的生活坏习惯、各种疾病的影响，加上年龄的增长都会引起肾虚，产生各种疾病。引用《素问·六节藏象论》中记载：“肾者主蛰，封藏之本，精之处也，其华在发，其充在骨。”总的来说，引起肾虚的主要原因就是：①先天遗传不好，

②后天不良的生活习惯。先天遗传我们很难去把控，但是我们可以做到避免后天的不良生活习惯。那么为了能够有效预防这样的问题，生活中哪些行为我们要尽量少做或者不做？

（1）吃出来的肾虚：由于过食肥腻、高蛋白、高糖、高脂类食物，产生肥胖、高脂血症、高尿酸、高血糖等三高、四高症状，必然会引起肾气的亏虚。目前在肾脏病疾病谱中引起尿毒症的主要原因，就是吃出来的糖尿病引起的肾脏病、发展到尿毒症。

（2）累出来的肾病：过度劳累、过度纵欲（性生活过频）导致肾虚。

（3）吓出来的肾虚：大家可能在疑惑肾虚能吓出来吗？是的，《内经》中就记载“惊恐伤肾”，现代社会的精神压力、工作紧张、情绪波动、睡眠不足、抑郁多虑都会导致肾虚。

（4）憋出来的肾虚：很多女同志最有亲身体会，工作忙、上厕所少，小便一憋就又复发尿路感染了。

（5）带出来的肾虚：带就是指患上了其他疾病而导致的肾虚，比如老年人股骨颈骨折，卧床半年，必然出现肾虚；各种大手术，气血亏损，久则产生肾虚。

所以要避免以上引起肾虚的五大主因，有这些问题的及时改正就能够有效预防肾虚的出现。

（二）肾虚的分类，如何自我正确诊断肾虚？

肾虚只是广义上的一个概念，其实其中还要分为很多类，要搞清分类才能做好防治工作。

肾虚在中医里主要分为肾阴虚和肾阳虚，两者症状、防治方法以及干预措施都有极大的不同。

肾阳虚的典型表现：腰膝冷痛，萎靡不振，畏寒肢凉，尿频夜尿，阳痿早泄，宫寒经闭，下肢浮肿。

肾阴虚的常见表现：容易生气，怕热，腰酸腿软，潮热盗汗，失眠多梦，口干口苦，舌红脉细。肾阴虚最多见的是更年期的女同志，之所以容易出现肾阴虚的症状，是因为内分泌失调，阴阳失去平衡，阴虚阳亢。

以上讲的肾阳虚、肾阴虚主要是由一组阳虚、阴虚症状＋肾虚症状＋舌象脉象所组成。这一组症状有生理性、功能失调所引起，也有病理性各种疾病所引起，如上面讲的肾阳虚水肿，它可能是慢性肾病，如肝病、心脏病、甲减等多种疾病所引起的症状。所以我们要对肾虚更加重视，着重预防，早发现、早鉴别诊断、早治疗。

（三）三个宝箱

1. 一碗汤——虫草炖老鸭治肾阳虚

冬虫夏草古代是养肺补肾第一珍品，用于治疗肺结核，一代名医邹云翔教授在20世纪50年代创新用于治疗尿毒症，取得很好的疗效，得到国际国内中西医肾病界一致认可。他在养生补肾方面传给我们的秘方，就是用虫草煲老鸭。虫草味甘，性温，补肾养肺，温阳填精，老鸭可大补虚劳，滋五脏，清劳热，与虫草阴阳合用为补益肾虚的圣药。

制作方法：冬虫夏草3g，老鸭一只，将老鸭肚内杂物去除洗净，将冬虫夏草塞入鸭子肚内，用线将鸭肚子缝起来，加入其他配料炖服。一般一周吃一次，原汁原味第一浇，患者或长辈吃，第二第三浇全家一起吃，最后将虫草嚼服，一般病后、手术后大虚，以及夏季三伏天、冬季三九天，每一伏、每一九炖服一次。

选食材的时候也有讲究，一是道地的冬虫夏草，二是三年以上的老鸭，瘦形为佳，增加蛋白质、氨基酸，不增加脂肪。

虫草是名贵药材，价格非常昂贵，拿它来日常膳食一般人肯定心疼，可用冬虫夏草的替代品“金蝉花”，它有补气生精，滋养肝肾，提高免疫功能作用。

2. 一杯茶——铁皮石斛枸杞饮治肾阴虚

主要成分是新鲜铁皮石斛50g（剪碎），枸杞30g，开水泡服，一般等泡到无味后嚼嚼石斛嫩茎的胶质便换新的。肾阳虚和脾虚以及寒湿重的患者忌用。

这是我院国医大师邹燕勤教授经常用于保健和推荐给患者的一款口感舒适、疗效极佳的补肾养阴生津的法宝。

铁皮石斛性微寒、味甘，归胃、肾经，是石斛中的极品，主要功效有滋阴生津、补肾养胃，对口干、少津、舌红的阴虚患者最为适宜。因含有丰富的植物多糖、粘胶质、多种维生素矿物质，能够很有效提到人体免疫功能。

肾阴虚的患者要记住这一杯代茶饮，简单有效又好喝。

3. 一个穴位——丹田穴（还阳卧）

丹田是道家修炼内丹中精气神时用的术语，有上、中、下三丹田。今天讲的是下丹田，在脐下三寸，是三阴经与任脉交汇之处，即针灸学上的关元穴，道家认为是性命之根本储藏精气神的地方。现在教大家一个道家最常用的补肾方法——“还阳卧”。

“还阳卧”的方法：平躺在床上或者地上，双脚心相对，最大程度靠近会阴处，双膝自然下放，每晚双手重叠放在脐下三寸的关元部位，身心放松，深呼吸，意念全守丹田，这对睡眠非常有好处。如果有前列腺肥大、阳痿早泄，以关元为中心顺时针方向轻轻按摩 10min；如果腹胀、便秘、绕脐顺时针方向按摩 10min。每天早上醒来同样双脚心相对，靠近会阴处，将双手背放至腰部肾俞穴部位，拇指、食指相对，意守丹田（刚开始做不能坚持 10min，可分次完成）。长久坚持这套道家的“还阳卧”对肾虚、前列腺肥大、月经不调、更年期综合征、阳痿早泄都有很好的保健作用。

第二节　慢性肾衰竭透析及移植患者生活指南

一、慢性肾功能衰竭治疗的一般常识

1. 有人说“慢性肾功能衰竭和癌症一样是不治之症”，是这样吗？

虽然慢性肾功能衰竭在临床上无特效的内科方法将其治愈，但随着科学进步以及许多新技术的临床应用，目前已有较多的治疗方法可以使其恶化的速度减慢。例如用优质低蛋白饮食配合中药及对症治疗，能够使大多数早期的慢性肾衰患者病情进展延缓，甚至停止进展一段时间。有条件的晚期慢性肾功能衰竭患者做血液或腹膜透析疗法可以长期维持生命，中、青年患者如果充分透析，大多数能恢复正常的工作和生活。成功的肾移植可使患者恢复生活乐趣和工作能力。此外近几年来分子生物学的飞速发展，以及基因治疗的可行性，皆可能使某些肾病得到彻底治疗。因此，慢性肾功能衰竭并非不治之症。

2. 患者一听说肾衰就没有信心了，只有选择透析或肾移植，真的吗？

这种说法是错误的。

光是肾脏病就有数十种，其中既有急性肾脏疾病也有慢性肾脏疾病。不同的原发病所引起的肾功能衰竭，其进展速度也不一样，通过综合治疗，即使不能完全治愈，也能延缓其发展。因此肾功能衰竭的患者，未必都要进行透析或者接受肾移植治疗。但是也必须考虑到有这种可能，之所以这么说，是因为对肾功能衰竭必须慎

重处理。

急性肾脏疾病治愈后发展成慢性肾功能衰竭的可能性不大。大多数慢性肾脏疾病所导致的肾功能衰竭，最终必须进行透析和肾移植。据统计，我国每年新增加透析患者中原发病是慢性肾炎的大约占 40%，糖尿病肾病占 30%，高血压病占 10%，多囊肾占 10%。

那么，上述慢性肾脏疾病所导致的肾功能衰竭以后是否一定都要透析和肾移植呢？未必如此。根据疾病的发病情况、并发症的有无，通过及时、合理、正确的治疗能够做到延缓慢性肾功能衰竭的发展。现实生活中上述慢性肾脏病的患者虽然会出现肾功能衰竭，但是很多患者既没有透析也没有肾移植而生活着。一旦出现肾功能衰竭，慢性肾脏病患者的自我管理特别重要。首先是要有充分的思想准备。患者是否能够充分地自我管理，包括是否选择专科医生，可以说是延缓慢性肾功能衰竭发展、控制慢性肾功能衰竭发展的关键。千万不要把自己应该做的事情全部由医生来监督，机械地按照医生的话去做。这样的话，自己的主动性就没有了。对于自己的病情，经常从主治医生那里得到详细的了解，包括自身疾病的共性和个性，正确把握自身疾病的实际情况，知道为了延缓疾病的发展，日常生活中怎样自我调理才是最好的。

得了慢性肾功能衰竭，一方面应积极治疗原发病，另一方面控应制血压，采取低蛋白饮食治疗，加上正规的中医中药保护肾功能治疗，大多数患者能够稳定病情。特别是血肌酐在 300μmol/L 以下的患者，血肌酐高高低低可以稳定若干年，关键要重视，要有信心，要与医生配合，共同战胜此顽疾。

3. 病情已发展到尿毒症，可是患者还想保守治疗，这可能吗?

病情发展到尿毒症期，肾单位绝大部分已严重毁损，不能进行和维持排泄废物等功能，尿毒素类物质在人体内越积越多，出现系列尿毒症症状，一般用药已难以奏效，此时应进行肾脏替代治疗，如血液透析、腹膜透析，但真正能代替肾脏功能的是肾移植。还有一种情况，即稳定的肾功能突然恶化，血肌酐迅速上升至尿毒症阶段，此时应积极寻找使肾功能恶化的可逆因素，如感染、尿路梗阻、血容量减少、酸碱平衡失调等，当这些因素去除后，肾功能可能会恢复到原有水平，这种情况暂不需要透析。有的患者血肌酐等指标已到了尿毒症，但由于经济费用问题暂时不能透析，应自我认真判断，如果尿量每日还有 1500mL 以上，血钾不高，心脏没问题，血压可以控制，无明显恶心、呕吐及其他并发症，那么在医生的指导下可暂时进行保守治疗。

4. 医生说“为了不加重肾脏负担要多休息”是指不上班吗?

“是否有必要不上班而安静休息呢?”回答这个问题很难。因为肾脏专科医生经过长期研究，所提出的观点很多，至今还没有定论。

原因之一就是不加重肾脏负担的劳动以及减轻肾脏负担的休息等问题的标准。由于患者个体差异很大，总体说来，休息的标准应根据原发病的情况、并发症有无，以及药物疗效如何等变化来制定，不但有个体差异，就是同一个患者在不同的病情阶段也有各种差别。即使是同样的肾脏疾病，或病理状态非常相似，有些患者尽管每天保持绝对的卧床休息，病情也会不断地恶化，也有的患者尽管有某种程度的工作负荷，病情却很稳定。所以并不是要绝对的休息，而是符合病情的休息才有效果。

如果慢性肾功能衰竭病情一直稳定，除了普通的家务事，还可以从事一定强度的轻体力劳动，一般的办公室工作和与之强度相当的工作都没有问题。所以患慢性肾功能衰竭，在家整天休息不上班也没有实际意义。但是如果白天工作后经过一夜质量较高的睡眠，第二天早晨仍然感觉到疲劳，说明白天的劳动程度过强。长期如此，必然会引起肾功能的恶化，必须尽量避免这种过强的劳动。

经常听到有人说，只要很好地休息，血液中的肌酐值就不会继续升高，这完全是无稽之谈。判断有没有必要休息、休息到什么程度，最重要的指标是有多少并发症、病情的活动期如何等整体病理情况。有的患者血肌酐只有 176.8μmol/L 就不能上班而必须在家休息，也有患者达到 707.2μmol/L 而病情很稳定，即使正常上班也没有问题。是否有必要休息，并不只是取决于肾功能情况，可以由非常了解你病情的主治医生来作出判断，同时，患者应该正确了解自身的病情，正确理解医生的指示。

5. 慢性肾功能衰竭患者究竟应该怎样限水、限盐?

慢性肾功能衰竭每天尿量＞1500mL，且无高血压、浮肿、心功能不全时，不必限制水和盐的摄入，每日水、盐的供应以每天体重变化不超过 0.5kg，或傍晚踝关节有轻度浮肿，次日早晨能自行消退为适当。当每天尿量＜1500mL 或伴有高血压、浮肿时，应控制水、盐摄入，每天水分供应量应为前一天尿量加 500mL。钠盐摄入量以每日 1 ～ 3g 较为合适。水的供给应 24h 平均分配，晚上平卧后肾血流量增多，夜尿相对增多，故要求在临睡前饮水。若半夜起来排尿者，排尿后尚需再饮水 200 ～ 300mL。合适的水分供应能保持患者最大的肾小球滤过率和尿毒素的排泄。

6. 得了慢性肾衰，进行无盐饮食，但医生说不该完全忌盐，为什么呢？

人体内的钠主要从食物中摄取，每人每日需要食入 8 ～ 15g 盐（氯化钠）。钠主要随尿液排出，其次由皮肤出汗排泄。肾脏主要通过肾小管对钠的重吸收作用来实现钠的保留与排出。肾脏对钠的排出有较好的调节作用，其特点是多吃多排，少吃少排，不吃不排。血清钠的正常值为 132 ～ 144mmol/L。

肾功能衰竭患者由于肾脏对钠的调节功能下降，临床上常会出现钠代谢紊乱。慢性肾功能衰竭初期，患者自身能维持钠的摄入与排出的平衡，使血钠保持在正常范围。当肾小球滤过率下降到 25 ～ 30mL/min 时，肾对于钠的调节能力降低，此时即使完全限制钠的摄入量，尿中仍可每日排纳约 25mmol，当患者进低钠饮食后，尿钠的排泄量亦不迅速减少，将钠的摄入与排出调节至平衡所需时间明显延长。当患者钠负荷增加时，最大尿排泄钠量亦不超过 260mmol/24h。若给予高钠饮食，相对易引起暂时性钠潴留。以下原因会导致低钠血症：

（1）体内水潴留或输入过量液体，引起稀释性低钠血症。

（2）呕吐、长期忌盐、腹泻等引起失钠性低钠。

（3）代谢性酸中毒，细胞外钠转移入细胞内，导致血清钠降低。

（4）肾小管对钠的重吸收功能减退，钠由尿中排出增多。

低钠会导致细胞外液容量减少，血浆容量减少，血压降低，脉搏快而弱，出现头痛、呕吐、烦躁、抽搐甚至昏迷等症状。

肾衰患者如果突然增加钠的摄入，由于肾脏调节钠的能力降低，钠不能很快从尿中排出而潴留在体内，于是出现高钠血症，可导致水肿、高血压甚至心力衰竭。

基于以上原因，慢性肾衰患者一定要定期检查血钠浓度，既不能摄盐过多，也不能过度限盐。

7. 病情发展到肾功能不全阶段，患者还能吃豆制品吗？

以前认为豆制品主要是植物蛋白，大量吃既增加了蛋白质，又增加了肾脏负担，同时这部分植物蛋白营养价值低。这三年中最新研究的进展认为豆粉、豆制品类东西含有一部分有效的像异黄酮的成分，可以降血脂、降蛋白，因此建议部分肾功能不全患者可以少量的吃一部分豆制品，包括大豆粉。换言之在吃豆腐、豆制品的同时，一定要把总的蛋白量控制住，可以吃 10% 的豆制品，另外吃 90% 的鸡蛋、鱼、肉、牛奶。

8. 为什么一定重要视慢性肾功能衰竭患者高血压的治疗？

肾性高血压是继发性高血压，它是肾脏病患者的主要临床表现之一。不论是原发性高血压引起的肾损害，还是继发性的肾性高血压，高血压控制得好坏与慢性肾衰的预后有着极为密切的关系。这是为什么呢？

肾活检的材料提示，高血压与肾脏病理有一定的关系。一般病理损害轻，如微小病变型、局灶增殖型等，高血压的发生率较低；病理损害重，如硬化性肾炎、膜增殖性肾炎及中重度系膜增殖性肾炎等，高血压的发生率较高。可见血压高的患者其病理类型多不佳，肾脏常呈进行性损害，因而发展到肾衰终末期的速度较快。另一方面肾脏既是引起高血压的器官，又是高血压的靶器官，持续性高血压可以引起高血压性血管改变，最后导致肾小动脉硬化，可加速肾功能恶化。再者严重的高血压还可以引起心、脑等重要脏器的损害，如充血性心力衰竭、左心衰竭及高血压性脑病等，这些严重的并发症常加速患者死亡。因此高血压是一个危险的信号，必须积极控制。

近年来运用 ACEI 类制剂、钙离子拮抗剂、β 受体阻滞剂、血管紧张素Ⅱ受体拮抗剂等，或联合用药降压的办法，使得肾性高血压能得到较好的控制。然而在降压的过程中，舒张压以 80 ～ 90mmHg 为宜，不宜过低，过低则减少肾血流量，肾脏灌注不足，也可加速肾衰，这一点对于临床医生来说是十分重要的。

1983 年一丹麦学者报告，尿毒症阶段高血压发生率为 90%；北京医学院曾报告，尿毒症阶段高血压的发生率为 84%。这些数字均表明高血压与尿毒症有着密切的关系，不可忽视。

9. 在治疗中一直稳定的肾功能，突然又遇到血肌酐升高，该怎么办？

目前尚无使已受损的肾功能逆转（恢复）的治疗措施，但这些患者的肾功能常因一些因素的影响出现暂时性的恶化，如一直稳定的肾功能，突然出现血肌酐升高，当这些因素去除后，其肾功能有可能恢复到原水平。所以认清这些因素并及时地给以恰当的治疗，可以延缓患者发展到终末期肾衰竭的过程。

最常见的使慢性肾功能衰竭加重的因素是感染。患者的免疫功能减退、营养状态不佳等因素致机体抵抗力降低，常易发生各种感染如呼吸道、尿路感染等。故对合并感染短时期内肾功能急剧恶化者，应进行积极有效的抗感染治疗，力争尽快控制感染以使其肾功能有所恢复。

慢性肾功能衰竭患者常有腹泻、呕吐甚至消化道出血等症状。这些情况可引起血容量不足（即肾前因素）而致肾功能恶化。及时适当的补充血容量，可使恶化的肾功能逆转。

此外，尿路梗阻、血压突然升高、酸碱平衡紊乱（酸中毒）、不适当的药物的应用、过量的蛋白质的摄入或心功能不全等因素，均可使已受损的肾功能进一步恶化，但如及时发现并纠正或中止这些因素的影响，有可能使患者的肾功能有所恢复，这是一个很值得重视的问题。

10. 慢性肾功能衰竭时的用药注意事项有哪些？

肾功能衰竭患者用药必须十分谨慎。肾功能衰竭时肾脏排泄药物的能力以及药物代谢率均降低，药物与蛋白质结合的比例下降，游离量增多，以致血内有效药物浓度增高。加之组织对药物的耐受能力减退，有些经肾脏排泄的药物成分，因肾功能衰退而在血中积聚浓度升高。因此，在肾功能衰竭时用药剂量必须加以调整，这时应参考：

（1）药物的毒性、代谢过程及排泄途径。

（2）药物和血浆蛋白结合率，若是透析治疗患者，还应计算透析过程中被清除的药量，而和血浆蛋白结合部分只有在离解后才有药物治疗效应，而且不易被清除。

（3）肾功能情况，主要由肾脏排泄的药物在肾功能衰竭时半衰期延长。

对经过肾脏排泄的药物，调整剂量的具体方法：

（1）减少每次药量；

（2）延长用药间隔时间；

（3）减量与延长给药时间结合进行。

（4）根据内生肌酐清除率计算，下列公式可供参考：

$$患者剂量=正常剂量\times\frac{患者肌酐清除率}{正常人肌酐清除率}$$

$$患者给药间期=正常人给药间期\times\frac{患者肌酐清除率}{正常人肌酐清除率}$$

患者肌酐清除率由于药物在体内分布、代谢影响的因素很多，上述推算只能做到大体上适合，确切的剂量要根据患者具体情况、临床疗效及有无毒性决定，决不可千篇一律、硬套公式。

11. 慢性肾功能衰竭患者常患感冒而加重病情，用什么方法和药物防治最好？

慢性肾功能衰竭患者预防感冒的方法有：

（1）锻炼身体，增强体质，提高抗病能力。

（2）注意环境和个人卫生，避免发病诱因。

（3）气候变化时，注意随时增减衣服，防止受寒冷。

（4）感冒流行期间，可服药预防：①板蓝根冲剂，每次1包，每日3次。②防感冒牙膏，每日 3 次刷牙。③大青叶 15g，板蓝根、贯众各 30g，水煎代茶饮。④ 10% 大蒜液，每日滴鼻 3 ～ 5 次，每次 1 滴。

（5）感冒流行期，注意隔离，患者要戴口罩，避免去公共场所活动，防止交叉感染。室内可用醋蒸熏，进行空气消毒，预防传染，每立方米空间用市售食醋 5 ～ 10 mL，用 1 ～ 2 倍水稀释后加热，每次蒸熏 2h，每日或隔日熏 1 次。

患了感冒之后最好去医院诊治，不要随意服用家中现成的感冒药。一般说来中医根据临床表现与舌脉，分风寒袭肺与风热犯肺两个证候进行辨证施治。风寒袭肺的临床证候：恶寒重发热轻，咳痰色白质稀，口不渴，头身疼痛，舌淡红苔薄白，脉浮紧。治则为解表散寒，化痰止咳。如患者平素体质较差，又宜配益气药以鼓邪外出。常用方剂有人参败毒散、荆防败毒散、参苏饮、杏苏散等。中成药有橘红丸、通宣理肺丸、感冒冲剂、小柴胡冲剂。风热犯肺的临床证候：发热，微恶风寒，行汗或汗出不畅，头胀痛，喉不利，咳嗽痰黄质稠，口渴，舌边尖红，苔白或薄黄，脉浮数，有的患者甚至有喘息痰鸣。治则宜疏散风热，兼以消热化痰，止咳平喘。常用方剂有银翘散、桑菊饮、麻杏甘汤、加减葳蕤汤、桑杏汤等。中成药可配用银翘解毒丸、桑菊感冒片（冲剂）、清开灵冲剂等。

[慢性肾衰竭透析及移植患者生活指南，王钢主编，南京大学出版社，2003]

二、慢性肾功能衰竭的饮食管理

慢性肾衰饮食疗法的开始时机以血肌酐＞ 220μmol/L（2.5mg/dL）较合适，有效的营养饮食管理可以使慢性肾脏病（CKD）患者保持良好的营养状况，保护残存肾功能，减少并发症的发生，延缓肾衰的进展，推迟开始透析的时间。

慢性肾衰患者饮食疗法的要点可概括为“三低二高”，“三低”指低蛋白、低磷、低脂；“二高”指高热量、高必需氨基酸。具体如下：

1. 蛋白质　以优质低蛋白为要求，优质也就是满足了高必需氨基酸，如鸡蛋白、瘦肉、河鱼、牛奶。低蛋白可明显减少氮质潴留，尿素氮下降明显。一般蛋白摄入量为 0.5 ～ 0.7g/（kg· d），其中 1/2 ～ 2/3 为优质蛋白，必须较均匀地分配于三餐中。具体的肾功能不全程度，蛋白质的要求也不同，衰竭期以 0.5 ～ 0.7g/(kg·d)，尿毒症期则 0.5g/（kg· d），血肌酐达 800μmol/L 以上的患者，每天蛋白摄入量应限制在 30g 内，过低的蛋白质如 20g/d 要结合必需氨基酸服用。

2. 热量　保证充足的热量，是实现长期低蛋白饮食的保证。热量 146.4 ～ 188.3kJ/（kg· d）[（35 ～ 40kcal/（kg· d）]，除蛋白质提供外，由碳水化合物和脂肪提供。但脂肪宜少，尤其限制动物脂肪，烹调用植物油。碳水化合物以蛋白含量低的淀粉类食品为首选，如马铃薯、藕粉、山药、芋头、南瓜等，麦淀粉含蛋白质量少，为 0.4% ～ 0.6%。市售的白鹤牌澄面，蛋白含量仅 0.25%，大米饭为 2.6%，标准面粉 9.9%，不宜多食。豆类更高，蛋白质含量达 30% 以上，以往禁食，目前研究表明有一定益处，可少量进食。

3. 水、电解质、维生素、矿物质和微量元素

（1）水、钠盐：如有浮肿、高血压、心衰等症状的要限制，水分量出为入，前日尿量加 500mL；钠盐 2 ～ 4g，严重的要无盐饮食。如有低血钠则不用忌钠盐。

（2）钾：一般都有高血钾，特别是尿毒症期，高血钾对心脏危害很大。要严格限制钾的摄入，如海带、紫菜、蘑菇、土豆、香椿、苋菜、马齿苋、扁豆、刀豆、芋头、莲子、瓜子、花生等，以及西瓜、香蕉、菠萝、芒果、香瓜等水果及枣。尤其是果汁含钾量特别丰富。

（3）磷：需极低磷饮食。肾衰时肾脏排磷明显减少，需要禁食含磷丰富的食物，如鱿鱼、刀鱼、虾子、河蟹、干贝、猪肉松、鸡蛋黄、蘑菇（干）、香菇、竹笋、紫菜、芝麻酱、茶叶及豆类、豆制品。另外食物用水煮，煮后弃去汤汁，可减少磷、钾的摄入。

（4）钙：肾衰患者，往往高磷低钙，一般可口服碳酸钙或结磷钙。通常要补充活性维生素 D3，促进钙的吸收利用。

（5）维生素：一般水溶性维生素 B（尤其维生素 B6、叶酸）、维生素 C 缺乏，需要补充，可适当多食卷心菜（煮）、胡萝卜（煮）、苹果、牛奶等。维生素 A 往往升高，故不宜多吃番薯、甜瓜、桃子。

（6）微量元素：一般肾衰患者锌、铁常缺乏。瘦羊羔、瘦牛肉含铁、锌较丰富，藕粉含铁较丰富。常用的补肾中药中含有丰富的微量元素。

王钢教授推荐的慢性肾衰饮食原则包含以下四点：① 吃好：选择优质蛋白、高热量、高纤维素的食物；②吃少：饮食需注意低蛋白、低磷、低脂，每餐吃七八分饱；③吃淡：选择低盐饮食；④吃鲜：选择新鲜蔬菜、淡水鱼、肉、禽类。

以上四点原则中的最重要一点就是进食优质低蛋白饮食。低蛋白饮食（low protein diet，LPD）是由肾脏科医生和营养师处方并监控的一种限制饮食中的蛋白质，

补充或不补充酮酸 / 氨基酸，同时保证足够能量摄入的饮食治疗方法；LPD 主要针对 CKD2 ～ 4 期的患者，根本目的在于降低患者机体不能排泄废物的过多积聚，维持一个相对良好的营养状态，尽可能改善 CKD 并发症。

低蛋白饮食建议采用低蛋白淀粉作为主食，最常见的淀粉类制品包括麦淀粉、玉米淀粉、藕粉、粉皮、低蛋白米粉等。麦淀粉是将小麦粉中的蛋白质抽提分离去掉，抽提后小麦粉中蛋白质含量从 9.9% 降低至 0.6% 以下。

LDP
推荐摄入量

	CKD1~2期	CKD3期	CKD4期	CKD5期透前	CKD5期透析
蛋白质	0.8~1.0 g/(kg·d)	0.6~0.8 g/(kg·d)	0.6~0.8 g/(kg·d)	0.4~0.6 g/(kg·d)	1.2g/(kg·d)
热量	高热量	高热量	30~35 kcal/(kg·d)	30~35 kcal/(kg·d)	40~50 kcal/(kg·d)
钠	3~5g/d	3g/d	3g/d	3g/d	3g/d
磷	<0.8g/d	<0.8g/d	<0.8g/d	控制在正常范围内	控制在正常范围内
钾	依化验	依化验	依化验	依化验	控制在正常范围内
水	尿量正常不限		尿量少=前一天尿量+500mL		

图 10–1　低蛋白饮食（LDP）推荐摄入量

计算蛋白摄入量

举例：女性，155cm, CKD4期

顺序	内容	算法	举例
1	标准体重	身高-105	155-105=50
2	蛋白摄入量	体重×推荐摄入蛋白	50kg×0.6g/(kg·d)=30g/d
3	优质蛋白	50%~70%	30g/d×70%=21g
4	其他蛋白	总蛋白-优质蛋白	30g/d-21g/d=9g/d

图 10–2　CKD4 期患者计算蛋白摄入量方法举例（1）

优质蛋白	食物	重量/份	蛋白	能量	能量份数	举例
优质蛋白	瘦肉	50g	7g	90kcal	1	21g优质蛋白 =7g+7g+7g
	鸡蛋	50g	7g	90kcal	1	
	牛奶	240g	7g	90kcal	1	
其他蛋白	主食	50g	4g	180kcal	2	9g=4g+4g+1g
	蔬菜	500g	4~5g	90kcal	1	
	水果	200g	0~1g	90kcal	1	

图 10–3　CKD4 期患者计算蛋白摄入量方法举例（2）

计算蛋白摄入量

50kg体重0.6g/(kg · d)蛋白的30g蛋白的食谱

早餐：牛奶125mL　麦淀粉饼干100g　凉拌黄瓜　煮鸡蛋 1个

午餐：米饭（熟重130g）炒素五丁（黄瓜30g、芦笋30g、胡萝卜20g、豆腐20g、青椒20g、油15g、香油2g、葱2g）黄瓜粉丝汤（黄瓜100g、粉丝30g）

午餐加餐：苹果1个（200g）紫菜虾皮汤（紫菜5g、虾皮5g、鸡粉3g、香油3g、油5g）

晚餐：水饺（麦淀粉50g，肉馅10g，白菜60g，香油5g，葱、姜、料酒、酱油、盐、味精适量）

图 10–4　50kg 体重患者优质低蛋白食谱举例

食物交换份

中国肾病食品交换份

0~1g	油脂类 (10g,90kcal)	瓜果蔬菜 (200g,50~90kcal)	淀粉类 (50g,180kcal)
4g	谷薯类 (50g,180kcal)	绿叶蔬菜 (250g,50kcal)	坚果类 (20g,90kcal)
7g	肉蛋类 (50g,90kcal)	低脂奶类 (240g,90kcal)	豆类 (35g,90kcal)

图 10–5　肾病食品交换表

饮食管理

LPD

含相同量蛋白质的不同量食物

蛋白含量	食物类别	食品			
7g	肉类	熟肉45g	生肉35g		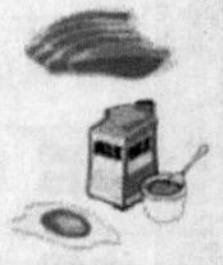
		水产40g	蛋类60g	奶制品300g	
	坚果类	花生110g	瓜子60g	杏仁30g	
	豆类	黄豆20g	豆腐90g	豆浆400g	
4g	谷类	面条150g	米饭130g		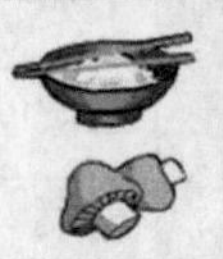
	菌类	香菇200g	蘑菇150g		
	鲜豆	荷兰豆180g	豇豆150g		
	蔬菜	圆白菜300g	西兰花125g		
	点心	面包50g	绿豆糕30g		
1g	蔬菜	丝瓜150g	西葫芦200g	柿子椒150g	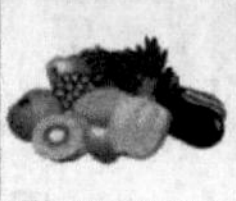
	水果	草莓125g	桃150g	西瓜350g	
	菌藻	海带100g	竹笋60g		
	淀粉类	粉丝100g	凉粉500g		

图 10–6　含相同量蛋白质的不同量食物

低蛋白饮食速查表

身高 /cm	标准体重 /Kg	能量 /kcal	蛋白质 /g	肉类 /g	蛋类 /g	奶类 /mL	蔬菜 /g	水果 /g	主食	
									谷类、面粉类 / 两	淀粉类 / 两
185	80	2400	48	80	50	250	500	200	4.5	4.3
180	75	2250	45	70	50	250	500	200	4.1	3.9
175	70	2100	42	60	50	250	500	200	3.8	3.5
170	65	1950	39	50	50	250	500	200	3.4	3.2
165	60	1800	36	45	50	200	500	200	3.0	2.8
160	55	1650	33	40	50	200	500	200	2.6	2.4
155	50	1500	30	25	50	200	500	200	2.3	2.0

图 10–7　低蛋白饮食速查表

三、中医综合防治慢性肾衰——中央电视台 2 套《健康之路》

提到慢性肾衰竭，大家都不陌生，因为再发展一步就到尿毒症，预测到 2040 年慢性肾脏病将成为全球第五位的致死病因，在中国，慢性肾脏病的患病率高达 9% 以上，是严重危害人民健康的常见病、疑难病。

1. 中医中药防治慢性肾衰竭早中期的方法和独到之处

慢性肾衰是疑难重症，是让患者和家属头疼担忧的病症，也是中西医医务人员感到棘手的一个病症。这个病症中医中药治疗有其特长之处，所以江苏省中医院全国肾病医疗中心把这个疑难病症作为一个单病种研究 50 年，在中医中药防治慢性肾功能衰竭方面积累了一系列经验。分期治疗针对早中期肾衰（血肌酐

133 ～ 442μmol/L）主要从保肾元、防药损、调血压、节饮食、畅情志五个方面进行治疗。

（1）保肾元：肾元就是肾阴肾阳，也就是元阴元阳，慢性肾衰的患者到了这个阶段以后他的肾阴肾阳下降了，不平衡了，正常人的肾阴肾阳应该是高水平平衡，但是不平衡的人肾阴肾阳已经虚衰了，不能达到高水平平衡，而且也不平衡。此时需要通过中医中药的辨证论治，通过各种治疗手段，使得患者的肾阴肾阳达到相对的平衡即使只是中低水平平衡也能够改变患者的症状，而且能够延缓慢性肾衰发展的速度。

（2）防药损：在慢性肾衰过程当中，患者已经肾功能下降，在用药的时候要千万注意，只能保护他的肾功能，而不能损伤他的肾功能。过去一般的医生认为中医中药对肾没有什么损害，也没有什么不良反应，实际观察下来，有好多中药对肾功能也是有损害的。哪些中药对肾功能有损害的呢？比如说含马兜铃酸成分的一些中药，如关木通、广防己，关木通生长在东北，也叫东北木通、马木通，广防己也是有马兜铃酸的。中医中药治疗慢性肾功能衰竭有很好的疗效，但一定要在严格的中医理论、药的性味功效指导原则上进行，也提醒患者一定要在正规的医院中进行正规长期的慢性肾功能衰竭防治。除了这些含马兜铃酸的植物外，还有一些药也是有肾毒性的，比如草乌、斑蝥，还有雷公藤的皮等。另外，还要特别注意的有一些中成药有肾毒性，患者切记不能随便服用，比如龙胆泻肝丸、耳聋左慈丸、八正散、朱砂安神丸。还有一些减肥药中有广防己成分的，广防己含马兜铃酸，也会引起肾脏的损害。有些人认为中药减肥是安全的，实际上要注意在减肥药当中如果含有广防己一定要小心，它会对肾脏造成损害。防药损是在用中药进行肾脏调节的时候要格外注意的。

（3）调血压：慢性肾功能衰竭的患者 70% ～ 80% 都合并有高血压，在冬天比例还会增高。即使有一部分肾脏患者初期血压不高，随着肾功能的衰竭，血压也会增高。而血压的增高又会造成肾脏的恶化加重，就像给血管中增加个泵打血，流过肾脏的血量增多了，肾恶化加剧。所以还要提醒各位患者在冬季一定要注意血压，按照国家高血压联盟的要求，如果能把收缩压控制在 120mmHg，舒张压在 80mmHg，那是最好。如果实在控制不到这个数字，收缩压控制在 140mmHg，舒张压 90mmHg，也可以。这很关键，是防治肾功能衰竭的一项重要措施。国际上在对肾性高血压以前没有办法治疗，这几年在西药方面有 ACEI 和 ARB 类的降血压药物，大量样本研究发现它们降压效果好又可以延缓肾衰进展。中医中药的特色一是降低和减少西药降血压的不良反应，二是改善高血压的这些症状，同时最主要的是帮助肾功能的恢复。

（4）节饮食：保证充足的热量，控制水、盐的摄入，对于慢性肾衰患者是非常重要，我们节饮食的目的就是要而且改善患者的症状，并使其有良好的状态，延缓发展的速度。所以饮食问题控制好，可以延缓肾衰进展的速度，这是经过很多年医学实践的体会。在吃蛋白质方面，提倡吃优质蛋白质，比如鸡蛋、牛奶、猪肉，还有鱼，提醒大家要淡水鱼，不要吃海鱼。还有一点就是要严格控制量，要求要控制在 0.6 ～ 0.8g/（kg·d）。也就是饮食要吃优质蛋白，而且要吃得少。一个 50kg 的人，每天应该吃到 30 ～ 40g 蛋白质。比如说吃蛋白质，只能吃 1 个鸡蛋，1 杯牛奶，1 ～ 2 两的鱼或者肉，如果只吃这些肚子是饿的。我们提倡少吃蛋白质的同时也提倡肚子要吃饱，要保证充足的热量。一个轻体力劳动的成年人每kg 体重每天需要摄入 30 ～ 40kcal 的热量，吃的蛋白少了，可以选择一些蛋白质含量少但热量高的食品。高热量、低蛋白的食品主要是淀粉制品，比如山芋粉丝、藕粉、玉米粉、麦淀粉、芡实粉等，这些食物蛋白含量低，仅占 0.6% 左右，但是热量很高，且具有一定的饱腹感，能吃饱肚子。所以说在吃东西方面尤其是有肾功能损害的患者要格外注意。慢性肾功能衰竭患者不仅要吃优质蛋白、能量高的食品，还要注意水和盐的控制。每天的进水量是前天尿量加上 500mL，盐的控制每天摄入量 3 ～ 5g。

（5）畅情志：邹燕勤教授告诉我们“心态决定一切，心态就是你的主人”。慢性肾脏病患者调整心态对提高免疫功能，稳定血压、降蛋白、降肌酐都有非常直接和间接的作用。有些患者就诊的时候不知道肌酐高，一查肌酐高了，腿就软了。邹云翔教授在世时，很多患者找到他看病，说找到了中国最好的肾病医生看病了，心态、心情、胃口一下好转了，这对治疗相当有利。

2. 治疗慢性肾衰早中期的药膳、秘方

以下是多年摸索的药膳和经验方的做法，包括虫草煲老鸭汤还有玉米须丝瓜络，这两个方子都有各自的作用和效果。

虫草煲老鸭汤：主要材料包括枸杞 20g，冬虫夏草 3g，鸭子 1 只，香菇、葱、姜等。制作时将鸭子肚子打开，放虫草进去再用针线缝上，其余配料加入水中，大火煮开后，文火煮一个小时，食用时以喝汤为主，汤喝完了加水再煮。冬天，逢一九或二九可烧着吃。适合早中期慢性肾衰竭患者，体质虚弱、年龄大的人也可以吃了抗衰老。食用时应少吃鸭子、多喝汤，以控制蛋白质的摄入量。这个方子是邹云翔教授的，他是最早把冬虫夏草用于尿毒症治疗的人，已经用了近50年。冬虫夏草对于提高肾功能很有效果。老鸭炖虫草，不仅可以提高肾功能，同时对虚弱的患者很有效。

玉米须煮丝瓜络：主要材料是玉米须、丝瓜络各 30 ～ 50g，玉米须就是玉米的须子，干的鲜的都可以，丝瓜络就是丝瓜的茎。把它们放入水中，用水浸泡 0.5h，放入锅中用水浸入 0.5h，煮 15 ～ 30min，代茶饮。玉米须有降压利尿的作用，丝瓜络有治关节疼痛、降尿酸的作用，这方子有降尿酸、降低肾性高血压、改善肾功能的作用，有水肿的患者可以达到消水肿的作用，即使没有水肿的患者，通过这样代茶饮，把每日的尿量提高到 2000mL 以上，也可以从小便里面帮助毒素的排泄。这个方子的材料全国各地、春夏秋冬都能够找到，是一个非常简单实惠的方子。主要是介绍给肾衰的高尿酸血症的患者和肾性高血压有水肿以及肌酐尿素氮增高的患者。

3. 中医中药防治慢性肾衰中晚期的多途径综合疗法

慢性肾衰一定要抓住慢性肾衰早中期的治疗，这是一个难治病，抓住早中期治疗很重要。近十年中间我们跟踪回访了 1800 例慢性肾衰患者，发现有 12% 的患者恢复，60% 的患者的病情稳定，这充分显示了发挥中医中药的综合措施确实能够延缓慢性肾功能衰竭的进展，有 60% 可以稳定，这是一个非常可观的数字。但是还有 28% 的患者经过综合治疗以后还是不得不走下坡路，这是我们不愿意看到的现实，中医中药对这样一些中晚期的患者，还是有办法可以治疗的。我们采取以下这些多途径综合措施：第一就是辨证微调，第二是中医中药多途径治疗，包括中药静滴、中药灌肠、洗浴外敷，第三是饮食药膳。通过这些措施进一步改善肾功能，还要延缓疾病发展，并不放弃对中晚期患者的治疗。

（1）辨证微调：辨证施治是根据每个人不同的情况来开不同的中药，微调实际上就是前面谈到的在保肾元的基础上，进一步发挥中医中药的特色，个体化治疗，用药甘平和缓，将病情复杂、多脏器损害的低水平阴阳紊乱状态调节到稳定状况。就是平平稳稳，平补平泻的方法来延缓发展。

（2）中医中药多途径治疗：慢性肾衰到了中晚期的患者可能已经吃不进去东西了，甚至有非常严重的并发症出现，怎么办？一方面是扶正，保住胃气，另一方面，我们采取了以下几种措施。①将中药进行改革，做成了针剂，通过静脉滴注来提高效果。②通过低位保留灌肠和中药高位结肠透析增加毒素的排泄，保护残余的肾脏功能。我们利用中医中药帮助中晚期肾功能衰竭患者排毒来尽量保住肾功能，毒素无外乎通过大小便排泄，我们以前用中药进行普通灌肠，取得了很好的效果。

近几年，一方面我们把普通的低位灌肠发展到高位的结肠保留灌肠，同时将保留的中药在剂型和成分方面进行了改进，另一个方面我们对于运用的机器、透析时间、温度、药物这些都做了一系列的研究。通过直肠的肛管，一直插到结肠的部位，插入后连接上机器，细管子就可以有效的吸附毒素、排除毒素，细管子进入到体内，粗管子是体内的毒素和代谢产物排出的通道，这样循环使得毒素得到一部分排泄，保护肠道的功能。③利用人体体表皮肤，通过水浴、外敷将低分子小分子的毒素排出。我们利用水浴的桶和机器做了一个水浴桶，根据每人病症的不同将配的中药加入机器中间蒸煮，让患者进入到水浴桶中，把机器关起来，调整机器的温度，让患者能够微微的出汗。水浴对皮肤瘙痒、水肿、顽固性高血压和持续进展的肾功能衰竭有比较好的效果。中药外敷是提取一部分中药药液，采用能够帮助中药渗入到皮肤的这部分成分（桂氮酮），加上短波和紫外线的峰光波在肾俞和肾脏外围的穴位上进行外敷和中药透入治疗，也有比较好的效果。

（3）治疗慢性肾衰中晚期的药膳、秘方：中晚期患者可以服用一种药膳——虫草炖西洋参。

材料是冬虫夏草 3g，西洋参 3g。西洋参的量可以根据患者的情况而定，如果有高血压，西洋参就少一点，放虫草的一半。虫草可以多一点或者少一点，基本上是用 3g。放在碗里隔水蒸 30min 左右，然后取出来吃。吃完后可以再加水，再蒸，一天可以蒸 3 次。

这个药膳有恢复体力、改善肾功能的作用，适合慢性肾衰各期的患者。冬虫夏草治疗尿毒症效果非常好。西洋参适合各种慢性肾衰的患者，恢复体力非常好，但要特别注意高血压患者西洋参的比例要减少。这个方子适合晚期患者，已经吃的非常少的时候，可以通过喝虫草炖西洋参的水来恢复体力。如果用中医辨证论治综合疗法，疗效还差的话，把这个方子加上去，疗效一下子就提高了，这是长期以来我们的体会。

对于慢性肾功能衰竭的患者来讲，一定要做到早发现早治疗，才可以达到一个满意的效果，那么在中医综合防治慢性肾功能方面，有一部分早发现可以做到完全治愈的，另外一部分人虽然只是有病情的缓解，但是可以缓解发展成为尿毒症的时间，延缓病程的进展。

4. 慢性肾衰竭中晚期的防治方法

防治慢性肾衰的措施是指在没有肾功能衰竭的时候防止进入肾功能衰竭，有了肾功能衰竭的时候抓住早、中期的治疗，早、中期治疗还有一部分滑坡的患者，就注重中、晚期的治疗。确实有一部分患者，到了后期或者急性发展进入了终末期尿毒症，我们也可以结合血透和腹透，但是在这个阶段，如果患者肾脏没有完全的缩小，结构没有完全的模糊，尿量还在1000mL以上，建议还是不放弃中医中药的治疗。这样能够把残余的这部分肾功能保住或者让一部分患者提高生活质量甚至恢复，回归社会，参加工作。

四、肾衰夏治事半功倍——中央电视台4套《中华医药》

说到“冬病夏治”，大家都会想到哮喘、风湿性关节炎、老寒腿这些疾病。其实，在冬季容易复发和加重的疾病都可以算作“冬病”的范畴。大家都知道，肾脏是人体非常重要的器官，尤其到了夏天，人们很多不正确的生活方式常会加重肾脏的负担，从而造成很多肾脏疾病的多发、复发或加重。那么应该如何在炎炎夏日保护好肾脏呢？今天就来聊一聊肾脏病的冬病夏治。

1. 夏季易于伤肾的四个因素和八个预防要点

进入夏天后气温升高，人们一些不良的生活习惯往往会加重肾脏的负担，从而引起一些肾脏疾病。究竟有哪些因素呢？

中医认为：肾藏精，在五行属水，应气于冬，喜暖怕寒，是五脏阴阳之根本。所以一是贪凉，长时间待在空调房；二是过劳，加班加熬夜；三是贪吃，喝冰啤酒、吃海鲜、饮可乐、吃夜宵；四是憋尿，不喝水、憋小便。以上四种不良生活方式在夏季都是很不利的伤肾因素：

所以我们倡导夏季保肾的四不、八防：不贪凉，防感冒、防拉肚子；不过劳，防劳倦伤脾肾、防高血压；不贪吃，防痛风、防高脂血症、防高蛋白饮食伤肾；不憋尿，防尿道妇科炎症、防肾结石复发。

有一部分患者慢性肾功能衰竭是慢性肾炎反复发作，最后导致了肾衰竭。加重肾炎的原因包括贪凉和反复感冒，发病时的主要特征是体乏无力。这些病例提示感冒是慢性肾炎、慢性肾衰的主要诱发和加重因素。

还有一部分患者是高血压引起的慢性肾衰。加重因素是反复尿路感染，工作疲劳过度，主要特征是头晕、尿频、血压高。这些病例提示慢性肾炎、慢性肾衰患者病情发作和加重的晴雨表是高血压，血压升高是病情加重的一个主要表现。女同志尤其要注意反复发作的尿路感染，很容易上行感染引致肾盂肾炎并发展至肾衰。

这里有两位多年的老患者。第一位患者小吴已经有16年肾衰病史了，现在肌酐还保持在125～200μmol/L，他的治疗效果还是比较理想的。他每年到了冬天指标都会往上涨，我就要求他每年夏天一定要来医院进行冬病夏治集中治疗，做做中药贴敷，泡泡药浴，出出汗，把指标降下去。基本上他每个夏天都能降个四五十，正好把冬天涨上去的指标又都给降回来了。这些方法能够明显增强患者冬季时的抵抗力。肾衰患者最怕感冒，一感冒一发烧指标就会往上跑。小吴到现在还保持在早期肾衰的水平。这跟他坚持每年夏天来冬病夏治、保持好心态、血压稳定有很大关系。

第二位钱女士是最不像肾衰患者的患者。因为她各方面都控制得非常好，脸色看上去很漂亮很精神。她和小吴不同，她是每年冬天反而指标会下来，夏天指标却会升上去。为什么呢？因为她有个特殊情况，每年冬天都会到海南去过冬，那里天气热，很有利于肾衰这个病，每天出汗多，排毒好。春夏天回到南京，指标反而会弹上去了。我也是要求她每年夏天来好好治治，防止血肌酐上升。她开始时肌酐是260μmol/L 左右，尿蛋白（++），现在一直是 150 ～ 190μmol/L，病情稳定得还蛮好的。所以说，夏季是一年中治疗肾衰的最好时机，这时候往往能取得比其他季节事半功倍的效果。

2. 为什么说慢性肾衰竭夏天治病事半功倍

三伏天中医有个说法叫作“春夏养阳”，阳就是人体的能量和动力，阳气不足则气血推动无力。夏季是一年中阳气最旺盛的时候，也是人体自身阳气最充沛的时候，这时最容易祛除人体寒凝之气，这也是天人内外相合，冬病夏治有效的道理。冬季对肾衰患者是一道大关、一个坎儿。因为冬季寒冷，容易感冒，血压升高，皮肤毛孔收缩，毒素不易排出，容易造成肾衰指标持续加重。很多患者在冬季肌酐都会一二百地大幅度上升，很多患者就是在冬季一步跨进了尿毒症血透阶段。夏季是一年中阳气最旺盛的时候，正是养肾阳的最好时机，这时最容易祛除人体寒凝之气。此时借夏季之“温”“热”，内服一些平和温补肾阳的中药，再外用肾病三伏贴、中药药浴、中药保留灌肠、中药静脉滴注、中药口服，将中药通过胃、肠、皮肤、背部肾穴区等多途径给药，温热排毒，内外兼治，里应外合，鼓舞阳气，使人体气血运行畅旺、阳旺寒化、瘀通浊消，起到保护残存肾功能，化解肾衰病根，保肾气固根本，活血和络，抗肾萎缩，排泄浊毒的作用。

3. 肾亏与肾衰有区别吗？如何早期发现、早期诊断肾脏病？

肾亏是中医的病证名，是指中医肾和相关功能集合群的亏虚表现，肾亏亦称作肾虚，临床最常见的有肾阳虚证，表现为面色㿠白、腰膝冷痛、气短乏力、阳痿、精冷、不孕、夜尿清长、舌淡白、脉沉迟；还有一个肾阴虚证，表现为五心烦热、潮热盗汗、口干舌燥、尿黄便干、头晕头痛、舌红少苔、脉细或弦细。肾虚可有轻重之分，但不会发展为肾衰竭。而慢性肾衰竭是西医诊断名，指多种原发或继发性肾脏疾病晚期的共同归宿，是一组以进行性肾单位毁损而致肾脏排泄功能、内分泌功能等障碍为特征的临床综合征，一般非常严重。慢性肾衰发展到后期就是尿毒症了。

4. 如何早期发现、早期诊断肾脏病?

王钢教授根据三十多年肾脏病临床总结出以下八个常见症状，帮助早期发现肾脏病：①尿沫多；②晨起眼肿、晚上脚肿；③疲劳，下肢无力；④易于感冒、反复感冒；⑤血压突然升高、眼睛看不清东西；⑥面色黄或㿠白、贫血；⑦腰部不明原因疼痛；⑧夜尿增多。反复出现以上症状者应及时到医院查尿常规、肾功能。

5. 患了尿毒症透析了能终止血透吗？能平稳存活若干年吗?

答案是肯定的。有这样一个病例，黄某今年已经 29 岁了，别看现在的他生龙活虎，但是在十五年前他就已经血透并且准备换肾了。那时候，每到炎炎夏日，黄某就会跑到楼顶席地而睡，谁知，一场意外的感冒受凉，却彻底改变了他的命运。当时黄某以为只是普通的感冒，自己吃了些感冒药，一个礼拜下来症状没有改善，第二个礼拜开始一边挂水，一边吃药，这样断断续续半个月下来，不仅感冒一直不见好转，黄某的视力还出现了急速下降，一开始上课看不见黑板，黄某要眯着眼往前看，直到发现面对面同学的脸都很模糊，同时出现了贪睡的症状，黄某才感觉到不对劲，赶紧通知了父亲。心急如焚的父亲迅速回到家中，从此父子两人走上了慢慢求医路。当时年仅 14 岁的黄某某完全不知道事态的严重性，黄家父子首先去了镇医院，医生告诉他们黄某的血压太高，还有很严重的肾脏问题，建议黄家父子去大医院治疗。黄家父子赶到了淮北医学院附属医院，检查后发现黄某的肾脏已经纤维化，伴有恶性高血压，后期黄某还出现了精神异常的脑部损害症状，医院下达了病危通知书。因为黄某有生命危险且对保守治疗无效，只能接受血液透析治疗。似乎接下来，终生血透就是 14 岁的黄某未来的命运了。医生给黄爸爸的意见是要么终生血透，要么换肾。似乎，没有第三条路可选了，黄爸爸决定给儿子换肾。就在黄某一边血透，一边等待肾源的期间，黄爸爸无意中在报亭发现了王钢教授写的一本中医治疗肾脏病的书，黄某的命运因此有了转机。邹燕勤、王钢教授围绕他严重的病情制定了中医中药保肾元、多途径、内外兼治的方案，取得了较好的效果。经过三个月的中医治疗，黄某的肾功能得到了恢复，彻底摆脱了血透，更不需要换肾了。后来他一直在南京做蔬菜批发生意，现在他已是三个孩子的父亲，儿女双全，小日子忙碌充实幸福。

6. 介绍夏季补肾、降尿酸的精品食疗方法

每到玉米丰收前，邹燕勤教授总会来到田间，索要一种村民都不要的东西——不能成熟的玉米穗。村民都不要的玉米穗，邹燕勤教授为什么还大费周折寻觅呢？这还得从的她的父亲邹云翔先生说起。邹云翔先生是我国中医肾病学科的创始人，20 世纪 50 年代就展开了中医药治疗肾病的研究，并且担任中央保健委员会医师 30 余年。自幼就随父亲行医的邹燕勤教授，对于父亲的教诲只字不忘，并根据多年的经验，发现了玉米穗煮水代茶饮能够降低尿酸、改善血压、减轻肾脏患者的浮肿。此外，邹燕勤教授在传统配方的基础上，结合夏天大家都喜欢吃的西瓜，还制作了冬虫夏草西瓜鸭这道药膳，也是补充肾气的不错选择。冬虫夏草西瓜鸭主要材料是：鸭 1 只，西瓜 1 个，冬虫夏草 3g，生姜、黄酒、盐、葱、胡椒粉少许。

夏季用玉米穗代茶饮可以降血尿酸、预防痛风，用冬虫夏草和鸭块入西瓜中炖出的药膳，可以保肾元、填肾精、充肾元、抗衰老、提高免疫功能。

第三节 糖尿病肾病患者生活指南

一、糖尿病肾病的防治原则

1. 什么叫糖尿病肾病的三级预防体系？

糖尿病肾病一旦形成，治疗是困难的，因此，预防是重点。糖尿病控制和并发症试验（DCCT）研究已肯定地揭示，理想的血糖控制能有效地预防糖尿病肾病的发生发展。通常，将糖尿病肾病有的预防分为三级：一级预防是筛查易感人群，早期干预，去除糖尿病肾病的危险因素，阻止其发展为早期糖尿病肾病；二级预防是阻止早期糖尿病肾病向临床糖尿病肾病发展；三级预防是阻止或延缓已明确的临床糖尿病肾病向终末期肾衰的发展。

2. 如何预防糖尿病肾病？

要做好糖尿病肾病的三级预防，应该达到以下要求：

（1）早期诊断和早期控制糖耐量减低（IGT）和糖尿病，是预防糖尿病肾病发生的基础。

（2）系统教育、系统监测、系统治疗糖尿病，是科学规范的防治糖尿病肾病的可靠途径。

（3）持久良好地控制血糖达标，是防治糖尿病肾病发生发展的关键。

（4）定期监测、及时发现微量白蛋白尿，是早期诊断和逆转糖尿病肾病的重要标志。

（5）控制高血压，纠正血压异常的昼夜节律，是保护肾脏并阻止糖尿病肾病的重要因素。

（6）透析及肾 / 胰联合移植是减少糖尿病肾病早逝和延续生命的有效措施。

（7）积极合理的中医中药参与，是防治糖尿病肾病发生发展的重要手段。

3. 为什么对糖耐量减低的治疗是预防糖尿病肾病的关键?

我国医疗卫生工作的方针是“预防为主，防治结合”，中医学对于疾病强调“未病先防，既病防变”，可见对于疾病的早期防范，对于细小变化、早期证候的积极观察、筛查、治疗是极其重要的。

近年的研究结果显示可以通过对糖耐量减低（IGT）的干预来减少 2 型糖尿病发生的危险性。美国完成的一项糖尿病预防研究显示，在 3 年的期间内，生活方式的干预（饮食和运动）使 IGT 向 2 型糖尿病转化的危险性减少了 58%，而口服降糖药二甲双胍使危险性下降了 31%。芬兰和我国大庆的大型研究也证明了生活方式干预的有效性。但并不是所有的研究都证实其良好作用，另外的几项研究表明生活方式干预对预防糖尿病的高危个体如 IGT 发展为糖尿病并非完全有效。最近发表的 STOP NIDDM 研究的结果显示阿卡波糖可能在预防 IGT 向 2 型糖尿病的转化中起作用。在曾有过妊娠糖尿病的 IGT 妇女中所做的 TRIPOT 研究显示噻唑烷二酮可以延缓糖尿病的发生。因此，早期治疗 IGT 对延缓或防止作为 2 型糖尿病的主要致残和致死原因的大血管病变的发生是有益的。在更多的有关预防糖尿病和大血管病变的试验数据被积累的同时，应至少对 IGT 者进行改善生活方式的建议，或谨慎地采用被证明有长期的安全性的降糖药物对 IGT 进行干预。

2/3 以上的 2 型糖尿病患者死于心血管疾病。2 型糖尿病是心血管疾病的危险因素，与其他危险因素，如血脂异常、高血压和腹型肥胖等的“聚集”现象已得到确认，任何一个危险因素均可明显增加心血管疾病的危险性，当它们同时存在于 2 型糖尿病时，心血管危险性大为增加。这种多种心血管危险因素“聚集”现象被称为代谢综合征、代谢异常综合征或胰岛素抵抗综合征。IGT 和 2 型糖尿病、各种代谢异常（胰岛素抵抗、高胰岛素血症、高血压、极低密度脂蛋白胆固醇和甘油三酯增高、高密度脂蛋白胆固醇降低、腹型肥胖、微量白蛋白尿、高凝状态等）相比，好比是冰山的一角。通过生活方式的改善如戒烟、限酒、适当运动锻炼等，以及必要的药物治疗等方式对于这些异常进行早期控制，是防止其向糖尿病肾病及心血管事件发生、发展的关键。

4. 糖尿病、糖尿病肾病的治疗原则有哪些?

由于糖尿病的病因和发病机制尚未完全阐明，还缺乏针对病因的有效治疗手段，目前强调早期、长期、综合、个体化治疗的原则。治疗的目标是控制高血糖、纠正代谢紊乱、消除糖尿病症状、防止或延缓并发症、维持良好健康和劳动（学习）能力、保障儿童生长发育、延长寿命、降低病死率。具体措施是在饮食治疗和适合的体育锻炼的基础上，根据不同病情予以药物（口服降糖药、胰岛素）治疗。因此，糖尿病的治疗原则归纳为：

（1）一般需终身治疗。

（2）强调进行综合治疗。

（3）忌糖和适当低脂低热量的饮食治疗是综合治疗的基础。

（4）坚持运动疗法。

（5）在食疗、运动疗法的基础上予以必要的合适的药物治疗。

（6）戒烟。

（7）定期检查。

对于糖尿病肾病的治疗，目前尚无有效的治疗方法。其治疗原则为：

（1）严格控制血糖，尽可能使血糖接近正常水平，防止和延缓发生糖尿病肾病。

（2）改善血压控制。

（3）限制蛋白质摄入，采取糖尿病肾病饮食。

（4）中医中药降尿蛋白和延缓肾功能减退的速率。

（5）透析治疗和肾 / 胰移植。

5. 如何阻止早期糖尿病肾病的进一步发展?

对大多数糖尿病患者来说，有效控制糖尿病、使血糖长期维持正常或接近正常，可延缓或预防糖尿病肾病的发生，因此积极治疗糖尿病是预防糖尿病肾病的根本所在。即使已经发生了早期肾病或临床肾病（前者尿中白蛋白排出量 20 ～ 200μg /min，后者大于 200μg /min），也应当积极采取有效措施，阻止肾脏病变继续发展。主要的措施有以下几方面：

（1）最根本的措施是认真治疗糖尿病，有效地控制血糖达到或接近正常，防止急性代谢紊乱并发症。

（2）在饮食方面应适当限制蛋白质摄入量，不宜吃高蛋白饮食。蛋白质摄入量可按体重 0.5 ～ 0.8g/（kg· d）计算，而且必须全部是优质蛋白，即动物蛋白。如果尿中蛋白丢失过多（即大量蛋白尿），伴有明显的低蛋白血症及浮肿，则蛋白质摄入量应适当增加，必要时可静脉输注白蛋白或肾必需氨基酸，也可口服必需氨基酸制剂（或 α - 酮酸制剂）如开同等。

（3）积极防治高血压，务必使血压降至 125/85mmHg（16.7/11.3kPa）以下。高血压对肾脏的损害性强于高血糖。

（4）积极防治泌尿道感染如膀胱炎、肾盂肾炎等。一般情况下严禁导尿，除非有绝对适应证。

（5）避免使用损害肾脏的药物，尽量不要做肾脏造影检查，合理使用利尿剂，剂量不宜过大，禁用渗透性利尿剂。

（6）防止各种感染引起的发热、脱水及血压下降等状态，防止各种应激情况。

6. 糖尿病肾病的饮食疗法有哪些注意事项?

糖尿病肾病患者的饮食要兼顾糖尿病和肾脏病两方面的特点来选择控制。基本特点可以概括为“保证热量，优质低蛋白，低脂适量糖”，具体如下：

（1）热量：根据患者的标准体重估计每日所需的总热量。

标准体重计算的简单公式：

标准体重（kg）= 身高（cm）–105

或标准体重（kg）= 身长（m）× 身长（m）×22

总热量按以下标准计算：

1）休息者，104.6 ～ 125.5kJ/（kg· d）[25 ～ 30kcal/（kg· d）]；

2）脑力劳动或轻体力劳动者，125.5 ～ 146.4kJ/（kg·d）[30 ～ 35kcal/（kg·d）]；

3）中等体力劳动者，146.6 ～ 167.4kJ/（kg· d）[35 ～ 40kcal/（kg· d）]；

4）重体力劳动者，> 167.4kJ/（kg· d）[> 40kcal/（kg· d）]。

如果是孕妇或营养不良的可酌情增加热量，肥胖者（体重超过标准体重 20%）热量应减少正常标准的 5% ～ 10%。热量由食物中的三大营养物质提供。1g 蛋白质或 1g 糖均产生 16.736kJ（4kcal）热能；1g 脂肪则产生 37.656kJ（9kcal）热能。根据总热量，确定三大营养物质的比例。一般碳水化合物占 50% ～ 60%，蛋白质占 12% ～ 20%，脂肪占 20% ～ 35%。三餐平均分配或早 1/5，中 2/5，晚 2/5 进食。

（2）蛋白质：高蛋白饮食可增加肾小球的血流量和压力，加重高血糖所引起的肾血流动力学改变，对肾功能不利。而适量的蛋白 [0.8g/（kg·d）] 饮食能使糖尿病的肾小球滤过率下降速度减慢。对肾功能正常的糖尿病肾病蛋白限制在 0.6～0.8g/（kg·d），而肾功能不全的患者则 0.5～0.6g/（kg·d），同时强调要优质蛋白占 70% 以上，体现限量保质的原则，必要时可输氨基酸，血浆或全血。

（3）糖（碳水化合物）：在胰岛素问世以前，糖尿病饮食中碳水化合物含量很低，只占总热量的 10% 左右，目前已达到 50%～60%。这对于长期坚持饮食疗法，提高胰岛素的敏感性和改善葡萄糖耐量均有一定的作用。一般宜选用含多糖类的复合碳水化合物，如各种粮食和薯类含的淀粉，这些食物消化后（在胰岛素作用下）转化为热能。而白糖、红糖、葡萄糖、麦芽糖、蜂蜜及用糖制成的果酱、糖果、果汁、甜点心等均属单糖、双糖，易使血糖和甘油三酯升高，应该禁用。香蕉含量高，亦属禁食。一般每日 200～350g 淀粉类碳水化合物，折合主食 250～400g。具体在医生指导下进行。

（4）脂肪：糖尿病，一般血脂升高，大、小血管易于硬化，所以要限制脂肪摄入，一般不超过 1g/（kg·d），通常采用低脂肪膳食（＜50g/d）。肥胖型的每日不宜超过 40g，其中饱和脂肪酸应少于总热量的 10%，尽量少吃或不吃动物性脂肪。炒菜宜用植物油。

（5）水盐：如有水肿和高血压，应限制水和盐，每日食盐＜3g，包括酱油（10mL 含盐约 1～3g），每日水分限制在 1000mL 以下。若高血钾则限制含钾高的食物。

（6）其他：注意摄入黄绿色蔬菜、海藻类和食物纤维。因为食物纤维几乎没有什么能量，可以推迟血糖和脂肪的吸收，预防胰岛素需要量的迅速增加，故可以大量摄入。饮食要养成细嚼慢咽的习惯，这一点很重要，如果饮食吃得太快，有使饭后血糖值急剧上升的危险。

7. 临床期糖尿病肾病的治疗方法主要有哪些?

首先应该指出早期诊断和早期治疗糖尿病对预后关系重大。一旦尿常规检出蛋白，尽管积极治疗，只能减轻糖尿病的其他合并症，其肾损害已不可逆。当糖尿病患者在微量白蛋白尿期，如能严格地控制血糖和控制高血压，可以使其发展速度减慢，甚至逆转。具体治疗方法包括以下几方面。

（1）严格控制血糖、强调早期治疗，包括饮食疗法、运动及降糖药物的使用。

（2）ACEI 抑制剂的应用和治疗高血压。对没有高血压的患者，用血管紧张素转换酶抑制剂ACEI治疗，也会减缓肾小球损伤的进展，并可减少蛋白尿。对于合并高血压患者的治疗，应首选ACEI，它不但能控制高血压，且能减轻蛋白尿和延缓肾功能衰竭的发生。

（3）适当控制蛋白质摄入，仅摄入高生物价蛋白0.8g/（kg·d），对身体一般没有害处，而对糖尿病肾病很有利。

（4）中医治疗应根据临床表现，辨证施治。常见证型有阴虚热盛证、气阴两虚证、阴阳两虚证和湿瘀交阻证。在方药中结合辨证，注意选用生地黄、玄参、葛根、枸杞、知母、制僵蚕、鬼箭羽、积雪草、白花蛇舌草等既能治疗糖尿病又有降低尿蛋白作用的中药。同时，现代医学研究表明，在糖尿病的肾病变中必有瘀血存在，应在处方中酌情加入丹参、赤芍、川芎、桃仁、红花等活血化瘀药。

（5）肾病综合征可对症治疗，禁用激素，但要注意有时糖尿病肾病会同时合并有微小病变型肾病综合征，须谨慎加以鉴别。应发挥中医中药利水、降尿蛋白、保护肾功能的作用。

（6）糖尿病性尿毒症的治疗中，糖尿病肾病患者一旦进入终末期肾衰，就应进行透析或肾移植治疗，配合中医中药改善症状，提高生存质量。

8. 终末期糖尿病肾病应该如何治疗?

终末期糖尿病肾病即晚期尿毒症，其主要的治疗手段是替代治疗，也就是要采取血液透析或腹膜透析，或者肾移植。糖尿病肾病由于蛋白合成的障碍，肌肉总量下降，血肌酐水平往往不能真实反映肾功能减退的严重程度，与非糖尿病晚期尿毒症相比，其水钠潴留、贫血及全身中毒症状更加显著，而血肌酐＞352μmol/L后其进展异常迅速，为此，临床上常常建议糖尿病肾病肾衰患者比一般由于肾炎引起的肾衰患者要更早一些接受透析治疗。

长期透析者，除透析外，还要结合其他一些治疗措施，包括降糖、降压、纠正肾性贫血、防治心血管并发症以及对症处理。这是因为糖尿病肾病是全身性疾病，糖尿病肾病进展到晚期尿毒症时，往往有严重的其他系统的并发症，尤其是心血管并发症。

9. 病情已经发展到尿毒症，多次劝告要进行肾透析，可还想保守治疗，这可能吗?

病情一旦发展到尿毒症阶段，表明肾单位绝大部分已经严重毁损，不能进行和维持排泄废物等功能，毒素类物质在体内越积越多，出现一系列尿毒症症状。此时一般用药已难以奏效，应进行肾脏替代治疗，如血液透析、腹膜透析，但真正能代替肾脏功能的是肾移植。必须指出的是，这里讲的尿毒症阶段，主要是针对肾小球滤过率（单位时间内两肾生成的超滤液量，GFR）＜ 15mL/min，而不是指血肌酐达 707μmol/L 以上，因为糖尿病肾病的血肌酐并不能确切反映其所处的肾衰程度。

还有一种情况，即稳定的肾功能突然恶化，血肌酐迅速上升至尿毒症阶段，此时应积极寻找使肾功能恶化的可逆因素，如各种感染、尿路梗阻、血容量减少（各种出血、大量吐泻、烧伤烫伤）、酸碱平衡失调、近期内暴饮食等，当这些因素去除后，肾功能可能会恢复到原有水平，这种情况暂不需要透析；或者是病情危急，临时进行透析，帮助渡过难关后，血肌酐水平又可能回复到原有水平，尚不需要进行维持性透析。有的患者血肌酐等指标已到了尿毒症，但由于经济费用问题暂时不能透析，应自我认真判断，如果尿量每日还有 1500mL 以上，血钾不高，心脏没问题，血压得到有效控制，无明显的恶心、呕吐及其他并发症，那么在医生的指导下可暂时进行保守治疗。

10. 听说药物有时反而对糖尿病肾病有害，是真的吗？

有时为了给患者治病应用一些药物可能对糖尿病肾病不利或者有害。大多数药物是在肝脏被解毒后通过肾脏随尿排出体外，并且由于在肾脏药物成分被浓缩，而药物种类又不同，有时就会对肾脏造成不利影响，不仅是糖尿病肾病，对普通的肾脏病有时也会有害。

有可能对肾脏造成不好影响的常见药物有以下几类：

（1）抗生素：庆大霉素、链霉素、卡那霉素、妥布霉素、磺胺药、两性霉素 B、抗结核药、四环素类、丝裂霉素等。

（2）利尿剂：渗透性利尿药、汞剂、噻嗪类利尿剂。

（3）解热镇痛药：非那西丁、保泰松、扑热息痛等。

（4）其他：环磷酰胺、苯妥因钠、对甲双酮、青霉胺、依地酸钙钠、6- 氨基己酸、含碘的 X 线造影剂等。

医师要定期进行尿液检查和肾功能检查，根据其结果处方用药，所以，患者要按主治医生的吩咐服药。服药后出现了什么问题，请马上告诉主治医生。并且在家中请注意药物的保存，不要让阳光直射或受潮，并注意药物的有效期。比外，将药物放在小孩够不着的地方保管也很重要。

[糖尿病肾病患者生活指南，王钢主编，南京大学出版社，2006]

二、肾脏疾病与肥胖症

肥胖是当今全球流行病，也是慢性肾脏病和糖尿病肾病的主要原因及加重因素，因此，第 12 个世界肾脏日主题为“肾脏病与肥胖”。

1. 肥胖的定义：

临床最常用的肥胖的评估指标是体重指数。体重指数（BMI）= 体重（kg）/ 身高 ^{2}（m^2）。

正常体重：BMI 18.5 ～ 25 kg/m^2；超重：BMI 25 ～ 30 kg/m^2；肥胖：BMI ＞ 30 kg/m^2（其中 1 级肥胖 BMI 30 ～ 34.9kg/m^2，2 级肥胖 BMI 35 ～ 39.9kg/m^2，3 级肥胖或病态肥胖 BMI ≥ 40kg/m^2）。

2. 肥胖与肾脏的关系

2014 年来，全球 18 岁以上的肥胖人数约为 6 亿，肥胖已经成为全球性流行病。据估计，未来 10 年肥胖的流行率将增长 40%。肥胖是糖尿病、心血管疾病以及慢性肾脏病（CKD）的危险因素，是新发 CKD 最为显著的风险因素之一。近年来，肥胖相关性肾小球病的发病率增加了 10 倍。肥胖人群体重增加导致代谢增加，继而引起代偿性超滤，肾小球内压增加可损害肾脏，增加 CKD 风险。

3. 肥胖导致肾病的机制

肥胖导致肾病的具体作用机制尚不明确，可由肥胖的下游疾病（如糖尿病或高血压）导致，也有由肥胖直接导致肾脏血流量增加，引起肾脏高灌注、高滤过和肾小球毛细血管内压升高，最终导致肾小球硬化。

4. 预防肥胖相关性肾病措施

（1）中医中药：如大黄减肥，荷叶降脂，玉米须降压，水牛角片降血压，冬虫夏草保护肾功能等。

（2）减轻体重：控制饮食、合理运动。

（3）降低血脂：他汀类、贝特类、烟酸类等降脂药。

（4）纠正胰岛素抵抗：胰岛素增敏剂吡格列酮、马来酸罗格列酮和双胍类（二甲双胍）。

（5）纠正肾脏局部血液动力学异常：应用降血压药如血管紧张素酶抑制剂（洛汀新等）、血管紧张素Ⅱ受体拮抗剂（代文、科素亚等）来抑制肾素 – 血管紧张素系统活性起到控制血压的作用。

（6）减肥药物和手术：中枢性和非中枢性减肥药等，缩胃手术。

（7）饮食控制：少吃碳水化合物，少吃油腻高蛋白的菜肴，不吃晚餐，部分患者可尝试“半辟谷”饮食。

5.“大师”玩家，长胖70斤，玩出肾脏病

有个患者小孟，28岁，打起游戏来，可以彻夜不眠不休。渴了喝可乐、啤酒，饿了吃炸鸡、猪排饭，非必要不动，如此“勤奋”加天分，不到两年，他就从入门的“青铜”级打到了“大师”级，成了蔑视一干“小学生”的高玩。

与游戏段位一起升级的是他的体重，他从130斤飙升到了200斤！和游戏里的神勇无比相反，现实中的这位“大师”已经成了一个走路气喘、楼梯爬不动、行动都困难的大胖子！越胖越懒，行动越困难就越不想动，如此恶性循环，小孟在胖子的道路上越走越远。不出意外，“四高”兄弟结伴而来，随后蛋白尿也出现了，小孟患上了肾病综合征。

王钢教授对他的要求首先是减肥，只有瘦下来，代谢恢复正常，肾脏负担减轻，肾病才有机会好转，继续胖下去肾病将会继续加重，最终有可能发展成尿毒症。小孟不得不告别自己的“英雄世界”，节食加运动，正常作息。王钢教授同时用中医药帮他减肥保肾、活血化瘀、疏滞泄浊。小孟在一年间狠狠减重了50斤，肾病也告治愈。瘦下来的小孟脱胎换骨，像换了一个人似的，不久前他还幸福地当上了爸爸。

王钢教授介绍，肥胖人群大多伴有“四高”，即高血压、高血糖、高血脂和高尿酸。而这“四高”会导致代谢增加、肾小球滤过率增加，肾小球毛细血管扩张导致蛋白尿，即肥胖性肾病。同时过度肥胖又会导致肾小球体积增大，血流增加，肾脏负担加大，出现肾小球硬化，也会导致肾衰。所以说“胖子多肾病”并非偶然，而是有其必然性。这些年因为“吃出来”“胖出来”的肾病病例越来越多，大人孩子都有。

改变久坐不动、长期高蛋白饮食的生活习惯是预防肥胖和肥胖性肾病的最主要措施。

第四节　国医大师邹燕勤教授养生、养颜、保肾、长寿的秘籍

一、80后美女的养生经—中央电视台4套《中华医药》

邹燕勤是江苏省中医院的一位传奇人物，是医院的资深文艺骨干，出身书香世

家的邹老年轻时候就弹钢琴，打腰鼓，扭秧歌，样样精通，如今年过八旬，她身边的人都称她为“八零后美女”。2017 年 6 月，她刚刚获得国医大师的殊荣。国医大师是 1949 年以后，政府部门对为中国中医药事业作出过突出贡献、具有卓越学术成就的知名中医药专家颁发的最高荣誉。至今仅遴选出三届，现有不足 90 人。今天就来谈一谈国医大师邹燕勤教授的养生护肾经验。

1. 情志养生

（1）什么叫作情志？情志是人体正常的思维活动对外界刺激的反应，是由内而外的表现。中医将情志异常归为七情所伤，是由喜、怒、忧、思、悲、恐、惊七种情志变化过于强烈、持久或突然，引起脏腑气机紊乱，如大喜伤心、大怒伤肝等。所以我们要注意情志养生。

（2）怎么做才算是达到情志养生？情志养生就是要让情志平衡，遇事、遇人不能过喜、过怒、过分忧思、悲伤与恐惧，一切事情都要想得开。工作认真、生活有规律、宽容对人对事，多想想自己的责任，就心情舒畅、情志愉悦了。就像邹老一样，把患者当作自己家的亲人，追求疗效，追求事业，永不服老。这样生活就很充实，到晚上心情平和，能很快入睡。

2. 家传养生经

（1）唤醒操。邹老每天早上六点起床，要做的第一件事就是活动筋骨，并自创了一套唤醒操。唤醒操的步骤是：①起床后要全身上下跟着一起运动；②头部轻轻敲打、手指梳头，改善头部血液循环；③脸部轻轻敲打，眼睛多眨，耳部上下按摩；④颈部旋转，八个八拍每次做四到五次，缓解颈部的肌肉压力，松解肌肉。

（2）摩腹法。邹老 85 岁依然保持着苗条挺拔的身材，体重从来没有超过 55kg，腰不粗，肚不大，除了饮食有节外，主要功劳就是摩腹法。方法是两只手同时按摩膻中穴和中脘穴，顺时针、逆时针各 50 次，有小肚子的人可以适当增加至各 150 次。按摩腹部是一种为历代养生家推崇的养生方法，唐代名医孙思邈“常以手指摩腹”作为养生之道，他在《备急千金要方》中记载“摩腹数百遍，则食易消，大益人，令人能饮食，无百病”，宋代诗人陆游也常做“摩腹功”，这两位都是古代闻名的长寿者。中医认为，脾胃是后天之本，气血生化之源，是人体气机升降的枢纽，“有胃气则生，无胃气则亡”，脾胃的健康会直接影响到其他脏腑的健康。摩腹法的作用，一是可以瘦小肚子，二是可以帮助消化，助排便；三是可以长寿，中医说人长寿，腹长清，现代研究表明长期便秘的人发生肠道肿瘤的概率也更大，这个方法能够有助于帮助排便，加速胃肠道的吸收，也就减少患病的可能。

3. 养生先养肾

肾是人体的先天之本，因此肾脏有病的时候，会影响到各个脏腑，而各个脏腑有病的情况下，也会影响到肾脏，所以经常讲肾病生百病，就是肾脏病会引起肺、肝、脾、胃各方面的症状。还有一句话就是穷必及肾，就是各种各样的疾病到晚期都会影响到肾脏，出现肾脏的虚损、衰竭，比方说肝硬化、糖尿病、心功能衰竭、类风湿关节炎、痛风等病后期都会出现肾功能衰竭，甚至尿毒症，所以叫重病及肾。要把肾调理好，把先天之本养好，整体的免疫功能、体质、正气就都会提高，所以保肾非常重要。这里介绍邹氏肾科护肾养生的主要思想和补肾泡足秘方。

（1）护肾养生。邹云翔、邹燕勤、王钢教授带领的邹氏肾科团队创建“补益肾元”理论体系，并基于此理论提出肾病中医养护方法，形成“治养一体”的中医肾病疗法。认为肾的先天之本，生命之根，通过补益肾元防治肾病，祛病延年；创用补肺阴纳肾阳的冬虫夏草治疗尿毒症，用补肾元软坚活血的鲍鱼治肾劳、肾萎缩，提倡“饮食有节，起居有常，怡养情志”的护肾原则，倡导饮食养生、二十四节气

养生的强肾护肾法，内外兼治，治养一体，早防早治慢性肾脏病。

（2）补肾泡足秘方。主要由四味药组成：金蝉花、附子、艾叶、红花。金蝉花俗称大虫草，属于虫草真菌，在全世界已经发现的504种虫草中，金蝉花、冬虫夏草仅是其中的两种。它有补肾养肝、安神抗疲劳、增强免疫功能等作用，与温阳补肾的附子以及温经通络的艾叶、红花相结合，具有很好的补肾壮阳、活血化瘀、祛风除湿等效果。冬季三九天泡足最为适宜，每天晚上边看电视边泡足，以身体发热微微有汗为佳。

4. 邹氏养生药膳

（1）东坡肉

主料：五花肉。

配料：姜、葱、桂皮、八角、白芷、生抽、黄酒、醋少量。

制作方法：姜、葱、桂皮、八角、白芷油爆后加入切块的五花肉，放少量醋，生抽、黄酒，大火烧开，放入瓦罐，焖2～3h。

老年人形体偏瘦、无高血脂、高血糖、纳差、牙齿不好、免疫功能差、大便干结，都适宜吃“东坡肉”。制作过程要注意，一是量不能大，一顿2～3块；二是蒸的时间要久，蒸得软烂才能起到补益作用。

（2）金蝉花炖乳鸽

主料：乳鸽1只，金蝉花5个；

配料：生姜、葱、料酒适量；

制作方法：①乳鸽去毛洗净后，放入锅中，加入生姜、料酒、焯水3min；②焯水后捞出放入凉水，洗去浮沫；③金蝉花洗去泥沙；④全部用料放炖入容器，加适量开水，少许酒，加盖，隔水炖3h。

功效：补益气血、养颜嫩肤、防止感冒，用于病后体虚、头晕目眩等，是儿童发育预防感冒和女性滋补养颜佳品。

二、大国医之保肾良方——安徽卫视《健康大问诊》

阴阳是中医学的核心，代表了中国简朴而博大的哲学思想，《内经》提出“春夏养阳”，阳就是人体的能量和动力，阳气不足则气血推动无力。夏季是一年中阳气最旺盛的时候，也是人体最需要补充阳气的时候，这时通过三伏贴、艾灸、刮痧、拔罐、熏蒸和内服中药、食疗等冬病夏治方法里应外合、天人相应，最容易祛解人体寒凝之气，使人体气血运行畅通，阳旺寒化，瘀通浊消。冬病夏治适合在秋、冬、春容易反复发作或加重的慢性、顽固性疾患，体质偏气虚、阳虚、虚寒之人。这就是大国医邹燕勤教授治疗肾脏病的诀窍之一。

1. 大国医为何利用夏季三伏天积极治疗慢性肾衰竭?

《素问·四气调神大论》：“是以圣人春夏养阳，秋冬养阴。”慢性肾衰在冬季特别容易病情加重或者复发。夏季治肾衰事半功倍，降肌酐比其他季节更为容易，效果更明显。有的患者一个夏天肌酐可降下来200～300μmol/L。所以，邹燕勤教授主张肾衰患者不要等到冬季病情加重，肌酐升高了，才想到来住院加强治疗。冬天治肾衰，犹如阴天晾被，寒湿气重，难度大。而夏季治肾衰，就好像大太阳天晒被子，哪个效果好不言而喻。

2. 大国医夏季治疗慢性肾衰竭的方法有哪些?

（1）中药口服——通过内服辨证论治的中药煎剂，起到保肾元、固肾精的作用；

（2）中药静滴——通过静脉滴注活血化瘀中药针剂，起到改善肾脏微循环的作用；

（3）中药灌肠——通过将中药灌注到结肠高位保留透析，达到排毒的作用；

（4）中药外敷——通过将中药和皮肤助渗剂通过离子导入仪从肾俞导入，起到抗肾萎缩的作用；

（5）中药泡澡——利用中药泡澡、足浴，起到发汗排毒、活血通络的作用。

3. 大国医夏季治疗慢性肾衰竭主要外治方法——肾病贴

肾病贴具有温肾活血、排毒散热的功效，是冬病夏治治疗肾病的主要途径之一。可以常规的护肾、保肾，也可以治疗肾炎、肾萎缩，甚至是尿毒症。

进行贴伏贴的时候首先穴位要选择合理和准确，邹燕勤教授一般常用的穴位第一个穴位是足三里，足三里是强壮保健的要穴，可以治疗虚劳诸证；第二个穴位在肚脐眼位置，叫神阙，神阙也是保健的常用穴位，可以治疗体虚、水肿、小便不通畅以及腹痛、腹胀等肠道疾病；第三个穴位是肾俞穴，肾俞穴可以治疗头晕、耳鸣、腰酸等肾虚病症。

肾病贴的药物组成：大黄、肉桂、三七。肉桂性热，功效补火助阳，温经散寒，引火归元。三七性温，功效活血化瘀。大黄性苦寒，功效泻下攻积，清热泻火，止血，解毒，活血祛瘀，“大黄”异名“将军”，南朝名医陶弘景曰“大黄，其色也，将军之号，推陈致新、当取其骏快也”。

肾病贴的贴敷时间：一般三伏贴治未病作为预防治疗，就贴初伏、中伏、末伏三次；如果是作为冬病夏治治疗法的话是隔天贴一次，从伏前、初伏、中伏、末伏结束；如果有过敏可调换穴位或休息一两天。贴敷时间是成人 4 ～ 8h，儿童 2 ～ 4h。

内病外治，是中医一条变通的思路，所谓换汤不换药，经方还是那个经方，药还是那两味药，只是从内服改成外用。肾病贴重点是利用了季节，三伏天是阳气最旺的时候，三九天寒气重，附子量需进一步的加倍，比三伏天量大。中医用药如用兵，兵可以不换，阵法却可以随机应变。

4. 大国医夏季治疗慢性肾衰竭主要内服方药——大黄附子汤

刚刚说了内外兼治，肾病贴只是外治的一种形式，当然还需要配合内治疗法，内外兼顾才能做到药到病除。邹家治肾病的一个重要的法宝就是善用大黄，这个内治的秘方也离不开大黄，所以这个内治法的妙方就是“大黄附子汤”。

大黄附子汤是《金匮要略》记载的一张名方，邹云翔教授将原方中的细辛去掉，加了甘草。他认为尿毒症的病机为脾肾阳虚，本虚标实，中挟宿滞与湿邪搏结，胃失下行通达之机，腑气内闭，阳气不运，故以大黄、甘草以缓下，附子以温阳化湿，取其温通之功，故亦可称为温通导浊法。《金匮要略》中大黄附子汤剂量换算现在克数，大黄 9g、附子 9g，临床一般根据体质、病情不同，酌量调整，大黄剂量以每日排大便 1 ～ 3 次为宜。

5. 大国医以大黄为主治疗内科病、美容、减肥的经验

（1）大黄 + 虫草功效：治尿毒症、癌症；

（2）大黄 + 西洋参功效：治老年人体虚、便秘；

（3）大黄 + 荷叶功效：减肥；

（4）大黄 + 薏苡仁功效：美容养颜；

（5）大黄 + 附子功效：治体寒、肾虚、便秘；

6. 大国医用大黄为主外敷 + 内服两次抢救成功同一尿毒症患者

邹燕勤教授的父亲邹云翔教授 1954 年带领肾脏病研究组开始在临床用大黄单味中药和大黄复方治疗尿毒症，并于 1959 年在江苏人民出版社正式出版专著《严重尿毒症中医治疗一得》，书中介绍用大黄半斤成功抢救尿毒症患者，这是单味药用古方治新病的典范。邹燕勤教授在之后的 60 年中，对大黄的临床用药品种、炮制、剂量、配伍、治疗范围、使用途径、作用机制等方面作了长期的研究，让这个药不仅在江苏省中医院用于治疗肾脏病，并且得到了中医届、西医届以及国际上的认可。

有患者黄某，患了尿毒症、主动脉夹层大出血，两次摆脱了血透，经过 17 年的治疗和追踪，现在生活非常幸福。

黄某，安徽凤阳人，2002 年 14 岁的黄某上初三住校，因为夏季睡在顶层平台上受凉，反复感冒，视力急剧下降。去医院一查，血压 200/120mmHg，血肌酐 1200μmol/L，是正常人的 10 倍以上，跑了安徽、南京的多家三甲医院，医生的共同结论只有血液透析。于是黄某开始一周三次血透，在一边血透一边准备肾移植时，无意中看到了王钢、邹燕勤教授编写的中医肾脏病书，黄某的父亲带着他找到了二位教授。邹老团队在邹老带领下反复对黄某的病情进行会诊，制定了内外兼治法、多途径中医中药疗法，经过三个月的精心治疗，黄某的小便量开始增多，肾功能得到了恢复，血透次数从每周三次减为二次、一次，很快也就停止了血透。小伙子后来接替了他爸爸的工作，在南京做蔬菜批发，2009 年娶妻生子，如今已经是三个孩子的爸爸，一家人非常幸福！

但在 2017 年 9 月的一天又出现了突发事件，黄某上午在工作时突然昏迷，被救护车送进医院，经检查是心脏主动脉夹层撕裂大出血。经过三天三夜的抢救，小黄虽然保住了性命，但是身体严重受损，胸腔、腹腔严重积水，必须靠每隔一天透析来维持，三周出院后，他又重新找到了邹老和王教授。黄某非常不幸，两个致命重病都在他身上发生，这一次治疗比上次更为艰难。两位教授认为黄某虽然病情严重，但是年纪较轻，病机中有虚的一面，有实的一面，因此对黄某采取了邹老的“温通导浊”法治疗，以大黄附子为主内服汤剂，虚的一面用附子，实的一面用大黄，扶正化湿、温阳排毒，在黄某每天的中药中各用了生、熟大黄 30g，相当于 60g 的大黄。通过大黄排毒再加上大便、小便一起分消，大便排毒，小便排水，对正气不足部分用中药来进行配伍顾护。同时，两位教授又用大黄、附子研细末加生姜汁制成外用穴位膏贴，内外兼治，起到了显著疗效，排出了小黄的胸腔积水，使小黄再次摆脱血透，至今又平稳上班工作三年多了。

三、大国医之夏季养生三宝——安徽卫视《健康大问诊》

人以食为天，饮食养生是长寿最重要的环节之一，饮食是身体健康最重要的环节，饮食养生也要顺应四季各节气的变化，达到体内的阴阳平衡。大国医邹燕勤教授日常对吃很重视，饮食要规律，尤其是三伏天更不能贪凉，要吃对食物，才能在夏季驱寒、清暑、除湿，达到冬病夏治的效果。今天就来聊聊在邹老日常生活中夏季的养生秘笈。

1. 驱寒气——姜

姜作为药食同源品，应用广泛，夏天吃姜对于祛寒气更起作用。姜味辛辣、性微温。《本草纲目》有这样的记载：“姜辛而不荤，去邪辟恶，生啖熟食，醋、酱、糟、盐，蜜煎调和，无不宜之，可蔬可茹，可果可药，其利博矣。”这是姜的食用价值，那姜的药用价值是什么呢？邹云翔教授常说：“烧菜用不好生姜的不会是一个好厨师，用药配伍不好生姜（干姜）的医生也不会成为好医生。”中医名著《伤寒杂病论》共计 260 首方，有 71 首方用到生姜，李时珍的中医名著《本草纲目》全面记述姜的气味、功效和禁忌，并附姜方 79 首。邹燕勤教授一般治表寒用生姜，治里寒用干姜、老姜，凡是慢性腹泻、肠炎属于脾胃虚寒时，不给患者开药，就介绍患者回家用邹家祖传的秘方——老姜煮芡实粥。

（1）一片生姜胜单方，一杯姜汤保健康。

民间流传姜的佳话，“一片生姜胜单方，一杯姜汤保健康”。这里介绍几种邹老经常在家用的姜保健小秘方。

1）感冒：生姜 9g 捣烂，加红糖，开水冲泡，调匀温服，服后盖被取汗。每天 1 次，连服 2～3 次。

2）斑秃：生姜捣烂，加温，敷头上；或鲜姜频擦。

3）夏季中暑：夏季湿重、乏力、纳差、用生姜搓脚心涌泉穴，搓到局部发热、发红，每日 3 次。

4）痛经：益母老姜汤，活血调经，温经止痛。煨老生姜 1 两，益母草 1 两，红糖 2 两。用量：煎取 3 碗，分 3 次热服。每月行经前三天服之。

（2）如何正确吃姜？

1）“早吃姜似参汤，晚吃姜赛砒霜”。一天之内，早上食生姜最好。人的养生要顺应四时，与大自然日出一样，早晨人体阳气回升，正是气血流经阳明胃经时，此时进食温性的生姜，可以帮助人体阳明胃经，阳气宣发、促进消化。晚上自然界的阳气收敛，人体的阳气也已收敛，此时若过食生姜则违背天时，适得其反，影响阳气内敛，不利于劳累后身体的恢复，郁热积水，有害健康。如再姜酒同食，火上添油更易损伤五脏。当然凡事不绝对，灵活把握比如晚上散步时出汗着凉了，喝点姜糖水，一出汗，病可能就好了。

2）姜并非吃越多越好，孔子在吃饭规里面提到“不撤姜食，不多食”，建议吃姜要适量不能贪多。还有一些人群不适合吃姜：①风热感冒、咽痛、发热；②内火大的体质，鼻易出血、牙龈肿痛、易怒、易汗、大便干结；③湿热重的人群，苔黄腻、口干、口臭、湿疹、关节肿痛、小便热。

2. 清暑气——金蝉花

金蝉花俗称大虫草，具有疏散风热、镇痛安神、补气生津、滋养肝肾、提高免疫力的作用。它是我国发现最为古老的虫生真菌名贵滋补中药材之一，是和冬虫夏草药性、适应人群互补的一对“阴阳虫草（太极虫草）”。金蝉花药性偏凉，冬虫夏草为温热，药性恰好相反，更适合夏季使用。金蝉花的形成过程是苦竹蝉的幼虫在土中变成蝉蛹，羽化前被冬虫夏草菌类寄生，最终虫体被菌丝体完全占据只剩下一个躯壳，在春天到来时，蝉蛹钻出土外，菌丝进一步成长，在顶端会有花开放，这就是金蝉花。采收以后晒干就可入药。野生金蝉花产量、品种、成分不稳定，我们这十年中正在不断深入研究人工培养蝉花虫草，对野生的金蝉花的营养成分有很好的替代性，更适合食用。

邹老夏天常做的一道药膳就是金蝉花西瓜鸭汤。主要原料包括鸭一只，西瓜一个，金蝉花 15g；配料为生姜 10g，黄酒 15g，精盐 4g，葱 5g，胡椒粉 1g。

制作步骤：①将生姜洗净，切成片，将葱切成长段，置于盘中。②将宰杀好的鸭子置于沸水锅中氽透，剔去大骨，切块。③在西瓜蒂处切开茶杯大的口，用汤勺挖去瓜瓤，将鸭块和金蝉花一并放入瓜壳内。④放入姜片、葱段、黄酒、精盐、胡椒粉。可按个人喜好加入，加水淹过鸭块，把切下的瓜蒂盖盖在西瓜开口处，用竹签插好。⑤取瓷盆一个，将西瓜放入瓷盆，上笼用大火蒸两小时，至鸭肉酥烂取出，即成金蝉花西瓜鸭汤。

鸭肉味甘性冷，具有补虚、养胃、除烦、消肿等功效，西瓜也是夏天大家经常食用的水果，清暑利水，两样都是偏凉性的食物，但又不是大凉，药性相对平和，加上金蝉花是夏季的清补佳品，特别适合孝敬老人，慢性肾衰患者、肿瘤康复患者、产妇、亚健康人群等特殊人群也可适合食用。如果条件允许，使用冬虫夏草替代金蝉花，效果更好。一只鸭子，使用十条左右中等个头的虫草即可。每一伏，全家吃一料金蝉花西瓜鸭，清暑生津补气效果好。主要是喝西瓜中蒸出的汤并将鸭肉、金蝉花一起吃掉。

3. 除湿气——芡实

鸡头米，学名芡实，古药书中说它是“婴儿食之不老，老人食之延年”的粮菜佳品。首载于《神农本草经》，被称为延年益寿的上品，认为具有治疗“湿痹腰脊膝痛，补中，除暑疾，益精气，强志，令耳目聪明”等作用。

芡实为水中人参，是除湿佳品，有补脾止泻、固肾涩精之功，为健脾止泻、益肾固精之良药。中医认为，脾健则水湿自去，肾气旺则固摄有权，久久服之，诸症自消。

芡实含少量淀粉、少量脂肪油及钙、磷、铁、核黄素、维生素 C 等，保证体内营养所需成分。它可以加强小肠吸收功能，提高尿木糖排泄率，增加血清胡萝卜素浓度；实验证明，血清胡萝卜素水平的提高可使肺癌、胃癌的发病概率下降，大大减少癌症发生的机会。

每年 8 月中旬鸡头米上市时，苏州当地人都会买十斤放在冰箱中，每天拿一点开水一煮，或者再放个鸡蛋，非常有营养。中老年人用它来健脾祛湿，年轻女性用它来美容养颜。最简单又有营养的吃法就是“鸡头米汤”。将芡实用慢火炖煮至烂熟，细嚼慢咽，才能起到充养身体的作用，一次不食用太多。芡实可以直接煮汤，既简单又有营养，同时搭配莲子和粳米熬成粥，还能消尿蛋白，特别适合肾病患者。

“鸡头米莲子粥”是王钢教授在临床中研究发现的一道粥，适合慢性肾脏病长期尿蛋白不消的患者，取名为“消尿蛋白粥”。成分有芡实、莲子、粳米。肾病患者也可以长期吃芡实，《本草纲目》认为芡实能“止渴益肾，治小便不禁、遗精、白浊、带下”。

一个人吃一般取芡实 30g，莲子 10 枚（去心），粳米 60g。洗净后和平常熬粥一样，只是比平常熬粥要多放些水，大火煮开后再用小火慢慢熬成粥即可。对于普通的尿蛋白高的人群可以每天早上吃 1 ～ 2 碗。

四、大国医之长寿的秘诀——安徽卫视《健康大问诊》

邹燕勤教授是中医名门之后，中国孟河医派第四代传承人，江苏省中医院全国中医肾病中心学术带头人，中国第三届国医大师，中医肾病泰斗。王钢教授是一代名医肾病宗师邹云翔教授的学术传承人，南京中医药大学附属南京博大肾科医院院长。二人介绍大国医之长寿秘诀如下：

1. 不喝冰水，不吃冷饮

国医大师邹燕勤的父亲邹云翔教授曾经和家人说过“胃喜温不喜凉”“肾也是喜暖不喜寒”，冰冷食物对脾胃和肾脏伤害大。人体的气血、五谷营养都要靠脾胃来吸收，人体代谢毒素要靠肾脏排出，所以保护好脾胃和肾脏非常重要。邹燕勤教授的外孙、外孙女长期在美国，但都始终遵守这一家训、家风，即使在国外也很少喝冰水、吃冷饮。

西医认为胃的表皮有一层黏膜能分泌黏液保护胃自身不被消化液消化。冷饮的温度一般要比胃内温度低 20 ～ 30℃，长期过量的冷食进入胃，会使胃黏膜下血管收缩，黏膜层变薄，使保护胃的“天然屏障”——黏液层受到破坏，导致胃的防卫能力下降，胃酸和胃蛋白酶的侵袭力增加，出现黏膜水肿和糜烂，最终形成慢性胃炎。

老年人应该少吃冷饮避免诱发隐性疾病，中医认为人到老年，吃药效果不好、营养补不上，多半在于脾胃不好。津液亏损、肠胃功能逐渐虚弱本是正常退化，不良的饮食习惯却会让退化速度加快，中老年人食宜缓、淡、暖，不要吃冷饭冷菜，更要少吃冷饮。如果大量喝冷饮，可能会致使老年人血管突然收缩，血压升高，对于高血压患者来说，容易诱发脑出血。男人要小心豪饮冰啤酒，诱发急性心肌梗死夺命，“冷饮”一般人会想到甜品，因而男人吃冷饮好像没有特别的禁忌，但是豪饮冰啤酒这种常见的行为很容易被忽视。大家可能不知道，通常一个人饮用冰水，其心电图上就会出现异常变化。所以，男性吃冷饮的问题也要注意。虽然说冷饮不会直接致病，但是会诱发本身一些隐藏疾病，特别是现在大多数人身体都处在亚健康状态的情况下，更加要注意自己的身体。女人要注意痛经、月经不调找上门，炎热的天气里喝杯冷饮本来无可厚非，但问题是现在很多年轻人几乎已用冰激凌、冷饮代替了饮水。当冰冷的饮料进入胃部，女性的子宫内膜血管也会发生强烈的收缩，从而导致月经量锐减，甚至发生闭经、痛经。孩子要注意过度吃冷饮会影响发育，冷饮会刺激孩子的肠胃，导致孩子胃口下降，进食减少。成年人都会有刚刚吃完冷饮后就不想再吃饭的感觉，孩子也是一样。长此以往必然导致小儿各种营养物质的缺乏及吸收障碍，易出现缺铁性贫血、营养不良性贫血及各种微量元素缺乏等症。不仅造成小儿身体痛苦，而且严重影响小儿的生长发育。

2. 夏季注意四个不要

邹燕勤教授认为养生不是吃药护理，而是一种习惯的养成，并且从这么多年的积累中总结了一套“四不三保”的养生法则。

（1）不贪凉：除了不喝冰水外，还包括不能一直吹空调，将温度打的很低。夏季不洗冷水澡，不在户外露宿。

（2）不过劳：过劳伤害身体健康，提醒大家要劳逸结合。

（3）不贪吃：夏天很多人喜欢吃夜宵、烧烤、小龙虾，喝冰啤酒，对人体有很大的损害，容易得“三高”，还伤胃、伤肾。要保证四季饮食清淡，减轻人体肾脏的代谢负担。现在的富贵病都是“吃饱了撑的”，《内经》中记载“饮食自倍，肠胃乃伤”，清代诗人袁枚名句“多寿只缘餐食少，不饱真是却病方”，中医名句“若要小儿安，常带三分饥和寒”。

（4）不憋尿：特别在夏季出汗，喝水少的情况下憋尿，特别容易得尿道感染、妇科炎症、前列腺炎。

3. 中老年人的饮食要点

对于中老年人的进补以及内科各种疾患的饮食要点，邹老先生归纳为四个字——好、少、淡、鲜。

（1）吃“好”，是指多吃优质蛋白，包括鸡、鸭、鱼、肉、蛋、奶等；

（2）吃“少”，是指不宜多吃，宜少而精；

（3）吃“淡”，是指不能太咸，不能太甜，宜清淡；

（4）吃“鲜”，是指宜吃新鲜菜，不吃隔夜剩菜。

4. 保持心态、饮食、运动

（1）保持良好的心态。心情好坏直接影响身体的健康，邹燕勤教授年轻的时候遇到了烦心的事情经常弹钢琴疏解情绪，而且自己喜欢养花，办公室和阳台上全都是花花草草，每天打理打理心情也舒畅了很多；而且邹燕勤教授种的植物不仅能看，而且还有药用价值，非常的实用。

（2）保持饮食的规律。邹老每天早上都会喝一杯自己秘制的豆浆，包含了大豆、黑豆、核桃仁。三种食品放在一起起到了护肾补脑的作用，脑为髓海，肾主骨生髓，对中老年人的保健特别有效。根据时令不同，邹老有不同的加减配方，比如夏天邹老会加点绿豆，秋天会加一点红赤豆，冬季会加几颗白果、芡实，春天会加些薏仁米，有时还会加些莲子，这几味莲子、芡实、薏米都是健脾去湿之品，脾肾双补。

五、大国医之冬令膏方进补

“眼神清亮、皮肤红润光泽、说话慢条斯理、思维敏捷、精力十足，已经85岁了，怎么看起来像58岁？”在邹燕勤的专家诊室里，常有患者这样脱口惊叹。而邹老也顽皮地回道：“哈哈，我是‘80后’啊，我是85岁的‘80后’！”这位学生、医护人员口中的“85后美女代言人”不仅每周要上4天门诊，写书、带徒样样不落，还要经常到全国各地的学术会议上讲课。她是如何保持充沛的体力和活力呢？这完全得益于她的科学养生法。

1. 大师养生，有高招

谈到邹老的养生方法，可以总结为四个词：饮食清淡、作息规律、心态乐观、生活充实。

邹老从来不挑食，在饮食上有个原则：再好吃的东西，不超过三块；再不好吃的东西，只要有营养，都会吃上一两块。还有，在邹老的饮食字典里没有“冷”和“辣”。

邹老每天作息规律，生活忙碌而充实。她早晨六点多起床吃早饭，然后开始一天的工作和学习，每天午睡起来后就看看书、整理学术内容。在邹老的家里到处都是书，邹老常说：“做医生的，除了积累临床经验，学习也是非常重要的，坚持学习可终身受用，要活到老学到老。”邹老一般晚上十一点才上床睡觉，她认为：“白天充实了，晚上睡觉才会很香。”每晚睡前她还要用一大桶热水泡脚，水里加入了根据自身体质调配的中药，以活血通络、滋养容颜、改善睡眠。工作学习之余邹老还紧跟潮流地玩微信、追剧、跳民族舞、参加旗袍秀等，她笑谈：“充实忙碌是我最大的年轻秘诀，保持对新事物的好奇和学习兴趣，可以保持大脑的年轻，身体自然也会年轻而有活力。”

2. 冬令补肾，膏养生

经常有人称赞邹老肌肤细嫩柔滑，其实，她从来不用保养品，平日只用最基础的保湿霜。不仅如此，邹老平时也很少吃补品，但每年冬天她一定会给自己开一料膏方。邹老认为有针对性地保持每年服用膏方，能调节女性逐渐衰退的内分泌功能，可以起到延缓衰老、保持年轻态的作用。邹老的父亲邹云翔教授是我国中医肾病学奠基人，做过30多年国家领导人的保健会诊医生，父亲的很多言行都深深影响了她，“我父亲每年一定要吃下50g虫草的膏滋，那时候虫草也便宜，平时什么补品也不吃，老爷子直到88岁还出诊，90岁还在带博士生”。民间一直有“补身先补肾”的说法，邹云翔教授认为肾是全身脏腑功能的化源，肾脏之元阴元阳是人体最宝贵的物质和最重要的功能，对人的生长发育、预防疾病、健康延年都是非常重要的。男补肾，可充沛精力；女补肾，能调理养颜。邹老承其父毕生所学，又将其发展，常以膏方治疗肾系疾病或其他慢性疾病和虚弱病症，疗效显著。每当冬季来临，她会为易感冒的肾脏病患者熬制“防感膏”。邹老认为，反复感冒、饮食不调、血压及血糖控制不好、用药不规律等会影响肾脏，这也是老年肾病反复发作的诱因，要避免疾病发作，首先要提高自身免疫功能。

防感膏组成：金银花、连翘、荆芥、防风、生甘草各60g，板蓝根300g，贯众、白花蛇舌草、小红枣各100g，茯苓150g，冰糖200g，阿胶250g。

制法：将药材浸泡30分钟，煮沸后以文火煎煮30～45分钟，过滤取汁后，再加水煎熬并再次过滤取汁，合并两次煎汁。以文火浓缩至汁液剩余三成左右，加入冰糖、阿胶，搅拌收浓至呈膏状，分装后即可冷冻保存。

用法：每日2次，每次1～2匙，开水冲服。

功效：疏风解表、清肺固卫、健脾渗湿、提高免疫功能。

“防感膏”作为基础方时适合大多数人使用，但邹老提醒，在补肾补身前，须请医生诊断，分清自身肾虚的类别，再行进补。按照中医体质学说，不同体质的人调补方法也各有特色。

（1）气虚质症状：乏力、易感冒、腹泻，动则汗出。

代表补品：人参。一般来说，气虚而偏热证且合并有高血压、糖尿病、冠心病、慢性肝炎、更年期综合征者服用西洋参为宜；单纯气虚者可服用白参（生晒参）；气虚较严重者可服用补气功效显著的野山参；气虚并有寒证者建议使用善于补气温阳的红参（高丽参）进补，效果更好。

（2）血虚（血瘀）质症状：面色淡白、心悸多梦等血虚体征或皮肤粗糙、色素沉着等血瘀征象。

代表补品：阿胶、当归等。阿胶被称为“补血圣药”，性平味甘，具有补血止血、滋阴润肺等功能。当归有活血化瘀、补血调经止痛之效。

（3）阳虚质症状：手脚冰凉、喜热饮、五更泻，舌胖、脉沉细。

代表补品：鹿茸、淫羊藿、菟丝子等。鹿茸壮阳的功能较强，可磨粉或浸酒后服用，但阴虚内热者不宜服用，否则可出现烦热不安等不良反应。淫羊藿有补肾壮阳、祛风除湿、强健筋骨的功效。菟丝子味甘性温，有滋补肝肾、固精缩尿、安胎、明目、止泻之功效。

（4）阴虚质症状：手脚心热、面颊升火、口干肤燥，舌红少苔等。

代表补品：地黄、何首乌、山茱萸等。地黄滋补肾阴，是著名补肾阴方——六味地黄丸中的一味君药。何首乌有养血滋阴、祛风解毒等功效，临床宜用加工炮制过的制首乌。山茱萸有很好的补益肝肾、涩精止汗功效。

（5）阴阳两虚症状：常见形体羸弱、精神委顿、少气懒言、形寒肢冷、舌淡而少津等体征。脏腑病症发展到后期或较为严重时，就会出现阴阳两虚。

代表补品：冬虫夏草。可养肺阴、温肾阳，起到阴阳并补的功效。

3. 食膏方，有讲究

膏方是中国传统医学的精华，是历代名医临床经验的结晶，它是中医根据个人不同的情况进行辨质施补、量体裁衣、定身精制的具有个性化的滋补方。男女老幼皆可服用，尤其适用于患慢性疾病且病情稳定的患者、亚健康人群和康复期患者，既能起到治疗作用，也能预防疾病、保健强身，有“补中寓治，治中寓补”之义。膏方还具有药物浓度高、稳定性好、便于贮存和服用等优点。

虽然膏方很“百搭”，但邹老仍提醒，服用膏方也有一定的讲究。

（1）服用膏方的禁忌：一是忌吃萝卜、绿豆。萝卜有消食下气、通便的作用；绿豆能解药性，降低药效。二是不要用茶叶水冲服膏方，服膏方后也不要饮用浓茶。茶叶含鞣酸，能解药性，影响疗效。三是服用膏方过程中，遇到感冒、咳嗽、发烧等病症以及急性病或慢性病急性发作时应暂时停用膏方，先治病再进补。

（2）膏方的吃法：通常人们都认为“进九”后才是吃膏方的最佳时期，邹老提倡只要健康或病情需要，一年四季都适合吃膏方，一个冬天也可服用二料膏方。一般来说，脾胃功能好者，可餐前服用；脾胃功能欠佳者，于餐后 0.5h 左右服用。空腹服用膏方后，最好马上服少许热粥，热米粥能补中益气、健脾养胃，和滋补药同用，既可延长药物在消化道停留时间以利营养物质的吸收，又可避免膏方腻滞，有碍消化。初服膏方者可于早饭 0.5h 后服，一天服 1 次，一周后调整为早晚各服 1 次，加强疗效。取膏方的勺子使用前一定要用开水烫过、擦干，并在固定一处取膏。

[祝您健康，2019，(01)：8-9]

附图

附图一

邹氏肾科“补益肾元”理论体系的创建与应用报奖幻灯

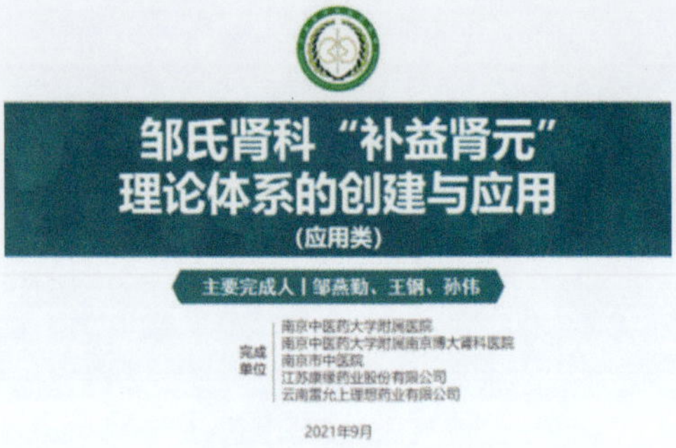

图 1

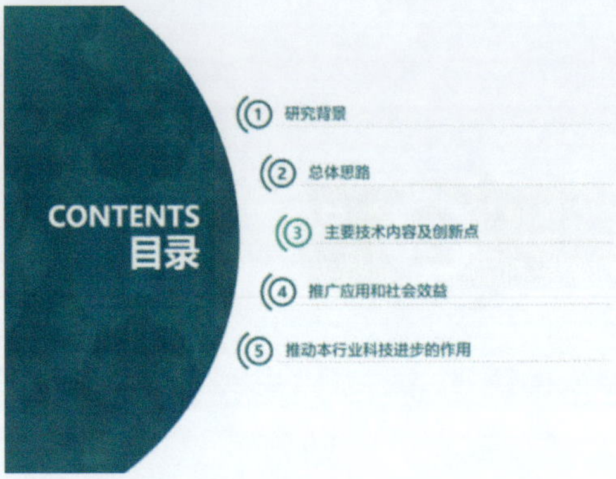

图 2

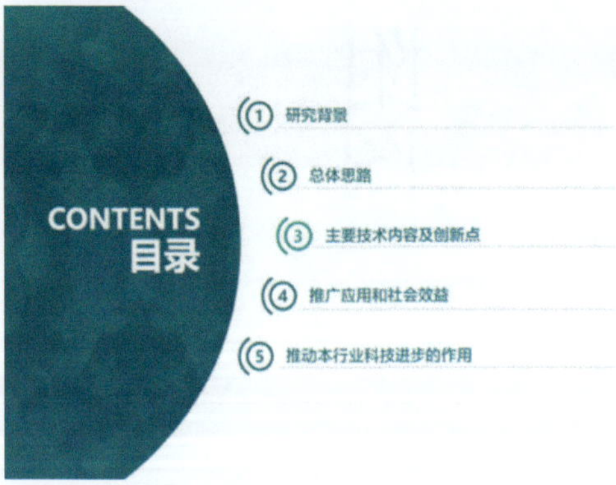

图 3

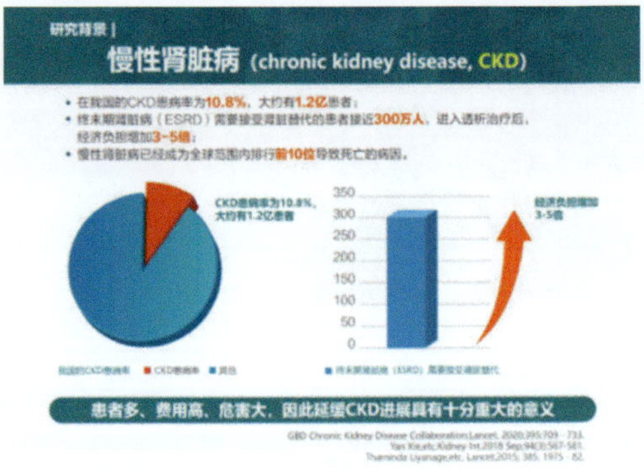

图 4

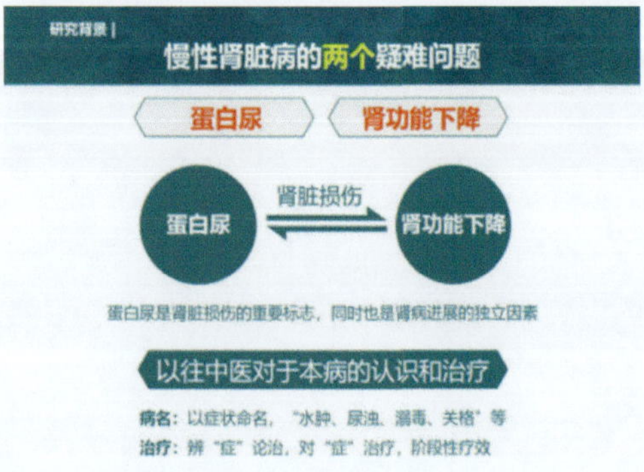

图 5

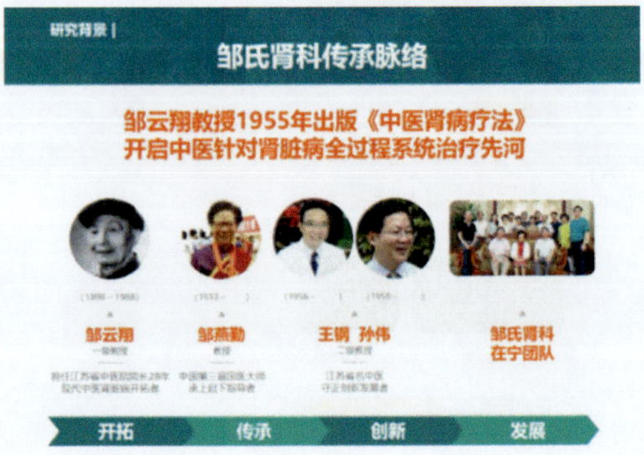

图 6

图 7

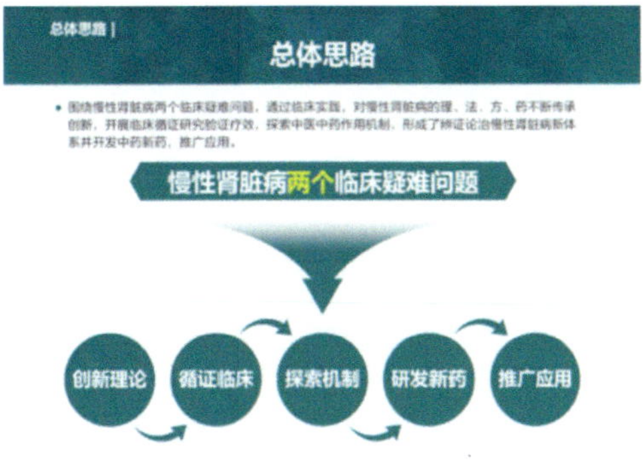

图 8

图 9

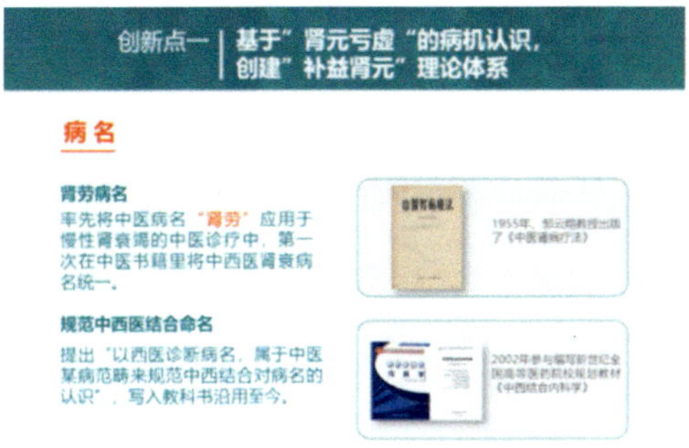

图 10

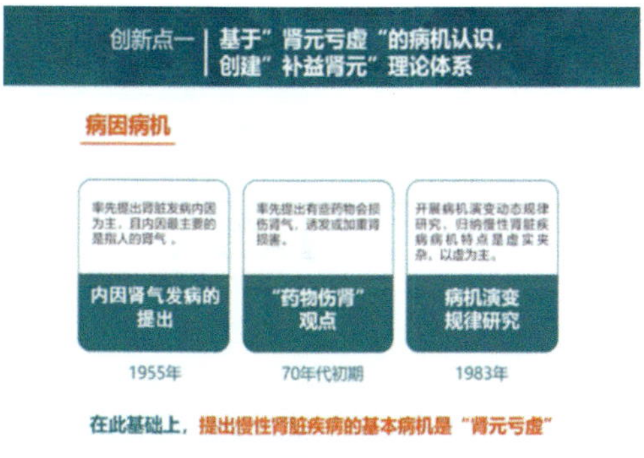

图 11

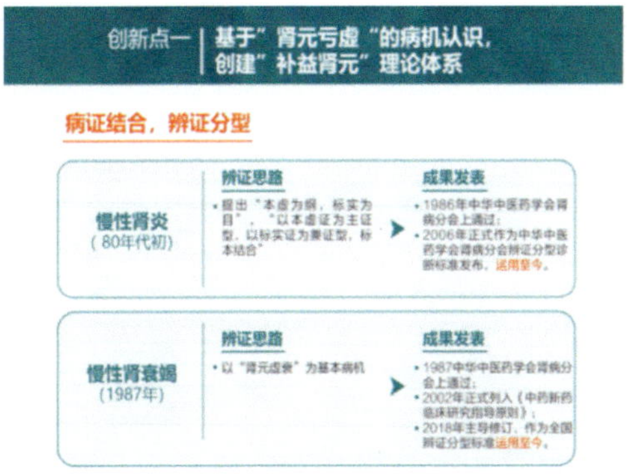

图 12

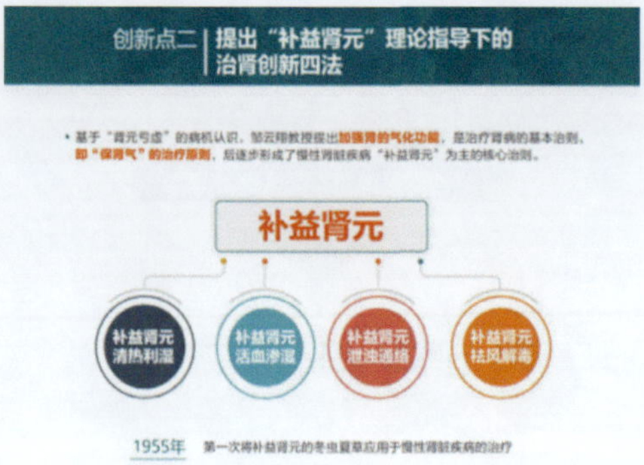

图 13

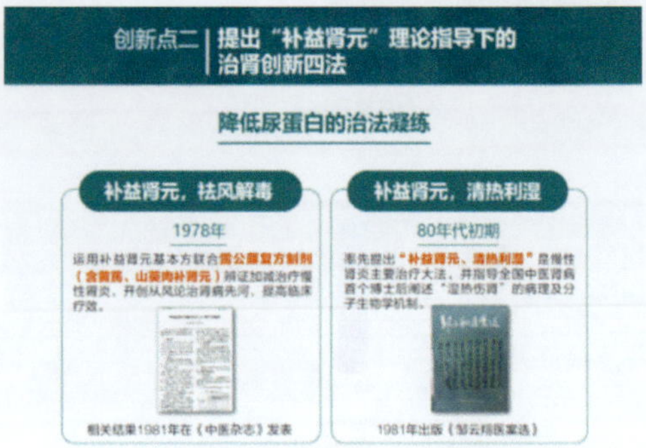

图 14

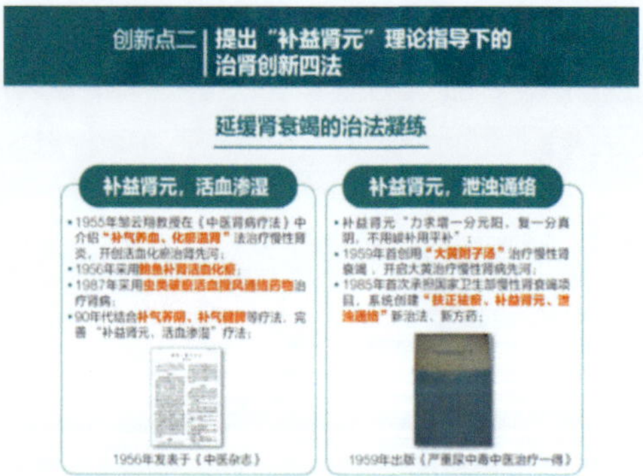

图 15

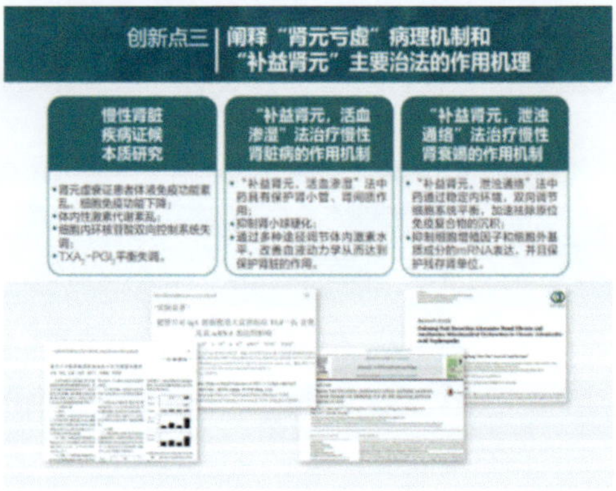

图 16

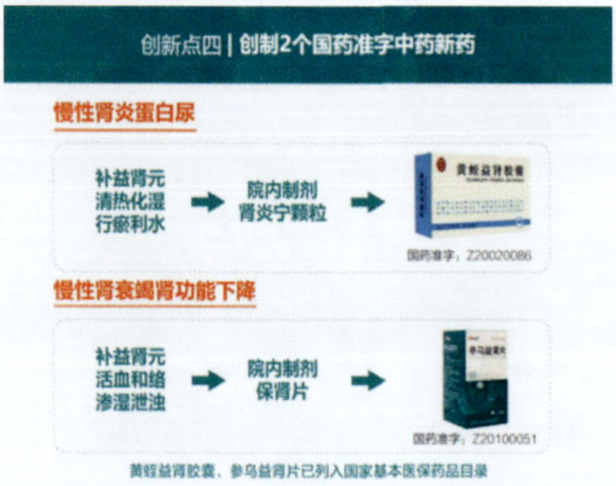

图 17

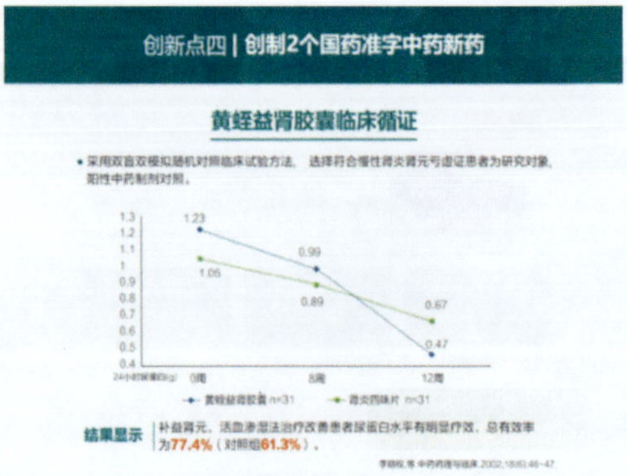

图 18

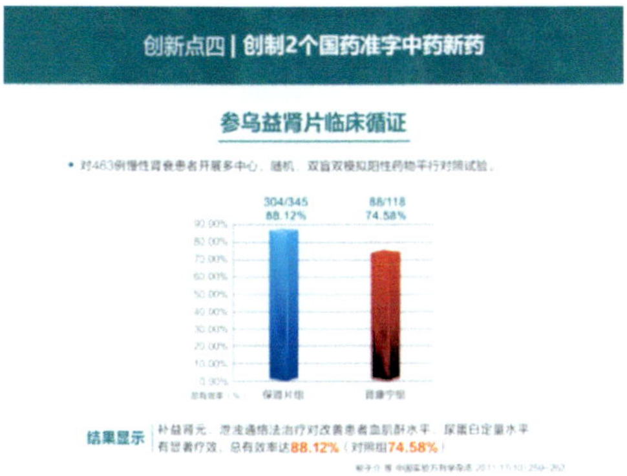

图 19

图 20

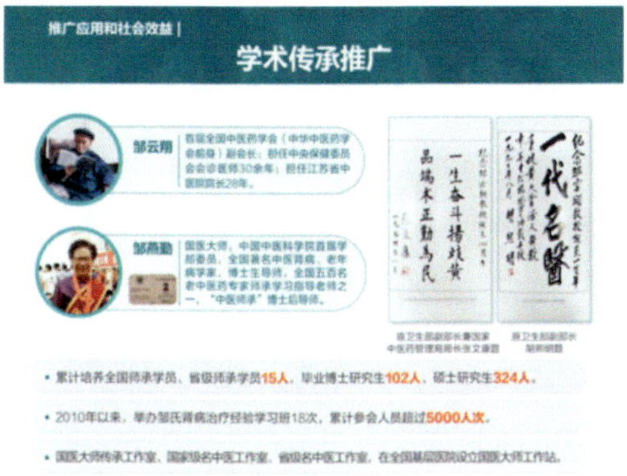

图 21

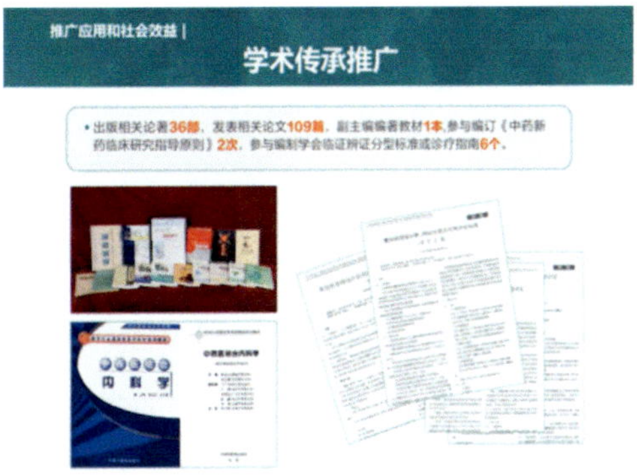

图 22

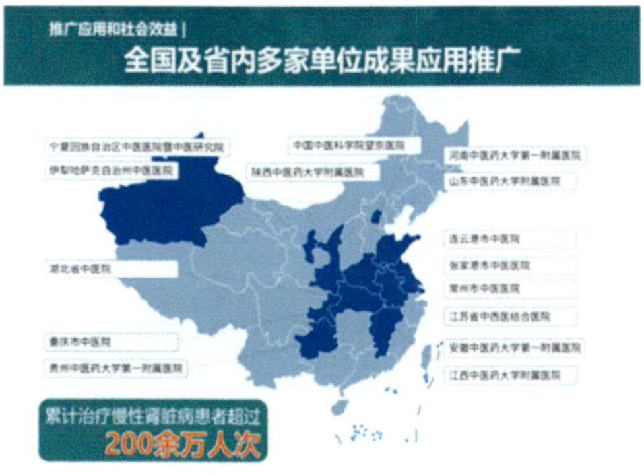

图 23

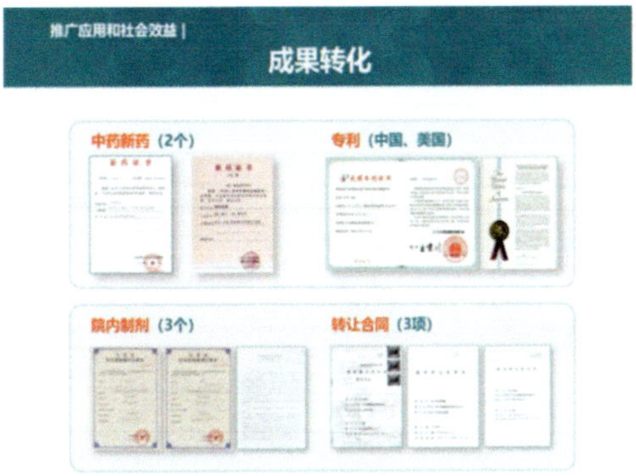

图 24

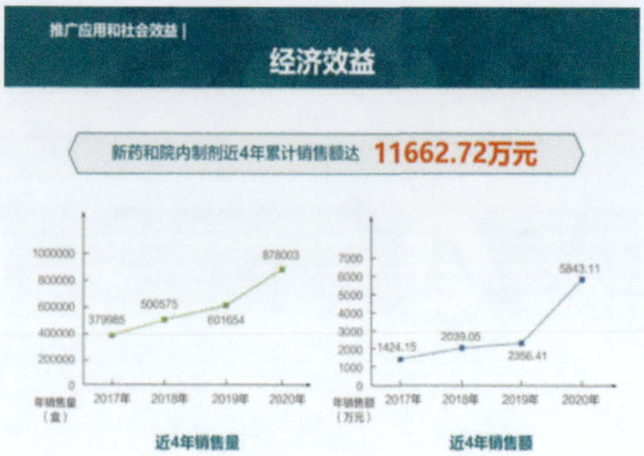

图 25

图 26

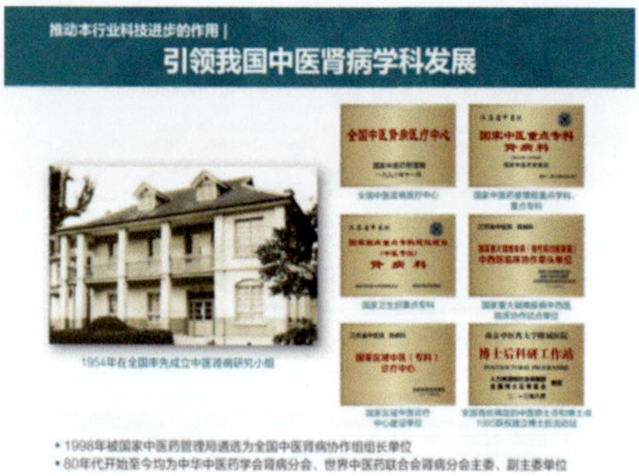

图 27

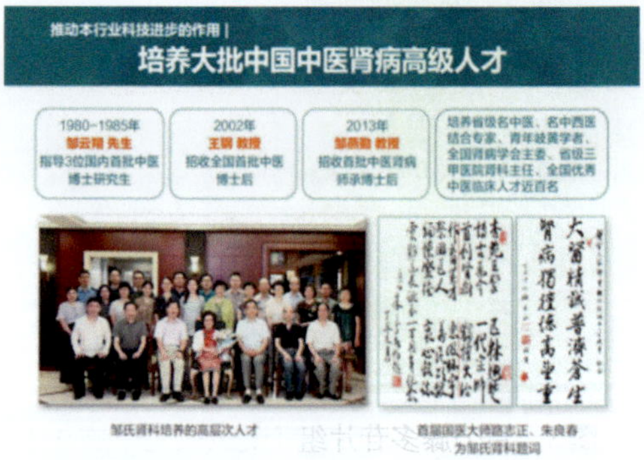

图 28

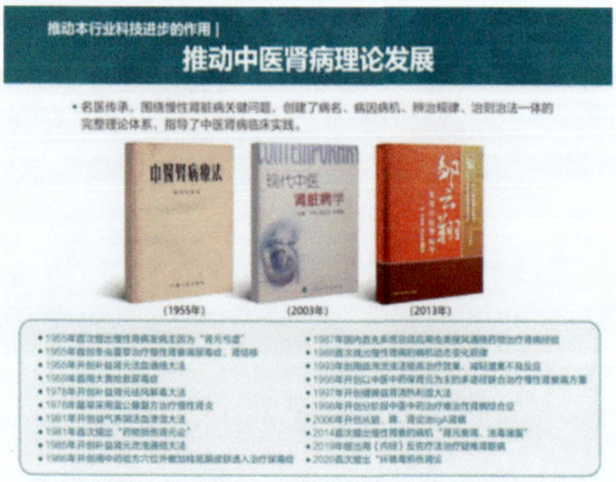

图 29

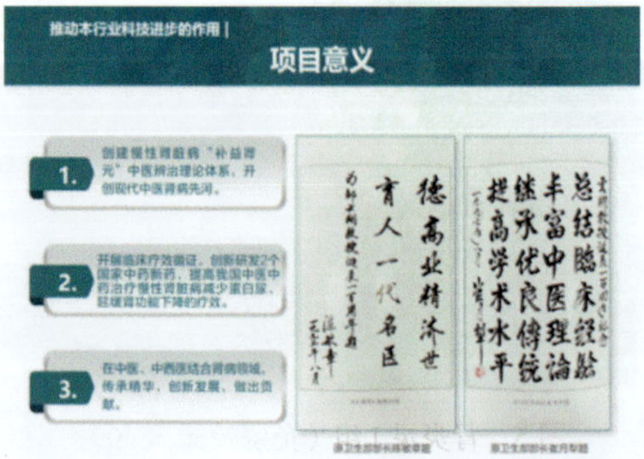

图 30

附图二

（一）肾炎灵片给药4周对C-BSA所致膜性肾病大鼠肾组织免疫荧光的观察。

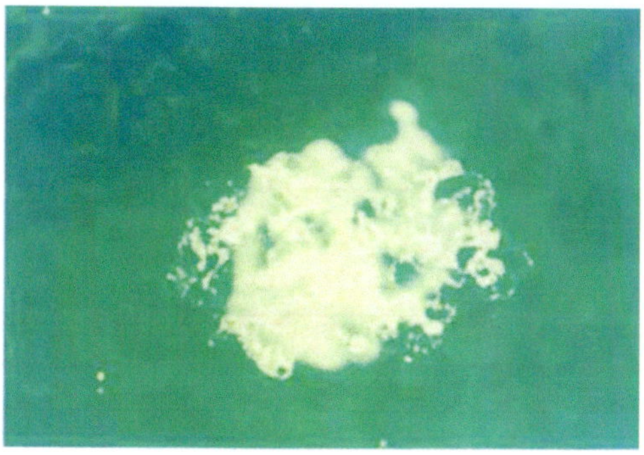

图1　模型对照组（免疫荧光 ×400）

IgG沿肾小球毛细血管壁呈耀眼的弥漫性的细颗粒状沉积。

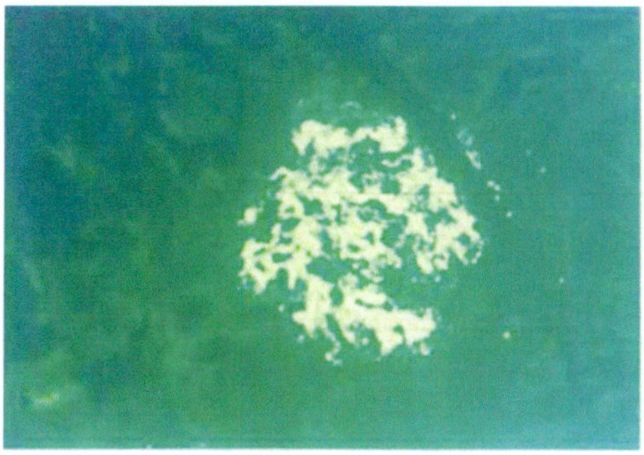

图2　模型对照组（免疫荧光 ×400）

C3沿肾小球毛细血管壁呈弥漫性细颗粒状沉积。

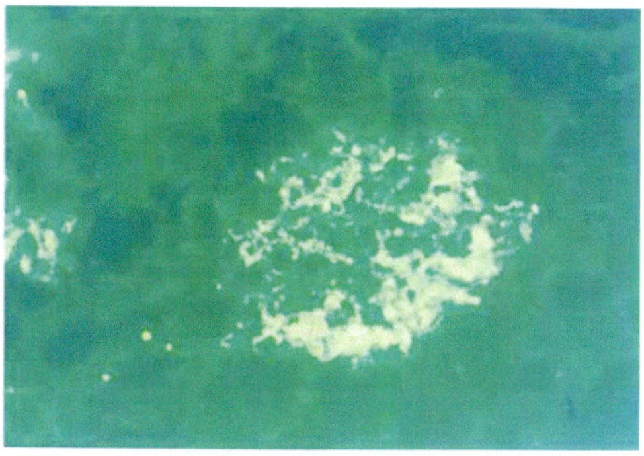

图3　雷公藤多苷片组（免疫荧光 ×400）

IgG沿肾小球毛细血管壁呈细颗粒状沉积。

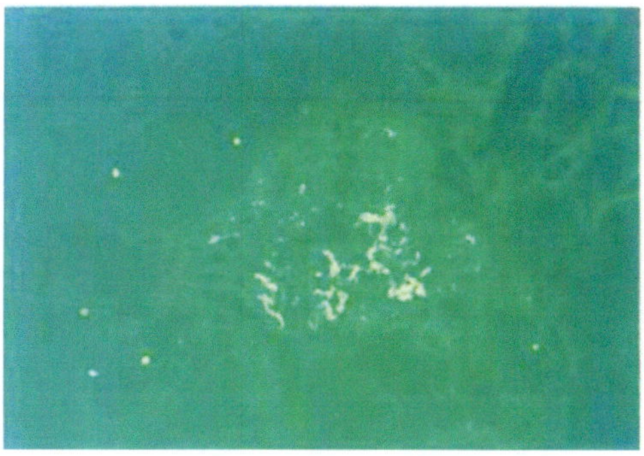

图4　雷公藤多苷片组（免疫荧光 ×400）

C3沿肾小球毛细血管壁呈细颗粒状沉积。

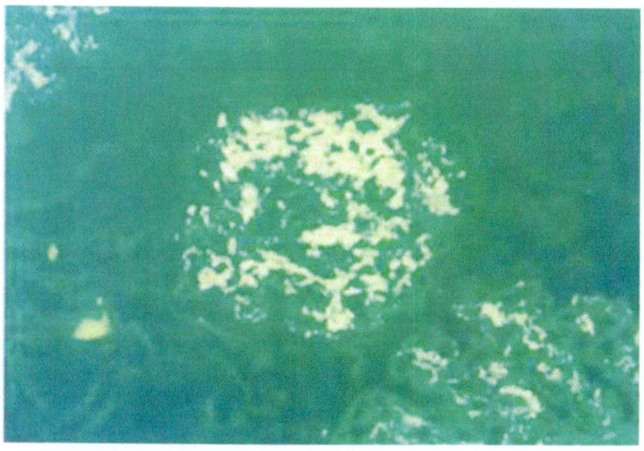

图5　肾炎灵Ⅰ组（免疫荧光 ×400）

IgG沿肾小球毛细血管壁呈清晰的细颗粒状沉积。

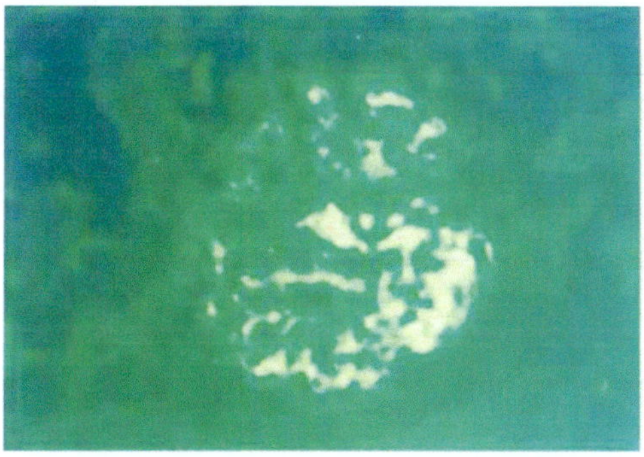

图6　肾炎灵Ⅰ组（免疫荧光 ×400）

C3沿肾小球毛细血管壁呈细颗粒状沉积。

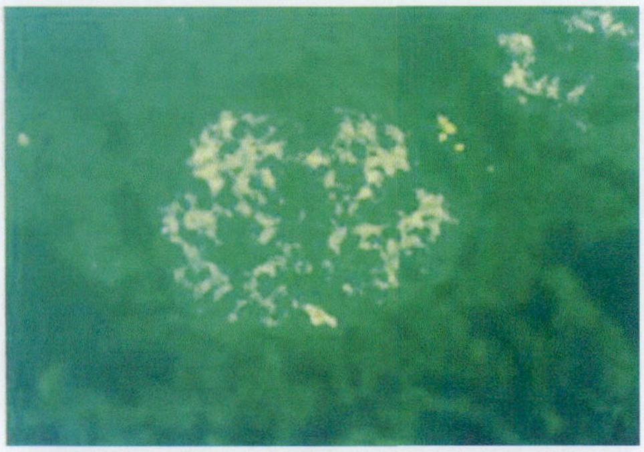

图 7　肾炎灵 II 组（免疫荧光 ×400）

IgG 沿肾小球毛细血管壁呈细颗粒状沉积。

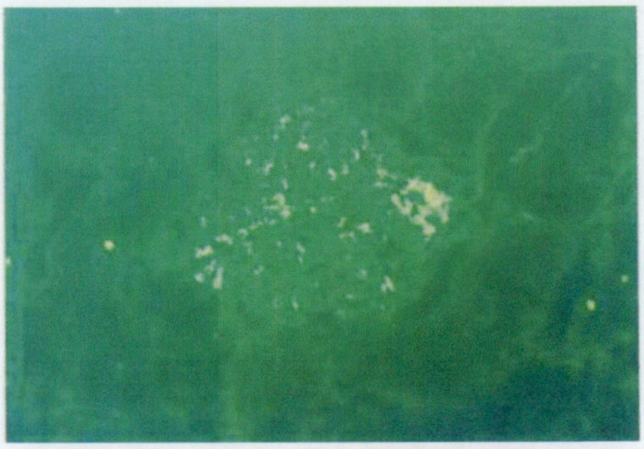

图 8　肾炎灵 II 组（免疫荧光 ×400）

C3 沿肾小球毛细血管壁呈细颗粒状沉积。

图 9　肾炎灵 III 组（免疫荧光 ×400）

IgG 沿肾小球毛细血管壁隐约可见有细颗粒状沉积。

图 10　肾炎灵 III 组（免疫荧光 ×400）

C3 沿肾小球毛细血管壁隐约可见有细颗粒状沉积。

（二）肾炎灵片给药4周时对C-BSA所致膜性肾病大鼠肾组织光镜的观察。

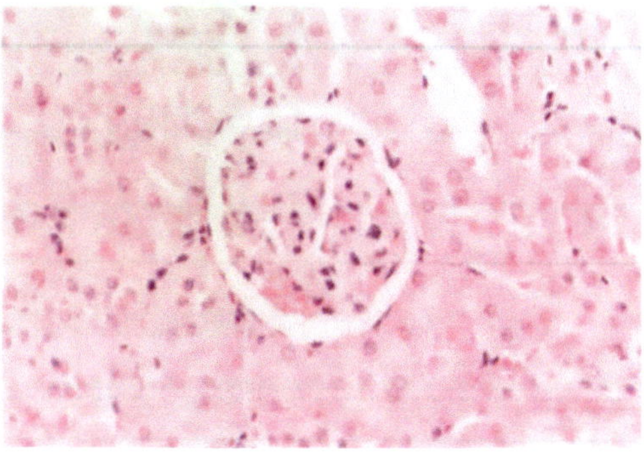

图11　正常对照组（HE×400）

肾小球形态结构正常。

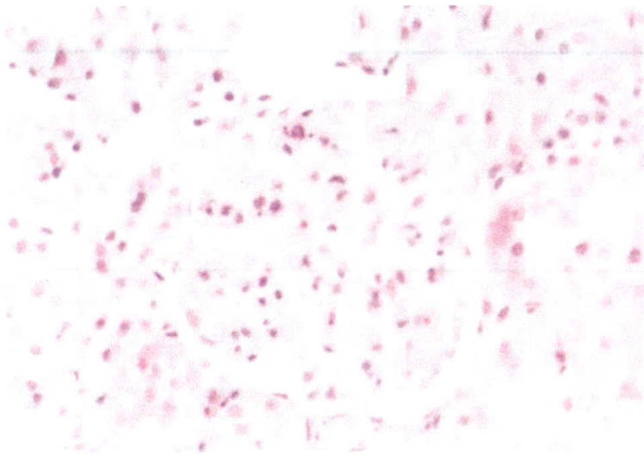

图12　模型对照组（HE×400）

肾小球体积增大，细胞数增加，基质增多，基底膜无明显增厚。

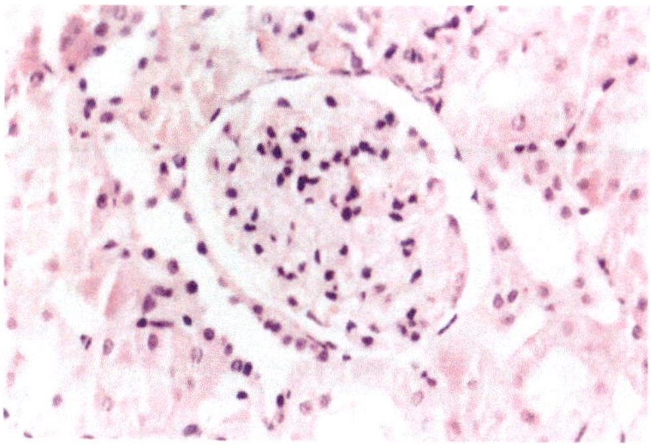

图13　雷公藤多苷片组（HE×400）

肾小球体积增大，细胞数略增加，基底膜无明显增厚。

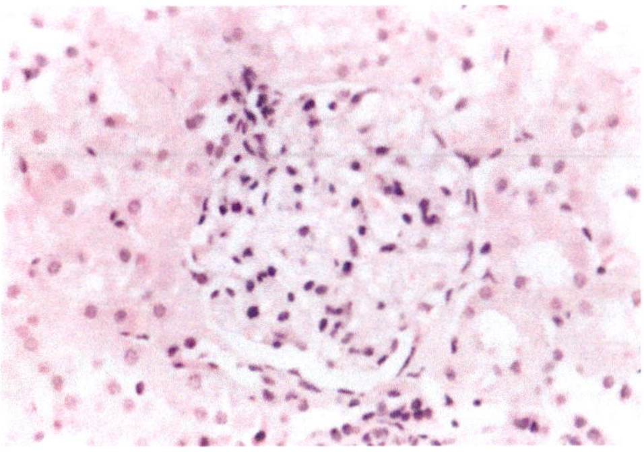

图14　肾炎灵I组（HE×400）

肾小球体积增大，细胞数略增加，基底膜无明显增厚。

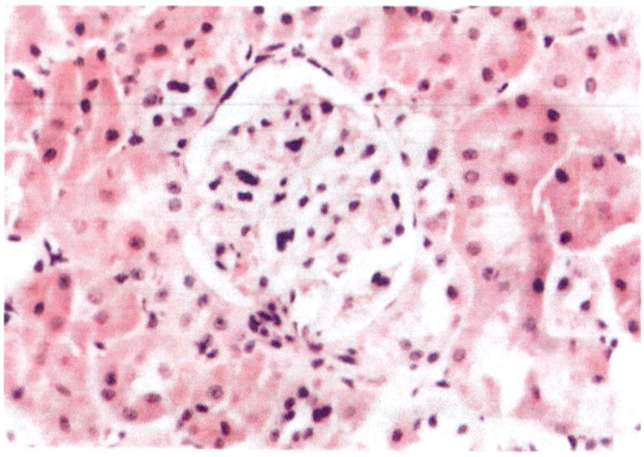

图15　肾炎灵II组（HE×400）

肾小球体积增大，细胞数略增加，基底膜无明显增厚。

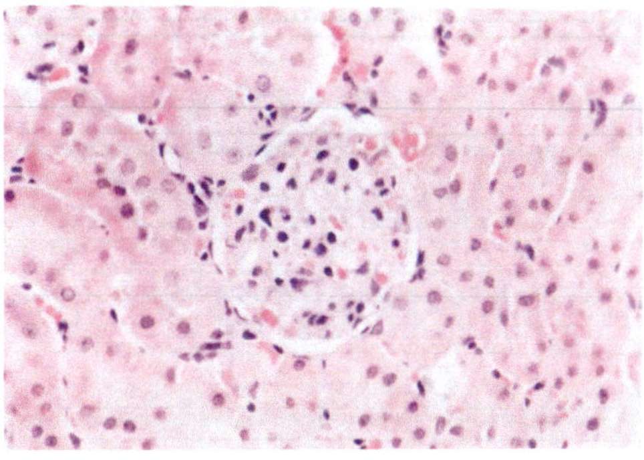

图16　肾炎灵III组（HE×400）

肾小球体积增大，细胞数略增加，基底膜无明显增厚。

（三）肾炎灵片给药4周时对C-BSA所致膜性肾病大鼠肾组织电镜的观察。

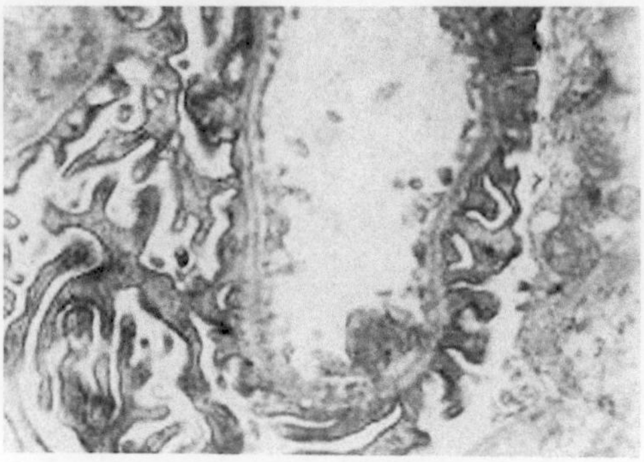

图17　正常对照组（电镜）

肾小球基底膜结构正常，上皮细胞无肿胀，足突清晰无融合。

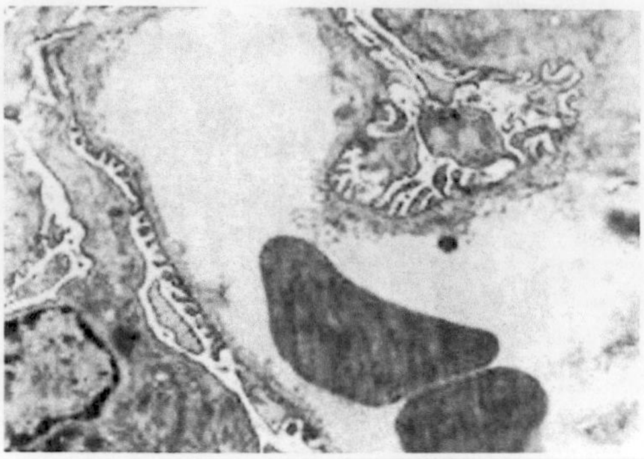

图18　正常对照组（电镜）

肾小球基底膜结构正常，上皮细胞无肿胀，足突清晰无融合。

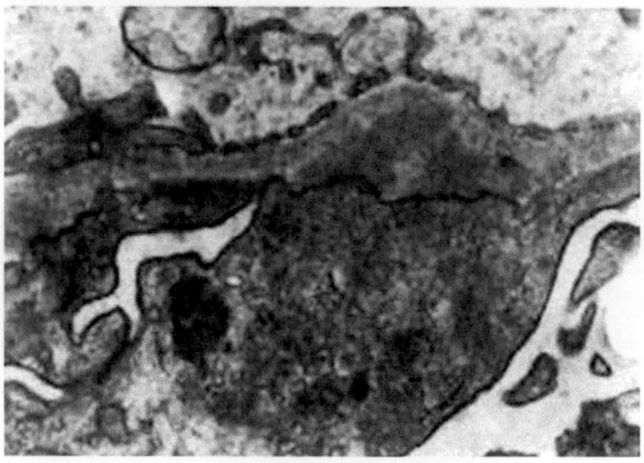

图19　模型对照组（电镜）

肾小球基底膜增厚，上皮下有电子致密物沉积，上皮细胞足突融合广泛，有明显的假绒毛样改变。

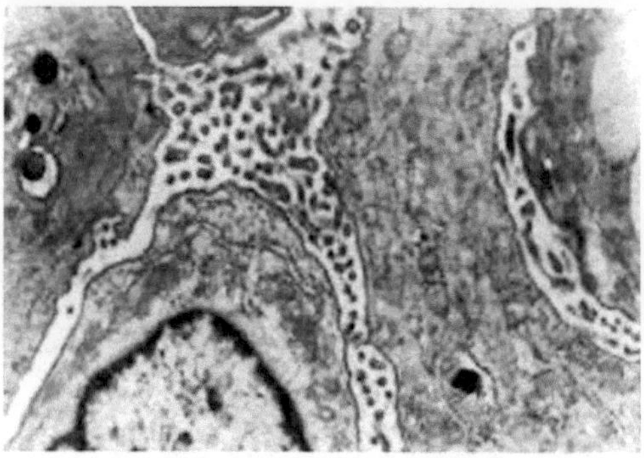

图20　模型对照组（电镜）

肾小球基底膜增厚，上皮下有电子致密物沉积，上皮细胞足突融合广泛，有明显的假绒毛样改变。

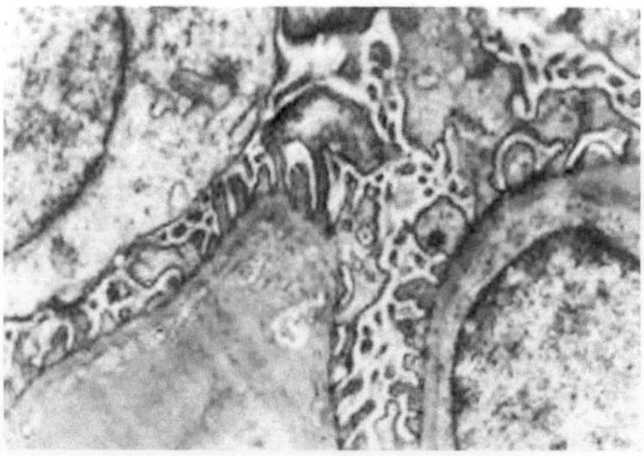

图21　雷公藤多苷片组（电镜）

肾小球基底膜增厚明显减轻，上皮下有电子致密物沉积明显减少，上皮细胞足突融合、假绒毛样改变明显减轻。

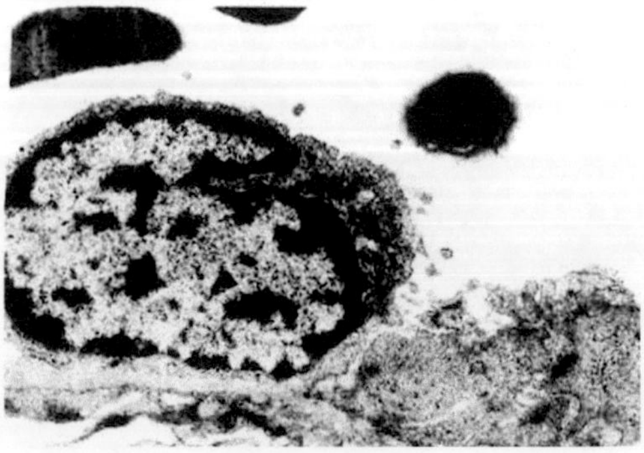

图22　雷公藤多苷片组（电镜）

肾小球基底膜增厚明显减轻，上皮下有电子致密物沉积明显减少，上皮细胞足突融合、假绒毛样改变明显减轻。

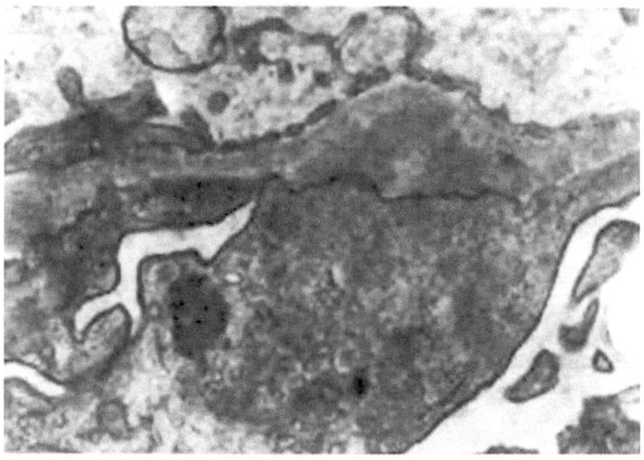

图 23　肾炎灵 I 组（电镜）

肾小球基底膜增厚稍减轻，上皮下有电子致密物沉积减少，上皮细胞足突融合、假绒毛样改变仍存在。

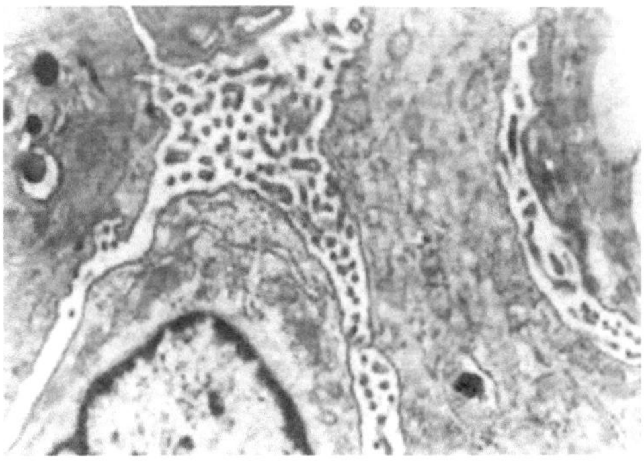

图 24　肾炎灵 I 组（电镜）

肾小球基底膜增厚稍减轻，上皮下有电子致密物沉积减少，上皮细胞足突融合、假绒毛样改变仍存在。

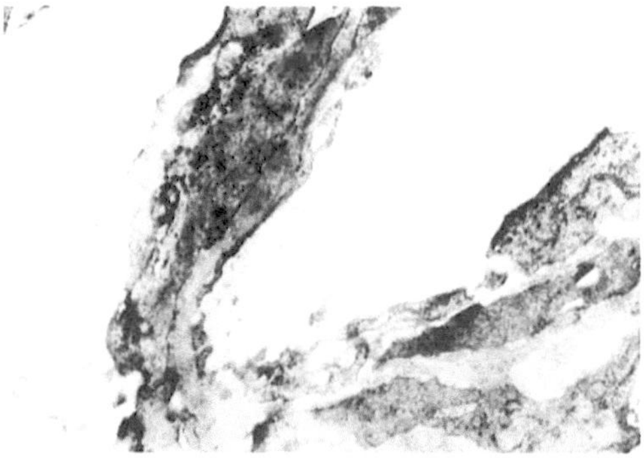

图 25　肾炎灵 II 组（电镜）

肾小球基底膜增厚明显减轻，上皮下有少量电子致密物沉积，上皮细胞足突融合、假绒毛样改变明显减轻。

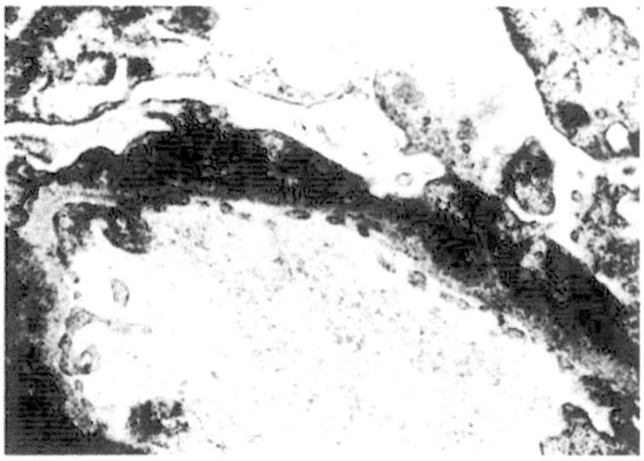

图 26　肾炎灵 II 组（电镜）

肾小球基底膜增厚明显减轻，上皮下有少量电子致密物沉积，上皮细胞足突融合、假绒毛样改变明显减轻。

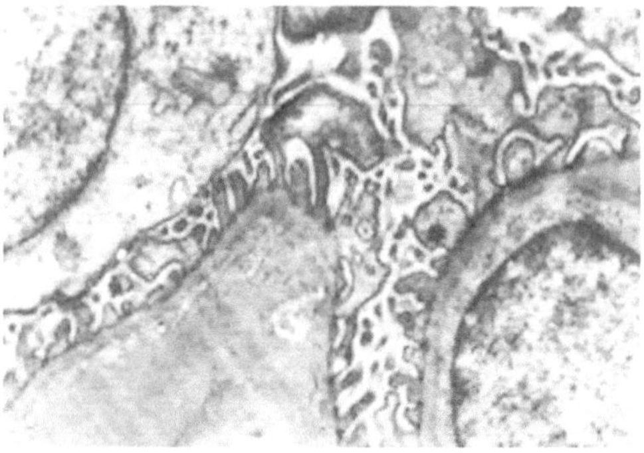

图 27　肾炎灵 III 组（电镜）

肾小球基底膜无明显增厚，上皮下无电子致密物沉积，上皮细胞足突融合、假绒毛样改变明显减轻。

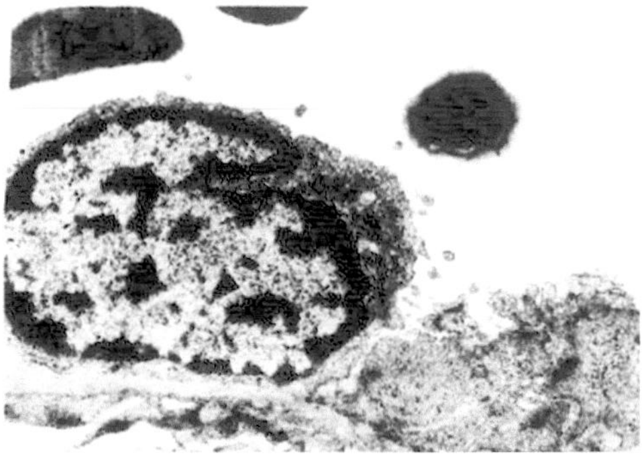

图 28　肾炎灵 III 组（电镜）

肾小球基底膜无明显增厚，上皮下无电子致密物沉积，上皮细胞足突融合、假绒毛样改变明显减轻。

（四）肾炎灵片给药4周时对嘌呤毒素所致微小病变型肾病大鼠肾组织光镜观察。

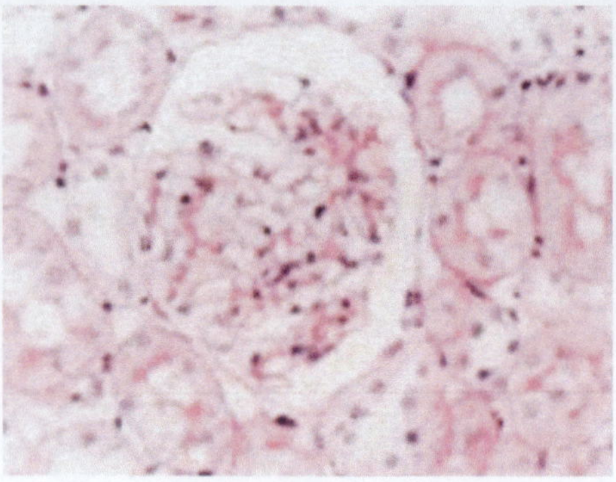

图29　正常组（PAS×400）

肾小球基本正常，毛细血管袢开放良好，肾小管正常。

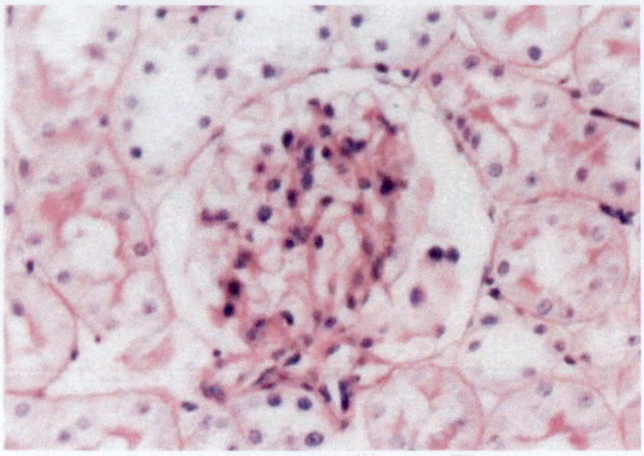

图30　模型组（PAS×400）

肾小球体积增大，脏层上皮细胞肿胀、增生，系膜基质轴性增生。

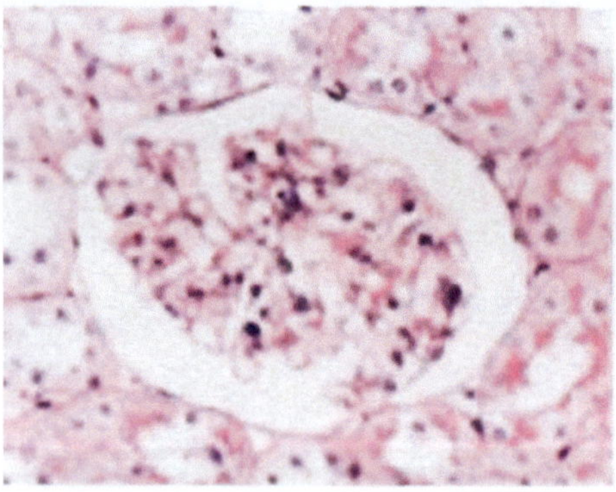

图31　雷公藤多苷片组（PAS×400）

肾小球体积略增大，脏层上皮细胞轻度肿胀，系膜基质轻度增生。

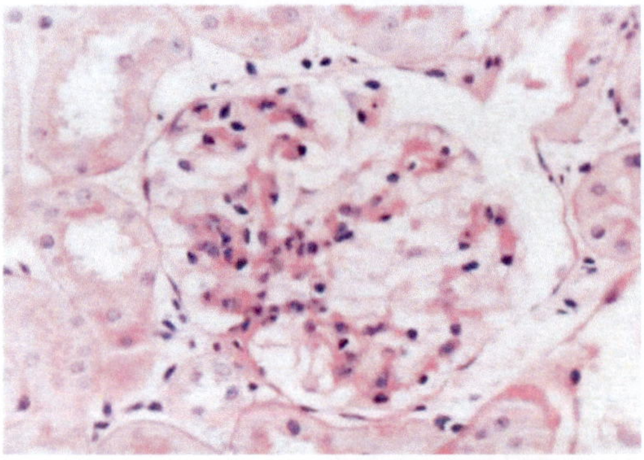

图32　肾炎灵Ⅰ组（PAS×400）

肾小球体积略增大，脏层上皮细胞轻度肿胀，偶见内皮细胞成对。

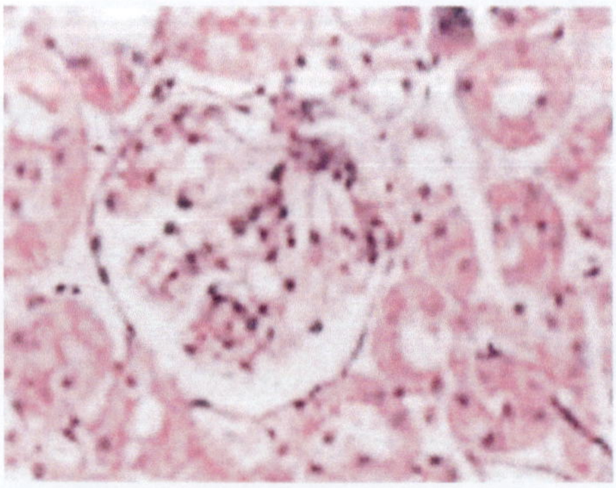

图33　肾炎灵II组（PAS×400）

肾小球体积略增大，脏层上皮细胞轻度肿胀，系膜基质轻度增生。

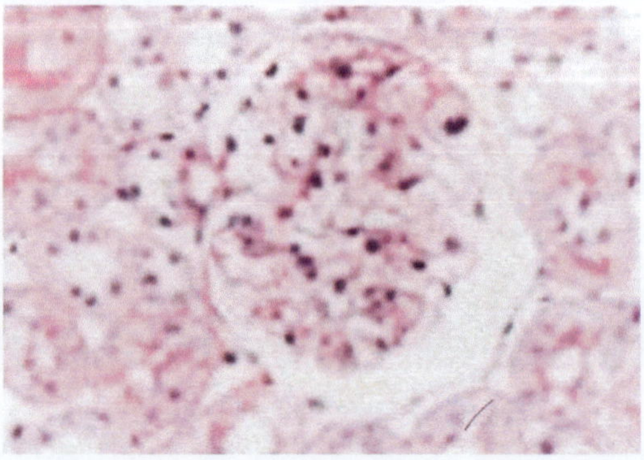

图34　肾炎灵III组（PAS×400）

肾小球体积略增大，余无明显异常。

（五）肾炎灵片给药 4 周时对嘌呤毒素所致微小病变型肾病大鼠肾组织电镜观察。

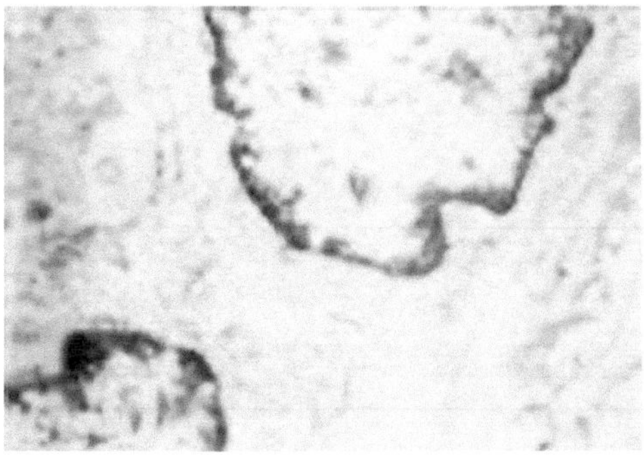

图 35　模型组（电镜）

肾小球上皮细胞肿胀，足突融合，细胞质内空泡变性，内皮细胞肿胀，胞浆丰富。

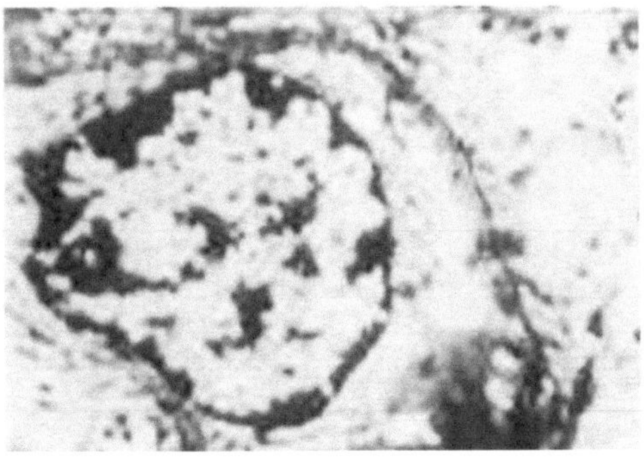

图 36　模型组（电镜）

肾小球上皮细胞肿胀，足突融合，细胞质内空泡变性，内皮细胞肿胀，胞浆丰富。

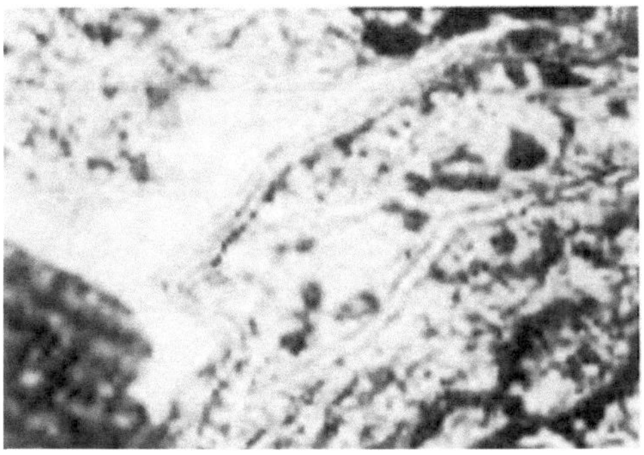

图 37　雷公藤多苷片组（电镜）

肾小球上皮细胞肿胀减轻，胞浆丰富，足突正常。

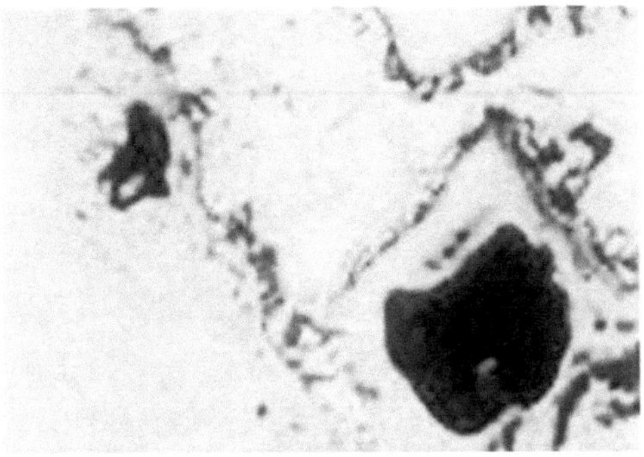

图 38　肾炎灵 I（电镜）

肾小球上皮细胞肿胀减轻，胞浆丰富，足突节段融合。

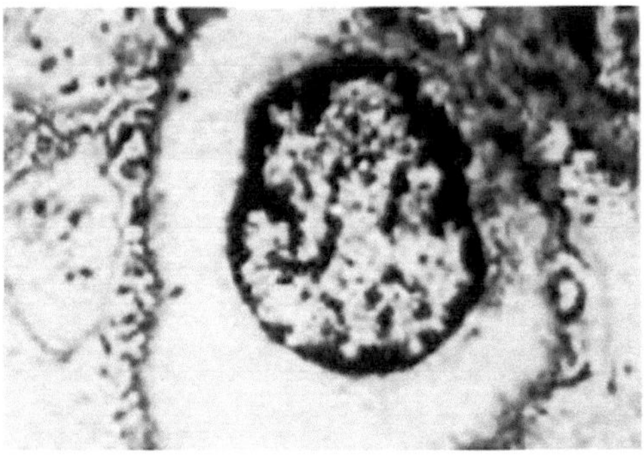

图 39　肾炎灵 II（电镜）

肾小球上皮细胞足突正常，内皮细胞肿胀。

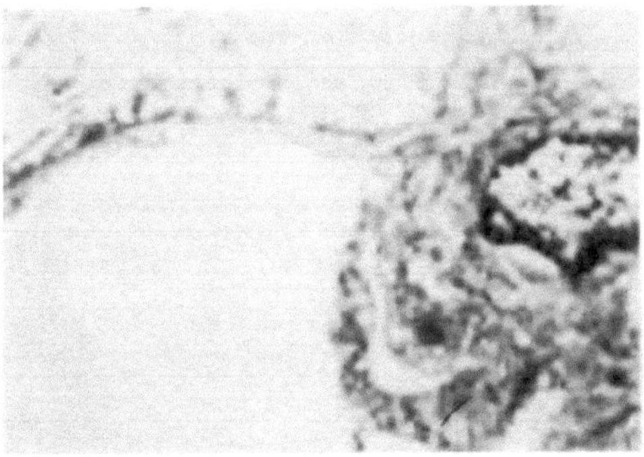

图 40　肾炎灵 III（电镜）

肾小球上皮细胞基本正常。

附图三

（一）肾炎灵片给药10周时对C-BSA所致湿热伤肾大鼠肾组织光镜（HE染色）的观察。

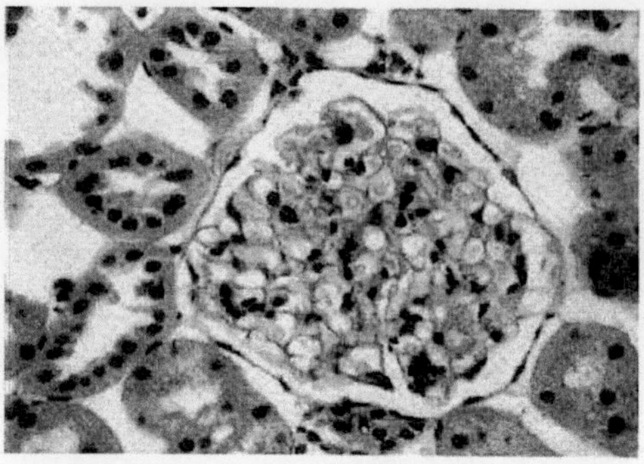

图1　正常组

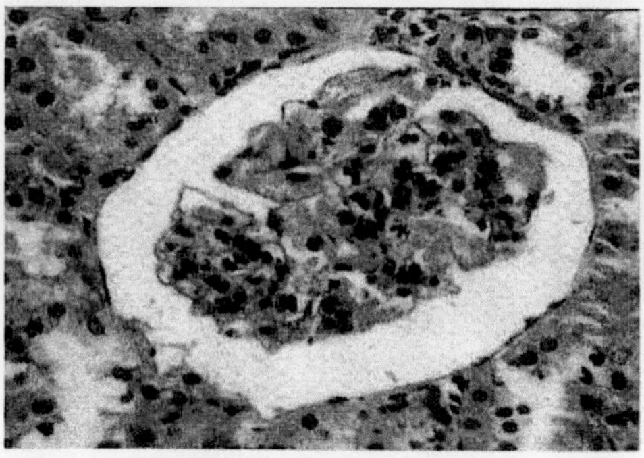

图2　模型组第6周

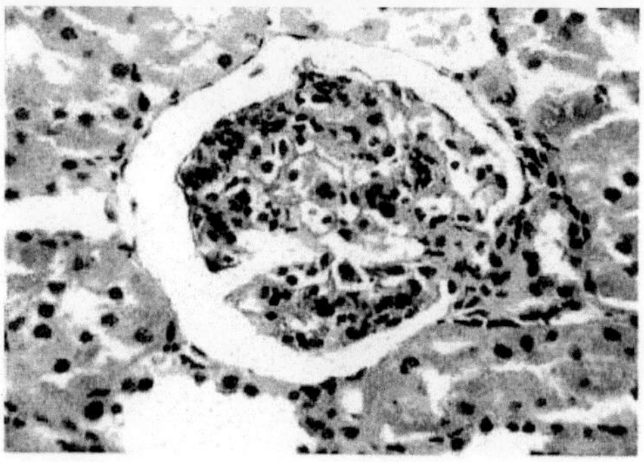

图3　模型组第8周

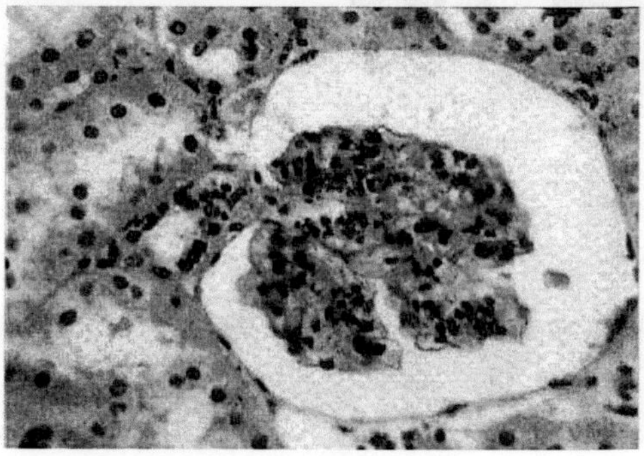

图4　模型组第10周

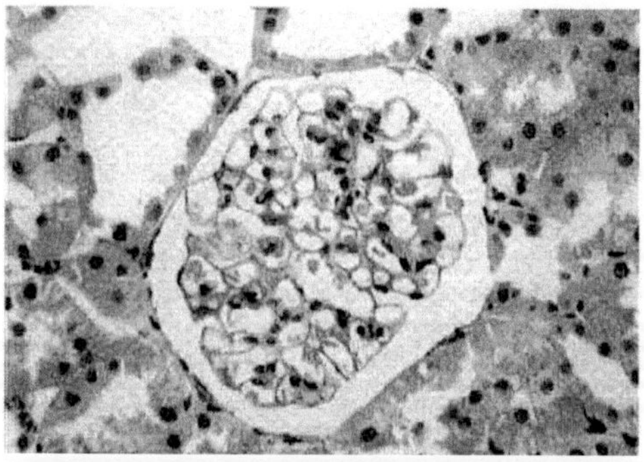

图5　肾炎灵片组

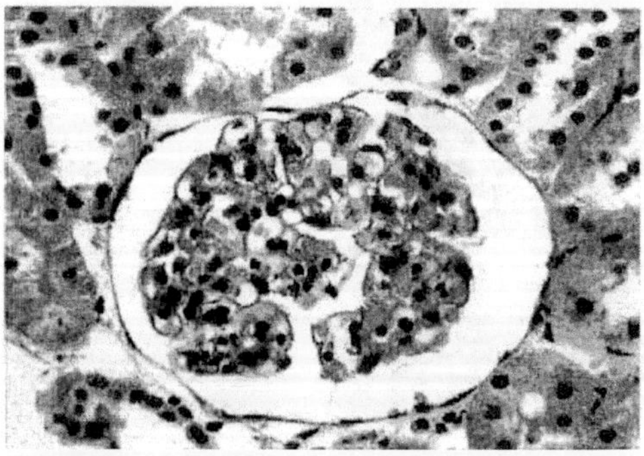

图6　黄葵组

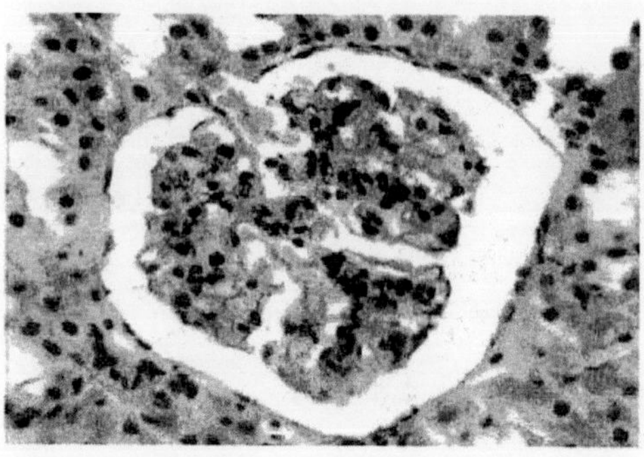

图7　强的松组

（二）肾炎灵片给药10周时对C-BSA所致湿热伤肾大鼠肾组织光镜（PAS染色）的观察。

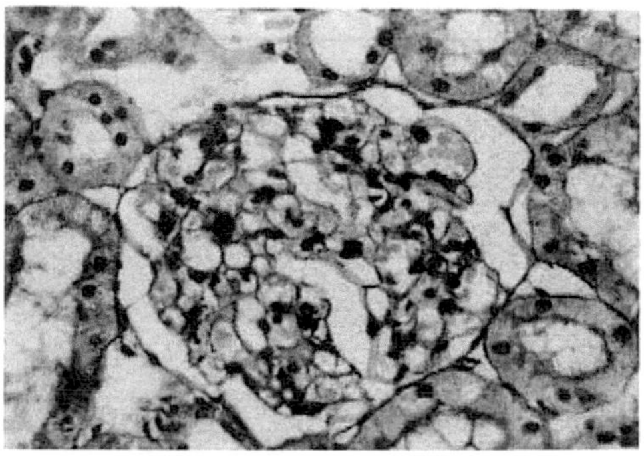

图8　正常组

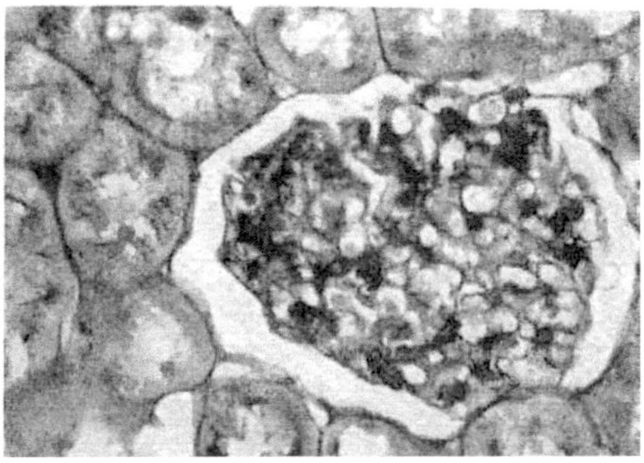

图9　模型组第6周

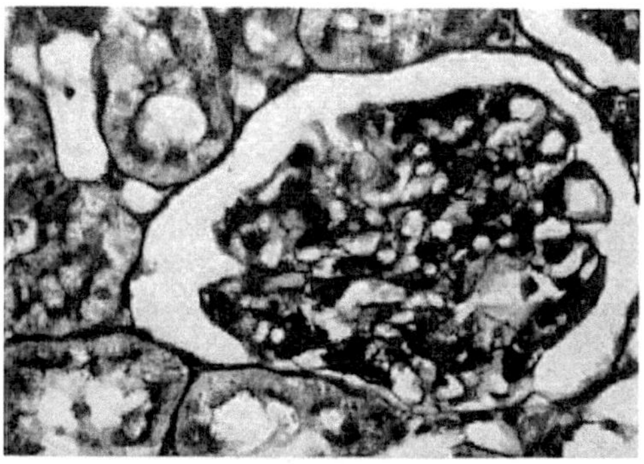

图10　模型组第8周

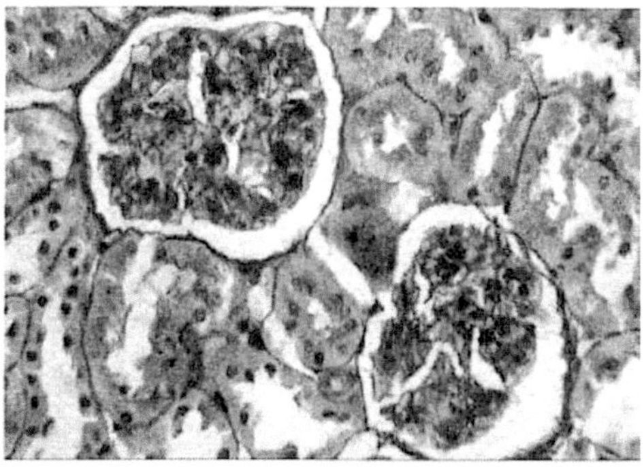

图11　模型组第10周

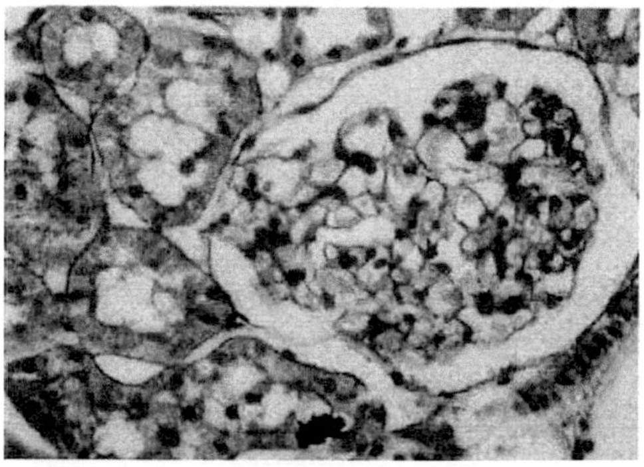

图12　肾炎灵片组

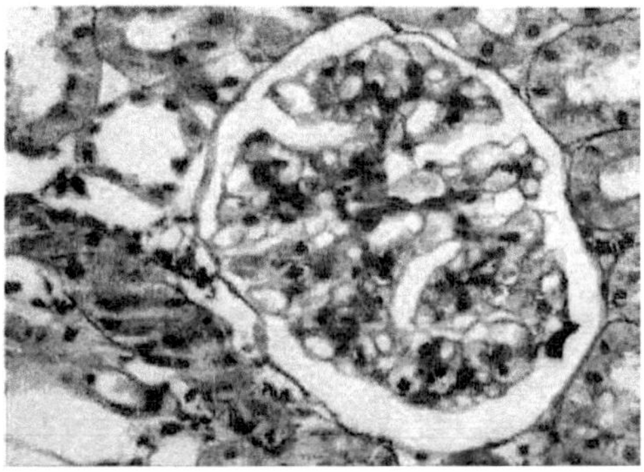

图13　黄葵组

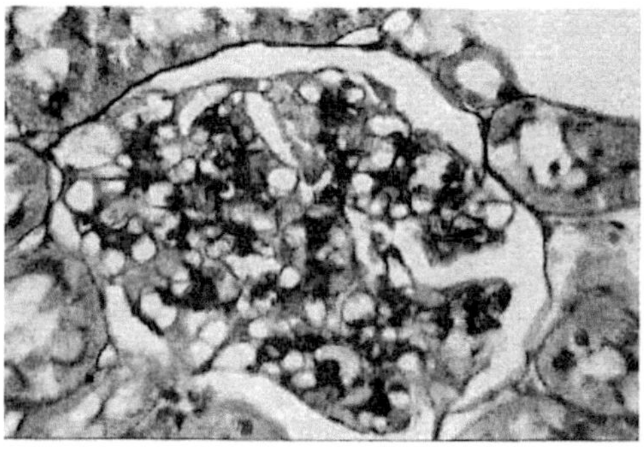

图14　强的松组

（三）肾炎灵片给药10周时对C-BSA所致湿热伤肾大鼠肾组织电镜的观察。

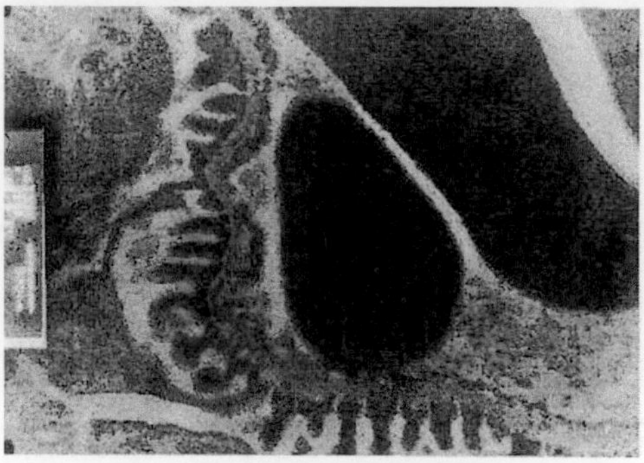

图15　正常组

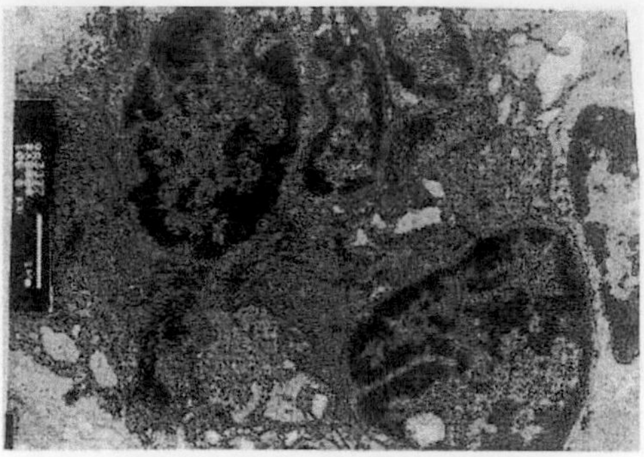

图16　模型组系膜细胞增生

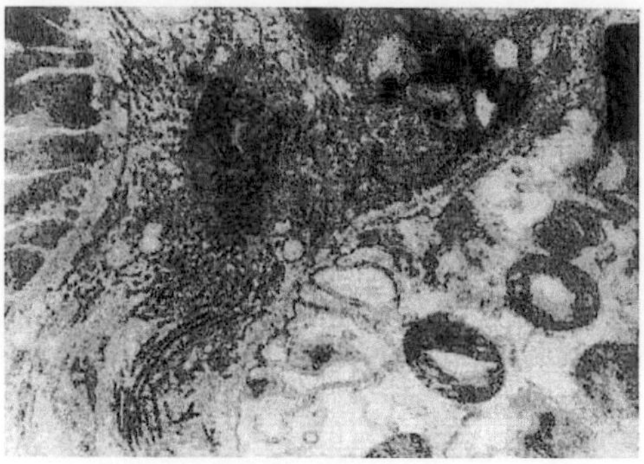

图17　模型组

间质大量胶原纤维，间质纤维细胞增生

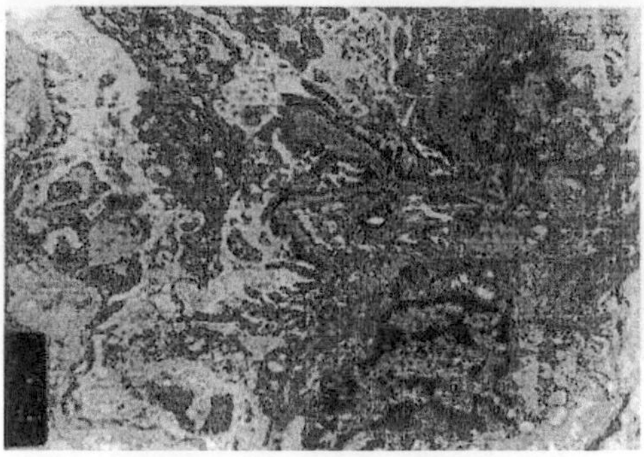

图18　肾炎灵片组

系膜基质轻度增生，上皮细胞足突绒毛变

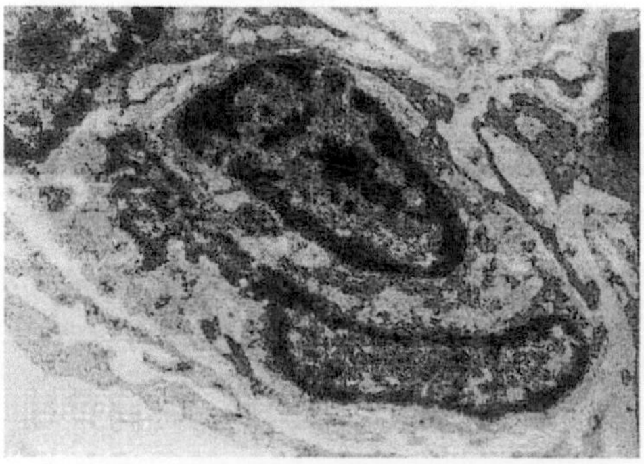

图19　黄葵组

系膜细胞增生，上皮细胞足突局部融合。

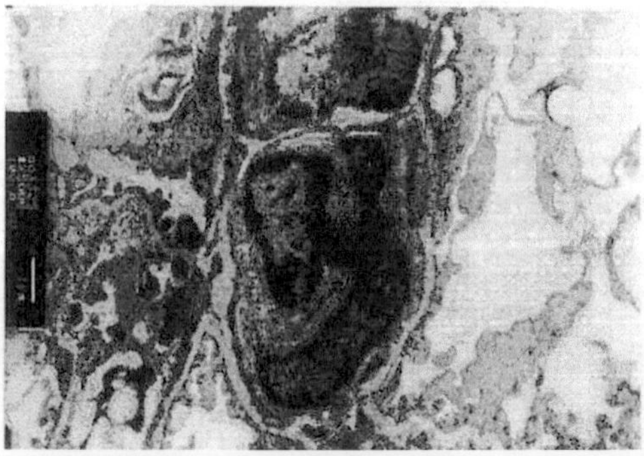

图20　强的松组

系膜细胞增生，足突融合

（四）肾炎灵片给药10周时对C-BSA所致湿热伤肾大鼠肾组织（免疫荧光IgG）的观察。

图21 正常组 ×400

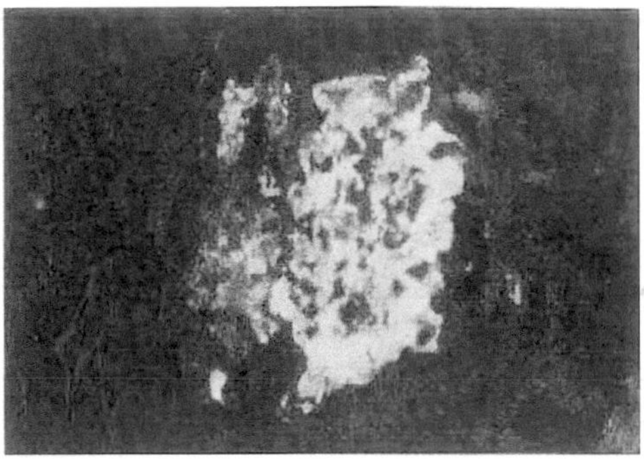

图22 模型组 ×400

图23 肾炎灵片组 ×400

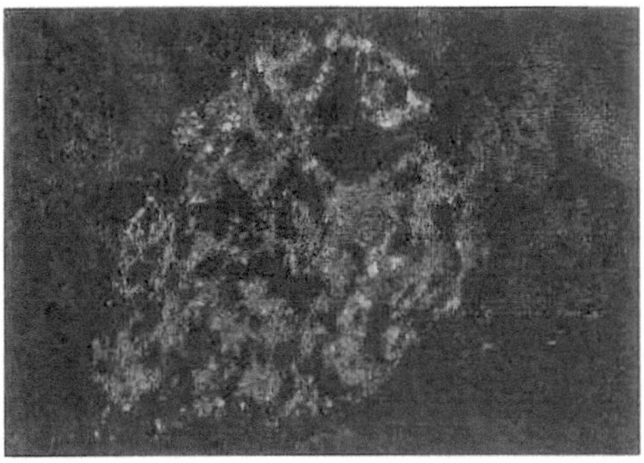

图24 黄葵组 ×400

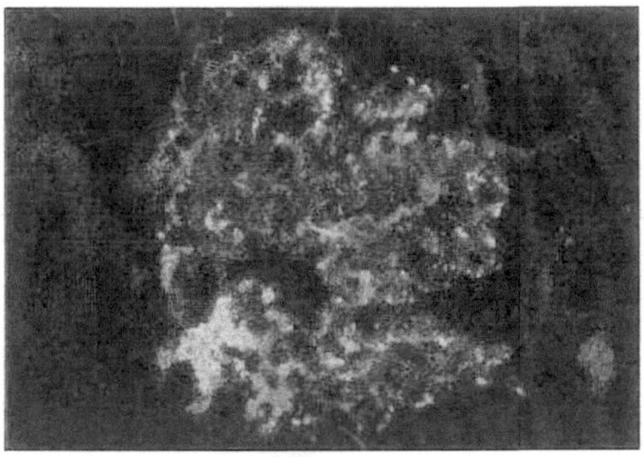

图25 强的松组 ×400

（五）肾炎灵片给药10周时对C-BSA所致湿热伤肾大鼠肾组织（免疫荧光C3）的观察。

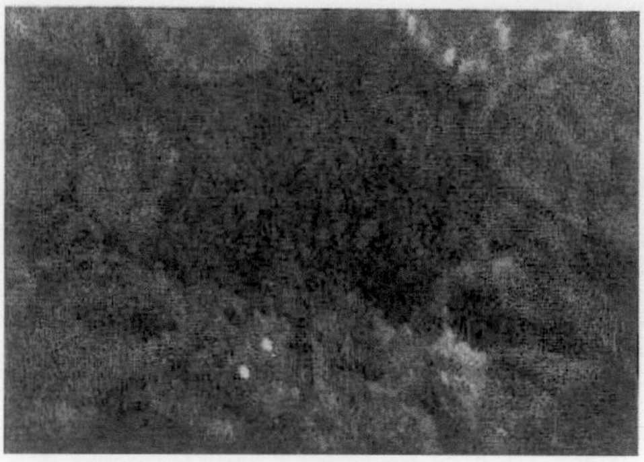

图26　正常组 ×400

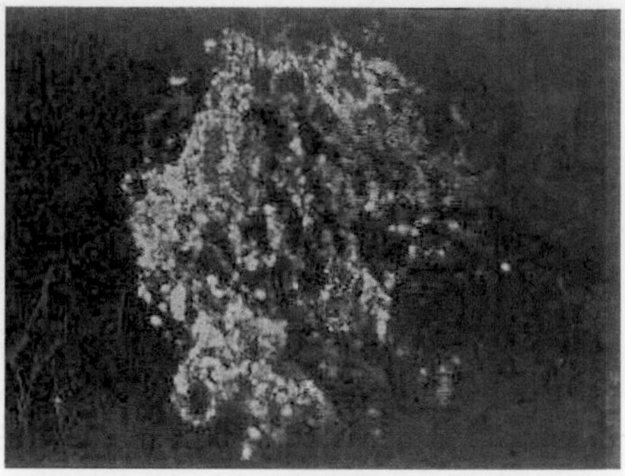

图27　模型组 ×400

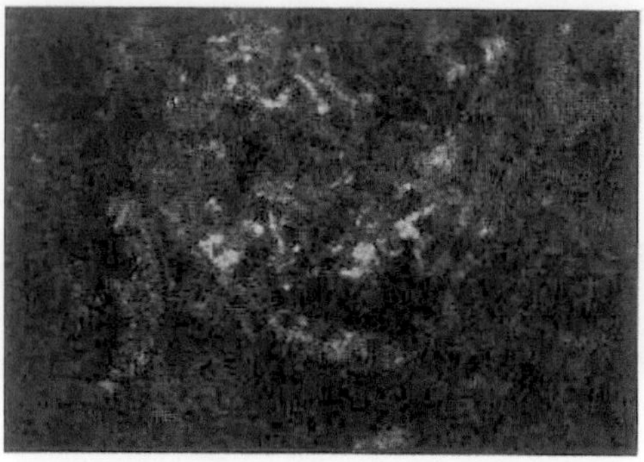

图28　肾炎灵片组 ×400

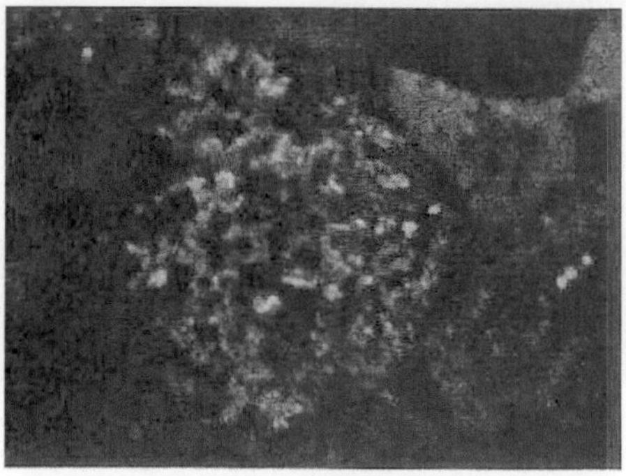

图29　黄葵组 ×400

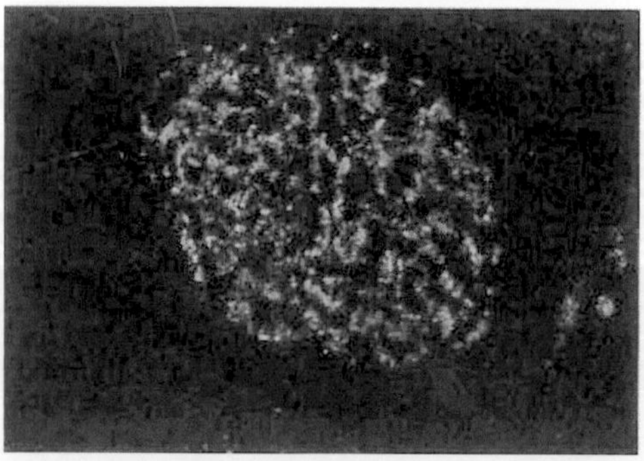

图30　强的松组 ×400

（六）肾炎灵片对大鼠肾脏炎症细胞因子 TGF－$β_1$ 的影响（免疫组化）。

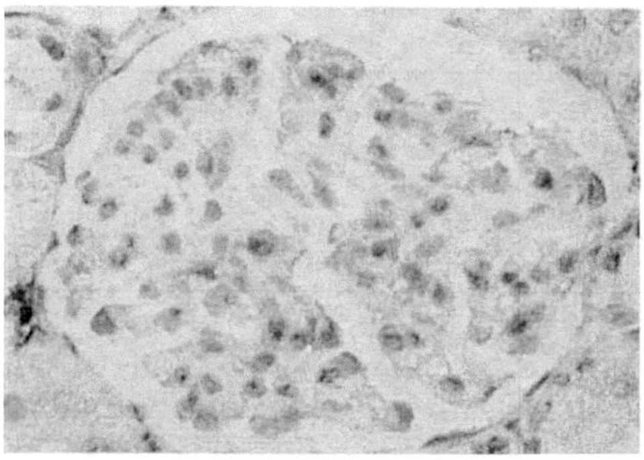

图 31　正常组

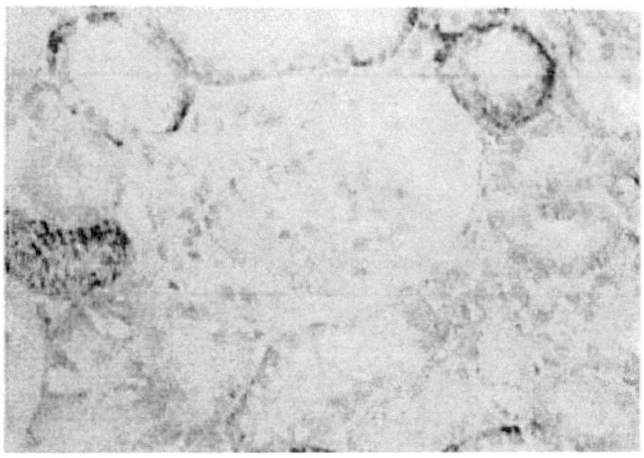

图 32　模型组第 6 周

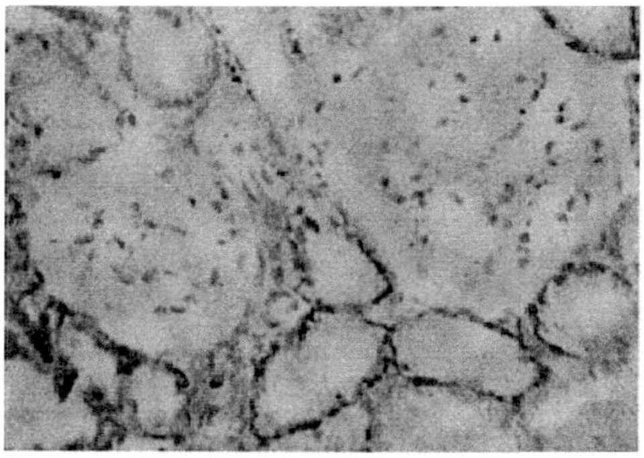

图 33　模型组第 8 周

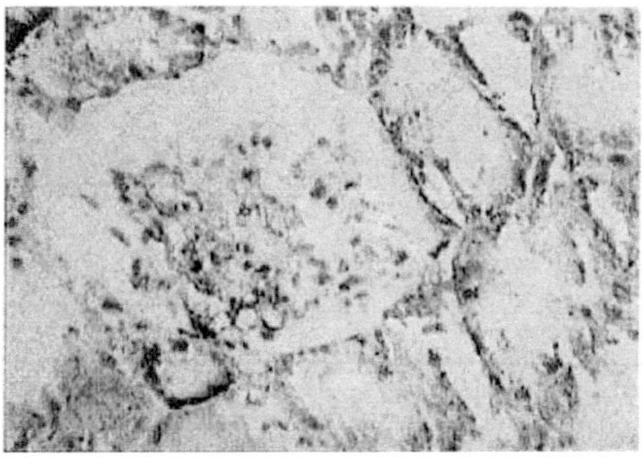

图 34　模型组第 10 周

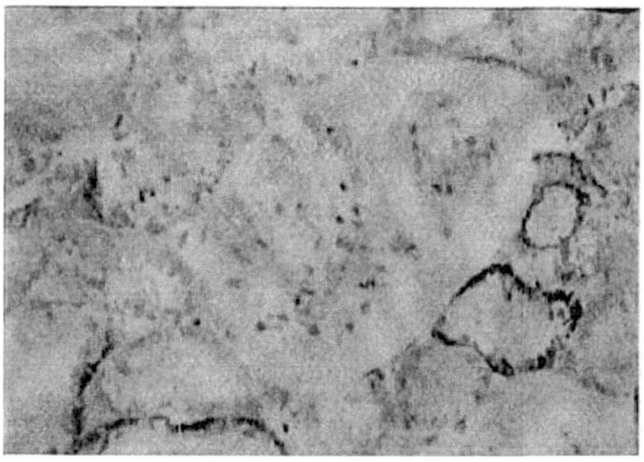

图 35　肾炎灵片组

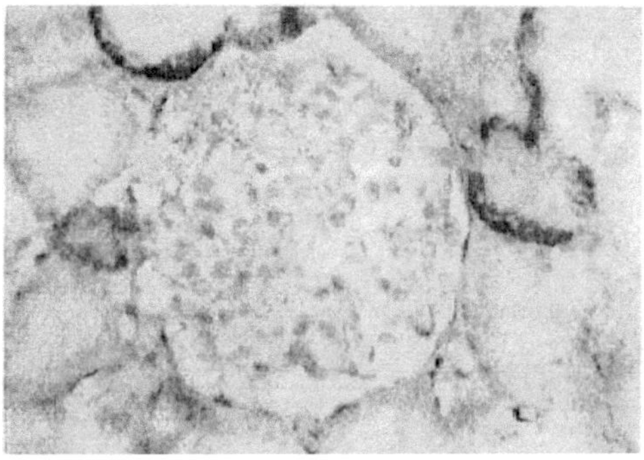

图 36　黄葵组

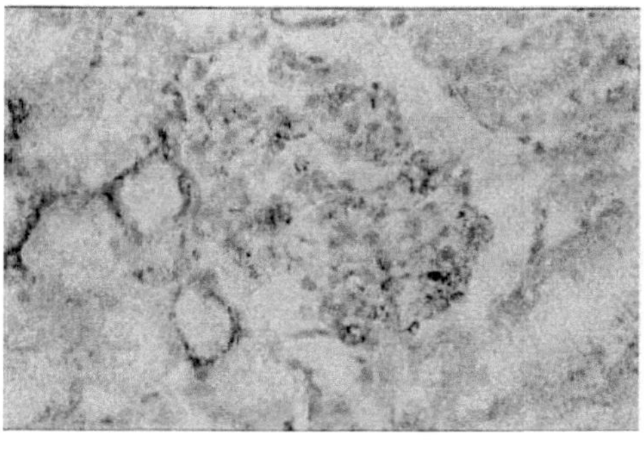

图 37　强的松组

（七）肾炎灵片对湿热伤肾大鼠模型肾脏炎症细胞因子 PDGF 的影响（免疫组化）。

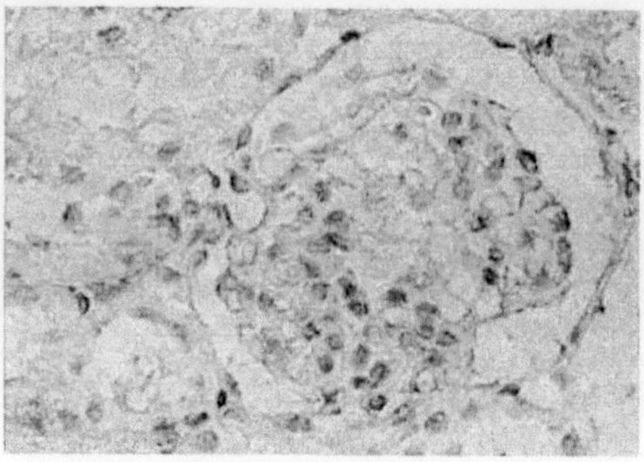

图 38　正常组

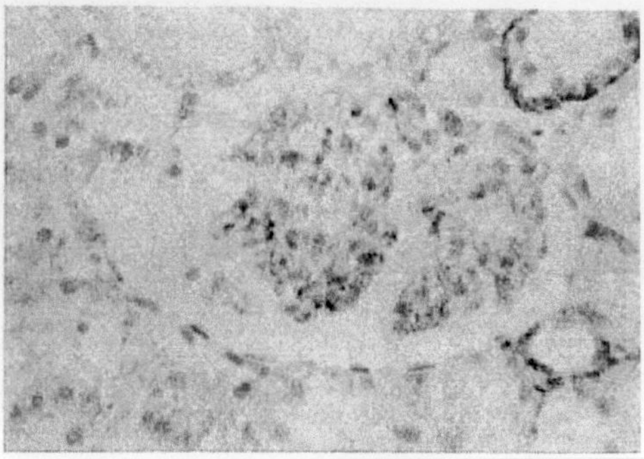

图 39　模型组第 6 周

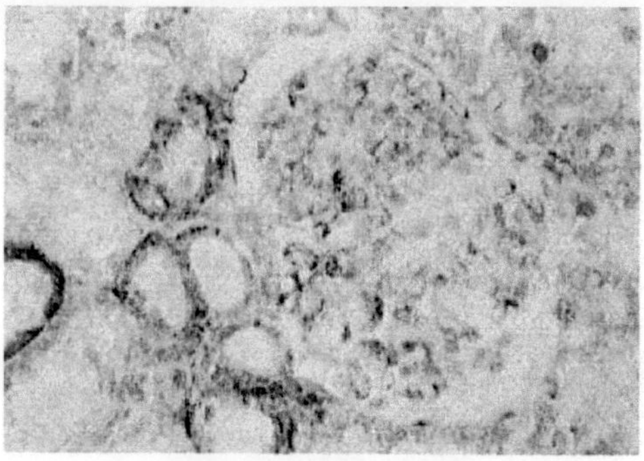

图 40　模型组第 8 周

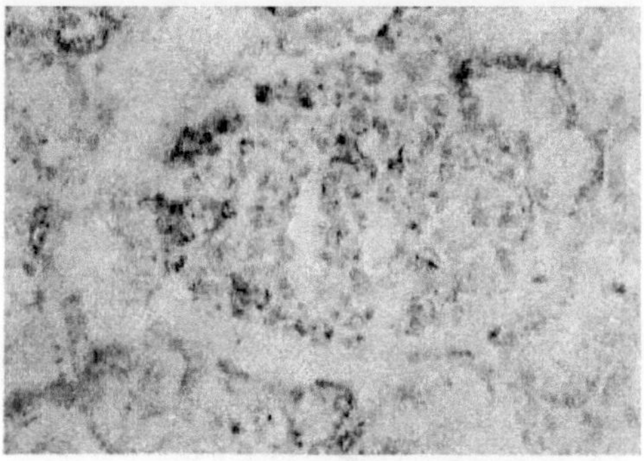

图 41　模型组第 10 周

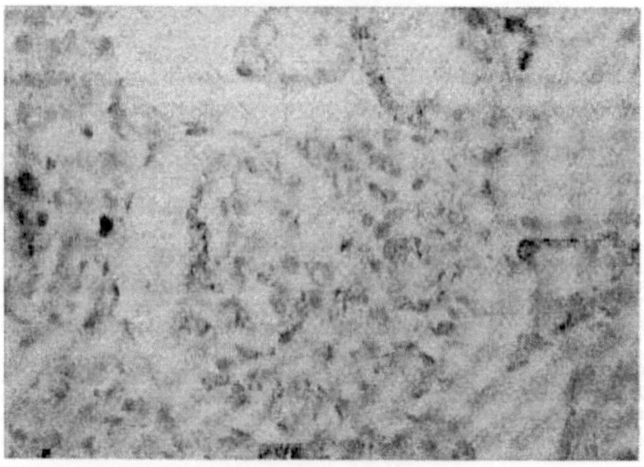

图 42　肾炎灵片组

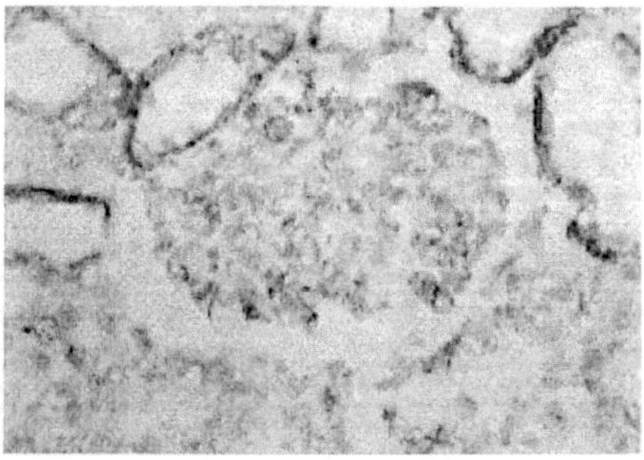

图 43　黄葵组

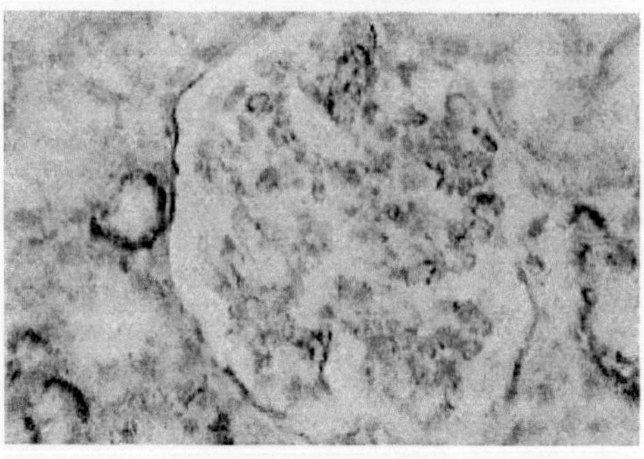

图 44　强的松组

（八）肾炎灵片对大鼠肾脏炎症细胞因子 TGF－β_1 mRNA 的影响（原位杂交）。

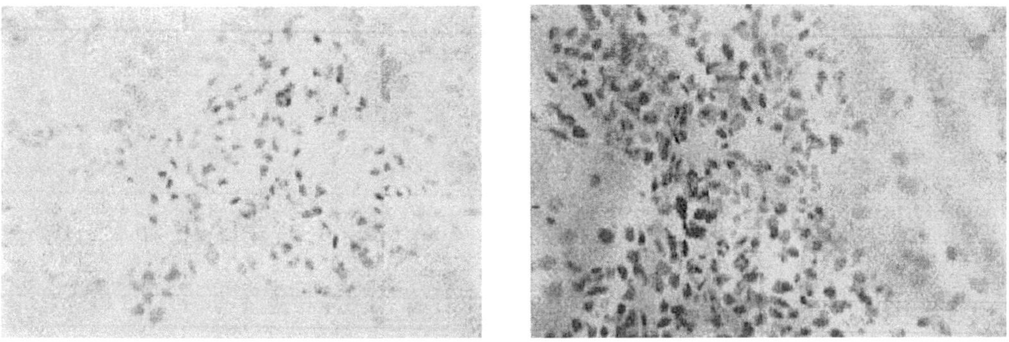

图 45　模型组（肾小球、小管间质）

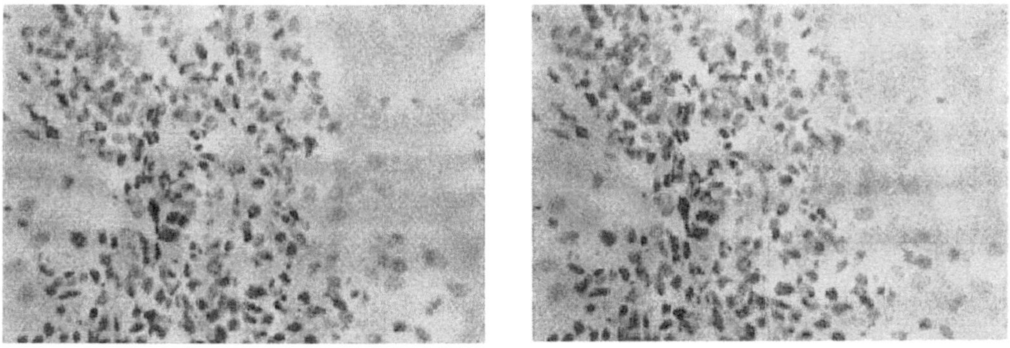

图 46　肾炎灵片组（肾小球、小管间质）

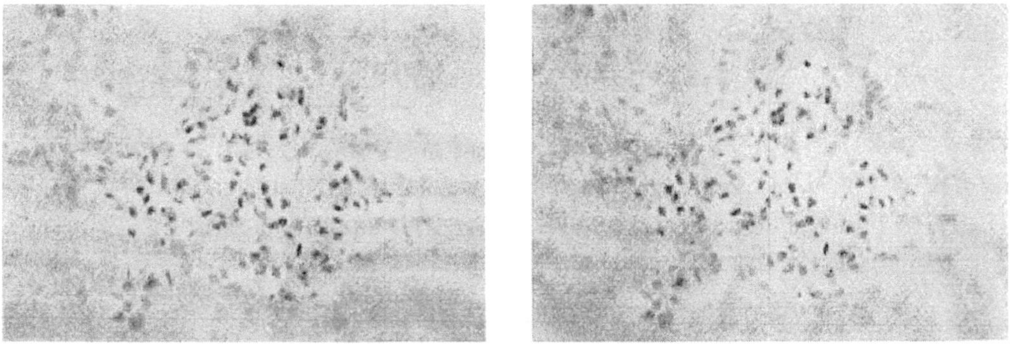

图 47　黄葵组（肾小球、小管间质）

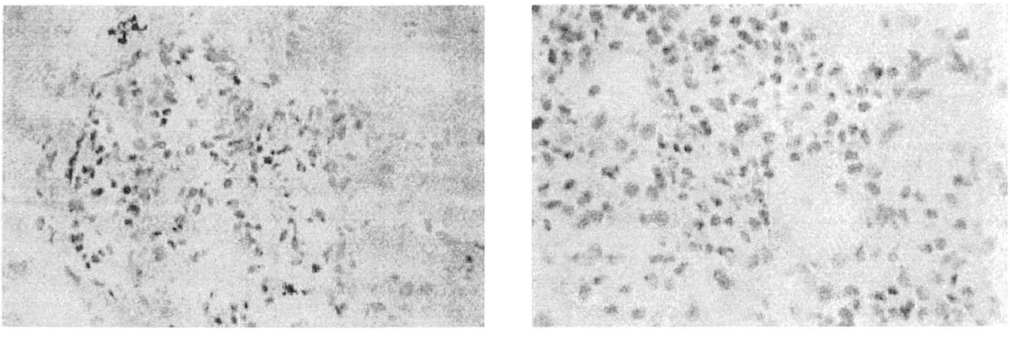

图 48　强的松组（肾小球、小管间质）

（九）肾炎灵片对湿热伤肾大鼠模型肾脏炎症细胞因子 PDGF mRNA 的影响（原位杂交）。

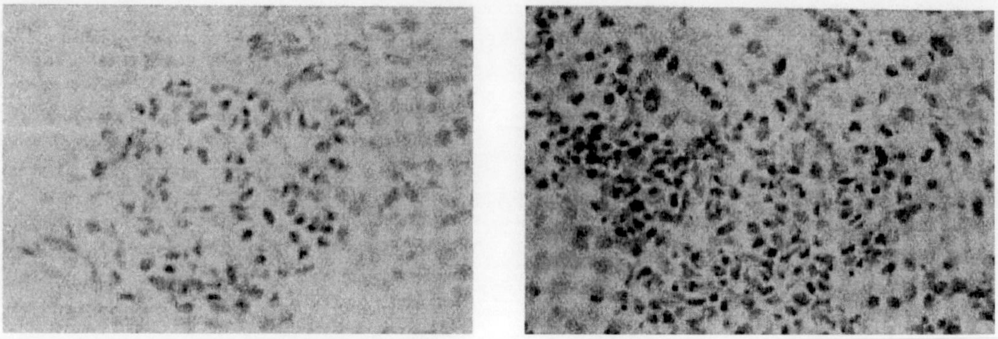

图 49　模型组（肾小球、小管间质）

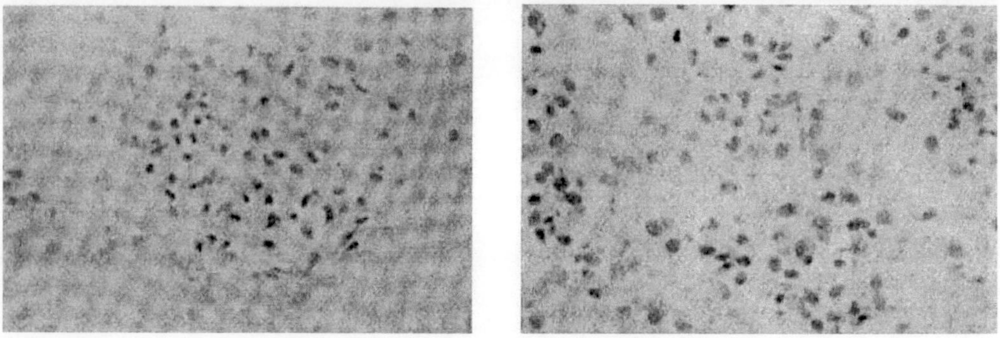

图 50　肾炎灵片组（肾小球、小管间质）

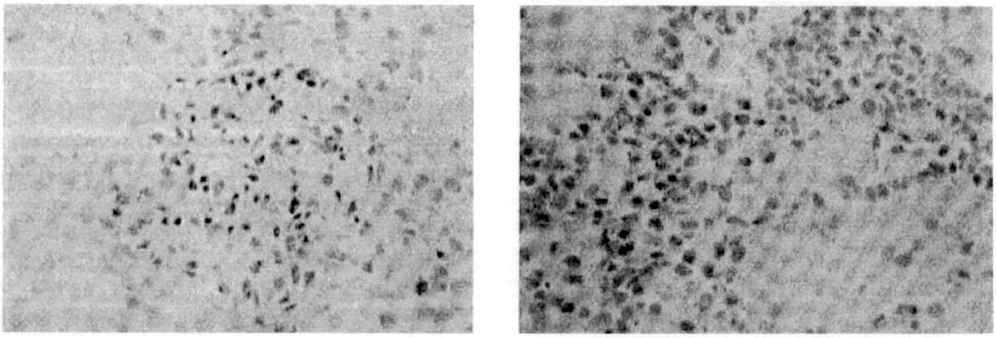

图 51　黄葵组（肾小球、小管间质）

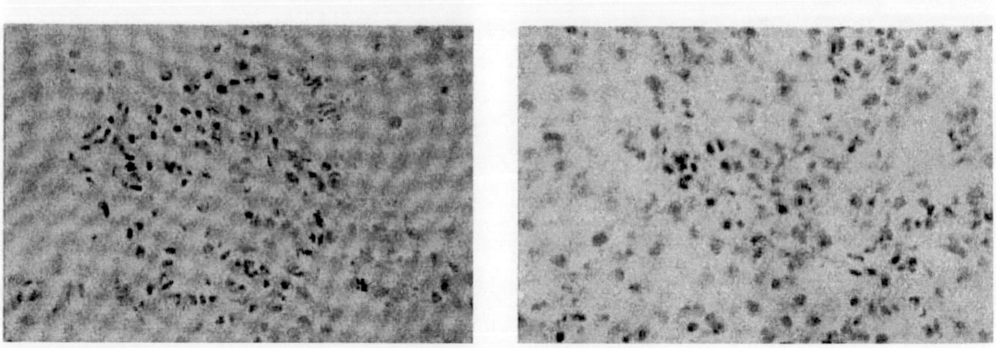

图 52　强的松组（肾小球、小管间质）

（十）肾炎灵片对湿热伤肾大鼠模型肾脏抗炎细胞因子 IL-lra 的影响（免疫组化）。

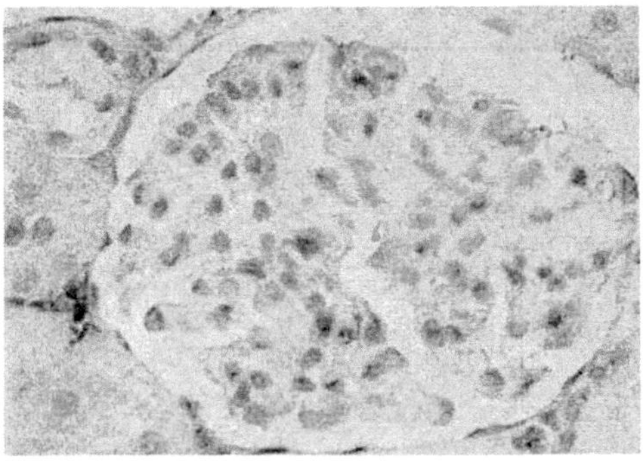

图 53　正常组

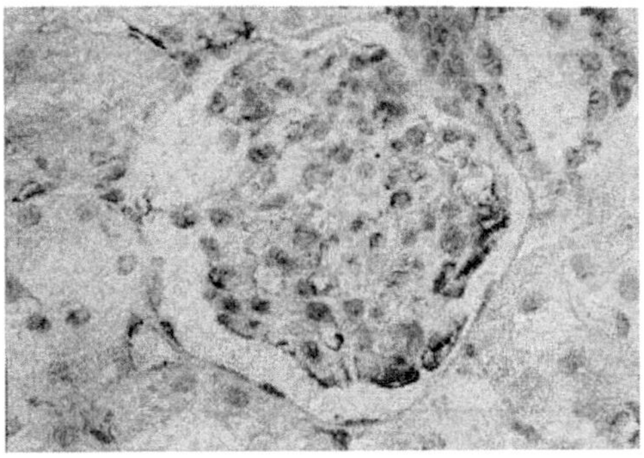

图 54　模型组第 6 周

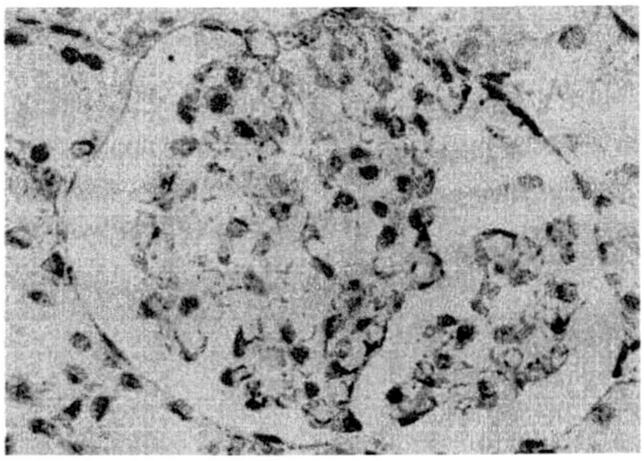

图 55　模型组 8 周

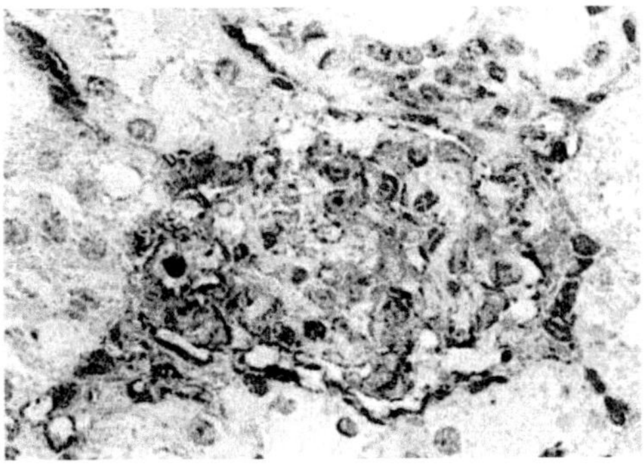

图 56　模型组 10 周

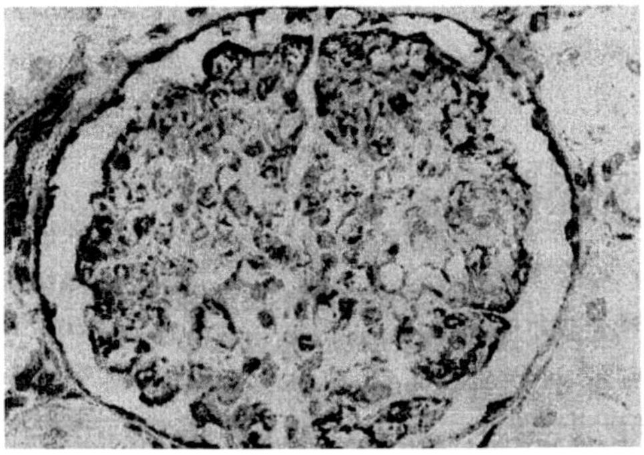

图 57　肾炎灵组

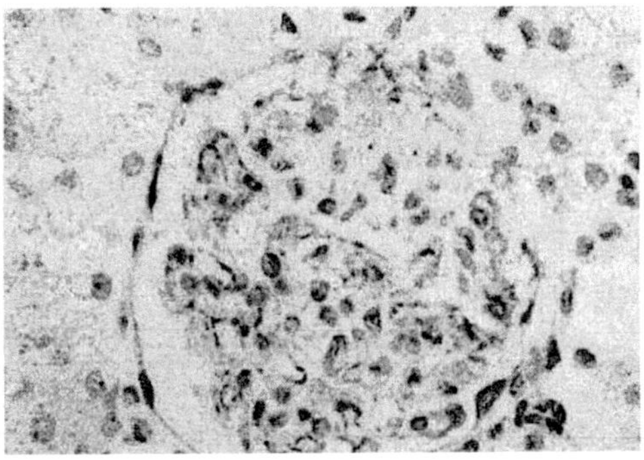

图 58　黄葵组

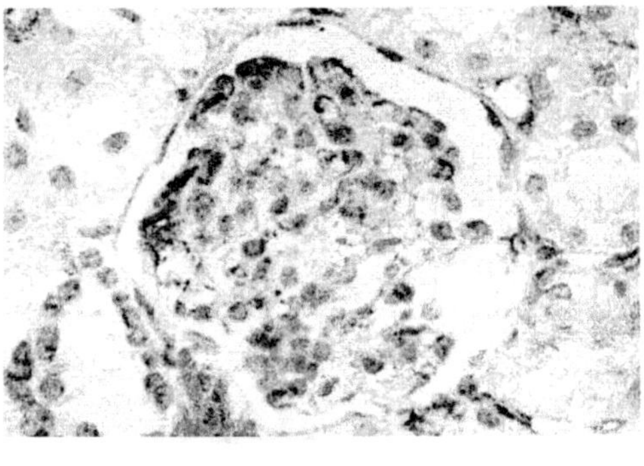

图 59　强的松组

（十一）肾炎灵片对湿热伤肾大鼠模型肾脏抗炎细胞因子 IL-13 的影响（免疫组化）。

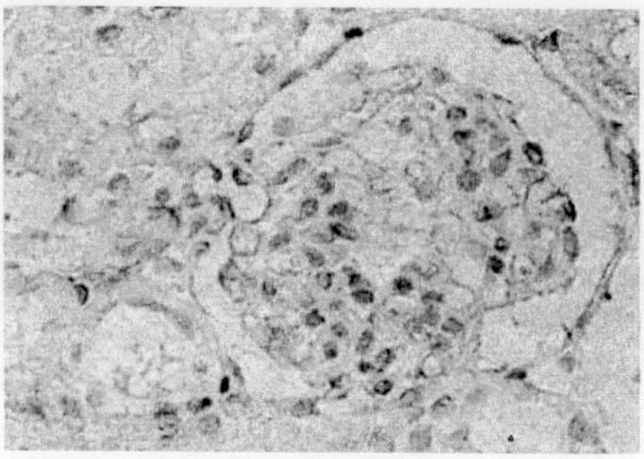
图 60　正常组

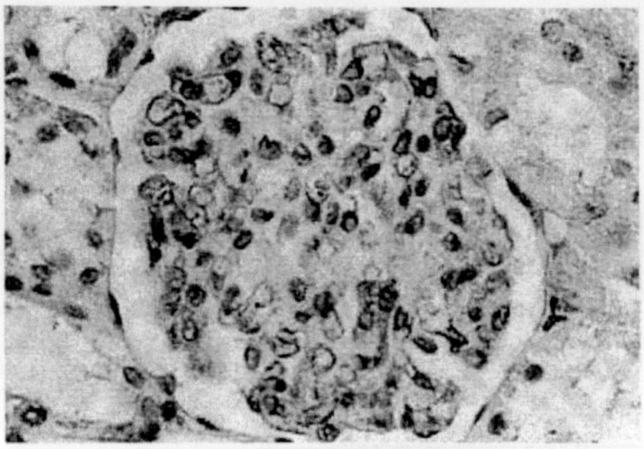
图 61　模型组第 6 周

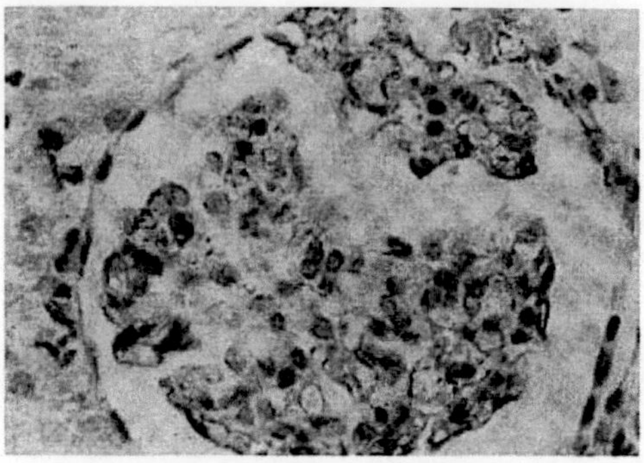
图 62　模型组第 8 周

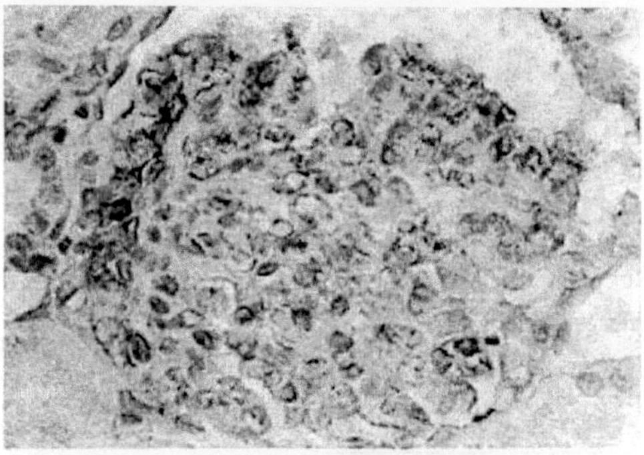
图 63　模型组第 10 周

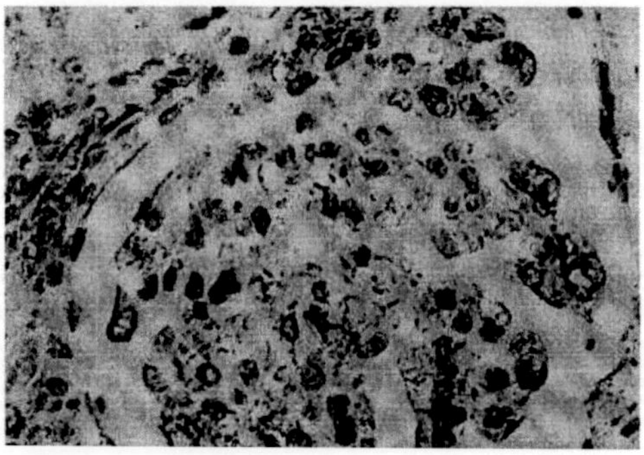
图 64　肾炎灵片组

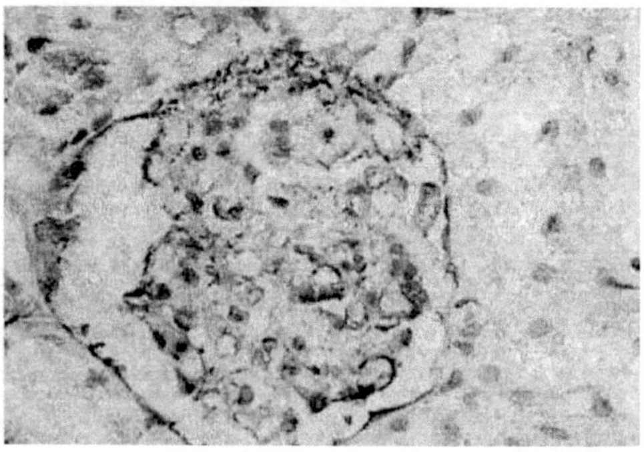
图 65　黄葵组

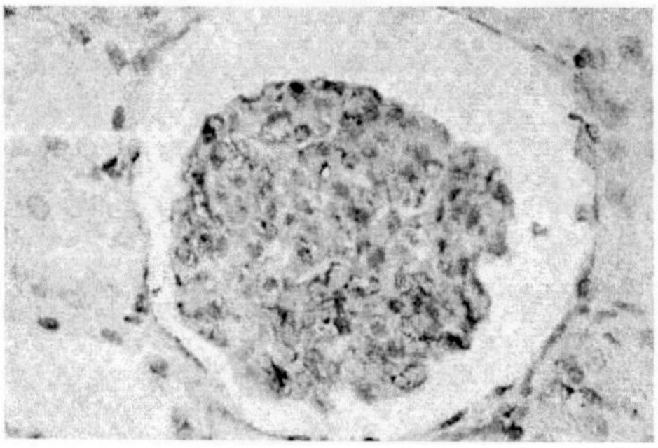
图 66　强的松组

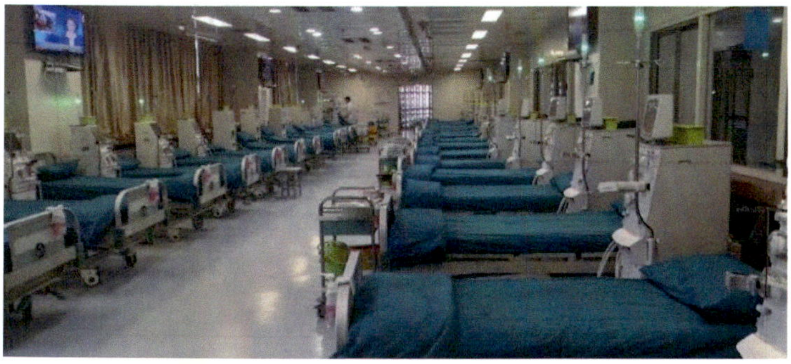

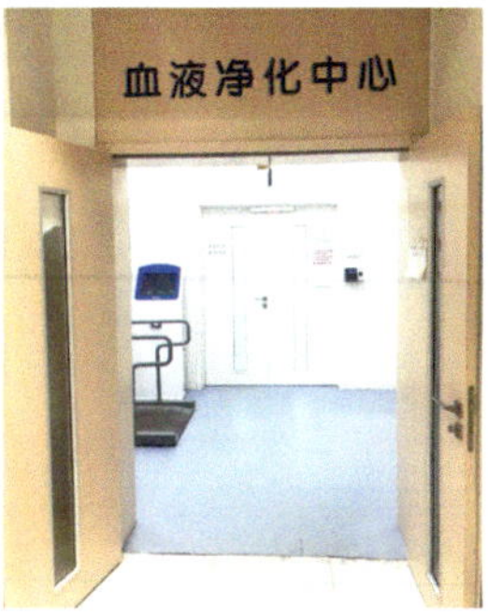

9. 江苏省中医院血液净化中心

10. 2006年创建南京博大肾科医院血液净化中心

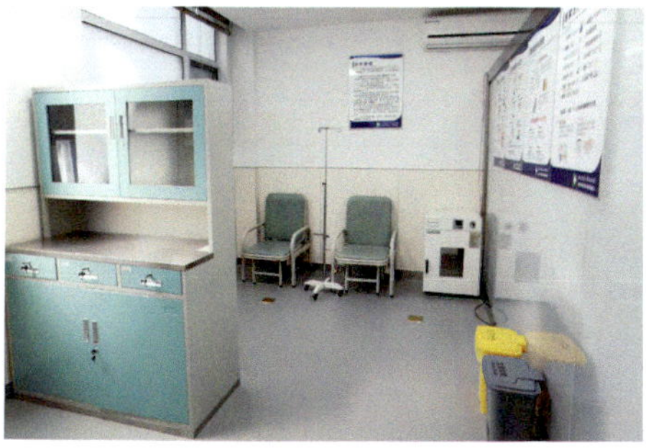

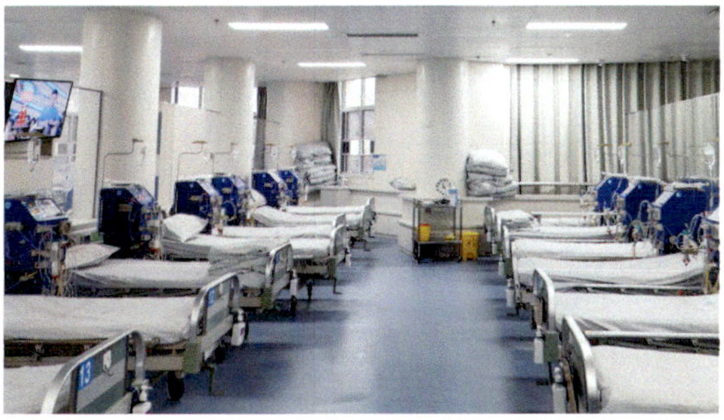

11. 2006 年创建南京博大肾科医院腹膜透析室

12. 南京博大肾科医院血液净化中心

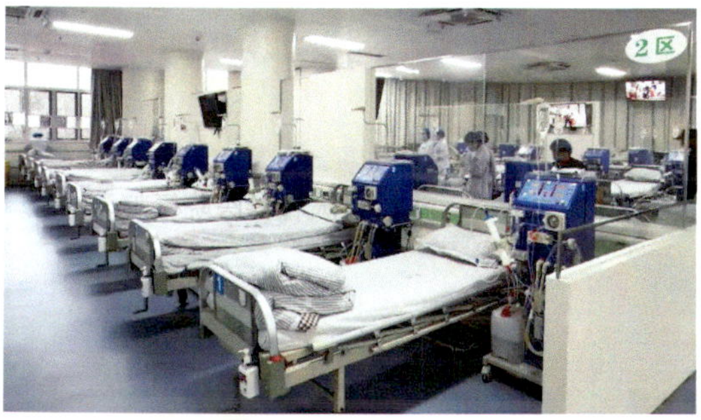

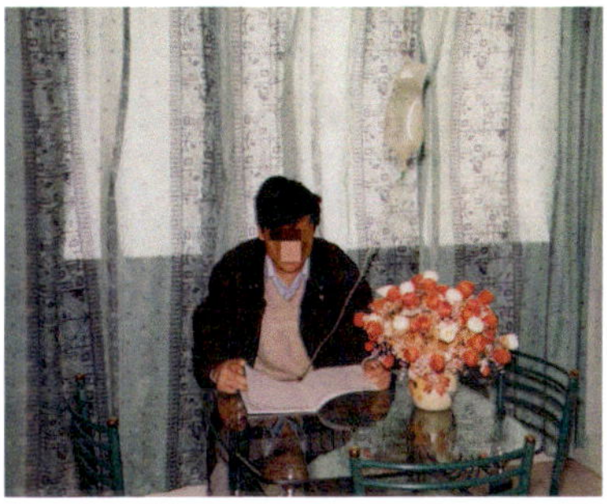

13. 南京博大肾科医院血液净化中心

14. 1993 年帮助创建无锡市新吴区中医院腹膜透析室

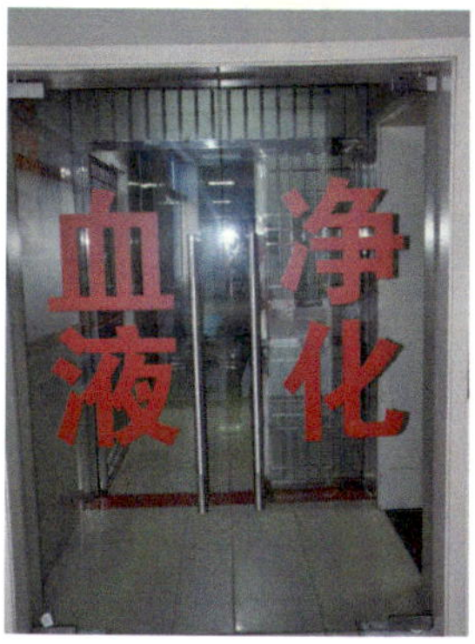

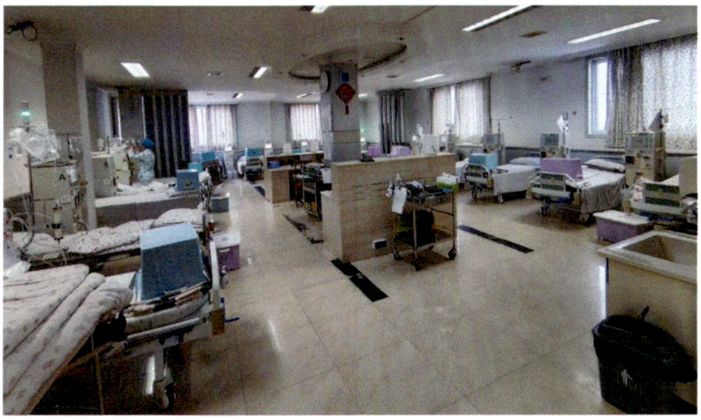

15. 1993 年帮助创建无锡市新吴区中医院血液净化中心

16. 无锡市新吴区中医院血液净化中心

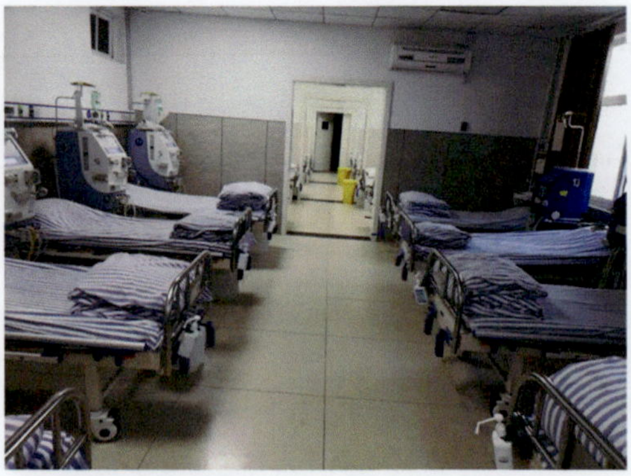

17. 1996 年帮助创建连云港市中医院肾科、血液净化中心

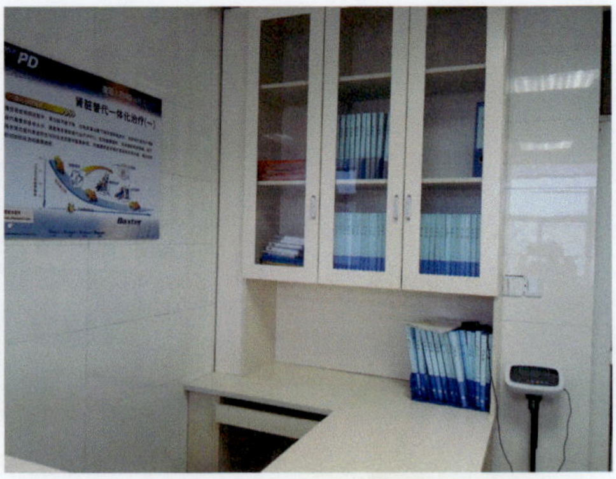

18. 1996 年帮助创建连云港市中医院腹膜透析室

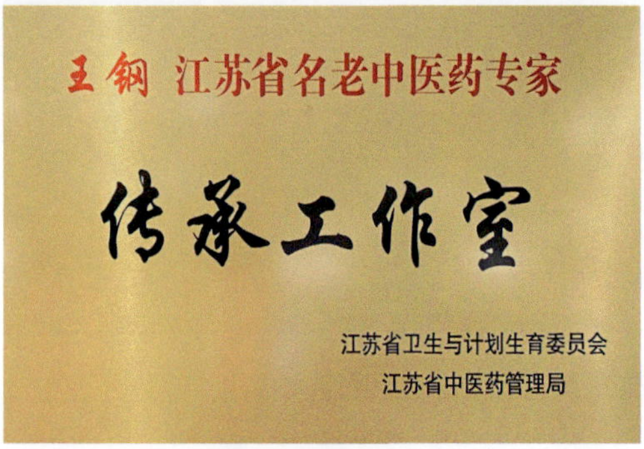

19. 江苏省名中医王钢工作室

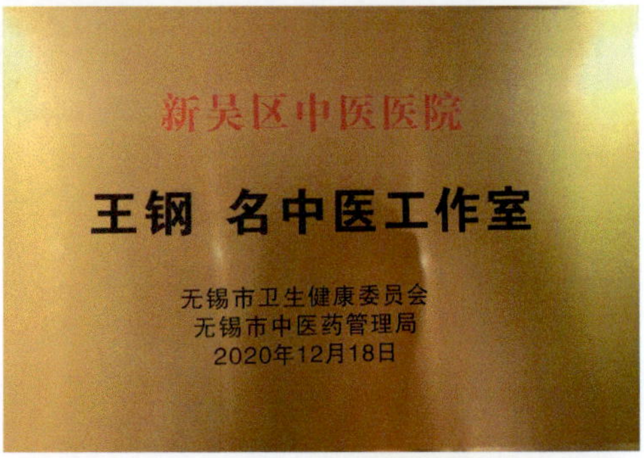

20. 2020 年无锡市中医药管理局授牌王钢名中医工作室（无锡市名中医王钢工作室）

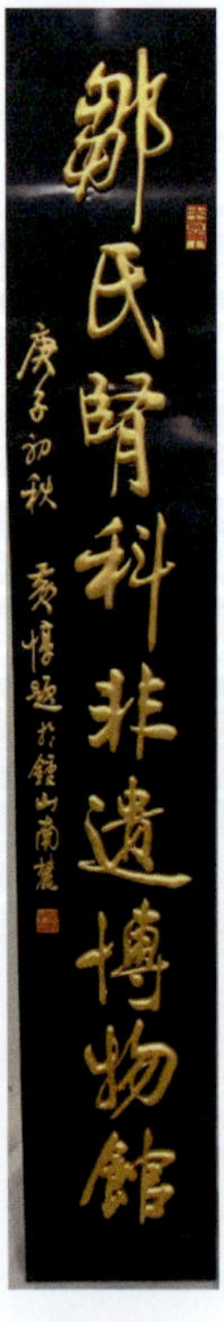

21. 邹氏肾科医术非物质文化遗产传承室

附录二　研究成果及获奖证书

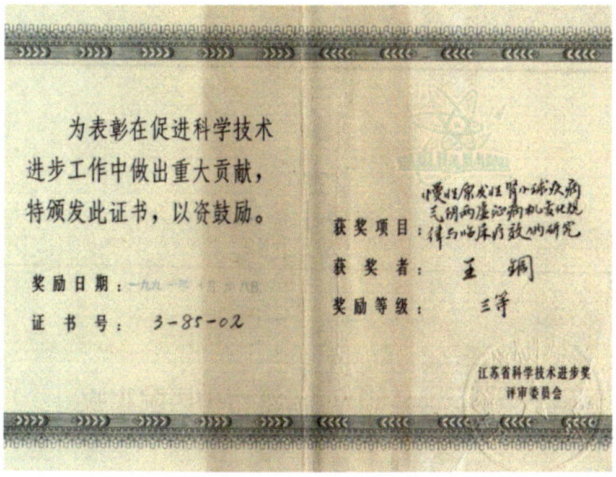
为表彰在促进科学技术进步工作中做出重大贡献，特颁发此证书，以资鼓励。

奖励日期：

证书号：3-85-02

获奖者：王钢

奖励等级：三等

江苏省科学技术进步奖评审委员会

1. 慢性原发性肾小球疾病气阴两虚证病机变化规律与临床疗效的研究江苏省科学技术进步三等奖

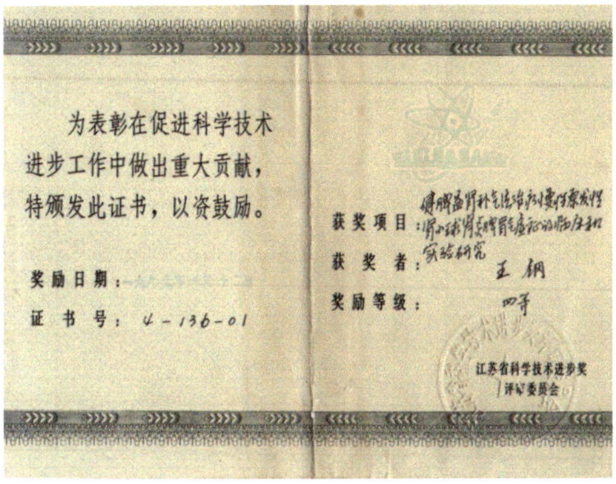
为表彰在促进科学技术进步工作中做出重大贡献，特颁发此证书，以资鼓励。

奖励日期：

证书号：4-136-01

获奖者：王钢

奖励等级：四等

江苏省科学技术进步奖评审委员会

2. 健脾益肾补气法治疗慢性原发性肾小球肾炎脾肾气虚证的临床和实验研究江苏省科学技术进步四等奖

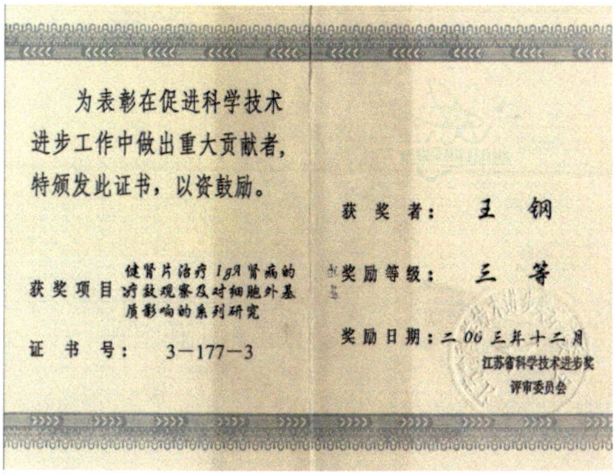
为表彰在促进科学技术进步工作中做出重大贡献者，特颁发此证书，以资鼓励。

获奖项目：健肾片治疗IgA肾病的疗效观察及对细胞外基质影响的系列研究

证书号：3—177—3

获奖者：王钢

奖励等级：三等

奖励日期：二〇〇三年十二月

江苏省科学技术进步奖评审委员会

3. 健肾片治疗 IgA 肾病疗效观察及对细胞外基质影响的系列研究江苏省科学技术进步三等奖

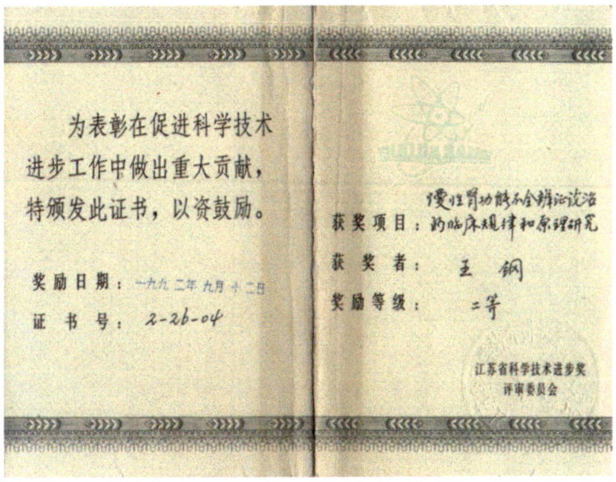
为表彰在促进科学技术进步工作中做出重大贡献，特颁发此证书，以资鼓励。

奖励日期：一九九二年九月十二日

证书号：2-26-04

获奖项目：慢性肾功能不全辨证论治的临床规律和原理研究

获奖者：王钢

奖励等级：二等

江苏省科学技术进步奖评审委员会

4. 慢性肾功能不全辨证论治的临床规律和原理研究江苏省科学技术进步二等奖

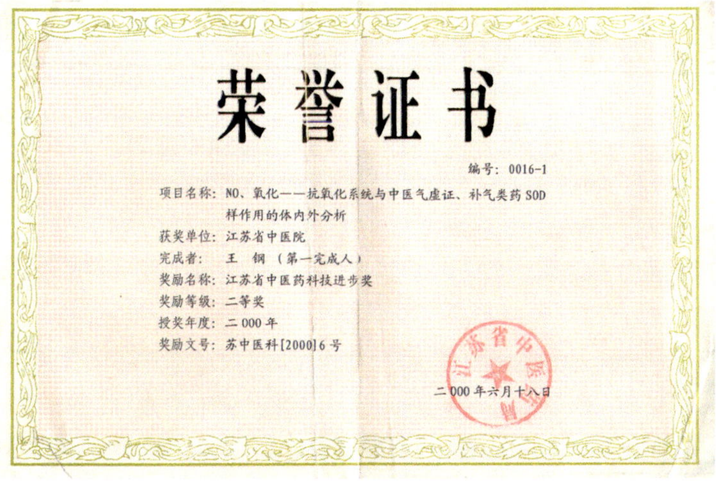
荣誉证书

编号：0016-1

项目名称：NO、氧化——抗氧化系统与中医气虚证、补气类药SOD样作用的体内外分析

获奖单位：江苏省中医院

完成者：王　钢　（第一完成人）

奖励名称：江苏省中医药科技进步奖

奖励等级：二等奖

授奖年度：二000年

奖励文号：苏中医科[2000]6号

江苏省中医药管理局

二000年六月十八日

5. NO、氧化——抗氧化系统与中医气虚证、补气类药 SOD 样作用的体内外分析江苏省中医药管理局科技进步二等奖

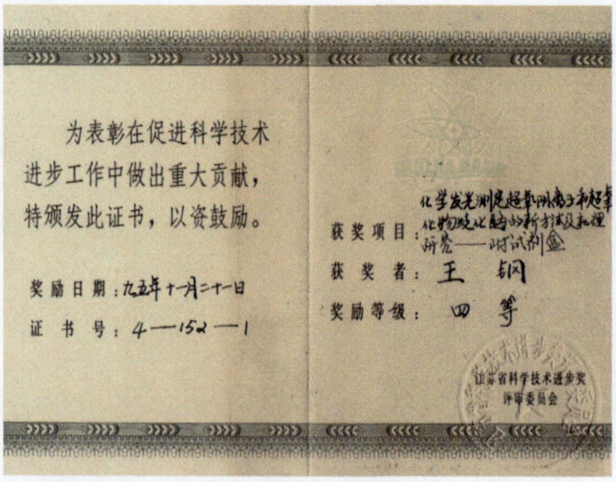

为表彰在促进科学技术进步工作中做出重大贡献，特颁发此证书，以资鼓励。

奖励日期：九五年十一月二十一日

证书号：4—152—1

获奖项目：化学发光测定超氧阴离子和超氧化物歧化酶的新方法及机理研究——测试剂盒

获奖者：王钢

奖励等级：四等

江苏省科学技术进步奖评审委员会

6. 化学发光测定超氧阴离子和超氧化物歧化酶的新方法及机理江苏省科学技术进步四等奖

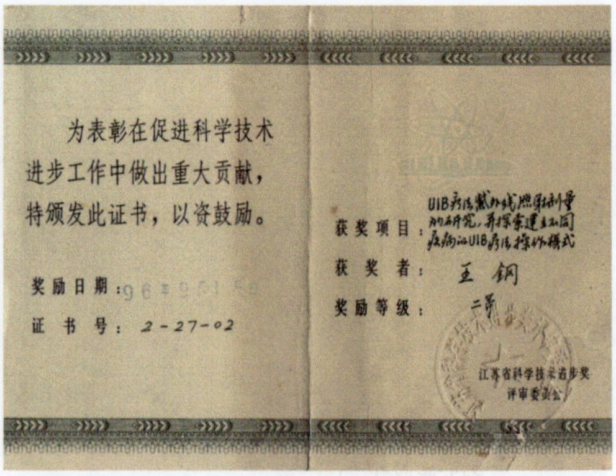

为表彰在促进科学技术进步工作中做出重大贡献，特颁发此证书，以资鼓励。

奖励日期：[illegible]

证书号：2-27-02

获奖项目：UIB治疗紫外线照射剂量的研究，并探索建立不同疾病的UIB治疗操作模式

获奖者：王钢

奖励等级：二等

江苏省科学技术进步奖评审委员会

7. UIB 治疗紫外线照射剂量的研究，并探索建立不同疾病的 UIB 治疗操作模式江苏省科学技术进步二等奖

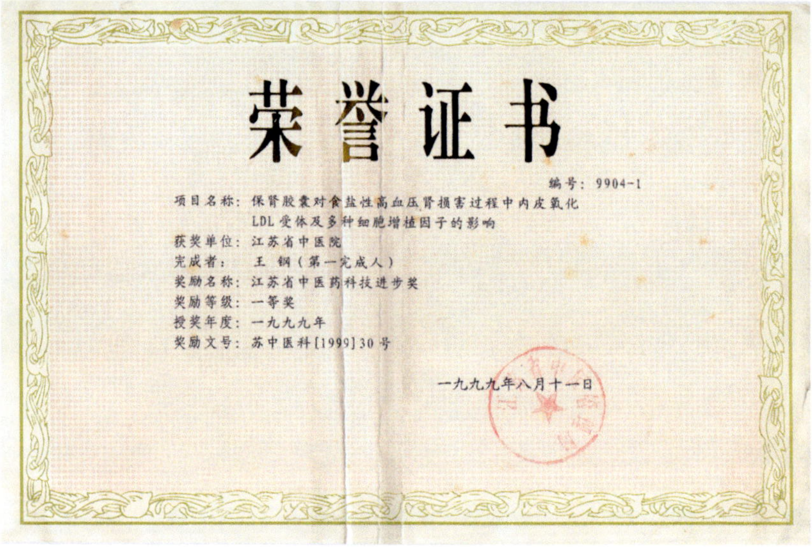

荣誉证书

编号：9904-1

项目名称：保肾胶囊对食盐性高血压肾损害过程中内皮氧化LDL受体及多种细胞增植因子的影响

获奖单位：江苏省中医院

完成者：王钢（第一完成人）

奖励名称：江苏省中医药科技进步奖

奖励等级：一等奖

授奖年度：一九九九年

奖励文号：苏中医科[1999]30号

一九九九年八月十一日

8. 保肾胶囊对食盐性高血压肾损害过程中内皮氧化 LDL 受体及多种细胞增植因子的影响江苏省中医药管理局科技进步一等奖

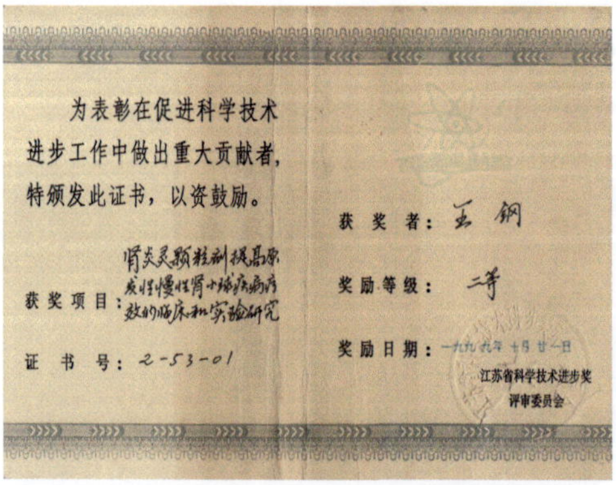

为表彰在促进科学技术进步工作中做出重大贡献者，特颁发此证书，以资鼓励。

获奖项目：肾炎灵颗粒剂提高原发性慢性肾小球疾病疗效的临床和实验研究

证书号：2-53-01

获奖者：王钢

奖励等级：二等

奖励日期：一九九九年十月廿一日

江苏省科学技术进步奖评审委员会

9. 肾炎灵颗粒剂提高原发性慢性肾小球疾病疗效的临床和实验研究江苏省科学技术进步二等奖

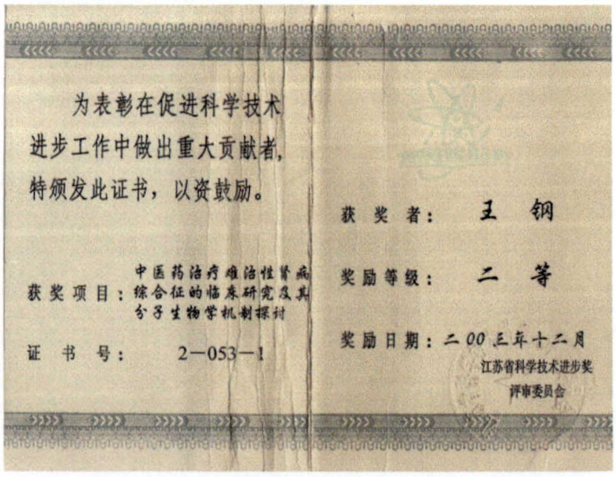

为表彰在促进科学技术进步工作中做出重大贡献者，特颁发此证书，以资鼓励。

获奖项目：中医药治疗难治性肾病综合征的临床研究及其分子生物学机制探讨

证书号：2—053—1

获奖者：王钢

奖励等级：二等

奖励日期：二00三年十二月

江苏省科学技术进步奖评审委员会

10. 中医药治疗难治性肾病综合征的临床研究及其分子生物学机制探讨江苏省科学技术进步二等奖

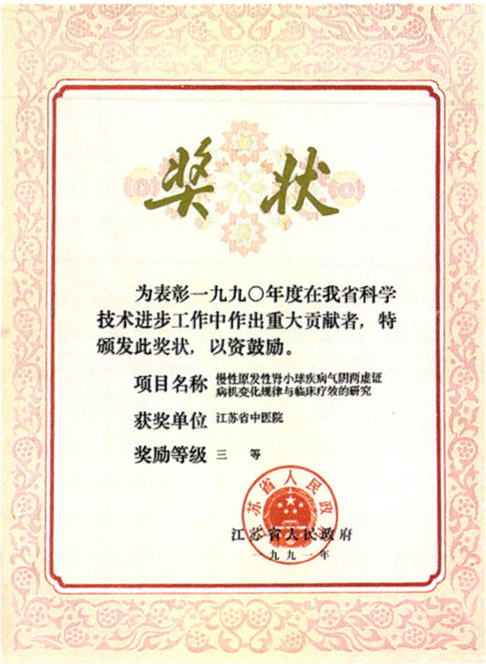
奖状

为表彰一九九〇年度在我省科学技术进步工作中作出重大贡献者，特颁发此奖状，以资鼓励。

项目名称　慢性原发性肾小球疾病气阴两虚证病机变化规律与临床疗效的研究

获奖单位　江苏省中医院

奖励等级　三　等

江苏省人民政府

一九九一年

11. 江苏省政府科学技术进步三等奖奖状

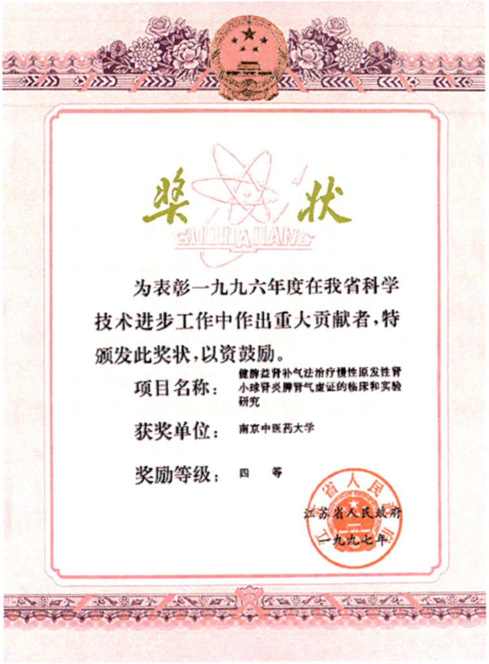
奖状

GUOJIAJIANG

为表彰一九九六年度在我省科学技术进步工作中作出重大贡献者，特颁发此奖状，以资鼓励。

项目名称：健脾益肾补气法治疗慢性原发性肾小球肾炎脾肾气虚证的临床和实验研究

获奖单位：南京中医药大学

奖励等级：四　等

江苏省人民政府

一九九七年

12. 江苏省政府科学技术进步四等奖奖状

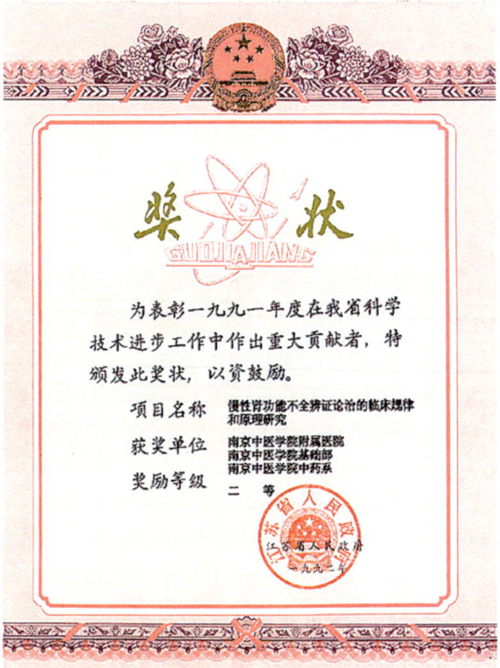
奖状

GUOJIAJIANG

为表彰一九九一年度在我省科学技术进步工作中作出重大贡献者，特颁发此奖状，以资鼓励。

项目名称　慢性肾功能不全辨证论治的临床规律和原理研究

获奖单位　南京中医学院附属医院
南京中医学院基础部
南京中医学院中药系

奖励等级　二　等

江苏省人民政府

一九九二年

13. 江苏省政府科学技术进步二等奖奖状

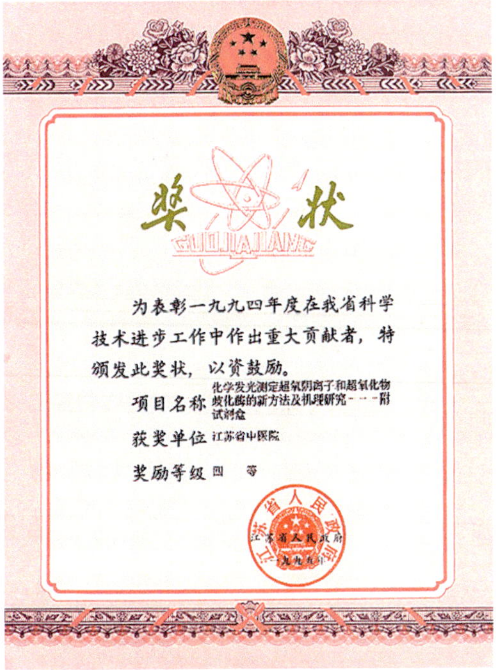
奖状

GUOJIAJIANG

为表彰一九九四年度在我省科学技术进步工作中作出重大贡献者，特颁发此奖状，以资鼓励。

项目名称　化学发光测定超氧阴离子和超氧化物歧化酶的新方法及机理研究———附试剂盒

获奖单位　江苏省中医院

奖励等级　四　等

江苏省人民政府

一九九五年

14. 江苏省政府科学技术进步四等奖奖状

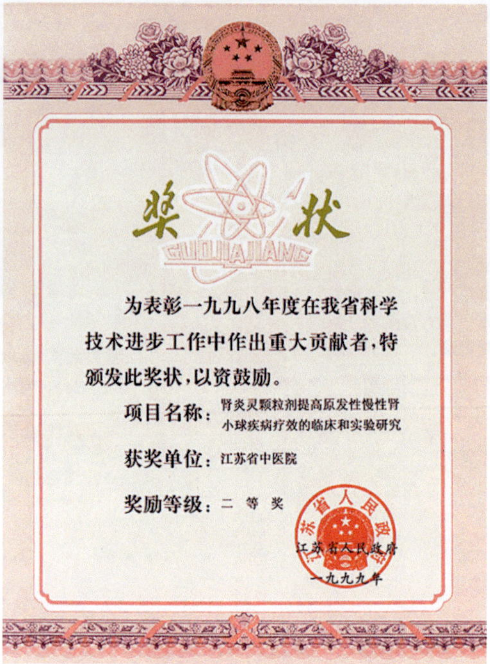

奖状

GUOJIAJIANG

为表彰一九九八年度在我省科学技术进步工作中作出重大贡献者，特颁发此奖状，以资鼓励。

项目名称：肾炎灵颗粒剂提高原发性慢性肾小球疾病疗效的临床和实验研究

获奖单位：江苏省中医院

奖励等级：二　等　奖

江苏省人民政府

一九九九年

15. 江苏省政府科学技术进步二等奖奖状

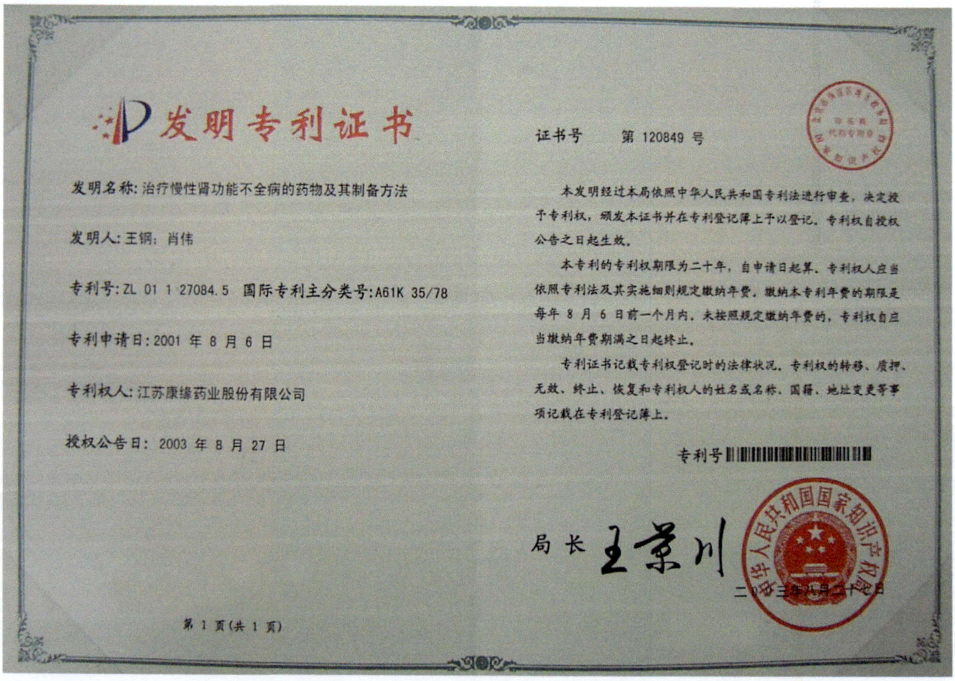

发明专利证书

发明名称：治疗慢性肾功能不全病的药物及其制备方法

发明人：王钢；肖伟

专利号：ZL 01 1 27084.5　国际专利主分类号：A61K 35/78

专利申请日：2001 年 8 月 6 日

专利权人：江苏康缘药业股份有限公司

授权公告日：2003 年 8 月 27 日

证书号　第 120849 号

本发明经过本局依照中华人民共和国专利法进行审查，决定授予专利权，颁发本证书并在专利登记簿上予以登记。专利权自授权公告之日起生效。

本专利的专利权期限为二十年，自申请日起算。专利权人应当依照专利法及其实施细则规定缴纳年费。缴纳本专利年费的期限是每年 8 月 6 日前一个月内。未按照规定缴纳年费的，专利权自应当缴纳年费期满之日起终止。

专利证书记载专利权登记时的法律状况。专利权的转移、质押、无效、终止、恢复和专利权人的姓名或名称、国籍、地址变更等事项记载在专利登记簿上。

专利号

局长 王景川

二〇〇三年八月二十七日

第 1 页（共 1 页）

16. 国家三类中药新药参乌益肾片专利证书

附录三　专家证书及荣誉奖状

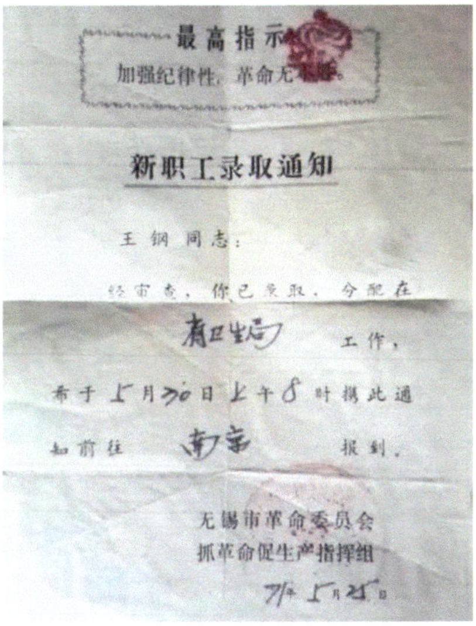

最高指示
加强纪律性，革命无不胜。

新职工录取通知

王钢同志：

经审查，你已录取，分配在　　工作，希于5月30日上午8时携此通知前往　　报到。

无锡市革命委员会
抓革命促生产指挥组
71年5月25日

1. 1971年江苏省卫生局新职工录取通知书

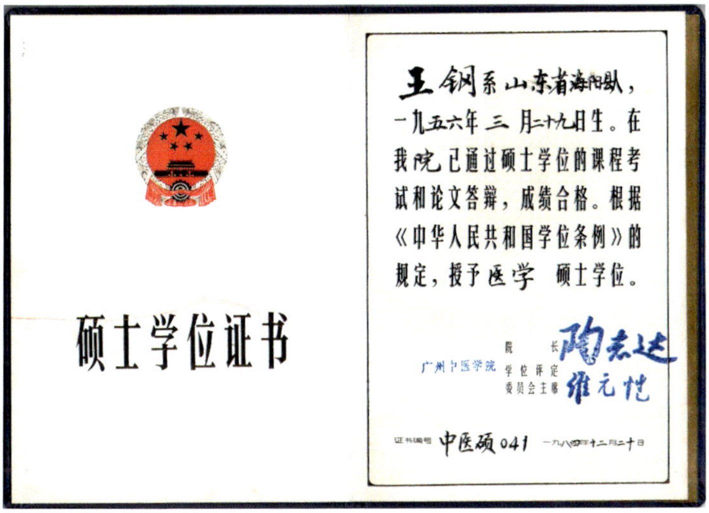

硕士学位证书

王钢系山东省海阳县人，一九五六年三月二十九日生。在我院已通过硕士学位的课程考试和论文答辩，成绩合格。根据《中华人民共和国学位条例》的规定，授予医学硕士学位。

广州中医学院　院长　学位评定委员会主席

证书编号 中医硕041　一九八四年十二月二十日

2. 1984年获医学硕士学位

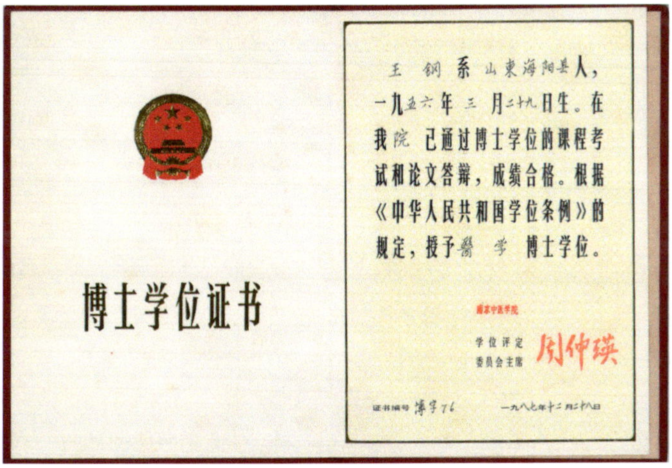

博士学位证书

王钢系山东海阳县人，一九五六年三月二十九日生。在我院已通过博士学位的课程考试和论文答辩，成绩合格。根据《中华人民共和国学位条例》的规定，授予医学博士学位。

南京中医学院　学位评定委员会主席 周仲瑛

证书编号 博字76　一九八七年十二月二十八日

3. 1987年获医学博士学位

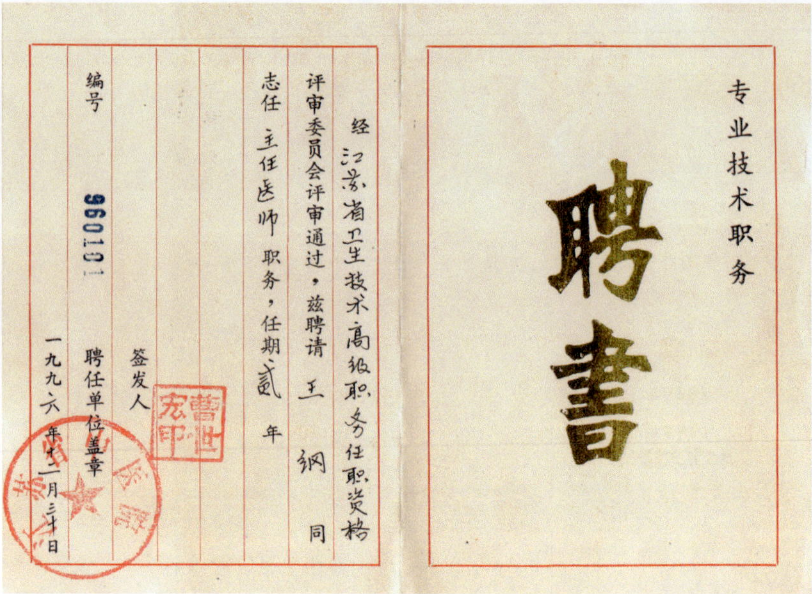

专业技术职务

聘書

经江苏省卫生技术高级职务任职资格评审委员会评审通过，兹聘请王钢同志任主任医师职务，任期贰年

编号 960101

签发人

聘任单位盖章

一九九六年十二月三十日

4. 1996 年评为江苏省中医院主任医师

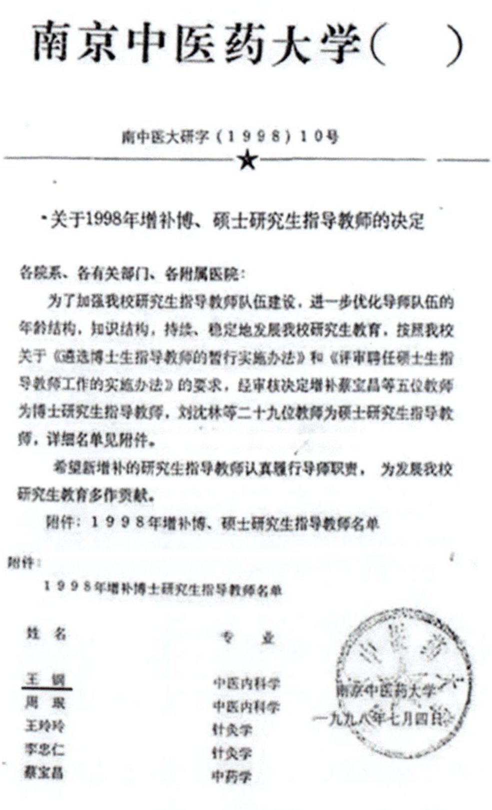

南京中医药大学(　　)

南中医大研字（1998）10号

·关于1998年增补博、硕士研究生指导教师的决定

各院系、各有关部门、各附属医院：

为了加强我校研究生指导教师队伍建设，进一步优化导师队伍的年龄结构，知识结构，持续、稳定地发展我校研究生教育，按照我校关于《遴选博士生指导教师的暂行实施办法》和《评审聘任硕士生指导教师工作的实施办法》的要求，经审核决定增补蔡宝昌等五位教师为博士研究生指导教师，刘沈林等二十九位教师为硕士研究生指导教师，详细名单见附件。

希望新增补的研究生指导教师认真履行导师职责，为发展我校研究生教育多作贡献。

附件：1998年增补博、硕士研究生指导教师名单

附件：

1998年增补博士研究生指导教师名单

姓名	专业
王钢	中医内科学
周珉	中医内科学
王玲玲	针灸学
李忠仁	针灸学
蔡宝昌	中药学

南京中医药大学
一九九八年七月四日

5. 1998 年被评为南京中医药大学博士生导师

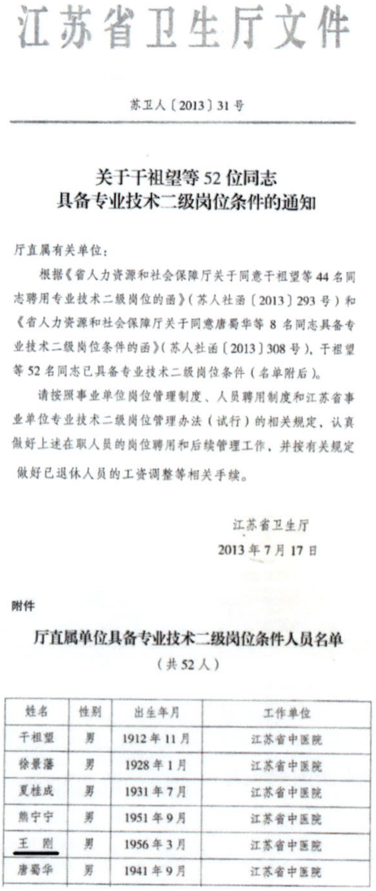

江苏省卫生厅文件

苏卫人〔2013〕31号

关于干祖望等52位同志具备专业技术二级岗位条件的通知

厅直属有关单位：

根据《省人力资源和社会保障厅关于同意干祖望等44名同志聘用专业技术二级岗位的函》（苏人社函〔2013〕293号）和《省人力资源和社会保障厅关于同意唐蜀华等8名同志具备专业技术二级岗位条件的函》（苏人社函〔2013〕308号），干祖望等52名同志已具备专业技术二级岗位条件（名单附后）。

请按照事业单位岗位管理制度、人员聘用制度和江苏省事业单位专业技术二级岗位管理办法（试行）的相关规定，认真做好上述在职人员的岗位聘用和后续管理工作，并按有关规定做好已退休人员的工资调整等相关手续。

江苏省卫生厅

2013年7月17日

附件

厅直属单位具备专业技术二级岗位条件人员名单

（共52人）

姓名	性别	出生年月	工作单位
干祖望	男	1912年11月	江苏省中医院
徐景藩	男	1928年1月	江苏省中医院
夏桂成	男	1931年7月	江苏省中医院
熊宁宁	男	1951年9月	江苏省中医院
王钢	男	1956年3月	江苏省中医院
唐蜀华	男	1941年9月	江苏省中医院

6. 2013 年被江苏省卫生厅评为二级教授

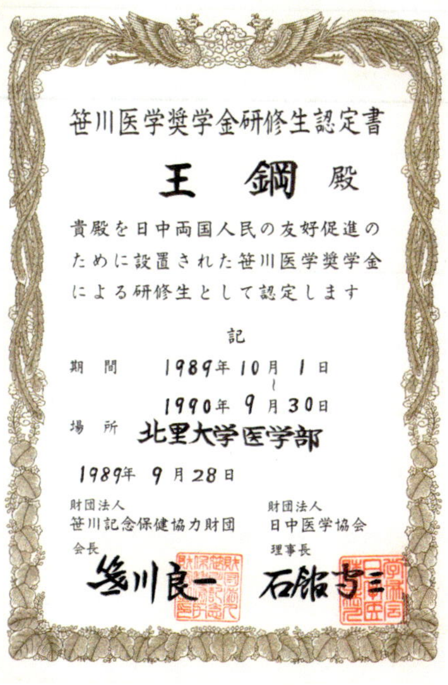

笹川医学奨学金研修生認定書

王 鋼 殿

貴殿を日中両国人民の友好促進のために設置された笹川医学奨学金による研修生として認定します

記

期 間 1989年10月1日
～
1990年9月30日

場 所 北里大学医学部

1989年9月28日

財団法人
笹川記念保健協力財団
会長 笹川良一

財団法人
日中医学協会
理事長 石館守三

7. 1989 年获得笹川医学奖学金

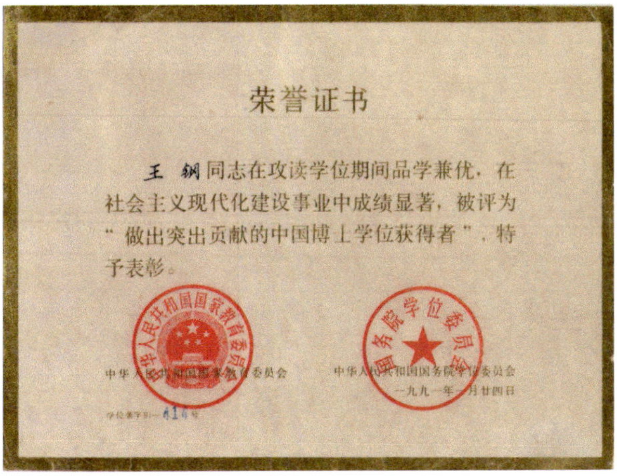

荣誉证书

王 钢同志在攻读学位期间品学兼优，在社会主义现代化建设事业中成绩显著，被评为“做出突出贡献的中国博士学位获得者”，特予表彰。

中华人民共和国国家教育委员会

中华人民共和国国务院学位委员会
一九九一年一月廿四日

学位奖字91—414号

8. 1991 年获国家教育部作出突出贡献的中国博士学位获得者（证书）

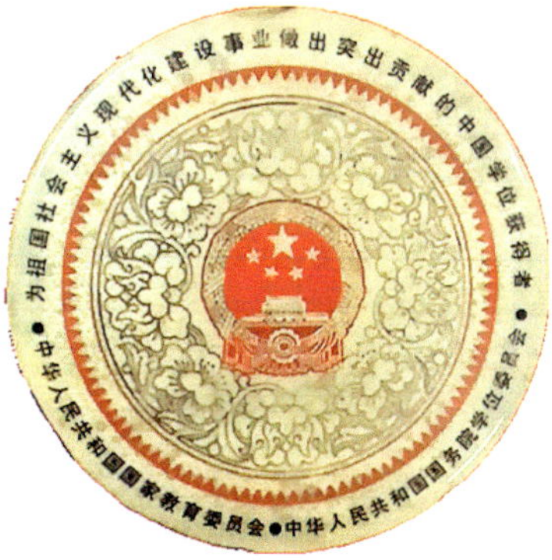

9. 1991 年获国家教育部作出突出贡献的中国博士学位获得者（授牌）

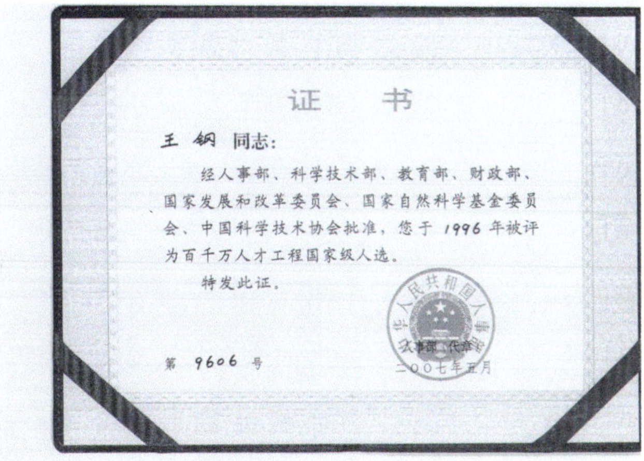

证 书

王 钢 同志：

经人事部、科学技术部、教育部、财政部、国家发展和改革委员会、国家自然科学基金委员会、中国科学技术协会批准，您于 1996 年被评为百千万人才工程国家级人选。

特发此证。

第 9606 号

二〇〇七年五月

10. 1996 年被国家人事部评为百千万人才工程国家级人选

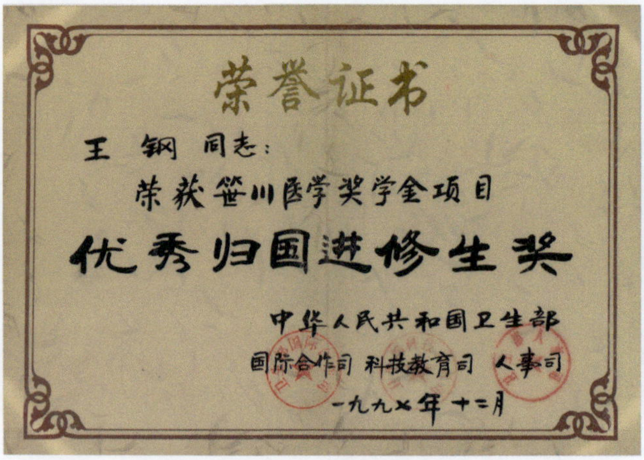

11. 1997 年获国家卫生部、教育司优秀归国进修生奖（证书）

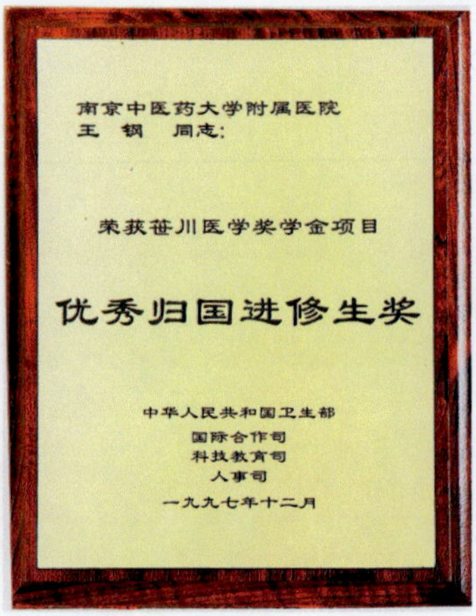

12. 1997 年获国家卫生部、教育司优秀归国进修生奖（授牌）

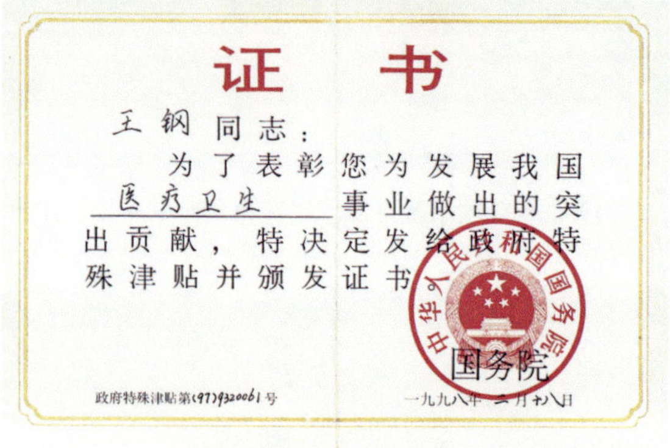

13. 1998 年获国务院特殊津贴专家

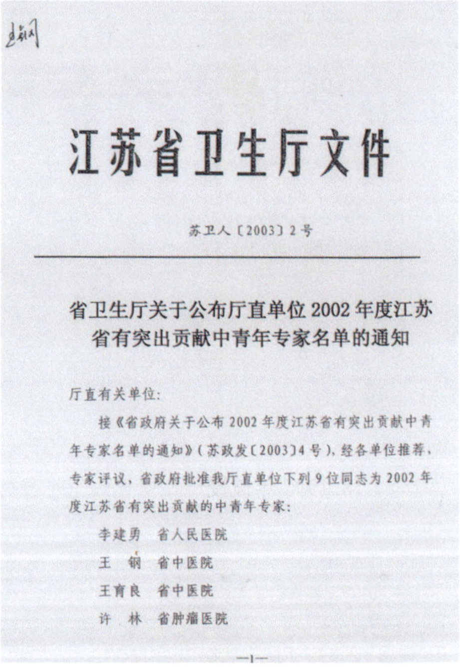

江苏省卫生厅文件

苏卫人〔2003〕2 号

省卫生厅关于公布厅直单位 2002 年度江苏省有突出贡献中青年专家名单的通知

厅直有关单位：

接《省政府关于公布 2002 年度江苏省有突出贡献中青年专家名单的通知》（苏政发〔2003〕4 号），经各单位推荐，专家评议，省政府批准我厅直单位下列 9 位同志为 2002 年度江苏省有突出贡献的中青年专家：

李建勇 省人民医院
王 钢 省中医院
王育良 省中医院
许 林 省肿瘤医院

—1—

14. 2002 年被江苏省政府评为江苏省有突出贡献的中青年专家

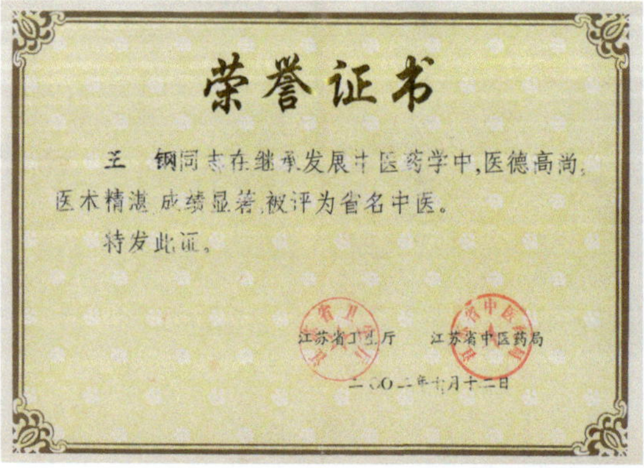

15. 2002 年被评为江苏省第二批名中医（证书）

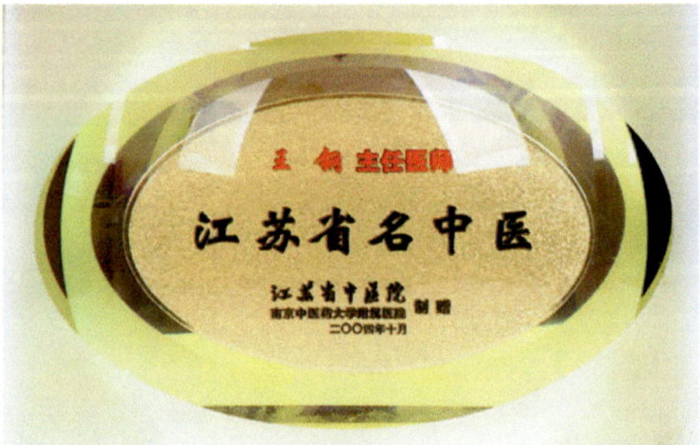

16. 2002 年被评为江苏省第二批名中医（授牌）

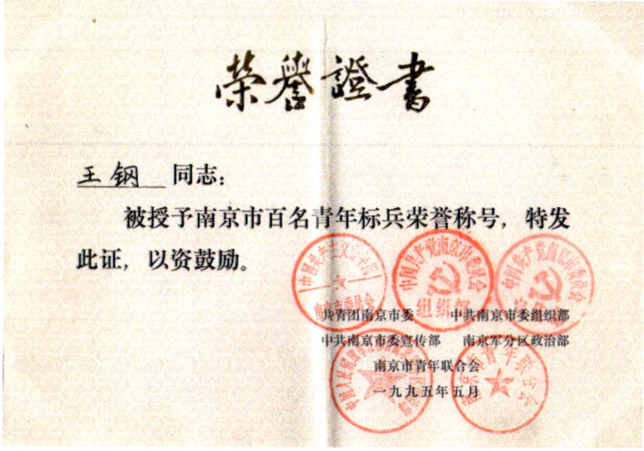

17. 1995 年被南京市政府授予南京市百名青年标兵荣誉称号

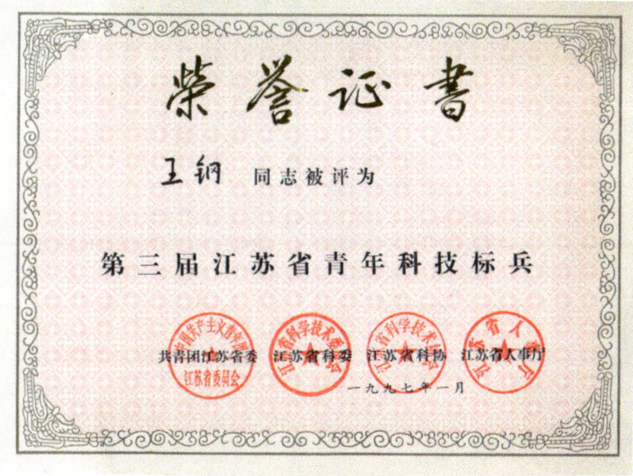

18. 1997 年被授予江苏省青年科技标兵（证书）

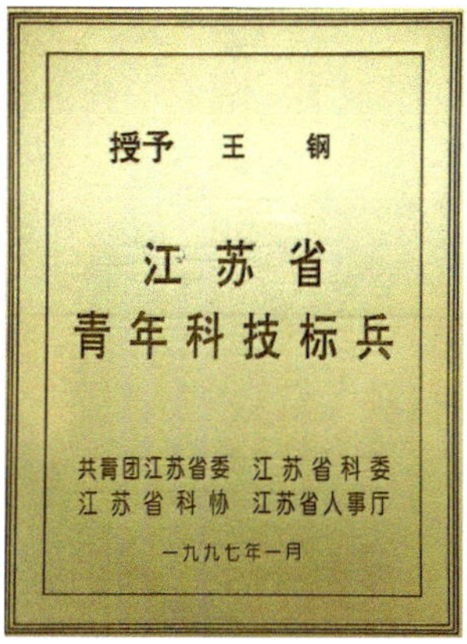

19. 1997 年被授予江苏省青年科技标兵（授牌）

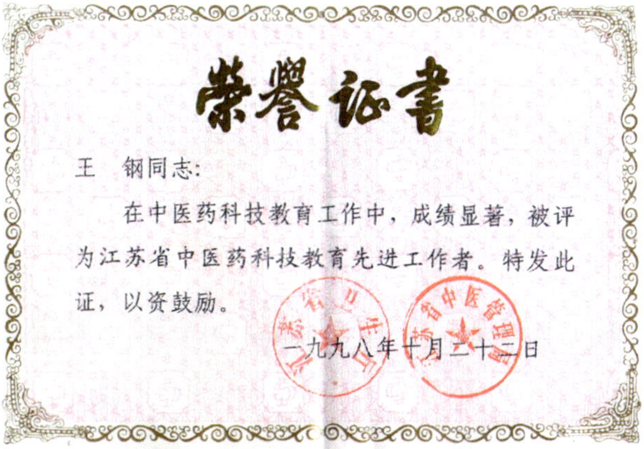

20. 1998 年被评为江苏省中医药科技教育先进工作者

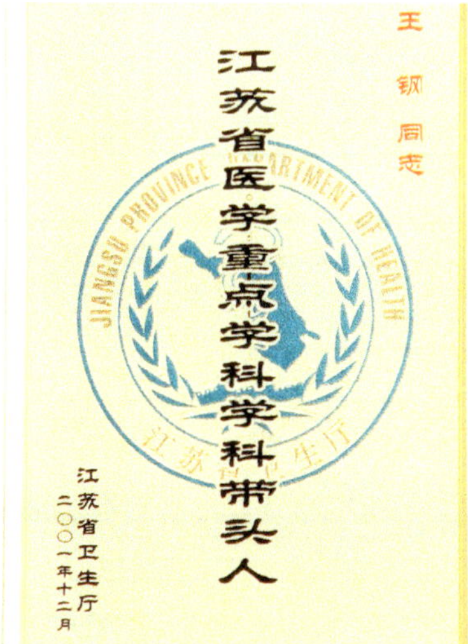

21. 2001 年被江苏省卫生厅评为江苏省重点学科（江苏省中医院肾科）学科带头人

附录四　党内、人大、学会荣誉

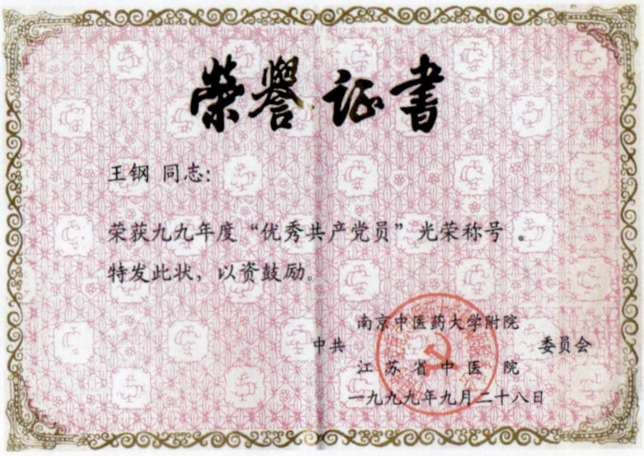

1. 1999 年荣获南京中医药大学、江苏省中医院优秀共产党员

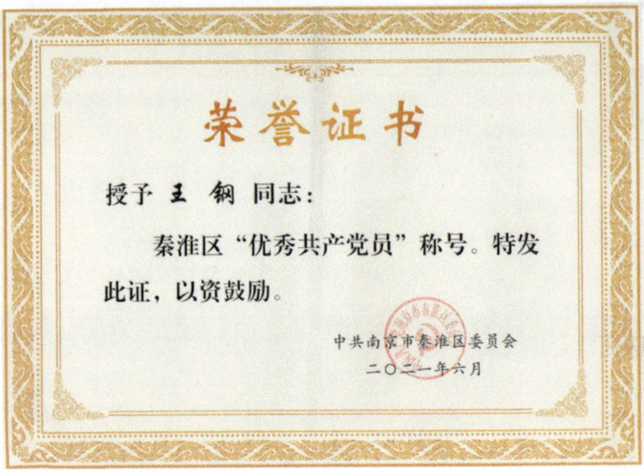

2. 2021 年荣获秦淮区党委优秀共产党员

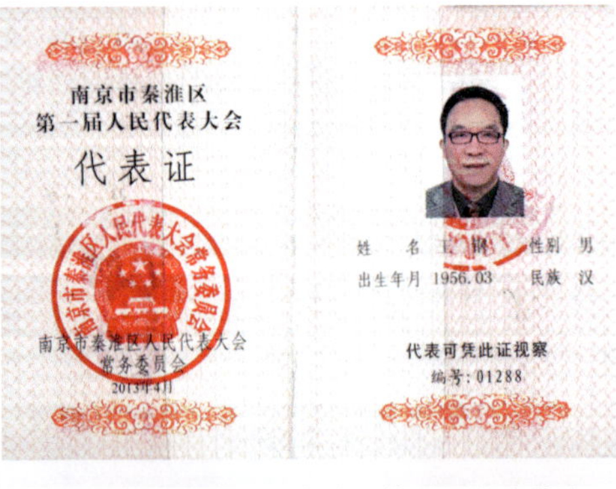

3. 2013 年当选南京市秦淮区第一届人大代表

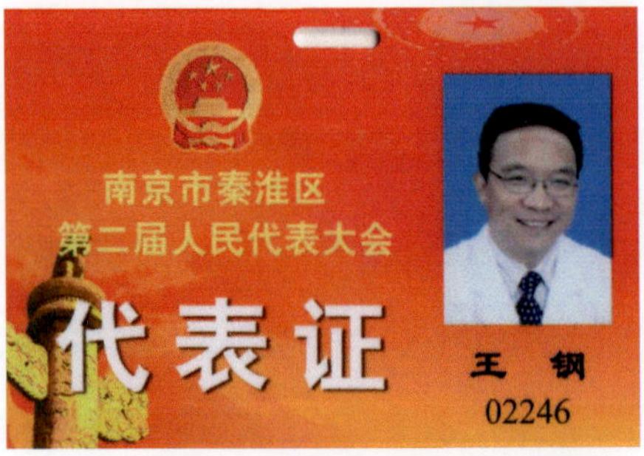

4. 2017 年当选南京市秦淮区第二届人大代表

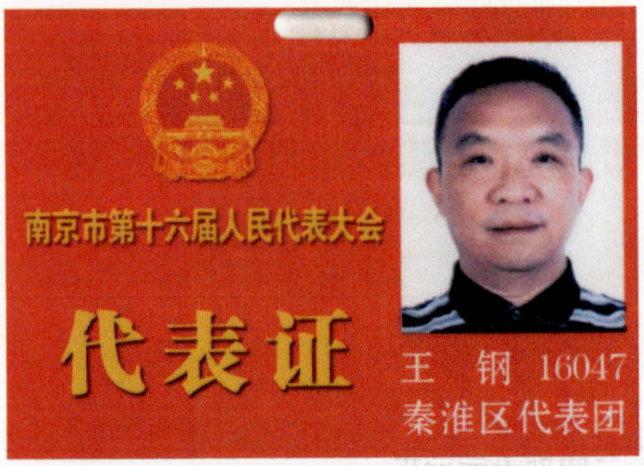

5. 2017 年当选第十六届南京市人大代表

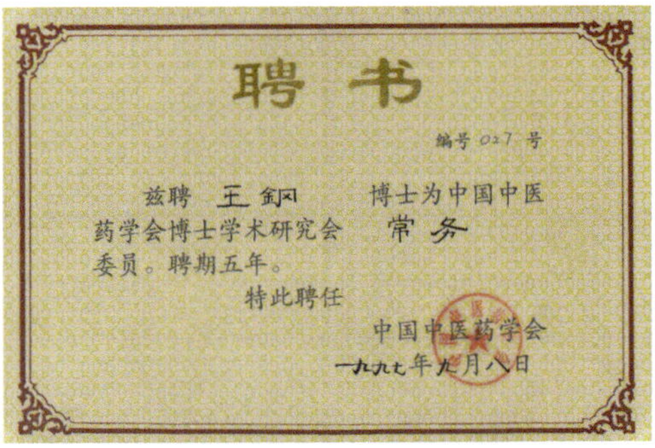
聘 书

编号 027 号

兹聘 王钢 博士为中国中医药学会博士学术研究会 常务委员。聘期五年。

特此聘任

中国中医药学会

一九九七年九月八日

6. 1997 年任中国中医要学会博士学术研究会常务委员

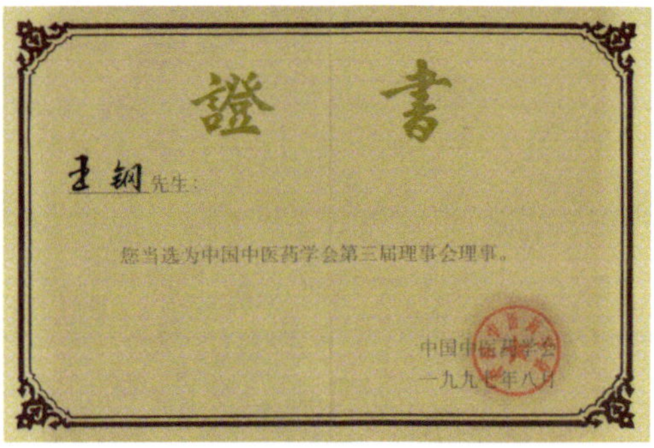
證 書

王钢先生：

您当选为中国中医药学会第三届理事会理事。

中国中医药学会

一九九七年八月

7. 1997 年当选为中国中医药学会第三届理事会理事

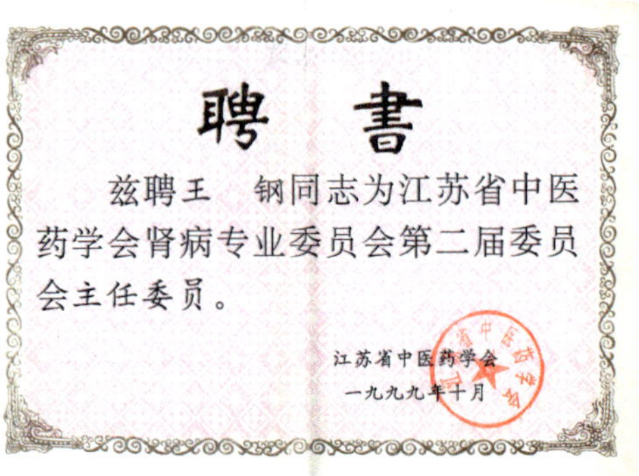
聘 書

兹聘王　钢同志为江苏省中医药学会肾病专业委员会第二届委员会主任委员。

江苏省中医药学会

一九九九年十月

8. 1999 年任江苏省中医药学会肾病委员会第二届主任委员

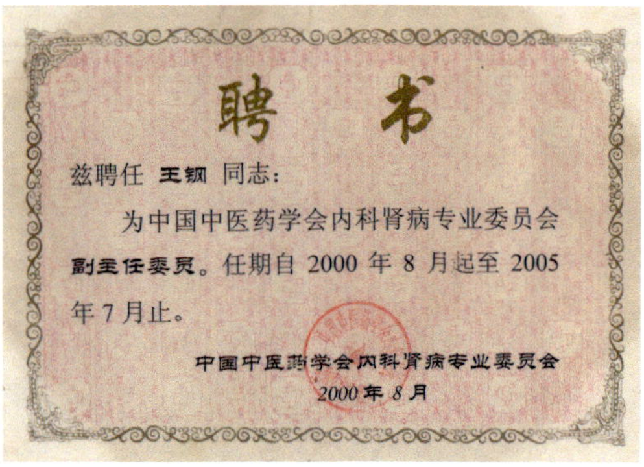
聘 书

兹聘任 王钢 同志：

为中国中医药学会内科肾病专业委员会副主任委员。任期自 2000 年 8 月起至 2005 年 7 月止。

中国中医药学会内科肾病专业委员会

2000 年 8 月

9. 2000 年 -2005 年任中医药肾病委员会副主任委员

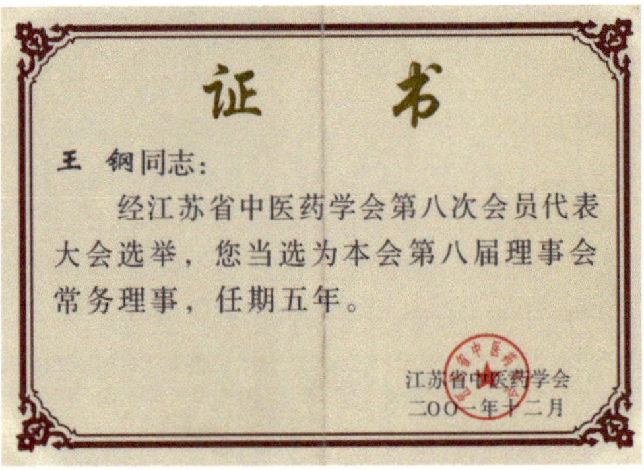
证 书

王　钢同志：

经江苏省中医药学会第八次会员代表大会选举，您当选为本会第八届理事会常务理事，任期五年。

江苏省中医药学会

二〇〇一年十二月

10. 2001 年江苏省中医药学会第八届理事会常务理事

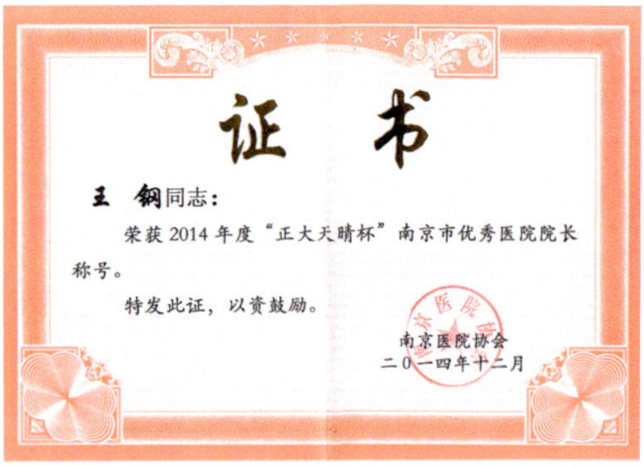
证 书

王　钢同志：

荣获 2014 年度“正大天晴杯”南京市优秀医院院长称号。

特发此证，以资鼓励。

南京医院协会

二〇一四年十二月

11. 2014 年荣获南京医院协会南京市优秀院长称号

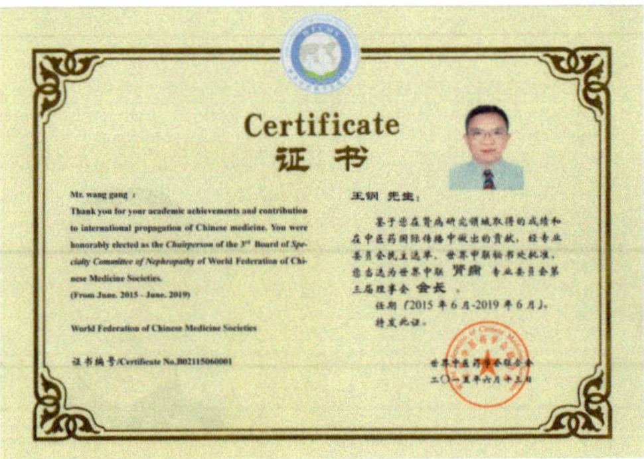
Certificate

证 书

12. 2015 年 -2019 年当选世中联肾病委员会第三届理事会会长

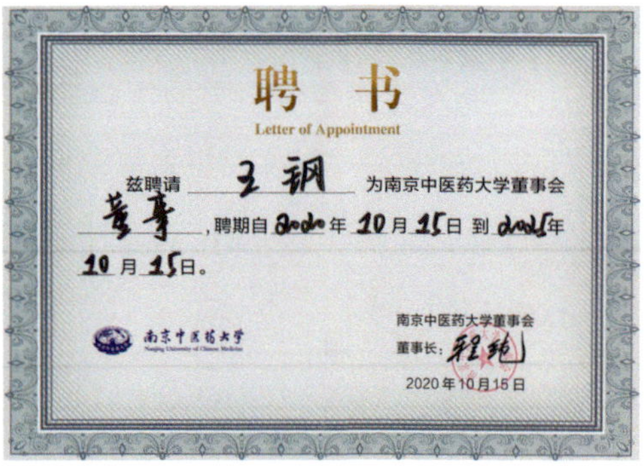
聘 书

Letter of Appointment

兹聘请 王钢 为南京中医药大学董事会董事，聘期自 2020 年 10 月 15 日 到 2025 年 10 月 15 日。

南京中医药大学

南京中医药大学董事会

董事长：程纯

2020 年 10 月 15 日

13. 2020 年 -2025 年被聘为南京中医药大学董事会董事

附录五　出版论著及发表论文目录

论著（主编、副主编）

[1] 王钢 . 自由基与中医中药 [M]. 南京：南京大学出版社，1993.
[2] 王钢 . 中西医结合治疗肾脏病学 [M]. 济南：山西科技出版社，1996.
[3] 邹燕勤，王钢 . 邹云翔学术思想研究选集 [M]. 南京：南京大学出版社，1997.
[4] 王钢 . 肾炎、肾病综合征的中医治疗 [M]. 南京：江苏科学技术出版社，2001.
[5] 王钢，周恩超 . 肾脏病患者生活指南 [M]. 南京：南京大学出版社，2001.
[6] 方允中，郑荣梁，王钢 . 自由基生物学的理论与应用 [M]. 北京：科学出版社，2002：746-833.
[7] 王钢 . 肾功能衰竭中医治疗 [M]. 南京：江苏科学技术出版社，2002.
[8] 王钢，陈以平，邹燕勤 . 现代中医肾脏病学 [M]. 北京：人民卫生出版社，2003.
[9] 王钢，朱晓雷，仲昱 . 慢性肾衰竭透析及移植患者生活指南 [M]. 南京：南京大学出版社，2003.
[10] 邹燕勤，王钢 . 临床中医家邹云翔 [M]. 北京：中国中医药出版社，2003.
[11] 王钢 . 中医内科查房手册 [M]. 南京：江苏科学技术出版社，2004.
[12] 蔡先广，赵玉庸，王钢 . 中西医结合内科学 [M]. 北京：中国中医药出版社，2005.
[13] 王钢，周恩超 . 糖尿病肾病患者生活指南 [M]. 南京：南京大学出版社，2006.
[14] 王钢 .IgA 肾病现代中医治疗 [M]. 南京：江苏科学技术出版社，2006.
[15] 王钢，周恩超 . 肾脏病患者生活指南 [M]. 南京：南京大学出版社，2008.
[16] 邹燕勤，邹孚廷，王钢 . 中华中医昆仑 · 邹云翔卷 [M]. 北京：中国中医药出版社，2010.
[17] 邹云翔，王钢 . 中国百年百名临床家丛书——邹云翔 [M]. 北京：中国中医药出版社，2010.

[18] 王钢，邹燕勤，周恩超.邹云翔实用中医肾病学[M].北京：中国中医药出版社，2013.

[19] 邹燕勤，邹孚廷，王钢.邹云翔手録孤本张简斋医案[M].北京：中国书店，2017.

发表论文（前三名作者）

[1] 余承惠，王钢，龚丽娟，等.中医辨证施治加肾炎合剂治疗慢性肾炎90例临床分析[J].南京中医学院学报，1984，（04）：13-15.

[2] 王钢，余承惠，陆念祖，等.80例慢性肾炎辨证施治中血、尿蛋白图谱测定[J].南京中医学院学报，1985，（04）：24-27.

[3] 王钢.对慢性肾炎气阴两虚的体会[J].辽宁中医杂志，1985，9（05）：14.

[4] 王钢.消蛋白尿粥介绍[J].中医杂志，1985，（09）：47.

[5] 邹燕勤，黄新吾，王钢，等.保肾甲丸为主治疗慢性肾功能不全的临床与实验研究（摘要）[J].江苏中医药，1985，（09）：9-11.

[6] 王钢，汪君梅.益气养阴法治疗慢性肾炎血浆CAMP/CGMP免疫含量变化的初步研究[J].中西医结合杂志，1986，（02）：261-264.

[7] 王钢.益气养阴法治疗慢性肾小球血浆环核普酸及免疫指标变化的初步观察——附41例临床分析[J].中西医结合杂志，1986，（03）：163-165.

[8] 王钢.尿的辨证分析结合尿常规检查诊治肾小球疾病的参考意义[J].北京中医学院学报，1986，（03）：22.

[9] 王钢，邹云翔，邹燕勤.慢性原发性肾小球疾病辨证分类标准探讨——附180例临床分析[J].南京中医药大学学报（自然科学版），1986，（04）：1.

[10] 董小玉，王钢，何原惠，等.益气养阴法治疗膜性肾炎的实验研究[J].实用中医内科杂志，1987，1（2）：65-68.

[11] 王钢，邹云翔，邹燕勤，等.益气养阴和络渗湿法治疗慢性肾炎气阴两虚证的临床与实验研究[J].中华中医药杂志，1987，（04）：15-19.

[12] 王钢.34位老中医辨证论治慢性肾炎经验.北京中医学院学报，1987，（06）：24-27.

[13] 王钢，余承惠，郭惠芳.10种虫类药在治疗肾小球疾病中的应用[J].中医杂志，1987，（09）：31-34.

[14] 王钢，邹云翔，邹燕勤，等．对慢性原发性肾小球疾病气阴两虚证的研究 [J]. 中国医药学报，1988，(01)：19-23.

[15] 刘灿康，邹燕勤，王钢．慢性肾衰贫血症治疗浅识 [J]. 江苏中医，1988，(01)：4-6.

[16] 王钢，邹燕勤，吴尧忠．益气养阴胶囊对慢性肾炎肾功能衰竭患者血浆雌二醇睾酮水平的影响 [J]. 南京中医学院学报，1988，(03)：7-9.

[17] 王钢．虫类药治疗原发性肾小球疾病的经验 [J]. 新中医杂志，1988，(03)：21-23.

[18] 王钢，邹燕勤，董小玉，等．用冷冻手术制作慢性肾衰动物模型 [J]. 中华肾脏病杂志，1988，4 (06)：344-346.

[19] 董小玉，邹燕勤，王钢．保肾甲丸治疗实验性原位免疫复合物肾炎研究 [J]. 南京中医学院学报，1988，(03)：30-32.

[20] 邹燕勤，王钢，吴尧忠．益气养阴胶囊对慢性肾炎患者血浆血栓素 B2 和 6- 酮 - 前列腺素 F1a 的影响 [J]. 中医杂志，1988，(07)：38-40.

[21] 王钢．肾衰药方外敷穴位治疗 8 例尿毒症报告 [J]. 中医杂志，1989，(11)：42.

[22] 王钢．中国名医 ZhouYunXiang 教授の老人病治疗经验の介绍．日本东洋医学杂志，1990，(03)：49-51.

[23] 王钢．アンジカテシン变换酶素阻害剂（ACEI）慢性腎不全進行阻止への效果 .The Japanese Journal of Nephrology.1990，32 (5)：570-572.

[24] K.Kumano，Gang Wang. External Application of the Renal Failure Recipe on Acupoints for the Treatment of Uremia in 8 Cases. Journal Treditional Chinese Medicine. 1990，10 (02)：99 -100.

[25] 孙伟，邹燕勤，王钢，等．慢性肾炎及肾功能不全 103 例的血脂和脂蛋白水平观察 [J]. 南京中医学院学报，1991，(01)：6-8.

[26] K.Kumano，Gang Wang. FK506 - Induced Nephrotoxicity in Rats. Transplation Prcoedings (USA)，1991，23 (01)：512 -515.

[27] 王钢．抗癌，防老衰，腎疾患治療用漢方薬抽出物の持つ 活性酸素消去能の ESRによる解析．日本磁気共鸣と医学，1991，(02)：215.

[28] 曾安平，邹燕勤，王钢．中医药与自由基研究最新进展 [J]. 南京中医学院学报，1992，(01)：57-60.

[29] 王钢，邹燕勤.保肾甲、乙丸试管内抗氧化能力分析[J].南京中医学院学报（自

然科学版），1992，（03）：146.

[30] 严志林，王钢，顾佐宁．加味温胆汤治疗慢性肾功能衰竭 70 例临床观察 [J]. 江苏中医药杂志，1992（09）：5.

[31] 王钢．中医药与自由基研究及展望 [J]. 南京中医学院学报，1992，8（01）：4.

[32] 陈德芝，鲁思文，王钢，等．量子血液疗法对患者血浆及红细胞中 O2- 和 SOD 的影响 [J]. 中国输血杂志，1993，6（01）：19.

[33] 王钢，邹燕勤，孙伟，等．肾炎合剂Ⅱ号治疗原发性肾病综合征 77 例临床疗效总结 [J]. 江苏中医，1993，（04）：10-12.

[34] 曾安平，王钢，邹燕勤，等．健肾片治疗慢性肾炎脾肾气虚证 45 例 [J]. 辽宁中医杂志，1993，（09）：26-28.

[35] 王钢．肾炎合剂Ⅱ号清除自由基活性的试管内及体内分析 [J]. 南京中医学院学报，1994，（01）：24-26.

[36] 贾宁人，王丽珠，王钢，等．化学发光法测定血浆及红细胞超氧化物的实验研究 [J]. 上海医学检验杂志，1994，（03）：131-132.

[37] 王钢，曾安平，邹燕勤，等．健肾片治疗慢性肾炎气虚证的临床及实验研究 [J]. 南京中医学院学报，1994，（05）：9-11.

[38] 王钢．肾病患者的饮食和生活 [J]. 科学大众（中学版），1994（05）：42.

[39] 顾左宁，王钢，周迎晨．辨证论治为主治疗老年人肾病综合征 52 例 [J]. 南京中医药大学学报，1994，（06）：13-14.

[40] 曾安平，王钢，孙伟．健肾片对实验性肾病模型血栓素 B2 等指标的影响 [J]. 辽宁中医杂志，1994，（11）：524-525.

[41] 王钢．肾炎宁胶囊对慢性肾炎患者血液流变学及血栓素 B2、6- 酮 - 前列素 Fa 的影响 [J]. 江苏医药通讯，1995，（03）：26-28.

[42] 邹燕勤，周迎晨，王钢．中医多途径给药延缓慢性肾衰病程进展的远期疗效 [J]. 南京中医药大学学报，1995，（03）：8-11.

[43] 麻金木，王钢．保肾乙丸加脉络宁治疗慢性肾功能衰竭 46 例 [J]. 江苏中医，1995，（04）：9-10.

[44] 贾宁人，王丽珠，王钢．化学发光法测定超氧化物歧化酶 [J]. 临床检验杂志，1996，（02）：59-62.

[45] 孙伟，孔薇，王钢，等．长期血透患者血压及超声心动图与预后观察（附 20 例分析）[J]. 临床荟萃，1996，（04）：168-169.

[46] 孔薇，王钢，李学旺，等 . 透析与糖代谢改变 [J]. 肾脏病与透析肾移植杂志，1996,（05）：62-65.

[47] 郭大庆，王钢，黄家玲，等 . 中药加抗生素治疗腹膜透析并发腹膜炎 52 例 [J]. 实用中西医结合杂志，1997,（01）：10-11.

[48] 王钢 . 慢性肾炎从咽论治 84 例 [J]. 南京中医药大学学报，1997，13（3）：174-175.

[49] 孙伟，邹燕勤，王钢，等 . 健脾益肾补气法治疗慢性肾炎气虚证的临床和实验研究 [J]. 南京中医药大学学报（自然科学版），1997,（06）：333-341.

[50] 郭大庆，王钢，顾左宁 . 尿毒症患者行透析治疗后的中医治疗探讨 [J]. 深圳中西医结合杂志，1997,（01）：23.

[51] 郭大庆，王钢，余承惠 . 活血化瘀法为主治疗肾病综合征继发脂质代谢紊乱 [J]. 中医杂志，1997,（01）：39-40.

[52] 贾宁人，王钢，王丽珠 . 全血超氧化物歧化酶测定及其临床应用 [J]. 中国冶金工业医学杂志，1997,（04）：202-204.

[53] 王钢 . 健脾益肾补气法治疗慢性肾炎气虚证的临床和实验研究 [J]. 南京中医药大学学报 .1997,（06）：333-341.

[54] 周迎晨，王钢，余承惠 . 中医综合疗法延缓慢肾衰 267 例 [J]. 辽宁中医杂志，1997,（09）：399-402.

[55] 严志林，王钢 . 蛭军散治疗肾病综合征近期疗效观察 [J]. 江苏中医,1997,（11）: 44-45.

[56] 郭大庆，王钢，邹燕勤，等 . 保肾乙丸对延缓腹膜透析患者残余肾功能的临床观察 [J]. 中医杂志，1997，38（11）：667-669.

[57] 王钢，孔薇，周迎晨，等 . 运用邹云翔经验治疗慢性肾衰 148 例临床观察 [J]. 江苏中医，1997,（12）：42-44.

[58] 王钢 . 肾疾患における漢方薬雷公藤の抽出物の効果 [J]. 日本肾脏学会杂志，1998，40,（3）：155.

[59] 王钢 . 慢性肾不全たにいする漢方薬冬虫夏草の效果 [J]. 日本肾脏学会杂志，1998, 40（3）：187.

[60] 王钢 . 慢性肾不全にいする漢方薬大黄の有用性に関する检讨 [J]. 日本肾脏学会杂志，1998，40（3）: 198.

[61] 王钢 . 疏滞泄浊法提高激素治疗肾病综合征疗效减少激素副反应的临床观察 [J].

中国 医药学报，1998，（03）：146-148.
[62] 侯世荣，夏锡荣，王钢，等 . 左旋氧氟沙星治疗细菌性感染的临床研究 [J]. 江苏医药，1998，（06）：396-398.
[63] 郭大庆，王钢 . 辨证治疗尿酸性肾病 56 例观察 [J]. 实用中医药杂志，1998，（06）：3-4.
[64] 王钢 . 中药治疗难治性肾病的临床研究——附 65 例资料分析 [J]. 江苏中医，1997，（09）：3-7.
[65] 孙伟，曾安平，王钢，等 . 肾小管间质病变与进行性肾小球损害 [J]. 医学综述，1998，（10）：532-535.
[66] 孙伟，曾安平，王钢，等 . 肾小管间质病变与肾小管间质病变与进行性肾小球损害 [J]. 医学综述，1998，（10）：532-535.
[67] 王钢 . 难治性肾病的辨证论治 [J]. 中国临床医生，1998，（10）：20-21.
[68] 郭大庆，王钢，许陵冬 . 川芎嗪配合中西药治疗肾病综合征高粘滞血症临床观察 [J]. 中国中西医结合杂志，1998，（12）：741-742.
[69] 孙伟，王钢，邹燕勤，等 . 健肾片对实验性肾病模型的抗氧化作用 [J]. 中国中医药信息杂志，1998，（12）：35-36.
[70] 孔薇，王钢，邹燕勤，等 . 慢性肾功能衰竭中医证型标准化研究探讨 [J]. 南京中医药大学学报（自然科学版），1999，（01）：17-19.
[71] 孙伟，王钢，邹燕勤，等 .IgA 肾病中医病理机制的探讨 [J]. 河北中西医结合杂志 .1999，（04）：522-523.
[72] 曾安平，王钢，邹燕勤，等 . 健肾片对嘌呤霉素肾病大鼠的 O2- 及 NO 的影响 [J]. 中国中医基础医学杂志，1999，（05）：29-31.
[73] 孙伟，曾安平，王钢 . 原位杂交技术在肾活检标本解析中的应用 [J]. 医学综述，1999，（06）：244-246.
[74] 孙伟，王钢，邹燕勤，等 . 中医肾病科研思路探讨 [J]. 中国中医药信息杂志，1999，（11）：5-6.
[75] 曾安平，孙伟，王钢，等 . 肾炎灵颗粒剂对实验性肾病大鼠蛋白尿及病理变化的影响 [J]. 中国中医药信息杂志，1999，（11）：43-44.
[76] 周恩超，王钢 . 健脾益肾补气固涩法治疗慢性肾炎脾肾气虚证 120 例 [J]. 云南中医中药杂志，2000，（01）：18-19.
[77] 周恩超，王钢 . 大黄为主灌肠治疗慢性肾衰的临床与实验研究概况 [J]. 南京中

医药大学学报（自然科学版），2000,（02）：127-128.
[78] 周恩超，王钢 .LOX-1 与脂质代谢、及在高血压及肾损害中的作用 [J]. 高血压杂志，2000，8（02）：181-183.
[79] 周恩超，王钢 . 尿酸性肾病从“积”论治 [J]. 新疆中医药，2000,（03）：3-4.
[80] 孙伟，王钢，邹燕勤，等 . 肾炎灵颗粒剂治疗慢性原发性肾小球疾病临床观察 [J]. 中国中医药信息杂志，2000,（04）：45-47.
[81] 孙伟，曾安平，王钢，等 .IgA 肾病肾间质内层粘连蛋白与纤维连接蛋白局部沉积与长期预后关系的探讨 [J]. 中国危重病急救医学，2000,（04）：202-204.
[82] 蒋蕴琴，王钢，陈桂兰 . 肱动脉表浅化 - 建立永久性血管通路 [J]. 江苏医药，2000,（06）：493-494.
[83] 周恩超，王钢，邹燕勤 . 尿酸性肾病中医辨证分类标准探讨——附 72 例临床分析 [J]. 江苏中医药，2000,（06）：10-12.
[84] 许陵冬，王钢，邹燕勤，等 . 慢性肾炎中医辨证客观化指标研究概述 [J]. 中国中医药信息杂志，2000,（06）：11-13.
[85] 曾安平，孙伟，王钢，等 . 中西医治疗难治性肾病综合征的现状与探讨 [J]. 中国中医基础医学杂志，2000,（06）：50-52.
[86] MiKi Nagase，Gang Wang，Toshiro Fujita，et al. Expression of LOX - 1，on Oxidized Low Density LipoproteinReceptor，in Experimental Hypertensive Glomerulosclerosis. J Am Soc Nephrol. 2000，（ 11 ）：1826 -1836.
[87] 朱晓雷，王钢 . 中医肾病临床研究的思路与方法 [J]. 国医论坛，2001,（01）：27-28.
[88] 易岚，王钢 . 邹燕勤教授从肝论治慢性肾炎的经验 [J]. 国医论坛，2001,（03）：18-19.
[89] 顾左宁，王钢，曾安平，等 . 中药口服与灌肠合治慢性肾衰 216 例临床研究 [J]. 江苏中医，2001,（07）：17-18.
[90] 郑艳辉，王钢，孔薇，等 . 保肾汤治疗慢性肾功能衰竭 46 例临床观察 [J]. 中国临床医生，2001,（09）：52-53.
[91] 王钢 . 肾炎灵颗粒剂治疗难治性肾病综合征的临床、病理、细胞学研究 [J]. 中国中西医结合杂志，2001,（09）：73.
[92] 王钢，仲昱，邹燕勤，等 . 保肾片对食盐敏感性高血压肾损害大鼠 LOX-1 和细胞增殖因子基因表达的影响 [J]. 中国中西医结合肾病杂志，2001,（09）：125.

[93] 王钢，孙伟，邹燕勤，等. 肾炎灵颗粒剂治疗慢性原发性肾小球疾病研究（1）——临床部分 [J]. 辽宁中医杂志志，2001，（10）：581-582.
[94] 孙伟，曾安平，王钢，等. 肾炎灵颗粒剂与其他雷公藤制剂的临床对比观察 [J]. 中成药，2001，（11）：801-804.
[95] 王钢，孙伟，邹燕勤，等. 肾炎灵颗粒剂治疗慢性原发性肾小球疾病研究（2）——病理细胞学研究部分 [J]. 辽宁中医杂志，2001，（11）：643-645.
[96] 孙伟，王钢，曾安平. 肾炎灵颗粒剂对慢性肾病血液流变学的影响 [J]. 辽宁中医杂志，2001，28（12）：739-740.
[97] 贾宁人，王钢. 血清总抗氧化水平测定用于重症患者临床监护的意义初探 [J]. 中国中西医结合急救杂志，2002，（01）：19-20.
[98] 孙伟，曾安平，王钢，等. 肾炎灵颗粒治疗难治性肾病综合征的疗效观察 [J]. 中国中西医结合肾病杂志，2002，（02）：98-100.
[99] 周迎晨，麻金木，王钢，等. 健脾益肾方对 CRF 患者血浆 T 和 E2 的影响 [J]. 江苏中医药，2002，（02）：20.
[100] 顾左宁，王钢，陶兴，等. 浅论老年慢性肾功能衰竭的中医辨证治疗 [J]. 南京中医药大学学报（自然科学版），2002，（03）：183-189.
[101] 周恩超，王钢，邹燕勤，等. 尿血宁治疗 IgA 肾病热结咽喉证 48 例临床观察 [J]. 国医论坛，2002，17（03）：29-30.
[102] 周迎晨，王钢. 加用复方丹参注射液在治疗肾病综合征高凝状态中疗效观察 [J]. 江苏药学与临床研究，2002（03）.
[103] 万晨旭，别晓东，王钢. 肾炎合剂治疗慢性肾炎的临床研究 [J]. 中国中医药信息杂志，2002，（04）：13-15.
[104] 王钢，周恩超. 慢性肾衰患者的饮食疗法 [J]. 家庭医药，2002，（04）：24-25.
[105] 王钢，曾安平，孙伟，等. 肾炎灵颗粒治疗难治性肾病综合征的临床研究 [J]. 中国中西医结合肾病杂志，2002，（05）：266.
[106] 王钢，周恩超. 肾病综合征患者饮食须知 [J]. 家庭医药，2002，（05）：23.
[107] 刘丽，王钢，邹燕勤，等. 保肾片对大鼠肾间质成纤维细胞作用的实验研究 [J]. 中国中医基础医学杂志，2002，（05）：50-52.
[108] 易岚，孙伟，王钢，等. 健肾片治疗 IgA 肾病脾虚湿热证的临床观察 [J]. 辽宁中医杂志，2002，（06）：364-365.
[109] 刘丽，王钢，朱晓雷，等. 保肾片诱导人肾脏系膜细胞凋亡的实验研究 [J]. 辽

宁中医杂志，2002，（06）：372-37
[110] 王钢 . 中西医结合防治慢性肾功能衰竭的系列临床报告及分子生物学机制研究 [J]. 天津中医，2002，（06）：1.
[111] 王钢，周恩超 . 慢性肾小球肾炎≠慢性肾盂肾炎 [J]. 家庭医药，2002，（07）：43.
[112] 王钢，刘丽，朱晓雷，等 . 保肾片对人系膜细胞增殖、凋亡和细胞周期的影响 [J]. 中国中西医结合肾病杂志，2002，（08）：442-443.
[113] 孙伟，陈桂兰，王钢，等 . 肱动脉剥离术建立血透永久性血管通路 [J]. 中国医刊，2002，（08）：49.
[114] 孙伟，王钢，曾安平，等 . 肾炎灵颗粒剂对慢性原发性肾小球疾病氧自由基代谢的影响 [J]. 中国中医基础医学杂志，2002，（11）：28-30.
[115] 王钢，周恩超 . 怎样诊治肾病综合征 [J]. 家庭医药，2002，（11）：24.
[116] 黄怀鹏，王钢 .IgA 肾病的中医药研究进展 [J]. 陕西中医，2002（12）：1147-1149.
[117] 王钢，孔薇，仲昱，等 . 保肾片对系膜细胞机械性伸展诱导的增殖因子和细胞外基质成分的影响 [J]. 中国中西医结合肾病杂志，2003，（01）：6-9.
[118] 孔薇，王钢 . 循证医学对中医肾病诊疗标准化研究的启示 [J]. 中国中西医结合肾病杂志，2003，（02）：113-114.
[119] 朱晓雷，刘丽，王钢 . 保肾片诱导大鼠肾间质成纤维细胞凋亡的实验研究 [J]. 中医药学刊，2003，（02）：252-253.
[120] 易岚，孙伟，王钢，等 . 从脾论治 IgA 肾病 [J]. 中国中医药信息杂志，2003（02）：5-6.
[121] 王钢，仲昱，孔薇，等 . 保肾片对食盐敏感性高血压大鼠肾损害的保护 [J]. 中华肾脏病杂志，2003，（03）：185-186.
[122] 孙伟，王钢，曾安平 . 肾炎灵颗粒剂对慢性原发性肾小球疾病脂质代谢的影响 [J]. 中国中医药信息杂志，2003，（04）：19-21.
[123] 黄怀鹏，王虹，王钢 . 积雪草对大鼠系膜细胞转化生产因子 TGF-β1 的影响 [J]. 中成药，2003，（04）：330 -331.
[124] 王钢，周恩超 . 同慢性肾衰患者话性 [J]. 家庭医药，2003，（05）：48.
[125] 王钢，曾安平，周恩超，等 . 从风论治慢性肾小球肾炎 73 例临床分析 [J]. 江苏中医药，2003，（05）：12-14.

[126] 何伟明，孙伟，王钢，等 . 健肾片对 IgA 肾病模型大鼠的抗氧化作用研究 [J]. 内蒙古中医药，2003，（06）：36.

[127] 王钢 . 健肾片对 IgA 肾病模型大鼠的抗氧化作用 [J]. 安徽中医临床杂志，2003，（06）：514-515.

[128] 周恩超，王钢，叶任高，等 . 肾病综合征完全攻略 [J]. 家庭医药，2003，（08）：10-13.

[129] 盛梅笑，王钢，陈桂兰，等 . 带绦纶套经隧道双腔导管建立血液透析患者长期血管通路的临床应用 [J]. 中国中西医结合肾病杂志，2003，（10）：593-594.

[130] 仲昱，王钢，邹燕勤 .IgA 肾病中医辨证分型与病理类型的相关性分析 [J]. 中医杂志，2003，（11）：854-856.

[131] 方亚祥，冯松杰，王钢 . 火把花根片合三七总甙治疗原发性肾病综合征的临床观察 [J]. 中国中西医结合肾病杂志，2003，（12）：731-732.

[132] 孔薇，王钢，周恩超 .IgA 肾病中医辨证规律研究现状及思考 [J]. 江苏中医药，2004（01）：57-58.

[133] 杨益虎，石莹，王钢，等 . 超声检查在慢性肾功能不全病因诊断中的应用 [J]. 中国临床医学，2004，（01）：114-115.

[134] 孙伟，曾安平，王钢，等 . 健肾片对 IgA 肾病模型大鼠血清 IV 胶原的影响 [J]. 江苏中医药，2004，（02）：56-57.

[135] 曾安平，孙伟，王钢，等 . 健肾片对 IgA 肾病模型大鼠肾组织 LNFN 局部沉积的影响 [J]. 辽宁中医杂 志，2004，（03）：191-192.

[136] 曾安平，孙伟，王钢，等 . 健肾片对 IgA 肾病模型大鼠的治疗作用 [J]. 中国中医基础医学杂志，2004，（03）：44-46.

[137] 曾安平，孙伟，王钢，等 . 健肾片对 IgA 肾病模型大鼠肾组织一氧化氮、一氧化氮合酶含量的影响 [J]. 中国中医药信息杂志，2004，（03）：212-213.

[138] 孙伟，曾安平，王钢，等 . 健肾片对 IgA 肾病模型大鼠肾组织 TGF - β 1 含量及其 mRNA 表达的影响 [J]. 中国中西医结合肾病杂志，2004，（05）：255-257.

[139] 曾安平，孙伟，王钢，等 . 健肾片对 IgA 肾病模型大鼠抗氧化作用的研究 [J]. 中医药学刊，2004，（05）：829-831.

[140] 曾安平，孙伟，王钢，等 . 中医肾脏病学研究方向与展望 [J]. 中国中西医结合肾病杂志，2004，（06）：360-362.

[141] 周恩超，王钢，吴文忠 . 针刺结合辨证汤药治疗肾性高血压 40 例临床观察 [J].

中国社区医师（综合版），2004，（06）：49-51.
[142] 盛梅笑，王钢，王身菊．狼疮性肾炎中医证候学特征的临床回顾性分析 [J]. 辽宁中医杂志，2004，（06）：475-476.
[143] 谢圣芳，王钢．尿酸性肾病病因病机探讨 [J]. 河南中医，2004，24（12）：10-11.
[144] 易岚，万晨旭，王钢．健肾片对大鼠实验性 IgA 肾病模型血清 IL-2、IL-6 含量的影响 [J]。南京中医药大学学报（自然科学版），2005，（01）：27-28.
[145] 易岚，万晨旭，王钢．健肾片对膜性肾病大鼠血清 IL-6、TGF-β1 的影响 [J]. 国医论坛，2005，（02）：21-23.
[146] 仲昱，王钢，倪斌．从脾肾认识高血压肾损害的发展演变规律 [J]. 天津中医药，2005，（02）：111-113.
[147] 刘丽，王钢，倪斌．肾炎灵对大鼠肾系膜细胞增殖影响的实验研究 [J]. 辽宁中医杂志，2005，（09）：969-971.
[148] 王钢，仲昱，孔薇，等 .LOX- 1 对食盐敏感性高血压大鼠肾损害进展的影响及中药干预作用 [J]. 中国中西医结合肾病杂志，2005，（10）：565-568.
[149] 刘丽，王钢，倪斌．肾炎灵诱导大鼠肾系膜细胞凋亡的研究 [J]. 现代中西医结合杂志，2005，（18）：2379-2380.
[150] 周恩超，王钢．慢性肾功能衰竭常用排毒解毒法介绍 [J]. 现代中西医结合杂志，2005，（21）：2839-2840.
[151] 张敏，王钢．原发性局灶性节段性肾小球硬化发病机制的研究进展 [J]. 中国中西医结合病杂志，2006，（01）：50-52.
[152] 周恩超，王钢．论慢性肾衰“毒”的来源与产生 [J]. 国医论坛，2006，（05）：10-12.
[153] 王钢．论慢性肾衰“毒”之特征与分类 [J]. 云南中医中药杂志，2006，（05）：59-60.
[154] 易岚，万晨旭，王钢，等．健肾片对大鼠膜性肾病病理变化的影响 [J]. 国医论坛，2006，（06）：40-43.
[155] 王钢 .IgA 肾病中西医结合治疗规范的探究 [J]. 中国中西医结合肾病杂志，2006，（06）：369.
[156] 王钢．保护肾脏的 16 个细节 [J]. 家庭医药，2007，（03）：38-41.
[157] 周恩超，曾安平，王钢．从痰论治慢性肾衰 [J]. 长春中医药大学学报，2007，

（04）：35-36.
[158] 王钢 . 高血压肾损害内风伤肾证候学研究 [J]. 甘肃中医，2007，（08）：24-25.
[159] 周恩超，王钢 . 如何选用中成药治疗肾虚 [J]. 求医问药，2009，（03）:15
[160] 朱俊，王钢 . 王钢教授论治慢性肾脏病临证经验举隅 [J]. 中国中西医结合肾病杂志，2009，10（12）：1040-1041.
[161] 朱俊，王钢 . 王钢教授辨证慢性肾脏病的创新性思维撷英 [J]. 中国中西医结合肾病杂志，2010，11（02）：102-103.
[162] 王钢，陈韶庆 . 慢性肾衰竭中西医结合三级防治法 [J]. 中国中西医结合肾病杂志，2011，（12）：565-568.
[163] 王钢，朱俊 . 中西医结合临床肾脏病学展望 [J]. 中国中西医结合肾病杂志，2013，14（4）：283-286.
[164] 王钢，邹燕勤，孔薇，等 . 邹云翔教授治疗慢性肾衰竭名方参乌益肾片新药开发总结 . 世界中医药，2013，8（9）：989-993.
[165] 王钢 . 谈继承发扬邹云翔老师治肾学术思想的过程和心得体会 [J]. 中国中西医结合肾病杂志，2015，16（5）：380-385.
[166] 王钢 . 一代名医邹云翔为中国中医肾病学发展作出的贡献 [J]. 中国中西医结合肾病杂志，2016，17（03）：192-196.
[167] 邹燕勤，王钢 . 孟河医派临床大家邹云翔论治肾病经验 [J]. 江苏中医药，2016，48（06）：1-5.
[168] 邹燕勤，王钢 . 谈谈怎样做好中医肾病学的传承与发展工作 [J]. 中国中西医结合肾病杂志，2016，17（11）：941-946.
[169] 王钢，周恩超 . 金钱草复方治慢性肾盂肾炎 [J]. 家庭医药，2019，（03）：46-47.
[170] 王钢《内经》反佐疗法在内科疑难杂病中的应用探讨 [J]. 南京中医药大学学报，2019，35（04）：361-365.
[171] 邹燕勤，王铀生，王钢，等 .《内经》所蕴含的中医肾病证治思路探讨 [J]. 南京中医药大学学报，2019，35（5）：503-506.
[172] 王钢，邹燕勤，王玥 . 邹氏肾科对慢性肾脏病中医临床研究的沿革及展望（上）[J]. 中国中西医结合肾病杂志，2020，21（03）：189-191.
[173] 王钢，邹燕勤，王玥 . 邹氏肾科对慢性肾脏病中医临床研究的沿革及展望（下）[J]. 中国中西医结合肾病杂志，2020，21（04）：283-286.

[174] 孔薇，李强，王钢，等 . 金陵名医张简斋先生治疗大法的研究探讨 [J]. 江苏中医，2020，52（8）：1-6.

[175] 朱俊，李卫婷，王钢，等 . 金陵名医张简斋特色用药撷菁 [J]. 江苏中医，2020，52（9）：69-73.

[176] 郭小娟，赵国臣，王钢，等 . 金陵名医张简斋运用经方治疗内科杂病经验 [J]. 江苏中医，2020，52（10）：78-83.

[177] 李华伟，易岚，王钢，等 . 金陵名医张简斋运用温病方治疗内科杂病经验 [J]. 江苏中医，2020，52（11）：1-5.

[178] 李卫婷，曾安平，王钢，等 . 张简斋肺系病证辨证特点 [J]. 南京中医药大学学报，2021，37（5）：771-774。

[179] 赵国臣，曾安平，王钢，等 . 张简斋妇科病证辨证特点 [J]. 南京中医药大学学报，2021，37（5）：775-777.

[180] 孔薇，朱成英，王钢，等 . 张简斋肾系病证辨证特点 [J]. 南京中医药大学学报，2021，37（5）：769-770.